TRAITÉ

DE

PHYSIOLOGIE COMPARÉE

DES ANIMAUX

CONSIDÉRÉE DANS SES RAPPORTS

AVEC LES SCIENCES NATURELLES, LA MÉDECINE, LA ZOOTECHNIE
ET L'ÉCONOMIE RURALE

PAR

G. COLIN

PROFESSEUR A L'ÉCOLE VÉTÉRINAIRE D'ALFORT
MEMBRE DE L'ACADÉMIE DE MÉDECINE

> « Sans les animaux la nature de l'homme serait
> encore plus incompréhensible. (BUFFON.)

TROISIÈME ÉDITION CONSIDÉRABLEMENT AUGMENTÉE

TOME PREMIER

Avec 151 figures intercalées dans le texte

PARIS

LIBRAIRIE J.-B. BAILLIÈRE ET FILS
19, rue Hautefeuille, près du boulevard Saint-Germain

1886

TRAITÉ

PHYSIOLOGIE COMPARÉE

DES ANIMAUX

I

PARIS. — IMPRIMERIE E. CAPIOMONT ET V. RENAULT

6, RUE DES POITEVINS, 6.

TRAITÉ

DE

PHYSIOLOGIE COMPARÉE

DES ANIMAUX

CONSIDÉRÉE DANS SES RAPPORTS

AVEC LES SCIENCES NATURELLES, LA MÉDECINE, LA ZOOTECHNIE
ET L'ÉCONOMIE RURALE

PAR

G. COLIN

PROFESSEUR A L'ÉCOLE VÉTÉRINAIRE D'ALFORT
MEMBRE DE L'ACADÉMIE DE MÉDECINE

« Sans les animaux la nature de l'homme serait
encore plus incompréhensible. »   (BUFFON.)

TROISIÈME ÉDITION CONSIDÉRABLEMENT AUGMENTÉE

TOME PREMIER

Avec 131 figures intercalées dans le texte

PARIS

LIBRAIRIE J.-B. BAILLIÈRE ET FILS
19, rue Hautefeuille, près du boulevard Saint-Germain

1886
Tous droits réservés

PRÉFACE

—

Cette troisième édition a été revue avec le plus grand soin.

J'ai dû y faire entrer, avec les résultats de mes travaux dans ces dernières années, ce que comportaient les progrès récents et réels de la science.

Les additions sont principalement relatives aux fonctions des centres nerveux, aux actes de la digestion, à un grand nombre de particularités de l'absorption, à différents points de la circulation et de la respiration, aux effets de la pression atmosphérique, aux divers modes d'asphyxie, aux caractères des sécrétions, au développement des os, à la chaleur animale, etc.

Je les ai, à mon grand regret, extrêmement restreintes, pour éviter de donner à mon livre des proportions trop considérables.

TRAITÉ

DE

PHYSIOLOGIE COMPARÉE

DES ANIMAUX

INTRODUCTION

Il n'est pas de science plus pleine de merveilles et de mystères que la physiologie. Cette science de la vie, de ses manifestations et de ses actes, est peut-être celle dont le domaine comprend les phénomènes de l'ordre le plus élevé et le plus complexe, phénomènes dont l'étude ne peut être abordée sans le secours de connaissances anatomiques, physiques et chimiques assez étendues.

La physiologie, qu'elle soit étudiée pour elle-même, ou en vue de ses applications et des lumières qu'elle peut jeter sur la plupart des branches de la médecine, doit prendre un rang honorable dans la grande société des sciences. En possession d'une méthode sévère d'investigations, riche des enseignements qu'elle tire de l'observation patiente des faits, de l'expérimentation habilement dirigée, éclairée par les brillantes découvertes de la chimie moderne, elle se constitue solidement, en préparant des assises durables à la pathologie, à l'hygiène et à la thérapeutique. En outre, par la connaissance qu'elle nous donne de la nature physique, intellectuelle de l'homme et des animaux, elle jette quelque clarté dans les dédales de la philosophie comme sur plusieurs points des sciences sociales qui, trop souvent, dans leurs systèmes, ne tiennent pas assez compte des instincts, des facultés et des besoins de la nature humaine.

Avant d'en venir à l'examen des différentes parties de cette science, jetons un coup d'œil sur l'ensemble de son domaine, sur l'organisation animale dont elle dévoile le mécanisme, sur la vie dont elle analyse les phénomènes, sur les moyens qu'elle emploie pour développer ses connaissances et multiplier ses découvertes.

Ce coup d'œil d'ensemble, ou à distance, fera l'objet de notre introduction.

I. — De l'organisation en général, de ses formes et de ses lois.

L'organisation ou l'ensemble des parties qui constituent l'être animé est, en réalité, une machine qui recèle en elle le principe de son mouvement. C'est un agrégat matériel de forme déterminée, de structure plus ou moins complexe, jouissant d'une activité propre, intrinsèque, réglée et limitée.

Cette organisation se présente sous une infinité de formes inégalement compliquées. Faut-il, pour s'en faire une idée claire, l'envisager réduite à sa plus simple expression ou arrivée à son maximum de complication? Sera-t-elle plus intelligible avec un petit nombre de rouages peu distincts et rudimentaires que sous la forme appartenant aux mammifères et à l'homme?

Au premier abord il semble que les principes de la construction des êtres animés doivent être d'autant plus saisissables qu'ils sont étudiés dans les types les plus simples ou les plus élémentaires. Le physiologiste porte instinctivement les regards vers les êtres appelés imparfaits, quand il veut se faire une idée nette de ce qu'il étudie avec peine aux degrés les plus élevés de l'échelle zoologique.

Or, que voit-il dans les régions infimes de l'animalité? Un être presque informe, homogène, souvent microscopique. Mais cet être naît de parents semblables à lui : il se nourrit, s'accroît, se reproduit et meurt; il sent, se meut, digère, absorbe, sécrète sans posséder d'organes spéciaux propres à l'exécution de ces derniers actes. Il sent quoique dépourvu de système nerveux ; il se meut sans appareil musculaire, respire sans branchies ni poumons, digère sans estomac ni intestins, absorbe sans vaisseaux, sécrète sans glandes. Tous les éléments des organes sont confondus en lui, ces organes n'existent même pas encore en tant qu'instruments séparés et, cependant, déjà les fonctions de chacun s'exécutent avec une certaine perfection. Un tel spectacle n'est pas de nature à l'éclairer beaucoup. Il faut qu'il envisage autrement l'organisation animale.

Si cette organisation est, à son point de départ, une sorte de chaos où tout est confondu, ce chaos ne tarde pas à se débrouiller. Les éléments, d'abord mêlés, se séparent et commencent à se dessiner ; les organes se façonnent, s'isolent, se mettent à leur place, s'agencent dans un certain ordre, et, peu à peu, par des perfectionnements gradués, ils arrivent à constituer des organismes de plus en plus parfaits. C'est en assistant à ce démêlement du chaos animé, en considérant ces formes successives d'organisation, en les comparant entre elles, les plus élémentaires aux plus compliquées, que le physiologiste arrive à bien concevoir l'être vivant en général.

Mais quel ordre suivra-t-il dans cet examen comparatif? Celui, s'il peut le trouver, que la nature a suivi elle-même dans la formation et le perfectionnement des êtres.

Il n'est pas douteux, pour quiconque considère un peu philosophiquement les merveilles de la nature, que les êtres vivants n'aient été façonnés d'après un plan arrêté et en vue d'une destination déterminée. L'intelligence créatrice a, tout à la fois, conçu ce plan et trouvé les moyens de le réaliser.

D'abord, il est évident que la nature a voulu établir des degrés dans la complication, ou, ce qui est la même chose, dans le perfectionnement des êtres animés, et elle y a été contrainte, indépendamment de tous autres motifs, par la nécessité d'approprier ces êtres à leurs conditions d'existence. L'infusoire, le coquillage, l'insecte, le mammifère, l'homme, examinés comparativement, montrent assez cette gradation pour qu'elle ne soit niée de personne. Il y a incontestablement des êtres imparfaits et des êtres supérieurs.

Le premier moyen de perfectionnement que la nature emploie, dans la constitution des êtres, c'est la séparation des organes d'où résulte la division du travail physiologique, pour me servir d'une expression fort juste de M. Milne Edwards[1].

En effet, dans les organisations infimes, la plupart des éléments sont confondus, comme nous l'avons dit tout à l'heure. Il y a des fibres sensitives disséminées, mais il n'y a pas encore de système nerveux ; il y a des fibres contractiles, mais pas de muscles ; il y a des lacunes où se meuvent les fluides nutritifs, mais point de cœur ni de vaisseaux. Bien qu'il y ait une respiration, une élaboration des matières nutritives, les organes respiratoires et digestifs ne sont pas encore constitués. Peu à peu les parties douées de propriétés différentes et affectées à un rôle spécial s'isolent. L'élément nerveux se sépare de l'élément contractile, — la peau, de la muqueuse, — la branchie ou le poumon, de l'intestin, — le vaisseau, de la glande, etc. La séparation des éléments, la formation des organes, la spécialisation de leurs fonctions, constituent le moyen le plus général de perfectionnement des êtres animés. Ainsi, dans le principe, lorsque la cavité digestive apparaît, elle sert à la respiration en même temps qu'à la digestion. Bientôt la cavité qui digère se sépare de celle qui respire ; la première se partage même en plusieurs fractions dont l'une élabore les aliments, tandis qu'une autre en absorbe les principes assimilables, et qu'une troisième en élimine le résidu. En suivant, dans ce sens, chaque système, chaque appareil, chaque organe, on voit s'effectuer, des animaux inférieurs vers les supérieurs, un isolement, une spécialisation, qui deviennent de plus en plus accentués. C'est en cela que se résume le premier et le plus général des principes du perfectionnement des machines animées, car, en effet, un instrument quelconque remplit d'autant mieux son office, qu'il est façonné plus exclusivement pour une seule destination, au lieu que s'il doit servir en même temps ou successivement à divers usages, il est moins bien approprié à chacun d'eux en particulier. L'organisme envisagé à ce point de vue ressemble à un atelier où tous les travaux sont exécutés d'abord par le même ouvrier, puis par une infinité d'ouvriers différents ayant chacun des attributions déterminées et plus ou moins restreintes.

Cependant, il ne faudrait pas croire que la nature multiplie indéfiniment les rôles et les instruments qui en sont chargés. Loin de là, elle sait les restreindre dans des limites qu'il est facile de reconnaître, sans que son but soit manqué. Pour passer du poisson au reptile, du reptile à l'oiseau, de celui-ci au mammifère, elle n'a qu'un petit nombre de parties nouvelles à créer. Le mammifère n'a guère plus de muscles que le vertébré le moins parfait ; il en a même moins, paraît-il, que le ver à soie ou la chenille du saule, et pourtant ses mouvements ont une précision, une variété, des résultats que n'atteignent pas les mouvements d'une larve d'insecte.

Tous les perfectionnements de l'organisation ne peuvent être donnés par la séparation des organes et l'isolement des rôles, si loin qu'ils soient poussés. C'est par d'autres moyens, c'est par de nouvelles combinaisons qu'ils s'obtiennent, et particulièrement par une série de modifications dans les proportions, la forme, la structure des parties, modifications qui les approprient, qui les adaptent de mieux en

<hr>

1. M. Edwards, *Leçons sur l'Anatomie et la Physiologie comparées*, t. Ier, Paris, 1857, p. 16.

mieux à leur destination. Elles sont en nombre infini, comme nous le montre l'anatomie comparée, même la plus superficielle.

Ainsi, si nous considérons l'appareil digestif nous le verrons, du polype à l'homme, apparaître sous les formes les plus variées. D'abord il sera un simple sac à une seule ouverture, puis le sac s'ouvrira à ses deux extrémités ; sa partie antérieure se dilatera pour tenir en réserve l'aliment, elle deviendra un estomac qui pourra se subdiviser en deux, trois, quatre poches de structure et d'attributions différentes ; sa partie postérieure constituera un intestin qui se fractionnera aussi en plusieurs régions diversement configurées ; à l'entrée de cet appareil se placeront des organes de trituration, un organe d'exploration et de gustation, des glandes pour humecter et ramollir les aliments ; plus loin un foie, un pancréas, etc. En vertu d'autres modifications accessoires, cet appareil ne pourra admettre ici que des liquides, là que des matières animales, et plus loin il sera apte, grâce à des annexes de trituration, à digérer les aliments les plus réfractaires.

Il en est de même de l'appareil respiratoire. Par quelle série de modifications ne passe-t-il pas avant d'arriver à la forme qu'il conserve chez les vertébrés les plus parfaits. A son point de départ, c'est une simple surface qui absorbe l'oxygène comme elle absorbe l'eau et la matière nutritive, puis il devient instrument distinct. S'il doit fonctionner dans l'eau, la nature en fait une branchie qu'elle isole ; elle lui donne la forme d'un pinceau, d'une houppe, d'un panache, d'une lamelle, d'un groupe de feuillets ; elle la laisse libre ou l'enferme dans une cavité protectrice ; elle la place au voisinage des appendices qui peuvent amener et renouveler l'eau à sa surface ; plus tard elle insère cet organe sur des arcs osseux auxquels elle donne des muscles spéciaux, et elle le protège par un opercule compliqué. Si ce même appareil respiratoire doit fonctionner dans l'air elle le dispose sous forme de tubes ramifiés qui vont porter par tout le corps le fluide aérien, ou elle lui laisse encore la forme d'un simple sac à parois lisses, qu'elle divise bientôt en compartiments, et qu'elle creuse de diverticules. Plus tard, pour en accroître la surface dans d'énormes proportions, elle en fait une masse spongieuse dont les cavités deviennent microscopiques. Si elle met le sac ou l'éponge à l'intérieur, elle y amène l'air par un tube à l'extrémité duquel elle façonne un larynx mobile, à ouverture variable, dont elle fait parfois un instrument musical. Primitivement, c'est par des moyens simples qu'elle y appelle et y renouvelle l'air ; plus tard, c'est avec l'aide de la déglutition, des muscles abdominaux et même des appendices locomoteurs qu'elle arrive à ce but. Finalement elle enveloppe l'organe, l'installe dans une cage spéciale pourvue de muscles propres, cage dont le jeu règle l'introduction et l'expulsion de l'air, et, quand elle veut faire plus encore, elle crible le poumon d'ouvertures, elle y adapte des tubes qui vont se renfler en larges vésicules dans le thorax et l'abdomen ou se terminer dans les vacuoles des os et des plumes qu'elle convertit en annexes de l'appareil respiratoire, tout en augmentant leur légèreté spécifique.

Il est donc évident que la nature, pour perfectionner l'organisation, la complique, et qu'en la compliquant elle la diversifie. Elle complique pour mieux adapter l'organe à son rôle, pour rendre **ce rôle** plus étendu, plus précis, ou plus varié ; elle diversifie pour mieux mettre **en rapport** l'animal avec le milieu où il doit vivre, ou avec ce qu'on appelle ses conditions d'existence.

C'est surtout dans un même groupe, dans une même classe qu'elle sait trouver, sans s'écarter de son plan fondamental, des ressources infinies pour approprier les animaux à leurs conditions d'existence. Lorsque, par exemple, elle veut d'un mammifère faire un animal aquatique qu'elle jette au milieu des mers, elle n'a pas recours à une création nouvelle d'organes, elle se contente de modifier ceux qui existent déjà dans le sens des combinaisons, qu'elle a réalisées chez les poissons. Elle prend donc ce mammifère, l'étire, l'allonge, lui donne la forme ichthyoïde la plus convenable pour l'équilibre et les mouvements au sein des eaux; elle lui atrophie les membres, les efface, les noie dans les masses musculaires, les cache sous la peau et n'en laisse sortir que ce qu'il faut pour en faire des nageoires; elle agrandit la tête, la creuse d'énormes sinus, transforme la bouche en un gouffre où la proie arrive d'elle-même, substitue à l'appareil de la mastication devenu inutile un système de pièges pour retenir cette proie; elle déplace les narines, y met des sphincters pour les fermer quand l'animal veut plonger; enfin elle façonne le larynx, les sinus veineux, etc., en vue des modifications fonctionnelles que réclame le genre de vie du cétacé ou du phoque.

Si, au lieu de cela, d'un mammifère elle veut faire un animal aérien, elle regarde encore en arrière, et, sans rétrograder dans la voie des perfectionnements organiques, elle imite, sans les reproduire, les combinaisons qui lui ont déjà réussi. Elle choisit une espèce de petite taille, lui prend la main, lui allonge les doigts, insère dans les espaces interdigités une membrane qu'elle étale plus ou moins, de manière à faire un éventail ou une aile. Pour donner à cette aile des mouvements précis et un solide point d'appui, elle immobilise l'un sur l'autre les deux os de l'avant-bras, et réunit l'épaule au tronc par de fortes clavicules. Pour en rendre le jeu étendu et puissant, elle épaissit les muscles pectoraux, puis, à l'aide de quelques modifications accessoires dans les membres, la queue, les replis de la peau, les productions pileuses, elle parvient à douer le quadrupède de la locomotion et du genre de vie de l'oiseau.

Ce n'est pas seulement par des modifications d'ensemble que la nature perfectionne et diversifie; elle emploie encore mille moyens de détail pour arriver à des progrès partiels. Ses combinaisons sont infinies en ce qui touche la locomotion, les sensations, toutes les fonctions de relation. Ainsi, elle change mille fois les dimensions et les proportions relatives des membres; elle fait de ces appendices tantôt des colonnes massives, presque droites, tantôt des supports grêles, anguleux; elle les dégage outre mesure, ou les cache et les atrophie; elle les approprie à la station bipède ou quadrupède, à la progression lente sur le sol, à la reptation, au saut, à la natation ou au vol. En séparant, ou en réunissant les doigts, en les terminant, soit par des ongles ou des griffes, soit par d'épais sabots, elle fait des mains ou pieds exclusivement propres à la progression ou, en outre, aptes à la préhension et à la division des aliments.

Les parties les plus accessoires ne subissent pas de moins nombreuses modifications pour passer d'un rôle insignifiant à une série de destinations plus importantes. La queue, par exemple, d'appendice presque inutile, de simple ornement ou d'organe d'expression, devient un instrument à chasser les insectes, un parachute, un arc-boutant pour le saut, une main prenante comme dans quelques singes; elle est convertie en truelle chez le castor, en gouvernail, en nageoire, chez les espèces aquatiques ; elle est atrophiée ou supprimée dès qu'elle cesse d'avoir une destination.

La nature perfectionne et diversifie encore par d'autres moyens plus simples qu'elle associe souvent aux précédents. Il lui suffit de grandir ou de restreindre les masses pour obtenir des effets considérables au point de vue de la destination et du rôle des êtres. En multipliant des millions de fois la masse d'un mollusque microscopique, tel que la polycistine, elle arrive à constituer celle de la tridacne, comme en additionnant peut-être cent mille fois la masse de la musaraigne, elle arrive à la masse de l'éléphant.

Pour obtenir des nuances infinies dans les proportions, elle n'a besoin que de changer celles des parties et d'associer diversement ces modifications. Pour raccourcir le cou de l'éléphant, au point de ne plus pouvoir amener la tête au contact du sol, elle ne supprime pas une seule vertèbre cervicale ; elle n'en ajoute pas pour étirer celui de la girafe. Dans les deux cas, elle ne fait que changer les dimensions des pièces existantes ; ainsi encore pour le corps et pour les membres.

Enfin, après avoir réalisé ces combinaisons variées, et tout en les réalisant, elle diversifie encore, comme par fantaisie. Ici elle semble chercher les belles formes, l'harmonie, la légèreté, la grâce, les ornements, les vives couleurs ; là elle tombe dans les proportions défectueuses, bizarres, elle alourdit ou enlaidit, fait des êtres informes et monstrueux.

Ainsi, la nature, après avoir perfectionné les organes en les isolant, perfectionne en les compliquant, en les diversifiant, et elle les diversifie pour les adapter aux conditions dans lesquelles doivent vivre les animaux. En tout cela elle est prodigue d'effets, de résultats, mais se montre économe de moyens, comme le remarque judicieusement M. Milne Edwards : elle se sert longtemps des mêmes parties pour arriver à son but, et n'en crée de nouvelles qu'après avoir obtenu des anciennes tous les résultats qu'elle peut en tirer.

D'ailleurs, ce qu'il y a de particulièrement remarquable dans l'ensemble de ces perfectionnements successifs, c'est que la nature les obtient à l'aide de parties élémentaires très simples. Elle n'a besoin, en définitive, que d'une vésicule, d'une cellule microscopique pour réaliser toutes les complications imaginables. Aux dépens de la matière granuleuse de l'œuf qu'elle divise en plusieurs petites sphères, elle produit des cellules qui s'assimilent leur contenu, puis se segmentent pour en donner de nouvelles. Elle fait de ces cellules l'embryon, avec tous ses organes. Elle doue les cellules de propriétés diverses, suivant l'effet qu'elle veut obtenir ; elle les convertit en fibres sensitives, contractiles, etc. Il ne lui faut pas autre chose : partout et toujours cet élément lui suffit pour réaliser les mécanismes les plus compliqués et achever les êtres les plus parfaits.

Mais, suivant quels principes, suivant quelles lois s'opère le perfectionnement de l'organisation animale ? Ce perfectionnement s'effectue-t-il régulièrement et en ligne de l'animal le plus simple au mammifère et à l'homme ? En d'autres termes, y a-t-il unité ou diversité de plan dans la création des êtres animés ? Grave question résolue en plusieurs sens par les plus savants naturalistes modernes.

Depuis les temps les plus anciens jusqu'à nos jours, d'habiles observateurs ont été frappés de l'analogie qui existe entre les différentes espèces animales : Aristote, Buffon, Camper, Vicq d'Azyr, ont entrevu et développé, du moins en partie, le principe de l'*unité de composition organique* si savamment défendu par Geoffroy Saint-Hilaire. D'après ce principe, envisagé dans le sens le plus étendu, tous les animaux seraient organisés suivant le même plan, c'est-à-dire suivant un type constant, invariable : ce qui existe chez l'un devrait se retrouver chez tous les autres, avec quelques variantes de formes ou de développement ; en un mot, il y aurait dans tous un nombre égal de parties essentielles disposées dans le même ordre. Ce système, fort séduisant, mais très vulnérable, a eu pour adversaire G. Cuvier, qui a soutenu, avec l'autorité du génie et de la science des détails, que l'uniformité du plan, dans la création des animaux, n'est qu'une fiction, et, en mille endroits de ses ouvrages, l'illustre naturaliste s'est attaché à démontrer la pluralité des types d'organisation : ses idées sont aujourd'hui partagées par la plupart des zoologistes.

Il y a bien, il est vrai, entre tous les animaux une certaine ressemblance de structure, mais cette ressemblance ne va pas loin et se trouve fondée plus encore sur le caractère des fonctions que sur la forme des organes : passé cela, les dissemblances apparaissent. « Le polype, qui n'a pas un seul organe distinct, dit Flourens, le polype, dont l'estomac n'est qu'une simple cavité creusée dans la substance commune et homogène de son corps, n'a pas la structure du mollusque, lequel a des organes, des sens, des yeux, des oreilles, un système nerveux, une circulation complète, des artères, des veines, plusieurs cœurs, des glandes sécrétoires, etc. De même celui-ci n'a pas la structure du vertébré[1]. » Du reste, il n'est pas nécessaire, pour se convaincre que les animaux ne sont pas construits d'après le même plan, d'examiner comparativement tous leurs appareils organiques. Il suffit d'en considérer quelques-uns et les plus essentiels. Que l'on compare le système nerveux de l'animal rayonné avec celui du vertébré, le système de ces deux types avec celui des types intermédiaires, et l'on verra, du premier coup d'œil, qu'ils n'ont point la même forme. Qu'y a-t-il de commun entre la couronne de ganglions placée autour de la bouche de l'astérie et le cerveau, la moelle épinière du poisson ou du mammifère ? Il n'y a pas analogie de forme, il n'y a pas davantage analogie de situation : le système nerveux est autour de la bouche dans l'astérie, il est sous l'appareil digestif dans l'articulé ; il est au-dessus de cet appareil dans le vertébré. Une comparaison générale des autres appareils, des autres organes, conduit au même résultat, c'est-à-dire à la négation de l'uniformité du plan de composition organique. Ainsi, il n'y a pas dans tous les animaux, même nombre de parties, même forme, même structure, mêmes rapports de ces diverses parties.

Or, s'il y a pluralité des types dans l'organisation animale, combien y en a-t-il et quels sont leurs caractères ? Cuvier en admet quatre : 1° le type des *rayonnés* ; 2° celui des *articulés* ; 3° le type des *mollusques* ; 4° enfin celui des *vertébrés*.

Les *rayonnés* ont un corps dont toutes les parties sont disposées symétriquement autour d'un point central, un système nerveux très simple, souvent peu dis-

---

1. Flourens, *Histoire des travaux de Cuvier*, 2ᵉ édit., p. 273.

tinct. Ils manquent de cœur et de circulation complète. Ils ont des organes de respiration, de sécrétion à l'état rudimentaire. En un mot, toute leur organisation offre la plus grande simplicité et la plus grande confusion, du moins en apparence.

Les *articulés* ont un système nerveux formé de deux séries de renflements ganglionnaires réunis par des filets intermédiaires. Ces renflements, à l'exception du premier, sont situés au-dessous du canal digestif. Leur corps symétrique est divisé en segments transversaux. Ils sont souvent recouverts de pièces solides, articulées, qui constituent une sorte de squelette extérieur. Ils ont des organes de circulation, de respiration et de sécrétion encore très simples.

Les *mollusques* n'ont point de squelette. Ils possèdent un système nerveux placé en grande partie au-dessous de l'appareil digestif et dépourvu de moelle épinière. Ils manquent de grand sympathique bien caractérisé, et souvent de plusieurs organes de sens. Mais ils ont déjà une double circulation, des organes respiratoires et des glandes.

Les *vertébrés* sont les animaux les plus parfaits. Ils ont un système nerveux composé d'un cerveau et d'une moelle épinière enfermés dans une enveloppe solide et de nerfs disséminés dans toutes les parties. Ils ont un squelette intérieur articulé, osseux ou cartilagineux, un cœur, une double circulation, des organes des sens, des sexes séparés.

Bien que les êtres qui entrent dans ces quatre embranchements aient une organisation qui va, en se compliquant, de l'inférieur vers le plus parfait, ils ne paraissent cependant pas susceptibles d'être disposés sur une même ligne, une même série, de manière à former une chaîne non interrompue. Dès l'instant qu'ils ne sont pas construits d'après un même plan qui irait graduellement en se perfectionnant, ils ne peuvent être mis les uns à la suite des autres ; les êtres d'un embranchement ne se lient à ceux de l'embranchement voisin par aucun intermédiaire, et l'on ne voit pas de modifications profondes à chaque point extrême pour amener la fusion avec celui qui précède ou qui suit. Il y a donc des solutions de continuité dans ce qu'on appelle la série animale.

Avant que l'histoire naturelle fût perfectionnée comme elle l'est aujourd'hui, avant surtout que l'anatomie comparée l'eût éclairée de ses lumières, on pensait que les animaux formaient une chaîne non interrompue qui se liait même à celle des plantes, et si intimement, qu'il paraissait difficile d'établir une démarcation nette entre les deux règnes. Ce fut Bonnet qui mit en relief cette idée. « Il rangea, dit Flourens, les êtres sur une seule ligne, en allant du plus simple au plus compliqué, et il voulut que cette ligne fût partout continue, c'est-à-dire qu'elle n'offrit nulle part des interruptions ou des hiatus. » De Blainville donna à cette même idée un caractère plus scientifique, en tirant un grand parti des espèces fossiles pour remplir les vides de la série et établir une liaison entre les types voisins, mais isolés les uns des autres. Néanmoins, la plupart des naturalistes sont à peu près d'accord sur ce point, que les êtres vivants, et spécialement les animaux, ne peuvent pas être disposés en série continue, puisque l'ensemble de l'organisme ne se développe et ne se perfectionne pas graduellement. Une série, si bien établie qu'elle puisse être, présenterait des solutions de continuité provenant de ce que les animaux d'un type ne se lient pas à ceux du type voisin par des espèces mixtes ou intermédiaires. Et comme il n'y a nulle liaison naturelle entre deux types, le passage de l'un à l'autre serait heurté ; il se ferait par un saut pour franchir le vide.

Quoique les espèces animales, eu égard à leur organisation, ne puissent être rangées en une seule série continue, il est incontestable qu'elles offrent, dans l'ensemble de leur structure, un perfectionnement gradué qui, sans marcher, il est vrai, également vite pour tous les organes et tous les appareils, marche en définitive de l'espèce la plus simple vers la plus compliquée. Ainsi, en prenant l'appareil digestif, on le voit d'abord sous la forme d'un sac, sans parois distinctes et à une seule ouverture ; bientôt c'est un sac à deux ouvertures ; d'abord il n'a que la longueur du corps ; plus tard il s'allonge, se replie sur lui-même, et se renfle en certains points de son trajet. Dans le principe, toutes ses parties ont la même structure et remplissent le même office ; par la suite, il se fractionne en sections ayant chacune leur structure et leur rôle particulier ; enfin, des glandes nombreuses, qui lui manquent à l'état rudimentaire, apparaissent à mesure qu'il se complique. Il en est de même pour le système nerveux, l'appareil respiratoire et tous les autres.

En somme, les appareils organiques se perfectionnent donc du rayonné au vertébré, quoiqu'ils n'éprouvent pas, les uns par rapport aux autres, une complication proportionnelle et égale : il en est qui, dans certains groupes, marchent plus vite que d'autres vers le perfectionnement, pour marcher plus lentement dans certains groupes différents. Dans tous les cas l'ensemble de l'organisation se perfectionne ou se complique, car ces expressions sont ici synonymes, suivant des lois déterminées et invariables, qu'il est essentiel d'indiquer.

Cuvier dit avec justesse « que ce qui est commun à chaque genre d'organes, considéré dans tous les animaux, se réduit à très peu de chose, et que les organes affectés au même emploi ne se ressemblent souvent que par l'effet qu'ils produisent [1]. » Il suffit de jeter un coup d'œil sur les principaux appareils pour se pénétrer de cette grande vérité.

En quoi consistent, par exemple, les dispositions constantes du système nerveux qui est le système prééminent ? Dès qu'il devient distinct, il s'offre sous l'aspect de petits renflements, donnant naissance à des filets ; c'est là sa forme essentielle, fondamentale, qu'il conservera toujours. Mais, ensuite, quelles variétés dans le nombre, la forme, la situation, les rapports de ces masses et de ces filets ! L'appareil locomoteur est constitué, au fond, par la fibre contractile. C'est dans cette fibre que réside la disposition essentielle de l'appareil. Qu'elle soit disséminée dans le parenchyme ; qu'elle forme des couches sous la peau ; qu'elle soit rassemblée en faisceaux ; qu'elle s'unisse à des écailles, à des coquilles, à un squelette extérieur ou intérieur ; que ce squelette se compose seulement d'un tronc ou qu'il ait en même temps des appendices plus ou moins nombreux, tout cela n'est que de l'accessoire et, par conséquent, du variable. L'appareil respiratoire n'est qu'une surface par laquelle l'air se met en rapport avec les fluides nutritifs ; c'est là tout ce qu'il a d'immuable. Cette surface est d'abord celle de

---

1. Cuvier, *Anatomie comparée*, t. I, p. 36.

la peau ou de la paroi du sac digestif. Qu'elle se distingue ensuite de celle qui digère ; qu'elle se différencie des téguments ; qu'elle soit formée par des branchies, des trachées ou des poumons, ce sont encore là des accessoires. L'appareil circulatoire, à son point de départ, est un simple canal ou un ensemble de canaux dans lesquels sont enfermés et mis en mouvement les liquides : il n'a pas d'autres caractères permanents ; que ces canaux aient ou n'aient pas de parois propres, qu'ils soient tous semblables, ou bien que les uns constituent des artères et des veines, les autres des capillaires et des lymphatiques ; qu'il n'y ait point de cœur, ou bien qu'il y en ait un et même plusieurs ; que ce cœur ait un ou plusieurs ventricules, une ou plusieurs oreillettes ; qu'il soit sur le trajet du sang veineux ou sur celui du sang artériel, ou encore au point de jonction des deux sangs, toutes ces dispositions sont des variantes.

Si, au lieu de considérer les appareils, on se borne aux organes, on voit que ce qui est constant dans chacun n'est aussi que très peu de chose. Comparez le cerveau du mammifère à celui de l'oiseau ; le cerveau des deux premiers à celui du reptile ou du poisson ; l'estomac du cheval à celui du bœuf ; le cœur du vertébré à sang chaud à celui du vertébré à sang froid, et vous verrez que la somme des différences est bien plus grande que celle des dispositions invariables.

Ainsi, il y a, dans chaque organe ou chaque appareil, des choses toujours semblables, ce sont les dispositions essentielles ; d'autres, très variables dans les divers groupes, ce sont les dispositions accessoires. Il faut donc admettre, en principe, que les modifications dans la forme et la structure des organes sont presque infinies, l'anatomie comparée le démontre ; mais elles ne sont pas toutes susceptibles de s'allier entre elles : il en est qui s'appellent ; il en est d'autres qui s'excluent, pour me servir des expressions du grand naturaliste ; en un mot, « il y a des *combinaisons obligées* et des *combinaisons impossibles.* »

Les lois des rapports entre les organes sont fondées sur cette dépendance réciproque des fonctions. Comme ces rapports et cette dépendance sont invariables, les lois qui les régissent n'ont pas moins de rigueur, d'après Cuvier, que les lois métaphysiques et mathématiques. On peut les appeler les lois d'harmonie ; elles sont susceptibles de se réduire à deux : la première, celle des *corrélations organiques* ; la seconde, celle de la *subordination des organes.* Quelques exemples suffiront pour les mettre en évidence.

Toutes les fois que la respiration est circonscrite ou localisée, il faut un cœur pour lancer le sang vers le milieu où il doit se mettre en contact avec l'air, des vaisseaux pour l'y apporter, d'autres canaux pour le ramener dans toutes les parties ; il faut, en un mot, une circulation complète. La localisation de la fonction respiratoire rend donc la circulation indispensable, et si celle-ci n'existe point, il ne peut y avoir qu'une respiration disséminée ; car, dès l'instant que le fluide nutritif ne peut aller chercher l'air, il faut que l'air vienne le trouver : or, comme dans ce dernier cas le fluide nutritif est partout, il est de toute nécessité que l'air aille partout. C'est ce qui arrive chez les insectes : ils n'ont qu'une circulation imparfaite, leur fluide nourricier baigne toutes les parties, l'air va se mettre en rapport avec lui par des trachées ou des canaux ramifiés à l'infini.

La respiration et la circulation influent sur le système nerveux et sur la locomotion. Plus la respiration est étendue et complète, plus les mouvements sont prompts et énergiques, plus les sensations sont vives. C'est surtout chez les animaux supérieurs que la relation est intime et nécessaire. La cessation de la circulation ou la suspension de l'hématose anéantissent presque instantanément l'action nerveuse. Ces deux fonctions sont, à leur tour, dépendantes du système nerveux, puisque le cœur ne se contracte que par l'intervention des nerfs, et que les organes nécessaires à l'accomplissement des actes mécaniques de la respiration, ne peuvent agir en dehors de la même intervention.

La digestion a des rapports encore assez évidents avec la respiration et la circulation ; elle est rapide chez les animaux à sang chaud, dont les repas sont très rapprochés ; elle est lente, difficile, chez les animaux à sang froid, dont l'hématose est faible et incomplète. Cette fonction, en apparence si indépendante des actes extérieurs ou de relation, est néanmoins liée intimement à la locomotion et aux actions nerveuses. Cuvier[1] a formulé avec son génie supérieur ces rapports qu'il n'est pas possible de mieux rendre que par ces admirables expressions : « Si, dit-il, les intestins d'un animal sont organisés de manière à ne digérer que de la chair, et de la chair récente, il faut aussi que ses mâchoires soient construites pour dévorer une proie, ses griffes pour la saisir et la déchirer, ses dents pour la couper et la diviser, le système entier de ses organes du mouvement pour la poursuivre et l'atteindre, ses organes des sens pour l'apercevoir de loin ; il faut même que la nature ait placé dans son cerveau l'instinct nécessaire pour savoir se cacher et tendre des pièges à ses victimes..... En effet, pour que la mâchoire puisse saisir, il lui faut une certaine forme de condyle, un certain rapport entre sa position et la résistance, et celle de la puissance avec le point d'appui, un certain volume dans le muscle crotaphite, qui exige une certaine étendue dans la fosse qui le reçoit, et une certaine convexité de l'arcade zygomatique sous laquelle il passe ; cette arcade zygomatique doit aussi avoir une certaine force pour donner appui au muscle masséter.

« Pour que l'animal puisse emporter sa proie, il lui faut une certaine vigueur dans les muscles qui soulèvent la tête, d'où résulte une forme déterminée dans les vertèbres où ces muscles ont leurs attaches, et dans l'occiput où ils s'insèrent.

« Pour que les dents puissent couper la chair, il faut qu'elles soient tranchantes, et qu'elles le soient plus ou moins, selon qu'elles auront plus ou moins exclusivement de la chair à couper. Leur base devra être d'autant plus solide, qu'elles auront plus d'os, et de plus gros os à briser. Toutes ces circonstances influeront aussi sur le développement de toutes les parties qui servent à mouvoir la mâchoire.

« Pour que les griffes puissent saisir cette proie, il faudra une certaine mobilité dans les doigts, une certaine force dans les ongles, d'où résulteront des formes déterminées dans toutes les phalanges, et des distributions nécessaires de muscles et de tendons ; il faudra que l'avant-bras ait une certaine facilité à se tourner, d'où résulteront encore des formes déterminées dans les os qui le composent, etc.

« Il est aisé de voir que l'on peut tirer des conclusions semblables pour les extrémités postérieures, qui contribuent à la rapidité des mouvements ; pour la composition du tronc et la forme des vertèbres, qui influent sur la facilité, la

---

1. Cuvier, *Discours sur les révolutions du globe*, p. 63.

flexibilité de ces mouvements ; pour les formes des os du nez, de l'orbite, de l'oreille, dont les rapports avec la perfection des sens de l'odorat, de la vue, de l'ouïe, sont évidents. En un mot, la forme de la dent entraîne la forme du condyle, celle de l'omoplate, celle des ongles, tout comme l'équation d'une courbe entraîne toutes ses propriétés. »

Ainsi, de quelque côté qu'on porte ses regards, on voit qu'il y a rapport, harmonie entre les divers appareils de l'économie, comme entre les divers organes d'un même appareil. De même que telle forme de respiration commande telle forme de circulation, telle forme de système digestif, telle autre de système locomoteur, de même aussi une forme donnée dans les organes de la mastication détermine celle de l'estomac, de l'intestin, etc. La loi de corrélation organique est donc une loi partout évidente. On pourrait l'appeler la loi des rapports ou la grande loi d'harmonie ; elle renferme implicitement toutes les autres. Cette harmonie une fois établie, l'organisation animale pouvait être variée dans ses mille détails secondaires : aussi « la nature, en demeurant toujours, dit G. Cuvier[1], dans les bornes que les conditions nécessaires de l'existence prescrivaient, s'est abandonnée à toute sa fécondité dans ce que ces conditions ne limitaient pas ; et, sans sortir jamais du petit nombre des combinaisons possibles, entre les modifications essentielles des organes importants, elle semble s'être jouée à l'infini dans toutes les parties accessoires. » Voilà la raison de toutes ces variétés si singulières qui diversifient les nombreuses espèces du règne animal, de toutes ces formes bizarres, singulières, plutôt destinées à rompre une uniformité monotone qu'à satisfaire à des nécessités fonctionnelles : il semble qu'elles soient l'œuvre d'une main devenant capricieuse, une fois qu'elle peut se passer d'une logique inflexible.

L'organisation des animaux est donc régie par des lois rigoureuses que l'observation et l'interprétation des faits nous font découvrir. Elle est, elle-même, mise en rapport ou en relation avec les besoins de chaque espèce et avec ses conditions d'existence ; on pourrait même ajouter qu'elle détermine ces dernières au moins dans ce qu'elles ont de fondamental. Déjà nous avons vu clairement, par les expressions si éloquentes de Cuvier, comment, chez les carnassiers, la disposition de l'appareil digestif, des organes des sens et de la locomotion, se trouve en rapport avec le régime, les mœurs, les habitudes de ces animaux. Cette nouvelle corrélation d'un ordre supérieur à celui qui existe entre les divers appareils de l'économie et entre les divers organes d'un même appareil devient évidente partout, parmi les herbivores comme parmi les carnassiers, chez les oiseaux aussi bien que chez les mammifères. Ainsi l'organisation de l'herbivore serait manifestement absurde si elle était semblable à celle du lion ou du tigre. Cet herbivore doit vivre d'herbes ou de racines : à quoi lui serviraient des instincts féroces et sanguinaires ? Il n'a pas de proie à poursuivre, à déchirer : à quoi pourraient lui être utiles des griffes acérées, un avant-bras mobile, une clavicule ? Des sabots, un avant-bras sans mouvements de rotation lui suffisent. Il ne doit broyer que des substances végétales, qu'a-t-il besoin de mâchoires courtes, de masséters, de crotaphites énormes, de dents aiguës ? Il lui faut des dents plates, des mâchoires plus longues

---

1. G. Cuvier. *Leçons d'anatomie comparée*, 2ᵉ édit., t. I, p. 19.

que solides. Ses aliments tiennent beaucoup de place, il ne peut se contenter d'un petit estomac, d'un intestin court; il lui faut un ample réservoir gastrique, un long tube intestinal. Ce même herbivore doit être la victime du carnassier; il a besoin d'être prévenu de l'approche de ce dernier par une ouïe délicate. Il peut être surpris à tout instant, il faut qu'il soit timide, craintif, sans cesse sur ses gardes. En un mot, il est nécessaire qu'il possède des instincts conservateurs tout particuliers, sans lesquels son existence ne serait pas assurée.

Si, des généralités, on descend dans les détails, ces rapports de l'organisation avec les conditions d'existence ne paraissent pas moins sensibles. La nature se montre aussi logique dans les petites que dans les grandes choses. Les carnassiers, par exemple, n'ont pas tous le même genre de vie. L'un est insectivore, il a des dents aiguës; sa proie débile ne résiste pas, il est faible. Il ne peut lutter contre des ennemis plus forts que lui; par compensation, la nature lui donne divers moyens de défense, tantôt une cuirasse comme au pangolin, des piquants comme au hérisson, des instruments pour creuser des demeures souterraines comme à la taupe. L'autre se nourrit de proie vivante: il est agile, fort, sanguinaire. Un troisième ne vit que de chair morte: il est plus faible, plus mou, moins audacieux. Tel doit vivre dans l'air comme la chauve-souris: il lui est donné des ailes; tel autre dans la terre comme la taupe: ses pattes, son museau, tout est disposé pour l'aptitude à fouir le sol, à creuser des galeries. Tel autre, encore, doit habiter les eaux: alors, d'un animal semblable au chien, au lion, la nature fait un être bizarre, elle lui raccourcit les membres, les dispose en nageoires, met des sphincters aux ailes du nez, modifie l'oreille externe, l'œil, etc.: mais sous cette forme nouvelle, cette sorte de déguisement, elle laisse au phoque toute son organisation de carnassier.

Parmi les oiseaux aussi bien que parmi les mammifères, on trouve mille preuves de ce fait que l'organisme a été constamment mis en rapport avec les conditions d'existence. L'oiseau de proie, qui est le carnassier ailé, a le bec crochu, les serres aiguës, l'œil perçant, l'estomac membraneux, l'intestin court; il a aussi des instincts courageux, parce qu'il doit attaquer une proie vivante. S'il faut, au contraire, qu'il se contente d'un cadavre, il est lâche, ses serres sont moins fortes, son bec moins acéré. S'il poursuit sa victime pendant la nuit, son œil ne supporte pas la lumière du soleil, son vol se fait sans bruit. Le granivore a un bec obtus, des ongles courts, un premier estomac pour mettre en dépôt les graines, un autre pour les broyer; l'oiseau de rivage a de longues jambes nues, un long cou, un long bec pour chercher sa nourriture dans la vase: l'oiseau aquatique a les pattes transformées en nageoires, un plumage imperméable, etc.

Les lois qui président à l'organisation des êtres vivants, les lois qui entraînent toutes les combinaisons compatibles les unes avec les autres, et qui lient celles-ci au but pour lequel chaque être a été créé, sont invariables: elles la régissent à toutes les phases de son développement.

Lorsque l'embryon devient apparent, on reconnaît bientôt en lui les linéaments des organes essentiels qui doivent agir de bonne heure et influer même sur le développement subséquent des autres. Ces premières parties essentielles apparaissent et s'accroissent dans un certain ordre constant que les travaux des embryologistes modernes ont déterminé ; elles affectent toujours entre elles, à peu près, les mêmes rapports de situation que ceux qui s'observent plus tard.

Divers naturalistes ont prétendu que l'être des degrés supérieurs présentait temporairement, aux différentes phases de son évolution, la forme et l'organisation des types inférieurs ; qu'ainsi le mammifère, avant d'être tel, se trouvait successivement zoophyte, mollusque, articulé, poisson, reptile, de sorte que ces types inférieurs dans le règne animal représenteraient des êtres arrêtés dans leur développement, des états permanents correspondant à des états transitoires de la vie utérine de l'animal supérieur. Cette hypothèse séduisante, basée sur quelques analogies forcées, a été et est combattue à peu près généralement. Elle compte au rang de ses adversaires G. Cuvier, J. Müller, Flourens, M. Milne Edwards et la plupart des physiologistes. On concevrait cette supposition si les animaux étaient construits d'après un même plan, une même forme, qui irait graduellement en se perfectionnant du plus simple vers le plus compliqué ; mais nous avons vu qu'il y a plusieurs plans ou types d'organisation, et, d'après cela, on a peine à comprendre comment il y aurait passage de l'un à l'autre, comment l'embryon, de l'état d'articulé passerait à celui de mollusque, puis à celui de vertébré. Du reste, l'ovologie démontre que le système nerveux du vertébré est toujours au-dessus du canal intestinal, et jamais au-dessous comme dans d'autres types ; que le fœtus n'a point de branchies avant de posséder des poumons ; qu'enfin, dans chaque espèce, l'individu se développe suivant le plan virtuel de son organisation définitive, comme l'esquisse sous la main du dessinateur.

Certains auteurs ont aussi soutenu cette autre hypothèse, non moins hasardée, d'après laquelle les espèces animales seraient, à la longue, dérivées les unes des autres par une série de modifications organiques et fonctionnelles. Ainsi, pour Lamarck, les espèces supérieures ne seraient que le résultat du perfectionnement d'espèces plus simples ; Darwin[1] essaye de nous le démontrer dans un livre ingénieux. Partant de ce fait bien connu que l'espèce éprouve des variations, il admet que celles-ci peuvent porter non seulement sur les formes extérieures, mais encore sur l'organisation des parties, puis il suppose que la nature choisit entre les variations, qu'elle conserve les plus utiles, dans le but de perfectionner les êtres. A ses yeux, la nature travaille sans cesse à modifier et à transformer les espèces. De quatre ou cinq types, et peut-être d'un seul, elle aurait ainsi réussi à faire descendre le règne animal tout entier.

Mais ce système ne soutient pas l'examen ; il repose sur de fausses bases et sur des hypothèses sans vraisemblance. Si l'espèce éprouve des variations, c'est dans ce qu'elle a de superficiel et non dans l'essence de son organisation, comme Cuvier l'a prouvé en comparant les bœufs, les chiens, les ibis de l'ancienne Égypte à ces mêmes animaux de l'époque actuelle. D'une part, ces variations ne peuvent constituer autre chose que des races fécondes entre elles et d'une fécondité continue ; jamais elles ne deviennent souches d'espèces nouvelles. Les hybrides qui résultent de l'alliance des espèces voisines et de même genre ne donnent pas non plus des espèces nouvelles et intermédiaires, car ils sont ordinairement stériles, ou

____

1. Darwin, *De l'origine des espèces*, 3ᵉ édition, Paris, 1869.

s'ils sont féconds, c'est d'une fécondité limitée à quelques générations ; ils s'éteignent par le fait de leur stérilité ou sont ramenés par leurs facteurs à la souche primitive. Les espèces semblent être fixes, immuables ; elles ne se dégradent ni ne se perfectionnent ; par leurs variations, elles donnent seulement des races, car ces variations restent très limitées et ne portent que sur des particularités sans importance structurale ou fonctionnelle ; par leurs alliances entre elles ces espèces produisent des hybrides stériles et jamais d'espèces nouvelles ou intermédiaires. Ce qui existe aujourd'hui paraît être sorti de la main du Créateur, comme ce qui a existé aux anciennes époques ; rien ne semble le résultat ni de la spontanéité, ni de la transformation. Il n'y a pas de milieu à prendre entre les doctrines émises : il faut admettre une formation spontanée, ou une création. La formation spontanée exclut l'idée d'un plan, d'une finalité, et offre à l'esprit des idées incompréhensibles. La création est plus logique, mieux en harmonie avec tout ce que nous révèle l'étude attentive de la nature, et dès qu'elle est acceptée, il n'est pas plus difficile de la concevoir pour des milliers de types que pour une seule espèce d'où l'on voudrait faire sortir toutes les autres.

Les grandes lois d'harmonie et de rapports dont nous venons de parler sont aussi rigoureuses qu'admirables. Elles ont constamment présidé à la construction des machines vivantes, et c'est parce qu'elles furent les mêmes aux anciennes époques de la création, que Cuvier a pu, en les prenant pour guide, rétablir les espèces fossiles, dans tous les détails de leur organisation, avec une certitude presque mathématique.

On avait pensé d'abord que la création avait procédé d'une manière progressive, qu'elle avait animé, dans le principe, des êtres tout à fait inférieurs, puis, par une marche ascensionnelle régulière, des êtres de plus en plus rapprochés de l'homme. Il en a bien été ainsi, jusqu'à un certain point ; mais une étude plus complète des débris organisés enfouis dans le sol a démontré que la création n'avait eu d'autre loi à suivre que celle de produire des êtres en rapport avec les conditions d'existence qu'offrait la surface du globe. Ainsi il y eut une époque à laquelle notre planète se trouvait entièrement recouverte par les eaux. Alors une première création peupla cet immense océan d'animaux analogues à ceux qui vivent actuellement dans les mers, c'est-à-dire de rayonnés, d'articulés, de mollusques et de poissons. Dès ce premier essai, les quatre embranchements étaient représentés par leurs espèces aquatiques. A une seconde époque certains points de la surface du globe se mirent à découvert ; il se forma des îlots plus ou moins étendus, d'où résultèrent de nouvelles conditions, et aussitôt apparurent des animaux de rivage de tous les types, notamment ces reptiles gigantesques et singuliers qui, par suite de leur mode de respiration, pouvaient vivre dans une atmosphère impure et brûlante. Enfin, à une troisième époque, les points émergés devinrent de plus en plus étendus, formèrent des continents, et, cette fois, surgirent les animaux terrestres de toutes les familles. Après ces trois états successifs, amenés par des révolutions plus ou moins brusques, le globe fut encore bouleversé par d'autres catastrophes qui, chacune, détruisirent en partie ou en totalité le règne animal, d'où encore la nécessité de créations nouvelles et successives d'espèces analogues à celles qu'elles venaient remplacer, mais plus ou moins différentes.

Lors même que ces créations n'auraient pas été successives, elles ont dû être effectuées. Ni la spontanéité ni le transformisme ne peuvent expliquer scientifiquement l'apparition d'un seul être vivant à la surface du globe.

D'après ces considérations générales, on voit que la nature s'est invariablement astreinte à des lois rigoureuses dans l'organisation des êtres. Aux savantes combinaisons qu'elle a adoptées, on reconnaît la main souverainement intelligente qui a laissé sur toutes ses œuvres une empreinte sur laquelle pourra s'exercer longtemps la sagacité humaine.

II. — De la vie en général et de ses manifestations.

Nous venons de jeter un coup d'œil sur l'ensemble de l'organisation animale, et de chercher à reconnaître les grandes lois de la constitution des êtres vivants. En envisageant très superficiellement la machine, sous ses grandes formes et à ses divers degrés de complication, nous avons été frappé des rapports harmonieux qui existent entre ses rouages et des modifications admirables que la nature leur imprime, pour les adapter aux destinations les plus variées. Mais nous ne nous sommes point inquiété du jeu de cette merveilleuse machine, de son moteur caché, de ce qu'on appelle, en un mot, la vie.

Qu'est-ce donc que la vie : une cause ou un effet, une force ou un ensemble de forces de même nature ou d'espèces diverses? Les philosophes, les naturalistes de tous les siècles, les physiologistes modernes, ont cherché le mot de cette énigme. Cependant on ne sait pas encore et l'on ne saura peut-être jamais en quoi consiste essentiellement l'activité des êtres organisés.

C'est en vain que les philosophes, après avoir médité sur les grands phénomènes naturels, sur les facultés animales, sur l'intelligence et sur l'âme, ont cherché à se faire une idée claire de la vie. Ni Platon, ni Épicure, ni Lucrèce dans l'antiquité, ni Descartes, ni Locke, ni Leibnitz et tant d'autres dans ces derniers siècles, n'ont réussi à la concevoir d'une manière intelligible et vraie. Aucun d'eux n'a pu atteindre le but, car aucun n'est entré dans le sanctuaire où elle réside et n'a acquis une notion suffisante de ses manifestations et de ses phénomènes. Les physiologistes seuls, en démêlant et en analysant les actes de l'organisme, peuvent remonter un peu plus près du but. Néanmoins, aucun n'a pu aller assez loin : presque tous n'ont réussi à voir de la vie que les manifestations, c'est-à-dire les facultés et les actes. Les plus réalistes s'en sont tenus à ces manifestations, inclinant à croire que la vie consiste dans les plus saillantes d'entre elles ; les autres, remontant au point de départ, aux causes insaisissables, se sont contentés comme Stahl et Barthez de la personnifier dans un principe d'activité propre aux animaux. Aussi, faute de s'en faire une idée exacte, n'ont ils pu en donner une définition rigoureuse.

En effet, ces formules que l'on a si prétentieusement appelées définitions de la vie n'expriment réellement que des manifestations de cette mystérieuse inconnue, n'offrent à l'esprit que des idées vagues de sa nature supposée. Dire, avec Bichat : « la vie est l'ensemble des fonctions qui résistent à la mort, » c'est simplement affirmer que la vie résulte de la collection de ses actes, luttant contre ce qui n'est pas elle. Répéter avec Cuvier[1] : « la vie est un tourbillon plus ou moins rapide dont la direction est constante et qui entraîne toujours des molécules de même sorte, mais où les molécules individuelles entrent et d'où elles sortent continuellement, de manière que la forme du corps vivant lui est plus essentielle que la matière, » c'est donner une image saisissante, ingénieuse de l'activité des êtres vivants et particulièrement des phénomènes de la nutrition, mais ce n'est point nous faire connaître la nature, la cause de cette activité. Les autres prétendues définitions que nous pourrions reproduire ne nous en apprendraient pas davantage.

Recourons donc immédiatement à l'observation, à l'analyse des phénomènes capables de nous faire remonter à leurs causes cachées ou à ce qu'on appelle le principe de la vie.

Au premier abord l'essence de la vie paraît susceptible d'être saisie et, en quelque sorte, surprise chez les êtres où elle s'offre dans toute sa simplicité au moment où se développe en eux l'activité vitale. Vaine illusion ! On examine la plante la plus inférieure ; de celle-ci on passe à l'animal, de l'embryon au fœtus, du fœtus à l'individu jouissant de son existence propre. La vie nous échappe, même à l'instant où elle semble apparaître.

« Le mouvement qui la constitue dans les animaux, dit Cuvier, n'a réellement son origine que dans celui de leurs parents ; c'est d'eux que les êtres vivants ont reçu l'impulsion vitale ; leur naissance n'est qu'une individualisation ; en un mot, la vie ne naît que de la vie, et il n'en existe d'autre que celle qui a été transmise de corps vivants en corps vivants par une succession non interrompue. » Elle semblerait donc le résultat de la transmission d'un mouvement commençant, pour chaque individu, à l'instant même où il lui serait communiqué par un être le possédant déjà. Mais comment voir ce qui se passe lorsque le mouvement vital de la mère se continue dans l'embryon ? La matière formatrice de celui-ci n'est-elle pas déjà animée, dès le principe, de cette vitalité commune à tous les tissus, à toutes les parties de l'économie ? Comment, aussitôt que l'influence de la semence s'est produite, cette matière, qui jusqu'alors vivait d'une vie commune, arrive-t-elle à jouir d'une vie propre, d'une vie nouvelle ? Comment devient-elle un centre, un foyer d'activité au milieu d'un autre foyer, un petit tourbillon au sein d'un tourbillon plus grand ? Comment, enfin, ce nouveau foyer appelle-t-il à lui une partie de la matière de la mère, matière destinée à obéir, chez l'individu nouveau, à des forces qui, agissant constamment dans un sens déterminé, amènent comme résultat définitif la reproduction exacte d'un être semblable à l'être procréateur ?

Le rudiment du fœtus n'est qu'un ovule microscopique. Cet ovule, sous des influences inconnues, va grandir. Dans une pulpe homogène vont se former un système nerveux, un système circulatoire, un appareil digestif. Dans ce système nerveux se dessineront plus tard un cerveau, une moelle épinière et des milliers de nerfs ayant toujours la même forme, le même trajet, le même mode de distribution ; dans l'appareil respiratoire, des cavités nasales, un larynx, une trachée, des poumons, etc. Sous l'influence de quelles forces toutes ces parties se

---

1. Cuvier, *Règne animal.* 1re édit., t. I, p. 13.

développeront-elles avec des formés toujours semblables, comme si elles étaient jetées dans un moule ou frappées au balancier monétaire! On fait bien intervenir ici les affinités chimiques d'après lesquelles le sang se convertirait ici en os, là en muscle ou en ligament ; mais il est évident qu'elles n'agissent point seules, et qu'il y a au-dessus d'elles une autre force qui règle et dirige leur travail, veille à la reproduction exacte des formes ; fait que l'oreille, la bouche, le cerveau, ont toujours la même disposition ; que dans la main où un même sang est apporté, ce fluide façonne ici un os, autour de cet os des ligaments, des tendons, de petits muscles, des divisions nerveuses, etc.; qu'enfin, dans toutes les parties, chaque rouage, chaque ressort est confectionné suivant son modèle, mis à sa place, parfaitement agencé avec ceux qui l'avoisinent. Ainsi déjà, dès les premiers temps de l'organisation, l'activité vitale produit des merveilles, et c'est même à cette époque qu'elle en produit de plus singulières. Là, il est vrai, la vie qui préside à l'organisation du nouvel individu ne peut pas être surprise à son point de départ, ni suivie dans toute la série de ses opérations, puisque l'embryon se développe au sein de sa mère.

Mais cette difficulté dernière peut être évitée. En prenant l'œuf de l'oiseau, nous aurons un être qui se développera seul, sous l'influence d'une certaine chaleur venue de n'importe quelle source. Nous pourrons voir cet œuf avec son germe endormi, vivant d'une vie latente si obscure que rien ne la traduit à l'extérieur. Il nous sera possible, à un instant donné, de lui imprimer une détente, de mettre en jeu une activité jusqu'alors assoupie ; il nous suffira d'exposer cet œuf à une température convenable, et, au bout de quelques heures, il se sera déjà opéré des changements appréciables dans quelques-unes de ses parties. Le centre de ce qu'on appelle la membrane proligère deviendra transparent ; autour de ce centre se dessinera une zone, où plus tard apparaîtront des vaisseaux ; dans le centre transparent se formera une strie blanchâtre, premier rudiment de l'embryon ; puis apparaîtront successivement les premiers linéaments du système nerveux, le cœur, les viscères, etc. Tout ce travail de formation, nous pourrons le suivre, heure par heure, jusqu'au moment où le jeune sujet, étant achevé, brisera sa coque, et en sortira pour vivre de la vie extérieure. Néanmoins toute notre attention, tous nos efforts ne serviront à rien ; nous verrons les effets, nous assisterons en quelque sorte à la création de toute la machine, mais la force organisatrice restera enveloppée dans le plus profond mystère. Toutefois, ce sera déjà quelque chose, ce sera même beaucoup que de nous être pénétrés, par cette observation patiente, de la réalité d'un moteur inconnu, cause de tous ces phénomènes.

Si le développement du fœtus ou celui du germe dans l'œuf nous révèle une force ou des forces insaisissables, inconnues dans leur nature, il est une infinité d'autres phénomènes qui nous conduisent à la même révélation, tels que les métamorphoses ou transformations successives que certains animaux éprouvent avant d'arriver à leur complet développement.

Les batraciens, avant de revêtir la forme qu'on leur connait, c'est-à-dire celle de reptile, en ont une autre dans les premiers temps de leur vie, la forme ichthyoïde. Alors ils sont à l'état de larves ou de têtards. Le têtard de la gre-

nouille a une longue queue, un bec corné, de petites franges sur les côtés du cou
au lieu de membres ; il a des branchies fixées à des cerceaux solides, et même il
possède, suivant Müller, des branchies extérieures avant d'en avoir d'intérieures.
Il a un régime végétal ; des intestins très longs, étroits et contournés ; sa respiration et sa circulation sont analogues à celles du poisson. Bientôt son bec tombe
et se trouve remplacé par des mâchoires, sa queue s'atrophie et disparaît, un poumon et tout un appareil respiratoire aérien se développent, tandis que les branchies se dessèchent, et que les arcs branchiaux tombent : en même temps, les
extrémités se dessinent sous la peau qu'elles percent bientôt ; les doigts se montrent successivement ; le tube digestif se raccourcit, se renfle au niveau de l'estomac. Or, en vertu de quelles lois, sous l'influence de quelles forces régulatrices
le poisson se change-t-il en reptile, sa respiration aquatique en respiration
aérienne, la circulation du premier en circulation du second ? Par quelle puissance inconnue toutes ces transformations s'opèrent-elles constamment et de la
même manière ?

Et chez les insectes ? Un œuf éclôt ; c'est une larve qui en sort, c'est-à-dire
une chenille, une sorte de ver, ayant des anneaux, avec ou sans pattes, un intestin énorme, un appareil respiratoire trachéen. Au bout d'un certain temps, cette
larve, cette chenille se change en nymphe ou en chrysalide ; son enveloppe extérieure se durcit et devient, selon la comparaison de Cuvier, comme celle d'une
momie ; ou bien la larve, pourvue de longues glandes flexueuses, a sécrété des
filaments soyeux, qu'elle a feutrés autour d'elle de manière à s'en former un
cocon. Là, elle est à peu près immobile comme le cadavre enfermé dans le cer-
cueil. Après une période plus ou moins longue, il sortira de cette enveloppe brisée ou de ce cocon percé un insecte parfait, avec une tête d'une forme nouvelle,
des yeux, des antennes, un thorax, un abdomen, des pattes, des ailes. Ce nouvel
insecte, ou cet insecte sous une nouvelle forme, ne devra plus vivre longtemps,
et aussi son appareil digestif sera presque atrophié ; il devra se reproduire et il
possédera un appareil reproducteur complet, apte à entrer immédiatement en
fonction. Ici, encore, nous observons les effets sans pouvoir en saisir la cause.

Pourrons-nous mieux découvrir cette cause, chez les êtres inférieurs où la vie
est disséminée au lieu d'être centralisée comme chez les animaux les plus voisins
de notre espèce ? Non. Nous prendrons le polype, nous le diviserons en plusieurs
fragments : chacun d'eux emportera avec lui sa part d'existence ; chacun d'eux
continuera à vivre seul comme il vivait avec le tout ; il conservera la faculté de
sentir et de se mouvoir ; il se nourrira, s'accroîtra, deviendra apte à la reproduction. Dans cette parcelle, comme dans l'animal tout entier, la vie restera une
énigme.

C'est donc en vain que, dans toutes ces circonstances, nous cherchons, en
quelque sorte, à surprendre la vie, à la saisir, pour ainsi dire, à son point de
départ. Son essence nous échappe, ses manifestations seules tombent sous nos
sens, et par là nous révèlent son existence. Toutes ces opérations, si singulières,
si pleines de mystère, dans lesquelles nous avons essayé de l'atteindre, peuvent-
elles dériver d'une autre cause ? Tous ces phénomènes d'un ordre si différent de
celui des phénomènes qui se passent dans la matière inorganique peuvent-ils être

rapportés aux affinités chimiques ? Il serait ridicule de le penser. Quoique la réalité du principe que nous cherchons ne puisse être démontrée directement, elle nous est suffisamment prouvée par des phénomènes d'ordre inconnu dans le monde inorganique.

Puisque, en considérant la vie dans son ensemble, nous n'arrivons à constater que des effets, des résultats merveilleux d'un ordre différent de ceux qui s'observent dans la matière inanimée, entrons dans une autre voie : analysons ces phénomènes qui s'accomplissent au sein de l'être vivant ; cherchons à en saisir les rapports, puis nous essayerons de remonter à la source de chacun d'eux. Ce n'est, a dit Newton, que par l'étude des phénomènes qu'on peut arriver à la connaissance des forces employées par la nature.

Évidemment, c'est par la plante qu'il convient de commencer cette analyse expérimentale, car c'est dans la plante que les manifestations vitales s'offrent à leur plus grand état de simplicité.

Si donc, nous considérons d'abord la graine, nous y voyons un embryon desséché et comme endormi dans son enveloppe. Il paraît inanimé, car rien n'y décèle une activité appréciable ; cependant il a déjà participé à la vie ; il est dépositaire d'un principe qu'il peut conserver pendant des années et peut-être même des siècles ; en un mot, il est vivant. Que la graine vienne à être déposée dans le sol, et bientôt l'activité latente s'éveille. L'humidité, la chaleur, l'air, donnent la détente, et, peu à peu, sous l'influence de cette triple stimulation, se constitue et se dégage un végétal en miniature. Que s'est-il passé là ? D'une part la graine a absorbé de l'eau et de l'oxygène ; plusieurs de ses principes sont devenus solubles ; il s'est dégagé de l'acide carbonique. D'autre part, et ceci est bien plus curieux, la matière de la graine, en changeant de composition, a changé de forme. Les cellules qui renferment la fécule, la matière azotée, la graisse, ont pris des aspects variés ; des vaisseaux et des fibres de divers ordres se sont développés ; des organes de forme, de dimensions déterminées, c'est-à-dire une tige, une racine, des feuilles se sont constituées sur le modèle des mêmes organes de la plante mère. Deux ordres de phénomènes se sont donc accomplis dans cette graine en germination : les uns physico-chimiques d'absorption, de dissolution, d'oxydation ; les autres morphologiques, qui ont fait naître des éléments, des tissus nouveaux, jouissant de propriétés déterminées, et des organes que l'on a vus se façonner, se mettre à leur place, se charger d'une fonction spéciale.

Les deux ordres de phénomènes que nous révèle la vie de la plante sont essentiellement différents l'un de l'autre, et ils ne peuvent dériver d'un même ordre de forces. Aux puissances physico-chimiques est manifestement dévolu le rôle d'appeler la matière du dehors, de la faire entrer dans le tourbillon, d'en modifier de mille manières la composition moléculaire et les propriétés, d'en faire une pâte apte à revêtir les formes les plus variées. Puis, cette pâte préparée, les puissances organiques ou organo-plastiques s'en emparent, la pétrissent, en font des utricules, des fibres, des vaisseaux, et avec eux tous les organes de la nutrition ou de la reproduction. Ce double travail est exécuté suivant un plan arrêté, comme d'après une harmonie préétablie, pour me servir de la belle expression de Leibnitz : les forces qui l'exécutent ne pourraient rien isolément, elles font des merveilles par leur association.

Si, de la plante nous passons à l'animal, l'analyse sommaire des phénomènes de la vie, quoique plus difficile, nous montrera les deux ordres de puissances agissant ensemble, suivant une coordination réglée d'après les mêmes principes que dans les végétaux, pour produire des effets plus compliqués, plus merveilleux encore. Ici, outre les actions physico-chimiques et les actions plastiques, la vie se manifestera par des opérations d'un ordre nouveau et plus élevé, par des phénomènes de mouvement, de sensibilité, par des facultés admirables, sans liaison apparente avec les autres.

L'animal, considéré d'abord dans l'œuf, comme le végétal dans la graine, a pour point de départ un petit amas de matière ayant aussi participé à la vie et vivant encore isolément. La vie n'est, dans cet œuf, qu'à l'état de souffle, elle ne s'y manifeste que par une légère absorption d'oxygène et une faible exhalation d'acide carbonique à travers les parois de la coque. L'influence d'un certain degré de chaleur s'ajoutant à celle de l'air il s'opérera dans cet œuf une détente subite et le mouvement vital deviendra manifeste. Dès ce moment nos deux ordres de forces s'associeront, de même que dans la graine, et de leur association surgira une série non interrompue de prodiges : les forces physico-chimiques modifieront la matière, les organiques lui donneront la forme de globules, de cellules, de fibres, de vaisseaux ; elles créeront des tissus et des organes nouveaux, doués de propriétés entièrement nouvelles, inconnues dans la plante. L'un de ces tissus sera doué de la propriété de sentir, l'autre de la faculté de se mouvoir et de mettre en mouvement l'être tout entier. A chaque partie même d'un tissu sera dévolue une faculté spéciale : à celle-ci la faculté d'être impressionnée et de transmettre les impressions reçues ; — à celle-là la faculté de vouloir ; — à cette autre celle de conduire les ordres de la volonté et d'exécuter les mouvements. Ces nouveaux éléments d'une admirable structure, ces nouvelles propriétés plus admirables encore, donnent à la vie une physionomie jusqu'ici inconnue. A la vie purement plastique et végétative, ils ajouteront une vie nouvelle, animale, de sentiment et de mouvement, d'instinct et d'intelligence dont rien jusqu'alors ne nous avait donné l'idée.

Cette évolution de l'œuf est une vivante image de la création aux dépens du chaos. C'est même une véritable création, car la vie n'a, au début, que de la matière à sa disposition ; elle n'a pas encore d'instruments pour la servir. Avec cette matière elle fabrique des éléments qui, une fois constitués, sont doués de propriétés spéciales et des organes qui, achevés, possèdent des facultés déterminées ainsi que l'aptitude à les exercer immédiatement. On dirait que la vie crée ses instruments, leur donne un rôle et les doue des facultés qui les rendent aptes à l'accomplissement de ce rôle.

Ce travail que la vie exécute dans l'œuf, pour créer l'animal n'est mystérieux que par les forces employées ; il est visible, pour qui veut le suivre dans toutes ses phases, non dans le sein maternel, ni dans l'œuf pourvu d'une coque épaisse, mais dans l'œuf à enveloppes transparentes d'un helminthe qui se développe à l'extérieur. Là, on voit les granules du vitellus se disposer en sphères ; des cel-

lules se constituer aux dépens des granules, s'assimiler leur contenu, se multiplier par scission, se grouper pour former l'embryon, et ensuite se modifier pour
produire chacune de ses parties. Là, aucun échafaudage ne masque le travail du
constructeur. On voit, comme l'a dit un savant observateur[1], les pierres de l'édifice se constituer et se mettre à leur place. Il n'y a de caché que la main ou la
force qui les façonne et les emploie. Chacune de ces pierres se taille à l'endroit
qu'elle doit occuper ; chacun des matériaux créés vit comme l'ensemble, s'entretient, se répare, se multiplie et se transforme. C'est mieux que l'atelier de Vul-
cain, car chaque instrument ne vient pas seulement se placer sous la main du
dieu ; chacun d'eux se fabrique lui-même, et agit sans le secours d'une intervention étrangère comme s'il possédait une individualité et une activité propres.

La vie, en effet, n'est pas seulement dans l'être entier, dans l'œuf qui représente le rudiment de l'être ; elle est dans chaque élément de cet œuf, si petit qu'il
soit ; elle est dans la cellule qui représente un organisme microscopique, se développe, élabore son contenu, se transforme et se régénère. Tout ce qui doit s'observer en grand dans l'ensemble de l'être parfait se voit déjà dans cet élément :
la formation, la nutrition, la sécrétion, la reproduction ; il ne faut plus pour la
constitution de l'être entier, de l'animal parfait, qu'une agrégation de ces êtres
microscopiques doués de telles ou telles propriétés et assemblés d'après un plan
déterminé à l'avance. Aussi, peut-on dire que la vie est dans la cellule comme
elle est dans l'animal entier, et qu'elle y a des attributs également merveilleux et
admirables. Même dans la plante elle jouit de facultés étonnantes, comme celles
d'appeler la matière extérieure, de la modifier, d'opérer des combinaisons diverses, des réductions, des dédoublements, en un mot les opérations analytiques et
synthétiques les plus compliquées.

Et ce qu'il y a de particulièrement admirable dans l'organisme c'est que, pour
constituer l'être le plus simple, et tous les êtres de plus en plus compliqués, la
nature ne se sert pas d'un autre élément microscopique. Elle diversifie la cellule,
elle lui donne des propriétés très variées pour réaliser ses combinaisons, pour
obtenir, ici le mouvement, là l'action sensitive, motrice, le travail nutritif et les
sécrétions les plus disparates.

En analysant ainsi les phénomènes dans leurs manifestations initiales les plus
simples, nous voyons toujours la vie résulter de deux ordres de forces agissant
ensemble, avec une harmonie merveilleuse. Le principe qui les dirige, le lien qui
les associe, les lois intimes de leur subordination réciproque nous échappent. Ce
que nous voyons nettement c'est que ces puissances de second ordre, au service
d'une fée invisible, ne peuvent rien isolément. Les forces physico-chimiques sont
impuissantes à réaliser, en dehors de l'organisme, les changements qu'elles opèrent en lui ; à elles seules elles ne peuvent produirent les composés, les éléments,
les tissus ; il leur faut l'assistance des forces organiques ou vitales. A leur tour
celles-ci sont inhabiles à rien créer sans le concours des premières, elles règlent
et dirigent le travail que les autres sont seules capables d'exécuter.

C'est pour ne pas avoir vu ce concert de forces, cette association harmonieuse

---

1. Coste, *Note sur le rôle de l'observation et de l'expérience en physiologie* (*Comptes rendus de
l'Académie des sciences*, t. LXVI, p. 1278).

de puissances diverses ayant chacune leur rôle à remplir, qu'on s'est fait de la vie des idées fausses, reflétées dans des systèmes contradictoires.

Il est clair que les anciens auxquels les lois des forces naturelles étaient inconnues ne pouvaient apercevoir cette double nature des puissances qui concourent à la manifestation de la vie. Ils voulaient pourtant, en cela comme en tout, remonter d'emblée à la cause première qu'aujourd'hui on renonce même à chercher. L'inconnue qu'ils cherchaient à découvrir leur apparaissait comme un principe d'animation, un moteur, une âme. Platon en voyait même deux, l'une pensant et agissant, l'autre inconsciente d'elle-même, opérant obscurément dans les viscères. Épicure et Lucrèce, qui supposaient l'âme formée par la matière la plus subtile, la voyaient en quelque sorte imprégner toutes les parties du corps dont les actions résulteraient de la manière d'être et des propriétés des atomes. C'est là toujours au fond ce qu'on a pensé plus tard : un principe d'action, de vie, une âme, avec des variantes infinies dans les attributs et dans les actions. Aux yeux de Leibnitz c'est une force attachée à la matière, une force agissant par elle-même et indépendamment d'excitations étrangères : à ceux de Stahl, c'est une âme surnaturelle, intelligente, procédant à l'accomplissement de tous les actes. Pour d'autres c'est une puissance qui agit par l'intermédiaire de ferments, d'esprits, etc.

Dès qu'on a voulu sortir des vagues conceptions philosophiques sur la nature de la vie pour expliquer comment le principe, le moteur, opère dans l'organisme, on s'est trouvé en face de mille difficultés. En effet, montrer comment l'âme dirige une machine qu'elle ne connaît pas et qu'elle n'a pas créée, comment elle fait respirer, digérer, mouvoir les membres, former les parties ; comment un principe vital donne lieu, tout à la fois, à des actes intellectuels et à des actions physiques ou chimiques très variées, était fort difficile ; aussi n'y a-t-on pas réussi. On a créé des systèmes incomplets, insuffisants : les uns considérant les causes, les autres les effets, sans montrer les liens intermédiaires. Tantôt on a fait de l'économie un ensemble dans lequel une puissance s'agite sans qu'on voie par quels moyens ; tantôt un mécanisme où l'on dévoile le jeu des rouages, sans trop s'inquiéter du moteur qui les dirige, ou encore un laboratoire dans lequel tout est phénomène physique ou chimique. Toutes ces conceptions ne sont point entières. Il ne suffit pas ici de considérer les causes premières, de déterminer la nature des phénomènes, il faut voir à la fois les actes isolés, leur ensemble, les lois de leur association, le lien qui les réunit, le réseau qui les enlace, en un mot le souffle qui anime la matière ; mais ce souffle, ce moteur, ce régulateur est insaisissable. Passons donc en nous inclinant devant le sanctuaire, et soyons sûrs qu'il renferme un dieu caché que probablement nous ne parviendrons jamais à découvrir

C'a été une grande erreur de voir dans la vie une lutte perpétuelle entre les forces générales de la matière brute et les forces propres aux êtres organisés. L'antagonisme entre les premières et les secondes n'est qu'apparent, et quand il existe il concourt au maintien du jeu de la machine animée. Loin qu'il y ait, le plus souvent, opposition entre les deux ordres de forces, il y a entre elles, comme nous l'avons entrevu, association. Les forces isolées sont frappées d'impuissance ; celles qui dirigent ne peuvent pas exécuter, et celles qui exécutent ont besoin d'une direction. Leur association est la première et la plus essentielle condition de la vie.

En effet, les forces vitales ou organiques qui représentent l'idée, le plan de l'organisation, ne peuvent réaliser aucune action d'ordre physique ou chimique ; elles donnent le modèle de la cellule et de la fibre, assignent à chacune sa place et son rôle, et une fois l'instrument façonné et agencé, il fonctionne comme un mécanisme de laboratoire. La cellule formée appelle à elle la matière, l'élabore et se l'assimile ; elle absorbe et exhale, suivant les lois de l'osmose ; elle opère des combinaisons, des dédoublements, des réductions ; fabrique des principes immédiats, des acides, des alcaloïdes, des sels qu'elle conserve, donne ou échange. A chaque espèce de cellule est assignée une tâche particulière : à l'une l'absorption de l'oxygène, la réduction de l'acide carbonique ; à l'autre, la production des corps gras, de la bile, des spermatozoïdes. En somme, ce petit être, réellement vivant, autonome, qui se nourrit et se reproduit, fonctionne tant pour son propre compte qu'en vue de l'être collectif, de l'agrégat dont il fait partie.

On a beau pénétrer profondément dans l'être vivant : partout dans l'organe, dans la fibre, dans la cellule, les deux ordres de forces se voient associés, agissant avec harmonie, sans la moindre confusion. Qu'il se produise de la chaleur, de la lumière, de l'électricité, du mouvement, des combinaisons, des décompositions, c'est par le jeu des forces physiques et des affinités ordinaires. Que la matière prenne la forme d'un tissu ; que ce tissu acquière une propriété sensitive, motrice, la faculté de sécréter, de se reproduire, c'est par l'intervention des puissances d'un autre ordre, exclusives aux êtres vivants.

Il ne faut donc pas voir l'antagonisme là où il y a harmonie, voir la confusion là où il y a simple association, rapporter à un ordre de forces le travail qui vient d'un autre ; il faut, au contraire, distinguer avec soin les puissances qui dirigent de celles qui exécutent, le rôle du maître de celui des esclaves. Ceux qui ne voient agir dans l'organisme que les forces vitales, comme ceux qui n'y reconnaissent que des actions chimiques, sont également dans l'erreur. La sensibilité, la motricité, l'instinct, l'intelligence, dérivés des premières, ne constituent qu'une moitié de l'activité de l'être vivant. La production des principes immédiats, toutes les élaborations intimes, dérivées des secondes, forment l'autre moitié. La vie est dans le tout, et le tout est indivisible. Les forces vitales ne peuvent rien seules, si bien que la vie demeure virtuelle, latente, comme dans l'œuf, si elle est obligée d'attendre l'assistance des autres. Isolée, elle ne peut réaliser aucun de ses plans, soit pour créer ses instruments, soit même pour s'en servir quand ils sont achevés. Et de même, la physico-chimie seule ne peut ni fabriquer l'arsenal physiologique, ni en utiliser les pièces ; elle laisse s'éteindre le mouvement vital et ramène la matière à la masse commune. Il n'y a pas de vie en dehors du concours harmonique des deux ordres de puissances.

Si la considération attentive des phénomènes accomplis dans l'être vivant ne dévoile pas la nature de la vie, peut-elle au moins nous montrer où elle réside, à quel appareil ou à quelle fonction elle est attachée ? Ici encore, l'observation la plus attentive, l'analyse la plus délicate ne nous fait pas découvrir de localisation. La vie n'est liée exclusivement ni à un appareil important, ni à une faculté prééminente ; elle préexiste aux organes qui, plus tard, deviendront indispensables à son entretien, comme aux facultés dont jouiront les organes formés. Elle crée les instruments dont elle a besoin, et en les créant leur donne des facultés ; puis, cela fait, elle ne peut plus s'en passer, elle en devient l'esclave.

Flourens a cru à la possibilité d'une localisation matérielle de la vie dans le système nerveux ; ses expériences ont semblé lui montrer qu'elle résidait dans le point de la moelle allongée qu'il a désigné sous le nom de nœud vital, car la vie cesse immédiatement après la section de ce point et de ce point seul ; mais cette localisation ne s'appliquerait ni aux animaux invertébrés, ni à l'embryon, ni à la plante. Il n'y a pas de localisation dans le polype, dans la planaire, car si l'on divise ces êtres simples, chaque partie continue à vivre et reproduit bientôt ce qui lui manque pour redevenir un être complet. La vie ne peut pas être localisée fonctionnellement. Elle n'est attachée exclusivement à aucune fonction, à aucune faculté, à aucune propriété, soit des organes, soit des tissus. Elle ne l'est ni à l'innervation qui est la fonction prééminente de l'animal, ni à la circulation, ni à la respiration ; elle est seulement, plus que toutes les autres, liée à ces fonctions importantes d'une manière très intime, surtout à la respiration qui, en faisant agir l'oxygène sur l'œuf et la graine, paraît l'acte initial et excitateur de toutes les autres manifestations vitales. D'autre part, elle ne consiste ni dans la sensibilité, comme le pensait Bordeu, ni dans la sensibilité jointe à l'irritabilité, comme Haller semblait le croire. Elle apparaît, dans l'animal, avant ces facultés et avant même les organes dont elles dépendent. Elle est dans l'ensemble des facultés et des fonctions, comme elle est dans l'ensemble des tissus et des organes, et elle n'est pas moins dans chaque partie que dans la totalité de l'être. Elle est dans la substance, elle est dans la faculté et dans l'acte ; elle est une au fond, mais infiniment diversifiée par ses produits matériels et par ses manifestations dynamiques. Dans la plante, dans la graine, dans l'œuf, dans l'embryon, elle ne donne lieu qu'à des actes plastiques. Dans l'animal achevé et achevé par elle, elle comprend en outre des actions sensitives et motrices, des phénomènes d'instinct et d'intelligence.

Quelque soin que nous prenions de suivre le précepte newtonien dans l'étude de la vie, nous ne pouvons que reconnaître, dans l'organisme, l'action combinée de deux ordres de puissances ; les physico-chimiques assez accessibles, les vitales moins saisissables dont nous ignorons le nombre et la nature. Faut-il nous étonner de cela ? Non. L'activité d'une graine qui germe ou d'un œuf à l'état d'incubation est plus compliquée que le mouvement du système planétaire. L'être vivant, à quelque degré de simplicité qu'il soit réduit, est, en réalité, infiniment au-dessus du paisible système des astres, c'est une sorte de petit système matériel en mouvement qui accomplit ses révolutions intérieures suivant des lois spéciales. Les puissances qui le meuvent ou qui l'animent sont si merveilleusement coordonnées, que tout s'y passe comme s'il n'y en avait qu'une seule. Cette puissance collective supérieure agit dans une machine qu'elle s'est créée elle-même, dont elle a façonné et agencé tous les rouages, lesquels sont admirablement disposés pour fonctionner avec ensemble ; elle commande aux forces physiques et chimiques qui sont sous ses ordres ; elle se les asservit comme des forces subalternes, des esclaves qui travaillent en silence, suivant un plan tracé et dans un sens déterminé ; elle coordonne leurs opérations, les met en harmonie avec les siennes et produit ainsi, par ce concours, la succession si merveilleuse des phénomènes qui caractérisent l'existence des êtres organisés.

Ne nous obstinons pas à poursuivre cette mystérieuse inconnue qui fuit à mesure que nous croyons en approcher. Il n'est pas nécessaire de connaître l'essence de la vie, la nature de ses forces, ni même leur nombre exact pour analyser avec précision les phénomènes qui en dérivent, déterminer leurs lois et leurs rapports ; l'étude particulière des fonctions nous le prouvera. Qu'importe que ce soit la matière qui vive ou qu'une force vive dans la matière. Il nous suffit de constater ce que ces phénomènes ont de plus général chez les animaux.

Or, la vie, si simple qu'elle soit, ne se manifeste que dans les corps organisés.

Elle paraît consister en une activité que la matière a empruntée, par la voie de la génération, à des êtres vivants. C'est une activité communiquée ou transmise, comme l'a dit si justement Cuvier.

Si cette activité naît spontanément dans des êtres qui se constituent d'eux-mêmes, c'est parmi les espèces microscopiques les plus inférieures.

Elle ne peut s'exercer et s'entretenir que dans certains milieux, à une certaine température et par le concours des agents extérieurs.

Elle résulte de l'association constante des forces physico-chimiques qui modifient la matière, et des forces organico-vitales qui lui impriment des formes et lui donnent des propriétés n'appartenant jamais à la matière brute.

Ses premiers effets sont de créer ou de développer, soit dans la graine, soit dans l'œuf, des parties semblables à celles de l'être dont le germe dérive, d'organiser la plante ou l'animal d'après un plan arrêté, et de douer chacune de ses parties de facultés déterminées.

Elle produit dans l'être animé un double courant, l'un qui apporte au dedans les matériaux destinés à vivre, l'autre qui entraîne au dehors ceux que la vie abandonne.

Elle fait passer cet être par des phases d'accroissement, d'état et de déclin pour le livrer ensuite à l'influence destructive des forces chimiques isolées.

Ses formes sont variées, et nombreux ses degrés de complication. Dans la plante elle ne consiste qu'en actions plastiques donnant naissance à des organes simples et à des principes immédiats très diversifiés ; dans l'animal, elle donne lieu à des actes de plasticité et à des phénomènes de mouvement, de sensibilité et d'intelligence.

Les fonctions par lesquelles elle s'entretient sont coordonnées entre elles et subordonnées les unes aux autres comme le sont leurs instruments. Il en est d'essentielles qui tiennent les autres sous leur dépendance et dont l'arrêt entraîne son extinction ; il en est d'accessoires qui peuvent se suspendre, se supprimer, sans enrayer le mouvement général.

Mais n'entrons pas trop dans les détails. Voyons par quels moyens nous pouvons arriver à connaître les actes, les fonctions dont l'ensemble constitue la vie.

III. — De l'observation considérée comme moyen d'arriver à la connaissance des phénomènes de la vie.

Nous venons de voir ou plutôt de pressentir combien l'organisation animale est compliquée et combien son jeu est admirable. C'est à peine, cependant, si nous avons effleuré ce beau sujet. Il s'agit maintenant de savoir par quelles voies, par quels moyens on peut arriver à la connaissance du mécanisme des êtres vivants, à la détermination précise des phénomènes qui se passent en eux, à la découverte des conditions, des rapports, des lois et des causes de ces phénomènes. Ces moyens peuvent se rapporter à trois principaux, savoir :

1° L'*observation*, c'est-à-dire l'étude des phénomènes tels qu'ils se présentent, tels qu'ils se révèlent à nos sens, soit chez l'homme, soit chez les animaux ;

2° L'*expérimentation*, ou l'étude des phénomènes artificiellement dégagés et isolés, du moins en partie, de ceux qui rendraient leur appréciation difficile, ou encore l'examen de certaines parties des fonctions dont tous les actes ne sont pas accessibles à la simple observation ;

3° La *comparaison* des faits, la généralisation des résultats, l'induction, le calcul, l'hypothèse, pour lier les notions que nous donnent l'observation et l'expérience, systématiser leur ensemble et suppléer à ce qu'ils ne peuvent nous faire découvrir.

L'un ou l'autre de ces trois moyens ne peut, à lui seul, nous conduire à une connaissance parfaite des actions vitales. Par le premier, qui est le plus simple et qui s'offre tout d'abord à l'esprit, le physiologiste suit patiemment la nature dans ses opérations, cherche à démêler par quels artifices elle arrive à son but, recueille avec soin tout ce qui se révèle aux sens, rassemble les faits qui doivent servir de base à l'édifice scientifique. Par le second qui naît de l'insuffisance du premier, il veut aller plus avant dans la recherche d'un mécanisme qui ne s'est dévoilé qu'à demi, il s'efforce de découvrir ce qui reste caché et de trouver le mot de chaque énigme ; il essaye, par mille expédients, de mettre en évidence les phénomènes obscurs, de les débrouiller, de les isoler de leurs accessoires, et par là il ajoute aux faits déjà acquis des faits nouveaux qui, sans son secours, demeuraient inconnus. Par le troisième, enfin, il s'empare de la moisson récoltée avec l'aide des précédents, classe des résultats obtenus, compare les faits, les apprécie, en détermine la signification, formule les conséquences qui en découlent, et si tout cela est insuffisant, imagine ou suppose le reste. Il faut donc qu'ils soient employés tous les trois, chacun à sa place et en son temps, car chacun doit fournir son contingent de connaissances ; il faut de plus qu'ils le soient avec art, suivant certaines règles et dans une certaine mesure qu'il importe de connaître.

L'observation, considérée en général, est, sans contredit, le plus simple de tous les moyens qu'il nous est possible d'employer pour arriver à la connaissance des choses susceptibles de tomber sous nos sens. C'est le premier dont il faut se servir ; car, ainsi que l'a fort bien dit Bacon [1], l'homme ne peut entendre la nature, comme il ne peut l'employer, sans avoir mis préalablement tous ses sens au service

1. Bacon, *Analyse de la philosophie de Bacon*, Amsterdam, 1755, 3 vol. in-12.

de l'observation. C'est par l'observation que se trouvent rassemblés insensiblement les faits dont l'ensemble constitue, comme l'a dit Cuvier, l'édifice impérissable des sciences ; c'est par elle aussi que se sont créées et développées les sciences
dites d'observation ; c'est elle qui a fait la gloire de la médecine hippocratique, et
produit les praticiens habiles, les grands naturalistes de toutes les époques. La
zoologie, la botanique, la minéralogie et les autres sciences naturelles lui doivent
la plupart de leurs richesses. Les immenses progrès réalisés par ces sciences dans
les temps modernes, sont dus aux grands observateurs qui ont consacré leur vie à
la contemplation des merveilles de la création.

La physiologie est incontestablement une science d'observation avant d'être une
science expérimentale. Les premières connaissances qu'elle a acquises, et beaucoup
de ses conquêtes récentes, même parmi les plus précieuses, lui viennent de l'observation. Celle-ci est, comme l'a dit Bacon, la clef des sciences ; et c'est, quoi qu'on
en puisse dire, la source la plus féconde et la plus sure de nos découvertes. Il n'est
pas un point de physiologie sur lequel elle ne jette quelque lumière, et il en est
même beaucoup sur lesquels elle nous fait découvrir à peu près tout ce que nous
pouvons savoir. Ainsi, ce que les naturalistes nous ont appris sur l'intelligence, les
instincts, les mœurs, le caractère, les habitudes des animaux, vient d'une longue
et patiente observation ; la plus grande partie des notions que nous possédons sur
la vision, l'olfaction et les autres sensations, sur l'histoire des phénomènes de la
locomotion, sont puisées à la même source. Il y a, dans chaque fonction, un certain
nombre d'actes qui rentrent presque exclusivement dans son domaine : voyez les
sensations de la faim et de la soif, la préhension des aliments, la mastication, les
actes extérieurs de la rumination, les phénomènes mécaniques de la respiration, et
tant d'autres appartenant à la même catégorie. Ce ne sont pas seulement les actes
extérieurs que l'observation nous permet de suivre et d'analyser ; elle nous fait
scruter souvent ce qu'il y a de plus mystérieux dans l'organisme. Elle nous montre
le lieu de la fécondation, le temps employé par la liqueur séminale pour opérer
l'imprégnation du germe ; elle nous fait suivre l'évolution de l'œuf du poisson, de
l'insecte, du ver, la segmentation du vitellus, la formation du blastoderme et de
chaque partie de l'embryon ; elle nous fait voir les mouvements du cœur, la circulation entière dans les parties ou dans les animaux transparents. Elle étale à
nos regards, bien dirigés et bien armés, les procédés de la nature que nous devi-
nons bientôt, et que quelquefois nous avons intérêt à imiter.

Dès l'instant qu'il y a, dans toute fonction, un certain nombre d'actes saisissables, dont les caractères peuvent être exactement appréciés, on conçoit de quelle
importance doit être, pour la physiologie, une observation rigoureuse et délicate
qui, en déterminant le facies, la physionomie propre à chaque fonction, dans l'état
normal, donne un point de départ nécessaire à la pathologie, un terme de comparaison sans lequel il ne sera pas possible de distinguer nettement ce qui appartient à l'état sain de ce qui est le résultat de la maladie, même à son début. Cette
vérité est trop incontestable pour avoir besoin d'une démonstration.

Les lumières que nous donne l'observation ne sont pas seulement nombreuses,
elles ont une valeur qui manque souvent aux données de l'expérimentation. En
effet, ce qu'elle nous fait voir, ce sont les opérations régulières de la nature, les

actes tels qu'ils se passent, sans trouble, sans modification. Elle nous dévoile le rhythme des fonctions, l'harmonie qui règne dans les opérations de l'organisme. Aussi ce qu'elle nous apprend des procédés de la nature est l'expression fidèle des choses. Le raisonnement, le calcul, n'ont pas à effectuer ces interprétations et ces corrections que réclament les résultats des expériences.

Lorsqu'on a entrevu l'importance des données que peut fournir l'observation, on sent la nécessité d'observer. Le physiologiste doit se plier à cette nécessité impérieuse, car il a sous les yeux un livre toujours ouvert, dont chaque page renferme, pour qui sait y lire, de précieux enseignements qu'il chercherait en vain à d'autres sources. Il faut qu'il observe sans cesse, soit pour saisir les analogies et les dissemblances des phénomènes qu'il étudie, soit pour reconnaître toutes les particularités intéressantes des fonctions chez les animaux, soit enfin pour rassembler les résultats des expériences qu'il entreprend. Ces dernières, si habilement conçues et si bien dirigées qu'elles puissent être, ne donnent tous les enseignements qu'elles portent en elles qu'à la condition d'être suivies avec un soin extrême, sinon leurs résultats sont inexacts ou incomplets : ils ne peuvent servir de base à des raisonnements sains et à des théories rigoureuses. Pour que le physiologiste s'acquitte bien de cette tâche, il lui faut beaucoup de bonne volonté, de patience, de tact, de sagacité et de finesse, qualités qu'il s'efforcera d'acquérir s'il ne les possède pas naturellement. L'esprit d'observation est, du reste, pour ceux qui se livrent à l'étude de la médecine ou des sciences naturelles, la première condition de succès. Sans son secours, il paraît bien difficile de devenir jamais praticien habile, eût-on d'ailleurs toutes les connaissances que donnent les livres et les leçons des maîtres. Peut-on douter que ce qui a fait les grands médecins, les Fernel, les Sydenham, les Boerhaave et tant d'autres, ce furent bien moins les notions qu'ils puisaient dans les écrits de leurs devanciers que les profondes connaissances qu'ils savaient acquérir d'eux-mêmes ? Ne sait-on pas que les anatomistes des derniers siècles et ceux de notre époque n'ont dû leurs belles découvertes qu'à des investigations directes, substituées à la vieille routine qui consistait à tout chercher dans Galien et ses commentateurs. N'est-il pas évident que c'est par la même méthode que les naturalistes ont porté si loin la zoologie et la botanique ? Où en seraient ces sciences si l'on s'était borné au rôle stérile de commenter Aristote, Théophraste, Gessner, Aldrovande, comme on le fit trop longtemps ? Aussi quelle reconnaissance ne doit-on pas à ces hommes supérieurs, Tournefort, Linné, Réaumur, Buffon, Cuvier, etc., pour nous avoir montré quelles sublimes inspirations et quelles immenses richesses on peut trouver dans l'observation de la nature.

L'observateur ne doit rien négliger. Le plus habile est, comme l'a dit Bacon, celui qui recueille tout ce qui peut l'éclairer ; il n'est aucune particularité, si minime qu'elle soit, qui mérite son dédain. Il n'est rien qui doive paraître petit à ses yeux, car souvent les plus petites choses renferment de grandes révélations, et cela dans toutes les sciences. Ne sont-ce pas les oscillations d'une lampe qui ont conduit Galilée à la théorie du pendule ? N'est-ce pas la chute d'une pomme qui fut pour Newton le point de départ de la découverte de l'attraction ? La légèreté que semble acquérir le corps plongé dans l'eau ne donna-t-elle point à Archimède le moyen de découvrir si la couronne du tyran de Syracuse ne contenaît pas un alliage impur ? Que de choses ignorées seraient aujourd'hui connues et auraient une signification précise si l'on s'était donné la peine de les envisager dans tous leurs détails ? Il y a, dans chaque science, une foule de points sur lesquels l'attention a besoin d'être appelée pour y faire jaillir de la lumière, saisir des rapports jusqu'alors inaperçus, établir des rapprochements non soupçonnés. Il n'y a peut-être pas d'exemples d'investigations persévérantes qui n'aient conduit à quelque résultat. Et pour ne rappeler qu'un seul de ces exemples, je demande si quelqu'un aurait pu prévoir jusqu'à quel degré de précision l'auscultation et la percussion conduiraient le diagnostic des maladies du poumon et du cœur. Quelquefois, il est vrai, l'observation mène à des illusions, comme le système de Gall et toutes les erreurs de la phrénologie le prouvent ; mais c'est elle, encore, qui répare le mal qu'elle a pu faire.

Bien qu'en physiologie la plupart des faits principaux soient acquis, il reste encore assez de découvertes à faire, de détails à ajouter à ce qu'on sait pour que les observateurs ne se laissent pas décourager. Le champ de cette science est immense, puisqu'il embrasse tout le règne animal ; il est même déjà très étendu pour ceux qui circonscrivent leurs recherches aux seuls animaux domestiques dont les fonctions ont été si peu étudiées. On ne peut suivre une seule de ces dernières sans noter mille particularités inconnues et trouver à chaque instant de quoi rectifier des erreurs. Ainsi, on a cru, jusqu'ici, que la mastication des solipèdes ne s'effectue pas par des mouvements de mâchoires semblables à ce qu'ils sont chez les ruminants : il a suffi d'y regarder attentivement et de tenir compte de l'illusion produite par les lèvres pour voir qu'elle est la même dans les deux familles. On pense généralement que chez les herbivores, cet acte s'opère à la fois sous les molaires droites et sous les molaires gauches : un examen même superficiel démontre que le broiement a lieu, exclusivement, tantôt sous les dents d'un côté, tantôt sous celles du côté opposé, et il nous donne, de plus, des moyens certains de reconnaître dans quel sens il a lieu. Cette mastication unilatérale est, en soi, une particularité bien minime, cependant elle coïncide avec un phénomène fort curieux de la sécrétion salivaire, c'est-à-dire avec une activité beaucoup plus considérable des glandes du côté sur lequel le broiement a lieu que celle des glandes opposées ; à son tour cette inégalité dans la sécrétion de deux glandes paires, placées dans des conditions en apparence identiques, montre que l'action réflexe du cerveau à la suite de l'impression gustative se fait sentir plus vivement sur l'une que sur l'autre. On a pensé que, lors de la rumination, les matières alimentaires revenaient à la bouche sous forme de pelotes plus ou moins régulièrement arrondies : il suffit d'examiner ce qui se passe lors du renvoi de ces matières pour s'assurer que c'est une erreur. On perçoit alors très distinctement un bruit de liquide au moment où le bol passe dans la région cervicale de l'œsophage, et l'on entend, soit en appliquant l'oreille sur le cou, soit à distance, ce même liquide redescendre par plusieurs ondées successives dont le passage est, pour ainsi dire, visible par suite du mouvement qu'il communique à la peau. On n'en finirait pas si l'on voulait indiquer toutes les erreurs rectifiées et toutes les notions nouvelles acquises par l'observation.

C'est surtout en physiologie comparée que l'observateur trouve de nombreuses occasions d'exercer sa sagacité ; c'est là que son attention doit être tenue toujours en éveil pour qu'il puisse suivre des fonctions dont les variations se multiplient à l'infini et des phénomènes dont les caractères changent d'une espèce à une autre espèce. Son rôle y devient fort difficile, parce qu'elle est moins connue que celle de l'homme, parce qu'elle comporte des faits plus nombreux, des détails plus variés que cette dernière, enfin parce qu'elle oblige à des comparaisons qui, pour être justes, doivent reposer sur une connaissance exacte des fonctions. Mais si ce rôle a des difficultés, il ne manque pas d'attraits. « Pour bien le remplir, dit Cuvier[1], le physiologiste ne doit pas s'arrêter à ce que les phénomènes ont d'individuel ; il faut qu'il distingue surtout ce qui fait la condition générale et nécessaire de chacun d'eux, et pour cela il faut qu'il les examine dans toutes les modifications que peuvent y apporter leurs combinaisons avec d'autres phénomènes ; il faut aussi qu'il les débarrasse de tous les accessoires qui les voilent ; en un mot, il faut qu'il ne se bornée point à une seule espèce de corps vivants, mais qu'il les compare toutes et qu'il poursuive la vie et les phénomènes dont elle se compose dans tous les êtres qui en ont reçu quelque parcelle. Ce n'est qu'à ce prix qu'il peut espérer de soulever le voile mystérieux qui en couvre l'essence. » Il est évident qu'il ne peut entrer dans cette voie s'il ne possède des connaissances passablement étendues en histoire naturelle.

L'observateur qui suit attentivement les manifestations extérieures de la vie n'arrive à les comprendre qu'autant qu'il connaît l'organisation animale dans tous les détails de sa structure. Avant donc d'examiner la machine en mouvement, il a dû l'examiner en repos et privée de son moteur ; il a dû en considérer isolément tous les rouages et tous les ressorts. Par cette étude préalable, il s'est initié à la connaissance de beaucoup de phénomènes, et a pu entrevoir le jeu de plus d'un organe.

Par l'anatomie ou l'étude statique des êtres vivants, le physiologiste observe non plus les actions, mais leurs instruments ; non plus les phénomènes, mais le conditions matérielles de leur production ; il déchiffre les hiéroglyphes qui couvrent chaque page du livre, et s'efforce d'en trouver le sens. Les investigations de ce genre, si elles sont quelquefois presque stériles, conduisent souvent à des résultats très satisfaisants. Ainsi, la configuration des surfaces articulaires et la disposition des ligaments font connaître le jeu des articulations, le sens, l'étendue de leurs mouvements ; — la direction et les attaches des muscles suffisent pour préciser les usages de chacun de ces organes contractiles ; — le mécanisme de l'œil, de l'oreille, est dévoilé en grande partie par leur disposition et leur structure. Le simple examen de certains organes a appris quelle est leur fonction. On a vu par là l'usage du cœur, des vaisseaux, du foie, de la vessie, des reins, etc. La découverte de certaines parties ou l'appréciation exacte de leur disposition a amené d'autres découvertes parfois très remarquables. Les valvules du cœur et des veines, par exemple, ont fait soupçonner à Harvey la circulation du sang ; leur direction a servi à démontrer dans quel sens elle s'effectue. Aselli, en même temps qu'il trouvait les vaisseaux lactés, a vu qu'ils sont chargés du transport du chyle ; Pecquet, en faisant voir qu'ils aboutissent à la citerne sous-lombaire

____

1. Cuvier, *Anatomie comparée*, lettre à Mertrud, p. 13.

et au canal thoracique, indiquait le cours général du chyle, et détruisait l'erreur d'après laquelle on admettait que ce liquide était porté dans le foie ; Casserius, Sténon, Virsungus, en trouvant les canaux de la parotide, du pancréas, montraient le cours de la salive et du suc pancréatique.

La considération des dispositions anatomiques jette un grand jour sur le mécanisme de plusieurs fonctions. C'est presque par la configuration et la structure du cœur qu'on arrive à connaître le jeu de cet organe ; c'est par la disposition des vaisseaux du fœtus qu'est dévoilé le mode de circulation pendant la vie intra-utérine. Ainsi, quand on voit que le sang de la mère apporté par la veine ombilicale se mêle au sang de la veine porte du fœtus, puis à celui de la veine cave postérieure, au moyen du canal veineux, qu'ensuite ce même sang se mêle une troisième fois avec celui des autres parties dans les oreillettes du cœur, et une quatrième fois dans l'aorte et l'artère pulmonaire par le canal artériel, on est convaincu de la réalité du mélange réitéré entre le sang apporté par la mère et celui qui appartient au fœtus, et dès lors on conçoit peu les disputes qui se sont élevées depuis Duverney et Méry sur la question de savoir comment se fait la circulation fœtale, et si les sangs se mêlent ou ne se mêlent pas. Bien d'autres particularités anatomiques ont une signification non moins précise. La structure de l'estomac n'explique-t-elle point pour tels animaux la possibilité de vomir, et pour d'autres l'impossibilité d'exécuter le vomissement ? La forme des dents, celle de l'articulation temporo-maxillaire, ne font-elles pas deviner le mode de mastication, et par le mode de mastication le régime, et par celui-ci les mœurs des animaux ? L'épaisseur des parois du gésier, la couche cornée qui revêt sa muqueuse, les graviers que renferme sa cavité, tout cela n'indique-t-il point que cet estomac est un organe de trituration ?

Mais il ne faudrait pas attendre de l'anatomie l'explication de la nature intime de toutes les actions organiques. Il peut y avoir, comme le dit P. Bérard, il y a même un rapport entre la structure des organes et leurs fonctions ; seulement ce rapport échappe à l'observation : « Il ne se voit pas. » Il est vrai que les recherches de l'anatomie micrographique, ou de ce qu'on appelle maintenant l'histologie, nous mènent un peu plus loin que ne le fait l'anatomie ordinaire. Le reproche que Bichat adressait de son temps au microscope serait ridicule aujourd'hui. Incontestablement les recherches de ce genre ont éclairé beaucoup le développement des tissus et des organes ; mais elles n'ont pas conduit à tous les résultats que l'on pouvait en espérer ; elles ont eu même le grand inconvénient de faire négliger le côté philosophique de l'anatomie générale, celui sous lequel Bichat et ses rares imitateurs l'avaient envisagée. Il y a plus, elles ont jeté une grande confusion sur différents points qu'elles paraissent appelées à éclaircir. Ainsi, pour avoir donné trop d'importance à des accessoires qui en méritaient peu, elles ont embrouillé à un tel degré la texture des glandes, qu'il est fort difficile de s'en faire une idée claire sans recourir à un examen comparatif de ces organes dans la série animale.

Le physiologiste qui cherche dans l'étude de l'organisation les éléments d'une analyse profonde des actions vitales ne peut restreindre ses investigations à un petit nombre d'espèces ; il faut qu'il les étende, pour ainsi dire, à tous les types du règne animal, ou, en un mot, qu'il fasse de l'anatomie comparée. Le secours de celle-ci est indispensable pour faire de la physiologie savante et exacte. Haller, qui l'avait bien senti, n'a jamais manqué d'utiliser les travaux de Fabrice d'Acquapendente, de Severinus, de Perrault, de Duverney ; bien qu'alors l'anatomie comparative, qui était dans son enfance, ne pût encore rendre de très grands services. Aujourd'hui, après les belles créations de Cuvier, les travaux de Meckel, de Carus, d'Étienne Geoffroy Saint-Hilaire, de Blainville, Duméril, Duvernoy, Milne Edwards, de Quatrefages, etc., elle ouvre une voie brillante d'avenir à la science moderne. Le jour qu'elle jette sur la physiologie tient principalement à ce qu'elle nous présente l'organisation animale sous un nombre presque infini de formes, depuis les plus élémentaires jusqu'aux plus compliquées ; elle fait en quelque sorte l'analyse de cette organisation, nous montre les appareils et les organes isolés insensiblement de tous leurs accessoires. Ainsi, elle nous fait voir comment l'appareil digestif perd graduellement ses grandes dilatations, ses nombreux replis, ses glandes conglomérées, et arrive à l'état d'un simple sac n'ayant plus d'annexes glanduleux ni même de parois distinctes ; — comment l'appareil respiratoire, qui résulte chez les animaux supérieurs de tant de parties destinées à faire pénétrer l'air, à l'expulser, à mettre en mouvement les parois du thorax, se réduit peu à peu à la forme d'une simple poche ou de quelques lamelles membraneuses, et enfin à rien, quand la peau elle-même peut suffire à l'oxygénation du fluide nutritif ; — comment l'appareil locomoteur, après avoir été composé d'un squelette articulé, d'un grand nombre de muscles et de tendons, arrive à n'être plus constitué que par quelques faisceaux insérés sous le tégument, et en dernier lieu par quelques fibres disséminées dans la substance du corps. De même, elle nous fait voir de quelle manière la glande la plus complexe arrive à la forme la plus simple, comment le poumon, le cœur, le cerveau et tous les autres organes se réduisent à leurs formes élémentaires, et cela par un passage lent, gradué, insensible. Par cette simplification, cette réduction successive de l'organisme à ses parties essentielles, elle nous indique quelles sont ces dernières, et nous permet de mieux juger de l'action de chacune.

Par les enseignements que nous donne cette étude comparative, « la nature semble nous avoir préparé des moyens de suppléer à l'impossibilité de faire certaines expériences sur les corps vivants. Elle nous présente, dans les différentes classes d'animaux, presque toutes les combinaisons possibles d'organes ; elle nous les montre réunis deux à deux, trois à trois, et dans toutes les proportions. Il n'en est, pour ainsi dire, aucun dont elle n'ait privé quelque classe ou quelque genre, et il suffit de bien examiner les effets produits par ces réunions, et ceux qui résultent de ces privations, pour en déduire des conclusions très vraisemblables sur la nature et l'usage de chaque organe et de chaque forme d'organe... Mais il n'est pas permis de borner ces recherches à quelques espèces : souvent une seule négligée recèle une exception qui détruit tout un système[1]. »

En même temps que l'anatomie comparée montre au physiologiste dans quel ordre, suivant quelles lois les appareils et les organes se simplifient, elle lui indique la voie qu'il doit suivre pour découvrir de quelle manière les fonctions se

---

1. Cuvier, *Anatomie comparée*, 2e édit. t. I, p. 17.

dégagent insensiblement de leurs accessoires, et se réduisent enfin à ce qu'elles
ont d'élémentaire, d'essentiel. Une fois qu'elle l'a mis en regard de l'organe amené
au dernier degré de simplicité, elle lui permet d'envisager la fonction toute nue
et, par conséquent, d'en mieux apprécier la nature. A cela pourtant ne se bornent
pas ses services : si elle est nécessaire à la connaissance profonde de chaque
fonction, elle le devient encore davantage quand il s'agit de la détermination des
rapports qui existent entre les actions vitales, de la recherche des lois et des
causes de ces dernières, en un mot, quand on poursuit la solution des grands
problèmes de [la science qui, suivant l'expression d'un illustre naturaliste, « est
la plus compliquée, la plus mystérieuse et la plus inintelligible de toutes les
sciences. » Il est incontestable que la physiologie ne s'élèvera à ses plus hautes
conceptions et ne prendra une empreinte réellement philosophique qu'autant
qu'elle étendra le cercle de ses investigations à tout le règne animal.

L'anatomie pathologique vient aussi en aide au physiologiste dans plusieurs
circonstances. Les traces que la maladie a laissées sur son passage, les ravages
qu'elle a produits, les troubles fonctionnels qui en ont été la conséquence, peuvent souvent nous fournir des données précieuses sur le rôle des organes. Les
plaies de la tête avaient appris à Hippocrate l'action croisée du cerveau. Il avait
remarqué que dans les lésions de cet organe il y a convulsion du côté blessé et
paralysie du côté opposé à la blessure. Les lésions de la partie supérieure de la
moelle ayant déterminé des paralysies du sentiment, celles de la partie inférieure
des paralysies du mouvement, celles d'une partie latérale une hémiplégie, sont
venues confirmer ce que l'expérience avait enseigné sur l'action spéciale de chacune des parties de cet organe; la destruction complète de l'épiglotte a prouvé
que ce cartilage n'était pas rigoureusement indispensable à la déglutition; l'indu-
ration, le ramollissement d'une vaste étendue du poumon ont démontré qu'une
fort petite partie de cet organe suffit pour effectuer l'hématose; l'oblitération des
gros troncs vasculaires a mis en évidence l'usage des anastomoses, et ainsi pour
bien d'autres altérations morbides. Il ne faudrait pas croire cependant que les
lésions laissées par la maladie permettent des déductions toujours justes sur les
fonctions des parties lésées; quelquefois, elle ne conduisent qu'à des données
fausses ou au moins très confuses : les exemples ne manquent pas pour le démontrer. Willis voit les corps striés ramollis chez des individus paralysés et privés
de l'usage de leurs sens; il en conclut que ces corps sont le siège du principe du
sentiment et du mouvement. Lapeyronie observe qu'à la suite de profondes
blessures ou de graves lésions du corps calleux, il y a torpeur, affaiblissement,
perte des facultés intellectuelles; il en infère que le corps calleux est le siège de
l'âme. Magendie remarque que sur les chevaux immobiles il y a compression des
corps striés, altération même à la surface de ces parties, par suite d'un épanchement de sérosité ventriculaire, et il considère ce fait comme une preuve que
les corps striés sont le siège d'une force qui porte les animaux à reculer, etc. Il
est vrai de dire que, dans bien des circonstances, les inductions ne sont fausses
que parce que les faits sont mal observés; néanmoins elles peuvent l'être encore,
quoique basées sur des observations exactes, aussi faut-il être extrêmement
réservé sur ce point. En effet, de ce qu'un rein, par exemple, se sera trans-

formé en kyste, sans qu'il en résulte des troubles notables, faudra-t-il conclure qu'un seul de ces organes suffit à la sécrétion de l'urine ? De ce que les ganglions du mésentère peuvent devenir tuberculeux, sans s'opposer au passage du chyle, faut-il, avec Ruysch, les regarder comme n'étant pas indispensables ? De ce qu'un cœnure, une concrétion du plexus choroïde, une exostose à la face interne du crâne, n'amènent pas de paralysie, est-on en droit d'admettre que la compression ou la destruction partielle d'un hémisphère n'est pas susceptible de produire cette paralysie ? Non, car une lésion ancienne, une altération lente, insensible, une dégénérescence qui a marché par degrés, n'ont pas les mêmes effets qu'une lésion brusque. La fonction survit quelquefois, suivant la remarque de Morgagni, à l'altération profonde de l'organe chargé de l'exécuter. La nature s'habitue en quelque sorte à celle-ci ; elle cherche par divers moyens à en neutraliser les conséquences. Lorsque l'un des reins perd sa substance, l'autre s'hypertrophie ; lorsque les ganglions s'indurent, les vaisseaux qui passent à leur surface se dilatent, afin que le chyle et la lymphe puissent encore passer ; quand une exostose se développe à la face interne du crâne, un cœnure dans les hémisphères, la substance de ceux-ci se creuse, se résorbe, et la compression est évitée. Mais, placez un corps étranger entre les méninges et les parois crâniennes, enlevez autant de substance cérébrale que le cœnure en fait disparaître, et vous verrez si les effets sont les mêmes que dans les circonstances précédentes ? Du reste, il est certaines altérations dont l'influence, au point de vue physiologique, n'est pas précisée. Sait-on, par exemple, en quoi la sécrétion biliaire est modifiée dans le foie énorme de l'oie grasse, ou dans celui qui, plein d'échinocoques, est devenu quatre à cinq fois plus volumineux qu'il ne l'est à l'état normal ? Sait-on même si, dans ces circonstances, elle a subi quelques modifications.

Quant à l'étude des monstruosités, elle jette aussi quelques lumières sur la science de l'organisme, en offrant au physiologiste, pour me servir des expressions d'Isid. Geoffroy Saint-Hilaire, « une série d'expériences toutes préparées par la nature, et où les causes d'erreurs qui viennent si souvent modifier les résultats des recherches zootomiques se trouvent presque toutes annulées [1]. » Mais il faut encore beaucoup de circonspection dans les appréciations pour tirer des faits qu'elle donne les véritables conclusions qui en découlent.

Que le physiologiste se pénètre donc bien de la nécessité d'observer, soit directement, soit par l'intermédiaire de l'anatomie comparée, de la pathologie et des anomalies de l'organisation. Qu'il observe, s'il veut se faire une idée juste des actes de la vie, et en deviner les lois, ou appliquer ses connaissances à la pratique médicale. Qu'il observe attentivement s'il veut développer ce tact qui fait le médecin habile, ou s'il se propose de tracer le tableau de ce qu'il aura contemplé : alors seulement il lui sera permis de répéter, avec l'auteur de l'*Esprit des lois*, ce mot du Corrége : Et moi aussi je suis peintre.

1. Isid. Geoffroy-Saint-Hilaire, *Histoire générale et particulière des anomalies de l'organisation*. Paris, 1836. t. III. p. 589.

IV. — De l'expérimentation.

Le physiologiste, qui observe la nature et qui la suit patiemment dans toutes ses opérations, ne parvient, après bien des efforts, qu'à saisir un petit nombre de phénomènes. L'observation ne lui fait voir que l'écorce des choses, elle lui est bientôt insuffisante ; il faut qu'il pénètre dans leur profondeur ; l'expérience vient alors à son secours. Tant qu'il s'en tient à la première, il épie, il attend patiemment et se contente des apparences. Dès qu'il emploie la seconde, il devient violent, audacieux ; il interroge, il scrute, il veut une explication à chaque mystère, un mot à chaque énigme, et c'est par la torture qu'il arrache les secrets que la nature voudrait lui cacher.

Muni de ces deux armes puissantes, il peut, tantôt marcher lentement, tantôt s'élancer par bonds dans le champ des investigations. S'il sait s'en servir avec art, ce que l'une ne lui donnera pas, l'autre le lui fera conquérir. Chacune a sa destination spéciale et sa place marquée qu'il doit tout d'abord chercher à reconnaître. « L'observation en tout genre précède l'expérience, et la raison en est simple ; c'est que l'observation est une expérience toute faite.

« Mais, presque en tout genre, l'observation est insuffisante : elle est trop compliquée pour être comprise, trop bornée pour être féconde.

« L'expérience décompose l'observation, et en la décomposant la débrouille ; elle joint les faits isolés par les faits intermédiaires, et en les joignant les complète, et en les complétant les explique. En un mot, l'observation avait commencé, l'expérience achève.

« Dans l'étude des phénomènes naturels il y a donc un temps pour l'observation, et il y en a un pour l'expérience.

« On ne cherche d'abord qu'à constater les circonstances évidentes de ces phénomènes, l'observation suffit ; on veut pénétrer ensuite et la constitution intime et les ressorts cachés, c'est le tour de l'expérience [1]. »

De ces deux modes d'investigation, le second est bien plus difficile et plus délicat que le premier : pour observer, il suffit d'avoir de la patience, du tact, de la sagacité et c'est déjà beaucoup ; pour expérimenter, il faut, en outre, cette sorte de génie qui imagine ou institue les expériences et trouve les moyens de les exécuter, cette habileté nécessaire aux manipulations qu'elles réclament, enfin cet esprit de discernement qui démèle les effets de l'expérience de ceux de l'opération, qui fait la part des causes d'erreurs, interprète les résultats et les apprécie à leur juste valeur.

L'idée d'interroger la nature, par la voie des expériences, n'est point, sans doute, une idée nouvelle ; elle dut s'offrir à l'esprit dès que l'homme essaya de se rendre compte de son activité et de celle des êtres qui lui ressemblent davantage. Les premières expériences furent, peut-être, celles du sacrificateur consultant les entrailles des victimes qu'il venait d'égorger, mais elles ne furent réellement tentées, dans un but scientifique, que par ceux qui se livraient à l'étude de la médecine. Galien déjà sentit si bien leur utilité qu'il en imagina plusieurs, dont quelques-unes sont très ingénieuses. Ainsi, pour savoir si les instincts ne tiennent point à l'habitude et à l'imitation, il tire deux chevreaux du ventre de leur mère et leur présente une poignée d'herbes dans laquelle se trouve du cytise, que les jeunes animaux distinguent bientôt du reste, et il voit, par là que l'instinct est une impulsion spontanée préexistant à la naissance. Pour connaître l'action que les nerfs récurrents ont sur le larynx qu'il suppose être l'organe de la phonation, il en coupe un et voit la voix s'affaiblir, puis l'autre, et il la voit s'éteindre; de même pour découvrir le rôle des nerfs phréniques et des nerfs intercostaux, il fait des opérations analogues.

Si la nécessité des expériences a été sentie de tous les temps, c'est surtout depuis l'époque des belles découvertes de Galilée, de Newton et de leurs disciples qu'elle a été généralement comprise. Les résultats auxquels cette méthode a conduit si rapidement les sciences physiques ont fait entrevoir ce qu'elle pouvait donner dans les sciences physiologiques. Il est évident, pour quiconque possède la moindre notion de biologie, qu'elle est indispensable, non seulement à la connaissance des actes compliqués, mais encore à celle des phénomènes les plus simples. S'agit-il, par exemple, de déterminer les propriétés des tissus, de voir si l'os, le muscle, le tendon, le cartilage, sont ou ne sont pas sensibles, et, dans l'affirmative, quel est leur degré de sensibilité, on ne le peut sans expériences. Veut-on savoir si tel nerf préside ou au sentiment ou au mouvement, quelle est la part d'influence de tel autre sur une fonction donnée, l'expérience seule peut le dire. Veut-on connaître la nature des fluides sécrétés dans chaque glande, se fixer sur leurs qualités, leurs caractères, leur mode de sécrétion, comment y parviendra-t-on sans son secours? Et ainsi pour les fonctions d'une foule d'organes.

Il est vrai que des accidents, certaines maladies, quelques lésions pathologiques, quelques monstruosités, différentes opérations chirurgicales peuvent nous donner plusieurs des notions qui s'acquièrent par les expériences ; mais outre que ces circonstances constituent de véritables expériences toutes faites, elles sont rares et parfois difficiles à bien interpréter. — L'action croisée du cerveau était démontrée par les plaies de la tête, elle aurait pu l'être encore par le tournis du mouton, avant que les vivisections l'eussent prouvée. L'insensibilité de la substance des hémisphères, celle des os, des tendons, des cartilages, était connue par les amputations avant les nombreuses recherches de Haller et de son école. On connaissait le rhythme des battements du cœur, ou à peu près, par des accidents qui avaient mis cet organe à découvert, et par des vices de conformation dans lesquels il se trouvait en dehors du thorax, avant qu'on eût mutilé, dans ce but, des animaux vivants, etc. Certains troubles, certains effets morbides avaient fait soupçonner plusieurs particularités qui, à la rigueur, auraient pu se passer de confirmation : les paralysies du sentiment, distinctes de celles du mouvement, les paralysies locales, celles de plusieurs parties qui reçoivent des divisions d'un même nerf, mettaient sur la voie d'une distinction des nerfs sensitifs et des nerfs moteurs, et Galien l'avait établie; mais il fallait encore que l'expérience vînt prouver péremptoirement que ces distinctions étaient fondées.

Montrer les admirables découvertes que la science a faites et la précision qu'elle a acquise par le secours de l'expérimentation, c'est assez faire sentir l'immense utilité de celle-ci. Or est-il un seul point de physiologie sur lequel elle n'ait jeté quelque lumière ?

On pensait autrefois que l'encéphale était le siége de l'intelligence, de la mémoire, de la volonté. C'était encore plus par instinct que par suite d'une sorte de démonstration donnée par des accidents ou des troubles morbides qu'on s'était formé cette croyance : il fallait en rester là. Mais l'art expérimental conduisit d'habiles physiologistes à prouver, de la manière la plus péremptoire, que cette croyance est fondée, que certaines parties (les hémisphères cérébraux) sont bien les organes des facultés instinctives et intellectuelles ; qu'une autre, le cervelet, est l'organe de la coordination des mouvements ; que la moelle allongée est le principe des mouvements respiratoires, etc. On inclinait à croire, on croyait même, depuis les temps les plus reculés, que tous les nerfs n'avaient point des propriétés et un rôle identiques. Charles Bell vint et fit voir qu'il y a dans la moelle épinière deux parties distinctes, un cordon pour la sensibilité, un autre pour la motricité ; dans le nerf deux espèces de fibres, les unes sensitives, les autres motrices. On ne pouvait s'expliquer pourquoi certaines parties reçoivent plusieurs nerfs différents, et l'on vit, plus tard, que dans la langue, par exemple, l'un d'eux donne aux muscles leur faculté contractile, tandis que l'autre donne à la muqueuse la sensibilité générale ou la sensibilité gustative, etc.

Les anciens avaient beaucoup disserté sur la question de savoir en quoi consiste la digestion : les uns disaient, c'est une coction, d'autres une putréfaction, d'autres encore une macération ; leurs hypothèses et leurs disputes ne pouvaient mener à rien. Je me trompe, elles engagèrent les esprits sérieux à rechercher ce qu'il était impossible de deviner ; en un mot, elles provoquèrent d'ingénieuses tentatives. Réaumur et Spallanzani firent voir comment il y a trituration chez quelques animaux, et, chez tous, dissolution des aliments, à l'aide d'un suc sécrété par les parois de l'estomac ; ils fondèrent, par là, la théorie de la digestion, en ouvrant cette voie féconde et brillante où sont entrés, avec tant de succès, les physiologistes modernes.

On ne savait, autrefois, en quoi consistait la respiration, et on le cherchait en vain, jusqu'au moment où Lavoisier établit qu'elle n'est autre chose qu'une véritable combustion, une combinaison de l'oxygène de l'air avec certains principes du sang, d'où résultent la formation d'acide carbonique, de vapeur d'eau et la production de la chaleur animale, etc. ; alors se trouva expliqué un des plus profonds mystères de l'organisme.

Que savait-on sur la génération et le développement du fœtus, avant les expériences de Fabricius, de Harvey, de Haller, de Spallanzani ? sur la reproduction des parties, avant Trembley, Réaumur, Bonnet ; sur les propriétés des tissus et l'action musculaire, avant les travaux de l'école hallérienne ; sur la rumination avant Flourens ; sur le vomissement avant Bayle, Chirac, Magendie ? Quelles notions précises possédait-on sur l'absorption, les diverses sécrétions, les actions nutritives, avant tous les ingénieux travaux de tant d'expérimentateurs ? En voilà assez pour prouver que les expériences constituent le moyen le plus précieux qu'on puisse appliquer à l'étude des phénomènes de l'organisme.

Mais comment faut-il employer ce moyen puissant d'investigation, dans quelles circonstances, avec quelles précautions, chez quels animaux ? Ou, en d'autres termes, quels doivent être les principes et les règles de l'art expérimental ? Questions épineuses, s'il en fut, quoique résolues, en partie implicitement, par les grands travaux de la science moderne.

De même, disait un de nos maîtres, « qu'on a fait des vers, bâti des palais, construit des machines avant de connaître les règles de la poésie, les principes de l'architecture, les lois de la mécanique, » de même aussi, on a fait des expériences avant de se demander suivant quelles règles elles devaient être conçues et exécutées. Le génie du poète, du mécanicien, du physiologiste, trouvait spontanément ces principes, ces règles, et agissait en conséquence. Plus tard, on essaya de les formuler, afin que les résultats heureux d'une foule de tentatives, de combinaisons préméditées ou dues au hasard servissent de guide et d'enseignement dans l'avenir.

Mais, tous les arts ne reposent pas sur des principes également faciles à établir et à comprendre. Celui de l'expérimentation est un de ceux qui offrent le plus de difficultés sous ce rapport, parce qu'il s'applique à l'étude des phénomènes les plus complexes de la nature.

C'est un art difficile dans la conception, l'institution des expériences et dans leur exécution : cette dernière suppose des connaissances anatomiques exactes et l'habitude des manipulations. C'est un art délicat : pour bien faire une expérience, il faut trouver le moyen qui mette le mieux en évidence et qui permette d'analyser avec la plus grande exactitude les fonctions que l'on étudie, tout en éloignant aussi peu que possible les animaux de leurs conditions normales, afin de saisir la véritable physionomie de ces fonctions, de démêler, dans les résultats, ce qui tient à l'essence du phénomène observé de ce qui provient des perturbations provoquées par les vivisections. Ce partage, cette distinction, exige plus de tact qu'on ne pense et plus d'attention qu'on n'en met ordinairement à de simples observations ; enfin c'est un art qui n'a pas de limites, car qui oserait dire où s'arrêteront les tentatives qui peuvent être faites, les moyens divers susceptibles d'être employés dans le but de découvrir le mécanisme des actions vitales ?

Bacon qui a essayé de tracer les règles de l'expérimentation en général, veut que les expériences soient variées, souvent répétées, opposées les unes aux autres et finalement réunies ; il veut aussi qu'on les épuise et que quelquefois on les fasse au hasard ; car, pour lui, l'expérimentateur est une sorte de chasseur, suivant la nature à la piste, et dont les courses inutiles peuvent être compensées par des découvertes inattendues. Ces préceptes sont judicieux, mais vagues. Il faut des indications plus précises sur les moyens d'expérimentation et sur leur mode d'emploi.

La perfection des moyens d'expérimentation et des expériences elles-mêmes est un but vers lequel doivent tendre constamment les efforts des physiologistes. Dans les sciences physiques et chimiques, les expériences se font avec une rigoureuse précision. S'il s'agit d'étudier la chute des corps, leur dilatation par le calorique, l'écoulement des liquides, la tension des gaz et des vapeurs, la pression de l'air, les effets de l'électricité, on y arrive avec une grande précision à l'aide de procédés simples, d'appareils particuliers. De même, quand il faut analyser une substance, produire des combinaisons, isoler les corps simples des composés qu'ils concourent à former, on a un certain nombre de procédés exactement déterminés qui conduisent sûrement au but.

Il n'en est point ainsi en physiologie. Pour étudier un phénomène, on ne peut pas l'isoler complètement de ceux avec lesquels il a des rapports intimes, et ils sont tous tellement liés les uns aux autres, que l'un d'eux ne peut être modifié sans que les autres ne le soient aussi plus ou moins. Dès l'instant qu'une fonction est mise en dehors de ses conditions normales, elle change de caractère, et dès qu'elle cesse de s'exécuter, toutes les autres, si elle est un peu importante, éprouvent des perturbations plus ou moins profondes, et même se suspendent. La possibilité d'isoler les phénomènes physiques et chimiques, et l'impossibilité d'arriver à ce résultat, en ce qui concerne ceux de l'ordre physiologique, établissent une différence capitale entre le mode d'expérimentation qui s'applique aux premiers et celui qui convient aux seconds. La différence est si grande que l'on ne voit pas ce qu'il peut y avoir de commun entre les deux modes ; il est donc superflu, pour nous, de chercher à imiter des procédés inapplicables aux recherches physiologiques.

En physiologie, le grand principe, dans le choix des procédés, est qu'ils soient si bien appropriés à leur objet, que les résultats de l'expérience portent en eux-mêmes leur interprétation et ne supportent pas la controverse. Ainsi, on fait la section des hypoglosses, et la langue est immédiatement paralysée, tout en conservant la sensibilité et la faculté d'être impressionnée par les saveurs ; donc ces nerfs président aux mouvements de la langue. On enlève les hémisphères cérébraux, et aussitôt l'animal ne voit plus, n'entend plus, perd son intelligence, sa volonté, etc. : est-il possible de douter que les hémisphères soient les organes de l'intelligence, de la perception et des sensations ? On fait une large ouverture au premier estomac des ruminants, et quand l'animal vient à manger, on sent les aliments qui arrivent soit dans la panse, soit dans le réseau. Reste-t-il alors quelque incertitude sur le lieu où se rendent les aliments lors de la première déglutition ? Or, n'est-il pas évident que la section des nerfs, que l'ablation des hémisphères cérébraux, que les fistules gastriques, sont bien les moyens qui conduisent sûrement et sans contestation au but à atteindre ?

Une expérience ne sera donc bien faite et portée à la perfection qu'autant qu'elle donnera un résultat évident, parfaitement saisissable ; qu'en un mot, elle parlera d'elle-même, pour me servir de l'expression d'un savant physiologiste. Pour cela bien des choses sont déjà faites ; mais sur plusieurs points, le code de l'expérimentation a besoin d'être complété.

Certaines expériences sont complexes de leur nature, lorsqu'elles s'appliquent à des fonctions importantes dont les perturbations réagissent sur presque toute l'économie. Portez l'instrument sur le cerveau, sur le cœur, et aussitôt surviennent des troubles généraux très graves desquels il faut dégager ce qui tient au résultat direct, immédiat de l'expérience. Il est des organes tellement délicats que les plus légères opérations pervertissent leur action et en changent les caractères ; faites la moindre lésion à l'estomac ou à l'intestin, aussitôt la digestion est suspendue, et les sécrétions de ces viscères sont ralenties, supprimées ou perverties.

Que les expériences soient simples ou compliquées, il est nécessaire, pour qu'elles portent toute leur signification et puissent s'appliquer, soit à l'homme, soit aux animaux supérieurs, que les sujets en soient bien choisis, qu'elles soient modifiées, variées, répétées sur un grand nombre, avant qu'on cherche à en généraliser les résultats.

Premièrement, il faut choisir les sujets. Ce point est d'une importance capitale qui ne paraît pas avoir été sentie de tous ceux qui s'occupent de vivisections : il n'est pas inutile de s'y arrêter un instant.

Tout d'abord il convient d'établir une distinction entre les expériences dont on ne veut pas tirer d'inductions générales, et celles qui sont tentées dans le but de donner des applications immédiates à la physiologie de l'homme ou des animaux supérieurs. Ainsi, veut-on étudier la génération, la respiration des poissons, des reptiles, il suffit de prendre, parmi eux, les types les plus ordinaires. Mais veut-on, au contraire, étudier les mêmes fonctions relativement à l'homme ou aux espèces domestiques, il faut recourir non plus à des sujets ovipares à sang froid et à respiration aquatique ou incomplète, mais à des vivipares, à des animaux à respiration pulmonaire : cela est de toute évidence. Cependant, on nous donne à tout instant, dans les livres, une expérience faite sur la grenouille, la salamandre, la tortue, comme si elle l'avait été sur le chien ou le cheval. Il est vrai que certaines propriétés ou certaines fonctions peuvent être examinées presque indifféremment sur un grand nombre, telles que la sensibilité, la contraction musculaire et quelques autres. Mais la plupart n'étant pas dans ce cas, il est essentiel de chercher les animaux qui permettent d'en faire l'analyse la plus complète.

Ainsi, supposons que je veuille étudier la sécrétion biliaire. Prendrai-je indifféremment le cheval, le bœuf, le chien, le lapin ou le cochon d'Inde ? Si je prends le cheval, je serai forcé d'ouvrir largement l'abdomen, d'effectuer des délabrements considérables, pour mettre à découvert le canal hépatique situé profondément et pour y fixer un appareil propre à recueillir la bile. Bientôt après, il se développera une violente péritonite, et la mort surviendra au bout de vingt-quatre à quarante-huit heures ; les résultats obtenus seront gravement modifiés par l'opération, et l'expérience ne sera pas suivie ; mon but ne sera pas atteint. Je chercherai donc un animal dans de meilleures conditions : le chien et le porc, par exemple. Avec ceux-ci, il me suffira d'une petite incision aux parois abdominales pour arriver sur le conduit biliaire ; le sujet sera peu malade, il pourra survivre et même guérir. Le lapin et le cochon d'Inde ne me permettraient pas, en raison de leur petite taille, d'appliquer les appareils nécessaires.

De même, si je veux étudier la sécrétion pancréatique. Il me faut encore choisir mes sujets, car ils ne peuvent point, à beaucoup près, me convenir tous au même degré. Chez les uns, le pancréas est très profondément situé et son canal peu accessible ; chez les autres, l'organe est placé de manière à pouvoir être saisi, du premier coup, sans délabrements et à travers une toute petite plaie. Ces derniers animaux mangent immédiatement après l'opération, continuent à bien digérer, n'ont point de péritonite ; l'appareil adapté au canal tombe après huit à dix jours, et la guérison est bientôt complète. Je prendrai donc le ruminant qui jouit de cet heureux privilège, le ruminant de grande taille, afin de mieux apprécier tous les caractères de la sécrétion et de bien saisir les plus légères variations qu'elle est susceptible d'éprouver.

Dois-je examiner l'action combinée de la bile et du fluide pancréatique? Je n'irai point recueillir l'une et l'autre isolément pour les mêler ensuite dans des proportions que j'ignore; mais je chercherai un animal où les deux fluides se mêlent avant d'arriver dans l'intestin, je placerai une sonde dans le canal commun qui les charrie, et j'obtiendrai le mélange, opéré par la nature elle-même, dans les proportions qu'elle a déterminées. C'est le bélier qui me conviendra dans cette circonstance.

S'agit-il d'expérimenter sur la sécrétion de la salive? Je ne prendrai ni le chien, ni les autres animaux carnassiers; ils sont de trop petite taille, leurs glandes salivaires sont peu développées; les canaux de celles-ci sont si ténus qu'on peut à peine y fixer les tubes les plus fins, et ces tubes sont bien vite obstrués. Et puis ces animaux mangent très vite, salivent peu; ils ne conviennent nullement à l'étude minutieuse de la fonction. J'aurai donc recours à des espèces de grande taille, comme le bœuf et le cheval, dont les glandes énormes, la mastication lente et régulière, me permettront, à l'aide d'appareils fort simples, de recueillir de grandes quantités de salive et de déterminer avec exactitude toutes les particularités de la sécrétion.

Ce que je fais pour la salive, la bile, le fluide pancréatique, il faut que je le fasse aussi pour le suc gastrique et le suc intestinal, etc.

Il y a donc, lorsqu'on veut analyser complètement une fonction, l'envisager sous tous les aspects, la suivre dans tous ses détails, nécessité de bien choisir ses animaux, puisque tel convient à une série de recherches auxquelles tel autre ne peut s'appliquer. J'ai peine à comprendre la routine de certains expérimentateurs dont l'un n'a de victimes que le chien, l'autre que le lapin ou le cochon d'Inde.

En second lieu, il y a nécessité non moins grande, lorsqu'on veut généraliser les résultats, de faire les mêmes expériences sur un grand nombre d'espèces différentes et aussi éloignées que possible les unes des autres. C'est encore là un point essentiel qui mérite, à un haut degré, de fixer notre attention.

S'agit-il de déterminer les phénomènes de la digestion? On conçoit qu'il ne sera pas indifférent de s'arrêter à un carnassier, à un herbivore ou à un omnivore, à un animal qui rumine ou à un autre qui ne rumine point; on conçoit de même qu'il ne le sera pas de prendre un mammifère, un oiseau, ou un reptile. L'un d'eux, quel qu'il soit, ne peut à lui seul donner les éléments de la généralisation; il les faut tous. Ce n'est qu'après avoir examiné la fonction dans ces différents types que l'on appréciera bien ses caractères et que l'on distinguera ses phénomènes communs de ceux qui sont accessoires et variables à l'infini. En adoptant la marche contraire, on arrivera à des données vraies, exactes dans l'espèce, mais n'exprimant pas ce qui se passe dans toutes les circonstances. Réaumur, avec ses gallinacés, n'étudie qu'une forme de la digestion; il voit un gésier musculeux aplatir des tubes, broyer des substances très dures, et il en conclut que le phénomène essentiel de la fonction est une trituration. Ce n'est qu'en arrivant à se servir d'un oiseau de proie qu'il voit les aliments se digérer sans broiement préalable et par l'unique intervention du suc gastrique : alors sa théorie se modifie, et il est forcé de considérer la dissolution comme suffisant à la digestion chez les animaux à estomac membraneux. Spallanzani, en prenant plus tard des types plus variés, montre clairement que la trituration n'est qu'un accessoire et que la dissolution des aliments dans le suc gastrique est la forme générale de la fonction dans tous les animaux.

Y a-t-il à étudier l'absorption dans l'estomac, par exemple? On n'y parviendra qu'en prenant plusieurs types différents. Expérimenterait-on sur tous les carnassiers du monde, que la question ne serait point éclaircie ; car tous ces mammifères ont l'estomac construit d'après le même principe, tandis que les solipèdes, les ruminants et d'autres, l'ont organisé sur un autre plan et en vue d'une destination d'un autre genre ; d'où résultent pour les premiers des conditions qui facilitent l'absorption, et pour les seconds des conditions qui y mettent obstacle. Mais on n'a pas songé à tout cela. Certains physiologistes, qui avaient vu l'absorption s'opérer après la section des nerfs vagues, soutenaient contre d'autres, qui ne l'avaient pas vu s'effectuer dans cette circonstance, que cette action était indépendante de l'influence nerveuse. La dispute durait depuis un quart de siècle, lorsqu'il fut démontré que la cause de la dissidence tenait à ce que les premiers avaient expérimenté sur le chien dont l'estomac absorbe, et les seconds sur le cheval dont l'estomac n'absorbe point sensiblement à l'état normal.

Faut-il rechercher les caractères d'une sécrétion, comme celle de la salive? Ici, encore, il est indispensable d'opérer sur plusieurs catégories d'animaux, car on se tromperait grossièrement si l'on croyait pouvoir appliquer à l'homme ce qui se passe chez le bœuf, même au cheval ce qui se passe chez ce dernier. En effet, la fonction des glandes salivaires a, dans les ruminants, une physionomie et des caractères tout différents de ceux qu'elle a dans les solipèdes, et ceux qu'elle a dans les herbivores, elle ne les possède plus dans les carnassiers.

Il est donc nécessaire d'expérimenter sur différents types zoologiques pour arriver à des généralisations fondées, préciser les caractères constants et invariables d'une fonction, ainsi que ses caractères mobiles et accessoires. C'est parce qu'on méconnaît cette nécessité qu'il s'élève des disputes éternelles, des contestations sans fin entre les physiologistes sur la plupart des questions. Il n'en sera jamais autrement tant qu'on persévèrera dans une voie si vicieuse, car on ne voit pas comment on peut tirer des déductions identiques d'un premier résultat obtenu sur le cheval, d'un second sur le chien, d'un troisième sur la grenouille, etc., alors que ces résultats sont essentiellement dissemblables. Si, au contraire, on commence par bien déterminer ce qu'une fonction a de fixe et d'invariable, on verra que cela seul peut servir de base à une généralisation ; le reste sera laissé de côté.

Il est des fonctions qui semblent faire exception à la règle précédente, du moins dans certaines limites ; ce sont celles qui ne se modifient pas d'une espèce à une autre espèce, d'un genre, d'un ordre, à un autre genre ou à un autre ordre, ni même très sensiblement d'une classe à une classe voisine : les fonctions des centres nerveux par exemple. En effet, qu'importe, pour trouver le rôle des hémisphères cérébraux, du cervelet ou de la moelle allongée, de prendre un carnas-

sier, un solipède, un ruminant, ou un rongeur? Mais quand il s'agit de la digestion, de diverses sécrétions, il en est autrement.

Ce n'est pas tout, pour l'expérimentateur, que d'avoir bien choisi les animaux
qui lui permettent le mieux d'étudier une fonction, et de s'être astreint à faire
ses tentatives sur beaucoup de types variés, afin de distinguer les traits communs
de cette fonction de ses traits particuliers dont les variantes sont si nombreuses.
Il n'a, après cela, accompli qu'une partie de sa tâche ; il lui reste à répéter, à
modifier, à varier ses expériences un assez grand nombre de fois, afin de s'assurer
de l'invariabilité des résultats qu'il a obtenus.

Ce nouveau précepte est encore d'une grande importance. Souvent la même
expérience répétée vingt fois donne vingt résultats dissemblables, bien qu'on se
soit placé dans des conditions en apparence identiques. L'âge des animaux, leur
taille, leur constitution, leur force ou leur débilité, les complications qui surviennent, les accidents de l'opération, mille causes imprévues produisent ces
variations qu'il faut distinguer de ce qui, dans les phénomènes, se reproduit toujours de la même manière. Il peut encore arriver que la même expérience donne
des résultats contradictoires. En négligeant de répéter plusieurs fois les expériences, on s'expose à prendre l'exception pour la règle, l'accident pour le fait
constant, l'accessoire pour le fait principal. Malheureusement c'est ce qui arrive
trop souvent. Voilà pourquoi, à tout instant, on oppose un résultat à un autre
résultat contradictoire. Lequel des deux est le vrai ? Il faut tout recommencer
pour le savoir, et quand on le sait, l'opposition subsiste encore. Les esprits qui
aiment la controverse s'en servent pour embrouiller les choses les plus claires.

Ce n'est pas tout encore. Le physiologiste qui a été habile, consciencieux,
exact, a contracté implicitement envers les autres l'obligation de simplifier, de
perfectionner ses procédés, afin que les résultats dont il a doté la science puissent être reproduits facilement. S'il n'a pas le mérite de donner le moyen
d'atteindre ce but, le premier qui essayera de répéter ses tentatives ne réussira
probablement pas, et dès lors surgiront de fâcheuses contestations.

Indépendamment des expériences sur les animaux vivants, il en est qui peuvent
être faites sur le cadavre, ou tout à fait en dehors de l'animal. Les expériences
sur le cadavre sont peu nombreuses, et la plupart d'assez mince valeur. Déterminer les phénomènes de l'endosmose et de l'exosmose, le caractère des mouvements
péristaltiques de l'intestin, le mode d'extinction de l'irritabilité musculaire, le degré de résistance du cardia, les propriétés physiques et chimiques des tissus, etc.,
tel est à peu près le rôle assez réduit du cadavre au point de vue expérimental.

Celles qui sont faites en dehors de l'être vivant ou mort sont aussi en très petit
nombre; mais plusieurs tentatives très remarquables montrent qu'elles peuvent
avoir leur utilité. Elles s'appliquent surtout à la recherche de l'action de certains
liquides, la salive, la bile, le suc gastrique. Les digestions et les fécondations
artificielles de Spallanzani sont des modèles en ce genre.

Quant aux avantages que la physiologie peut retirer de l'expérimentation, ils
sont, et depuis longtemps, trop bien sentis pour qu'il soit nécessaire d'insister
sur leur démonstration. Du reste, après les belles découvertes de Harvey, de
Haller, de Bichat, de Legallois, Ch. Bell, Flourens, Magendie, qui oserait faire

l'éloge des expériences ou seulement croire qu'elles en ont besoin ? Toutefois il ne faut pas s'en exagérer l'importance et s'imaginer que l'expérimentation peut, à elle seule, réaliser toutes les conquêtes futures de la physiologie.

Sans doute elle a d'abord l'immense avantage de tenir lieu de l'observation et de reproduire aussi souvent qu'on le veut, dans des conditions déterminées et suivant l'ordre qui paraît le plus favorable, les phénomènes qu'on a rarement ou difficilement l'occasion d'étudier. Le physiologiste attendrait trop longtemps les plaies de la tête, les dénudations du cerveau pour constater les mouvements de l'encéphale, l'insensibilité des hémisphères, leur action croisée. Il lui serait rarement donné d'avoir sous les yeux une fistule gastrique comme celle du Canadien, pour suivre les phénomènes de la digestion stomacale, des fistules salivaires, des atrophies du pancréas pour se fixer sur les caractères de la salive ou sur les effets de l'absence du fluide pancréatique. Il courrait le risque de ne jamais rencontrer la carie du sternum, qui permit à Harvey d'étudier les mouvements du cœur sur l'homme, ni les ectopies qui ont donné à d'autres les moyens de se fixer sur le rhythme des contractions de cet organe. Aussi, pour jouir du bénéfice de ces rares occasions, sur lesquelles il ne peut guère compter, il les fait surgir artificiellement, à son heure, à sa manière, et il les reproduit autant de fois qu'il le juge nécessaire pour bien se fixer sur les phénomènes qu'il se propose d'étudier. En cela, il ne fait qu'obtenir de son art ce que le hasard pourrait lui offrir ; il détermine, en un mot, les accidents nécessaires à ses observations : la réalisation de ces accidents est le fait de l'expérience, le reste rentre dans le domaine de l'observation ordinaire.

Évidemment aussi, l'expérimentation va plus loin que l'observation, tout en allant plus vite, car elle permet au physiologiste de pousser l'étude, l'analyse des phénomènes jusqu'à des limites inaccessibles à la simple contemplation, comme quand il s'agit de préciser le rôle de chaque partie de l'encéphale, les propriétés de chaque nerf ; mais ses conquêtes finissent dès qu'elle a montré ce qui se dérobait au simple regard de l'observateur

L'expérimentation conquérante de la nature pourrait, d'après Cl. Bernard[1], aspirer à une série indéfinie de découvertes. Il en serait ainsi si les effets résultant des troubles variés, des perturbations sans nombre qu'elle fait naître dans les actions de l'organisme étaient de véritables découvertes. Mais l'expérimentateur qui met l'organisme dans des conditions anormales, insolites, imaginées par lui et variées à l'infini, obtient fatalement les réactions bizarres d'une machine dont les rouages sont détraqués, gênés dans leur jeu, sollicités à agir autrement qu'à l'état normal ; il crée une tératologie physiologique. A force de mutiler l'encéphale, de taillader la moelle épinière, d'irriter les nerfs à l'un et à l'autre bout, à l'aide de tous les genres de stimulants, d'y faire passer des courants électriques dans tous les sens, d'arroser les tissus de réactifs et de poisons, on provoque des manifestations confuses, à signification équivoque, qui rendent fort difficile l'interprétation des phénomènes normaux, on embrouille la science et on jette, comme l'a dit Cuvier, de la confusion sur une foule de points. Les belles lois de l'orga-

1. Cl. Bernard, *Rapport sur les progrès et la marche de la physiologie générale en France.* Paris, 1867.

nisme, les harmonies fonctionnelles, les procédés merveilleux dont la vie se
sert, ne sortiront pas plus des investigations qui bouleversent tous ses actes,
que les lois de la chimie ne sont sorties des opérations incohérentes des alchi-
mistes.

Je n'ai certainement pas la pensée de faire ici la guerre à l'expérimentation
que je regarde, avec Legallois, comme l'un des plus grands flambeaux de la physiologie, j'en voudrais seulement réfréner les abus et montrer ce qu'il y a d'outré
dans les prétentions de ceux qui croient tout découvrir par son secours. Il
est hors de doute que les expériences avec vivisections graves et compliquées
peuvent étrangement fourvoyer les physiologistes qui procèdent sans circonspection et qui n'ont pas assez de pénétration d'esprit pour démêler les résultats
des troubles d'avec les véritables manifestations fonctionnelles, c'est-à-dire pour
dégager de ce qu'ils observent, la véritable signification des phénomènes.

L'expérimentation physiologique, quand elle peut se passer des vivisections,
devient infiniment précieuse, car ses résultats sont immédiatement concluants,
sans qu'on ait rien à en défalquer. Ainsi les expériences sur la digestion, sur
l'abstinence, sur la quantité de carbone brûlé dans la respiration, sur la transpiration, l'influence des enduits imperméables appliqués à l'extérieur du corps, les
recherches sur le vomissement, sur le mérycisme, sur les fécondations artificielles
sont de ce nombre. Celles que l'expérimentateur peut faire sur lui-même sont précieuses entre toutes, telles les expériences de Sanctorius dans sa balance, de Dodart jeûnant pendant le carême, de Spallanzani avalant de petits tubes pleins d'aliments, de Stark bravant la mort pour juger des effets d'une alimentation insuffisante.

Les expériences peu douloureuses ou celles qui obligent seulement à sacrifier
les animaux pour la constatation des résultats obtenus, peuvent encore compter
parmi celles qui doivent inspirer une grande confiance au physiologiste.

Mais, après celles-là, il est obligé de recourir aux expérimentations sanglantes,
comme lorsqu'il veut déterminer le rôle des différentes parties de l'encéphale, des
cordons de la moelle épinière, des ganglions du sympathique, les mouvements
du cœur, la sensibilité des tissus, les effets de l'ablation de la rate, etc. Son devoir
est alors de simplifier autant que possible, d'abréger les souffrances de ses victimes, tant par humanité que pour rendre les résultats des vivisections aussi nets
qu'ils peuvent l'être. Il ne doit pas reculer devant de telles expériences dès qu'elles
lui paraissent utiles à la science et capables de conduire à des applications à la
médecine. Le savant a des droits sur la brute, quand il s'agit de faire des découvertes profitables à l'humanité, et il n'en a jamais abusé. Rien ne prouve qu'Hérophile ait disséqué vivants les criminels que lui abandonnaient les rois d'Égypte,
ni que Galien ait expérimenté sur les gladiateurs blessés, dont il pansait les plaies
dans le cirque. Les vivisections n'excluent point chez ceux qui les exécutent la
sensibilité, ni la compassion pour les animaux. C'est toujours à regret que le
physiologiste inflige des souffrances à ses victimes. Le noble but qu'il poursuit
le justifie suffisamment. Il n'a point à s'inquiéter de la guerre que lui déclarent
aujourd'hui ceux qui se parent d'une sensibilité affectée et paraissent plus pré-
occupés du sort de la brute que de celui des êtres de leur espèce. Quoi! il ne lui
serait pas permis, au fond de son laboratoire, de chercher les secrets de la vie,

au prix de quelques douleurs imposées aux animaux, pendant que le chasseur extermine, pour se distraire ou pour se repaître de leurs dépouilles les hôtes de nos forêts et de nos champs, et que pour l'amusement des princes on immole en une journée plus de bêtes inoffensives qu'il n'en sacrifiera à la science dans toute son existence ! Qu'au lieu de mettre des entraves aux utiles recherches de l'expérimentateur, on déclare la guerre à des cruautés honteuses pour l'humanité, à l'habitude de mutiler certains palmipèdes, aux combats de coqs et de taureaux, qu'on s'ingénue moins à perfectionner les engins de destruction ; que l'homme enfin soit un peu moins loup pour l'homme. Il sera ainsi plus recevable à s'apitoyer sur le sort des victimes immolées aux progrès de la physiologie.

V. — De la systématisation.

Lorsque le physiologiste est arrivé par la voie de l'observation et des expériences à rassembler les matériaux précieux et indestructibles qu'on appelle les faits, il n'a rempli qu'une partie de sa tâche. Ces faits qui serviront de base à la science doivent être interprétés, comparés et classés. Il faut en trouver le sens, en mesurer la portée, en rechercher les causes, les rapports et les lois. C'est par le raisonnement, l'induction, la déduction et le calcul qu'on arrive à constituer ainsi la partie synthétique et dogmatique de la science.

Il est évident, à première vue, que les seules données de l'observation et des expériences ne suffisent pas à constituer la physiologie. Il n'est aucune science sans partie dogmatique. Celle de la vie n'en serait pas une, si elle ne possédait que des faits : elle serait un amas de matériaux et non un édifice. Aussi, jamais personne n'a voulu s'en tenir à la simple constatation des phénomènes. Les hommes qui ont montré le plus d'aversion pour les explications et les théories ont été obligés, dans une certaine mesure, de procéder comme on le fait dans toutes les autres sciences.

Le raisonnement est donc indispensable au physiologiste pour déterminer la valeur des résultats bruts de l'observation et des expériences, pour tirer les déductions qui en ressortent, remonter des effets aux causes immédiates, de celles-ci aux causes éloignées, rechercher le but, la finalité des actes qu'on analyse, enfin pour lier entre elles les notions éparses et en faire un corps de doctrine. Sans son secours, les découvertes les plus précieuses semblent n'avoir ni sens, ni portée, ni application à l'art de guérir.

Le rôle du raisonnement n'est point de conduire à la connaissance des phénomènes ou à la constatation des faits, car suivant la remarque de Locke, il n'est pas au pouvoir de l'esprit humain d'acquérir la notion des phénomènes par la théorie dépourvue du secours de l'expérience. Ce rôle est tout entier d'interprétation. La logique, avec ses syllogismes et tous ses autres moyens, sert plutôt, comme l'a dit Descartes, à expliquer qu'à trouver et à apprendre. C'est donc à la suite des deux grands moyens précédemment étudiés que celui-ci doit prendre place.

Le physiologiste ne pouvant avoir aucune connaissance intuitive des phénomènes qui s'accomplissent dans l'être vivant fait fausse route dès qu'il essaye de raisonner à *priori*. Bien avant Bacon et Leibnitz, les anciennes écoles de philo-

sophie avaient posé en principe que tout raisonnement doit dériver de choses
déjà connues et acceptées. Galien, l'un de nos premiers maîtres, s'était attaché à mettre en pratique cette règle que l'empirisme antique avait déjà suivie
instinctivement, car c'était toujours d'après des faits d'observation qu'il jugeait,
de la gravité et des suites de faits semblables ; aussi les formules aphoristiques
d'Hippocrate vues de près, ne semblent que des déductions tirées de faits plus
ou moins bien connus.

Malheureusement on n'a pas toujours suivi le sage précepte d'attendre la constatation des phénomènes pour raisonner et expliquer. L'esprit humain, impatient
en toute chose, a mieux aimé s'aventurer que de suivre les voies lentes et pénibles
de l'observation. Le raisonnement a pris souvent les devants, et comme l'imagination n'a pas de frein, on a voulu tout embrasser, sans réussir à rien saisir. On
a fait un roman de choses vraisemblables ou possibles, mais en dehors de la réalité. Le raisonnement *à priori*, s'il peut mener à la découverte des vérités de
l'ordre métaphysique, n'en découvre ou, au moins, n'en établit aucune dans le
domaine des sciences naturelles et physiologiques ; il est impuissant, comme l'a
si bien dit Leibnitz, à rien fonder et à donner par lui-même la moindre certitude. Aussi les plus habiles logiciens n'ont-ils pu faire, par son secours seul, la
plus petite découverte. Descartes lui-même, en appliquant aux études physiologiques son admirable méthode, n'en a fait sortir que des conceptions sans réalité, quoique parfaitement intelligibles.

Bien que le raisonnement *à priori* n'emporte aucune certitude, il peut quelquefois arriver à des combinaisons justes. Comme il se base toujours sur quelques faits, ses présomptions, ses conjectures, ses probabilités sont, dans un certain nombre de cas, ainsi que les pronostics en météorologie, confirmés par les
événements, mais ils ne le sont ordinairement que par le fait de coïncidences for-
tuites.

Cette sorte de raisonnement qui plaît tant aux esprits incapables de se plier
aux exigences pénibles des études d'observation n'est pas absolument à dédaigner. Pris pour ce qu'il peut valoir, et à titre provisoire, il est susceptible de
rendre quelques services. Les hommes qui ont, avec de profondes connaissances,
l'habitude des recherches scientifiques, et la vue pénétrante, acquièrent insensiblement une sorte de prescience de ce qui est encore inconnu ; leurs conjectures
se trouvent parfois d'une remarquable justesse. Ils montrent ainsi le but et ouvrent,
pour y arriver, des chemins qui évitent les tâtonnements et les longs détours. Les
recherches provoquées par leurs conjectures conduisent quelquefois à des découvertes.

Mais il ne faudrait pas s'abuser sur l'importance de ces résultats heureux et ne
donner à l'expérimentation qu'un rôle secondaire, comme le voudraient certains
savants, celui de vérifier la valeur des conjectures et des prévisions fondées sur le
raisonnement. L'expérimentation perdrait de sa dignité à se mettre au service de
l'hypothèse ; elle a plus à gagner en conservant son caractère d'instrument de
conquête qu'à devenir un simple moyen de contrôle. C'est une fort mauvaise
méthode que celle de ne recourir à l'observation et aux expériences que pour
vérifier les théories que l'esprit a édifiées par anticipation ; car, en procédant

de la sorte on est tenté de poursuivre seulement les recherches qui peuvent confirmer nos vues, et d'écarter les résultats qui les contrarient. La tentation est si forte, si séduisante, que beaucoup ne savent s'en défendre, aussi a-t-elle en et a-t-elle encore, comme nous le verrons plus tard, des conséquences déplorables. En laissant le raisonnement relégué au second plan avec un rôle purement explicatif, l'esprit se laisse mieux diriger par l'observation et par l'expérience ; il ne songe point à changer la signification des résultats et il fait des théories non d'après des idées préconçues, mais d'après ce que les sens lui apprennent. Ce ne sont point les théories qui le dirigent : il les édifie sur les enseignements rigoureux tirés de l'étude attentive des phénomènes.

Le raisonnement constitue un art plus difficile en physiologie que dans les sciences abstraites, à cause de la grande complexité des phénomènes qu'il s'agit d'interpréter, et de la difficulté de le contrôler à chaque pas, soit par des preuves directes, soit par des propositions déjà démontrées. Dès qu'il s'applique aux questions les plus simples en apparence, des difficultés surgissent de toutes parts et semblent se multiplier à mesure qu'on avance. Si, par exemple, il s'agit d'expliquer l'influence des nerfs ganglionnaires, d'après la considération des effets de leur section, on est immédiatement embarrassé sur le point de départ à prendre et sur la voie à suivre. Il faut de la réflexion pour reconnaître, parmi les effets diversifiés de la section, l'effet ultime d'où l'on remonte à la cause par la série des effets intermédiaires. On voit bien la température s'élever dans les parties où se rendent les filets, la transpiration devenir abondante dans les régions adjacentes, on voit les veines s'y dilater, les réseaux capillaires s'y injecter ; mais ce qu'on ne saisit pas aussi bien, du premier coup d'œil, c'est l'enchaînement, la relation qui existe entre ces phénomènes ; ce qu'on devine moins aisément encore, c'est le rôle dont la suppression fait surgir ces phénomènes. Ce n'est qu'après une série de raisonnements qu'on est amené à voir dans l'élévation de la température et dans la sueur le résultat d'un abord plus considérable de sang ; puis dans cet abord plus actif l'effet d'une dilatation outrée des vaisseaux ; dans celle-ci le résultat du relâchement ou de la paralysie de leurs plans musculaires ; enfin dans cette paralysie, effet immédiat de la section, la preuve que les filets sympathiques président à la contractilité des parois vasculaires. Il n'y a pas moins de difficulté à déduire des effets de l'ablation des ganglions, de l'excision de tel ou tel cordon de la moelle épinière, ou de la suppression d'une partie de l'encéphale, le rôle des parties enlevées, car dans tous ces cas, les effets des vivisections sont fort compliqués. L'expérimentation a changé les conditions de l'accomplissement des phénomènes ; elle a fait surgir des conditions nouvelles, troublé les harmonies fonctionnelles, interverti les rapports entre les actes qu'il s'agit d'analyser. Aussi, en présence des résultats les plus nets, est-on souvent embarrassé pour expliquer, et peut-on quelquefois donner des interprétations diverses entre lesquelles il est extrêmement difficile de choisir.

Ce qui fait croître encore ces difficultés des explications et des raisonnements, c'est qu'il nous manque souvent une partie des faits sur lesquels on a besoin de s'étayer, ou que plusieurs de ceux que nous possédons sont incomplètement ou inexactement connus. Il en résulte que les raisonnements les plus logiques en apparence tombent ultérieurement devant la découverte des faits qui nous manquaient ou devant les lumières que nous apportent à tout instant la micrographie, la chimie organique. C'est ainsi que se sont évanouies les explications que l'on donnait autrefois de la respiration, de la chaleur animale, de la fécondation et des élaborations digestives. Il a suffi de découvrir le rôle de l'oxygène, de constater les changements éprouvés par l'air inspiré, etc., pour arriver à l'explication vraie de phénomènes auparavant nécessairement mal interprétés.

Pour aplanir, autant que possible, ces difficultés du raisonnement, il faut suivre strictement les règles de la logique, partir toujours de faits bien établis, complètement étudiés, de principes incontestables, démêler les faits, n'en tirer que les déductions les plus immédiates que l'on contrôle ensuite par tous les moyens dont l'esprit et les sens peuvent disposer.

Quelque logiques et quelque bien fondés que paraissent nos raisonnements, il ne faut pas en faire un trop grand cas et y mettre une confiance absolue. Rien n'est fallacieux comme le raisonnement dans les sciences physiologiques. Pour peu que ses bases manquent de solidité, que quelques-uns des faits sur lesquels il s'appuie soient inexacts, que certaines déductions soient fausses, il mène à des conclusions erronées. Il a beau conserver toutes les apparences d'une logique irréprochable, être clair, intelligible et même séduisant, il nous trompe en montrant les phénomènes en dehors de la réalité.

Il est une foule de causes qui peuvent fausser nos raisonnements et frapper d'insuffisance nos explications ou nos théories. Nous avons rarement sous la main tous les éléments nécessaires à nos explications. Lorsque, par exemple, nous voulons nous rendre compte des actions nerveuses, de la contractilité musculaire, nous nous demandons s'il y a un fluide nerveux, et si ce fluide peut-être assimilé ou comparé au fluide électrique, comme autrefois on se demandait s'il y avait des esprits animaux et comment ils se mettaient en mouvement, ou de quelle manière ils provoquaient le jeu des organes. De même, quand nous voulons nous faire une idée du travail nutritif, notre esprit se demande quelles sont les forces qui président à la formation des tissus, à leur arrangement. Faute de données suffisantes, nos explications restent incomplètes, ou si, pour remplacer ces données, nous faisons intervenir des hypothèses, ces explications deviennent des fictions plus ou moins ingénieuses. Toutes les interprétations que l'on pouvait donner de la respiration avant les découvertes de Lavoisier, de la digestion avant la constatation de l'existence et des propriétés du suc gastrique et de celles des liquides intestinaux, de la fécondation avant que l'on connût les phénomènes de l'ovulation et les spermatozoïdes, étaient nécessairement illusoires. D'où il suit que toutes celles que nous essayons de donner maintenant en l'absence de bases suffisantes sont également frappées d'inanité.

Les physiologistes sentent bien aujourd'hui qu'il ne faut pas attacher trop d'importance à ce qu'on appelle les théories. Le sort qu'ont eu celles de leurs devanciers leur montre que les nôtres ne doivent pas trop compter sur une longue existence. Quelques-uns même prétendent qu'elles sont simplement provisoires, et vont jusqu'à affirmer que, sur aucun point, nous ne pouvons nous flatter de trouver la vérité absolue et les vraies formules. Mais ils tombent, en cela, dans une confusion flagrante. Ils assimilent les vérités de fait données par l'observation et par les expériences, les réalités objectives avec les explications dont l'importance est secondaire. Les premières sont dès maintenant des conquêtes définitives et durables : nos sens dont les illusions sont redressées nous l'affirment, et ils sont, comme l'a dit un philosophe illustre, les juges souverains de la certitude. Le physiologiste qui passe sa vie à poursuivre ces conquêtes peut être certain qu'elles seront impérissables, et espérer même que les déductions immédiates tirées des faits constitueront aussi des explications durables. Il n'y aura d'éphémère, de transitoire, que ces vaines théories à l'aide desquelles on a la prétention de tout expliquer. L'histoire de la science est là pour attester l'inanité de ces explications incomplètes, de ces raisonnements mal fondés qu'on a, tour à tour, acceptés sans trop de difficultés.

Plusieurs causes ont fait surgir ces fausses explications. La première est cette tendance de l'esprit humain qui le porte à vouloir aller au fond des choses avant d'en connaître l'écorce, à chercher la raison, la cause première de phénomènes dont il ne connaît pas suffisamment les caractères, les conditions et les lois ; la seconde est l'habitude qu'on prend de recueillir des fait insuffisants, de vouloir concilier des faits contradictoires, et enfin de combler les lacunes qui se présentent à tout instant par des conjectures, par des hypothèses desquelles on tire des déductions comme on en tirerait des faits les mieux établis. De là ces conceptions qui ont fait de la science de l'organisme un affreux dédale de rêveries, surtout en ce qui concerne les questions vraiment compliquées et ardues telles que les fonctions nerveuses, la contraction musculaire, les actes digestifs, le mécanisme des sécrétions. De là viennent ces faux raisonnements, ces misérables sophismes qu'on a opposés aux découvertes les mieux démontrées, aux vérités les plus évidentes, ainsi qu'on en a un exemple mémorable dans l'opposition faite à la découverte de Harvey, par les partisans des vieilles doctrines de l'antiquité.

On n'est point, en ce siècle, guéri de ce travers par l'exemple du passé ; on abuse du raisonnement avec une assurance qui étonne les esprits sages. D'un fait, on tire souvent une déduction juste au delà de laquelle il ne faudrait pas aller ; puis, pour donner bonne opinion de l'étendue de son intelligence, on tire une seconde déduction de la première déjà hasardée, et de la seconde une troisième qui n'a plus de fondement et d'où l'on arrive insensiblement à toutes les faussetés imaginables : aussi d'un rien on fait sortir tout un système. L'un, en considérant les phénomènes de l'ivresse trouve les éléments d'une nouvelle analyse des facultés de l'entendement ; l'autre du rêve, du sommeil ou de l'anesthésie, déduit une nouvelle classification des opérations de l'intelligence, une psychologie entière, ou bien arrive, par l'examen de la folie, à la matérialisation des facultés et à la négation de l'âme.

Il est clair qu'en laissant trop de latitude à l'interprétation et au raisonnement, la science perd en précision, en positivisme et étend son terrain aux dépens du domaine des chimères. Rien, en effet, ne devient plus facile alors, car, comme l'a dit Bacon, la vérité est de toutes parts limitrophe de l'erreur, et l'on tombe fatalement dans celle-ci, pour peu qu'on s'écarte de celle-là. Une fois l'impulsion donnée dans ce sens, chacun prend l'habitude de considérer les choses à sa manière ; on finit par ne plus observer et expérimenter que pour ériger des systèmes, défendre ou combattre ceux des autres : on guerroie avec passion pour les doctrines, au lieu de poursuivre patiemment la recherche de la vérité.

Il faut donc se défier de ces raisonnements à très longue portée, de ces raisonnements captieux à l'aide desquels on s'imagine expliquer les choses les plus complexes et les plus obscures. Rarement ils ont plu aux grands observateurs, aux esprits positifs occupés de l'étude des faits, de l'analyse rigoureuse des phénomènes. Harvey, Haller, Spallanzani, Cuvier, n'en faisaient pas grand cas ; Magendie les avait en horreur. Ils ont encore des disciples qui ne veulent même accepter que les faits bruts, tant ils redoutent les écueils des explications et des généralisations.

Lors donc qu'il s'agit de chercher la signification des faits, la raison, les causes, le but, la liaison des phénomènes il faut procéder avec une extrême circonspection, suivant les règles de la logique la plus sévère, et contrôler à chaque pas les opérations de l'esprit, non seulement par elles-mêmes, mais surtout par les solides données de l'observation et des expériences, sur cette sorte d'échelle d'induction qui nous élève des faits à la découverte des lois et des vérités générales. Il faut se tenir dans une perpétuelle défiance, ne passer d'un échelon à un autre qu'après s'être assuré de leur solidité et savoir s'arrêter à ces degrés où commence le vague, l'incertitude ; en d'autres termes, il faut, suivant le précepte de Bichat, abandonner le raisonnement dès que les expériences propres à lui servir de base viennent à manquer.

Il est d'une grande sagesse de savoir s'arrêter à temps sur le terrain mouvant des explications, en se rappelant qu'il est impossible de rendre raison de tous les phénomènes, quelque bien connus qu'ils puissent être. Une foule de points relatifs aux forces, à la causalité et à la finalité des phénomènes sont inaccessibles à notre esprit. D'ailleurs, des phénomènes simples qui sont souvent inexplicables, à un moment donné, à cause de l'imperfection de nos connaissances, deviennent plus tard très intelligibles par le fait de nouvelles découvertes. Les problèmes en apparence les plus insolubles, faute d'une donnée qui nous manque aujourd'hui, recevront sans effort cette solution demain quand la donnée inconnue nous sera apportée par les études physiologiques, physiques ou chimiques. L'attente de ces données qui nous manquent encore ne doit pas cependant nous empêcher de conduire les explications jusqu'au point où elles peuvent aller actuellement. Les déductions forment toujours des séries ou des chaînes auxquelles on peut ajouter insensiblement des anneaux ; si les premiers sont solides et bien agencés, ceux qui s'y joignent ne les dérangent point. Du reste, dans les raisonnements compliqués il faut s'attacher à distinguer les nuances, donner seulement comme certain ce qui est d'une certitude bien établie, comme conjectural, probable ou douteux, ce qui n'a que des fondements incertains ou équivoques.

La physiologie étant, comme l'a dit de Candolle, une science aussi complexe que l'économie politique, a besoin de données tirées d'une foule d'études ; elle doit baser ses déductions sur toutes les sciences qui touchent à la connaissance de l'organisme ou de l'économie vivante, sur l'anatomie comparée, sur l'histologie, l'anatomie pathologique, la tératologie, la pathologie, enfin, sur la science des milieux, la chimie et la physique.

Les déductions tirées de l'anatomie sont des plus précieuses et presque toujours des plus justes ; car la considération de la machine donne son jeu toutes les fois que le rapport entre le mécanisme et le mouvement est saisissable. Ainsi les premières connaissances physiologiques qui n'ont pas été tirées de l'observation directe ont été déduites de l'anatomie. Galien et Haller cherchaient avant tout à trouver par l'organe la fonction ou l'usage ; ils faisaient de l'anatomie animée presque toute leur physiologie. Toute la mécanique des mouvements se déduit en effet de la considération des leviers osseux, des puissances qui agissent sur ces leviers ; le rôle de chaque muscle, le jeu de chaque articulation, se tirent de la direction, des attaches de ces muscles et de la disposition des surfaces articulaires. Une grande partie du mécanisme des sensations ressort de la construction de l'œil, de l'oreille, envisagés comme instruments d'acoustique ou d'optique. Une grande partie de la physiologie de la digestion, nombre de particularités de la mastication, du vomissement, de la rumination, se déduisent de la disposition du tube digestif, de son ampleur, de sa longueur, de la conformation des mâchoires, de la configuration des dents, de celle de l'estomac, etc.

C'est surtout de l'anatomie comparée, envisagée physiologiquement, qu'on tire des déductions d'une haute portée. Les conformités organiques, en nous montrant les conformités fonctionnelles, nous dispensent d'appliquer l'observation et les expériences pour les constater. Les dissemblances de même nature nous font supposer les différences d'action, et souvent même nous les précisent nettement. De la base au sommet de l'échelle animale, la nature nous fait assister à de véritables expériences que les vivisections les mieux dirigées ne pourraient reproduire. En simplifiant ou en perfectionnant ses appareils, elle réduit la fonction à ce qu'elle a d'essentiel, ou elle la complique par des accessoires ajoutés un à un ; elle exécute des analyses ou des synthèses admirables qu'il suffit souvent de suivre avec attention pour en déduire le mode, la signification et le but. Le sens des modifications qu'elle apporte, par exemple, à l'appareil digestif dans les parties affectées spécialement à la division des aliments, à leur emmagasinage, à leur élaboration, à l'absorption de leurs produits utiles ou à l'élimination de leurs résidus, se devine souvent à la première inspection. De même, les perfectionnements ou les simplifications apportés à l'appareil respiratoire, soit dans les parties qui appellent l'air, qui en règlent l'introduction et l'expulsion, soit dans celles qui le portent au contact du sang quand ce liquide ne peut pas venir à un lieu commun de rendez-vous ; les combinaisons par lesquelles elle utilise cet air à diminuer la densité du corps, à donner de la légèreté à tel ou tel organe, impliquent des modifications fonctionnelles dont on juge souvent au premier coup d'œil. Les mille combinaisons dont elle se sert dans ses appareils d'irrigation et de projection du fluide nutritif ont un sens qui se voit également sans difficulté.

La considération des détails de structure permet aussi de déduire souvent les similitudes ou les dissemblances de rôles, comme elle permet de déduire les similitudes de composition chimique et d'altérations morbides. C'est de cette considération que Bichat a tiré ses belles déductions sur la sensibilité, la vitalité des parties qu'il a rangées dans le même système. Toutes les membranes organisées comme les séreuses doivent sécréter, absorber comme elles, et sympathiser entre elles ;

toutes les parties fibreuses doivent partager les mêmes propriétés physiques, la même vitalité obscure, la même insensibilité ; tous les organes à fibres musculaires sont contractiles ; tous les muscles à nerfs cérébro-spinaux dépendront de l'influence de la volonté ; tous les muscles à nerfs ganglionnaires seront automatiques.

Mais, si la déduction anatomique donne beaucoup, elle ne peut pas tout donner et elle a besoin de contrôle. La structure des nerfs n'implique point la sensibilité des uns ni la motricité des autres. La disposition anatomique ne donne point le rôle spécial de chaque partie des centres nerveux ; les particularités offertes par les acini des glandes ne font point deviner les caractères de leur action et les propriétés diverses de leur produit. La presque identité de structure entre les glandes salivaires ne fait pas soupçonner la dissemblance chimique des salives ; la ressemblance entre ces glandes et le pancréas conduit à la fausse conclusion que le fluide pancréatique est une sorte de salive. Là, probablement, l'induction ne nous trompe que parce que nous ne connaissons pas suffisamment la texture intime des parties ; la relation que nous ne voyons pas n'en existe peut-être pas moins.

Les déductions tirées de l'anatomie sont surtout précieuses en physiologie comparée, car elles tiennent lieu, au moins à titre provisoire, des données que ne peuvent fournir actuellement l'observation et les expériences, faute d'être appliquées à la plupart des groupes du règne animal. Elles permettent de se faire des idées nettes, assez justes, des actes de la vie dans les êtres qui ne peuvent, en raison du moindre intérêt qu'ils nous offrent, devenir l'objet de nos études ordinaires. Les analogies et les dissemblances d'organisation entre certains animaux et certains autres, nous font conjecturer les similitudes et les différences fonctionnelles ; voir par exemple en quoi la digestion du carnassier doit ressembler à celle de l'herbivore, en quoi la première doit différer de la seconde, et ainsi pour la digestion du solipède comparée à celle du ruminant, pour la respiration du mammifère mise en parallèle avec celle de l'oiseau, du reptile ou du poisson.

Cette déduction anatomique, qui nous fait pressentir des différences fonctionnelles souvent nombreuses et importantes, est particulièrement utile à l'expérimentateur en le guidant sur le choix des animaux propres aux études dont il veut généraliser les résultats ou appliquer à la physiologie humaine. Malheureusement on tient peu compte des leçons qu'elle donne, on prend trop souvent au hasard les animaux d'expériences, comme s'il était indifférent d'appliquer à l'homme les données obtenues sur un mammifère, un oiseau ou un reptile. Loin de choisir les espèces dont les fonctions se rapprochent le plus des nôtres, le porc qui est omnivore quand il s'agit d'expérimenter sur la digestion, et non le lapin qui vit d'herbe ou le mouton qui rumine son fourrage, on passe du chien au lapin, de celui-ci au cochon d'Inde, à la grenouille ou à la salamandre, on fait très sérieusement la physiologie de l'homme d'après celle du cabiai, comme si l'on pouvait toujours conclure d'un type dégénéré au type le plus parfait, ou seulement d'une classe à une autre classe.

La physiologie générale, dans ses synthèses les plus élevées et les plus philosophiques, a beaucoup à tirer des déductions comparatives que fournit l'anatomie. C'est par l'anatomie comparée qu'on arrive à voir quelles sont les parties vraiment essentielles des organes et des appareils, et par là aussi ce qu'il y a de fondamental dans la fonction. Les grandes synthèses physiologiques trouveront là un point de départ, une base solide. La connaissance exacte de la fonction n'est même pas possible sans ces lumières tirées de la comparaison. Haller l'a bien senti, comme le prouve le soin qu'il prend de mettre les actions de l'homme en regard de celles des animaux. Il considère ce parallèle comme indispensable, « car, dit-il, je reconnais chaque jour qu'on ne peut porter un jugement solide sur les fonctions des diverses parties du corps si on ne les a examinées dans l'homme, les divers quadrupèdes, les oiseaux, les poissons et souvent même les insectes. »

Les déductions tirées de la pathologie doivent être aussi prises en très grande considération par le physiologiste. Il n'y a, en réalité, qu'une physiologie pour l'état normal et l'état morbide. Il n'y a ni fonctions ni aucune sorte d'actions nouvelles sur le sujet souffrant. Les fonctions de l'être malade sont les fonctions normales simplement ralenties, exagérées, perverties ou abolies : quoique troublées sous l'influence des altérations des organes, des liquides ou des agents du dehors, elles n'en demeurent pas moins soumises aux grandes lois de la vie. De même que le jeu régulier des organes conduit à la connaissance des troubles morbides, de même ceux-ci reflètent souvent sur le premier de vives lumières.

La pathologie offre au physiologiste une série d'expériences variées que la nature fait à sa manière, par l'action d'une foule de causes, expériences souvent mieux exécutées que les nôtres. Tantôt, en exagérant les actions, elle nous fait reconnaître des caractères auparavant insaisissables ; tantôt, en les entravant, elle en isole les éléments par une analyse plus parfaite que celle tirée des vivisections. Ici, elle rend perceptibles des actes obscurs et inconscients ; là, elle annihile les plus manifestes. Elle nous dévoile souvent une fonction inconnue par les effets résultant de l'atrophie ou de la dégénérescence de l'organe qui en est chargé ; elle nous fait juger de l'importance d'un acte par la gravité des suites de sa suspension ; nous montre des suppléances non soupçonnées, des rapports, des connexions que l'état normal ne met pas en évidence.

Les déductions lumineuses auxquelles la pathologie conduit le physiologiste viennent, presque sur tous les points de la science, appuyer celles qui se tirent de l'observation et des expériences sur les lésions cérébrales ; elles nous aident à déterminer le rôle des diverses parties de l'encéphale, leur action directe ou croisée, leur participation aux phénomènes intellectuels, aux sensations, aux mouvements. Par les effets de l'atrophie d'une partie de ces organes, du ramollissement de l'une de leurs substances, elle précise leurs attributions fonctionnelles souvent mieux que ne le ferait le scalpel de l'expérimentateur. Par les troubles qui surviennent dans les paralysies, elle nous met sur la voie des fonctions de tels ou tels nerfs, distingue les nerfs sensitifs des moteurs ou des mixtes, montre la séparation de la sensibilité d'avec la motilité ; par une foule de manifestations, elle nous indique des liens, des rapports sympathiques entre les fonctions, et finalement nous conduit à une connaissance plus complète des opérations de l'organisme.

Quand nous suivons attentivement l'évolution et la marche des maladies, nous voyons l'expérimentation, effectuée par les causes extérieures, se dérouler peu à peu devant nous, et nous trouvons de précieux enseignements dans l'étiologie comme

dans les symptômes et les lésions cadavériques. L'action funeste que peuvent
produire les milieux, les aliments, les boissons, nous permet de juger plus sûrement de leur action normale, et nous apprend à nous servir de ces agents à titre
de modificateurs utiles. Les symptômes, en exagérant une foule d'actions, nous
en font mieux saisir le mécanisme et le but ; ainsi le frottement de la pleurésie au
début nous montre la réalité du glissement du poumon sur les parois costales ; les
bruits exagérés du cœur nous font mieux remonter à leur cause ; les effets de
l'insuffisance valvulaire nous indiquent l'utilité des obstacles au reflux du sang ;
toutes les particularités que la percussion et l'auscultation font découvrir, nous
permettent d'analyser avec plus de précision les actes qui s'opèrent dans les
organes de la respiration ou de la circulation.

Les faits de la chirurgie, de la thérapeutique, de la tératologie, fournissent,
comme ceux de la pathologie, des notions très utiles à la physiologie, sur la vitalité respective des tissus, sur leur sensibilité, sur les modifications imprimées à
leurs propriétés par l'inflammation, sur leur régénération et leurs transformations
possibles. Lors des opérations, des amputations, des débridements, les propriétés normales des tissus sont constatées ; et, plus tard, dans les plaies, les
modifications de ces propriétés peuvent être suivies avec facilité. La réparation, la
régénération des parties, la formation de nouvelles synoviales, de nouvelles
muqueuses, de nouveaux canaux, de fausses articulations, les fractures, les
maladies des os, la reproduction du tissu osseux par le périoste, les difformités,
en nous dévoilant les ressources de la vie, nous montrent des faces nouvelles
aux actions les plus cachées de l'organisme.

Tout ce que la thérapeutique nous apprend nous conduit à une connaissance
plus ample des forces et des actions de l'économie ; elle nous fait voir les modificateurs changeant l'état des tissus, les propriétés des liquides, activant ou ralen-
tissant la circulation, communiquant plus d'activité au travail d'assimilation ou de
résorption, affaiblissant ou exaltant la sensibilité, engourdissant ou convulsant les
muscles, tarissant les sécrétions ou leur imprimant une activité outrée. Elle fait
aussi, à sa manière, des expériences dont nous devons profiter, et nous apprend
les moyens de diriger, jusqu'à un certain point, les tendances de l'organisme, de
les contre-balancer ou de les neutraliser quand elles sont vicieuses.

Toutes ces données obtenues par la considération de l'organisme sain ou malade
se complètent les unes les autres en se rectifiant et se contrôlant. Toutes ont de
l'importance quand l'observateur sait en découvrir le sens ou en tirer des déductions justes. L'organisme ne se dévoile pas tout entier dans ses seules opérations
normales ; beaucoup de ses actes ne deviennent intelligibles que par leurs troubles.
Les perturbations atmosphériques, les météores, les volcans, les tremblements de
terre ne contribuent pas moins à nous faire connaître notre planète que les phénomènes normaux reproduits tous les jours, sous nos yeux, avec une parfaite
régularité.

En dehors du cercle des sciences médicales proprement dites, le physiologiste
peut puiser d'utiles enseignements et en tirer des déductions propres à jeter la
lumière sur les actions de l'organisme. Ceux qu'il emprunte à la physique et à la
chimie ont, après les précédents, le plus d'importance.

La comparaison établie entre les instruments de l'organisme et ceux dont se sert la mécanique montre, par induction, le jeu des leviers, des poulies, des plans inclinés, les rapports entre les forces employées, les résistances à vaincre et les résultats obtenus. L'analyse des phénomènes de la capillarité, de l'osmose, de l'imbibition, de la diffusion, permet d'apprécier, par analogie, les actes de l'absorption. L'étude de la pression des liquides, des lois de l'hydraulique, nous apprend tout ce qu'il y a de physique dans l'action du cœur considéré comme une pompe, et dans l'ensemble de la circulation du sang. Les lois de l'optique et de l'acoustique nous font connaître les phénomènes de la vision et de l'audition. Des lois de la conductibilité, de la répartition du calorique, de l'évaporation des fluides, nous déduisons celles de la calorification animale, car dans l'organisme, tout ce qui est physique est régi par les lois physiques ; il n'y a de changé en lui que la forme et la nature des instruments dont les forces doivent se servir.

Et la chimie ! quelles vives lumières ne donne-t-elle pas au physiologiste, soit directement, soit par la voie des déductions ! Une grande partie des actions intimes de l'organisme ne sont-elles pas d'ordre chimique, et constituent-elles autre chose qu'une véritable chimie vivante ? Tous les actes ultimes de la respiration ne se réduisent-ils pas à des phénomènes d'oxydation, de combustion lente ? Les élaborations digestives ne sont-elles pas de simples mutations chimiques ? Les opérations intimes de la nutrition, qui engendrent les principes constituants des tissus ou qui les détruisent, sont-elles autre chose que des combinaisons, des dédoublements, des réductions ! Peut-on concevoir le rôle du sang, l'influence de ses altérations, sans la connaissance de sa composition ? N'est-ce pas à l'analyse chimique de ce fluide et des autres liquides que nous devons ce qu'on sait sur leur rôle ? Sans les données analytiques sur les liquides et sur les produits de sécrétion connaîtrait-on les maladies du sang et tous les symptômes du diabète, de l'albuminurie, les caractères de certaines cachexies ? Sans elles, enfin, pourrions-nous suivre ces opérations mystérieuses qui convertissent la matière étrangère en matière vivante, et découvrir les lois de l'échange continu de matière entre les êtres vivants et le monde extérieur, ces grandes harmonies nécessaires à l'existence des deux règnes animés ?

Il y a plus encore. Des lumières, qui ne sont point à dédaigner, peuvent être empruntées par le physiologiste à des sciences purement abstraites.

Il n'est pas jusqu'aux mathématiques qui ne puissent souvent jeter la lumière sur l'analyse des actions vitales. Indépendamment des bonnes habitudes de sévères déductions, de démonstrations en règle qu'elles donnent au physiologiste, elles lui fournissent le moyen de calculer les forces, de mesurer les vitesses, de comparer les apports et les déperditions de matière, d'établir la statique de l'être vivant, sa dynamique exacte, surtout en vue de l'hygiène et de l'économie des animaux, où il faut des données positives et non des approximations. Autrefois, faute de bases, les tentatives faites dans cette direction n'ont pas donné de brillants résultats. Les mathématiciens qui ont fait école en physiologie n'ont pu, pour cette raison, depuis des siècles, nous dire exactement la force du cœur, la vitesse du sang, etc. C'est Borelli, le premier d'entre tous, qui calcule la plupart des forces, celles des muscles, de l'estomac et des autres viscères. Il arrive à évaluer la puissance de cœur à cent trente-cinq milles livres, puissance que, plus tard, Haller réduit à cinquante et une livres, Sauvages à quatre livres et demie, et Keil de cinq à huit onces seulement. — C'est Haller qui porte la vitesse du fluide nerveux à neuf mille pieds par minute. Sauvages à trente-deux mille par seconde, un troisième à des centaines de millions de pieds dans ce même espace ; — c'est Keil qui trouve que le sang parcourt cinq mille deux cent trente-trois pieds dans une minute. Enfin, ce sont Bellini, Pitcairn et d'autres, qui tentent des calculs analogues, et arrivent à des chiffres qui étonnent par leur exagération et leur peu de concordance.

Aujourd'hui plusieurs de ces évaluations peuvent être reprises avec avantage, non pas qu'on sache mieux calculer maintenant qu'autrefois, mais parce que des recherches et des expériences exactes peuvent fournir des bases que ne possédaient point les anciens physiologistes. Les injections de certains sels dans le sang n'ont-elles point permis à Héring de déterminer, avec une précision rigoureuse, la vitesse du sang ? Un appareil ingénieux n'a-t-il pas suffi à Poiseuille pour reconnaître la force avec laquelle ce fluide est lancé dans les artères ? Et actuellement n'y a-t-il pas vingt instruments pour mesurer, représenter graphiquement la force du cœur, la vitesse de la circulation, les caractères du pouls, même la rapidité avec laquelle les impressions sensitives ou motrices se propagent dans les nerfs. Les analyses chimiques ne donnent-elles point le moyen d'apprécier, comme on l'a fait, du reste, la quantité d'acide carbonique produite par la respiration, la quantité de carbone brûlée dans un temps déterminé ? De même n'arriverait-on pas très bien à savoir combien de fluides sont expulsés par les reins, la respiration cutanée, dans une période de vingt-quatre heures ? Ne serait-il pas facile encore de préciser la proportion de matières salines, azotées, aqueuses, que le foie, les glandes salivaires, soustraient au fluide nutritif durant une période quelconque ? Tout cela est déjà fait en partie ou peut l'être plus complètement avec une satisfaisante exactitude. Le calcul fournira des résultats exacts quand l'observation, les expériences, les analyses chimiques, les recherches microscopiques, lui présenteront des éléments rigoureux, c'est-à-dire des bases. Qu'il vienne un ingénieux calculateur comme Hales, et l'on verra bientôt si les chiffres ne mènent à rien la physiologie.

Enfin, lorsque le physiologiste a épuisé tous les moyens que nous venons de rappeler, et qu'il en a tiré, par des déductions logiques, tout ce qui en découle, il lui reste encore la ressource de pressentir l'inconnu, de faire des conjectures sur ce qu'il ne sait pas encore ou sur ce qui est inaccessible à ses investigations. L'hypothèse est là sur les confins du réel, du positif, pour l'emporter dans l'immense domaine du possible, du probable.

Sans doute, il doit se défier du secours de cette fée qui a fait passer tant d'illusions aux yeux de nos prédécesseurs. Il n'est rien qui ait plus nui aux progrès de la science que l'arme dangereuse des hypothèses. Elle a fait surgir les systèmes les plus bizarres que l'on puisse inventer, systèmes qui se sont renversés les uns par les autres, et n'ont laissé que des ruines sur leur passage. Aujourd'hui encore, il est fort commun de voir des hommes s'abandonner à toutes les divagations d'une imagination sans frein, courir à la recherche d'inconnues qu'on ne peut trouver, amonceler théories extravagantes sur théories plus extravagantes encore, embrouiller ce qui est clair, remettre en question ce qui est déjà à demi-démontré faire perdre ainsi à la science son prestige et lui donner l'apparence d'un roman aux yeux des esprits positifs. Heureusement tous les grands physiologistes ont fait la guerre à ces vaines tendances, qui ont trouvé déjà dans Haller un véritable adversaire. « Cet homme célèbre a non seulement, dit Cuvier, repoussé les hypothèses d'une manière générale, mais il s'est attaché à les analyser, à montrer par où elles pèchent, et à faire voir que ce n'est pas par la voie hypothétique que l'on peut parvenir à la vérité. » Les efforts persévérants de ceux qui ont suivi ses traces n'ont eu pour but que de détruire le vague des suppositions et d'y substituer le positif des faits, des lois et des principes.

Si l'hypothèse est en soi une méthode fort préjudiciable dans les sciences, elle peut, étant réduite à de certaines limites, devenir de quelque utilité. D'abord elle tient, en l'absence de faits, une place qui, sans elle, resterait vide, elle comble la lacune immense qui existe entre le connu et l'inconnu, elle forme, pour me servir de l'expression d'un habile physicien, « une sorte de crépuscule qui se répand des choses clairement connues et éclaire jusqu'aux confins de celles qui ne le sont pas encore. » L'exemple donné par Newton, par Lavoisier, nous prouve qu'elle peut servir, étant appliquée aux forces ou aux causes premières des phénomènes physiques, et par là on doit penser qu'elle n'aurait pas moins d'utilité en physiologie, si elle pouvait s'y adapter avec un peu de rigueur ; car, après tout, cette science n'est pas d'une précision telle qu'elle soit obligée de s'affranchir d'une alliance que ne dédaignent point celles qui ont la prétention d'arriver au plus haut degré d'exactitude. Il lui suffit d'éviter les extrêmes, en réduisant l'hypothèse à des proportions assez restreintes pour qu'elle ne devienne pas nuisible. Là se trouve la grande difficulté qu'on n'a pas toujours su vaincre. Si je n'aime point la physiologie aussi abstraite qu'elle est dans Stahl, Barthez et certains vitalistes, je la trouve trop aride, trop nue, telle que l'exposent quelques savants de notre époque.

En somme l'hypothèse est une méthode fausse tant qu'elle veut tenir lieu des choses positives, une méthode qui ne peut nous conduire à la vérité, et qu'il faut énergiquement repousser. Seulement, comme elle peut, dans certaines limites, faire suite aux faits, et suppléer à ce qu'ils ne sauraient nous apprendre ou à ce qu'ils ne nous ont point encore appris, elle devient en quelque sorte l'appoint de ce que nous possédons ; sans pouvoir jamais, sur aucun sujet, faire la somme de nos connaissances.

On voit donc que la lumière vient au physiologiste de tous les côtés. Il doit la recueillir précieusement et ne négliger aucune des sources, aucun des moyens par lesquels elle lui arrive. Bien que la biologie soit une science distincte et autonome, elle ne peut se suffire à elle-même et ne doit pas s'isoler des sciences auxiliaires. Elle a le droit d'interroger celles-ci à tout instant, de les mettre à son service et de s'en faire des instruments de conquête. Elle a ce droit, car elle analyse et interprète ce qu'il y a de plus compliqué, de plus difficile et de plus mystérieux dans la nature : la vie dans l'homme et dans tous les êtres animés. Il faut qu'elle en use pour agrandir incessamment le champ de ses connaissances.

Dans le grand travail de la mise en œuvre des matériaux rassemblés avec tant de peine, l'esprit, la logique, la sagacité du savant, jouent un grand rôle. Les faits ne

valent que par leur signification ; s'il en est de lumineux dont le sens est évident,
il en est beaucoup dont la valeur est énigmatique. Ceux-ci, comme certains dia-
mants bruts, semblent à première vue de simples cailloux ; ils ont besoin d'être
taillés pour devenir étincelants. Le physiologiste doit donc, pour faire de la
science solide et profonde, s'attacher à la fois à la constatation et à l'interprétation
logique des phénomènes. Ses sens et son esprit doivent agir ensemble, se prêter
une assistance réciproque, se contrôler sans cesse. L'observation et l'expérience,
après avoir rempli leur rôle d'initiation et de conquête, doivent encore servir à
constater la justesse du raisonnement, car celui-ci a ses aberrations et ses illusions
comme les sens. Rien, en définitive, ne peut être considéré comme certain que
ce qui a subi ce contrôle. Et, comme il y a encore des degrés dans la certitude,
on peut affirmer que la certitude absolue n'est et ne peut être que dans les faits.
Ce qui est affaire de raisonnement n'acquiert la sienne que par le contrôle de
l'expérience, criterium suprême « démonstration des démonstrations. »

IV. — Des méthodes en physiologie. De la marche et des progrès de cette science.

Il n'y a évidemment qu'une logique et la méthode a des principes, des règles,
des lois qui sont les mêmes pour toutes les sciences ; mais chaque science a, en
réalité, sa méthode particulière. Les voies qui mènent à la vérité en métaphysique
ne peuvent y conduire dans les sciences d'observation et, en général, dans celles
qui ont pour objet l'étude de la nature. Les moyens qu'emploient les philosophes,
dans l'examen des questions abstraites, ne mènent nullement à la connaissance
des phénomènes physiques ou physiologiques. Douter d'abord de tout, supposer
qu'on ne sait rien, ne rien accepter qu'après démonstration, diviser les difficultés,
les examiner une à une, du simple au compliqué, faire ensuite des revues minu-
tieuses pour s'assurer qu'on n'a rien omis est sans doute d'une excellente philosophie. Ces principes cartésiens sont excellents à suivre, mais ils ne font pas
trouver tout ce qu'on cherche. Il faut des moyens plus directs, plus précis pour
constater les phénomènes apparents, découvrir les phénomènes cachés, en faire
une analyse exacte, en reconnaître les causes, les rapports, les lois.

Il y a, comme l'a fort bien dit Bacon, deux méthodes pour arriver à la connaissance des choses : l'une lente, régulière, classique, pour les esprits ordinaires et
pour ceux qui ont tout à apprendre ; l'autre rapide, abrégée, qui mène droit au
sanctuaire et lève du premier coup le voile qui couvre les mystères. Il les faut
toutes deux : la première pour ceux qui débutent ou qui étudient les phénomènes
compliqués et obscurs, la seconde pour les initiés, les esprits ingénieux qui, d'un
bond, savent atteindre la vérité et la mettre en pleine lumière.

En physiologie, comme dans toutes les autres sciences, les hommes à esprit
droit, les hommes supérieurs, ne s'astreignent point à suivre toutes les règles qui
souvent peuvent entraver leur marche ; ils prennent les routes les plus naturelles,
les plus courtes ; ils créent leur méthode et savent l'approprier, de la façon la plus
heureuse, à chacune de leurs études. S'ils ne trouvent pas tout ce qu'ils cherchent, ou si, quelquefois, ils se trompent c'est moins la faute de leur manière de

procéder que celle des moyens imparfaits dont ils se servent dans leurs investigations. Un rapide coup d'œil sur le passé de la physiologie, en nous montrant
les méthodes suivies aux différentes époques, nous permettra de constater leur
mérite ou leur imperfection par les découvertes ou par les illusions auxquelles
elles ont conduit. Le passé remis à grands traits sous nos yeux nous servira
d'enseignement pour l'avenir.

Il est hors de doute que, dès les premiers temps de la médecine, on a cherché
instinctivement à se rendre compte des principales actions physiologiques, comme
on cherchait à s'expliquer les grands phénomènes du monde physique. Mais on ne
pouvait alors que s'en faire des idées vagues et incomplètes. C'est que pour analyser les opérations de l'organisme, il faut connaître l'anatomie, la structure microscopique des parties, et appliquer à cette analyse une foule de notions de physique et de chimie. Tout cela manquait ; aussi, sauf quelques idées sur la nature
vivante, sur le principe vital, ce qu'on disait aux temps hippocratiques de la chaleur animale, de la respiration, de la digestion, de la génération et des autres
fonctions, témoigne uniquement du désir de comprendre des actes, alors nécessairement inintelligibles pour les plus grands génies.

C'est seulement à partir d'Aristote[1] qu'on voit poindre en physiologie l'esprit
d'analyse. Le grand naturaliste, peu satisfait des opinions anciennes, rompt déjà
avec le passé et commence à juger par lui-même. Il considère la vie comme un
principe ou une cause qui détermine l'activité des plantes et des animaux, qui les
fait se nourrir, s'accroître et dépérir ; il définit l'animal un être jouissant de la
faculté de sentir et de se nourrir ; il distingue en lui une vie végétative et une
vie sensitive, examine les conditions générales de l'existence et les principales
fonctions de l'économie : d'abord les sensations, en commençant par celle du toucher, qui lui paraît la plus générale, puis successivement les autres ; il étudie
avec soin les instincts, les habitudes, les mœurs des animaux, leur manière de se
nourrir, leurs migrations, leurs divers mouvements qu'il distingue en volontaires
et en involontaires, leur reproduction dont il passe en revue les divers modes,
les différences des sexes, l'influence de la castration. Il donne quelques notions de
la digestion, de la rumination ; il croit que toutes les parties ne s'assimilent pas les
mêmes éléments ; il sait que la chaleur animale est plus élevée dans les espèces
qui ont des poumons que dans les autres, mais il pense qu'elle a sa source dans
le cœur, etc. Du reste, il se montre assez réservé en matière d'explications physiologiques. Sa marche est rationnelle ; il débute par l'étude comparative de l'organisation, puis il a recours à l'observation ; ce n'est qu'après cette étude préalable qu'il cherche à expliquer ce qu'il a vu, à deviner ce qui ne tombe pas sous
les sens, et ce qui ne peut ressortir de l'examen anatomique.

Mais, il faut arriver à Galien pour trouver un ensemble de connaissances physiologiques mieux compris et présenté sous un aspect réellement scientifique. Cet
illustre médecin résume tout ce qui a été fait avant lui. Il puise dans les écrits
d'Aristote, d'Hippocrate, dans ceux d'Hérophile, d'Érasistrate, aujourd'hui perdus, et dans l'enseignement de l'école d'Alexandrie, de précieux matériaux dont

---

1. Voy. Aristote, *Histoire des animaux*, traduction de Camus. Paris, 1783 ; *Traité de l'âme*,
traduction de Barthélemy Saint-Hilaire. Paris, 1846.

il sait tirer un excellent parti. Érasistrate et Hérophile avaient acquis de nouvelles connaissances anatomiques sur les organes des sens et de la génération,
sur les nerfs, qu'ils avaient distingués en ceux du sentiment et en ceux du mouvement, sur les vaisseaux, etc. Ils avaient vu la différence qui existe entre les
artères et les veines, trouvé les vaisseaux lactés, constaté l'isochronisme des battements du cœur et des pulsations artérielles, admis des forces particulières pour
expliquer les sensations, les actions nutritives, la production de la chaleur animale. Galien rassemble tout cela, il perfectionne l'anatomie de l'homme, en s'occupant aussi, mais moins qu'Aristote, de celle des animaux. Son génie éminemment philosophique et généralisateur lui fait sentir toute l'importance d'une
appréciation détaillée des actions organiques. Il observe, et de plus il imagine des
expériences ; lui, le premier, comprend la nécessité de rechercher sur l'animal
vivant ce qu'on n'a pu trouver par l'inspection du cadavre. Il crée la physiologie
comme science distincte, dans son fameux traité *De usu partium*[1], que Cuvier
regarde comme l'un des plus beaux ouvrages de l'antiquité. En commençant, il
dit qu'il compose un hymne en l'honneur du Créateur, cherche à démontrer que
tous les êtres vivants ont été formés par la même intelligence, que leurs mœurs,
leurs habitudes, sont parfaitement appropriées à leur destination ; que les formes
extérieures ne sont que la traduction des formes intérieures ; que, par exemple,
de la forme et du nombre des os on peut conclure à la forme et au nombre des
des muscles[2]. Les considérations dans lesquelles il entre à cet égard indiquent
un esprit tout à fait supérieur. Il examine successivement le rôle des diverses
parties de l'économie, et, pour l'éclaircir, recourt à des dissections de divers
quadrupèdes, oiseaux, reptiles et poissons ; il considère le cerveau comme l'organe
des sensations ; voit que les nerfs sont les conducteurs du sentiment et du mouvement ; regarde le foie comme l'organe de la sanguification ; remarque que les
artères contiennent du sang de même que les veines, et sait que toutes les parties
puisent leur nourriture dans ce fluide qu'il suppose animé d'un mouvement
oscillatoire dans les vaisseaux ; pour lui l'absorption du chyle s'effectue dans
l'intestin grêle et même dans le cæcum ; ce produit est pompé par les veines
mésaraïques, etc.

Par les expériences sur les animaux vivants, expériences sur l'utilité desquelles
il insiste, Galien arrive à plusieurs découvertes fort remarquables. La section des
nerfs récurrents lui montre qu'ils sont des nerfs moteurs, présidant à la phonation ; celle des nerfs phréniques, des intercostaux, lui apprend les usages de ces
cordons ; la persistance des mouvements du cœur, lorsque cet organe est séparé
du corps, le conduit à établir qu'ils sont involontaires ; l'enlèvement de quelques
côtes avec leurs muscles intercostaux sans lésion de la plèvre lui donne la preuve
que le poumon remplit complètement la cavité thoracique ; il constate que les
animaux à poumons respirent seuls l'air, tandis que les poissons, qui n'en ont
point, sont privés de voix. Il tente d'autres expériences pour apprécier l'influence
du cœur sur les battements de l'aorte, pour reconnaître la nature de l'instinct, etc.

1. Galien, *Œuvres anatomiques, physiologiques et médicales*, trad. par Ch. Daremberg. Paris,
1854-1857.
2. De Blainville, *Histoire des sciences de l'organisation*. Paris, 1845.

C'est donc un grand mérite de Galien d'avoir institué la méthode expérimentale, d'en avoir senti la nécessité et de l'avoir appliquée avec autant d'intelligence que d'habileté.

Par sa manière de systématiser, il se montre encore un esprit judicieux, du moins tant qu'il demeure dans certaines limites, comme lorsqu'il fait voir que la configuration des parties est en harmonie avec leurs fonctions ; mais dès qu'il veut pénétrer l'essence des phénomènes, il fait fausse route en imaginant une infinité de forces qui n'expliquent rien : car on n'a rien dit en avançant que l'estomac est doué d'une force attractive, d'une force rétentive, d'une force altérante ; que les artères jouissent d'une force pulsifique, etc. Toutefois on peut bien lui faire grâce pour ce travers, en raison de l'impulsion qu'il a donnée à la physiologie. Lui, le premier, l'a bien comprise, en a fait une science distincte, basée sur l'anatomie, non seulement de l'homme, mais encore d'un grand nombre d'animaux ; il a enfin réuni, le premier encore, l'observation à l'expérience et à la systématisation intelligente, en un mot tous les éléments de la science de la vie. Une conception à la fois si vaste et si vraie caractérise un esprit supérieur et marque la première époque de la physiologie.

Pour arriver à quelque chose de nouveau, à quelque progrès réel, il faut franchir d'un seul bond tout l'espace qui sépare l'antiquité du moyen âge. Galien résume la science de la première. Ses connaissances deviendront le point de départ de tous les efforts tentés par les travailleurs de la renaissance. D'abord on se contentera de commenter et d'expliquer, plus tard on sentira la nécessité de chercher, dans la nature même, ce qui est ou ce qui n'est pas dans les écrits des anciens, et alors seulement commencera une nouvelle ère de découvertes dans laquelle bien des efforts seront tentés avant d'arriver à quelques résultats remarquables. C'est sur l'anatomie que l'attention est d'abord appelée. Au commencement du XIV⁰ siècle, Mundinus, qui enseignait à Bologne, composa un livre qui fut longtemps suivi dans les écoles, et cependant il n'avait pu disséquer que trois cadavres. Il était alors prescrit à l'école de Salerne d'en disséquer au moins un chaque année. Ce livre n'a, dit-on, rien d'original. Au XVI⁰ siècle apparaissent des hommes qui impriment à la science une impulsion puissante : Sylvius, Fallope, Eustache, Vésale. Ce dernier déclare la guerre à Galien en démontrant que ses descriptions ont été faites d'après le singe ; il étudie avec ardeur dans les cimetières et jusque sous les fourches patibulaires les cadavres dont il a pu s'emparer. Son ouvrage opère une véritable révolution et marque nettement la scission entre la science antique de Galien et celle qui commence avec Vésale et ses contemporains. Mais alors on laisse la physiologie dans l'oubli. Servet découvre bien la circulation pulmonaire ou plutôt en publie la découverte ; Césalpin a une idée vague de la circulation générale ; Realdus Colombus fait quelques expériences sur la respiration ; Vésale lui-même essaye de ranimer les battements du cœur en insufflant de l'air dans les poumons. A cela et à quelques découvertes isolées se bornent toutes les acquisitions de la science de la vie. Personne ne s'en occupe spécialement et n'a l'idée de reprendre l'œuvre renfermée dans le traité du célèbre médecin de Pergame.

A mesure que l'anatomie fait des progrès, le champ de la physiologie se pré-

pare avec lenteur ; quelques petites observations viennent insensiblement enri-
chir le peu qu'avaient laissé les anciens, et bientôt la grande découverte d'Harvey
donne une nouvelle impulsion à la science.

Fabricius d'Aquapendente, qui jouissait d'une grande célébrité à Padoue, venait
de découvrir les valvules des veines qui déjà avaient été indiquées, si l'on en croit
certains auteurs, par Jacques Dubois ; il étudiait le développement de l'œuf et exa-
minait les divers mouvements de l'homme et des animaux ; en un mot, il ouvrait la
voie qui devait conduire plus tard à la découverte de la circulation, aux belles recherches de Harvey sur la génération, et au célèbre travail de Borelli sur la mécanique
animale. Harvey, disciple de ce grand maître, féconda la découverte des valvules.
Tenant compte de leur direction, de la disposition de celles du cœur et de l'origine
des troncs artériels, il fut porté à faire quelques expériences très simples ; il lia des
artères et des veines, remarqua le point où elles se gonflent, ouvrit les vaisseaux,
fit attention au mode suivant lequel le sang s'en échappe, et arriva, en combinant
tous ces faits, à démontrer que le sang circule[1] ; qu'il est chassé par le cœur dans
les artères, d'où il passe dans les capillaires pour revenir par les veines à son
point de départ, et qu'enfin il y a deux circulations, une petite pour le poumon,
une grande pour le reste du corps. Plus tard, Harvey publia ses recherches sur la
génération, par lesquelles il montra que les animaux proviennent d'un œuf, suivit
particulièrement le développement de l'œuf de la poule, et établit la théorie de l'épi-
genèse, dite depuis harvéienne. Ce grand physiologiste marque la seconde époque
de la science, autant par ses propres travaux, par leur caractère expérimental, que
par l'impulsion qu'ils donnèrent aux recherches des contemporains.

Pendant que Harvey démontrait le cours du sang et enseignait la méthode d'observation et d'expérience qui seule peut conduire à de grands résultats, Aselli
retrouvait les vaisseaux lactés[2] du mésentère qu'Erasistrate avait déjà aperçus ;
il combattit alors l'opinion de Galien et de tous les anciens qui admettaient que le
chyle était pompé et charrié par les veines mésaraïques, en faisant voir que ce chyle
remplit les vaisseaux lactés pendant la digestion. Mais il ne vit point que ces vaisseaux aboutissent au canal thoracique qu'Eustache avait trouvé longtemps auparavant, et crut qu'ils allaient porter ce fluide dans le foie où il laissa, d'après
les anciens, le siège de la sanguification. Plus tard encore, Veslingius, Rudbeck,
Bartholin, découvraient les vaisseaux lymphatiques des diverses parties du corps ;
Pecquet venait prouver que les chylifères aboutissent à la citerne sous-lombaire et
versent leur contenu dans le canal thoracique qui, à son tour, l'apporte dans la veine
sous-clavière gauche : ainsi se trouvait connu un nouveau système vasculaire.

A partir de l'époque de Harvey, l'impulsion donnée à la science produit de
nombreux travaux et surtout de nouveaux systèmes ; les bons esprits persévèrent
dans la voie laborieuse de l'observation et des expériences ; les esprits exaltés, et
même les hommes supérieurs qui ne sentent pas encore assez la nécessité des
recherches positives, se lancent dans les théories. Alors surgissent des doctrines,
et se forment des sectes dont la célébrité tient à celle de leurs auteurs ou des
disciples qu'ils ont faits. Ces systèmes sont fort nombreux, car on peut dire qu'à

1. Sa découverte est enseignée en 1619 et publiée en 1628.
2. Sur le chien, en 1622.

cette époque tous les hommes jouissant d'un peu de célébrité avaient le leur, mais ils peuvent au fond se rapporter à trois, savoir : 1° le système qui rattache les actions vitales aux lois de la physique et de la mécanique ; 2° celui d'après lequel ces phénomènes sont assimilés aux actions chimiques ; 3° enfin celui qui les fait dépendre de puissances inconnues, l'âme ou les forces vitales. Un mot sur chacun d'eux et sur leurs transformations successives.

Descartes, qui vient après Harvey, pose les règles de la méthode et donne d'admirables préceptes qu'il croit applicables à tous les genres d'études. Il essaye, mais sans beaucoup de succès, de les mettre au service des sciences. Il cherche à ramener la physiologie aux lois de la mécanique, considère les animaux comme des machines. Toutes leurs actions, même celles de l'instinct, de l'intelligence, sont à ses yeux des actions automatiques. Il admet diverses sortes de matières, une subtile, une branchue, une cannelée, et, pour rendre compte des divers phénomènes, il conserve les esprits animaux imaginés par les anciens ; les fait provenir du mouvement et de la chaleur du sang, circuler dans les nerfs pour servir aux sensations et aux mouvements ; il voit des filtres, des cribles dans les organes sécréteurs, et partout des rouages qui jouent comme ceux d'une simple machine. Borelli, envisageant la science sous un point de vue analogue, s'occupe non pas de vagues idées sur la nature des forces et des mouvements, mais des moyens propres à mesurer ces forces et à bien apprécier leurs effets. Il entreprend une analyse rigoureuse, profonde de la mécanique animale, examine successivement tous les mouvements de l'homme et des animaux, détermine leur mécanisme, le rôle, la force des muscles, calcule la puissance du cœur, celle de l'estomac, de l'intestin. Bellini, Pitcairné et autres continuent ses travaux. Ces derniers auteurs ne suivent Borelli que dans ses exagérations et n'ajoutent rien à son œuvre impérissable. Boerhaave, à son tour, voit dans les actions vitales des effets dépendant des causes physiques ; il croit que la chaleur, par exemple, tient aux frottements du sang sur les parois vasculaires ; que l'air déplisse seulement les vaisseaux du poumon ; que les produits de sécrétion passent par la filière de canaux successivement décroissants, etc.

En même temps que Descartes ouvrait la voie à la doctrine du mécanisme, il préparait aussi celle des explications chimiques, car il y avait dans les systèmes de ce philosophe des idées empruntées aux anciens avec des idées nouvelles ; dans ses théories un mélange d'explications mécaniques et d'explications chimiques, si l'on peut donner cette épithète à ce qui se rattachait à une science encore à peine ébauchée. F. Sylvius, qui commence à professer à Leyde en 1658, saisit ce côté des doctrines cartésiennes et envisage la physiologie sous un point de vue tout à fait nouveau. Son système, présenté avec habileté, jouit bientôt d'une immense réputation. Sylvius ne voit partout que fermentations, combinaisons, actions et réactions chimiques. Il suppose que les fluides de l'économie sont les uns acides, les autres alcalins. Pour lui, la digestion stomacale est une fermentation : le fluide pancréatique acide, la bile alcaline, déterminent dans l'intestin une seconde fermentation de laquelle résulte la séparation du chyle d'avec les matières non assimilables. Le sang du foie, devenu alcalin par son mélange avec la bile, en se réunissant à celui des autres parties que la lymphe a rendu acide, donne lieu, dans le cœur, à une troisième fermentation qui est la cause des mouvements de cet organe. Il place des ferments dans toutes les glandes, attribue aussi les maladies à l'acidité ou à l'alcalinité des humeurs, et imagine une thérapeutique en conséquence. Il n'y a rien là de bon, et cependant ce furent, plus tard, des idées analogues qui conduisirent à d'intéressantes découvertes.

Un troisième système est celui qui explique les actions vitales par des puissances occultes, soit par l'âme, soit par des forces imaginaires. Les anciens avaient déjà admis une âme végétative et une âme sensitive pour rendre compte des phénomènes qui s'accomplissent chez les êtres organisés. Van Helmont laisse celles-ci de côté; il suppose des archées ou puissances intelligentes, chargées, chacune, de faire exécuter une certaine fonction; il place un de ces archées dans le foie, un autre dans les reins; celui de l'estomac est le principal et tient tous les autres sous sa dépendance. Stahl, plus tard, revient à l'âme, il la considère comme le principe de toutes les actions; elle est pour lui la cause de toutes les sensations, de tous les mouvements; elle préside à l'organisation des parties, à la nutrition et aux fonctions de chaque organe; c'est elle qui règle la circulation, qui comprime et dilate le cœur, qui envoie à chaque partie les éléments qui lui conviennent, la salive dans la bouche, l'urine dans la vessie, etc. C'est elle qui, partout présente, partout active et intelligente, veille à la conservation du corps, lutte contre les causes morbifiques, cherche à rétablir la santé altérée.

L'animisme de Stahl avait quelque chose de trop fantastique pour être admis sans modification. Il était quelque peu difficile, en effet, d'accepter ce rôle singulier de l'âme qui, sans avoir créé le corps, sans en connaître ni les rouages, ni les fonctions, était appelée à diriger tous les actes physiologiques. Sauvages, Lecat et autres l'eurent bientôt modifié. Il le fut si profondément, qu'il donna naissance au vitalisme. Stahl eut le mérite de conduire à ce résultat. « Il fut frappé, comme le dit Bichat[1], de la discordance des lois physiques avec les fonctions des animaux; c'était le premier pas pour la découverte des lois vitales; il ne fit pas cette découverte. L'âme fut tout pour lui dans les phénomènes de la vie; c'était beaucoup de négliger l'attraction, l'impulsion, etc. Stahl sentit ce qui n'était pas le vrai; le vrai lui-même lui échappa. » Bordeu modifia encore cette doctrine; il s'en moqua même en plusieurs endroits et substitua à l'intervention de l'âme la sensibilité propre à chaque organe. Enfin, Barthez, avec ses conceptions abstraites, vint nous plonger dans le vitalisme le plus outré.

Pendant que les systèmes se disputaient le champ de la physiologie, les observations et les expériences étaient un peu négligées; néanmoins elles ne l'étaient pas complétement. Il fallait bien que les partisans d'une doctrine s'efforçassent de rassembler les faits qui pouvaient appuyer leurs idées ou combattre celles de leurs adversaires. En outre, il y avait des esprits qui tenaient peu aux systèmes et s'adonnaient aux recherches positives. Le concours de tous ces efforts différents conduisait insensiblement à quelque chose de mieux, et préparait le terrain de la science moderne. A partir de Harvey, bien des découvertes avaient été faites. Les chylifères et les lymphatiques étaient démontrés, ainsi que nous l'avons vu; Willis

---

1. Bichat, *Anatomie générale*, Considérations générales, p. vj.

instituait des expériences à l'appui des idées harvéiennes sur la circulation, étudiait le système nerveux, essayait de localiser les facultés intellectuelles ; Mayow assimilait la respiration à la combustion, et devançait d'un siècle les belles théories de Lavoisier ; Virsungus trouvait le canal pancréatique ; Sténon, Blasius, celui de la parotide ; Wepfer démontrait l'erreur des anciens sur la prétendue communication des ventricules du cerveau avec les cavités nasales, et étudiait le mouvement des intestins ; Bayle, Chirac, expérimentaient sur le vomissement ; Perrault, Duverney, Méry, s'occupaient d'anatomie comparée, tentaient des recherches sur la rumination, sur la circulation du fœtus, etc ; Glisson essayait de déterminer les caractères de la contraction musculaire, les propriétés de la fibre des muscles, la structure du foie.

A la même époque, les recherches microscopiques viennent éclairer d'un jour jusqu'alors inconnu la structure des organes et les conditions des actions organiques. Malpighi entreprend ses beaux travaux sur la structure des glandes, le poumon, la rate et différents viscères : il suit minutieusement le développement du poulet, et continue l'œuvre commencée par Fabricius et Harvey ; Ruysch, l'adversaire acharné de l'anatomiste italien, montre la structure vasculaire des tissus, découvre les valvules des lymphatiques ; Leeuwenhoeck fait connaître les globules des fluides animaux, la structure des poils, des fibres musculaires ; il trouve les infusoires qui vivent par myriades dans une goutte de liquide, les animalcules spermatiques, et révèle, pour me servir de l'expression de Cuvier, un règne tout entier au monde savant ; il voit dans les parties transparentes de certains animaux le sang passer des artères dans les veines, et rend sensible la circulation que tant de médecins avaient contestée ; Swammerdam recherche, avec le secours des instruments grossissants, les détails de la structure, du développement des insectes, et d'un grand nombre d'espèces infusoires ; Redi tente des expériences sur le venin de la vipère, sur la génération des insectes, des vers intestinaux, et combat les idées régnantes sur la génération spontanée ; Astruc écrit un traité sur la digestion, dans lequel il repousse la trituration et revient aux idées de Sylvius ; Peyer fait un beau travail sur la rumination et les glandes intestinales ; Réaumur, de belles observations sur les mœurs des insectes et d'intéressantes expériences sur la digestion ; Hales publie un traité expérimental d'hémostatique ; de Graaf, Vallisnieri, Trembley, etc., se signalent par des recherches plus ou moins remarquables.

Tous ces travaux nous amènent vers le milieu du XVIIIe siècle. Le système chimique de Sylvius a disparu. Boerhaave l'a renversé pour y substituer le sien que l'animisme de Stahl commence à faire tomber en défaveur ; ce dernier système est déjà plus ou moins défiguré par ses partisans. Un grand physiologiste va paraître au milieu de ces ruines, et sur ces matériaux précieux, mais épars et sans coordination, il fera justice des erreurs de son temps, rassemblera et fécondera les résultats des travaux antérieurs à lui ; il marquera, en un mot, la troisième époque de l'histoire physiologique.

Haller s'était instruit aux leçons de Boerhaave. Il avait vu l'incohérence des doctrines physiologiques enseignées jusqu'alors, senti le vague des démonstrations, la fausse impulsion communiquée à la science ; il comprit qu'il y avait un avenir immense dans l'utilisation des découvertes anatomiques et dans l'emploi généralisé des méthodes qui avaient conduit Fabricius, Harvey, Réaumur, etc., à des résultats si beaux, mais isolés. Il entreprit l'étude complète de la physiologie et essaya de la débarrasser de tous les vieux systèmes édifiés, tour à tour, sans grand profit pour elle. Il embrassa l'ensemble de la science, ce qui n'avait guère été tenté depuis Galien, prit pour point de départ les connaissances anatomiques relatives non seulement à l'homme, mais encore aux brutes ; tenta une infinité d'expériences sur les animaux vivants, principalement en vue de déterminer les propriétés, la sensibilité, l'irritabilité des tissus, le développement du fœtus, etc. ; prit à tâche d'exposer les travaux accomplis jusqu'à lui, de les apprécier et de les commenter. Il fut leur historien fidèle, impartial, judicieux ; son œuvre est le point de départ de toute la physiologie moderne.

Haller se distingue éminemment de ses devanciers. Il est, dans les temps modernes, le vrai fondateur de l'École expérimentale, tant par ses préceptes que par ses exemples, tant par ses propres travaux que par ceux qu'il provoque dans les rangs de ses disciples et de ses admirateurs. Ce grand physiologiste, que la science actuelle doit prendre pour modèle, n'a point de système à lui, et tous ceux qui en avaient eu étaient tombés ; il est l'homme des faits, l'homme de l'observation et des expériences. Toujours il se montre, comme on l'a du reste très bien remarqué, l'ennemi des hypothèses. Il s'attache « à faire voir que ce n'est pas par la voie hypothétique que l'on peut parvenir à la vérité ; il donne lui-même l'exemple de la bonne méthode en n'admettant aucune conclusion physiologique sans l'avoir vérifiée par des observations patientes, suivies longtemps, répétées souvent, sous toutes les formes et de toutes les manières, afin d'éviter que l'erreur ne s'introduisît dans ses travaux [1]. » Le caractère de ceux-ci révèle un esprit supérieur imprimant à la physiologie cette impulsion féconde qui lui fit faire plus tard de si grands progrès.

Les *Elementa physiologiæ* résumaient la science de Haller et celle de son temps. C'était une œuvre immense, où il fallait puiser les inspirations des travaux ultérieurs ; aussi c'est ce qui fut fait et c'est ce qui l'est encore aujourd'hui. Il devenait par elle facile à ceux qui voulaient étudier un point quelconque de savoir d'où il fallait partir. En même temps que Haller élevait un monument, d'autres savants travaillaient à élucider quelques questions : Bonnet expérimentait sur la reproduction des parties divisées ; Needham et Buffon observaient les animalcules spermatiques et bâtissaient des systèmes sur la génération ; Spallanzani commençait cette série de belles expériences sur la génération, la digestion, la respiration, qui ont fait sa célébrité ; Daubenton et Camper rassemblaient des matériaux anatomiques précieux, et un peu plus tard Vicq d'Azyr, Lavoisier, venaient apporter des idées, des découvertes qui préparèrent une nouvelle révolution.

Celle-ci ne devait pas se faire longtemps attendre. Les lumières que Daubenton, Camper, Pallas, Vicq d'Azyr, Hunter, venaient de jeter sur l'anatomie comparée ; la belle création qui allait sortir des mains de Cuvier ; la théorie de la respiration, les progrès de la chimie, la découverte de l'électricité galvanique,

---

1. Cuvier, *Histoire des sciences naturelles*, t. IV. (De l'école physiologique de Haller.)

l'impulsion puissante donnée à toutes les branches des sciences naturelles, ne pouvaient manquer d'en hâter l'avènement.

Enfin Bichat vient, et avec lui commence cette quatrième phase préparée par tant d'heureuses circonstances. Ce grand génie sent que la physiologie a besoin de bases solides ; il les lui prépare par une anatomie des tissus et une étude minutieuse de leurs propriétés, qu'il distingue et caractérise nettement ; il comprend toute l'importance des recherches expérimentales pour arriver à une connaissance exacte et approfondie des phénomènes ; il les tente avec un art infini, les exécute avec habileté, en interprète les résultats avec une supériorité de vues très remarquable. Frappé de l'incohérence et de l'inanité des explications chimiques ou mécaniques qui avaient survécu jusqu'alors, de l'insuffisance du vitalisme qui commençait à régner dans les écoles, il essaye de présenter des doctrines d'ensemble plus en rapport avec les tendances et les progrès de la science. Mais, tout en se dégageant d'une voie encore semée de tant d'erreurs, il ne peut se contenir dans les limites que lui assignent ses belles découvertes ; son imagination l'entraîne irrésistiblement vers des fictions. Il se séduit lui-même, et ce qu'il ne voit pas, il sait bien le créer pour le service de ses idées toujours ingénieuses, même lorsqu'elles paraissent sans fondement. Malgré les quelques imperfections des œuvres du grand physiologiste, celles-ci resteront au nombre des plus belles conceptions de son siècle.

Bichat en remettant en honneur l'art expérimental et en présentant des vues nouvelles sur la plupart des grandes questions physiologiques laissait néanmoins inachevée la tâche dont il avait si bien mesuré l'étendue : cette tâche ne tarda pas à être continuée par Legallois, Ch. Bell, Magendie, J. Muller, Flourens, Cl. Bernard, Marey, Vulpian et tous ces habiles expérimentateurs dont les noms ont acquis déjà une juste célébrité. Les travaux de ces savants donnent à la science d'aujourd'hui un caractère qu'elle était loin d'avoir au commencement de ce siècle. Il suffit de comparer l'esprit, les méthodes et les faits des ouvrages qui datent de vingt-cinq ans avec ceux des publications les plus récentes pour se convaincre de l'importance des progrès qu'elle a pu faire dans un si court espace ; progrès facilités d'ailleurs par les perfectionnements incessants que reçoivent l'anatomie comparative, l'histoire naturelle, les sciences physiques et chimiques.

Pendant que de toutes parts l'attention se portait vers ces belles études, les hommes voués à la médecine des animaux semblaient vouloir, seuls, rester étrangers aux progrès de la physiologie, comme s'ils avaient méconnu l'utilité du rôle qu'ils avaient à remplir. Dans leurs classiques ils ne paraissaient point remarquer que la science de la vie n'était pas représentée. Ils se bornaient, pour combler cette lacune, à indiquer en quelques mots, à la suite de la description de chaque organe, le rôle qui lui est dévolu.

Les institutions vétérinaires, qui remontent à l'époque de Haller, auraient pu, si l'impulsion eût été dirigée dans ce sens, contribuer pour beaucoup à l'extension de nos connaissances. Elles ne manquaient pas de travaux utiles, d'expériences intéressantes à faire, de questions spéciales à élucider, de points incertains à fixer ; elles n'avaient, pour ainsi dire, qu'à choisir entre tant de sujets de recherches ceux qui pouvaient le plus directement conduire à des applications pratiques ;

malheureusement elles les ont presque tous laissés de côté pour mieux se renfermer dans l'humble cercle de leur spécialité. Les sujets même essentiellement vétérinaires, ceux qui touchent de plus près à l'hygiène et à l'économie des animaux, appellent à peine l'attention. On néglige particulièrement les études expérimentales au point que sur les questions intéressant au plus haut degré la physiologie animale, comme le vomissement, la rumination, etc., il faut que la lumière nous vienne de sources étrangères.

Cependant, de temps à autre, elles ont prouvé qu'elles comprenaient avec intelligence les sciences physiologiques ; plusieurs productions remarquables sont là pour l'attester ; ainsi les belles expériences de Flandrin sur l'absorption, celles de Dupuy sur les fonctions des nerfs vagues, les recherches de Lassaigne sur la digestion. Aujourd'hui elles n'en sont plus à des travaux isolés. Les écoles à l'étranger marchent presque partout à côté des universités ; elles y ont des maîtres qui, par leurs doubles études, représentent à la fois les deux médecines. Et en France, quoiqu'il leur manque beaucoup d'éléments de prospérité, elles ont de précieux moyens d'investigation. Désormais elles peuvent partout rivaliser, en matières de travaux solides, avec les institutions plus brillantes et mieux placées qu'elles pour mettre en relief leurs productions. Leur voix retentit dans les académies et y acquiert une légitime autorité ; leurs opinions, non plus confinées comme autrefois dans leur enceinte, entrent dans le courant général. Cette heureuse révolution s'accomplit. L'histoire, dégagée de l'esprit de parti, dira plus tard quels travaux et quels esprits l'ont préparée. Non seulement la physiologie des animaux se constitue dans son ensemble, et s'éclaire par elle-même, mais elle donne encore des matériaux à celle de l'homme qui, sur une foule de points, se déduit simplement de la première ; elle lui sert d'introduction et de guide, tout en fusionnant ses propres conquêtes avec celles de la physiologie générale.

Maintenant, dans quelle voie la physiologie est-elle engagée et quelles sont ses tendances ? A-t-elle une méthode nouvelle ou ne fait-elle que suivre l'impulsion donnée par la grande école de Haller ?

A en croire un rapport officiel, l'avènement de la physiologie expérimentale appartiendrait à la France[1] et daterait presque de Magendie ; mais c'est là une opinion contre laquelle l'histoire impartiale doit protester énergiquement. Les sciences biologiques ont un blason plus ancien dont l'éclat, depuis Harvey, a été rehaussé par les travaux de Haller, de Spallanzani, de Hunter, de Bichat, de Legallois, avant de l'être par celles du savant professeur du Collège de France, et il l'était partout, d'une façon assez brillante, pour qu'on doive regarder ces sciences comme une œuvre collective édifiée à la fois par toutes les nations savantes de l'Europe. On peut même dire que ce chef d'école, à qui on voudrait faire hommage d'une création dont le mérite revient à ses devanciers, n'avait pas toujours les vues bien étendues, ni les conceptions très originales. Sans compter qu'il n'embrassa point l'ensemble de la physiologie, il ne sut guère y voir que les phénomènes physiques ou chimiques, bruts, isolés, en dehors de leur enchaînement et de leurs connexions ; les grandes généralisations, la découverte des lois, la

____

1. Cl. Bernard, *Rapport sur les progrès et la marche de la physiologie générale en France,* 1867.

science des déductions, étaient peu à sa portée ; ses travaux les plus remarquables étaient déjà préparés ou sont demeurés incomplets, quelquefois semés d'erreurs. Charles Bell lui a donné au moins l'idée de ses découvertes sur les fonctions des racines des nerfs. M. Flourens a exécuté une belle série d'expériences auxquelles il ne pensait point sur le rôle des diverses parties du système nerveux. Bayle, Chirac, lui avaient tracé la voie de ses recherches sur le vomissement. Dans ses études les plus vantées, il n'a guère vu que les phénomènes saillants ; dans ses recherches sur l'absorption, il a méconnu le rôle des lymphatiques, etc.

Ce qui caractérise l'école actuelle, c'est que tout en continuant non l'œuvre d'un seul, mais les traditions de tous les esprits éminents qui précèdent ou qui suivent Haller, elle divise et spécialise les études. Les uns, comme Flourens, Tiedemann, Müller, Longet, Vulpian, Brown Séquard, portent particulièrement leur attention sur le système nerveux ; les autres, comme Baër, Bischoff, Coste, étudient le développement de l'œuf. Ceux-ci, comme Tiedeman, Gmelin, Leuret, Lassaigne, Bidder, Schmitt, s'occupent de la digestion ; Regnault, Reiset, Boussingault, P. Bert, de la respiration ; ceux-là comme MM. Marey, Helmoltz, des hautes questions de mécanique animale et des méthodes graphiques appliquées à l'étude des points obscurs de divers phénomènes physiologiques. Chacun, en apportant son tribut, veut devenir un citoyen illustre de la grande république des sciences. Ainsi la lumière vient de toutes parts, et l'édifice s'élève vite par cette communauté d'efforts. Il est bien peu d'hommes qui puissent étendre leurs études à l'ensemble des questions physiologiques, et quand ils y sont obligés, le temps leur manque pour approfondir, comme ils le méritent, chacun des points de leurs recherches.

Si cette division a le grand avantage d'amener des études très étendues sur chaque partie de la science, elle donne à l'analyse une prépondérance excessive sur la synthèse ; elle fait un peu trop négliger les vues d'ensemble, l'étude des rapports sans lesquels on ne se fait pas d'idées bien justes de l'importance des phénomènes. Aussi les ouvrages d'ensemble paraissent trop souvent résulter de la juxtaposition de travaux isolés, exécutés d'après des méthodes et suivant des plans divers ; ils manquent de cette harmonie qui se révèle au premier coup d'œil, quand chaque chose est à sa place et dans les proportions qui lui conviennent.

La grande tendance de l'époque est la découverte des faits, avec leur analyse détaillée, minutieuse. On veut des faits, et l'on en veut à satiété. Cette tendance, qui appartient, du reste, à toutes les sciences modernes, accuse la propension invincible des esprits vers le positivisme ; elle est généralement appréciée, sauf par ceux qui aiment mieux le vague et la liberté d'imaginer des théories. Ceux-ci sont les ennemis du positivisme ; ils regardent l'homme du fait comme un homme à vue courte, étroite. Ils ne voient pas que la certitude absolue est dans le fait seul, que le fait donne l'idée, féconde, lumineuse, qu'il est la baguette magique des fées, à l'aide de laquelle s'élèvent les plus merveilleux édifices.

Mais si cette tendance est heureuse, elle a aussi ses vices. Aujourd'hui et trop souvent sur une foule de sujets, on se contente de rassembler des faits quels qu'ils soient. On les recueille parfois sans discernement ; on les accumule plutôt qu'on ne les classe ; on les compte plus qu'on ne les pèse, on les oppose les uns

aux autres, les faits sans signification aux faits de la plus haute valeur. Ils se
multiplient tellement sur le même sujet qu'on peut en trouver pour appuyer les
théories les plus contradictoires. Et ce qui achève d'en altérer le sens, c'est que
ceux qui les mettent en œuvre ne les ayant pas recueillis eux-mêmes sont souvent
dans l'impossibilité de bien les apprécier et d'en faire un triage judicieux. Aussi
voit-on souvent les questions s'embrouiller en raison de l'apport des faits. Elles ne
s'élucident que par les études des esprits d'une sagacité exceptionnelle qui, pour
sortir de la confusion, cherchent à les reprendre *ab ovo* pour s'éviter le travail
difficile d'un triage. Quelques faits bien constatés deviennent alors plus lumineux
qu'un fatras où l'esprit le plus clairvoyant s'égare.

Une autre tendance non moins marquée de la physiologie actuelle, tendance
dérivée de la première, est celle qui la pousse vers les recherches expérimentales,
entre toutes les plus propres à conduire à de nouvelles découvertes. Elle est même
si impérieuse, qu'elle fait presque négliger les autres moyens d'études comme
l'observation, l'anatomie comparée, etc.

L'expérimentation physiologique n'est d'ailleurs bien appréciée qu'autant
qu'elle se sert de la vivisection. On l'estime peu quand elle ne fait pas violence à
la nature, quand elle se borne à reproduire les conditions où la nature se place,
car alors elle ne mène qu'à une simple constatation des phénomènes dans leur
état normal, et ressemble trop à l'observation simple.

Il est incontestable que les expériences, et particulièrement celles qui exigent
des vivisections, rendent de grands services à la physiologie; mais on s'en exagère
l'importance, quand on croit, avec Cl. Bernard[1], que par elles et par elles
seules, la physiologie va conquérir la nature vivante, se rendre maître des phénomènes vitaux, les soumettre à sa volonté, les modifier, les régler à sa manière,
au point d'en venir, peut-être, à la création d'organismes nouveaux. Croire qu'on
peut empiéter ainsi sur les attributions du Créateur, c'est se faire grandement
illusion. On ne se rend pas maître des phénomènes en lésant telle ou telle partie
de l'encéphale, en enlevant tel ou tel cordon de la moelle, en coupant tel nerf ou
telle racine nerveuse, en abolissant à l'aide d'un agent toxique la sensibilité ou
la motricité ; on ne fait qu'imiter ce que la nature réalise dans des conditions
pathologiques. Elle a des lois que nous pouvons bouleverser par nos mutilations,
mais non changer : ses procédés lui appartiennent, il n'est pas en notre pouvoir
d'y en substituer d'autres.

Il est évident, pour quiconque y regarde de près, qu'on abuse souvent de
l'expérimentation. Le premier venu s'imagine qu'il suffit de mutiler un chien ou
une grenouille pour faire des découvertes. On détraque la machine vivante souvent sans méthode et de la façon la plus bizarre, et l'on prend ses réactions
désordonnées, ses secousses, ses perturbations comme l'expression de son jeu
normal, ou bien on se sert de ses manifestations irrégulières pour en déduire les
phénomènes physiologiques. Tous les jours, par exemple, des désordres résultant
de l'ouverture de l'abdomen, de l'excision des ganglions sympathiques, des ligatures de vaisseaux importants, de la section d'un cordon de la moelle, de la gal-

---

1. Cl. Bernard, *Rapport cité*, p. 220, 233, 234.

vanisation des filets nerveux, on tire des déductions forcées et fausses dans le but d'étayer des théories préconçues que beaucoup de gens acceptent sans trop de difficultés, parfois avec enthousiasme.

Il n'est rien de si difficile que d'expérimenter avec art, d'interroger la nature sans lui faire violence, de trouver le moyen qui trouble le moins, le moment le plus favorable, l'animal le mieux approprié à nos recherches, rien de plus difficile, en un mot, que de faire ces belles et simples expériences, ces expériences lumineuses, décisives que les maîtres savent si bien instituer. Il faut pour cela une longue initiation, de profondes connaissances anatomiques, une sorte de génie que l'audace et le coup de main hardi ne remplacent point.

Un grand travers de beaucoup d'expérimentateurs actuels, c'est de viser toujours au merveilleux, à ce qui attire l'attention, pour négliger les sujets moins brillants dont l'étude exige des efforts pénibles et persévérants. Il est plus commode, en effet, de fenêtrer le thorax en regard du cœur palpitant, de couper un sciatique de grenouille, d'exciser un ganglion que d'entreprendre de longues études sur l'alimentation, la chaleur animale, l'analyse d'une fonction obscure, d'un phénomène peu apparent. Les habiles le savent bien et n'hésitent pas à opter pour les rôles qui se résument en quelques coups de scalpel ; ceux-là sont pour les sections de nerfs, pour les amputations de pattes de salamandres, les greffes animales ; aussi sur ces points les documents surabondent. Sur les autres qui exigent de longues études, on manque du nécessaire.

Il est des physiologistes qui expérimentent uniquement dans le but de trouver la confirmation de leurs conjectures, qui cherchent les combinaisons les plus propres à étayer leurs vues et ne prennent dans les résultats que ce qui vient à l'appui de théories faites à l'avance. Le reste est mis de côté. L'expérimentation ne vaut, pour eux, que par les secours qu'elle leur fournit ; ils en dédaignent les données dès qu'ils ne peuvent les adapter à leur manière de voir. Ceux-là n'admettent pas qu'on expérimente si l'on n'a quelque idée préconçue à vérifier. Ils considèrent comme un empirique quiconque recourt à l'expérience pour analyser les phénomènes en dehors de toute préoccupation doctrinale.

Il en est d'autres qui demandent à l'expérimentation plus qu'elle ne peut donner, et qui croient remplir en deux ou trois tentatives des programmes capables d'absorber des années et des milliers de sujets. Du premier coup ils voudraient prendre d'assaut la place qu'on assiégerait vingt fois sans succès.

Beaucoup se réduisent volontiers à la tâche de répétiteurs d'expériences. Ils viennent, à la suite des forts, jouer le rôle d'admirateurs. Toujours on les voit d'accord avec ceux auxquels la position semble conférer l'infaillibilité. Souvent ils ne répètent, ne vérifient rien, et se bornent à introduire dans leurs travaux quelques variantes sans signification, afin qu'on ne les soupçonne pas de plagiat. Si l'observateur dont ils confirment les résultats est dans le vrai, ils croient partager le mérite d'avoir bien vu ; s'il se trompe, ils se consolent aisément d'une erreur commise en bonne société.

Un autre travers, devenu assez commun, même parmi les expérimentateurs de mérite, c'est de s'exagérer la portée des résultats obtenus. Dès qu'un fait nouveau est constaté, on s'imagine qu'il va bouleverser la science de fond en comble et en renouveler la face. On voit se former un principe immédiat dans l'organisme, où un si grand nombre de principes prennent naissance, et cette simple action chimique, prise entre mille, devient immédiatement une fonction importante ; — on obtient des tracés graphiques des battements du cœur, des pulsations artérielles, et voilà l'art du diagnostic en révolution ; on excise les capsules surrénales ou une portion de rate, on ampute une patte de salamandre, on greffe des appendices, des lambeaux de périoste ; on soude un nerf à un autre, et l'on se figure que cela dévoile les lois du développement, les mystères de la nutrition, les propriétés de la fibre nerveuse. On tire d'un fait une série de conclusions, sans penser que la première est même souvent contestable.

Il n'est pas possible de se dissimuler qu'en présence de cet état de choses, la physiologie ne soit plus difficile à faire aujourd'hui qu'elle ne l'a jamais été. Elle a bien des matériaux en grand nombre ; mais, dans ces matériaux, que de faits sans valeur, mal observés, mal interprétés ! Que de difficultés à les trier, à les peser, à les classer ! Il faut que le physiologiste se voue à la tâche pénible d'examiner et de contrôler sans cesse, qu'il ait toujours la pierre de touche, le scalpel, le microscope, le réactif à la main, qu'il se tienne dans une défiance perpétuelle de l'erreur, qu'il débarrasse la science de toutes les fausses reliques sur lesquelles s'abusent les indifférents, et qu'il repousse impitoyablement les inepties, les méprises, les pauvretés de toutes sortes jetées, chaque jour, au vent de la publicité, afin de n'employer à ses synthèses que les véritables richesses.

En dressant le bilan de la science, en écrivant son histoire, que le physiologiste reste impartial. Son rôle l'oblige à peser les titres, les droits de chacun, avec le soin, l'équité qu'il a dû mettre à l'examen des points purement scientifiques. Qu'il ne suive pas l'exemple de ces auteurs pusillanimes faisant appel à la postérité toutes les fois qu'il s'agit de déterminer les droits des auteurs de découvertes ou d'importants travaux. Le présent est le juge de première instance : il doit se prononcer ; la postérité conserve toute sa liberté de confirmer ou de casser. Sans doute, il déplaira souvent dans ce rôle ; mais il recueillera l'approbation des bons juges, les seuls dont il doive estimer les suffrages.

Le travail d'épuration devient maintenant, en présence de l'entassement des matériaux et des travaux contradictoires, la première tâche que le physiologiste ait à remplir. Il n'est plus possible, sauf dans les ouvrages encyclopédiques et dans ceux qui ont pour objet l'étude de quelques questions spéciales, de discuter une à une toutes les productions et de réfuter les mille erreurs qui surgissent. Il faut s'en tenir à ce qui est parfaitement établi et à peu près en dehors de toute contestation. Remettre sans cesse en regard les opinions hasardées, les résultats équivoques, les faits mal observés, les détails sans importance, c'est faire perdre à la science ses attraits, c'est en éloigner les esprits sérieux qui y cherchent des lumières et des données applicables à d'autres sciences.

Ce travail effectué, la physiologie se trouvera plus à l'aise sur son terrain ; il lui restera plus de place pour l'exposition de ses véritables richesses. Elle deviendra un flambeau étincelant pour la pathologie, lui fera connaître ou l'aidera à découvrir le mode d'évolution, le mécanisme, la nature des troubles morbides ; elle jettera des clartés inattendues sur la thérapeutique en faisant voir comment l'agent médicamenteux modifie les propriétés des tissus, l'état des liquides, le jeu des organes et l'ensemble de l'organisme ; elle fera de l'hygiène, de l'économie des animaux, des sciences précises, éminemment intelligentes, dont les principes, les préceptes, seront appuyés sur des bases inébranlables.

C'est encore dans la physiologie que la psychologie, les sciences sociales, la politique même, trouveront souvent des bases sûres, car les sociétés ont des lois, des besoins, des aspirations, des défaillances qui dérivent de ceux des individus, et qui les reproduisent en grand. Les sociétés, aussi bien que les individus ne peuvent être dirigées arbitrairement, en dehors des lois essentielles et primordiales qui régissent l'être isolé.

Et quand je parle de ces grandes applications de la physiologie, je ne sépare pas la physiologie des animaux de celle de l'homme, car elles ne peuvent être désunies. La première sert d'introduction et de guide à la seconde. Si les animaux n'étaient point connus, s'ils ne servaient tous les jours aux études expérimentales, la physiologie de l'homme ne serait qu'une ébauche sur la plupart des points.

En résumé, la physiologie a toujours eu devant elle deux voies, celle de l'étude des faits par l'observation et les expériences, et la voie des créations abstraites, des hypothèses, des théories : l'une où se sont engagés les esprits supérieurs, Galien, Harvey, Borelli, Réaumur, Haller, Hunter, Bichat et les chefs de l'école moderne, elle les a conduits à des découvertes impérissables ; l'autre où se sont lancés les esprits abstraits, les Sylvius, les Van Helmont, les Stahl, et tant de rêveurs dont les noms sont tombés dans l'oubli, n'a mené à rien de sérieux ni de durable. C'est en suivant la première, pour laquelle tous les physiologistes ont désormais opté, qu'elle continuera à ajouter indéfiniment à son ancien fonds d'immenses richesses.

ÉNUMÉRATION ET CLASSIFICATION DES FONCTIONS

L'activité propre à l'organisation animale se traduit, à toutes ses périodes et à tous ses dégrés, par un certain nombre d'actes très différents les uns des autres, connus sous le nom de *fonctions*.

La fonction peut être définie : l'action spéciale d'un organe ou d'un appareil, action caractérisée par sa nature, son but et l'instrument chargé de l'effectuer.

En analysant sommairement l'activité des animaux, on voit qu'elle résulte de l'ensemble des fonctions suivantes :

La première, l'*innervation* domine et règle toutes les autres qu'elle tient sous sa dépendance. C'est elle qui préside aux sensations, aux mouvements, à la digestion, à la respiration, et, en général, à toutes les actions vitales : sans elle le muscle ne peut se contracter, l'estomac ne peut digérer, nul organe remplir son rôle ; elle est en quelque sorte le principe ou le point de départ des phénomènes organiques ; enfin, elle a, comme celles qui suivent, son instrument spécial qui est le système nerveux, son objet, ses caractères et ses lois qui sont susceptibles d'être déterminés avec une précision rigoureuse.

La deuxième est celle des *sensations*, au moyen desquelles l'animal est diversement impressionné par le monde extérieur. Par cette fonction il prend connaissance de tout ce qui l'entoure ; il aperçoit les objets, apprécie leur forme, leur couleur, leur distance ; par elle il est frappé des vibrations qui se produisent dans l'atmosphère, reconnaît les qualités de l'air et des aliments, juge de la configuration et de la température des corps, acquiert enfin toutes les notions possibles sur ce qui l'environne.

La troisième, ou la *locomotion*, complète les relations qui existent entre l'animal et le monde extérieur : par elle il se transporte d'un lieu dans un autre, va audevant de ce qui lui plaît, fuit ce qui lui cause de la douleur, résiste aux attaques de ses ennemis, cherche sa proie, prend sa nourriture, se construit quelquefois des habitations, etc. Elle n'est qu'une conséquence nécessaire de la précédente.

Une quatrième, la *digestion*, est destinée à modifier des matériaux étrangers introduits dans un appareil spécial, pour y être transformés en une substance qui doit reconstituer le sang, entretenir, réparer et accroître tous les organes.

Une cinquième, l'*absorption*, fait pénétrer dans certains canaux les matières qui peuvent servir au renouvellement du fluide nutritif, aux sécrétions et à la formation des tissus.

Une sixième, la *respiration*, met l'air et le fluide nutritif en rapport l'un avec l'autre, afin que, par suite de leur action réciproque, le sang soit revivifié, rendu apte à nourrir les organes et à leur communiquer l'excitation sans laquelle ils ne peuvent remplir les fonctions qui leur sont départies.

Une septième, la *circulation*, charrie le sang par tout le corps, le distribue, au moyen de nombreux vaisseaux, à tous les tissus, à tous les organes, dans la mesure qui convient à leurs besoins et à leur activité.

Par une huitième, la *nutrition*, le sang est employé à l'entretien des organes, à leur accroissement, à la réparation de leurs pertes. Il se convertit en la substance même des tissus où il arrive : ici, en os ; là, en muscle ; plus loin, en cartilage, etc. ; et, après avoir donné à chaque partie ce qui lui est nécessaire, il reprend, en échange, des matériaux usés qui recevront une autre destination.

Par une neuvième, les *sécrétions*, le fluide nutritif est travaillé dans les glandes qui le purifient, qui lui enlèvent ses éléments nuisibles ou superflus, et qui fabriquent avec certains de ses matériaux des produits très variés, devant servir à des usages spéciaux.

Par une dixième enfin, la *génération*, l'animal, parvenu à son complet développement comme individu, forme, aux dépens de sa propre substance, d'autres individus semblables à lui, destinés à renouveler et à perpétuer son espèce.

Chacune de ces fonctions n'est point un acte simple, mais un ensemble d'actes secondaires concourant tous au même but. Ainsi la digestion résulte d'un premier acte pour la préhension des aliments, d'un autre pour leur division, d'un troisième pour leur transport de la bouche dans l'estomac, etc. De même, la respiration, la locomotion en comprennent une série plus ou moins nombreuse. Quelquefois certains de ces actes, en raison de leur caractère et de leur importance, ont été considérés comme des fonctions distinctes. De là sont nées de grandes dissidences entre les physiologistes : Vicq d'Azyr, par exemple, faisait de l'*ossification*, qui n'est qu'une forme de la nutrition, une fonction particulière ; Cuvier plaçait au même rang la *transpiration* ; Chaussier, l'*expression* ; Richerand, la *voix* ; Bichat, l'*exhalation* et la *calorification*, bien que la transpiration, l'exhalation, ne soient que des sécrétions ; l'ossification, une variété de l'assimilation ; la voix et l'expression des résultats combinés de la locomotion ; et la calorification, un effet des actions chimiques ou des changements d'état qui s'opèrent, soit dans le poumon, soit dans les autres parties de l'organisme.

Les diverses fonctions qui viennent d'être énumérées ne sont pas isolées et indépendantes les unes des autres : elles sont, au contraire, liées entre elles et associées si intimement, qu'il est difficile de les séparer en catégories distinctes pour les classer méthodiquement. Cependant, depuis longtemps, on a tenté cette classification.

Galien et, après lui, la plupart des anciens physiologistes en ont reconnu trois groupes, savoir : les fonctions *vitales*, les fonctions *naturelles* et les fonctions *animales*. Les premières, l'innervation, la respiration et la circulation, sont immédiatement nécessaires à la vie : leur cessation l'anéantit sur-le-champ ; les secondes, telles que la digestion, les sécrétions, concourent à l'entretien et à l'accroissement de l'individu ; les troisièmes, la locomotion et les sensations, sont propres à l'animal, et servent à établir ses relations avec les êtres qui l'entourent.

Cette distinction, en partie rationnelle, manque évidemment d'exactitude et n'est pas susceptible d'être appliquée à la généralité des animaux.

Bichat [1], partant de considérations philosophiques plus vraies et plus en rapport avec la science moderne, les distribue en deux grandes classes, comme Aristote l'avait déjà fait assez explicitement : l'une, renfermant les fonctions qui ont trait à la vie de l'individu ; l'autre, celles qui sont relatives à la vie de l'espèce. Prenant ensuite la première de ces classes, il voit qu'elle comprend, d'une part, des actions propres à l'animal et destinées à le mettre en rapport avec le monde extérieur ; d'autre part, des actions préposées à la constitution et à la conservation des parties. Il désigne les premières sous le nom de fonctions de la vie animale, et les secondes sous celui de fonctions de la vie organique. Enfin il subdivise la seconde classe, relative à l'espèce, en plusieurs ordres. Mais, ici, il perd de vue la distinction précédente qu'il avait développée avec tant de complaisance, et ne semble pas remarquer que, dans les fonctions génératrices, il y a des actions dépendant de la vie animale, et d'autres de la vie organique ; ou, s'il reconnaît cette séparation, il la néglige pour en donner une autre qui n'a rien de commun avec cette dernière. Il fractionne sa seconde classe en trois ordres : l'un comprenant les fonctions du mâle ; l'autre celles de la femelle, et le troisième les fonctions résultant de l'union des deux sexes.

Une classification si habilement conçue devait avoir du succès, et elle n'en a pas manqué : beaucoup de physiologistes l'ont adoptée tout entière ou avec quelques légères modifications de détail ; cependant elle n'est pas à l'abri de toute critique. On pourrait lui reprocher d'établir une scission trop tranchée entre les actions de la vie animale et celles de la vie organique ; car il est évident que les fonctions le plus essentiellement organiques, comme la digestion, la respiration, comprennent des actes qui, par leur nature, se rattachent à la vie animale. Ainsi il y a, pour la première, des sensations qui provoquent à la préhension des matières alimentaires, et qui déterminent dans quelle mesure elle doit avoir lieu ; des mouvements qui opèrent la division de ces matières et leur transport jusque dans les parties profondes de l'appareil digestif. Pour la respiration il y a également des sensations et des actions mécaniques compliquées, par le moyen desquelles l'air est amené dans le poumon et expulsé de cet organe, dès qu'il y a rempli son office. Il en est à peu près de même pour beaucoup d'autres. Les fonctions de l'espèce, qui sont bien distinctes par leur but, ne peuvent, quant à leur nature, former une catégorie spéciale, puisqu'elles ont pour éléments des sécrétions, des excrétions, des actes sensitifs et locomoteurs, c'est-à-dire des actions de la vie animale et de la vie organique. Mais ces imperfections n'ôtent point à la classification de Bichat le mérite qu'on lui a reconnu ; elles sont inhérentes à toute classification de ce genre, quelle qu'elle puisse être, à cause de la filiation des actions vitales, de leur enchaînement, de leur association, qui ne permettent point de partager ces actions en catégories tout à fait distinctes et indépendantes les unes des autres.

Une troisième classification, renfermée implicitement dans la précédente, me

---

1. Voy. Bichat, *Anatomie générale.* Paris, 1830, t. I, p. xciv ; — *Recherches sur la vie et la mort*, 1805, p. 2.

paraît beaucoup plus simple et plus convenable ; c'est celle qui divise les fonctions en trois grandes sections : fonctions de *relation*, fonctions de *nutrition* et fonctions de *reproduction*. Elle distribue ainsi en trois groupes bien distincts les actes qui concourent aux trois résultats résumant toute la vie de l'animal : se mettre en rapport avec le monde extérieur, se nourrir et se reproduire. Sans doute elle n'est pas exempte de plusieurs des inconvénients de celle de Bichat ; néanmoins nous l'adopterons à cause de sa simplicité, et parce qu'elle suffit à une exposition méthodique des diverses parties de la physiologie.

LIVRE PREMIER

DES FONCTIONS DU SYSTÈME NERVEUX

CHAPITRE PREMIER

DU SYSTÈME NERVEUX EN GÉNÉRAL ET DE L'ENSEMBLE DE SES FONCTIONS

I. — Formes du système nerveux dans le règne animal.

Les diverses fonctions de l'organisme ne s'enchaînent les unes aux autres, ne se mettent en harmonie entre elles et ne s'effectuent que par suite d'une action régulatrice qui les domine et les tient, relativement à elle, dans une dépendance intime. Cette action, qu'on appelle l'*innervation*, résulte de l'activité spéciale du système nerveux.

Dans les êtres les plus simples où la substance organique est homogène, la sensibilité et la contractilité semblent appartenir indistinctement à toutes les parties; il n'y a pas encore d'éléments nerveux isolés; tel est le cas des infusoires et des spongiaires. Dès que l'hétérogénéité se dessine, que les actions se spécialisent, l'élément nerveux tend à se montrer; néanmoins il paraît être devancé par l'élément musculaire, car la vésicule contractile de l'actinophrys et les bras mobiles du polype n'ont pas encore de nerfs distincts. Il est probable qu'avant de se rassembler en masses ou en filets, la substance nerveuse est diffuse. Dans tous les êtres elle se décèle physiologiquement avant de se dessiner au point de vue anatomique: ses fonctions s'accusent avant l'apparition de leurs instruments.

Le système nerveux, qui paraît exister, au moins à l'état rudimentaire, chez tous les animaux sans exception, revêt des formes très variées avant de se présenter sous l'aspect qui le caractérise dans les animaux supérieurs. Il n'est pas distinct chez les plus simples; mais il y existe sans doute à l'état de cellules et de filaments disséminés au milieu de la trame homogène dont se composent toutes les parties. Là il n'a ni ganglions, ni filets bien distincts, ni centre, ni partie périphérique; il est amorphe. Son influence est alors probablement confuse, et privée des particularités si remarquables qui caractérisent celle du système nerveux des types les plus élevés.

Sa première forme paraît se montrer seulement dans les zoophytes les plus parfaits, encore n'y est-elle pas toujours évidente. C'est celle d'un anneau ou d'une couronne entourant l'ouverture de la cavité digestive, couronne pourvue dans les astéries, les méduses, de prolongements destinés aux parties périphériques.

Sa seconde forme appartient aux animaux articulés. Elle est caractérisée par la présence, au-dessous de l'appareil digestif, d'une double série de ganglions dont chaque paire correspond à un segment du corps. Les ganglions du même côté sont unis entre eux par des fibres connectives longitudinales, de manière à former une chaîne étendue d'une extrémité du corps à l'autre. Et les ganglions d'une même paire, lorsqu'ils ne sont pas coalescents, se joignent par des fibres commissurales transverses. La double chaîne ganglionnaire procède d'un anneau œsophagien à ganglions volumineux. L'un d'eux, dit cérébroïde, donne les nerfs des yeux, des antennes et autres appendices de la tête. L'autre fournit les filets destinés aux mandibules.

Dans cet embranchement des articulés la forme du système nerveux offre des variantes assez nombreuses très bien étudiées par des naturalistes éminents, MM. Milne Edwards, de Quatrefages, de Lacaze Duthiers, Blanchard, etc. Ainsi, tantôt les ganglions des deux chaînes se fusionnent sur la ligne médiane pour former une chaîne unique ou un cordon presque dépourvu de renflements, comme chez divers crustacés et chez les myriapodes. D'autres fois, les ganglions des deux séries se rapprochent et se confondent en une seule masse plus ou moins sphéroïdale comme dans plusieurs groupes de Décapodes. Dans quelques circonstances, comme chez les Nématoïdes les deux chaînes sont peu espacées et pourvues d'anastomoses transverses, ou bien très éloignées l'une de l'autre et sans anastomoses, sauf à l'origine ou au collier œsophagien. D'ailleurs la forme du système se modifie chez les insectes aux diverses phases de l'évolution; elle offre dans la larve des dispositions qui s'effacent dans l'insecte parfait.

Dans tous les cas. déjà, chez les articulés, il y a un second système nerveux dit stomato-gastrique qui est constitué par de petits ganglions situés au-dessus de l'appareil digestif, anastomosés entre eux et avec la grande chaîne, surtout avec les renflements cérébroïdes de l'anneau œsophagien. Ces ganglions peuvent même, chez les insectes, former deux séries parallèles dont les filets se rendent à l'appareil digestif, au vaste ensemble des trachées et au vaisseau dorsal. Ils représentent vraisemblablement le grand sympathique des animaux supérieurs.

La troisième forme du système nerveux est celle des mollusques. Elle a une grande analogie avec la précédente. Le collier œsophagien, ordinairement double, est pourvu d'un gros ganglion cérébroïde au-dessus et d'un second plus petit au-dessous du canal. Les autres ganglions réduits à deux ou trois paires seulement sont sous le tube digestif anastomosés transversalement, mais sans constituer, d'avant en arrière, une chaîne comparable à celle des articulés.

Le système nerveux des mollusques, le plus souvent d'une insymétrie comparable à celle du corps, va se compliquant des acéphales aux céphalopodes. Chez ceux-ci il y a des ganglions cérébroïdes énormes logés, avec le reste du collier, dans une cavité cartilagineuse qui est un rudiment de crâne, ganglions souvent divisés en deux masses représentant, d'après Cuvier, l'une le cerveau, l'autre le cervelet des vertébrés. Ils donnent des filets, d'une part aux bras, aux ventouses, au pied, au manteau, d'autre part à l'appareil respiratoire, au cœur et aux vaisseaux. Quelques-uns plus petits et nombreux représentent évidemment, comme chez les articulés, le système nerveux viscéral ou grand sympathique.

Sous ces trois premières formes le système nerveux offre déjà les éléments constitutifs qu'il possède à son maximum de complication, savoir des cellules de diverses grandeurs, sphéroïdes ou fusiformes, avec ou sans prolongements, cellules diversement groupées dans les ganglions et associées à des filets ou à des fibres nerveuses, à de la substance granulée, grise ou blanche comme dans les types les plus élevés.

Enfin, sa quatrième forme caractérise les animaux vertébrés. Ici il est placé au-dessus du canal digestif dans un étui brisé, osseux ou cartilagineux. A la tête, il offre plusieurs masses constituant l'encéphale, et dans toute la longueur du tronc un prolongement connu sous le nom de *moelle épinière*. De cette tige médullaire émanent, soit dans la partie crânienne, soit dans la partie rachidienne, une infinité de cordons nerveux dont les uns sont conducteurs des impressions sensitives, les autres des excitations motrices et le plus grand nombre jouissent de ces deux propriétés. A ce système, qu'on a appelé *cérébro-spinal*, ou de la vie animale, se trouve annexé un *système ganglionnaire* plus ou moins indépendant du premier et présidant spécialement aux actions obscures de la vie organique.

Ces deux faits si remarquables, en ce qui concerne les vertébrés : d'une part, l'existence d'un cerveau et d'une moelle épinière et la situation de ces parties centrales ; d'autre part, l'adjonction à celles-ci d'un petit système jouissant de propriétés particulières et exerçant une influence plus ou moins distincte, ont paru suffisants à plusieurs anatomistes pour repousser l'identité de composition entre l'appareil nerveux des vertébrés et celui des invertébrés ; mais leurs opinions, sur ce point, sont très dissidentes. Les uns, avec Serres[1], soutiennent que l'encéphale et la moelle épinière sont exclusivement propres aux vertébrés et que ces parties n'ont pas d'analogues dans les invertébrés, dont le système nerveux répondrait seulement aux ganglions du trifacial et à la double série ganglionnaire des nerfs rachidiens des animaux supérieurs ; les autres, avec Cuvier et Meckel, comparent le cerveau et la moelle épinière des vertébrés aux ganglions œsophagiens et aux chaînes de renflements qui existent dans la plupart des animaux sans vertèbres ; M. Milne Edwards partage cette dernière opinion et il ne voit entre le système cérébro-spinal des vertébrés et les colliers œsophagiens suivis de leurs chaînes qu'un même système sous des formes et des situations diverses. Toutes les analogies fonctionnelles corroborent cette manière de voir appuyée d'ailleurs sur le fait de l'existence dans les invertébrés d'un système stomato-gastrique représentant évidemment, par son mode de distribution, le sympathique des animaux supérieurs.

Quelle que soit sa forme, le système nerveux, une fois nettement caractérisé, comprend deux ordres de parties : les masses et les cordons. Chez les vertébrés, les premières constituent le système nerveux central qui se compose de l'encéphale et de la moelle épinière ; les seconds ou les nerfs forment le système nerveux périphérique disséminé par tout l'organisme et mettent les parties en communication avec les centres.

<hr>

1. Serres, *Anatomie comparée du cerveau dans les quatre classes de vertébrés*. Paris, 1827, t. II, p. 47.

Les organes nerveux, centraux ou conducteurs, sont constitués par des éléments histologiques spéciaux ; chaque cordon résulte d'un assemblage de filets, à enveloppe commune, et chaque fibre nerveuse, transparente pendant la vie, montre une enveloppe devenant distincte par l'action de l'alcool et de l'acide acétique bouillant ; puis une substance médullaire, homogène, presque fluide, susceptible de se rassembler et de s'échapper sous forme de gouttelettes ; enfin au centre, un filament strié ou cylindre axile, que les acides rendent apparent. L'enveloppe peut manquer, la substance médullaire ou la myéline aussi ; mais le filament axile persiste et constitue essentiellement le nerf, c'est-à-dire le fil conducteur de la sensibilité et de la motricité. Il peut se diviser encore dans les tissus, et il paraît s'y terminer non en anses et en réseaux, mais par des extrémités libres dont la disposition est extrêmement variée dans les organes des sens, à la peau, aux muqueuses et dans les muscles.

Chaque masse ou renflement nerveux a, en outre, des cellules spéciales, à enveloppe mince, amorphe, à contenu demi-fluide, finement granulé et à noyau pourvu d'un nucléole simple ou multiple. Ces cellules, de formes variées, sont les unes sphéroïdales, les autres à prolongement simple, double, triple, d'où leurs noms d'apolaires, unipolaires, bipolaires et multipolaires. C'est par leurs prolongements qu'elles s'unissent entre elles ou qu'elles se continuent avec les filets nerveux.

Il y a enfin dans les centres, entre les fibres et les cellules nerveuses, une matière granulée, à noyaux libres, analogue au contenu même des cellules.

L'association complexe et très diversifiée de ces éléments constitue les centres nerveux et les cordons doués de propriétés spéciales.

II. — Propriétés générales du système nerveux.

Les centres et les cordons nerveux jouissent de trois propriétés distinctes : la sensibilité, l'excitabilité ou motricité, et cette autre qu'il est difficile de dénommer d'où paraissent résulter les opérations de l'instinct et de l'intelligence.

La sensibilité est la propriété par laquelle certaines parties nerveuses reçoivent les impressions, les transmettent ou les perçoivent.

La plupart des nerfs, mais non tous, les nerfs dits sensitifs, les nerfs mixtes, les racines supérieures des nerfs spinaux, les cordons supérieurs de la moelle épinière, le bulbe, la protubérance, etc., jouissent de cette propriété. Au contraire, les nerfs moteurs, les racines inférieures des nerfs spinaux, les cordons inférieurs de la moelle, le cervelet et les hémisphères cérébraux sont insensibles ou à peu près insensibles.

L'excitabilité est une autre propriété par laquelle certaines parties nerveuses peuvent, lorsqu'elles sont stimulées, provoquer des mouvements ou des contractions musculaires : c'est la propriété d'exciter les mouvements, ou la motricité. Le mésocéphale, la moelle allongée, la moelle épinière, les nerfs mixtes, les nerfs moteurs, sont des parties excitables.

Ces deux propriétés peuvent être réunies dans les mêmes parties ou se trouver distinctes. Ainsi, d'une part, le mésocéphale et le bulbe sont, à la fois sensibles et excitables, leur stimulation provoque de la douleur et des mouvements : d'autre part les cordons inférieurs de la moelle et les nerfs moteurs ne sont qu'excitables, leur irritation provoque des mouvements, sans donner lieu à de la douleur ou à une sensation quelconque.

La sensibilité dans les organes nerveux est presque toujours associée à l'excitabilité, car c'est par la première que la seconde est mise en jeu ; mais les deux propriétés n'en sont pas moins distinctes au fond. Ainsi, lorsqu'une stimulation appliquée à un nerf sensitif donne lieu à de la douleur et à des contractions musculaires, le nerf sensitif reçoit et transmet l'impression ; l'encéphale ou la moelle la perçoit et réagit, puis le nerf moteur envoie au muscle l'excitation motrice du centre cérébro-spinal.

La propriété en vertu de laquelle s'effectuent les opérations de la volonté, de l'intelligence, de l'instinct, paraît appartenir principalement aux hémisphères cérébraux qui ne jouissent ni de la sensibilité, ni de l'excitabilité telles qu'elles se caractérisent dans les autres parties nerveuses.

Ces propriétés distinctes, séparables, par la fonction, par l'expérimentation et par divers troubles morbides ont leurs instruments, leurs organes particuliers. Il y a, en effet, dans le système nerveux, trois appareils spéciaux : l'un pour la sensibilité, l'autre pour la motricité et le troisième pour les opérations instinctives et intellectuelles. Il est facile de démontrer que cette distinction est incontestable.

On sait depuis longtemps, puisque Érasistrate et Galien l'avaient déjà reconnu, qu'il y a des nerfs du sentiment distincts de ceux du mouvement, et les recherches des modernes ont établi d'une façon incontestable que certains nerfs et certaines parties des centres nerveux, comme la portion ganglionnaire du trifacial, l'olfactif, l'optique, les racines supérieures des nerfs rachidiens, le cordon supérieur de la moelle épinière, sont exclusivement en rapport avec la sensibilité. Leur ensemble constituerait donc l'appareil sensitif qu'on pourrait même subdiviser en deux fractions : l'une pour la sensibilité générale, l'autre pour la sensibilité spéciale. En second lieu, il y a des nerfs exclusivement moteurs, tels que l'oculomusculaire commun, le moteur externe de l'œil, le pathétique, le facial, l'hypoglosse et les racines spinales inférieures. Ces différents nerfs, auxquels il faut joindre le cordon inférieur de la moelle épinière, puis la moelle allongée, où réside le principe des mouvements respiratoires, et le cervelet, qui coordonne les mouvements de translation, composeraient l'appareil de la motricité. Enfin, les hémisphères cérébraux formeraient à eux seuls l'appareil chargé de la perception des sensations et de tout ce qui est relatif aux facultés, soit instinctives soit intellectuelles.

La localisation de la sensibilité, de la motricité et des facultés intellectuelles dans des parties différentes du système nerveux est, comme nous le verrons, du reste, plus tard, un fait incontestable. Cependant il ne faudrait pas croire que ces trois groupes de propriétés ont partout un siège et des organes parfaitement distincts : s'il est évident que dans la moelle épinière et les nerfs la sensibilité s'isole de la motricité, il n'en est pas de même dans l'encéphale. Ici le siège de l'une n'est plus bien séparé du siège de l'autre, il y a entre les deux une confusion que l'analyse expérimentale ne parvient pas à dissiper. On voit bien, il est vrai, dans cette masse centrale : d'une part, des parties excitables, telles que la moelle allongée, le pont de Varole, les pédoncules cérébraux et cérébelleux, les tubercules bigéminés, dont l'irritation provoque des mouvements ; et d'autre part, des parties sensibles dans lesquelles la moindre stimulation développe de la douleur ; mais, chose bizarre, les parties excitables sont précisément celles qui jouissent de la sensibilité et d'une sensibilité exquise, de telle sorte qu'en elles le siège du sentiment paraît confondu avec celui de la motricité, particularité qui s'explique, du reste, par l'intrication des fibres sensitives et des fibres motrices qui viennent constituer les renflements encéphaliques. De plus, il y a dans ceux-ci d'autres parties, telles que les hémisphères cérébraux, les corps striés, les couches optiques, le cervelet, qui ne sont ni sensibles, ni excitables, et pourtant elles ne sont étrangères ni aux actions sensitives, ni aux actions motrices, puisque leur lésion détermine à la fois, soit la paralysie, soit des troubles variés dans la locomotion, la perte des sens, l'abolition de la perception. Cette association entre deux facultés si différentes et la confusion qui en résulte s'oppose à ce qu'on puisse nettement séparer dans l'encéphale l'appareil de la sensibilité de celui du mouvement, si tant est qu'ils y soient réellement distincts.

Quant à la délimination de l'appareil affecté aux fonctions instinctives et intellectuelles, celle-ci offre moins de difficultés : les travaux de Flourens ont prouvé qu'elles s'effectuent dans les hémisphères cérébraux, et non pas à la fois dans ces parties et le cervelet, comme l'avaient cru certains physiologistes ; mais ces hémisphères, par cela même qu'ils remplissent encore un rôle important relativement aux sensations et aux mouvements, ne peuvent être considérés comme un appareil exclusivement en rapport avec les premières de ces fonctions.

Il y a donc dans le système nerveux des parties qui président à la sensibilité, d'autres à la motricité, et quelques-unes enfin aux facultés de l'instinct et de l'intelligence. Bien que ces parties ne soient point complètement distinctes, notamment dans l'encéphale, elles ne forment pas moins les trois appareils spéciaux dont nous avons parlé. Cette pluralité des appareils dans un système unique est déjà un fait très remarquable ; mais il y a plus : chacun d'eux se fractionne à son tour en petits organes ayant des attributions déterminées que les recherches expérimentales ont mises en évidence. « En effet, du cerveau naît, dit Flourens [1], la faculté par laquelle l'animal pense, veut, sent, juge, perçoit les sensations et commande à ses mouvements ; du cervelet dérive la faculté qui coordonne ou équilibre les mouvements de locomotion ; des tubercules bijumeaux ou quadrijumeaux, le principe primordial de l'action du nerf optique et de la rétine ; de la moelle allongée, le principe premier moteur ou excitateur des mouvements respiratoires ; et de la moelle épinière enfin, la faculté de lier ou d'associer en mouvements d'ensemble les contractions partielles immédiatement excitées par les nerfs dans les muscles. »

---

1. Flourens, *Recherches expérimentales sur les propriétés et les fonctions du système nerveux.* 2ᵉ édition. Paris, 1845, p. 236.

III. — Action nerveuse en général.

L'activité du système nerveux résultant de la participation de plusieurs organes dont les propriétés et le rôle sont distincts, s'exerce suivant trois modes : 1° de la circonférence au centre ; 2° du centre à la périphérie ; 3° dans les organes centraux eux-mêmes. Par le premier mode toutes les impressions, quelle qu'en soit la nature et de quelque part qu'elles viennent, sont reçues d'abord, puis envoyées aux parties centrales ; par le second mode, les centres réagissent consécutivement aux impressions éprouvées et provoquent le mouvement dans les parties contractiles ; par le troisième les centres effectuent en eux-mêmes les opérations merveilleuses d'où résultent l'instinct, l'intelligence, la volonté. La disposition du système nerveux est admirablement appropriée à ces modes d'activité et aux résultats variés qui en dérivent. Constituant un immense réseau qui enveloppe et pénètre toutes les parties, ce système les lie, les met en harmonie entre elles et en communication incessante avec ses foyers d'activité ; il transforme l'organisme en une administration où les rôles divers, effectués isolément, sont soumis à une impulsion commune, associés entre eux et réglés en vue des résultats définitifs.

Indépendamment des actions spéciales effectuées par chacune des parties du système nerveux, il est une action collective, générale, disséminée, par laquelle ce système provoque et règle le jeu de toutes les parties, établit l'harmonie, le consensus entre elles. C'est ce qu'on désigne souvent sous le nom vague d'innervation.

L'influence nerveuse n'est sans doute pas indispensable à la vie appelée organique ou végétative, car sans elle, tous les actes de la nutrition et de la reproduction s'exécutent parfaitement dans les plantes, ainsi que les premiers phénomènes du développement dans l'œuf ; il semble même que les actes intimes de la nutrition ou de la sécrétion n'en dépendent point directement. Mais, dès que le système nerveux apparaît, il se subordonne et dirige toutes les actions de l'organisme. Par l'intermédiaire de la sensibilité, de la motricité, par les modifications qu'il imprime à la circulation et par suite à la distribution, à l'emploi des matériaux nutritifs, il stimule ou modère l'activité des organes.

L'innervation, considérée relativement au reste de l'organisme, étend son influence sur toutes les fonctions et sur tous les organes sans exception. Il n'est pas une action, de quelque nature qu'elle soit, qui ne se trouve sous sa dépendance : la démonstration en est facile à donner. Le nerf d'un organe des sens cesse-t-il d'être en communication avec l'encéphale, aussitôt la sensation est abolie. Le nerf d'un muscle est-il dans la même condition, le muscle n'obéit plus à la volonté et cesse de se contracter ; il est paralysé ; bientôt il va s'atrophier, et il mourrait complètement si l'influence des ramifications ganglionnaires ne suffisait à entretenir dans sa masse une nutrition languissante. Opère-t-on la section des pneumogastriques, la glotte se ferme en grande partie, l'air pénètre difficilement dans la poitrine, l'animal ne tarde pas à périr asphyxié. A-t-on soin, lors de cette section, d'ouvrir la trachée pour donner accès au fluide qui ne traverse pas le larynx en quantité suffisante, d'autres effets encore se produisent : le poumon s'engoue, les bronches se remplissent de mucosités, l'hématose reste imparfaite, la respiration devient d'une lenteur extrême, la température du corps baisse, et tout cela par suite de l'affaiblissement de l'innervation sur le cœur et sur l'organe de la sanguification. Des effets analogues se manifestent dans d'autres parties dès l'instant qu'elles sont soustraites à l'influence nerveuse ; elles perdent leur sensibilité si elles en possédaient une appréciable, la faculté de se mouvoir si elles sont de nature contractile ; leurs sécrétions se suspendent, leur nutrition languit, elles s'atrophient et finissent par être frappées de mort.

Cette influence dominatrice, sans laquelle nul tissu ne peut vivre et nul organe fonctionner, ne s'exerce point suivant des lois identiques pour tous les animaux ; elle offre dans ses phénomènes des modifications assez nombreuses correspondant à celles qui s'observent dans la disposition anatomique du système nerveux. La plus générale et la première de ces lois est celle-ci : l'innervation est d'autant plus centralisée que l'animal est plus haut placé dans l'échelle zoologique.

D'abord il est évident qu'il ne saurait y avoir de centralisation chez les êtres les plus simples dont le système nerveux est, pour ainsi dire, disséminé. L'une quelconque des parties du corps ayant en soi ce que possèdent toutes les autres, il n'y a pas de raison pour que la première soit dépendante des secondes : aussi, quand une hydre vient à être coupée en deux, chaque moitié peut vivre isolément comme elle vivait étant réunie à l'autre. Dès qu'apparaissent des renflements ganglionnaires, la centralisation se manifeste à un degré plus ou moins prononcé. S'ils forment une chaîne dans laquelle la même disposition se répète un grand nombre de fois, comme on le voit chez les articulés, chaque ganglion constitue un petit centre où aboutissent des impressions et d'où partent des influences motrices, de telle sorte que la division de l'animal en deux moitiés, par exemple, permet encore à celle-ci de vivre comme le faisait l'animal tout entier : c'est effectivement ce qui arrive chez les naïdes, les lombrics, d'après les observations de Trembley, de Bonnet, de Réaumur. Il n'en est plus de même chez la plupart des articulés et des mollusques dont les ganglions céphaliques acquièrent des proportions relatives considérables ; néanmoins la centralisation nerveuse de ces animaux n'est pas telle que l'ablation du collier œsophagien détermine immédiatement la mort. Dans les vertébrés, l'action nerveuse se concentre davantage, et la dépendance qui existe entre ces divers éléments devient de plus en plus intime ; mais il y a encore, sous ce rapport, une grande distance entre le reptile et le mammifère : la salamandre, par exemple, peut survivre des mois entiers à la décapitation, tandis qu'un animal à sang chaud meurt immédiatement après la destruction de la moelle allongée, bien que l'encéphale et la moelle épinière soient intacts.

La seconde des grandes lois de l'innervation peut être ainsi formulée : l'influence nerveuse est d'autant moins centralisée que l'animal est plus jeune ou moins avancé dans son développement.

Le fœtus se forme sans qu'il ait un système nerveux achevé ; il arrive même à son complet développement, bien que, quelquefois, ainsi que les acéphales le prouvent, le cerveau manque complètement ou n'existe qu'à l'état de vestige.

Tous les expérimentateurs ont remarqué que les jeunes animaux survivent plus aux mutilations des centres nerveux que les sujets adultes. J'ai décapité à la fois six jeunes rats qui n'avaient point encore la peau recouverte de poils ; ils ont exécuté des mouvements spontanés pendant 20, 25, 30 minutes après l'opération ; des sujets adultes, soumis par comparaison à la même expérience, n'exécutaient plus aucun mouvement au bout de 40 à 50 secondes.

Une troisième loi est : que l'influence nerveuse ne tient pas toutes les fonctions dans une dépendance également intime.

Celles qui en dépendent le plus immédiatement sont : les sensations, la locomotion et toutes les autres fonctions de relation. Il suffit du moindre trouble apporté dans l'action des centres pour que les sensations, les mouvements, soient pervertis ou mis dans l'impossibilité de s'effectuer. Les fonctions de la vie organique y sont moins directement soumises : le mouvement nutritif, les sécrétions, l'absorption, continuent même un certain temps après que le centre cérébro-spinal a cessé d'agir. Toutefois plusieurs d'entre elles sont vivement impressionnées par les causes qui agissent sur le cerveau ; et, pour n'en citer qu'un seul exemple, voyez les battements du cœur se précipiter, la digestion se suspendre, la peau se couvrir de sueur par suite d'une émotion subite, d'une passion violente, etc. Mais, ici, il faut tenir compte de l'intervention du système ganglionnaire, dont l'influence moins sensible modifie celle du cérébro-spinal.

Une quatrième loi est : que l'influence nerveuse varie suivant les individus et les diverses conditions dans lesquelles ils peuvent se trouver.

Les principales variations, sous ce rapport, tiennent à l'état de veille ou de sommeil, de santé ou de maladie, d'activité, d'engourdissement ou d'hibernation : nous les indiquerons à leur place quand l'occasion s'en présentera.

Maintenant, faut-il se demander par quelle force, quel agent, le système nerveux effectue ses merveilleuses actions sensitives et motrices. La question n'est pas moins insoluble aujourd'hui que par le passé, quoiqu'elle ait fait l'objet de nombreuses études de la part des physiologistes et des physiciens.

Les anciens, comme on le sait, s'imaginaient rendre compte des actions nerveuses en admettant des esprits animaux, ou des fluides subtils qui circulaient dans les nerfs et dans les centres nerveux. Mais ces fluides subtils, dont les particules pouvaient se mouvoir avec célérité pour mettre en jeu les muscles, ne rendent pas les explications plus faciles. Boerhaave[1] peut bien nous les représenter comme passant continuellement de l'encéphale dans de fins canalicules des fibres nerveuses, progressant d'un mouvement égal et régulier par le fait de l'impulsion du cœur, revenant se mêler au sang pour être remplacés par de nouvelles quantités : il ne nous donne aucune lumière sur le mécanisme de la plus simple action nerveuse. D'autre part, les expérimentateurs modernes, à compter des découvertes de Galvani, ne réussissent point à établir que la force nerveuse est une force électrique, et, à supposer qu'ils arrivent à les assimiler l'une à l'autre, on ne verrait guère comment l'électricité engendre la sensibilité, le mouvement avec tous les actes qui dépendent de l'instinct et de l'intelligence.

1. Hermann Boerhaave, *Institutions de médecine*, édit. de la Mettrie, t. III, § 284 et suiv.

Il serait toutefois intéressant de savoir si, réellement, il se développe de l'électricité dans les organes nerveux, et si des courants de ce fluide parcourent les nerfs.

Or, Prévost et Dumas n'ont pas constaté de courants dans la moelle, ni dans les nerfs vagues ou les sciatiques, en appliquant à ces organes les fils du galvanomètre. Matteucci et Longet [1], en opérant sur les sciatiques du cheval lors de la contraction musculaire, n'y ont pas non plus observé d'indices de courants électriques.

Cependant du Bois Reymond, qui s'est servi de galvanomètres extrêmement sensibles, est arrivé, en opérant sur des tronçons de nerfs, à constater un courant lorsqu'un électrode était appliqué à la face externe du nerf et l'autre sur la section ; il a vu ce courant électro moteur se produire dans toutes les espèces de nerfs et dans la moelle épinière. Mais, en admettant même leur existence, il n'est pas certain que l'action nerveuse soit produite par ces courants ; ils peuvent en être un résultat ou même n'avoir rien de commun avec elle.

Ce qui tend à en affaiblir singulièrement la signification, c'est que les courants passent à travers une section, pourvu que les bouts du nerf se touchent, qu'ils se manifestent encore dans des nerfs écrasés ou altérés à la suite d'une section de date ancienne, alors qu'ils sont devenus impropres à fonctionner physiologiquement. D'ailleurs, on obtient des courants semblables, comme Matteucci l'a fait voir, en agissant sur des disques ou des segments de muscles superposés à la façon des éléments d'une pile.

Les courants électriques qu'on fait passer par les nerfs ne se comportent point comme les courants nerveux ; ils se propagent à travers les ligatures, se transmettent par le névrilème comme par le nerf même, s'échappent souvent latéralement dans les muscles, tandis que les courants nerveux sont arrêtés par les liens, exclusivement transmis par les filets nerveux qu'ils ne quittent point, etc. En outre, la marche de l'influx nerveux, des incitations motrices dans les nerfs est lente, elle ne représente, d'après des approximations suffisamment exactes, que quelques mètres par seconde ; celle de l'électricité est, comme on sait, de milliers de lieues dans le même temps.

Si quelquefois l'électricité transmise aux nerfs semble rétablir leurs fonctions, c'est parce qu'elle les stimule, et alors elle ne fait pas plus, à l'intensité près, que les excitations mécaniques ou chimiques.

Enfin, le dégagement de l'électricité par certains poissons, notamment la torpille, ne conduit nullement à assimiler le fluide électrique à ce qu'on pourrait appeler le fluide nerveux. Ces poissons ont un appareil spécial pour produire l'électricité, et cet appareil fonctionne, comme tous les autres, sous l'influence du système nerveux. La section ou la ligature de ses nerfs empêche ses décharges ; l'électricité y est produite par l'appareil même, et non envoyée par les centres nerveux, car les nerfs de l'appareil électrique n'ont offert à Matteucci aucun indice de courant.

Nous sommes évidemment ici en présence d'une inconnue ; les propriétés

---

1. **Longet**, *Traité de physiologie*, t. III, p. 276-277. Paris, 1869.

inhérentes au système nerveux, la sensibilité, la motricité et les autres sont mystérieuses dans leur essence. Si nous ne pouvons en reconnaître la cause, la nature, cherchons à en bien constater les caractères et les effets.

CHAPITRE II

FONCTIONS DE L'ENCÉPHALE

Les parties essentielles du système nerveux central, renfermées dans le crâne, constituent l'encéphale. Ce sont les hémisphères cérébraux, le cervelet, le mésocéphale et le bulbe rachidien (fig. 1), dont il faut déterminer les propriétés et les fonctions. Quoique liées entre elles et composées d'éléments semblables, elles ont chacune leur forme, leurs particularités de structure, comme aussi leurs propriétés et leur rôle. Il en est d'insensibles, d'autres d'une sensibilité exquise, d'excitables et de non excitables. Elles se partagent le travail complexe de l'intelligence, de la volonté, de la motricité, des sensations et des perceptions diverses. Le grand problème physiologique qui se pose ici est de préciser la fonction de chaque partie, d'après les données de l'anatomie comparée, de l'expérimentation et des faits pathologiques.

Il y a trois méthodes à suivre pour déterminer les fonctions des centres nerveux et de leurs différentes parties.

La première consiste à stimuler ou à irriter ces centres, de manière à les mettre en action comme dans les conditions normales. La stimulation est effectuée par une foule de moyens : les piqûres, la compression, les courants électriques, le contact des acides, des alcalis, etc.

La seconde a pour objet de supprimer, d'annihiler cette action en opérant l'ablation totale ou partielle des organes, leur désorganisation, à l'aide des instruments, des caustiques, etc.

Enfin, la troisième cherche à déduire la fonction de l'analyse des états morbides tels que la paralysie, l'anesthésie, les troubles de la locomotion ou des lésions des maladies, comme les atrophies, les dégénérescences, etc.

De ces trois méthodes, les deux premières peuvent toujours être employées par le physiologiste. La troisième est du ressort de la clinique et de l'anatomie pathologique. Comme leurs données se complètent et se contrôlent les unes par les autres, aucune ne doit être négligée, d'autant que chacune d'elles peut exposer l'observateur à des illusions. En effet, en stimulant une fonction, on peut l'exagérer et la troubler ; en la supprimant, on entrave quelquefois le jeu des parties liées à celles dont l'action est suspendue.

DU CERVEAU OU DES HÉMISPHÈRES CÉRÉBRAUX

Les hémisphères cérébraux qui, dans l'homme (fig. 2) et les vertébrés supérieurs, représentent la plus grande partie de l'encéphale, forment deux masses plus ou moins arrondies, creusées d'une double cavité ventriculaire et continues à l'isthme par deux pédoncules. Ils sont formés par un amas des deux substances nerveuses, la grise à l'extérieur et la blanche au centre, substances dont les fibres se continuent, en certaines proportions, mais non en totalité, avec celles du mésocéphale et du bulbe, de telle sorte qu'ils ne peuvent être considérés comme une simple expansion de ce bulbe. Ils semblent se subdiviser en quatre parties distinctes par leurs propriétés et leurs fonctions : 1° les circonvolutions ; 2° les corps striés ; 3° les couches optiques ; 4° les pédoncules. Avant de les décomposer ainsi, il convient d'en examiner en bloc les propriétés et le rôle.

Les anciens, Aristote et Galien, instruits probablement par quelques observations pathologiques, et peut-être déjà par quelques expériences, croyaient le cerveau insensible. Lorry, Flourens[1] et Longet ont établi scientifiquement, par des expériences exactes, le fait de l'insensibilité de la substance cérébrale. Ils ont vu, et la plupart des expérimentateurs ont constaté comme eux, que le cerveau peut être touché, piqué, incisé, cautérisé, enlevé même, couche par couche, sans que l'animal paraisse en éprouver une douleur marquée. Il m'est arrivé souvent, pour vérifier ce fait, de mettre à découvert le cerveau du cheval dans une assez grande étendue, puis d'appliquer sur les circonvolutions un pinceau imprégné d'acide azotique, d'y enfoncer ensuite à plusieurs reprises une aiguille, un stylet ou un instrument tranchant, dans diverses directions et à diverses profondeurs et enfin d'enlever des couches de substance cérébrale sans que l'animal parût en éprouver la moindre douleur, sans qu'il fît le moindre effort pour se soustraire à ces actions mécaniques. Il en a été de même, le plus souvent, lorsque les irritations ont été portées directement sur la substance blanche, sur le corps calleux, la face interne des ventricules, sur le septum, à la surface des corps striés, etc.

Mais, conclure de ces résultats que la substance des lobes cérébraux est absolument insensible est téméraire. Il se peut que l'animal ait conscience du contact, de l'irritation produite sur la substance de son cerveau sans qu'il y ait réaction, car si l'impression est faible, non douloureuse, l'animal peut fort bien ne pas chercher à s'y soustraire. L'homme seul pourrait dire s'il a conscience de ces excitations. D'autre part, on conçoit que l'ébranlement de l'encéphale et la douleur dérivés de l'ablation d'une partie des parois crâniennes puissent masquer une sensation obscure, une faible douleur résultant de la lésion des hémisphères. Aussi, pour éviter ces causes d'erreurs, je me suis contenté de faire au crâne de de très petites ouvertures à l'aide du trépan, puis de piquer et d'inciser les parties mises à nu. Dans plusieurs de ces dernières tentatives, sur le cheval et l'âne, les animaux ont paru avoir conscience de la lésion ; ils ont exécuté un léger mouvement de tête, quelquefois une secousse. Toutes ces stimulations étaient pratiquées sur les parties situées en dessus du plafond des ventricules, loin, par conséquent, des pédoncules et du mésocéphale dont la sensibilité n'est pas douteuse.

Les lésions produites sur les hémisphères, si l'animal en a conscience, ne sont pas douloureuses ; aussi peut-on dire que la substance de ces organes est à peu

---

1. Flourens, *Recherches expérimentales sur les fonctions du système nerveux.* 2ᵉ édition, p. 18.

près insensible. Il est très certain que, si dans les expériences de Haller[1] et celles

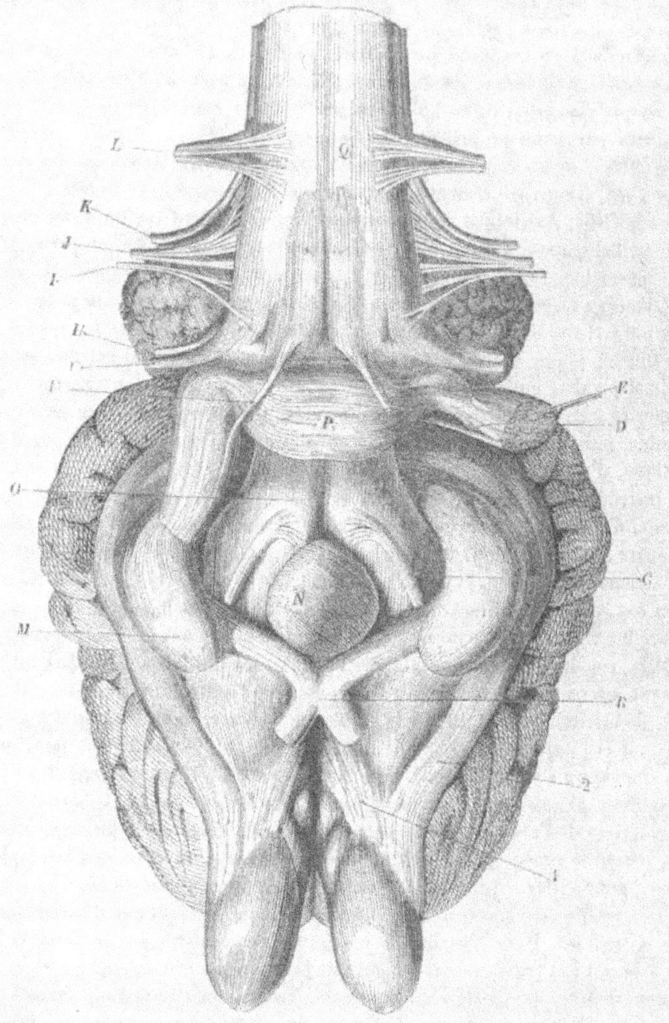

Fig. 1. — Encéphale du cheval vu par sa face inférieure (*).

1. Haller, *Mémoires sur la nat. sens. et irrit. des parties du corps anim.*, t. I, p. 200 et suiv. Lausanne, 1756.

(*) A, couche olfactive; 1, racine interne de la couche olfactive; 2, racine externe de cette couche; B, chiasma des nerfs optiques; C, nerf oculo-moteur commun; D, nerf oculo-moteur interne; E, trifacial; F, oculo-moteur externe; G, facial; H, acoustique; I, glosso-pharyngien; J, pneumogastrique; K, accessoire de Willis; L, hypoglosse; N, glande pituitaire; O, un des pédoncules cérébraux; P, protubérance annulaire; Q, moelle allongée.

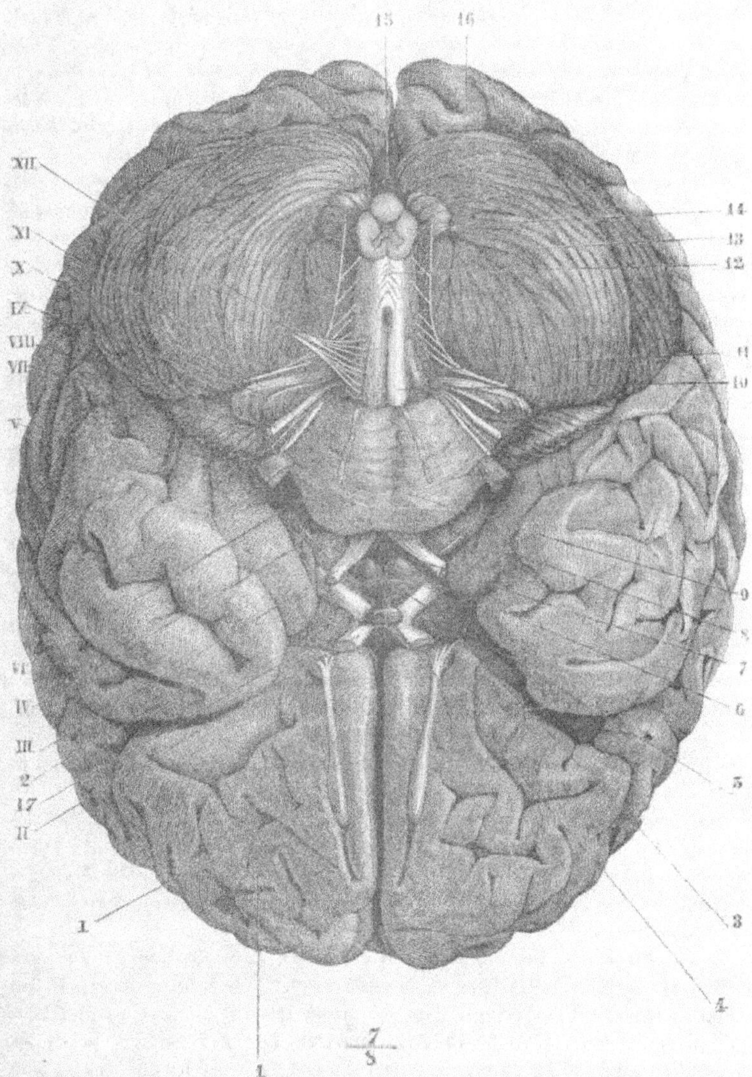

Fig. 2. — Base du cerveau humain et origine apparente des nerfs crâniens (*).

(*) 1, lobe frontal; 2, lobe sphénoïdal; 3, corps et tiges pituitaires; 4, espace perforé antérieur; 5, tuber cinereum; 6, tubercules mamillaires; 7, espace interpédonculaire; 8, pédoncule cérébral; 9, protubérance annulaire; 10, pyramide antérieure; 11, olive; 12, entrecroisement des pyramides; 13, face inférieure d'un hémisphère du cervelet; 14 coupe du bulbe; 15, extrémité postérieure du vermis inférior; 16, extrémité postérieure du lobe occipital du cerveau; 17, chiasma des nerfs optiques. — I, nerf olfactif; II, nerf optique; III, nerf oculo-moteur commun; IV, nerf pathétique; V, nerf trijumeau; VI, nerf oculo-moteur externe; VII, nerf facial; VIII, nerf auditif; IX, nerf glosso-pharyngien; X, nerf pneumogastrique; XI, nerf spinal; XII, nerf hypoglosse. (Beaunis et Bouchard.)

de Serres[1], les chiens, les chevreaux, s'agitaient, se plaignaient, jetaient des cris lors de l'irritation des lobes cérébraux, c'est que ces observateurs allaient, à leur insu, jusqu'aux parties dont la sensibilité est incontestable, les pédoncules, le mésocéphale, le bulbe, ou exerçaient sur elles une pression, en enfonçant les instruments dans les hémisphères. Ce qui le prouve, c'est que ces mêmes lésions qu'ils voyaient douloureuses s'accompagnaient de mouvements convulsifs.

C'est sans doute un fait bien digne des méditations du physiologiste que cette insensibilité, à la douleur physique, d'un organe destiné à percevoir toutes les impressions, toutes les douleurs, même les plus faibles, et à les convertir en sensations. Elle est probablement nécessaire à l'accomplissement du rôle complexe et élevé des hémisphères cérébraux. Il faut, comme l'a dit un célèbre anatomiste, que la sphère psychique soit séparée de la sphère animale : l'insensibilité de la substance cérébrale est peut-être une des conditions de cet isolement.

Les hémisphères cérébraux ne sont pas seulement insensibles, ils sont encore inexcitables sous l'influence des stimulations mécaniques ou chimiques. Toutes ces stimulations à la surface des lobes cérébraux, dans leur profondeur, tant sur la substance blanche que sur la grise, ne provoquent ni convulsions, ni aucune autre espèce de mouvement. Flourens a établi ce fait avec la plus grande netteté. Longet l'a vérifié avec soin, et tout le monde aujourd'hui l'accepte sans contestation. Je n'ai vu, dans aucun cas, ni sur le cheval, ni sur les bêtes bovines ou les petits animaux, les piqûres, la cautérisation, l'ablation, couche par couche, des hémisphères cérébraux, déterminer le moindre mouvement, toutes les fois qu'aucune compression ou aucun tiraillement n'était exercé sur l'isthme ou sur la moelle allongée. Bien loin de provoquer des mouvements, les irritations portées sur les lobes cérébraux tendent à affaiblir ou à paralyser les muscles. Cependant Haller et plusieurs de ses disciples ont vu des convulsions, des mouvements violents se produire dans leurs expériences, sans doute parce que leurs excitations s'étendaient à une des parties si sensibles et si excitables de la moelle allongée.

Mais, comme nous le verrons tout à l'heure, les excitations électriques des hémisphères produisent des effets que toutes les autres sont impuissantes à provoquer. Suivant les points de l'écorce cérébrale où elles sont appliquées, elles déterminent des mouvements isolés ou associés dont nous aurons à rechercher la signification.

Le rôle du cerveau est complexe : il est relatif aux sensations, aux mouvements, aux facultés instinctives et intellectuelles. Pour le déterminer, on est obligé de recourir à l'expérimentation sur divers types d'animaux, surtout lorsqu'il s'agit de faire de la physiologie comparée. Les plus parfaits, parmi les mammifères, doivent être préférés, quand il s'agit d'obtenir les données les plus rigoureusement applicables à l'espèce humaine : les singes et les carnassiers, puis les ruminants, tels que l'agneau, le chevreau, les jeunes bêtes bovines ; enfin les rongeurs, comme le lapin et le cochon d'Inde. Les jeunes sujets, vers l'époque du sevrage, conviennent particulièrement ; ils supportent bien les

---

1. Serres, *Anatomie comparée du système nerveux*, t. II, p. 652.

mutilations. Les os du crâne, à sutures très visibles, offrent des points de repère à l'opérateur ; ils peuvent être ruginés, entamés, excisés avec facilité, sans qu'il en résulte de commotions. Sur les oiseaux, les reptiles et les poissons, la plupart de petite taille, les lésions cérébrales deviennent des jeux pour les expérimentateurs un peu familiarisés avec les vivisections ; mais les résultats auxquels elles conduisent n'ont toute leur valeur que pour les types qui les donnent, à cause des variantes nombreuses dans les attributions fonctionnelles et les degrés d'indépendance ou de solidarité des parties.

I. — Rôle des hémisphères cérébraux relativement à la sensibilité générale et aux sensations.

Lorsqu'on se propose de déterminer les fonctions du cerveau, on est obligé de le détruire. C'est de l'étude des effets qui résultent de sa suppression qu'on déduit le rôle de ce centre important. Sa désorganisation par les instruments, par les caustiques, par les injections corrosives, sont des moyens qui peuvent être employés, mais aucun ne convient mieux que l'ablation. Ce dernier est le plus expéditif et le plus sûr.

L'ablation, pour s'exécuter aisément, doit être tentée sur les jeunes animaux dont les parois crâniennes sont peu résistantes. Elle est facile sur le lapin, l'agneau, le chevreau et les bêtes bovines avant l'âge du sevrage ; mais elle le devient beaucoup moins, plus tard, surtout chez les animaux à vastes sinus, comme le porc ou les grands ruminants, ou chez ceux dont les crotaphites sont énormes, comme le chien et les autres carnassiers. Pour l'effectuer sans commotion, on exfolie simplement, d'un seul côté, avec l'instrument tranchant, le frontal et le pariétal dans une étendue un peu moins grande que la face antérieure d'un hémisphère, ou bien, si les os sont durs, on circonscrit l'opercule à enlever par un sillon circulaire ou ellipsoïde creusé à l'aide de la rugine, en ayant soin de respecter, sous forme d'arceau, la partie médiane sur laquelle est fixé le grand sinus falciforme. Après avoir enlevé l'hémisphère dénudé, on passe l'instrument sous le pont formé par le frontal intact, et on enlève l'autre sans difficulté. Sur les très petits animaux, comme les rongeurs et les oiseaux, on peut, sans inconvénient, dénuder les deux hémisphères, surtout si on se propose d'en explorer les différentes parties. Dans tous les cas, soit qu'on les excise par tranches ou en bloc, il importe d'éviter la lésion de l'isthme, des pédoncules, puis de restreindre l'hémorrhagie, toujours très abondante, enfin, de l'arrêter par le tamponnement provisoire, afin de ne pas affaiblir l'animal. Ces précautions sont indispensables, si on veut conserver les sujets pendant quelques jours, quelques semaines, ou les guérir.

Voici ce qu'on peut constater après l'ablation du cerveau :

S'il s'agit d'un oiseau, comme la poule ou le pigeon, l'animal, quoique un peu affaibli par la mutilation et l'hémorrhagie, peut encore se tenir debout, ou, s'il se couche un moment, il se relève bientôt et demeure immobile, somnolent, inattentif, et comme indifférent à ce qui se passe autour de lui. Sa sensibilité générale est émoussée, mais non éteinte ; aussi il se déplace, retire l'aile ou la patte qu'on vient de lui pincer, secoue la tête, agite les plumes si on le pique ; il résiste quand on veut déplacer quelque partie de son corps, reprend sa position si on le met sur le dos ou sur le côté. Ses sensations sont abolies ou devenues très obtuses ; il a l'œil fixe, les pupilles dilatées, ne détourne plus la tête et ne rapproche pas les paupières, lorsqu'un corps étranger est porté vers l'œil ; les bruits violents ne provoquent aucun mouvement ; le sel mis dans la bouche ne détermine aucun effort de réjection ou de déglutition ; l'ammoniaque n'impressionne ni l'odorat, ni la conjonctive.

Dans cet état, l'animal semble ne plus avoir de spontanéité et de volonté. Il ne cherche à se déplacer que s'il éprouve de la gêne dans la situation où il se trouve ; et alors il se meut presque inconsciemment, automatiquement, comme l'individu endormi dans une position devenue pénible. Il ne paraît plus avoir de volonté, ni d'instinct, ni d'intelligence ; il ne cherche plus sa nourriture, refuse même celle qu'on lui offre ; il se laisserait mourir de faim sur un tas de blé ; mais il avale le grain et l'eau qu'on lui introduit dans le bec. Tous ces effets de l'ablation du cerveau ont été constatés par Flourens dans ses belles expériences sur le système nerveux, puis vérifiées par Longet, M. Vulpian et divers autres physiologistes.

Les petits mammifères, notamment les rongeurs, comme le lapin, le cochon d'Inde, donnent à peu près les mêmes résultats. Après l'ablation, qui se fait aisément, sans provoquer de douleur bien marquée ni d'agitation, l'animal, quoique très affaibli et d'une sensibilité devenue obtuse, se soutient encore accroupi, et même debout ; il peut se déplacer, s'il y est sollicité par des excitations extérieures, sauter, courir. Il semble encore un peu impressionné par la lumière vive, les émanations piquantes sur la pituitaire, les saveurs fortes. D'ailleurs, il paraît avoir perdu, comme l'oiseau, la spontanéité, la volonté, les instincts de son espèce et l'intelligence.

Ce qu'on observe sur les grands animaux concorde avec l'opinion de Flourens. Dès qu'un cheval a le cerveau enlevé, il est à peine affecté par de profondes piqûres, ou de grandes incisions à la peau ; le bruit que l'on fait autour de lui ne paraît pas l'émouvoir ; la lumière la plus vive ne fait pas varier l'ouverture de la pupille ; le doigt porté brusquement vers l'œil ne détermine pas de mouvements des paupières ; l'ammoniaque mise à l'entrée des narines n'occasionne ni ébrouement, ni rien qui indique une action sur la pituitaire ; des substances amères placées sur la langue ne provoquent, ni dans cet organe, ni dans les mâchoires, le moindre mouvement qui puisse porter à penser que ces substances ont impressionné les papilles gustatives ; en un mot, toutes les sensations semblent anéanties. Les mêmes phénomènes s'observent chez les ruminants : une génisse à laquelle j'avais complètement détruit les deux hémisphères cérébraux se tenait encore debout et marchait assez facilement, mais elle se heurtait contre les murs, ne voyait plus les objets qu'on approchait de ses yeux, gardait, sans le mâcher, le foin qu'on lui mettait dans la bouche et n'était nullement impressionnée par le bruit d'un cor qu'on faisait sonner à ses oreilles.

Mais il faut remarquer que sur les grands mammifères la destruction des lobes, à la suite des grands délabrements du crâne et des commotions qui les accompagnent, affaiblit à un haut degré la sensibilité générale et détermine une paralysie qui met les animaux dans l'impossibilité de réagir à la suite des impressions qu'ils peuvent ressentir. Aussi arrive-t-on à des résultats plus exacts sur les petites espèces, et particulièrement sur les oiseaux, dont on dénude, sans secousses, les parties encéphaliques. Encore sur ceux-ci les résultats des vivisections se prêtent à des interprétations discordantes. Ainsi, de ce que le pigeon sans lobes tourne la tête pour suivre une lumière à laquelle on imprime un mouvement de rotation ; de ce qu'il sort de l'assoupissement lors de la détonation d'une arme à feu, se frotte les narines après l'inspiration de vapeurs ammoniacales, MM. Longet et Vulpian se refusent à admettre que la destruction des lobes cérébraux abolisse complètement les sensations.

Les faits qui semblent indiquer la persistance des sensations après la destruction du cerveau n'ont pas tous, à beaucoup près, la signification qu'on leur attribue. D'abord il est des sensations qui sont forcément abolies par l'ablation des hémisphères : l'olfaction, par exemple, puisque l'opération supprime les couches olfactives, ou détruit leurs communications avec le reste des centres ; la vision doit être aussi très affaiblie par suite de la lésion du chiasma optique. D'autre part certaines manifestations rapportées à des sensations spéciales ont un sens équivoque. L'agitation brusque suscitée par la détonation d'une arme à feu s'explique aussi bien par les impressions tactiles produites consécutivement aux vibrations de l'air que par la persistance de l'audition ; l'impression de l'ammoniaque porte plus sur la sensibilité générale de la pituitaire que sur sa sensibilité olfactive. D'ailleurs, il est un certain nombre de mouvements liés à l'expression des sensations et qui peuvent être de nature purement réflexe sans liaison avec des impressions cérébrales dont l'animal ait conscience. Toutefois, il semble que si ces impressions sont traduites elles doivent être perçues à un certain degré par d'autres parties demeurées intactes. D'après Longet le mésocéphale serait leur premier centre perceptif. Il effectuerait un commencement, un préliminaire de perception.

Il est donc probable que la sensation est un phénomène nerveux plus complexe qu'il ne le paraît au premier abord, phénomène qui commence à s'accomplir d'une manière confuse dans l'isthme de l'encéphale, s'achève, prend sa forme vive, distincte, sa nuance de sensation complète dans les hémisphères chargés de l'apprécier, pour en faire la base, l'élément d'une idée ou d'une opération intellectuelle.

Un grand nombre de considérations tirées, les unes de la physiologie, les autres de la pathologie, confirment le fait de ces attributions perceptives des hémisphères. En effet, lorsque le cerveau est absorbé par les travaux intellectuels, distrait par une cause quelconque, les sensations deviennent faibles et confuses : on n'entend plus les bruits, on ne perçoit plus les saveurs et les odeurs. Lorsque le cerveau est comprimé par un épanchement séreux ou sanguin, par une fracture des parois du crâne, les sensations deviennent plus ou moins obtuses.

Admettant que la perception complète, consciente des impressions ait lieu dans les hémisphères, le physiologiste se demande d'une part, si cette perception est opérée dans l'ensemble des hémisphères ou si elle est localisée dans un point déterminé, d'autre part si les perceptions, dans le cas où elles seraient localisées, le seraient toutes ensemble, dans un seul département cérébral, ou dans autant de départements qu'il y a de sensations distinctes.

Dans les idées de Flourens, à peu près universellement admises jusqu'à ces dernières années, les lobes cérébraux seraient, en masse ou en bloc, chargés de percevoir les sensations ; aucune partie de ces lobes n'aurait, comme pour les facultés instinctives ou intellectuelles, d'action différente de celle de toutes les autres. Mais, depuis quelque temps, on incline à voir dans l'écorce des circonvolutions des centres sensitifs distincts de ceux qui paraissent être moteurs et à cause de cela on est amené à supposer que, dans les hémisphères, il existe des voies de sensations distinctes, des voies ou des tractus de la motricité.

D'après Ferrier [1] la deuxième circonvolution extérieure dans sa région pariétale serait, chez le chien, un centre de sensation visuelle. En l'excitant par l'électricité dans le point, dit le pli courbe, on déterminerait des mouvements des yeux indiquant une sensation visuelle subjective. En la détruisant d'un côté on provoquerait la perte de la vue dans l'œil opposé et, en la détruisant des deux côtés, la cécité complète et permanente. Cette première localisation me paraît admissible depuis que j'ai vu, sur le mouton, l'excision à gauche de la partie postérieure de la circonvolution dont il s'agit abolir la vision du côté droit.

Dans la partie postérieure de la troisième circonvolution placée en dehors de la précédente se trouverait un centre sensitif pour l'audition. En l'excitant on provoquerait un redressement de l'oreille opposée, avec rotation des yeux et inclinaison de la tête de ce côté comme si un bruit venant de ce même côté appelait brusquement l'attention de l'animal.

C'est également dans la partie postérieure des hémisphères que les excitations électriques ont paru déterminer des sensations subjectives desquelles on conclut à l'existence d'autres centres sensitifs. Ainsi, chez le singe et chez le chien, l'irritation de l'extrémité des hémisphères au point où ils vont se recourber vers la tente du cervelet ayant donné lieu à des signes d'inquiétude, de malaise, on a placé là un centre de sensibilité tactile dont l'abolition ferait perdre à l'animal la conscience des mouvements exécutés par les muscles. La destruction de la circonvolution de l'hippocampe a eu pour résultat, dans les expériences de Ferrier, l'hémianesthésie opposée à la lésion comme les altérations pathologiques de cette partie de l'écorce, l'ont fait dans les cas signalés par M. Charcot. A la région temporo-sphénoïdale, tout à fait en bas, dans ce qu'on appelle le subiculum de la corne d'Ammon, on a cru voir encore un centre de l'odorat et un centre du goût parce que l'irritation de cette partie, chez le singe, le chien et d'autres animaux, détermine des phénomènes exprimant des sensations subjectives d'odeurs et de saveurs. D'une part on a vu alors une narine se tordre, et l'autre se fermer partiellement, comme dans les cas où une substance d'odeur désagréable est mise à l'entrée des cavités nasales. D'autre part on a constaté que la désorganisation de la partie supérieure du lobe temporo-sphénoïdal abolit complètement la gusta-

1. D. Ferrier, *les Fonctions du cerveau*, Paris, 1878, p. 263.

tion et l'olfaction. Aussi après cette désorganisation les substances les plus amères comme l'aloès et la coloquinte n'impressionnent plus la muqueuse buccale et l'acide acétique paraît sans action sur la pituitaire. Mais, en ce qui concerne ces dernières localisations, les expériences sont peu concluantes, parce que la destruction des parties dont il s'agit exige de grands délabrements et plonge l'animal dans un état tel que les muqueuses buccale et olfactive deviennent à peu près insensibles aux excitations ordinaires.

En outre, on a cru découvrir des centres de sensations internes dans les régions occipitales des hémisphères qui correspondent aux lobes occipitaux de l'homme. L'excitation électrique de ces régions ne provoque aucune réaction. Leur destruction n'entraine ni anesthésie ni paralysie ; elle laisse les animaux marcher, courir ; seulement elle donne lieu à une anorexie, d'ailleurs passagère, qui n'accompagne pas des lésions cérébrales d'une étendue et d'une gravité équivalentes : mais cela ne suffit pas pour légitimer la localisation des sensations de la faim, de la soif, dans les régions occipitales du cerveau.

En somme, c'est sur de simples déductions, tirées des effets de la stimulation ou de la destruction de divers points de l'écorce cérébrale qu'on se fonde pour localiser chaque sensation dans un centre distinct. C'est toujours d'après certains mouvements des yeux, des oreilles, de la langue, des joues, des mâchoires, etc., analogues à ceux qui traduisent, dans les conditions ordinaires, les sensations visuelles, auditives, olfactives, gustatives qu'on admet le fait de sensations subjectives surgissant dans les points excités. Aussi reste-t-il des doutes sur l'existence et la délimitation des centres sensitifs. L'autonomie de ceux-ci serait prouvée si leur destruction entraînait l'abolition indéfinie des sensations qu'ils paraissent chargés de percevoir.

La sensibilité générale n'est point abolie par l'ablation des lobes cérébraux, non plus que la sensibilité tactile, ni la sensibilité à la douleur. Flourens, Magendie, Longet, ont noté que les animaux privés de leurs hémisphères étaient encore sensibles aux piqûres et aux diverses excitations fortes. Cependant cette sensibilité s'affaiblit considérablement, surtout sur les mammifères de grande taille, tels que le cheval et le bœuf, au point que souvent les piqûres d'épingle, même les coups de scalpel donnés sur la peau, ne provoquent plus de réaction. C'est sur les oiseaux que l'affaiblissement de la sensibilité est alors le moins prononcé.

Les hémisphères paraissent avoir sur les sensations et sur la sensibilité générale une action croisée.

Flourens a observé que la destruction de l'un d'eux entraîne la perte de la vue du côté opposé. J'ai constaté, sur un âne, que cette action croisée existe également pour la sensibilité générale. Après avoir détruit en partie le lobe cérébral droit, j'ai vu que l'animal s'agitait vivement quand on lui frappait l'oreille droite, ou lorsqu'on lui piquait la peau du même côté, tandis qu'il s'agitait à peine à la suite des coups portés sur l'oreille gauche ou des piqûres faites à gauche en diverses parties du corps. J'avoue cependant que, dans quelques circonstances, il n'y a pas eu de différence bien appréciable entre la sensibilité de l'une des moitiés du corps et celle de la moitié opposée.

II. — Rôle des hémisphères cérébraux relativement aux mouvements.

Les hémisphères cérébraux qui ne sont excitables en aucun point de leur étendue, ni à l'extérieur, ni à l'intérieur, exercent cependant une influence excitatrice sur les mouvements. Ils sont le point de départ des volitions qui commandent les mouvements, volitions impuissantes par elles-mêmes, mais qui stimulent la moelle allongée d'où émane l'action provocatrice de la contraction musculaire. Ils ont encore une autre influence sur les mouvements, car une lésion grave de leur substance ou leur ablation, tout en supprimant les mouvements volontaires, rend la locomotion lente, difficile et même produit la paralysie, au moins sur certaines classes et certaines espèces d'animaux. C'est ce qu'on démontre expérimentalement en détruisant ces organes, en partie ou en totalité.

D'après Flourens [1], la poule privée de ses lobes cérébraux se tient encore debout, elle conserve parfaitement l'équilibre, marche quand on l'irrite ou qu'on la pousse ; dès qu'on ne l'irrite plus elle cesse de se mouvoir, reste dans la situation où on la place, et tombe dans un assoupissement profond. Si on la réveille, elle ne tarde pas à retomber dans la somnolence ; lorsqu'elle en sort spontanément, elle secoue la tête, agite ses plumes, les nettoie quelquefois avec son bec, change de patte pour se reposer ; par moments elle marche comme sans motif et sans but, se heurte contre les obstacles qui se trouvent sur son passage, sans chercher à les éviter ; en un mot, elle conserve la faculté d'exécuter ses mouvements habituels, tout en perdant leur spontanéité, c'est-à-dire la faculté de les vouloir. Les reptiles et les poissons conservent même, suivant Desmoulins, l'entier usage de leurs mouvements ; ils continuent à nager comme avant l'ablation de leurs lobes cérébraux. Il n'en est point ainsi, à beaucoup près, chez les mammifères. Dès qu'on détruit les hémisphères cérébraux à un cheval, il perd l'équilibre et tombe. A peine peut-on même parvenir à enlever leurs couches superficielles avant que la chute ait lieu. Une fois que l'ablation est achevée, l'affaiblissement musculaire est extrême, l'animal reste étendu sur le côté, avec les membres dans l'extension, le cou et la tête immobiles, la langue pendante hors de la bouche, les lèvres flasques, les paupières baissées, les naseaux à peine dilatés ; et cet état, qu'aucune convulsion ne vient troubler, persiste jusqu'au moment de la mort. Si l'on se borne à la destruction partielle d'un seul hémisphère, on peut quelquefois parvenir à conserver l'animal debout pendant un certain temps et juger alors des modifications apportées dans la locomotion : un âne auquel j'avais enlevé la couche superficielle du lobe cérébral droit se tint debout pendant près d'une heure ; il penchait un peu à gauche ; les membres de ce côté fléchissaient sous le poids du corps et se mouvaient en masse avec difficulté. Abandonné à lui-même, il restait immobile. Dès qu'on venait à l'exciter, par des piqûres ou des coups sur les oreilles, il se mettait en marche et marchait

1. Flourens, *ouv. cité*, p. 87.

très vite ; par moments il tournait en cercle du côté opposé à la lésion ; en se
heurtant contre les murs il tombait ; mais on parvenait sans trop de peine à le

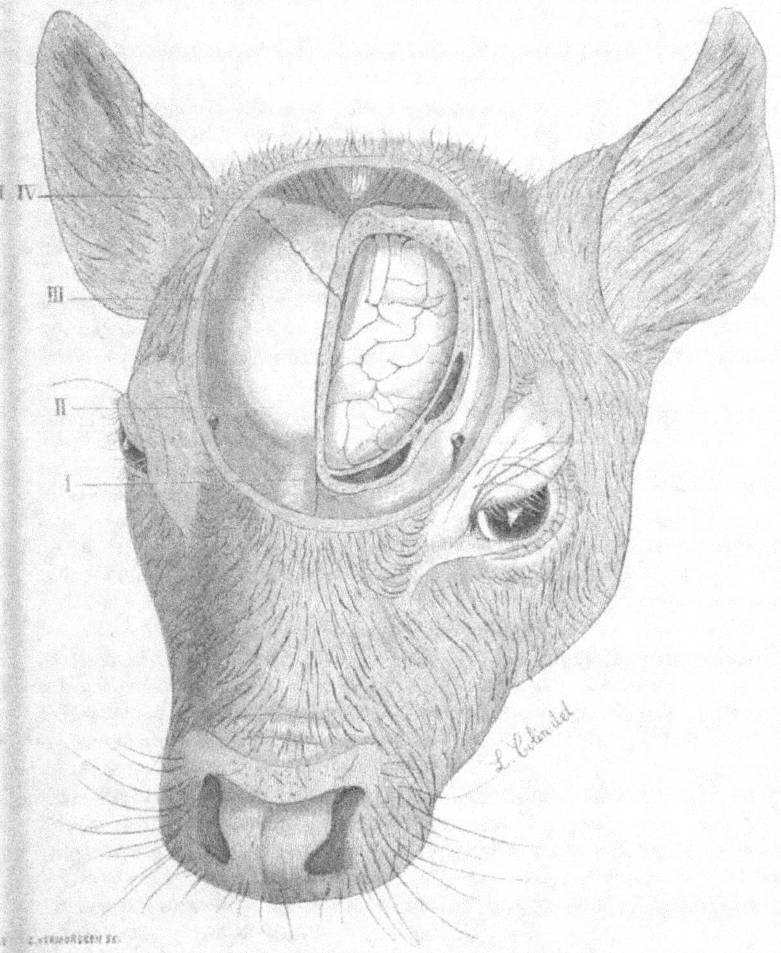

Fig. 3. — Tête de génisse de 3 à 4 mois, crâne dénudé à droite —
hémisph. g. découvert — pour l'ablation (*).

faire relever. Insensiblement la prostration fit des progrès, et bientôt il ne fut
plus possible de le faire marcher sans le soutenir. Sur un autre âne, l'hémisphère gauche, préalablement mis à découvert, fut incisé dans le sens de sa lon-

(*) I, rég. des couches olfactives. II et III, rég. moy. des hémisph. II. corresp. au corps strié.
IV, rég. occipitale de la saillie intermédiaire aux cornes non développées.

gueur ; aussitôt il survint une hémiplégie à droite, le solipède tomba sur ce côté et l'on ne parvint pas à le faire relever. Sur plusieurs chevaux, une simple piqûre de scalpel traversant un des lobes cérébraux dans toute son épaisseur a quelquefois suffi pour entraîner instantanément la chute de l'animal et le mettre dans l'impossibilité de se relever. Les animaux de l'espèce bovine supportent beaucoup mieux que le cheval et même que l'âne les mutilations des hémisphères. Une génisse que j'avais privée d'un de ses lobes cérébraux se tint debout pendant plus d'une demi-heure, conserva tant de vivacité et marcha si aisément, qu'il était fort difficile de reconnaître l'affaiblissement musculaire du côté opposé à la lésion ; quand le lobe restant fut enlevé comme le premier, elle put encore se soutenir, bien qu'avec assez de peine, avancer, reculer et tourner, si on la sollicitait à exécuter ces divers déplacements (fig. 1). Ce fait indique que les mouvements d'un côté du corps ne dépendent pas entièrement de l'hémisphère cérébral du côté opposé. Chez l'homme, les lésions des hémisphères entraînent des troubles profonds dans les facultés locomotrices. Une lésion peu étendue, une rupture vasculaire, suffisent pour donner lieu à la paralysie d'une moitié du corps.

Les recherches des pathologistes ont montré que les deux substances des hémisphères n'ont pas une influence égale sur les mouvements. C'est la lésion de la substance grise qui donne lieu à la paralysie, notamment à celle qu'on observe sur les aliénés. La substance grise disposée en plusieurs feuillets de matière grenue, parsemée de cellules multipolaires, anastomosées entre elles par leurs prolongements et en continuité avec les fibres centrales, est là, comme dans les autres parties centrales du système nerveux, la substance essentiellement active.

L'action que les hémisphères cérébraux exercent sur les mouvements est croisée. C'est l'hémisphère droit qui stimule les muscles de la moitié gauche du corps et *vice versa*. Les hémorrhagies cérébrales auxquelles l'homme est si exposé, en donnent une démonstration irréfutable. Mais les faits pathologiques ne semblent pas toujours d'accord avec le principe. On voit souvent, sur les animaux ruminants, un cœnure énorme dans un hémisphère, ou, sur les solipèdes, une concrétion unilatérale d'un plexus choroïde, ne pas produire d'hémiplégie marquée, mais occasionner une tendance au tournoiement, au mouvement circulaire due, soit à la traction, soit à la poussée exercée par la moitié saine du corps sur la moitié plus ou moins affaiblie.

Dans les expériences, la lésion produite d'un côté fait tourner du côté opposé, ce qui ne devrait pas arriver si les muscles de ce dernier étaient plus ou moins paralysés, car ils ne pourraient plus attirer à eux l'autre moitié. Aussi faut-il admettre, vraisemblablement, que les lésions expérimentales, telles qu'une piqûre ou une autre lésion pathologique légère du côté droit, par exemple, stimulent le côté gauche au lieu de le paralyser. Les piqûres produisent manifestement cet effet, au moins dans les premiers temps, car les petits oiseaux auxquels on a implanté une aiguille dans un hémisphère sont pendant plusieurs heures en proie à une agitation extraordinaire. Et peut-être les petits cœnures en font-ils de même sur les ruminants. Mais quand la lésion déprime la fonction de l'hé-

misphère, comme doit le faire un caillot compresseur ou un cœnure du volume
d'un œuf de pigeon, la paralysie se produisant du côté opposé, semble devoir
exclure le tournoiement de ce côté. On conçoit, d'après cela, qu'une lésion donnée fasse tourner d'un côté tant qu'elle stimule, puis plus tard du côté opposé
quand elle déprime, affaiblit, paralyse.

Il est à noter, du reste, que les lésions des hémisphères produisent plus
difficilement la paralysie sur les animaux que sur l'homme. J'ai souvent provoqué la formation d'un coagulum étendu en blessant le sinus falciforme des
chevaux trépanés, ou introduit des plombs du volume d'un pois dans les circonvolutions, sans donner lieu à cette hémiplégie que l'hémorrhagie produit si vite
sur notre espèce. Des concrétions du plexus choroïde, du volume d'une figue
sèche ou d'un œuf de pigeon, ne produisent pas d'hémiplégie sur le cheval.
Enfin des cœnures de mêmes dimensions ne déterminent quelquefois, jusqu'à
la veille de la mort, aucun symptôme de paralysie, aucun indice de tournoiement. D'ailleurs, la destruction de l'écorce, au tiers postérieur des hémisphères,
dans une étendue de plusieurs centimètres carrés, sur le chien, l'agneau, la
génisse, le lapin, n'a pas produit de paralysie sensible.

On a cherché à rattacher l'influence motrice exercée sur telle ou telle partie
du corps à des points déterminés de l'encéphale. Saucerotte a avancé que les
parties antérieures des hémisphères avaient plus spécialement une influence sur
les mouvements des membres abdominaux, et que leurs parties postérieures
agissaient sur ceux des membres thoraciques. Serres a adopté la même opinion
après avoir vu sur le chien la lésion de la partie antérieure des lobes cérébraux
paralyser les pattes de derrière, et la lésion des parties postérieures de ces lobes
produire celle des pattes de devant. M. Bouillaud est allé plus loin encore ; en
s'appuyant sur des observations pathologiques, il a cru pouvoir localiser dans les
lobes antérieurs du cerveau, ou dans la partie antérieure des hémisphères, l'influence régulatrice des mouvements qui donnent lieu à la parole ou au langage
articulé. Broca a précisé davantage. Il a soutenu, d'après un certain nombre de faits
pathologiques, que la faculté du langage articulé, résidait chez l'homme, dans la
partie postérieure de la troisième circonvolution frontale gauche. Les expériences sur les animaux n'apprennent rien à cet égard, car le langage de la plupart d'entre eux est extrêmement restreint, et la circonvolution qui pourrait en
être chargée ne saurait être facilement déterminée. J'ai néanmoins cherché à
détruire cette circonvolution en lésant superficiellement, dans une assez grande
étendue, l'extrémité antérieure d'un hémisphère, entre le bulbe olfactif et le
sillon crucial sur plusieurs chiens très aboyeurs, entre autres sur un chien de
garde, dont l'aboiement presque continuel était modulé de la façon la plus
expressive. Après la guérison et pendant plusieurs semaines, l'aboiement restait aussi fréquent qu'auparavant et ne subissait, quant à ses intonations variées,
aucune modification appréciable.

Dans ces dernières années on a obtenu, par l'excitation électrique des régions
superficielles du cerveau, des contractions partielles des membres, des oreilles,
des paupières, des mâchoires, de la queue, etc., contractions qui semblent indiquer des points de départ distincts d'excitations motrices ou, en d'autres

termes, l'existence de centres moteurs assez nombreux. Ceux-ci paraissent former, sur les parties antérieures et latérales des hémisphères, un groupe ou un
agrégat distinct de celui des centres sensitifs dont il a été question plus haut.
C'est à Fritsch, à Hitzig et à Ferrier qu'on doit la constatation de ces intéressants résultats. En voici l'exposé sommaire :

Si, après avoir mis à découvert une assez grande étendue des hémisphères
cérébraux, on vient à explorer rapidement les divers points de leur surface à
l'aide des électrodes d'un ap-
pareil à induction, à courants
intermittents d'intensité modérée, on détermine du côté opposé à l'hémisphère excité, des
mouvements qui sont variables
suivant les points sur lesquels
porte l'excitation.

D'après les premiers tra-
vaux de Fritsch et Hitzig, les
centres moteurs ou les zones
motrices sont peu nombreux,
et groupés dans le lobe frontal,
à l'extrémité antérieure de la
quatrième circonvolution, dans
le point où elle décrit un contour au niveau du sillon crucial,
contour appelé gyrus sigmoïde.
D'après ces expérimentateurs,
a est le centre des muscles
de la nuque ou des cervicaux
supérieurs ; b celui des adducteurs et des extenseurs du
membre thoracique ; c le
centre des fléchisseurs et des
rotateurs du même membre.
En d, en arrière du sillon cru-

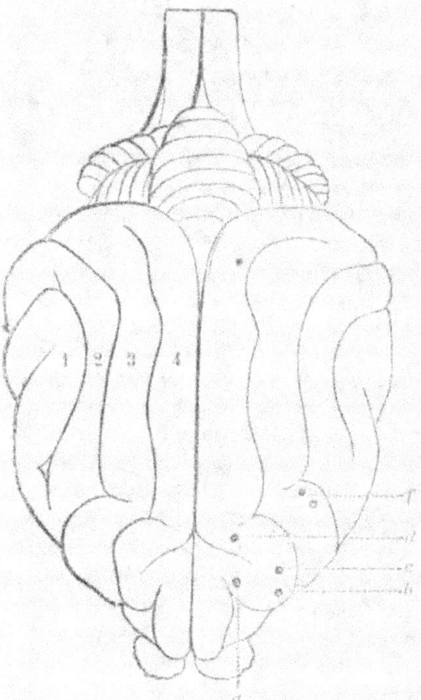

FIG. 4. — Encéphale du chien, face supérieure.

cial est le centre moteur du membre abdominal. Le point f, dans le croissant de
la deuxième circonvolution est celui des muscles de la face, animés par le nerf de
la septième paire. Les parties de l'écorce grise du cerveau où se trouvent ces
centres recevraient, soit directement, soit par l'intermédiaire des ganglions, des
faisceaux de fibres provenant des pédoncules. Ils seraient ainsi en communication directe avec les cordons inférieurs de la moelle épinière et finalement par
les nerfs avec les parties qui se meuvent sous l'influence des excitations électriques.

Voici d'autre part, et en résumé, les résultats obtenus dans les expériences
de D. Ferrier, par l'excitation électrique des points numérotés dans les figures,
représentant l'encéphale du chien, vu de face et de profil. Les mouvements pro-

voqués ont toujours été produits dans la moitié du corps opposée au côté du cerveau excité.

L'excitation en 1, a déterminé l'adduction de la patte antérieure.

En 2, 3, la rotation de la tête vers l'épaule ;

En 4, l'élévation du sourcil.

En 5, 6, 7, l'occlusion de l'œil et l'inclinaison latérale de la tête.

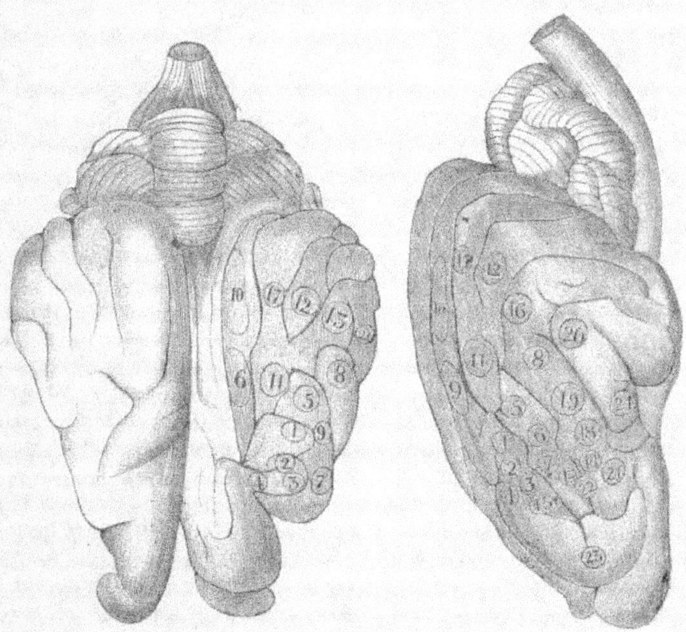

FIG. 5. — Cerveau de chien vu de face avec les centres moteurs, d'après D. Ferrier.

FIG. 6. — Le même de profil.

En 8, des contractions spasmodiques de l'œil ;

En 9, l'agitation, le redressement, la rigidité de la queue,

En 10, des cris de douleur.

En 11, des contractions spasmodiques des paupières.

En 12, l'inclinaison de la tête du côté opposé à celui de l'hémisphère irrité.

En 13, le spasme de la commissure labiale.

En 14, le retrait de la commissure labiale ; le port de l'oreille en haut et en dehors.

En 15, l'élévation de la paupière supérieure.

En 16, pas de mouvements.

En 17, agitation générale.

En 18, traction de la joue en haut, abaissement des commissures, flexion de haut en bas avec inclinaison.

En 19, rétraction de la face en haut et rapprochement des mâchoires.

En 21, projection de la tête en arrière, ouverture de la bouche.

En 22, ouverture de la bouche, rétraction de la lèvre supérieure.

En 23, inclinaison de la tête sur la poitrine.

En 24, contraction de l'oreille du côté opposé à l'irritation.

En somme, il y aurait d'après cet expérimentateur :

Un groupe de centres pour les mouvements des pattes dans la partie antérieure des hémisphères 1, 2, 6.

Un groupe de centres pour les mouvements de la face et des paupières à la région frontale moyenne, 4, 5, 6, 7, 8, 15.

Un groupe pour les mouvements de la bouche, de la langue et des mâchoires 13, 14, 18, 19 et 20, encore à la partie antérieure des hémisphères.

Un groupe pour les mouvements latéraux de la tête, à la région pariétale, 11, 12, 16 et 17.

Bien que ces centres soient groupés dans le voisinage de la scissure de Rolando, qui est à peine marquée ou même absolument effacée, à moins qu'on ne la suppose représentée par le sillon crucial, chez la plupart des animaux domestiques, ils n'occupent pas les mêmes points dans toutes les espèces. Ainsi, on a trouvé ces centres plus en arrière chez les singes que chez les mammifères moins élevés, et on a vu qu'ils ne se trouvent pas exactement dans les mêmes points chez des espèces très voisines, telles que le chien et le chat. Les centres des mouvements des lèvres et de la bouche qui, chez les carnassiers, se trouvent dans les régions inférieures et orbitaires sont confinés dans le point qui correspondrait à la circonvolution frontale antérieure chez le lapin. Quelquefois ces centres ont semblé se fusionner deux à deux ; par exemple, le centre du mouvement des pattes avec celui de la queue, chez le chien ; le centre des membres antérieurs avec celui des postérieurs chez le lapin. D'ailleurs, l'étendue de ces centres a paru proportionnée à l'importance et au degré d'activité des parties dont ils provoquent l'action. Ainsi, ceux des pattes s'agrandissent chez les chats, ceux de la bouche et de la queue, chez le chien.

Aucun d'eux, jusqu'ici, n'a pu être reconnu chez les oiseaux où toutes les parties des hémisphères, soit superficielles, soit profondes, se sont montrées absolument réfractaires aux excitations électriques.

La localisation des centres moteurs semble encore indiquée par les convulsions épileptiformes, choréiques qui résultent, tantôt de l'excitation de points circonscrits de l'écorce cérébrale ou d'une excitation diffuse de toute la surface des hémisphères. Ces convulsions peuvent être unilatérales, quand un seul hémisphère est excité ; elles peuvent être bornées à des régions musculaires, à un seul membre si l'excitation est limitée et d'une médiocre violence. Dans quelques cas elles ont toutes les apparences des attaques d'épilepsie les mieux caractérisées ; violentes secousses de tous les membres, rotation des yeux, déviation de leurs axes, essoufflement, cyanose des muqueuses, salivation abondante. J'en ai vu de telles sur le chien dont j'irritais les circonvolutions mises à nu depuis quelques jours, notamment la première dans le voisinage du sillon crucial.

Quoiqu'on ne voie pas bien l'utilité d'un si grand nombre de centres d'impulsions motrices, surtout pour des parties fort limitées comme les paupières, les oreilles, la queue, on s'explique cependant la distinction de ces centres en songeant que la volonté, dont le point de départ est dans les hémisphères cérébraux, commande des mouvements limités à tels ou tels muscles pour produire un effet déterminé. Le point de départ de ces excitations peut être circonscrit comme l'est celui de leur arrivée ou de leur destination.

Les deux grands arguments à faire valoir en faveur des centres moteurs se tirent des effets qui résultent, d'une part, de la destruction de ces centres, d'autre part, de leur lésion dans les cas pathologiques.

Or, lorsqu'on vient à détruire un ou plusieurs de ces centres, au lieu de les exciter on paralyse les parties auxquelles ils envoyaient les excitations motrices volontaires. C'est ce que MM. Carville et Duret[1] ont vu sur le chien pour plusieurs centres préalablement soumis à des excitations électriques. Les parties, qui entraient en contraction lors de l'excitation des centres se trouvaient ensuite paralysées si on venait à détruire ceux-ci, même très superficiellement.

En trépanant le crâne du chien dans des points bien déterminés, d'un seul côté, j'ai souvent excisé, soit la substance grise d'un ou de plusieurs centres, soit, en même temps, leur substance grise et leur substance blanche et j'ai conservé les animaux des semaines et des mois après ces mutilations. Toujours ces animaux se sont rétablis et j'ai pu, à compter de l'ablation, constater les effets produits. Celle du gyrus sigmoïde, dans une étendue de 2 centimètres de diamètre, a paralysé habituellement les deux membres du côté opposé à la lésion, surtout les adducteurs et les extenseurs dans les membres thoraciques, les extenseurs du pied dans les membres abdominaux. Aussi le premier de ces membres se trouvait-il fortement déjeté en dehors et fléchi de telle sorte que l'appui, dans la marche, se faisait sur le genou ; le second souvent projeté en avant avait les extenseurs de la rotule, et du tibia fortement contractés. En un mot, la destruction des centres donnés comme moteurs des membres paralysait les extrémités et particulièrement certains groupes de leurs muscles. Seulement dans toutes mes expériences les paralysies produites ont été de courte durée après l'ablation bornée à la substance grise ; elles ont duré plus longtemps à la suite de la destruction des deux substances, grise et blanche, toujours elles se sont fortement atténuées et souvent elles ont guéri plus ou moins complètement.

D'autre part, les faits pathologiques bien constatés, ceux des lésions circonscrites, conduisent à des données concordantes avec les résultats de l'expérimentation. M. Charcot[2] a observé et publié un grand nombre de ces faits. Il a vu les troubles de la locomotion résulter de lésions localisées dans les parties antérieures des hémisphères, voisines de la scissure de Rolando précisément dans les points où l'expérimentation semble montrer les centres psycho-moteurs. Dans certaines

---

1. Carville et Duret, *Sur les fonctions des hémisph. céréb.* Paris, 1875.
2. Charcot, *Leçons sur les localisations cérébrales dans les maladies. — Progrès médical*, 1875.

lésions unilatérales, les convulsions du côté opposé ont été observées au début
ou à la période d'excitation puis l'hémiplégie avec conservation de la sensibilité
à la période de désorganisation, ce qui concorde parfaitement avec les données
expérimentales.

Beaucoup d'objections peuvent être et ont été faites à la doctrine des localisations dont il s'agit.

Les principales sont les suivantes :

1° L'excitation électrique de points circonscrits n'est obtenue que par des
courants d'une assez grande intensité et cette excitation peut s'étendre en profondeur et en surface de manière à agir sur la substance blanche, même sur les
ganglions, notamment sur les corps striés. Ce qui semble l'indiquer c'est que
les courants appliqués en divers points du corps à la surface de la peau vont
agir sur les nerfs placés à une distance considérable. D'ailleurs les excitations
portées directement sur la substance blanche produisent les mêmes effets que sur
l'écorce grise dans laquelle on admet l'existence de centres distincts. Aussi ces
centres peuvent n'être pas moteurs par eux-mêmes. S'ils sont comme le pense
M. Charcot en continuité avec des tractus déterminés du cerveau, qui les lient
par l'intermédiaire de la moelle avec les nerfs de tels ou tels groupes de muscles,
ils envoient simplement à ces muscles les stimulations qui leur sont appliquées.

Mais ce qui atténue la valeur de cette objection c'est que les courants électriques appliqués dans les parties postérieures des hémisphères, à une faible
distance des corps striés et d'autres parties à attributions motrices ne provoquent
de mouvement dans aucune partie du corps.

La seconde objection dont la doctrine des localisations est passible, est plus
sérieuse encore que la première. Si les centres moteurs de la substance grise sont
détruits les mouvements qu'ils excitent dans les conditions ordinaires doivent
être abolis d'une façon permanente, puisque ces centres ne sont pas susceptibles
de se régénérer. Or c'est ce qui n'arrive pas. La paralysie très accentuée dans
les jours qui suivent l'opération, s'atténue, puis disparaît à peu près complètement. Le fait déjà observé par quelques physiologistes s'est reproduit dans
presque toutes mes expériences sur le lapin et même sur le chien, avec une
variante très importante. Les animaux chez lesquels les deux membres d'un côté
étaient très affaiblis et à peu près paralysés par la destruction de la substance
grise au niveau du gyrus sigmoïde de la première circonvolution, reprenaient
très vite et à peu près complètement l'usage de ces membres. Ceux chez lesquels
la substance blanche était détruite à une certaine profondeur, en même temps
que la grise, étaient plus complètement paralysés et ne guérissaient qu'au bout
d'un temps très long et incomplètement. Dans de telles circonstances le rôle des
parties détruites est rempli, dit-on, par les parties demeurées intactes lesquelles
acquièrent plus ou moins vite l'aptitude à suppléer les centres empêchés. Toutefois l'aptitude à la suppléance a des limites, car dans une foule de cas pathologiques des lésions déterminées et bien circonscrites donnent lieu à des troubles
fonctionnels d'une durée indéfinie.

Ce qui pourrait encore faire naître des doutes au sujet des localisations
motrices c'est que, suivant la remarque de M. Brown Séquard, des lésions céré-

brales très étendues ne donnent souvent lieu à aucun trouble sérieux de la locomotion ; c'est d'autre part que l'excitation électrique de parties étrangères au cerveau, du cervelet par exemple, provoque des mouvements très variés des yeux, certains mouvements des membres, quoique rien n'indique sûrement, dans cet organe, l'existence de centralisations motrices.

D'ailleurs il faut se rappeler que les mouvements dus à l'excitation des points limités du cerveau pourraient résulter de ce que cette excitation mettrait en jeu un centre sensitif. Alors ces mouvements, comme le dit Ferrier, exprimeraient une sensation et auraient un caractère purement réflexe.

Quelque sérieuses que soient ces objections, trois ordres de faits concordants semblent démontrer la réalité des localisations motrices.

1° Les excitations électriques modérées de certains points de l'écorce cérébrale déterminent des mouvements limités à certaines parties des membres, de la face, aux yeux, aux oreilles, etc.

2° Les irritations vives, morbides des mêmes points font naître des convulsions épileptiformes localisées dans certaines parties ou étendues à l'ensemble des muscles d'une moitié du corps ;

3° Enfin la destruction, le ramollissement, la désorganisation de ces mêmes points entraîne la paralysie des parties que les excitations avaient mues ou convulsivées.

Les localisations motrices dont il vient d'être question sont distinctes en bloc des localisations sensitives. Elles ont, comme on l'a vu, chacune un département dans les hémisphères, et elles en laissent un troisième vide dans les régions occipitales et les parties inférieures.

En somme, et au point de vue de la motricité, les hémisphères cérébraux paraissent avoir dans l'écorce grise de leurs régions antérieures des centres excitateurs des mouvements volontaires, les uns pour les membres, les autres pour le cou, la bouche, les yeux, etc., et ces centres semblent d'une étendue proportionnée à l'importance des parties dont ils excitent la locomotion. Le cerveau qui est l'organe chargé de percevoir les impressions, de les convertir en sensations, d'en donner conscience à l'animal est, en même temps, l'organe excitateur et provocateur des mouvements. Il l'est spontanément, sans y être sollicité. Aussi l'animal, si cet organe est enlevé, n'a plus d'initiative ni de volonté, il reste apathique, engourdi, presque toujours immobile, tout en conservant, par l'intermédiaire d'autres centres nerveux, l'aptitude à se mouvoir, à coordonner ses mouvements, à les adapter à un but déterminé.

III. Rôle des hémisphères cérébraux relativement aux facultés intellectuelles et instinctives.

La fonction essentielle et la plus élevée des hémisphères est celle-ci. On la leur a attribuée bien avant que la physiologie expérimentale et l'anatomie pathologique fussent en mesure de prouver qu'elle est leur apanage. Il s'agit de voir ici : 1° si les hémisphères cérébraux sont bien réellement et sont seuls les organes de l'intelligence ;

2° S'ils le sont par leur ensemble, leur totalité ou par quelques unes de leurs parties ;

3° Si les diverses facultés intellectuelles y ont un siège commun, ou si chacune y a son siège spécial, isolé.

Sur le premier point, les expériences de M. Flourens ont jeté une vive lumière. Elles ont démontré que les hémisphères constituent l'organe spécial des facultés intellectuelles. Après l'ablation de ces hémisphères, chez les oiseaux, l'animal peut vivre encore longtemps, se mouvoir automatiquement, respirer, digérer ; mais il perd, avec ses sensations, la mémoire, le jugement, la volonté et les instincts les plus vivaces de son espèce ; il devient tout à fait stupide ; son existence se passe dans la torpeur, dans le sommeil. Éveillé, il exécute à peine quelques mouvements, tant que rien ne vient l'exciter ; on le maltraite sans qu'il essaye d'éviter les coups ; il ne cherche ni à fuir, ni à se défendre. Il n'a pas même l'idée de prendre la nourriture qui lui est offerte, et il se laisserait mourir de faim sur un tas d'aliments si une main étrangère ne les lui mettait dans la bouche. Sauf la persistance de quelques actes rendus automatiques par l'habitude, comme ceux de mettre la tête sous l'aile pour dormir, de se nettoyer les plumes avec le bec, de se reposer tour à tour sur chaque patte, de fuir quelquefois des excitations importunes ; rien ne révèle la persistance de l'instinct et de l'intelligence.

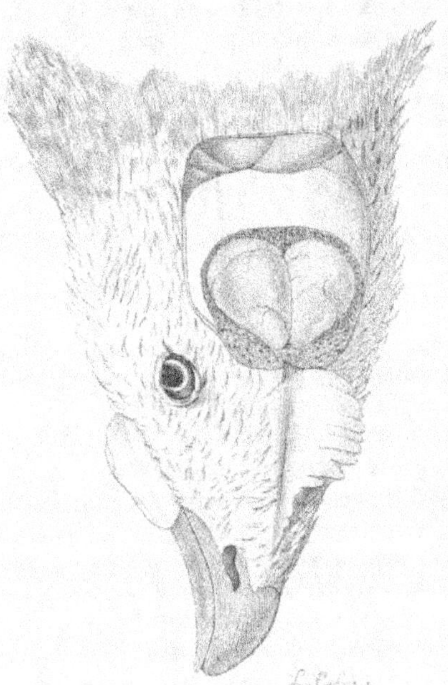

Fig. 7. — Tête de jeune poule, vue de 3/4, grand. nat., hémisph. dénudés pour l'ablation complète.

Les troubles morbides, les lésions organiques localisées dans les hémisphères cérébraux, reproduisent, à divers degrés, les résultats de l'expérimentation. Une hémorrhagie cérébrale, une compression, une commotion, une irritation profonde, un ramollissement de la substance du cerveau, affaiblissent, troublent, suppriment l'exercice des plus nobles facultés de l'être ; l'atrophie, les arrêts de développement, donnent lieu à l'idiotie plus ou moins complète.

L'anatomie semble ici en conformité avec l'expérimentation. Elle montre que l'augmentation de volume des hémisphères cérébraux marche de pair avec l'extension de l'intelligence. Du poisson, du reptile, le cerveau va croissant à l'oiseau, au mammifère et à l'homme. Dans une même classe, le volume de cet organe croît des espèces à facultés bornées, aux espèces à intelligence développée ; dans celle des mammifères, par exemple, il augmente du monotrème, du rongeur au carnassier et au quadrumane ; dans l'espèce humaine, il augmente aussi du Nègre au Mongol, de celui-ci au Caucasien. Il y a bien quelques exceptions, car la somme d'intelligence d'un vertébré ne dépend pas entièrement de la masse du cerveau, mais la loi, dans ses termes généraux, ne saurait être contestée.

Les effets si remarquables de la destruction des hémisphères ne s'observent que dans ce seul genre de lésions. Ils ne sont point produits par la destruction du cervelet, des tubercules bigéminés, ni par les lésions des autres parties de l'encéphale, qui sont, pendant un certain temps, compatibles avec la vie. D'où il suit que les hémisphères sont exclusivement le siège des facultés intellectuelles et de la volonté.

Il est plus difficile de s'assurer si les nombreuses facultés de l'intelligence ont un siège, un foyer commun dans les hémisphères, ou si elles y ont, soit une à une, soit par petits groupes, des foyers séparés, distincts. L'expérimentation ne peut fournir ici des lumières très nettes à cause de la solidarité qui existe entre les diverses parties du cerveau et des troubles que la lésion d'une partie peut jeter dans l'action des autres. Cependant elle semble montrer que les hémisphères sont, en masse, l'organe de l'intelligence et non une agglomération de petits organes affectés chacun à une faculté intellectuelle. « On peut, dit Flourens [1], retrancher soit par devant, soit par derrière, soit par en haut, soit par côté, une portion assez étendue des lobes cérébraux sans que leurs fonctions soient perdues. Une portion assez restreinte de ces lobes suffit donc à l'exercice de leurs fonctions. A mesure que ce retranchement s'opère, toutes les fonctions s'affaiblissent et s'éteignent graduellement, et, passé certaines limites, elles sont tout à fait éteintes. Les lobes cérébraux concourent donc, par tout leur ensemble, à l'exercice plein et entier de leurs fonctions. Enfin, dès qu'une perception est perdue, toutes le sont ; dès qu'une faculté disparait, toutes disparaissent. Il n'y a donc point de sièges divers, ni pour les diverses facultés, ni pour les diverses perceptions. La faculté de percevoir, de juger, de vouloir une chose, réside dans le même lieu que celle d'en percevoir, d'en juger, d'en vouloir une autre ; et, conséquemment, cette faculté essentiellement une réside essentiellement dans un seul organe. »

Ce qui semble encore confirmer cette vue, c'est cette autre expérience par laquelle Flourens enlève par couches successives une partie des lobes cérébraux en s'arrêtant aussitôt que l'opération a amené la perte de tous les sens et de toutes les facultés intellectuelles. Au bout de quelques jours, l'animal mutilé commence à recouvrer la vue, l'ouïe, la mémoire, et dès qu'il a recouvré l'une de ces facultés, il les a recouvrées toutes.

Cependant, tout en admettant que les hémisphères soient, par leur ensemble, l'instrument commun, collectif de toutes les facultés, on pourrait incliner à croire qu'ils le sont plus spécialement par telle ou telle de leurs parties. On sait que Gall regardait les régions antérieures des hémisphères comme le siège des facul-

1. Flourens, *ouv. cité*, p. 99.

tés intellectuelles proprement dites. Bouillaud[1] a vu qu'en les détruisant seules sur les oiseaux et sur de petits mammifères, les animaux, bien qu'ils conservent leurs sensations, semblent perdre la mémoire, la connaissance, le discernement des choses ; c'est aussi dans ces mêmes parties antérieures des hémisphères que Bouillaud et Broca ont localisé la faculté du langage articulé, laquelle s'affaiblit et s'éteint par le fait de lésions qui portent sur les lobes cérébraux antérieurs et particulièrement sur la troisième circonvolution frontale.

Le grand développement des parties antérieures des hémisphères indiqué par l'ampleur du front de beaucoup d'hommes très intelligents semble favorable à cette manière de voir ; seulement il ne faut pas oublier qu'alors les autres parties des hémisphères éprouvent aussi une augmentation proportionnelle, et que d'ailleurs ce grand développement s'observe assez souvent chez des individus d'une intelligence très ordinaire, à esprit lourd et obtus. En outre, il est des des animaux qui, avec une grande largeur des parties antérieures des hémisphères, sont très bornés, même stupides, comme le mouton et beaucoup de ruminants, tandis qu'il en est d'autres, tels que le chien, divers carnassiers, qui sont fort intelligents avec des hémisphères rétrécis, même effilés en avant, presque au même degré que chez les rongeurs.

Aussi, quelques observateurs, frappés de ces contrastes, ont cherché à reporter les facultés intellectuelles dans les régions postérieures des hémisphères qui sont très developpées chez l'homme, puis chez les animaux intelligents, les carnassiers, l'éléphant, et très peu ensuite chez la plupart des pachydermes, des ruminants et des rongeurs. On a même prétendu que, dans la démence des vieillards, l'atrophie des circonvolutions cérébrales portait le plus souvent sur les parties occipitales des hémisphères. Mais, comme le fait très judicieusement remarquer Longet, on peut trouver dans la pathologie de quoi appuyer les assertions les plus contradictoires, rassembler, par exemple, un grand nombre de cas de lésions des lobes moyens ou des lobes antérieurs pour étayer l'opinion qui ferait résider ces facultés dans les premiers ou dans les seconds.

Il y a évidemment diffusion des facultés dans les hémisphères. Mais la diffusion peut ne pas être uniforme. Il est possible que certaines régions soient douées d'une activité prépondérante, surtout les plus antérieures dans lesquelles l'excitation électrique ne montre ni centres sensitifs ni centres moteurs. Un hémisphère peut remplacer l'autre hémisphère, la partie antérieure remplacer la postérieure. Les diverses parties sont indépendantes les unes des autres, puisque certaines d'entre elles peuvent fonctionner pendant que d'autres sont lésées, atrophiées, détruites, et en même temps elles sont solidaires, puisque les troubles apportés à l'action de l'une d'elles réagissent sur l'action des autres. Il ne faut pas s'étonner s'il reste quelques incertitudes sur les fonctions si complexes du plus admirable des organes.

L'anatomie comparée, pas plus que les observations pathologiques, ne vient donc à l'encontre des données expérimentales qui semblent faire des hémisphères un organe agissant en bloc, et dont chaque partie prend part à l'exercice

1. Bouillaud, *Recherches sur les fonctions du cerveau* (*Journal de physiologie expérimentale*, t. X, 1830).

de chaque faculté. Tout au plus pourraient-elles nous porter à admettre que dans ces organes certaines parties concourent plus spécialement, plus activement que d'autres à l'exercice de ces facultés.

Quoique l'expérimentation montre la diffusion des facultés dans les lobes cérébraux, les faits pathologiques, qui sont aussi une expérimentation précieuse dont il faut chercher le sens, semblent indiquer que des deux substances des hémisphères, la grise est la plus active, celle qui prend la plus grande part aux actions cérébrales afférentes à la pensée. C'est, en effet, l'irritation, le ramollissement de cette substance, qui donnent lieu à la paralysie, à l'aliénation, à la démence. L'importance des circonvolutions se déduit tout naturellement du rôle de la substance grise. Celle-ci sera d'autant plus abondante que les circonvolutions seront plus nombreuses, plus profondes, comme chez l'homme, les singes anthropomorphes, la plupart des carnassiers ; elle deviendra rare chez les animaux à cerveau lisse, tels que les rongeurs et les ovipares, chez lesquels on voit l'intelligence bien inférieure à celle des animaux à circonvolutions cérébrales très marquées. Le nombre des circonvolutions, l'étendue de leur surface, qui est proportionnée à la profondeur de leurs replis, seraient, d'après Desmoulins, la meilleure mesure de l'étendue de l'intelligence des animaux comparés entre eux. Cette profondeur des circonvolutions, qui varie beaucoup, paraît-il, dans l'espèce humaine, d'individu à individu, ainsi que l'épaisseur et la vascularité de la substance grise, peuvent expliquer, au moins la diversité des degrés de l'intelligence humaine.

Les hémisphères cérébraux étant en bloc les organes de l'intelligence, on conçoit que celle-ci doive être, en général, d'autant plus développée que ces hémisphères sont plus volumineux. On remarque effectivement qu'à partir de l'espèce humaine, la masse de l'encéphale, et spécialement celle du cerveau, décroissent à mesure que l'intelligence s'affaiblit. Toutefois la diminution de volume ne suit pas exactement la dégradation des facultés intellectuelles. On peut voir, en comparant entre eux les animaux domestiques, les mieux connus sous le rapport de leurs facultés, qu'ils seraient mal classés s'ils l'étaient d'après le poids proportionnel de leur cerveau.

Ainsi, d'après la classification basée sur le poids de cet organe, le chat serait placé en première ligne, puis le chien, le lapin, la chèvre, le bélier et l'âne. Le cheval, si intelligent, ne viendrait qu'à la suite du plus obtus de tous les solipèdes ; du plus stupide de tous les ruminants et serait à peu près sur le même rang que le bœuf et la vache ; enfin le porc occuperait le dernier degré de cette échelle. Évidemment, une classification aussi vicieuse indique assez que le volume de l'encéphale ne peut faire apprécier exactement le degré d'intelligence de chaque espèce. D'ailleurs il suffit de réfléchir un peu aux chiffres donnés par Haller, Cuvier et Leuret, pour se convaincre que les animaux sauvages ne seraient pas mieux classés que les domestiques s'ils l'étaient d'après le poids de leur cerveau comparé à celui du corps. L'éléphant, par exemple, se trouverait bien au-dessous du cerf et du chevreuil ; le loup, le renard, au-dessous de la souris, du rat et de la taupe ; les mammifères en général, au-dessous d'un grand nombre d'oiseaux.

En somme, on voit que les hémisphères cérébraux ont des fonctions complexes relatives à la sensibilité générale, aux diverses sensations, aux volitions, aux mouvements et aux facultés intellectuelles. La complexité de leur rôle s'explique, au moins en partie par la complexité de leur structure. Ils ont sans doute des cellules et des fibres spéciales pour chacune de leurs fonctions : des cellules sensitives, des cellules motrices, etc. L'écorce seule des circonvolutions rendrait raison de la multiplicité des rôles de ces centres car on y reconnaît, depuis les recherches de Meynert, cinq à six couches : 1° la couche hyaline granuleuse et à petites cellules étoilées ; 2° la couche de petites cellules pyramidales ; 3° celle des grandes

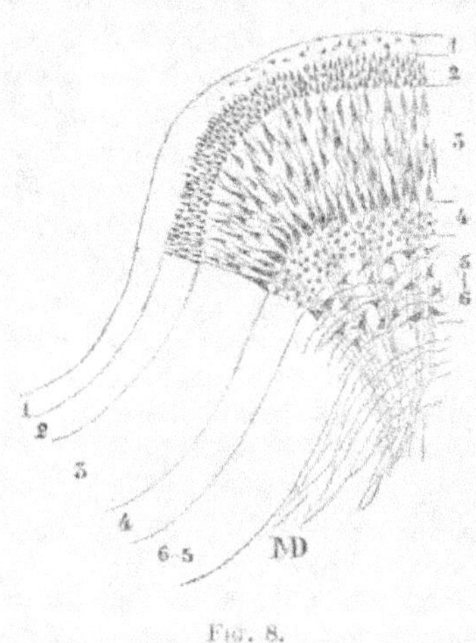

Fig. 8.

cellules pyramidales ; 4° celle des granules ; 5° et 6° la couche des cellules fusiformes, affectées, d'après quelques auteurs, aux volitions. De plus dans cette écorce les histologistes ont trouvé des fibres nerveuses très fines disposées en un ou deux réseaux servant, suivant toutes les apparences, à établir des communications entre les différentes cellules.

Il est à remarquer que l'écorce présente des particularités de structure dans les divers départements cérébraux, lesquelles semblent en rapport avec le rôle de chacun. Suivant les points, le nombre des couches corticales augmente ou diminue, les cellules sensitives prédominent sur les cellules motrices ou réciproquement. Ainsi dans la partie appelée lobe occipital on

a compté huit couches et trouvé des cellules sensitives en proportions énormes. Dans l'écorce de la corne d'Ammon on a vu surtout des cellules pyramidales motrices.

Cherchons maintenant à déterminer le rôle spécial qui peut être dévolu, au corps calleux, aux ganglions cérébraux appelés corps striés, couches optiques, etc.

IV. Rôle des diverses parties des hémisphères cérébraux.

Corps calleux. — Le corps calleux ou la lame blanche qui réunit les deux hémisphères et forme la voûte des ventricules cérébraux est propre aux mammifères, sauf les marsupiaux et quelques autres. Les oiseaux, les reptiles et les poissons en sont dépourvus. Il est formé de substance blanche, à fibres parallèles entre elles qui, d'après Kölliker, ont le même diamètre et le même aspect que celles de la masse centrale des hémisphères. Ces fibres commissurales transverses, disposées en deux feuillets, se répandent en tous sens, surtout dans les circonvolutions supérieures des hémisphères.

Lapeyronie l'a regardé comme le siège de l'âme, et Saucerotte ayant observé que sa section déterminait une secousse violente suivie de la perte immédiate du sentiment, adopta la même opinion. Tréviranus, se basant sur des considérations purement spéculatives, le croyait destiné à mettre en relation intime les deux hémisphères, et à donner de l'unité, de l'harmonie à leurs opérations. Mais les expériences des physiologistes modernes ne sont pas favorables à ces hypothèses, et elles ne font découvrir au corps calleux aucune propriété, aucune fonction spéciale.

Lorry, Flourens, Magendie, ont irrité, incisé et détruit le corps calleux sans qu'il en résultât ni douleur, ni convulsions. Longet l'a incisé dans toute sa longueur sur de jeunes chevreaux et de jeunes lapins qui n'en ont pas éprouvé de douleur : ils ont pu encore se tenir debout, même marcher et courir, lorsqu'ils y étaient sollicités. J'ai fait la même expérience sur deux chevaux. L'un est demeuré peu de temps debout et s'est jeté à la renverse, après avoir éprouvé quelques mouvements de l'œil ; l'autre a éprouvé un affaiblissement considérable, peu après la section, et s'est laissé tomber sur le côté. Aucun n'a eu de convulsions.

On a vu dans l'espèce humaine le corps calleux arrêté dans son développement, ou tout à fait atrophié, sans troubles notables dans les fonctions sensitives ou locomotrices.

La voûte à trois piliers et la cloison transparente jouissent de la même insensibilité que le corps calleux. On leur a attribué aussi l'office d'établir l'unité d'action entre l'un et l'autre hémisphères ; mais l'expérimentation ne nous apprend rien qui puisse appuyer ou infirmer cette manière de voir. L'amincissement de la voûte, et la perforation du septum s'observent quelquefois sur l'homme, dans les cas d'épanchements. J'ai plusieurs fois rencontré cet amincissement sur des chevaux immobiles qui avaient une hydropisie très marquée des ventricules ou de volumineuses concrétions des plexus choroïdes et sur un jeune bélier dans les ventricules duquel se trouvait un énorme cœnure. Dans les cas de cette nature on n'observe pas de troubles spéciaux qui fassent supposer que le corps calleux ait des fonctions distinctes de celles de la masse des hémisphères cérébraux.

Corps striés. — Les corps striés qui existent avec un développement plus ou moins considérable, dans tous les vertébrés, sauf les poissons, sont considérés avec raison, à ce qu'il semble, comme formant la première paire des ganglions cérébraux. Ils résultent de l'agrégation de plusieurs amas ou noyaux de substance grise à cellules multipolaires et se lient par leurs faisceaux de substance blanche aux pédoncules cérébraux, et conséquemment aux pyramides du bulbe rachidien que les pédoncules prolongent. Ces fibres blanches ont ceci de très particulier, d'après Kölliker[1], qu'elles naissent directement, pour la plupart, des pédoncules cérébraux, s'irradient dans les noyaux gris, se résolvent en réseaux dont les prolongements fins paraissent s'unir à ceux des cellules sans que ces fibres se rendent dans la substance blanche du reste des hémisphères. Toutefois, outre ces fibres, il en est d'autres qui émanent de la substance médullaire des lobes, et vont se terminer en anses dans les noyaux dits lenticulaire, crochu, vermiculaire, etc.

C'est par ces dernières que sont établies de nombreuses connexions entre l'écorce des hémisphères et les corps striés. Les histologistes qui les ont étu-

1. Kölliker, *Éléments d'histologie*, p. 335.

diées avec soin en font plusieurs groupes : les unes étendues du lobe frontal au lobe occipital et insérées au bord externe du corps strié où elles forment la couronne rayonnante ; les autres jetées de la tête du corps strié à la région temporale des lobes ; enfin des séries, jetées de toute l'étendue des hémisphères à la masse dite noyau lenticulaire qui se trouve au bord externe du corps strié. Ces connexions expliquent les relations fonctionnelles qui existent entre l'écorce et les ganglions moteurs des hémisphères.

D'après M. Luys[1], c'est surtout par les fibres blanches que les différents territoires de l'écorce cérébrale se relient aux corps striés comme aux couches optiques et aux autres petits centres gris de l'encéphale.

Lorsqu'il s'agit de constater les propriétés et de déterminer le rôle des corps striés, on peut arriver à leur surface et dans toute leur épaisseur en trépanant le crâne exactement au niveau du point sur lequel ils sont situés. Sur le cheval (fig. 9) la tête du corps strié se trouve à environ trois centimètres et demi au-dessus d'une ligne transversale qui serait tangente au point le plus excavé du bord supérieur de l'arcade orbitaire.

En divisant en quatre zones transverses l'espace compris entre la ligne sus-indiquée et le sommet de la protubérance occipitale, l'ouverture de trépan, faite à un centimètre du plan médian, doit passer par la ligne qui sépare la première zone de la seconde. La pointe du stylet lésera la surface du corps en restant à mi-chemin dans le crâne ou à égale distance de la paroi frontale et de la paroi sphénoïdale ou inférieure. L'instrument traversera le corps strié si sa pointe s'enfonce à 3 centimètres au delà de la surface de ce ganglion.

Sur le chien on rencontrera le corps strié en trépanant en regard de la suture fronto-pariétale. Le gyrus sigmoïde, qui deviendra visible au fond de l'ouverture, indiquera le point que devra traverser l'instrument.

Les corps striés ont paru insensibles aux stimulations mécaniques, notamment aux piqûres de stylet, soit à la surface, soit à une certaine profondeur et ils se sont également montrés inexcitables aux stimulations de même nature dans leurs parties superficielles ; mais leur excitabilité a été mise en jeu par les courants électriques, dans les expériences récentes tentées par les physiologistes qui ont appliqué l'électricité à la détermination des propriétés de l'écorce cérébrale. Lorsque ces courants d'induction modérés sont appliqués à l'un des corps striés, ils provoquent une contraction générale de tous les muscles du côté opposé, contraction qui a pour résultat ce que les cliniciens appellent le pleurosthotonos ou l'incurvation latérale du corps avec flexion légère des membres.

Sur les grands animaux l'excitation mécanique des corps striés ne paraît pas assez vive pour déterminer cette contraction unilatérale opposée, mais elle peut l'être par des piqûres légères qui *excitent* sans donner lieu à un commencement de paralysie. Ainsi, sur une vache, la piqûre en deux points du corps strié a déterminé, du côté opposé à la lésion, la déviation latérale de la tête à un degré tel qu'elle venait s'appuyer sur l'épaule, et de ce côté encore, des

<hr>

1. Luys, *Nouvelles recherches sur la structure du cerveau* (comptes rendus de l'Académie des Sciences, 7 juillet 1884, et *l'Encéphale, journal des maladies mentales et nerveuses*, 1884, t. IV, p. 513).

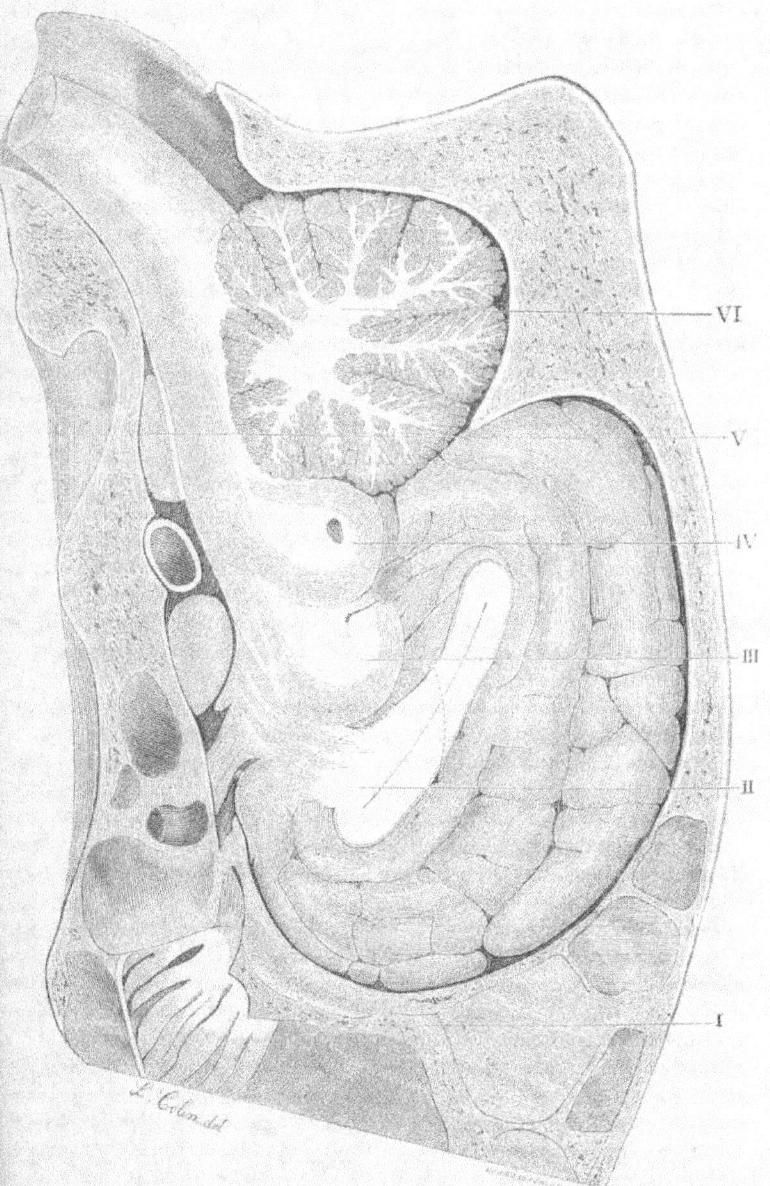

Fig. 9. — Coupe longitudinale de l'encéphale du cheval (*).

(*) I, Trajet du stylet arrivant aux couches olfactives. II, trajet du stylet au corps strié. III, à la couche optique. IV, au tubercule bigéminé antérieur. V, au pont de Varole. VI, à la région moyenne du cervelet

contractions saccadées dans le mastoïdo-huméral, absolument comme dans le cas d'une lésion du pédoncule cérébral.

Si la lésion du corps strié est assez considérable pour affaiblir l'action motrice, il se produit un commencement de paralysie à l'opposé de la lésion d'où résulte une déviation de la tête du côté de cette lésion avec tendance au tournoiement ou au mouvement de manège dans le même sens. Ainsi, sur un cheval, par une trépanation, la piqûre du corps strié droit, qui n'a déterminé ni douleur ni mouvements convulsifs, a donné lieu à une déviation de la tête du côté droit puis à la chute du corps. Sur le porc debout, par une trépanation, trois piqûres au corps strié droit n'ont déterminé aucun indice de sensibilité et donné lieu à l'inclinaison du cou et de la tête à droite ; sur le chien la piqûre du corps strié gauche a donné lieu à un commencement de paralysie à droite et déviation de la tête avec tendance au tournoiement du côté de la lésion. Enfin, sur plusieurs lapins, la piqûre puis la désorganisation par une petite ouverture de trépan, ont entraîné également l'incurvation du corps, même le tournoiement du côté de la lésion avec culbute en avant. Sur divers autres lapins la déviation de la tête et la tendance au tournoiement dans le sens indiqué ont persisté pendant plusieurs jours. Presque toujours la piqûre arrivant à la face inférieure du corps strié déterminait un bond, en avant, sans autre indice de sensibilité.

C'est par l'excitation mécanique d'un pédoncule cérébral que j'ai produit beaucoup mieux et, tout à la fois, le pleurosthotonos et le tournoiement. Les connexions intimes que les histologistes signalent entre le corps strié et le pédoncule portent à croire que les excitations du corps strié peuvent produire, en partie, leurs effets non directement mais par leur transmission au pédoncule.

La destruction des corps striés, donne lieu à la paralysie unilatérale apposée surtout à celle des mouvements involontaires plus complète et plus durable que celle qui résulte des lésions corticales. Elle la détermine, même lorsqu'elle est limitée à une faible étendue de ces corps. Nothnagel l'a produite sur le lapin par la simple désorganisation du noyau lenticulaire et sur le chien par celle du noyau caudé du corps strié. Cette hémiplégie n'entraîne point la perte ni même l'affaiblissement de la sensibilité. Elle a été observée plusieurs fois sur l'homme dans ces conditions. La destruction des fibres de l'expansion pédonculaire donne lieu à des effets semblables.

Il est à noter qu'après la destruction des deux corps striés, l'animal, s'il peut se tenir debout, conserve l'immobilité la plus absolue; ses membres demeurent dans la position qu'on leur donne. Il ne se déplace que sous l'influence d'une provocation ; il bondit, fuit rapidement, comme s'il conservait toute liberté de se mouvoir automatiquement.

Magendie faisait jouer aux corps striés un rôle tout à fait spécial. Il se développerait, d'après lui, dans les centres nerveux deux forces diamétralement opposées : l'une qui excite les animaux à se porter en avant et qui a son siège dans le cervelet, peut-être dans la moelle allongée, l'autre qui les porte à se mouvoir en arrière ou à reculer, et qui a son point de départ dans les corps striés. Lorsque l'équilibre entre ces deux forces vient à être rompu, par la lésion du cervelet ou par celle des corps striés, les mouvements sont modifiés dans le sens de la force devenue prédominante. Ainsi, quand les corps striés sont détruits, la force qui tend à pousser en arrière étant annihilée, l'autre agit seule et entraîne le corps en avant. « Aussitôt l'animal s'élance dans cette direction et court avec rapidité ; s'il s'arrête, il conserve l'attitude de la fuite ; on dirait que l'animal est poussé en avant par une puissance à laquelle il ne peut résister ; dans cette course rapide, il passe quelquefois par-dessus les obstacles qu'il rencontre. » Magendie a trouvé, en faveur de sa manière de voir, un argument dans le fait des chevaux immobiles qui ne peuvent point reculer, comme chacun le sait, et qui, une fois emportés, ont même beaucoup de peine à s'arrêter ; il a rencontré dans les grands ventricules de ces animaux un épanchement de sérosité qui avait comprimé les corps striés et quelquefois altéré leur surface. Il n'y aurait rien à objecter au savant physiologiste si toutes les expériences concordaient avec les siennes et si l'explication de l'immobilité était vraie dans toutes les circonstances.

Mais Longet, n'a pas vu les lapins privés de leurs corps striés présenter une tendance plus prononcée que d'habitude à se porter en avant. Ils se déplaçaient seulement lors d'une forte provocation, puis retombaient dans une complète inertie. Dans mes expériences je n'ai jamais constaté une tendance outrée à se porter en avant après la désorganisation d'un seul corps strié ou des deux. Limitée à un seul, sur le cheval, elle a produit l'hémiplégie, à un certain degré, l'affaiblissement, même la paralysie des deux membres postérieurs, et la chute du corps. Étendue aux deux, elle a déterminée la paralysie bilatérale.

Dans les cas d'immobilité, chez le cheval, les corps striés ne sont pas désorganisés. Ils sont simplement comprimés et leur compression ne coïncide même pas toujours avec un certain degré d'atrophie. La compression est produite par l'hydropisie des grands ventricules et elle s'exerce à la fois sur les corps striés et les couches optiques. Cette hydropisie ne m'a paru manquer jamais, pourvu que l'autopsie fût faite avant la résorption du liquide ventriculaire. Elle a été, sur sept chevaux immobiles dont l'autopsie a été faite avec soin immédiatement après la mort ou peu d'heures après, de 15, 20, 25, 30, 32, 35 et 55 gr., soit de 3 à 11 fois la quantité normale. En outre, sur plusieurs de ces animaux, il existait d'un seul côté ou des deux des concrétions de cholestérine au plexus choroïde.

Quoique l'hydropisie des ventricules soit une lésion à peu près constante de l'immobilité on n'est pas en droit d'attribuer cette immobilité uniquement à la compression des corps striés, puisque le liquide comprime les couches optiques autant que les corps striés et qu'il exerce, en outre, de dedans en dehors, une compression sur la capsule interne et sur la totalité des couches qui forment les parois de la cavité ventriculaire.

Il importe de tenir compte, dans l'interprétation des effets de l'hydropisie ventriculaire, de la compression exercée sur les couches optiques, car, dans les expériences de Nothnagel comme dans celles de Ferrier, on a vu après la destruction de ces couches que les animaux laissaient mettre leurs pattes dans toutes les situations les plus pénibles.

La compression produite sur les corps striés et sur les couches optiques par les concrétions de cholestérine doit produire des effets équivalents à ceux de l'hydropisie, à la condition que les concrétions existent à droite et à gauche avec un développement considérable, pour opérer comme le liquide, une compression bilatérale. J'ai vu un assez grand nombre de fois des concrétions de ce genre des deux côtés, du volume d'une noisette à celui d'un œuf de perdrix, concrétions qui avaient provoqué la résorption d'une partie des corps striés; néanmoins les animaux n'avaient aucune tendance exagérée à la propulsion.

La tendance à se porter en avant, que Magendie croyait le résultat de la lésion des corps striés n'est pas uniquement liée à ce qu'on appelle l'immobilité chez les solipèdes. Elle s'observe le plus souvent, chez ces animaux, dans les différentes formes de méningite ou d'encéphalite connues sous les noms de vertige essentiel ou de vertige abdominal.

En somme il est difficile de rattacher les troubles locomoteurs caractéristiques de l'immobilité à des lésions précises des centres nerveux. J'ai vu des chevaux qui reculaient très difficilement, conservaient les membres croisés, tenaient la tête baissée quand on la mettait dans cette situation, chevaux qui se montraient indociles, peu maniables, d'un arrêt difficile une fois qu'ils étaient lancés, et tout cela sans autre chose que de petites concrétions des plexus choroïdes et un léger épanchement ventriculaire.

En résumé les corps striés sont des ganglions moteurs, principalement affectés aux mouvements automatiques ou involontaires.

Couches optiques. — Elles constituent une seconde paire de ganglions cérébraux, en rapport, d'une part, avec les pédoncules, d'autre part avec les circonvolutions.

Dans leur substance grise, les cellules sont fusiformes ou pyramidales, et différentes de celles des corps striés; elles sont disposées dans le sens des fibres. Ces fibres proviennent, en partie, des pédoncules cérébraux; elles sont, pour la plupart, sensitives à ce qu'il semble; les moins nombreuses sont motrices: aussi la couche optique est surtout un ganglion sensitif, tandis que le corps strié est un ganglion moteur. Ces couches sont, disent les histologistes, en communication par des faisceaux de fibres avec les parties frontales, temporales et occipitales des hémisphères cérébraux. M. Luys y reconnaît quatre centres unis aux pédoncules et à l'écorce, dans les régions sensitives.

Le rôle des couches optiques a toujours paru d'une détermination difficile. Dans les expériences de Flourens et de Longet, ces couches se sont montrées insensibles et inexcitables, sous l'influence des irritations mécaniques. Les courants électriques, d'une intensité égale à celle des courants qui mettent en jeu l'excitabilité des corps striés, n'exercent sur elles, d'après divers observations, aucune action chez les singes et les carnassiers.

Lorsqu'on lèse gravement ou lorsqu'on détruit les couches optiques sur les animaux, on donne lieu à l'atténuation de la sensibilité du corps, dans la moitié opposée à la lésion. L'hémianesthésie est prononcée en raison de la gravité de la lésion et elle l'est à des degrés divers suivant les espèces d'animaux. De plus, elle est accompagnée de la perte partielle ou complète de la vue, de l'ouïe, de l'odorat du côté opposé à la lésion. D'après M. Luys, les lésions graves de ces couches, affaibliraient toujours la sensibilité dans la moitié du corps opposée à la lésion.

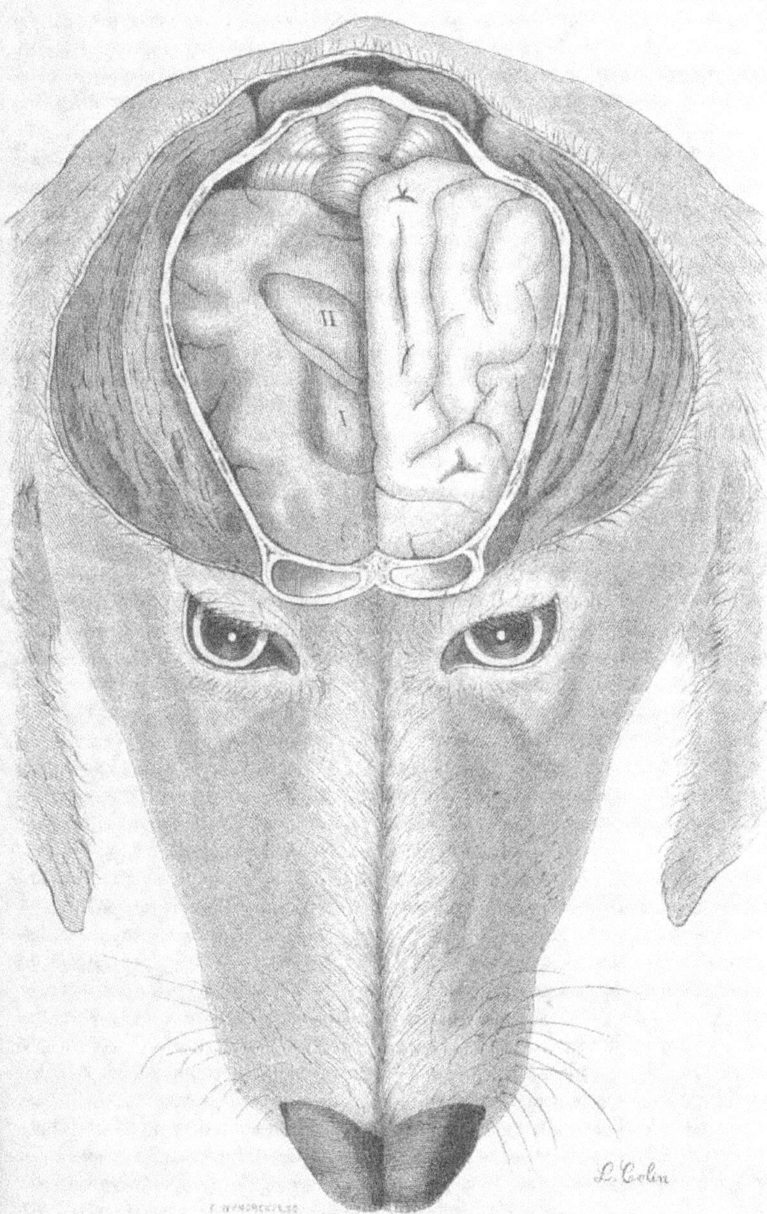

FIG. 10. — Tête de chien à crâne ouvert (*).
(*) A gauche, circonvolutions intactes ; A droite moitié frontale du cerveau excisée. I, corps strié.
II, couche optique.

En outre, d'après Longet et M. Vulpian, ces lésions affaibliraient les muscles dans la moitié opposée ; elles tendraient à produire une paralysie du mouvement, tant dans les membres thoraciques, que dans les membres abdominaux, paralysie dont un grand nombre d'observateurs, à compter d'Andral, ont cité des exemples.

Ce que j'ai observé sur les grands animaux me porte à croire que les couches optiques sont des ganglions mixtes, ou tout à la fois sensitifs et moteurs, mais avec prédominance du rôle sensitif. Au point de vue de la sensibilité, leur rôle est distinct de celui des corps striés, et ce qui le prouve, c'est que, après la lésion des couches, l'animal dont la sensibilité générale devient plus ou moins obtuse, peut paraître immobile ; déplacer lentement ses membres, les tenir longtemps dans une position gênante.

La lésion des couches optiques, sans ablation des hémisphères, a déterminé, dans les expériences de Longet, un mouvement circulaire ou de manège, du côté opposé à la blessure. C'est aussi ce que j'ai vu plusieurs fois en faisant pénétrer perpendiculairement un stylet dans ces parties à travers les hémisphères ; et le tournoiement a été surtout très marqué lorsque la piqûre portait sur les parties des couches les plus rapprochées des pédoncules cérébraux. Il y a ici encore, en apparence, une action croisée qu'il est difficile d'expliquer d'après les caractères du tournoiement. Celui-ci, d'après M. Schiff, résulterait « de la paralysie des abducteurs d'un côté et des adducteurs de l'autre. » Mais, à bien considérer le phénomène, il paraît mal interprété. Lorsque, à la suite de la piqûre de la couche optique droite, par exemple, l'animal tourne à gauche, il est visible que les muscles gauches, notamment ceux du cou, ne sont pas affaiblis, puisqu'ils se contractent énergiquement en inclinant souvent la tête très près de l'épaule. Loin d'être affaiblis, ces muscles sont réellement stimulés et éprouvent une contraction prolongée. Au contraire, lorsqu'à la suite de l'ablation ou de la destruction de cette couche droite l'animal tourne à droite, c'est que les muscles de ce côté attirent à eux et entraînent la moitié gauche qui est plus ou moins affaiblie. A mon sens, la couche optique droite a réellement une action croisée qui se manifeste diversement, savoir : 1° ou par un tournoiement à gauche sous l'influence d'une piqûre qui stimule les muscles de ce côté ; 2° ou par un tournoiement à droite, en suite d'une destruction, d'une ablation qui affaiblit ou paralyse les muscles gauches. Cette interprétation rend, ce me semble, intelligibles les résultats contradictoires de M. Schiff. Du reste le tournoiement en manège est quelquefois d'une interprétation difficile, car il suffit pour le produire, si le cercle décrit est d'un grand diamètre, que les membres d'un côté entament plus de terrain que leurs congénères.

En somme, en raison des connexions intimes des corps striés, des couches optiques, avec les pédoncules, les lésions isolées de ces parties ont des effets communs ; les piqûres, même peu étendues ou peu nombreuses de l'une d'elles, peuvent produire la parésie, la paralysie, dans la moitié opposée, et rendre ces accidents durables. Comme dans ces parties il y a des fibres, des cellules sensitives associées aux fibres et aux cellules motrices, les effets des lésions sont mixtes ; ils portent sur la sensibilité et la motricité avec prédominance sur l'une ou l'autre, suivant les proportions respectives de chacune des deux espèces d'éléments.

Tubercules bigéminés ou lobes optiques. — Ils forment, au-dessus des pédoncules cérébraux, quatre masses hémisphériques à enveloppe blanche. Leur substance grise qui, peut-être, constitue plusieurs ganglions, les met en communication, d'une part, avec la moelle allongée par les rubans de Reil, et par leurs bras, avec l'écorce des hémisphères cérébraux.

Ces tubercules constituent, sans aucun doute, des ganglions optiques en raison des fibres qui les rattachent aux nerfs optiques. C'est surtout chez les poissons, où ils sont énormes, que leurs connexions avec les nerfs optiques sont très évidentes. Ils possèdent de petites fibres qui se rendent aux noyaux d'origine de l'oculo-moteur commun et du moteur interne de l'œil.

Les tubercules bigéminés jouissent de propriétés distinctes de celles des hémisphères. D'après Flourens, leurs couches superficielles ne sont ni sensibles, ni excitables sous l'influence de piqûres ou d'autres stimulations mécaniques ; mais leurs couches profondes irritées de cette façon, provoquent le resserrement de l'iris, et des mouvements convulsifs. Le fait peut être aisément constaté sur le cheval, quand après avoir fait une ouverture de trépan à deux centimètres au-dessus de celle qui correspond au corps strié, on enfonce le stylet à environ 5 à 6 centimètres de profondeur. La piqûre qui n'arrive pas au pédoncule, provoque un mouvement brusque de la tête, coïncidant avec la dilatation de la pupille du côté opposé.

L'irritation électrique effectuée sur le chien, le chat, le singe a produit ces effets à un degré très prononcé : dilatation des pupilles des deux côtés, abaissement des oreilles, constriction des mâchoires, renversement du corps en arrière, cris, etc. Sur les oiseaux elle a déterminé des mouvements convulsifs plus variés encore ; sur les poissons des mouvements irréguliers de la queue, des nageoires. La signification de ces réactions ne peut être donnée sûrement, car, pour arriver aux tubercules, il faut léser d'autres parties des centres et en les excitant on étend inévitablement l'irritation aux pédoncules cérébraux, au cervelet et au bulbe, puisque souvent on provoque des troubles dans le rhythme de la respiration et de l'action du cœur ; d'ailleurs une partie de ces réactions peut être considérée comme l'expression de douleurs plus ou moins vives.

Les fonctions des tubercules bigéminées sont complexes.

Les plus remarquables se rattachent à la vision et ont été mises en relief dans les expériences de Flourens.

D'abord ils associent les mouvements de l'iris avec les impressions lumineuses reçues par la rétine. L'irritation d'un tubercule excite les contractions de l'iris opposé ; son ablation partielle affaiblit ces contractions et son ablation totale les abolit complètement.

En outre la destruction d'un tubercule qui supprime le jeu de l'iris du côté opposé abolit aussi la vue dans l'œil à iris immobile, l'autre œil conservant ses mouvements iriens et sa faculté visuelle. La destruction des tubercules des deux côtés supprime la vision et les mouvements iriens à droite et à gauche.

Les tubercules bigéminées ont encore des fonctions étrangères à la vision. Ce qui le fait supposer c'est qu'ils ont encore de grandes dimensions chez des animaux à vue faible ou aveugles comme la taupe, la musaraigne, le protée, etc.

Il y a longtemps, Serres a montré que la destruction des tubercules bigéminés, en frappant les animaux de cécité, trouble la coordination des mouvements. Depuis, divers expérimentateurs notamment Goltz, Ferrier ont vu, sur le singe, sur le lapin la désorganisation des lobes optiques, troubler l'équilibre et la coordination locomotrice au point que ces animaux ne pouvaient ni se tenir debout, ni marcher. Sur les oiseaux les mêmes résultats ont été constatés. Les mêmes observateurs ont vu aussi que les batraciens et les poissons, privés de leurs lobes optiques, reprenaient difficilement l'équilibre perdu et le perdaient dans des situations très diverses. Chez les animaux la lésion même superficielle de ces lobes entraînait des désordres graves, tels que la natation sur un côté, la rotation sur l'axe.

Ces tubercules ne sont pas seulement des intermédiaires ou des conducteurs entre l'œil et le cerveau ; ils semblent, comme le dit Flourens, le siège du principe primordial de l'action de la rétine, du nerf optique et de l'iris. En effet Longet a vu qu'après la destruction des lobes cérébraux, moins celle des couches optiques, les pigeons étaient encore impressionnés faiblement par une vive lumière, comme si les tubercules effectuaient un commencement de perception.

Glande pinéale. — Constituée presque exclusivement par des cellules apolaires et unie aux hémisphères par quelques fibres, elle n'a pas de fonction connue. Galien en faisait une glande, et Descartes la source des esprits animaux, d'où l'on a supposé qu'il la considérait comme le siège de l'âme.

Pédoncules cérébraux. — Les pédoncules cérébraux sont évidemment les prolongements de la moelle allongée et du mésocéphale étendus aux hémisphères. Ils renferment des fibres sensitives qui y sont distinctes des fibres motrices. Les supérieures sont sensitives, les inférieures motrices. Entre les tractus supérieurs et inférieurs se trouvent des amas de cellules ; par conséquent ils représentent une moelle allongée ou une moelle épinière bifurquée avec tous leurs éléments. Ces tractus se prolongent dans les corps striés, le noyau lenticulaire, dans la capsule interne et divers points de l'écorce cérébrale. Leur constitution anatomique explique leur rôle dans les conditions physiologiques et pathologiques.

Ils sont sensibles et excitables. Les stimulations portées à leur surface ou dans leur intérieur causent de la douleur et provoquent des mouvements plus ou moins prononcés. A la suite de la destruction des lobes cérébraux, les pédoncules demeurant intacts, j'ai vu, lors de la piqûre de ceux-ci, les animaux couchés faire de violents efforts pour se relever, et souvent y réussir même plusieurs fois de suite. Cette piqûre a provoqué sur l'âne un cri particulier, prolongé, distinct du braiement, et comparable à celui que font entendre les solipèdes qui éprouvent de violentes douleurs pendant les opérations chirurgicales.

La section complète des deux pédoncules s'oppose à la transmission des ordres de la volonté au système musculaire ; elle affaiblit les perceptions sensitives, mais laisse persister, d'après Longet, les impressions très douloureuses qui sont reçues par le mésocéphale. Elle détermine, en outre, dit Flourens, une suite de mouvements d'arrière en avant.

La lésion d'un seul pédoncule produit, sur le lapin, d'après Longet, un mouvement de manège du côté opposé, mouvement qui n'a pas lieu lorsque le pédoncule est coupé à son point de jonction avec la protubérance annulaire. J'ai constaté sur le cheval l'exactitude du premier de ces faits. Ayant piqué avec un large stylet d'acier le pédoncule cérébral gauche, j'ai vu l'animal porter aussitôt la tête à droite, courber fortement l'encolure et tourner de ce côté pendant plusieurs heures. L'attitude que le solipède conserva et les mouvements qu'il fit à la suite de cette lésion étaient très remarquables : non seulement son cou était incurvé à droite, mais encore son corps était courbé si fortement dans ce sens que la tête venait s'appliquer sur les côtes et sur le flanc, comme si l'animal eût été ployé en deux ; ses membres étaient rapprochés en faisceau, de sorte qu'en tournant il pivotait sur lui-même tant le cercle décrit était d'un diamètre peu considérable. Souvent l'animal, en tournant, tombait, et dès qu'il était couché, il donnait à son corps la même incurvation que pendant la station. Une fois relevé, il reprenait son mouvement circulaire ; si on l'appuyait, par le côté droit, contre un mur, il ployait sa tête entre mur et la croupe, puis restait immobile. Ce cheval reculait bien, mais il ne pouvait ni avancer, ni tourner à gauche ; il présenta les mêmes phénomènes pendant la plus grande partie d'une nuit, jusqu'au moment où il fallut le sacrifier. A l'autopsie, je m'assurai que le pédoncule gauche était profondément piqué dans sa partie moyenne.

Sur d'autres animaux, ânes, vaches, chiens et lapins les résultats des piqûres d'un pédoncule ont été analogues mais à des degrés très divers, sans doute, parce que les lésions ne portaient pas sur les mêmes points, n'avaient pas la même étendue et intéressaient inégalement les tractus sensitifs ou moteurs. Sur l'âne la piqûre du pédoncule droit a immédiatement fait incurver l'encolure et porter la tête à gauche. La chute du corps a eu lieu aussitôt après ; mais l'animal a pu être relevé et se tenir debout pendant quelque temps, la tête s'est tenue renversée sur l'épaule gauche, l'oreille du même côté s'est abaissée et les deux yeux ont pirouetté dans leurs orbites.

Quant à la prétendue influence des pédoncules sur les mouvements de l'estomac, de l'intestin, de la vessie, et sur les caractères de la sécrétion urinaire, rien ne la démontre. Les lésions pédonculaires provoquent d'énergiques contractions de l'intestin, souvent l'expulsion des gaz et des fèces, comme le font une foule d'autres mutilations des centres nerveux ; elles rendent l'urine acide par suite de la suspension du travail digestif équivalant à l'abstinence.

Les pédoncules cérébraux qui sont les traits d'union entre le cerveau et les centres nerveux postérieurs ne paraissent pas avoir d'action propre. Ce sont des conducteurs, en deux sens et à double destination. Aussi après leur section ou leur désorganisation il n'y a plus transmission d'impulsions centrales motrices, ni de transmission aux centres d'impressions périphériques.

En résumé, les hémisphères cérébraux sont des foyers importants d'activité nerveuse. Ils ont pour rôle essentiel de percevoir les impressions venues de toutes les parties et de les convertir en sensations, par conséquent de donner à l'homme, à l'animal, conscience de lui-même et du monde extérieur, d'effectuer les volitions, d'accomplir les opérations instinctives et intellectuelles. C'est tantôt par leur ensemble et en masse qu'ils paraissent agir, et tantôt comme une agrégation de petits organes confédérés, à attributions distinctes ; car toutes leurs parties et tous leurs éléments n'ont pas les mêmes propriétés ni exactement les mêmes fonctions. La plupart sont à peu près insensibles aux stimulations mécaniques, quelques-unes sont dénuées d'excitabilité. De leurs deux substances la grise paraît la plus importante, et ses cellules simples, bipolaires et multipolaires en constituent l'élément essentiel et actif. Ces hémisphères représentent, à la fois, des parties indépendantes pour un certain nombre de leurs actions et des parties liées à la moelle pour d'autres, ce qui s'explique par la structure de l'encéphale et par ses connexions avec les autres parties du système nerveux central.

DU CERVELET

Le cervelet, composé de substance grise extérieure sous forme de circonvolutions minces dont chacune est pénétrée par une lamelle blanche, a une structure propre différente de celle des hémisphères. La substance grise ou corticale présente une couche extérieure analogue à celle du cerveau dont les cellules sont petites, à prolongements ramifiés ; une couche moyenne à cellules rondes, ovoïdes, à noyaux volumineux et à très nombreux prolongements, dites *de Purkinge* ; une couche profonde à granulations serrées qui sont peut-être de petites cellules. Celle-ci est traversée par les prolongements des cellules de la zone moyenne et par des fibres provenant de la substance blanche. Cette dernière, ou substance médullaire, est formée de fibres sensitives et motrices. Il existe en outre, dans cet organe, des amas constitués par des cellules multipolaires en rapport avec les pédoncules cérébelleux et l'origine du nerf acoustique.

Ce cervelet est considéré comme à peu près insensible aux irritations mécaniques ou chimiques. Il l'est, en effet, à sa surface et dans toute l'enveloppe grise de ses circonvolutions ; mais il est sensible à l'intérieur et surtout au voisinage des pédoncules. Là aussi sa substance est excitable ; les irritations qui y sont appliquées produisent à la fois de la douleur et des convulsions. De plus, celles qui portent sur les pédoncules déterminent la déviation des yeux et la rotation du corps sur son axe. Cependant la sensibilité et l'excitabilité ne sont très prononcées en aucun point de son étendue. Il est évident que ceux qui ont vu l'irritation de cet organe développer une vive douleur, accompagnée de secousses musculaires, lésaient, en même temps que le cervelet, la moelle allongée dont la sensibilité et l'excitabilité sont exquises. L'électrisation met en jeu au plus haut degré l'excitabilité du cervelet.

Ferrier, en expérimentant sur le singe, a provoqué des mouvements variés des yeux, de la tête et des membres, et sur le chien, le chat, le lapin, des mouvements analogues, comme si le cervelet possédait des centres de mouvement pour quelques parties du système musculaire.

La détermination du rôle de cette partie de l'encéphale a vivement excité l'at-

tention des physiologistes : Willis regardait le cervelet comme l'organe excitateur des mouvements involontaires, notamment des contractions du cœur et des
viscères à tuniques musculeuses, opinion qui ne repose sur aucun fondement ;
Pourfour du Petit, Dugès le considéraient comme un organe présidant à la sensibilité. Rolando, se basant sur des expériences nombreuses, a essayé d'établir
que le cervelet est le point de départ des mouvements volontaires et que son
action est analogue à celle d'une pile galvanique. On va voir que cet expérimentateur s'est trompé sur les faits et sur leur interprétation, attendu que les mouvements persistent après l'ablation du cervelet, et que rien ne prouve la
prétendue analogie qui existerait entre l'action de cette partie et celle de la pile ;
il faut arriver aux expériences de M. Flourens pour trouver, à ce qu'il semble,
les véritables fonctions de cet organe.

J'ai supprimé, dit-il [1], par couches successives, le cervelet d'un pigeon.
Durant l'ablation des premières couches, il n'a paru qu'un peu de faiblesse et
de manque d'harmonie dans les mouvements. Aux moyennes couches, il s'est
manifesté une agitation universelle, bien qu'il ne s'y mêlât aucun signe de convulsion ; l'animal opérait des mouvements brusques et déréglés ; il entendait et
voyait. Au retranchement des dernières couches, l'animal, dont la faculté de
sauter, de voler, de marcher, de se tenir debout, s'était de plus en plus altérée
par les mutilations précédentes, perdit entièrement cette faculté. Placé sur le
dos, il ne savait plus se relever. Loin de rester calme et d'aplomb, comme il
arrive aux pigeons privés des lobes cérébraux, il s'agitait follement et presque
continuellement, mais il ne se mouvait jamais d'une manière ferme et déterminée.
Par exemple, il voyait le coup qui le menaçait, voulait le fuir, faisait mille contorsions pour l'éviter, et ne l'évitait pas. Le plaçait-on sur le dos, il n'y voulait
pas rester, s'épuisait en vains efforts pour se relever et finissait par y rester
malgré lui. Finalement la volition, les sensations, les perceptions persistaient ;
la possibilité d'exécuter des mouvements d'ensemble persistait aussi, mais la
coordination de ces mouvements en mouvements de locomotion réglés et déterminés était perdue. »

Flourens a constamment observé les mêmes phénomènes à la suite de la
destruction du cervelet. Lorsqu'elle ne porte que sur les parties superficielles, il
se manifeste un peu de faiblesse, d'indétermination et un léger défaut d'harmonie dans les mouvements. L'animal se tient encore debout, il marche irrégulièrement, vole avec assez de facilité. Une fois que les couches plus profondes
sont intéressées, la station devient fort difficile ; l'animal ne peut plus se tenir
debout à l'aide de ses pattes ; il faut qu'il s'appuie sur les ailes et sur la queue ;
souvent, malgré ce secours, il ne peut conserver longtemps une pareille attitude.
Les divers mouvements qu'il effectue pour se déplacer sont incohérents, désordonnés ; sa marche est chancelante, indécise, mal assurée, bizarre ; elle ressemble à celle d'un homme ivre, et ne peut se faire qu'autant que les ailes et la
queue viennent en aide aux pattes pour fournir des points d'appui. Le vol est
irrégulier ; l'oiseau ne peut plus se diriger comme il veut ; il roule sur lui-même,

1. Flourens, *ouvrage cité*, p. 37.

recule au lieu d'avancer, se dirige parfois à droite quand il cherche à s'avancer à gauche, heurte l'objet qu'il tend à éviter. Si la destruction de l'organe est complète, l'animal ne peut plus ni se tenir debout, ni marcher, ni voler ; mis sur le dos, il fait des efforts inouïs pour se relever sans y réussir ; il s'agite continuellement, roule sur lui-même, se débat pour prendre une autre position, s'épuise et garde enfin celle que le hasard lui a donnée. Les mêmes particularités se reproduisent sur les mammifères. Leur marche est chancelante et en zigzags ; ils se meuvent irrégulièrement, ne peuvent plus éviter les objets, se heurtent contre les obstacles placés sur leur route.

Pendant que tous ces phénomènes remarquables se produisent, l'animal conserve la sensibilité et l'usage de tous ses sens ; il voit, entend, s'effraye des menaces, fait les plus bizarres contorsions, s'abandonne à l'agitation la plus fougueuse pour les éviter ; ses facultés intellectuelles ne sont pas sensiblement altérées, et s'il continue à vivre après la mutilation, les mouvements conservent leurs caractères anormaux ; ils ne reprennent leur régularité première qu'autant que la lésion du cervelet est légère. Dans les cas de lésions circonscrites, de kystes, d'abcès ou de tubercules, par exemple, on a noté aussi presque toujours l'intégrité des facultés intellectuelles, sans modifications marquées dans l'état de la sensibilité générale.

Par tous ces résultats que j'ai vus reproduits aux leçons de M. Flourens [1], ce savant physiologiste démontre que le cervelet est le siège de la faculté coordinatrice des mouvements volontaires ou l'agent qui les harmonise et les associe. Cette faculté est distincte de celle qui excite les mouvements et de cette autre qui les commande : la première réside dans le cervelet, la seconde dans la moelle allongée et la moelle épinière, la troisième dans les hémisphères cérébraux. Néanmoins cette faculté régulatrice n'étend pas son influence sur tous les mouvements ; il en est quelques-uns appelés de conservation qui paraissent en être indépendants.

A la vérité, tous les faits pathologiques ne confirment pas pleinement les données de l'expérimentation. Si, dans quelques-uns, la station était difficile, la marche irrégulière, la parole embarrassée, on a vu des épanchements cérébelleux, des tubercules, des masses cancéreuses dans le cervelet sans défaut de coordination des mouvements ou avec paralysie complète. Mais, comme le fait très judicieusement remarquer Longet, en rappelant la réflexion de Morgagni, la fonction peut survivre à l'altération grave de l'organe, surtout si cette altération se confine en laissant une assez grande quantité de substance intacte.

J'ai essayé de répéter sur les solipèdes ces expériences qui rendent si évidentes les fonctions du cervelet en ce qui concerne les mouvements. Ayant mis à découvert cet organe sur un cheval de trait, par l'enlèvement de la partie supérieure de l'occipital, j'ai enfoncé un scalpel dans son lobe moyen et assez peu profondément pour ne pas arriver jusqu'à la moelle allongée ; alors l'animal a secoué la tête, mais il n'a point éprouvé de convulsions. Après une seconde et une troisième piqûre, sa démarche est devenue chancelante : il écartait les membres, se

---

1. Au Muséum d'histoire naturelle, 1851.

campait à la fois sur ceux de devant et sur ceux de derrière pour mieux conserver

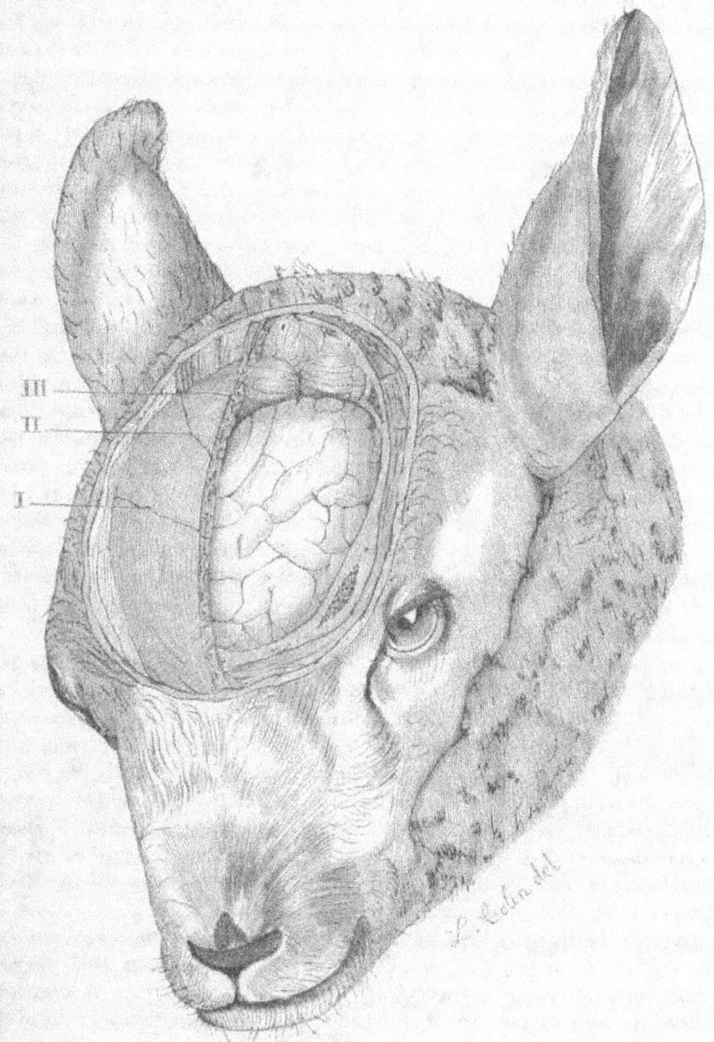

Fig. 11. — Tête d'agneau de trois mois (*).

l'équilibre. Lorsqu'il marchait, on voyait son corps se balancer alternativement

(*) I, première suture correspondant à la partie moyenne des hémisphères cérébraux ; II, deuxième suture en regard de l'extrémité antérieure du cervelet ; III, suture qui correspond au tiers antérieur du lobe moyen.

à droite et à gauche, comme si, à chaque pas, il eût voulu se laisser tomber. Bientôt il manifesta une tendance très marquée à se porter en avant et prit l'attitude du cheval qui donne un vigoureux coup de collier pour franchir une côte ou sortir d'une ornière. A ce moment sept ou huit élèves eurent de la peine, en lui tirant la queue, de l'empêcher d'avancer. Une nouvelle piqûre fit fléchir les membres et détermina la chute du solipède. Un second cheval eut le cervelet piqué à travers une ouverture de trépan faite avec beaucoup de peine ; il présenta les mêmes particularités que le précédent, moins la tendance à se porter en avant ; il voyait, entendait très bien, avançait, reculait, tournait à droite ou à gauche, quand il y était sollicité, et n'exécutait aucun mouvement convulsif.

Sur les ruminants les effets des lésions cérébelleuses ont été de même nature : peu ou point de sensibilité à la surface de l'organe, sensibilité et réaction lors des blessures profondes ; pas de désordres dans la locomotion, lors des lésions légères et superficielles, désordres croissant à mesure que ces lésions se rapprochaient des parties profondes et surtout des pédoncules, tendances au tournoiement, dès que les lésions unilatérales s'éloignaient du plan médian.

Ainsi, sur une génisse debout, une piqûre médiane du cervelet, par une ouverture de trépan à l'occiput, n'a déterminé ni convulsions ni troubles dans la locomotion ; trois autres piqûres sur le côté droit du lobe moyen, jusqu'au plafond du quatrième ventricule, ont fait dévier la tête à gauche et exécuter sept à huit tours de manège suivis d'une immobilité prolongée pendant une journée entière.

Sur deux agneaux la piqûre latérale du cervelet, à l'aide d'une forte aiguille à suture, dans les couches superficielles, a laissé aux mouvements leur liberté et toute leur régularité. L'un d'eux, conservé pendant six semaines, n'a jamais éprouvé de troubles dans la locomotion.

Un jeune chien, dont le cervelet a été piqué au trocart dans le lobe moyen, un peu à gauche, a continué à marcher, à courir ; mais ses allures étaient irrégulières et titubantes ; il avait de la tendance à tourner à droite.

Un autre chien à cervelet blessé jusqu'au quatrième ventricule et au mésocéphale, entre le lobe gauche et le médian, a éprouvé aussitôt après des troubles graves dans les mouvements : chute du corps, agitation des membres, comme pour la marche ou la natation, contracture à droite, relâchement à gauche, renversement de la tête en arrière ; de plus, hyperesthésie, cris au moindre attouchement ; enfin, rotation sur l'axe toutes les fois que l'animal cherchait à changer de position ou à se relever.

Un chat anesthésié, à cervelet piqué à égale distance des deux extrémités, au lobe médian et un peu à gauche, couché sur le côté, se meut circulairement à plat comme la meule de moulin. En se relevant par le train de derrière, il culbute sur les pattes de devant, sur la tête et retombe constamment sur le côté droit, qui se paralyse de plus en plus ; tendance à tourner en manège du côté paralysé.

Un lapin, piqué au même point, mais très superficiellement, n'a offert, pendant quatre semaines, qu'une tendance à tourner à gauche.

C'est sur les oiseaux que les effets des lésions se sont manifestés avec le plus de netteté et sous les formes les plus variées, notamment sur le pigeon.

Un pigeon, auquel le cervelet avait été excisé couche par couche dans la moitié

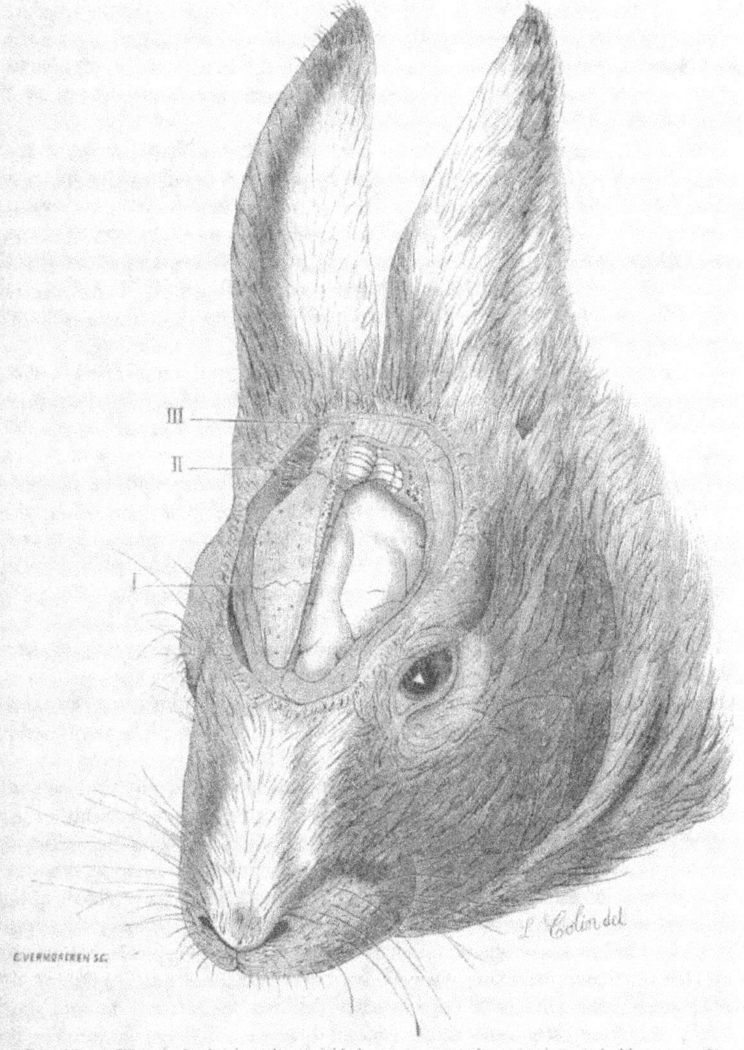

FIG. 12. — Tête de lapin dont la moitié du cerveau et du cervelet est à découvert (*).

supérieure du lobe moyen et du lobe gauche après ablation de la paroi occipitale.

(*) I, suture correspondant à peu près à la partie moyenne du cerveau ; II, suture en regard de l'extrémité antérieure du cervelet ; III, crête occipitale.

ne pouvait ni se tenir debout, ni voler. Ses évolutions étaient bizarres, incohérentes, accompagnées de battements d'ailes ; il faisait par moments des culbutes, tantôt sur la tête, tantôt sur la queue, et de temps en temps roulait sur son axe.

Un autre, dont le cervelet était simplement piqué, n'exécutait plus aucun mouvement régulier, la station devenait très difficile, la marche, le vol, impossibles ; il renversait la tête et le cou en arrière, faisait la culbute dans le même sens, battait des ailes sans but apparent, etc.

Un poulet, auquel le lobe médian fut piqué, une première fois légèrement, conservait l'équilibre le plus parfait, la marche régulière. A une deuxième piqûre au même lobe, un peu à gauche, il ne marchait plus qu'avec hésitation, en titubant ; à une troisième, du même côté, il tombait, repliait les membres sous le ventre, mais finissait par se relever ; à une quatrième, il tombait lourdement sur le côté droit, puis se relevait pour retomber encore, en tordant le cou, et en déplaçant irrégulièrement les pattes ; enfin, après avoir repris ses aplombs, s'échappait comme s'il n'eût éprouvé aucune lésion cérébrale.

Sur un coq une simple piqûre profonde au lobe moyen donnait lieu à la chute immédiate du corps, avec impossibilité de se relever ; agitation des pattes et des ailes ; flexion extrême du cou amenant la tête sous la poitrine, mouvements irréguliers des yeux, etc.

Sur un dindon trépané à la suture fronto-pariétale, la simple piqûre à la partie antérieure du lobe moyen, tout à fait en avant, à deux millimètres à gauche de la ligne médiane, a donné lieu aux désordres de la locomotion les plus prononcés qu'on puisse observer sur les oiseaux : vives secousses, double torsion du cou, abaissement et déviation de la tête à droite, mouvement rotatoire des yeux ; saillie du corps clignotant ; une patte projetée en avant, l'autre en arrière ; une aile étendue, l'autre abaissée ; par moments, marche titubante très pénible ; vive agitation, chutes fréquentes, et sur le côté droit, efforts inouïs pour se relever, etc. Sur un oiseau de cette espèce, que M. Lussana conserva pendant plusieurs mois après destruction partielle du cervelet, l'impossibilité de la station, de la marche et du vol persista jusqu'au moment de la mort.

En analysant avec soin les effets des lésions expérimentales sur les divers animaux, on constate qu'ils varient suivant les points où elles portent et suivant leur degré. On a cru remarquer que les lésions sur la ligne médiane sont celles qui troublent le moins la locomotion ; que les lésions latérales produisent les désordres les plus considérables. La lésion du vermis antérieur tend à faire tomber la tête en avant et à provoquer des culbutes dans le même sens ; la lésion du vermis postérieur la fait renverser et culbuter en arrière ; celles des lobes latéraux, dès qu'elles sont très étendues, donnent les mêmes résultats que les lésions des pédoncules ; elles tendent à faire tourner l'animal sur son axe du côté de la lésion (Magendie). Plusieurs de ces constatations ont été faites ou vérifiées par D. Ferrier sur le singe.

On peut dire, sans hésitation, que les faits pathologiques, en ce qui concerne les fonctions du cervelet, ne sont pas en désaccord avec l'expérimentation ; car, dans la plupart des cas où cet organe était sérieusement lésé, on a observé quelques désordres dans la locomotion.

En présence de ces deux ordres de faits une conclusion légitime est à tirer, c'est que le cervelet est un organe de coordination, d'équilibration, comme les expériences de Flourens l'avaient établi.

L'action du cervelet sur les mouvements est encore remarquable par son effet croisé semblable à celui que produisent les hémisphères cérébraux. Aussi, quand on détruit une de ses parties latérales, il survient une faiblesse plus ou moins prononcée du côté opposé à la lésion, tandis que lorsque la lésion porte sur le lobe moyen, la faiblesse est égale des deux côtés. Chez l'homme aussi les lésions du lobe droit paralysent le plus souvent le côté gauche. Mais, d'après M. Vulpian[1], l'hémiplégie ne serait pas constante, à beaucoup près, et elle aurait lieu habituellement du côté même de la lésion, par la raison que les fibres qui mettent le cervelet en communication avec la moelle épinière ne sont pas, pour la plupart, entrecroisées. L'hémiplégie serait croisée seulement dans le cas où la lésion unilatérale exercerait une compression sur le mésocéphale. On ne voit pas clairement si l'expérience de Magendie[2], dans laquelle il y a section d'un pédoncule cérébelleux, indique une action directe ou une action croisée : « L'un d'eux étant coupé, aussitôt l'animal se met à rouler latéralement sur lui-même, comme s'il était poussé par une force assez grande ; la rotation se fait du côté où le pédoncule est coupé, et quelquefois avec une telle rapidité, que l'animal fait plus de soixante révolutions en une minute. » Ce mouvement singulier se continue presque sans interruption pendant des jours entiers ; il ne s'arrête que par des obstacles mécaniques : souvent alors les animaux tiennent leurs pattes en l'air et mangent dans cette attitude.

Le cervelet n'a-t-il d'autre fonction que celle de coordonner les mouvements volontaires ?

Magendie, frappé de la tendance à reculer que manifestent les animaux privés de leur cervelet, tendance constatée, du reste, par beaucoup d'expérimentateurs, a prétendu que cet organe est le siège d'une force qui porte les animaux à se mouvoir en avant, laquelle se trouve équilibrée dans l'état normal par la force inverse ou de rétrocession qu'il avait admise dans les corps striés. Une fois celle du cervelet détruite, la tendance au recul n'étant plus contre-balancée, l'animal est entraîné en arrière et marche plus ou moins rapidement dans cette direction. Magendie a vu des pigeons, dont le cervelet était blessé, voler en arrière, et il a conservé pendant plus de huit jours un canard qui, par suite de cette mutilation, n'exécutait d'autre mouvement de translation que le recul. L'interprétation donnée à ces faits, bien qu'en apparence très rationnelle, est passible de plusieurs objections. D'abord, Magendie a vu le mouvement rétrograde survenir après une lésion assez légère de la moelle allongée, comme après la destruction partielle ou totale du cervelet. Aussi admet-il que cette force hypothétique a son point de départ, soit dans l'un, soit dans l'autre de ces deux organes ; sa localisation est donc un peu vague ; elle me le paraît encore davantage depuis que j'ai noté que les piqûres des pédoncules cérébraux, des tubercules bigéminés et du mésocé-

<hr>

1. Vulpian, *Leçons sur la physiologie générale et comparée du système nerveux.* Paris, 1866.

2. Magendie, *Précis élémentaire de physiologie,* 4ᵉ édit., t. I, p. 410.

phale produisent aussi chez les solipèdes un recul de quelques pas suivi d'une chute à la renverse. Ensuite la progression rétrograde ne se montre pas constamment à la suite des lésions du cervelet ; du moins, Longet et Flourens ne l'ont pas toujours constatée. Ces lésions développent même, au contraire, quelquefois une tendance très prononcée à la propulsion, ainsi que je l'ai dit tout à l'heure.

Gall a fait du cervelet l'organe de l'amour physique ou de l'instinct de reproduction. Il fonde son opinion, d'une part, sur la prépondérance de volume que cet organe offrirait chez les mâles, les sujets entiers, relativement aux femelles et aux animaux ayant subi la castration ; puis sur ce fait que le cervelet n'acquerrait, relativement au cerveau, son volume définitif qu'à l'âge de la puberté, et qu'il s'atrophierait une fois les instincts génésiques affaiblis par l'âge ; d'autre part, il l'appuie sur plusieurs cas pathologiques dans lesquels on aurait constaté une lésion du cervelet coïncidant avec le priapisme et des tendances très prononcées à la propagation.

L'opinion de Gall a été si bien examinée et réfutée qu'elle tombe devant les observations pathologiques comme devant les expériences et les considérations tirées de l'anatomie comparée. L'érection ou l'excitation des organes génitaux a manqué dans un grand nombre de cas de ramollissement circonscrit ; elle ne s'est fait observer que dans quelques-uns de ceux portant sur la totalité de l'organe, ou du moins sur la totalité du lobe moyen, et coïncidant peut-être avec une lésion de la moelle, lésion qui entraîne souvent le priapisme dans l'espèce humaine, quelle que soit la région sur laquelle elle porte. L'électrisation du cervelet tentée dans ces derniers temps s'est montrée aussi sans effet sur les organes génitaux. La prétendue augmentation du volume du cervelet, lors de la puberté, a été contredite par de nombreuses observations depuis Sœmmerring jusqu'à Lélut, observations qui ont montré le cervelet arrivant, relativement au cerveau, à ses proportions définitives dès l'âge de quatre à cinq ans, chez les enfants, par conséquent au moment où les mouvements acquièrent une force, une sûreté qu'ils n'avaient pas dans les premières années. Il en est de même de la prétendue atrophie sénile que Leuret a niée d'après des pesées que Gall ne s'était pas donné la peine de faire.

J'ai examiné et pesé avec soin l'encéphale de 45 solipèdes ; 15 chevaux entiers, 15 hongres et 15 juments, et j'ai vu que le rapport moyen entre le cervelet et le cerveau varie peu. Il a été pour les chevaux entiers : : 1 : 6,91 ; pour les chevaux hongres : : 1 : 6,74 ; pour les juments : : 1 : 7,38 ; d'où il suit que, contrairement à l'assertion de Gall, c'est le cheval privé de ses organes sexuels qui a le plus gros cervelet : chez le cheval entier, il l'est un peu moins, et chez la jument, beaucoup moins encore. D'ailleurs, ce rapport varie dans les espèces les plus voisines. Il est : : 1 : 6,03 dans le chat, et seulement : : 1 : 8,39 chez le chien qui est un animal très porté à la reproduction.

Si l'opinion de Gall était fondée, les animaux qui ne s'accouplent pas, comme les poissons, devraient avoir le cervelet plus petit que les espèces vivipares chez lesquelles il y a un rapprochement des sexes. Or, on sait que les premiers ont un cervelet qui n'est ni plus petit ni plus simple que celui des seconds ; enfin, si elle était vraie, les instincts reproducteurs seraient anéantis par la destruction de cet organe ; or, ces instincts survivent à cette destruction : Flourens a vu un coq chercher à cocher les poules après cette mutilation, et Calmeil a constaté aussi sur les reptiles la persistance des impulsions génésiques dans la même circonstance. On a vu l'érotomanie chez une femme dont la substance grise du cervelet était atrophiée, et on a cité une jeune fille sans cervelet qui se livrait à la masturbation.

Il est inutile d'examiner ici les hypothèses d'après lesquelles le cervelet serait le siége de la mémoire, du *sensorium commune*, du sens musculaire, un organe de sensibilité générale, participant aux opérations intellectuelles et instinctives, un point de départ des incitations motrices du cœur, et des viscères digestifs. Les expériences ont démontré que les lésions, l'ablation même du cervelet, laissent persister la sensibilité générale, l'intelligence, les instincts, la mémoire, et qu'elles ne troublent ni les fonctions du cœur, ni celles de l'appareil digestif ou des autres viscères ; les faits pathologiques ont donné des indications analogues.

Les pédoncules cérébelleux entièrement constitués par des fibres ou des tubes nerveux parallèles, mettent évidemment en communication la moelle, le méso-céphale avec le cervelet et le cerveau.

Les pédoncules cérébelleux antérieurs qui paraissent provenir de l'écorce céré-brale, d'après les histologistes, passent sous les tubercules bigéminés, où ils opèrent leur entrecroisement ; ils établissent des connexions évidentes entre les parties corticales du cerveau et celles du cervelet. On y trouve des amas de cellules, qui constituent ce qu'on appelle les noyaux d'interruption des fibres nerveuses.

Les pédoncules moyens semblent constitués par des fibres commissurales transverses du pont de Varole ; mais, d'après quelques anatomistes, ces fibres se rendraient dans l'hémisphère cérébral opposé ou en proviendraient. Ce mode de connexion semble indiqué par les cas où l'atrophie de l'hémisphère a coïncidé avec celle d'un lobe du cervelet du côté opposé.

Les pédoncules cérébelleux postérieurs renferment à la fois des éléments sen-sitifs et des éléments moteurs ; ces derniers se rattachent aux cordons inférieurs de la moelle épinière. En se subdivisant, ils donnent les corps restiformes et ce qu'on a appelé le funiculus cuneatus et le funiculus gracilis. Ces pédoncules s'entrecroisent aussi dans le bulbe, et leurs fibres traversent un amas ou noyau de substance grise.

Les pédoncules antérieurs, dans les mammifères supérieurs et dans l'homme, sont sensibles. Leur section provoque de la douleur, des cris et, d'après Flou-rens, donne lieu à une grande propension aux mouvements en avant ; aussi l'animal exécute une suite de déplacements en ce sens.

Les pédoncules postérieurs qui continuent les corps restiformes et les cordons sensitifs de la moelle jouissent également d'une sensibilité très prononcée. D'après Rolando et Magendie, leur section ferait arquer le corps du côté de la blessure. Suivant Flourens, elle déterminerait une suite de mouvements en arrière. Mais Longet n'a observé l'incurvation du corps que dans les cas où la section du pédoncule intéressait le faisceau sous-jacent du bulbe ou le faisceau intermédiaire, et il dit n'avoir jamais constaté de tendance au mouvement rétrograde.

Les pédoncules moyens constitués par les fibres transversales superficielles de la protubérance annulaire, ont sur les mouvements une influence différente de celle des autres. D'après Pourfour du Petit, la section de l'un d'eux fait rouler l'animal sur lui-même. Magendie et Flourens ont constaté, en effet, qu'alors l'animal tourne sur son axe, avec rapidité, de telle sorte qu'il peut exécuter plus de soixante révolutions par minute. Pour ces observateurs, le mouvement se ferait vers le côté de la lésion, et, au contraire, du côté opposé d'après les expériences de Longet.

L'excitation électrique des pédoncules, d'après des observations récentes, agit sur les muscles du même côté. Comme l'excitation de même nature produit des effets semblables sur les lobes latéraux, il est probable que, dans ce dernier cas, elle agit aussi en se transmettant aux pédoncules.

La contradiction qui existe ici entre les résultats obtenus laisse indécise la question de savoir si les pédoncules ont une action directe ou une action croisée. D'après Longet, l'action est directe si la lésion porte sur la partie postérieure du pédoncule, et croisée si elle porte sur la partie antérieure ; il y aurait prédominance des effets croisés dans les cas de section complète. La rotation sur l'axe du corps ou le mouvement de rouleau qui résulte de la lésion du pédoncule moyen du cervelet, se produit également à la suite de la section des fibres transverses du pont de Varole, en dehors de la ligne médiane.

La section ou simplement la piqûre d'un pédoncule cérébelleux produit dans les mouvements de l'œil des déviations fort curieuses, que Magendie a constatées. « L'œil du côté blessé est porté en bas et en avant ; celui du côté opposé est fixé en haut et en arrière. » J'ai eu l'occasion de reproduire, avec quelques variantes, ce singulier phénomène sur le bélier. Après la piqûre du pédoncule droit, les yeux se sont mis à pirouetter dans les orbites ; le droit regardait en haut et laissait voir la partie inférieure de la sclérotique dans une grande étendue, le gauche regardait en bas et laissait à découvert la partie supérieure de cette membrane ; les deux yeux conservèrent cette position avec quelques mouvements convulsifs pendant plus de deux heures après lesquelles le ruminant fut sacrifié.

Rien n'est plus difficile à expliquer que les mouvements rotatoires, surtout quand on a bien constaté l'absence de paralysie unilatérale ou partielle. Ils tiennent probablement à une rupture de l'équilibre des excitations motrices émanées des centres nerveux. Reste à dire comment cette rupture les engendre et leur donne une direction constante dans telle ou telle condition déterminée.

En somme, le cervelet est à peu près dépourvu de sensibilité à sa surface, mais il est sensible et excitable dans ses parties profondes. Sa destruction rend la marche, le vol, et les autres mouvements progressifs irréguliers, difficiles ; elle leur enlève la coordination, l'harmonie. La lésion ou la section de ses pédoncules moyens donne lieu à un mouvement de rotation du corps sur lui-même, à la déviation des yeux. Toutes ces mutilations, de même que les états morbides qui consistent dans le ramollissement, la destruction, l'atrophie de la substance, laissent persister les facultés intellectuelles et instinctives, la sensibilité générale, d'où il suit que le cervelet est un organe dont les fonctions sont essentiellement distinctes de celles du cerveau. Si toutes ses attributions ne sont pas connues, au moins on ne peut guère nier celle qui est relative à la coordination des mouvements.

DU MÉSENCÉPHALE.

La partie encéphalique, connue sous ce nom, est à la fois un lien, un trait d'union entre les parties de l'encéphale et un centre d'action qui jouit de quelques propriétés spéciales.

La protubérance annulaire du mésencéphale est constituée : 1° par des fibres transverses dont les extrémités se portent latéralement dans le cervelet pour en former les pédoncules moyens ; 2° par des fibres longitudinales qui vont des hémisphères cérébraux dans le bulbe : 3° enfin par des faisceaux surajoutés, à direction variée, dont les interstices sont remplis d'amas considérables de substance grise, amas qui font du mésencéphale un centre d'activité d'une certaine importance.

La protubérance est une des parties à la fois sensibles et excitables du système nerveux. Longet ne l'a pas trouvée excitable à la surface, ni sur l'une ni sur l'autre de ses deux faces ; elle ne l'est bien, d'après lui, qu'à l'intérieur : au contraire, elle serait sensible superficiellement, surtout en arrière, et peu ou point sensible à l'intérieur. Dans les expériences les mieux exécutées, il est difficile de distinguer ces nuances. Généralement le mésencéphale paraît partout sensible et excitable. La galvanisation portée à sa surface détermine, d'après quelques observateurs, des convulsions épileptiformes.

L'action de la protubérance est directe, en raison du non-entrecroisement de la plus grande partie de ses fibres, et en partie croisée par suite de la décussation d'un certain nombre d'entre elles.

Sur l'homme, Gubler a observé des hémiplégies alternes, frappant un côté de la face et les membres du côté opposé, hémiplégies qu'il supposait résulter d'une lésion de la protubérance annulaire.

Les fonctions de la protubérance peuvent-elles se déduire des données expérimentales ?

Les expériences de Magendie[1] ont fait connaître une particularité fort remarquable qui s'observe après la lésion de cette partie. Lorsqu'on divise le pont de Varole par une section verticale, l'animal se met à exécuter un mouvement de rotation sur lui-même, semblable à celui qui résulte de la section d'un pédoncule du cervelet : la rotation s'effectue à gauche, quand la section est faite à gauche ; à droite, quand elle l'est à droite. Et si, après avoir fait à droite, par exemple, une section qui a déterminé un mouvement rotatoire, on vient à en faire une autre du côté opposé, sur-le-champ le mouvement cesse et ne se reproduit ni dans un sens ni dans l'autre. De ce fait Magendie conclut qu'il y a deux impulsions spontanées ou deux forces, l'une qui pousse à droite, l'autre à gauche, et qui s'équilibrent dans l'état normal. Ces deux forces, jointes à celle des corps striés qui

---

1. Magendie, *Précis élémentaire de physiologie*, 4ᵉ édit., t. I, p. 412.

pousse en arrière et à celle du cervelet qui pousse en avant, constituent selon lui
les quatre impulsions cardinales qui régissent les mouvements des animaux.
Flourens[1] a constaté aussi, de son côté, que la section du pont de Varole fait
tourner l'animal sur lui-même dans l'axe de sa longueur ; de plus, en comparant
le sens du mouvement avec la direction des fibres coupées et en étendant la comparaison aux parties dont la section entraîne des mouvements différents, il est
arrivé à ce résultat curieux que le sens des mouvements est en rapport constant
avec la direction des fibres de l'encéphale. Ainsi, la section de la protubérance,
dont les fibres sont transversales, produit le mouvement de rotation, celle du
canal semi-circulaire horizontal ou transverse produit le même effet. La section
des pédoncules cérébelleux antérieurs, dont les fibres sont droites, détermine un
mouvement plus ou moins précipité en avant ; de même pour le canal vertical
antérieur. Enfin, celle des pédoncules postérieurs du cervelet, comme celle du
canal vertical postérieur, détermine une suite de culbutes en arrière.

D'autre part, si on enlève le cerveau et le cervelet à un animal, on voit, comme
l'ont remarqué Serres, Gerdy, Müller, Bouillaud et Longet, que la sensibilité générale est conservée, que les douleurs sont ressenties, que certaines sensations sont effectuées quoique d'une manière confuse et imparfaite, que la locomotion semble encore soumise à des incitations peu différentes de celles qui
dépendent de la volonté. Aussi est-on porté, à l'exemple de ces observateurs, à
regarder la protubérance comme un centre de perception et d'incitations locomotrices.

En effet, lorsqu'on a laissé intacts le mésencéphale et le bulbe après l'ablation
du cerveau et du cervelet, on voit, comme Longet l'a constaté, l'animal jeter
des cris et effectuer des mouvements violents si l'on irrite la cinquième paire,
détourner la tête au bruit d'une détonation d'arme à feu, suivre le mouvement
d'une vive lumière, et au contraire cesser de s'agiter, de crier, etc., sous l'influence des mêmes excitations dès qu'on détruit le mésencéphale ; d'où il suit, ce
semble, que le mésencéphale prend part à la perception des impressions, ou, en
d'autres termes, que ces impressions commencent à être perçues dans cette partie
avant d'arriver aux hémisphères où la sensation s'achève.

D'ailleurs, les animaux qui, de tout l'encéphale, n'ont conservé que la protubérance et le bulbe sont encore capables de se mouvoir sous l'influence des excitations extérieures. Le petit mammifère peut encore marcher, l'oiseau voler un
instant, le poisson et le batracien nager. Chez eux, il n'y a plus de mouvements
spontanés, puisqu'il n'y a plus de volonté ; mais lorsque les mouvements sont provoqués, ils s'exécutent dans un certain ordre, avec une certaine harmonie,
comme s'ils étaient sollicités, réglés par la volonté ; d'où il suit encore que du
mésencéphale peuvent émaner des incitations locomotrices.

Enfin, pour Gerdy et Müller, la protubérance serait un organe de volition au
même titre que le cerveau, mais cette manière de voir est inadmissible, car on
n'est point obligé de faire intervenir la volonté pour la production de mouvements coordonnés chez les animaux auxquels il ne reste que la protubérance et le

1. Flourens, *Recherches sur les propriétés et les fonctions du système nerveux*, 2ᵉ édit.,
p. 189.

bulbe. Ces mouvements sont alors liés et associés comme ils le sont dans les conditions ordinaires, indépendamment de toute participation de la volonté et de l'intelligence, c'est-à-dire à la manière des mouvements automatiques.

En somme, le mésencéphale est un centre d'activité important, sensible, excitable, recevant les impressions de la sensibilité générale, quelques vagues impressions sensorielles, et devenant le point de départ d'excitations motrices.

DU BULBE OU DE LA MOELLE ALLONGÉE.

Le bulbe rachidien ou la moelle allongée est, sous beaucoup de rapports, la partie la plus importante des centres nerveux, celle dont le rôle est le plus essentiel à la vie. Anatomiquement, elle est le trait d'union entre les centres nerveux crâniens et la moelle épinière. C'est la moelle épinière avec ses éléments disposés dans un autre ordre, associés à des éléments nouveaux qui lui sont propres.

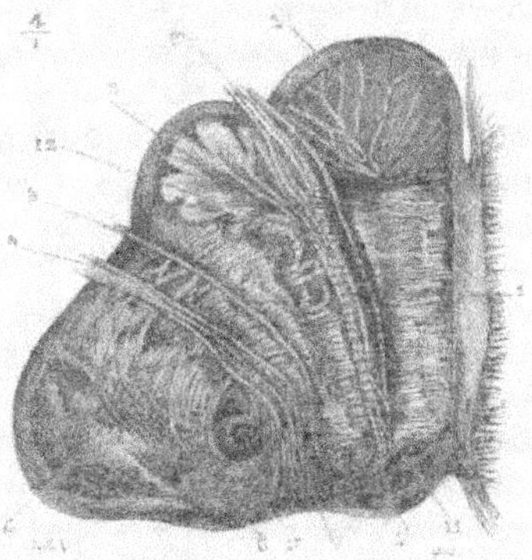

Ses pyramides inférieures ou antérieures sont constituées par plusieurs faisceaux blancs qui, de la partie droite du bulbe, passent à la partie gauche de la moelle et réciproquement, à l'exception du faisceau externe qui se rend directement au côté correspondant de la moelle épinière, d'où il suit que le bulbe doit avoir à la fois une action croisée et une action directe.

D'après quelques histologistes, l'entrecroisement porterait sur la totalité des fibres, et par conséquent l'action de cette partie des centres nerveux devrait être simplement croisée.

Fig. 13. — Coupe transversale antéro-postérieure d'une moitié du bulbe, au niveau de la partie moyenne des olives (d'après Schrœder Van der Kolk) (*).

Les corps olivaires, bien moins saillants chez les mammifères que dans l'homme, sont placés sur les côtés des pyramides inférieures. La couche blanche externe qui les forme est tapissée par la lame jaune plissée qui circonscrit leur cavité. Ils recouvrent ce qu'on appelle le faisceau intermédiaire du bulbe, et renferment plusieurs noyaux de substance grise dans lesquels naissent des paires nerveuses encéphaliques.

Les pyramides supérieures bordent le canal qui termine le quatrième ventricule. Elles sont la continuation des faisceaux supérieurs et des faisceaux latéraux de la moelle.

Les pyramides sont, en définitive, constituées par des fibres sensitives et des

(*) 1, raphé médian. 2, pyramide. 3, corps dentelé de l'olive. 4, corps restiforme. 5, noyau de l'hypoglosse. 6, noyau du nerf vague. 7, racines intra-bulbaires de ce nerf. 8, tronc du pneumogastrique. 9, tronc de l'hypoglosse. 10, fibres transversales unies au noyau du nerf pneumogastrique. 11, fibres commissurales entre les noyaux des nerfs homologues de deux côtés. Elles vont au raphé et s'entrecroisent. 12, fibres allant du corps dentelé au noyau de l'hypoglosse.

fibres motrices. Les premières s'entrecroisent, pour la plupart, dans les cordons supérieurs de la moelle, les autres dans les cordons latéraux. Elles aboutissent dans la substance grise réticulée, dont les cellules appartiennent en partie au nerf accessoire de Willis.

Enfin les corps restiformes situés en dehors de ces dernières pyramides sont constitués par des faisceaux propres et un faisceau des cordons latéraux de la moelle.

Dans chacune des parties dont se compose le bulbe, se trouvent des tubes nerveux propres établissant une communication entre elles, et liant ensemble les deux moitiés latérales de l'organe. Il résulte de cette texture que le bulbe constitue un centre jouissant d'une activité propre, un centre en communication d'un côté avec les faisceaux sensitifs et moteurs de la moelle, de l'autre avec le cervelet et le cerveau. En effet, il se lie aux faisceaux moteurs de la moelle par les pyramides inférieures et par les corps olivaires, aux cordons sensitifs par les pyramides supérieures et les corps restiformes. Il s'unit antérieurement aux pédoncules cérébraux par les pyramides, aux pédoncules cérébelleux par les corps olivaires et les restiformes. Ses noyaux de substance grise le transforment en une agglomération de petits foyers d'activité pour chaque paire sensitive ou motrice qui en émane.

Sa structure est très compliquée, quant à la constitution de ses noyaux, au point de départ et au trajet de ses fibres. D'abord elle renferme les noyaux d'origine des nerfs crâniens comme ceux du vague, du facial, de l'acoustique, puis les fibres qui lient les diverses parties de l'encéphale à la moelle épinière. Aussi celles de l'écorce cérébrale, sensitives et motrices, parvenues dans les pédoncules s'y rendent pour parvenir à la moelle épinière ; celles des gros ganglions cérébraux, de la couche optique, des tubercules quadrijumeaux y passent pour se rendre aux cordons antérieurs et latéraux. Ces fibres sont interrompues, disent les histologistes, dans les gros ganglions du cerveau et dans la substance grise de la moelle ; néanmoins il paraît qu'un certain nombre d'entre elles, notamment les fibres motrices, vont directement de l'écorce cérébrale à l'extrémité périphérique des nerfs, de telle sorte qu'elles aboutiraient, sans solution de continuité, au système musculaire.

Par suite de cette structure, le bulbe a des fonctions complexes : ses éléments communs le mettent en relation avec la moelle d'un côté, avec l'encéphale de l'autre. Ses éléments propres, fibres et amas de substance grise, lui donnent une activité spéciale sensitive et motrice. La forme, les dimensions de ses cellules, non moins que l'arrangement de ses diverses substances, en font un centre nerveux de premier ordre.

Le bulbe rachidien a des propriétés qui peuvent se déduire de sa texture : il est éminemment sensible et éminemment excitable. Dès qu'on porte le stylet sur un point de sa surface, on provoque des convulsions violentes, universelles, qui rendent la station, la marche et les autres mouvements progressifs impossibles.

La partie supérieure de cet organe, pyramides supérieures et corps restiformes, jouissent surtout d'une sensibilité très vive ; aussi, dès qu'on l'irrite, l'animal jette des cris et réagit par des mouvements d'une extrême violence ; sa sensibilité s'explique par sa continuité avec les faisceaux supérieurs de la moelle épinière.

La partie inférieure est simplement excitable, d'après Longet. Les secousses convulsives qui résultent de son irritation sont involontaires, non déterminées par la douleur, et dues seulement à l'excitabilité. Ce qui semblerait le prouver, c'est que, pour Longet, l'excitation des parties supérieures, sur les animaux qu'on vient de tuer, ne détermine plus que de légères contractions pouvant être rapportées à une action réflexe, tandis que l'excitation des parties inférieures provoque encore des contractions très violentes. Mais il n'est pas si évident, pour moi, que cette distinction soit réelle. A première vue tous les points de la moelle allongée paraissent sensibles et excitables, tant sont violentes et brusques les réactions qui suivent la moindre piqûre faite à cette partie.

Le bulbe a-t-il une action directe ou croisée? Lorry a cru que les piqûres de cet organe déterminaient des convulsions du côté irrité et de la paralysie du côté opposé. Flourens l'a regardé comme ayant une action directe dans le développement des convulsions et de la paralysie ; il entraîne celles-là quand il est faiblement irrité, et celle-ci quand il est en partie détruit. J'ai vu, en effet, sur le chien qu'une légère piqûre latérale du bulbe fait incliner la tête du côté piqué et donne lieu à des secousses convulsives dans les muscles des membres du même côté. Sur le chat j'ai noté que la piqûre à gauche, immédiatement en arrière de la protubérance, dans une étendue considérable, faisait tomber l'animal sur le côté, le mettait dans l'impossibilité de se tenir debout ou sur le côté droit et le faisait par moments tourner sur son axe comme dans le cas de lésion du pédoncule cérébelleux moyen. Mais Calmeil, puis Longet ont affirmé que son action est directe pour les parties postérieures, et croisée, pour les antérieures, où, en effet, l'entrecroisement des pyramides semble devoir le produire. L'expérience ne se prononce pas nettement à cet égard. Si l'on incise longitudinalement le bulbe sur la ligne médiane de manière à interrompre l'entrecroisement des pyramides, la sensibilité et même le mouvement persistent des deux côtés, mais avec un affaiblissement tel que l'animal cesse de se tenir debout. La persistance des deux facultés semble alors indiquer l'action directe et l'affaiblissement musculaire, l'action croisée exercée d'un côté sur l'autre et réciproquement. Ici l'expérimentateur veut encore aller trop loin, et marquer des nuances que ne peuvent donner des opérations graves. Nous nous retrouverons en face d'une difficulté semblable en ce qui concerne la moelle épinière. Mais si l'hémisection du bulbe ne paralyse pas une moitié du corps, elle donne lieu, d'après M. Vulpian, à l'insensibilité de la moitié correspondante de la face, parce que le bulbe donne naissance à une partie du trifacial.

Le bulbe rachidien joue un rôle important dans les fonctions nerveuses, tout à la fois par son action propre et par l'influence qu'il exerce sur les fonctions des autres parties. Il constitue, en quelque sorte, un centre duquel émanent plus ou moins directement tous les nerfs encéphaliques moteurs, sensitifs ou mixtes. C'est de ce centre que partent des influences motrices, c'est à lui qu'aboutissent des impressions sensitives, et c'est par son intermédiaire que les opérations de l'encéphale sont liées à celles de la moelle épinière : il ne peut être lésé sans que les fonctions des autres parties du système soient troublées : il ne peut être détruit sans que l'action de ces dernières vienne à s'annihiler plus ou moins complètement. Lorsqu'on enlève le cerveau, le cervelet continue à coordonner, à équilibrer les mouvements ; lorsqu'on détruit le cervelet, les lobes cérébraux continuent à percevoir les impressions, à effectuer les opérations instinctives et intellectuelles. « On peut même, dit Flourens[1], enlever à la fois les lobes cérébraux et le cervelet, la moelle allongée n'en détermine pas moins, par elle-même, et par elle seule, tous les mouvements de respiration ; mais dès qu'on touche à la moelle allongée, l'action de toutes les autres parties s'éteint : elle forme donc le point central, le lien commun, le *nœud* qui unit toutes les parties du système nerveux entre elles. » De plus, elle préside spécialement aux mouvements respiratoires.

Galien avait déjà noté qu'il y a, vers l'origine de la moelle épinière, un point dont la section anéantit instantanément la respiration et la vie ; Lorry et Legallois firent la même remarque et essayèrent de déterminer ce point que les recherches de Flourens ont précisé avec une grande rigueur. Le premier le plaçait entre la deuxième et la troisième vertèbre cervicales ; le second vers l'origine des nerfs pneumogastriques. Ce dernier avait dit juste, mais sa détermination n'était pas suffisamment précise. Voici les principales expériences par lesquelles Flourens est arrivé à délimiter le point en question. 1° le cerveau, le cervelet et les tubercules quadrijumeaux sont enlevés à un lapin ; aussitôt perte des sens, des facultés intellectuelles, des mouvements coordonnés ; néanmoins l'animal continue à vivre et respire bien. Alors la moelle allongée est emportée par tranches successives d'avant en arrière ; aux dernières tranches, la respiration, qui était devenue de plus en plus pénible, se suspend instantanément. 2° a un second lapin, le cerveau, le cervelet, les tubercules, sont détruits, sans que la respiration soit affaiblie ; puis la moelle allongée est emportée tout d'un coup, et tout d'un coup aussi la respiration est éteinte. 3° sur d'autres mammifères ou oiseaux, mêmes mutilations, mêmes résultats : toujours la destruction du cerveau, du cervelet et des tubercules bigéminés laisse persister la respiration ; toujours l'enlèvement de la moelle allongée l'éteint subitement, ainsi que je l'ai vu plusieurs fois sur le cheval, le taureau. 4° sur d'autres, enfin, la moelle épinière est détruite ou simplement coupée en travers, de son extrémité inférieure vers son extrémité céphalique, etc. Cette fois, le jeu des côtes cesse quand toute la moelle costale est détruite ; celui des côtes et du diaphragme quand la destruction arrive en deçà des nerfs diaphragmatiques ; enfin, celui des côtes, du diaphragme et de la glotte, quand la destruction parvient au niveau de la dixième paire ; il ne subsiste plus alors que le jeu des narines. Il faut que la destruction arrive jusqu'au niveau de l'origine des nerfs vagues ou que la section soit faite à ce point pour que tous les mouvements soient abolis à la fois. Si cette dernière est pratiquée un peu en avant, tous subsistent dans le tronc ainsi que dans la tête, et l'animal ne meurt point. Il en est de même si la lésion porte un peu en arrière du nœud. Sur la brebis, j'ai vu une forte piqûre au bulbe, à un demi-centimètre de la pointe du calamus laisser subsister les mouvements respiratoires, ceux du tronc et des membres.

---

1. Flourens, *Recherches sur les propriétés et les fonctions du système nerveux*, p. 194.

La moelle allongée est donc, d'après Flourens, le premier moteur, le principe essentiel, primordial, l'agent excitateur et régulateur des mouvements respiratoires ; c'est par elle « que ces mouvements s'unissent, qu'ils concourent avec un ordre si merveilleux à l'exécution du mécanisme respiratoire. Et, il y a plus, dans cette moelle se trouve un point central dont la division les anéantit tous... Il suffit qu'il demeure attaché à la moelle épinière pour que les mouvements du tronc persistent ; il suffit qu'il demeure attaché à l'encéphale pour que ceux de la tête subsistent : divisé dans son étendue, il les anéantit tous ; séparé des uns ou des autres, ce sont ceux dont il est séparé qui se perdent, ce sont ceux auxquels il reste attaché qui se conservent... Il est encore le point duquel toutes les autres parties du système nerveux dépendent, quant à l'exercice de leurs fonctions ; c'est à ce point qu'il faut qu'elles soient attachées pour conserver l'exercice de ces dernières ; il suffit qu'elles en soient détachées pour le perdre. Sa limite supérieure se trouve immédiatement au-dessus de l'origine de la huitième paire, et sa limite inférieure trois lignes à peu près au-dessous de cette origine chez le lapin, un peu plus ou un peu moins suivant la taille des animaux... Mais, en définitive, c'est toujours d'un point unique, qui a quelques lignes à peine, que la respiration, l'exercice de l'action nerveuse, l'unité de cette action, la vie entière de l'animal, en un mot, dépendent [1]. »

Ce point est le V de substance grise, qui se trouve à l'extrémité postérieure du quatrième ventricule ou au sommet du *calamus scriptorius*. C'est le nœud vital qu'il faut blesser avec la pointe d'un stylet ou détruire à l'aide d'un emporte-pièce pour tuer instantanément l'animal : si la blessure est faite en avant, les mouvements respiratoires cessent seulement dans la tête ; si elle l'est en arrière, ces mouvements sont supprimés seulement dans le tronc. Longet a démontré que ce point est bien dans le faisceau gris intermédiaire du bulbe, car on peut enlever ou couper ce qui l'entoure, pyramides, corps restiformes, sans faire cesser le jeu des puissances respiratoires.

Chez les reptiles, et particulièrement chez les grenouilles, la section du nœud vital suspend aussi instantanément les mouvements respiratoires, le jeu de l'appareil hyoïdien et tous les mouvements du corps, mais elle laisse persister les mouvements du cœur pendant des semaines entières, si la température rend la respiration cutanée suffisante à l'oxygénation du sang.

La localisation, sur le trajet de la moelle allongée, d'un point central où réside le principe régulateur des mouvements respiratoires n'est pas une fiction, comme on est porté à le croire, quand on voit la mort survenir instantanément, par suite de la section de la moelle, soit entre l'occipital et l'atlas, soit entre la première et la seconde vertèbre cervicales ; car, dans ces deux cas, les mouvements et la vie du tronc seuls sont anéantis ; les bâillements, les mouvements des narines, persistent encore, quatre, cinq, six minutes et plus après la section, comme Legallois en avait déjà fait la remarque.

Comment la moelle allongée tient-elle ainsi sous sa dépendance tous les mouvements respiratoires et devient-elle leur principe excitateur ? Serait-ce parce

1. Flourens, *Recherches expérimentales sur les propriétés et les fonctions du système nerveux*, p. 202, 203 et suiv.

qu'elle donne naissance au pneumogastrique, au glosso-pharyngien, au facial et à quelques racines de l'accessoire de Willis? Charles Bell le croyait, et prétendait que ces nerfs, étrangers, pour lui, à la sensibilité générale et aux mouvements volontaires, partaient du cordon latéral de la moelle spécialement affecté à l'ensemble des nerfs de la respiration. Sans doute, cette opinion a quelque fondement, mais elle est loin de suffire à expliquer le rôle du bulbe dans ses rapports avec les phénomènes respiratoires. Le pneumogastrique, l'accessoire, le glosso-pharyngien et le facial peuvent être coupés sans que pour cela la respiration s'éteigne; il est évident que la moelle allongée agit encore sur les nerfs auxquels elle ne donne point naissance, tels que les thoraco-musculaires, les intercostaux et les diaphragmatiques, mais on ne sait en quoi consiste l'action qu'elle exerce sur ces derniers.

Le bulbe qui renferme le foyer de l'activité des puissances respiratoires et le lien qui les coordonne tient aussi, sous sa dépendance, divers phénomènes que ces puissances sont chargées d'effectuer, tels que le bâillement, le cri, la toux et les secousses convulsives du vomissement. Il paraît aussi régler les mouvements combinés du larynx, du pharynx et de la langue dans l'acte de la déglutition. Il renferme, en effet, deux foyers de substance grise où prennent naissance les nerfs qui président à ces actions : le trifacial, le facial, le glosso-pharyngien, l'hypoglosse, le spinal.

La moelle allongée, indépendamment de son influence sur le mécanisme respiratoire, paraît encore avoir, sur les mouvements du cœur, une action remarquable signalée par Budge. Cette partie serait le principe des contractions de l'organe central de la circulation : Budge a vu qu'en détruisant, sur des grenouilles, le bulbe tout entier ou seulement la région qui n'est point spécialement respiratoire, le cœur ralentit ses contractions, et qu'en faisant passer un courant électrique par ce bulbe ou par les nerfs vagues, ces battements cessent sur-le-champ, tandis qu'ils persistent lorsqu'au lieu de diriger le courant sur la moelle allongée, on le fait passer par la moelle épinière.

Depuis, on s'est assuré que c'est par l'intermédiaire des nerfs vagues que le bulbe exerce son action sur le cœur, car si l'on vient à léser ces nerfs ou à détruire leur excitabilité par le curare, la galvanisation du bulbe n'exerce plus ses effets.

Le bulbe, en raison des nombreux noyaux de substance grise à grandes et à petites cellules qu'il renferme, tend, aujourd'hui, à être considéré comme un organe complexe à centres d'activité multiples. Quelques auteurs, se basant à la fois sur l'histologie et l'expérimentation, voudraient en reconnaître jusqu'à sept, qui seraient les suivants : 1° le centre ou les centres des mouvements respiratoires, probablement les noyaux d'origine du vague et de l'accessoire; 2° un centre de mouvements convulsifs entre les tubercules bigéminés et les noyaux du pneumo-gastrique; 3° un centre d'arrêt ou centre modérateur du cœur, de nature réflexe, animant quelqus fibres du nerf vague; 4° un centre accélérateur du cœur, point de départ de l'activité du grand splanchnique; 5° un centre réflexe vaso-moteur, non encore déterminé quant à sa situation; 6° un centre dilatateur des pupilles d'où partiraient des fibres du grand sympathique ; 7° enfin, un centre des mouvements de déglutition. Mais la détermination de ces foyers est tout à fait hypothétique et déduite de l'interprétation donnée à des expériences dont le sens est souvent très équivoque. On les multiplie beaucoup trop, je crois, car si on additionnait ceux dont il vient d'être question aux foyers admis dans l'écorce cérébrale, dans les ganglions cérébraux et dans la moelle épinière, ils donneraient un total formidable.

Enfin le bulbe a une action conductrice importante. Il transmet, d'avant en arrière, les ordres de la volonté, les excitations motrices, et, d'arrière en avant, les impressions sensitives venues de la périphérie. Longet pense que ces actions ont chacune leur organe ou leur voie, que les volitions, les excitations motrices, passent par la partie inférieure qui donne naissance aux nerfs moteurs, et qui se continue avec les cordons inférieurs de la moelle épinière ; que, au contraire, les impressions sensitives suivent les parties supérieures dont la sensibilité est très vive, parties qui donnent naissance aux nerfs crâniens sensitifs et qui se lient aux cordons supérieurs de la moelle. Quoique cette opinion soit fondée bien plus sur des considérations inductives que sur des preuves expérimentales, elle paraît très vraisemblable. Toutefois, les recherches récentes dont nous aurons à parler semblent indiquer que la voie principale et commune de ces transmissions est la substance grise.

La moelle allongée lie donc la partie céphalique avec la partie spinale du système nerveux, transmet du centre à la périphérie les volitions, les incitations motrices, les forces coordinatrices des mouvements, et propage de la périphérie au cerveau, les impressions sensitives. Elle constitue, à la fois, le lien commun qui établit l'unité du système nerveux et un foyer multiple où des amas de substance grise donnent l'activité aux nerfs les plus importants à la vie, à ceux qui entretiennent le mécanisme respiratoire, règlent l'action du cœur, etc.

Des mouvements de l'encéphale.

Avant d'en faire l'analyse, disons quelques mots des enveloppes encéphaliques et du liquide qui les baigne.

La dure-mère qui sert de périoste interne au crâne, et qui forme la cloison falciforme, la tente du cervelet, les parois des sinus veineux, n'a pas paru sensible à Haller. Cependant elle l'est quelque peu, au moins par places, comme Longet l'a constaté, notamment à la base du crâne, grâce aux divisions qu'elle reçoit de la cinquième paire. Sa sensibilité s'exalte ainsi que l'a vu Flourens, sous l'influence de l'inflammation ; elle ne paraît pas niable dans les méningites.

L'arachnoïde a également paru insensible à l'application des caustiques, dans les expériences hallériennes ; elle l'est effectivement comme toutes les séreuses. Si elle donne quelques signes de sensibilité quand on pince ou qu'on tiraille les petits tubes tendus entre ses deux feuillets, c'est par suite de l'action exercée sur les divisions nerveuses que plusieurs renferment. Sa présence est un indice des mouvements de l'encéphale, car tous les organes enveloppés de séreuses éprouvent des déplacements plus ou moins étendus.

Quant à la pie-mère, il y a sur ses propriétés des doutes qu'on ne peut lever aisément, tant il est difficile d'agir sur elle sans léser la substance nerveuse qu'elle tapisse.

Dans la séreuse arachnoïdienne existe un peu de sérosité qui lubrifie les surfaces libres. Et au-dessous d'elle, dans les mailles de la pie-mère, se trouve le liquide abondant que Cotugno paraît avoir remarqué le premier et sur lequel Magendie a fait d'intéressantes recherches.

Le liquide céphalo-rachidien ou sous-arachnoïdien existe sur l'animal vivant en proportion notable; mais il est toujours peu abondant autour de l'encéphale; celui des ventricules peut être démontré en faisant une ouverture de trépan au crâne, puis une ponction de trocart à travers la substance des hémisphères, jusque dans les grands ventricules. On en obtient ainsi de grandes quantités sur la plupart des chevaux affectés d'immobilité. Dans les ventricules, Magendie dit qu'il se meut manifestement, monte lors de l'expiration, et descend lors de l'inspiration.

D'après Magendie, le liquide sous-arachnoïdien et le liquide ventriculaire se mêleraient et passeraient de l'extérieur à l'intérieur de l'encéphale par une ouverture au niveau du calamus scriptorius, laquelle existerait chez le chien, les ruminants, les rongeurs, comme dans l'espèce humaine. Mais déjà Renault a montré que l'ouverture sus-indiquée était fermée par un repli séreux. Il est facile en faisant une coupe transverse du cerveau laissé dans la cavité du crâne, de montrer que le contenu des ventricules ne peut s'en échapper. En versant un liquide coloré ou une solution saline dans les grands ventricules, on voit, si le bulbe est placé dans une situation déclive, le liquide passer dans l'aqueduc de Sylvius, et de là dans le quatrième ventricule d'où il ne sort point. C'est au moins ce qu'on observe sur les solipèdes et les ruminants.

La quantité du fluide céphalo-rachidien ne varie pas beaucoup à l'état normal pour une espèce donnée. Elle est pour l'homme de 62 grammes d'après Magendie, qui a réuni celui de la moelle épinière au liquide entourant l'encéphale, et au fluide ventriculaire. Autour du cerveau, on n'en recueille jamais une quantité notable et pas plus de 5 à 6 grammes dans les ventricules du cheval à l'état normal. Mais autour de la moelle épinière, il peut s'en trouver 2 à 300 grammes. Quelque temps après la mort, il diminue et finit par disparaître par transsudation. Il est à peu près incolore, transparent. Pris sur l'animal vivant, il laisse souvent se former dans sa masse quelques légers nuages fibrineux. C'est de l'eau avec un peu d'albumine, d'osmazome et divers sels, d'après les analyses de Lassaigne, à quoi il faudrait ajouter de la cholestérine et une matière spéciale suivant Couerbe. Il se modifie dans diverses conditions; augmente dans la cachexie aqueuse, l'hydrocéphalie, l'hydrorachis, se teint en jaune dans l'ictère, en rouge dans les affections charbonneuses, se charge de matières salines et médicamenteuses; enfin se régénère avec rapidité à la suite des opérations qui lui donnent issue à l'extérieur.

Le liquide ventriculaire peut évidemment se déplacer, passer des grands ventricules dans le ventricule moyen, de là dans le ventricule du cervelet jusqu'au calamus; il abonde dans les premiers si la tête est baissée, se reporte dans les autres quand elle s'élève; le liquide sous-arachnoïdien se déplace plus encore, et celui du crâne communique évidemment avec celui de la moelle épinière; l'inspiration l'appelle vers le rachis, d'après Magendie, et l'expiration le refoule. Le premier se meut dans les ventricules par suite des déplacements qu'éprouve l'encéphale et il s'échappe en jet saccadé par le tube du trocart qui a pénétré dans la cavité ventriculaire; le second a des déplacements qui dépendent tout à la fois de l'action de la pesanteur et des mouvements respiratoires.

Le liquide céphalo-rachidien est incontestablement un fluide protecteur comme l'eau de l'amnios pour le fœtus. Il répartit, en les atténuant, les compressions qui peuvent être exercées localement sur la substance si molle et si délicate de l'encéphale. Il met très probablement en équilibre les pressions intérieures avec les pressions extérieures. La compression légère qu'il exerce est utile. Si elle diminue, dit Magendie, la locomotion devient irrégulière; si elle augmente, des accidents de coma se manifestent.

Magendie, et après lui Longet, avaient remarqué que la marche devenait chancelante et souvent la station impossible chez les animaux auxquels on retire le liquide sous-arachnoïdien au niveau des premières vertèbres cervicales. Cet effet s'observe quelquefois, et ce dernier physiologiste l'attribue à la section des parties molles de la nuque, puis au tiraillement qui serait opéré à la suite de la section sur les parties des centres nerveux donnant naissance aux pédoncules cérébelleux. « La soustraction du liquide cérébro-spinal n'aurait aucune influence sur l'exercice régulier des organes locomoteurs. » Cette opinion me paraît trop absolue; l'écoulement du liquide ne rend pas, par elle-même, la station impossible, mais elle produit ordinairement un peu de faiblesse musculaire et rend la marche plus ou moins titubante, même quand on n'a fait subir aucune commotion ou compression à l'encéphale ni à la moelle épinière ou que, en ouvrant le rachis, à la région dorso-lombaire, on n'a pu exercer aucun tiraillement ni sur le mésocéphale, ni sur les pédoncules cérébelleux. Dans tous les cas où cet écoulement rend la marche et la station impossibles, c'est par suite des secousses ou des pressions qu'on a fait éprouver à la moelle pour l'effectuer. Les expériences que j'ai faites sur divers animaux avec toutes les précautions requises ne me laissent aucun doute à cet égard. Arrivons aux mouvements de la masse encéphalique.

On a remarqué très anciennement que le cerveau des enfants se meut dans le crâne : Pline[1], Galien, font mention de ce mouvement qui est sensible au niveau de l'espace où les os de la tête ne se sont point encore rapprochés, et que l'on nomme la *fontanelle*; tous les physiologistes modernes parlent de celui qui s'observe sur les animaux dont on a ouvert la cavité crânienne. Aussi le fait du mouvement du cerveau a-t-il été accepté longtemps sans contestation. Mais comme il n'est pas toujours apparent plusieurs l'ont déclaré impossible, lorsque les parois du crâne ont acquis toute leur résistance.

Il s'agit donc, tout d'abord, de rechercher si le mouvement du cerveau est possible sur l'animal adulte dont le crâne est intact, puis, dans l'affirma-

---

1. Pline, *Histoire naturelle*, livre XII, p. 175, trad. Guéroult.

tive, de déterminer ses caractères, ses limites, son mécanisme et ses causes.

La cavité crânienne, dans l'animal adulte, a des parois très résistantes, inextensibles, non flexibles ; les os qui les forment ne laissent plus d'espaces entre eux, la plupart des sutures sont soudées, et celles qui ne le sont pas tout à fait n'ont pas de mouvements possibles ; le cerveau paraît remplir exactement cette cavité ; ses saillies se moulent sur les impressions digitales, ses anfractuosités sur les reliefs de cette dernière ; tout enfin semble indiquer une coaptation exacte du contenu dans le contenant, et certainement, d'après cela, les mouvements du cerveau ne sauraient, s'ils existent, être bien considérables. Mais la masse encéphalique est-elle si exactement moulée dans le crâne qu'elle ne puisse éprouver un léger mouvement ? D'abord il y a des sinus : le longitudinal, le transverse, le sphénoïdal, qui, par leurs divers degrés de plénitude, peuvent augmenter ou diminuer un peu la capacité du crâne ; ensuite il y a, entre la pie-mère et l'arachnoïde, une certaine quantité de liquide qui, en passant du crâne dans le canal rachidien, fait un certain vide, enfin, il y a une séreuse entre la dure-mère et la masse encéphalique, comme dans les cavités renfermant des organes plus ou moins mobiles, et dans cette séreuse un liquide susceptible de déplacements, peut-être de la vapeur à des degrés variables de raréfaction ou de condensation. De plus, l'encéphale ne remplit pas exactement la cavité crânienne ; il laisse dans celle-ci un espace restreint, mais suffisant pour permettre l'accès des ondées sanguines, une certaine distension des sinus veineux, une réplétion plus ou moins considérable des ventricules, sans qu'il se produise des accidents de compression. On conçoit donc que, sans qu'il se fasse un vide entre la dure-mère et la masse cérébrale, celle-ci puisse trouver un espace suffisant pour un léger déplacement. Les physiologistes qui nient, comme Longet, le mouvement du cerveau, donnent à l'appui de leur opinion l'impossibilité de la formation du vide entre la dure-mère et l'encéphale, et par conséquent l'impossibilité du développement d'un espace dans lequel l'organe pourrait se mouvoir ; ils allèguent ensuite, pour autre raison, que le vide, à supposer qu'il se formât, se ferait précisément dans l'inspiration, alors que le cerveau s'abaisse, et disparaîtrait dans l'expiration, alors qu'il serait nécessaire pour permettre l'élévation de l'encéphale.

Ces objections sont certainement très spécieuses ; mais, tout considéré, elles n'ont pas la valeur qu'elles paraissent avoir au premier abord. D'une part, le cerveau peut se mouvoir par suite de l'agrandissement de la cavité dans laquelle il est contenu, agrandissement qui résulte d'abord de la déplétion des sinus, ensuite du reflux du fluide sous-arachnoïdien du crâne vers le canal vertébral, et peut-être enfin de la condensation d'une partie de la sérosité arachnoïdienne et ventriculaire. D'autre part, comme la déplétion des sinus et la raréfaction de la sérosité doivent s'effectuer dans l'inspiration, tandis que le cerveau s'affaisse, il est clair que dans l'expiration l'organe peut s'élever en condensant le liquide qui remplissait l'espace agrandi dans le temps précédent, et en faisant refluer une partie de ce fluide vers le canal rachidien.

Ainsi, il me semble qu'on peut concevoir la possibilité des mouvements du cerveau chez l'adulte, en admettant que cet organe laisse, entre lui et la dure-mère un espace qui peut augmenter ou diminuer : 1° par le plus ou moins de plénitude des sinus ; 2° par le fait du déplacement du fluide céphalo-rachidien ; 3° enfin, par les divers états de raréfaction ou de condensation du liquide sous-arachnoïdien. L'intervention du vide est un non-sens, puisque ce vide ne peut pas se former.

Quoi qu'il en soit, lorsqu'on met à découvert le cerveau d'un animal vivant, en totalité ou seulement dans un point plus ou moins étendu, on voit que cet organe éprouve un mouvement alternatif très sensible d'élévation et d'abaissement : il paraît tour à tour soulevé ou affaissé, gonflé ou déprimé ; il s'élève dans l'expiration, s'abaisse dans l'inspiration, et toujours ses mouvements sont isochrones aux mouvements respiratoires : de plus, il éprouve une série de palpitations correspondant aux battements des artères.

La cause et le mécanisme de ces mouvements n'ont été bien appréciés que par les physiologistes modernes. Galien, qui avait remarqué leur isochronisme avec ceux de la respiration, croyait que le cerveau était soulevé par l'air qu'il supposait pénétrer dans les ventricules à travers les ouvertures ethmoïdales, lors de l'inspiration, et qu'il était affaissé lors de l'expiration, par suite de l'expulsion de cet air. Vésale les attribuait aux battements des artères de la pie-mère ; Fallope aux pulsations des vaisseaux de la dure-mère ; enfin, Villis et beaucoup d'autres, à une prétendue contractilité de cette dernière membrane. Haller et Lamure leur assignent leur véritable cause, en les attribuant au flux et au reflux du sang veineux.

Haller[1] établit que le cerveau est soumis à deux mouvements : l'un, assez sensible, isochrone aux mouvements respiratoires ; l'autre, moins sensible, isochrone aux battements des artères. La plupart des physiologistes les admettent tous les deux ; ils sont faciles à voir, non seulement chez les animaux dont le cerveau est mis complètement à découvert, mais encore chez ceux dont une petite partie de l'encéphale a été privée de ses enveloppes protectrices. Quand on met à nu la partie antérieure de l'un des hémisphères cérébraux d'un âne ou d'un cheval, en laissant sur la ligne médiane, afin d'éviter une hémorrhagie, la partie osseuse qui recouvre le sinus falciforme, on voit, même avant que la méninge soit incisée, mais mieux après son excision, les deux mouvements du cerveau : l'un, assez faible, consiste en une série d'élévations, d'affaissements successifs, et correspond exactement aux battements des artères ; l'autre, plus prononcé et plus lent, répond aux mouvements respiratoires. Dans ce dernier, le cerveau s'abaisse ou s'affaisse sur lui-même lors de l'inspiration ; il s'élève ou se gonfle, au contraire, dans l'expiration, et cela d'autant plus sensiblement que la respiration est plus gênée, comme après quelques efforts pénibles. A la simple inspection, il est facile de constater que ces deux mouvements sont parfaitement distincts, et que le cerveau s'élève autant de fois pour l'un qu'il y a de pulsations artérielles, et pour l'autre autant de fois qu'il y a d'expirations. Mais, il n'est pas aussi aisé de les reconnaître sur les petits animaux, tels que le lapin, par exemple ; d'abord parce que celui qui tient aux battements artériels est très faible ; ensuite parce que le second est très rapide, par suite de la vitesse de la respiration des petites

1. Haller, *Mémoires sur la nature sensible et irritable des parties du corps animal*, t. I, Exp. 74, 87, 88. Lausanne, 1756.

espèces ; il en résulte que les deux doivent à peu près se confondre en un seul, et c'est sans doute à cause de cette particularité que quelques physiologistes n'admettent qu'un seul mouvement du cerveau.

Quel est maintenant le mécanisme des mouvements de l'encéphale ? Lamure[1] attribue le mouvement principal, c'est-à-dire celui qui dépend de la respiration, au flux et au reflux du sang veineux. L'élévation du cerveau a lieu par suite du reflux qui s'opère de la veine cave antérieure et des jugulaires vers les sinus lors de l'expiration ; l'abaissement provient de la déplétion des sinus, opérée par suite de l'aspiration exercée sur le sang pendant l'inspiration. Pour prouver que c'est bien à ces causes que sont dus l'élévation et l'abaissement alternatifs du cerveau, Lamure lie les jugulaires et coupe les veines vertébrales : mais le mouvement persiste, quoique affaibli, parce qu'il y a encore d'autres veines par lesquelles le reflux du sang continue à s'opérer ; enfin, sur l'animal mort, il rétablit le mouvement en comprimant le thorax : dès que les côtes sont rapprochées, le cerveau s'élève ; dès qu'elles reviennent sur elles-mêmes, il s'abaisse ; cet effet cesse de se produire après la section de la veine cave antérieure. Haller, après de nombreuses expériences, dont quelques-unes avaient été déjà faites par Schlichting, arrive à partager l'opinion de Lamure. « Les veines, dit-il[2], se gonflent pendant l'expiration ; elles se désemplissent dans l'inspiration. Comme ces alternatives de réplétion et d'évacuation sont absolument les mêmes dans le cerveau, comme celui-ci s'élève pendant que les veines et surtout les jugulaires se remplissent de sang, et qu'il s'abaisse dans le temps même que les veines perdent le leur, il paraît évident que le gonflement et le dégonflement alternatifs du cerveau naissent de ceux des veines. » Pour lui, la réplétion des veines est le résultat d'un reflux du sang de l'oreillette droite vers les troncs veineux lors de l'expiration, et leur affaissement la conséquence de la déplétion de ces vaisseaux lorsque la poitrine se dilate, c'est-à-dire pendant l'inspiration. Il remarque, de plus, que la gêne de la respiration et la strangulation momentanée rendent le mouvement du cerveau plus sensible.

M. Flourens a repris la question et l'a mieux analysée que ses devanciers. Il ne reconnaît qu'un seul mouvement : celui qui dépend de la respiration. D'après lui, ce mouvement unique consiste bien plus en un gonflement et un affaissement alternatifs du cerveau qu'en une élévation et un abaissement de l'organe. Sa cause serait bien encore le flux et le reflux du sang, mais ce flux et ce reflux s'opéreraient principalement par les sinus vertébraux qui communiquent avec ceux du crâne. Flourens prouve que la voie de ces sinus est la plus importante par les expériences suivantes : 1° après la ligature des deux jugulaires, le mouvement persiste, seulement il est moins prononcé ; 2° après la ligature des jugulaires et la section des veines vertébrales, il continue encore, bien que très affaibli ; 3° enfin sur le cadavre dont les deux jugulaires et les deux vertébrales sont ouvertes, on le reproduit en comprimant le thorax et le laissant ensuite revenir sur lui-même. Dans son opinion, le sang, lors de l'expiration, reflue du thorax

1. Lamure, *Recherches sur la cause des mouvements du cerveau* (*Mémoires de l'Académie des sciences*, 1779).
2. Haller, *Mémoires sur la nature sensible*, etc., t. I, p. 181.

par les veines dorsales (azygos) dans les sinus vertébraux, et de ceux-ci dans les sinus du crâne; il reflue également dans ces derniers par les jugulaires et les vertébrales. C'est à ce moment que le cerveau s'élève bien plus par un gonflement de sa masse que par un soulèvement. Au contraire, lors de l'inspiration, le sang afflue vers la poitrine par les mêmes voies, surtout par la première. Il dégorge ainsi les sinus et la substance du cerveau; par suite celui-ci s'affaisse et descend. L'élévation ou le gonflement du cerveau dépendrait de deux causes : l'une principale le reflux du sang veineux, et l'autre accessoire, l'afflux du sang artériel; son affaissement résulterait seulement du retrait du sang veineux aspiré par la poitrine.

Indépendamment des mouvements du cerveau liés à la respiration et aux pulsations artérielles, il en est d'autres dus à la pesanteur et opérés lors des déplacements de la tête ou de la masse entière du corps. M. Luys[1], qui les a étudiés avec soin sur le cadavre, les a décrits dans plusieurs communications récentes à l'Académie de médecine. Quoiqu'on en ait contesté la réalité, ils peuvent être observés sur le sujet vivant; seulement ils ont beaucoup moins d'étendue que sur le cadavre. J'ai eu l'occasion de les voir dans un assez grand nombre d'expériences sur les animaux, notamment sur les grands ruminants et sur les bêtes ovines. Sur la génisse, dont un hémisphère est en grande partie découvert, on voit les circonvolutions prises pour point de repère descendre quand on abaisse la tête, remonter quand on la renverse en arrière, glisser un peu vers la ligne médiane, ou se porter en dehors, suivant que la tête est penchée à droite ou à gauche. Le mouvement est doux, lent; c'est un glissement de la masse sur le feuillet pariétal de l'arachnoïde. Ces déplacements très restreints sont facilités par la séreuse et par le liquide qu'elle contient, liquide qui fuit dans les points que le cerveau tend à abandonner. Ils ne sont jamais ni assez brusques ni assez étendus pour donner lieu à des chocs ou à des commotions.

D'après deux observateurs italiens[2], le cerveau, dans l'espèce humaine, éprouverait encore d'autres mouvements. A l'aide des appareils enregistreurs, ils ont reconnu sur une femme, dont la plus grande partie du frontal et des pariétaux était détruite : 1° les mouvements qui dépendent des pulsations artérielles; 2° les oscillations qui correspondent aux mouvements respiratoires; 3° des ondulations à courbes plus amples dues aux mouvements des vaisseaux pendant les efforts d'attention, le travail cérébral, le sommeil, etc. Ces ondulations ne me paraissent pas devoir être considérées comme des mouvements d'une autre nature que celle des déplacements décrits plus haut. Elles tiennent vraisemblablement aux modifications que la respiration et la circulation éprouvent pendant les efforts de toute espèce, etc.

En résumé, l'encéphale éprouve deux mouvements réguliers : l'un faible, en rapport avec la diastole et la systole des artères cérébrales; l'autre plus sensible, plus lent, lié aux mouvements respiratoires et dépendant du flux et du

---

1. Luys, *de la locomobilité ou des changements de la position du cerveau* (*Bulletin de l'Académie de médecine*, 25 mars 1881, et l'*Encéphale*, 1881, t. IV, p. 276 et 417).

2. Giacomini et Mosso, *Étude graphique du mouvement du cerveau* (*Comptes rendus de l'Académie des sciences*, 3 janvier 1877).

reflux du sang veineux. Ces deux mouvements, assez distincts chez les grands
animaux, doivent être très peu prononcés quand les parois du crâne sont intactes.
Les déplacements dus à l'action de la pesanteur et produits lors des mouvements de la tête sont d'un autre ordre et ne peuvent offrir aucune régularité.

CHAPITRE III

FONCTIONS DE LA MOELLE ÉPINIÈRE

I. — COUP D'OEIL ANATOMIQUE ET MICROGRAPHIQUE.

La moelle n'est pas un simple conducteur placé entre l'encéphale et les nerfs
pour transmettre à ceux-ci les ordres de la volonté et apporter de la périphérie
au centre les diverses impressions ; c'est encore un foyer, un centre d'innervation chargé surtout des actions réflexes. Il faut jeter un coup d'œil sur sa disposition anatomique et sa structure pour être en mesure d'analyser ses fonctions
compliquées.

Elle forme un long cordon qui, renfermé dans le canal rachidien, se continue
avec les renflements encéphaliques et donne, sur son trajet, naissance à la plupart des nerfs destinés à la sensibilité et au mouvement de toutes les parties.
A son origine, elle se confond avec le bulbe rachidien, sans qu'il soit possible de
trouver la moindre trace de démarcation entre l'une et l'autre, de telle sorte que
les uns, avec Vésale, la font commencer en avant des tubercules bigéminés ; les
autres, avec Bichat, au sillon qui se trouve en arrière du pont de Varole, et le
plus grand nombre, au niveau du trou occipital. A sa terminaison, dont le lieu
est variable, la moelle se divise en une infinité de cordons nerveux dont l'ensemble est connu, même sur l'homme, sous le nom de *queue de cheval*.

Sa forme varie un peu, suivant les animaux, et ses renflements se montrent
toujours en rapport avec la présence, le nombre et le volume des extrémités. Elle
est presque cylindrique chez les poissons, avec cette particularité toutefois qu'elle
offre, dans ces animaux, de petites bosselures à la naissance des nerfs un peu
volumineux ; elle a, dans les reptiles, tels que les tortues, les lézards et les
batraciens, un renflement cervical et un lombaire ; mais elle en est dépourvue
chez les serpents. Chez les oiseaux qui volent beaucoup et dont les ailes sont très
fortes, elle présente, d'après Serres, un renflement brachial plus considérable que
celui des lombes. Enfin, chez les mammifères, le renflement lombaire prédomine
lorsque, comme dans le kanguroo, les membres abdominaux l'emportent par leur
volume sur les membres thoraciques ; le cervical, au contraire, dépasse l'autre,
quand les extrémités antérieures conservent un assez grand développement, alors
que les postérieures sont atrophiées, comme dans les cétacés.

La moelle est contenue dans un canal brisé et articulé, beaucoup plus grand
qu'elle, qui peut se plier dans tous les sens et exécuter des mouvements très
étendus sans la comprimer ni la tirailler ; mais elle n'en occupe pas constamment toute la longueur ; elle sort à peine du crâne chez quelques poissons, s'arrête au milieu du dos chez plusieurs mammifères, tels que le hérisson, au niveau

de la deuxième vertèbre lombaire chez l'homme, et plus loin, vers le sacrum, dans la plupart des animaux domestiques. En outre, elle est revêtue, comme l'encéphale, de trois membranes : la dure-mère, dont la surface externe est séparée du conduit vertébral par une foule de petits coussinets adipeux ; l'arachnoïde, dont les deux feuillets sont en contact l'un avec l'autre ; enfin, la pie-mère, dont le tissu léger, aréolaire, à larges mailles, est pénétré d'une grande quantité de liquide *céphalo-rachidien*.

La moelle épinière, dans son ensemble, représente, à l'extérieur, une colonne à peu près cylindrique de substance blanche renfermant une autre colonne de substance grise cannelée, à quatre arêtes connues sous le nom de *cornes*. Elle se divise en deux moitiés latérales par deux sillons médians profonds dont l'antérieur ou l'inférieur est le plus marqué. Ces deux moitiés, réunies dans ce dernier sillon, par la commissure blanche, se subdivisent en trois cordons, l'un antérieur dans l'homme, inférieur dans les mammifères, duquel émergent les racines motrices des nerfs rachidiens, l'autre postérieur ou supérieur, donnant naissance aux racines sensitives, et un troisième, latéral, qui ne se sépare point nettement des autres. Ils sont exclusivement formés de substance blanche dont la plupart des tubes ont une direction longitudinale.

La partie intérieure ou grise de la moelle, appelée myélaxe, représente une colonne cannelée dont le pourtour porte quatre prolongements ou lames, deux en avant ou en bas, les *cornes antérieures*, deux en arrière ou en haut, les *cornes postérieures*, les quatre réunies par la commissure grise. Sur l'axe de la substance grise se trouve le canal central, très développé pendant la vie fœtale, plus ou moins persistant à l'âge adulte, chez l'homme, les ruminants, les carnassiers et la plupart des vertébrés ovipares. Il est tapissé par un épithélium à cellules cylindriques que Kœlliker croit vibratile, et entouré d'une substance grise sur la nature nerveuse de laquelle on a élevé des doutes.

La disposition des éléments nerveux dans les cordons blancs et dans l'axe gris de la moelle épinière, quoiqu'elle ait été l'objet de nombreuses controverses, est connue dans ses points essentiels.

Les cordons ou faisceaux blancs sont exclusivement

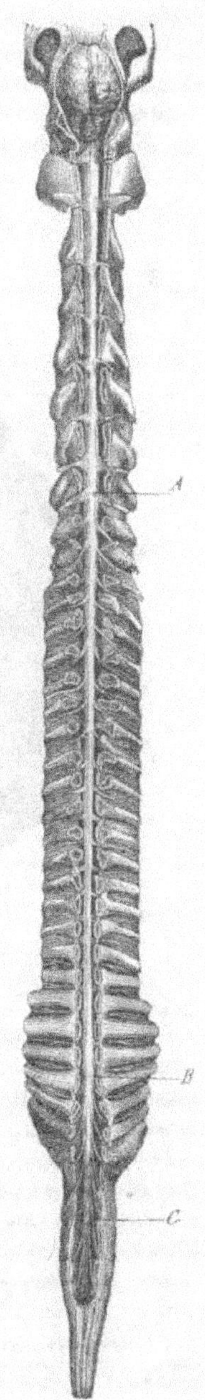

Fig. 14. — Moelle épinière du cheval (*).

(*) A, renflement cervical ; B, renflement lombaire ; C, queue de cheval.

constitués par des fibres nerveuses plus déliées que celles de la partie extra-médullaire des racines et à gaine plus mince; elles sont rassemblées en faisceaux longitudinaux parallèles, jamais entrecroisés, qui s'étendent, avec ou sans interruption, jusqu'à l'encéphale; quelques-unes de ces fibres naissent en un point et se terminent un peu plus loin; d'autres vont s'enfoncer dans la

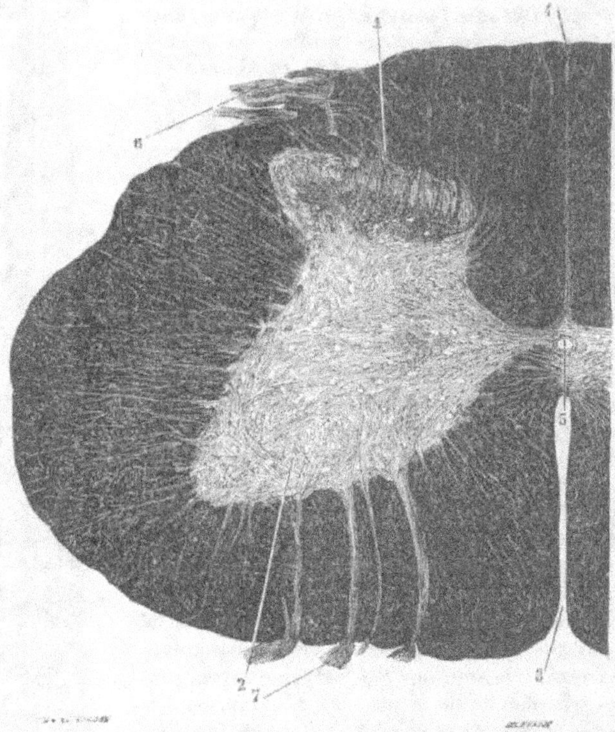

Fig. 15. — Coupe horizontale de la moelle épinière, d'après Stilling (*).

substance grise. Aux fibres propres des cordons s'ajoutent celles des racines nerveuses.

Indépendamment de ces fibres, il en est de transverses qui, dans la commissure blanche, se portent de droite à gauche ou de gauche à droite, en s'entre-croisant sur la ligne médiane, d'après les observations de divers micrographes. Elles doivent rendre les deux cordons moteurs solidaires l'un de l'autre, et leur donner partiellement une action croisée, qu'ils ont effectivement.

(*) 1, corne postérieure avec ses cellules; 2, corne antérieure et ses deux groupes cellulaires antérieur et latéral; 3, sillon antérieur; 4, sillon postérieur; 5, canal central entouré par les commissures; 6, racines postérieures; 7, racines antérieures.

Dans les cordons supérieurs les fibres ont double origine ; les unes émanent de la corne supérieure du même côté, les autres proviennent de la corne opposée et passent par la commissure.

Dans les cordons inférieurs, elles émanent de la corne inférieure du même côté et de la correspondante opposée. Elles transmettent aux parties périphériques les impulsions motrices de l'encéphale, du bulbe et les excitations motrices réflexes de même source.

Dans les cordons latéraux se trouvent des fibres provenant des cornes supérieures et inférieures, d'autres émanent de la colonne grise dite de Clarke, et même des racines motrices. Comme elles continuent les tractus des pédoncules et des pyramides, on suppose qu'elles servent à la transmission des excitations motrices volontaires.

Les fibres nerveuses qui entrent dans la constitution des cordons, sont, les unes d'un diamètre considérable, les autres plus fines mêlées entre elles. Les grandes, d'après les histologistes, se rendent en partie dans les pédoncules cérébraux, les petites dans le cervelet.

La substance grise ou le myélaxe a des fibres et des cellules. De ces fibres les unes sont d'une extrême ténuité, les autres du diamètre d'un cylindre axe et quelques-unes des fibres à moelle. Les cellules des cornes supérieures sont peu nombreuses, petites, non groupées, à prolongements peu ramifiés. Celles des cornes inférieures sont grandes, multipolaires, à prolongements nombreux. D'après divers observateurs, elles sont anastomosées entre elles.

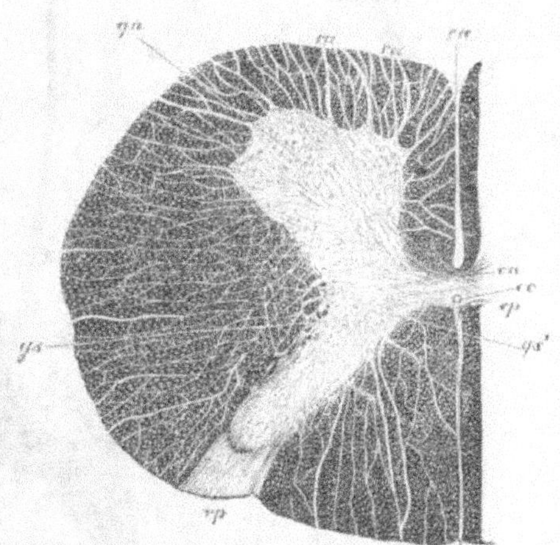

Fig. 16. — Moitié de coupe transverse de la moelle cervicale, d'après Virchow (*).

La substance grise est très hétérogène. Elle forme une colonne, continue de l'encéphale au filet terminal de la moelle, dans laquelle les cellules et les fibres sont en proportions à peu près égales, d'après Kœlliker. Les cellules y sont toutes unipolaires ou multipolaires, à prolongements très longs et très ramifiés, disposées en une série ou une chaîne de groupes reliés entre eux par leurs prolongements, de telle sorte que dans les coupes transverses correspondant aux racines, elles se montrent en très grand nombre, tandis qu'elles sont fort rares ou manquent dans les points intermédiaires (voy. fig. page suivante). D'après Jacubowitch, les plus grandes cellules multipolaires des cornes inférieures seraient motrices ; les

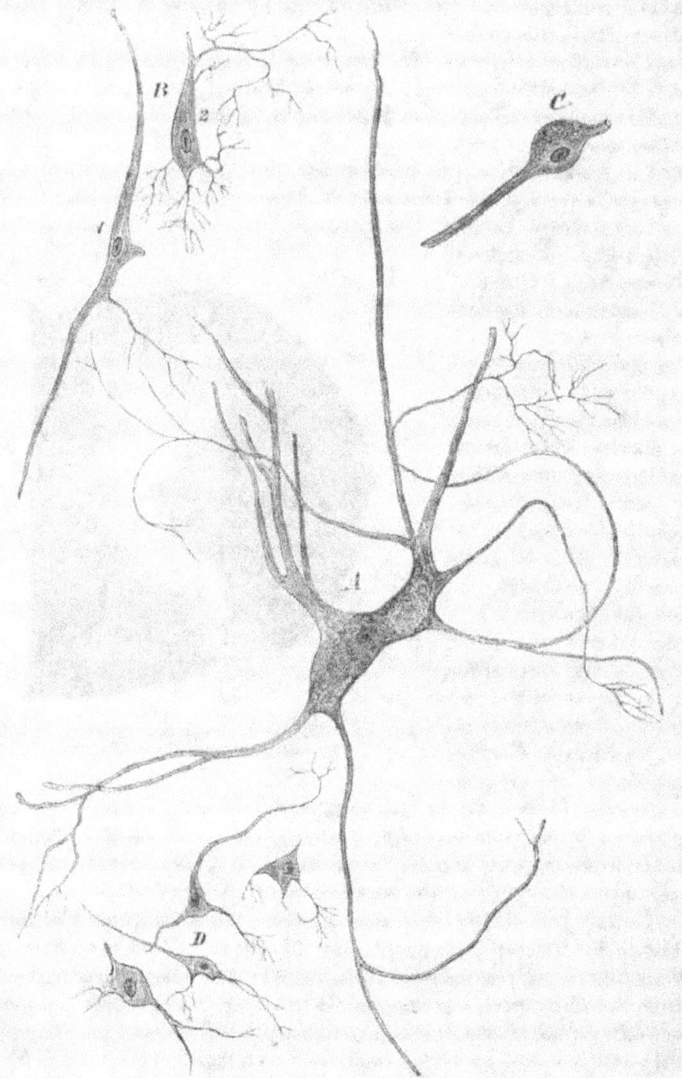

Fig. 17. — Cellules nerveuses de la moelle et du cerveau, d'après Virchow (*).

cellules plus petites, allongées, à prolongements grêles des cornes supérieures

(*) A, cellule motrice multipolaire des cornes antérieures ; B, cellules sensitives plus petites des cornes
postérieures ; C, cellule bipolaire sympathique ; D, cellules de la substance grise du cerveau.

seraient sensitives, et les intermédiaires seraient des cellules sympathiques. Leurs caractères varient suivant les points de l'axe gris. La substance gélatineuse a les siennes qui sont petites, arrondies ou triangulaires et à prolongements triples ou quadruples. Dans la corne supérieure elles sont peu nombreuses. A la base de cette corne ces cellules entassées qui ont de nombreux prolongements, forment la colonne de Clarke. C'est dans la corne inférieure que se trouvent les plus

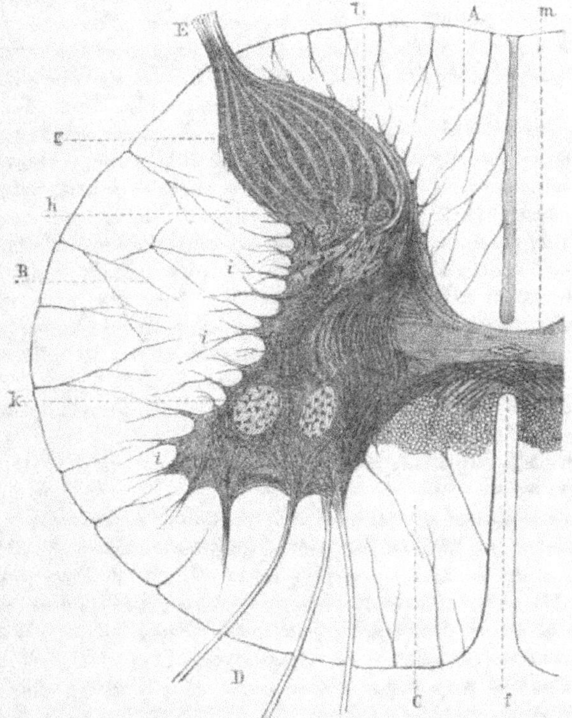

Fig. 18. — Moitié d'une coupe tranverse de la moelle épinère du veau, d'après Huguenin.

grandes et les plus ramifiées. Les prolongements de celles-ci se continuent directement avec les fibres nerveuses des racines inférieures ou motrices. Ils s'anastomosent de manière à mettre en communication les deux cornes d'une même moitié, et même les deux moitiés l'une avec l'autre. Mais ces anastomoses se voient pour un si petit nombre de cellules, qu'elles ont été niées par beaucoup de micrographes habiles. Sur certaines préparations très minces et bien réussies.

[*] A, cordon supérieur; B, cordon latéral; C, cordon inférieur; D, racines inférieures ou antérieures; E, racines supérieures ou postérieures; G, substance gélatineuse; H, substance grise de la corne postérieure; M, commissure blanche postérieure; N, faisceaux blancs longitudinaux de la substance grise; ii, tractus de fibres nerveuses allant de la substance grise dans les cordons blancs; K, groupe de grandes cellules dans les cornes antérieures; F, commissure antérieure à fibres entrecroisées.

il est, en effet, difficile d'en découvrir quelques-unes ; j'en ai vu cependant plusieurs fois, notamment sur des coupes de la moelle du veau, teintes au carmin, que je conserve dans ma collection. Sauf ces anastomoses, les cellules grises sont indépendantes les unes des autres, mais leurs prolongements sont si entrelacés, si feutrés, qu'elles peuvent ainsi se mettre en communauté d'action par simple contact.

Le mode d'origine des racines nerveuses dans la moelle et leurs connexions avec ses éléments ont un haut intérêt physiologique. Voici ce qu'on sait de plus positif à cet égard d'après Kœlliker. Les fibres des racines sensitives s'enfoncent d'abord perpendiculairement dans la substance blanche, au niveau du sillon collatéral postérieur, puis elles se divisent en faisceaux, dont les uns plongent dans la substance grise des cornes postérieures pour se couder sur elles-mêmes, marcher pendant un certain temps dans cette substance, suivant l'axe de la moelle, et rejoindre finalement les cordons postérieurs et latéraux. Les autres se portent partie dans les mêmes cordons et partie vers le centre de la moelle, dans la commissure grise, où peut-être elles passent à l'opposé, en s'entrecroisant avec leurs homologues. Elles n'ont aucune connexion directe avec les fibres des cordons supérieurs ; elles paraissent, dit-on, aboutir toutes à la substance grise. Les racines inférieures, après avoir pénétré dans le cordon moteur par le sillon latéral inférieur, se divisent en faisceaux dont une partie des fibres s'anastomosent avec les cellules multipolaires de la substance grise de la corne correspondante. L'autre partie de ces fibres se dégage des cornes et revient dans les cordons latéraux. Quelques-unes parviennent aux cornes supérieures.

Plusieurs faits importants se dégagent de l'étude de la texture de la moelle : 1° les fibres sensitives des racines supérieures, après s'être plongées dans la substance grise, se mettent en continuité avec les fibres de cette substance, et reviennent, en prenant une direction longitudinale, concourir à la formation des cordons supérieurs et des cordons latéraux du même côté ; 2° les fibres motrices, qui pénètrent de la même manière dans les cornes inférieures de la substance grise, en ressortent également pour venir se joindre aux cordons inférieurs et à la partie correspondante des cordons latéraux ; 3° une certaine quantité de fibres des racines motrices d'un côté passent, par la commissure, dans le cordon moteur du côté opposé ; 4° toutes ces fibres sensitives et motrices remontent vers l'encéphale, où probablement elles arrivent au moins en partie. On voit par là, d'une part, que la substance grise est le rendez-vous commun des deux ordres de racines, non seulement parce qu'elle les reçoit toutes, mais encore parce qu'elle anastomose ses fibres propres avec celles de ces racines ; d'autre part, que les cordons blancs, au lieu d'être indépendants, sont liés à la substance grise d'une manière très intime, et enfin qu'ils sont liés entre eux, le supérieur avec le latéral, l'inférieur avec celui-ci. En outre, par suite de la décussation des fibres commissurales, les deux moitiés de la moelle, déjà unies par l'axe gris, sont intimement liées entre elles.

Il serait superflu d'entrer ici dans les débats qu'a soulevés la structure intime de la moelle, surtout sur des points très accessoires par leur portée physiologique. Que les cellules soient anastomosées ou non entre elles, que leurs prolongements soient ou ne soient pas en continuité avec les fibres des racines nerveuses, cela ne me paraît pas avoir un grand intérêt. On ne voit pas pourquoi les cellules ne pourraient agir sur les fibres nerveuses sans être en continuité avec elles. Leurs prolongements sont si nombreux et si intimement entrelacés avec ces fibres qu'elles peuvent probablement agir sur elles par simple contact ou même à distance. On ne voit pas non plus la nécessité absolue que ces cellules forment une chaîne non interrompue, d'une extrémité de la moelle à l'autre, pour que la substance grise jouisse du pouvoir de conduire, sur toute sa longueur, les impressions sensitives et les incitations motrices. Néanmoins, ce double pouvoir de conduction se concevrait mieux si la disposition rencontrée par Owsjannikow chez les poissons était réelle, et si elle existait chez les mammifères, à savoir que chaque cellule médullaire aurait quatre prolongements se rendant, l'un à l'encéphale, l'autre à la racine motrice, un troisième à la racine sensitive, et le dernier d'une moitié de la moelle à la moitié opposée.

II. — PROPRIÉTÉS DE LA MOELLE ÉPINIÈRE.

On savait depuis longtemps que les irritations portées sur la moelle déterminent de la douleur et des contractions musculaires, et l'on attribuait autrefois à toutes les parties de cet organe les mêmes propriétés. A. Valker soupçonna que les cordons antérieurs et postérieurs pouvaient avoir des propriétés et des fonctions dissemblables; mais ce fut Ch. Bell qui, le premier, en 1811, reconnut sur un animal venant d'être tué, que l'excitation de la partie inférieure de la moelle provoque des contractions musculaires plus constamment que l'excitation de sa partie supérieure. Magendie, en 1822, établit plus nettement encore l'extrême sensibilité du cordon supérieur, et l'excitabilité de l'inférieur. Néanmoins, c'est surtout de ses expériences sur les propriétés des racines qu'il a déduit celles des cordons. Ayant mis à découvert la moelle épinière sur de jeunes chiens, s'il sectionnait les racines supérieures d'un côté les parties situées en arrière de la section et du même côté devenaient insensibles tout en conservant leur mouvement. Si, au contraire, il sectionnait les racines inférieures, le membre correspondant conservait sa sensibilité, mais perdait la faculté de se mouvoir. Ch. Bell, dans ses expériences avait surtout cherché à agir sur les cordons, mais suivant la remarque de M. Vulpian, comme il n'opérait pas sur des animaux vivants, il ne pouvait constater la sensibilité des cordons supérieurs : il leur a attribué le rôle de conducteurs de la sensibilité après s'être assuré qu'ils n'étaient point excitables ou moteurs comme les cordons inférieurs. A compter de ce moment, on a admis que la moelle épinière est formée de deux moitiés : l'une supérieure ou postérieure sensible, l'autre inférieure ou antérieure motrice, ou, en d'autres termes, qu'il y a dans la moelle épinière deux moelles, l'une pour le sentiment, l'autre pour le mouvement, comme il y a dans la racine nerveuse spinale deux racines, l'une sensitive, l'autre motrice, ou dans le nerf mixte deux nerfs, un sensitif, dérivant du cordon médullaire supérieur, l'autre moteur provenant du cordon inférieur.

En 1841, Longet confirma ces faits par des expériences ingénieuses. Après avoir coupé transversalement la moelle mise à nu à l'extrémité de la région dorsale, il appliqua successivement les pôles d'une pile faible aux cordons des deux segments. Au segment de la tête, la galvanisation du cordon supérieur détermina de la douleur, et la galvanisation du cordon inférieur demeura sans effet. Au segment caudal, la galvanisation du cordon supérieur ne produisit rien ; celle du cordon inférieur provoqua des contractions musculaires dans les membres abdominaux.

Quoique les premières expériences faites sur le rôle des cordons de la moelle parussent décisives, elles étaient de nature à donner lieu à des illusions. Aussi, dès l'époque de la découverte de Ch. Bell, il s'éleva des contestations sur les propriétés des cordons, notamment sur la question de savoir si les supérieurs ne sont que sensibles, si les inférieurs ne sont qu'excitables, et si les premiers ou les seconds sont sensibles ou moteurs par eux-mêmes.

En effet, qu'on irrite sur l'animal vivant les cordons supérieurs de la moelle dénudée, et aussitôt il y aura gémissements et cris accompagnés de violentes secousses musculaires ; les cris prouvent la sensibilité des cordons qu'on a touchés, mais les mouvements sont-ils une réaction contre la douleur ou une conséquence de l'excitabilité, de la motricité de ces cordons. Il faut couper la moelle en travers et opérer sur le bout caudal afin de supprimer les effets de la sensibilité, ou bien tuer l'animal pour voir si l'irritation de ces cordons produit quelques mouvements qui ne soient pas des réactions contre la douleur.

Ensuite les cordons supérieurs sont-ils sensibles par eux-mêmes ou doivent-ils leur sensibilité aux racines des nerfs qui les pénètrent et qui, en dernière analyse, entrent dans leur constitution ? Voici ce que les expériences apprennent. En explorant les cordons supérieurs à l'aide d'une aiguille ou d'un stylet, on reconnaît que leur face supérieure est partout sensible, mais non uniformément, qu'elle l'est moins entre deux racines, moins au niveau du sillon médian que dans les points par lesquels les racines pénètrent. D'où il suit que ces cordons sont partout sensibles et que la sensibilité des racines supérieures accroît celle qui est propre à la moelle. Ils le sont à la surface ; ils le sont à toutes les profondeurs comme sur les sections. Si, du reste, après avoir coupé en travers les cordons postérieurs, comme l'a fait M. Schiff, on en détache un de la substance grise, du côté de la tête, sur une étendue de quelques centimètres, on voit que les piqûres faites à sa face profonde sont douloureuses ; ici les fibres qui se rendaient de ce faisceau dans la substance grise ayant été coupées ou rompues, ne peuvent pas influer sur sa sensibilité. A leur face profonde, au contact du myélaxe, Magendie les avait trouvés moins sensibles qu'à l'extérieur. Cela se conçoit, si pour juger du degré de sensibilité de ces cordons, il les séparait de la substance grise en lésant leurs fibres aux points où elles s'échappent du myélaxe.

Les cordons ou faisceaux inférieurs, dont l'excitabilité a été quelquefois niée, sont très manifestement excitables, toutes les fois qu'on a mis à nu la moelle sans la contusionner ou la léser d'une manière quelconque. Les piqûres de stylet, faites à leur surface, la compression de leur substance à l'aide de pinces très fines, provoquent des contractions plus ou moins violentes, dans les membres postérieurs ; cela est très évident sur les jeunes porcs, sur les jeunes chiens, les agneaux ou les taureaux de un à deux ans, dont les vertèbres se taillent aisément sans que la moelle soit lésée, et ce sont les animaux qui ont servi à mes expériences. Mais, sur le cheval on n'obtient ordinairement que des résultats équivoques, à cause des commotions qu'éprouve la moelle pendant sa dénudation, commotions dont la couséquence est la paralysie immédiate plus ou moins complète du train postérieur. Au reste, M. Vulpian[1], a vu sur le lapin que les cordons inférieurs sont beaucoup moins excitables que les racines correspondantes. Il faut des irritations très vives sur ces cordons pour provoquer des réactions équivalentes à celles que déterminent les irritations les plus faibles portant sur les racines inférieures. J'ai constaté cette différence plusieurs fois, notamment sur le bélier et le chien.

Quant à la substance de l'axe gris, des cornes, elle paraît absolument insensible aux stimulations ordinaires. Quelle soit mise à nu par une section, soit longitudinale, soit transverse de la moelle, ou simplement par l'ablation d'un segment des cordons supérieurs, elle peut être piquée, pincée, cautérisée, sans que l'animal jette le moindre cri, ni ne donne le moindre signe de douleur. Il en est de même quand on introduit un stylet au centre de la moelle, pour l'irriter ou la détruire sur une étendue considérable. Cette substance est également dépourvue d'excitabilité. Aucune des stimulations que l'on exerce sur elle ne provoque la moindre contraction musculaire.

Les cordons latéraux, anatomiquement peu distincts des autres, recevant en haut des fibres sensitives, en bas des fibres motrices, doivent, *à priori*, posséder des propriétés mixtes. Ils sont en effet sensibles, surtout dans les points les plus rapprochés des faisceaux supérieurs, excitables dans les parties les plus inférieures ou les plus voisines des faisceaux moteurs. Leur sensibilité et leur excitabilité sont peu prononcées vers leur face profonde. C'est ce qu'on peut facilement constater sur les agneaux et les jeunes porcs.

En somme, les propriétés des cordons de la moelle sont bien telles que Charles Bell, Magendie, Flourens et Longet les avaient déterminées. Les supérieurs sont sensibles et d'une sensibilité exquise comme les racines supérieures des nerfs spinaux, de plus, ils jouissent d'une certaine excitabilité à effets réflexes ; les inférieurs sont excitables ou excito-moteurs comme les racines inférieures des mêmes nerfs. L'axe gris est insensible et inexcitable comme l'est la substance grise dans les divers parties de l'encéphale. La sensibilité et la motricité sont donc deux propriétés distinctes dans la moelle et susceptibles d'être isolées. Elles ne se montrent point encore dans la substance grise qui est pourtant la partie essentiellement active ; elles apparaissent et se séparent dans les cordons, pour être mieux caractérisées et plus isolées dans les racines nerveuses. De même, dans la moelle, la sensibilité et la faculté de transmettre ou de conduire les impressions sensitives sont des propriétés distinctes, comme le fait remarquer M. Milne Edwards. L'axe gris ou myélaxe qui est insensible, transmet cependant les impressions sensitives de la périphérie au centre. Les cordons supérieurs, au contraire, qui sont très sensibles, ne conduisent pas les impressions sensitives. Le cerveau, ainsi que nous l'avons vu, était insensible aux irritations directes ; il perçoit cependant les irritations qui lui sont apportées par la moelle ou les nerfs. Dans les racines les deux propriétés appartiennent aux mêmes fibres. Les racines supérieures sont sensibles et transmettent les impressions sensitives, les racines inférieures sont excito-motrices et transmettent les excitations que l'encéphale envoie aux différentes parties.

---

1. Vulpian, *Leçons sur la physiologie du système nerveux*, p. 360.

III. — Fonctions conductrices de la moelle épinière.

La moelle a un double rôle physiologique. Elle constitue : 1° un conducteur des impressions de la périphérie vers l'encéphale, et des excitations motrices de l'encéphale aux muscles ; 2° un centre d'innervation dans lequel s'effectuent surtout les actions réflexes. De ces deux fonctions, la première était à peu près connue de l'antiquité, puisque Hippocrate et Galien savaient que les lésions de la moelle entraînent l'abolition de la sensibilité et du mouvement dans toutes les parties situées au-dessous de la lésion ; mais la seconde n'a été soupçonnée et mise en évidence que dans les temps très modernes. Étudions-les chacune à part.

La fonction conductrice de la moelle est double. Elle consiste à transmettre de l'encéphale aux muscles les ordres de la volonté, et à porter à l'encéphale les diverses impressions sensitives reçues dans toutes les parties du corps. Les expériences les plus simples le montrent très clairement.

Si on coupe la moelle épinière en travers, sur un point quelconque de son étendue, comme l'a fait Flourens, et qu'on vienne ensuite à irriter les parties en arrière de la section, l'animal n'en éprouve aucune douleur, parce que les impressions ne peuvent plus, par suite de la solution de continuité, se propager aux centres sensitifs ; mais ces parties sont encore susceptibles de se contracter, puisque le principe de leurs mouvements non volontaires vient directement de la moelle épinière. Si, au contraire, on porte l'irritation sur les parties en avant de la section et liées au tronçon antérieur, il y a dans celles-ci douleur et convulsions, comme si l'organe était intact. Le même résultat se fait observer, quand, au lieu d'une section, on a opéré une simple compression, les irritations produites en arrière de celle-ci ne sont plus transmises, et partant elles ne sont plus perçues ; alors, si l'animal veut se déplacer, la volonté cesse de se communiquer au delà du point comprimé et les parties restent immobiles. Enfin, si, par diverses sections pratiquées à de certaines distances sur le trajet de la moelle, on divise celle-ci en plusieurs segments, dont chacun devient un centre sans communication avec l'encéphale, excepté celui qui tient à la moelle allongée, on peut irriter tous les segments qui suivent le premier sans qu'aucune douleur se manifeste, mais l'irritation est suivie de contractions plus ou moins énergiques dans les parties qui reçoivent leurs nerfs du tronçon irrité.

Il s'agit maintenant de voir si la moelle est un conducteur par toute sa masse ou seulement par quelques-unes de ses parties : faisceaux blancs ou axe gris, et si ce sont les mêmes parties ou des parties différentes qui transmettent les volitions, les excitations motrices et les impressions sensitives.

Walker, en 1809, paraît être le premier physiologiste qui ait soupçonné que dans cet office conducteur, les divers faisceaux de la moelle pouvaient avoir chacun un rôle spécial ; mais il ne donna aucune preuve expérimentale du fondement de son opinion. Charles Bell, en 1811, vit, sur un lapin qu'il venait de tuer, l'excitation de la partie antérieure de la moelle déterminer des contractions plus constamment que l'excitation de la partie postérieure ; il constata, en outre, que l'excitation des racines antérieures provoque des secousses musculaires très vives, tandis que la section des racines postérieures n'en produit pas. Magendie, en 1822, reconnut aussi que les faisceaux postérieurs de la moelle jouissent d'une exquise sensibilité, et que les antérieurs sont à peine sensibles ; qu'après la section des racines postérieures des nerfs lombo-sacrés, la sensibilité des membres abdominaux est abolie ; qu'après celle des racines antérieures, la motricité y est perdue ; qu'enfin, après la section des deux sortes de racines, il y a, en même temps, abolition de la sensibilité et du mouvement. En rapprochant tous ces résultats, qui indiquaient seulement les propriétés des faisceaux et des racines, on édifia la théorie des fonctions distinctes de ces faisceaux, théorie d'après laquelle les cordons supérieurs seraient les conducteurs de la sensibilité et les inférieurs ceux de la motricité. Cela fut généralement accepté.

Il s'agit donc de voir si, en réalité, les impressions sensitives et les excitations motrices ont une voie commune de transmission, ou si elles ont des voies distinctes ; en d'autres termes, de chercher quelle est cette voie commune ou quelles sont ces voies distinctes, dans l'axe gris ou dans les divers faisceaux de la moelle.

Les faisceaux postérieurs et les racines qui en émanent sont sensibles, très sensibles ; sont-ils en même temps les conducteurs de la sensibilité, la voie de transmission des impressions sensitives de la périphérie vers le centre ? Pour Charles Bell, Magendie, Flourens, Longet, cela n'est pas douteux : pour eux, la propriété donne la fonction ; l'induction paraissait si légitime que, théoriquement, personne ne pensait qu'elle pût être contestée.

En 1823, Bellingeri, qui, le premier peut-être, pour constater le rôle des cordons postérieurs, eut l'idée de les couper en travers, observa ce fait, fort remarquable, qu'à la suite de leur section la sensibilité persiste. Aussi admit-il une autre voie de transmission de la sensibilité, celle de la substance grise qu'il ajouta à la voie des cordons supérieurs. Ce fait fut également constaté par Schœps et Rolando. Fodera qui, à cette époque, fit les mêmes observations, vit de plus qu'à la suite de leur section la sensibilité est exagérée dans les points situés au delà. Depuis, M. Brown-Séquard [1] a surabondamment démontré ces deux faits, la persistance de la sensibilité et l'hyperesthésie dans les parties situées en arrière de la section des faisceaux postérieurs. Je les ai constatés avec la plus grande netteté sur les jeunes porcs dont les vertèbres se taillent avec facilité, sans que la moelle éprouve la moindre lésion, sur des béliers, des jeunes taureaux, des génisses et plusieurs animaux carnassiers. Chez tous ces animaux, après la section complète, avec ou sans perte de substance, des cordons supérieurs à la région dorso-lombaire, la sensibilité de la peau et des parties profondes a été conservée immédiatement après l'opération, dans les parties situées en arrière de la section, et pendant plusieurs heures, plusieurs jours, plusieurs semaines : sensibilité à la piqûre, à la compression, à la cautérisation, etc. La sensibilité du cordon supérieur, au delà de la section, demeurait aussi vive qu'auparavant ; enfin, celle des racines supérieures, à découvert en arrière de cette section, restait aussi

<hr>

1. Brown-Séquard, *Recherches sur les voies de transmission des impressions sensitives dans la moelle épinière* (Gazette médicale de Paris, 1855, p. 568, 570. — *Examen de la théorie de M. Longet*, notes diverses (Journal de physiologie, de 1858 à 1868).

vive qu'à l'état normal. Seulement l'exagération de la sensibilité, l'hyperesthésie, dans les parties situées en arrière de la section, n'a pas toujours été très évidente ; elle a été très marquée sur le chien, peu ou point sur le porc et le taureau. L'hyperesthésie, lorsqu'elle se produit à un degré quelconque, disparaît au bout de quelques mois sur les animaux qui survivent à la section des cordons postérieurs.

La persistance de la sensibilité à la suite de la section des cordons postérieurs, même quand on excise des segments de 1 à 2 centimètres de longueur, ou lorsqu'on détache les extrémités de ces segments de la subtance grise pour les renverser sur elles-mêmes, est un fait extrêmement important qui prouve que la transmission des impressions sensitives se fait par une autre voie que celle des cordons. Une autre expérience, due à M. Brown-Séquard, en fournit une nouvelle preuve. Si, en effet, on pratique une coupe de la moelle portant sur les cordons inférieurs, sur les latéraux et sur la substance grise, de manière qu'il reste seulement les cordons supérieurs, la sensibilité est complètement abolie.

Si donc la transmission des impressions sensitives à encore lieu après la section des cordons supérieurs, et si elle cesse de s'effectuer bien que ces cordons demeurent intacts après la destruction de toutes les autres parties, par quelle autre voie cette transmission se fait-elle ? Est-ce par les cordons latéraux ou par l'axe gris de la moelle ? D'abord, est-ce par les cordons latéraux qui sont sensibles surtout dans leur moitié supérieure ? L'expérience la plus simple résout négativement la question. En coupant seulement les cordons latéraux, ou en les coupant en même temps que les supérieurs, la sensibilité est conservée dans les parties situées en arrière de la section.

Reste l'axe gris de la moelle, le myélaxe, cette partie insensible et inexcitable. Or, trois expériences qu'il est facile de répéter semblent prouver péremptoirement que c'est par elle que la transmission des impressions sensitives s'effectue. Par la première, due à Van Deen, qui consiste à conserver la substance grise intacte et attachée aux cordons supérieurs, les autres faisceaux étant coupés, on voit la sensibilité persister avec ses caractères ordinaires. Par la seconde, dans laquelle la substance grise demeure attachée aux faisceaux inférieurs, les autres étant coupés, on obtient le même résultat. Enfin par la troisième, de M. Brown-Séquard, qui est tout à fait décisive, on s'assure, en détruisant seulement l'axe gris à l'aide d'un stylet, que la sensibilité est abolie dans toutes les parties situées au delà de la lésion. Ici, la substance grise n'est pas seulement la substance importante qui permet à la blanche de remplir son rôle de conducteur ; c'est elle qui agit, c'est elle qui conduit, au moins en grande partie, les impressions sensitives.

Toute la difficulté maintenant est de dire à quoi servent les cordons supérieurs, car ils doivent avoir un usage. M. Schiff est porté à les considérer comme des conducteurs pour les impressions de contact, lesquelles, d'après lui, seraient encore transmises et perçues alors que les impressions douloureuses ont cessé de l'être. Longet adopte cette manière de voir ; les faisceaux supérieurs transmettraient les impressions de contact et la substance grise seulement les impressions douloureuses. Todd, s'écartant tout à fait des vues acceptées jusqu'ici, les suppose chargés d'associer en action d'ensemble les actions partielles de la moelle. Ce ne sont pas là des déterminations suffisamment établies. Il me paraît probable que, en raison de leur sensibilité, de leurs connexions avec les racines sensitives, de leurs rapports avec les cornes supérieures de la substance grise, les cordons supérieurs doivent concourir à la transmission des impressions sensitives. En effet, les cordons supérieurs ne sont pas indépendants du myélaxe ; ils lui empruntent la plupart de leurs fibres, de l'aveu des histologistes les plus compétents, et ils les lui empruntent surtout au niveau des cornes supérieures chez les animaux et postérieures chez l'homme. Ce ne sont pas des unités au point de vue physiologique. Ils font corps fonctionnellement avec l'axe gris. Si, lorsqu'on les a isolés, ils ne peuvent concourir à la transmission des impressions sensitives, c'est, vraisemblablement, que leurs connexions avec les fibres de la substance grise sont détruites. Le conducteur a une solution de continuité, la chaîne un anneau rompu. Quoique, à l'état d'isolement, ils ne transmettent plus les impressions sensitives, ils peuvent concourir à cette transmission lorsqu'ils restent unis à la substance grise. Leurs connexions avec le myélaxe sont très probablement une condition nécessaire à l'accomplissement intégral de leur rôle. On trouvera sans doute quelque jour des combinaisons expérimentales qui mettront en évidence leur participation à la transmission centripète des impressions sensitives.

Maintenant quelle est, dans la moelle, la partie chargée d'effectuer la transmission des excitations motrices, ou de la motricité ?

D'après Ch. Bell, Magendie, Flourens, Longet, cette transmission s'effectue par les cordons inférieurs, qui sont excitables et donnent naissance aux racines motrices des nerfs spinaux. L'expérimentation confirme cette manière de voir. Si sur un animal dont la moelle est à nu, dans la région lombaire, on coupe transversalement les cordons inférieurs, les parties situées en arrière sont immédiatement frappées de paralysie. Si, alors, on vient à irriter l'animal, en un point quelconque du corps, il se produit une réaction immédiate contre la douleur ; les membres antérieurs, le cou, la tête, s'agitent ; seuls les membres postérieurs demeurent immobiles : les ordres de la volonté ont été arrêtés par la section des cordons. Mais les membres postérieurs éprouvent des secousses convulsives si on les irrite directement, ou si l'on irrite le segment postérieur de la moelle. Dans cette expérience, la paralysie n'est pas complète ; elle le devient si l'on ajoute à la section des cordons inférieurs celle des cordons latéraux, preuve que ceux-ci prennent une certaine part à la fonction des premiers. Cette particularité s'explique, du reste, par ce fait anatomique, que les faisceaux latéraux, comme les inférieurs, reçoivent des fibres émanées des pyramides antérieures.

D'autre part, quand on a coupé toute la moelle, faisceaux supérieurs et substance grise, en laissant intacts les cordons inférieurs, les mouvements s'opèrent encore dans le train de derrière, mouvements dont les incitations n'ont pu être conduites que par les cordons inférieurs les seuls persistants. Toutefois, dans ces cas, les mouvements sont affaiblis, preuve que quelque autre partie concourant à cette transmission a été enlevée : la grise est très certainement la partie dont la collaboration est nécessaire à l'action conductrice pleine et entière des cordons inférieurs, car si on la détruit seule, à l'aide d'un stylet, à la région lombaire, on voit le train postérieur s'affaiblir, éprouver un commencement de paralysie.

D'après ce qui précède, les impressions sensitives sont transmises de la périphérie à l'encéphale surtout par l'axe gris de la moelle, et les excitations motrices le sont de l'encéphale à la phériphérie, à la fois par des cordons inférieurs, par une partie des cordons latéraux, et enfin par la substance grise. Il reste à voir si cette transmission se fait directement ou si elle est croisée, soit en partie, soit en totalité.

Galien, à qui on doit les premières expériences sur la moelle épinière, avait constaté que la section transversale d'une moitié latérale de la moelle détermine la paralysie du même côté. La plupart des expérimentateurs ont vérifié son assertion, et les faits pathologiques ont donné des indications concordantes. L'irritation, sur l'animal vivant, de la moitié droite de la moelle détermine des convulsions à droite, l'irritation de la moitié gauche les produit à gauche, avec quelques secousses du côté opposé; l'hémisection transverse de la moelle donne lieu à la paralysie de la moitié correspondante du corps, en arrière de la lésion. Magendie, Flourens, n'ont pas fait la moindre restriction à ces propositions absolues.

Dans ces derniers temps, les expérimentateurs, guidés sans doute par l'anatomie micrographique qui avait montré un entrecroisement partiel des fibres dans les faisceaux de la moelle, ont cherché à reconnaître si des effets croisés s'associent aux effets directs de la moelle. MM. Brown-Séquard, Schiff, Van Kempen, ont cru constater que l'action, en partie croisée de la moelle, s'exerçait seulement en avant et qu'elle était entièrement directe dans les régions dorsale et lombaire. Le dernier a observé que l'hémisection de la moelle dans la région cervicale n'affaiblit pas moins le membre postérieur opposé à la lésion que celui du côté correspondant, tandis que cette hémisection, faite à la région lombaire, ne paralyse que le membre postérieur du même côté, mais le paralyse entièrement. Depuis, ces hémisections ont été très variées, et l'on a vu, en général, la paralysie complète du côté de la lésion et un certain affaiblissement du côté opposé. M. Vulpian[1] a constaté aussi que l'irritation d'un cordon antérieur, en donnant lieu à des contractions énergiques du même côté, en produit de faibles du côté opposé.

Il semble que la transmission des impressions sensitives soit aussi en partie croisée ou tout à fait croisée; car à la suite d'une section d'un faisceau postérieur, il y a, comme on sait, hyperesthésie du côté de la section et affaiblissement de la sensibilité, ou légère anesthésie du côté opposé. L'action partiellement croisée trouve encore une preuve en sa faveur dans cette expérience de Van Deen, par laquelle on sectionne une moitié de la moelle en arrière de l'épaule, et l'autre moitié à la région lombaire, car alors le pincement d'un membre provoque des mouvements à la fois dans ce membre et dans celui du côté opposé. On peut donc dire que l'action de la moelle est non pas entièrement directe comme on l'a cru si longtemps, mais en grande partie directe et en faible partie croisée,

1. Vulpian, *Leçons sur la physiologie du système nerveux*, p. 386.

tant pour la transmission des incitations motrices que pour celle des impressions sensitives. Toutes ces particularités trouvent leur raison dans la décussation d'un certain nombre de fibres des faisceaux ou des commissures de l'axe gris.

Voilà pour la moelle considérée comme conducteur et conducteur double ; il reste à l'examiner comme centre d'innervation, et notamment comme centre des actions réflexes.

IV. — ACTIONS RÉFLEXES DE LA MOELLE ÉPINIÈRE.

Quoique Whytt dans le siècle dernier ait constaté les mouvements des pattes, à la suite de pincements sur la grenouille décapitée, Prochaska paraît être le premier qui ait appelé l'attention des physiologistes sur les phénomènes auxquels on a donné la qualification de réflexes. D'après lui, les impressions produites sur les nerfs sensitifs seraient transmises à la moelle qui, les réfléchissant sur les nerfs moteurs, déterminerait des mouvements très variés. Les mouvements des pattes de la grenouille décapitée, que l'on provoque par le pincement de la peau ; l'éternuement, la toux résultant d'une irritation portée sur la muqueuse des voies respiratoires, les efforts qui peuvent se produire quand une parcelle alimentaire ou une goutte de liquide tombe dans la trachée, le vomissement provoqué par la titillation du pharynx ou de la glotte, le rapprochement des paupières lorsqu'un corps étranger menace l'œil, la rétraction des membres que l'on pince sur un individu endormi, les mouvements automatiques effectués dans certaines maladies, sont, pour cet observateur, des phénomènes réflexes. On peut y ajouter la contraction de l'iris due à l'impression subite d'une lumière vive sur l'œil, l'afflux de la salive, des larmes, du suc gastrique, du suc intestinal, consécutivement à l'application d'un stimulant sur la muqueuse buccale, sur la conjonctive, sur la membrane interne de l'estomac et de l'intestin, etc.

Lorsqu'on veut étudier les actions réflexes avec les autres particularités de la physiologie de la moelle épinière, il faut la mettre à découvert en regard de 2 ou 3 vertèbres, soit à la région dorsale, soit à la région lombaire, d'un animal encore jeune, dont les os se taillent avec facilité. Un agneau de l'année, un veau de 5 à 6 mois, un chien de moins d'un an conviennent parfaitement. On enlève un lambeau elliptique de peau de 20 à 25 centimètres de longueur sur 10 de largeur, puis on excise de chaque côté la partie de l'ilio-spinal dénudée, de façon à creuser une sorte de fossé dont le fond est rempli par les vertèbres ; une fois les apophyses épineuses emportées et l'hémorrhagie arrêtée, on entaille de chaque côté l'arc supérieur des vertèbres avec un sécateur spécial, et le canal vertébral ouvert laisse voir la moelle dans ses enveloppes intactes, entourée de ses coussinets adipeux. Alors on peut juger des déplacements du liquide céphalorachidien, des mouvements de soulèvement et d'affaissement de la moelle, constater les propriétés des racines supérieures et inférieures, des cordons de la moelle et de l'axe gris. Dans les cours et dans les démonstrations pour les élèves, il importe de faire les constatations, de façon à utiliser aussi complètement que possible le sujet employé. Je cite quelques exemples de ces expériences.

Sur une génisse debout, dénudation et brèche au niveau de 4 vertèbres, exci-

sion facile des apophyses épineuses et des lames vertébrales; enveloppes gonflées par un liquide clair qui se déplace dès qu'on change la position du corps;
une piqûre aux enveloppes laisse échapper le liquide en jet continu; néanmoins
l'animal demeure debout pendant toute la durée de la leçon, et marche librement.
La pression sur la moelle, la piqûre des cordons supérieurs donnent lieu à de
vives douleurs; l'irritation mécanique de ces cordons ou celle des courants électriques provoque plaintes, agitation, vives réactions; la section transverse de l'un
d'eux, sa désunion, l'irritation de sa face profonde, causent de la douleur. La
piqûre des cordons inférieurs ne détermine que de faibles contractions dans les
muscles des membres abdominaux.

Sur une vache opérée debout, l'arc supérieur de 3 vertèbres lombaires étant
enlevé : pas d'affaissement du train de derrière; l'animal se rend sans broncher
à l'amphithéâtre. Le liquide céphalo-rachidien oscille d'avant en arrière, comme
dans le niveau d'eau à bulle d'air. Les mouvements de la moelle correspondant
à ceux de la respiration sont très prononcés. L'irritation des racines supérieures,
des ganglions, des cordons supérieurs est très douloureuse. Après la section des
cordons supérieurs, l'animal s'affaisse, tombe. Alors les piqûres aux cordons
inférieurs faites d'avant en arrière, ne provoquent pas de réactions appréciables.

Sur un bélier, dénudation de la moelle au niveau de 3 vertèbres lombaires.
L'animal se tient debout et marche librement; constatations diverses. Après
hémisection à gauche, paralysie incomplète du membre postérieur de ce côté,
qui appuie sur l'articulation métatarso-phalangienne. Après section complète
paralysie complète. Lorsque le train de derrière est soutenu, l'animal marche
bien et vite.

Sur les petits animaux, la plupart des constatations dont il est question sont
faites, mais avec difficulté, à cause des dimensions exiguës de la moelle, de ses
cordons et de son axe gris; elles servent mieux à des études de laboratoire qu'à
des démonstrations d'amphithéâtre.

Revenons à nos actions réflexes. L'action réflexe consiste dans une impression
éprouvée par un nerf sensitif, transmise à la moelle qui réagit par l'intermédiaire d'un nerf moteur ou autre, et détermine des mouvements, des sécrétions,
des excrétions, etc. Elle comprend donc plusieurs éléments distincts, savoir :
1° l'impression produite sur le nerf sensitif; 2° la transmission de cette impression à la moelle; 3° la réaction de la moelle; 4° enfin la transmission aux parties,
par les nerfs moteurs, de l'excitation émanée de ce centre nerveux. Il faut conséquemment, pour qu'une action réflexe puisse s'accomplir, que la partie où elle
doit se produire soit en communication avec la moelle par un nerf mixte ou par
deux nerfs, l'un sensitif, l'autre moteur, et que cette moelle soit en état de
fonctionner régulièrement. Si la communication entre la moelle et la partie est
interrompue, ou si elle n'est pas double; si la moelle est détruite ou dans
l'impossibilité d'agir, les actions réflexes ne peuvent s'accomplir.

Les actions réflexes doivent être divisées en plusieurs groupes. Dans un premier se rangent celles qui se rattachent aux muscles volontaires ou à la vie animale; dans un second, celles qui se rapportent aux muscles involontaires ou à la
vie organique; un troisième renferme les actions qui portent à la fois sur les uns

et les autres. Il en est de conscientes exercées par l'encéphale. Toutes celles qui s'effectuent dans la moelle épinière sont manifestement inconscientes. Quelques-unes sont d'un automatisme spécial; la plupart répondent à des excitations extérieures ou intérieures.

Les mouvements réflexes qui sont effectués par les muscles volontaires ou par ceux qu'anime le système cérébro-spinal sont nombreux. On peut citer les suivants : la rétraction d'un membre, même des deux à la suite du pince-ment de la peau d'un de ces membres ou d'un doigt, sur un animal décapité, mammifère ou reptile; — les mouvements ondulatoires du corps des serpents privés de la tête ou ceux de tronçons complètement isolés; — le claquement des dents sous l'influence d'une impression brusque de froid à la peau; — le cligne-ment des paupières lorsqu'un corps étranger s'approche de l'œil; — les secousses convulsives des muscles abdominaux et autres, lors des efforts de vomissement; — celles des muscles du thorax dans la toux; — les spasmes des muscles du périnée dans ce qu'on appelle l'orgasme vénérien; — les convulsions que pro-voque, chez les enfants, l'irritation des helminthes sur l'intestin; — les convul-sions hystériques qui ont leur point de départ dans l'irritation des ovaires ou de la matrice, etc.

Les mouvements réflexes qui s'opèrent dans les muscles de la vie organique ne sont ni moins nombreux ni moins intéressants que les précédents. Ainsi, le resserrement de la pupille, par suite de l'irritation du nerf optique ou de la rétine; — la contraction de la vessie, du rectum, sous l'influence de la distension exagérée de ces réservoirs par l'urine ou les matières stercorales; — la contrac-tion des vésicules séminales lors de l'excitation de la verge ou de la muqueuse de l'urèthre; — les contractions violentes des piliers de la panse des ruminants lors de l'arrivée de l'eau froide dans cet estomac; — les vives contractions de l'in-testin à la suite de l'impression d'une substance irritante, d'un purgatif; — les énergiques contractions de l'œsophage, lorsqu'on cherche à l'isoler de la trachée; — celles du cardia, dans lequel on introduit le doigt; — du vagin, de la vulve sous l'influence de contacts connus. Le resserrement des vaisseaux superficiels par l'action du froid est encore un phénomène de ce genre. Enfin, la sécrétion des larmes par suite du contact d'un corps irritant avec la pituitaire ou la conjonc-tive; — la sécrétion de la salive, du suc gastrique, du suc intestinal consécuti-vement à l'impression de certains agents appliqués sur la muqueuse buccale, stomacale ou intestinale, sont des phénomènes réflexes dont nous aurons à parler plus tard.

Dans les conditions pathologiques, il y a un grand nombre d'actions réflexes qui méritent d'être rappelées ici. Lallemand et d'autres ont cité des exemples d'anencéphales chez lesquels tous les mouvements constatés devaient évidem-ment dériver de ces actions. On a vu un enfant, dont le crâne avait été complè-tement vidé pendant les manœuvres de l'accouchement, jeter des cris, agiter les membres quelque temps après l'opération. La dilatation de la pupille dans les affections vermineuses des enfants; — l'agitation de la queue dans celles des animaux; — les mouvements spasmodiques de la lèvre supérieure dans les coli-ques des solipèdes; — les contractions fréquentes des muscles du clitoris, lors de l'émission de l'urine chez les femelles en rut; — la rétraction du crémaster et du cordon testiculaire dans le cas de hernie, sont des actions réflexes que tout le monde a pu observer. C'est par action réflexe que les sécrétions intestinales s'activent sous l'influence des aliments non digérés, chassés trop vite de l'estomac; — que les contractions antipéristaltiques de l'estomac naissent dans le cas d'étranglement, de volvulus; — que les contractions intestinales sont surexcitées par la présence de la pelote stercorale, du calcul, de l'égagropile, du suppositoire, etc.

Les observateurs qui n'ont pas de grands animaux à sacrifier, peuvent étudier les mouvements réflexes sur la grenouille, après décapitation ou simple section du bulbe à l'occiput. L'hémorrhagie étant arrêtée, on excite l'animal immobile, graduellement et à intervalles suffisants; on voit se produire des contractions limitées, en suite d'excitations faibles, puis des contractions qui s'étendent à la totalité des pattes et du corps, à mesure que les excitations deviennent plus vives. Le pincement, les piqûres déterminent toujours des mouvements coordonnés en vue d'un résultat, comme de soustraire à l'irritation le point pincé ou piqué. L'adaptation de ces mouvements au but à atteindre est très évidente. La strychnine en injection sous-cutanée sur la grenouille décapitée, provoque comme dans les conditions ordinaires de violentes secousses tétaniques. Une fois la moelle détruite par le stylet ou son excitabilité éteinte les mouvements réflexes cessent.

Les caractères des mouvements réflexes méritent une attention particulière. Plusieurs observateurs les ont notés avec beaucoup de soin. D'abord ils s'opèrent dans le point irrité ou très près de ce point, ce qui pourrait faire croire à une action directe, telle, par exemple, que la contraction d'un faisceau de muscles détaché que l'on irrite sur le cadavre. Leur étendue, leur intensité, sont généralement en rapport avec l'énergie de la stimulation. Ainsi, lorsqu'on pince légèrement un doigt de batracien, il y a un léger mouvement du doigt qui, parfois, s'étend déjà au membre entier; — si le pincement est fort, le mouvement se propage à tout le train de derrière; — s'il est plus fort encore, la réaction est étendue aux quatre membres et à tout le corps. De même, si l'on vient à toucher légèrement un point de la peau d'une couleuvre ou d'une vipère décapitée, les contractions sont limitées à une section du corps; elles s'étendent d'un bout à l'autre si la stimulation est énergique. Lors donc que l'irritation arrive à la moelle, il y a un nombre d'éléments affectés, impressionnés, d'autant plus considérable que l'irritation a été plus forte, ou bien, l'irritation une fois arrivée, éprouve une irradiation, une diffusion plus ou moins considérable.

Un second caractère des actions réflexes, c'est de s'adapter à un but, de s'approprier à une destination déterminée, comme si elles étaient combinées et réglées par des déterminations volontaires, par l'instinct, l'intelligence. Lorsque la patte de la grenouille est pincée, elle se retire, s'éloigne du corps irritant; les deux membres même peuvent s'éloigner ensemble, le corps entier se retirer comme pour fuir. Quand la peau est irritée par un caustique, par une goutte d'acide, l'animal cherche à se frotter, et, s'il se sert dans ce but d'une combinaison qui ne réussit pas, il en emploie quelquefois une autre. Aussi Goltz, après une étude attentive de ces mouvements d'adaptation chez les batraciens, voudrait douer de la volition la moelle épinière de ces animaux. Si l'on opère sur le serpent décapité, le corps ondule sur le sol ; ses ondulations se rapprochent, se déplacent comme dans la reptation ordinaire ; l'individu endormi qui éprouve du prurit se gratte ; il retire le pied, la main que l'on irrite, la dégage d'une situation pénible, d'une position fausse. La réaction est encore plus manifestement réglée et calculée sur certains animaux invertébrés. La mante religieuse, privée de sa tête et de son premier segment thoracique, résiste aux attaques, d'après Dugès, se défend même, cherche à attaquer à son tour, à blesser la main ou l'instrument qui l'agace ; l'abeille, le frelon décapités font onduler les anneaux de leur abdomen, sortent les segments de leur aiguillon, et cherchent à piquer la main qui les touche. Comme tout se passe alors de la même manière que sur l'animal vivant, il est permis de se demander si une foule d'actions promptes, exécutées d'une façon uniforme, par une sorte d'automatisme, ne s'effectuent pas normalement sans la participation de la volonté. Beaucoup d'entre elles paraissent involontaires, et c'est peut-être une condition favorable à leur prompte exécution et à leur sûreté.

Ce qui tend à démontrer que ces actions réflexes ne sont point sous la dépendance de la volonté, c'est que la volonté ne peut souvent ni les empêcher, ni les modifier. Le clignement des paupières à l'approche d'un corps dirigé vers l'œil s'effectue, bien que l'individu sache que ce corps ne blessera point l'œil, n'arrivera pas même à le toucher. D'ailleurs, les mouvements réflexes qui donnent lieu à la toux, à l'éternuement, à la déglutition, aux efforts du vomissement, sont d'un automatisme invariable, calculé, réglé, soumis à une impulsion invincible sur laquelle la volonté la plus énergique n'a qu'une prise très bornée. Il est donc très probable que, sur l'individu vivant, de même que dans les conditions expérimentales, ces efforts sont réglés et exécutés sans la participation de l'encéphale. Toutefois certaines actions réflexes ont des centres étrangers à la moelle épinière, par exemple ceux de l'écorce cérébrale, des ganglions cérébraux et du bulbe rachidien.

Le mécanisme des actions réflexes n'a été analysé que dans ces derniers temps, à compter surtout des recherches de Müller et de Marshall-Hall. On a vu comment divers états des nerfs, de la moelle, et les conditions particulières de l'organisme en modifiaient les caractères.

Les impressions produites sur les nerfs ne donnent pas lieu à des actions réflexes d'une égale intensité. L'irritation des extrémités sensitives du nerf produit un effet plus marqué que l'irritation exercée sur l'ensemble de ce nerf. Ainsi on détermine des mouvements réflexes plus étendus en irritant la peau qui reçoit les rameaux sensitifs qu'en irritant, soit le membre dénudé, soit le nerf sous la peau, ou même ses racines à leur émergence. Il est facile de provoquer la toux en stimulant la muqueuse des voies respiratoires, tandis qu'on ne produit pas ce résultat, d'après Longet, en pinçant, en comprimant ou en piquant les nerfs vagues.

Pour que l'action réflexe se produise, il faut que la moelle puisse réagir. Les réactions sont d'autant plus prononcées qu'elle est mieux isolée de l'encéphale. Tous les expérimentateurs ont effectivement remarqué que les phénomènes

réflexes présentaient leur maximum d'intensité après la décapitation ou la section
de la moelle. Ils sont encore très évidents sur les sujets auxquels on a pratiqué,
à l'exemple de Legallois, la section de la moelle à la région lombaire. Chez eux,
en effet, le train de derrière étant tout à fait isolé, si on le pique, il réagit sans
que le train de devant perçoive l'irritation ou exécute le moindre mouvement ; si
alors, au contraire, on pique le train antérieur, il se meut, et le postérieur
demeure immobile. On peut ainsi couper la moelle en plusieurs segments, constituer, par conséquent, plusieurs centres d'actions réflexes agissant dans une
complète indépendance ; l'irritation produite sur la portion du corps qui reçoit
les nerfs d'un tronçon de moelle donne lieu à des mouvements dans cette portion
sans que les autres éprouvent la moindre secousse, comme si, suivant les expressions de Legallois, chaque partie du tronc avait le principe de sa sensibilité et de
son mouvement dans la région de moelle d'où elle tire ses nerfs.

Tant que la moelle reçoit du sang artériel, les actions réflexes s'opèrent avec
énergie. Elles durent plus longtemps chez les animaux décapités dont le cœur
bat encore pendant plusieurs heures, et surtout chez ceux dont la circulation est
entretenue par la respiration artificielle que sur les animaux tués par hémorrhagie ou asphyxiés. Elles cessent bientôt sur les sujets auxquels on lie l'aorte ; sur
ceux dans les vaisseaux desquels on injecte des poudres capables de produire des
embolies capillaires ; mais ici on a un effet complexe : faible réaction de la moelle
peu arrosée ; faibles contractions musculaires faute de sang artériel.

Les actions réflexes s'exagèrent lorsque la susceptibilité de la moelle s'accroît,
par exemple, lorsque la sensibilité générale s'exalte par le fait de douleurs vives,
de plaies, d'opérations chirurgicales. C'est ainsi du moins, qu'on explique la réaction énergique qui provoque les contractions permanentes du tétanos, les contractions et les secousses de l'empoisonnement par la strychnine. Les plaies
propres de la moelle donneraient lieu à une telle exagération de sa sensibilité ou
de ses réactions qu'à la suite d'une lésion expérimentale, d'une section de faisceaux, l'excitation de quelques parties de la face pourrait faire naître, sur le
cochon d'Inde, d'après M. Brown-Séquard, des convulsions épileptiformes : mais
ce résultat est loin d'être constant. Je n'ai pu l'obtenir sur les grands animaux,
et notamment sur un porc conservé pendant plusieurs mois après la section des
cordons postérieurs de la moelle. Dans les conditions expérimentales, on exagère
les phénomènes réflexes, sur le train postérieur, à mesure qu'on raccourcit le
tronçon de moelle par lequel ils s'effectuent.

Comment les phénomènes réflexes s'opèrent-ils dans la moelle et qu'elle en est
la nature ?

On a fait dépendre d'un pouvoir perceptif, d'un pouvoir réflexe de la moelle
les phénomènes dont il s'agit ; on les a quelquefois presque assimilés à des déterminations instinctives, à des impulsions volontaires. Il ne serait pas difficile, si
l'espace le permettait, de montrer que ces explications ne rendent compte d'aucune particularité des actes dont on cherche la raison. Tout ce qu'on peut dire
à ce sujet ne saurait actuellement dissiper l'obscurité qui enveloppe ces actions
nerveuses avec toutes les autres. Il faut s'en tenir à l'étude des phénomènes, au
point de vue de leurs conditions et de leurs caractères. Or, nous savons déjà

quelle est la part des nerfs dans les actions réflexes ; ils reçoivent et transmettent les impressions à la moelle par leurs filets sensitifs : ils envoient aux parties les excitations motrices par leurs filets moteurs ; la moelle perçoit les impressions, sans que l'individu en ait conscience ; elle les perçoit dans une étendue plus ou moins considérable ; elle excite le mouvement et disperse, irradie les irritations, probablement par sa substance grise, qui est essentiellement active, et dont la destruction supprime toute action réflexe. Rien ne démontre qu'il y ait, pour ces actions, un appareil spécial, comme le supposait Marshall-Hall, des filets incidents ou excitateurs provenant des racines supérieures pour porter à la substance médullaire les impressions recueillies, et des filets réfléchis arrivant aux racines inférieures pour leur amener les incitations motrices dues à l'activité de la moelle. Comme toutes les fibres sensitives et motrices des nerfs viennent plonger dans la substance grise, elles peuvent parfaitement remplir l'office des fibres spéciales imaginées par le physiologiste anglais. Aussi est-il plus sage de dire, avec Müller : Les fibres sensitives apportent les impressions à la moelle qui réagit en vertu de son pouvoir spécial, et développe des excitations motrices que les racines inférieures conduisent au système musculaire.

De ce que la moelle jouit de la faculté d'exciter des mouvements sans la participation de l'encéphale, il ne faudrait pas en conclure, avec certains auteurs, qu'elle sent à sa manière les impressions extérieures, qu'elle ordonne des mouvements réglés et calculés. Elle agit évidemment sans qu'elle ait et sans qu'elle donne à l'être conscience de ses opérations.

Quoique la moelle ne forme qu'un organe simple, un organe dans lequel les irritations se dispersent et les réactions deviennent diffuses, il s'y fait cependant des localisations, mal circonscrites sans doute, mais qui se traduisent aux yeux de l'observateur attentif. Déjà ses deux moitiés sont distinctes et fonctionnent presque indépendamment l'une de l'autre. Il s'y forme des départements qui se distinguent par les nerfs que chacun fournit, et surtout par les organes auxquels ces nerfs se rendent. Quand une faible irritation se produit, elle ne donne souvent lieu qu'à une réaction faible, limitée au côté d'où elle émane. Si elle est plus forte, la réaction s'étend à l'autre côté, dans la région correspondant à celle d'où l'irritation est partie. L'irradiation ne devient très étendue qu'autant qu'elle dérive d'une irritation très intense.

La tendance à la formation de centres distincts se réalise dans l'expérience de Legallois, par laquelle la moelle étant partagée en plusieurs segments, fait de chacun une sorte d'organe indépendant, exerçant ses actions réflexes, entretenant pour un instant la vie dans la partie qui en reçoit ses nerfs. En effet, lorsque la moelle est divisée en plusieurs tronçons successifs, chacun d'eux réagit pour provoquer des mouvements réflexes comme la moelle entière le fait dans les conditions ordinaires. L'irritation par piqûre ou par simple contact, soit d'un nerf, soit d'un muscle ou même de la peau de l'un de ces tronçons, provoque dans celui-ci et non dans les autres, des mouvements qui ont tous les caractères des réflexes. La moelle, sous ce rapport, est réellement une chaîne de noyaux réflexes comparable à la chaîne ganglionnaire des invertébrés. Aussi les physiologistes inclinent-ils à faire des centres d'innervation, par exemple pour les mouvements de l'iris, pour l'action des organes génitaux ; ils appellent, d'après Budge et Waller, centre cilio-spinal, la portion de moelle comprise entre les premières paires cervicales et la sixième dorsale, portion qui influence les mouvements de l'iris par l'intermédiaire du filet cervical du grand sympathique ; ils considèrent de même comme centre génito-spinal une portion lombaire de la moelle tenant sous sa dépendance les mouvements des dernières parties de l'intestin, de la vessie, des réservoirs séminaux, par l'intermédiaire des filets lombaires du sympathique. Évidemment, ces déterminations sont fondées jusqu'à un certain point, mais il ne faut pas y attacher trop d'importance.

V. — ACTION DE LA MOELLE SUR DIFFÉRENTES FONCTIONS

La moelle épinière, indépendamment de son rôle comme organe de transmission et d'actions réflexes, est chargée d'exercer une certaine influence sur la locomotion, sur les mouvements respiratoires, la circulation, la nutrition et les sécrétions. Il faut voir en quoi elle consiste.

L'influence que la moelle exerce sur les mouvements volontaires paraît se rattacher à une sorte de coordination comparable à celle du cervelet, coordination qui ne peut s'accomplir sans le concours de la sensibilité. C'est par celle-ci que l'animal juge de la régularité des mouvements, de leur association, de leur adaptation plus ou moins parfaite au but à remplir. On conçoit donc que la suppression de la sensibilité puisse jeter quelque trouble dans les actes locomoteurs. Van Deen a constaté, en effet, que la section des racines postérieures donne lieu à un désordre marqué dans les mouvements volontaires. Dans ce qu'on appelle l'ataxie locomotrice, il y a atrophie des faisceaux postérieurs de la moelle, et même souvent des racines sensitives qui en émanent ; aussi incline-t-on à considérer, d'après Todd, les cordons supérieurs comme chargés de coordonner les mouvements volontaires, de lier les actions partielles de la moelle en action d'ensemble. Cette déduction est peut-être un peu forcée. On constate, en effet, un désordre prononcé, souvent une irrégularité très notable des mouvements volontaires, comme je l'ai vu sur de jeunes taureaux et des béliers, à la suite de la section des cordons postérieurs et des racines correspondantes de quelques paires nerveuses ; mais il me semble que l'irrégularité observée tient, pour une grande part, aux troubles que la vivisection apporte dans les fonctions de la moelle ; car souvent cette perturbation est déjà très grande, alors qu'on a seulement ouvert le canal vertébral et mis la moelle à découvert.

L'influence de la moelle épinière sur les mouvements respiratoires est incontestablement mieux dessinée que la précédente. D'après Ch. Bell, elle s'expliquerait par le mode d'origine des nerfs qui règlent le mécanisme respiratoire, nerfs qui procéderaient, selon lui, du cordon latéral de la moelle. Nous verrons plus tard que l'origine des nerfs de la respiration est très compliquée et qu'elle est peu conciliable avec les idées émises, il y a plus d'un demi-siècle, par le physiologiste anglais.

Quoique la plupart des expérimentateurs s'accordent à dénier aux faisceaux latéraux de la moelle l'office que leur attribuait, sans preuves suffisantes, Ch. Bell, cet office ne me semble pas tout à fait fictif. Longet a constaté que la section des cordons supérieurs et inférieurs de la moelle à la région du cou ne détermine pas de gêne sensible dans la respiration, comme si les mouvements respiratoires, dans ce qu'ils ont d'automatique, ne dépendaient pas de ces cordons. De plus Schiff a vu, sur le chien, qu'après la section d'un cordon latéral de la moelle, la respiration est et demeure suspendue de ce côté pendant plusieurs semaines. Il n'est pas invraisemblable, ainsi que le pense Longet, que les cordons latéraux tiennent sous leur dépendance les mouvements respiratoires, dans ce qu'ils ont d'involontaire, tandis que les cordons antérieurs les tiennent, dans certaines limites, sous l'empire de la volonté.

La moelle a sur l'action du cœur et sur la circulation générale une influence propre qu'elle n'emprunte pas à d'autres parties du système nerveux. Le rôle qu'elle joue ici, méconnu des anciens, a été signalé par Legallois. Cet expérimentateur a constaté que la destruction partielle de la moelle, soit à la région lombaire, soit à la région dorsale ou à la cervicale, arrête la circulation, entraîne la mort au bout de trois à quatre minutes, sans que l'insufflation puisse ranimer l'animal et que sa destruction totale arrête subitement l'action du cœur. Aussi, d'après lui, le cœur puiserait dans l'ensemble de la moelle le principe de ses forces, tandis que les autres parties emprunteraient leur vitalité à la seule partie d'où elles tirent leurs nerfs.

L'influence de la moelle sur la circulation a été exagérée par Legallois. Aussi les idées de cet expérimentateur n'ont-elles pas été acceptées sans réserve. Flourens a observé qu'après la destruction de cet organe, la circulation s'entretient plus longtemps que ne l'avait dit Legallois; il a constaté, en outre, que la destruction partielle de la moelle ralentit la circulation dans les parties correspondantes à la région lésée. Depuis, d'autres expérimentateurs, M. Brown-Séquard entre autres, ont vu des animaux survivre longtemps à la destruction de la moelle lombaire. On a même attaché tant d'importance à quelques-uns des résultats de ce genre, qu'on a mis en doute l'influence de la moelle sur l'action du cœur : mais elle ne saurait être niée. Tous les physiologistes habitués aux recherches expérimentales ont pu la constater. Longet ayant décapité deux chiens a vu les battements du cœur s'affaiblir et cesser plus vite sur celui dont la moelle était détruite que sur l'autre. Il est très facile de s'assurer que les irritations portées sur la moelle modifient très rapidement le rhythme des contractions du cœur; que sa destruction, particulièrement dans la région dorsale, les affaiblit très sensiblement. Il est bien entendu que pour arriver à des résultats concluants, il faut opérer dans des conditions simplifiées et prendre des termes de comparaison : d'une part, décapiter, par exemple, deux animaux de même espèce et de même âge, irriter sur l'un la moelle épinière, sur l'autre la laisser intacte ; d'autre part entretenir la vie de deux animaux par la respiration artificielle en laissant au premier la moelle intacte et en détruisant celle du second à l'aide d'un stylet. Si l'on ne prend pas ces termes de comparaison, si l'on ne détruit pas constamment les mêmes régions de la moelle et des régions de même étendue, on obtient des résultats divers, ambigus, au milieu desquels il est difficile de séparer les effets du trouble, de la suspension des mouvements respiratoires de ceux qui dérivent directement de l'action spéciale de la moelle sur le cœur.

Il est certain que, indépendamment de son influence générale sur la circulation, la moelle doit en exercer une partielle sur chaque région du corps : la première, par toute sa masse, la seconde, par chacun de ses segments. Évidemment elle doit agir spécialement, comme le disait Flourens, sur les parties du corps auxquelles elle donne des nerfs. Ainsi, la moelle dorsale doit exercer une influence plus directe sur le cœur que la moelle lombaire, puisque la première donne les divisions qui s'anastomosent avec les filets et les ganglions destinés à cet organe, filets et ganglions qui servent d'intermédiaire entre elle et l'organe central de la circulation. En effet, H. et E. Cyon ont constaté qu'après l'extirpation des ganglions cervicaux inférieurs et des premiers thoraciques les irritations portées sur la moelle épinière restent sans action sur le cœur.

D'après Volkmann, la moelle épinière aurait aussi une influence très marquée sur l'action des cœurs lymphatiques des reptiles. Il les a vus cesser de battre chez les grenouilles par le fait de la destruction de la moelle épinière.

Nous aurons, du reste, à revenir sur ces points au chapitre de la circulation.

La moelle exerce sur la nutrition une influence incontestable qu'il est difficile de préciser ; elle l'exerce en partie directement, en partie par l'intermédiaire du cœur et de la circulation générale. Ce n'est que par les faits pathologiques qu'elle se décèle. On voit, dans les maladies de cet organe, la nutrition devenir languissante, principalement aux membres postérieurs, au point que, sur l'homme comme sur le chien, l'atrophie musculaire s'y produit, et donne lieu à un affaiblissement considérable.

Elle a encore, dit-on, une influence marquée sur les sécrétions ; car on a vu, par exemple, l'urine se modifier, devenir acide, et d'autres fois présenter une grande tendance au développement de l'ammoniaque lorsqu'elle est lésée ; mais on n'a pas suffisamment tenu compte du régime des animaux, de la fièvre qu'ils éprouvent lors des mutilations de la moelle, de l'abstinence à laquelle ces mutilations les condamnent, toutes circonstances qui suffisent, par elles-mêmes, pour modifier la réaction et les caractères de l'urine. Au surplus, dans quelques cas, l'irritation traumatique de la moelle peut, comme Bellingeri l'a observé sur le mouton, s'étendre aux parties voisines, produire ainsi la péritonite, la néphrite, et donner lieu au trouble de l'urine, où cette irritation, en rendant difficile la flexion des reins et pénible l'expulsion de l'urine, peut également entraîner quelques altérations de ce liquide.

On ne sait pas bien jusqu'à quel point la moelle influence la sécrétion du sperme. On a vu des paraplégiques chez lesquels cette sécrétion s'était maintenue ; on a même prétendu que les irritations de la moelle sollicitaient des émissions spermatiques, accompagnées d'une érection plus ou moins prononcée. Chez les chevaux entiers que l'on tue par la section de la moelle à l'occiput, on observe presque toujours une abondante éjaculation coïncidant avec d'énergiques contractions des muscles abdominaux, avec des mouvements convulsifs du périnée, et un relâchement des sphincters ; mais cela arrive également lors des lésions de la moelle allongée et même pendant l'agonie des animaux qui succombent à l'effusion du sang.

Il n'est pas non plus démontré que la moelle ait une influence spéciale sur la calorification. Brown-Séquard et Schiff ont bien vu la température s'élever dans les parties du côté correspondant à une hémisection de la moelle, et baisser du côté opposé. On a bien observé, en général, un abaissement de température dans les parties depuis longtemps paralysées à la suite de lésions médullaires; mais tout cela dérive, en apparence, des modifications éprouvées par la circulation ralentie et par la nutrition devenue languissante. Il est clair que les effets immédiats des lésions ne doivent pas être identiques avec leurs effets plus ou moins éloignés, et que ces effets, quels qu'ils soient, doivent tenir surtout à des modifications imprimées tant à la circulation qu'aux actions chimiques, sources principales de la chaleur animale.

Bien que le système musculaire de la vie organique reçoive la plupart de ses nerfs du grand sympathique, l'action de ce système n'est pas en dehors des influences de la moelle. Si une excitation vive de la moelle provoque des contractions énergiques de l'intestin, de la vessie, par contre les maladies de cet organe qui produisent la paraplégie, entraînent une certaine atonie du tube digestif, de la vessie, la constipation et la rétention d'urine; mais il faut se rappeler que ces deux effets ont, en grande partie, pour cause la paralysie plus ou moins marquée des puissances auxiliaires de la défécation et de l'émission de l'urine.

VI. — MOUVEMENTS DE LA MOELLE ÉPINIÈRE.

Nous avons vu plus haut que les mouvements de l'encéphale dus à l'influence de la respiration et des pulsations artérielles étaient très restreints, en raison de l'adaptation exacte du crâne sur l'encéphale. Ici les dispositions anatomiques sont très différentes. La moelle n'occupe pas, à beaucoup près, toute la capacité du canal vertébral, et si sa locomotion est restreinte, ce n'est pas faute d'espace.

On a admis, depuis longtemps, l'existence des déplacements de la moelle d'après l'hypothèse suivant laquelle la dure-mère éprouverait des mouvements plus ou moins étendus. Portal paraît, le premier, les avoir observés très nettement à la région cervicale d'un enfant affecté de spina-bifida; il a vu la moelle se soulever, se gonfler lors de l'expiration, et d'autant plus que cette expiration était plus profonde. Magendie les a constatés sur le chien, les enveloppes non ouvertes, à la région dorsale; mais d'autres expérimentateurs et Longet n'ont pas réussi à les voir : aussi n'est-on pas bien fixé sur leur réalité ni sur leurs caractères spéciaux.

Il est clair, ce me semble, que ces mouvements doivent se produire dans certaines limites, et par suite des déplacements du liquide céphalo-rachidien et par le fait des mouvements respiratoires.

Le liquide sous-arachnoïdien, si abondant chez les grands animaux, se déplace manifestement, surtout près de la tête et à la région lombaire, comme on peut s'en assurer en enlevant l'arc supérieur de l'atlas ou celui de quelques-unes des vertèbres des lombes, soit qu'on laisse les enveloppes intactes, soit qu'on incise la dure-mère et le feuillet externe de l'arachnoïde; il tend à fuir vers les parties déclives, à descendre vers la base du cou, lorsque la tête se relève, à passer vers les lombes, quand on soulève le corps sur les membres abdominaux. On le voit alors s'accumuler dans ces points, distendre les enveloppes, acquérir une tension telle que si on les pique, il s'échappe en jet continu, souvent à une distance de plus d'un décimètre. On observe, dans ce cas, que le jet légèrement saccadé grandit dans l'expiration, faiblit dans l'inspiration. Une fois que la plus grande partie du liquide s'est écoulée, le jet devient intermittent, s'arrête au moment de l'inspiration, reprend avec l'expiration, surtout si elle devient profonde. Or, comme les enveloppes spinales reposent sur les sinus vertébraux, tandis qu'elles sont libres en haut, il est évident que l'affaissement et le soulèvement de ces sinus doivent donner lieu à un affaissement et à un soulèvement correspondants de la moelle et de ses enveloppes intactes. Ce soulèvement est difficile à voir sur les petits animaux, parfois même tout à fait inappréciable, mais il devient très sensible sur les grands, tels que le taureau, la vache, que l'on maintient couchés et entravés. Si, dans ces conditions, on fait une petite incision à un sinus vertébral, on voit le sang s'en échapper par saccades, isochrones avec l'expiration ; il s'en écoule des quantités énormes, jusqu'à 300 à 350 grammes par minute, comme si l'on avait ouvert une veine volumineuse, la saphène, la mammaire.

Lorsque la moelle est dénudée sur une assez grande longueur par suite de l'excision de la dure-mère et de l'arachnoïde, ses mouvements n'en deviennent que plus sensibles et plus étendus, et cela se conçoit encore parfaitement, puisque, dans ce cas, elle s'applique sur les sinus, dont elle doit suivre le gonflement et l'affaissement alternatifs. C'est dans de telles conditions, sur le taureau couché et même debout, que j'ai constaté très nettement les mouvements de la moelle, à savoir le soulèvement dans l'expiration, l'affaissement dans l'inspiration. Je les ai montrés plusieurs fois, dans mes leçons, sur les vaches maigres opérées debout où ils étaient plus prononcés que sur le chien et le mouton. Cependant, par instants, ces mouvements cessent d'une façon à peu près complète, comme Magendie l'avait fort bien dit, d'après ses observations sur le chien. Il est même des animaux de grande taille, où elles ne peuvent être nettement constatées ; par exemple ceux qui ont les sinus veineux affaissés par suite d'hémorrhagies abondantes, et les sujets gras, dont les vides du canal vertébral sont remplis par les coussinets adipeux.

Les mouvements de la moelle épinière me paraissent donc consister dans un soulèvement et un affaissement en masse qui éloignent et rapprochent alternativement cet organe du corps des vertèbres. Ils semblent résulter du gonflement et de l'affaissement des sinus vertébraux par le fait des mouvements respiratoires.

La moelle, prise en masse avec ses enveloppes, éprouve aussi des mouvements d'expansion et de retrait ; mais ceux-ci sont partiels : il y a expansion dans les points où le liquide céphalo-rachidien afflue ; il y a retrait dans ceux dont il s'éloigne. Ceux-ci sont d'une constatation facile sur les animaux qui ont le rachis ouvert ; rien ne fait obstacle à ce qu'ils se produisent aussi dans les conditions physiologiques ordinaires.

Quant aux secousses que la moelle pourrait éprouver par le fait de la systole de ses artères, elles sont insensibles. Ces artères sont trop petites, trop ramifiées avant leur abord à l'organe pour lui imprimer une impulsion marquée. Les dispositions qui permettaient aux artères de soulever quelque peu les parties inférieures de l'encéphale font ici défaut.

Voilà, succinctement, ce que l'on sait de plus certain sur les fonctions de la moelle épinière. Les propriétés et le rôle de cet organe une fois bien établis, il devient facile de s'expliquer beaucoup de phénomènes pathologiques, de déterminer une lésion inconnue par les effets produits ou de prévoir les effets quand la lésion est précisée. Ainsi puisqu'une lésion, sur un point de sa longueur, entraîne la perte du sentiment ou du mouvement dans toutes les parties situées en arrière, l'étendue de la paralysie indiquera celle de la lésion ainsi que son commencement ou son point de départ. Y a-t-il seulement paralysie des membres postérieurs, c'est que la lésion ne commence qu'à partir de l'origine du plexus ou du renflement lombaire. Y a-t-il paralysie de tout le tronc et des membres antérieurs, c'est que la lésion est ou qu'elle débute en avant du plexus brachial. Y a-t-il une fracture de la colonne vertébrale dont il s'agit de déterminer le siège ? S'il y a compression de la moelle, on verra à quel point commence la perte du sentiment et du mouvement : ce point même sera celui de la fracture. A-t-on affaire à une hémiplégie, il faudra en inférer la lésion d'une moitié latérale de l'organe ; et, comme celui-ci a une action en grande partie directe, sa partie malade sera du côté même de l'hémiplégie.

VII. — INFLUENCE DE LA CIRCULATION SUR LES FONCTIONS DES CENTRES NERVEUX.

La substance nerveuse, qui jouit de propriétés si remarquables, ne peut développer son activité propre sans le concours du sang artériel. En s'anémiant, elle perd l'aptitude à fonctionner. Une expérience de A. Cooper le prouve d'une façon saisissante. Lorsque, après avoir lié les deux carotides à un lapin, on vient à comprimer les deux vertébrales, l'animal semble frappé d'apoplexie ; il tombe dans le coma, se paralyse ; la respiration s'embarrasse et ne tarde pas à se suspendre. Il revient à la vie si l'on rétablit la liberté de la circulation cérébrale. On obtient le même résultat si, au lieu de lier ou de comprimer les artères, on injecte dans la carotide, comme Flourens l'a imaginé, de la poudre de lycopode qui obstrue le système capillaire. L'anémie du bulbe rachidien donne lieu souvent, dans l'espèce humaine, à des syncopes qu'on fait cesser, suivant le conseil de Piorry, en mettant le malade dans une situation horizontale propre à rétablir mécaniquement l'irrigation bulbaire.

L'encéphale, qui reçoit son sang des deux carotides et des deux vertébrales, n'a pas sa circulation sensiblement entravée par la ligature de l'une de ces artères dont les divisions crâniennes sont anastomosées avec tant d'art. J'ai lié fort souvent l'une des deux carotides sur le cheval et divers animaux, sans jamais noter de trouble apparent dans les fonctions cérébrales ni dans celles qui en dépendent, ce que A. Cooper avait déjà constaté sur le chien. Cependant, sur l'homme, les chirurgiens ont vu cette opération donner lieu quelquefois à des accidents graves : le coma, le délire, les convulsions, un affaiblissement de la vue, de l'intelligence, une hémiplégie du côté de la ligature, le ramollissement cérébral et la mort. La ligature des deux carotides sur les animaux, quand elle est faite sans lésion des pneumogastriques et des récurrents, n'a pas ordinairement, au moins dans les premières heures ou les premiers jours qui la suivent, de conséquences fâcheuses. Celle des deux carotides et des deux vertébrales qui, d'après A. Cooper, produit le coma, des paralysies partielles, ne serait pas même, dit-on, mortelle sur tous les animaux.

Ces résultats sont d'autant plus intéressants que dans les conditions pathologiques, l'interception partielle de la circulation dans l'encéphale a des conséquences très graves. Il suffit, en effet, d'un petit caillot fibrineux formé sur place ou d'une embolie lancée par le cœur dans une division artérielle de l'encéphale pour produire instantanément les accidents ordinaires de l'apoplexie, l'hémiplégie, etc.

S'il est facile de suspendre expérimentalement la circulation dans l'encéphale, il n'en est pas de même pour la moelle épinière. L'expérience de Sténon, qui consiste à lier l'aorte au niveau des reins, ne peut entraver la circulation que dans la région lombaire de l'organe, sans la suspendre entièrement, à cause de la chaîne anastomotique que forment entre elles les petites artères spinales ; en outre, cette expérience qui arrête la circulation dans tout le train de derrière, et qui en paralyse les muscles, ne permet pas d'isoler les effets produits sur la moelle de ceux qui se rapportent à l'appareil musculaire. Évidemment, si l'on pouvait anémier la moelle comme on anémie l'encéphale, on éteindrait la sensibilité et le mouvement dans tout le corps, mais on laisserait subsister pendant quelque temps les actions réflexes, puisqu'elles continuent à s'effectuer, pendant plusieurs minutes, sur les animaux tués par hémorrhagie.

Une particularité intéressante à noter ici, c'est que les centres nerveux, en cessant de fonctionner faute de sang, ne perdent pas, en même temps, l'aptitude à agir ultérieurement si ce liquide leur est rendu. Les fonctions de la moelle lombaire, celles de l'encéphale se rétablissent parfaitement, et la paralysie se dissipe, quand, après la ligature momentanée des artères, les liens viennent à être enlevés. Quelques-unes des fonctions cérébrales renaissent même dans la tête séparée du tronc dès qu'on vient à y envoyer du sang artériel. M. Brown-Séquard a rendu l'expérience saisissante en injectant du sang artériel défibriné dans la carotide d'une tête séparée du tronc depuis huit à dix minutes. Il a ainsi ranimé les mouvements des yeux et des muscles de la face.

CHAPITRE IV

PROPRIÉTÉS ET FONCTIONS DES NERFS

Dans l'unité du système nerveux, unité nécessaire à la subordination réciproque des fonctions et à leurs relations diverses, il y a une dualité évidente de propriétés et d'actions. Les centres, l'encéphale et la moelle épinière ont des parties sensibles et des parties excitables, les premières formant l'appareil de la sensibilité, les secondes l'appareil du mouvement.

Déjà Galien avait reconnu que tous les nerfs n'ont ni les mêmes propriétés, ni les mêmes fonctions ; il avait distingué les nerfs du sentiment de ceux du mouvement, et ceux-là des nerfs mixtes jouissant à la fois des propriétés des deux premières espèces ; mais on peut dire que c'est seulement à compter des travaux de Charles Bell, de Magendie, de Flourens, que ces distinctions importantes ont été mises en évidence.

Les nerfs, à quelque catégorie qu'ils appartiennent, sont constitués, comme nous l'avons rappelé antérieurement, par des fibres très ténues, sinueuses, qui se composent d'une enveloppe celluleuse, d'une matière médullaire et d'un filament axile. Ce filament, ce cylindre de l'axe constitue l'élément essentiel du nerf ; car c'est lui seul qui pénètre dans les centres nerveux pour s'associer à leurs propres éléments, et qui arrive aux dernières extrémités périphériques pour se mettre en contact avec les fibres musculaires, avec les éléments des papilles, etc. Tous présentent les mêmes caractères, et anatomiquement rien ne différencie les diverses espèces de nerfs que leur origine : les mixtes ont tous une double racine, les sensitifs et les moteurs une racine simple.

Les nerfs jouissent de deux propriétés très distinctes, la sensibilité et la motricité, qui leur sont inhérentes, qu'ils ne tirent ni de l'encéphale, ni de la moelle épinière, où ces propriétés existent également distinctes. Elles sont attachées isolément à des nerfs différents, ou à des fibres différentes des nerfs mixtes. Jamais elles ne se confondent, ou, en d'autres termes, jamais elles ne se réunissent sur la même fibre. Les expériences les plus simples permettent de le constater. Lorsqu'on vient à piquer un nerf mixte, d'une part l'animal éprouve immédiatement une vive douleur, et, d'autre part les muscles auxquels le nerf se rend entrent en contraction. Cette simple irritation suffit pour montrer les deux propriétés et le double rôle des nerfs : 1° la sensibilité ou la propriété de recevoir l'impression et de la transmettre aux centres perceptifs, encéphale ou moelle épinière ; 2° l'excitabilité ou la propriété de provoquer le mouvement, la contraction du muscle, soit par action directe sur ce muscle, soit par simple transmission au muscle d'une excitation des centres.

La sensibilité ou la propriété de recevoir l'impression, et l'excitabilité ou la propriété de provoquer les contractions musculaires sont essentiellement distinctes par elles-mêmes, par leurs caractères et leurs effets. Elles peuvent, jusqu'à un certain point, être séparées artificiellement, s'éteindre et renaître indépendamment l'une de l'autre.

Sous l'influence du curare, dont l'action a été analysée avec soin par Claude Bernard[1], la sensibilité est conservée et la motricité abolie, les nerfs sensitifs continuent à agir pendant que les nerfs moteurs sont paralysés ; dans le nerf mixte, la sensibilité est laissée intacte pendant que la motricité est détruite. L'action du poison ne porte que sur le nerf ; car si l'on irrite directement le muscle, il se contracte alors que l'irritation portée sur le nerf demeure sans effet. En réduisant le champ de cette action au corps et au train antérieur par la ligature de l'aorte abdominale, on voit les membres postérieurs conserver leurs mouve-

1. Cl. Bernard, *Leçons sur les effets des substances toxiques*. Paris, 1857.

ments et les nerfs de ces membres leur excitabilité; car, soit qu'on les irrite directement, soit qu'on porte l'irritation sur un point quelconque du corps demeuré partout sensible, le train de derrière exécute des mouvements très étendus. Quelques grammes d'une huile essentielle injectée dans l'artère crurale abolissent aussi la motricité dans les membres postérieurs et y laissent la sensibilité. D'autre part, l'injection de la poudre de lycopode dans l'artère crurale, rend, comme Flourens l'a vu, le sciatique insensible aux irritations, tout en lui laissant la faculté d'exciter les contractions musculaires. On explique, il est vrai, ce dernier résultat en disant que c'est sur la moelle que la poudre a agi en lui faisant perdre l'aptitude à percevoir les impressions sensitives.

La sensibilité et l'excitabilité ne sont point attachées au nerf quel qu'il soit; elles sont subordonnées à un état de ce nerf, qui se modifie rapidement sous l'influence d'un travail d'irritation, d'une section, etc. Quand un nerf mixte est coupé, le bout central conserve sa sensibilité, et le bout périphérique son excitabilité. Mais, au bout de quatre jours, d'après les recherches précises de Longet, l'excitabilité est perdue dans l'extrémité périphérique, et la sensibilité l'est également dans le bout central, d'après celles de M. Schiff. On peut, passé ce délai, irriter le premier sans produire de contractions, et le second sans déterminer de douleur. L'excitabilité s'éteint de proche en proche; elle est éteinte dans le tronc alors qu'elle persiste dans les rameaux. D'ailleurs, dans l'ensemble du système nerveux, son extinction a lieu suivant le même ordre, d'abord dans l'encéphale, puis dans la moelle, enfin dans les nerfs. L'extinction de la sensibilité se fait suivant l'ordre inverse : d'abord dans les extrémités, puis dans les gros nerfs, enfin dans les centres nerveux. La perte de ces propriétés résulte, comme l'ont fait voir les très intéressantes recherches de Waller, de modifications dans l'état anatomique du nerf. Les bords des fibres deviennent moins nets, la matière médullaire se segmente en gouttelettes et en granules qui se résorbent; les fibres se rapetissent, le nerf perd sa teinte blanche et devient plus ou moins jaune ou grisâtre. Ces modifications ne sont pas encore appréciables lorsque la sensibilité et l'excitabilité viennent de s'éteindre; mais on peut déjà les constater sept à huit jours après une section.

Ce qui prouve bien que la sensibilité et l'excitabilité sont liées à l'état anatomique normal du nerf, c'est que si l'altération disparaît, si le cordon reprend dans une partie ou dans la totalité de ses fibres son état initial, il récupère ses propriétés. Or, les recherches de MM. Philipeaux et Vulpian[1] ont prouvé que le bout périphérique d'un nerf, quoiqu'on le laisse toujours séparé de son bout central, revient à son état normal, après avoir éprouvé la dégénérescence dont nous venons de parler : il se restaure ou se régénère spontanément, par ses propres forces, et alors il recouvre la propriété de provoquer des contractions musculaires sous l'influence des excitations physiques ou galvaniques.

La sensibilité et la motricité sont donc dans le nerf, comme dans les parties centrales du système nerveux, des propriétés bien caractérisées, très distinctes. Elles sont séparées dans les nerfs à une seule racine; séparées encore, quoique

____

1. Philipeaux et Vulpian, *Comptes rendus de l'Académie des sciences*, 1859, p. 587, t. XLIX.

en apparence réunies dans les nerfs mixtes ; elles ne se confondent jamais ni à l'origine, ni dans le trajet, ni à la terminaison des nerfs. Leur séparation a lieu dès l'origine par l'isolement des racines, et elle se maintient à l'endroit de la jonction de ces racines comme dans toute l'étendue du cordon. On démontre aisément qu'elles ne se confondent point. En coupant les racines supérieures, on prive le nerf de sa sensibilité ; en coupant les inférieures, on lui ôte sa motricité ; on fait alors ce que la nature effectue elle-même dans les nerfs à simple racine. Ces deux propriétés s'isolent encore par l'action de divers agents et de divers troubles pathologiques : l'une peut s'éteindre pendant que l'autre subsiste ; et à la suite des divisions artificielles, lorsque la régénération se fait régulièrement, la sensibilité peut reparaître dans le nerf avant la motricité.

Les nerfs, quelles que soient leurs propriétés, sensibilité ou excitabilité, doivent conduire ou transmettre les impressions ou les excitations qu'ils reçoivent. Ce sont de véritables conducteurs.

L'irritation produite sur le nerf mixte met en évidence son double rôle de conduction. Les fibres sensitives transmettent l'impression qu'elles reçoivent, de la périphérie au centre, les fibres motrices propagent l'excitation, la stimulation, du centre à la périphérie. Si on coupe le nerf en travers, l'office de conduction cesse en partie ; le conducteur brisé n'agit plus que d'une façon incomplète. L'irritation produite alors sur le segment périphérique ne peut point arriver aux centres ; elle n'est pas perçue, mais, au contraire, l'irritation produite sur le segment qui tient aux centres est transmise à ceux-ci ; la sensibilité est manifestée par la douleur ressentie. Dans le même cas, l'irritation portée sur le bout périphérique du nerf n'est pas suivie d'une réaction générale, puisque les centres n'ayant pas reçu l'impression n'ont pas été sollicités à réagir sur l'ensemble du système musculaire ; elle est suivie seulement de quelques contractions dans le muscle où le nerf se rend. Mais cette irritation, si elle est portée sur le bout central, arrivant à l'encéphale ou à la moelle, provoque les réactions ordinaires. Si, au lieu de diviser le nerf transversalement, on se contente d'y appliquer une ligature très serrée, les effets seront absolument les mêmes ; le lieu empêchera les impressions d'aller de la périphérie vers le centre cérébro-spinal, et les volitions ou les excitations de se propager du centre vers la périphérie. Enfin, si on applique, comme l'a fait Flourens, deux ligatures assez éloignées l'une de l'autre, de manière à intercepter une certaine étendue du trajet du nerf, l'irritation de la partie comprise entre les deux liens ne produit aucun effet, ni douleur, ni contraction, puisque cette partie est à la fois séparée du centre d'où vient le nerf et du muscle auquel il se rend ; mais en excitant, soit l'extrémité qui tient à la moelle, soit celle qui tient aux muscles, on produit là de la douleur, ici des contractions. Si, après les dernières épreuves les ligatures sont enlevées, le cordon nerveux peut revenir à son état normal et se comporter, sous l'influence des stimulations, comme s'il était toujours demeuré intact. Le nerf est donc un conducteur entre les parties et les centres, comme entre les centres et les parties : la section ou la ligature opérée sur un point de son trajet le brise ; elle laisse le segment central conduire à l'encéphale ou à la moelle les impressions sensitives et le segment périphérique transmettre les excitations motrices aux muscles.

Le rôle conducteur est caractérisé encore dans les nerfs à une seule racine. Les sensitifs ne conduisent que les impressions sensitives de la périphérie aux centres ; les moteurs ne conduisent que les excitations motrices, que les volitions des centres à la périphérie.

Le pouvoir de conduction des nerfs s'éteint par la section, par l'atrophie, la dégénérescence ; il revient quand la cicatrisation est achevée, et quand le nerf a repris sa constitution histologique normale.

Si le nerf est coupé simplement ou avec une perte de substance de quelques millimètres, dans les membres par exemple, les deux segments se rapprochent vite, grâce souvent à une flexion des rayons, aux sinuosités du nerf et à la rétraction du tissu cicatriciel. Dans ce tissu se forment des tubes nerveux qui sont probablement la prolongation des anciens ; les fibres sensitives d'un bout semblent se souder avec les fibres sensitives de l'autre ; du moins, l'expérience de Schwann paraît le prouver, car, après la réunion des sciatiques coupés en travers, cet observateur a déterminé des contractions dans les muscles du membre en irritant les racines inférieures de ce nerf et non en irritant ses racines supérieures. Lorsque le tissu nouveau, qui réunit les deux bouts d'un nerf coupé est achevé, il est histologiquement semblable au tissu nerveux. A compter de ce moment, les propriétés sensitives et motrices du nerf reparaissent ; la fonction se rétablit telle qu'elle était auparavant.

Les choses se passent de la même façon lorsqu'on soude entre eux deux nerfs mixtes sectionnés sur un point quelconque de leur trajet. Déjà Flourens avait constaté qu'en soudant le bout supérieur du radial avec le bout inférieur du cubital d'un coq, et réciproquement, la paralysie de l'aile disparaît une fois que la cicatrisation est achevée, et que, par conséquent, les courants sensitifs et moteurs passent d'un nerf à l'autre.

L'atrophie, la dégénérescence du nerf éteignent son pouvoir conducteur avec rapidité. Waller [1] l'a bien étudiée dans les conditions expérimentales, et tous les jours on peut l'observer dans les conditions pathologiques. Voici dans quel ordre elle se fait. Si on coupe les racines antérieures des nerfs entre la moelle et leur jonction avec le ganglion, leur segment périphérique s'altère, le central demeure intact ; si c'est la racine supérieure qu'on divise, les choses se passent inversement : le segment central s'altère et le périphérique ne subit pas de changement ; en d'autres termes, dans les deux cas, c'est le segment qui conserve l'aptitude à fonctionner, et qui fonctionne partiellement, qui se conserve ; l'autre éprouve la dégénérescence.

D'après quelques expériences récentes, les impressions sensitives et les excitations motrices pourraient parcourir le nerf dans un double sens ou dans toutes les directions, vers le bout central comme vers le périphérique ; de plus, les impressions sensitives pourraient être reçues, puis transmises par les nerfs moteurs et les excitations motrices par les nerfs sensitifs ; de telle sorte qu'en définitive il n'y aurait, au fond, ni nerf sensitif, ni nerf moteur, que l'un pourrait se changer en l'autre dans des conditions que l'art réaliserait à volonté. Il faut voir jusqu'à quel point ces opinions sont fondées.

1. Waller, *Comptes rendus de l'Académie des sciences*, 1857, t. XLIV.

Lorsqu'on coupe le lingual et l'hypoglosse, et qu'on vient à rapprocher l'extrémité centrale du premier nerf de l'extrémité périphérique de l'autre, on obtient sans trop de difficultés, après quelques mois, la soudure des deux nerfs. Après avoir fait, par cette association hybride, un nerf sensitif par son extrémité centrale et moteur par son extrémité périphérique, on observe, d'après MM. Philipeaux) et Vulpian, que les irritations portées, soit sur le segment lingual, soit sur le segment hypoglosse du nouveau nerf, produisent tout à la fois et des contractions de la langue et de la douleur, comme si des impressions sensitives pouvaient être conduites par les fibres motrices, et les excitations motrices par les fibres sensitives, les unes et les autres aussi bien du côté de l'encéphale que du côté des muscles.

Ces résultats vraiment curieux ne peuvent-ils recevoir une autre interprétation? Est-il admissible : 1° que l'excitation portée sur le segment lingual marche dans ce segment comme impression sensitive dirigée vers l'encéphale, et passe, en même temps, dans le segment d'hypoglosse à titre d'incitation motrice se propageant vers les muscles; 2° que l'excitation portée sur le segment d'hypoglosse y soit reçue à titre d'impression douloureuse qui se dirige vers le cerveau, et à titre d'incitation motrice portée vers les muscles? Je ne le pense pas, jusqu'à plus ample démonstration ; car une explication toute naturelle de ces faits se présente. Il y a, comme on sait, dans le lingual de la cinquième paire quelques fibres motrices du facial, et dans l'hypoglosse quelques fibres sensitives du lingual, si bien que dans les expériences rappelées ci-dessus, les deux nerfs soudés sont mixtes en certaine proportion. Or, les choses peuvent s'y passer absolument comme dans les cas de réunion des deux bouts d'un nerf rachidien, cas dans lesquels l'irritation produite, soit au-dessus, soit au-dessous de la cicatrice, détermine en même temps de la douleur et des contractions musculaires. En effet, dans des expériences plus récentes, M. Vulpian [1] a reconnu qu'après la section de la corde du tympan, qui donne des fibres motrices au lingual de la cinquième paire, on ne fait plus passer d'excitations motrices du bout supérieur du lingual au bout inférieur de l'hypoglosse soudés entre eux.

Ce qui arrive quand on a soudé le pneumogastrique avec l'hypoglosse ne paraît guère plus concluant ; car ici on a uni un nerf mixte avec un nerf moteur pourvu de quelques fibres sensitives. Si on irrite le bout central du pneumogastrique uni au bout périphérique de l'hypoglosse, les mouvements produits dans la langue ne le sont-ils pas par une excitation qui passe naturellement des fibres motrices du premier dans les fibres motrices du second. Si on ralentit les mouvements du cœur en galvanisant le bout central de l'hypoglosse uni au bout périphérique du vague, n'est-ce pas encore en faisant passer l'électricité des fibres motrices de l'un dans celles de l'autre, et toujours suivant la direction ordinaire.

Dans tout cela, on ne voit pas, d'une manière incontestable, que les impressions passent du nerf sensitif dans le nerf moteur, ni les excitations motrices du second dans le premier ; il n'y a pas là une preuve irréfutable que les unes et les autres marchent à la fois vers les centres et vers la périphérie.

<hr>

1. Vulpian, *Archives de physiologie*, t. III, 1873.

Quant aux expériences dans lesquelles on a vu, quelques jours après la section de l'hypoglosse et l'arrachement de son bout central, le nerf lingual irrité provoquer des contractions, comme s'il était devenu nerf moteur, elles méritent certainement confirmation ; car on ne conçoit pas bien comment ce lingual, qui est destiné surtout à la muqueuse va agir sur les muscles, et l'on ne voit guère comment il peut agir sur les fibres musculaires sans se mettre avec elles en rapport, comme les nerfs moteurs, par l'intermédiaire de plaques terminales. D'ailleurs, en opérant sur des nerfs si rapprochés, qui ont inévitablement un certain nombre de fibres mêlées, on est très exposé à agir sur des cordons mixtes dans certaines proportions, alors qu'on s'imagine avoir affaire à des nerfs purement sensitifs ou purement moteurs. En outre, on aurait besoin de constater la transformation des rôles par des actes fonctionnels spontanés, de voir les volitions arriver à un nerf moteur en passant par un sensitif, et les impressions sensitives parvenir aux centres par l'intermédiaire d'un nerf moteur, etc. Or, c'est ce qui, jusqu'à ce jour, n'a pas été observé.

Est-ce en vertu d'une constitution spéciale, de propriétés attachées au nerf, à la fibre, que tel nerf peut conduire seulement les impressions sensitives, tel autre les excitations ; que dans l'un, les courants peuvent marcher vers le centre, et dans l'autre vers la périphérie ; ou bien est-ce en raison des connexions que les extrémités ont avec les parties des centres aptes à recevoir les impressions, et avec les parties de la périphérie capables de se mouvoir ? Cette dernière interprétation paraît la plus probable.

En effet, il semble que si les impressions produites sur le nerf sensitif arrivent aux centres, c'est que le nerf y aboutit, précisément aux parties, aux éléments aptes à les percevoir ; que si les excitations motrices sont sans action sur le même nerf, c'est qu'il n'est pas en rapport, à son origine, avec les éléments d'où émanent ces excitations, et qu'il ne se rend pas aux éléments musculaires, les seuls capables de répondre à l'excitation motrice. De même, il semble que si les impressions sensitives sont sans action sur le nerf moteur, c'est qu'il n'a pas de connexion avec les éléments des centres chargés de percevoir ces impressions. Enfin, s'il excite les contractions, c'est qu'il est en rapport, à son origine, avec le point de départ des volitions, et qu'il se termine au contact des fibres musculaires. Dans tous les cas, les dispositions sont prises pour qu'il n'y ait pas de confusion entre les deux rôles de conduction du nerf, pour que certaines fibres transmettent seulement les impressions et d'autres seulement les excitations motrices, pour que le courant des premières soit centripète et le courant des secondes centrifuge. Conséquemment, la nature évite avec soin les combinaisons antiphysiologiques que divers expérimentateurs cherchent à réaliser.

Rien ne prouve donc péremptoirement, jusqu'ici, que les nerfs soient parcourus dans tous les sens par les excitations motrices et les impressions sensitives. Tout, au contraire, indique que, au moins dans les conditions physiologiques normales, les impressions s'y propagent seulement de la périphérie au centre, et les incitations motrices du centre à la périphérie ; mais ils ne sont pas de simples fils télégraphiques, de simples agents de conduction. Sans être analogues aux centres, ils ont une activité propre. Le nerf sensitif reçoit l'impression avant de la transmettre : le nerf moteur, qui met en mouvement les muscles par suite d'une excitation des centres, les fait aussi se contracter en dehors de leur influence, et par lui-même quand il est irrité en un point quelconque de son trajet.

Quelles que soient les propriétés du nerf, que ce nerf soit moteur, sensitif ou mixte, chacune de ses fibres constitue réellement un nerf agissant indépendamment de toutes les autres fibres, pour son propre compte, comme si elle était complètement isolée. Il en résulte que les parties animées par les fibres d'un même nerf ne sont pas moins indépendantes les unes des autres, sous le rapport fonctionnel, que si elles recevaient des nerfs distincts et de source différente ; aussi voit-on les nerfs moteurs se rendre à la fois dans plusieurs muscles antagonistes, comme dans des muscles congénères. Si cette indépendance n'existait pas, comment la volonté pourrait-elle agir sur quelques muscles, parmi ceux auxquels le même nerf envoie des filets ? Le même nerf, comme la branche inférieure du trifacial, pourrait-il se rendre aux muscles qui rapprochent et à ceux qui écartent les mâchoires, le facial aux muscles qui ouvrent et à ceux qui ferment la bouche ? Si l'isolement fonctionnel n'avait pas lieu, comment, en galvanisant un faisceau d'un tronc nerveux, ne ferait-on contracter que les seuls muscles où se distribuent les fibres de ce faisceau ? Il persiste jusque dans les maladies. Un nerf d'un certain volume ne montre-t-il pas souvent quelques fibres dégénérées, ayant perdu leurs contours nets, leur myéline au milieu d'autres fibres demeurées saines, comme on le voit dans les paralysies locales du cheval, notamment dans celles du fémoral antérieur qui sont très communes. Les coupes transverses teintes au carmin permettent alors de compter les fibres altérées parmi les fibres demeurées intactes. Conséquemment, les anastomoses entre les nerfs sont de simples accolements de faisceaux ou de fibres laissant les actions nerveuses aussi distinctes que si les nerfs demeuraient isolés.

I. — TRANSMISSION DES IMPRESSIONS SENSITIVES ET DES EXCITATIONS MOTRICES.

Nous avons dit, il y a un instant, que les courants dans les nerfs sensitifs avaient lieu de la périphérie ou du point irrité vers l'encéphale, qu'ainsi le nerf sensitif étant divisé en travers, l'irritation portée sur le segment périphérique n'est plus perçue, tandis que celle qui est exercée sur le segment central continue à l'être, comme si le nerf était intact. Quelques faits sembleraient indiquer que l'impression reçue par le nerf marche également vers la périphérie et vers le centre. En effet, si l'on comprime un nerf superficiel, le cubital par exemple, on éprouve de la douleur dans les parties de la main et dans les doigts auxquels ce nerf se distribue. Mais cela prouve-t-il incontestablement que l'impression perçue se transmet dans tous les sens à la fois ? Nullement, à mon sens. Il y a probablement là un retentissement de l'impression qui produit une illusion du genre de celles qu'éprouvent les amputés rapportant l'opération, la douleur, non au point où le nerf est divisé, mais aux parties dans lesquelles il se ramifie, comme plus tard, même au bout de plusieurs années, ils rapportent les douleurs du moignon, les douleurs rhumatismales au bras, à la main, aux doigts qu'ils n'ont plus.

Les excitations motrices partent les unes des centres nerveux, les autres de différents points des nerfs. Leur départ est croisé dans l'encéphale (lobes cérébraux, tubercules quadrijumeaux, bulbe rachidien) ; il est direct, au moins en grande partie, dans la moelle épinière. Ces excitations se propagent du centre à la périphérie, ou du point irrité vers les terminaisons du nerf. Elles ne se dévient pas, ni ne suivent une marche rétrograde. Aussi, quand une irritation est portée sur un nerf moteur, elle n'a d'effet que sur les muscles qui reçoivent leurs filets au-dessous du point irrité.

L'expérimentation prouve que, dans cette transmission, les fibres agissent indépendamment les unes des autres. L'irritation d'un seul faisceau, dans un tronc nerveux, ne fait point contracter tous les muscles animés par le tronc entier. L'incitation motrice ne passe point d'un nerf dans un autre par les anastomoses : aussi les branches qui proviennent d'un plexus restent aussi indépendantes que si elles étaient isolées ; elles ne peuvent point se suppléer comme l'avait cru Panizza. La section de l'une ne paralyse que certains muscles, et laisse intacte l'action des autres ; de même la lésion, l'atrophie d'une branche ou d'un tronc nerveux n'a aucune influence sur l'action des autres nerfs qui dérivent du même plexus.

L'action de la volonté produit cet isolement. L'excitation volitionnelle suit telles parties, ou telles fibres du nerf, celles qui doivent mettre en jeu le muscle capable d'effectuer le mouvement voulu. Sans un démêlement, une répartition précise, des excitations, beaucoup de mouvements ne pourraient se produire isolément, par exemple dans le cas assez commun où le même nerf anime des muscles antagonistes. Lorsque l'isolement des excitations ne se fait pas d'une manière complète, il y a des associations de mouvements comme celles des doigts, associations que la volonté ne rompt pas sans beaucoup de peine et une longue habitude.

La propagation des incitations motrices dans les nerfs est entravée par la compression, par la ligature, par les contusions même très circonscrites, par les altérations microscopiques des tubes nerveux ; elle est arrêtée par l'action de divers agents, par le curare, dont nous avons déjà rappelé les effets sur les propriétés des nerfs.

La vitesse de transmission des excitations motrices est extrême. Dès qu'un mouvement est sollicité par la volonté, il est exécuté. Il n'y a pas, dans les expériences, d'intervalle appréciable entre l'irritation de l'origine du sciatique et la contraction des muscles de la jambe ou du pied. Cependant Helmholtz, en employant les méthodes usitées pour mesurer la vitesse des projectiles d'armes à feu, est arrivé à constater que celle des excitations motrices ne dépasse pas 27 mètres par seconde ; aussi a-t-il pu noter, en fractions de secondes, les différences entre les temps employés par une excitation pour arriver à un muscle, suivant qu'elle est portée à l'origine ou à la terminaison du nerf. Il a pu également s'assurer que les excitations marchaient plus vite dans les nerfs de l'homme que dans ceux de la grenouille, plus vite dans ceux-ci à une haute qu'à une basse température. D'autres expérimentateurs ont cherché à mesurer la vitesse de transmission des impressions sensitives. Hirsch a trouvé cette dernière de 34 mètres par seconde chez l'homme, M. Marey de 30 mètres chez la grenouille et M. Bloch de 132 à 194 mètres.

II. — ACTION DES AGENTS PHYSIQUES ET CHIMIQUES SUR LES NERFS.

Les nerfs qui doivent entrer en fonction, consécutivement à une foule d'excitations internes et externes, sont impressionnés par la plupart des agents mécaniques, physiques et chimiques. Les impressions qu'ils reçoivent ont pour résultat des sensations diverses et des mouvements.

Le contact d'un corps solide ou liquide, le frottement, la compression, le pincement, le tiraillement, la division, la dilacération des fibres nerveuses, causent des douleurs plus ou moins vives dans les nerfs de sensibilité générale, aucune douleur dans les nerfs de sensibilité spéciale. Mais ces excitations donnent lieu à des sensations de lumière dans le nerf optique, de bruit dans le nerf acoustique. Elles provoquent dans les nerfs moteurs et dans les mixtes des contractions musculaires.

La température, la chaleur ou le froid agissant sur les nerfs dénudés donnent également lieu à des sensations et à des contractions musculaires. Sous l'influence de la dessiccation, une portion de nerf perd son excitabilité ; elle la recouvre en reprenant son humidité.

La plupart des substances chimiques solubles qui pénètrent le tissu des nerfs, et qui tendent à le modifier ou à l'altérer, donnent lieu à des impressions plus ou moins douloureuses et à des mouvements. Les alcalis, l'acide arsénieux, les acides concentrés, l'émétique, l'alcool, le chlore, la bile, les sels de la bile, la glycérine, produisent des contractions plus ou moins énergiques. Le chlorure de sodium en solution concentrée en détermine de semblables ; il n'a pas d'action, s'il est en solution faible. L'eau pure dans laquelle on plonge partiellement un nerf lui fait perdre son excitabilité, d'après Kœlliker, excitabilité qu'on lui restitue en le plongeant dans une solution faible de phosphate de soude. Mais, d'après les observations de A. de Humboldt et celles de W. Kühne[1], tous les agents chimiques énergiques ne produiraient pas, comme on pourrait le supposer, d'action marquée : l'ammoniaque, l'acide oxalique, divers sels minéraux, le chlorure d'antimoine, le sublimé, se distingueraient par la nullité de leurs effets sur le tissu nerveux.

Les agents thérapeutiques sont ceux qui exercent sur les nerfs l'action la plus remarquable : l'éther, la strychnine, le curare, etc.

L'éther, d'après les recherches de Longet, dirigé sous forme de jet de vapeur sur le sciatique, après avoir excité quelques légères convulsions, rend insensible le nerf au point où le jet est reçu et dans toutes les parties situées en dessous, mais ne lui ôte ni la faculté de conduire les incitations motrices volontaires, ni son excitabilité. Un courant électrique appliqué alors au nerf ne détermine pas de douleur et suscite des contractions que, d'ailleurs, la volonté peut elle-même provoquer

---

1. Kühne, *Comptes rendus de l'Académie des sciences*, 21 février et 7 mars 1859.

seule, si l'on excite l'animal en un autre point du corps. Après une action très intense de l'éther, le nerf insensible cesse de conduire les excitations motrices volontaires, tout en demeurant excitable par le galvanisme ; enfin après douze ou quinze minutes d'éthérisation, il perd tout à la fois sa sensibilité, sa faculté de conduire les excitations volontaires, et même son excitabilité propre. Cette anesthésie graduée, qui dépouille progressivement le nerf de ses propriétés et de ses fonctions, ne le frappe qu'à compter du point soumis à l'action de l'éther. Au-dessus de ce point il les conserve dans toute leur intégrité. D'après le même observateur, plusieurs des effets de l'éther peuvent être produits par le froid, la chaleur, l'opium, l'alcool et par des ligatures plus ou moins serrées.

Le curare, dont l'action a été si bien étudiée par Cl. Bernard[1], produit d'autres effets : 1° Introduit en petite quantité sous la peau d'une grenouille, il la fait, au bout de quelques minutes, tomber dans une immobilité complète accompagnée de la suspension des mouvements respiratoires. Les irritations produites alors en un point quelconque du corps ne déterminent pas de mouvements ni de réaction apparente contre la douleur, quoique en réalité la sensibilité soit conservée. 2° Déposé dans le tissu cellulaire d'une autre grenouille après la ligature de l'aorte qui lui ferme l'accès du train postérieur, le poison ne produit d'effet que sur le train de devant. On voit alors, en irritant un point de la tête ou des membres thoraciques, que le train antérieur est complètement paralysé, tandis que le train de derrière s'agite consécutivement à la douleur ou à l'impression produite sur la partie privée de mouvement. En mettant à découvert un des sciatiques sur un animal empoisonné par le curare, on peut s'assurer que les excitations portées sur ce nerf ne provoquent pas de contractions musculaires, tandis que celles qui agissent directement sur le muscle en produisent d'énergiques. Enfin, en administrant de la strychnine à un animal paralysé par le curare, on lui donne des convulsions comme s'il se trouvait dans les conditions ordinaires. Les expériences les plus variées faites de divers côtés sur ce poison prouvent, en somme, qu'il agit sur les nerfs moteurs non sur les nerfs sensitifs, qu'il fait perdre aux nerfs la motricité volontaire et l'irritabilité, tout en laissant subsister la sensibilité générale, les facultés sensitive et motrice de la moelle ainsi que contractilité musculaire ; le nerf alors est privé de son pouvoir sur le muscle, mais le muscle conserve son activité propre, la faculté de se contracter sous l'influence d'une irritation quelconque exercée sur son tissu.

D'après quelques études encore incomplètes, la conicine, la nicotine, feraient perdre aux nerfs leur motricité sans porter atteinte à leur sensibilité, et en laissant parfaitement intacte la contractilité musculaire.

III. — ACTION DE L'ÉLECTRICITÉ SUR LES NERFS.

L'électricité agit sur les nerfs à la manière d'un excitant très énergique, dont les effets, au lieu de s'exercer sur un point, comme ceux des stimulants ordinaires,

---

1. Pelouze et Cl. Bernard, *Comptes rendus de l'Académie des sciences*, 1850, t. XXXI, p. 533.

s'exercent par l'intermédiaire des courants sur une grande étendue et ordinairement sur la totalité des cordons nerveux.

L'action de l'électricité dynamique varie suivant qu'elle porte sur les nerfs mixtes, moteurs ou sensitifs, et suivant qu'on fait passer dans les nerfs des courants continus ou intermittents, directs ou inverses. Les premiers s'obtiennent à l'aide de piles ordinaires, les seconds au moyen d'instruments plus ou moins compliqués.

Lorsqu'on met en rapport le pôle positif d'une pile avec l'origine du sciatique, et le pôle négatif avec un autre point voisin de l'extrémité périphérique du même nerf, le courant continu a lieu de l'origine vers la terminaison du nerf, puisque dans tous les cas où les deux pôles de la pile sont mis en communication entre eux par un corps conducteur, le courant marche du pôle positif au négatif. Ce courant appelé *direct* a donc lieu des centres vers la périphérie. Au contraire lorsque c'est le pôle négatif qui est en rapport avec l'origine du nerf et le positif, avec l'extrémité périphérique le courant marche de la périphérie vers les centres nerveux, c'est un courant *inverse*. Or, dans les deux cas, on observe ce qui suit d'après Longet et Matteucci [1] : à la première période de l'électrisation, si le courant est un peu fort, il y a des contractions dans les muscles, qui sont animés par le nerf irrité ; puis à la seconde, les contractions cessent. Elles reparaissent, lorsque le courant recommence après une interruption s'il est direct ou lorsqu'il s'interrompt s'il est inverse ; en d'autres termes il y a, d'après ces expérimentateurs, des contractions au moment de la fermeture du circuit dans les courants directs et de son ouverture dans les courants inverses. Mais Cl. Bernard [2] a contesté ces résultats ; il a observé, que dans les nerfs mixtes comme dans les nerfs moteurs dont l'irritabilité est intacte, les contractions se montrent toujours à la fermeture du circuit, que les courants soient directs ou qu'ils soient inverses.

Les courants directs, ceux qui, dans les nerfs moteurs ou mixtes, marchent suivant le sens des incitations motrices provoquent toujours des contractions plus énergiques que les courants inverses. Ces courants directs affaiblissent d'abord puis éteignent l'excitabilité du nerf. Il en résulte que, au bout de peu de temps, on n'obtient plus de contractions, soit qu'on ferme, soit qu'on ouvre le circuit. Ils l'éteignent dans les portions parcourues par l'électricité et la laissent subsister dans les autres ; aussi, si le courant n'a passé que dans le tronc du nerf, l'excitabilité ne se perd que là et se conserve intacte dans les divisions terminales.

Les courants intermittents ou interrompus affaiblissent beaucoup plus l'excitabilité et en privent plus vite le nerf que les courants contraires.

Le nerf qui a perdu son excitabilité par l'action d'un courant peut la recouvrer, soit par le repos, soit mieux encore par un courant inverse au premier.

Les courants inverses ou ceux qui marchent vers les centres, en sens opposé aux incitations motrices, altèrent moins l'excitabilité du nerf ; ils l'exaltent même, d'après les observations de Matteucci, au point qu'après le passage d'un courant pendant trois à quatre heures dans un cordon mixte, il se produit de violentes

---

1. Matteucci et Longet, *Comptes rendus de l'Académie des sciences*, sept. 1844.
2. Cl. Bernard, *Leçons sur la physiologie et la pathologie du système nerveux*, t. I, Paris, 1858.

contractions lors de l'interruption ou de l'ouverture du circuit. Néanmoins à la longue ce courant anéantit comme l'autre l'excitabilité.

Tous ces courants, continus ou intermittents, directs ou inverses, passent à travers les ligatures qui arrêtent, comme on le sait, la transmission des impressions sensitives et des excitations motrices.

Longet et Matteucci, à qui la physiologie doit de belles recherches sur ce point, ont soumis séparément les racines supérieures, les racines inférieures comme les faisceaux correspondants de la moelle à l'action des courants. Ils ont obtenu les résultats suivants : 1° lorsqu'un courant passe par une racine antérieure divisée ou tenant encore à la moelle, les contractions musculaires après s'être effectuées avec quelque confusion, « n'ont plus lieu qu'au commencement de ce courant s'il est inverse et à son interruption s'il est direct ; » c'est par conséquent le contraire de ce qui arrive quand le courant passe dans le nerf mixte à compter des ganglions spinaux ; 2° quand le courant passe, soit par les faisceaux antérieurs, soit par les faisceaux latéraux de la moelle, les contractions surviennent dans les muscles du train postérieur encore au commencement du courant inverse et à l'interruption du courant direct, absolument comme dans le cas précédent ; 3° si les courants direct ou inverse sont appliqués après la cessation de tout phénomène réflexe aux cordons sensitifs ou aux racines supérieures séparées de la moelle, ils ne donnent pas lieu à la moindre contraction.

Les courants électriques qui ne provoquent de contractions qu'en passant par les nerfs moteurs ou mixtes, agissent simplement comme des excitants ordinaires. L'électricité, suivant la remarque très judicieuse de Longet, n'est pas la cause immédiate de la contraction ; elle ne fait que mettre en jeu la force nerveuse : aussi quand le nerf a perdu son excitabilité, quelques jours après avoir été coupé, les courants électriques le parcourent bien, mais en vain ; ils ne déterminent plus aucune contraction. Cette démonstration donnée par le savant physiologiste est irréfutable.

Sur les nerfs sensitifs, les racines supérieures, les cordons supérieurs de la moelle épinière, les effets des courants électriques diffèrent de ceux que nous venons d'indiquer.

D'après les expériences de Longet, lorsqu'un courant passe par les faisceaux sensitifs du segment caudal de la moelle coupée en travers, il ne détermine aucune contraction dans le train postérieur, il n'en produit pas d'avantage en passant par les racines sensitives séparées de la moelle ; mais lorsque ces racines sont intactes les contractions se produisent par le mécanisme ordinaire des actions réflexes.

Dans les nerfs de sensibilité générale, la douleur se manifeste aussitôt que les courants direct ou inverse s'établissent et lorsque le courant inverse s'interrompt. En outre, d'après Longet, et contrairement aux observations de Matteucci, il y aurait de la douleur après la fermeture du circuit, pendant les premiers instants du passage d'un courant quelconque.

Appliqués aux nerfs de sensibilité spéciale, les courants produisent des impressions particulières, des sensations lumineuses dans les nerfs optiques, des sensations de bruits dans les nerfs acoustiques, la perception de saveurs dans les nerfs gustatifs. Et ces sensations se développent sans que les fils conducteurs se mettent

en rapport immédiat avec les nerfs; il suffit pour produire les sensations de
lumière de mettre un pôle au contact des paupières et un autre dans la bouche;
les sensations auditives, d'introduire l'extrémité d'un fil dans une oreille, l'autre
extrémité dans l'opposée; les sensations de saveur, de porter ces fils sur la muqueuse de la langue.

L'action de l'électricité sur les nerfs ganglionnaires est moins bien connue que
celle qui s'exerce sur les nerfs cérébro-spinaux.

On a cru d'abord, sur la foi de Volta, que les muscles involontaires étaient
insensibles à l'action de l'électricité, mais, dès le commencement de ce siècle,
diverses tentatives ont prouvé que l'opinion de l'illustre physicien n'était point
fondée. Les courants continus ou interrompus, appliqués aux divisions du sympathique, exercent une action très marquée sur le cœur, le canal intestinal, l'utérus, etc. Leur action est le plus souvent uniforme, qu'ils soient directs ou inverses;
elle détermine ordinairement de la douleur au bout de quelques instants, d'après
les observations de Longet. Les contractions qui en résultent, au lieu de se produire avec promptitude, ou plutôt instantanément, comme dans les muscles
volontaires, mettent un certain temps à s'effectuer et n'arrivent que lentement à
leur maximum d'intensité.

Les courants électriques appliqués aux filets sympathiques qui se rendent au
cœur en accélèrent les mouvements comme l'ont appris les très intéressantes expériences de Budge et de Weber, tandis que les courants qui passent par les nerfs
vagues ont la propriété de ralentir ces mouvements et finalement de les faire
cesser, en laissant le cœur dans la diastole.

Les courants intermittents appliqués aux nerfs splanchniques font cesser les
mouvements de l'intestin grêle, d'après les expériences de Pflüger. Ils exercent
cette action sur toute l'étendue du tube intestinal, qu'ils laissent aussi dans le
relâchement. Depuis, on a vu que les courants exercent la même action en passant
par les ganglions cœliaques. Mais les courants continus donnent aux contractions intestinales, dans les premiers moments, une plus grande activité; ils les
raniment même, d'après Longet, quand elles sont tout à fait éteintes. Ils impriment également une nouvelle énergie aux contractions utérines, au point de
donner lieu, chez certaines femelles pleines, à l'expulsion de plusieurs fœtus.

On a cherché, déjà depuis longtemps, à voir si des courants électriques se
produisent physiologiquement dans les nerfs. Les premiers essais tentés n'ont
donné que des résultats négatifs. Mais ceux que Dubois-Reymond a obtenus
sont tout autres. Cet habile expérimentateur, en appliquant un rhéophore du galvanomètre à la surface d'un nerf et l'autre à la surface de section de ce nerf, a
vu se produire un courant de la première surface vers la seconde, courant qui
serait dû, selon lui, à une force électromotrice propre aux différents nerfs,
même à leurs racines et à la moelle épinière.

Ensuite, d'après le même observateur, lorsqu'on fait passer un courant vol-
taïque dans un nerf en dehors du circuit compris entre les rhéophores du galvanomètre, un courant s'établit dans toute l'étendue du nerf préalablement isolé et
détaché. Ce courant qui marche dans tous les sens fait dévier plus ou moins
l'aiguille du galvanomètre. Il perd de son intensité à mesure que la vitalité du

nerf s'affaiblit et il cesse une fois que le nerf a perdu ses propriétés. Il dépendrait d'une force qu'on a appelée électro-tonique.

En outre, lorsque, au lieu d'un courant continu, on fait passer dans le nerf un courant intermittent ou lorsqu'on soumet ce nerf à une autre excitation, le courant propre du nerf s'affaiblit et il y a *négativité* ou *variation négative*.

La signification des phénomènes électriques constatés dans les nerfs est encore imparfaitement déterminée. Si ceux qui se rapportent à l'*électrotonus* et à la variation négative sont liés à la vitalité du nerf, ceux qui paraissent dépendre de la force électromotrice en sont indépendants ; ces derniers peuvent s'obtenir dans les nerfs écrasés, ligaturés ou dégénérés, c'est-à-dire dans des conditions où les actions normales ont cessé de s'accomplir. Conséquemment rien encore, jusqu'à présent, n'autorise les physiologistes à assimiler les phénomènes nerveux à ceux de l'électricité.

Propriétés et fonctions des diverses espèces de nerfs.

La sensibilité et la motricité ne sont pas moins distinctes dans les nerfs que dans les centres nerveux ; elles ont des points de départ séparés et ne se confondent jamais. Les nerfs à une seule racine sont sensitifs si elle est supérieure, moteurs si elle est inférieure ; les nerfs à deux racines sont mixtes, ou à la fois sensitifs et moteurs. Ceux-ci fonctionnent comme s'il y avait dans chacun d'eux deux nerfs.

De même qu'il y a plusieurs sortes de sensibilité, l'une mise en jeu par tous les stimulants, l'autre par quelques-uns seulement ; il y a plusieurs variétés de motricité, l'une volontaire, l'autre indépendante de la volonté, une motricité pour les muscles de l'appareil respiratoire, une pour certains organes à action rhythmique.

Il faut étudier à part les propriétés et les fonctions de chaque catégorie de nerfs.

I. — DES NERFS SENSITIFS.

Parmi les nerfs de cette catégorie, les uns sont sensibles seulement à l'action de certains excitants, comme le nerf optique à la lumière, le nerf olfactif aux odeurs, l'acoustique aux vibrations sonores ; les autres le sont à l'action de tous les stimulants ordinaires, mécaniques, physiques ou chimiques.

Des nerfs de sensibilité spéciale.

Les nerfs de sensibilité spéciale ont pour double caractère de percevoir une seule espèce d'impressions et de demeurer insensibles à l'action des stimulants ordinaires. Ils peuvent être piqués, tiraillés, coupés, cautérisés sans qu'ils en ressentent la moindre douleur, sans même que l'animal ait conscience de l'irritation exercée sur eux. Mais, ces irritations donnent lieu à des sensations subjectives confuses, analogues, dans certaines limites, à celles que produisent les excitants spéciaux. Les nerfs qui présentent ces caractères sont l'optique, l'olfactif, l'acoustique. Ceux du goût, du toucher, jouissent de propriétés différentes.

Il est fort difficile de savoir quelle est la cause de la dissemblance de propriétés entre les nerfs à sensibilité spéciale et ceux qui jouissent de la sensibilité générale. On ne la voit pas dans les particularités anatomiques de texture ; elle doit être probablement, surtout dans leur disposition terminale et leur mode de jonction avec les centres nerveux. Évidemment ces nerfs, à la périphérie, sont disposés de la manière la plus convenable pour recevoir l'impression de certaines excitations, et ils aboutissent à de petits centres, à des foyers de perception qui ont chacun leur mode spécial d'action. C'est de là, surtout, que résulte leur spécialité fonctionnelle ; celle-ci pourrait tenir aussi, en partie, au nerf lui-même, car rien ne prouve qu'il soit dépourvu de propriétés intrinsèques ; que l'optique, l'olfactif, l'acoustique, soient, abstraction faite de leur terminaison et de leur origine, physiologiquement semblables aux autres nerfs. L'individualité fonctionnelle de ces nerfs tient vraisemblablement autant à eux-mêmes qu'à leurs connexions avec les centres.

Étudions sommairement l'action de chaque nerf à sensibilité spéciale.

Nerf Olfactif. — Les nerfs olfactifs détachés des lobes creux du même nom et ramifiés dans la pituitaire sont, à n'en pas douter, destinés à recevoir l'impression des matières odorantes. On sait depuis les recherches de Scarpa que la finesse de l'odorat chez les animaux est en rapport avec leur degré de développement. Celles de divers anatomistes ont appris que dans les cétacés les nerfs de la première paire manquent ou sont à l'état rudimentaire. Dans les cas d'absence congénitale et dans ceux de destruction morbide de ces nerfs, on a constaté l'abolition ou l'affaiblissement de la faculté de percevoir les odeurs.

La disposition des nerfs olfactifs paraît peu varier chez les animaux, mais celui du lobe et du bulbe olfactifs d'où procèdent ces nerfs, offre d'assez nombreuses variétés en rapport avec le degré de perfection de l'odorat. Chez le chien, le renard et autres espèces à odorat fin, le lobe et le bulbe olfactifs sont très développés, et ils ont une large cavité ventriculaire. Les deux grandes racines du nerf aboutissent l'une à la circonvolution de l'hippocampe, l'autre à la circonvolution de l'ourlet. La racine moyenne, d'après Meynert arriverait à la partie antérieure du corps strié. On ne connaît pas le sens des dispositions variées que présentent les fibres et les cellules de ces parties de l'encéphale chez les animaux comparés à l'homme où le bulbe olfactif est rudimentaire.

En trépanant le crâne, dans sa partie inférieure, on peut aisément séparer les couches olfactives des lobes cérébraux et les réduire en bouillie. Le chien dont on a couvert les yeux, après cette opération, ne paraît pas reconnaître la présence de la chair, même de la volaille à demi-putréfiée qu'on place dans son voisinage. Les animaux de cette espèce que M. Schiff a conservés vivants après la guérison de la plaie ne savaient plus distinguer la viande du pain et mangeaient même leurs matières excrémentitielles mêlées aux aliments.

Les expériences par lesquelles Magendie a cru pouvoir destituer les nerfs olfactifs de leur rôle spécial ont été réduites à leur juste valeur. Longet qui les a discutées avec soin a fait voir que leur auteur a confondu la sensibilité générale de la pituitaire avec sa sensibilité olfactive. Après la section des nerfs olfactifs, si les chiens et les oiseaux restent impressionnables aux vapeurs ammoniacales, acétiques, c'est que ces vapeurs irritantes agissent sur la sensibilité de la pituitaire, due à la cinquième paire, comme elles le font sur la conjonctive ou sur d'autres muqueuses très impressionnables.

Nous verrons plus tard que c'est uniquement dans les régions supérieures des cavités nasales, les seules pourvues de divisions nerveuses de la première paire, que s'effectue l'impression des odeurs.

Nerf Optique. — Ce nerf, chargé de recevoir, par la rétine, l'impression de la lumière et de la transmettre, par le reste de son étendue, est complètement insensible aux irritations mécaniques et chimiques. Depuis Charles Bell qui l'a signalée le premier, cette insensibilité a été reconnue par un grand nombre de physiologistes. Magendie a constaté celle de la rétine en piquant à plusieurs reprises cette membrane sur une femme pendant l'opération de la cataracte ; les chirurgiens ont constaté celle du nerf optique en dehors du crâne, et les physiologistes ont pu s'assurer souvent de l'insensibilité du nerf dans sa portion intra-crânienne, en avant et en arrière de sa décussation. J'ai eu plusieurs fois l'occasion, notamment sur le cheval, de vérifier l'exactitude de ces observations.

La compression exercée sur l'œil, le passage d'un courant électrique à travers cet organe, la section, la dilacération du nerf optique, donnent lieu à des sensations de lumière dont l'homme seul peut exprimer le caractère, sensations qui persistent quelquefois après l'extirpation de l'œil. Les mêmes irritations exercées sur un œil sont suivies, d'après les observations de Longet, de la contraction de l'iris des deux yeux. Il y a également contraction des deux iris quand, après la section d'un nerf optique, on irrite le bout qui tient à l'encéphale. Néanmoins, si d'un côté on fait la section du nerf oculo-moteur commun, la pupille ne se resserre point de ce côté, attendu que les fibres circulaires de l'iris dont la contraction dépendait de ce nerf sont paralysées.

C'est aux tubercules quadrijumeaux des mammifères, bijumeaux des vertébrés ovipares, qu'aboutissent les impressions reçues par la rétine et par le nerf optique. Leur destruction abolit la vue des deux côtés ; la destruction des tubercules d'un seul côté abolit la vision du côté opposé. Il n'y a aucune contestation sur ce point établi par les expériences de Flourens.

Chez les animaux dépourvus de nerfs optiques ou à nerfs optiques rudimentaires, ces nerfs seraient, d'après quelques physiologistes, remplacés par des divisions de la cinquième paire ; mais ce fait, en contradiction avec les principes de la physiologie philosophique, n'est nullement démontré.

Nerf Auditif. — Le nerf auditif, destiné à recevoir les impressions des ondes sonores, est insensible aux diverses irritations qui donnent lieu à des douleurs vives dans les nerfs de sensibilité générale. Néanmoins ces irritations y font naître quelques sensations subjectives constatées chez l'homme. Ainsi, un courant électrique passant par les oreilles détermine un sifflement, un bruit saccadé plus ou moins intense.

Le nerf auditif est constitué par deux branches distinctes qu'il faudrait, suivant Flourens, regarder comme deux nerfs ayant chacun leurs propriétés et leurs fonctions. La branche cochléenne ou le nerf du limaçon, né du bulbe par-dessus le corps restiforme et ramifié sur la lame spirale, serait le vrai nerf auditif ; elle percevrait, d'après Helmholtz, les sons, les vibrations musicales. La branche vestibulaire, ou plutôt le nerf des canaux semi-circulaires ne serait pas un nerf des sens. Née des fibres transverses du cervelet ou du pont de Varole par un premier faisceau, des pédoncules cérébraux par un second, et par un troisième des corps restiformes, cette branche se rend à l'utricule, au saccule et aux ampoules des canaux semi-circulaires. Elle pourrait être coupée sans abolition de l'ouïe. « En effet, dit Flourens, la section des canaux semi-circulaires ne détruit pas l'ouïe ; elle la rend même plus vive, puisqu'elle la rend douloureuse. »

D'après Longet, au contraire, la branche vestibulaire serait la plus importante et le vestibule la partie essentielle de l'oreille interne, la dernière à disparaître chez les animaux où l'organe de l'ouïe est réduit à sa plus simple expression anatomique.

Quoi qu'il en soit, la section du nerf auditif dans le crâne, avant son entrée

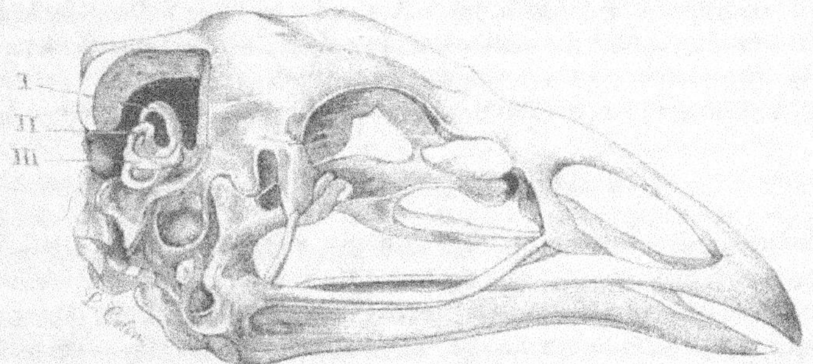

Fig. 19. — Canaux semi-circulaires mis à découvert sur un gallinacé (*).

dans l'hiatus auditif, faite des deux côtés, abolit complètement la faculté auditive.

La destruction de l'expansion nerveuse du limaçon, opérée par Flourens, sur des lapins, sans lésion du vestibule, a également aboli l'audition.

La section des canaux semi-circulaires a produit des effets singuliers. « La section du canal horizontal ou transverse a déterminé des mouvements de rotation, ou de droite à gauche et de gauche à droite ; la section du canal postéro-antérieur des mouvements en avant ; celle du canal antéro-postérieur des mouvements en arrière. » Ce serait des fibres de l'encéphale, dirigées suivant divers sens bien déterminés, que le nerf des canaux semi-circulaires tirerait, suivant Flourens, le principe de sa force et de son action sur les mouvements. Il y a certainement encore des études à faire sur la signification des effets si singuliers qui résultent de la section de ces canaux. — Elles devraient tenter les physiologistes, puisqu'elles n'offrent aucune difficulté sur les oiseaux.

(*) I, canal vertical supérieur ou antérieur ; II, canal vertical inférieur ou postérieur ; III, canal horizontal.

L'interprétation des effets qui résultent de la section des canaux semi-circulaires n'est pas facile à donner; car ces effets sont produits aussi par la lésion ou la destruction d'autres parties du système nerveux, notamment par celle du nerf auditif et du cervelet.

Ainsi, on a vu que la lésion de l'extrémité antérieure du lobe médian du cervelet fait porter la tête d'arrière en avant et détermine des culbutes en avant ou des pieds sur la tête, comme la lésion du canal vertical supérieur. La lésion de la partie postérieure du lobe médian fait porter la tête d'avant en arrière et culbuter en arrière ou de la tête sur les pieds, comme la section du canal vertical inférieur. La lésion des lobes latéraux donne lieu à des déplacements latéraux, comme la section du canal horizontal. La rotation se produit sur un axe horizontal dans les deux premiers cas, et sur un axe vertical dans le dernier.

Ces mouvements de culbute et de rotation observés à la suite de la section des canaux semi-circulaires ont été attribués à des changements de tension des liquides dans les ampoules des canaux.

En tenant compte de la disposition compliquée du nerf acoustique à son origine, on peut comprendre les rapports qui existent entre les effets des sections opérées sur ses branches et ceux des mutilations du cervelet. Ce nerf a trois racines; il procède de plusieurs noyaux dans lesquels les cellules ont des formes variées, et la plus grande partie de ses fibres sont en connexion avec celles du cervelet.

Des nerfs de sensibilité générale.

Ceux-ci ont pour caractère de naître par une seule racine, de se détacher des faisceaux supérieurs de la moelle ou du bulbe, de présenter un ganglion simple ou multiple près de leur origine, d'être impressionnés par les stimulations diverses et d'être dépourvus d'excitabilité. La portion ganglionnaire du trifacial, le glosso-pharyngien et le pneumogastrique sont placés dans cette catégorie. Cependant les deux derniers sont, en réalité, des nerfs mixtes, car le glosso-pharyngien contracte des anastomoses, en arrière de son ganglion, avec le facial et le spinal, et le pneumogastrique reçoit une partie du spinal; de sorte qu'en les prenant au delà de leur ganglion ils ressemblent à tous les nerfs rachidiens.

Nerf Trifacial (*partie ganglionnaire*). — Avant les belles et fécondes recherches de Ch. Bell sur les fonctions des nerfs, on croyait que le trijumeau servait, comme le facial, à donner tout à la fois la sensibilité et le mouvement aux diverses parties de la face. En coupant sur l'âne, en dehors du crâne, les divisions du trifacial, le physiologiste anglais reconnut que cette opération détermine une paralysie de la sensibilité et que les muscles des lèvres et des joues continuent à fonctionner comme auparavant. Depuis, Fodera, Magendie et un grand nombre d'expérimentateurs, en pratiquant la section de la cinquième paire dans le crâne, ont produit l'extinction de la sensibilité, l'anesthésie complète dans les parties superficielles et profondes de la face.

La partie sensitive du trifacial, émanée des régions supérieures du bulbe où elle a un noyau d'origine, est pourvue d'un ganglion, dit de Gasser; elle se rend dans la peau de la face, aux muqueuses des lèvres, des joues, du palais, à la conjonctive, dans les cavités nasales, les sinus, les glandes salivaires, comme aussi dans les muscles de la face, de l'œil, de la langue, etc.; mais les filets musculaires eux-mêmes sont purement sensitifs, car Longet a constaté que la galvanisation de la portion intra-crânienne de la branche ganglionnaire du trifacial ne détermine aucune espèce de contraction musculaire.

Le nerf trifacial, en distribuant la sensibilité à toutes les parties de la face et aux organes des sens, exerce sur leurs fonctions une influence remarquable que les effets de sa section permettent d'apprécier.

Après la suppression de l'influence de la cinquième paire, une moitié de la face devient tellement insensible qu'on peut pincer, inciser, brûler la peau et les parties sous-jacentes de cette région sans que l'animal en ait conscience; les paupières sont presque immobiles, et l'œil fixe; la pupille se resserre, la sécrétion des larmes se suspend, la cornée prend de l'opacité et s'ulcère, la conjonctive s'enflamme. Ces troubles de la nutrition de l'œil ont été rapportés en partie à la lésion des divisions du sympathique anastomosées avec le trijumeau dans le voisinage de la partie coupée.

Dans les mêmes conditions, la pituitaire perd sa sensibilité tactile; elle éprouve des modifications qui rendent très difficile l'exercice de l'olfaction; aussi les animaux sont à peine ou ne sont plus impressionnés par les vapeurs ammoniacales, acétiques, etc. Ces effets sont tellement marqués que, pour Magendie, il n'y a plus alors d'olfaction. La cinquième paire est, à ses yeux, le vrai nerf olfactif.

Du côté de l'ouïe, la section de la cinquième paire entraîne des troubles graves. Magendie a constaté l'abolition de ce sens immédiatement après l'opération. Longet a vu aussi, dans le même cas, le nerf acoustique étant intact, au moins en apparence, les animaux demeurer impassibles lors de la détonation des armes à feu. D'où il faut conclure que la section de la cinquième paire ne peut s'effectuer sans que le nerf auditif ne soit plus ou moins tiraillé, froissé, et sans que les parties d'où il naît n'éprouvent quelque ébranlement ou compression fâcheuse. Il est clair que la section des deux nerfs étant nécessaire pour apprécier leur influence sur le sens de l'ouïe, l'opération est trop grave pour ne pas troubler profondément l'audition.

La section du trifacial ne donnerait pas seulement lieu, d'après Magendie, à la perte de la sensibilité tactile de la langue, elle abolirait aussi sa sensibilité gustative. Mais elle n'entraîne, d'après les expériences de Panizza, que la disparition de la sensibilité tactile de cet organe. Pour Herbert-Mayo et Longet, la section du nerf lingual des deux côtés abolit seulement la sensibilité tactile et la perception des saveurs dans les deux tiers antérieurs de la langue, au point qu'alors la langue peut être cautérisée sans que l'animal en ait conscience; la sensibilité et la gustation persistent dans le tiers postérieur de la langue, au voile du palais et au pharynx, où l'une et l'autre sont sous la dépendance du glosso-pharyngien. Nous reviendrons forcément sur ce point en étudiant le sens du goût.

Glosso-pharyngien. — Le glosso-pharyngien, né du sillon supérieur du bulbe rachidien et pourvu d'un ganglion près de son origine, présente surtout les caractères des nerfs sensitifs, néanmoins il paraît avoir deux noyaux d'origine très rapprochés de ceux du nerf vague, le principal est sensitif; l'autre paraît moteur. La galvanisation appliquée à ses filets d'origines, séparés du bulbe, pour éviter les actions réflexes, n'a provoqué, d'après Longet, aucune contraction dans les muscles pharyngiens ; mais elle en a donné d'appréciables entre les mains de Debrou et de quelques autres. Aussi, le glosso-pharyngien est probablement un nerf à double fonction dès son origine.

En dehors du crâne il acquiert nettement les caractères des nerfs mixtes en s'annexant des filets du facial et de l'accessoire de Willis ; son irritation produit là des contractions dans les muscles du pharynx.

Ses fonctions sont encore assez controversées.

D'après Charles Bell, le glosso-pharygien serait un nerf chargé d'associer les mouvements de la langue et du pharynx avec les mouvements respiratoires dans l'acte de la déglutition ; opinion que Magendie semblait partager après avoir constaté la gêne que la section de ces nerfs apporte à la déglutition.

Suivant Panizza et Valentin, il serait le seul nerf de la gustation et n'aurait aucune influence sur la sensibilité générale des muqueuses auxquelles il se distribue. Ces observateurs ont vu, après la section des deux glosso-pharyngiens, le chien manger avidement de la viande pilée associée à de la coloquinte et boire du lait mêlé à la même matière, dont l'amertume est extrême.

Enfin, pour Longet le glosso-pharyngien est, à la fois, un nerf de sensibilité générale et de sensibilité spéciale, qui sert à la gustation à la base de la langue et au tact de la même partie, du voile de palais et de l'arrière-bouche. Cet habile expérimentateur a vu qu'à la suite de la section des glosso-pharyngiens, le chien ne perçoit plus la saveur de la coloquinte portée directement dans le pharynx, tout en demeurant très impressionnable à l'action de cette substance à la pointe et sur les bords de la langue.

En somme, le glosso-pharyngien est très certainement un nerf de la gustation, le seul pour les uns, l'associé du lingual pour les autres. La physiologie positive réclame encore quelques études sur ce point.

Pneumogastrique. — Le nerf vague, né d'un noyau de substance grise, voisin de ceux du glosso-pharyngien et de l'accessoire de Willis, prolongé sous le sinus rhomboïdal, porte un petit ganglion près de son point d'émergence. Comme il a aussi, d'après les histologistes, un petit noyau moteur à son origine, il est vraisemblablement déjà mixte dans le crâne, ainsi que Bernard et M. Vulpian l'ont constaté. Incontestablement il devient tel hors du crâne par ses anastomoses avec le facial, la branche interne du spinal, l'hypoglosse, et plus loin avec les paires nerveuses rachidiennes. Il distribue la sensibilité et la motricité à un grand nombre de parties dont le rôle a une grande importance : larynx, œsophage, estomac, trachée, bronches, poumons, cœur, etc.

Le pneumogastrique soumis à l'action des stimulants, dans sa portion intra-crânienne qui paraît essentiellement sensitive, donne des marques évidentes de sensibilité. Mais, galvanisé sur ce point, il ne provoque, d'après M. Longet, aucune contraction dans les muscles où il se rend. En dehors du crâne, et notamment dans son trajet cervical, alors qu'il est nettement sensitivo-moteur, les irritations qu'il éprouve donnent lieu à de la douleur et à quelques contractions. Toutefois, il n'est point là, à beaucoup près, semblable aux autres nerfs mixtes :

sa sensibilité est obscure et les mouvements provoqués par son excitation sont faibles et lents. C'est un nerf mixte d'une espèce particulière.

Il faut examiner son rôle en ce qui concerne 1° les organes respiratoires, 2° le cœur, 3° les organes digestifs.

Le nerf vague exerce sur la respiration une influence considérable par les divisions qu'il donne au larynx, à la trachée et au poumon.

Par les laryngés supérieurs, il agit au moyen de leur rameau externe qui est moteur sur les muscles crico-thyroïdiens. La section de ce rameau donne lieu, comme l'a constaté Longet sur le chien, au relâchement des cordes vocales et par là à la raucité de la voix. Au contraire la section du rameau interne est sans influence sur les muscles, car celui-ci qui paraît seulement sensitif, se ramifie dans la muqueuse laryngienne. La section complète des deux laryngés supérieurs, pratiquée par Longet, n'a jamais apporté d'obstacle sérieux à la respiration.

Par les laryngés inférieurs ou récurrents, le nerf vague a une grande influence sur l'introduction de l'air dans les voies aériennes et sur la phonation. Quand on coupe l'un de ces nerfs, en un point quelconque du cou, le passage de l'air dans le larynx devient difficile et la voix s'affaiblit ; lorsqu'on les coupe tous deux, la voix s'éteint, les cris deviennent impossibles ou à peu près, comme Galien l'avait constaté sur de jeunes porcs ; la respiration est très pénible, accompagnée d'un bruit particulier connu, chez le cheval, sous le nom de cornage, et si alors la respiration s'accélère par le fait de l'exercice, il y a imminence d'aphyxie. La gêne apportée dans ce cas à la respiration tient à la paralysie des muscles aryténoïdien et crico-aryténoïdien postérieur chargés de la dilatation de la partie postérieure de la glotte. Et ce qui prouve qu'elle résulte seulement d'une insuffisante dilatation de la glotte, c'est qu'on la fait cesser instantanément en pratiquant la trachéotomie. L'expérience dont il s'agit se fait souvent d'elle-même sur le cheval, sous l'influence de causes encore indéterminées : si l'un des récurrents est frappé de dégénérescence, la moitié correspondante de l'aryténoïdien et le crico-aryténoïdien postérieur du même côté s'atrophient en éprouvant la dégénérescence graisseuse, d'où résulte un cornage avec commencement de suffocation, pendant l'exercice ou les efforts un peu violents.

Le pneumogastrique, par les nombreuses divisions qu'il donne, tant à la muqueuse qu'au plan charnu de la trachée et des bronches, devient le nerf sensitif et le nerf moteur de cette partie de l'appareil respiratoire. Après la section des deux nerfs au cou, et la trachéotomie qui prévient l'asphyxie, l'eau, les acides étendus que l'on introduit dans les bronches ne provoquent pas de douleur ni d'efforts expulsifs de toux. A la longue, la non-expulsion des mucosités, l'insuffisance du renouvellement de l'air, consécutivement à la paralysie du plan contractile des bronches, déterminent l'asphyxie.

Il n'est pas certain que ce soit dans les divisions bronchiques et pulmonaires de ce nerf que se développe la sensation du besoin de respirer, car cette sensation se manifeste, avec un caractère impérieux, lorsque les vagues sont coupés et que, en l'absence d'une ouverture à la trachée, la suffocation devient imminente.

Dans tous les cas, à la suite de la section des nerfs vagues que les expérimentateurs ont si souvent pratiquée et que j'ai faite moi-même un grand nombre de

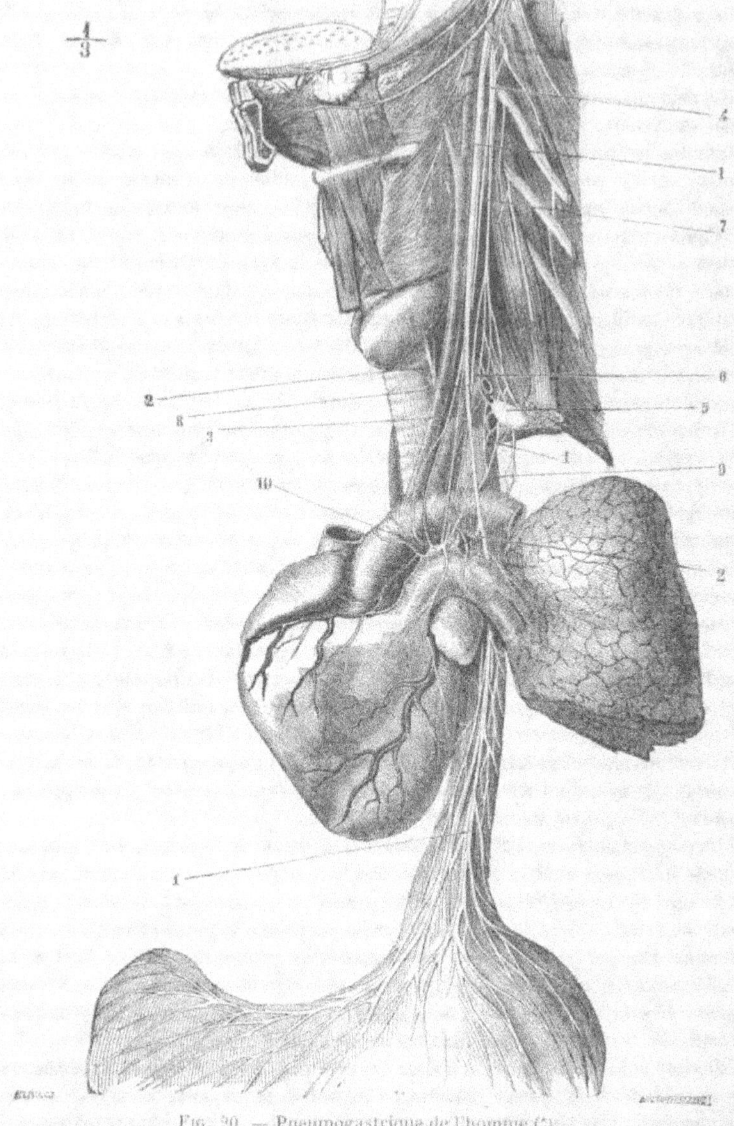

FIG. 20. — Pneumogastrique de l'homme (*).

(*) 1, pneumogastrique gauche ; 2, récurrent du même côté ; 3, filet cardiaque du pneumogastrique ; 4, ganglion cervical supérieur du sympathique ; 5, ganglion cervical inférieur ; 6, arcade du sympathique autour de la sous-clavière ; 7, filet cardiaque supérieur du sympathique ; 8, filet cardiaque moyen ; 9, filet cardiaque inférieur ; 10, ganglion de Wrisberg et plexus cardiaque. (Beaunis et Bouchard.)

fois dans divers buts sur la plupart des animaux domestiques, — la respiration se ralentit, devient pénible, bruyante ; — les bronches s'obstruent par les mucosités qui ne sont plus expulsées, souvent par de la salive, des liquides et des parcelles alimentaires dont la déglutition a été entravée ; — le poumon, dont les vaisseaux ont probablement perdu une partie de leur contractilité, s'engoue ; il devient souvent et par places plus ou moins emphysémateux. — Faute d'une suffisante quantité d'air introduite, et d'un renouvellement convenable de ce fluide dans les bronches et les vésicules pulmonaires, l'hématose est imparfaite, le sang artériel n'est plus rutilant ; une asphyxie lente se produit et entraîne la mort dans un délai plus ou moins bref.

Le nerf vague exerce sur le cœur et, par suite, sur l'ensemble de la circulation, une influence très remarquable.

Lorsqu'on le coupe, les mouvements du cœur se précipitent au point de doubler de nombre et demeurent accélérés jusqu'à la mort ; ils s'affaiblissent en même temps, comme l'indique l'état du pouls et l'emploi du cardiomètre.

Quand on vient à faire passer un courant galvanique très faible par le pneumogastrique, les battements du cœur se ralentissent et ils deviennent d'autant plus rares que le courant est plus fort. Ces mouvements cessent et le cœur demeure dilaté dès que le courant a une suffisante intensité. La galvanisation du bulbe rachidien a absolument les mêmes effets. C'est à Weber qu'on doit la connaissance de ces faits dont l'exactitude a été universellement constatée.

C'est par des filets moteurs et par des filets sensitifs que le vague agit sur le cœur. Les filets moteurs semblent dériver du spinal, car Waller a vu que la galvanisation du pneumogastrique ne suspend ni ne ralentit les mouvements du cœur huit jours après l'arrachement du spinal. Quant aux filets sensitifs propres aux vagues, ils agiraient sur les contractions de cet organe par suite d'un phénomène réflexe, et feraient l'office de régulateurs ou de modérateurs. Le principal, que Cyon appelle nerf dépresseur du cœur, naîtrait, chez le lapin, du tronc du pneumogastrique et du laryngé supérieur ; il arriverait au cœur accolé à la carotide et au filet cervical du grand sympathique [1]. La galvanisation de ses extrémités, en agissant sur la moelle et sur le grand sympathique, paraît avoir pour conséquence une dilatation générale des vaisseaux qui est suivie du ralentissement des mouvements cardiaques.

Les pneumogastriques ont, sur l'appareil digestif, une action très évidente.

Les filets qu'ils donnent au pharynx et qui semblent sensitifs, puisque leur galvanisation n'a produit dans les expériences de Longet, aucune contraction pharyngienne, servent aux actions réflexes de la déglutition. Le pharynx est suffisamment pourvu de filets moteurs par la branche maxillaire de la cinquième paire, le facial, le spinal, l'hypoglosse, etc.

D'autres filets détachés successivement du tronc nerveux donnent à l'œsophage sa sensibilité obscure et sa motricité. C'est, sans doute, à la fois par les filets moteurs de la branche interne du spinal, par les filets anastomotiques des paires cervicales et par ceux du grand sympathique que le nerf vague anime la tunique

1. Cyon, *Comptes rendus de l'Académie des sciences*, mars 1867.

musculeuse œsophagienne, où les fibres striées sont associées en proportions variables avec les fibres lisses. Aussi, par ces sources multiples et diverses on s'explique les caractères singuliers des contractions de l'œsophage; plus rapides que celle des muscles de la vie organique, plus lentes que celles des muscles du squelette, très énergiques, à caractère rhythmique dans quelques ruminants, associées en même temps au mécanisme de la déglutition, à celui du vomissement, de la rumination et du travail ordinaire de la digestion gastrique. La section du vague paralyse lentement ce conduit, à compter du point où elle est pratiquée. Néanmoins, alors, la déglutition des liquides et des aliments diffluents est encore assez facile; celle des aliments fibreux ou en masses volumineuses s'effectue même encore par l'impulsion du pharynx et de la portion qui conserve sa motilité; cependant les matières s'arrêtent ordinairement chez les herbivores dans la partie inférieure du canal et même presque sur toute sa longueur.

Les contractions de l'estomac dépendent en grande partie des vagues. On peut les provoquer et même les rendre énergiques, quand on irrite ces nerfs par l'électricité, l'estomac étant plein d'aliments. Je les ai rendues extrêmement fortes dans les piliers de la panse, sur les ruminants pourvus d'une large fistule gastrique. Elles n'ont point cependant alors la vivacité et l'énergie qu'elles acquièrent sous l'impression de l'eau froide ingérée en grandes masses.

Lorsque les vagues sont coupés, l'estomac se paralyse avec lenteur et d'une manière à peu près complète, bien qu'il reçoive encore de nombreux filets ganglionnaires enlaçant les artères gastriques. Il ne se vide plus ou ne se vide qu'en faible partie s'il contient des aliments fibreux, malgré le relâchement du pylore. Il conserve, presque en totalité, chez les solipèdes, les substances vénéneuses associées aux aliments, et comme chez eux l'absorption gastrique est à peu près nulle, on n'observe alors aucun symptôme d'empoisonnement. Dans ce cas il ne peut pas non plus expulser la totalité de son contenu, par l'œsophage, sous l'influence des efforts de vomissement.

Le vague peut donner la motricité à l'estomac ou par les filets moteurs du spinal ou par ceux du sympathique qu'il s'est annexé. Mais comme le spinal est un nerf moteur sous la dépendance de la volonté, et que les contractions de l'estomac sont involontaires, il est rationnel d'admettre que c'est par les filets ganglionnaires que le vague anime la tunique musculaire du viscère. Toutefois, il faudrait faire des réserves en faveur de certains animaux, les ruminants, par exemple, chez lesquels les contractions de la panse sont liées à un acte en partie volontaire. Il y a probablement chez ceux-ci des combinaisons spéciales, une association de fibres motrices volontaires émanées du spinal et de fibres ganglionnaires qui n'appartiennent ni à l'homme ni à la généralité des animaux.

Dans tous les cas, la motricité de l'estomac est empruntée, en grande partie, au pneumogastrique, à ses filets propres ou annexés, puisque, dans les expériences de Müller, l'irritation des grands splanchniques et des ganglions cœliaques a été sans effet sur ce viscère.

La sécrétion du suc gastrique, si elle dépend en partie d'actions réflexes auxquelles concourent les filets sensitifs des nerfs vagues, n'est pas exclusivement sous leur influence, car Longet a vu, comme beaucoup d'autres observateurs, et comme je l'ai vu moi-même fort souvent sur le cheval, cette sécrétion continuer et le chyme s'acidifier à un haut degré, même longtemps après la section. D'ailleurs, si les aliments sont de nature animale ou réductibles en une bouillie ténue, ils passent dans l'intestin avec une certaine lenteur comme s'ils étaient chymifiés, ce qui n'arrive pas aux fourrages, notamment chez le cheval.

Quant à l'influence des pneumogastriques sur le développement des sensations de la faim et de la soif, elle est faible. Après leur section, aussi rapprochée que possible de la base du crâne, la soif persiste et devient même très vive, car l'opération donne lieu à une réaction fébrile assez intense, mais la faim est peu marquée habituellement, même nulle sur le chien, comme cela arrive à la suite de toutes les mutilations un peu graves ; elle persiste chez les solipèdes qui, après la section, continuent à manger au point de se bourrer l'estomac et l'œsophage, ainsi que Dupuy, Leuret et Lassaigne l'avaient déjà noté.

D'après tout ce qui précède, on voit que le nerf de la dixième paire a un rôle très complexe. La multiplicité de ses actions semble venir à l'appui de l'assertion des anatomistes qui décrivent dans ce nerf cinq ou six espèces de fibres : 1° des fibres motrices pour le larynx, l'œsophage, l'estomac, etc. ; des fibres sensitives pour les parties supérieures de l'appareil digestif ; des fibres pour le ralentissement des mouvements du cœur ; d'autres pour l'accélération des mêmes mouvements, des fibres de sécrétion, et enfin des fibres vaso-motrices.

II. — DES NERFS MOTEURS.

Ils n'ont qu'une seule racine, dérivent du cordon inférieur de la moelle, et sont insensibles aux irritations de toute espèce ; mais leur stimulation, leur galvanisation déterminent des contractions dans les parties auxquelles ils se rendent ; leur compression, leur ligature ou leur section paralysent ces parties sans en altérer la sensibilité. Les nerfs de cette espèce sont : l'oculo-moteur commun, l'oculo-moteur externe, l'oculo-moteur interne, le facial, l'hypoglosse, l'accessoire de Willis, enfin une partie de la branche inférieure de la cinquième paire, et toutes les racines inférieures des nerfs rachidiens. Parfaitement isolés à leur origine, ils ne tardent pas à s'anastomoser, soit avec des nerfs sensitifs, soit avec des nerfs mixtes, de telle sorte que leur irritation, si elle s'exerce loin de leur naissance, peut déterminer de la douleur. Il importe donc, pour constater leurs propriétés et étudier leur mode d'action, de tenir compte de cette particularité, source de tant d'erreurs dans les expériences.

Les nerfs moteurs ne possèdent pas, par eux-mêmes, la faculté de développer le principe excitateur des contractions musculaires ; ils ne font que le transmettre des centres dont il émane aux parties chargées d'effectuer le mouvement.

Ils propagent la force motrice de leur origine vers leur terminaison, ou du centre vers la périphérie, sans jamais lui faire suivre un cours rétrograde. L'irritation d'un tronc nerveux produit des contractions dans toutes les parties qui reçoivent leurs nerfs au-dessous du point irrité ; elle n'en produit pas dans celles dont les nerfs se détachent de ce tronc au-dessus du point où se trouve appliquée l'irritation.

La force ou le principe excito-moteur qu'ils propagent peut être transmis par une fraction du tronc, par un certain nombre de fibres, les autres demeurant complètement étrangères à cette propagation ; c'est là une vérité qui se démontre rationnellement et par l'expérience. Si, en effet, on irrite, comme l'a fait Müller, un nerf volumineux avec la pointe d'une aiguille, on voit que les seules parties qui se contractent sont celles qui reçoivent les filets irrités, et la même chose arrive quand on substitue à l'irritation mécanique celle d'un courant galvanique faible. Du reste, il est indispensable qu'il en soit ainsi pour qu'il n'y ait pas confusion dans les mouvements volontaires, puisque le même nerf se distribue, à la fois, dans un grand nombre de muscles à actions différentes et même opposées. Il est évident que l'irritation qui va mettre en jeu l'un de ces muscles doit passer seulement par les fibres qui viennent y aboutir. Si elle était répartie entre toutes, elle aurait pour résultat inévitable la contraction simultanée de tous les muscles animés par ce nerf : or, c'est ce qui ne saurait arriver sans amener la plus grande confusion dans les mouvements. Cependant, quelquefois, la volonté ne parvient pas à s'exercer isolément sur tel ou tel d'entre eux : alors, il y a ce qu'on appelle des mouvements associés ; mais, à part cette circonstance, les fibres nerveuses agissent séparément, sans avoir autre chose de commun que leur rapprochement et leur enveloppe celluleuse. En un mot, elles fonctionnent comme si chacune d'elles formait un nerf particulier, distinct par son origine et sa terminaison.

Le fait de l'indépendance dans laquelle les fibres d'un nerf se trouvent les unes par rapport aux autres est fort remarquable, puisque sans elle il faudrait pour chaque muscle ou chaque groupe de muscles ayant les mêmes usages un nerf particulier. Or, on sait que la distribution des cordons nerveux est soumise à une loi bien différente. En effet, le même nerf donne des divisions à plusieurs muscles, dont les actions sont dissemblables et même quelquefois opposées ; les exemples en sont assez nombreux. Ainsi, dans le plexus brachial des solipèdes, un des sous-scapulaires donne des branches au muscle sous-scapulaire, à l'adducteur du bras et au sous-épineux, qui n'ont pas une action tout à fait identique ; l'huméral antérieur ou cubito-plantaire donne des filets au grand et au petit pectoral, aux fléchisseurs de l'avant-bras, au fléchisseur interne du métacarpe et aux fléchisseurs des phalanges ; l'huméral postérieur fournit des divisions à quatre extenseurs de l'avant-bras, à l'extenseur antérieur des phalanges, à l'extenseur antérieur du métacarpe, en même temps qu'au fléchisseur externe de la même région. Dans le plexus lombaire, le fémoral antérieur se distribue aux extenseurs et au long adducteur de la jambe, le petit sciatique aux ischio-tibiaux qui sont fléchisseurs de la jambe, au fléchisseur du métatarse et aux extenseurs des phalanges ; le grand sciatique, aux ischio-tibiaux, à l'extenseur du métatarse et aux fléchisseurs de la région digitée. A la tête, la branche inférieure du trifacial se ramifie à la fois dans les muscles qui écartent les mâchoires et dans ceux qui les rapprochent ; à l'encolure, les paires cervicales se rendent en même temps dans les extenseurs et les fléchisseurs. Cependant, aux membres, ce mode de distribution paraît avoir été évité autant que possible, car si un cordon nerveux donne des divisions à plusieurs muscles qui n'ont pas la même action, il est rare qu'il en fournisse à des muscles antagonistes de la même région. L'huméral postérieur est peut-être, pour le membre thoracique, le seul qui fasse exception en donnant des filets à l'extenseur et à un fléchisseur du métacarpe. D'ailleurs, en réfléchissant bien à ce mode distribution, on voit qu'en général, un nerf se ramifie dans les muscles qui doivent agir ensemble ou successivement, ou, en un mot, dans les muscles associés pour produire un mouvement d'ensemble. C'est ainsi que, par exemple, les fléchisseurs de l'avant-bras, le fléchisseur interne du métacarpe, et les fléchisseurs des phalanges, qui se contractent à la fois pour élever le membre au-dessus du sol et le porter en avant, sont animés par l'huméral antérieur ; de même, les extenseurs de l'avant-bras, ceux des phalanges et celui du métacarpe, qui agissent simultanément quand le membre doit être ramené à l'appui et maintenu dans l'état d'extension, reçoivent leurs rameaux de l'huméral postérieur. Néanmoins cette sorte de connexion synergique n'est pas partout aussi évidente que dans les cas précédents ; elle est même assez difficile à reconnaître aux membres postérieurs.

La force motrice que transmettent les nerfs dont nous parlons ne passe point, comme nous l'avons déjà dit, de l'un d'eux dans un autre par la voie des anastomoses. Müller et d'autres expérimentateurs l'ont démontré en irritant successivement les trois nerfs qui, par leur association, constituent le plexus lombaire de la grenouille : ils ont vu que l'irritation d'un seul de ces nerfs, au-dessus du plexus produit des contractions dans des points différents de ceux où elles se manifestent lors de la stimulation du second ou du troisième ; or, si la communication s'effectuait, l'irritation de l'un des trois au-dessus du plexus déterminerait en même temps des contractions dans toutes les parties ou ces trois nerfs se distribuent. D'ailleurs, dans le cas

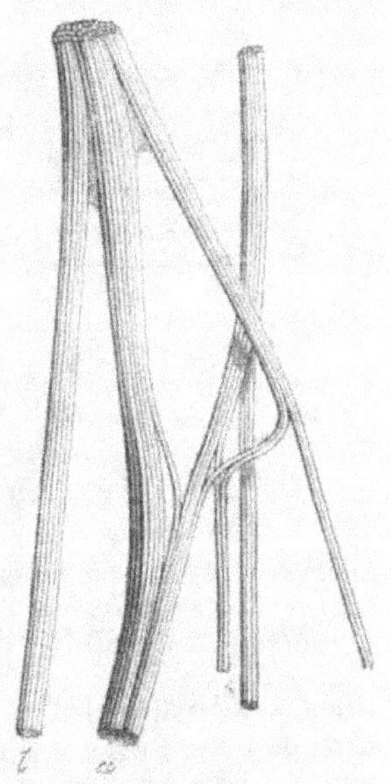

Fig. 21. — Anastomoses du plexus brachial du cheval (*).

de paralysie, de section ou de ligature d'un nerf, les anastomoses ne font point passer la force incitatrice des mouvements du cordon sain dans le cordon malade ; sans cela, la paralysie du nerf n'entraînerait pas complètement celle des muscles auxquels il se rend. Cependant, comme lors d'une communication entre des nerfs, un certain nombre de fibres passent de l'un dans l'autre, il est évident que la force du nerf intact peut passer dans le nerf lésé, mais seulement dans les fibres que ce dernier reçoit ; c'est à cela que se borne la transmission. Les assertions contradictoires de Panizza sont trop peu fondées pour qu'elles puissent infirmer une vérité si bien établie. Il suffit de jeter les yeux sur

(*) a, Huméral moyen ; b, huméral postérieur.

des anastomoses nerveuses (fig. 21) pour voir qu'il ne saurait en être autrement.

Analysons rapidement l'action de chacun des nerfs moteurs encéphaliques.

Nerfs moteurs de l'œil. — Les trois nerfs destinés aux muscles oculaires ont chacun leurs attributions spéciales.

Le moteur commun, qui paraît destiné à coordonner les mouvements de l'œil anime le droit supérieur, l'inférieur, l'interne, le petit oblique, le droit postérieur chez les animaux où il existe et le releveur de la paupière supérieure. Par la racine motrice qu'il donne au ganglion ophthalmique, il préside à la contractilité de l'iris.

La section de ce nerf ou sa paralysie donne lieu à la chute de la paupière supé-

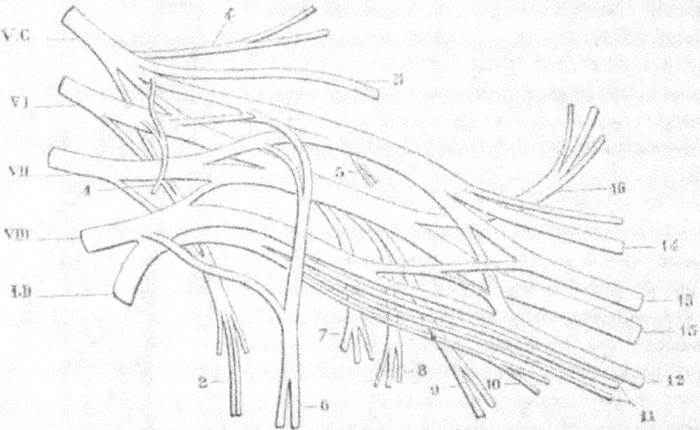

FIG. 22. — Schéma du plexus brachial de l'homme, d'après L. Hirschfeld (*).

rieure, à la déviation de l'œil en dehors, à la suppression des mouvements rotatoires du globe, enfin à la dilatation et à l'immobilité de la pupille. En outre, sa section a pour conséquence, dans certaines positions, de faire percevoir deux images, une droite et une seconde oblique.

Le pathétique destiné au grand oblique a une action fort simple. Sa section supprime en grande partie les mouvements de rotation du globe dans la cavité orbitaire, et détermine une légère déviation de l'œil en haut et du côté interne. Elle entraîne une vision double dans le cas où les yeux se dirigent en bas. Alors les deux images sont placées l'une au-dessus de l'autre, sans qu'il y ait parallélisme entre leurs axes.

Le moteur externe est ramifié dans le droit externe seulement, qui porte l'œil

(*) V, VI, VII, VIII, branches antérieures des quatre premiers nerfs cervicaux. — 1, D, branche antérieure du premier nerf dorsal ; 1, rameau du muscle sous-clavier ; 2, nerf du grand denté ; 3, nerfs sus-scapulaires ; 4, nerfs des muscles angulaire et rhomboïde ; 5, branche supérieure du muscle sous-scapulaire ; 6, nerfs thoraciques antérieurs ; 7, branche inférieure du sous-scapulaire ; 8, nerfs du grand dorsal ; 9, nerfs du grand rond ; 10, nerf accessoire du brachial cutané interne ; 11, nerf cutané interne ; 12, nerf cubital ; 13, nerf médian ; 14, nerf musculo-cutané ; 15, nerf radial ; 16, nerf axillaire.

directement en dehors. Sa galvanisation produit la projection du globe du côté de l'angle temporal. Sa section ou sa paralysie a pour conséquence la projection du globe en dedans. La simple compression de ce nerf donne lieu au strabisme interne.

Les nerfs moteurs de l'œil donnent quelquefois, dit-on, des indices de sensibilité, sensibilité qui leur est étrangère et qu'ils empruntent à des filets anastomotiques provenant de la cinquième paire.

Branche motrice du trifacial. — Cette portion de la cinquième paire, appelée racine motrice du trijumeau, ou nerf masticateur, a un noyau d'origine pourvu de cellules multipolaires près du pédoncule cérébelleux postérieur; elle est destinée aux muscles moteurs des mâchoires et aux muscles tenseurs du voile du palais. Comme elle est accolée à la branche maxillaire inférieure qui est sensitive et sort du crâne avec elle, on ne l'en distingue pas d'habitude dans les descriptions anatomiques, mais les filets de celle-ci, sauf quelques-uns destinés à donner de la sensibilité aux muscles, s'en détachent pour se rendre à la peau, aux glandules salivaires, à la muqueuse buccale.

Longet, en galvanisant dans le crâne la branche motrice du trifacial, a vu se produire le rapprochement des mâchoires et des contractions dans le voile du palais.

Le nerf buccal, ou bucco-labial, qui se détache de la branche maxillaire inférieure de la cinquième paire, ne vient nullement de la racine motrice. Il est facile de s'assurer, comme l'a fait Herbert-Mayo, que les irritations portées sur ce nerf ne provoquent pas de contractions dans les muscles des joues.

Facial. — Le nerf facial qui se distribue aux muscles des narines et aux muscles superficiels de la face, les anime sans le concours de la cinquième paire.

Il a dans la moelle allongée, d'après les histologistes, un double noyau d'origine; l'un qui lui est commun avec l'oculo-moteur externe, au plancher du quatrième ventricule, l'autre plus profond indiqué par Deiters, et à partir duquel le facial décrit un arc de cercle dans la moelle jusqu'à son point d'émergence. On suppose qu'il possède des fibres volontaires associées à celles dont l'action est purement automatique.

On sait, depuis la célèbre expérience de Charles Bell, que ce nerf est moteur, mais on a encore des doutes aujourd'hui sur la question de savoir s'il est tout à fait dépourvu de sensibilité propre.

Il est parfaitement établi que la galvanisation de ses branches séparées de l'encéphale détermine des contractions dans les paupières, les narines, les lèvres et les divers muscles de la face, et que sa section a pour conséquence une hémiplégie faciale dont la physionomie est frappante. Mais, d'après Charles Bell, il serait complétement insensible, tandis que, suivant Magendie, Longet et divers autres expérimentateurs, il jouit d'une sensibilité assez marquée. Cette sensibilité se manifeste effectivement dans les expériences les plus simples, qu'il est très facile de répéter sur les grands animaux. A partir de quel point existe-t-elle et à quelle source est-elle empruntée?

D'après quelques observateurs, le facial serait sensible dès son origine. Il aurait une double racine, la principale motrice et la sensitive, représentée par le petit nerf de Wrisberg. Mais aucune expérience démonstrative n'a prouvé que ce petit cordon ait des propriétés différentes de celles du facial pris en masse; il serait, d'après Longet, destiné à animer les muscles du tympan. Ce qui, d'ailleurs, rend son rôle obscur, c'est que ce nerf, très voisin de l'origine du glosso-pharyngien est aussi souvent uni à l'acoustique qu'au facial.

Comme il est extrêmement difficile de porter des excitations sur la partie intra-crânienne du facial, on ne peut sûrement dire si la faible sensibilité dont il jouit lui appartient dès son origine. Mais ce qui paraît suffisamment établi, c'est que le facial est sensible dès sa sortie du trou stylo-mastoïdien où il est accessible à l'expérimentation. En coupant la cinquième paire dans le crâne, comme l'ont fait Eschricht et Lund, on éteint à peu près, mais non complètement, cette légère sensibilité qu'il emprunterait aussi, d'après Müller, à une anastomose avec un rameau du nerf vague dans le conduit de Fallope.

En somme, la faible sensibilité dont jouit le facial est une sensibilité qu'il emprunte surtout au trifacial, non en un seul point, mais en plusieurs, en s'annexant successivement des filets plus ou moins nombreux suivant les branches. Et comme ces filets lui arrivent sous des angles plus ou moins ouverts, à diverses hauteurs on peut, en coupant une branche du nerf, trouver son bout périphérique encore sensible, quoiqu'il ne paraisse plus en communication avec l'encéphale.

Lorsque le facial est coupé à sa sortie du trou stylo-mastoïdien ou ses branches en arrière de l'articulation temporo-maxillaire, il se produit immédiatement une hémiplégie faciale du même côté. La narine s'affaisse et prend l'aspect qu'elle a sur le cadavre, la lèvre inférieure devient flasque ou pendante, la joue également flasque, la préhension des aliments est difficile sur le cheval qui doit les saisir avec les lèvres avant de les prendre entre les dents; il y a accumulation des matières alimentaires entre les arcades dentaires et les joues; la salive tombe, les joues sont soulevées par l'air dans l'expiration, et battent les arcades dentaires dans l'inspiration; les paupières ne se ferment plus, les larmes se répandent irrégulièrement sur l'œil, etc.

Ce nerf en animant les muscles des narines, des lèvres, des joues, des paupières concourt donc à la respiration, et il mérite à cet égard l'épithète de nerf respiratoire de la face que lui avait donnée Ch. Bell; il concourt également à la préhension des aliments solides, surtout chez les animaux qui emploient les lèvres à l'exécution de cet acte, à la préhension des liquides (aspiration, succion), à l'olfaction qui exige une aspiration souvent énergique et saccadée pour appeler l'air odorant dans tous les recoins des cavités nasales.

Par les filets qu'il envoie directement aux muscles de la chaîne tympanique et par ceux qu'il donne au ganglion otique, il exerce une influence incontestable sur l'audition. Par ceux qu'il donne aux canaux des glandes salivaires, il exerce une influence des plus remarquables sur l'excrétion de la salive et même sur sa sécrétion. En effet, les impressions gustatives produites sur la muqueuse buccale ne font plus couler la salive dans la bouche après la section du facial, comme Schiff l'a constaté le premier. Il suffit, comme l'a démontré Cl. Bernard[1] de couper la

---

1. Cl. Bernard, *Leçons sur la physiol. et la pathol. du syst. nerv.*, t. II, p. 147.

corde du tympan dans l'oreille moyenne pour suspendre la sécrétion de la glande sous-maxillaire et paralyser son canal excréteur. Mais, il faut couper le nerf facial dans le crâne pour produire la même action sur la parotide. Nous verrons plus tard, en étudiant les sécrétions salivaires que l'impression produite sur la muqueuse buccale par les aliments ou les autres substances sapides est transmise aux centres nerveux par le lingual et les divers nerfs sensitifs, puis réfléchie sur les glandes par l'intermédiaire du facial.

Hypoglosse. — Ce nerf né de la partie inférieure du bulbe paraît ne pas être exclusivement moteur, car Mayer, lui, a trouvé sur le bœuf, le chien et sur d'autres animaux une petite racine supérieure qui pourrait bien être sensitive. Il procède d'un double noyau blanc triangulaire, à grosses cellules ganglionnaires placé dans le plancher du quatrième ventricule, près du raphé, et au voisinage de celui du vague.

Déjà Galien, qui avait attribué au lingual la faculté gustative, considérait l'hypoglosse comme le nerf moteur de la langue : sa distribution dans les muscles semble, à première vue, confirmer cette opinion. En le stimulant mécaniquement ou en le galvanisant, on provoque des contractions dans toute l'étendue de la langue. Ces irritations portées sur le nerf, en dehors du crâne, déterminent habituellement une certaine douleur que divers observateurs ont constatée et qu'il est facile de reproduire sur le cheval ; elle s'explique par les anastomoses qu'il contracte avec la première anse du plexus cervical, et avec le lingual de la cinquième paire à diverses hauteurs. Mais, avant sa sortie de la cavité crânienne, Longet ne l'a point trouvé sensible.

Après la section des deux hypoglosses, la langue est frappée de paralysie complète. Elle sort de la bouche, demeure immobile, flasque et pendante sur le cheval. Sur le chien, elle est d'abord encore retenue dans la bouche ; l'animal ne peut ni la sortir, ni la recourber pour effectuer le lapement des liquides ; il ne peut s'en servir pour retenir le pain qu'il mâche ni pour l'avaler ; aussi l'aliment tombe-t-il en masse ou par parcelles. Un bol tout formé, mis à la face supérieure de la langue ne saurait même, comme l'a observé Panizza, être dégluti. Elle est pincée par les dents, lors de la mastication. Si elle sort de la bouche ou si elle est retournée accidentellement, c'est par des secousses imprimées à la tête que l'animal cherche à la remettre en place.

A la suite de la section des deux hypoglosses, la langue conserve sa sensibilité tactile : l'animal crie quand elle vient à être pincée par les dents, ou piquée par un corps étranger ; il secoue la tête et se retire au simple contact d'un corps quelconque. Sa sensibilité gustative est également conservée et, à ce qu'il semble, dans toute son intégrité, puisque le chien secoue la tête, agite les lèvres et les mâchoires pour se débarrasser de la substance amère déposée à la surface de l'organe.

Spinal. — Le spinal est un nerf plus remarquable par la singularité de sa disposition anatomique que par ses fonctions. Les anatomistes ont trouvé qu'il naît de la moelle allongée d'abord par le noyau du nerf vague, puis d'un noyau propre voisin de celui-ci, enfin, d'un très long noyau étendu jusqu'aux dernières vertèbres cervicales. Il a deux branches qui ont chacune une action spéciale en raison des parties auxquelles elles donnent la motricité.

La branche interne ou portion bulbaire, qui se détache de la moelle allongée, entre le nerf vague et l'origine de la première paire cervicale, s'accole au premier, après avoir donné les rameaux pharyngiens, et se confond avec lui vers le point d'origine des laryngés supérieurs. Elle fournit évidemment au pneumogastrique une grande partie de ses filets moteurs. Son rôle est de présider aux mouvements du pharynx, à ceux du larynx et même de la partie supérieure de l'œsophage. Bischoff, en coupant dans le crâne ses filets d'origine, a parfaitement démontré qu'il est un nerf de la phonation, un nerf vocal. Après la section de quelques filets du spinal, ce savant a vu la voix devenir rauque, et, après leur section complète, se produire l'aphonie. L'arrachement du spinal opéré par Cl. Bernard et Longet a eu pour conséquence de rendre la glotte immobile et béante.

La branche externe ou portion cervicale, qui naît sur les côtés de la moelle, dans la région du cou, sur une étendue considérable, constitue le nerf respiratoire supérieur de Ch. Bell, destiné au sterno-mastoïdien et au trapèze. Bien qu'elle soit motrice, comme la première, elle jouit d'une sensibilité que l'on peut aisément constater sur les grands animaux. Dans le canal vertébral, sa sensibilité récurrente, d'après Cl. Bernard, serait empruntée à une racine de la deuxième paire cervicale ; sur le cou, cette sensibilité est due évidemment aux anastomoses avec les divisions superficielles de la plupart des paires cervicales.

Cette dernière branche est incontestablement destinée à animer le sterno-mastoïdien et le trapèze qui reçoivent déjà des divisions, le premier des paires cervicales, le second des premières dorsales. Toute la difficulté est de décider si le spinal est un auxiliaire de ces divisions, ou s'il a une action spéciale différente de celle des autres.

D'après Ch. Bell, qui voyait dans le spinal un nerf concourant à la phonation, à l'effort, à la toux, il transmettrait aux muscles une innervation de source spéciale. Il animerait le sterno-mastoïdien et le trapèze, lorsqu'ils doivent élever le thorax dans les moments où la respiration est gênée, pendant le chant, les cris, les efforts divers, l'agonie, etc. Ces muscles demeureraient au contraire animés par les nerfs cervicaux, quand ils agissent pour les besoins de la locomotion ordinaire, c'est-à-dire pour les mouvements de l'épaule et de la tête. Ils obéiraient donc à une incitation motrice volontaire dans les mouvements ordinaires, et à une incitation différente, automatique dans les mouvements respiratoires où leur intervention devient utile. Après la section du spinal, ces muscles, paralysés en ce qui concerne la respiration, continueraient à fonctionner volontairement dans toutes les autres circonstances.

Cl. Bernard[1] voit dans l'accessoire de Willis, un nerf moteur destiné à intervenir volontairement dans les seuls cas où la respiration doit être modifiée en vue de la phonation et des efforts. D'après lui, ce nerf « régit les mouvements du larynx et du thorax toutes fois que ces organes doivent produire la phonation et être appropriés à des actes qui sont en dehors du but de la respiration simple. » Sa section paralyserait complètement le sterno-mastoïdien et le trapèze dans toute espèce de mouvements.

1. Bernard, *Rech. expérimentales sur les fonctions du nerf spinal* (*Archives générales de médecine*, 1844), et *Leçons sur la physiol. et la pathol. du syst. nerv.*, t. II, p. 342.

Cette manière de voir est trop absolue. La section du spinal ne paralyse pas entièrement le sterno-mastoïdien ; elle l'affaiblit seulement d'une façon très marquée. Chez les grands quadrupèdes où le sterno-mastoïdien (mastoïdo-huméral) devient l'agent essentiel de la projection du membre thoracique en avant, la section du spinal ne fait que gêner cette projection et par suite rendre la marche pénible et irrégulière. Chez les petits animaux, l'opération a pour effet, comme l'a noté Longet, de déterminer très vite l'essoufflement sous l'influence de la course ou des efforts.

En somme, il reste quelques doutes sur le point de savoir si le spinal est un simple nerf destiné à renforcer l'action des autres, ou s'il donne à ses muscles une motricité spéciale en vue de destinations particulières. Nous reviendrons sur ce sujet en étudiant le mécanisme respiratoire et le rôle si diversifié que joue, chez les animaux, le grand muscle animé par le nerf spinal.

III. — DES NERFS MIXTES.

Ceux-ci, constitués par des fibres sensitives et des fibres motrices, naissent par deux racines, l'une émanant du cordon supérieur, l'autre du cordon inférieur de la moelle, lesquelles se réunissent à une certaine distance de leur émergence, au niveau d'un ou de plusieurs ganglions appartenant exclusivement à la racine supérieure. Il n'en est aucun qui soit mixte, au point même où il se détache de la moelle.

Les nerfs mixtes représentent la presque totalité des nerfs des organes de la vie animale comme la figure 23 le fait voir en un coup d'œil. Les nerfs rachidiens rentrent dans la catégorie, ainsi que plusieurs nerfs encéphaliques qui s'anastomosent, les sensitifs avec les moteurs, et réciproquement. Néanmoins les premiers ne peuvent être mis sur la même ligne que les autres, attendu que, d'une part, les anastomoses n'ont point toujours lieu par l'intermédiaire de ganglions, et que, d'autre part, elles s'effectuent suivant des proportions telles que l'élément sensitif prédomine dans les uns et l'élément moteur dans les autres.

En général, les nerfs mixtes sont formés par des fibres sensitives un peu plus nombreuses que les fibres motrices, autant du moins qu'on peut en juger à la simple inspection. Blandin a cru pouvoir établir que cette proportion, assez variable, était dans l'homme entre les racines postérieures et les antérieures :: 2 : 1 au cou, :: 1 : 1 au dos, et comme 1 1/2 : 1 à la région des lombes. Il explique la prédominance des racines sensitives sur les motrices, au niveau du plexus brachial, par l'usage des membres thoraciques qui doivent servir au toucher, tandis que les abdominaux ne sont préposés qu'à la locomotion. Dans le chien et d'autres quadrupèdes, il y aurait à peu près égalité entre les unes et les autres, par suite de la même destination des extrémités. Je n'ai jamais pu, sur le cheval, déterminer cette proportion ni au niveau des plexus, ni dans les points intermédiaires.

Quelles que soient les proportions qui existent entre la quantité des fibres sen-

sitives et celle des fibres motrices dans les nerfs mixtes, ces fibres ne se confondent point, et n'ont entre elles aucune communication transversale ; chacune
reste distincte et conserve son caractère spécial, depuis sa sortie de la moelle

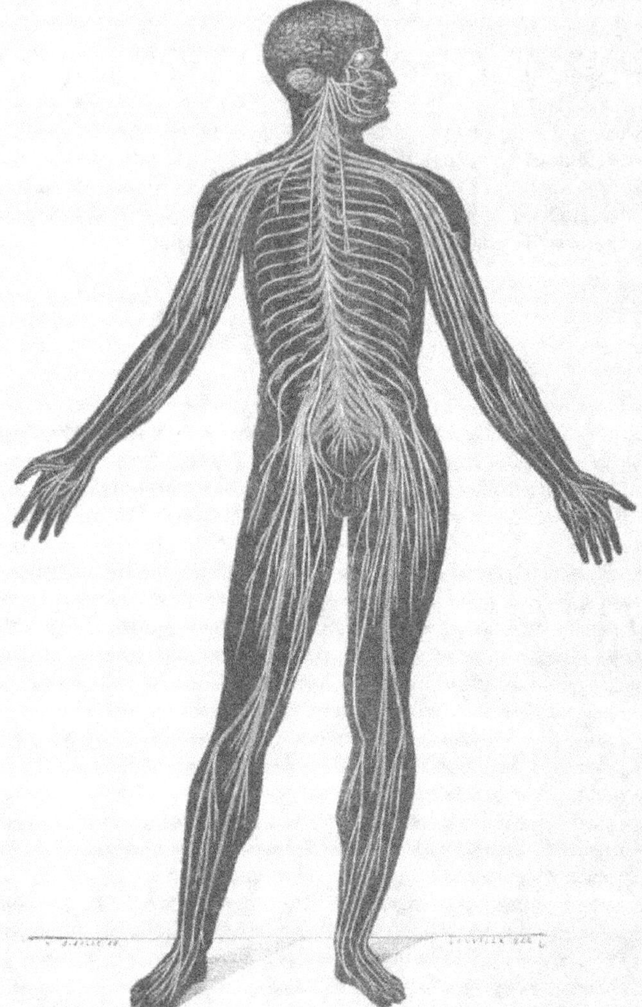

FIG. 23. — Ensemble des nerfs cérébro-spinaux.

jusqu'à sa terminaison périphérique, de sorte qu'il y a réellement deux nerfs,
dans chaque nerf mixte, nerfs distincts à leur émergence, distincts encore souvent
à leur extrémité terminale ; car on voit les branches sensitives se porter à la

peau, et les branches motrices aux muscles où elles restent cependant encore
accolées à une certaine quantité des premières. Par ces ingénieux artifices de
l'union des éléments nerveux et de leur mélange sans confusion, les fibres sensitives et les fibres motrices se distribuent à la fois aux parties où leur présence
est nécessaire, et isolément, les unes à l'exclusion des autres, dans celles où elles
ne sont pas toutes indispensables.

Une fois les propriétés et les fonctions des nerfs sensitifs et des nerfs moteurs
connues, il devient facile de déterminer celles des nerfs mixtes lesquelles
résultent de leur association. Le nerf mixte conduit les impressions de la
périphérie vers les parties centrales et l'excitation motrice de celles-ci vers
les muscles. Il est le siège d'un double courant : l'un, centripète, pour les
impressions ; l'autre, centrifuge, pour les volitions et la force motrice. Chacun
de ces courants s'opérant dans des fibres distinctes, le premier dans celles des
racines supérieures, le second dans celles des racines inférieures, ils ne peuvent
ni se croiser ni se confondre. Ce nerf est à la fois sensible et excitable ; l'excitation qu'il éprouve détermine de la douleur et des contractions. Enfin, dans
toutes les circonstances, son action se compose de deux actions qui s'opèrent
ensemble comme elles le feraient isolément, et ces deux actions sont susceptibles
de se séparer, comme cela s'observe dans les paralysies simples ; l'une peut se
perdre, tandis que l'autre persiste dans toute son intégrité ; en un mot, il peut
y avoir paralysie du sentiment avec conservation du mouvement, et *vice versâ*.

Les nerfs mixtes, avons-nous dit plus haut, naissent par deux racines. Il faut
en déterminer les propriétés pour bien comprendre le double rôle de ces nerfs.

On sait que c'est à Ch. Bell que la physiologie doit les premières expériences
sur les racines des nerfs. Cet illustre observateur, après avoir reconnu que les
cordons supérieur et inférieur de la moelle épinière ne possèdent pas les mêmes
propriétés, mit à nu les racines des nerfs spinaux et les irrita isolément : il vit que
la section des supérieures ne produit pas de contractions et laisse aux muscles
leur motricité, et que l'irritation ou la section des inférieures provoque des convulsions. Magendie, en 1822, constata très nettement que les racines ont des fonctions différentes, que les supérieures sont affectées à la sensibilité et les inférieures
au mouvement. Il avait vu qu'après la section des racines supérieures des nerfs au
niveau du plexus lombaire, le membre perd sa sensibilité en conservant sa motricité,
et qu'après la section des racines inférieures il perd sa motricité en conservant sa
sensibilité. En coupant les racines supérieures d'un plexus et les inférieures de
l'autre, il avait produit sur un membre la paralysie du sentiment, et sur l'autre
la paralysie du mouvement.

Müller en expérimentant, en 1831, sur les grenouilles, arriva aux mêmes résultats que Magendie. En découvrant la moelle, au niveau du plexus lombo-sacré, il
coupa en travers les racines supérieures, et vit que l'excitation du bout périphérique à l'aide d'une aiguille ou d'un courant galvanique ne détermine pas de
contractions ; que celle du bout périphérique des racines inférieures coupées en
travers provoque des convulsions. Pour la première fois, il expliqua par une action
réflexe les mouvements que provoque l'irritation d'une racine supérieure encore
attachée à la moelle.

Les racines inférieures ne sont pas seulement motrices, elles donnent des indices plus ou moins évidents de sensibilité dite *récurrente*, sensibilité sur l'existence et les causes de laquelle les physiologistes ont eu grand'peine à tomber d'accord. Magendie l'avait constatée dès ses premières expériences, sans en deviner la signification. En 1839, Longet, soupçonnant qu'elle pouvait être donnée à ces racines par des fibres dérivées des racines postérieures, coupa celles-ci et vit que les inférieures correspondantes ne présentaient plus de sensibilité.

La sensibilité récurrente, qui n'est jamais bien vive, ne se constate pas facilement à la suite des graves et douloureuses mutilations que nécessite la mise à nu de la moelle et de quelques racines. Elle ne devient évidente que sur des animaux vigoureux, dont la moelle et les racines sont mises à découvert depuis quelques heures, sans hémorrhagie considérable. Dans ce cas, en pinçant une racine inférieure un peu volumineuse, on détermine de la douleur à la condition que la racine supérieure correspondante est intacte. Et si l'on vient à couper cette racine inférieure, le bout périphérique seul donne des indices de sensibilité sous l'influence des excitations. Cette sensibilité s'explique par la présence de fibres qui se rendent de la racine supérieure dans l'inférieure, et qui de là, en suivant un trajet rétrograde, reviennent à la moelle. La disposition de ces fibres peut être conçue, d'après Claude Bernard[1], telle que la donne la figure suivante.

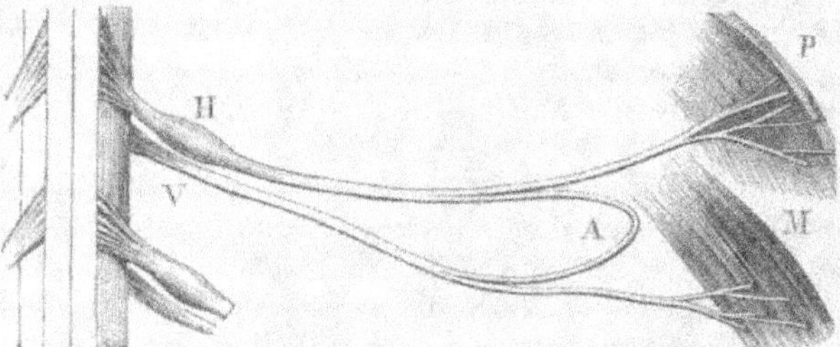

FIG. 24. — Dispositions hypothétiques des fibres récurrentes (*).

On peut encore concevoir la sensibilité récurrente telle que les chirurgiens l'ont constatée, M. Richet entre autres, après la section des nerfs du bras ou de la main, sans l'hypothèse des fibres rétrogrades et par l'action des anastomoses si nombreuses qui existent entre les branches d'un même nerf ou entre les nerfs voisins. En effet, étant donné un nerf sectionné au bras ou à la main, si l'on vient à piquer le segment inférieur de ce nerf, l'impression qu'il éprouvera pourra très bien être reçue par quelques fibres sensitives provenant des nerfs voisins accolées aux fibres sectionnées mais demeurées intactes et par conséquent en communication avec la moelle par les racines supérieures. De cette manière la sensibilité dite récurrente ne serait autre chose que la sensibilité ordinaire.

Dans l'hypothèse aujourd'hui acceptée, le point où s'effectue la récur-

1. Bernard, *Leçons sur la physiologie et la pathologie du système nerveux*, t. II, p. 162.

(*) H, racine postérieure et son ganglion ; P, ses fibres directes se rendant à la peau ; V, racine inférieure avec ses fibres directes se rendant aux muscles M ; A, fibre récurrente partant de la moelle pour y revenir.

rence des fibres sen-
sitives qui émanent
des racines supérieu-
res est indétermi-
né. Une expérience
de Magendie, qui
consiste à couper le
tronc du nerf à
quelques lignes au-
dessous du gan-
glion, prouve que
le retour des fibres
n'a pas lieu au ni-
veau du ganglion,
car s'il s'effectuait
en ce point, la sec-
tion ne portant pas
sur elles laisserait
subsister la sensibi-
lité récurrente. Or,
celle-ci s'éteint alors
complètement. D'un
autre côté, l'expé-
rience de Schiff,
dans laquelle la sec-
tion de la racine pos-
térieure, un peu au
delà du ganglion, est
suivie de la dégéné-

Fig. 25. — Segment de
la moelle épinière
du cheval pris au
niveau du plexus
brachial(*).

(*) A, racines supérieu-
res; B, racines inférieures,
C, ganglions multiples des
racines supérieures ; D,
ganglion unique sur une
paire nerveuse étrangère
au plexus brachial; E, E,
racines supérieures au point
où elles traversent les enveloppes. J'ai donné cette figure (qui m'a été empruntée
sans mention d'emprunt),
pour montrer que dans le
plexus brachial des solipèdes il y a plusieurs gan-
glions aux racines supé-
rieures.

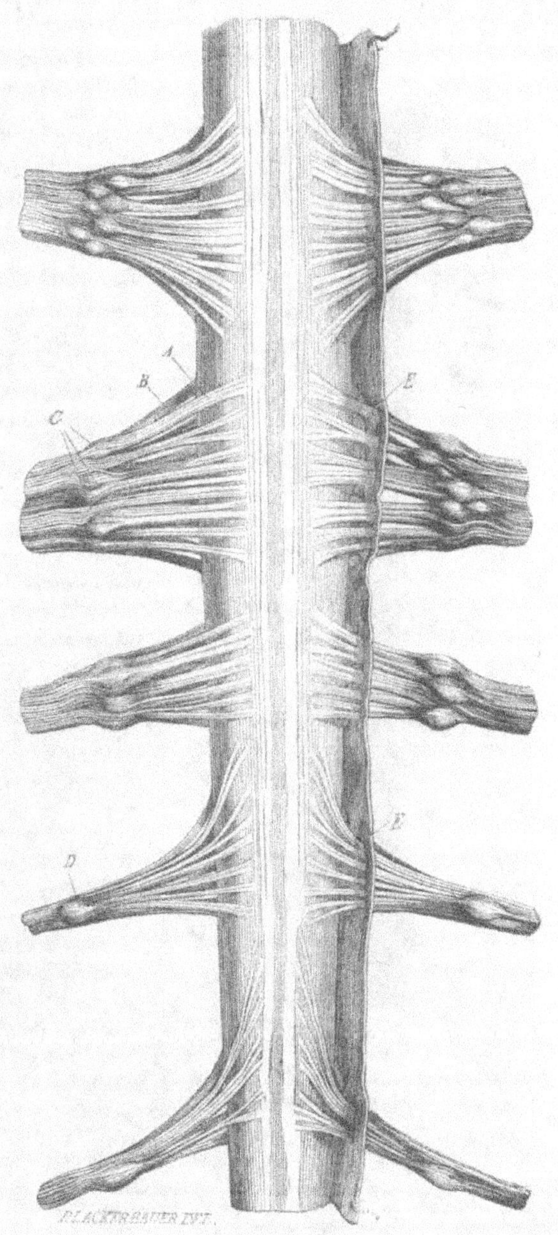

rescence de quelques fibres de la racine inférieure semble prouver que, pour un certain nombre de fibres, la récurrence a lieu à compter du ganglion. Celle-ci s'effectuerait donc à des distances variables du ganglion, suivant les nerfs, ou se ferait à des hauteurs diverses pour les fibres d'un nerf donné. En somme, la sensibilité récurrente paraît due à des fibres qui se rendent de la racine supérieure dans l'inférieure pour revenir à la moelle. Les fibres sensitives qui se rendent à la racine motrice n'ont-elles qu'un rôle relatif à la nutrition de la moelle, comme celles qui se distribuent aux autres nerfs moteurs et à la généralité des tissus, ou ont-elles en outre celui d'associer les fonctions des deux racines et de concourir à l'accomplissement des phénomènes réflexes? C'est ce qui n'est pas actuellement décidé.

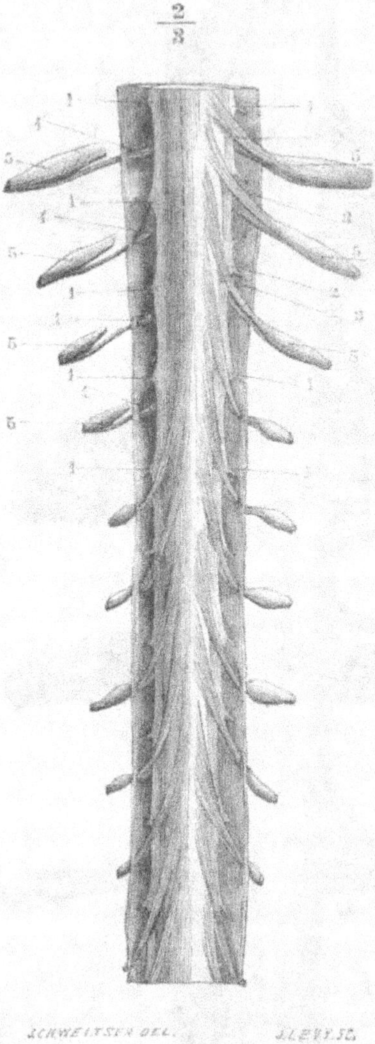

Les deux racines diffèrent anatomiquement l'une de l'autre par la présence à la supérieure d'un ganglion simple dans l'homme, et multiple dans divers animaux, notamment les solipèdes, où il résulte du rapprochement d'un grand nombre de ganglions plus petits, surtout au niveau du plexus (fig. 25). Ce ganglion reçoit les fibres des racines supérieures qui le traversent en faisceaux isolés ou anastomosés et il montre dans leurs intervalles des cellules ganglionnaires qui paraissent donner naissance à des fibres spéciales se dirigeant toutes vers la périphérie. Dans l'homme et les mammifères, les micrographes n'ont trouvé aucune connexion entre ces cellules ou leurs fibres propres et les fibres des racines; mais, chez les poissons, Wagner et

FIG. 26. — Segment de la moelle de l'homme avec les racines nerveuses (*).

(*) 1, 1, 1, 2, ligaments dentelés; 3, 3, 3, racines postérieures des nerfs; 4, 4, 4, racines antérieures; 5, 5, 5, ganglions des racines postérieures ou sensitives, unis aux racines antérieures; 5, 5, 5, à gauche, les mêmes ganglions isolés des racines antérieures.

M. Robin ont vu chaque fibre de la racine sensitive soudée à une cellule ganglionnaire. La racine motrice ne fait que s'accoler au ganglion et se joindre aux fibres sensitives au-dessous de lui. Là les deux espèces de fibres se mêlent intimement, de telle sorte que, dans un faisceau pris au hasard, elles se trouvent dans la même proportion que dans l'ensemble du nerf. La partie sensitive du tronc mixte est formée surtout, d'après Kölliker, de tubes minces et la partie motrice de tubes larges. Mais, tous ces tubes doivent prendre dans les diverses ramifications un diamètre uniforme.

Les ganglions des nerfs spinaux jouissent des propriétés des racines supérieures, ils sont sensibles à toutes les excitations, soit à la surface, soit à l'intérieur. Waller, par des expériences fort remarquables, a montré qu'une de leurs fonctions est de présider à la nutrition des nerfs. En effet, après avoir coupé les deux racines de la deuxième paire cervicale, qui est très accessible à l'expérimentation, l'on trouve au bout de quelques jours les fibres du bout central de la racine supérieure dégénérées, tandis que celles du bout attenant au ganglion sont demeurées intactes. Dans la racine inférieure, la dégénérescence frappe la partie attachée au ganglion et non celle qui tient à la moelle. D'où il suit, ce me semble, que c'est par l'influence du ganglion que se maintient l'intégrité des fibres sensitives y demeurant attachées, et par celle de la moelle, au contraire, qu'est maintenue l'intégrité des fibres motrices.

On voit donc, en prenant les propriétés des nerfs à leur point de départ, que la sensibilité et la motricité ont un siège commun dans la substance grise de la moelle, qu'elles commencent à se démêler dans les cordons blancs de cet organe, deviennent tout à fait distinctes dans les racines, puis dans le reste du nerf jusqu'à ses divisions ultimes. La séparation physiologique des propriétés précède donc la séparation, au moins apparente, des éléments qui en sont doués. Mais elle a son point de départ dans les cellules des centres, car ainsi que nous l'avons rappelé plus haut, toutes n'ont ni la même forme, ni les mêmes dimensions ; les unes sont sensitives, les autres excito-motrices. Les fibres elles-mêmes ont des actions diverses comme le fait soupçonner la diversité de leurs caractères anatomiques.

Cette séparation entre les éléments sensitifs et les éléments moteurs des nerfs et des centres nerveux, ne paraît nettement effectuée que chez les animaux supérieurs. Il n'est pas bien établi, quant à présent, qu'elle existe chez les invertébrés. Newport a cru cependant la voir chez les crustacés, où il a décrit une chaîne ganglionnaire constituée par deux cordons superposés, le supérieur simple, l'inférieur pourvu de ganglions. Et, plus tard, Longet a voulu expérimentalement confirmer les conjectures de Newport. Il lui a semblé reconnaître dans les racines venant du cordon supérieur l'excitabilité et l'insensibilité des racines motrices, et, au contraire, dans les inférieures émanées des ganglions, la sensibilité donnée par le cordon supérieur de la moelle des vertébrés ; mais tout cela a été contesté par des observateurs qui, du reste, paraissent s'être bornés à des études très superficielles. Il y a, bien certainement, des recherches d'une haute importance à faire sur ce point.

CHAPITRE V

FONCTIONS DU GRAND SYMPATHIQUE

Le cerveau, la moelle épinière, les nerfs encéphaliques et les nerfs rachidiens, dont nous venons d'examiner l'action générale, ne forment pas à eux seuls tout le système nerveux : celui-ci comprend encore cette série de ganglions et de filets qui constituent, par leur ensemble, le grand sympathique, série tantôt considérée comme partie intégrante de ce système, tantôt, au contraire, comme étant un système spécial plus ou moins distinct et indépendant du premier.

Considérations générales. — Avant Bichat, déjà quelques anatomistes avaient été frappés des caractères insolites du grand sympathique : ils avaient remarqué, dans la disposition générale de ce nerf, dans son mode de distribution, sa texture et ses propriétés, des particularités qui le distinguent essentiellement de tous les autres ; mais leurs observations étaient à peu près demeurées stériles et n'avaient donné à personne l'idée de le séparer complètement du système cérébro-spinal. Bichat, qui avait vu dans l'organisme deux ordres de fonctions, les unes chargées de mettre l'animal en relation avec le monde extérieur, les autres destinées à le nourrir et à le conserver, rapporta les premières à l'influence des nerfs cérébro-spinaux et fit dépendre les secondes de celle des nerfs ganglionnaires : d'où il distingua le système nerveux de la vie animale de celui de la vie organique, l'un ayant un centre unique, le cerveau, auquel les nerfs apportent les impressions et d'où ils emportent les volitions, l'autre ayant autant de centres qu'il y a de ganglions ou de petits cerveaux indépendants. De ces deux systèmes nerveux, le premier est symétrique, parce qu'il se distribue à des organes qui le sont aussi ; sa symétrie se retrouve partout, aussi bien dans les parties périphériques que dans les masses centrales ; sa moitié droite peut quelquefois agir seule lorsque la gauche est paralysée, et réciproquement. Le second est insymétrique, irrégulier, parce qu'il se rend dans les organes qui ont ce caractère. La forme de ses plexus, de ses ganglions et de ses filets offre une foule de variations ; chacun de ses renflements ganglionnaires reçoit et donne un certain nombre de filets dont quelques-uns servent à le mettre en communication avec les renflements voisins ou avec les nerfs de la vie animale ; mais il est indépendant et n'a avec l'autre que des communications anastomotiques. Ce système de la vie organique a une structure particulière et des propriétés spéciales ; il ne sert point aux sensations ni à la locomotion volontaire : il préside aux actions obscures de la nutrition, des sécrétions, etc. Cette grande distinction, établie par Bichat, était poussée trop loin ; leur auteur s'en exagéra l'importance ; il ne vit point que de ces deux systèmes qu'il isolait, l'un a de la prééminence sur l'autre, qu'il tient sous sa dépendance.

Le grand sympathique existe chez tous les animaux vertébrés. Il offre son maximum de développement dans les mammifères supérieurs, et décroît, d'après les observations de Cuvier, de Blainville et de la plupart des anatomistes, à mesure qu'on s'éloigne plus de l'espèce humaine. La cause de cette décroissance paraît

résulter de ce que ce nerf, étant destiné à soustraire, en partie, les fonctions
végétatives à l'influence du système cérébro-spinal, a d'autant moins besoin d'un
grand développement que cette influence s'affaiblit, d'une manière progressive, des
mammifères aux oiseaux, de ceux-ci aux reptiles, et enfin de ces derniers aux poissons. Elle paraît tenir aussi, suivant Serres, à l'atrophie graduelle de l'appareil
circulatoire, auquel le sympathique est plus spécialement destiné. Quoi qu'il

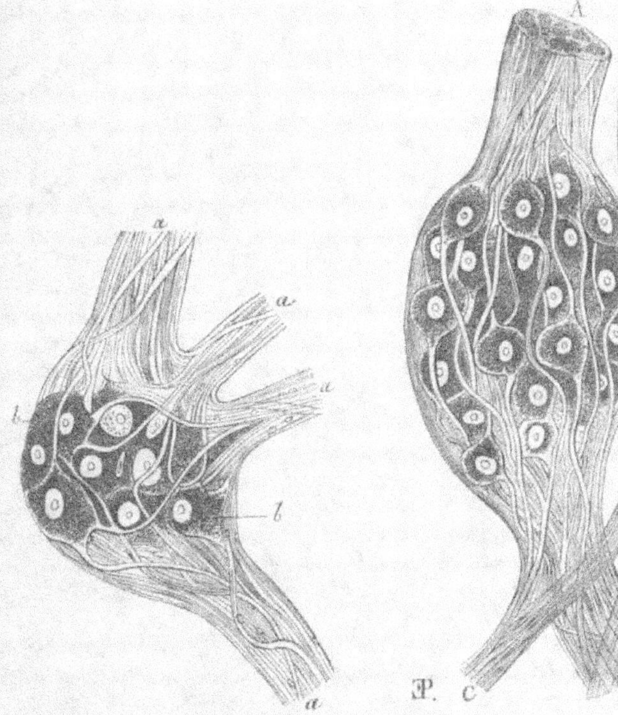

Fig. 27. — Ganglion sympathique,
d'après Leydig (*).

Fig. 28 — Ganglion spinal (**).

en soit, le trisplanchnique se montre déjà, comme il a été dit précédemment, chez
les invertébrés, notamment chez les annélides et les crustacés ; mais il ne s'y distingue pas très bien des autres nerfs. Il est très grêle dans les poissons, où il offre
à peine quelques petits renflements ; néanmoins, dans ces animaux, il communique
avec les nerfs crâniens et spinaux. Dans les reptiles, il est encore si peu apparent
que quelquefois il n'aurait pas été rencontré ; mais il offre, dans les tortues, des

(*) a, a, fibres nerveuses ; b, b, cellules multipolaires.

(**) A, racine sensitive avec son ganglion à cellules multipolaires ; B, racine motrice ; C, branche
postérieure du nerf devenu mixte ; D, branche antérieure de ce nerf.

ganglions fort reconnaissables, anastomosés les uns avec les autres et donnant des rameaux aux viscères. Dans les oiseaux, on le voit prendre un développement considérable : sa portion cervicale, qui avait paru manquer, suit l'artère vertébrale dans le conduit trachélien des vertèbres. Enfin, dans les mammifères, sa disposition offre des caractères à peu près constants.

Il constitue chez eux un véritable réseau (fig. 29) s'étendant d'une extrémité du corps à l'autre, et formé : dans la région céphalique, par les ganglions ophthalmique, sphéno-palatin, otique et sous-maxillaire, qui reçoivent des filets sensitifs et moteurs de plusieurs nerfs crâniens ; dans la région cervicale, par le ganglion cervical supérieur, le filet accolé au pneumogastrique et celui qui accompagne l'artère vertébrale ; dans la région thoracique, par le ganglion cervical inférieur, le cordon sous-costal, les plexus cardiaque et pulmonaire ; enfin, dans la région abdominale, par le ganglion semi-lunaire, les plexus solaire, cœliaque, mésentérique postérieur, les cordons qui suivent les vertèbres et se continuent dans la cavité pelvienne. Il est partout continu à lui-même et en communication avec le système cérébro-spinal : à la tête, par les nerfs moteurs de l'œil, le trifacial, et au cou par les paires cervicales ; dans le thorax et l'abdomen, par le nerf vague, par toutes les paires dorsales, lombaires et sacrées. Il est mis ainsi en rapport d'une façon intime, avec le système nerveux de la vie animale. Enfin, il se distribue par une infinité de filets aux parois des vaisseaux, aux glandes, au cœur, au poumon, au foie, à la rate, à l'estomac et à tous les autres viscères, surtout à ceux de l'abdomen qui ont leurs artères enlacées par des réseaux plexiformes très serrés.

Quelques-uns de ces organes, tels que le foie, l'intestin, ne reçoivent que des divisions ganglionnaires ; d'autres, comme le poumon, l'estomac, reçoivent en même temps des nerfs encéphaliques ; enfin, certains d'entre eux, la vessie, le testicule, le sphincter, le rectum possèdent des ramifications des nerfs rachidiens associées à celles du sympathique. Il ne faut pas perdre de vue ces particularités dans l'interprétation du rôle du système ganglionnaire.

La structure intime du grand sympathique, dans ses ganglions et ses filets, ne diffère pas très notablement de celle du système céphalo-rachidien.

Les ganglions (fig. 27 et 28) possèdent, comme ceux des nerfs spinaux, des fibres nerveuses qui les traversent simplement, d'autres fibres qui y prennent naissance et enfin des cellules arrondies de petites dimensions, pâles, unipolaires ou multipolaires. Les premières de ces fibres, en grande partie formées de tubes minces qui partent de la moelle, traversent les ganglions spinaux et doivent être considérées comme les racines du sympathique ; les autres sont des fibres propres au système ganglionnaire.

Les cordons et les filets sont constitués : 1° par des tubes nerveux opaques, de diamètre très variable dont aucun ne paraît naître dans le sympathique lui-même ; 2° par une grande quantité d'autres tubes pâles, très déliés, propres au nerf et qui naissent de distance en distance dans les cellules ganglionnaires, tubes minces que l'on avait appelés fibres sympathiques depuis les recherches de Volkmann ; 3° par des fibres gélatineuses, dites de Remak, pâles, plates, striées, semées de noyaux et souvent anastomosées en réseaux, portant quelquefois, sur leur trajet ou à leur terminaison, des cellules nerveuses, ramifiées, unies entre

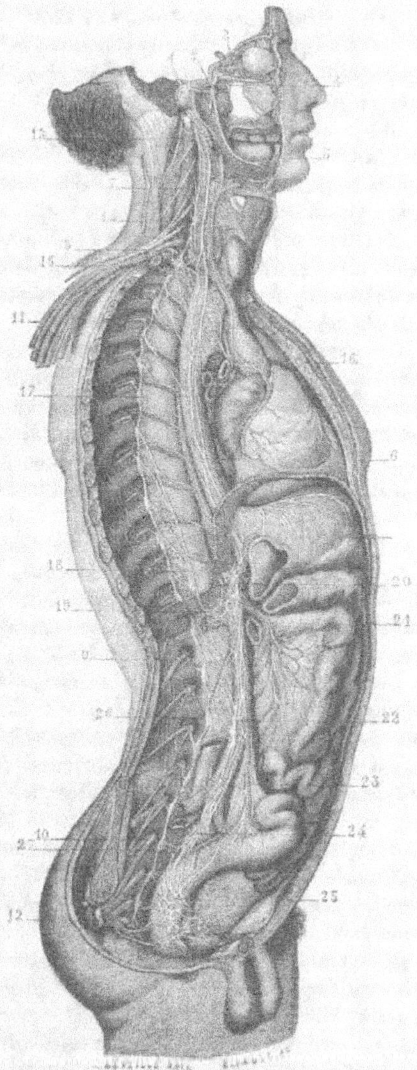

Fig. 20. — Grand sympathique de l'homme, d'après Bourgery et Mauce (*).

(*) 1, facial; 2, ganglion otique; 3, ganglion ophthalmique; 4, ganglion sphéno-palatin; 5, lingual; 6, pneumogastrique; 7, branche antérieure de la cinquième paire cervicale; 8, première branche antérieure intercostale; 9, première branche antérieure lombaire; 10, première branche antérieure sacrée; 11, plexus brachial; 12, plexus lombaire; 13, filet cervical du sympathique; 14, ganglion cervical moyen; 15, ganglion cervical inférieur; 16, plexus cardiaque; 17, ganglion thoracique; 18, grand splanchnique; 19, ganglion semi-lumaire; 20, plexus solaire; 21, plexus mésentérique supérieur; 22, plexus aortique; 23, plexus mésentérique inférieur; 24, anastomoses entre les plexus; 25, plexus hypogastrique; 26, ganglion lombaire; 27, ganglion sacré.

elles, comme Meissner et d'autres en ont trouvées à l'état de réseaux sous la muqueuse ou entre les deux plans de la tunique charnue de l'intestin, cellules qui constituent de véritables ganglions, notamment au cœur, dans les poumons, l'utérus, etc. Toutes ces fibres, quelles qu'elles soient, se terminent dans les organes, les unes en se subdivisant, les autres par de simples extrémités libres dépourvues de substance médullaire.

Le système du grand sympathique n'est ni une simple émanation du cérébro-spinal, ni un système indépendant; par des échanges fréquents, il se lie au premier, lui emprunte des fibres et lui en envoie, tant à ses cordons qu'à ses parties centrales. La méthode expérimentale de Waller a permis de constater la réalité de ces échanges, et de montrer que les branches de communication entre le sympathique et les nerfs cérébro-spinaux sont formées de filets dont les uns se rendent à la périphérie en s'associant à ces derniers nerfs, et dont les autres remontent vers les ganglions spinaux et vers la moelle en se mêlant surtout aux fibres des racines inférieures. Il en résulte que, si, à l'exemple de Waller, on coupe un nerf spinal en dehors du canal rachidien, on trouvera bientôt toutes ses fibres altérées, sauf celles qui proviennent des rameaux de communication du grand sympathique, lesquelles n'ont pas leur centre de nutrition dans la moelle épinière.

Propriétés. — Les propriétés des ganglions et des filets du grand sympathique n'ont pas été jusqu'ici très bien déterminées. Bichat a irrité le ganglion semi-lunaire du chien sans provoquer de douleur appréciable. Wutzer, Lobstein, disent avoir obtenu le même résultat. Haller, qui a mis tant de soin à distinguer les parties sensibles des insensibles, s'est à peine occupé du système ganglionnaire. Il n'a guère fait que deux expériences sur les nerfs des plexus viscéraux, et encore ont-elles donné des résultats contradictoires : « Je cherchai, dit-il[1], sur un chien les nerfs qui accompagnent l'artère cœliaque et la veine porte ; je les irritai ou du moins je crus les avoir irrités ; l'animal ne parut pas sentir ce que j'avais fait. » Puis il ajoute : « Je cherchai encore une fois le plexus des nerfs qui accompagnent l'artère cœliaque et la veine-porte. Je les irritai; l'animal parut avoir senti de la douleur, mais il n'en résulta aucun mouvement dans le foie ni dans l'estomac. » Flourens[2] a, le premier, établi, d'une manière précise, que les ganglions comme les nerfs du sympathique sont sensibles à divers degrés, mais toujours moins que les nerfs du système cérébro-spinal. Il a constamment observé que le pincement du ganglion semi-lunaire du lapin excite de vives douleurs et que celui des ganglions cervicaux donne lieu, de loin en loin, à des manifestations d'une sensibilité obscure. Depuis, Mayer a reconnu que la section d'un ganglion cervical supérieur ou l'irritation du plexus solaire détermine de la douleur. Müller a vu aussi que l'irritation mécanique du semi-lunaire ou la ligature des nerfs rénaux est douloureuse. Enfin, Longet[3] a fait naître également des ma-

---

1. Haller, *Mém. sur la nat. sens. et irrit. des part. du corps animal*, t. I, p. 218, exp. 170, 171.

2. Flourens, *Recherches sur les propr. et les fonct. du système nerveux*, 2ᵉ édit., p. 229.

3. Longet, *Traité de physiologie*, t. III, p. 593.

nifestations de sensibilité en irritant, soit les ganglions semi-lunaires, soit les ganglions cervicaux et lombaires. Dans des expériences nombreuses communiquées à l'Académie des sciences [1], j'ai constaté que toutes les parties du système ganglionnaire, accessibles aux irritations, sont sensibles à divers degrés. Mes recherches ont eu pour but de déterminer comparativement le degré de sensibilité des principaux ganglions et des trois espèces de filets du sympathique, savoir : ceux qui unissent les ganglions entre eux, les rameaux de communication entre le système ganglionnaire et les nerfs spinaux, enfin les divisions qui se rendent aux viscères. Elles ont été exécutées sur le cheval, le bélier, le taureau, le chien et le lapin. Leurs résultats se résument dans les propositions suivantes : 1° les ganglions du grand sympathique sont tous sensibles à divers degrés ; le semi-lunaire, les thoraciques plus que le cervical supérieur ; 2° les ganglions un peu volumineux paraissent plus sensibles dans leurs parties gonflées, grisâtres, d'aspect homogène, que dans les parties minces, striées, plexiformes ; 3° la sensibilité de ces organes est mieux mise en jeu par le pincement, la constriction, que par les piqûres, la section et l'application des caustiques ; 4° les irritations produites sur eux sont immédiatement perçues pour peu qu'elles soient fortes ; mais elles ne sont suivies de réactions qu'après plusieurs secondes si elles sont faibles ; 5° les ganglions dont le tissu a été irrité dans un grand nombre de points, peuvent perdre la faculté de transmettre les impressions produites sur eux ou sur les nerfs qui en émanent ; 6° tous les nerfs ganglionnaires sont sensibles aussi à divers degrés ; mais leur sensibilité paraît, en général, moins prononcée que celle des ganglions ; 7° la sensibilité de ces nerfs isolés ou en plexus s'affaiblit à mesure qu'ils acquièrent de la ténuité ; elle est presque nulle dans les petits filets ; 8° parmi les nerfs ganglionnaires, ceux qui mettent en communication le sympathique avec le système cérébro-spinal sont les plus sensibles. Ceux qui unissent les ganglions entre eux, le sont moins et les filets destinés aux viscères ne le sont plus qu'à un très faible degré ; 9° la sensibilité des filets sympathiques est éveillée, comme celle des ganglions, surtout par le pincement et la constriction. Elle s'affaiblit, s'éteint même momentanément, dans certaines conditions, sans que le tissu nerveux paraisse lésé ; 10° les impressions produites sur les nerfs ganglionnaires sont transmises le plus souvent avec la rapidité de celles qui s'exercent sur les nerfs encéphaliques ou rachidiens ; cependant, si elles sont peu intenses, elles peuvent n'être perçues qu'après un délai de plusieurs secondes.

Depuis, j'ai eu l'occasion de vérifier mes premières observations, notamment sur les animaux de grande taille. J'ai vu, sur des génisses, les semi-lunaires et les filets qui en émanent sensibles au pincement, à la ligature, à l'excision ; sur l'agneau incomplètement anesthésié, le ganglion s'est même montré sensible, ainsi que ses anastomoses avec le nerf vague.

Il importe, pour constater la sensibilité des ganglions et des filets du sympathique, dans le thorax ou l'abdomen, de ne pas produire de délabrements trop

---

1. G. Colin, *Sur les divers degrés de sensibilité des ganglions et des filets du grand sympathique* (*Comptes rendus de l'Académie des sciences*, 13 mai 1861).

douloureux et de ne faire agir les stimulants qu'à compter du moment où l'animal est un peu remis des premières douleurs. Alors, il suffit de pincer ou d'étreindre fortement par un lien une artère des viscères abdominaux, comme les gastriques, la splénique, l'hépatique, pour s'assurer que les irritations sont très douloureuses.

D'ailleurs, dans les conditions pathologiques, la sensibilité du sympathique, en s'exaltant, devient très manifeste. Les atroces douleurs des coliques, dues à l'invagination, au volvulus, à l'étranglement de l'intestin, au déplacement d'un calcul, à l'action de certains agents toxiques et toutes celles qui ont leur point de départ dans les viscères irrités en sont la preuve.

Dans tous les cas, cette sensibilité n'est pas assez exquise pour être mise en jeu par des irritations faibles. Aussi, peut-on regarder comme vraisemblable cette ingénieuse hypothèse de Reil, d'après laquelle les nerfs et les ganglions seraient des demi-conducteurs laissant passer seulement les impressions vives et arrêtant les impressions faibles.

Les nerfs ganglionnaires ne sont pas seulement sensibles, ils sont encore excitables. Ils jouissent de la faculté de déterminer des contractions musculaires involontaires. A. de Humboldt, en mettant les nerfs cardiaques en rapport avec un courant galvanique, a vu, après la mort, les mouvements du cœur reparaître. Burdach a accéléré la vitesse des contractions de cet organe, sur un lapin qu'on venait de tuer, en arrosant ses nerfs avec de la potasse ou de l'ammoniaque;

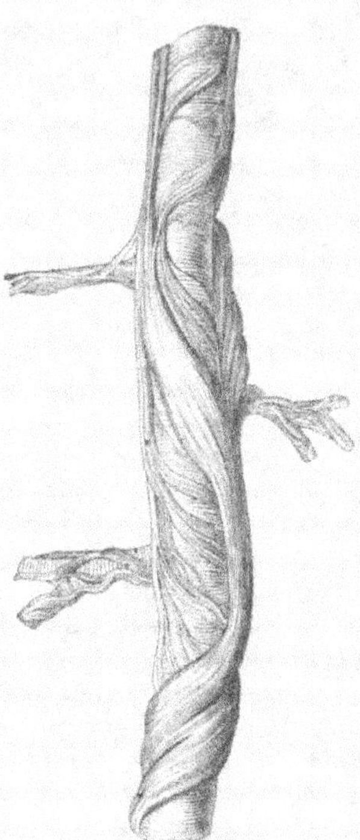

Fig. 30. — Artère splénique du cheval, à son origine, entourée de filets ganglionaires.

enfin, Müller et Longet ont constaté que les mouvements de l'intestin, ralentis ou à peu près éteints, reprenaient une grande vivacité dès qu'on touchait le ganglion semilunaire avec de la potasse caustique. J'ai observé aussi que le côlon replié du cheval, dont les mouvements sont peu apparents dans les circonstances ordinaires, se contracte énergiquement, quand on vient à pincer ou à irriter, avec de l'acide azotique, les gros cordons nerveux qui longent ses artères. Dans tous les cas, on remarque que l'effet de l'irritation n'est point instantané, comme celui qui résulte de l'irritation des nerfs rachidiens. C'est seulement après quelques secondes que la contraction se produit, et elle persiste encore un certain temps après que sa cause a cessé d'agir. Du reste, on ne sait si le principe excitateur des mouvements développés dans ces circonstances, sous l'influence des nerfs ganglionnaires,

vient de la moelle, des ganglions du sympathique ou de ses filets : le fait de la
persistance des mouvements du cœur et de l'intestin, avec leur rhythme normal,
après que ces organes ont été séparés du corps ainsi que des ganglions et des
plexus nerveux, semble indiquer qu'il vient, au moins en partie, des filets eux-
mêmes ou de leurs ganglions microscopiques.

Le grand sympathique est donc doué, à la fois, d'une sensibilité spéciale et de
la faculté d'exciter des mouvements, deux propriétés dont l'existence s'explique
par les fibres sensitives et les fibres motrices qu'il reçoit du système cérébro-
spinal, à la tête, au cou, dans le thorax et l'abdomen, fibres que l'on peut suivre
jusque dans l'intérieur des ganglions où elles se mêlent avec celles qui lui sont
propres.

Fonctions. — Les fonctions du grand sympathique résultent de ses propriétés. Elles se rattachent : 1° à la sensibilité ; 2° au mouvement ; 3° aux actions
organiques des parties dans lesquelles il se distribue. Avant de les envisager sous
ce triple point de vue, il faut voir si elles tiennent à l'activité propre du nerf, à
celle du système cérébro-spinal, ou enfin, à la fois, à l'une et à l'autre.

Bichat pensait que le système ganglionnaire jouissait d'une activité spéciale,
indépendante, qu'il tenait de soi et pouvait exercer seul. Cette activité n'aurait
point, suivant lui, un centre unique, mais procéderait d'autant de centres qu'il
y a de renflements ou de ganglions faisant, chacun, l'office d'un petit cerveau indépendant de l'encéphale et de tous les autres ganglions semblables. Et, non seulement, dans son opinion, ces cerveaux seraient, par eux-mêmes, les instruments de
l'activité de ce système, mais ils seraient encore les agents chargés de l'isoler de
celle du système cérébro-spinal, soit en arrêtant les impressions qui tendent à se
propager à la moelle et à l'encéphale, soit en empêchant les volitions d'arriver
aux muscles dont les mouvements doivent être indépendants de la volonté ; ils
recevraient eux-mêmes ces impressions, sans qu'elles fussent senties et réagi-
raient ensuite pour provoquer les mouvements involontaires : par là ils deviendraient, chacun, la cause d'une action réflexe, comparable à celle de la moelle,
d'autant mieux que les ganglions reçoivent des impressions qui n'ont pas besoin
d'être senties de l'encéphale pour provoquer des mouvements plus ou moins
involontaires. Dans certaines circonstances, néanmoins, les ganglions cesseraient
d'être isolants, les impressions les traverseraient pour arriver aux centres cérébro-spinaux, et ils laisseraient passer les excitations de ceux-ci, qui influence-
raient ainsi directement les mouvements de la vie organique. La sphère d'activité
du système ganglionnaire serait donc, comme le disait Reil, une sphère distincte
à laquelle aboutiraient les impressions, et de laquelle partiraient des excitations
motrices, sans que ni les unes ni les autres pussent en sortir, du moins à l'état
normal. Quoiqu'il y ait une part d'exagération dans cette manière de voir, il est
hors de doute que la sphère de la vie organique est séparée, jusqu'à un certain
point, de celle de la vie animale, que, dans la première, les mouvements sont
automatiques, involontaires et les impressions obscures, inconscientes, tandis
que dans la seconde, les mouvements doivent être dirigés par la volonté et les
impressions vivement senties. Mais, l'isolement des deux sphères a des limites ;
il n'exclut ni la subordination de l'une à l'autre, ni les influences réciproques.

Les recherches de MM. Budge et Waller[1] tendent à démontrer que le grand sympathique tire le principe de son activité de la moelle épinière. Ces expérimentateurs ayant noté, d'une part, que la section du filet cervical de ce nerf détermine un resserrement de la pupille, ainsi que Pourfour du Petit en avait déjà fait la remarque, et d'autre part, que la galvanisation du même filet produit, au contraire, une dilatation considérable de cette ouverture, ont voulu trouver le point de départ de l'influence motrice exercée sur l'iris par le sympathique. Ils ont cru le voir dans un segment de la moelle épinière compris entre la deuxième vertèbre cervicale et la sixième dorsale. En effet, si l'on galvanise ce segment, les pupilles se dilatent des deux côtés, comme dans le cas où l'irritation est appliquée aux filets cervicaux ; la dilatation ne s'opère plus que d'un seul côté si l'un des nerfs est coupé, et elle n'a lieu ni de l'un ni de l'autre dès que les deux nerfs sont divisés. La galvanisation des autres parties de la moelle reste sans aucune action sur les mouvements de l'iris. M. Budge croit prouver, par des expériences fort simples, que l'influence motrice exercée par les filets du sympathique sur l'œil provient directement de la moelle et non des ganglions spinaux. Après avoir mis à découvert la première et la deuxième paire des nerfs dorsaux, il irrite la racine postérieure de la première paire, et bientôt la pupille se dilate du côté de la paire irritée ; mais dès que la racine est coupée en travers, l'irritation appliquée sur elle reste sans effet, puisque le pouvoir réflexe de la moelle ne peut plus se transmettre. Il est évident que si, dans cette circonstance, le ganglion était l'organe de l'action réflexe, l'irritation de la racine postérieure contribuerait à produire la dilatation de la pupille comme avant la section. Les ganglions sont, dans certaines limites, des foyers d'activité propre, des centres excito-moteurs autonomes, dont l'action peut être activée ou ralentie, mais non suspendue par le système cérébro-spinal. Ce sont de petits cerveaux, comme le disait Bichat, mais des cerveaux inconscients, de petites moelles épinières douées d'un pouvoir réflexe incontestable.

D'autres faits semblent également montrer que le point de départ de l'activité du sympathique est, en partie au moins, dans la moelle. On sait que l'irritation de ce centre, par le galvanisme, active les contractions intestinales et, en général, celle des vaisseaux de l'abdomen ; les troubles qui surviennent dans la nutrition et les sécrétions de l'œil, après la section intracrânienne de la cinquième paire, montrent aussi que l'encéphale est une des sources de cette activité.

Tout en admettant que l'activité du sympathique est empruntée à celle du système cérébro-spinal, il faut bien se garder de croire que cette dernière passe tout simplement dans les nerfs ganglionnaires, bien qu'une telle manière d'envisager les phénomènes convienne parfaitement à l'idée de l'unité fonctionnelle du système nerveux. En effet, si l'activité du sympathique n'était autre que celle des nerfs de la vie animale, il devrait se comporter de la même manière que ces derniers ; ses ganglions seraient comme ceux qu'on trouve sur le trajet ou à l'origine des nerfs rachidiens, ils n'auraient aucune propriété isolante ; ses filets agiraient à la façon de tous les autres nerfs ; ils transmettraient aux centres les

____

[1]. Budge et Waller, *Comptes rendus de l'Académie des sciences*, 1851, t. XXXIII, p. 370 ; 1852, t. XXXV, p. 255.

impressions venues de tous les points d'où ils partent, et ces impressions seraient senties ; ils porteraient, des centres à la circonférence, le principe incitateur des mouvements qui, alors, deviendraient volontaires. En un mot, tout se passerait dans la vie organique comme dans la vie animale ; partout les impressions seraient senties, partout les mouvements seraient volontaires. Le but serait manqué, car c'est précisément cette uniformité qui doit être détruite pour mettre, jusqu'à un certain point, toute une série de fonctions en dehors des influences qui régissent les autres.

Si donc l'activité que déploie le sympathique ne paraît pas lui appartenir en propre, et si elle ne paraît pas non plus être seulement celle du système cérébro-spinal, il faut qu'elle soit une activité mixte, combinée, résultant de l'association des deux. C'est aussi ce qu'une analyse rigoureuse tend à démontrer ; et c'est par cette dépendance, cette liaison des deux activités que se trouve fondée l'unité fonctionnelle du système nerveux, comme c'est par leur séparation, jusqu'à un certain degré, que se trouve établie la dualité dont Bichat s'était exagéré l'importance. Il n'est pas difficile de donner la preuve de ce double fait, autant du moins que le permettent le vague et l'obscurité qui règnent sur ce sujet. Et d'abord, à quoi serviraient toutes ces communications, toutes ces anastomoses au niveau de l'origine de chaque paire rachidienne avec tant de nerfs, si les deux systèmes avaient une activité indépendante, et s'ils ne devaient pas s'influencer réciproquement ? Leur existence, leur nombre, ne sont-ils pas déjà des preuves de cette subordination de l'un par rapport à l'autre ? Ensuite, n'y a-t-il pas des organes sur lesquels les nerfs de l'encéphale ne peuvent agir que par l'intermédiaire des nerfs ganglionnaires ? Le cœur, que Legallois plaçait sous l'influence de la moelle, bat encore longtemps après la destruction de ce centre nerveux et après celle de l'encéphale lui-même, parce qu'il tire une partie de son activité du sympathique : mais, alors, ses mouvements s'affaiblissent, parce qu'il la tire aussi en partie de la moelle, et surtout de la moelle allongée, par l'intermédiaire des pneumogastriques.

On voit clairement, pour beaucoup d'organes, que l'influence exercée par le nerf sympathique est le résultat de l'association de son action propre avec celle de l'autre système. La frayeur, une émotion vive, accélèrent les battements du cœur, les contractions et les sécrétions intestinales ; la paralysie de la moelle entraîne bientôt une diminution dans la contractilité des tuniques de l'intestin ; la destruction de ce centre amène un affaiblissement dans les mouvements du cœur, etc. Dans ces diverses circonstances, on voit se manifester la double influence nerveuse. La preuve que les mouvements du cœur ne tiennent pas seulement à l'action cérébro-spinale, c'est qu'ils ne cessent point quand cette action vient à s'éteindre ; c'est qu'après la section des pneumogastriques et la destruction de la moelle, ils continuent ; c'est qu'enfin ils persistent même, alors que le cœur et l'intestin sont complètement isolés des plexus d'où ils tirent leurs ramifications nerveuses.

Ainsi, l'action exercée sur ces organes est double, c'est à la fois celle des nerfs cérébro-spinaux et des nerfs ganglionnaires. La première n'a lieu que par l'intermédiaire de la seconde ; ces deux actions se combinent, se complètent par leur association ; mais elles peuvent être, en quelque sorte, dissociées et analysées, soit par la maladie, soit par les artifices de l'expérimentation, de telle sorte que l'une étant détruite, l'autre subsiste affaiblie, tronquée, insuffisante. Ceci posé, il reste à rechercher comment et suivant quelles lois l'action propre du sympathique s'exerce, et quels effets elle produit. Tout ce qui précède ne fût-il qu'une fiction, que la démonstration qui reste à faire n'y perdrait rien ; car on peut très bien étudier les phénomènes sans connaître la nature des forces dont ils dérivent.

Action sensitive. — Le sympathique ne donne aux parties dans lesquelles il se distribue qu'une sensibilité assez obscure et cela se conçoit, puisque celle qu'il possède lui-même est assez faible. Cette sensibilité, qui est, du reste, assez variable suivant les organes, n'est jamais très prononcée, même dans ceux qui reçoivent, avec des nerfs ganglionnaires, d'autres nerfs cérébraux ou rachidiens. Ainsi, j'ai pu piquer le cœur par une petite ouverture faite à la poitrine, sans produire de douleur bien manifeste ; j'ai pu également faire parvenir dans son intérieur de petites sphères de plomb et l'extrémité d'une sonde d'osier sans causer une forte souffrance ; néanmoins il y avait dans ces deux cas des marques non équivoques de sensibilité. D'autre part, j'ai vu des dissolutions d'émétique, de sublimé corrosif, de sulfate de zinc, et d'autres substances, injectées dans la jugulaire, déterminer, dès qu'elles arrivaient dans les cavités cardiaques, une sensation traduite par des mouvements brusques de l'animal. Mais, toutes les fois que j'ai fait de petites taillades au foie, des piqûres au rein, à la rate, des incisions à l'estomac, des ligatures sur l'intestin, il ne s'est pas produit, dans le moment, de douleur bien évidente, comme Haller et d'autres l'avaient constaté.

Cependant, quoique la substance de plusieurs viscères soit à peu près insensible aux stimulations mécaniques, les nerfs ganglionnaires qui s'y rendent sont sensibles à ces mêmes excitations et donnent une sensibilité assez vive aux artères qu'ils enlacent. J'ai démontré, en effet[1], que toutes les artères viscérales, notamment les gastriques, la splénique, l'hépatique, les intestinales, se distinguent des autres par une sensibilité très marquée ; qu'ainsi les pincements, les tiraillements, la constriction, exercés sur elles, sont immédiatement très douloureux ; néanmoins les impressions produites à l'état normal sur les viscères ne sont pas ordinairement senties : les aliments âcres, irritants, les égagropiles, les calculs, même très volumineux, n'éveillent pas habituellement la sensibilité du tube intestinal ; l'estomac se vide, le chyme circule dans l'intestin, le travail digestif s'accomplit sans que l'animal en ait conscience. Ceux d'entre ces organes qui reçoivent des nerfs crâniens ou rachidiens, en même temps que des nerfs ganglionnaires, sont plus sensibles : le contact des tenettes avec la muqueuse de la vessie est vivement senti ; celui des substances très irritantes avec la tunique interne de l'estomac paraît l'être aussi, si l'on en juge par les vomissements qu'il provoque chez certains animaux. Ces diverses impressions paraissent, même quand elles ne sont pas senties, sortir de la sphère du sympathique et arriver jusqu'à la moelle où

---

[1] G. Colin, *Sur la sensibilité des artères viscérales* (*Comptes rendus de l'Académie des sciences*, 1ᵉʳ septembre 1862).

elles provoquent des mouvements réflexes. Ainsi Müller, en irritant avec la pointe d'une aiguille le nerf splanchnique, a observé des contractions convulsives dans les muscles abdominaux. Volkmann, en piquant l'intestin d'une grenouille décapitée, a vu survenir des mouvements dans le tronc. De pareils effets ne peuvent se produire que par une action réflexe de la moelle, consécutive à une impression qui lui est communiquée, et l'impression ne saurait être transmise sans traverser les ganglions et arriver aux filets par lesquels le sympathique se met en relation avec les nerfs rachidiens, d'où résulte cette conséquence que les ganglions ne sont point des organes isolateurs parfaits. Il reste à savoir comment il se fait que ces impressions, arrivant à la moelle, ne sont pas toujours senties ou converties en sensations. Müller et Longet disent que c'est parce qu'elles s'évanouissent dans cet organe. Dans les cas où elles sont senties, il est évident qu'elles viennent jusqu'à l'encéphale, et elles y arrivent toutes les fois qu'elles sont très vives, surtout dans les maladies.

Action motrice. — Le rôle du grand sympathique, relativement à la motricité des parties dans lesquelles il se distribue, offre un très grand nombre de particularités remarquables.

Les mouvements que ce nerf détermine sont involontaires, non seulement dans les organes qu'il anime seul, mais encore dans ceux qui reçoivent, en même temps, comme le cœur, l'œsophage, l'estomac, la vessie, des nerfs cérébraux ou rachidiens. Ils sont ordinairement faibles, lents, comme dans les intestins, les estomacs membraneux; d'autres fois plus énergiques, comme ceux du col de l'utérus, des canaux excréteurs des glandes salivaires, du gésier des oiseaux granivores; enfin, par exception, très rapides, comme ceux du cœur nous en donnent un exemple. Presque tous s'effectuent suivant un ordre régulier, rhythmique, plus ou moins bien caractérisé : l'intestin a ses contractions péristaltiques ou dirigées des parties antérieures vers les postérieures; l'œsophage, l'estomac, en ont d'analogues; le cœur se contracte même aussi dans ce sens, chez le fœtus, d'après Haller; plus tard, son rhythme est différent et tout particulier. Le caractère de ce mouvement rhythmique, quoique subordonné en partie à la forme des organes et au mode général de la contraction musculaire, a en lui quelque chose de spécial, comme l'alternative de la contraction des oreillettes et des ventricules pour le cœur, le sens des ondulations pour l'intestin. Dans ce dernier organe, une simple inversion donne lieu aux mouvements antipéristaltiques.

Les irritations appliquées, soit aux organes, soit à leurs nerfs ou à leurs ganglions, soit à la moelle épinière ou à l'encéphale, accélèrent et modifient les mouvements dépendants de l'influence nerveuse ganglionnaire; elles changent leur énergie, leur rhythme, mais elles n'agissent pas avec la même intensité et la même rapidité sur toutes les parties. Le cœur est peut-être de tous les organes celui qui en est le plus vivement et le plus promptement affecté; la moindre irritation des centres précipite sur-le-champ ses battements; une piqûre légère faite à sa substance produit le même effet, ainsi que les liquides irritants injectés dans sa cavité, par l'intermédiaire des veines. L'intestin ne ressent ces impressions qu'au bout d'un temps plus long et sa réaction n'est jamais instantanée. Il se montre, par exemple, toujours un intervalle appréciable entre la stimulation du ganglion semi-lunaire ou le pincement des nerfs qui entourent les artères intestinales, et la contraction qui en résulte. C'est à cause de cela que Müller a cru le mouvement du principe nerveux, dans le sympathique, susceptible d'être mesuré. Toutefois la vitesse de ce mouvement n'est pas la même dans toutes les circonstances. Ainsi, on voit le pincement des nerfs des artères côliques donner un résultat presque instantané, si l'on expérimente sur le cadavre palpitant, tandis que la même cause ne produit cette réaction qu'après quelques secondes, si l'on attend une heure après la mort. Ces mouvements ont encore ceci de très remarquable, qu'ils survivent plusieurs minutes à la cause qui les a provoqués, tout en conservant leur type normal. Du reste, ce ne sont pas seulement les irritations vives, qui accélèrent les mouvements dans les organes soumis à l'influence des nerfs ganglionnaires : les plus légères peuvent produire ce résultat : ainsi le simple contact de l'air suffit, comme on sait, pour faire resserrer les vaisseaux chylifères, à tel point, que bientôt, de pleins qu'ils étaient, ils s'affaissent et deviennent presque imperceptibles. De même, l'action de l'air rend les contractions de l'intestin si vives et si énergiques, qu'après les expériences où l'on a ouvert largement l'abdomen, on voit se produire, dès que la plaie est fermée, d'abondantes évacuations alvines souvent renouvelées ; du moins, c'est ce que j'ai eu l'occasion d'observer maintes fois sur le cheval.

La volonté n'a pas d'influence notable sur les organes dont les mouvements dépendent des nerfs ganglionnaires, lors même que ces organes reçoivent aussi des nerf crâniens ou spinaux ; cela est certain pour l'œsophage, l'estomac et le cœur. Elle paraît cependant en avoir une très faible sur le rectum et la vessie. L'obstacle à l'intervention de la volonté dans ces mouvements tient-il aux ganglions, ainsi qu'on le croit généralement? Une telle hypothèse serait admissible si ces organes isolaient l'influence motrice, mais comme ils la laissent passer, on ne voit pas pourquoi ils arrêteraient celle de la volonté. On sait, en effet, que les impressions un peu vives, l'émotion, la frayeur, réagissent presque instantanément sur les mouvements du cœur, de l'intestin, de l'utérus. Dans ces cas, évidemment, les influences motrices émanées des centres nerveux passent à travers les ganglions du sympathique.

Où est le point de départ de l'action motrice du grand sympathique? D'abord il ne peut être que partiellement dans l'encéphale, puisque, après la destruction de cet organe ou après la décapitation, les vaisseaux, le cœur, l'estomac, l'intestin, tous les viscères à tunique musculeuse continuent à se contracter. Mais, il semble y être en partie puisque les commotions cérébrales violentes, l'excitation du bulbe provoquent d'énergiques contractions de l'intestin, de la vessie, des vésicules séminales, des canaux éjaculateurs. Est-il dans la moelle épinière? Un peu plus, sans y être entièrement, car la galvanisation de la moelle dans la région dite cilio-spinale produit les mêmes effets que celle du sympathique dans la région du cou et que la galvanisation de la moelle dans la région lombaire, à diverses hauteurs, dans les points considérés comme le centre génital, le centre érecteur : elle provoque des mouvements dans l'intestin, la vessie, les organes génitaux. Ce point de départ est aussi, en partie, dans les gros ganglions qui fonctionnent si souvent comme des centres d'actions réflexes, dans les plexus, même dans les ganglions microscopiques ou dans les groupes de cellules qu'on a signalés sur les filets terminaux, dans la trame des organes.

Une interprétation rigoureuse des faits démontre qu'une grande partie de l'activité motrice du sympathique vient de ce nerf lui-même, puisque, quand il est isolé autant que possible par la destruction de la moelle, par la section des nerfs vagues et des filets cervicaux, de manière à ne plus pouvoir être influencé sensiblement par le système cérébro-spinal, il continue à entretenir les mouvements des organes qu'il anime, et cela pendant longtemps, comme le prouve la persistance des battements du cœur, des contractions péristaltiques de l'intestin à la suite de ces graves mutilations. On peut donc le regarder comme ayant en lui tout ce qui est nécessaire au développement et à l'entretien de son activité motrice et sensitive, du moins pendant un certain temps, passé lequel elle s'éteint faute d'être ravivée par celle du système de la vie animale. Mais, quant à savoir comment cette activité se développe, comment elle se distribue, c'est chose fort peu accessible aux investigations expérimentales. Il a été impossible, jusqu'ici, de préciser le rôle que jouent à cet égard les ganglions, les uns ayant cru pouvoir leur refuser toute espèce d'action propre, les autres les ayant au contraire investis du pouvoir excito-moteur ou de la faculté de développer le principe des mouvements involontaires en vertu d'un pouvoir réflexe analogue à celui de la moelle épinière.

Le pouvoir réflexe, attribué par Prochaska aux ganglions sympathiques, n'est pas suffisamment établi. Cl. Bernard[1] l'admet, en se fondant sur ce que l'irritation du ganglion sous-maxillaire isolé des autres ganglions et des nerfs cérébro-spinaux peut mettre en jeu la sécrétion salivaire. Longet croit cette action possible, en tant qu'elle s'exercerait sous l'influence plus puissante et plus générale de la moelle épinière. Müller la repousse en s'appuyant sur l'expérience que voici, faite par Volkmann : le pincement de l'intestin d'une grenouille décapitée, provoque des contractions très étendues tant que la moelle est intacte ; il n'en détermine plus que de très circonscrites dès qu'elle est détruite ; d'où cette conclusion naturelle, que si les ganglions jouissaient d'un pouvoir analogue à celui de la moelle, il y aurait, dans le second cas, de même que dans le premier, des mouvements étendus à toutes les parties de l'intestin. Mais, d'un autre côté, le même physiologiste est embarrassé en présence de ce fait fort remarquable, d'une irritation toute locale opérée sur le cœur avec la pointe d'une aiguille, irritation déterminant une contraction générale de cet organe. Il faut avouer que les preuves manquent pour admettre ou pour repousser ce pouvoir réflexe attribué aux ganglions du grand sympathique.

Action du sympathique sur les diverses fonctions. — Le système ganglionnaire exerce une influence incontestable sur la circulation, les mouvements des muscles de la vie organique, la nutrition et les sécrétions, influence qui peut être déterminée dans les points où les filets et les ganglions sont accessibles à l'expérimentation.

Pourfour du Petit[2] est le premier qui ait signalé les phénomènes d'où se dé-

1. Cl. Bernard, *Comptes rendus de l'Académie des sciences*, 1862.
2. Pourfour du Petit, *Mémoires de l'Académie des sciences*, 1727.

duit l'action du sympathique sur ces fonctions. Ayant coupé le filet cervical sur le chien, il vit la pupille, du côté de la section, se rétrécir, la conjonctive s'injecter, la troisième paupière faire saillie en avant de l'œil. En 1816, Dupuy[1] reconnut les mêmes effets sur le cheval, de plus, l'élévation de la température et l'apparition de la sueur, dans la moitié de l'encolure et de la tête correspondant au filet coupé. Enfin, Cl. Bernard[2], en 1852, fit une étude minutieuse des effets constatés par les précédents observateurs.

Le premier fait qui se dégage des expériences de Pourfour du Petit est que le filet cervical du sympathique, loin d'agir de haut en bas comme un nerf qui dériverait de l'encéphale, agit de bas en haut, comme s'il prenait naissance dans un point de la moelle épinière assez éloigné de la tête. Budge et Waller[3] en 1851, émirent l'opinion que le filet cervical transmet une influence qu'il puise dans la portion de la moelle comprise entre la première ou la deuxième vertèbre du cou et les premières dorsales, région à laquelle ils ont donné le nom de cilio-spinale. Ils reconnurent que la galvanisation de la moelle, à diverses hauteurs, sur un point quelconque de cette région, produit les mêmes effets que celle du filet cervical lui-même.

Les effets de la section du sympathique, sur les mouvements de l'iris, prouvent l'influence motrice de ce nerf, sur une foule de parties contractiles ; mais ils ne sont pas pour cela d'une explication des plus simples. On conçoit le resserrement de l'iris à la suite de la section du filet cervical, en admettant que l'iris a deux espèces de fibres ou deux muscles, animés par deux sortes de nerfs, un muscle constricteur à fibres circulaires et un muscle dilatateur à fibres radiées. Celui-ci, tirant sa motilité du grand sympathique, doit se paralyser à la suite de la section du filet cervical, par conséquent laisser alors le constricteur agir seul et resserrer la pupille.

Cette action du sympathique sur la contractilité de l'iris n'est qu'un cas particulier de l'action que ce nerf exerce sur les mouvements organiques involontaires. Il est facile de voir que la contraction de l'intestin, de l'utérus, celle des canaux excréteurs, des vaisseaux, etc., doit en dépendre plus encore que celle du cœur, de l'estomac, de la vessie. On en donnerait la preuve expérimentale s'il était possible d'agir sur les divisions nerveuses de ces organes comme on le fait sur le filet cervical.

Les nerfs des vaisseaux, connus depuis longtemps, au point de vue de leur origine et de leur disposition anatomique, ont été appelés vaso-moteurs depuis une trentaine d'années que leur mode d'action a provoqué de nombreuses recherches. Ces nerfs émanés des ganglions ou des plexus du sympathique sont représentés dans les parois vasculaires par le cylindre-axe des fibres et par des ganglions microscopiques. Ils enlacent visiblement les artères volumineuses, les petites artérioles et se continuent jusqu'au système capillaire.

Lorsqu'on stimule directement ces nerfs par un courant galvanique on fait resserrer les vaisseaux à un degré plus ou moins considérable, soit sur l'animal

1. Dupuy, *Journal de Corvisart*, 1816, et *De l'affection tuberculeuse*. Paris, 1817.
2. Cl. Bernard, *Comptes rendus de l'Académie des sciences*, mars 1852.
3. Budge et Waller, *Comptes rendus de l'Académie des sciences*, octobre 1851.

vivant, soit sur le cadavre immédiatement ou peu de temps après la mort; on provoque également leur contraction si, au lieu d'irriter les nerfs eux-mêmes, on fait agir l'électricité sur les ganglions dont ces nerfs proviennent.

Au contraire, lorsqu'on sectionne les vaso-moteurs, même à une grande distance des vaisseaux auxquels ils sont destinés ou lorsqu'on enlève le ganglion dont ils dérivent, les vaisseaux se paralysent; ils cèdent à la pression du sang et se dilatent dans des proportions considérables; les artérioles se gonflent et deviennent visibles, dans les muqueuses presque transparentes; les réseaux veineux font saillie, et se dessinent sous la peau; les capillaires agrandis rendent les tissus rouges et turgescents, comme ils le sont dans les congestions ou au début des phlegmasies; alors s'ils viennent à être blessés l'hémorrhagie est beaucoup plus abondante que dans les conditions ordinaires. C'est à l'oreille du lapin, à la conjonctive, à la peau du cou que ces effets ont été d'abord constatés à la suite de la section du filet cervical du sympathique.

Si, une fois les nerfs vaso-moteurs sectionnés et les vaisseaux paralysés, on galvanise le segment périphérique de ces nerfs comme l'a fait Waller, on voit les vaisseaux auparavant relâchés se resserrer fortement, au point que plusieurs deviennent invisibles, par l'effacement de leur cavité. La même contraction est obtenue par la galvanisation de la moelle entre la deuxième et la troisième vertèbre cervicales.

Cette action des vaso-moteurs a été mise en évidence en différents points de l'économie et dans des conditions très variées. M. Brown Séquard a vu la galvanisation des filets sympathiques abdominaux destinés aux membres postérieurs déterminer le resserrement des vaisseaux de ces membres. Cl. Bernard a constaté qu'après la section ou la ligature du filet sympathique qui se rend à la glande sous-maxillaire, les veines dilatées de cette glande donnent une hémorrhagie abondante qui diminue et cesse même une fois que la galvanisation du nerf resserre la veine et les capillaires.

Il faut remarquer ici que les filets du sympathique ne sont pas les seuls nerfs agissant sur la contractilité des vaisseaux. Magendie avait vu, à la suite de la section du trifacial, se produire la dilatation des vaisseaux de l'œil, notamment de ceux de la conjonctive. Schiff a constaté que la section de l'hypoglosse seul ou celle de l'hypoglosse et du lingual entraine la dilatation des vaisseaux de la langue et l'injection de la muqueuse linguale du côté où la section est faite. M. Vulpian [1], a vu que, dans ces conditions, si on fait passer un courant d'induction par le bout périphérique de l'hypoglosse la dilatation vasculaire cesse et la muqueuse buccale tend à revenir à sa teinte normale.

L'action excito-motrice exercée sur les vaisseaux n'émanerait pas, d'après la plupart des physiologistes, des nerfs sympathiques. Elle serait développée par les centres du système cérébro-spinal et les filets sympathiques en seraient les simples conducteurs ou les agents de transmission aux vaisseaux.

En effet, d'une part on a constaté que la galvanisation de quelques points de la moelle allongée ou de la moelle épinière a des résultats semblables à ceux de

---

1. Vulpian, *Leçons sur l'appareil vaso-moteur*, t. I⁰. Je renvoie à ce livre pour les nombreux documents que je ne puis rappeler ici.

la galvanisation portant directement sur les vaso-moteurs. D'autre part, on a vu que la section des nerfs par lesquels la moelle est en communication avec les organes, soustrait ceux-ci aux conséquences de son électrisation. Ainsi, la stimulation de la moelle allongée, agit sur le cœur comme la stimulation des pneumogastriques.

L'excitation de la moelle cervicale exerce sur l'iris la même action que l'excitation directe du filet cervical du sympathique qui emprunte à la moelle son pouvoir excito-moteur ; l'excitation de la moelle lombaire au niveau de la quatrième vertèbre de cette région, dans les expériences de Budge, fait contracter l'intestin et la vessie ; celle d'une partie voisine de la précédente agit sur les nerfs de la verge dit nerfs érecteurs. L'irritation par piqûre de la moelle lombaire provoque des contractions intestinales vives comme celle des nerfs splanchniques. Enfin la section des pneumo-gastriques ne permet plus à la stimulation de la moelle de produire son action sur le cœur, le curare qui éteint la motricité dans les vagues comme dans tous les autres, annule, en ce qui concerne le cœur, les effets de l'électrisation de ces nerfs.

A cause de cela on a fait dans la moelle des centres ou des foyers d'action nerveuse excito-motrice ou sensitive correspondant à l'origine des nerfs dont l'excitation a paru déterminer des mouvements : un centre pour les vagues, un cilio-spinal, un érecteur, un vésico-intestinal, etc. Les filets du sympathique provenant de ces parties de la moelle ne sont plus de simples anastomoses entre les deux systèmes nerveux ; ils sont des filets d'origine empruntant leur activité à leurs points de départ.

Les effets des irritations exercées sur les nerfs sympathiques étant très variés on a été porté à établir des distinctions nombreuses entre ces nerfs. Bernard a voulu voir des nerfs constricteurs et des dilatateurs, des nerfs calorifiques et frigorifiques. D'autres tenant compte des effets produits sur le cœur ont fait des excitateurs, des modérateurs, des dépresseurs, des arrestateurs. Ces distinctions ne reposent que sur des interprétations de valeur contestable.

Il importe de remarquer que les réactions des nerfs varient suivant la nature des irritations, leur degré et les conditions dans lesquelles on les produit. Les courants continus n'agissent pas comme les intermittents, les faibles comme ceux d'une grande intensité, les excitations mécaniques ou chimiques ne sont pas équivalentes aux électriques. Ainsi, la galvanisation faible du pneumo-gastrique ralentit simplement les mouvements du cœur, la même galvanisation plus intense les arrête ; les solutions salines faibles n'ont pas les effets des solutions concentrées, l'excitation du sel marin sur les nerfs produit, comme l'a vu M. Vulpian [1] un tétanos que la stimulation électrique fait cesser ; les coups violents portés sur la poitrine ou sur le ventre, la compression brusque des ventricules, peuvent suspendre momentanément, même définitivement les contractions du cœur, comme le font quelques fois les émotions vives, les grandes douleurs, les hémorrhagies, les efforts, le contact brusque de certains médicaments injectés par les veines. La même cause, suivant les cas, produit des effets diamétralement opposés. Une émotion fait pâlir le visage, une émotion le fait rougir. Le même

---

1. Vulpian, *Leçons sur le système nerveux*, p. 76.

nerf peut évidemment modifier son action suivant l'intensité et le caractère des excitations qu'il transmet aux organes. Il fait l'office de constricteur quand il agit, de dilatateur quand il se paralyse ; il est accélérateur si son excitation est vive, modérateur si elle l'est moins ; il devient arrestateur si elle se suspend. On ne comprend pas un nerf d'arrêt pour le cœur, c'est-à-dire pour un organe dont l'action ne peut jamais, sans péril, être suspendue un seul instant. L'arrêt des mouvements du cœur comme ceux de la respiration, lors des fortes commotions cérébrales s'explique très bien d'ailleurs, par une excitation du bulbe dépassant les limites ordinaires[1] : que cette excitation soit transmise à l'organe par le pneumo-gastrique directement, ou indirectement, comme le pense Wœber, par les filets anastomotiques que le spinal donne à ce nerf. Au reste l'excitation galvanique des nerfs splanchniques paralyse l'intestin comme celle des vagues paralyse le cœur.

L'influence, exercée par le sympathique sur la circulation, dérive de celle qu'il exerce sur la contractilité des muscles lisses ou involontaires. Comme les vaisseaux, notamment les artères, ont des fibres musculaires dans leurs parois, ils se paralysent par suite de la section des nerfs ganglionnaires. Leur paralysie a pour conséquence un relâchement considérable des tuniques ; de là la dilatation outrée des artères et des veines, leur turgescence, l'injection des capillaires, en un mot les modifications qui caractérisent la congestion morbide, modifications que Pourfour du Petit, Dupuy et tous les expérimentateurs ont notées à la conjonctive, à l'oreille, aux réseaux sous-cutanés, à la suite de la section du filet cervical et que Bernard a signalées à la plèvre après la section des ganglions thoraciques, au péritoine, à l'intestin, après celle des ganglions semi-lunaires. Dans ces conditions j'ai constaté, moi-même, plusieurs fois, l'hyperhémie du péritoine et de l'intestin, mais je me suis assuré qu'elle tient, en grande partie, à l'action de l'air sur la séreuse abdominale.

Cependant, d'après quelques physiologistes, Schiff, Ludwig, entre autres, les nerfs moteurs des vaisseaux dériveraient non point des ganglions du sympathique, mais directement de la moelle. Ils se fondent, d'une part, sur ce que la section de la moelle, dans la région cervicale, a pour résultat la dilatation ou la paralysie apparente des vaisseaux dans tout l'organisme, et, d'autre part, sur la contraction des vaisseaux par le fait de la galvanisation du segment caudal de la moelle. Mais cela ne me paraît pas une très bonne démonstration, car la section de la moelle doit aussi bien affaiblir l'action des nerfs sympathiques que celle des vaso-moteurs que l'on suppose étrangers à ces derniers. D'ailleurs, si les artères du système musculaire et, en général, des organes de la vie animale ont des nerfs moteurs ajoutés à ceux du sympathique, les vaisseaux des organes de la vie végétative n'en ont guère besoin, tant les nerfs ganglionnaires qui les enlacent sont nombreux et d'un grand volume. (Fig. 30.)

En même temps que la section du filet cervical du sympathique paralyse les vaisseaux d'une moitié de la tête et du cou, en leur permettant d'arriver à une distension outrée, hyperhémique, elle donne lieu à une élévation considérable de

---

. Vulpian, *Leçons sur la physiologie du système nerveux*, p. 856.

la température dans toutes les parties où se distribuent les vaisseaux dilatés. Cet effet se produit très rapidement à la peau, dans les parties sous-jacentes, et il peut s'étendre, d'après Cl. Bernard[1], jusqu'au cerveau. Il dure, en général, assez longtemps, quelquefois deux, quatre, six semaines et même, comme l'a vu ce savant physiologiste, un an et demi après l'opération. L'accroissement de température est quelquefois de 4 à 5 degrés : on en juge en portant la boule du thermomètre, soit sous la peau, soit dans l'hiatus auditif. Il se manifeste chez tous les animaux sans exception : je l'ai constaté un grand nombre de fois sur le cheval et sur le bélier où il a persisté, en s'affaiblissant, plusieurs semaines et plusieurs mois après la section.

Dans quelques conditions pathologiques, les phénomènes de vascularisation et de calorification exagérée se rattachent manifestement à des lésions du sympathique. En 1877, j'ai eu l'occasion d'observer et de disséquer un cheval fort curieux à ce point de vue. Il présentait, au membre antérieur gauche, une tuméfaction étendue de la partie supérieure de l'épaule à la partie inférieure de l'avant-bras, tuméfaction non douloureuse, avec élévation considérable de température, 2 degrés et demi, et dilatation des réseaux veineux sous-cutanés. Dans le thorax, de la première côte jusqu'au delà de la base du cœur, et sur le côté des premières vertèbres dorsales, le cordon sous-costal du sympathique et ses anastomoses se trouvaient fortement comprimés par une tumeur mélanique très dure, du poids de 5 kilogrammes, collée au corps de ces vertèbres. Cette tumeur comprimait visiblement les parties du sympathique qui fournissent des divisions au plexus brachial pour les vaisseaux du membre antérieur.

Il est à noter que la section du sympathique n'est pas la seule qui donne lieu à un accroissement de température. J'ai remarqué, dès 1854, que la section du pneumogastrique, faite avec précaution, pour éviter la lésion du filet cervical, produit souvent une élévation sensible de la température dans la moitié correspondante du cou et de la tête, mais elle peut tenir à quelque froissement ou traction exercée sur le filet cervical lui-même pendant l'opération. Bernard a observé que la section de la septième paire, en dehors du temporal, élève aussi la température de la tête, et M. Brown-Séquard a vu celle des nerfs mixtes, des sciatiques, par exemple, être suivie d'effets semblables, soit par la propre action de ces derniers, soit par celle des filets ganglionnaires qui s'y trouvent annexés. D'un autre côté, Bernard a vu que la section de la cinquième paire, comme celle des racines supérieures ou des racines inférieures des nerfs spinaux la fait baisser notablement.

La galvanisation du bout supérieur du filet cervical, coupé au milieu du cou, a cela de très remarquable qu'elle ramène les choses à l'état normal. Elle fait cesser, comme l'ont démontré Brown-Séquard et Bernard[2], l'injection de la conjonctive, le resserrement de la pupille et la calorification exagérée. Il semble qu'alors l'influx nerveux soit remplacé par le fluide électrique.

Tous ces curieux effets de la section du sympathique sur la température des a-

<hr>

1. Cl. Bernard, *Leçons sur la physiologie et la pathologie du système nerveux*, 1858, t. II, p. 495.
2. Cl. Bernard, *ouvrage cité*, t. II, p. 499.

parties prouveraient, d'après les premiers travaux de Bernard à ce sujet, que les nerfs

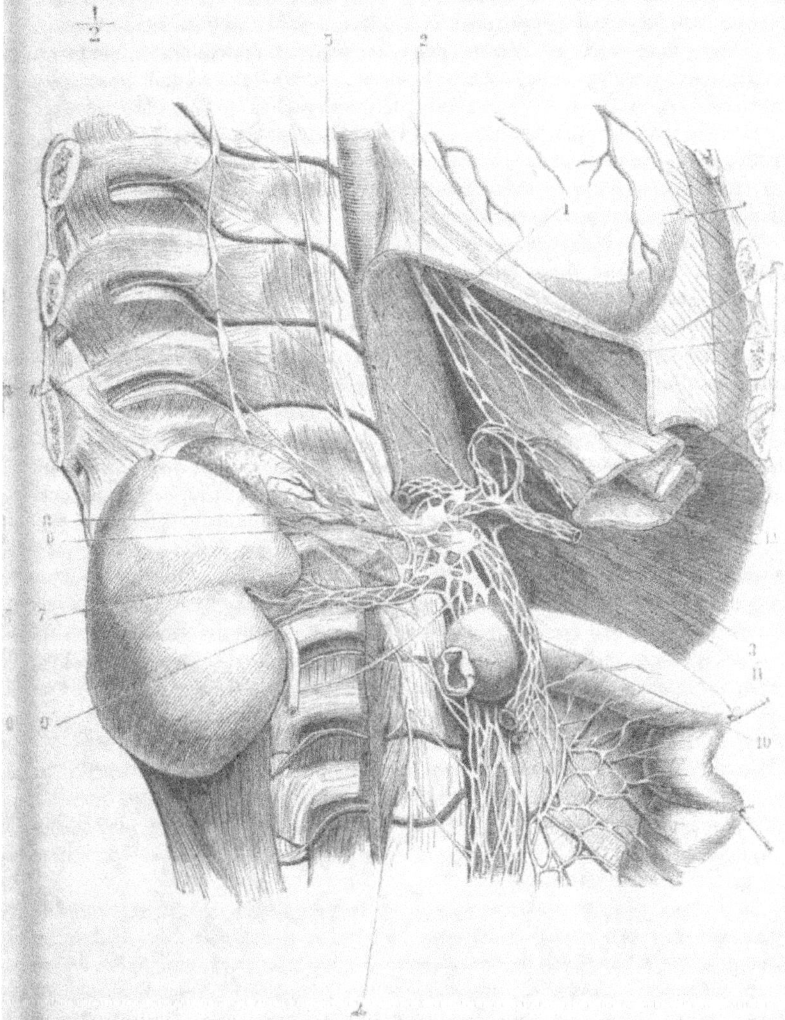

FIG. 31. — Plexus solaire de l'homme, d'après Bourgery et Manec (*).

ganglionnaires ont une influence sur la calorification et jouent le rôle de nerfs

(*) 1, pneumogastrique gauche; 2, pneumogastrique droit; 3, branche terminale du pneumogastrique droit se rendant au ganglion semi-lunaire du même côté; 4, 4, tronc et ganglions du sympathique; 5, grand splanchnique; 6, ganglion semi-lunaire droit; 7, ganglion accessoire; 8, petit splanchnique; 9, plexus surrénal; 10, plexus mésentérique supérieur; 11, plexus splénique; 12, plexus gastrique

calorifiques ; mais, ainsi que Longet le fait remarquer, cette opinion est inadmissible, car si les nerfs ganglionnaires présidaient à la calorification ou aux actions chimiques qui développent la chaleur, celle-ci devrait baisser quand l'influence de ces nerfs est détruite par la section. Le sympathique est plutôt un modérateur qu'un stimulant de la calorification et il l'est, à ce qu'il semble, en maintenant les actions chimiques dans de justes limites. Il faut admettre, avec Brown-Séquard, que l'augmentation de la température, à la suite de la section, tient à la paralysie vasculaire, à l'hyperhémie qui en est la conséquence, et enfin à l'exagération des actions chimiques dans cet état analogue à celui de la congestion physiologique ou de la congestion morbide.

La nutrition est nécessairement influencée par le sympathique, puisque ce nerf donne la motricité aux vaisseaux, et que celle-ci règle l'apport du sang aux organes. Mais quelle est la nature de cette influence, quels en sont les caractères, les limites ? Il est probable que c'est surtout en réglant la circulation, l'importation et l'exportation des matériaux assimilables que le sympathique agit sur la nutrition. Son action suffit dans certains organes, elle peut, dans d'autres, être suppléée par celle du système cérébro-spinal.

Le système ganglionnaire agit plus manifestement encore sur les sécrétions. Déjà Brachet, dans des expériences un peu tranchantes, avait cru voir que les sécrétions, notamment celles des reins, se suspendent quand la glande n'est plus soumise à l'influence du sympathique, et Czermak avait constaté qu'en galvanisant les rameaux de ce nerf qui se rendent à la glande sous-maxillaire, on y suspend la sécrétion salivaire, sécrétion que la galvanisation du lingual peut rétablir ; mais le fait n'est pas constant, car d'autres observateurs ont noté que l'irritation du grand sympathique active la sécrétion salivaire au lieu de la suspendre. Les expériences sur les ganglions semi-lunaires si souvent reproduites, n'ont absolument aucune valeur. Les abondantes déjections, la diarrhée que l'on observe à la suite de l'irritation ou de l'excision de ces petits cerveaux, sont dues, en très grande partie, à l'action stimulante de l'air sur le péritoine, sur l'intestin et aux manipulations exercées sur ce dernier organe pendant l'opération. Les déjections fréquentes et la diarrhée attribuées à la suppression de l'influence nerveuse s'observent, comme je m'en suis assuré maintes fois, aussi bien sur les animaux, dont on ouvre simplement le ventre que sur ceux auxquels on enlève les ganglions semi-lunaires.

Dans des expériences faites depuis la seconde édition de ce livre, j'ai constaté plusieurs fois que l'ablation des semi-lunaires ne donne pas lieu, comme on l'avait pensé, à une paralysie des vaisseaux de l'intestin et par suite à des sécrétions muqueuses abondantes comparables aux sueurs qui suivent la section du filet cervical. Ainsi, sur un chien, après l'ablation des deux semi-lunaires, il s'est développé une péritonite sans diarrhée. Sur un autre, qui survécut six jours, il y eut péritonite diffuse et sécrétion de mucosités rougeâtres. Sur les autres, chez lesquels l'extirpation des ganglions était faite en dehors du péritoine, entre cette séreuse abaissée et le psoas, il n'y eut, même au bout de cinq ou six jours, ni diarrhée, ni péritonite bien prononcée, mais, après cette ablation, il y eut affaiblissement notable des contractions gastriques et intestinales,

L'action du sympathique sur les glandes nous est absolument inconnue. Bernard dit que c'est une action réflexe paralysante dans laquelle l'irritation reçue par un nerf sensitif est réfléchie sur le sympathique par l'intermédiaire d'un nerf moteur. D'autres prétendent que c'est une action directe exercée par le nerf ganglionnaire sur les éléments de la glande; quelques-uns, enfin, y voient une simple action sur les fibres contractiles des vaisseaux.

En somme, tout ce que la physiologie expérimentale nous a appris sur le grand sympathique, se réduit à peu près aux résultats signalés, il y a plus d'un siècle, par Pourfour du Petit et à ceux qu'on doit aux travaux de Bernard, savoir, d'une part, que la section du filet cervical donne lieu au resserrement de la pupille, à l'injection de la conjonctive, à une dilatation des vaisseaux, à un accroissement de la température du cou et de la tête, et d'autre part, que la galvanisation du bout supérieur du filet coupé ramène la dilatation de la pupille, fait cesser l'hyperhémie, baisser la température, en un mot, rétablit l'état normal. Le grand sympathique est évidemmment le nerf qui donne aux viscères leur sensibilité obscure, et qui règle les mouvements involontaires des muscles de la vie organique et du système vasculaire. Mais, on ne sait comment, en dehors de son influence sur la sensibilité et la contractilité des tissus, il agit sur la nutrition, les sécrétions et la production du calorique. C'est ce que de futurs travaux nous apprendront, peut-être, dans un avenir prochain.

CHAPITRE VI

PSYCHOLOGIE ANIMALE. FACULTÉS INSTINCTIVES ET INTELLECTUELLES

Le rôle du système nerveux ne comprend pas seulement les actions purement physiologiques que nous venons d'examiner, il embrasse encore les opérations d'un ordre très élevé, desquelles résultent l'instinct et l'intelligence. Il faut donc étudier les facultés instinctives et intellectuelles dans leur ensemble, les instincts de conservation et de reproduction, les diverses manifestations de l'intelligence, les moyens de les apprécier, enfin l'influence que la civilisation et la domesticité ont pu exercer sur ces facultés.

I. — DES FACULTÉS INTELLECTUELLES ET INSTINCTIVES EN GÉNÉRAL.

S'il est vrai que, à divers points de vue, la connaissance des animaux rende l'homme plus intelligible, on peut dire qu'en psychologie, c'est surtout par ce que nous savons de nous-mêmes que nous pouvons juger des facultés et des actions des animaux. Aussi, ne faut-il pas, dans l'étude des instincts et de l'intelligence, envisager les bêtes, abstraction faite de l'espèce humaine.

L'homme, qu'Aristote définit si bien un animal raisonnable, n'est rien de plus aux yeux du physiologiste, quelles que soient ses prétentions. Il a d'abord en lui tout ce que possèdent les brutes et, de plus, des facultés nouvelles qu'elles n'ont pas ou qu'elles ont seulement à un faible degré. Il constitue un être double : un

animal qui a les appétits, les instincts, les inclinations des autres, puis un être
intelligent, raisonnable. Enfant, sauvage ou accidentellement privé de sa raison, il
agit seulement, à peu près, comme l'animal. Adulte, civilisé, perfectionné par l'éducation, il agit ou peut agir comme être intelligent, raisonnable et libre. Mais toujours en lui la dualité persiste, et beaucoup de ses actions ont un double mobile :
elles sont sollicitées par l'instinct et modifiées plus ou moins par suite de déterminations intelligentes et réfléchies.

Les psychologues qui ont étudié le plus complètement les facultés de l'homme
ne s'entendent point sur ce qu'on doit appeler de ce nom. Ce sont des principes
d'action, des puissances pour les uns ; des manières d'être, des opérations de la partie
pensante de l'être pour les autres. Ils ne sont d'accord ni sur leur nombre, ni sur
leur place relative, ni sur leur classification. La plupart, avec Descartes, Leibnitz,
n'en reconnaissent que trois grandes : la sensibilité, l'intelligence, la volonté. Quelques-uns, notamment les représentants de la philosophie écossaise, qui ont été
suivis par les phrénologues, en admettent un très grand nombre parmi lesquelles
ils comptent même ce que les physiologistes considèrent comme de simples sensations. Reid [1], les a distinguées avec raison en deux classes : 1° les facultés actives
comprenant les appétits, les affections diverses, les instincts ; 2° les facultés intellectuelles, perception, mémoire, jugement, raisonnement, etc.

Les facultés du premier groupe, appétits, penchants, inclinations, passions,
instincts, paraissent communes à l'homme et aux animaux. L'instinct de l'alimentation, l'instinct génésique, l'attachement à la progéniture, la tendance à la sociabilité, l'instinct de la défense, les sentiments irréfléchis de la peur, de la défiance, etc., appartiennent à la fois, comme beaucoup d'autres, à notre espèce et
à un grand nombre d'espèces animales. Ce sont des impulsions spontanées, non calculées, aveugles, irrésistibles, auxquelles l'être doit obéir en vue de sa conservation
individuelle et de celle de son espèce. Elles ne sont pas moins utiles à l'homme
intelligent, civilisé, qu'au sauvage, à l'enfant et à l'animal. Sans ces impulsions,
auxquelles l'animal obéit fatalement, et dont l'homme ne subjugue quelques-unes
sans une grande force de volonté et dans des limites assez restreintes, aucun être
doué de sensibilité ne pourrait se conserver ni se perpétuer.

Les facultés du second groupe, ou ce qu'on appelle les facultés intellectuelles,
les opérations de l'esprit, le jugement, le raisonnement, la mémoire, la conception, l'imagination, sont évidemment des facultés surajoutées aux premières,
seulement en germe chez les animaux, et avec toute leur plénitude dans l'espèce
humaine.

Ces deux ordres de facultés, qui font de l'homme un être complexe ; un animal
par ses instincts, ses sentiments, ses inclinations diverses ; un être raisonnable par
son intelligence, ne se développent pas de la même manière. Les premières sont
réellement innées, non que l'homme les apporte en naissant, mais en ce sens
qu'elles ont une évolution spontanée, étrangère à toute culture et à toute civilisation ; les autres ont leur évolution en grande partie subordonnée à l'éducation progressive de l'espèce et de l'individu.

_____

1. Th. Reid, *Œuvres complètes*, trad. Jouffroy. 6 vol. in-8.

La plupart des philosophes rapportent les facultés diverses, le sentiment, la volonté, à l'être qu'ils appellent l'âme, être auquel ils donnent l'immatérialité et l'existence indépendante. Penser, sentir, vouloir, sont, disent-ils, ses opérations, ses façons d'agir, ses manifestations, d'où il suit que partout où elles seront constatées, il faudra les rapporter au même point de départ.

Mais, d'abord, penser, sentir, vouloir, sont-ce bien des opérations que l'on doive attribuer à l'âme telle que la conçoivent les psychologistes? Penser, soit. Sentir et vouloir, c'est tout autre chose. Lorsque la lumière agit sur l'œil, les sons sur l'oreille, lorsqu'un contact quelconque produit sur nous une impression pénible ou agréable, lorsque nous éprouvons le sentiment de la faim ou de la soif, est-ce l'âme qui voit, entend, souffre, jouit, etc.? Pour le physiologiste, il n'y a là que des sensations effectuées par les nerfs et le cerveau. Il suffit à un animal d'avoir des yeux, des oreilles, un tégument, un appareil digestif, pour voir, entendre, ressentir du plaisir ou de la douleur, la faim et la soif. L'âme, le moi, a seulement conscience de ces sensations. Il reste à savoir si l'âme animale est, comme le pense M. de Quatrefages, d'une nature autre que celle de l'âme humaine.

D'autre part, lorsque, consécutivement à ces sensations, nous cherchons à nous soustraire à une impression pénible, ou que nous allons au-devant d'une sensation agréable, nous obéissons à des impulsions instinctives, irrésistibles, auxquelles l'enfant ou l'animal le plus stupide obéit également. Le moi n'est ici que simple spectateur.

Enfin, lorsque nous voulons agir, la volonté, l'acte qui commande une action, qui la commence, l'arrête, la reprend, l'achève, est encore un acte que l'animal le moins intelligent exécute comme nous. L'animal veut ou ne veut pas; il veut faiblement ou il veut avec obstination. Le moi peut solliciter la volonté, lui donner des ordres par suite de réflexions, de délibérations, mais l'acte de vouloir, la volition, n'est pas nécessairement une opération de l'âme.

Ce qui, à vrai dire, paraît l'attribut essentiel et propre de cette âme, c'est la faculté de penser dont l'homme jouit seul à un haut degré, la faculté qui lui donne conscience de lui-même, celle par laquelle il se voit, se connaît, et apprend à connaître la nature entière avec l'Être infini dont il relève.

Si le physiologiste prend l'âme telle que la conçoivent les psychologues, il n'y découvre que l'ensemble des opérations du cerveau. Il voit, en effet, cet organe développer ses actions avec les progrès de l'âge, agir avec plus ou moins de plénitude, suivant son volume et le perfectionnement de ses parties, fonctionner diversement suivant l'état de l'organisme; il voit ses opérations troublées, perverties, supprimées sous l'influence de diverses substances, ou par le fait d'une altération de tissu, d'un ramollissement, d'un épanchement sanguin. Tout, dans les facultés intellectuelles, lui paraît résulter du fonctionnement des centres nerveux; et il étudie les facultés au même titre que les autres actions physiologiques, dans leur mode de manifestation et dans leurs rapports. Il lui est impossible de poursuivre la solution du problème sur le terrain où la philosophie l'a porté.

Dans tous les cas, s'il prend l'âme humaine telle que la conçoivent les psychologues, avec l'intelligence, la sensibilité et la volonté pour attributs; s'il admet avec eux que penser, sentir, vouloir, sont ses trois grandes facultés, il est obligé de voir l'âme partout où il reconnaît ces facultés. Or, comme il les trouve, ainsi que nous allons le démontrer, à des degrés divers chez les animaux, il ne pourra se dispenser de leur en accorder une, ainsi que les anciens l'ont fait, et, dans le siècle dernier, Leibnitz lui-même.

Il est clair, pour le physiologiste, que la partie pensante de l'être et ce qu'on appelle le principe vital, la vie, sont choses différentes. Les facultés intellectuelles sont parfaitement distinctes de la vie proprement dite. L'intelligence se trouble, se perd par la maladie, se supprime par la vivisection, sans que la vie reçoive d'atteinte immédiate : la vie dépend de parties nerveuses autres que celles où réside l'intelligence. C'est pour n'avoir pu faire cette distinction que les anciens philosophes, Aristote, Platon, Lucrèce, ont vu dans l'âme, tout à la fois, le principe animateur et le principe intelligent de l'être. Mais, sortons des généralités, pour étudier les facultés qu'on rapporte à la partie pensante de l'homme et des animaux, et commençons par les êtres où elles sont à un état de simplicité qui les rend le plus accessibles à l'analyse physiologique.

La plupart des naturalistes et des observateurs judicieux qui ont étudié avec soin les mœurs et les habitudes des animaux, ont été frappés de l'analogie qui existe entre leurs actions et les nôtres; ils ont admiré l'art avec lequel chaque espèce sait pourvoir à sa conservation, résister aux attaques de ses ennemis, protéger et élever ses petits, se réunir en troupes, se construire des habitations et quelquefois se livrer à de merveilleux travaux. Les uns ont regardé tous ces actes comme le résultat d'un mécanisme mis en jeu par des influences étrangères à l'organisation; les autres, comme le produit d'une force irréfléchie, d'une impulsion innée, secrète, irrésistible, qu'on est généralement convenu d'appeler instinct; quelques-uns, séduits par la liaison de tous ces actes, leur appropriation parfaite au but qu'ils doivent remplir, leur analogie apparente avec les nôtres, les ont considérés comme des actes réfléchis, combinés, et les ont rapportés à cette faculté si éminemment développée qui, dans notre espèce, porte le nom d'intelligence; enfin, certains d'entre eux, analysant plus rigoureusement ces actions, ont cru pouvoir les rattacher tantôt à l'instinct, tantôt à une intelligence plus ou moins étendue : ils ont accordé, à la fois, aux brutes ces deux facultés à des degrés variables. D'après ces derniers, tout serait instinctif chez les êtres les plus inférieurs, tandis que chez ceux dont l'organisation se rapproche de celle de l'homme, l'intelligence viendrait se surajouter à l'instinct et donner naissance à de nouvelles manifestations. Il y a donc dissidence, quant au point départ où au principe des diverses facultés des animaux. Cherchons à reconnaître ce principe ou ce point de départ, afin de pouvoir analyser exactement les nombreuses opérations qui en dérivent.

Le système qu'il convient d'examiner tout d'abord est celui de l'automatisme. D'après Descartes[1], qui en est l'auteur, les animaux sont des êtres dépourvus d'instinct, d'intelligence, de mémoire, des êtres incapables d'associer les idées les plus simples, de former le moindre jugement; ce sont de véritables machines,

---

1. Descartes, *Discours sur la méthode*, 5e partie, p. 38, et *Objections contre les méditations*, p. 222, 243, 275, 276, 306, 400. Paris, 1831.

organisées de telle manière que les impressions diverses, les sons, les saveurs, les odeurs, la lumière, suffisent pour les mettre en mouvement. Toutes leurs actions ne sont que la conséquence d'une harmonie préétablie entre leurs mouvements et les impressions que les agents extérieurs produisent sur les sens. Ainsi, le morceau de chair que le chien aperçoit, envoie dans l'œil de cet animal une image qui met en mouvement les esprits animaux et entraîne irrésistiblement le carnassier vers sa proie ; la lumière réfléchie par le corps d'un loup dans l'œil de la brebis remue tellement les filets du nerf optique, que les esprits animaux se répandent partout, de manière à obliger le ruminant timide à prendre la fuite ; les molécules odorantes que le lièvre a laissées sur son passage attirent le chien et le font courir dans une direction déterminée. Tous ces effets sont le résultat d'une impulsion irrésistible à laquelle la volonté et l'intelligence sont complétement étrangères.

Les idées de Descartes sur le principe des actions des animaux étaient trop obscures, trop dénuées de preuves et trop en désaccord avec ce qu'apprend une étude raisonnée des facultés dont jouissent ces êtres, pour qu'on les admit sans contestation ; aussi furent-elles vivement combattues et repoussées par la plupart des bons esprits, même au temps où elles furent émises : cependant, plus tard, divers auteurs les acceptèrent avec quelques restrictions.

Buffon, sans défendre l'automatisme absolu de Descartes, prétend que les actions des animaux doivent être rapportées, en grande partie, à des impulsions purement mécaniques, n'ayant aucun rapport avec les facultés de l'intelligence. Ses opinions, à cet égard, ont joui d'une trop grande célébrité pour que nous les passions sous silence.

Buffon [1] pense que les impressions produites sur les sens suffisent pour déterminer les diverses actions que les bêtes exécutent. Ces impressions, suivant leur caractère, leur association, donnent lieu, chez elles, aux actes qui sont pour l'homme le résultat de la volonté, de la réflexion et de l'intelligence ; mais comme il prévoit qu'on va lui adresser le reproche de comparer les animaux à de simples machines, il s'empresse d'indiquer les facultés dont il les croit doués. « Ils ont, dit-il, le sentiment ; ils l'ont même à un plus haut degré que nous ne l'avons ; ils ont aussi la conscience de leur existence actuelle. Ils ont des sensations, mais il leur manque la faculté de les comparer, c'est-à-dire la puissance qui produit les idées. » S'il leur reconnaît la faculté de sentir, comme nous et même plus fortement que nous, s'il les croit capables de se souvenir du passé, c'est tout ce qu'il leur concède. Il leur dénie le jugement, la réflexion, les idées ; bientôt il leur contestera d'autres facultés moins complexes que celles-là. Mais si, en thèse générale, il s'efforce de leur retirer une à une les facultés qu'ils paraissent posséder, le grand naturaliste, en arrivant à les peindre individuellement, les présente sous leurs couleurs naturelles, souvent embellies, et, malgré lui, ou sans s'en douter, il rend à chacun ce qu'il voulait refuser à tous.

« La puissance de réfléchir ayant été, dit-il, refusée aux animaux, il est donc certain qu'ils ne peuvent former d'idées, et que, par conséquent, leur conscience

---

1. Buffon, *Discours sur la nature des animaux*, t. IV, p. 41, édition in-4 de l'imprimerie royale.

d'existence est moins sûre et moins étendue que la nôtre ; car ils ne peuvent avoir aucune idée du temps, aucune connaissance du passé, aucune notion de l'avenir ; leur conscience d'existence est simple, elle dépend uniquement des sensations qui les affectent actuellement et consiste dans le sentiment intérieur que ces sensations produisent. » Ils sont, en quelque sorte, d'après sa comparaison, semblables à l'homme hors de lui-même, vivement préoccupé d'un objet, absorbé par une passion violente. « Cet état où nous ne nous trouvons que par instants est l'état habituel des animaux : privés d'idées et pourvus de sensations, ils ne savent point qu'ils existent, mais ils le sentent. »

Ainsi, il leur refuse toute idée, toute connaissance du passé, contrairement à ce qu'il avait d'abord avancé ; et, par la plus subtile distinction, il leur ôte la connaissance de leur existence, pour leur en laisser seulement la sensation. Cette négation du souvenir des choses passées sent le paradoxe ; Buffon s'en aperçoit bien, aussi y revient-il à tout instant.

« Les animaux n'ont pas la mémoire ! Le contraire paraît démontré, me dira-t-on : ne reconnaissent-ils pas, après une absence, les personnes auprès desquelles ils ont vécu, les lieux qu'ils ont habités, les chemins qu'ils ont parcourus ? Ne se souviennent-ils pas des châtiments qu'ils ont essuyés, des caresses qu'on leur a faites, des leçons qu'on leur a données ? Tout semble prouver qu'en leur ôtant l'entendement et l'esprit, on ne peut leur refuser la mémoire et une mémoire active, étendue, et peut-être plus fidèle que la nôtre. Cependant, quelque grandes que soient ces apparences, et quelque fort que soit le préjugé qu'elles ont fait naître, je crois qu'on peut démontrer qu'elles nous trompent ; que les animaux n'ont aucune connaissance du passé, aucune idée du temps, et que par conséquent ils n'ont pas la mémoire. » Pour soutenir cette étrange proposition, il prétend que ce qu'on appelle la mémoire provient de la faculté de réfléchir et consiste dans une succession d'idées que l'âme lie ensemble, et dont elle établit les rapports. Dès l'instant qu'elle ne résulte pas d'un simple renouvellement des sensations passées, et que la puissance de réfléchir, d'associer des idées, manque aux animaux, ils ne peuvent avoir, selon Buffon, une véritable mémoire. Néanmoins il voit que tous ses efforts ne peuvent réussir à convaincre ; il sent que ses assertions ne sont pas suffisamment prouvées ; pour en finir, il distingue deux sortes de mémoire, très différentes l'une de l'autre : l'une qui est la trace des idées et qui émane de l'âme ; l'autre, qui pourrait s'appeler réminiscence, et qui n'est que le renouvellement des sensations déjà éprouvées. La première est le privilège de l'homme ; la seconde appartient, d'après lui, au fou, à l'imbécile et aux bêtes.

Après avoir examiné les facultés des animaux pris individuellement, il les étudie dans les rapports qu'elles ont entre elles. Poursuivant sa théorie avec un admirable talent, il cherche à prouver que le rassemblement des animaux en troupes ou en sociétés plus ou moins nombreuses, que leurs industries diverses, leurs travaux les plus compliqués, ne supposent aucune intelligence ; et, pour le prouver, il prend l'exemple des abeilles qui n'ont, en réalité, comme nous le verrons plus tard, aucune intelligence, mais qui possèdent, en compensation, des instincts très parfaits. Puis, il passe à d'autres espèces pour arriver aux mêmes conclusions ; chemin faisant, il devine bien les objections qu'on peut lui faire ; elles ne l'effrayent point ; loin de les éviter, il va au-devant et les réfute par des arguments bien singuliers, qui ont, en apparence, une certaine valeur.

Si, dit-il, les animaux n'ont ni intelligence, ni mémoire, ni prévoyance, pourquoi beaucoup d'entre eux font-ils des provisions pour l'hiver, comme le mulot, le hamster et l'écureuil ? Pourquoi plusieurs se construisent-ils des habitations ? Dans quel but l'abeille va-t-elle recueillir le nectar des fleurs pour en composer un miel qu'elle accumule avec soin dans son gâteau ? Pour quel motif l'oiseau se fait-il un nid ? Pourquoi, enfin, tant d'autres actes qui semblent annoncer le discernement chez les bêtes ? Ce n'est pas parce qu'ils sont intelligents, c'est parce qu'ils sont stupides, dit Buffon ; ce n'est pas parce qu'ils se souviennent du passé et qu'ils prévoient l'avenir, c'est précisément pour les raisons contraires. « Non seulement ces animaux ne savent pas ce qui doit arriver, mais ils ignorent même ce qui est arrivé. Une poule ne distingue pas ses œufs de ceux d'un autre oiseau ; elle ne voit pas que les petits canards qu'elle vient de faire éclore ne lui appartiennent point ; elle couve des œufs de craie dont il ne doit rien résulter, avec autant d'attention que ses propres œufs ; elle ne connaît donc ni le passé, ni l'avenir, et se trompe encore sur le présent... Les nids des oiseaux, les cellules des mouches, les provisions des abeilles, des fourmis et des mulots, ne supposent donc aucune intelligence dans l'animal, et n'émanent pas de quelques lois particulièrement établies pour chaque espèce, mais dépendent, comme toutes les autres opérations des animaux, du nombre, de la figure, du mouvement, de l'organisation et du sentiment, qui sont les lois de la nature, générales et communes à tous les êtres animés. »

Ces actes qui excitent tant d'admiration ne dépendent pas, pour la plupart, surtout ceux qui s'observent chez les animaux inférieurs, de l'intelligence, mais ils sont les produits d'une autre faculté essentiellement différente, non réfléchie, non raisonnée, d'une faculté innée, d'une force irrésistible, toujours la même dans une même espèce, et connue sous le nom d'instinct. Non, ces actes n'indiquent pas l'intelligence : Buffon avait raison de le dire, mais pourquoi ne les rapporte-t-il pas à leur véritable source ? C'est qu'il ne connaît pas l'instinct. Parfois, cependant, il le désigne vaguement, il le devine, en disant que les animaux agissent par une espèce de mécanisme, par une obéissance aveugle à certaines lois de la nature ; mais on voit qu'il ne s'en fait qu'une idée confuse et très fausse en ajoutant que les facultés des êtres supérieurs ne sont que les résultats de l'exercice et de l'expérience du sentiment, puisqu'il est parfaitement établi aujourd'hui que l'instinct est indépendant de l'imitation, de l'habitude ou de l'éducation. Du reste, ses conclusions prouvent suffisamment qu'il n'a pas compris cette faculté fondamentale de la psychologie des brutes.

Mais, puisque les animaux sont des êtres sans intelligence, sans idées, des êtres incapables de juger, de réfléchir ; des êtres sans mémoire et sans aucune espèce de connaissance, qu'ont-ils donc de commun avec l'homme ? Ici Buffon est plus juste ; il prétend qu'ils sont, comme nous, sujets à la peur, qu'ils sont, comme nous, susceptibles de haine, d'amour, de courage : passions qui, selon lui,

« ne supposent aucune connaissance, aucune idée, et ne sont fondées que sur l'expérience du sentiment, c'est-à-dire sur la répétition des actes de douleur ou de plaisir, et sur le renouvellement des sensations intérieures du même genre. » Ils ont aussi leur « espèce d'amitié, leur espèce d'orgueil, leur espèce d'ambition. » Ces passions ne sont, d'après lui, que plus ou moins analogues à celles de l'homme ; elles ne sont qu'une faible image des passions correspondantes de ce dernier. Le naturaliste est conséquent avec lui-même. Il avait refusé la mémoire aux animaux pour leur donner une autre mémoire qui est la réminiscence ; ici il leur conteste l'amitié, mais il leur donne l'attachement ; il leur reprend l'orgueil et l'ambition émanant de l'intelligence, et il leur abandonne l'orgueil et l'ambition qui tiennent au courage naturel.

Ainsi, en résumé, Buffon retire aux animaux le peu d'intelligence qu'ils semblent avoir, avec les facultés qui en découlent ; il méconnaît le point de départ du plus grand nombre de leurs actes, c'est-à-dire l'instinct ; donne de ceux-ci une interprétation fausse, en les faisant dépendre vaguement des impressions diverses ou des ébranlements produits sur les organes des sens ; sa manière de voir est, comme nous le prouverons ultérieurement, irrationnelle, inacceptable, et ne permet point d'analyser avec rigueur les actions si admirables, si variées qu'exécutent les animaux.

D'après un second système, fort ancien, que j'appellerai le système de la gradation des facultés, les animaux sont considérés comme des êtres intelligents, et leurs actes comme le résultat de combinaisons volontaires, réfléchies, raisonnées ; toutes leurs opérations supposeraient de la mémoire, du jugement, de la comparaison, portés à un degré plus ou moins rapproché des facultés intellectuelles de l'espèce humaine.

Aristote [1] reconnaît déjà aux animaux une intelligence plus ou moins étendue suivant les espèces, se perfectionnant graduellement à mesure qu'on l'envisage chez celles qui se rapprochent le plus de l'homme ; il leur accorde enfin des facultés analogues à celles qui caractérisent l'intelligence humaine. Gassendi [2] leur concède également de la réflexion, du raisonnement ; Montaigne [3], qui les appelle nos confrères, les croit intelligents. Il fonde son opinion sur l'analogie qui existe entre leurs actions et les nôtres, car, dit-il, nous devons conclure de pareils effets pareilles facultés. Locke [4] convient qu'ils raisonnent en certaines rencontres sur des idées particulières et non sur des abstractions. Leibnitz [5] leur donne une ombre de raisonnement, de sentiment, des perceptions analogues aux nôtres, de la mémoire, de l'imagination, une façon d'agir empirique, basée sur des faits, sur des exemples et peu différente de celle de l'homme, dans les trois quarts des circonstances : Réaumur [6], partant de ses belles observations sur les mœurs des abeilles, exalte l'intelligence de ces insectes, et ne paraît pas se douter

1. Aristote, *Histoire des animaux*, trad. Camus, livre VIII, p. 451 et suiv.
2. Descartes, *Œuvres*, p. 276.
3. Montaigne, *Essais*, liv. II, ch. XII.
4. Locke, *Essai philosophique sur l'entendement humain*, Amsterdam, 1700, liv. II, ch. XI.
5. Leibnitz, *Nouveaux essais sur l'entendement humain* (avant-propos), liv. I, *Monadologie* et *Principes de la nature*.
6. Flourens, *De l'instinct et de l'intelligence des animaux*, 4ᵉ édition. Paris, 1861.

que l'art merveilleux avec lequel elles construisent leur demeure, amassent des provisions, vivent en société, est tout simplement le résultat d'une impulsion qui n'a rien de réfléchi ni de raisonné.

Un observateur plein de tact, G. Leroy [1], après avoir bien étudié les animaux, rapporte toutes, ou presque toutes leurs actions aux facultés intellectuelles. Il reconnaît aux bêtes le sentiment, la mémoire: leur donne la faculté d'associer leurs idées, de les comparer, d'en tirer des déductions ; en un mot, il les croit douées de jugement, de réflexion, de prévoyance, et pense que leur intelligence, perfectible dans de certaines limites, se développe par l'exemple, l'imitation, l'habitude, l'expérience particulière que chacune peut acquérir.

Ainsi, d'après lui, les jeunes loups qui commencent à courir avec leur mère acquièrent chaque jour de nouvelles connaissances ; ils apprennent dans quels lieux se trouve le gibier, s'habituent à distinguer leurs diverses impressions, « à rectifier par l'odorat les jugements que leur font porter les autres sens. » Plus tard, exposés aux poursuites et aux pièges de l'homme, ils en reconnaissent tous les dangers, évitent avec soin tout ce qui a l'apparence d'une embûche et deviennent méfiants à l'excès ; « leur marche naturellement libre et hardie, finit par être précautionnée et timide. » Le loup expérimenté montre dans la recherche de sa proie beaucoup de prudence, un choix habile de combinaisons, une sorte d'appréciation des périls auxquels il s'expose. S'il veut attaquer un troupeau, « il mesure la hauteur du parc, la compare avec ses forces, juge de la difficulté de le franchir, lorsqu'il sera chargé d'une victime, et il en conclut l'inutilité ou le danger de la tentative. » Au temps du rut, il s'associe à une femelle de son espèce pour mieux assurer le succès de ses rapines, et, dans ce cas encore, ses démarches révèlent son inquiétude, ses craintes, ses espérances, et supposent une connaissance raisonnée des moyens à mettre en usage pour arriver à ses fins.

Le renard, suivant Leroy, se conduit également avec une certaine réflexion : il se creuse un terrier ou en choisit un abandonné, le parcourt dans tous les sens, en reconnaît les détours et les issues, fait des excursions dans le voisinage, prend connaissance des habitations où il trouvera des lapins, de la volaille ; il met une circonspection infinie dans la recherche de sa proie, ne s'approche qu'avec défiance de tout ce qui lui paraît nouveau ; son genre de vie exige même des réflexions plus compliquées et des vues plus étendues que celle du loup ; enfin, il s'instruit en raison des dangers qui menacent son existence : il reste ignorant, grossier dans les endroits où il jouit d'une tranquillité parfaite, tandis qu'il devient pénétrant, habile, rusé, dans les lieux où on lui fait la guerre.

Le chien, plus encore que les carnassiers de nos forêts, montre une intelligence développée et perfectible. Chaque race acquiert en quelque sorte, une somme de facultés proportionnée aux exigences de son rôle. Le chien de basse-cour reste stupide, n'ayant d'autre exercice que celui d'aboyer les passants. Le chien de berger, chargé d'une mission plus difficile, a besoin, dit Leroy, de beau-

1. Charles-Georges Leroy, *Lettres philosophiques sur l'intelligence et la perfectibilité des animaux*. Paris, 1802.

coup plus d'esprit et de discernement ; il faut qu'il comprenne son maître, qu'il le devine même, qu'il dirige le troupeau, veille à ce qu'aucune brebis ne s'égare, ramène celle-ci quand elle s'éloigne, sévisse contre elle, si elle se montre réfractaire à ses avertissements. Le chien de chasse, pour exécuter les mouvements que l'homme en exige, doit avoir aussi un sens exquis et un discernement très étendu ; il est même nécessaire que son intelligence propre lui suffise quand le chasseur ne peut plus le guider dans la poursuite du gibier ; elle lui suffit, en effet, quand il a acquis une certaine expérience. Alors, il ne se montre plus toujours aussi docile à la voix de ceux qui le conduisent ; confiant dans la sûreté de son odorat, il veut se diriger d'après ses impressions ; ses évolutions deviennent plus précises, et son hésitation première fait place à de promptes déterminations. Le chien, ainsi exercé, parvient à distinguer, par l'odorat, la trace du cerf que l'on poursuit de celle de tous les autres.

Les animaux herbivores, auxquels il faut peu d'industrie, de soins et de précautions pour se procurer de la nourriture, ont naturellement moins d'idées et d'intelligence que les carnivores. Leurs besoins, par cela même qu'ils sont très restreints, exigent peu de combinaisons pour être satisfaits : ils ne nécessitent donc pas, chez ces êtres, un très grand développement des facultés intellectuelles.

Le cerf, par exemple, qui trouve de l'herbe partout, qui n'a pas de ruses à employer, ni de combats à livrer pour se rendre maître de sa nourriture, le cerf à qui il suffit de choisir les lieux où s'offrent une pâture abondante et une retraite plus ou moins inaccessible, peut se passer d'une série de combinaisons qui étaient indispensables au loup et au renard, pour des raisons contraires. Cependant, ses actions exigent encore une certaine intelligence : il choisit pour se retirer un épais fourré, et pour paître des clairières où l'herbe est de bonne qualité ; son choix suppose donc de la réflexion. S'il a été inquiété dans sa retraite, il l'abandonne ou s'y cache avec soin ; « et il met à s'y cacher un art qui ne peut être que le fruit de vues fines et de réflexions compliquées. » Parfois, avant d'aller prendre du repos dans le lieu qu'il s'est choisi, il ouvre des voies en divers sens pour tromper ses ennemis. « Cette prévoyance, dit G. Leroy, annonce des faits déjà connus et une suite d'idées et de présomptions qui sont la conséquence de ces faits ; car il faut nécessairement qu'une telle démarche soit le produit des raisonnements qui suivent : un chien conduit par un homme m'a plusieurs fois forcé de fuir et m'a suivi longtemps à la trace, donc ma trace lui a été connue : ce qui est arrivé plusieurs fois peut encore arriver aujourd'hui, donc il faut que je me précautionne contre ce qui est déjà arrivé. Sans savoir comment on fait pour connaître ma trace et la suivre, je présume qu'au moyen d'une fausse marche je pourrai dévoyer mes poursuivants ; donc il faut que j'aille et revienne sur mes voies pour leur en dérober la connaissance et assurer ma tranquillité ! »

Le lièvre lui-même, en apparence si stupide et dépourvu de tout autre moyen de défense que la fuite, sait fuir avec art ; il proportionne la vitesse de sa course à celle des chiens ; il évite les bois, parce qu'il a appris, dit-on, par expérience, que son passage y laisse des traces ; il suit les chemins, les lieux découverts. Après avoir couru longtemps dans une direction, il revient sur ses voies pour dérouter les chiens, puis il se jette de côté, et quelquefois va faire partir du gîte un autre lièvre pour prendre sa place.

Ainsi, d'après Leroy, dont je résume ici les idées, « les actions les plus ordinaires des bêtes, leurs démarches de tous les jours, supposent la mémoire, la réflexion sur ce qui s'est passé, la comparaison entre un objet présent qui les attire et des périls indiqués qui les éloignent, la distinction entre les circonstances qui se ressemblent, à quelques égards, et qui diffèrent à d'autres, le jugement et le choix entre tous ces rapports [1]. » Tout dans la conduite de ces êtres décèle une intelligence plus ou moins étendue et plus ou moins perfectible, qui se développe par l'éducation et l'expérience acquise. Il n'y aurait donc, entre le mobile de leurs actes et le mobile des nôtres, qu'une différence de degré. Ce mobile ou ce principe serait le même pour eux et pour nous.

Si l'on ne réfléchissait pas avec soin à l'interprétation que Leroy donne des actions des animaux, elle paraîtrait à l'abri de toute objection, tant elle est séduisante. Mais, quand on l'examine de près, on s'aperçoit bientôt qu'une infinité d'opérations qui sont rapportées à l'intelligence dépendent de l'instinct et ne supposent aucune combinaison d'idées, aucune réflexion, aucun choix de la part des individus qui les exécutent. Les divers moyens qu'emploient les animaux pour résister à leurs ennemis, se soustraire à leurs attaques, assurer leur subsistance, ne sont pas entièrement le résultat de combinaisons réfléchies et raisonnées ; ils sont, dans la plupart des circonstances, le produit d'une impulsion irrésistible et sûre qui n'a rien de commun avec l'intelligence. Les ruses du loup et du renard, leurs manœuvres adroites, leur habileté à se rendre maîtres d'une proie, à éviter les pièges qu'on leur tend, dérivent en grande partie des facultés instinctives qu'ils apportent en naissant, et qui sont inhérentes à leur nature. L'art admirable que le chien met à chasser, le cerf à dissimuler sa retraite, le lièvre à calculer sa fuite, est purement instinctif ; mais il peut être modifié et compliqué par le jugement, la mémoire, la prévoyance. Le lapin, en se construisant un terrier, n'est pas guidé par le souvenir du froid qu'il a souffert, des frayeurs qu'il a eues, des dangers auxquels il a été exposé ; il se creuse des galeries, bien qu'il n'ait pas encore vu d'hiver, bien qu'il n'ait point encore été poursuivi, et qu'il ignore l'utilité de son travail ! Une force innée le pousse à creuser le sol, et il le creuse même dans une cabane où il jouit de la plus complète sécurité. Les frugivores qui font des provisions n'agissent pas conséquemment à la faim qu'ils ont déjà éprouvée, et par suite de réflexions sur les inconvénients de l'abstinence. Ce n'est point par prévoyance ni en vue des nécessités à venir qu'ils remplissent leurs retraites de vivres ; ils y sont déterminés sans qu'ils aient besoin d'aucune réflexion : le rat qui est né auprès d'un tas de blé, et qui a toujours vécu dans l'abondance, attire cependant vers son trou tout ce qu'il peut y amener ; et pourtant il n'a point encore souffert de la faim, il n'a jamais manqué de subsistance, il n'a pas vu d'hiver. Comment pourrait-il agir d'après le souvenir du passé et la prévision de l'avenir ? D'ailleurs dans le cas où l'animal agit d'après l'expérience du passé, ses consécutions, pour se servir du terme de

---

1. Leroy, *Ouvrage cité*, septième lettre, p. 144.

Leibnitz, sont purement empiriques : le bâton levé lui rappelle simplement les coups qu'on lui a donnés ; la vue du maître entraîne la réminiscence des caresses ou des mauvais traitements qu'il en a reçus : il n'a pas le sentiment de la causalité ou des rapports entre ce qu'il voit et ce qu'il peut craindre ou espérer.

Il y a donc un élément essentiel méconnu dans le système de la gradation des facultés, un mobile étranger aux combinaisons intellectuelles, quoique susceptible de s'associer avec elles : c'est cet élément, ce mobile particulier que Leroy, observateur si profond et si fin, n'a pas su distinguer de l'intelligence et apprécier à sa juste valeur ; il importe d'en déterminer ultérieurement les caractères et les effets pour analyser exactement la psychologie animale.

Le troisième système qui reste, celui de la dualité des facultés, permet seul de bien comprendre les actions si nombreuses et si variées des animaux. En effet, il est indispensable, pour les expliquer, d'établir une distinction entre les phénomènes qui dépendent de l'instinct et ceux qui dérivent de l'intelligence, d'assigner avec précision les caractères qui appartiennent en propre à chacune de ces deux espèces d'actes : la tâche est difficile, mais elle est accomplie, en grande partie du moins, par les travaux de Reimarus, et de Frédéric Cuvier.

Pour peu qu'on examine attentivement les actions des animaux, on remarque que certaines d'entre elles se font toujours de la même manière, avec sûreté et précision, sans que l'animal qui les exécute ait eu le temps de réfléchir, avant qu'il ait rien appris de ses parents, rien acquis par l'habitude, l'exercice ou l'expérience individuelle : tandis que d'autres, au contraire, sont variées suivant les circonstances, accomplies avec hésitation, perfectionnées par l'habitude et appropriées aux besoins accidentels éprouvés par l'animal. Les premières sont purement instinctives ; les secondes résultent de l'exercice des facultés intellectuelles : l'instinct, qui est le point de départ des unes, est essentiellement différent de l'intelligence qui produit les autres.

L'instinct, que Buffon n'avait pas compris, que tant d'auteurs avaient considéré comme un mot vide de sens, l'instinct, que les psychologistes connaissent mal, est une faculté innée, commune à tous les animaux, même les plus imparfaits, faculté invariable dans chaque espèce, irrésistible, non raisonnée, à laquelle l'animal obéit involontairement, sans pouvoir s'y soustraire. En cédant à cette impulsion secrète, il ne sait pas pourquoi il agit de telle ou telle manière, il ignore le but et l'utilité de ses actes. Il n'a pas assez d'intelligence pour réfléchir, pour raisonner ses actions, pour se diriger avec sûreté, imaginer les moyens qui peuvent le préserver des dangers, le soustraire aux attaques de ses ennemis ; il faut, en quelque sorte, qu'une force invincible le gouverne, en le dispensant de réflexion, de jugement, de mémoire, de prévoyance : or, cette force qui le dirige à son insu est l'instinct, dont les effets n'ont rien de commun avec ceux de l'intelligence.

Déjà quelques philosophes anciens avaient deviné que les actions des animaux attribuées à la raison, à l'intelligence, sont d'une toute autre espèce, Sénèque[1],

---

1. Sénèque, 121e *Lettre*.

dans une lettre admirable, dit que la connaissance que les animaux ont de ce qui peut leur nuire ne vient pas de l'expérience. Ils l'apportent en naissant avec celle des moyens d'éviter les dangers auxquels ils sont exposés. Leur industrie est innée et non acquise. C'est, dit-il, la nature qui leur enseigne ce qu'ils ont besoin de savoir, et son enseignement est uniforme, sans superfluité.

Reimarus[1] considère l'instinct comme une tendance aveugle, un penchant intérieur, une force agissante qui porte les animaux à exécuter certains actes dont ils ne conçoivent ni les moyens ni l'utilité. Dès que les animaux naissent et sans qu'ils aient aucune connaissance, aucune expérience des choses, cette impulsion secrète les sollicite à agir constamment, uniformément, dans telle ou telle direction ; et, à partir de ce moment, ils effectuent sans choix, sans préméditation, sans la moindre hésitation, les opérations les plus compliquées.

Darwin considère l'instinct comme un résultat d'habitudes acquises et devenues héréditaires. Mais, une telle opinion me paraît insoutenable. L'hérédité dans aucun cas actuel ne montre une telle puissance, elle ne fait pas d'un enfant d'architecte ou de mathématicien un architecte ou un mathématicien ; elle transmet l'aptitude à le devenir ; elle ne le fait pas de toutes pièces. D'ailleurs il resterait dans l'hypothèse darwinienne à expliquer comment, par exemple, les premières abeilles, les premiers castors ont pris ces habitudes de constructions savantes qui se transmettent sans variations depuis des milliers d'années.

Les divers instincts sont tous relatifs à la conservation de l'individu ou à la reproduction de l'espèce : ils sont tous en rapport avec les besoins de l'animal et mis en harmonie avec son organisation. Il n'est pas une seule espèce qui en soit dépourvue, pas une qui en ait de trompeurs ou d'inutiles.

Ils sont uniformes et exactement déterminés dans chaque espèce. Aucun d'eux n'est perfectible, ni susceptible d'éprouver de modifications essentielles : ce qu'un animal fait, tous les autres le font ou peuvent le faire de la même manière. Ceux-ci réussissent parfaitement, dès la première fois, sans tâtonnement, sans hésitation.

Ces instincts sont sûrs : ils n'ont, par conséquent, rien à tirer, ni de l'expérience, ni de l'imitation, ni de l'exercice. Quelques-uns d'entre eux ne se manifestent qu'à certaines époques de la vie et agissent périodiquement : ceux de la reproduction, par exemple ; d'autres, une seule fois dans le cours de l'existence.

Ils sont susceptibles de s'altérer chez les animaux soumis à une contrainte prolongée ; ils s'affaiblissent, se perdent même, en partie, sous l'influence de l'esclavage et de la domesticité, mais ils réapparaissent dès que les animaux reviennent à leur état naturel, et ils reprennent alors toute la sûreté qu'ils avaient auparavant. Dans tous les cas, ni l'éducation, ni l'exemple ne peuvent en faire naître de nouveaux.

Ils ont leur cause dans les besoins de chaque animal, et paraissent mis en action par le sentiment du plaisir et de la douleur, ainsi que par le souvenir des impressions déjà éprouvées. La connaissance que l'animal peut avoir de ses

---

1. Hermann Samuel Reimar, *Observations physiques et morales sur l'instinct des animaux, leur industrie et leurs mœurs*, trad. R. de L. Amsterdam, 1770, 2 vol. in-12.

moyens ne semble exercer aucune influence sur les actes que ces instincts déterminent, puisque chaque individu essaye de se servir des armes qu'il n'a pas
encore : le veau, le bélier, veulent donner des coups avec les cornes avant qu'elles
aient poussé ; le chien cherche à mordre alors que ses dents ont à peine
percé la gencive.

Les instincts sont d'autant plus développés que les animaux ont moins d'intelligence : le chien, le cheval, l'éléphant, qui jouissent d'un entendement plus
vaste que le lapin, que les oiseaux et les insectes, ont des instincts bien moins
étendus et moins admirables que ces derniers. L'homme, qui est le plus intelligent de tous les êtres, est sans contredit celui qui possède les instincts les moins
parfaits. Ce rapport inverse se fait encore observer entre les diverses races
humaines : les peuplades sauvages ou barbares sont celles dont les instincts ont
le plus de sûreté, tandis que les races dont la civilisation est portée à un haut
degré semblent avoir presque entièrement perdu ces facultés si nécessaires à
l'homme livré à lui-même. On voit, d'après cela, que l'instinct ne dérive point de
de l'intelligence, et l'on conçoit très bien que les animaux, qui ne peuvent trouver
dans leur entendement assez de ressources pour se conduire, aient besoin, en
compensation, d'être guidés par des instincts étendus et sûrs. De même, il est
nécessaire que ceux auxquels une courte existence ne donne pas le temps de
s'instruire puissent se gouverner d'une manière instinctive.

L'instinct dispense donc la bête d'avoir de l'intelligence, et en définitive, pour
elle, le résultat est à peu près le même, puisque, en agissant instinctivement,
c'est-à-dire sans savoir pourquoi ni comment, elle exécute ses actions mieux
qu'elle ne pourrait le faire à force de réflexion et de calcul. Il y a, de plus, pour
elle, cet avantage de réussir, du premier coup, dans des opérations qu'elle ne
parviendrait à effectuer autrement qu'à la suite de combinaisons compliquées et
de tentatives infructueuses.

Ce fait est donc très remarquable ; il nous montre bien la sagesse infinie qui a
présidé à l'organisation des êtres vivants. Sans l'instinct donné aux animaux, qui
leur aurait appris, comme le dit Reimarus, l'art de pourvoir à leur subsistance,
de se choisir une retraite, de se construire des habitations ? Qui leur aurait enseigné à faire des nids, à se fabriquer des vêtements, à changer de climats, à reconnaître leurs ennemis, à employer mille ruses diverses pour éluder leurs poursuites ? Qui, enfin, leur aurait donné toutes ces connaissances sans lesquelles ils
seraient incapables d'assurer leur existence ?

En résumé, l'instinct est une faculté innée, une force irrésistible, essentiellement fatale, qui pousse les animaux à exécuter certains actes sans qu'ils aient
besoin de raisonner, de réfléchir, force sur laquelle l'éducation, l'habitude, n'ont
pas d'influence sensible. L'intelligence, au contraire, est une faculté essentiellement perfectible, variable, suivant les espèces, modifiable par l'âge, l'éducation
et une infinité de circonstances diverses. Ces deux facultés sont toujours en raison
inverse l'une de l'autre : l'instinct est très développé chez les animaux inférieurs
qui ont l'intelligence obtuse ou qui en sont à peu près totalement dépourvus ; il
est beaucoup moins parfait chez les animaux supérieurs dont l'intelligence se
rapproche de celle de l'espèce humaine.

« L'opposition la plus complète, dit M. Flourens[1], sépare l'instinct de l'intelligence. Tout, dans l'instinct, est aveugle, nécessaire et invariable ; tout, dans l'intelligence, est électif, conditionnel et modifiable : le castor qui se bâtit une cabane, l'oiseau qui se construit un nid, n'agissent que par instinct ; le chien, le cheval, qui apprennent jusqu'à la signification de plusieurs de nos mots et qui nous obéissent, font cela par intelligence. — Tout dans l'instinct est inné : le castor bâtit sans l'avoir appris ; tout y est fatal : le castor bâtit par une force constante et irrésistible. — Tout dans l'intelligence résulte de l'expérience et de l'instruction : le chien n'obéit que parce qu'il l'a appris ; tout y est libre : le chien n'obéit que parce qu'il le veut. — Enfin, tout dans l'instinct est particulier : cette industrie si admirable que le castor met à bâtir sa cabane, il ne peut l'employer qu'à bâtir sa cabane ; et tout dans l'intelligence est général, car cette même flexibilité d'attention et de conception que le chien met à obéir, il pourrait s'en servir pour faire tout autre chose. »

Cette distinction fondamentale entre les facultés de l'instinct et celles de l'intelligence ne s'applique pas seulement aux animaux, elle doit être étendue à l'homme, et jeter de nouvelles clartés dans le domaine de la psychologie.

En effet, ce qu'on appelle appétits, penchants, inclinations, sentiments, facultés affectives, c'est-à-dire les impulsions qui sollicitent l'homme à se nourrir, les impulsions génésiques, l'attachement maternel, la tendance à la sociabilité, les tendances à l'acquisition, à l'imitation, les sentiments de la crainte, de la haine, etc., sont des impulsions indépendantes de l'intelligence, auxquelles la nature humaine est constamment soumise. Ce sont les facultés de l'âme irraisonnable de Platon, ou celles des degrés inférieurs de l'âme, dans les idées de saint Augustin.

Ces facultés affectives, ces impulsions paraissent toutes innées, comme les philosophes de l'école écossaise l'ont très bien remarqué, après Locke, Leibnitz et d'autres. Elles le sont en ce sens qu'elles appartiennent à tous les hommes avec des différences de degrés, que leur évolution est spontanée, leur exercice indépendant de toute opération intellectuelle, dans les conditions de la vie qui les rendent nécessaires. Elles sont aussi indispensables à l'homme qu'aux bêtes, à l'homme civilisé qu'à l'homme isolé, barbare ou sauvage. Sans elles la conservation de l'être isolé serait menacée, la famille, la tribu, la société, ne seraient pas possibles, comme l'a déjà fait remarquer un éminent psychologiste[2].

D'un autre côté, les facultés intellectuelles, le jugement, le raisonnement, tout ce qui en fait la base, tout ce qui en dérive, les facultés qui se développent lentement, qui se cultivent, se perfectionnent, celles qui ajoutent la vie de l'esprit à la vie purement animale, ont des caractères essentiellement différents de ceux des premières. Elles ne donnent lieu qu'à des opérations calmes, réfléchies, combinées, qui n'ont rien de la fatalité des autres.

C'est parce qu'il possède à la fois ces deux ordres de facultés que l'homme est un être complexe, réellement double : animal au point de vue des instincts, être

----

1. Flourens, *ouvrage cité*, p. 16.
2. Lelut, *Qu'est-ce que la phrénologie, ou Essai sur la signification et la valeur des systèmes de psychologie en général.* Paris, 1836.

raisonnable par sa haute intelligence. Il est toujours l'un et l'autre, quoi qu'il fasse : le premier par ses besoins plus ou moins impérieux, par ses tendances plus ou moins irrésistibles, pousse le second, qui tantôt se laisse aller sans réflexion ou avec quelques variantes, et tantôt délibère, hésite, résiste. L'animal n'a d'autre mobile que ses instincts, l'homme a de plus sa raison, qui l'éclaire sur le but, sur la portée et les conséquences de ses déterminations.

Ce qu'on appelle le libre arbitre n'a pas de sens pour l'animal. L'animal à intelligence nulle ou extrêmement bornée ne peut guère délibérer ; il n'a ni assez de jugement, ni assez de connaissances pour prendre des déterminations appropriées aux circonstances qui se présentent. Poussé par l'instinct qui lui dicte toujours le parti le plus convenable, il s'y laisse aller ; il n'a pas de liberté, et s'il en avait, elle lui serait funeste, faute de savoir en user. L'homme serait entièrement libre s'il n'était qu'un être raisonnable, mais ses instincts tendent à lui enlever une partie de sa liberté : ses impulsions animales, souvent violentes, l'entraînent avant qu'il ait fait ses réflexions ; elles l'entraînent même quelquefois encore, bien qu'il ait vu les inconvénients d'y obéir. Il ne parvient à résister qu'en luttant avec énergie, et il se montre d'autant plus homme qu'il prend un empire plus absolu sur lui-même. Mais, le plus souvent, ses actions représentent un moyen terme, une direction diagonale ; elles sont le produit des impulsions spontanées, plus ou moins modifiées par des déterminations raisonnées, réfléchies. Descartes, Leibnitz, Kant, qui admettaient la liberté absolue des actions humaines, étaient aussi loin du vrai que Hobbes et Helvétius en la niant. Locke et Reid se sont montrés sages en se prononçant pour le juste milieu.

Du reste, il n'y a pas toujours antagonisme entre les impulsions instinctives et les déterminations auxquelles la raison la plus sage s'arrête. Très souvent même, l'homme ne peut mieux faire que d'obéir sans réserve à ses instincts. Il serait un monstre d'étouffer son penchant à la sociabilité, ses affections de famille, l'amour, etc.; il manquerait de logique en cherchant à atténuer son aversion pour ce qui doit être abhorré, sa pitié pour ce qui mérite la commisération, sa tendance à l'imitation, quand elle a un but louable, sa propension à acquérir, quand elle est utile à lui et aux siens, sans léser personne.

Maintenant que la grande distinction est établie entre les deux ordres de facultés psychologiques, nous pouvons nous rendre compte des actions les plus compliquées des animaux. Pour esquisser à grands traits leur histoire, j'examinerai les actes qui se rapportent à chacun de ces ordres. Je suivrai l'ancienne division des instincts en ceux de conservation et ceux de reproduction : ces deux grandes catégories renfermeront, suivant leur but, les instincts de destructivité, de sociabilité, les instincts divers qui portent les animaux à vivre isolés, à se construire des habitations, à se faire des nids, à voyager, à émigrer, etc. Cette marche sera plus naturelle que celle qui consisterait à les étudier isolément, indépendamment de leur but final ; elle fera mieux saisir la liaison qui existe, sous le rapport de la destination, entre des instincts dont la nature est fort variée, et qui, pris isolément, semblent n'avoir rien de commun les uns avec les autres.

II. — DES INSTINCTS DE CONSERVATION.

Tous les animaux, depuis le zoophyte, dont la vie se distingue à peine de celle de la plante, jusqu'aux mammifères les plus rapprochés de l'homme, jouissent d'une faculté spéciale, mise en harmonie avec leur organisation, et avec le milieu dans lequel ils vivent. Cette faculté préposée à la garde, à l'entretien de l'individu, porte le nom d'instinct de conservation. Elle est mise en éveil par le danger et trouve dans l'économie des auxiliaires prêts à la servir, pour remplir le but que la nature lui a assigné.

Cet instinct n'est pas développé au même degré chez toutes les espèces animales. En général, il est d'autant plus parfait et plus sûr que l'intelligence est plus obtuse. Tantôt il se manifeste par des besoins impérieux, des impulsions bien caractérisées, des combinaisons en apparence fort intelligentes ; d'autres fois il ne se révèle que par des manifestations équivoques, qui semblent devoir faire douter de son existence. C'est ainsi que le palmipède connu sous le nom de fou (*Pelecanus bassanus*, L.) se laisse prendre, sans chercher à fuir, et assommer, sans faire d'efforts pour se soustraire aux coups ; mais ce n'est là qu'une exception fort rare qui ne peut infirmer la règle générale.

Sous le nom d'instinct de conservation, j'entends parler non d'un instinct unique, isolé, mais d'un ensemble d'instincts, différents par leur but immédiat, leur mode de manifestation, et se rapportant, en dernière analyse, au but commun de l'entretien de l'individu. L'oie du Nord qui se tient sur le bord des eaux pour y chercher sa nourriture, et qui émigre lorsqu'un hiver trop rigoureux ne lui permet pas de trouver sa subsistance dans le pays qu'elle habite, obéit tour à tour à l'instinct qui la porte à nager ou à celui qui la pousse à l'émigration, dans les deux cas, en vue de se procurer de la nourriture ; l'abeille qui va recueillir le nectar des fleurs, et qui le dépose dans la ruche qu'elle a construite avec art, semble mue par des instincts différents, mais qui, en définitive, se rattachent à celui qui nous occupe.

La nature, dans la répartition des instincts des animaux, s'est montrée admirable comme dans ses plus beaux ouvrages. Ayant donné une certaine destination à un animal, elle l'a doté de toutes les facultés les plus convenables pour la remplir ; elle lui a inspiré, à cette fin, des actes si sagement réglés que les plus sages observateurs ont pu les croire le produit de la raison et de l'intelligence. Aux uns elle a enseigné l'art de la chasse, aux autres celui de la pêche, à celui-ci l'art de la construction, à celui-là la science des voyages, des émigrations. En destinant, par exemple, le castor à vivre près des eaux, elle lui a donné l'instinct de la sociabilité, car le castor ne peut rien dans l'isolement ; l'instinct de la construction, et d'une construction toute spéciale, étrangère aux règles de l'architecture ordinaire ; elle lui a tracé son plan ; elle l'a rendu ouvrier, en façonnant ses dents à couper les bois, ses pattes à gâcher la terre, sa queue à la battre comme le ferait la truelle. De même en faisant de la taupe un animal apte à vivre sous le sol, elle lui a donné l'art de creuser des galeries, d'y faire la chasse aux vers et aux insectes. En transformant l'oiseau de proie en brigand ailé, elle lui a donné l'instinct de la solitude, celui de l'agression ; elle a rendu son vol puissant, ses serres acérées, son œil perçant, capable de supporter la vive lumière du soleil, etc.

On comprend que ces instincts doivent varier beaucoup suivant l'organisation des animaux, leur genre de vie, les lieux qu'ils habitent, les dangers auxquels ils sont exposés, le but que ces animaux doivent remplir dans le plan de la création. Ceux qui sont destinés à vivre de proie, à se repaître de carnage, ont besoin de force pour vaincre, ou de ruse pour surprendre leurs victimes ; la nature leur doit des mouvements souples, une course agile, une ouïe fine, un odorat exquis. Ceux, au contraire, qui vivent d'herbes et qui sont à la merci des premiers, ont besoin d'armes défensives ou de moyens particuliers pour se soustraire à la férocité de leurs ennemis ; il est nécessaire qu'ils puissent déjouer les ruses de ces derniers et se ménager des retraites qui leur donnent quelque sûreté ; il faut enfin que leurs moyens de conservation se modifient suivant qu'ils vivent solitaires ou réunis en troupes, suivant qu'ils sont à l'état sauvage ou sous l'empire de la domesticité.

Le carnassier, l'oiseau de proie, ont besoin de vivre isolés ; il leur faut un espace libre où ils puissent exercer leurs ravages et régner en souverains absolus. Leur subsistance est précaire, souvent ils sont exposés à souffrir de la faim ; aussi ne peuvent-ils supporter des rivaux qui leur disputent leur proie. Bien différent de l'herbivore dont l'alimentation assurée se trouve sans peine, sans ruse ni combat, le carnassier semble constamment inquiet de sa subsistance ; toutes ses préoccupations paraissent se rapporter à la recherche de ce qui doit apaiser sa faim ; cependant il est encore fréquemment obligé à de longues abstinences que la nature de ses aliments et la disposition de son appareil digestif lui rendent tolérables. Bien que l'isolement soit pour lui une nécessité, il est quelquefois sociable. Plusieurs de ces animaux aiment à se réunir en troupes, soit momentanément, comme le loup de nos forêts par les temps de neige, soit d'une manière permanente, comme les chiens devenus sauvages, ou les chacals qu'on voit s'associer pour dépecer une proie morte ou déterrer un cadavre.

L'appétit de la destruction va souvent plus loin que la satisfaction d'un besoin impérieux, et rend les animaux inutilement sanguinaires : le renard qui s'est introduit dans la basse-cour ne se contente pas de se repaître jusqu'à satiété, il veut encore égorger les victimes qu'il ne peut dévorer, comme pour se venger sur elles des privations qu'il a souffertes et des difficultés qu'il a éprouvées. La fouine, la belette, lui ressemblent entièrement sous ce rapport. Parmi eux, il en est que la force rend belliqueux et pleins de courage, comme le tigre, le lion, l'aigle, l'épervier ; ils se plaisent à l'exercice de la chasse ; ils aiment les combats : leur proie ne leur paraît agréable que si elle a été courageusement conquise. D'autres plus faibles, sont pusillanimes et lâches ; pour eux, l'adresse, la ruse, doivent suppléer à la force : le renard se creuse un terrier et ne s'attaque qu'à des ennemis dont il n'a rien à redouter. Du reste, chacun se sert des moyens qui lui ont été donnés. Le chien, doué d'un odorat exquis, l'emploie pour la chasse ; le chat, incapable de forcer ses victimes à la course ou de pénétrer dans leurs retraites, se contente de les attendre, admirablement servi qu'il est par sa patience et la finesse de son oreille. Quelques-uns d'entre eux, lâches à l'excès, sont, comme le vautour et le corbeau, réduits à se repaître de proie morte, de débris en putréfaction. Ainsi, chez tous, les modifications de l'instinct sont mises en harmonie avec les variétés de l'organisation, les unes entraînant inévitablement les autres. C'est autant pour le vautour une nécessité d'être lâche que pour le tigre un besoin impérieux d'être sanguinaire.

S'il est généralement dans la nature des carnassiers de vivre solitaires, il est dans celle de beaucoup d'herbivores de vivre en troupes. La subsistance de ceux-ci étant assurée, nulle rivalité ne peut exister entre les individus d'une même espèce; la faiblesse de quelques-uns, les dangers imminents auxquels presque tous sont exposés, paraissent leur en faire une loi, une nécessité : nécessité heureuse pour l'homme, puisqu'elle a été le point de départ, la condition préliminaire de la domesticité. Les buffles de l'Inde et de l'île de Ceylan, les bisons du nord de l'Amérique, l'yack ou vache grognante des montagnes de l'Asie, les gazelles, et, en général, tous les autres ruminants, de même que les ânes et les chevaux sauvages, se rassemblent constamment en troupes plus ou moins nombreuses; ils paissent, reposent, émigrent, ou veillent ensemble à la sûreté commune; la troupe obéit à des chefs qui se sont imposés ou qu'elle s'est choisis; les jeunes animaux, les individus faibles sont mis au centre et protégés avec sollicitude, et dès que l'ennemi essaye d'attaquer la troupe, toutes les bêtes se rangent, dit-on, en cercle pour lui opposer une barrière redoutable. Cependant, il y a encore quelquefois entre les grandes agglomérations de ces pacifiques herbivores des luttes que Darwin rattache à la concurrence vitale, et qui rappellent les luttes engagées entre les tribus humaines nomades, même entre les peuples civilisés. Alors les troupes qui parviennent à envahir une région et à s'en emparer en expulsent les troupes rivales. Parmi les rongeurs, on voit fréquemment le lapin, nouveau venu dans la garenne ou le clapier, maltraité et tué par ses hôtes. Le lièvre étranger que l'on met dans un petit parc ne tarde pas à être mis à mort par les lièvres maîtres du terrain.

L'instinct de conservation offre, parmi ces espèces, une infinité de modifications, suivant la nature de leurs aliments, les localités qu'elles habitent, les dangers qu'elles courent, etc. La vache thibétaine, lorsque la neige couvre la région qu'elle occupe, se laisse glisser sur le versant de la montagne et vient, en remontant, brouter l'herbe qu'elle a mise à découvert; le renne sait bien avec son pied découvrir le lichen dont il doit se nourrir; le mulet destiné aux voyages dans les steppes de l'Amérique brise, dit Humboldt, une espèce de cactus dont le suc abondant est pour lui un rafraîchissement agréable. Du reste, tous les animaux savent choisir les plantes qui leur conviennent et repousser celles qui pourraient leur nuire. La domesticité, qui a si profondément modifié ceux qui vivent avec nous, n'a pas détruit cet instinct : les bœufs que l'abbé Rozier avait mis dans un pâturage où abondait le colchique, souffrirent de la faim, sans toucher à la plante vénéneuse.

Si l'instinct de conservation se révèle, sous une infinité de formes, dans les moyens qu'emploient les animaux pour pourvoir à leur subsistance, il se manifeste aussi avec énergie lorsqu'ils ont à se préserver des attaques et à déjouer les ruses de leurs ennemis. En général, quand ils sont attaqués, ils font usage de leurs armes les plus sûres : le cheval se sert de son pied, le bœuf de ses cornes, l'éléphant de sa trompe, le chat de ses dents et de ses griffes. Les animaux faibles et timides emploient des moyens plus ou moins singuliers : la souris, la taupe, se creusent des habitations souterraines; le mulot se loge dans un terrier où il s'endort, entouré d'une abondante provision; le lapin, la marmotte, se réfugient également dans des terriers. Le castor renverse des branchages en travers des courants, enfonce des pieux, élève une digue, et se construit, sur les eaux, avec un talent admirable, une habitation solide. L'industrie que ce dernier emploie à se bâtir une demeure n'est point le résultat de l'éducation, ni le produit de combinaisons intelligentes. Frédéric Cuvier a montré que des castors pris jeunes, élevés loin de leurs parents et enfermés dans des cages, cherchaient à bâtir, bien qu'ils n'eussent rien appris des animaux de leur espèce, et que toute construction leur fût inutile.

L'instinct conservateur est très développé dans toutes les classes de la série animale : j'en ai dit assez pour les mammifères. Chez les oiseaux, il offre une infinité de modifications fort remarquables qu'il serait trop long d'examiner ici. Une d'entre elles mérite cependant une mention spéciale, c'est l'émigration. Tout le monde sait que l'oie sauvage, la cigogne, l'hirondelle, la grue, la caille, passent, à certaines époques de l'année, des contrées du nord vers les pays où règne une température plus douce; que la bécasse voyage des montagnes vers les plaines pour trouver une subsistance assurée. Chez les invertébrés, ces instincts sont souvent plus admirables encore que chez les animaux supérieurs : l'abeille accumule le miel dans sa ruche; l'araignée tend avec art des filets qui doivent servir de piège à sa proie; la seiche poursuivie lance autour d'elle, pour se dérober à la vue de ses ennemis, une partie de l'encre qu'elle tient en réserve dans une poche spéciale; le bernard-l'ermite, dont la queue n'est pas, comme le reste du corps, pourvue d'une enveloppe résistante, choisit un coquillage vide pour la loger, et l'échange contre un autre quand il est devenu trop petit pour la contenir. Ces quelques exemples, pris parmi des milliers, donnent une idée suffisante de l'universalité des instincts de conservation.

Quels que soient leurs caractères, les instincts relatifs à la conservation sont parfaitement en rapport avec le genre de vie de chaque espèce. Tous les animaux ont, comme l'a fait remarquer Reimarus [1], l'instinct de chercher l'élément, le milieu qui leur convient, même quand ils ont de larges espaces à parcourir pour s'y rendre; celui de s'y confiner, en s'y ménageant des retraites, en s'y creusant des repaires, des terriers ou d'autres habitations, celui de s'éloigner par moments de ces milieux, de chercher une proie, de la découvrir, de lui tendre des pièges, de s'en emparer par la force ou la ruse, l'instinct de faire des provisions; celui de désarmer l'ennemi, de se soustraire à ses attaques, de se défendre à l'aide de leurs armes naturelles.

Si ces instincts ne dérivent pas de l'organisation, on ne saurait nier qu'ils soient en parfaite harmonie avec elle. Ainsi les animaux du Nord sont couverts

---

1. Reimarus, *Ouvrage cité*, t. I, p. 159.

d'une épaisse fourrure ; ceux des contrées chaudes ont, au contraire, le pelage peu fourni, et quelquefois même la peau complétement nue ; ceux qui passent l'hiver dans un engourdissement plus ou moins complet, comme les reptiles et certains mammifères, tels que l'ours, la marmotte, la chauve-souris, le hérisson, s'engraissent avant la saison rigoureuse, et trouvent dans la graisse un combustible respiratoire ainsi qu'un aliment réparateur ; le chameau, exposé à souffrir de la soif dans les climats brûlants qu'il habite, a des poches gastriques où l'eau se tient en réserve ; la girafe, qui doit se nourrir des feuilles d'un arbrisseau épineux, a un long cou et une lèvre fendue pour les atteindre ; le fourmilier, privé de dents, mourrait de faim sans la disposition de sa langue protractile et gluante ; l'oiseau de rivage manquerait à sa destination s'il n'avait de longues jambes et un bec effilé. A l'aide de cette concordance des instincts avec l'organisation, la nature s'est montrée logique dans ses plus singulières bizarreries.

Les instincts conservateurs se manifestent avec plus ou moins de force aussitôt après la naissance, avant que l'animal ait pu recevoir aucune éducation de ses parents, et, dès lors, ils donnent lieu à des opérations aussi sûres et aussi précises que par la suite. L'abeille, à peine éclose et dégagée des enveloppes de sa larve, sort, comme le dit Réaumur [1], de l'habitation commune, va chercher des fleurs, y va seule, s'empare de leur nectar, et sait bien ensuite retourner à sa ruche ; en un mot, elle fait, dès le premier moment, tout ce qui deviendra l'occupation du reste de son existence. Le jeune gallinacé, en sortant tout humide de sa coquille, va prendre le grain qui doit le nourrir ; il comprend dès la première fois le cri d'alarme que pousse sa mère, et accourt sous ses ailes pour se soustraire au danger ; les jeunes canards que la poule a couvés vont immédiatement se jeter à l'eau. Les petits mammifères prennent la mamelle de leur mère, dès qu'ils sont sortis de son sein. Haller a vu des agneaux et des chevreaux nouveaunés aller chercher leur mère à des distances considérables. Ces instincts semblent même préexister à la naissance : le chevreau que Galien avait tiré, par une incision, du ventre de sa mère distingua au milieu d'une poignée d'herbes le cytise qui s'y trouvait mêlé. Mais, la plupart surgissent à l'époque et au moment où ils sont utiles, à l'instant même de l'action à laquelle ils doivent présider. La délibération créerait un péril à l'animal s'il pouvait délibérer : l'instinct le tire d'embarras ; la nature lui dicte sur-le-champ le parti à prendre.

Ils se montrent avec des caractères constants chez tous les individus d'une même espèce qui se trouvent dans les mêmes conditions, et ne donnent jamais lieu à des erreurs bien grandes : l'oiseau n'est déterminé à voler que quand ses ailes lui permettent de se soutenir dans les airs ; le jeune carnassier n'est poussé à l'attaque d'une proie que lorsque ses forces sont suffisantes pour assurer la réussite de son entreprise.

Ce que je viens de dire s'applique plus spécialement aux animaux qui vivent à l'état sauvage. L'homme, en asservissant quelques espèces sociables, les a rendues, sous le joug de la domesticité, souples et dociles, en même temps qu'il s'est efforcé de modifier tout ce qui pouvait nuire au but de cet esclavage. En se

---

1. Réaumur, *Mémoires pour servir à l'histoire des insectes*, Paris, 1740, t. V, p. 601.

chargeant de les protéger, de leur construire des habitations, de leur ménager, pour toutes les saisons, une abondante nourriture, il a affaibli insensiblement l'instinct de conservation, du moins chez quelques-unes d'entre elles, la brebis, par exemple, tandis qu'il n'a pu l'altérer chez quelques autres. Plus loin, je reviendrai avec quelques détails sur ces modifications, en examinant l'influence exercée par la domesticité sur les facultés instinctives et intellectuelles des animaux.

L'homme est de tous les animaux celui dont les instincts de conservation sont le moins accusés, mais il n'en est pas dépourvu : la nature ne devait pas le laisser désarmé. Déjà l'enfant cherche le sein de sa mère ; plus tard il approche de ses lèvres tous les objets qu'il peut saisir : il est poussé à goûter tout ce qui a quelque apparence de qualité alimentaire. Devenu vigoureux, il est porté, s'il est sauvage, à chasser, à pêcher, à se construire des huttes. Il a l'instinct de l'acquisition, celui du combat et, dans certaines limites, celui de la destruction, l'instinct de la sociabilité qui accroît ses forces par celles de ses frères. Les arts les plus utiles paraissent avoir, quand on y regarde de près, un point de départ dans les impulsions instinctives.

III. — DES INSTINCTS DE REPRODUCTION.

Si la nature a donné à tous les animaux les instincts nécessaires à leur conservation, elle a dû, pour assurer la perpétuité de l'espèce, leur donner aussi ceux qui les portent à se reproduire, à protéger et à nourrir leur progéniture, jusqu'à ce qu'elle puisse se suffire à elle-même.

L'instinct de la reproduction est non moins impérieux que les premiers, s'il ne l'est davantage ; mais il en diffère beaucoup, indépendamment du but, en ce que, au lieu de se manifester dès la naissance et de persister à toutes les époques de la vie, il ne se développe qu'au moment de la puberté, pour se faire sentir pendant un certain temps, avec des alternatives d'activité et de torpeur, puis pour cesser enfin vers le déclin de l'existence.

Cet instinct, à manifestations momentanées, périodiques, prouve bien, par ses caractères, qu'il a son foyer ou son point de départ dans l'appareil génital. En effet, il se développe avec les organes de la reproduction ; il se fait sentir au moment de la puberté ; il est vif quand ces organes fonctionnent avec énergie, s'affaiblit lorsqu'ils languissent, s'endort temporairement quand ils suspendent leur action, et disparaît avec leur engourdissement ou leur atrophie. La mutilation l'annihile complètement ou à peu près ; enfin, l'apprivoisement des espèces sauvages et quelques circonstances de la domesticité en préviennent ou en font cesser l'apparition.

En disant qu'il a son point de départ dans les organes reproducteurs, je ne prétends pas en inférer qu'il y réside réellement, je veux dire seulement qu'il a, dans ces organes, le principe de son excitation, ou, en d'autres termes, la cause de son apparition ; car s'il résidait dans les organes sexuels, ce ne serait plus un instinct, mais un simple besoin, et il serait complètement anéanti par la castration, ce qui n'arrive pas dans beaucoup d'espèces. Du reste, dans cette hypothèse, on s'expliquerait difficilement une infinité de phénomènes très variés qui en dépendent et qui ont avec lui la liaison la plus intime, tels que les soins maternels chez les vivipares, l'incubation et la nidification chez les oiseaux.

Un de ses caractères les plus remarquables, c'est de se présenter sous des traits qui ne sont pas les mêmes dans les deux sexes, puisque le rôle du mâle dans la reproduction est complètement différent de celui de la femelle. Toutefois, dans l'un et dans l'autre, il a quelque chose de commun qui imprime à l'ensemble des fonctions une physionomie nouvelle, au moment où il se fait sentir énergiquement. Alors un redoublement d'activité s'observe dans l'économie; une ardeur fiévreuse s'empare de l'animal qui ne peut plus se suffire à lui-même. Le taureau ressent une ardeur qui le dévore; il erre au milieu de la prairie, promène ses regards de tous côtés, fait entendre, à de fréquents intervalles, de longs mugissements; il se montre rebelle à la voix du berger; le laboureur essaye en vain de le soumettre au joug : on dirait que le sentiment de son rôle lui fasse regarder comme humiliante la servitude que le bœuf supporte avec docilité. S'il vient à rencontrer un rival, il veut se mesurer avec lui et ne goûter de repos qu'après l'avoir vaincu au milieu de combats acharnés. La vache en rut se tourmente, s'agite, refuse de manger, paraît en proie à la plus vive inquiétude, court dans toutes les directions à la recherche du mâle; elle oublie jusqu'à son petit encore à la mamelle et cesse de l'entourer des soins qu'elle lui prodiguait auparavant avec empressement. Le coq exerce dans la basse-cour un empire absolu; fier et jaloux de ses prérogatives, il ne souffre pas qu'un rival vienne les lui disputer. Tous les animaux, enfin, nous montrent cet instinct plus ou moins prononcé; et il suffit de comparer le taureau au bœuf, le cheval entier au cheval hongre, le bélier au mouton, le coq au chapon, pour se faire une idée des modifications profondes qu'il imprime aux diverses fonctions et à la plupart des facultés des animaux. On voit clairement qu'il donne à tous le sentiment de l'indépendance, les rend indociles et les fait quelquefois devenir furieux. Il semble, chez les animaux domestiques, aussi bien que chez les espèces sauvages, être aussi prononcé et aussi impérieux que l'instinct de conservation parmi les carnassiers les plus féroces. Pour rendre les animaux plus souples et plus dociles, l'homme a dû l'étouffer en détruisant les organes essentiels de la reproduction.

L'instinct qui nous occupe, quoique en général très prononcé, est loin d'être aussi parfait dans toutes les classes du règne animal, et, dans chacune d'elles, il offre même beaucoup de différences, suivant les espèces; sous ce rapport, il y a un aussi grand nombre de degrés qu'il peut y en avoir dans le développement de l'instinct de conservation. Tout à l'heure, je disais que l'instinct de reproduction allait parfois tellement loin, que l'individu s'oubliait, en quelque sorte, pour s'y abandonner entièrement. Plusieurs espèces, celle du hérisson entre autres, nous en offrent un exemple : au printemps, cet insectivore sort de l'engourdissement où l'avait plongé le froid de l'hiver; la plus grande partie de sa graisse a disparu pendant que ses vésicules séminales se sont remplies. Alors, quoique affaibli, épuisé par l'hibernation, il consume le peu d'ardeur qui lui reste en se livrant à la génération.

Chez les mâles, dans la plupart des espèces, l'instinct reproducteur se présente dans toute sa simplicité, car le rôle de ce sexe est bien moins compliqué que celui de l'autre. Chez la femelle, au contraire, il entraîne une foule de modifications qui ont trait à la protection, à l'entretien et à l'éducation des petits. Ces soins maternels, que le mâle partage rarement, méritent une grande attention à cause de leur diversité.

Parmi les quadrumanes, cet instinct est excessivement prononcé, comme tout le monde le sait. Les femelles montrent la plus grande tendresse pour leurs petits : elles les portent dans leurs bras ou sur leur dos, quand elles sont obligées de fuir ; elles les défendent avec un dévouement et un courage remarquables.

Chez les femelles des carnassiers, il est peut-être encore plus exalté. La plupart d'entre elles ont pour leurs petits une affection poussée jusqu'aux dernières limites. La chatte, si casanière au coin du feu, change ses habitudes dès qu'elle a mis bas : elle abandonne la place qu'elle avait au foyer, et n'y vient que pour prendre sa nourriture ; elle se dérobe aux caresses qui, auparavant, lui paraissaient si agréables, et s'en va à la hâte allaiter, réchauffer et protéger ses petits. Attentive à dissimuler le lieu où elle les a déposés et le chemin qu'elle prend pour s'y rendre, on la voit soucieuse et inquiète dès qu'elle s'aperçoit que ce lieu est découvert : alors elle les prend dans sa gueule et les emporte un à un dans un autre endroit où elle les croit plus en sûreté. La louve, la renarde, la lionne, s'exposent à tous les dangers pour procurer des aliments à leur progéniture. Leur affection pour leurs petits les rend d'une férocité extrême, si elles se voient menacées de les perdre. Mais, une fois que ceux-ci peuvent se suffire à eux-mêmes, cette tendresse se change en aversion : la mère, jusqu'alors si empressée à leur prodiguer ses soins, si courageuse à les défendre, leur voue une haine impitoyable et les éloigne du lieu de leur naissance. Cependant, quelques exceptions s'observent parmi les espèces de ce groupe : la chienne et la chatte, qui n'ont pas moins de sollicitude pour l'éducation de leurs petits, ne les prennent pas en aversion, une fois qu'ils deviennent assez forts pour se passer de la protection maternelle. Parmi les ruminants, bien des femelles témoignent presque autant d'affection à leur progéniture. Voyez la vache qu'on prive de son petit : la pauvre mère inquiète le cherche de tous côtés ; errante au milieu de la prairie, elle fait entendre des beuglements plaintifs qui expriment sa douleur et redemandent avec instance le nourrisson qui, jusqu'alors, ne l'avait pas quittée. Son agitation ne vient pas de ce que son lait l'incommode : la main de la ménagère, en le lui enlevant, ne calme pas son inquiétude.

Les autres ordres de mammifères nous présentent, sous ce rapport, une infinité de particularités plus ou moins intéressantes. Ainsi, chez certains rongeurs, le lapin, par exemple, la femelle n'est pas seulement chargée de l'éducation des petits, elle a encore à lutter contre une aberration de l'instinct qui pousse souvent le mâle à détruire sa progéniture. Lorsqu'elle se sent près de mettre bas, elle cherche un coin obscur de son terrier ; elle s'arrache du poil sous le ventre et en garnit le nid dans lequel elle viendra déposer ses petits. Cette mère timide, sans armes, pour résister aux fureurs du mâle, se contente de ne jamais abandonner le fruit de ses amours.

Les didelphes, qui sont si singuliers quant à leur organisation, ne le sont pas moins sous le rapport de leur mode de reproduction. On sait que, chez eux, le jeune fœtus reste très peu de temps dans la matrice. Au moment où il sort, il se montre sous l'aspect d'une masse informe, à peine ébauchée ; sa perte serait inévitable si sa mère n'avait le soin de le recueillir dès qu'il sort de l'utérus, et de le placer dans une poche spéciale qu'elle a sous le ventre. Une fois dans cette seconde matrice, il se greffe à un mamelon pour y pomper peut-être d'abord du sang, puis du lait, quand ses organes peuvent le digérer. Lorsqu'il a acquis un certain accroissement, il sort, par moments, de la poche protectrice, où sa mère le rappelle au moindre danger. De semblables rapports se continuent jusqu'à ce que les petits puissent se passer des soins de la mère[1].

Enfin, parmi les groupes où les femelles montrent le moins d'empressement à l'éducation de leur progéniture, on remarque néanmoins qu'elles cherchent pour la déposer un endroit convenable. Aussitôt que leurs petits sont nés, elles les sèchent en les léchant, elles coupent ou écrasent le cordon ombilical, dévorent, alors même qu'elles sont herbivores, l'arrière-faix qui attirerait les carnassiers, et, pendant le premier âge de ces petits, elles ne cessent de les entourer des soins les plus minutieux ; elles ne les quittent que pour prendre de la nourriture. Si la jeune famille leur est ravie, on voit, à leur inquiétude et à leurs plaintes, qu'elles en éprouvent une vive douleur.

Chez les oiseaux, les instincts reproducteurs donnent lieu à des phénomènes plus curieux encore que ceux qui dérivent des mêmes instincts parmi les mammifères. Ici la femelle ne reste pas seule chargée des soins de sa progéniture ; le mâle la protège souvent avec beaucoup de patience et d'abnégation.

Un des plus remarquables, parmi ces phénomènes, est celui de la nidification, qui offre tant de variétés dont la raison n'est pas toujours facile à trouver. Dès qu'arrive la saison des amours, la femelle prépare le nid dans lequel elle déposera ses œufs et où elle élèvera ses petits. La nature des matériaux, la manière de les employer, varient à l'infini suivant les espèces : les oiseaux de rivage ne font pas un nid semblable à celui des oiseaux qui vivent dans les forêts ou au milieu des plaines ; l'un niche sur un arbre très élevé, l'autre dans un buisson ; tel niche à terre, tel autre sur un rocher ou dans un trou de muraille. Ces nids sont le plus souvent construits avec un art admirable et une grande solidité, comme ceux de l'hirondelle de cheminée ou de l'hirondelle de fenêtre ; il en est qui, à peine fixés aux branches d'un arbre, peuvent cependant résister aux vents les plus impétueux ; quelquefois ils sont faits avec la plus grande simplicité : celui du rossignol, par exemple ; enfin, dans certaines circonstances, le nid n'est qu'un simple trou dans lequel l'oiseau vient pondre ses œufs, comme celui de l'alouette, de la caille et de la perdrix.

Quelque admirable que puisse paraître l'industrie que les oiseaux mettent à choisir l'emplacement de leur nid, à trouver et à employer les matériaux qui doivent servir à sa construction, cette industrie ne suppose ni réflexion, ni pré-

1. Et. Geoffroy-Saint-Hilaire, *Mémoires du Muséum d'hist. nat.*, 1822, t. IX, p. 102.

voyance, ni combinaison d'aucune espèce. Quand l'animal arrête le lieu où il fera son nid, il ne sait pas que ce lieu convient mieux qu'aucun autre ; quand il y emploie telle substance, il ignore qu'elle est préférable à telle autre. Au moment où il s'occupe de ce nid, il ne prévoit pas que bientôt il aura des œufs à y pondre, et plus tard des petits à y élever. Toutes ces opérations, il les exécute en vertu d'une impulsion non raisonnée, et, dès la première fois, il y réussit aussi bien qu'il peut le faire dans tout le reste de son existence ; il n'a besoin pour cela d'aucune éducation, d'aucune expérience. C'est bien à tort que G. Leroy[1] suppose de la réflexion à la perdrix, parce qu'elle place son nid dans un lieu élevé afin de le préserver de l'inondation, et dans un endroit entouré de ronces et d'épines « qui en rendent la vue et l'accès difficiles : » le gallinacé n'agit dans ce cas que par instinct ; il n'a nulle prévision d'une inondation et nulle connaissance de l'utilité des ronces au voisinage de son nid : mais il agit absolument comme s'il savait tout cela.

La construction du nid une fois achevée, la femelle y dépose ses œufs et les couve. Pendant tout le temps que dure l'incubation, elle supporte patiemment mille privations : la poule, dévorée par une fièvre brûlante, quitte difficilement ses œufs, même pour prendre de la nourriture ; il faut, pour ainsi dire, qu'elle y soit excitée par la voix de la ménagère ; à peine a-t-elle un peu mangé et pris quelques gorgées d'eau qu'elle revient à son nid. Dans certaines espèces, le mâle, qui, quelquefois, participe à la nidification, se charge de pourvoir à la subsistance de la mère et en charme les ennuis par des chants plus ou moins mélodieux ; assez souvent il perd la voix quand le rôle de la reproduction est accompli. Dès que les petits sont sortis de la coquille, la mère va leur chercher de la nourriture, si le mâle ne prend pas ce soin ; elle avale parfois les aliments pour les leur rendre atténués ou mêlés à un suc laiteux sécrété par les glandes des renflements œsophagiens : ainsi le fait la femelle du pigeon. Elle montre, pendant tout le temps que les jeunes oiseaux ont besoin de sa protection, la plus grande tendresse à leur égard ; elle reste sur le nid pour les préserver du froid, de la pluie, et des attaques de leurs ennemis. Si ses petits marchent dès qu'ils sont éclos, comme les gallinacés, elle les mène à la pâture, les appelle lorsqu'elle trouve du grain ou des vers, et les couvre de ses ailes au moindre danger. Son affection la rend courageuse au dernier point, pour les sauver du péril qui les menace : tout le monde sait combien la poule devient dangereuse lorsqu'on cherche à lui prendre ses poussins, et chacun a entendu parler de la fureur de l'aigle femelle à laquelle on enlève les aiglons.

Il est cependant certaines espèces d'oiseaux dont les instincts reproducteurs sont peu développés : l'autruche, dit-on, abandonne l'œuf qu'elle a pondu, laissant à la chaleur du sable le soin de le faire éclore. Si le fait est exact, ce qui est peu probable, il indique l'affaiblissement d'un instinct que la température des climats chauds ne rend pas indispensable à cet animal.

Chez les reptiles, l'instinct de la reproduction a des caractères très variables. Parmi les espèces qui font des œufs, et c'est presque la totalité, il se traduit par

<hr>

1. G. Leroy, *Lettres philosophiques*, etc., p. 77.

des manifestations extrêmement simples. Une fois que la fécondation et la ponte sont opérées, généralement le mâle et la femelle ne s'occupent plus de leur progéniture. Mais, dans quelques espèces, cet instinct donne lieu à des phénomènes plus ou moins bizarres : ainsi le batracien connu sous le nom de *pipa* recueille les œufs à mesure qu'ils sont pondus, et les place sur le dos de sa femelle, où, par suite d'une légère irritation que leur contact produit, ils se trouvent bientôt entourés d'un petit bourrelet qui les protège jusqu'à leur éclosion. Le caïman de l'Amérique du Sud dépose ses œufs dans le sable, sur le bord des eaux, les couvre de feuillages, de plantes aquatiques, et veille patiemment à leur conservation. La vipère, dont les petits naissent vivants, les protège encore longtemps après leur sortie du sein maternel ; dès qu'ils viennent à courir quelque danger, elle les reçoit, dit-on, dans sa gueule, pour les rendre aussitôt qu'ils n'ont plus rien à redouter.

Les poissons paraissent être, de tous les vertébrés, ceux chez lesquels l'instinct reproducteur est le plus faible, et il devait en être ainsi, par suite de leur mode de génération. La femelle n'a pas, en général, de rapports avec le mâle ; elle pond ses œufs qu'elle abandonne au milieu des eaux ; le mâle, de son côté, répand son sperme, sans chercher toujours à le déposer sur ces œufs. C'est par suite de la rencontre fortuite de la semence avec les œufs que se produit la fécondation. Cependant, souvent la femelle se déplace pour frayer vers les rivages, dans les points où les eaux sont calmes et peu profondes, où le mâle vient opérer la fécondation. Fréquemment encore, aussi, les instincts génésiques de ces animaux se révèlent par des migrations lointaines et des précautions particulières en ce qui concerne la ponte. Beaucoup de poissons des régions septentrionales se réunissent en troupes immenses pour venir déposer leurs œufs sur les côtes des pays tempérés. D'autres poissons de mer, comme le saumon, remontent, à des époques déterminées, les fleuves et leurs affluents, franchissent les cataractes pour apporter leur frai au fond des interstices du lit des courants ; leurs petits retournent plus tard aux océans. La truite creuse des excavations dans le sable des eaux vives et recouvre les œufs qu'elle y dépose. Les gobies des lagunes de la Méditerranée pondent, comme Aristote le disait, dans des nids de fucus entrelacés ; plusieurs siluroïdes d'Amérique en font autant ; enfin, le petit acanthoptérygien des ruisseaux, l'épinoche, construit son nid, d'après les observations de Lecoq et de Coste, avec un art admirable, nid où la femelle dépose des œufs qui sont protégés jusqu'à leur éclosion.

Quant à cet instinct, chez les invertébrés, il est plus ou moins prononcé suivant les classes. Quelquefois il se manifeste avec des caractères tellement équivoques, qu'on est porté à douter de son existence ; d'autres fois il se montre plus parfait, sans qu'on puisse bien en donner la raison. Tout le monde sait que, quand on vient à déranger le nid de la fourmi, elle emporte ses œufs dans un lieu où elle les croit plus en sûreté. La mouche carnassière, qui est à la veille de pondre, vole dans toutes les directions et cherche un endroit convenable pour déposer les siens. C'est sur la chair humide, sur les parties du cadavre qui se ramollissent et qui se putréfient facilement, qu'elle les place de préférence, afin que les larves qui doivent en sortir trouvent dans le lieu même de leur éclosion une abondante nourriture. Le papillon du ver à soie est à peine sorti du cocon qu'il s'accouple et pond. Il ne s'occupe pas de lui, car il ne lui reste que quelques jours à vivre, et il les emploie à la reproduction de l'espèce. L'œstre du cheval va faire ses œufs sur la peau du solipède, dans les endroits où l'animal peut porter la langue ; celui du bœuf les fait pénétrer dans la peau, à travers des perforations qu'il creuse à l'aide d'une tarière, et il a soin de ne les déposer que sur les reins, le dos, etc., non dans les points où ils pourraient être, ainsi que leurs larves, écrasés par les frottements. Une autre espèce va pondre à l'entrée des narines du mouton : l'œuf éclos, la larve monte dans les cavités nasales, pénètre dans les sinus, s'y nourrit pendant près d'une année, et en sort pour opérer sa métamorphose ; elle en sort facilement, quoique devenue énorme, parce que l'ouverture nasale des sinus est très dilatée. L'œstre a été guidé par un instinct sûr : s'il fût venu pondre ses œufs à l'entrée des narines d'un autre animal, la larve toute petite eût bien pénétré dans les sinus, mais, une fois développée, elle eût été dans l'impossibilité d'en sortir, faute d'un pertuis assez large [1]. L'insecte, une fois arrivé à l'état parfait, poursuit le bétail avec une sorte de fureur : le mouton a beau mettre le nez dans la poussière, et le bœuf s'enfuir à travers les champs, ils ne peuvent se soustraire aux attaques du parasite. Sous tous les climats, ce dernier est également redoutable : le Lapon est obligé, pour en préserver ses troupeaux de rennes, de les emmener dans les montagnes, mais le pasteur des plaines de l'Amérique voit périr quelquefois ses bœufs par les attaques de ces insectes [2].

L'instinct reproducteur est encore, comme on le voit, un instinct commun à toutes les espèces animales, mais fort variable, par son mode de manifestation et les phénomènes qui en dépendent. Chez quelques-unes, en effet, nous l'avons vu très prononcé, chez d'autres très faible. Dans toutes cependant il est parfait, puisque son but se trouve rempli. En considérant l'ensemble de ses formes si variées et les nombreuses actions qu'il règle, on voit qu'il préside à une grande partie de la vie des animaux : union des sexes, migrations, ponte, incubation, parturition, puis protection, alimentation et éducation des petits. Que d'intelligence, de réflexion, de connaissances il faudrait à la brute pour faire ce que la nature lui dicte avec tant de sagesse et de sûreté !

Dans notre espèce, les actes, les facultés, les sentiments relatifs à la reproduction ne sont pas, au fond, essentiellement différents de ceux des animaux, et l'on peut dire même qu'ils n'ont pas toujours sur ces derniers une incontestable supériorité, mais ils ont dans la vie de l'humanité des conséquences qu'ils n'entraînent pas dans celle des animaux. Les impulsions relatives au rapprochement des sexes deviennent les préliminaires de la constitution de la famille. Ces rapprochements la préparent et la commencent. L'affection maternelle, le plus pur de tous les instincts, la sollicitude pour les enfants, que la nature inspire aux ascendants, la longue éducation que réclame l'enfance, la consolident. L'attachement filial, instinctif aussi, la perpétue ; puis les liens du sang qui rattachent encore les membres de la famille fractionnée, devenus souches de familles nouvelles, con-

---

1. G. Colin, *Recueil de médecine vétérinaire*, 1852, t. IX, p. 479.
2. Boussingault, *Économie rurale*, 2ᵉ édit., t. II, p. 505.

duisent à la tribu et, par extension, aux grandes sociétés. La constitution de la famille ne repose point sur des raisons d'ordre intellectuel, elle dérive d'impulsions instinctives, comme chez les animaux, avant de résulter de conventions sociales. Aussi, elle doit remonter aux premiers temps de l'humanité. D'ailleurs, elle était particulièrement nécessaire à l'homme à cause de sa longue enfance qui réclame une protection et des soins dont les jeunes animaux sont vite en état de se passer.

L'instinct de reproduction s'éteint quelquefois sous l'influence de certaines causes tout à fait étrangères à l'état sauvage. Beaucoup de mammifères et d'oiseaux qui s'apprivoisent assez facilement, perdent, avec la liberté, la tendance à se reproduire, et restent conséquemment stériles pendant tout le temps que dure leur captivité; mais cet instinct renaît avec le retour à la vie sauvage. Son anéantissement, dans cette circonstance, n'a certainement rien qui dérive du raisonnement; toutefois, qu'elle qu'en soit la cause, il nous fournit une nouvelle occasion d'admirer cette nature prévoyante qui refuse à des individus la faculté de reproduire leur espèce dans des conditions incompatibles avec son existence.

Il persiste cependant chez les hybrides, la mule, le mulet, bien que ces animaux soient inféconds. Sa manifestation est évidemment alors un non-sens, puisqu'elle ne saurait avoir, en général, aucun résultat.

Enfin, il offre, parmi les animaux domestiques, quelques aberrations assez remarquables : la poule couve les œufs d'un autre oiseau et montre pour les petits qui en proviennent autant d'affection qu'elle en témoigne aux siens ; elle couve même des morceaux de craie, sans paraître s'apercevoir, comme le dit Buffon, qu'il n'en peut rien résulter. Certaines espèces voisines s'accouplent ensemble et donnent naissance à des produits inféconds, mais elles ne s'unissent ainsi que par l'intervention des soins de l'homme. Quelques animaux, par une aberration plus singulière, cherchent à tuer leurs petits. La truie, par exemple, ainsi que Pline[1] en avait fait la remarque, dévore quelquefois les siens, et le lapin mâle étrangle souvent les jeunes lapins que la femelle a été obligée d'abandonner pour quelques instants.

Dans l'état de domesticité, cet instinct n'est pas également prononcé chez tous les individus. Certaines femelles se montrent mauvaises mères pour la première fois, puis à une seconde portée témoignent le plus vif attachement à leur progéniture. D'autres se refusent constamment à l'élever. En général, les femelles malades ne témoignent plus d'affection à leurs petits : la chienne les laisse se disperser; la lapine ne les couvre plus de duvet et cesse de venir réchauffer leur nid.

La femme elle-même peut se montrer dépourvue du sentiment le plus vivace dont la nature ait doté la brute. Il lui arrive trop souvent de refuser le sein à son enfant, pour lequel l'allaitement artificiel double les chances de mortalité, ou de le confier, loin d'elle, à une nourrice mercenaire. Quelquefois, mère sans entrailles, elle voue froidement cet enfant à la mort ou elle le tue de ses propres

---

1. Pline, *Histoire des animaux*, liv. VIII, p. 213, trad. Guéroult. Il dit aussi que quand il y a trois aiglons dans une seule aire, la mère, par un sentiment dénaturé, cause par la disette, en chasse un, faute de pouvoir les nourrir tous trois. (Liv. X, p. 323.)

mains, non comme la brute, agissant sans discernement, mais avec conscience de l'énormité de ses actes.

IV. — DE L'INTELLIGENCE.

Nous venons de voir, par ce qui précède, que l'instinct est le mobile ou le principe de la plupart des actions des animaux. Ces êtres, sans avoir jamais rien appris de leurs parents ni de leurs semblables, sans avoir acquis aucune expérience par le fait de l'exercice et de l'habitude, exécutent les opérations variées, plus ou moins complexes que réclament leur conservation et la reproduction de leur espèce. Jamais, comme le dit Lucrèce[1], l'instinct éloquent de la nature ne les trompe : ils sont instruits et bien instruits, en naissant, de ce qu'il leur est nécessaire de savoir pour tout le reste de leur existence : ils connaissent leurs ennemis avant de les avoir jamais vus ; il savent ce qu'il faut faire pour les éviter et se soustraire à leurs attaques ; n'ignorent aucun des moyens, aucune des ruses qui peuvent leur être utiles pour se procurer de la nourriture ; enfin, ils possèdent toutes les notions à l'aide desquelles ils peuvent se gouverner avec sûreté : ils n'ont donc guère besoin d'intelligence.

Cependant, tout dans la vie des grands animaux ne saurait être prévu : il est une infinité d'accidents qui donnent lieu à des rapports plus ou moins insolites entre les individus de différentes espèces, comme entre ceux-ci et l'homme, presque constamment occupé à leur faire la guerre. Or, il faut nécessairement que, dans ces circonstances exceptionnelles et imprévues, l'animal soit guidé dans le parti qu'il doit prendre, c'est-à-dire dans le choix des moyens réclamés par les difficultés avec lesquelles il se trouve aux prises, choix qui suppose des connaissances acquises, de la mémoire, de la réflexion, et une sorte de prévision de ce qui arrivera : il faut, en un mot, qu'il ait de l'intelligence. Aussi, cette dernière paraît-elle se surajouter aux instincts et étendre, par là, le cercle des facultés psychologiques de la brute.

Mais, est-il bien certain que les animaux aient de l'intelligence, et, s'ils en ont, quels sont ses caractères, son étendue, ses limites ? En quoi peut-elle ressembler à celle de l'homme et en quoi peut-elle s'en distinguer ?

Les psychologues disent que les facultés intellectuelles sont des façons d'être, d'agir, des opérations de l'esprit, de l'âme ayant chacune leurs attributs et leur rôle. Les principales sont les perceptions ou la faculté que possède l'être de sentir les impressions reçues par les organes des sens ; — la mémoire ou la faculté de conserver le souvenir de l'impression reçue ; — la conception, l'imagination, qui créent les idées ; — le jugement, qui voit les rapports entre ces idées ; — le raisonnement, qui établit ces rapports par des idées intermédiaires, et en tire des déductions. Ces facultés, plus ou moins liées entre elles, sont indépendantes les unes des autres dans certaines limites ; elles peuvent se développer isolément, l'une s'exalter pendant que l'autre s'atrophie. Elles donnent, dit-on, à l'homme

1. Lucrèce, *De natura rerum*, liv. II, p. 35.

ce qu'on appelle la raison, cette lumière qui le dirige, qui lui montre le but, la convenance de ses actions.

Or, si telles sont les principales facultés intellectuelles, si, sentir, se souvenir, avoir des idées, saisir leurs rapports, résument l'activité du moi, de l'entendement, il faudra bien convenir que les animaux partagent avec nous cette activité dans une certaine mesure.

D'ailleurs, les idées sur lesquelles s'exercent ces facultés ne manquent pas aux animaux. Si toutes les idées viennent des sens, comme Locke et Condillac se sont efforcés de le prouver, comment les animaux, qui ont les mêmes sens que nous et qui en ont même plusieurs plus parfaits que les nôtres, comment, dis-je, n'auraient-ils pas d'idées? Est-ce que le tact, le toucher, ne leur donnent pas la notion de l'étendue, de la forme, de la consistance, de la température des corps? Est-ce que la vue ne leur fournit pas l'idée de la forme, de la grandeur, de la couleur, de la distance des objets? Pourquoi, par l'ouïe, n'auraient-ils pas celle de la nature de certains corps, de leur distance? Pourquoi, par l'odorat, le goût, n'apprécieraient-ils pas comme nous les qualités des aliments? Pourquoi ne pourraient-ils conserver le souvenir des perceptions? Et, est-il impossible qu'ils saisissent quelques rapports, quelques liaisons entre leurs perceptions ou leurs idées? Mais, très probablement, ils n'en ont pas d'autres. Il serait peu rationnel de leur supposer des idées émanées de la réflexion ou des idées abstraites, telles que celles que Descartes et Leibnitz appellent innées; celles-ci sont très probablement l'apanage de l'esprit humain.

Sous ce rapport, l'animal est comparable à l'enfant. Celui-ci n'a point d'idées abstraites, d'idées résultant de la conception, de la réflexion, puisque ces facultés ne sont pas encore développées en lui. Il est exactement dans le cas de la statue de Condillac. Toutes ses idées lui arrivent par les sensations, idées d'abord confuses et d'une extrême simplicité, puis plus nettes, plus étendues, à mesure que la faculté de perception se développe. La sensation, en effet, n'est pas l'idée, elle la donne; ce n'est pas l'œil qui voit, l'oreille qui entend, comme on l'a fort bien dit, mais c'est l'organe pensant qui voit par l'œil, qui entend par l'ouïe, et cet organe voit et entend plus ou moins bien, suivant l'étendue, la finesse de sa faculté perceptive.

Quels que soient leur point de départ et leur nature, les idées se développent rarement isolées ou réduites à l'état de simplicité; elles sont généralement associées entre elles, mais toujours en petit nombre. A la vue d'un objet quelconque, l'animal, a en même temps, l'idée de sa forme, celle de sa grandeur, de sa couleur, de son immobilité ou de son mouvement, de sa distance, etc. L'animal poursuivi par un ennemi a, à la fois, l'idée du danger qu'il court et celle de fuir ou de se soustraire au péril par tout autre moyen; celui qui évente un piège où déjà il a failli se faire prendre a, certainement, avec l'idée de l'éviter, celle de la peur qu'il a autrefois éprouvée; le chien qui entend le signal du départ pour la chasse a très probablement l'idée du plaisir qu'il ressent à relancer le gibier avec celle de prendre part à la curée. Ce même chien, s'il reçoit un coup de bâton, a l'idée du coup avec celle de l'instrument qui le donne, et quelquefois aussi l'idée de la main qui a dirigé le bâton. Seulement, lorsqu'il veut combiner ces idées diverses et les enchaîner suivant leurs rapports naturels, il lui arrive souvent de se tromper, en rapportant, par exemple, à l'instrument inerte la cause de la douleur qu'il a ressentie, et alors, au lieu de chercher à mordre la main qui est la cause première, il se jette sur le bâton. Mais, c'est là une erreur de raisonnement qu'il ne commet pas toujours : il sait très bien, dans des circonstances aussi simples, remonter de l'effet à la cause réelle, en négligeant l'intermédiaire, car s'il s'attaque au bâton tant que l'homme le tient entre les mains, il se jette sur l'homme lui-même une fois que ce dernier n'en est plus armé.

A part ces simples idées venues par les sens, idées que Reimarus considère comme des instincts représentatifs, les animaux n'en ont guère d'autres. On ne peut savoir s'ils ont une idée du temps, si celle du présent est bien distincte pour eux de celle du passé ou de l'avenir. Les notions qu'ils peuvent acquérir sur ce qui les entoure doivent être conséquemment assez restreintes, d'autant plus qu'ils ne fixent attentivement que les choses qui les intéressent. Ils n'ont probablement qu'une notion vague et confuse de tout ce qui leur est indifférent.

Les idées des animaux, les notions qu'ils acquièrent, les impressions diverses qu'ils éprouvent, laissent dans leur esprit, si je puis me servir de cette expression, une trace plus ou moins profonde, et s'y conservent même pendant longtemps : ils sont doués, comme nous, de la mémoire, c'est-à-dire du souvenir des choses passées, mais cette mémoire que Buffon voudrait appeler réminiscence, serait pour les animaux un simple renouvellement subjectif des sensations déjà éprouvées. Elle est plus ou moins étendue, plus ou moins parfaite, suivant les espèces et les âges. Quelle que soit sa perfection, elle existe incontestablement chez tous les animaux supérieurs ; plusieurs faits semblent même démontrer qu'elle ne manque pas absolument parmi les espèces inférieures du règne animal. C'est surtout en vertu de cette précieuse faculté que les animaux domestiques peuvent profiter de l'éducation qu'ils reçoivent : sans elle, il serait impossible de les façonner d'une manière durable et d'en obtenir tous les services que nous en retirons.

Quelques mots suffiront pour donner une idée de son étendue dans chacune des espèces que l'homme a soumises au joug de la domesticité.

Le chien doit être ici placé en première ligne. Tout le monde sait combien sa mémoire est fidèle, comment il reconnaît son maître après une longue absence, comment il retrouve les chemins où il a passé, comment il conserve le souvenir des bienfaits qu'il a reçus et des mauvais traitements qu'il a subis.

Le chat jouit aussi d'une mémoire excellente, de la mémoire des lieux notamment. Aussi est-il très difficile de le désorienter quand on veut s'en défaire. J'ai entendu raconter bien des fois que quelqu'un voulant se débarrasser d'un chat incommode, profita d'un voyage nocturne de six à sept lieues pour essayer de le perdre dans les bois. Mais, quel ne fut pas son étonnement, lorsqu'à son retour il trouva à la maison l'animal dont l'arrivée avait de beaucoup précédé la sienne.

Le cheval est encore bien partagé sous ce rapport. Toutes les personnes qui étudient ou qui soignent cet animal le savent parfaitement. Celui que son maître maltraite d'habitude dresse les oreilles et s'agite toutes les fois qu'on entre dans l'écurie, parce qu'il se souvient des coups qu'il a reçus, et craint d'en recevoir encore. Ceux qui ont subi de mauvais traitements, qui ont été soumis à la torture, s'en souviennent dès que quelque chose vient réveiller les sensations pénibles qu'ils ont éprouvées. Un cheval qu'on ne peut ferrer sans contrainte s'effarouche au seul bruit de l'enclume ou à la vue du fer rouge ; celui qu'on a couché plusieurs fois pour des opérations douloureuses tremble à la vue du tord-nez ou au bruit des entraves qu'on agite autour de lui. Rainard a cité l'exemple d'un cheval qui était pris de convulsions toutes les fois qu'il arrivait à un endroit où il avait éprouvé une grande frayeur ; M. H. Bouley a vu un cheval qui avait subi une opération à l'École reconnaître de loin, au bout d'une année, les lieux où il avait souffert, refuser d'en approcher et devenir inabordable une fois qu'on fut parvenu à l'y faire arriver par une voie détournée. Ceux de ces animaux qui sont employés aux exercices du manège se rappellent les mouvements les plus variés, les évolutions les plus compliquées, et ils font d'autant plus vite leur éducation que leur mémoire est plus parfaite. Certains individus de cette espèce en sont doués à un degré très remarquable, tel le cheval de Broussais, dont parle Fr. Dubois[1]. Le père de l'illustre médecin allait, chaque jour, dans la matinée, voir ses malades ; le soir, il rentrait chez lui et confiait sa monture à son fils, qui devait porter aux clients les médicaments prescrits ; chemin faisant, le solipède, dont la mémoire était fidèle, s'arrêtait spontanément devant chaque maison où son maître avait fait des visites.

Le bœuf a la mémoire plus courte que le cheval. Cependant, il reconnaît la main qui lui donne sa nourriture, celle qui le caresse ou le maltraite ; il sait retrouver le pâturage où on le conduit habituellement et les chemins par lesquels il passe quelquefois. Quand le laboureur le dételle, il sait fort bien prendre la voie qui le conduit à la maison : il est bien rare qu'il se trompe.

Le porc, si stupide qu'il paraisse, n'est pas dépourvu de mémoire. Bosc raconte avoir vu, dans la Caroline du Sud, des porcs entretenus dans les bois, en pleine liberté et sans gardiens, revenir tous les samedis au logis de leur maître, parce que, ce jour-là, on avait l'habitude de leur distribuer une petite ration de maïs.

La brebis paraît être l'espèce dont la mémoire est la plus faible, comme elle est celle dont l'intelligence est la plus obtuse. C'est à peine si au bout de longtemps elle reconnaît la main qui la nourrit et le berger préposé à sa garde ; encore n'est-on pas bien sûr qu'elle en arrive là. Elle n'a pas davantage la mémoire des localités : si, au retour du pâturage, on n'a pas le soin de la ramener jusqu'à la porte de la bergerie, elle reste en chemin ou bien s'égare. Il est vrai que, dans ce cas, il est difficile de préciser le moteur qui la dirige ; c'est peutêtre autant son insouciance ou son stupide instinct d'imitation que son manque de mémoire qui l'empêchent de revenir sous le toit de son étable.

Les grands animaux sauvages nous montrent tous les signes d'une mémoire non moins parfaite que celle des animaux domestiques. F. Cuvier en rapporte un exemple très remarquable. Un amateur, qui possédait un loup apprivoisé étant

---

1. Dubois (d'Amiens), *Éloge de Broussais* (*Mém. de l'Acad. de méd.* 1849, t. XIV).
2. Flourens, *De l'instinct et de l'intelligence*, p. 92.

forcé de s'absenter pour plusieurs années, confia cet animal à la ménagerie du Jardin des Plantes. A son retour, désirant s'assurer si le loup le reconnaîtrait bien, il se fit introduire près de sa loge pendant la nuit. L'animal reconnut son maître à sa voix, fit entendre des cris de joie et se livra à des mouvements désordonnés jusqu'au moment où il fut rendu à ce maître pour qui il avait conservé un profond attachement. Du reste, chacun sait combien il est difficile de prendre aux pièges les animaux qui les connaissent, et les chasseurs les plus habiles réussissent rarement à reprendre ceux qui sont parvenus à se dégager de leurs filets.

Chez les oiseaux, cette faculté est généralement moins étendue et moins durable. Sous ce rapport, leur mémoire ressemble à leurs sensations qui sont vives, mais éphémères. Ceux que nous apprivoisons apprennent à retenir des airs de musique plus ou moins compliqués; quelques-uns, comme le perroquet, se rappellent longtemps des phrases entières assez longues; d'autres, comme les hirondelles, ont, à un haut degré, la mémoire des lieux. On sait, en effet, que ces oiseaux retrouvent parfaitement, au retour de leurs migrations, le toit ou le nid qu'ils ont habité l'année précédente; l'oie et le canard se souviennent très bien des endroits où ils ont découvert une mare, un ruisseau pour se baigner; le coq reconnaît, à première vue et même à la voix, le rival qui lui a disputé la souveraineté d'une basse-cour. La mémoire des lieux que possèdent certains oiseaux est, dans quelques cas, mise à profit pour le transport des dépêches : chacun a entendu raconter ces histoires de pigeons voyageurs destinés à porter des nouvelles à des distances considérables.

Les variétés de mémoire, si elles sont moins nombreuses chez les animaux que dans l'espèce humaine, le sont encore assez. Le saumon, qui de l'Océan revient au même fleuve et au même point de ce fleuve; la cigogne, qui retourne au bout d'une année au même toit, possèdent la mémoire des lieux non moins que le pigeon ; la mémoire des sons et des airs de musique appartient aux oiseaux chanteurs; celle des mots aux perroquets, etc.

Si la mémoire des animaux varie tant, suivant les espèces, elle varie aussi un peu suivant les âges. Les animaux jeunes, comme le remarque Dugès, l'ont plus sûre que les vieux. Cette particularité, commune à l'homme et à la brute, doit être prise en grande considération, au point de vue de l'éducation des animaux ; elle nous indique qu'il faut les prendre dès le jeune âge, si on veut leur donner de bonnes habitudes, les plier à certains services et les façonner rapidement aux exercices qu'on peut en espérer. Leur éducation pour le travail, la guerre, le manége est alors plus facile, et les leçons qu'ils reçoivent laissent en eux des impressions plus durables. Certainement, il est beaucoup d'autres raisons qui motivent une telle préférence ; mais n'y eût-il que celle-là, qu'elle serait bien suffisante ; d'ailleurs, la mémoire est une faculté perfectible qui a besoin, pour acquérir tout son développement, d'être exercée et cultivée, sinon elle s'affaiblit au lieu de s'accroître.

Ce n'est pas assez que l'animal ait des idées et qu'il en conserve le souvenir, il faut qu'il puisse les associer, en saisir les rapports et en tirer les déductions propres à lui servir de guide dans les actions qui ne sont pas complètement du ressort de l'instinct ; en un mot, il faut qu'il jouisse de la faculté de réfléchir, de comparer et de juger : or, il possède cette faculté, mais dans des limites assez restreintes. Il est impossible, quoi qu'en dise Locke[1], de la lui dénier, pour peu qu'on ait étudié attentivement les actions dont se compose la vie des bêtes. Le loup qui veut franchir les barrières d'un parc, pour prendre un mouton, ne semble-t-il pas réfléchir aux difficultés de son entreprise et aux moyens qu'il doit employer pour les vaincre ? Le renard enfermé dans un terrier, dont la bouche est garnie d'un piège, ne doit-il pas réfléchir sur ce qu'il convient de tenter pour en sortir ? Le chien qu'on appelle, après l'avoir battu, ne cherche-t-il pas à deviner si on veut le faire venir pour le caresser ou pour lui donner de nouveaux coups ? Les animaux, dit Leroy, jugent et comparent, puisqu'ils réfléchissent sur leurs actes, puisque l'expérience les instruit, et que des expériences répétées rectifient leurs premiers jugements.

Les naturalistes et les métaphysiciens ont eu beau établir des distinctions plus ou moins subtiles entre les actes de l'intelligence humaine et les actes de l'intelligence animale, chercher des différences dans la nature des phénomènes, alors qu'il en existe seulement dans leur degré de perfection, tous se sont vus, à la fin, forcés de reconnaître de l'intelligence aux bêtes : Aristote[2], en leur refusant la faculté de réfléchir ou de s'arrêter et de revenir sur ce qu'elles ont appris, leur donne cependant « quelque chose qui ressemble à la prudence réfléchie de l'homme » et « une faculté naturelle analogue à la raison, qui les dirige dans leurs actions ; » Reimarus[3], qui leur conteste la réflexion et le jugement, leur accorde pourtant « une faculté comparable à l'entendement et à l'intelligence ; » Buffon[4] lui-même, après s'être efforcé de rapporter leurs opérations à des déterminations purement sensitives, ne peut s'empêcher de les peindre comme des êtres intelligents. De tels aveux suffiraient à prouver que l'intelligence des animaux ne saurait être niée, si tant d'observateurs judicieux, Réaumur, Leroy, F. Cuvier, ne l'avaient reconnue et même exagérée.

En effet, est-il possible de douter que les animaux aient de l'intelligence, et que, par celle-ci, ils puissent associer des idées, les comparer et en tirer des déductions, lorsqu'on les voit hésiter sur le parti qu'ils ont à prendre, s'arrêter à telle détermination mieux appropriée aux circonstances qu'à telle autre, varier et combiner leurs actions suivant le but qu'ils veulent atteindre ? Peut-on, par exemple, soutenir que le chien, qui exécute un ordre donné par son maître, ne saisisse pas le rapport qui existe entre l'ordre donné et les moyens de l'exécuter ? Est-il logique d'admettre que cet animal, qui paraît indécis sur le choix d'un chemin à l'endroit où une route se divise, ne cherche pas à se rappeler la voie qu'il a autrefois suivie ? Est-il vraisemblable de croire que le loup, le renard, qui se disposent à attaquer un troupeau, à pénétrer dans une basse-cour, à sortir

---

1. Locke, *Essai philosophique sur l'entendement*, livre II, chap. xi.
2. Aristote, *Histoire des animaux*, trad. Camus, t. Iᵉʳ, liv. I, p. 13, et liv. VIII, p. 451.
3. Reimarus, *Ouvrage cité*, t. Iᵉʳ, p. 59.
4. Buffon, *Histoire naturelle du chien*. « C'est surtout à la guerre, dit-il, c'est contre les animaux ennemis ou indépendants qu'éclate son courage et que *son intelligence se déploie tout entière*, etc. »

d'un piège n'associent pas certaines idées et n'en tirent des déductions propres à leur servir de règle de conduite? Mais un simple coup d'œil jeté sur les actions de chacun de nos animaux mettra mieux en relief leur intelligence qu'une dissertation abstraite, si savante qu'elle puisse être.

Parmi eux, le chien est incontestablement le mieux doué. Placé près de l'homme dans l'échelle des mammifères, il se rapproche de nous plus encore par la perfection de son intelligence que par celle de son organisation ; la plupart de ses actions paraissent réfléchies et semblent le résultat d'une espèce de raisonnement, moins étendu sans doute que le nôtre, mais cependant fort remarquable. L'observation de ce carnassier suffirait pour réfuter victorieusement les célèbres doctrines cartésiennes, si l'on ne trouvait pas, dans le reste des animaux supérieurs, une foule de phénomènes isolés qui prouvent sans réplique l'intelligence des bêtes. Rien n'est plus facile que de constater chez lui l'existence de facultés intellectuelles étendues. En effet, quand il conduit l'aveugle, voyez combien il montre de prévoyance et de jugement : il se dirige vers le chemin le plus sûr, évite soigneusement les endroits dangereux, hâte ou ralentit le pas pour éviter la rencontre des voitures ! Voyez celui qui garde le troupeau, quelle attention, quelle sollicitude il met à veiller au salut des animaux qui lui sont confiés; avec quel empressement il exécute les ordres du berger ; enfin, avec quelle intelligence il comprend et devine même les volontés de son maître ! Le chien de chasse, qui reçoit une correction pour avoir mangé le gibier qu'il devait rapporter, vient bientôt le déposer intact aux pieds de son maître, de crainte qu'une nouvelle infidélité ne soit suivie du même châtiment. S'il lui arrive de faire quelque escapade, il se montre timide, honteux, comme s'il avait le sentiment de sa faute et conscience d'avoir mérité une punition. Quand le laboureur, qui trace un long sillon laisse à l'extrémité du champ son vêtement et son dîner, l'animal les garde fidèlement et résiste même à l'appât d'un bon morceau, pour remplir une mission dont il s'est chargé spontanément. Là, il aboie contre les étrangers, mais il se laisse approcher du valet de son maître ou de quelqu'un des siens, parce qu'il les connaît et sait n'en avoir rien à craindre. Celui qui garde la basse-cour ne cesse d'aboyer à la vue du passant qui lui paraît suspect, mais il se tait à l'approche d'une personne qui lui est familière. Lorsqu'il accompagne le voyageur nocturne, il lui obéit au moindre signe, au moindre geste, et peut devenir ainsi, entre les mains du malfaiteur, une arme très dangereuse pour celui qui se trouve attaqué. Enfin, quelle que soit sa spécialité, si je puis me servir de cette expression, il comprend le langage de l'homme, devine ses volontés et se met à son service avec le plus entier dévouement, jusqu'à partager l'infortune et la misère de son maître. S'il fallait encore d'autres preuves de son intelligence, je renverrais à ces histoires de chiens célèbres rapportées dans une infinité d'ouvrages.

Si beaucoup d'entre elles paraissent être des romans il en est d'authentiques. M. Milne-Edwards[1] en cite plusieurs : celle du chien qui refuse de tourner la broche du cuisinier avant que son tour soit venu ; de cet autre qui invite à un

---

1. Milne-Edwards, *Leçons sur la physiologie et l'anatomie comparée*, t. XIV. p. 75 et 120.

repas ses camarades de combat pour les emmener ensuite et se venger, avec
leur aide, des mauvais traitements d'un chien du voisinage.

Après le chien, l'animal qui a le plus d'intelligence est le chat, quoique cette
faculté se montre moins en évidence à cause des mœurs et des habitudes de ce
carnivore. Dugès rapporte comme une preuve de cette intelligence, le fait suivant[1] : « Un chat peu familier auquel je jette un morceau de viande accourt et
s'en saisit, si je suis à quelque distance ; il n'ose venir le prendre à mes pieds ; à
une distance médiocre, il hésite, allonge la patte, tire à lui son butin en s'avançant le moins possible ; il compare donc la distance et juge des cas où il est ou
non à la portée d'une insulte. » Le chat est d'un caractère très défiant ; s'il a
reçu le fouet pour avoir commis quelque rapine, on a beau le rappeler, l'exciter
par l'appât d'une friandise, il regarde, écoute, observe, mais se garde bien d'approcher. Quand il attrape une souris, il s'en amuse souvent, et tout, dans ce
divertissement, annonce de l'intelligence : après l'avoir serrée entre les dents, il
la prend sous ses pattes, la tourne dans tous les sens, et l'abandonne un instant,
mais aussitôt que la souris s'est enfuie à une certaine distance, il la ressaisit,
puis la lâche de nouveau, et continue très longtemps ce manège, où se révèle
aussi une adresse remarquable.

Le cheval, reporté si loin de l'espèce humaine dans les classifications zoologiques, n'est pas, sous le rapport intellectuel, très inférieur à certains carnassiers,
et il surpasse même quelques-uns d'entre eux, tels que le hérisson et plusieurs
insectivores. Aussi revient-il à une place plus avantageuse dans les classifications basées sur le système nerveux. Tout le monde sait avec quelle intelligence
il obéit à son maître, et comment, dans certaines circonstances, il semble deviner ses intentions et ses volontés. Le bœuf comprend aussi les paroles qui
le flattent et celles qui le menacent ; il entend la voix du laboureur, accélère sa
marche ou la ralentit, quand on le lui commande ; il quitte l'étable à regret et
avec hésitation. On le voit marcher d'un pas lent, lorsqu'il se rend au labour,
mais quand il retourne au logis, il précipite sa marche, car il sait qu'il va y
retrouver le repos et du fourrage.

Le porc donne, peut-être encore plus que le bœuf, des preuves de réflexion et
de jugement. F. Cuvier pense qu'il n'est guère inférieur à l'éléphant pour l'intelligence. Le sanglier, d'après ce naturaliste, s'apprivoise aisément ; « il reconnaît
celui qui le soigne, il lui obéit, et se prête à certains exercices[2]. » Dugès[3] va
même plus loin et incline à croire que le porc deviendrait aussi intelligent que
le chien, si l'on prenait le soin de l'élever de la même manière ; et, pour appuyer
cette assertion un peu hasardée, il fait remarquer que les chiens, entretenus
pour être mangés, dans les îles de l'Océanie, se montrent aussi stupides que les
porcs de nos pays. Pline a dit que des porcs emmenés par des pirates, reconnurent leur maître à sa voix, firent chavirer le bateau en se jetant tous du même
côté, et regagnèrent le rivage. Ceux qu'on entretient à Alfort reconnaissent très
bien, de loin, par le bruit qu'elle fait, la voiture qui leur amène des débris, et

1. Dugès, *Traité de physiologie*, t. Ier, p. 436.
2. Flourens, *De l'instinct et de l'intelligence*, p. 39.
3. Dugès, *Physiologie*, t. Ier, p. 439.

viennent à sa rencontre jusqu'à la porte de la cour où ils sont enfermés.

Si nous arrivons à la brebis pour chercher des preuves de réflexion et de jugement, nous trouverons que, sous le rapport intellectuel, elle doit être placée en dernière ligne. Sa stupidité est devenue proverbiale. Déjà, sa mémoire est si courte qu'il est difficile de savoir si, au bout de longtemps, elle parvient à reconnaître la personne qui lui distribue la nourriture. Cela est d'autant moins étonnant que cet animal reconnaît difficilement les individus de son espèce avec lesquels il a l'habitude de vivre. Deux béliers, dit M. Flourens, habitués à vivre ensemble, sont-ils tondus, on les voit aussitôt se précipiter l'un sur l'autre avec fureur. Du reste, on se rappelle que les instincts de la brebis sont aussi affaiblis que l'est son intelligence. Elle ne paraît avoir en partage que sa sotte tendance à l'imitation.

Il serait trop long de passer en revue les animaux sauvages pour trouver des exemples de facultés intellectuelles portées à divers degrés de perfection. Toutes les familles de mammifères nous en offrent de très remarquables, rapportés dans la plupart des ouvrages d'histoire naturelle. F. Cuvier[1], qui a fait tant de belles observations sur ce sujet, nous a peint, avec des traits pleins de vérité, l'intelligence des singes ; il a fait voir que l'orang-outang exécute des actes évidemment réfléchis et combinés. Celui dont il raconte l'histoire se cramponnait avec soin sur le vaisseau dans la crainte de tomber, ouvrait la porte d'un salon, en montant sur une chaise, sans qu'il eût jamais vu personne se servir de ce moyen ; cherchait à arracher les griffes de deux chats qui l'égratignaient lorsqu'il jouait avec eux ; à table, s'il ne pouvait remplir sa cuiller, il la passait à son voisin pour la faire remplir. « Un jour, qu'après avoir remis son verre sur la table, il vit qu'il n'était pas d'aplomb et qu'il allait tomber, il plaça sa main du côté où il penchait pour le soutenir. » Buffon avait déjà fait sur cet animal des remarques analogues. Dureau de Lamalle dit qu'un « singe (*Cynocephalus porcarius*) d'une grande férocité, auquel on n'osait reprendre un chapeau qu'il avait saisi, le jeta au nez de son maître, aussitôt que celui-ci se fut fait apporter son fusil de chasse ; aucune autre menace n'avait pu vaincre son opiniâtreté. » D'ailleurs beaucoup de mammifères, parmi les carnassiers, le phoque entre autres, plusieurs pachydermes et certains ruminants, nous donnent des preuves d'une intelligence assez élevée. L'éléphant, si au-dessus de tous les animaux de son ordre, montre, par un grand nombre de ses actions, des marques non équivoques de réflexion et de jugement. Les éléphants d'Afrique, dit Dugès, ne redoutent nullement les nègres, qui n'ont pas su les réduire en servitude ; ceux d'Asie vivent loin des lieux habités, et cela, du reste, autant par instinct que par raisonnement. Les anciens avaient une si haute opinion de leur intelligence, que Pline supposait ceux des cirques capables de répéter leurs leçons pendant la nuit, de peur d'être maltraités par leurs maîtres.

Il n'est pas jusqu'aux rongeurs qui ne donnent des preuves d'intelligence. Le lièvre, qu'on dit stupide et qui le paraît, parce que sa timidité le soustrait à notre observation, est mal jugé. J'en ai élevé deux, pris très jeunes dans les champs,

1. F. Cuvier, *Description d'un orang-outang et observations sur ses facultés intellectuelles* (*Annales du Muséum*, t. XVI, 1810).

et j'ai vu qu'avec des soins ils devenaient très sociables. L'un d'eux, nourri dans une cuisine, se mettait à gratter à la porte, pour en sortir, quand il m'entendait rentrer ; il y prenait un brin d'herbe ou une tranche de racine qu'il venait manger près de mon foyer, puis retournait chercher des provisions ; après son repas, il se couchait et s'endormait près du feu. A la vue d'un chien il était pris d'une panique indicible, mais si le chien se couchait et s'endormait, le lièvre s'en approchait peu à peu pour en examiner successivement la tête, les pattes, la queue. Cet examen était exécuté avec une extrême circonspection, et il donnait lieu à des remarques qui étonnaient souvent le lièvre, autant qu'il était possible d'en juger par les changements de sa physionomie et par les mouvements brusques de ses oreilles.

Parmi les oiseaux, nous trouvons encore un peu d'intelligence. La plupart fuient le chasseur et non l'homme désarmé ; plusieurs d'entre eux finissent par reconnaître que le mannequin mis dans les champs pour les effrayer n'a rien de redoutable. Quelques-uns des plus stupides, en apparence, font, en certains cas, preuve de discernement : tel ce dindon qui, après avoir été habituellement maltraité par un coq, courut « pour le plumer entre les mains de la ménagère qui le livrait à sa vengeance[1]. »

En résumé, l'animal a, outre ses instincts, un peu d'intelligence ; il juge, compare, raisonne dans une certaine mesure. Son intelligence lui est moins utile que l'instinct, et n'en est qu'un appoint. Par l'instinct il sait tout ce qu'il faut faire dans des conditions déterminées ; il le sait parfaitement ; il le sait du premier coup et à l'instant où il a besoin de le savoir. Aussi, n'a-t-il guère à réfléchir et à délibérer. Jamais une intelligence bornée ne pourrait lui donner le moyen de se conduire, comme il le fait avec ses instincts. Jamais, même avec une intelligence aussi développée qu'on la suppose, il n'arriverait à ce résultat. Que de réflexions, de combinaisons savantes, d'expérience ne lui faudrait-il pas pour savoir seulement distinguer sa nourriture des poisons qui s'y trouvent mêlés, pour la découvrir, la prendre dans la mesure convenable, etc.

A défaut d'une intelligence étendue, l'animal n'a pour principal mobile de ses actions, que l'instinct ; il n'a pas de libre arbitre ; son intelligence lui permet seulement de modifier ses actions dans une certaine mesure, suivant les circonstances. En dehors de ses actions instinctives, il agit empiriquement, pour me servir de l'expression de Leibnitz[2], il se règle d'après les faits dont il se souvient, d'après les exemples qui reviennent à sa mémoire : ses actions indiquent réellement, comme cet illustre philosophe le fait remarquer, une ombre de raisonnement.

L'homme seul est dans une situation exceptionnelle sous ce rapport. Tout en ayant des instincts, qui le poussent comme les animaux, il a une intelligence qui lui permet de réfléchir, de délibérer, de modifier à l'infini ses actions. Il est animal par ses premières facultés, il ne devient réellement homme que par les secondes. Sa raison l'éclaire, le guide, lui montre l'utilité de telle ou telle détermination. Si, dans les trois quarts des circonstances, il agit comme les bêtes,

---

1. Dugès, t. I, p. 425.
2. Leibnitz, *Nouveaux essais sur l'entendement*, p. 4.

et c'est Leibnitz qui le dit encore [1], d'après les faits et les exemples, il agit souvent avec pleine connaissance, après réflexion et délibération ; mais, en y regardant de près, ses déterminations habituelles laissent plus ou moins percer les impulsions instinctives que la raison modifie de mille façons.

V. — DU CARACTÈRE, DES SENTIMENTS ET DES PASSIONS.

En parlant des instincts, j'ai cherché à démontrer que ces facultés sont constantes, immuables comme les espèces, et qu'elles se trouvent toujours en rapport avec l'organisation d'une manière plus ou moins évidente. Les actes qu'il nous reste à étudier ont beaucoup d'analogie avec ceux qui dérivent de ces facultés : les liens qui unissent les premiers avec les seconds sont même tellement intimes, que l'on pourrait dire, sans exagération, que les passions, les sentiments divers des animaux, sont instinctifs, bien qu'ils puissent être modifiés et développés, jusqu'à un certain point, sous l'influence de l'éducation.

Les passions que Descartes [2] définit ou des perceptions, ou des sentiments, ou des émotions de l'âme, et que Reid [3] considère comme l'exagération des désirs, des affections, ou des appétits, ne sont nullement propres à l'homme. Leur existence dans les animaux nous porte à croire qu'elles ont en nous et en eux une commune nature.

Comme elles comprennent, d'après la plupart des psychologistes, les différents états de l'âme, les impressions vives, les émotions, les affections violentes, les sentiments divers, les inclinations, les penchants, elles sont fort nombreuses. Descartes n'en veut que six primitives dont les autres dérivent : l'admiration, l'amour, la haine, le désir, la joie, la tristesse. Il les attribue à des mouvements excités dans le sang par les objets de ces passions, à des impressions vives et profondes, produites sur le cerveau : aussi, dans sa pensée, il n'y a pas de sagesse humaine, ni de volonté capable de s'opposer à ce que l'âme aime, haïsse, éprouve de la joie, de la crainte. C'est également l'opinion de Malebranche [4] quand il affirme, avec tant de raison, que ce qui constitue la passion n'est pas libre, et que cette inconnue est en nous, sans nous et même malgré nous. Elles dominent, elles tyrannisent l'homme qui ne peut ni les empêcher de naître, ni les étouffer, mais seulement, avec une grande force de volonté, se refuser à l'accomplissement des actes auxquels elles le sollicitent.

Les passions n'ont rien d'artificiel : ce sont des états, des modifications essentiellement spontanées et involontaires de l'être ; elles résultent de dispositions innées, comme le disent les philosophes de l'école écossaise. Ce sont bien, ainsi que Malebranche en convient, des impressions de l'auteur de la nature, relatives, pour la plupart, à la conservation du corps et à la satisfaction de ses désirs. C'est d'elles, disent de sages philosophes, que dépendent les plus vives jouissances et les plus grandes amertumes.

1. Leibnitz, *ouvrage cité*, p. 407.
2. Descartes, *Traité des passions*, art. XXVII.
3. Reid, *Œuvres complètes*, trad. de Jouffroy, t. VI.
4. Malebranche, *Recherche de la vérité*, livre V.

La violence de la plupart des passions, les perturbations qu'elles produisent dans la partie matérielle de l'être, la tendance d'un grand nombre à des actions déréglées, vicieuses, avaient porté les stoïciens à les regarder comme des troubles de l'esprit qu'il fallait apaiser et dompter. C'étaient, pour quelques philosophes anciens, des états de l'âme animale, déraisonnable, de l'âme concupiscible et irascible. Pour quelques physiologistes, elles seraient des actions viscérales, des émotions du cœur, des organes digestifs, des organes sexuels, etc. Évidemment on ne connaît pas plus leur nature que celle de l'instinct et des facultés intellectuelles.

Il est clair, pour le physiologiste et pour l'observateur non prévenu par les subtiles distinctions de la métaphysique, que les animaux ont un certain nombre de passions analogues ou même tout à fait semblables aux nôtres : l'amour, l'affection, la haine, la jalousie, la colère, le courage, la joie, la tristesse, l'effroi, la terreur. Elles y sont spontanées, instinctives, toutes utiles, comme les instincts mêmes, à la conservation de l'individu et à celle de l'espèce, toutes irréfléchies, irrésistibles. La brute est soumise, sans restriction, à leur empire : elle n'a ni l'idée, ni la volonté, ni le pouvoir d'y résister. Et, c'est parce que l'homme a cette idée, cette volonté et cette puissance, au moins dans certaines limites, qu'il acquiert sur elle un de ses genres de supériorité.

Au point de vue de la psychologie animale, il n'est pas douteux que toutes les passions ne soient utiles : elles ont toutes un objet et un but. La brute ne peut pas plus s'en passer que d'instinct. La nature s'est montrée d'une sagesse infinie en les lui donnant en tel nombre et à tel degré. Et, en raison de leur utilité, elle n'a pas voulu que la brute eût la liberté d'y résister; elle leur imprime le caractère irrésistible et fatal de l'instinct. Il n'en est pas tout à fait de même par rapport à l'homme. Elles lui sont aussi utiles qu'à l'animal, s'il est isolé ou sauvage; mais elles sont souvent préjudiciables aux autres par la nature des actions auxquelles elles portent l'individu. Dans tous les cas, il faut qu'il en ait, sauf à les réfréner et à les dompter dans la mesure convenable. Que serait-ce donc que l'homme incapable d'amour, d'amitié, d'affection paternelle ou filiale, incapable d'éprouver de la joie de tout ce qui lui arrive d'heureux, de l'admiration pour la vertu et les nobles actions, de la pitié à la vue du malheur, de la haine pour l'injustice, de l'horreur pour le crime, etc. ?

Parmi les sentiments ou les passions que les animaux possèdent aussi bien que nous, on peut citer la peur, la colère, l'amour, diverses affections, la haine, la jalousie, la joie, la tristesse, etc.

La peur, l'effroi, la terreur, sont des impressions pénibles que tous les animaux paraissent susceptibles d'éprouver, mais principalement ceux dont le caractère est timide, tels que le lièvre, le lapin, la plupart des rongeurs et des ruminants. La moindre cause suffit pour les faire naître chez ces animaux; le plus léger bruit, le cri d'un être vivant, la vue d'un objet extraordinaire, l'approche d'un ennemi, peuvent même les porter à leur plus haut degré d'intensité; mais elles s'exagèrent, surtout, lorsque les animaux sont menacés par leurs ennemis. Les oiseaux de basse-cour sont saisis d'effroi à la vue d'une fouine ou d'une belette. Tous les petits oiseaux éprouvent une vive frayeur à l'aspect d'une chouette, d'un épervier ou d'un autre oiseau de proie; les petits reptiles sont comme fascinés et paralysés à l'approche d'un serpent; le bœuf qui entend bourdonner autour de lui l'œstre sous-cutané est tellement effrayé, qu'il s'emporte, entraînant avec lui la voiture ou la charrue; le chien, le cheval, qui entendent, pour la première fois, le rugissement du lion, sont glacés d'effroi et restent sans force comme sans mouvement. La frayeur ressentie dans ces circonstances est purement instinctive et ne résulte point du sentiment que l'animal pourrait avoir du danger dont il est menacé, ainsi que Sénèque en avait fait la remarque. Elle se manifeste, du reste, sous l'influence de causes très diverses, sans que les animaux soient exposés à de grands dangers. La plupart d'entre eux, par exemple, craignent le bruit du tonnerre; les oiseaux, qui sont très impressionnables, s'effrayent même lorsque le ciel se couvre de nuages et qu'il nous menace d'un orage : leur chant se modifie, leur vol, et plusieurs de leurs habitudes offrent alors certaines particularités en rapport avec les sensations qu'ils éprouvent. Les animaux domestiques craignent beaucoup la lueur d'un incendie, aussi devient-il très difficile alors de les faire sortir des étables ; il en est qui s'effarouchent même à l'aspect d'un objet brillant ou d'un morceau d'étoffe.

La peur portée à un certain degré, qu'elle qu'en soit du reste la cause, produit divers effets remarquables. Elle ôte aux animaux tous leurs moyens de défense, elle les paralyse souvent lorsqu'elle ne les excite pas à la fuite ; elle concentre le sang à l'intérieur, modifie l'action du cœur, amène le refroidissement du corps, la sueur, l'émission des urines, la diarrhée, et donne lieu à divers phénomènes physiologiques variables suivant les espèces ; un des plus curieux qu'on ait cités est celui de la canitie, survenue en moins d'une semaine, chez un porc noir effrayé des cris d'un autre porc, châtré et enfermé dans une étable voisine.

La colère, à ses divers degrés, et la fureur se font sentir, même parmi les animaux les plus doux ; elles sont excitées ordinairement par les contrariétés, les mauvais traitements, le rut, les tentatives faites pour enlever les petits qu'élève une femelle. La plupart des animaux carnassiers et beaucoup d'autres ne supportent point, sans entrer en fureur, les contrariétés qu'on leur fait éprouver ou les coups qu'ils reçoivent : le lion, le sanglier blessé, le taureau, le chien qu'on essaye de châtier, la vipère qu'on irrite, deviennent plus ou moins dangereux. Un grand nombre de mâles, même parmi les espèces herbivores les plus paisibles, entrent dans de terribles accès au moment du rut, et se livrent entre eux des combats acharnés, quelques-uns, les dromadaires par exemple, deviennent alors très méchants pour leurs conducteurs ; beaucoup de femelles paraissent également furieuses lorsqu'on cherche à leur soustraire leur progéniture. Il est cependant quelques animaux, tels que le lapin, le lièvre, le cochon d'Inde, le mouton, chez lesquels les supplices les plus barbares ne font pas naître le moindre sentiment de colère.

L'affection, l'attachement que certaines espèces, certains individus montrent les uns pour les autres ou pour l'homme, est portée à un très haut degré chez quelques-uns de nos animaux domestiques ; et, chose remarquable, ce sentiment y semble même aller plus loin que dans l'espèce humaine.

L'animal chez lequel l'affection se montre la plus vive est, sans contredit, le chien, déjà placé au sommet de l'échelle sous le rapport intellectuel. Tout le monde sait qu'il pousse l'attachement pour son maître jusqu'au dévouement le plus complet, jusqu'à l'abnégation la plus absolue. Ce sentiment n'a rien d'intéressé. Le chien aime également le malheureux qui lui fait partager son morceau de pain noir ou ses privations, et le riche qui l'entretient dans l'abondance ; il aime encore celui qui le maltraite, et vient quelquefois lécher la main de l'expérimentateur qui le torture. Son attachement constant ne se dément jamais et peut survivre à une longue séparation. Les livres sont pleins d'exemples de ce genre.

Le chien s'attache aussi très fortement à d'autres animaux, et cela, sans nul motif d'intérêt. F. Cuvier[1] rapporte le fait suivant qui montre bien toute l'étendue de son affection dans cette circonstance : « Une lionne avait perdu le chien avec lequel elle avait été élevée, et, pour offrir toujours le même spectacle au public, on lui en donna un autre qu'aussitôt elle adopta. Elle n'avait pas paru souffrir de la perte de son compagnon ; l'affection qu'elle avait pour lui était très faible ; elle le supportait, elle supporta de même le second. Cette lionne mourut à son tour ; alors le chien refusa de quitter la loge qu'il avait habitée avec elle ; sa tristesse s'accrut de plus en plus ; le troisième jour, il ne voulut plus manger, et il mourut le septième. »

Le chat est loin de ressembler au chien sous ce rapport. Si, quelquefois, il paraît s'attacher à quelqu'un, c'est pour en retirer des caresses. Son affection apparente, toujours égoïste et intéressée, n'est jamais ni forte ni sincère.

Le cheval paraît affectionner la main qui le soigne et le caresse. Après un temps plus ou moins long, il semble montrer un certain attachement à son maître, hennit à son approche, et porte dans le regard, l'ensemble de la physionomie, quelque chose de caressant qui exprime la reconnaissance, mais, en général, cette affection est bornée et peu durable. Il est susceptible aussi de s'attacher aux individus de son espèce ou d'une espèce différente avec lesquels il a l'habitude de vivre ou de travailler. L'âne lui ressemble sous ce rapport. Dugès cite un fait qui prouve que, de la part du dernier solipède, l'attachement peut aller assez loin : ce fait est celui d'un âne qu'on venait de dételer et qui ne voulut boire que lorsque son compagnon de travail fut débarrassé de ses harnais et mis à même de se désaltérer. Les troupeaux de mules ont, à leur tête, dans certaines parties de l'Amérique, un cheval hongre, pour lequel elles prennent un si grand attachement, qu'elles ne peuvent, d'après Roulin, souffrir d'en être longtemps séparées. Les femelles de ces animaux affectionnent aussi très vivement leurs petits. J'ai vu une jument qui avait pouliné à l'École, quitter avec peine la stalle où on laissait son petit ; elle se laissa cependant conduire, non sans difficulté, jusqu'à la grille de l'établissement ; mais arrivée là, elle refusa de faire un pas, et se mit à se cabrer. Dans une chute à la renverse, elle se brisa l'occipital, et fut immédiatement après paralysée. Cette pauvre bête, presque mourante, fit un violent

---

1. Cuvier, *Mémoires du Muséum d'histoire naturelle*, 1825, t. XIII.

effort pour relever la tête, et se mit à hennir, en apercevant son petit qu'on venait d'amener auprès d'elle.

Le bœuf montre aussi quelque affection pour son maître ou son gardien; il s'attache également aux individus de son espèce avec lesquels il travaille. Quand on l'a privé du compagnon qui partage le poids du joug qu'ils portent ensemble, il devient triste, fait entendre des beuglements plaintifs et reste souvent sans appétit pendant plusieurs jours. La vache laissée à l'étable, pendant que les bœufs sont conduits aux champs, ne cesse de piétiner et de se livrer à une sorte de tic de l'ours, jusqu'au moment où elle voit revenir les animaux avec lesquels elle vit habituellement.

Les animaux sauvages, aussi bien que les domestiques, sont susceptibles de s'attacher, soit à l'homme, soit à d'autres animaux : l'éléphant montre souvent beaucoup d'affection pour son cornac; le phoque s'attache à son gardien, s'amuse et vit en très bonne intelligence avec les chiens; le loup, si féroce, si perfide, témoigne parfois une grande affection à ceux qui l'ont apprivoisé : tout le monde sait l'histoire de celui du connétable de Montmorency. J'ai déjà parlé de cet autre qui reconnut son maître, la nuit, après plusieurs années de séparation. Ce même animal, plusieurs fois rendu à ce maître qu'il aimait tant et plusieurs fois séparé de lui, perdait l'appétit, maigrissait sensiblement et tombait dans une tristesse profonde lorsqu'il était forcé de s'en séparer. On a vu, d'après F. Cuvier, l'hyène, traitée avec douceur, venir comme le chien aux pieds de son maître lui demander des caresses et du pain. Cette affection est si profonde qu'elle fait quelquefois mourir de tristesse les animaux séparés des personnes qu'ils aimaient.

La haine, le ressentiment, se remarquent encore assez souvent parmi les animaux, notamment ceux dont l'intelligence est assez étendue et la mémoire fidèle. Ces sentiments qui paraissent avoir quelque chose de réfléchi, sont très exaltés chez certaines espèces : le chat devenu vieux, le taureau, le coq, ont pour leurs rivaux une haine parfois implacable. Quelques-uns conservent, pendant longtemps, avec le souvenir des mauvais traitements qu'ils ont reçus, le désir de s'en venger : tel est le mulet qui garde, dit-on vulgairement, un coup de pied pour son maître.

L'affection ou la haine des animaux les uns pour les autres, quels qu'en soient, du reste, les motifs, ainsi que les rapports ou les dissemblances de caractères, les analogies ou les différences dans la manière de vivre, sont les causes d'où dérivent les sympathies et les antipathies entre les brutes.

Les animaux qui, par la nature de leurs instincts et de leurs besoins, sont portés à faire la guerre à d'autres, ne peuvent vivre en bonne intelligence avec ces derniers; il se manifeste entre les premiers et les seconds une antipathie plus ou moins prononcée, telle que celle qui existe entre les carnivores et les herbivores, entre la chouette et les petits oiseaux, les rapaces et les petits reptiles, la corneille et le chat-huant, le requin et une infinité de poissons. Non seulement elle est naturelle entre l'animal qui doit être la victime et celui qui est son ennemi, mais elle l'est encore, suivant l'observation d'Aristote[1], entre les animaux, fussent-ils

---

1. Aristote, *Histoire des animaux*, liv. IX, p. 535 et suiv.

de la même espèce, qui vivent dans les mêmes lieux et font usage d'une nourriture identique, si celle-ci n'est pas assez abondante. Elle se montre aussi, à un haut degré, entre les espèces qui, cependant, ne paraissent guère se nuire réciproquement, le chien et le chat, par exemple. Ces antipathies naissent quelquefois pour des motifs qui supposent de la réflexion. Le cabinet d'anatomie de notre école a possédé un chien qui ne pouvait souffrir les équarrisseurs, ni leurs voitures, probablement parce qu'il les voyait emporter ses provisions. J'ai vu un chien de chasse qui prit en aversion un porc qu'on habitua à se nourrir de viande dans la cour où ce chien était attaché : il se livrait à des mouvements désordonnés, et aboyait avec fureur toutes les fois que le pachyderme s'emparait de quelque morceau de chair. Il finit un jour par rompre son lien et tuer son ennemi, dont il déchira, après la mort, les oreilles et les parois abdominales. Les anciens ont de beaucoup exagéré ces antipathies parmi certains animaux qui n'ont pas de raisons d'être ennemis.

Une des causes les plus communes des antipathies entre les animaux est l'arrivée de nouveaux individus dans la société de ceux qui, depuis longtemps vivent ensemble. Dès qu'un chien inconnu entre dans une meute, les anciens lui déclarent la guerre. J'ai eu, pendant longtemps, dans ma ménagerie d'expériences, une chienne qui cherchait à tuer et tuait tous les chiens ou autres animaux nouveaux venus, leur hachait les muscles du cou et de la gorge. Elle blessait mortellement ceux qu'elle ne réussissait pas à tuer. Elle aurait étranglé les agneaux, les porcs, même les grands ruminants qu'on aurait laissés sous sa dent. Les moutons les plus pacifiques tombent sur ceux qu'on fait entrer dans la bergerie ; les lapins sur les nouveaux lapins ; ceux-ci s'arrachent des lambeaux de peau, s'écrasent les testicules. Les lapins maltraitent et tuent les lièvres. L'épervier tue son frère, lui crève les yeux ; les rats mettent en pièces, ouvrent le crâne et mangent le cerveau des intrus appartenant à leur espèce.

Les sympathies sont marquées entre un grand nombre d'espèces et portées à leur plus haut degré dans celles qui vivent en société. Elles paraissent fondées quelquefois sur des rapports dans les habitudes et sur des services réciproques. Les anciens auteurs ont tous rapporté à ce sujet un fait dont Geoffroy Saint-Hilaire[1] a eu l'occasion de vérifier l'exactitude : c'est celui du *trochilus*, espèce de plavier qui s'engage dans la bouche du crocodile pour manger les cousins et autres insectes qui s'attachent au palais du reptile. Le crocodile se garde bien de faire aucun mal à l'oiseau complaisant qui vient le débarrasser de parasites incommodes. Le caracal accompagne, dit-on, le lion à la chasse et lui fait découvrir le gibier ; et le lion, en récompense, lui abandonne la moitié de sa proie. Le pilote, d'après les mêmes naturalistes, dirige le requin vers les lieux où le poisson se trouve en abondance, et le requin féroce épargne son conducteur.

Indépendamment des sentiments que je viens d'examiner, les animaux en éprouvent encore d'autres sur lesquels il est inutile de s'arrêter. Un examen un peu attentif de leurs actions nous prouverait qu'ils ont les analogues de la plupart

1. Geoffroy Saint-Hilaire. *Ann. du Mus.*, 1807, t. IX ; p. 373 et suiv. ; même tome, p. 160.

des passions humaines, ainsi qu'Aristote [1] l'a dit avec beaucoup de justesse. Il y a chez eux, en effet, de l'amitié, de la haine, du courage, de la lâcheté, de la perfidie, de la douceur, de la rudesse, de l'émulation, de la jalousie, de l'ambition, etc. Buffon lui-même, si injuste envers les animaux, n'a pu s'empêcher d'en convenir, jusqu'à leur attribuer celles qu'ils n'ont pas : telles que la magnanimité, la fierté, le dédain, etc. M. Milne-Edwards, qui a eu tant d'occasions de voir de très près les hôtes du Museum peint leurs sentiments sous des couleurs avantageuses, leur attribue quelquefois de la bonté, de la compassion, il les regarde comme capables d'amitié, de reconnaissance, les croit doués parfois du sentiment du beau, de la notion du mieux, etc.

Les passions ont aussi, chez les animaux, leurs moyens d'expression, leur langage. La joie se traduit, chez le chien, par des modifications dans la physionomie, dans le regard, et par divers mouvements que tout le monde a remarqués. L'étonnement, la surprise, s'y manifestent par une attitude particulière ; — la peur, l'effroi, par le rapprochement des membres, par l'abaissement des oreilles, de la queue, par des tremblements, un regard particulier, par la fuite, les cris ; — la colère, par une attitude menaçante ; — l'amour, par une mimique des plus variées. Ce langage toujours naturel et sans mensonge, est toujours compris entre les animaux, et il l'est instinctivement. Les brutes s'entendent entre elles par ce langage muet, comme le font les enfants qui, avant de parler, jugent de nos sentiment au ton de la voix, à l'attitude, au regard, à un mouvement de tête, à un froncement de sourcils, ou à un sourire. Elles cherchent même à deviner, à interpréter l'expression de nos sentiments. Voyez le chien hésitant auprès de son maître qui l'a tour à tour châtié et caressé, comme il en observe les mouvements, comme il en cherche la pensée, les sentiments, dans le regard, les gestes et les inflexions de la voix !

Les sentiments et les passions des animaux ont encore ceci de commun avec les nôtres qu'ils sont, pour eux, des mobiles puissants et souvent irrésistibles. Ils les poussent, comme nous, à des actions déréglées et violentes. Le taureau qu'on a effrayé ou provoqué cherche à renverser son adversaire et à l'éventrer ; le sanglier blessé fait des efforts inouïs pour se venger, sur le chasseur ou sur ses chiens, à coups de dents et de boutoir, de la balle qu'il vient de recevoir.

En s'associant diversement entre elles et avec les instincts, les passions donnent lieu au caractère ou au naturel des animaux. Chaque espèce a le sien, dessiné souvent avec une telle netteté, comme celui du tigre, du loup, du renard, qu'il sert de type à celui de certains hommes.

On conçoit aisément, pour peu qu'on y réfléchisse, qu'il est indispensable à l'animal d'avoir un caractère approprié à ses besoins et à son genre de vie. Si, en effet, le carnassier, par exemple, au lieu d'être courageux et féroce, avait un naturel opposé, comment ferait-il la guerre à ses victimes, et par quels moyens pourvoirait-il à sa subsistance ? Si l'herbivore qui est faible et sans armes, n'était timide et défiant à l'excès, ne deviendrait-il pas trop facilement la proie de ses ennemis ? Il faut donc que le caractère de chaque espèce soit rigoureusement

1. Aristote, trad. Camus, liv. IX, p. 533.

déterminé et qu'il n'ait rien d'arbitraire ni d'incertain; il faut, en un mot, qu'il soit fatalement régi par les lois auxquelles se trouvent soumis les divers instincts. L'observation démontre qu'il en est bien ainsi dans toutes les circonstances. Jamais le caractère ne paraît résulter, du moins chez les animaux sauvages, de l'exercice des facultés intellectuelles : tel animal est courageux, mais ce n'est point parce qu'il a appris ou présumé que sa hardiesse lui est nécessaire, ni parce qu'il a le sentiment de sa force, la conscience de sa supériorité; il est courageux, de sa nature, avant d'avoir pu juger de sa vigueur et de la puissance de ses moyens d'attaque. Si tel autre est timide, il ne l'est point par suite du sentiment qu'il peut avoir de sa faiblesse ou des dangers auxquels il se trouve exposé, car il l'est avant d'avoir appris qu'il a des ennemis et d'en avoir reçu la moindre insulte. Dans le premier cas, comme dans le second et tous les autres, le caractère est instinctif, inhérent à la nature de chaque espèce animale : seulement il peut se modifier, dans certaines limites, par l'action d'un grand nombre de causes.

Puisqu'il y a une infinité de nuances dans la manière de vivre des animaux, il doit nécessairement y avoir, parmi eux, une grande diversité dans le caractère. L'observation démontre, en effet, que chaque espèce a le sien, mais uniforme pour tous les individus dont elle se compose. Aristote, qui a fait cette remarque pleine de justesse, s'est attaché à donner une idée de ces nuances, en ce qui concerne les animaux les mieux connus, et divers naturalistes, Buffon entre autres, les ont mises en relief d'une manière plus ou moins frappante.

Parmi eux, les uns ont le caractère sauvage; les autres le caractère sociable; tels ont un caractère vif, emporté, fougueux, irritable; tels autres, un caractère doux, timide, souple, docile, obéissant; il en est qui ont le caractère méchant, rétif, féroce, ou le caractère défiant, rusé, etc., etc. Dans toutes ces circonstances, il est facile de voir qu'il est le résultat des tendances instinctives ou l'expression synthétique des diverses facultés propres à l'animal.

Le caractère sauvage est celui des animaux tels que le sanglier, le loup, les oiseaux de proie, les carnassiers, qui ont besoin de vivre dans l'isolement pour mieux assurer leur subsistance. Ceux qui le possèdent n'aiment que la solitude : ils ne voient dans les autres individus de leur espèce que des rivaux ou des ennemis auxquels il faut déclarer la guerre; ils ne peuvent supporter leur femelle dès que la saison du rut est passée, ou leurs petits dès qu'ils sont capables de se procurer eux-mêmes leur nourriture; ils ont peu d'aptitude à s'apprivoiser et ils n'en ont aucune à devenir domestiques.

Le caractère sociable qui appartient aux chiens, aux solipèdes et aux ruminants, est l'opposé du premier, sous tous les rapports. L'animal sociable ne peut supporter la solitude; il est instinctivement porté à vivre avec un certain nombre d'individus de son espèce, à partager avec eux ses craintes, ses dangers, ses combats; mais sa sociabilité n'a rien de raisonné, ni de calculé : l'homme l'a mise à profit et a trouvé en elle la condition préliminaire de la domesticité.

Le caractère emporté, fougueux, est celui des animaux jeunes, ardents, impressionnables, à déterminations brusques. On le remarque surtout chez le taureau, le cheval entier, qu'il rend peu maniables, difficiles à conduire et parfois dangereux ; mais il se modifie par le fait de l'âge, du travail et de plusieurs autres causes, notamment sous l'influence de la douceur et des bons traitements. Je possède, en ce moment, un cheval que son ancien maître, le comte Oppersdorff, habile écuyer, trouvait parfois dangereux et très difficile à conduire. Depuis près de deux ans, sous la main d'un enfant, cet animal est devenu doux et maniable ; il fait avec une extrême docilité de longues courses au trot et au galop.

Le caractère doux, timide, est propre aux rongeurs, aux ruminants, et, en général, aux animaux faibles, privés de moyens de défense. Cette timidité semble résulter d'un sentiment instinctif d'infériorité et d'impuissance.

Le caractère hardi, audacieux, est l'apanage des animaux vigoureux qui ont conscience de leurs forces et de la sûreté de leurs armes naturelles. C'est celui du lion et des carnassiers pressés par la faim ou par l'affection qu'ils portent à leurs petits.

Le caractère féroce, sanguinaire, est l'attribut le plus saillant des espèces qui se repaissent de proie vivante ; il tient à un besoin impérieux auquel rien ne peut faire diversion.

Il est une foule d'autres caractères, plus ou moins nettement dessinés, qu'il serait trop long de passer en revue ici. On peut se faire une idée de leur multiplicité en mettant en parallèle les animaux les plus faciles à étudier. Par cet examen, si superficiel qu'il soit, on saisit des différences capitales, même entre des espèces très voisines. Combien, par exemple, le naturel courageux et fier du lion ne se distingue-t-il pas du naturel défiant et rusé du renard, ou du naturel lâche de l'hyène et du chacal ? Quelle distance n'y a-t-il pas, sous ce rapport, entre la chèvre inconstante, capricieuse, et la brebis indolente, presque stupide ? Quel contraste entre le bœuf docile et le taureau fougueux et intraitable !

L'étude du caractère de nos animaux n'est pas sans importance pour ceux qui s'occupent de l'éducation de ces derniers. On peut, jusqu'à un certain point, le modifier, le changer même complètement, si l'on emploie avec art les moyens qui agissent le plus efficacement sur les brutes, c'est-à-dire les caresses, les récompenses, les corrections et les privations de toute espèce : mais il faut façonner les animaux dès l'âge le plus tendre ; car il arrive un moment où ils prennent un pli qu'il est bien difficile de leur faire perdre.

VI. — DE L'INFLUENCE DE LA CIVILISATION ET DE LA DOMESTICITÉ SUR LES FACULTÉS INSTINCTIVES ET INTELLECTUELLES.

L'état des animaux soumis à la domesticité est un état artificiel qui ne dérive pas exclusivement, comme le pensaient les anciens naturalistes, de la puissance de l'homme sur la brute, mais qui dépend, en grande partie, de l'instinct de sociabilité propre à certaines espèces vivant en troupes plus ou moins nombreuses. Il a exercé sur le caractère et les diverses facultés animales une influence si profonde, qu'il les a quelquefois rendues méconnaissables.

Tous les animaux actuellement domestiques sont, suivant la judicieuse remarque de F. Cuvier, des animaux sociables qui, certainement, vivaient en société avant l'époque à laquelle l'homme se les asservit, pour en faire les instruments de ses besoins et de ses plaisirs.

En effet, toutes les espèces de bœufs qui vivent de nos jours à l'état sauvage : le bison dans le nord de l'Amérique, le buffle dans l'Inde et l'île de Ceylan, l'yach sur les montagnes du Thibet et du centre de l'Asie, se rassemblent en sociétés ; les chevaux devenus sauvages dans les steppes du nouveau monde, ceux de l'Arabie, les ânes sauvages, le mouflon, souche présumée de nos races ovines, le chien, dans les pays du Nord, et le lapin sous plusieurs latitudes, vivent également en troupes nombreuses. Toutes celles qui sont domestiques à demi ou apprivoisées, le chameau, l'éléphant, rentrent dans la même catégorie. Enfin, celles qu'on cherche à *domestiquer*, le lama, l'alpaca, l'hémione, sont aussi des espèces éminemment sociables. Bien d'autres encore, qu'on pourrait soumettre aux mêmes essais, se réduiraient aussi facilement à l'état de servitude, n'était la difficulté de les acclimater. Cela serait d'autant plus facile que plusieurs semblent s'offrir à la domination humaine, comme l'axis, le cerf-cochon au Bengale et, dans l'Inde, l'antilope, appelée dseren qui, en Mongolie, se rapproche l'hiver des habitations, et se mêle aux troupeaux domestiques, comme l'antilope bubale le fait également dans le nord de l'Afrique.

Il n'est pas d'exception à cette loi générale, même parmi les oiseaux : nos gallinacés, la poule, la pintade, le dindon, le paon ; nos palmipèdes, l'oie, le canard, sont des oiseaux très sociables. Qui ne sait que les oies et les canards sauvages ne paraissent, dans nos pays, qu'en troupes plus ou moins considérables.

Cependant, un de nos animaux domestiques semble la contredire. Le chat est une espèce qui, comme toutes celles du genre *felis*, est essentiellement solitaire, et malgré son instinct diamétralement opposé à la sociabilité, il est devenu domestique. Ce n'est là, pourtant, qu'une exception apparente : le chat n'est pas domestique au même titre que les autres espèces ; il habite nos maisons sans s'attacher à leurs maîtres ; il aime le foyer sans tenir à la société de l'homme ; il reçoit les caresses et la nourriture de notre main, sans nous en témoigner la moindre affection, la moindre reconnaissance.

Voilà donc une première proposition bien établie : la sociabilité est la condition préliminaire, indispensable de la domesticité. Mais, par quels moyens l'homme, profitant de l'instinct qui porte les animaux à vivre en société, a-t-il pu se les asservir ? Comment ces moyens ont-ils agi, et quelles sont les modifications que la domesticité a fait éprouver aux instincts, à l'intelligence, aux diverses facultés des animaux ? Telles sont les questions qu'il faut successivement examiner.

Avant d'aller plus loin, on se demande naturellement si les espèces essentiellement domestiques ont été primitivement libres et sauvages, comme toutes celles qui peuplent la surface du globe, ou si ces mêmes espèces ont été domestiques dès le principe et mises ainsi sous la main de l'homme qui, dès lors, n'avait plus qu'à s'en servir. Des hommes de mérite, considérant que la plupart des espèces domestiques n'ont pas d'individus sauvages, ont pensé qu'elles avaient été créées avec l'homme et s'étaient trouvées, dès l'origine, soumises à son empire. Ainsi, ont-ils dit : Il n'y a plus de chiens sauvages, sinon ceux qui ont été abandonnés ; il n'y a plus de bœufs, plus de moutons libres ; les chevaux des steppes de l'Amérique y ont été abandonnés lors de la conquête de ce pays ; ceux de l'Arabie, tout à fait libres, sont peu nombreux et proviennent peut-être d'individus autrefois domestiques. Cette manière de voir a certainement quelque apparence de vérité, mais elle ne supporte pas un examen approfondi. De ce qu'on ne trouve plus à l'état sauvage d'individus appartenant à des espèces domestiques, s'ensuit-il qu'elles n'aient jamais vécu à l'état de liberté ? Ne peut-on pas admettre que ces espèces se sont données entièrement à l'homme, ou que les individus restés sauvages ont fini par s'éteindre à mesure que leurs conditions d'existence sont devenues difficiles ou impossibles. Tout le monde sait qu'il y avait dans les forêts de la Germanie des bœufs tout à fait libres lors des guerres de César ; ils ont disparu depuis longtemps par les mêmes causes qui avaient fait disparaître, à une époque plus reculée, certains animaux sauvages. Si la domesticité était l'état primitif et initial des animaux maintenant soumis à l'homme, pourquoi ne se trouveraient-ils pas partout où l'homme se trouve ? Or, a-t-on jamais rencontré, dans aucune partie de la terre, des peuplades sauvages avec des animaux domestiques ? non ; partout où l'homme n'est pas civilisé, les animaux qui l'entourent sont libres et sauvages comme lui. Ce n'est qu'à compter du moment où il devient industrieux, qu'il emploie tout d'abord son industrie à se créer des auxiliaires et des serviteurs, en soumettant à son pouvoir les espèces qui l'entourent. Celles-ci ne viennent pas ramper à ses pieds, courber la tête sous le joug ; elles fuient l'homme, au contraire ; il faut qu'il les attire, qu'il s'en empare, qu'il les entoure de soins et de caresses, quelquefois même qu'il les retienne et s'en fasse obéir par la force ou par la crainte ; il faut qu'il travaille constamment à affaiblir le sentiment de leur indépendance, encore n'y parvient-il qu'avec peine et souvent à demi, tant ce sentiment est inhérent à leur nature. Ce sentiment, à lui seul, du reste, suffirait pour ruiner l'idée d'un animal créé domestique, si l'esprit pouvait la concevoir. Il est si profondément enraciné, que des milliers d'années de servitude n'ont pu le détruire. Non seulement il se montre dans toute sa force chez les chevaux à demi-sauvages qui vivent dans certains haras de la Hongrie, mais encore sur ceux qui ont toujours vécu en domesticité et qui cherchent à fuir leurs maîtres aussitôt qu'ils aperçoivent des individus libres. Tous les animaux, enfin, par l'habitude qu'ils ont de s'éloigner de l'homme, de le fuir, quand ils le peuvent, nous prouvent assez qu'ils étaient primitivement libres et antipathiques à la domesticité.

Si donc les animaux qui sont maintenant nos esclaves étaient libres à l'origine, s'ils étaient doués d'instincts qui les portaient à la vie sauvage et leur faisaient préférer même cette existence à la vie domestique, comment l'homme est-il parvenu, en modifiant leurs tendances naturelles, à les réduire en servitude ?

L'animal le plus sociable craint la vue de l'homme et le fuit ; il n'a donc pas de propension à se rapprocher de lui. Comment celui-ci parviendra-t-il à vaincre cette répulsion instinctive de l'animal pour un maître qui doit devenir un tyran ? Par deux moyens : la séduction ou la force. D'abord, il l'attirera, dit F. Cuvier[1], puisqu'il n'est point porté à se rapprocher de nous ; il se le rendra familier par

---

[1] F. Cuvier, *Essai sur la domesticité des mammifères*, etc. (*Mémoires du Muséum*, 1825, t. XIII, p. 405 et suiv.).

la confiance, que les bienfaits seuls sont propres à faire naître ; il l'entourera de soins, lui prodiguera des caresses, donnera satisfaction à tous ses besoins, en fera même naître de nouveaux pour s'empresser de les satisfaire. Ainsi, par la faim, il l'affaiblira, et dès qu'il lui donnera de quoi apaiser cette sensation, il s'attirera sa reconnaissance, lui inspirera le sentiment de la nécessité de nos secours ; alors une nourriture choisie et quelques friandises auront la plus heureuse influence. Par des caresses, il le rendra plus doux et plus traitable, car, bien que les animaux n'en demandent point aux individus de leur espèce, plusieurs d'entre eux, les carnassiers notamment, y sont très sensibles. Une fois qu'il aura obtenu la confiance de l'animal et qu'il se le sera rendu familier, l'esclave sentira que la protection du maître lui est indispensable. A ce moment, il pourra être utile d'achever par la force ce qui a été commencé par la douceur.

Si ces premiers moyens sont insuffisants, et ils le sont presque toujours, à l'égard des animaux jeunes, vigoureux, méchants ou rétifs, il emploiera les privations prolongées, les veilles forcées, le travail pénible, les coups, la castration, etc. Les châtiments ne doivent leur être infligés que dans certaines limites, car ils les exaspèrent, et leur inspirent le désir de la vengeance. La castration est un moyen puissant qui seul peut assouplir le naturel du taureau et de certains chevaux très méchants. « L'homme n'arrive donc, dit M. Flourens[1], à soumettre l'animal que par adresse, par séduction. Il en excite les besoins pour se donner, si l'on peut ainsi dire, le mérite de les satisfaire ; il fait naître des besoins nouveaux ; il se rend peu à peu nécessaire par ses bienfaits, et quand il en est venu là, il emploie la contrainte et les châtiments, mais il ne les emploie qu'alors ; car s'il eût commencé par les châtiments, il n'aurait pas amené la confiance, et il ne les emploie qu'avec mesure, car les deux effets les plus sûrs de toute violence sont la révolte et la haine. »

Ce sont encore ces mêmes moyens qu'il met en usage pour adoucir, au moins momentanément, le caractère revêche et emporté de certains individus. Il est très probable que, dans le principe, il ne s'est pas attaqué aux individus adultes jouissant de toute la plénitude de leurs forces et de leurs facultés. Il a, sans doute, fait ce qu'il répète aujourd'hui quand il veut dompter des sujets élevés en liberté ou apprivoiser des espèces sauvages, c'est-à-dire, pris des animaux jeunes, faibles, qu'il a protégés, abrités, entourés de soins, comblés de caresses, pour leur faire aimer une domination qu'il devait plus tard transformer en une dure servitude.

Lorsque les animaux sont devenus domestiques, grâce à leur instinct de sociabilité, et ils le sont devenus de bonne heure, car à l'époque des cavernes, à l'âge de pierre où l'homme fabriquait les haches de silex, il a laissé, à côté des débris de sa primitive industrie, des os de bœufs, de chevaux et de rennes ; à ce moment, cet instinct a-t-il été modifié, perverti et, dans l'affirmative, quelles sont les altérations qu'il a subies ? D'abord, il n'a pas été anéanti, mille faits le prouvent avec la dernière évidence ; il a été seulement un peu détourné de son véritable objet. A l'état sauvage, il porte l'animal à se rapprocher de ses semblables, à vivre avec eux, et fait que tous les membres de la société se soumettent

____

1. Flourens, *ouvrage cité*, p. 79.

à un chef qui s'est imposé par la force, par la confiance ou tout autre moyen. A l'état de domesticité, il en est à peu près de même. L'homme, en s'asservissant certains animaux, s'est constitué, en quelque sorte, chef d'association, chef à qui tous les individus sont venus obéir comme ils auraient obéi à un des leurs qui se serait imposé de la même façon. L'homme, en un mot, s'est substitué au chef animal, au protecteur, au directeur que la société avait reconnu.

La domesticité a donc profité des instincts des animaux sociables; elle les a développés, perfectionnés dans le sens des intérêts de l'homme, mais elle n'en a pas créé de nouveaux; son influence, jusqu'alors si puissante, s'est arrêtée là. Toutefois, si elle n'a pu faire naître des instincts nouveaux, elle a réussi à annihiler, à étouffer ceux qui contrariaient nos vues et ceux qui étaient de nature à nuire aux services que nous devions attendre des animaux. Elle a surtout exercé une influence profonde sur les instincts de conservation. En mettant l'individu dans des conditions tout à fait différentes de celles où il peut naturellement se trouver, l'homme est devenu la providence de cet être qu'il rendait esclave : il s'est chargé de le protéger, de le nourrir et d'éloigner de lui tout ce qui pouvait être nuisible. Ces instincts conservateurs se sont affaiblis faute d'occasions de s'exercer ; cependant il ne se sont pas anéantis, et on les voit reprendre une grande force lorsque les animaux sont exposés à des dangers ou excités par des ennemis. La domesticité a eu moins d'action sur les instincts reproducteurs, et l'on conçoit qu'ils ne pouvaient s'affaiblir sans que la conservation des espèces ne fût compromise. Ils sont resté intacts avec toute leur énergie ; c'est même à cause de cela que les mâles, dans l'espèce du bœuf et du cheval, sont si indociles, si difficiles à assouplir.

La domesticité a mis à profit l'instinct du chien pour la chasse, celui du chat pour la guerre aux ennemis de nos habitations. Elle a perverti l'instinct de certaines espèces, pour la production des mulets ; elle a réduit presque à rien l'instinct de conservation chez la brebis. Elle a fait de ce ruminant un être incapable, sans les soins assidus qu'il reçoit, de pourvoir à son existence.

Toutes les espèces ne se sont pas montrées également souples à son action ; toutes n'ont pas été modifiées au même degré, ni transformées de la même manière. Il en est qui ont passé à la servitude, en conservant presque toutes les qualités et les aptitudes qu'elles possédaient primitivement. D'autres ont été métamorphosées, aussi bien sous le rapport des formes extérieures que sous celui des facultés intellectuelles, cela au point de devenir méconnaissables.

Le chat s'est conservé domestique ce qu'il était sauvage, du moins autant qu'on peut en juger en comparant ceux qui vivent dans nos maisons à ceux qu'on trouve quelquefois encore dans les forêts ; son instinct de destruction s'est un peu affaibli, à mesure que, par un régime mixte et des aliments végétaux, son intestin s'est dilaté et allongé. Cette modification de l'instinct destructeur s'est surtout fait sentir chez les races entretenues seulement pour la beauté de leur pelage. Pendant sa jeunesse il est plein de douceur et très sensible aux caresses ; plus tard, il reprend son naturel sauvage et revient à ses mœurs solitaires. Là s'est bornée pour lui l'influence de la domesticité.

Le lapin, dont l'intelligence est si obtuse, a été encore moins modifié. N'est-il pas dans nos habitations comme au milieu des champs ? Dans le premier cas, il craint peut-être moins la vue de l'homme, mais il reste toujours excessivement timide ; la protection que lui offre son petit logement ne le rassure pas. Dominé par son instinct, il cherche encore à se creuser un terrier comme s'il vivait sans abri, en rase campagne.

Le porc et la chèvre n'ont été guère moins rebelles, bien qu'ils fussent plus intelligents. Leur naturel s'est conservé à peu près intact ; leurs penchants, leur caractère, se sont à peine altérés. Pour le premier, ce sont toujours les mêmes habitudes de remuer la terre, les mêmes tendances à se vautrer dans la fange ; pour la seconde, c'est le même naturel sauvage, capricieux, le même amour d'indépendance. Peut-être aurait-il été possible de les modifier plus profondément ; mais l'homme, qui était à même d'en tirer tout le parti possible, en les abandonnant aux habitudes et aux instincts de l'état sauvage, n'a pas cherché à les rendre différents. En effet, à quoi bon faire des efforts pour civiliser un pachyderme entretenu dans la seule vue d'en tirer de la viande, ou un ruminant qui ne doit donner pour tout produit qu'un peu de lait.

La brebis devait se trouver dans le même cas. Par quelle cause singulière s'est-elle si profondément modifiée ? Pourquoi les instincts si inhérents à la brute et les plus tenaces chez tous les animaux ont-ils été étouffés en elle ? L'instinct de reproduction seul lui est resté, et il ne pouvait s'anéantir, car son anéantissement entraînait celui de l'espèce. Ordinairement, quand les autres animaux perdaient quelque chose de la perfection des instincts, ils gagnaient, en compensation, un surcroît d'intelligence ; mais celui-ci a encore fait exception ; il a perdu presque tout d'un côté, sans rien gagner de l'autre. En un mot, la brebis s'est complètement dénaturée en devenant aussi stupide qu'il est possible à une brute de le devenir.

Il y avait peu à attendre des modifications à faire subir aux animaux dont je viens de parler, mais il restait d'autres espèces dont l'homme pouvait espérer des services plus importants et plus variés. Il a pris à tâche de modeler ces derniers, selon les produits et les services qu'il désirait en obtenir. Pour arriver à ce but, il a usé de toutes les ressources qui se trouvaient à sa disposition et mis en jeu tous les ressorts de sa patience ; par là, il a pu opérer des transformations profondes et souvent imprévues. Toutefois, ici, comme dans le premier cas, il a trouvé plus ou moins de difficultés, plus ou moins de résistances à vaincre. Lorsqu'il avait affaire à des natures souples et intelligentes, son action était profonde et facile, mais elle était moins sensible lorsqu'elle s'exerçait sur des espèces peu intelligentes.

Le chien est, entre tous, celui qui s'est métamorphosé le plus complètement. Véritable protée, il a pris vingt formes différentes pour servir le maître dont il pouvait se passer et qu'il a bien voulu accepter. Sous la main du berger, il s'est constitué le chef du troupeau qu'il a appris à diriger ; sous celle du chasseur, il s'est plié à poursuivre le gibier, à l'arrêter ou à le prendre ; sous celle du religieux, il s'est habitué à chercher et à découvrir les malheureux ensevelis dans la neige ; entre les mains du jongleur, il s'est façonné à la pantomime ; entre celles de l'aveugle, il est devenu un guide intelligent. A la porte de la basse-cour, il s'est fait gardien vigilant et fidèle. Pour le voyageur, il est devenu un défenseur plein de dévouement et de courage. Partout, enfin, où l'on avait besoin de lui, il s'est approprié au service que l'on pouvait en désirer. Il s'est multiplié lui-même, en se divisant en autant de races plus différentes les unes des autres que beaucoup d'espèces voisines ne diffèrent entre elles. En un mot, il s'est donné tout entier à l'homme : aucun individu n'est resté à l'état sauvage, hors ceux qu'on a abandonnés ; il a suivi l'homme sous toutes les latitudes, il s'est civilisé là où ses maîtres étaient civilisés, il est resté sauvage là où ils étaient barbares.

Le cheval est, après le chien, l'animal domestique le plus modifié, quoique infiniment moins que ce dernier. Ce solipède s'est montré souple et maniable sans perdre le cachet propre de son intelligence. Il s'est, en quelque sorte, associé à la vie de l'Arabe et du Bédouin nomades ; s'habituant à vivre à la porte de la tente, à partager la course vagabonde de son maître, à se contenter d'une nourriture qui paraît si peu en rapport avec son organisation. Par les leçons de l'écuyer, son intelligence et ses facultés d'imitation se sont singulièrement déve-loppées, tandis qu'il est resté grossier et lourd avec l'habitant des campagnes, sauvage et capricieux dans les haras où on lui a rendu presque toute sa liberté. Enfin, il s'est plié à mille services : à la chasse, à la course, à la guerre, au manège, et, pour cela, il a dû recevoir une éducation spéciale à laquelle ses facultés diverses le rendaient si propre.

Le bœuf et l'âne sont allés moins loin que le cheval ; ils sont, plus que les autres, restés ce que les avait faits la nature, au moins sous le rapport intellectuel. Les services qu'on en exige mettant plus à contribution leurs forces physiques que leur intelligence, il en est résulté que l'un de ces animaux s'est perfectionné pour le travail, l'autre à la fois pour le travail et la production, de telle sorte que l'homme, n'ayant presque rien demandé à leurs facultés cérébrales, n'en a rien obtenu. Ce résultat très remarquable, nous montre, pour le dire en passant, que l'homme peut modifier profondément un animal sous certains rapports, tout en le conservant intact pour le reste ; qu'ainsi il peut le changer en ce qui regarde la forme, l'aptitude au travail et à la production du lait, bien que du côté des aptitudes instinctives et intellectuelles, il ne lui fasse pas subir de véritables transformations. Et, en effet, on conçoit que ces choses si différentes, et qui n'ont rien de commun entre elles, puissent être modifiées les unes sans les autres.

Quand l'homme fut arrivé, à force de patience et d'adresse, à changer le naturel sauvage de l'individu qu'il voulait s'asservir, sa tâche était loin d'être accomplie. Fût-il parvenu à faire de l'animal le plus intraitable l'esclave le plus docile, que sa peine eût été bientôt inutile si l'individu modifié n'eût conservé la faculté de se reproduire et acquis celle de transmettre à ses descendants les modi-fications qu'il avait éprouvées. La domesticité devenait donc le résultat des trois conditions suivantes : 1° faculté pour les individus d'être apprivoisés ; 2° fécon-dité de ces individus ; 3° transmissibilité, aux descendants, des modifications acquises par les individus apprivoisés. Sans elles, la domesticité ne pouvait s'achever.

Lorsque l'une de ces conditions fait défaut, le but n'est pas atteint ; l'homme réduit à la domesticité l'individu et non l'espèce, et, par suite, il est obligé de recommencer successivement, pour chacun en particulier, ce qu'il a fait pour le premier. Cette sorte de domesticité bornée à l'individu et non transmissible, est ce qu'on appelle l'*apprivoisement*.

C'est encore parmi les animaux sociables que nous trouvons le plus d'espèces susceptibles d'être apprivoisées. La plupart des singes sont dans ce cas : quelques-uns sont utilisés à la cueillette des fruits dans l'île de Sumatra, et une infinité apprennent à obéir et à exécuter différents exercices, au commandement de leur maître, mais ils n'obéissent que par contrainte ; et, comme le dit F. Cuvier, « où est nécessairement la force, n'est point encore la domesticité. » Les pachydermes, les solipèdes, les rongeurs, tels que les damans, les pécaris, les zèbres, l'hémione, qui vivent généralement en troupes, s'apprivoisent très facilement. Quelques-uns sont susceptibles de montrer, dans cet état, beaucoup de souplesse, de docilité : ils reconnaissent les personnes qui les soignent et peuvent s'y attacher très fortement.

Plusieurs animaux solitaires sont également susceptibles d'être apprivoisés : le loup, l'ours et même les carnassiers les plus féroces. Ils peuvent, alors, si leur naturel s'adoucit, recevoir une éducation plus ou moins complète, et d'autant plus facilement qu'ils sont plus intelligents. Tout le monde connaît les exercices auxquels se plie l'ours, soit par la contrainte, soit par l'appât d'une récompense. On obtiendrait, peut-être, quelque chose d'analogue du loup, si l'on ne craignait ses brusques retours à son naturel féroce : au moins pourrait-on en espérer quelque attachement, comme l'individu dont j'ai parlé précédemment nous en fournit la preuve. Mais, chez lui, la tendance à l'imitation est moins prononcée que chez l'ours, bien que certains exemples semblent prouver le contraire, tel que celui rapporté par Dugès, d'une louve qui avait appris à aboyer avec des chiens.

Ces animaux sauvages, si peu susceptibles d'affection pour l'homme, du moins en apparence, sont néanmoins très accessibles aux bienfaits ; ils peuvent même montrer, pour les personnes qui les traitent avec douceur, beaucoup d'affection et de reconnaissance, et, chose remarquable, il n'y a jamais rien d'équivoque dans les témoignages de leur affection, tandis qu'il n'en est pas de même d'une infinité d'animaux. « Cent fois, dit F. Cuvier[1], l'apparente douceur d'un singe a été suivie d'une trahison ; presque jamais les signes extérieurs d'un carnassier n'ont été trompeurs : s'il est disposé à nuire, tout dans son geste et son regard l'annoncera, et il en sera de même si c'est un bon sentiment qui l'anime.

Les oiseaux, comme les mammifères, sont susceptibles d'être apprivoisés. Un très grand nombre d'oiseaux, entretenus dans des cages, nous prouvent la facilité avec laquelle ils se soumettent à cette espèce de servitude. Dans cet état, ils conservent leurs instincts d'imitation. Plusieurs d'entre eux apprennent et retiennent des airs fort compliqués ; quelques-uns vont même jusqu'à répéter des phrases entières, en imitant la voix humaine. Pour quelques-uns l'apprivoisement va, relativement à l'individu, aussi loin que la domesticité. J'ai, en ce moment sous les yeux, un jeune merle tout à fait libre dans mon appartement ; il va à la cuisine prendre ses repas et se baigner, il se promène dans les pièces où on veut

---

1. F. Cuvier, *De la domesticité des mammifères* (*Mém. du Muséum*, 1825, t. XIII).

le laisser entrer, monte en haut d'un escalier pour chanter ou pour dormir, sort de temps en temps devant la porte pour observer les passants, gratter le sol, arracher l'herbe, faire la guerre aux insectes. Il aime la société des personnes qu'il connaît, vient les trouver, répond à leur appel. Jamais il n'a cherché à reprendre sa liberté.

L'apprivoisement est donc un état différent de la domesticité à laquelle il ne conduit pas toujours; c'est une domesticité individuelle qui ne peut s'étendre à l'espèce par le fait de la stérilité des animaux apprivoisés et de la non-transmissibilité des dispositions acquises, à supposer que, par exception, l'aptitude à la reproduction soit conservée.

On voit donc, par ce qui précède, que l'homme a exercé une influence très profonde sur les facultés des animaux domestiques, et une autre très sensible sur celles des espèces apprivoisées, même des espèces sauvages qui vivent dans son voisinage.

En effet, il a presque étouffé, dans les animaux, le sentiment de l'indépendance; il a modifié leur caractère, développé leur intelligence. Par ses rapports avec eux, il leur a fait acquérir, comme le disait Hartley, plus de sagacité qu'ils n'en auraient acquis naturellement. Il a perverti les instincts reproducteurs, qui sont vivaces, et souvent affaibli les instincts de conservation; il a quelquefois fait naître des aptitudes nouvelles qui ont pris les caractères des facultés instinctives. Son action a laissé sur chaque espèce et sur chaque race une empreinte particulière, ineffaçable, sinon lors du retour à l'état sauvage. Enfin, il a d'autant plus modifié ses esclaves qu'il s'était plus perfectionné lui-même, de telle sorte qu'on peut dire, avec F. Cuvier, qu'il est possible de juger de la civilisation d'un peuple ou d'une de ses classes par les mœurs des animaux qui lui sont associés. C'est ainsi, par exemple, que le chien est resté très courageux et enclin à la rapine avec l'habitant de la Nouvelle-Hollande, de la Laponie et de l'Islande, tandis qu'il a pris un naturel si différent et si hétérogène chez les autres nations.

Il a agi encore sur les espèces sauvages qui vivaient près de lui. Déjà, nous avons vu que le loup, le renard des localités où on leur fait la guerre, sont plus rusés, plus défiants et plus expérimentés que ceux des pays où ils jouissent d'une parfaite sécurité. Le lion, dans les contrées où l'homme exerce son empire, n'a ni la fierté, ni l'audace du lion qui habite les déserts au milieu desquels il peut exercer impunément ses ravages. Le phoque qui vit dans les parages où il est souvent inquiété est bien plus défiant que dans ceux où on ne lui fait point la guerre. Les lapins qu'on expulse habituellement de leurs retraites souterraines finissent, après un certain temps, par ne plus se creuser de terriers et vivre en rase campagne. Les castors, qui construisent des digues et de vastes habitations lorsqu'ils se rassemblent en troupes nombreuses dans des lieux paisibles, se font à peine d'étroites tanières lorsqu'ils sont dans l'isolement et souvent chassés par l'homme. Le crocodile, que l'Égyptien respecte, a le caractère adouci par les bons traitements qu'il reçoit[1]. La corneille mantelée[2], qui, en Europe, fuit de très loin dès qu'elle aperçoit quelqu'un, est bien moins craintive sur les bords

1. Aristote, livre IX, p. 537.
2. Geoffroy Saint-Hilaire, *Annales du Muséum*, 1807, t. IX.

du Nil, puisqu'elle vient se reposer sur la charrue, pendant que le laboureur trace son sillon. L'influence, si remarquable de l'homme sur les facultés de la brute, s'étend encore sur les animaux inférieurs dont les opérations sont naturellement invariables. Les abeilles, par exemple, se rassemblent au bruit d'un instrument d'airain ; leurs essaims se dispersent ou se réunissent par l'action de soins étrangers ; parfois, elles modifient leur travail si l'on vient à les mettre dans des conditions inusitées : ainsi les abeilles que Réaumur avait placées sous un panier de verre, afin de les voir travailler, eurent bientôt tapissé leur transparente demeure d'une épaisse couche de cire.

Quelque profondes qu'aient été les modifications apportées au naturel des animaux domestiques, elles ne sont pas arrivées au point d'effacer complètement les dispositions primitives. Celles-ci ont même conservé une tendance très marquée à reprendre leur empire dans plusieurs circonstances. Tout le monde sait qu'il n'est pas rare de voir, dans les contrées où vivent des chevaux et des bœufs sauvages, quelques individus domestiques échapper à la surveillance de leurs conducteurs et venir rejoindre les troupes demeurées indépendantes. Les animaux de l'ancien continent qui furent abandonnés en Amérique, lors de la découverte de ce pays, y ont repris leurs allures primitives : le porc y est redevenu féroce comme le sanglier ; le cheval y a repris l'habitude de vivre, sous la conduite d'un chef, en troupes, qui fuient à l'approche de l'homme ; le chien y a perdu l'habitude d'aboyer et acquis une aptitude spéciale à chasser ; il est devenu assez hardi pour faire la guerre aux phoques, dont il se nourrit ordinairement[1]. Mais le mouton n'a cherché nulle part à se soustraire à la domination humaine.

Ainsi, la nature, en préparant par certaines aptitudes et surtout par la sociabilité, quelques espèces à devenir domestiques, a voulu incontestablement donner à l'homme des droits sur la brute : elle lui a offert des esclaves. Il peut s'en servir à ce titre, les employer à ses besoins et à ses plaisirs. Mais, en restant maître, il ne doit pas devenir tyran. Il doit se rappeler que les animaux sont des êtres sensibles, au même degré que lui, des êtres qui ont des instincts, des sentiments analogues aux siens, une ombre d'intelligence émanée de la même source que la sienne : il doit, par de bons traitements, reconnaître les services qu'ils lui rendent, et se souvenir qu'ils sont, comme l'a dit un poète moderne, nos frères inférieurs. Ce sentiment de pitié et d'affection pour ces pauvres esclaves est d'ailleurs instinctif, et on le voit d'autant plus prononcé que l'homme se rapproche plus de la nature. L'Indien ne tue point les animaux ; l'Égyptien antique en faisait presque des divinités ; l'Arabe a toujours considéré son cheval presque comme un membre de la famille, et il lui donne encore une place dans sa tente ; le pauvre pâtre, l'habitant des campagnes aime son troupeau, pleure la perte de ses bœufs comme celle de ses serviteurs ; l'enfant, qui est encore si peu éloigné de l'animalité, a une tendresse particulière pour l'agneau, le chevreau, le chien, avec lesquels il joue comme avec les enfants de son âge.

En même temps que l'homme s'est asservi les animaux sociables préparés à la

---

1. Voy. Roulin, *Rech. sur quelq. changements observés dans les animaux domestiques transportés de l'ancien dans le nouveau continent* (Mém. des sav. étrang., 1835, t. VI, p. 317).

domesticité, il s'est modifié lui-même. Sa civilisation est, relativement à l'état sauvage, une sorte de domesticité dérivée aussi, en partie, de l'instinct de sociabilité, mais elle se caractérise surtout par un perfectionnement de facultés dont notre espèce seule donne l'exemple.

Les naturalistes qui avilissent l'homme en le faisant descendre du singe, comme s'il n'avait pu sortir directement des mains créatrices en même temps que les autres espèces, se demandent si les races actuelles civilisées ont une souche commune avec les races encore sauvages, ou bien si elles sont des familles privilégiées qui avaient, dès le début, plus d'aptitude que les autres à la civilisation.

Il faut convenir que nous avons une misérable origine si nos pères d'il y a une série de siècles ressemblaient aux tribus sauvages actuelles du nord de l'Amérique, de l'Australie et de quelques îles océaniques dépourvues d'animaux auxiliaires, sans industrie, sans vêtements, sans famille, se construisant des huttes du genre de celle du castor, vivant d'aliments crus et se dévorant plus souvent que ne le font les animaux. Mais, il n'est pas improbable que la nature leur ait donné, dès le début, des facultés plus développées, plus perfectibles que celles de ces peuplades qui n'ont pu, en une longue série de siècles, s'éloigner sensiblement des conditions de l'animalité. Dans tous les cas, la civilisation a transformé l'espèce humaine, tandis que la domestication n'a, en définitive, qu'un peu modifié les animaux, sans les rendre beaucoup plus intelligents et plus doux qu'ils ne l'étaient à l'état sauvage.

Il faut voir, dans ce contraste, un résultat des différences que la nature a établies entre les facultés humaines et les facultés des animaux. Celles qui ont été données aux animaux sont fixes, déterminées ; elles ne doivent pas s'altérer sensiblement ; celles de l'homme, au contraire, sont essentiellement perfectibles par le fait de la culture. Et cette culture a été imposée à notre espèce comme condition indispensable du perfectionnement. C'est en dotant mal l'homme, au point de vue matériel, que la puissance créatrice l'oblige à devenir industrieux.

En effet, elle l'a jeté nu sur la terre, même dans les climats rigoureux où elle donne de magnifiques fourrures aux animaux ; elle lui a refusé la force, l'agilité, les armes, les sens délicats dont elle a si libéralement doté les brutes ; elle a prolongé son enfance débile, et réservé à son dernier âge des infirmités sans nombre ; elle l'a entouré d'ennemis et mis aux prises avec tous les éléments. Mais, en compensation, elle lui a donné une intelligence infiniment plus grande que celle de tous les autres. C'est par les facultés intellectuelles qu'elle a établi son incontestable supériorité et qu'elle en a fait le roi de la création. Il est nu, mais, pour se vêtir, il sait tisser la laine, le fil et la soie ; il est sans armes, mais il se crée les plus formidables instruments de combat et de destruction ; il est sans abri, mais il se construit des demeures somptueuses ; il est faible, cependant par son adresse il dompte les plus terribles animaux et maîtrise quelquefois les éléments. Il a besoin d'aides, et il s'asservit les espèces domestiques. S'il a les sens moins parfaits que les animaux, il sait par des instruments, en étendre la portée jusqu'aux astres et aux mondes microscopiques ; s'il n'a pas la vitesse des quadrupèdes, il n'en franchit pas moins l'espace à l'aide de ses machines. Quoique dépourvu d'ailes et de nageoires, il s'élève à des hauteurs où les oiseaux ne peuvent par-

venir, ou sillonne les mers d'une extrémité du globe à l'autre. Enfin, pour étendre son domaine au delà de la matière, il crée les sciences et les arts, qui multiplient à l'infini ses ressources et ses plaisirs. Il est vrai qu'il perd tout cela quand
il cesse d'agir, de lutter. L'état de civilisation n'est point un état obligé et nécessaire. L'homme peut redevenir barbare, presque sauvage, comme l'animal domestique revient à son état primitif, quand le maître cesse de le tenir sous sa domination. Ici, l'homme est son propre dominateur. En lui, si l'être intelligent ne
gouverne l'être animal, celui-ci reprend sa liberté, ses allures et redescend à son
premier état. C'est un héros, un sage, une merveille quand il développe ses facultés et suit les nobles impulsions de sa nature : mais en se dégradant, il devient un
monstre capable d'excès, de bassesses dont la brute la plus vile ne donne pas
d'exemples.

VII. — DES MOYENS D'APPRÉCIER L'INTELLIGENCE ET LE CARACTÈRE.

Bien que l'intelligence et les instincts soient le résultat des opérations les plus
insaisissables du système nerveux, on a cherché à les apprécier ou à les mesurer,
d'une manière relative, dans les divers individus d'une même espèce et dans les
divers animaux supérieurs. Deux méthodes se sont présentées, pour tenter cette
détermination. La première consiste à s'assurer, par l'observation attentive des
actions d'un animal, de l'étendue de ses facultés, afin de pouvoir le mettre en
parallèle avec les autres et lui assigner la place qui lui convient dans l'échelle
intellectuelle. La seconde se réduit à trouver les caractères extérieurs à l'aide
desquels on puisse juger du développement relatif des facultés psychologiques.
L'une de ces méthodes est sûre, mais très longue : l'esprit humain, qui aime les
voies menant vite au but, lui a préféré l'autre qui est plus expéditive, mais bien
moins certaine.

Puisque l'encéphale est l'organe de l'intelligence, on a été tout naturellement
porté à penser que son développement et sa complication pourraient donner la
mesure des facultés de chaque animal, et par conséquent, on a cherché des
moyens de juger facilement du volume et de la perfection de ce centre nerveux.
Or, ce moyen se trouve, pour Camper, dans l'*angle facial*; pour Daubenton,
dans la position du trou occipital; pour Cuvier, dans le rapport des aires du
crâne et de la face; enfin, pour Gall et les phrénologistes, dans la saillie plus
ou moins prononcée de telles ou telles parties du crâne.

C'est donc sur ce principe, regardé comme incontestable, que le volume de
l'encéphale est en rapport avec l'étendue de l'intelligence, que sont fondés les
procédés d'appréciation dont je viens de parler. Cependant, ce principe est loin
d'être bien démontré. En effet, on admet d'abord, ce qui est, du reste, parfaitement établi, que l'encéphale est le siège de l'intelligence. Mais cet organe se compose de plusieurs parties, dont quelques-unes seulement, les hémisphères cérébraux, servent à cette fin, tandis que les autres n'y servent point et sont préposées
à des fonctions différentes. Le volume de l'encéphale, pris en masse, ne peut
donner qu'une base incertaine, et celui du cerveau isolé ne peut non plus, ainsi
qu'il a été exposé précédemment, fournir un élément d'appréciation rigoureuse. En

second lieu, on admet que l'action du cerveau et l'étendue de ses opérations sont en rapport avec son volume et sa complication anatomique. Sans doute, il en est ainsi quand on compare les animaux d'une classe, d'un ordre, d'une famille, à ceux d'une autre classe ou d'une autre famille, mais il n'en est plus tout à fait de même quand on se borne à comparer entre eux des animaux de même espèce ou d'espèces très voisines. Pour plusieurs autres organes, il n'y a pas, non plus, une proportion exacte entre leur volume et leur activité. Le produit d'une glande, par exemple, n'est pas toujours en rapport avec son poids; l'énergie d'un muscle n'est pas dans une relation rigoureuse avec son volume. Il n'est pas étonnant que le cerveau se trouve dans le même cas, et, puisqu'on voit souvent un homme à capacité ordinaire ou un imbécile avoir un cerveau plus grand que celui d'un homme d'esprit, pourquoi l'analogue ne s'observerait-il pas parmi les animaux ?

La signification que peut avoir le volume des centres nerveux, au point de vue de l'intelligence, ne peut se déduire que de la comparaison des chiffres obtenus sur un grand nombre d'animaux. Haller, Cuvier, Carus, Leuret, en ont rassemblé beaucoup ; mais, sauf pour les petites espèces qu'il est facile de peser, ces observateurs ont donné le poids des centres sans le poids du corps, de telle sorte que les rapports exacts restent souvent inconnus. C'est dans le but de combler une telle lacune que je me suis livré à des recherches assez longues [1], que je résume dans les tableaux suivants.

Le premier donne en regard du poids de l'animal le poids du cerveau, du cervelet, du mésocéphale, du bulbe et de la moelle épinière, avec le rapport que ces différentes parties ont, soit entre elles, soit avec le poids du corps.

Dans le second, l'encéphale a été pesé seulement en masse, puis la moelle épinière, et ce sont les rapports de ces deux centres entre eux et avec le corps qui se trouvent déterminés. Il a été tenu compte de l'état d'embonpoint ou de maigreur des animaux, de leur âge et souvent de leur race. Les données obtenues ont, par conséquent, isolément une valeur connue, et elles peuvent être comparées les unes aux autres.

Il ne m'a pas été possible de faire pour le système nerveux de l'homme des pesées du même genre, ni de les trouver dans les ouvrages spéciaux, les auteurs s'étant bornés, jusqu'ici, à donner vaguement des poids moyens, sans mettre en regard le poids du corps.

Si, maintenant, on cherche dans ces tableaux un rapport entre l'intelligence et la masse des centres nerveux, pris en bloc ou par parties, on ne le trouve nullement. Le rapport entre le poids des centres et celui du corps varie d'abord, dans de très grandes limites, chez une même espèce, suivant l'âge et l'état général du sujet ; ensuite il est, d'espèce à espèce, sans relation constante avec le degré d'intelligence que l'observation fait suffisamment connaître.

En admettant que le poids moyen de l'encéphale de l'homme soit de 1430 grammes et celui du corps de 75 kilogr., l'encéphale sera à la masse du corps :: 1 : 52, quoique Haller, Cuvier, Leuret, aient dit ce rapport variable de 1 à 22 et de 1 à 35.

---

1. G. Colin, *L'intelligence des animaux est-elle en rapport avec le développement des centres nerveux* (*Comptes rendus des séances de l'Académie des sciences*, t. LXX, p. 105).

Or, l'homme qui est, évidemment et de beaucoup, le plus intelligent des animaux, non seulement n'est pas à leur tête par le développement de son encéphale, mais il est inférieur à un grand nombre de mammifères, singes, rongeurs, petits carnassiers et même à un assez grand nombre d'oiseaux. Ainsi, parmi les singes, le sai, le coaïta, le mone, le gibbon, parmi les rongeurs et les carnassiers, le mulot, la souris, la taupe, la belette, ont, relativement à la masse du corps, plus de substance encéphalique que lui; il est dépassé même par des oiseaux, tels que la mésange, le serin, la linotte, le moineau, la pie, le perroquet, et cela, dans des proportions considérables, au point que la pie, la linotte, le moineau, le chardonneret, le coq, ont une fois autant d'encéphale que lui, le serin et la mésange presque quatre fois autant.

D'une manière générale, la masse de l'encéphale, relativement à celle du corps, varie, à mesure que la taille s'élève, dans la proportion de 1 à 39 pour les mammifères, et dans des limites plus étendues encore chez les autres vertébrés. D'après les chiffres de Haller, Cuvier, Carus, Leuret [1], le rapport de l'encéphale au corps varierait pour les mammifères entre 1 à 22 et 1 à 860, moyenne 1 à 186; pour les oiseaux, entre 1 à 12 et 1 à 1,200, moyenne, 212; pour les reptiles, il est en moyenne comme 1 est à 1321; dans les poissons, comme 1 est à 5668.

En se bornant à comparer entre eux seulement les animaux de même classe, de même âge et dans des conditions à peu près semblables, quant à leur état d'embonpoint, on voit qu'en général les petites espèces ont l'encéphale beaucoup plus développé que les grandes. La souris, par exemple, qui a plus d'encéphale que l'homme, en a 13 fois autant que le cheval, 11 fois autant que l'éléphant.

La comparaison bornée à l'homme et aux mammifères domestiques les place dans l'ordre suivant pour la proportion de l'encéphale au corps :

Homme :: 1 : 52	Ane :: 1 : 332
Chat :: 1 : 52	Porc :: 1 : 369
Chien :: 1 : 245	Cheval :: 1 : 593
Lapin :: 1 : 295	Bœuf :: 1 : 682
Mouton :: 1 : 817	

D'après les résultats obtenus, on voit que l'encéphale représente pour chaque kilogramme du poids du corps :

Dans l'homme, 19 grammes; le chat, $11^{gr},37$; le chien, 4,80; le lapin, 3,31; le mouton, 3; l'âne, 2,46; le porc, 1,90; le cheval, 1,68; le bœuf, 1,47.

1. Leuret, *Anat. comp. du syst. nerv.* Paris, 1839, t. I, p. 453.

Tableau nº 1.   POIDS DES CENTRES NERVEUX COMPARÉS ENTRE EUX ET AVEC LE POIDS DU CORPS

	DÉSIGNATION DES ANIMAUX	POIDS du corps.	POIDS du cerveau.	POIDS du cervelet.	POIDS du mésocéphale et du bulbe.	POIDS total de l'encéphale.	POIDS de la moelle épinière.	POIDS de l'axe cérébro-spinal.	RAPPORT du cerveau au cervelet.	RAPPORT de l'encéphale à la moelle épinière.	RAPPORT de l'encéphale au corps.	RAPPORT de la moelle au corps.	RAPPORT de l'axe cérébro-spinal au corps.
		kil.	gr.	gr.	gr.	gr.	gr.	gr.					
Chevaux entiers.	De petite taille	288,000	463	62	39	564	265	829	7,46:1	2,12:1	1:510,63	1:1086,79	1:347,40
	De trait, 16 ans	305,000	508	73	43	624	263	887	6,95:1	2,37:1	1:488,78	1:1159,69	1:343,85
	De trait, 15 ans	327,000	477	70	29	576	237	813	6,81:1	2,43:1	1:567,70	1:1379,74	1:402,21
	De 10 ans	366,000	520	69	39	628	291	919	7,53:1	2,15:1	1:582,80	1:1357,73	1:398,25
	De trait, 13 ans	379,000	595	81	40	716	232	948	7,34:1	3,08:1	1:529,32	1:1633,62	1:399,78
	Cheval	382,000	491	76	16	616	304	920	6,50:1	2,02:1	1:620,12	1:1256,57	1:415,21
	De gros trait	390,000	597	71	34	702	244	946	8,40:1	2,87:1	1:555,55	1:1598,36	1:412,36
	De trait, 12 ans	394,000	517	81	38	636	284	920	6,38:1	2,23:1	1:619,49	1:1387,32	1:428,26
	Commun	391,000	453	64	37	554	242	796	7,07:1	2,28:1	1:711,19	1:1628,09	1:494,97
	De trait, 16 ans	440,000	480	80	34	594	274	868	6,60:1	2,16:1	1:740,74	1:1605,83	1:509,91
	De gros trait	445,000	625	94	48	767	285	1052	6,64:1	2,69:1	1:580,18	1:1561,40	1:423,00
	De gros trait	448,000	475	72	36	583	287	870	6,59:1	2,03:1	1:768,43	1:1560,97	1:514,94
	De trait, 7 ans	472,000	510	81	47	637	308	945	6,07:1	2,06:1	1:740,97	1:1532,46	1:499,47
	De gros trait, 12 ans	481,000	551	75	45	674	300	974	7,38:1	2,24:1	1:718,10	1:1613,33	1:496,91
	Percheron	501,000	512	73	40	625	280	905	7,01:1	2,23:1	1:801,60	1:1789,28	1:553,59
	POIDS ET RAPPORTS MOYENS	401,000	518,66	75	39,10	633,06	273,06	906,13	6,91:1	2,31:1	1:653,4	1:1468,5	1:442,5
hongres.	Maigre, 11 ans	245,000	480	70	35	585	240	825	6,85:1	2,43:1	1:418,80	1:1020,83	1:290,96
	Maigre, 15 ans	280,000	417	71	30	518	208	726	5,87:1	2,49:1	1:540,54	1:1346,15	1:385,67
	De trait, musclé	315,000	483	77	35	595	258	853	6,27:1	2,30:1	1:529,46	1:1220,93	1:369,28
	De trait, musclé, 10 ans	328,000	510	75	35	620	258	878	6,80:1	2,40:1	1:529,03	1:1271,31	1:373,57
	De selle, 19 ans	332,000	532	72	40	644	273	917	7,38:1	2,35:1	1:515,52	1:1216,11	1:362,65
	De trait léger	345,000	502	72	39	613	295	908	6,97:1	2,07:1	1:562,80	1:1169,49	1:379,95
	Musclé	350,000	483	73	37	593	281	874	6,61:1	2,11:1	1:590,21	1:1245,55	1:400,45
	De trait léger, maigre	350,000	582	77	35	694	285	979	7,55:1	2,43:1	1:504,32	1:1228,07	1:357,50
	De trait léger, très maigre	370,000	512	81	37	660	248	908	6,69:1	2,66:1	1:560,60	1:1491,93	1:407,18
	Vieux	380,000	558	77	39	674	300	974	7,24:1	2,21:1	1:563,79	1:1266,66	1:390,14
	Assez musclé	390,000	510	70	35	615	247	862	7,28:1	2,48:1	1:634,14	1:1578,94	1:452,43

Groupe	Désignation												
Chevaux	Fin, assez musclé...............	390,000	554	81	44	679	280	959	6,83:1	2,42:1	1:574,37	1:1392,85	1:406,67
	De selle, musclé...............	397,000	536	85	43	658	287	945	6,23:1	2,29:1	1:603,34	1:1383,27	1:420,10
	De trait, 13 ans...............	420,000	522	81	34	637	267	904	6,44:1	2,38:1	1:650,34	1:1573,03	1:461,60
	De selle, maigre...............	438,000	528	85	40	653	288	941	6,21:1	2,26:1	1:670,75	1:1520,83	1:465,46
	POIDS ET RAPPORTS MOYENS.....	335,330	515,53	76,46	37,20	629,20	267,66	896,86	6,71:1	2,35:1	1:564,73	1:1327,52	1:396,19
Juments	Très maigre, 18 ans...............	224,000	191	66	34	591	242	833	7,43:1	2,44:1	1:379,01	1:925,61	1:268,90
	De trait, musclée, 12 ans...............	244,000	467	50	33	559	232	791	7,91:1	2,40:1	1:436,49	1:1051,72	1:308,47
	De selle, maigre, 18 ans...............	286,000	495	71	39	605	260	865	6,97:1	2,32:1	1:472,72	1:1100,00	1:330,63
	Demi-sang, 13 ans...............	322,000	475	58	35	568	247	815	8,18:1	2,29:1	1:566,96	1:1303,64	1:395,09
	De trait, très maigre...............	330,000	497	68	38	603	265	868	7,30:1	2,27:1	1:547,26	1:1245,28	1:380,18
	De trait, 13 ans...............	335,000	511	77	40	628	292	920	6,68:1	2,15:1	1:533,45	1:1147,26	1:364,19
	De selle, maigre, 8 ans...............	348,000	520	68	35	623	275	898	7,64:1	2,26:1	1:558,58	1:1265,45	1:387,52
	De gros trait, maigre, 12 ans...............	382,000	518	65	35	618	264	882	7,96:1	2,34:1	1:618,12	1:1446,96	1:433,10
	Demi-sang, taussée, 13 ans...............	385,000	467	73	37	577	275	852	6,39:1	2,09:1	1:667,24	1:1400,00	1:451,87
	De trait, 13 ans...............	387,000	507	58	39	604	246	850	8,74:1	2,45:1	1:640,72	1:1573,17	1:435,29
	De trait léger, musclée, 12 ans...............	390,000	503	66	40	609	240	849	7,62:1	2,53:1	1:640,39	1:1625,00	1:459,36
	Normande, musclée, 13 ans...............	396,000	435	62	33	530	252	782	7,91:1	2,10:1	1:747,17	1:1571,12	1:506,89
	De trait, maigre, 18 ans...............	397,000	552	70	41	663	260	923	7,88:1	2,55:1	1:598,79	1:1526,92	1:430,11
	De trait, 13 ans...............	400,000	469	72	35	576	277	853	6,51:1	2,07:1	1:694,44	1:1444,04	1:468,93
	Vieille...............	408,000	510	71	34	615	269	884	7,18:e	2,28:1	1:663,41	1:1516,72	1:461,53
	POIDS ET RAPPORTS MOYENS.....	348,930	394,46	66,93	36,53	597,93	259,73	857,66	7,38:1	2,30:1	1:583,56	1:1343,42	1:406,84
Animaux divers	Ane...............	97,000	325	45	22	392	»	»	7,22:1	»	1:247,44	»	»
	Anesse, 16 ans...............	101,000	275	38	21	331	136	470	7,23:1	2,45:1	1:303,39	1:742,64	1:214,89
	Ane...............	117,000	294	41	26	361	118	479	7,17:1	3,05:1	1:324,09	1:991,52	1:244,25
	Ane entier...............	175,000	316	45	24	385	159	544	7,02:1	2,42:1	1:454,51	1:400,62	4:321,69
	Bardot...............	186,000	466	67	31	564	198	762	6,95:1	2,84:1	1:329,78	1:939,59	1:244,09
	Taureau...............	293,000	401	53	34	491	177	668	7,62:1	2,77:1	1:596,74	1:1655,36	1:438,62
	Vache, maigre...............	332,000	116	44	30	190	225	715	9,45:1	2,17:1	1:677,65	1:1475,55	1:464,33
	Taureau...............	410,000	445	52	33	530	219	749	8,55:1	2,42:1	1:773,58	1:1872,11	1:547,39
	Mouton champenois...............	46,000	113	15	10	138	52,5	190,5	7,53:1	2,62:1	1:333,33	1:876,19	1:241,46
	Chèvre, adulte...............	37,500	96	16	12	124	48	172	6,00:1	2,58:1	1:302,41	1:781,25	1:218,02
	Truie, maigre...............	74,000	85	11	9	105	44	149	7,72:1	2,38:1	1:704,76	1:1681,81	1:496,64
	Porc, demi-gras...............	157,500	132	18	12	162	70	232	7,33:1	2,31:1	1:972,22	1:2250,00	1:678,87
	Porc, jeune...............	21,000	90	12	9	101	36	137	»	»	»	»	»

DÉSIGNATION DES ANIMAUX	POIDS du corps.	POIDS du cerveau.	POIDS du cervelet.	POIDS du mésocéphale et du bulbe.	POIDS total de l'encéphale.	POIDS de la moelle épinière.	POIDS de l'axe cérébro-spinal.	RAPPORT du cerveau au cervelet.	RAPPORT de l'encéphale à la moelle épinière.	RAPPORT de l'encéphale au corps.	RAPPORT de la moelle au corps.	RAPPORT de l'axe cérébro-spinal au corps.
	kil.	gr.	gr.	gr.	gr.	gr.	gr.					
King-Charles, jeune maigre	2,130	49	5,3	2,9	57,2	9	66,2	9,24:1	6,35:1	1: 37,23	1: 236,66	1: 39,17
Chien jeune, 1 an	3,850	46,5	1,9	2,9	54,3	7	61,3	9,48:1	7,75:1	1: 70,90	1: 550,00	1: 62,80
Chien King-Charles, gras	4,600	48,5	5,8	3,2	57,5	7,2	65,4	8,36:1	7,27:1	1: 80,00	1: 582,27	1: 70,38
Chienne adulte, maigre	5,452	47	5,2	2,8	55	8,6	63,6	9,03:1	6,89:1	1: 99,12	1: 633,95	1: 85,72
Chien griffon, adulte	7,050	64	7	5	76	12	88	9,14:1	6,33:1	1: 92,76	1: 587,50	1: 80,11
Chien épagneul, 2 ans, bon état	7,912	71	7,9	4,7	83,6	14	97,6	8,98:1	5,97:1	1: 94,61	1: 565,14	1: 81,06
Chien-loup	8,700	69	8	4	81	14	95	8,62:1	5,78:1	1:107,40	1: 621,42	1: 91,57
Chien de rue, bon état	11,800	72	8	4,5	84,5	16	100,5	9,00:1	5,28:1	1:139,64	1: 737,50	1:117,11
Chien de chasse	14,449	75	8	5	88	18	106	9,37:1	4,88:1	1:164,19	1: 802,72	1:136,31
Chien de bouvier	20,600	71	9	6	89	19	108	8,22:1	4,68:1	1:231,46	1:1084,21	1:190,74
Chien épagneul, 6 ans	21,320	89	9,3	6,7	105,5	22	127,5	9,51:1	4,77:1	1:262,95	1: 969,09	1:167,80
Chien de garde	27,210	84	11	7	102	25	127	7,63:1	4,08:1	1:266,76	1:1088,40	1:214,27
Chien mâtin, vieux	29,765	72	10	6	88	27	115	7,20:1	3,25:1	1:338,23	1:1102,40	1:258,82
Chien braque	31,800	84	9	7,5	100,5	24	124,5	9,33:1	4,18:1	1:316,41	1:1325,00	1:255,42
Chien terre-neuve, bon état	32,537	77	10,3	5,6	92,9	22	114,9	7,47:1	4,22:1	1:350,23	1:1478,95	1:283,17
Chienne danoise, maigre	34,740	82	11	7	100	28	128	7,45:1	3,57:1	1:347,40	1:1240,71	1:271,40
Chienne terre-neuve, grasse	39,160	91	10,2	8	109,2	29	138,2	6,92:1	3,76:1	1:358,60	1:1350,34	1:283,35
POIDS ET RAPPORTS MOYENS	17,827	70,88	8,23	5,23	83,74	17,79	101,51	8,50:1	4,70:1	1:212,88	1:1002,08	1:175,56
Chat adulte	2,312	20	4	2	26	7	33	5,00:1	3,71:1	1: 90,07	1: 334,57	1: 70,95
Chat adulte	2,745	21	3	2	26	9	35	7,00:1	2,88:1	1:105,57	1: 305,00	1: 78,42
Chatte adulte	2,928	20,5	3	2	25,5	8	33,5	6,83:1	3,18:1	1:114,82	1: 336,00	1: 87,40
Chat très gras	3,365	21	3	3,5	27,5	9	36,5	7,00:1	3,05:1	1:122,36	1: 374,88	1: 92,19
Chat gras	3,590	28	5	2	35,5	8	43,5	5,60:1	4,37:1	1:102,57	1: 448,75	1: 83,48
POIDS ET RAPPORTS MOYENS	2,991	22,10	3,60	2,30	28,00	8,20	36,30	6,13:1	3,41:1	1:106,92	1:365,12	1: 82,48

POIDS DES CENTRES NERVEUX

COMPARÉS ENTRE EUX ET AVEC LE POIDS DU CORPS

DÉSIGNATION DES ANIMAUX	POIDS du corps.	POIDS de l'encéphale.	POIDS de la moelle épinière.	POIDS de l'axe cérébro-spinal.	RAPPORT de l'encéphale à la moelle.	RAPPORT de l'encéphale au corps.	RAPPORT de la moelle au corps.	RAPPORT de l'axe cérébro-spinal au corps.
	kil.	gr.	gr.	gr.				
Chevreau femelle	1,889	59	9	68	8,55:1	1:51,11	1:208,11	1:47,37
Chevreau mâle	2,472	58	10	68	6,80:1	1:42,63	1:247,30	1:36,36
Agneau	6,600	73	15	98	5,00:1	1:85,33	1:426,66	1:71,11
Chevrette	9,000	90	28	118	3,21:1	1:100,00	1:321,12	1:76,17
Mouflon à manchettes	15,400	173	38	211	4,55:1	1:88,40	1:502,03	1:72,5x
Mouton	26,700	109	30	139	2,79:1	1:244,91	1:684,61	1:180,50
Bélier	27,000	133	40	173	3,39:1	1:206,00	1:675,00	1:151,28
Bélier	33,000	142	60	202	2,38:1	1:384,51	1:816,86	1:370,93
Bélier	55,000	136	33	169	7,56:1	1:608,08	1:1057,16	1:293,65
POIDS ET RAPPORTS MOYENS.	22,137	108,56	33,44	141,11	3,31:1	1:204,81	1:683,25	1:156,96
Porc	28,177	101	33	134	3,06:1	1:288,88	1:884,15	1:217,74
Truie	35,420	100	26	126	3,84:1	1:334,29	1:1362,30	1:281,11
Porc	39,300	98	42	140	2,33:1	1:403,46	1:940,47	1:262,14
Porc, 1 an, bon état	46,000	107	31	138	3,45:1	1:429,90	1:1483,87	1:333,21
POIDS ET RAPPORTS MOYENS.	37,634	101,03	33	134,5	3,07:1	1:360,69	1:1147,09	1:278,75
Chien épagneul, gras, 1 an	7,320	60	10	70	6,00:1	1:122,00	1:732,00	1:104,57
— épagneul, très vif	8,550	60	13	73	4,61:1	1:142,50	1:657,69	1:117,12
— de rue, adulte, maigre	8,711	63	11	79	5,64:1	1:134,06	1:622,42	1:110,30
— de petite taille, adulte	9,527	78	12	90	6,50:1	1:122,14	1:793,91	1:105,85
— loup, gras	9,858	72	13	85	5,53:1	1:118,30	1:786,00	1:117,13
— renard, adulte	10,790	96	18	114	5,39:1	1:111,45	1:594,41	1:93,85
— caniche, taille moyenne	11,500	75	18,5	93,5	5,00:1	1:153,33	1:621,62	1:123,69
— braque, adulte	12,700	82	17	99	4,82:1	1:134,87	1:747,05	1:128,28
— de chasse, bon état	16,000	94	18	112	5,22:1	1:176,31	1:888,88	1:142,85
Chienne d'arrêt, maigre	16,350	84	17	101	4,94:1	1:194,94	1:961,76	1:161,88
Chien de chasse, bon état	17,600	85	25	110	3,40:1	1:207,05	1:704,00	1:160,00
— de basse-cour, bon état, 2 ans	17,850	89	22	111	4,04:1	1:300,56	1:811,36	1:180,81
Chienne adulte	18,365	85	19	104	4,47:1	1:216,05	1:966,57	1:176,58
Chien de chasse, vieux	20,560	95	25	120	3,80:1	1:215,89	1:820,00	1:170,83
— de montagne, bon état	20,500	102	21	123	4,85:1	1:200,98	1:976,19	1:160,96
— lévrier de Russie, adulte	20,700	92	27	119	3,40:1	1:225,65	1:768,88	1:174,45
— très maigre	22,500	100	20	105	4,19:1	1:206,42	1:860,39	1:186,66
— de chasse	24,700	113	29,5	142,5	3,83:1	1:218,58	1:837,28	1:173,33
— de garde	32,000	107	35	142	3,05:1	1:299,00	1:914,28	1:225,33
— de basse-cour	35,250	125	30	155	4,16:1	1:282,60	1:1175,00	1:227,41
— mâtin dogue, adulte	35,700	122	25	157	3,48:1	1:292,62	1:1520,00	1:227,33
— de basse-cour, très vieux	36,000	105	32	137	3,28:1	1:342,83	1:1125,00	1:262,77
Chien	39,500	112	32	144	3,50:1	1:352,67	1:1234,37	1:274,30
POIDS ET RAPPORTS MOYENS.	19,575	91,69	22,12	123,73	3,13:1	1:211,79	1:889,06	1:146,37
Jeune chat	0,465	21	3	24	10,50:1	1:22,14	1:231,00	1:20,15
Chat	0,882	30	5	35	6,00:1	1:28,40	1:176,40	1:24,51
Chat adulte	1,050	29	7,3	36,2	4,09:1	1:48,53	1:187,50	1:57,29
Chat	1,395	25,3	7	32,3	3,64:1	1:54,59	1:199,28	1:42,93
Chatte	1,295	27	8	35	3,37:1	1:33,17	1:196,87	1:43,71
Jeune chatte	1,584	26	5	31	5,20:1	1:60,92	1:316,80	1:51,69
Chat encore jeune	2,970	22	7	29	3,14:1	1:107,72	1:348,47	1:81,72
Chat adulte, bon état	3,080	28	9,7	37,7	2,88:1	1:163,92	1:214,43	1:80,99
Chat	7,831	26	8	34	3,25:1	1:186,90	1:863,87	1:142,08
POIDS ET RAPPORTS MOYENS.	1,933	26,05	6,54	33,60	3,08:1	1:74,16	1:295,61	1:59,26
Lapin, 2 mois 1/2, maigre	0,920	8,1	2,8	10,9	2,86:1	1:113,58	1:328,57	1:84,40
Lapin jeune, maigre	1,630	9,2	3,3	12,5	2,76:1	1:177,17	1:343,36	1:113,19
Lapin, en bon état	3,116	9,7	4,7	14,4	2,06:1	1:321,23	1:663,97	1:216,38
Lapine adulte, très grasse	3,784	10,7	3,1	13,8	3,45:1	1:351,58	1:742,35	1:239,49
Lapin adulte, bon état	3,999	10,6	5	15,6	2,12:1	1:376,41	1:798,00	1:225,55
Lièvre mâle, adulte	5,000	15,5	5,1	20,6	2,38:1	1:274,56	1:653,73	1:194,17
Lapine adulte, grasse	4,365	9,8	8,5	16,3	1,30:1	1:445,40	1:671,93	1:267,78
POIDS ET RAPPORTS MOYENS.	3,115	10,27	5,3	14,9	2,65:1	1:300,28	1:618,91	1:222,30

On pourrait calculer de même, d'après les chiffres de mes tableaux, la quantité de cervelet, de moelle épinière pour chaque kilogramme du poids du corps, mais cela n'a pas actuellement pour nous un grand intérêt.

Angle facial. — On appelle ainsi un angle formé par deux lignes dont l'une passe par l'hiatus auditif externe et arrive au niveau du plancher des fosses nasales, et dont l'autre, tangente à la partie la plus saillante du front, vient rejoindre la première au-dessus de la racine des dents incisives. C'est, du moins, de cette manière que l'a établi P. Camper[1].

Il est très facile à déterminer, d'après ces bases, dans les diverses races humaines, mais il devient déjà difficilement réalisable dans les singes, et bien

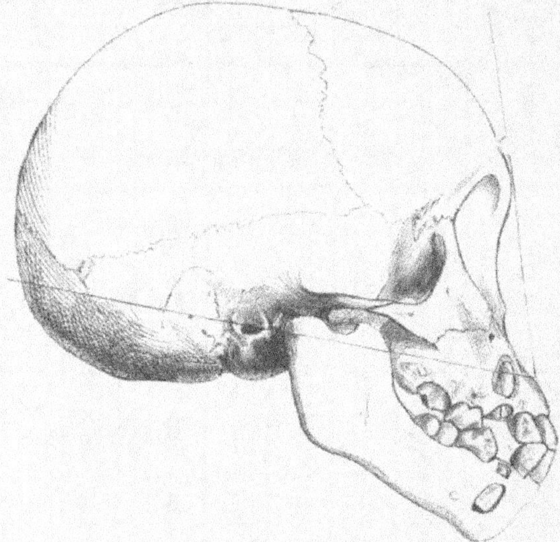

FIG. 32. — Angle facial d'un jeune chimpanzé.

plus encore dans la plupart des autres animaux, à cause de la difficulté qu'on éprouve à fixer exactement le point d'intersection des deux lignes, c'est-à-dire le sommet de l'angle. Aussi me paraît-il beaucoup plus convenable de placer ce sommet dans un point invariable qui est l'extrémité inférieure des intermaxillaires à la sortie des dents incisives. Si celles-ci manquent, comme dans la plupart des ruminants, ce sommet n'est nullement déplacé. L'angle, ainsi modifié, est quelquefois à peu près égal à celui de Camper; mais, le plus souvent, il se trouve inscrit dans ce dernier, auquel il est inférieur de quelques degrés.

La figure 32 donne l'angle, suivant la méthode de Camper, tracé sur une tête de jeune chimpanzé (*Simia Troglodites*), que j'ai fait dessiner d'après nature.

1. Camper, *Dissertation physique sur les différences réelles que présentent les traits du visage*, etc. Utrecht, 1791, p. 34 et suiv.

La figure 33 donne l'angle facial du chat, et la figure 34, celui du cheval, tracés d'après les modifications précédemment indiquées.

Si l'on détermine l'angle facial suivant le procédé de Camper, on fait partir du milieu de l'hiatus auditif une ligne qui arrive jusqu'à l'entrée des fosses

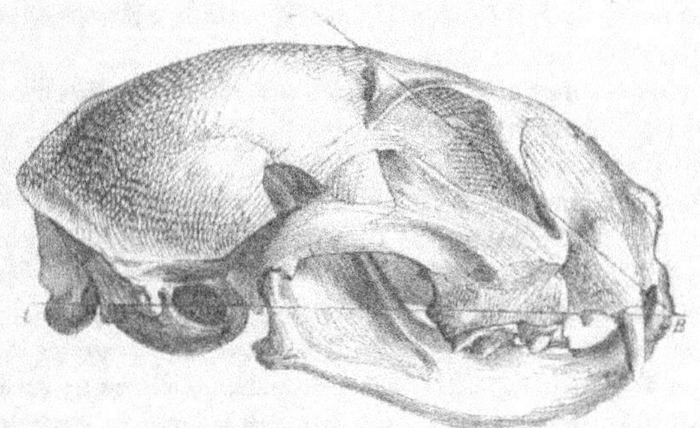

Fig. 33. — Angle facial du chat.

nasales, sur le niveau de leur plancher inférieur, puis on trace une autre ligne tangente au front et venant se réunir à la première, à une certaine distance de l'extrémité alvéolaire des petits sus-maxillaires. Si on l'établit d'après la variante dont j'ai parlé, il faut faire partir la première ligne du centre de l'hiatus auditif, pour l'amener au point où les incisives médianes sortent des petits sus-maxil-

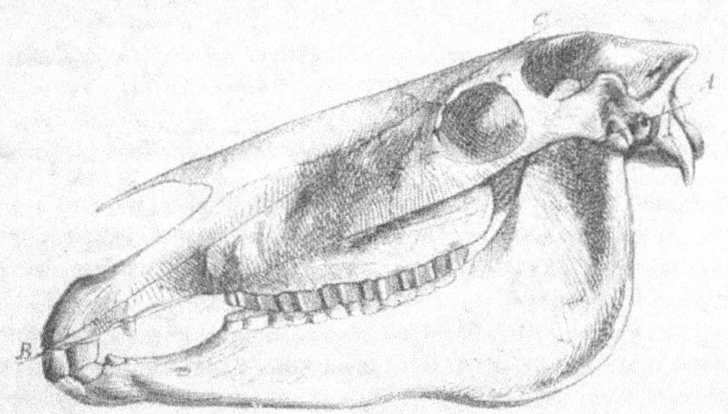

Fig. 34. — Angle facial du cheval.

laires, et de ce point, qui est le sommet fixe de l'angle, élever une autre ligne venant toucher la face antérieure du front, au niveau de l'extrémité inférieure du cerveau. Pour cela, on peut se servir, ainsi que je l'ai fait, d'un compas très simple dont les branches forment toujours, à leur jonction, exactement le sommet d'un angle ; à l'une de ces branches est fixé un arc de cercle qui traverse l'autre sur laquelle il peut jouer à volonté ou être maintenu au moyen d'une vis

de pression. Il suffit, quand on veut s'en servir, de placer le sommet de l'angle
sur le point correspondant à l'extrémité alvéolaire des petits sus-maxillaires et
d'écarter les branches jusqu'au moment où l'une passe sur le milieu de l'hiatus
auditif, tandis que l'autre devient tangente à la partie inférieure du front, comme
on le voit dans les figures 33 et 34. Une fois que les branches du compas sont
placées, on serre la vis de pression et l'on applique le goniomètre sur elles pour
trouver les degrés de l'angle obtenu.

La détermination de l'angle facial n'est pas sans difficulté chez les animaux,
notamment à cause de la forme de la face et du développement des sinus frontaux.
Aussi devient-il souvent nécessaire de l'établir sur une coupe verticale longitudinale de la tête, et de prendre la tangente de la face interne du crâne. Sans cette
modification, on n'a pas exactement l'angle facial du bœuf, des petits ruminants
à cornes, du porc, etc. Mais en l'adoptant, on n'a pas de chiffres comparables à
ceux obtenus par la méthode ordinaire.

Quelles que soient, du reste, les imperfections et les erreurs inhérentes à la
détermination de l'angle facial, cette détermination montre que les diverses races
d'hommes diffèrent beaucoup les unes des autres ; que la caucasique (fig. 35)

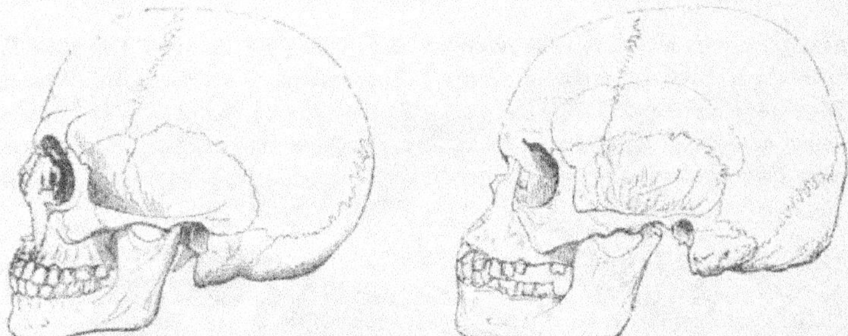

Fig. 35. — Crâne d'homme (race caucasique).   Fig. 36. — Crâne d'homme (race nègre).

tient le premier rang, et que la nègre (fig. 36) lui est bien inférieure ; qu'après
l'homme viennent successivement l'orang-outang, les autres singes, les lémuriens,
puis les carnassiers, les rongeurs, etc.; enfin, après les mammifères, les oiseaux,
les reptiles et les poissons.

Dans notre espèce, l'angle facial est plus ou moins ouvert suivant les races et
même suivant les âges de la vie. Il est presque droit dans l'Européen ; il l'est tout
à fait dans les anciennes statues des dieux et des héros ; il l'est beaucoup moins
dans le nègre, le mongol, etc. Il est plus droit dans l'enfant que dans l'adulte ;
il est plus ouvert aussi dans le jeune singe que dans le singe adulte ou vieux.

D'après Cuvier, cet angle serait ordinairement de 80 pour les têtes européennes,
de 75 pour celles de mongols, et de 70 pour celles de nègres, avec des variations
de quelques degrés, relatives à l'âge et aux individus. Il serait de 65 pour l'orang
jeune, et de 40 seulement pour le même singe parvenu à l'âge adulte, de 60 chez
les sapajous et les guenons, de 45 chez les macaques, et de 30 seulement chez
les singes féroces appelés cynocéphales.

Le tableau suivant donne, d'après Cuvier[1], l'angle facial de divers animaux, établi par « une ligne parallèle au plancher des narines, et une autre qui passe par le bord antérieur des alvéoles et touche la convexité du crâne. »

Européen enfant	90	Hérisson	25
Européen adulte	85	Ours brun des Alpes	32
Européen décrépit	75	Loutre commune	27
Nègre adulte	70	Chien dogue	35
Femme boschimane	71	Chien mâtin	41
Orang-outang jeune	67	Renard	24
Orang-outang adulte	40	Loup	31
Jeune mandrill	42	Hyène	40
Mandrill adulte	35		

Le second tableau donne l'angle facial des animaux domestiques, obtenu par la méthode de Camper, modifiée ainsi qu'on le voit dans les figures 33 et 34.

Cheval de quatre ans	14	Bélier	25
Cheval adulte	14	Mouton sans cornes	21
Jument anglaise	13	Bouc	24
Cheval anglais très vieux	13	Chèvre	23
Poulain de quelques jours	20	Chevreau	33
Mulet	12	Chevreuil jeune	20
Bardot	15	Chien jeune	34
Bardot vieux	16	Lévrier	28
Bardot très vieux	17	Chien de Terre-Neuve jeune	36
Ane	16	Chien ratier	37
Taureau adulte	20	Chien dogue	41
Veau de trois mois	19	Renard	21
Vache adulte	18	Porc	13
Dromadaire	15	Chat	41
Lama jeune	17	Lapin	29
Lama adulte	15	Lièvre	33

Je fais remarquer ici que les chiffres de ce dernier tableau diffèrent, pour plusieurs animaux, très sensiblement de ceux indiqués par Cuvier. Ainsi, le savant naturaliste donne 25 degrés à l'angle facial du cheval, qui n'est en moyenne que de 12 à 15 degrés, et 30 à celui du bélier, qui est environ de 20 à 25. Peut-être cette exagération tient-elle à ce que la ligne faciale était mise en contact avec le front avant le point correspondant à l'extrémité inférieure du cerveau.

Quant à la valeur qu'il faut attribuer à l'angle facial, considéré comme moyen de mesurer l'intelligence des animaux, elle n'est pas très grande. Il suffit, pour se faire une idée du défaut d'exactitude de ses indications, de voir que le volume du cerveau restant le même, l'angle peut varier suivant la longueur de la face, le développement des sinus frontaux, et la position de l'hiatus auditif. Il est aussi fermé que possible dans les espèces de carnassiers et de solipèdes dont les sinus frontaux sont très petits ; très ouvert dans les pachydermes et les ruminants à cornes, par suite d'une disposition inverse. Enfin, il est très ouvert chez les animaux dont l'hiatus auditif se trouve au niveau même de l'apophyse mastoïde, comme dans le chien, le chat, tandis qu'il se ferme à mesure que l'hiatus forme

____
1. Cuvier, *Anatomie comparée*, 2ᵉ édit., t. II, p. 164.

un tube osseux dont l'ouverture s'élève bien au-dessus des cellules mastoïdiennes, ainsi qu'on le remarque chez le porc où son orifice est placé 8 à 10 centimètres au-dessus de l'extrémité inférieure des cellules. Aussi, en classant les animaux d'après l'ouverture de l'angle facial, on ne les range pas dans l'ordre de leur intelligence. Le chat se trouve placé en première ligne, puis le chien, le lièvre, le lapin, le bélier, la chèvre, le taureau, la vache, l'âne, le bardot et le porc. Le cheval, qui est incontestablement le plus intelligent après le chien et le chat, ne vient que le dernier de tous. Ces seuls exemples prouvent assez que l'angle facial ne saurait donner la mesure relative de l'intelligence des animaux comparés les uns aux autres.

Rapport entre les aires du crâne et de la face. — Un second moyen de juger du développement de l'encéphale et, par suite, de l'intelligence des animaux, a été proposé par Cuvier. Il consiste à comparer, sur une tête sciée longitudinalement, dans le sens vertical, l'aire du crâne à celle de la face, et à établir le rapport qui existe entre elles. Cette comparaison fait voir que, par exemple dans l'Européen, l'aire de la coupe du crâne est à peu près quadruple de celle de la face (la mâchoire inférieure non comprise), tandis que dans le nègre, l'aire de la face augmente d'un cinquième, et dans le Kalmouk d'un dixième.

L'aire du crâne diminue considérablement, par rapport à celle de la face, chez les divers animaux, à mesure qu'ils s'éloignent de l'espèce humaine. Ainsi, dans les sapajous, l'aire de la face égale déjà la moitié de celle du crâne ; dans les makis, les deux tiers. Il y a égalité entre ces deux aires dans les guenons, les mandrilles, et dans la généralité des carnassiers. Enfin, « les rongeurs, les pachydermes, les ruminants et les solipèdes, ont tous l'aire de la coupe de la face plus grande que celle du crâne : parmi les rongeurs, le lièvre et la marmotte l'ont d'un tiers plus grande ; mais elle est d'un tiers plus petite dans l'aïe-aïe ; elle est plus que double dans le porc-épic ; elle est presque double dans les ruminants, à peu près triple dans l'hippopotame, presque quadruple dans le cheval. Dans les cochons, l'aire de la coupe de la cavité cérébrale n'est que la moitié de celle du crâne tel qu'il paraît à l'extérieur, tant il est augmenté par les grands sinus qui règnent jusqu'à l'occiput, et tout le crâne ensemble égale à peine la face pour l'aire. A la vérité, il est beaucoup plus haut, mais plus court [1]. »

Il y a quelques animaux qui présentent des rapports tout à fait exceptionnels tenant à des dispositions particulières de la tête, comme la baleine et le cachalot, où l'aire de la face est quinze à vingt fois aussi étendue que celle du crâne.

Pour déterminer exactement l'étendue des aires de la face et du crâne, il faut placer sur une feuille de papier une tête sciée en deux et munie de sa cloison cartilagineuse, puis en calquer les contours, ainsi que ceux de la périphérie interne de la cavité crânienne. Cela fait, on divise le dessin en deux parties par une ligne passant au niveau de la crête ethmoïdale. Tout ce qui se trouve en dessous de cette ligne constitue l'aire de la face que l'on partage en centimètres carrés ou en petites figures régulières, pour avoir la surface totale. L'aire du crâne est mesurée de la même manière, et les sinus placés entre le crâne et le front,

1. Cuvier, *Anatomie comparée*, p. 168.

au-dessus de la ligne transversale, ne sont compris ni dans l'aire de la face, ni dans l'autre. Par ce procédé, j'ai obtenu les résultats suivants pour les animaux domestiques,

Tableau indiquant l'étendue des aires du crâne et de la face des animaux domestiques.

ANIMAUX	AIRE DU CRÂNE			AIRE DE LA FACE			RAPPORT entre l'aire du crâne et celle de la face.
	Décimètres carrés.	Centimètr. carrés.	Millimètr. carrés.	Décimètres carrés.	Centimètr. carrés.	Millimètr. carrés.	
Cheval	1	30	»	3	50	55	:: 1 : 2,69
Ane.........	»	81	»	1	70	»	:: 1 : 2,09
Bœuf........	1	9	»	3	74	24	:: 1 : 3,43
Bélier......	»	13	»	»	95	»	:: 1 : 2,20
Chèvre......	»	45	»	»	88	»	:: 1 : 1,95
Agneau......	»	16	25	»	8	82	:: 1 : 0,54
Porc........	»	49	»	1	59	»	:: 1 : 3,24
Chien.......	»	38	»	»	44	50	:: 1 : 1,17
Chat........	»	12	6	»	8	28	:: 1 : 0,68
Lapin.......	»	8	59	»	12	63	:: 1 : 1,47

On voit, d'après ce tableau, que l'aire du crâne, relativement à celle de la face, offre son maximum d'étendue dans le chat, qui se trouve ici, comme pour le volume du cerveau et l'angle facial, placé en première ligne ; le chien vient après, puis le lapin, la chèvre, l'âne, le bélier, le cheval, le porc et le bœuf.

Phrénologie. — Un autre moyen de juger des facultés de l'homme et des animaux constitue ce qu'on a appelé la phrénologie.

Gall [1], à qui on doit cette science problématique, en définissant les facultés admises par les philosophes de l'école écossaise, a prétendu qu'elles ont des sièges ou des organes distincts dans l'encéphale, et que ces petits organes, suivant le degré de leur développement, peuvent donner lieu à des différences notables dans la configuration du crâne et dans la proéminence de ses diverses régions.

D'après cet observateur, l'encéphale, qui déjà se compose de tant de parties distinctes par leur forme, leur structure et leurs propriétés physiologiques, se subdiviserait en un grand nombre de départements dont chacun serait le siège d'une faculté, soit instinctive, soit intellectuelle. Le cerveau, si homogène en apparence, et si irrégulièrement découpé à sa surface, serait partagé presque en autant de parties différentes qu'il a de circonvolutions. L'une quelconque de ces dernières, bien qu'elle ait la figure, le volume, la texture de toutes les autres, et qu'elle n'offre pas de démarcation tranchée avec celles qui l'entourent, aurait cependant un rôle spécial, parfaitement limité. Cette spécialité fonctionnelle de chaque fraction du cerveau subsisterait même après la disparition des circonvolutions. Elle serait aussi réelle dans les hémisphères tout à fait lisses des oiseaux que dans ceux de l'homme et des mammifères. Dans tous, les facultés affectives

1. **Gall**, *Anatomie et physiologie du système nerveux*, etc. Paris, 1810. — **Gall**, *Sur les fonctions du cerveau et sur celles de chacune de ses parties.* Paris, 1825.

et intellectuelles seraient réparties par petits groupes, en raison de leurs affinités, comme les sections dans une académie. Gall en a admis 27, dont il a assigné le siège respectif d'après ses propres observations ; mais Spurzheim, en comblant les vides que le maître avait laissés et en dédoublant quelquefois les circonvolutions auxquelles un rôle était déjà assigné, en a porté le nombre à 42.

Voici d'abord, pour l'homme, la topographie des facultés admises par les fondateurs de la phrénologie, puis, pour le chien et le corbeau, celle des facultés que le docteur Vimont croit avoir reconnues à ces animaux.

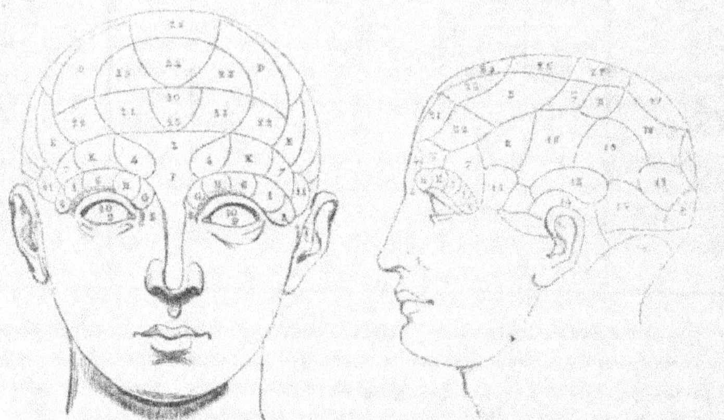

FIG. 37. — Système de Gall (*).   FIG. 38. — Système de Gall (**).

Gall et la plupart de ses disciples ont poussé très loin la détermination des organes cérébraux chez les brutes ; ils ont tracé sur le cerveau d'un oiseau ou d'un tout petit mammifère la circonscription des nombreuses facultés auxquelles ils avaient assigné des sièges distincts sur le cerveau de l'homme ; et il leur a été facile d'y imaginer des organes et des proéminences pour les facultés les plus saillantes de tel ou tel animal. Ainsi, ils ont reconnu l'organe de la destruction chez les carnassiers ; celui de la ruse chez les renards, les singes, le chat ; celui du courage chez le coq ; de la musique chez les oiseaux chanteurs ; de la construction chez ceux qui se creusent des galeries, se disposent des habitations ; ils ont vu l'organe de la mémoire des lieux dans le cerveau des animaux qui émigrent ou voyagent à diverses époques de l'année ; celui de la mémoire des faits chez le chien et les espèces les plus intelligentes ; celui du sens des hauteurs chez l'aigle, le chamois et les habitants des lieux élevés ; ils n'ont pas manqué de trouver à la pie l'organe des nombres ; au lapin de garenne, l'organe de la mécanique ; au

serpent, celui de la prudence, etc. Enfin, ils sont parvenus à placer, comme le
dit ironiquement un des plus spirituels adversaires de la phrénologie, sur le cerveau d'une oie ou d'une corneille, qui a quelques centimètres d'étendue, vingt-

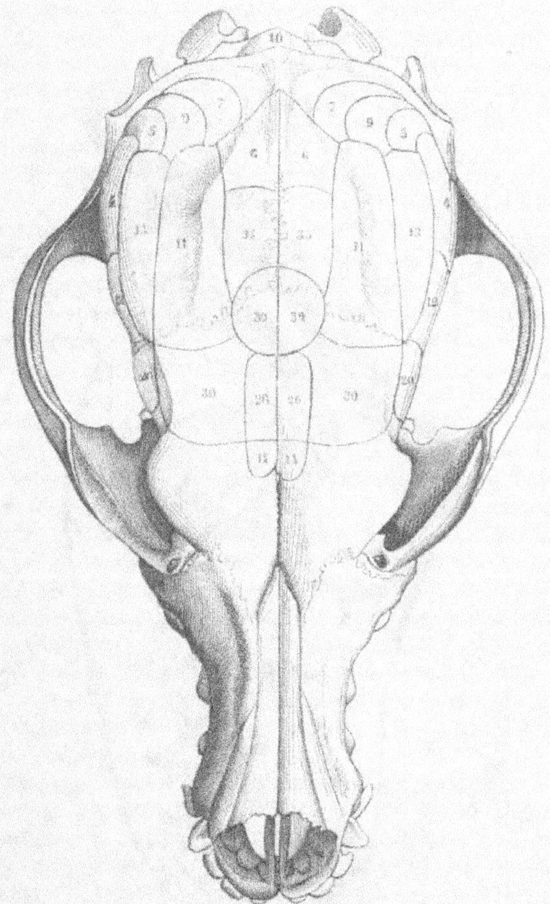

Fig. 39. — Localisation des facultés du chien, d'après le docteur Vimont (*).

neuf organes distincts, et très probablement ils auraient pu en faire autant sur
celui de l'oiseau-mouche.

L'examen des doctrines phrénologiques, entrepris par des auteurs d'un grand

(*) 2, choix des aliments ; 3, destruction ; 4, ruse ; 5, courage ; 6, choix des lieux ; 7, concentration ;
9, attachement ; 10, reproduction ; 11, attachement à la progéniture ; 12, propriété ; 13, circonspection ;
14, perception de la substance ; 20, localités ; 26, éventualité ; 27, construction ; 30, comparaison ; 35, persé-
vérance ; 39, douceur.

mérite, comporte des difficultés nombreuses qui n'ont pas toutes été abordées. Il faudrait pour les juger, en principe, résoudre les questions suivantes : 1° les facultés de l'instinct et de l'intelligence sont-elles distinctes? 2° dans l'hypothèse où elles seraient distinctes, ont-elles chacune, ou par groupes, un siège, un

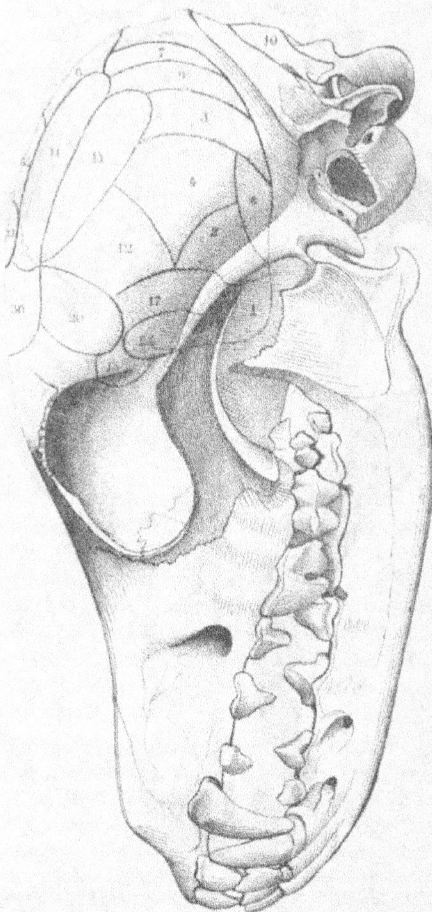

Fig. 40. — Localisation des facultés du chien.

organe spécial? 3° dans l'affirmative, quel est ce siège ou cet organe? 4° l'organe d'une faculté a-t-il un degré de développement proportionné à l'étendue de cette faculté? 5° enfin, dans cette autre hypothèse, peut-on juger du développement des organes cérébraux par la configuration extérieure du crâne chez l'homme et un certain nombre d'animaux ? Toutes ces questions que les phrénologues, sans les poser nettement, ont supposées résolues, attendent leur solution.

D'abord, sur le premier point, il ne reste guère de doute. Les facultés sont distinctes ; chacune a sa physionomie, sa manière de s'exercer, son but ; elles ne se développent pas nécessairement ensemble ; se perfectionnent indépendamment les unes des autres, se perdent isolément ; elles manquent ou acquièrent, suivant les sujets et les espèces, une prédominance plus ou moins marquée. Tel individu a la mémoire des lieux, tel autre celle des nombres ; celui-ci a le sens de l'imitation, cet autre celui de la musique ; l'un est bienveillant, l'autre a de la tendance à la destruction, etc.

Mais, ces facultés plus ou moins distinctes ont-elles, chacune ou par groupes, des parties affectées à leur exercice ? Cela n'est pas tout à fait invraisemblable. Les localisations sont fort nombreuses dans le système nerveux. A chaque partie de l'encéphale est dévolu un rôle spécial : aux hémisphères, la perception des impressions ; au cervelet, la coordination des mouvements ; au bulbe, la direction du mécanisme respiratoire ; à la moelle, les transmissions centripètes, les transmissions centrifuges, les actions réflexes. Il y a plus : les diverses parties de l'encéphale, les corps striés, les couches optiques, les tubercules quadrijumeaux, les pédoncules, ont leurs propriétés. Les cordons supérieurs, les cordons inférieurs, l'axe gris de la moelle ont aussi chacun les leurs. Les nerfs ont des filets affectés à la sensibilité, d'autres à la motricité ; ceux de la sensibilité sont impressionnables à tous les excitants ou à un seul, à la lumière ou aux vibrations sonores, aux odeurs ou aux saveurs, etc. Il pourrait se faire que, dans les hémisphères cérébraux, affectés en bloc à l'exercice des facultés, il y eût telles parties plus particulièrement en rapport avec telles facultés ou avec tels groupes de facultés. Sans doute, l'expérimentation ne semble pas favorable à cette sorte de localisation, car si l'on détruit partiellement les hémisphères, comme l'a fait M. Flourens, on anéantit toutes les facultés, dès qu'on parvient à en anéantir une et, dès qu'une reparait, toutes reparaissent en même temps. Mais il y a dans le cerveau une telle solidarité d'actions, des liaisons fonctionnelles si intimes, qu'un trouble local, dû à la vivisection, peut provoquer des perturbations très étendues, comme la compression le fait dans le cas d'apoplexie.

En troisième lieu, si les facultés sont, une à une ou par groupes, exercées plus particulièrement par telles fractions de l'encéphale, par telles circonvolutions, comment pourra-t-on le reconnaître ? Que d'observations à faire, que de coïncidences à constater pour s'assurer que la lésion de telle partie entraîne l'affaiblissement ou la perte, soit d'une faculté, soit d'un groupe de facultés ! Que d'études pour reconnaître que le faible ou le grand développement d'une région de l'encéphale répond, dans les divers individus ou dans les diverses espèces animales, à la dépression ou à l'exagération d'une faculté !

A ce sujet, que de recherches à entreprendre ! Si, par exemple, je compare les cerveaux des animaux à organisation identique, mais à facultés différentes, comme ceux du chien, du loup, du renard, ou ceux du bœuf, du mouton, du chevreuil, je trouve à chacun de ces cerveaux un aspect particulier. Celui du chien n'a pas les mêmes proportions relatives que celui du renard, ni tout à fait les mêmes circonvolutions. Est-ce que les différences cérébrales entre le chien et le renard ne pourraient pas être en relation avec la sociabilité de l'un et la ruse de l'autre? Est-ce que la stupidité de la brebis, les habitudes de famille restreinte du chevreuil ne dépendraient pas des particularités différentielles que la comparaison me montre? Depuis que j'ai examiné comparativement, avec soin, des animaux très rapprochés par l'ensemble de leur organisation, mais différents par leurs facultés, par leurs instincts, leurs mœurs, je découvre entre leurs cerveaux des différences anatomiques qui, si elles signifient quelque chose, pourraient bien exprimer les différences psychologiques. Est-il impossible, en définitive, que le développement exagéré d'une région des hémisphères ou l'atrophie d'une autre influe sur le degré d'une faculté ou d'une aptitude. Pourquoi, par exemple, la forme sphéroïdale du cerveau de l'homme n'aurait-elle pas d'action sur le caractère des facultés humaines? Pourquoi la dépression supéro-inférieure qui croît chez les singes, le raccourcissement du lobe postérieur qui cache de moins en moins le cervelet, n'imprimeraient-ils pas une modification au caractère et à l'étendue des facultés des animaux où ces dispositions s'observent? Pourquoi, parmi les carnassiers, ici un cerveau court, large en arrière comme chez le chat, ou très rétréci en avant comme chez le chien, la taupe, les vermiformes, triangulaire comme chez les édentés et les rongeurs? Quelle est la raison de toutes ces différences dans le nombre, l'aspect des circonvolutions? Il y a évidemment là des rapports à chercher, des coïncidences à constater entre telles dispositions et telles facultés. Les phrénologues l'ont bien senti dès le début; Aussi Gall et tous ses disciples ont-ils cherché chez les animaux les dispositions accentuées qu'ils supposaient devoir exister, en regard de facultés nettement dessinées, mais ils ne sont pas allés assez loin dans cette voie de délicates investigations.

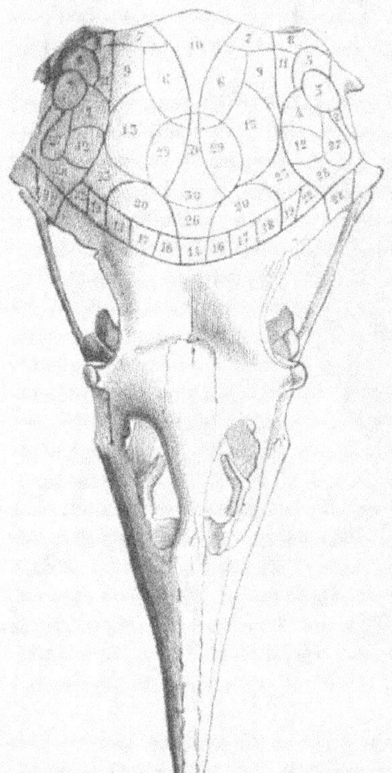

Fig. 41. — Topographie des facultés du corbeau (*).

(*) 2, 3, 4, 5, 6, 7, comme sur le chien; 8, attachement à vie; 9, 10, 11, 12, 13, 14, comme sur le chien; 16, étendue; 17, distance; 18, sens géométrique; 19, resistance; 20, localités; 22, ordre; 25, temps; 26, 27, comme sur le chien; 28, talent musical; 29, imitation; 30 et 32, comme sur le chien.

Ce serait après ces premières études qu'il faudrait chercher à retrouver dans les formes et les proportions variées du crâne l'expression des formes du cerveau. Nul doute que dans l'homme et quelques rares espèces, la configuration extérieure du crâne ne reproduise assez fidèlement les grandes formes cérébrales. Mais, chez la plupart des animaux, il ne saurait en être de même.

En effet les arcades zygomatiques si prononcées, dans les carnassiers notamment, la protubérance occipitale, les crêtes pariétales, les sinus frontaux, donnent au crâne, par suite de leur disposition et de leur développement, parfois très considérable, une configuration qui ne répond guère à la forme de sa cavité, et par conséquent à celle de l'encéphale. Ainsi, chez le bœuf, le bélier et la plupart des ruminants à cornes, chez le porc, le sanglier, l'éléphant et divers autres pachydermes, des sinus très spacieux séparant la table interne de la table externe du crâne, donnent au front, de même qu'à la partie supérieure de la tête, un aspect plus ou moins bizarre, mais complètement étranger à la disposition extérieure du cerveau. A cela viennent s'ajouter, et des crotaphites plus ou moins volumineux qui recouvrent les parties latérales du crâne, et la terminaison des muscles cervicaux supérieurs qui dérobe à la vue la région correspondant au cervelet. Il en résulte que la partie supérieure de la tête du chien, du chat et de la généralité des carnassiers, est énormément large ; que celle du bœuf, de l'éléphant, offrent des dimensions sans rapport avec le volume de l'encéphale. Si on se laissait séduire par ces apparences, on donnerait au taureau, dont le front est si large et si élevé, une intelligence bien supérieure à celle qu'il possède réellement. Mais, il suffit de jeter un coup d'œil sur cette tête ouverte pour être désillusionné.

Les phrénologues, cependant, ne se sont pas laissés arrêter par cette sorte de voile qui masque les proéminences que peut offrir la lame osseuse immédiatement en contact avec le cerveau : ils ont fait des bosses avec des saillies musculaires, des dilatations des sinus ; ils en ont trouvé dans des régions au niveau desquelles il n'y a pas de cerveau ; ils ont déplacé, transposé les facultés, suivant les convenances arbitraires de leurs doctrines. Aussi ils ont déconsidéré leur système aux yeux des savants, et prêté largement le flanc à la critique, qui a relevé leurs exagérations et leurs erreurs sans démontrer la fausseté des principes de la phrénologie [1].

---

[1] Voy. Flourens, *Examen de la phrénologie.* — Lélut, *Rejet de l'organologie phrénologique de Gall.* Paris, 1845. — Leuret et Gratiolet, *Anatomie comparée du système nerveux considéré dans ses rapports avec l'intelligence.* Paris, 1839-1857.

LIVRE DEUXIÈME

DES SENSATIONS

CHAPITRE VII

DES SENSATIONS EN GÉNÉRAL

L'animal, comme l'homme, ne reçoit l'impression des agents extérieurs et ne prend connaissance de ce qui l'entoure que par l'intermédiaire de certains actes connus sous le nom de *sensations*. Privé de ces moyens de se mettre en rapport avec les corps qui lui sont étrangers, il serait dans un isolement absolu ; tout ce qui se trouverait en dehors de lui serait comme n'existant pas. Il ne lui resterait qu'un sentiment vague de sa propre existence.

La sensation, envisagée dans son ensemble, peut être définie une action complexe résultant d'une impression produite sur une partie, impression transmise au cerveau et perçue par cet organe.

Rien n'est plus difficile à analyser exactement que les sensations éprouvées par les animaux. Nous ne pouvons juger de ce qu'ils doivent ressentir que par ce que nous ressentons nous-mêmes, dans des conditions semblables à celles où ils se trouvent placés, et par l'expression qui traduit instinctivement le plaisir et la souffrance. Cependant, il est possible de donner à leur étude une assez grande précision, notamment en ce qui concerne leur mécanisme, probablement identique chez eux à ce qu'il est dans notre espèce. Il ne peut y avoir de différences essentielles, à cet égard, que sous le rapport du nombre, de la délicatesse, de l'étendue et du caractère des impressions.

La sensation est un acte complexe qui peut se décomposer en trois éléments ou opérations successives, savoir : l'*impression*, la *transmission* et la *perception*, que quelques physiologistes appellent la *réaction*. Le premier de ces éléments est l'action produite sur la partie sensible par un excitant quelconque ; le second, l'action du nerf chargé de propager jusqu'à l'encéphale l'impression développée à son extrémité périphérique ; et le troisième, l'action par laquelle le cerveau reçoit l'impression, la sent, en donne conscience à l'être et achève ainsi la sensation.

L'analyse expérimentale, et même la simple observation des phénomènes démontrent clairement que tels sont bien les éléments de toute sensation. En effet, pour que la sensation ait lieu, il faut que l'organe sensoriel puisse être impressionné par ses excitants habituels, que le nerf qui le met en communication avec l'encéphale soit intact, et qu'enfin les centres nerveux soient susceptibles d'entrer en action. Dès que l'une de ces conditions manque, la fonction devient impossible. Si les nerfs qui mettent en relation les organes des sens avec les centres nerveux sont liés, coupés ou altérés profondément dans leur texture, la transmission des impressions cesse de s'effectuer, et il n'y a plus de sensation ; si les centres ne perçoivent pas l'impression, parce qu'ils sont engourdis, comprimés, lésés ou détruits, la sensation ne peut plus se produire. Cette complexité si évidente a pourtant été niée par divers physiologistes qui sont allés jusqu'à prétendre que les sensations étaient effectuées dans les parties sans l'intervention des centres nerveux ; mais cette négation ne repose sur aucun fondement solide.

L'impression, élément initial de la sensation, peut se développer dans toutes les parties vivantes, si ce n'est à l'état normal, au moins à l'état pathologique. On sait, d'après les expériences de Haller, que certaines d'entre elles, telles que les tendons, les cartilages, les membranes séreuses, qui sont insensibles, et par conséquent non susceptibles d'être impressionnées sous l'influence des excitants physiques et chimiques, deviennent sensibles par le fait de l'inflammation. Il est vrai que l'exactitude de cette distinction des parties en sensibles et en insensibles a été contestée depuis que l'on a vu quelques tissus dont la sensibilité n'est pas mise en jeu par la plupart des excitants, développer de la douleur à la suite d'une stimulation toute spéciale, comme la torsion pour les ligaments articulaires. Évidemment, toutes les parties ne sont pas également sensibles, et ne possèdent pas une sensibilité de même caractère, susceptible d'être mise en jeu indifféremment par tous les excitants. Chacune a sa voix pour exprimer ce qu'elle éprouve, chacune a son cri de douleur dans les maladies. La sensibilité est répartie dans chacune d'elles suivant la mesure qui lui est nécessaire pour remplir ses fonctions. Il eût été absurde de donner au tendon et à l'os la sensibilité de la peau ou de la muqueuse. On doit donc conserver la distinction de Haller, en lui ôtant ce qu'elle peut avoir de trop absolu.

La sensibilité a surtout un caractère spécial dans les divers organes des sens. Le nerf optique ne perçoit point les impressions qui résultent des vibrations de l'air, le nerf olfactif est insensible à l'action de la lumière. Le premier est disposé pour être impressionné par les rayons lumineux, le second par les particules odorantes, un troisième par les ondes sonores. Ces nerfs à sensibilité spéciale si exquise n'ont pas, comme nous l'avons déjà vu, cette sensibilité qui appartient à tous les autres ; ils sont insensibles à la piqûre, à la section, à la cautérisation, etc. C'est là une des particularités les plus remarquables de la vitalité nerveuse.

La faculté pour une partie d'être impressionnée tient aux nerfs. Celles qui en ont le plus sont celles dont la sensibilité est la plus grande ; celles qui n'en ont point d'apparents ont une sensibilité si obtuse, qu'il devient fort difficile ou impossible de la mettre en évidence dans les expériences.

En quoi consiste l'impression produite dans les nerfs d'un organe ? Il est superflu de se le demander. On peut bien en trouver la cause, qui est généralement le contact d'un corps étranger ou l'action d'un fluide impondérable, contact d'où résulte un ébranlement plus ou moins prononcé, qui s'accompagne quelquefois d'une action chimique particulière. On conçoit bien aussi que la compression d'un nerf son irritation mécanique, sa dilacération, donnent lieu à une impression ; mais il semble impossible de savoir qu'elle est la nature de la modification physiologique que ces causes diverses déterminent. L'hétérogénéité de ces dernières explique seulement la variété des impressions qui tient aussi à l'intensité, à la durée de l'action des stimulants et au caractère de la sensibilité de l'organe soumis à leur influence.

La transmission de l'impression, qui est le second élément de toute sensation, s'effectue par l'intermédiaire des nerfs ; à cet égard, il ne saurait y avoir aucun doute. Dès que les nerfs qui mettent les organes des sens en communication avec les centres nerveux sont liés, comprimés, coupés ou détruits, ces organes peuvent être impunément soumis à l'influence de leurs excitants, l'irritation n'est plus perçue, l'animal n'en a nulle connaissance : en un mot, elle est comme si elle n'existait pas.

La nature de l'action conductrice n'est pas plus connue que celle de l'impression elle-même. Les uns, pour l'expliquer, ont considéré les nerfs comme des cordes vibrantes qui propageraient à l'encéphale l'ébranlement produit sur leur trajet ou à leur extrémité périphérique ; les autres en ont fait des canaux dans lesquels circuleraient le fluide nerveux ou les esprits animaux. Mais ce sont là de vaines hypothèses. Que Galien, Harvey, Willis, Haller, aient cru à l'existence de canaux dans les fibres nerveuses, et à la circulation du fluide nerveux ou des esprits animaux, cela n'a rien d'étonnant, ni rien qui puisse donner du poids à cette opinion. Que divers physiologistes modernes aient cru trouver une certaine analogie entre un prétendu fluide nerveux et l'électricité, il n'y a pas, dans leur manière de voir, de quoi expliquer clairement la transmission aux centres sensitifs des impressions produites. Ce qu'on sait touchant l'action conductrice des nerfs, c'est que tous ne sont pas aptes à l'effectuer : les nerfs sensitifs et les mixtes jouissent seuls de cette propriété.

Lorsqu'on réfléchit au mécanisme de la transmission, on sent ce qu'il y a de merveilleux dans cet acte en apparence si élémentaire : l'image d'un paysage ou d'un dessin compliqué est peinte sur la rétine, elle produit une impression, et va, avec ses détails infinis et ses couleurs diversifiées, se propager à l'organe de perception.

La propagation des impressions s'opère avec une vitesse presque électrique : elle est instantanée comme la perception qui doit la suivre. Cependant Helmholtz, qui a cru pouvoir mesurer cette vitesse, ne l'évalue qu'à quelques dizaines de mètres par seconde.

La perception qui complète la sensation a lieu dans les centres nerveux, et spécialement dans les hémisphères cérébraux, ainsi que nous l'avons vu précédemment. Pourtant les nerfs, même ceux qu'on appelle encéphaliques, ne dérivent pas du cerveau. Ceux qui partent de la moelle épinière ou de la moelle allongée apportent leurs impressions à ces parties qui font l'office d'un second conducteur destiné à les propager jusqu'au mésencéphale et aux hémisphères ; les expériences le prouvent suffisamment. En effet, si l'on divise transversalement la moelle dans un point quelconque de son étendue, toutes les parties situées au delà de la section perdent leur sensibilité, ou plutôt envoient à la moelle des impressions qui ne sont pas perçues, faute de pouvoir arriver à l'encéphale. Ce phénomène se produit, quelque rapprochée que soit la section de l'origine de la moelle épinière. Enfin, quand on détruit les lobes cérébraux, les impressions émanées des organes des sens ne sont plus perçues, ni par conséquent converties en sensations. Celles qui viennent des différentes parties du corps continuent à l'être probablement dans le mésencéphale ou la moelle allongée.

Telle est la sensation envisagée dans son ensemble, abstraction faite des notions auxquelles elle donne lieu. Voyons les conditions qui lui permettent de s'effectuer et les divers modes d'action des organes des sens.

Ceux-ci sont tous situés à l'extérieur ou très près de la phériphérie du corps. Un seul d'entre eux, le plus général et le plus essentiel, est disséminé à la surface de l'être pour s'exercer par l'intermédiaire des diverses parties du tégument. Les autres sont localisés et rapprochés dans des cavités de la tête.

Ils se composent, du moins les plus compliqués, de trois ordres de parties plus ou moins distinctes : 1° d'un appareil destiné à recevoir, à modifier et régulariser l'action des excitants ; c'est, pour l'œil, un instrument d'optique constitué par un globe cloisonné rempli de milieux réfringents ; c'est, pour l'oreille, une série de cavités à paroi anfractueuse, à compartiments multiples séparés par des membranes vibrantes, etc. ; 2° d'une expansion nerveuse, fasciculée ou membraneuse, chargée de recevoir l'impression de l'excitant ; 3° d'un nerf conducteur destiné à porter aux centres l'impression produite à son extrémité périphérique. Mais, tous sont loin d'être également compliqués, sous le rapport anatomique, et il est facile de suivre une gradation depuis celui du tact qui est fort simple, jusqu'à ceux de la vue et de l'ouïe qui résultent de l'association d'un grand nombre de parties différentes.

Leur office est de donner, chacun, une série de notions sur le monde extérieur ; et, dans ce but, chacun a sa manière d'être impressionné : l'un est affecté par la lumière, l'autre par les vibrations de l'atmosphère ; un troisième par les particules suspendues dans l'air, etc. Cependant ils peuvent, jusqu'à un certain point, se contrôler réciproquement et se suppléer les uns les autres ; c'est au moins ce qui arrive chez les animaux inférieurs qui n'ont pas tous les sens, et chez les animaux les plus parfaits qui ont perdu accidentellement la faculté de se servir d'un ou de plusieurs d'entre eux. Les notions qu'ils donnent étant plus spécialement utiles à telles ou telles fonctions, il est des sens annexés aux appareils de ces dernières, comme le sens du goût à l'appareil de la digestion, celui de l'odorat à l'appareil de la respiration.

Les sens sont au nombre de cinq dans les animaux supérieurs : la vue, l'ouïe, l'odorat, le goût et le toucher. Dans les animaux inférieurs, quelques-uns peuvent manquer ; le goût et le tact sont les derniers qui persistent.

Certains physiologistes, se basant sur des phénomènes particuliers à quelques animaux ou donnant une interprétation inexacte à certaines impressions, ont cru pouvoir ajouter à cette liste. Buffon, par exemple, admettait un sixième sens destiné à recevoir les impressions voluptueuses de la génération, qui, en réalité, viennent du toucher et d'autres sens. Spallanzani, qui avait vu des chauves-souris, privées de la vue, se diriger avec sûreté dans des lieux où il avait placé des cordages ou des obstacles de toute espèce, supposait ces insectivores doués d'un sens spécial ; mais n'est-il pas probable qu'elles se guident par l'extrême sensibilité de leurs ailes membraneuses ? Jacobson, trouvant très développé dans les herbivores l'appareil qui porte son nom, semblait disposé à le regarder comme un sens préposé au discernement des poisons. Ch. Bell et Carus, considérant la différence qui existe entre la plus grande partie des impressions tactiles et plusieurs rapportées à la même catégorie, admettaient, le premier, un sens pour l'appréciation du poids et de la consistance des corps, et le second, un autre sens relatif à la température. Quelques physiologistes de nos jours veulent un sens musculaire qui ferait juger de l'étendue, de la force et de diverses particularités de la contraction. Il suffit de réfléchir un peu à l'origine des impressions que les animaux éprouvent, pour se convaincre qu'elles peuvent toutes se rapporter à l'un des sens précédemment indiqués.

Les sens sont, pour la plupart, aussi parfaits chez les animaux que dans l'espèce humaine ; quelques-uns mêmes, tels que l'odorat et le goût, qui sont, suivant la remarque de Buffon[1], plus relatifs à l'appétit, y possèdent une délicatesse exquise, tandis que le toucher y a généralement moins de perfection. Mais ils n'y présentent pas une délicatesse proportionnelle. Ordinairement, l'un d'eux a une prédominance marquée sur les autres ; tantôt c'est la vue ; d'autres fois l'ouïe, l'odorat ou le toucher ; et cette supériorité relative n'est jamais arbitraire, elle se trouve en rapport avec les instincts, les habitudes et les besoins de chaque animal. Ainsi, le chien, qui ne découvre sa proie qu'en suivant ses traces, a besoin d'un odorat exquis pour la suivre à de grandes distances par les émanations qu'elle a laissées sur son passage ; le chat, qui surprend ses ennemis dès qu'ils sortent de leurs retraites, a l'ouïe très fine ; les rongeurs et la plupart des ruminants, timides et sans défense, ont ce sens également délicat, afin d'être avertis de l'approche des ennemis qui leur font la guerre. D'autres, comme l'aigle, le faucon, l'épervier, ont la vue très perçante ; tels ont la vue excellente à la lumière la plus vive ; tels autres ne peuvent supporter l'éclat du jour, mais voient à de grandes distances pendant la nuit. Quelques-uns, dont la peau est recouverte de poils rudes ou d'enveloppes résistantes, ont la sensibilité tactile très obtuse ; certains, comme la chauve-souris, ont le toucher d'une incomparable délicatesse.

La somme de sensibilité attribuée aux animaux est donc diversement répartie entre les organes, mais elle l'est d'après le système des compensations, de telle sorte que si un sens est obtus, c'est par la délicatesse et l'étendue des autres qu'il est suppléé. Si un animal voit mal, comme la taupe, la chauve-souris ; s'il a peu d'odorat, comme le chat, il touche, il entend mieux, ou réciproquement. Néanmoins certaines espèces sont, au total, infiniment mieux partagées que d'autres, et peuvent ainsi acquérir des notions dont la plupart n'ont aucune idée. Il n'est pas impossible même que quelques animaux n'éprouvent des sensations qui nous sont tout à fait inconnues.

Le mode d'action des sens est remarquable par plusieurs particularités dignes d'intérêt. D'abord, ils peuvent tous agir ensemble. L'homme peut, à la fois, voir,

____

[1]. Buffon, *Discours sur la nature des animaux*, 1753, t. IV, p. 31.

entendre, flairer, goûter, etc. Mais, alors, il éprouve des sensations vagues, confuses, dont quelques-unes sont plus vives que d'autres; il est, en quelque sorte, accablé, étourdi par tout ce qui l'impressionne. Son attention n'étant pas susceptible de s'appliquer simultanément à un grand nombre d'impressions, leur nombre fait perdre à chacune une partie de sa netteté et donne lieu à des perceptions peu distinctes. Au contraire, si l'attention est concentrée sur un seul genre d'impressions, celles-ci deviennent nettes et sont vivement senties. Voilà pourquoi, suivant l'observation de Müller, quand un sens s'exerce seul après la perte des autres, il devient en apparence plus parfait, puisque l'attention, n'étant plus partagée, s'applique tout entière à l'analyse de la sensation persistante.

Cette action n'est pas tout à fait indépendante de la volonté. Les voiles membraneux placés au-devant de l'œil, en s'abaissant, soustraient cet organe à l'influence de la lumière; la bouche qui refuse de recevoir les substances sapides, la main, la lèvre ou les autres parties qui évitent le contact des corps, se dérobent à l'action des excitants. Mais, ces mêmes parties, quand la volonté leur imprime des déterminations inverses, vont au-devant des sensations, qui alors deviennent plus complètes et plus vives. De l'intervention ou de la non-intervention de la volonté et de l'attention plus ou moins grande que le cerveau apporte dans la perception, il résulte que les sens s'exercent *activement* ou *passivement*. Aussi fait-on une différence qui est très réelle entre voir et regarder, entendre et écouter, toucher et palper.

Les sens ne sauraient être constamment en éveil; leur action est intermittente comme celle des autres organes de relation. Ils sont dans une inaction à peu près complète pendant le sommeil; et, durant la veille, il en est qui ne sont mis en jeu qu'à de rares intervalles. Leur sensibilité se fatigue, s'affaiblit, s'émousse, par suite d'un exercice continu très prolongé.

Ils ne commencent pas tous à agir en même temps, à partir de l'époque de la naissance. Plusieurs sont organisés de manière à pouvoir entrer en exercice de très bonne heure. Dès que l'animal sort du sein de sa mère, il entend; dès qu'il saisit la mamelle, il goûte l'aliment que lui prépare cette glande; mais alors la vue peut être imparfaite ou nulle, par suite du rapprochement des paupières, comme cela s'observe chez le chien, le chat et d'autres carnassiers. Si ses yeux sont ouverts, dès les premiers jours, il voit très bien et avec une grande précision.

Ils font leur éducation par un exercice modéré, par l'habitude d'être impressionnés. Si le jeune animal voit dès la première fois les objets où ils se trouvent, s'il a la notion de leur distance, ainsi qu'on peut en juger par ses démarches et les précautions qu'il prend pour éviter les obstacles, il est évident que la sensibilité de quelques organes sensoriels n'a pas encore acquis la délicatesse qu'elle aura plus tard : le jeune chien ne reconnaît pas tout d'abord très sûrement les traces du gibier; l'oiseau de proie n'a pas, dès le principe, l'œil aussi perçant que par la suite. C'est à la longue que l'oreille du musicien, que le palais et la langue du dégustateur acquièrent une exquise sensibilité. Sur la fin de la vie, les sens s'émoussent et se détériorent souvent à un haut degré. Notre vue s'affaiblit, notre oreille devient dure; l'âge nous rend souvent sourds, nous frappe de cécité, et les animaux partagent avec nous ces tristes infirmités : le cheval devient assez souvent aveugle ; le chien perd l'ouïe avec la vue et parfois l'odorat. On sait que le meilleur chien de chasse finit par ne plus pouvoir trouver ni suivre la piste du gibier.

La domesticité les développe ou les affaiblit dans certaines limites. Le goût, l'odorat, ne sont plus, pour le bœuf et le mouton, des guides aussi sûrs que pour les animaux sauvages. Quelquefois elle les exalte ou les perfectionne, comme l'odorat du chien pour la chasse, et celui du porc pour la recherche des truffes.

Ils peuvent, jusqu'à un certain point, se suppléer réciproquement. Lorsque l'un d'eux est affaibli, les autres, capables de donner des notions analogues à celles fournies auparavant par le sens affaibli ou perdu, acquièrent de la prééminence : le cheval aveugle agite sans cesse les oreilles, et les porte dans toutes les directions, comme si l'ouïe devait lui faire reconnaître les objets que la vue ne lui laisse plus apercevoir ; le chien affligé de la même infirmité exerce davantage le toucher et l'odorat ; de même que l'homme privé de la vue acquiert une très grande délicatesse du tact.

Les sensations des animaux, considérées relativement à celles de l'homme, n'ont pas, en général, de caractère d'infériorité. A tout prendre, les bêtes, par le nombre et la délicatesse de leurs sensations, sont aussi bien et quelquefois même mieux partagées que nous. Seulement, les notions qu'elles acquièrent par cette voie sont moins étendues et moins variées que les nôtres, car leur intelligence obtuse est incapable d'en tirer le parti qu'en tire l'intelligence humaine. Si un grand nombre d'idées viennent des sens, et cela est incontestable, c'est sous la forme de matériaux bruts dont il s'agit de déterminer la valeur. Ce n'est pas l'œil qui voit, l'oreille qui entend, c'est l'intelligence, l'esprit, l'âme qui voit par le secours d'un instrument d'optique, ou qui entend au moyen d'un appareil d'acoustique, c'est le principe intelligent qui apprécie, qui compare les produits de la sensation, et en cherche la signification. Et ce principe voit, entend proportionnellement à l'étendue de ses propres opérations. Dans tous les cas, les bêtes, à peu près dépourvues de la faculté de penser et de réfléchir, ne peuvent guère avoir d'autres idées que celles venues des sens. Le système de Locke, de Condillac et des philosophes qui font dériver toutes les idées des sensations leur est parfaitement applicable. Elles ont des idées proportionnellement à la délicatesse de leurs sens. Si quelques-uns de ceux-ci font défaut, ou s'ils se trouvent dans l'impossibilité de s'exercer, elles manquent de toutes les idées qui peuvent en dériver. La taupe plus ou moins aveugle, l'animal qu'une carapace rend peu apte au tact, le cétacé qui ne peut guère percevoir les odeurs dans un milieu liquide, réalisent assez bien l'hypothèse de la statue à laquelle il manque un sens.

Au point de vue de leur vivacité, les sensations des bêtes ne le cèdent guère aux nôtres. Elles sont pénibles ou agréables, causent du plaisir ou de la douleur, dont l'intensité peut être indépendante de toute participation intellectuelle ou morale. Le plaisir et la douleur, dépouillés de tout ce que l'imagination peut y ajouter, semblent, si l'on en juge par les manifestations les moins équivoques, aussi vifs chez elles que chez nous.

Indépendamment des sensations qui mettent l'animal en rapport avec le monde extérieur, il en est d'autres qui lui font connaître ce qui se passe en lui-même, en lui donnant une idée de ce qui se produit dans la profondeur de ses organes : ce sont les sensations internes.

L'une avertit l'animal du besoin de réparation ; l'autre le pousse à prendre des liquides qui doivent délayer son sang épaissi ; une troisième traduit la nécessité impérieuse de respirer ; une quatrième, le besoin d'expulser les produits excrémentitiels ; d'autres lui expriment la fatigue des muscles, le besoin du sommeil, l'irritation d'une partie, la surcharge de l'estomac, la difficulté de la digestion, la souffrance d'un organe malade. Ce sont autant de voix qui crient, chacune à sa manière, et qui donnent à l'animal conscience de ce qui se passe en lui-même. Dès que le besoin est satisfait et que l'excitation a disparu, la sensation s'évanouit, remplacée par un sentiment de bien-être.

Le point de départ de chacune de ces sensations ne peut pas être toujours facilement déterminé. Rien ne prouve, péremptoirement, que la faim ait le sien dans l'estomac devenu inactif, et la soif dans la gorge desséchée ; mais il est évident que le besoin d'expulser les urines a son siège dans la vessie distendue, que la sensation douloureuse émane de la partie malade. La modification survenue dans l'état des nerfs impressionnés échappe même à l'analyse de l'imagination. Le développement de l'impression est un fait encore plus inconcevable dans les tissus dont l'insensibilité normale semble indiquer en eux l'absence des nerfs. Sans doute, ces derniers y existent là où l'anatomie ne peut les découvrir ; mais s'ils y existent, pourquoi ne donnent-ils pas habituellement aux parties une sensibilité si faible qu'elle soit? Pourquoi faut-il que l'inflammation s'empare des tissus pour qu'ils accusent de la sensibilité ? Probablement l'impressionnabilité de certains tissus a besoin d'être exaltée par un travail d'irritation pour leur permettre de ressentir les excitations auxquelles ils sont normalement insensibles.

La transmission de ces sensations internes s'effectue par le mode ordinaire, c'est-à-dire par l'intermédiaire des nerfs conducteurs, et la perception s'opère à son tour dans le cerveau, pourvu que cet organe conserve l'intégrité de son action. Elles sont rapportées, avec plus ou moins de précision, à l'organe dont elles émanent, quelquefois très vaguement, comme dans le cas de douleurs profondes. Du reste, il est difficile de savoir si, sous ce rapport, il y a identité entre les sensations internes des animaux et celles de l'homme ; cependant, beaucoup de faits semblent indiquer la similitude. Ainsi, lorsque l'animal a été piqué dans un point du corps, lorsqu'il éprouve du prurit ou une douleur quelconque, il cherche à porter la tête ou le pied sur ce point, à se frotter contre les objets environnants ; s'il souffre par suite de coliques, il regarde souvent son flanc ; si un séton lui cause une irritation trop vive, il fait des efforts pour l'arracher, etc. Leur caractère est nécessairement fort variable, mais, qui pourrait dire quel est celui de la douleur d'un animal affamé, d'un autre qui meurt de soif, d'un troisième auquel on arrache une partie de l'ongle ou qui souffre d'une maladie inflammatoire ?

Celles de ces sensations qui constituent des besoins ont divers degrés ; elles font éprouver du plaisir quand ces besoins sont satisfaits. L'habitude a sur elles l'influence qu'elle exerce sur les autres ; elle les émousse ; l'attention les rend plus vives ; la préoccupation semble les affaiblir au point que l'être cesse souvent d'en avoir conscience.

Il est donc évident que c'est par les sens que l'animal se met en communication avec le monde extérieur, qu'il prend connaissance de ce qui l'entoure et, jusqu'à un certain point, de ce qui se passe en lui-même. Il connaît, par eux, l'état des milieux et son propre état. Ses sensations sont, en outre, le point de départ d'une foule d'actions spontanées ou les mobiles des déterminations instinctives que nous avons étudiées précédemment. C'est par la sensibilité que sont mis en éveil et en jeu une grande partie des instincts conservateurs ou générateurs. C'est des sensations que viennent, pour l'animal, tous les plaisirs et toutes les souffrances, puisque la réflexion, le souvenir du passé, la prévision de l'avenir ne peuvent guère l'émouvoir, qu'en un mot, les émotions morales de l'homme lui sont, pour la plupart, inconnues. La simplicité des mobiles donne aux impressions animales une simplicité et une uniformité qui les rendent sûres, qui les laissent parfaitement appropriées à leur but. La nature de ces mobiles rend d'ailleurs la plupart des actions irrésistibles, fatales, réalisables d'après un plan sagement tracé, une fois pour toutes.

CHAPITRE VIII

DES SENSATIONS EN PARTICULIER

I. — DU TOUCHER.

La vue donne à l'animal comme à l'homme la notion de la présence des objets, celle de leur forme, de leur couleur, de leur distance ; l'ouïe lui fait reconnaître les corps par les sons qu'ils peuvent produire ; l'odorat lui fait apprécier les émanations répandues dans l'atmosphère ; le goût lui fait juger des qualités des substances dont il se nourrit. Par leur intermédiaire, il acquiert une foule de connaissances, éprouve une infinité de plaisirs ou de souffrances ; car les sens sont des portes ouvertes à tout ce qui est agréable comme à tout ce qui est pénible. Chacun d'eux fournit une série de notions que ne peuvent point donner les autres ; mais ils ne les donnent pas toutes, le reste vient d'un sens plus général que les précédents, disséminé sur toute la surface de l'être, transformant l'extérieur du corps en un sens universel destiné à recevoir un grand nombre d'impressions susceptibles de compléter et de contrôler celles qui dérivent des sens localisés. Ce dernier, qu'on appelle le toucher, est le plus simple de tous ; il existe chez tous les animaux où il apparaît avant les sens plus complexes dont il peut, jusqu'à un certain point, tenir lieu, et desquels il se différencie sous trois rapports essentiels : 1° parce qu'il n'est pas localisé ; 2° parce qu'il manque de nerfs particuliers à sensibilité spéciale ; 3° parce qu'il reçoit des impressions de nature très variée. C'est celui qu'il convient d'étudier en premier lieu.

Des organes du toucher. — C'est le tégument ou la peau extérieure qui est chargée de recevoir les impressions tactiles ; mais elle ne jouit pas, dans tous les points de son étendue, du même degré d'impressionnabilité, et elle n'est pas partout également bien disposée pour exercer sa sensibilité. Aussi y a-t-il certaines parties du corps qui sont plus spécialement que les autres affectées au sens du toucher.

Chez l'homme, la main est admirablement appropriée à cet office. Par sa forme, par le nombre et la mobilité de ses doigts, elle peut s'appliquer exactement sur les corps dont on veut apprécier la configuration, la disposition superficielle et la température. Mais ce n'est point par son secours que l'homme acquiert la supériorité de son intelligence, ainsi que le croyaient certains philosophes, si bien réfutés par Galien[1] ; il trouve seulement dans cet organe un des instruments qui lui permettent d'exercer ses facultés dans toute leur plénitude. Les singes partagent avec lui le privilège d'avoir de véritables mains, et ils en ont quatre au lieu de deux. Les extrémités antérieures des onguiculés sont aussi des mains plus ou moins imparfaites qui, en concourant à la locomotion, perdent une partie de leur sensibilité. Néanmoins, les animaux pourvus de mains, à doigts mobiles, dont la face inférieure est souvent nue, pulpeuse, ne paraissent guère s'en servir pour toucher ou palper, comme le fait l'homme. Ce n'est pas par elles qu'ils cherchent à acquérir les notions de consistance, de forme, d'étendue, de température. Ces mains servent à la préhension ; elles servent aussi de moyen de locomotion, d'armes offensives et défensives ; anatomiquement elles sont bien des mains, mais, physiologiquement, elles restent surtout de simples pieds.

Le pied des animaux ongulés, celui du cheval et des ruminants, enveloppé dans un sabot, n'en est pas moins un organe de tact. L'enveloppe cornée de cette partie, si épaisse qu'elle soit, recouvre des tissus très sensibles hérissés de papilles nerveuses ; l'ébranlement qui se produit en elle, par suite du contact et des percussions du pied sur le sol, se transmet aux tissus sous-jacents, et donne lieu à des impressions dont le caractère et l'intensité doivent varier suivant l'état du sol, la rapidité et la violence du choc. Cette sensibilité est renfermée dans des limites telles qu'elle suffit à l'animal pour lui donner connaissance des accidents du terrain et de la force des percussions, sans devenir une source de souffrances ou de douleurs continuelles. Elle permet au cheval, comme le dit Dugès, de se servir de son pied pour explorer le sol et apprécier l'inégalité de sa surface. On conçoit, en effet, qu'il importe à l'animal, pour la sûreté de sa marche et la régularité de ses allures, d'éprouver des sensations différentes, suivant qu'il appuie sur des cailloux anguleux, des pavés, sur une terre labourée, ou sur le fond d'un bourbier. Il lui serait, sans cela, difficile de se conduire pendant la nuit ou lorsqu'il a perdu la vue ; mais par le secours de la sensibilité des tissus sous-cornés, il acquiert la faculté de voir par le pied, pour me servir d'une heureuse expression de M. H. Bouley, qui a peint sous des couleurs si vives la sensibilité tactile du pied de cheval.

Nul doute que le même mode de sensibilité n'existe dans le pied des divers ruminants, des pachydermes, et en général de tous les animaux ongulés. Les parties qui, chez un grand nombre d'espèces, sont recouvertes par des produc-

[1]. Galien, *Œuvres philosophiques et médicales* (*De l'utilité des parties*), trad. par Daremberg. Paris, 1853, t. I, p. 114.

tions cornées ou épidermiques, peuvent également jouir d'une faculté tactile analogue à celle des extrémités. Ainsi, le bec de tous les oiseaux, notamment celui des palmipèdes et des échassiers, présente entre l'os et son étui corné un tissu riche en nerfs et en vaisseaux, comme le tissu sous-ongulé des solipèdes. La carapace du tatou, celle des tortues, les écailles du pangolin, les enveloppes solides des insectes, des crustacés, et même les coquilles des mollusques, en transmettant au tégument les effets du contact, agissent encore d'une manière analogue.

Les animaux qui n'ont pas les extrémités bien disposées pour l'exercice du toucher ont, généralement, quelques autres parties du corps très sensibles et plus spécialement chargées de recevoir des impressions tactiles. Chez un grand nombre de mammifères, les lèvres, le nez, jouissent d'une grande sensibilité. La lèvre supérieure et le nez du chien servent à l'exploration et au tact ; la lèvre supérieure du cheval, dont le tissu est si riche en divisions nerveuses de la cinquième paire, est un organe de tact très délicat ; le museau ou l'espèce de groin du porc, de la taupe, de la musaraigne, la trompe de l'éléphant, le rudiment de trompe des tapirs, sont encore mieux appropriés à cet usage. Souvent, les longs poils ou les moustaches que portent les lèvres et le pourtour des naseaux chez le chat, le lion, les rongeurs, viennent ajouter à cette disposition, en constituant les conducteurs qui transmettent au bulbe dans lequel ils sont implantés les effets de leur contact avec les corps étrangers. On dit que si ces poils formant moustaches viennent à être coupés sur le chat, cet animal se heurte dans l'obscurité à tous les obstacles semés sur son passage.

Certains animaux ont d'autres parties plus spécialement affectées au toucher. Les chauves-souris, par exemple, ont dans leurs ailes une très grande sensibilité que Spallanzani avait exagérée en attribuant à ces carnassiers un sens supplémentaire distinct du toucher. La queue, chez les singes qui se servent de cet appendice comme d'organe de préhension, celle du castor, qui sert à l'animal dans la construction des digues, les barbillons, les nageoires des poissons, sont également des organes de tact. Les bras des poulpes, des sèches, les tentacules de la plupart des mollusques, les antennes des insectes, les cils vibratiles des infusoires, remplissent aussi le même office.

Enfin, la peau dans le reste de son étendue, qu'elle soit nue ou couverte de poils, constitue un vaste appareil tactile dont la sensibilité est inégalement prononcée, mais ordinairement assez exquise. On sait, en effet, que le contact d'un insecte suffit pour le mettre en jeu et provoquer un trémoussement particulier. Les parties dénudées sont plus sensibles que les autres. Cependant il ne faudrait pas croire que les animaux à peau nue ont le tégument toujours mieux disposé pour le toucher que ceux où elle est couverte de poils. Si, sous ce rapport, les mollusques sans coquilles et les batraciens ont un avantage marqué sur les animaux de leur classe respective, l'éléphant, le rhinocéros, l'hippopotame, sont loin de jouir du même privilège. La peau tout entière, qu'elle soit nue ou couverte de poils, de productions cornées, calcaires, etc., est un organe général de tact d'autant plus délicat que son tissu est plus fin, plus souple, plus riche en papilles nerveuses, et moins recouvert de productions insensibles. Cet organe se perfectionne, suivant la remarque de Cuvier[1], proportionnellement à la dégradation des autres.

La peau est admirablement organisée pour recevoir des impressions tactiles. La surface du derme est recouverte de papilles coniques très fines dans lesquelles se distribuent des vaisseaux et des filets nerveux, les unes essentiellement vasculaires, les autres nerveuses. Ces dernières affectées au tact, quoiqu'elles soient moins nombreuses que les autres, peuvent se rencontrer dans la proportion d'une centaine par ligne carrée sur la peau des doigts de l'homme. Elles portent un renflement terminal, ovalaire ou cylindrique, connu sous le nom de corpuscule de Meissner, que certains observateurs considèrent comme une petite ampoule à contenu mou ou liquide. Autour de ce renflement s'enroulent de une à trois fibres nerveuses réduites à leur cylindre axile, fibres qui s'y terminent par des extrémités libres.

Ces papilles pourvues de corpuscules du tact existent dans l'homme surtout à la pulpe des doigts, à la face palmaire de la main et à la plante du pied. On les voit également au bord libre des lèvres, au gland, au clitoris. Elles se trouvent aussi à la main du singe, à la langue de l'homme et de quelques animaux, l'éléphant notamment. Elles font défaut à la tête, au tronc et aux régions supérieures des membres. La conjonctive a, d'après les observations de Krause, des corpuscules analogues à ceux de Meissner.

Les autres papilles de la peau, c'est-à-dire les vasculaires ou les plus nombreuses qui ont aussi des nerfs que Kölliker a vus très nettement, quoique d'autres observateurs n'aient pu les apercevoir, doivent concourir probablement à l'exercice du toucher. On ne sait si, parmi les papilles énormes et très vasculaires des tissus sous-cornés, il en est qui soient spécialement affectées au tact. Celles du bourrelet des solipèdes et de la face inférieure du pied, de la peau des tubercules plantaires, des pelotes carpiennes, tarsiennes et digitales des carnassiers, mériteraient d'être étudiées à ce point de vue. Tout porte à croire qu'elles sont affectées au tact, en même temps qu'à la sécrétion de la corne, car les papilles enfermées dans les gros follicules pileux reçoivent indubitablement l'impression du contact entre les corps extérieurs et le poil. Les papilles des joues des ruminants, celles de la panse, du réseau, du feuillet de ces animaux, sont probablement aussi, dans une certaine mesure, douées de la faculté tactile.

Enfin, les réseaux nerveux du derme, les réseaux sous-dermiques même, ne doivent pas être étrangers au toucher. Les nerf des plexus sous-cutanés portent, de distance en distance, au pied, au bras de l'homme, au bec, à la langue des oiseaux des corpuscules de Pacini ou de Vater, ovoïdes, lamelleux, pédicellés, pourvus d'une cavité centrale dans laquelle pénètre un tube nerveux sensitif réduit à son filament axile; mais la présence de ces corpuscules sur le trajet des intercostaux, des nerfs sacrés, des plexus du sympathique, dans le mésentère du chat, etc., jette quelques doutes sur leur coopération à l'exercice du toucher. D'ailleurs les dispositions anatomiques des nerfs dans les parties affectées au toucher sont très variées; et elles doivent l'être beaucoup dans les appendices explorateurs tels que les tentacules des mollusques, les antennes, les palpes, la

---

1. Cuvier, *Anatomie comparée*, t. III, p. 570.

trompe des insectes. En elles-mêmes, elles sont sans importance; leur but ultime est de faciliter l'exercice du toucher et de donner au sens la plus grande délicatesse possible.

Les muqueuses jouissent aussi, aux lèvres et sur les parties sexuelles extérieures, d'une sensibilité même plus exquise que celle de la peau. En outre, les parties accidentellement dénudées, les plaies, les ulcères, acquièrent, à divers degrés, la faculté de recevoir des impressions tactiles.

De la sensation tactile en elle-même. — D'après quelques auteurs, la sensation qui nous occupe serait une sensation complexe. Le toucher comprenait quatre sens, aux yeux de Cardan : le sens de la température, celui de la douleur et du plaisir; le sens du poids, et le vénérien. Gerdy en voyait aussi quatre qu'il délimitait un peu différemment ; enfin, Gratiolet semblait disposé à en admettre une multitude, auxquels il supposait autant de nerfs différents. Cette vue est inexacte. Le toucher donne bien à l'animal une foule de notions différentes, celles de la forme, du volume, de la température, etc., comme l'œil donne la notion de la forme, de l'étendue, de la couleur, de la distance des objets, de leur repos ou de leur mouvement ; mais il n'y a pas là une raison suffisante pour admettre que chaque notion doive venir d'un sens distinct.

L'organe du tact est impressionné non seulement par les corps qui se mettent en rapport avec lui, mais encore par les agents impondérables, surtout par le calorique et l'électricité. Il arrive, chez les animaux inférieurs, à une délicatesse si grande, que quelques-uns d'entre eux semblent même, dit Cuvier, palper la lumière.

En ce qui concerne les corps pondérables, les impressions produites par eux sur l'organe du tact résultent d'une action directe ou indirecte.

Cette action n'est, en réalité, jamais directe, puisque les papilles ne sont point à découvert et susceptibles de toucher les corps : il y a toujours entre ceux-ci et ces papilles une couche plus ou moins épaisse d'épiderme qui, par elle-même insensible, transmet néanmoins très bien l'effet du contact. Cela expliqué, nous savons quel sens il faut attacher à l'action directe.

L'action est indirecte ou médiate quand le contact s'opère avec les poils, les productions cornées, telles que le sabot, les ongles, les griffes, etc. Toutes ces substances insensibles transmettent parfaitement les effets du contact. La corne les propage assez bien : sa substance flexible, élastique, se déforme facilement et revient très vite à son état primitif. Aussi, dès qu'elle est touchée, dès qu'elle éprouve un choc, un ébranlement quelconque, elle le transmet aux tissus sous-jacents qui jouissent d'une exquise sensibilité. Les poils, les plumes, étant implantés dans un bulbe, sur une papille très délicatement organisée, transmettent à cette papille l'ébranlement qui leur est communiqué, et il suffit, pour qu'il soit perçu, d'être très faible, comme celui produit par l'agitation de l'air ou du contact le plus léger. Ainsi, des parties tout à fait insensibles par elles-mêmes deviennent, grâce à cet artifice, des organes de toucher très délicats.

Le mode suivant lequel le toucher s'effectue ou s'exerce varie nécessairement suivant bien des circonstances. Le contact est d'autant mieux apprécié qu'il a lieu sur une plus grande surface et sur une surface plus richement organisée.

Quand la partie qui doit toucher les objets est mobile, de manière à pouvoir s'appliquer sur eux, à en suivre les contours et à en reconnaître tous les accidents, elle opère ce qu'on appelle le *palper* : c'est ainsi qu'agissent les mains de l'homme et des singes. La lèvre supérieure du cheval, le museau du chien, le groin du porc, la trompe de l'éléphant et son appendice, agissent d'une façon analogue, sans toutefois palper avec autant de perfection que peuvent le faire les mains. Les extrémités des animaux ongulés, qu'elles soient indivises ou fissipèdes, ne sont pas aptes à palper. Cependant le cheval semble exécuter quelque chose de semblable quand il explore le terrain avec son pied. Dans les autres régions du corps, le toucher ne présente pas les mêmes caractères ; il y est beaucoup plus obtus ; car, suivant la remarque de Buffon, les deux grands obstacles à l'exercice de ce sens sont l'absence de parties divisées et flexibles, et le revêtement de la peau par des poils, des plumes ou autres productions épidermiques.

L'impression du contact est reçue par les papilles du derme dans lesquelles se ramifient les filets nerveux émanés du cordon supérieur de la moelle épinière. Ceux-ci ne diffèrent nullement de ceux qui donnent la sensibilité à tous les autres tissus ; ils viennent des nerfs mixtes qui ont laissé leurs filets moteurs dans les organes contractiles.

Les effets du contact ou les caractères du toucher sont variables et difficiles à apprécier, en ce qui concerne les animaux. Néanmoins, tout porte à croire que ce sens donne aux bêtes, comme à l'homme, la notion de la figure, de l'état de la surface des corps, de leur immobilité, de leur mouvement, de leur consistance et de leur température. D'abord, le toucher est assez délicat pour que l'animal s'aperçoive du contact le plus léger. En effet, ne suffit-il pas qu'un insecte vienne se poser sur la peau d'un bœuf, ou même sur les poils, pour qu'aussitôt le ruminant fasse trémousser le tégument et entre dans une agitation plus ou moins vive ? Ne voit-on pas le même animal accélérer sa marche dès que la corde du fouet vient à effleurer un point quelconque de la surface du corps ? Ne sait-on pas que les animaux recherchent pour se coucher la terre molle, le gazon, et qu'ils évitent un pavé ou un sol inégal ? Ce sens reçoit évidemment aussi les impressions de température, même dans les circonstances où il n'y a ni changements très prononcés, ni transitions brusques. Certaines espèces en sont vivement affectées, notamment celles qui ont la peau nue, tandis que d'autres dont le corps est recouvert d'une épaisse fourrure ou d'une toison abondante y sont plus indifférentes : l'ours blanc, qui paraît s'étendre avec plaisir en hiver sur un sol glacé, voit trembloter auprès de lui un animal sans fourrure ou un habitant des contrées tropicales.

Du reste, cette délicatesse du toucher offre mille nuances parmi les animaux. Quelques-uns ressentent vivement les impressions tactiles qui résultent de l'humidité ou de la sécheresse de l'air, de sa température et de son état électrique, comme nous le prouve l'agitation des oiseaux à l'approche d'un orage, agitation si remarquable que Virgile a peinte avec tant de vérité[1]. D'autres, comme les

1. Virgile, *Géorgiques*, livre I.

éléphants, les rhinocéros, dont la peau est épaisse et en quelque sorte cuirassée par des plaques épidermiques, ont une sensibilité tactile des plus obtuses.

Par le toucher, l'homme éprouve une foule de sensations agréables ou pénibles dont les nuances infinies vont de la douleur à la volupté la plus exquise. Il ne semble pas en être ainsi, à beaucoup près, chez les animaux. Diverses excitations, qui, pour nous, résultent d'impressions tactiles, leur viennent par d'autres sens. En effet, par l'odorat le mâle s'excite auprès de la femelle : alors ses lèvres se contractent convulsivement, son flanc s'agite, et tous ses muscles éprouvent des spasmes plus ou moins violents.

Il ne faut pas croire, cependant, que l'exercice de ce sens ne puisse produire chez les animaux des effets analogues à ceux qu'il détermine chez nous. Si les animaux ne recherchent pas les caresses des individus de leur espèce, ils sont extrêmement sensibles à celles que nous leur prodiguons ; le chien et le chat en éprouvent, comme on le sait, un vif plaisir ; les animaux les plus féroces en sont fort agréablement impressionnés. F. Cuvier en a rapporté plusieurs exemples, entre autres, celui d'une louve qui entrait, sous leur influence, dans un véritable délire. Les herbivores les plus lourds sont loin d'y être indifférents : il suffit de passer la main sur le front du bœuf et du taureau pour apaiser leur fureur. Les génisses les plus emportées ne cherchent nullement à se soustraire au contact de la main qui leur palpe doucement les mamelles ; elles semblent, au contraire, en éprouver une sensation agréable.

Le toucher ne fait pas acquérir à l'animal un bien grand nombre de connaissances. Ce sens, que Buffon regardait comme s'adressant le plus directement à la pensée et à l'intelligence, sert moins aux brutes que tous les autres. On ne voit pas souvent ces dernières chercher, par son secours, à juger de la nature et des qualités des objets ; elles ne palpent point, elles ne tentent nullement de rectifier ou de contrôler par le toucher les notions qui leur arrivent par l'ouïe ou l'odorat. Du reste, s'il a une infériorité marquée chez elles sous le rapport de la délicatesse, il en a une non moins évidente quant aux secours qu'il peut donner à l'intelligence. Mais, pour l'homme, le toucher est, indépendamment des notions qu'il fournit par lui-même, un sens des plus importants. Il est le critérium par excellence des autres, un moyen de contrôle, qui dissipe les illusions venues de diverses sources. Rarement il trompe ; on croit voir, entendre ; on perçoit des saveurs, des odeurs imaginaires, mais on n'a pas d'illusions analogues en ce qui concerne le toucher. Ce dernier sens est celui de la certitude la plus complète qu'il nous soit possible d'acquérir. L'animal qui n'a pas d'idée nette d'une illusion et qui doit confondre le plus souvent l'illusion avec la réalité ne peut guère penser à un contrôle. Néanmoins, il agit dans quelques circonstances comme s'il doutait de la certitude de ce qu'il voit. Ainsi, le jeune chat jouant avec une souris ne la tient pas pour morte dès qu'il la voit immobile ; avant de s'en éloigner, il la frappe du bout des griffes et la retourne à plusieurs reprises. Le taureau dans l'arène n'abandonne pas son adversaire dès qu'il le voit couché dans la poussière ; il le flaire, lui donne des coups de cornes, le soulève comme s'il craignait d'être trompé par les apparences. Les oiseaux qu'on cherche à effrayer par des simulacres, ceux auxquels on tend des piéges, montrent souvent qu'ils ont conscience de l'illusion et qu'ils parviennent à la reconnaître.

II. — DE LA GUSTATION.

La gustation est une espèce de tact qui s'exerce par une surface d'une sensibilité spéciale, ordinairement placée à l'entrée des voies digestives, sur les substances susceptibles de se dissoudre dans la salive.

Elle diffère du toucher, avec lequel elle a cependant la plus grande analogie, en ce qu'elle ne saurait être développée par les surfaces les plus sensibles autres que celles de la bouche, et à cause de cela, elle constitue une sensation aussi spéciale et aussi caractérisée que celles de l'odorat, de l'ouïe et de la vue.

Elle paraît commune à la généralité des animaux, et son existence semble plus utile que celle de la vue et de l'ouïe à la conservation des individus.

De l'organe du goût. — L'organe du goût, placé à l'entrée de la cavité digestive pour donner connaissance à l'animal des qualités des substances dont il doit se nourrir, est constitué par une portion de muqueuse ordinairement couverte de papilles dans lesquelles se terminent les nerfs chargés de recevoir l'impression des saveurs.

La langue, qui est l'organe essentiel de ce tact, offre des formes et une structure très variées dans les divers animaux, parce qu'elle sert aussi à la préhension des aliments, à la mastication et à la déglutition. Elle est recouverte d'une muqueuse hérissée de papilles dont quelques-unes sont disposées de manière à remplir un rôle étranger à la gustation. Chez l'homme, les singes, le chien et plusieurs carnassiers, elle est pourvue de papilles molles, souples, et couvertes de gaines épithéliales très minces; chez les chauves-souris, les diverses espèces de chats, l'hyène, les sarigues, elle en a qui sont rudes, aiguës et peu propres à la gustation; chez les grands ruminants, les plus nombreuses sont longues, coniques, recourbées en arrière et renfermées dans des étuis cornés; les moins nombreuses sont courtes, arrondies à leur extrémité libre et recouvertes d'une enveloppe mince. Ces dernières, connues sous le nom de papilles fongiformes, sont surtout répandues vers la pointe de la langue; leur nombre est à peu près de deux cents dans l'espèce du bœuf, et du double dans celles de la chèvre et du mouton[1]. Elles paraissent être les véritables papilles gustatives. Plusieurs mammifères, tels que les fourmiliers, le tatou, l'échidné, ont la langue lisse; les cétacés, qui l'ont excessivement courte, ont des papilles si petites, que plusieurs anatomistes en ont nié l'existence. Du reste, cette dernière disposition, au lieu d'être exceptionnelle, semble appartenir à la plupart des espèces aquatiques dont la gustation est regardée par Blainville comme très imparfaite. Les oiseaux ont, pour la plus grande partie, une langue dure, à tégument épaissi, cuirassé et dépourvu d'éminences papillaires, si ce n'est à la base où il s'en trouve quelques-unes fort développées et analogues aux papilles de la joue des ruminants. Les reptiles, au contraire, possèdent une langue molle et

1. G. Colin, *Études sur la membrane muqueuse digestive* (*Recueil de médecine vétérinaire*, 1851, t. VIII, 3ᵉ série, p. 54).

humide, comme chez les salamandres et les grenouilles, mais quelquefois dure, ainsi qu'on le voit chez les tortues. Enfin, les poissons ont cet organe habituellement rudimentaire ou nul. Toutefois ils ne manquent pas du sens du goût qui persiste dans les animaux plus inférieurs, sans qu'on puisse bien en préciser l'organe spécial.

Diverses parties de la muqueuse qui tapisse la cavité buccale et le pharynx paraissent jouir de la faculté d'être impressionnées par les substances sapides, surtout lorsque la langue est imparfaitement organisée pour la gustation. Mais on ne sait rien de bien précis à cet égard, du moins en ce qui concerne les animaux. Les recherches de Vernière et de plusieurs autres expérimentateurs tendent à faire admettre que la langue, sur ses bords, à sa base, à sa pointe et à sa face supérieure, le voile du palais et le pharynx, sont sensibles à l'action des matières sapides, alors que le palais, les lèvres et les joues ne seraient nullement affectés par les saveurs les plus prononcées. J'ai pu voir, sur le bœuf, en appliquant successivement et à des intervalles éloignés, une très petite capsule de verre pleine d'aloès sur le palais, la face interne des joues, la face supérieure de la langue, le fond du canal, que la salivation maxillaire devenait très abondante lorsque la substance se trouvait en rapport avec la langue et le fond du canal, tandis qu'elle l'était à peine si cette dernière touchait les joues et le palais. Ce procédé, qui pourrait être essayé sur divers animaux, sans grandes difficultés, est susceptible d'une rigoureuse précision ; il permet, par les quantités de salive sécrétée, de juger, chez les animaux, d'une sensation dont l'intensité et les caractères se traduisent vaguement aux yeux du physiologiste.

Des saveurs. — Les substances mises en contact avec l'organe du goût ont besoin, pour l'impressionner, d'être solubles, si déjà elles ne sont liquides ou gazeuses.

La plus grande partie des matières animales ou végétales ont une saveur plus ou moins prononcée. Les matières minérales solubles sont toutes sapides ; certains gaz le sont également ; l'air dirigé sous forme de courant sur les surfaces gustatives donne lieu à une saveur fraîche et salée ; l'électricité elle-même jouit de la propriété d'impressionner l'organe du goût, comme le font les substances sapides.

Les saveurs sont fort nombreuses. Chaque substance soluble a, pour ainsi dire, la sienne plus ou moins bien caractérisée ; mais comme il en est beaucoup qui ont de l'analogie les unes avec les autres, on les a groupées en plusieurs catégories. Galien comptait huit saveurs principales ; Linné, Haller, un plus grand nombre ; Boerhaave les divisait en *primitives* et en *composées*. Les déterminations diverses données par les physiologistes ne sauraient manquer d'être plus ou moins arbitraires, car s'il est des saveurs bien caractérisées comme l'acide, la salée, l'âcre, l'amère, il en est d'autres telles que les saveurs douces, styptiques, qui sont loin de l'être au même degré. D'ailleurs, dans chacune des mieux caractérisées, il y a mille nuances que les animaux apprécient sans doute comme nous, mais dont il est impossible de juger autrement que par analogie.

On ne sait à quoi rapporter les différences qui existent entre les saveurs. Les anciens[1] croyaient qu'elles tenaient à la forme des molécules sapides; qu'ainsi les molécules arrondies avaient une saveur douce, les molécules anguleuses une saveur piquante. Il paraît qu'elles tiennent plutôt à l'action chimique des corps sur les surfaces muqueuses qu'à l'action physique de leurs particules; du moins, cela est incontestable pour les substances très énergiques, comme les acides concentrés, les alcalis, le sublimé corrosif, les divers caustiques, etc. Ce qui tend à le faire croire, c'est que la même substance n'a pas tout à fait la même saveur dans toutes les circonstances : un acide faible n'agit pas comme un acide concentré, ni un sel pur comme un sel mêlé à une certaine quantité d'eau. Du reste, la saveur d'un corps n'a rien d'absolu et de constant, parce qu'elle n'est point la même dans les diverses parties affectées à la gustation.

Les différentes saveurs qui sont agréables à l'homme ne paraissent pas toutes plaire aux animaux. La saveur salée plaît beaucoup aux herbivores, notamment aux ruminants, et la sucrée aux carnassiers; les saveurs acides, les saveurs piquantes des plantes aromatiques, celles des spiritueux, ne semblent pas beaucoup leur convenir. Du reste, telle saveur qui plaît à un animal paraît désagréable à un autre.

De la sensation gustative. — Pour que la gustation s'effectue, plusieurs conditions doivent être remplies. Il faut : 1° que la substance sapide soit mise en contact immédiat avec l'organe du goût; 2° que la surface de cet organe soit plus ou moins humectée; 3° enfin, qu'il y ait action des nerfs chargés de recevoir l'impression des saveurs.

Le contact des matières sapides avec les surfaces gustatives est d'autant plus intime que ces matières se rapprochent plus de l'état liquide ou qu'elles sont plus divisées et plus solubles. Si elles sont ingérées en masse dans la bouche, elles ne développent complètement leur saveur que par suite de leur broiement et de leur agitation. Aussi, dès qu'une substance plaît à un animal, les mâchoires la mettent en mouvement et la divisent, la langue la porte dans toutes les parties de la cavité, et ses mouvements continuent tant que quelques parcelles impressionnent le sens du goût. La salive, versée alors plus abondamment, délaye les substances, les dissout; elle donne à leur action son maximum d'énergie, comme aussi quelquefois elle l'affaiblit en les entraînant rapidement.

Les matières sapides ne peuvent se mettre en contact avec les nerfs des papilles qu'en se dissolvant dans la salive ou dans les liquides qui imprègnent la muqueuse, si elles ne sont préalablement dissoutes. Pour cela, elles doivent imbiber les coiffes épithéliales des papilles, les traverser et arriver à la surface des tubes nerveux. Cette pénétration constitue, quelle que soit sa rapidité, le premier temps de l'absorption. Elle s'effectue d'autant plus aisément que les revêtements des papilles sont plus minces, par conséquent mieux dans les papilles fongiformes et caliciformes que dans les papilles coniques à enveloppe cornée; mais enfin elle s'opère dans toutes, comme aussi dans les espaces interpapillaires.

On se demande encore aujourd'hui si c'est sur les papilles seules ou sur toute l'étendue de la muqueuse que les substances sapides agissent. Rien ne prouve

---

1. Voy. Lucrèce, *De rerum natura*, lib. II, 398-430.

que quelques espèces de papilles aient, à cet égard, un privilège. Les corpuscules de Meissner et de Krause ne se voient que dans un petit nombre d'entre elles. Toutes reçoivent des filets de la cinquième paire, et ont leurs enveloppes épithéliales plus ou moins perméables. Il n'est donc pas invraisemblable que toutes participent, plus ou moins, à la gustation ; on peut même dire que la muqueuse, dans les espaces interpapillaires, n'est peut-être pas dépourvue de cette faculté. Elle présente dans son épaisseur et à sa face profonde, sur les divisions terminales du lingual et du glosso-pharyngien, au moins chez les ruminants, d'après Remak et Kölliker, de petits ganglions dont les usages restent à déterminer.

L'hypersécrétion salivaire qui coïncide avec la gustation n'a pas lieu dans toutes les glandes annexées à la cavité buccale. Cl. Bernard[1] a cru observer, sur le chien, que la sous-maxillaire est influencée par l'impression des saveurs, et que son action seule est exagérée dans cette circonstance. Mais de nombreuses expériences, faites sur les solipèdes et les ruminants, m'ont démontré que la sublinguale jouit aussi du privilège attribué exclusivement à la maxillaire, et que les autres petites glandes à salive visqueuse fonctionnent de la même manière que ces dernières, toutes les fois que des substances sapides sont mises en contact avec la muqueuse buccale[2]. Ayant établi sur des chevaux, des fistules aux canaux des parotides, des maxillaires, et disposé des appareils propres à recueillir la salive, j'ai vu, lorsque des substances telles que le sel, le girofle, le vinaigre, étaient mises dans la bouche, les parotides rester inactives, tandis que les maxillaires versaient des quantités de liquide égales au quart, au tiers, et même à la moitié de leur produit normal pendant le repas. De semblables fistules, faites à des vaches et à des taureaux, ont donné à peu près les mêmes résultats. Des fistules aux canaux inférieurs des sublinguales de ces ruminants ont fait voir que ces dernières glandes agissent absolument comme les maxillaires sous l'influence de la gustation ; enfin, des ampoules adaptées à l'œsophage ont permis de constater que les matières très sapides doublent à peu près la quantité de fluides visqueux déglutis tant que dure l'abstinence. La salivation excitée par les impressions gustatives diminue beaucoup, pour peu qu'elles se prolongent, et elle se réduit à des proportions très minimes quand les mouvements de la langue et des mâchoires sont suspendus.

La gustation détermine donc une surexcitation des maxillaires, des sublinguales et des glandules à salive visqueuse, et ne produit pas d'effet sensible sur les parotides, au moins dans la plupart des circonstances ; elle influence cependant quelquefois l'action de ces dernières, comme on peut s'en assurer en plaçant des aliments assez divisés dans la bouche des animaux dont les mâchoires sont maintenues rapprochées et immobiles : on voit alors les canaux parotidiens verser des quantités notables de salive, mais infiniment moindres que pendant la mastication. La sécrétion abondante de salive épaisse et visqueuse paraît avoir pour but,

<hr>

1. Cl. Bernard, *Comptes rendus de l'Académie des sciences*, 1852, t. XXXIV, p. 230. — *Leçons de physiologie expérimentale*. Paris, 1855-56.

2. G. Colin, *Recherches expérimentales sur la sécrétion de la salive chez les solipèdes* (*Comptes rendus de l'Académie des sciences*, 1852, t. XXXIV, p. 327), et *Sur la sécrétion salivaire des ruminants*, p. 661.

tantôt de rendre l'impression des substances sapides plus complète ; d'autres fois, de la rendre moins vive en les entraînant rapidement du côté de l'estomac ou hors de la cavité buccale.

Le contact des substances sapides avec les surfaces gustatives ayant été produit, par suite de leur division et de leur dissolution, elles peuvent impressionner les nerfs ramifiés dans le tissu de la muqueuse buccale. Les nerfs qui reçoivent cette impression ne sont pas encore parfaitement déterminés : Galien avait déjà dit vaguement que le lingual de la cinquième paire est le nerf de la gustation ; Willis, Vésale, Haller, partageaient la même opinion, qui compte encore des partisans.

Magendie, d'après ses propres expériences, regarde le lingual comme le nerf essentiel du goût, nerf qui donne à la langue, tout à la fois, sa sensibilité générale et sa sensibilité gustative, car il a vu la section de la cinquième paire dans le crâne abolir en même temps ces deux sensibilités. Müller donne pour auxiliaire à ce nerf dans la gustation le glosso-pharyngien. Enfin Longet admet que la gustation s'opère dans la partie antérieure de la langue par le lingual, et dans la partie postérieure par le glosso-pharyngien. D'après les expériences de M. Lussana, sur le chien, le lingual donnerait à la partie antérieure de la langue la sensibilité générale par le plus grand nombre de ses filets et la sensibilité gustative par les fibres qu'il reçoit de la corde du tympan, ces dernières proviennent du nerf intermédiaire de Wrisberg ou de la racine ganglifère du facial. Cet expérimentateur a vu, en effet, qu'en coupant la corde du tympan, sur le chien, la partie antérieure de la langue perd sa sensibilité gustative tout en conservant sa sensibilité générale ou tactile. Néanmoins l'impression des saveurs ne paraît pas s'opérer sur tous les points de la muqueuse buccale où se rendent les divisions du lingual et du glosso-pharyngien, par exemple, sur la muqueuse des joues et de la voûte palatine.

La sensibilité des saveurs est perçue, comme nous l'avons vu précédemment, par les hémisphères cérébraux. Dès que ceux-ci sont détruits, les substances très sapides cessent d'impressionner les parties les plus sensibles de la langue. Mais l'un d'eux suffit pour que la sensation continue à s'effectuer : une génisse à laquelle j'avais enlevé un des lobes cérébraux mangeait le foin qu'on lui portait dans la bouche et paraissait saliver comme à l'état normal. Aussitôt que l'autre lobe fut détruit comme le premier, l'animal gardait, sans le mâcher, l'aliment qu'on lui mettait entre les mâchoires, et il ne cherchait nullement à se débarrasser de l'aloès qu'on lui appliquait sur la langue ou à la face interne des joues.

La sensation que les matières sapides développent dans l'organe du goût est d'autant plus vive que le contact est plus parfait et plus étendu. Elle s'affaiblit à force de se continuer sans interruption, et change un peu de caractère sous l'influence de certaines causes. Ainsi, le même aliment, offert à l'organe du goût, paraît ne pas avoir une saveur identique dans toutes les conditions physiologiques, et une substance quelconque goûtée après une autre n'a pas toujours sa saveur habituelle. Le bœuf auquel on vient de faire manger du foin refuse la paille qu'il aurait prise si on la lui eût d'abord présentée. Du reste, son énergie dépend aussi probablement, chez les animaux, du degré d'attention apporté à l'exercice de la sensation. On sait que ceux qui sont pressés par la faim et qui mangent avidement, prennent avec leurs fourrages des substances qu'ils en démêlent et rejettent très bien dans les circonstances ordinaires.

L'exercice du goût est intimement lié à celui de l'odorat. Les expériences de M. Chevreul ont appris que diverses substances mises dans la bouche n'ont plus la même saveur, quand, par accident, les narines sont fermées, que dans les circonstances ordinaires. Elles l'ont conduit à diviser les corps en quatre classes d'après les impressions qu'ils produisent sur la muqueuse buccale : la première comprenant ceux qui n'agissent que sur le tact de la langue : le cristal de roche, la glace : la seconde, ceux qui agissent sur le tact de la langue et l'odorat, comme les métaux odorants : l'étain, par exemple ; la troisième, ceux qui portent leur action sur le tact de la langue et le goût : le sel marin, le sucre ; enfin, la quatrième, les corps tels que les huiles volatiles, les matières aromatiques, qui influencent à la fois le tact de la langue, le goût et l'odorat. La liaison fonctionnelle qui existe entre la gustation et l'olfaction s'établit naturellement par la volatilisation de certains principes qui sont entraînés de la bouche dans les cavités nasales ; elle est peut-être rendue plus intime par l'appareil de Jacobson, si développé chez les herbivores, appareil que Cuvier est porté à regarder comme servant probablement à faire distinguer à ces animaux les plantes vénéneuses mêlées à celles dont ils se nourrissent. Ce petit appareil constitué chez le cheval et le bœuf par un conduit membraneux, couché à la partie inférieure des cavités nasales et ouvert dans la bouche au niveau de la fente incisive, joue peut-être son rôle en raison des filets qu'il reçoit tout à la fois du nerf olfactif et du ganglion naso-palatin.

Ce sens est beaucoup plus sûr chez les animaux que chez l'homme, comme une infinité d'exemples le prouvent. On voit, en effet, que les herbivores ne s'empoisonnent pas dans les pâturages où abondent les plantes vénéneuses, si ce n'est parfois lorsqu'ils sont trop pressés par la faim ou affectés de cette aberration du goût appelée le pica. Sans doute, ils sont guidés, dans cette sélection, par l'odorat, car ils n'ont pas besoin de prendre une plante pour s'assurer qu'elle est nuisible. Mais, il est des circonstances où l'odorat ne peut servir d'auxiliaire à la gustation. D'après M. Boussingault, le bétail des steppes de l'Amérique distingue parfaitement, pour se désaltérer, les eaux qui contiennent de faibles proportions de sel marin ou de sulfate de soude. Les espèces domestiques ont ce sens moins délicat que les espèces sauvages, peut-être parce qu'elles ont moins d'occasions de l'exercer ; il leur est aussi moins utile. Toutefois il les guide sûrement, bien avant que l'éducation et l'habitude aient pu le modifier. Celles-ci l'altèrent souvent à un haut degré, et si profondément, que certains animaux finissent par manger avec plaisir des aliments pour lesquels ils avaient de l'aversion. F. Cuvier[1] a vu des phoques, naturellement si voraces, refuser toute autre espèce de poisson que celle avec laquelle on avait commencé à les nourrir ; l'un ne voulut jamais que des harengs ; l'autre, que des limandes ; le dernier se laissa mourir de faim lorsqu'il fut impossible de lui fournir la proie qu'il affectionnait. J'ai vu un che-

---

1. F. Cuvier, *Observations zoologiques sur les facultés du phoque*, etc. (*Annales du Museum*, t. XVII, p. 389.)

val se laisser périr d'inanition plutôt que de toucher à de la chair cuite dont le goût était cependant agréable. Il n'est pas rare de voir des chiens refuser absolument de la chair crue, même après une longue abstinence. La perfection relative du goût varie, du reste, beaucoup dans les divers animaux. Ceux qui mâchent leurs aliments, ou qui sucent le sang, l'ont bien supérieure aux autres qui avalent leur proie entière ou qui vivent dans l'eau. Les oiseaux, les reptiles et les poissons paraissent avoir ce sens bien plus obtus que la généralité des mammifères, et parmi ces derniers on observe des différences notables, même entre des espèces très voisines ; mais il est bien difficile d'arriver à établir quelque chose de précis à cet égard. Pline[1] s'était déjà moqué des naturalistes qui prétendaient que les rats du Pont avaient le goût exquis, parce qu'il ne concevait pas comment on avait pu s'en assurer. Pour certains animaux domestiques, il est cependant facile de remarquer qu'il a une délicatesse extrême : le chat, par exemple, qui retourne tant de fois un morceau de pain, et qui mange d'abord les parties recouvertes du suc d'un mets agréable, ne ressemble guère au porc qui dévore avidement tout ce qu'on jette dans son auge.

Le sens du goût est encore un moyen d'excitation et de sympathie qui met en jeu ou qui augmente l'action de certains organes. Les impressions gustatives font affluer la salive dans la bouche, surtout celle des maxillaires et des sublinguales ; elles règlent, par là, l'imprégnation des aliments et disposent l'estomac à digérer ce qu'il reçoit. C'est encore là un exemple de ces actions qui s'associent pour servir à la fois à plusieurs fonctions différentes.

Ce sens est bien plus au service de l'instinct et des fonctions digestives qu'à celui de l'intelligence ; il sert à faire connaître les corps extérieurs et donne peu d'idées ; mais il permet à l'animal de discerner les aliments qui lui conviennent, sans les connaître à proprement parler ; de les discerner instinctivement, du premier coup, sans le secours de l'expérience ni de la réflexion.

C'est un des premiers à agir chez le jeune animal, un de ceux qui se modifient le plus par l'habitude, la domesticité et les différents états de l'économie. Il paraît avoir à l'état sauvage une sûreté qu'il n'a plus, au même degré, chez l'animal domestique. Il varie assez sensiblement d'individu à individu. Tel repousse un aliment qu'un autre de même espèce mange avec plaisir ou sans répugnance. Il devient délicat et rend difficiles les animaux que l'on habitue à l'usage d'une nourriture choisie, au point qu'alors ils souffrent de la faim plutôt que de manger ce qui leur déplaît, comme le font les enfants habitués à l'usage des friandises.

Il paraît éprouver quelques variations en rapport avec les besoins éventuels de l'organisme. Le bœuf, par moments, semble trouver à la terre une saveur non désagréable, comme cela arrive quelquefois à l'homme dans certains pays. La plupart des espèces herbivores savourent avec délices les aliments salés, salpêtrés ; les habitants du Midi, les hommes un peu débilités, ceux qu'une nourriture fade ne stimule pas assez recherchent instinctivement les condiments de haut goût qui déplaisent dans les conditions opposées. Les troubles de l'appareil digestif, en réagissant sympathiquement sur la bouche et en modifiant l'état de

1. Pline, *Histoire des animaux*, livre VIII, p. 177.

la muqueuse et des papilles linguales, changent très notablement le caractère des saveurs ; mais on sait peu de chose à cet égard en ce qui concerne les animaux.

Le goût est un sens qu'il ne faut pas trop flatter quand on veut donner de bonnes et mâles habitudes aux animaux. Si l'on prend trop de soin d'éviter ce qui ne leur est pas agréable, on les rend gourmands, difficiles sur le choix de la nourriture ; on les expose à souffrir des changements de régime imposés par la nécessité. Les bœufs achetés chez un maître qui les a trop bien nourris dépérissent vite si leur nouveau propriétaire ne peut leur donner les aliments de choix auxquels ils étaient habitués. L'animal qu'on veut engraisser ne profite point s'il a été soumis antérieurement à un régime qu'il soit impossible de lui continuer.

III. — DE L'OLFACTION.

L'odorat et le goût, dit Cuvier, sont les sens qui se rapprochent le plus du toucher : ils ne sont même que des *touchers exaltés*. L'odorat est donc le tact des odeurs, c'est-à-dire des substances volatiles que l'air apporte à la surface de la pituitaire.

L'organe de ce sens ne diffère pas essentiellement du toucher ; il ne s'en distingue que par une plus exquise sensibilité et une sensibilité de nature spéciale, car il est évident que les nerfs de l'odorat ne sont pas plus susceptibles d'être impressionnés par les saveurs que ceux du goût par les odeurs. La sensibilité propre de chacun d'eux ne peut être mise en jeu que par une seule espèce d'excitants.

Jetons un coup d'œil sur les parties préposées à l'olfaction, sur les agents qui les impressionnent, avant de rechercher les caractères de la sensation.

De l'appareil de l'olfaction. — Il consiste, chez les grands animaux, en une cavité plus ou moins spacieuse tapissée par une membrane d'une étendue souvent très considérable, cavité que l'air traverse avant d'arriver à l'organe de la sanguification, et il est ainsi placé parce que ses fonctions sont principalement relatives à la respiration, comme celles du goût le sont à la digestion.

Le nez constitue la partie antérieure, l'ouverture de cette cavité ; il est plus ou moins proéminent suivant les animaux. Très peu détaché chez les herbivores en général, tels que les solipèdes, les ruminants, il prend de plus grandes proportions dans quelques espèces ; il s'allonge en une sorte de groin chez le porc, le sanglier, la taupe, la musaraigne ; forme une trompe plus ou moins développée dans les tapirs, les éléphants, et jouit, dans les deux cas, d'une mobilité qui lui permet de se tourner ou de se porter dans la direction des odeurs. Les cavités nasales qui continuent cette partie sont anfractueuses, séparées l'une de l'autre par une cloison osseuse en haut, cartilagineuse dans le reste de son étendue. Leur paroi externe, irrégulière, porte des cornets, et leur extrémité supérieure, des volutes plus ou moins déliées sur lesquelles se déploie la pituitaire. Elles communiquent par d'étroits pertuis avec les diverticules connus sous le nom de sinus ; toutes ces parties n'ont point une disposition identique chez les divers animaux. Mais, toujours, elles simulent des échafaudages sur lesquels sont étalées comme des tapisseries les muqueuses délicates qui doivent être impressionnées par les particules odorantes tenues en suspension dans l'air.

Les cavités nasales sont très amples chez ceux qui sont destinés à des allures rapides et qui ne peuvent respirer par la bouche. Ainsi, elles sont très larges chez le cheval, moins chez l'âne, le mulet, le bœuf et le mouton. Les cornets qui se trouvent sur leur paroi externe sont très grands chez les solipèdes. Le supérieur, dépendance du sus-nasal, est formé d'une lame papyracée roulée sur elle-même de haut en bas ; l'inférieure, par une lame roulée en sens inverse. Par en haut, ils concourent à la formation des sinus. Chez les ruminants, il n'y a qu'un seul cornet isolé portant une lame longitudinale au-dessus de laquelle il se roule en un sens, tandis qu'au-dessous il se roule en sens opposé. Ce qui paraît correspondre au cornet supérieur n'est qu'une grande volute ethmoïdale. Ces cornets, bien qu'ils soient très étendus, n'ont cependant pas une grande surface, parce que la lame simple qui les constitue ne décrit qu'un petit nombre de tours. Ceux de quelques animaux, tels que le chien et divers rongeurs, présentent une disposition fort remarquable qui multiplie leur surface dans des proportions considérables ; chacun d'eux forme un faisceau de cornets secondaires plus petits, plus déliés, représentant isolément de petits cônes ou des tubes semblables aux tuyaux des dentelles plissées. Par suite d'une telle conformation, la pituitaire qui les tapisse acquiert une délicatesse et une ténuité dont il est difficile de se faire une idée exacte. Aussi, la plupart des animaux où ces particularités s'observent ont-ils l'odorat très fin. Les volutes ethmoïdales sont d'autres cornets encore plus nombreux et plus déliés qui occupent la région supérieure des fosses nasales : leur nombre et leur finesse sont encore en raison directe de l'excellence de l'olfaction. Il suffit de jeter les yeux sur une coupe de la tête du cheval et du chien (fig. 42 et 43) pour juger des grandes différences qui existent à cet égard entre les deux espèces. La comparaison que l'on peut établir entre les animaux et l'homme montre, de son côté, une infériorité frappante, surtout à l'ethmoïde dont les volutes sont à peu près atrophiées.

Les diverticules formés par les sinus ont une ampleur variable qui ne paraît nullement liée au perfectionnement de l'appareil olfactif. Néanmoins leurs dimensions peuvent avoir quelque influence sur l'exercice de l'olfaction.

La membrane muqueuse, qui tapisse les cavités nasales et les sinus, a une très grande étendue chez les animaux à grands cornets et à nombreuses volutes. Cette vaste expansion se divise, au point de vue physiologique, en trois parties bien distinctes, l'une, inférieure, épaisse, pourvue de follicules, de glandes en grappes et d'un épithélium vibratile stratifié, n'a guère que des divisions de la cinquième paire et ne possède qu'une sensibilité générale ; l'autre, supérieure, étalée dans les sinus où elle fait les fonctions de périoste, est aussi à peu près étrangère à l'exercice de l'odorat. La partie moyenne seule qui tapisse les volutes éthmoïdales, le haut des cornets, de la cloison médiane et le fond des méats est la véritable muqueuse olfactive. Mince, déliée, d'un rose tirant sur le jaune, couverte d'un épithélium non vibratile, d'une excessive perméabilité, elle est humectée d'un liquide propre à fixer et à dissoudre les particules odorantes, liquide provenant des glandes tubuleuses de Bowman, et chez quelques animaux tels que les carnassiers, d'une cupule glanduleuse très épaisse dont je crois avoir le premier signalé l'existence [1].

La région olfactive de la pituitaire reçoit, indépendamment des divisions de la

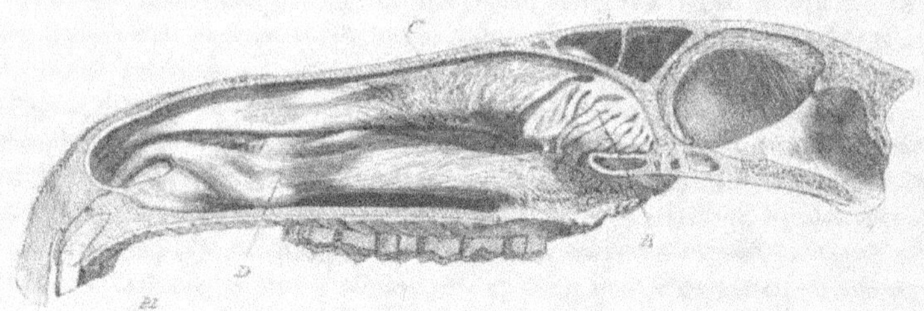

Fig. 42. — Coupe des cavités nasales du cheval (*).

cinquième paire et des filets ganglionnaires, tous les nerfs olfactifs qui s'échappent à travers les perforations de la lame criblée de l'ethmoïde, nerfs à fibres granulées que Kölliker a comparées aux fibres embryonnaires.

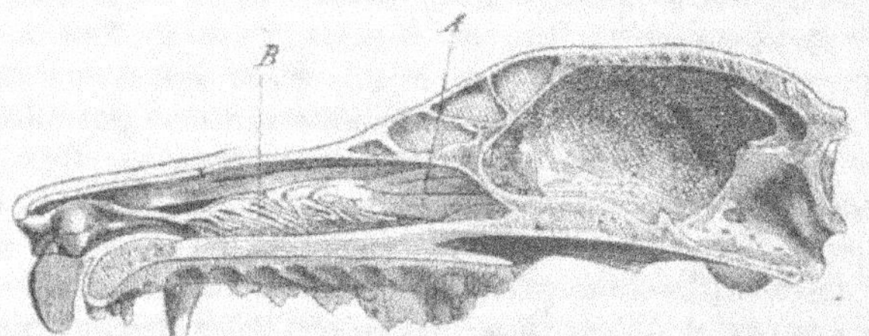

Fig. 43. — Coupe des cavités nasales du chien (**).

L'organe de l'odorat offre de grandes variétés chez les animaux. Il paraît moins développé dans les oiseaux que chez les mammifères. Chez les oiseaux, bien que les cavités nasales aient une certaine ampleur, la pituitaire a peu d'étendue ; elle ne se déploie que sur des cornets simples et sur quelques volutes à peine saillantes. Cependant ils ont des lobes olfactifs très développés qui semblent indiquer une grande délicatesse de l'olfaction. Et ce n'est peut-être pas à tort que Scarpa croyait que leur volume proportionel pouvait donner la mesure de la perfection relative de ce sens. On les voit, en effet, bien plus petits parmi les gallinacés et les passereaux que chez les palmipèdes, les échassiers et les rapaces. Les reptiles n'ont également que des cavités nasales peu spacieuses, ce qui n'empêche pas certains d'entre eux d'avoir un odorat très fin. Scarpa [2] assure que, si après avoir touché à des femelles de crapauds ou de grenouilles, on plonge la main dans l'eau, on ne tarde pas à voir accourir les mâles qui se trouvent à

1. G. Colin, *Bulletins de la Société impériale de médecine vétérinaire*, t. VIII, 1861.
2. Dugès, *Traité de physiologie*. Montpellier, 1838, t. I, p. 151.

(*) A, sinus frontaux ; B, volutes ethmoïdales ; C, cornet supérieur ; D, cornet inférieur.
(**) A, volutes ethmoïdales ; B, masse des cornets.

quelque distance. Les poissons possèdent, au-dessus de l'ouverture de la bouche,
deux fosses nasales au fond desquelles la pituitaire se divise en feuillets péné-

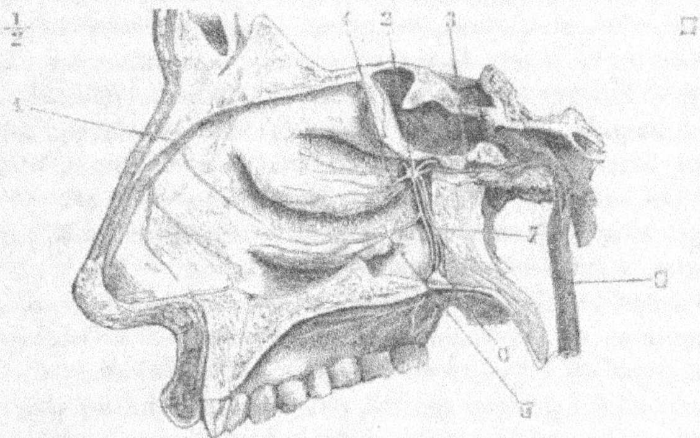

Fig. 44. — Coupe des cavités nasales de l'homme avec leurs nerfs, d'après Arnold (*).

trés par les ramifications des nerfs olfactifs. Ces cavités constituent, chez la bau-
droie, de petites coupes pédiculées fixées à la partie antérieure de la tête. Pour

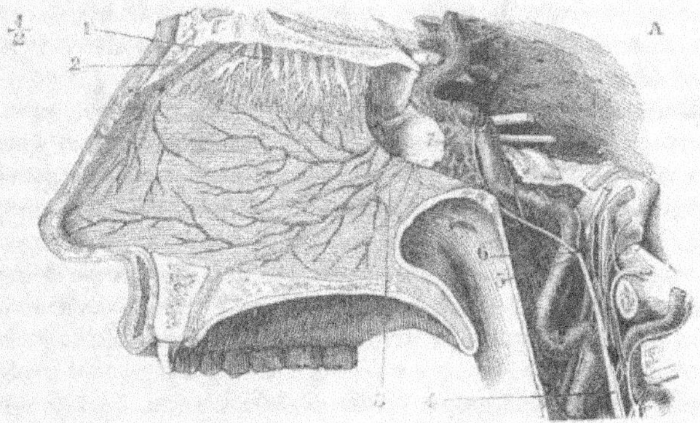

Fig. 45. — Coupe des mêmes cavités, cloison cartilagineuse (**).

tous ces animaux aquatiques, les particules odorantes sont apportées dans les
cavités olfactives par l'eau qui les tient en dissolution.

Les organes olfactifs existent encore chez les animaux invertébrés comme l'exercice du sens suffit à le démontrer. Tout le monde sait que c'est par le secours de
l'odorat que les nécrophores découvrent les cadavres, que la mouche est avertie

(*) 1, filet externe du rameau ethmoïdal du nerf nasal ; 2, ganglion de Merkel ; nerf vidien ; 4, branches
du cornet moyen ; 5, branches du cornet inférieur ; 6, nerf palatin ; 7, nerfs palatins postérieurs et moyens ;
8, rameaux carotidiens.

(**) 1, divisions du nerf olfactif ; 2, filet interne du nasal ; 3, nerf naso-palatin ; 4, rameau carotidien du
sympathique ; 5, rameaux carotidiens interne et externe ; 6, anastomose du sympathique avec le ganglion
d'Andersh et le ganglion jugulaire ; 7, plexus caverneux. (Beaunis et Bouchard.)

des lieux où elle peut déposer ses œufs, et que les mâles parviennent à trouver les femelles accidentellement enfermées. D'après Dugès, ces organes seraient les antennes pour les insectes, attendu que leur section lui a paru abolir le sens dont nous parlons. Suivant d'autres, les palpes seraient affectées au même usage : enfin, suivant quelques-uns, Cuvier entre autres, les orifices des trachées ou le pourtour des stigmates seraient exclusivement préposés à l'olfaction.

Des odeurs. — L'appareil de l'odorat est impressionné par des particules volatiles que l'air tient en suspension, et qu'il vient mettre en contact avec la pituitaire. Ces particules, très ténues, puisque certains corps peuvent en dégager pendant très longtemps sans perdre sensiblement de leur poids, constituent ce qu'on appelle les émanations odorantes, les odeurs.

Elles viennent de substances minérales plus ou moins volatiles, du phosphore, de l'ammoniaque, de l'hydrogène sulfuré, et quelquefois de matières parfaitement fixes, soumises à l'action du frottement, de la chaleur ou de l'électricité. Les matières solides sont, en général, peu odorantes ; les liquides et les gaz le sont davantage. Les substances organiques le sont presque toutes ; chaque plante a dans sa racine, sa tige, ses feuilles, ses fleurs, son fruit, quelque principe odorant ; de même dans chaque animal, le sang, les muscles, les divers tissus ou les divers liquides, ont une odeur particulière plus ou moins prononcée.

Les odeurs sont excessivement nombreuses. Linné, Haller ont cherché à les classer. Elles paraissent pouvoir se rapporter, et surtout en ce qui concerne les animaux, à deux catégories : 1° les odeurs suaves ou agréables, 2° les odeurs fétides ou désagréables.

Les odeurs agréables qui ne sont pas trop fortes proviennent, en général, de substances qui ne sont point nuisibles. Elles guident les animaux dans le choix de leurs aliments. Les odeurs fortes, désagréables, vireuses, nauséabondes, caractérisent le plus souvent les substances nuisibles que les animaux doivent repousser. Ainsi, toutes les matières organiques qui se putréfient, la plupart des plantes vénéneuses, ont une odeur repoussante. Mais l'expérience démontre qu'il n'y a rien d'absolu à cet égard, que telle odeur qui impressionne agréablement un animal déplaît à un autre, et réciproquement. Néanmoins un certain nombre d'entre elles paraissent avoir une action commune, comme l'odeur des fleurs, des herbes, des fourrages qui ne semble déplaire à aucun. L'odeur de certaines plantes, celles de la cataire, de la valériane, sont fort agréables aux chats.

Ce qu'il y a de très remarquable à cet égard, c'est que l'odeur de la chair, des substances animales déplaît généralement aux herbivores. Celle de la chair corrompue donne souvent des espèces de convulsions au cheval et met en fureur le taureau ; l'odeur même si agréable de la chair rôtie leur inspire parfois une espèce d'aversion impossible à rendre, mais dont on juge bien à leur expression et à leurs mouvements. L'odeur de la chair des carnassiers déplaît aussi aux individus de l'espèce dont elle provient.

Il est des odeurs très désagréables, insupportables même pour certains animaux, qui ne déplaisent pas à d'autres ou qui en sont recherchées. Les odeurs cadavériques n'inspirent pas d'aversion au chien, au chacal, au vautour, au corbeau, tandis qu'elles éloignent les carnassiers qui vivent de proie vivante.

L'odeur de putréfaction attire la mouche carnassière, les nécrophores, les carabes. Divers pucerons et d'autres insectes vivent sur les ciguës ; la chenille d'un sphinx se fixe sur une euphorbe ; le *Silpha littoralis* vit dans les cuves à macérations ; le *Scarabeus taurus*, dans la fiente du bœuf, etc.

De la sensation olfactive. — La sensation des odeurs, résultant du contact des particules odorantes avec la partie supérieure de la pituitaire, ne peut s'effectuer qu'à la condition de l'entrée et de la libre circulation de l'air dans les cavités nasales : aussi, l'olfaction est liée aux mouvements respiratoires et elle a lieu habituellement sans que ces mouvements éprouvent aucune modification. Mais pour s'exercer dans toute sa plénitude, surtout quand les odeurs sont faibles, cette sensation exige l'action préliminaire de flairer que le chien exécute avec une rare perfection. Le nez se porte dans différentes directions : il se produit une série d'inspirations lentes ou rapides, saccadées, quelque peu bruyantes, qui appellent l'air dans le fond des cavités nasales, l'amènent entre les volutes ethmoïdales et dans toutes les anfractuosités des cornets, où les inspirations ordinaires n'en font pénétrer qu'une petite quantité, car alors il suit la large voie qui s'étend des narines au pharynx. Les inspirations saccadées l'attirent non seulement entre les lames des cornets et des volutes, mais encore dans les sinus : il s'étend ainsi sur une très grande surface et porte, par conséquent, en même temps, un grand nombre de particules au contact de la pituitaire.

Les émanations odorantes, pour impressionner la pituitaire, doivent pénétrer en notable proportion dans le nez. Celles qui y arrivent sans le secours de l'inspiration ne peuvent ordinairement suffire. Aussi, quand, à l'exemple de Lower, on lie la trachée à un animal après l'avoir ouverte en un point inférieur à la ligature, de manière à laisser la respiration libre, sans que l'air passe par le nez, on voit que les odeurs diverses, celles des aliments, des matières fétides, ne se font plus sentir. Toutes les fois que j'ai fait cette expérience, le cheval, ayant les yeux couverts, ne s'apercevait point de la présence du foin, de l'avoine déposés sous ses lèvres, le chien n'avait plus conscience de la chair mise dans son voisinage. Cependant une simple trachéotomie n'abolit point l'olfaction : j'ai vu un cheval entier, auquel j'avais pratiqué cette opération et voilé les yeux, flairer une jument et s'exciter auprès d'elle comme auparavant : mais il ne paraissait sentir que très faiblement le foin ou l'avoine qu'on approchait de ses lèvres. Il faut, en second lieu, que la membrane soit humide ou recouverte d'un mucus susceptible de dissoudre les particules odorantes : si elle est sèche, comme au début du coryza, l'impression des odeurs est affaiblie ou même abolie. Enfin, il est nécessaire que les nerfs olfactifs soient intacts et que le cerveau agisse. Nous verrons, tout à l'heure, comment peuvent s'interpréter les expériences qui semblent infirmer cette dernière proposition.

Il y a dans l'action du sens de l'odorat plusieurs degrés, comme dans toutes les autres sensations. Dans l'un, cette action est faible et s'opère à l'insu de l'animal ; dans l'autre, elle est exagérée et portée à son maximum d'intensité. Elle n'a ce dernier caractère qu'autant que l'animal concentre son attention sur ce qu'il éprouve, ou, en d'autres termes, qu'il flaire. Alors il porte le nez du côté d'où lui arrivent les émanations, il dilate les naseaux, inspire fortement et à des intervalles très rapprochés, il témoigne par des hennissements le plaisir qu'il ressent. Tout le monde connaît le mouvement de la lèvre supérieure du cheval qui flaire la jument ; du taureau qui s'approche de la vache ; le frémissement de tous leurs muscles indique la volupté que leur font éprouver les émanations de la femelle. Si l'odeur leur est désagréable, ils témoignent leur aversion par d'autres mouvements et par des expirations plus ou moins violentes et nombreuses. Le chien, le porc, flairent d'une manière analogue.

Le mécanisme suivant lequel les matières odorantes agissent sur le sens de l'olfaction est très simple. Les particules portées par l'air viennent se mettre en rapport avec les papilles de la pituitaire, elles se dissolvent dans le liquide qui les humecte, et peuvent ainsi agir par contact sur les divisions nerveuses. Ces particules odorantes, ces effluves, ces atomes, ainsi que les appelaient Épicure et Lucrèce, atteignent les fibres nerveuses comme le font les molécules sapides sur la muqueuse buccale. Ils agissent, en véritable solution, comme l'eau chargée de matières animales agit sur les organes olfactifs du requin ou de la murène. Toutes les parties de la membrane nasale ne paraissent pas jouir de l'impressionnabilité aux odeurs. Celles qui tapissent les cornets, le haut de la cloison et les volutes possèdent ce privilège qu'elles doivent aux divisions des nerfs ethmoïdaux. Comme ceux-ci ne vont pas dans les sinus, les sinus ne servent pas immédiatement à l'olfaction. Ils donnent accès à l'air chargé de particules odorantes, surtout s'il est appelé par une série de fortes inspirations, puis', en le laissant ensuite échapper sur les parties élevées des cornets, ils peuvent prolonger la sensation. Nul doute que le ruminant à vastes sinus qui a flairé un ennemi n'en sente encore l'odeur quelque temps après s'en être éloigné.

Quelles sont les divisions qui reçoivent l'impression des molécules odorantes ? Sont-ce celles du nerf olfactif, celles du nerf nasal, ou les deux espèces à la fois ?

Les nerfs olfactifs sont les nerfs spéciaux du sens. Cependant ils manqueraient, d'après Cuvier [1], chez les dauphins où d'autres anatomistes les auraient rencontrés. Leurs divisions fines, molles, privées d'enveloppes névrilématiques, après avoir traversé les lames criblées de l'ethmoïde dont les perforations sont très nombreuses, se rendent dans la membrane qui recouvre les volutes et les cornets ; quelques-unes, très apparentes dans le bœuf, le cheval et le mouton, vont se perdre, d'après Cuvier, dans la membrane de l'appareil de Jacobson. Elles ne paraissent pas se répandre dans le reste de la pituitaire.

Plusieurs physiologistes ont émis des doutes sur le rôle précis de ces nerfs. Magendie [2], les ayant détruits ou cru détruire sur des chiens, a vu ces animaux continuer à sentir les odeurs fortes. Après l'ablation des lobes olfactifs, la pituitaire conserva sa sensibilité tactile et fut impressionnée par des substances telles que l'ammoniaque, les huiles volatiles : un chien qui avait subi cette mutilation reconnut un morceau de chair enveloppé dans un cornet de papier. D'autre part, le savant physiologiste ayant observé qu'à la suite de la section de la cinquième paire dans le crâne, la sensibilité de la pituitaire paraissait éteinte, et que l'ani-

1. Cuvier, *Leçons d'anatomie comparée*, 2ᵉ édit., t. III, p. 106.
2. Magendie, *Précis de Physiologie*, 4ᵉ édit., p. 160 et *Journal de physiologie*, t. IV.

mal cessait d'être affecté par les odeurs, pensait que, peut-être, le nerf olfactif n'est pas le nerf de l'olfaction, et que la cinquième paire donne à la membrane nasale sa sensibilité tactile avec sa sensibilité olfactive. Mais ces expériences sont loin d'être concluantes. Les nerfs ethmoïdaux sont bien les nerfs de l'olfaction. Leur rôle est incontestable. Il peut être prouvé par l'expérience très simple qui consiste à séparer par une section transverse les lobes olfactifs, du reste des hémisphères cérébraux, section qui rend aussitôt la pituitaire insensible à l'impression des odeurs.

Quant à l'impression olfactive en elle-même, elle résulte d'une espèce de contact des molécules odorantes avec les divisions nerveuses, quoique les nerfs de la première paire soient insensibles aux piqûres, au contact des corps étrangers. L'impression transmise aux centres sensitifs est perçue par eux et constitue ainsi la sensation complète.

L'exercice du sens de l'odorat est subordonné à certaines conditions extérieures qui rendent la sensation plus faible ou plus énergique. La température de l'atmosphère influe beaucoup à cet égard. Par les temps froids, les effluves odorantes se dégagent en moindre quantité, et les matières organiques qui se décomposent lentement n'émettent que très peu de principes volatils. Par les saisons chaudes, l'abondance des exhalations cutanées et pulmonaires, l'activité de la végétation, la rapidité des décompositions organiques, chargent l'air de particules odorantes que les vents transportent à de grandes distances. Aussi les espèces carnassières qui suivent leur proie à la piste, la découvrent-elles plus aisément quand les courants d'air dirigent vers elles ces émanations fugitives. La rosée dissout ces dernières, les fixe momentanément, puis les laisse dégager en s'évaporant ; enfin, la pluie les entraîne et fait perdre aux chiens les voies du gibier.

Cette sensation est beaucoup plus délicate chez les animaux que chez l'homme. « Leur odorat est si parfait, comme le dit Buffon [1], qu'ils sentent de beaucoup plus loin qu'ils ne voient ; non seulement ils sentent de très loin les corps présents et actuels, mais ils en sentent les émanations et les traces longtemps après qu'ils sont absents et passés. Un tel sens est un organe universel de sentiment, c'est un œil qui voit les objets non seulement où ils sont, mais même partout où ils ont été. » Cuvier prétend que ce sens est toujours plus développé et plus fin chez les carnassiers que chez les herbivores ; et il paraît en être ainsi pour ceux qui se nourrissent de proie vivante. Le contraire est quelquefois vrai pour ceux qui se repaissent de cadavres dont l'odeur impressionne même les animaux dont l'olfaction est obtuse. Parmi les carnassiers, le chien doit être cité comme donnant un exemple de cette exquise délicatesse. Tout le monde sait qu'il reconnaît la piste du gibier aux légères émanations dont l'homme et beaucoup d'autres animaux ne sont nullement affectés. Le loup, le renard, se rapprochent du chien sous ce rapport. Personne n'ignore avec quelle sûreté ils découvrent les lieux où se trouve leur proie ; comment ils reconnaissent, aux traces de l'homme, les endroits où on leur a tendu des pièges, et savent distin-

---

1. Buffon. *Discours sur la nature des animaux.* (*Histoire nat.*, t. IV, p. 50, édit. citée.)

guer la chair où l'on a placé du poison de celle qui ne peut leur nuire. Le porc sait, par le secours de l'odorat, trouver la truffe que le sol cache à une assez grande profondeur. Les herbivores, eux-mêmes, montrent souvent une grande finesse d'odorat : c'est ainsi que les dromadaires employés aux transports dans les déserts, découvrent les sources à des distances considérables, et se dirigent vers elles bien avant que les voyageurs les aperçoivent. Les vaches qui séjournent dans les vastes pâturages, comme ceux des montagnes d'Auvergne, savent bientôt, d'après Girard, reconnaître de loin les lieux où elles trouveront de quoi se désaltérer, et distinguer l'approche des loups. Ces faits peuvent être vrais, mais il reste à savoir si c'est par l'odorat, et par l'odorat seul, que les animaux acquièrent ces connaissances.

Les oiseaux ont aussi quelquefois l'odorat assez fin, bien que leurs cavités nasales paraissent petites et moins bien organisées, en ce qui se rapporte à l'olfaction, que celles des mammifères ; mais il ne faut pas en donner pour preuve le fait si célèbre des vautours qui vinrent d'Asie dans les champs de Pharsale, attirés par les cadavres qu'y laissèrent les armées romaines. Parmi les animaux de cette classe, les échassiers sont, d'après Scarpa, ceux où ce sens est le plus délicat ; après eux viennent les oiseaux de proie ; les gallinacés occupent le dernier rang. Les reptiles, les poissons et les animaux invertébrés les moins imparfaits ont souvent le sens de l'olfaction aussi impressionnable que beaucoup d'animaux supérieurs. Les poissons qu'on pourrait croire dans de mauvaises conditions pour la perception des odeurs ont quelquefois l'odorat très fin : d'ailleurs, ils possèdent à la partie antérieure de la tête, au-dessus de la bouche, des cavités olfactives, de véritables cavités nasales terminées en cul-de-sac.

Ce sens est un guide précieux pour les animaux, la source de diverses impressions pénibles ou agréables, le point de départ d'un grand nombre de déterminations instinctives ou réfléchies. D'abord il est le sens explorateur de l'air, et se lie, par là, intimement aux fonctions respiratoires. Il indique aux animaux les lieux qu'ils doivent fuir, pour éviter des émanations malfaisantes. Suivant le caractère de la sensation produite, on voit alors se manifester certaines perturbations dans les mouvements respiratoires, notamment des expirations saccadées et bruyantes comme celles du taureau qui entre dans un milieu où se dégagent des émanations cadavériques. L'action exercée sur la muqueuse bronchique et pulmonaire s'allie encore à l'impression olfactive pour provoquer ces effets. Une vipère plongée, par exemple, dans un vase contenant de l'hydrogène sulfuré, se contracte si énergiquement, que les côtes droites viennent chevaucher sur les côtes gauches, de manière à affaisser complètement le poumon.

Il se lie ensuite au sens du goût pour faire reconnaître les aliments qui conviennent à chaque espèce. Il a toujours la préséance sur ce dernier, et les notions qu'il donne sont habituellement si sûres, qu'elles n'ont pas besoin d'être contrôlées et complétées par celles que peut fournir la gustation. Seulement, dans l'espèce humaine, où il est moins fin, il n'est pas toujours le premier à explorer ; souvent le goût le devance ; on voit en effet l'enfant porter directement à la bouche les substances dont il veut connaître les qualités. Pour les animaux carnassiers, il est un moyen de découvrir une proie à de grandes distances ; d'en suivre les traces, d'en trouver la retraite. C'est bien alors qu'il est comparable à un œil qui voit les objets où ils sont, où ils étaient, ou encore à une main qui touche à ce qui est éloigné, à ce qui a disparu, comme à ce qui est insaisissable. Ce sens si précieux pour les animaux qui sont exposés aux pièges de l'homme les sert admirablement dans cette circonstance. « Si c'est un homme qui les attend au passage, dit G. Leroy, ils l'éventent, le reconnaissent et se détournent. Si c'est un piège qu'on leur a tendu, il a beau être caché avec le plus grand soin et couvert d'un appât séduisant, il suffit que l'odeur du fer ou de l'homme qui l'a touché se fasse sentir, pour que les carnassiers soient avertis du danger et s'y soustraient par la fuite. »

Enfin, il devient l'agent d'une foule d'impressions relatives aux fonctions reproductrices. C'est lui qui fait découvrir aux mâles les femelles très éloignées, et qui leur apprend à les distinguer, sans les voir, des femelles appartenant à d'autres espèces. C'est par lui qu'ils reconnaissent le rut ou l'état de plénitude de ces dernières, et s'excitent auprès d'elles. Il est alors le point de départ de la plupart des sensations qui éveillent et exaltent l'activité des organes sexuels.

L'odorat est donc encore, comme le goût, plus un sens de l'instinct qu'un sens destiné à servir l'intelligence, et, à cause de cela, il a des caractères appropriés aux espèces. Il n'apprend et n'inspire rien aux carnassiers dans le domaine du règne végétal, comme si l'odeur des plantes, leurs suaves parfums ne les impressionnaient pas; mais il inspire des répulsions violentes, des terreurs aux herbivores qui flairent des cadavres ou des substances putréfiées. S'il fait connaître à certains carnassiers leurs victimes et leur proie, il semble donner à d'autres la notion de l'ennemi : ainsi le petit chien dont parle Gratiolet[1] éprouvait une terreur instinctive en flairant un morceau de peau de loup, quoiqu'il n'eût jamais vu cet antipathique carnassier.

IV. — DE L'AUDITION.

Destiné à recevoir les impressions produites par les vibrations que les corps éprouvent et qu'ils transmettent à l'atmosphère, le sens de l'ouïe donne à l'animal des notions nouvelles sur la présence des objets, leur distance et leurs mouvements.

Appareil de l'audition. — Cet appareil compliqué, qui recueille les ondes sonores et qui les propage à une cavité membraneuse dans laquelle s'épanouit le nerf auditif, est formé de diverses parties qui sont, de l'extérieur à l'intérieur : 1° un pavillon cartilagineux résultant de l'union de plusieurs pièces mises en mouvement par un grand nombre de muscles ; 2° une cavité dite *tympanique*, renfermant une chaîne d'osselets tendus entre deux fenêtres fermées par des membranes ; 3° une seconde cavité connue sous le nom de *labyrinthe*, comprenant le limaçon, le vestibule et les canaux semi-circulaires.

Le pavillon de l'oreille, qui manque à un grand nombre d'animaux, est une

1. Leuret et Gratiolet. *Anatomie du système nerveux.* Paris, 1839-1857, t. II, p. 427.

partie tout à fait accessoire. Il est formé dans les solipèdes de trois cartilages :
le conchinien, l'annulaire et le scutiforme, dont l'ensemble représente généralement un cornet ouvert obliquement en avant et en dehors. Très grand dans
l'âne, le porc, le lièvre, le lapin ou la plupart des animaux timides, il est plus
ou moins redressé dans le chat, le chien de berger, le sanglier ; incliné ou pendant chez le bœuf, le mouton, la chèvre et l'éléphant. Sa direction très variable
a semblé en rapport avec le genre de vie et les besoins des espèces : elle n'est
point dans celles qui chassent comme dans celles qui fuient. Les premières ont
l'ouverture de la conque tournée en avant, afin de mieux saisir la trace de leur
proie, les secondes l'ont dirigé en arrière, puisque le bruit de leurs ennemis leur
arrive en ce sens. Ce cornet acoustique et explorateur jouit d'une très grande
mobilité chez les herbivores timides comme chez les animaux chasseurs. Il est
quelquefois pourvu d'une sorte d'opercule qui peut, par moments, le rétrécir ou
le fermer, comme chez les chauve-souris et les musaraignes. On le trouve à
l'état rudimentaire chez les cétacés et dans les petits animaux qui habitent les
galeries souterraines. Quelle que soit sa disposition, il embrasse le méat auditif
qui forme tantôt un tube osseux plus ou moins long, droit ou incurvé, comme
on le voit dans les solipèdes et les ruminants, et tantôt une simple ouverture
ovalaire comme dans les carnassiers.

Le tympan, placé entre le méat auditif et le rocher, constitue une cavité
déprimée de dehors en dedans chez les solipèdes. A sa paroi extérieure se
trouve la membrane du tympan fixée à un cercle osseux incomplet, de la circonférence duquel partent une série de lames rayonnantes qui viennent aboutir
au rocher. Sa paroi interne, inégalement convexe, offre en haut la fenêtre
ovale fermée en grande partie par la base de l'étrier ; en arrière et un peu
plus bas, la fenêtre ronde ; entre les deux, le promontoire, éloigné de 4 à 5 millimètres de la membrane tympanique ; en dessous, le relief du limaçon ; en
arrière et un peu plus bas, la fenêtre ronde ; enfin, tout à fait en avant
l'orifice supérieur de la trompe d'Eustache, dont le pavillon s'accole à l'apophyse styloïde. Cette cavité, très grande chez le bœuf, par suite du développement énorme des cellules mastoïdiennes, se trouve divisée, chez le chat, en
deux compartiments inégaux, au moyen d'une lame osseuse mince, perforée
et parallèle au cercle du tympan : l'un d'eux, l'externe, contient la chaîne des
osselets ; l'autre, plus grand, correspond à la fenêtre ronde et à une moitié de
la saillie du limaçon.

Entre la membrane du tympan et la fenêtre ovale, s'étend la chaîne tympanique composée de quatre osselets articulés : le marteau, l'enclume, le lenticulaire et l'étrier. Le premier, courbé sur lui-même presque à angle droit, est fixé
par son manche à la membrane du tympan : il s'articule par une large surface
de son extrémité renflée avec l'enclume. Ce second osselet, situé dans la région
la plus élevée de la caisse, porte en avant une éminence terminée en pointe, et
en arrière une seconde éminence plus longue, plus courbée que la première,
pour se mettre en rapport avec le lenticulaire. Celui-ci, très petit, déprimé, se
trouve au niveau même du promontoire. Enfin, l'étrier, logé dans l'excavation de
la fenêtre ovale, offre un petit disque sur lequel repose le lenticulaire, et à son

extrémité opposée, un autre disque bien plus grand, destiné à fermer à peu près complètement la fenêtre vestibulaire.

Ces osselets sont pourvus de petits muscles sur l'existence et le nombre desquels on n'est pas encore bien fixé. Cuvier en décrit quatre : trois pour le marteau et un pour l'étrier ; de Blainville et Breschet, deux seulement. Les solipèdes en possèdent deux très distincts et pourvus d'une partie charnue assez considérable. Le premier, ou le muscle interne du marteau, est allongé, cylindroïde, couché dans une scissure sur le trajet de l'aqueduc de Fallope, au bord antérieur de la cavité tympanique. Il naît près de l'orifice de la trompe d'Eustache en confondant ses fibres avec celles du stylo-pharyngien, et va se terminer par un petit tendon à l'apophyse aiguë du col du marteau. Son action est évidemment de tirer le premier osselet vers le rocher, et par conséquent de tendre la membrane du tympan. Le muscle de l'étrier, très court, renflé, charnu et très rouge à sa base, est logé dans une profonde excavation au-dessus du promontoire, puis recouvert d'une lame fibreuse qu'il faut détruire pour l'apercevoir. Son tendon, pourvu d'un noyau osseux miliaire, passe sur une éminence grêle en arrière de la fenêtre ovale, et vient s'insérer à la branche postérieure de l'étrier, tout près du lenticulaire. Quant aux muscles externe et antérieur du marteau, ils existent réellement : l'un vient s'insérer tout près de l'interne, et l'autre à une pointe aiguë de l'extrémité renflée du premier osselet ; mais ils sont entièrement tendineux, ainsi que Müller l'a vu chez l'homme. Dans les ruminants, le muscle tenseur du tympan est énorme, conique et enfoncé dans une excavation antérieure de la fenêtre ovale ; le muscle de l'étrier, également très considérable, offre à l'extrémité terminale de son tendon, comme Dugès l'avait déjà vu, une ossification un peu plus grande que celle du cheval. Ces deux muscles, qui sont encore très développés dans le chien et le chat, paraissent les plus essentiels à l'audition. C'est bien à tort que Magendie et Dugès les ont dit remplacés, dans les mammifères autres que les singes, par des brides élastiques et tendineuses faisant l'office de muscles en contraction permanente.

Sur un plan plus interne que la caisse du tympan, se trouvent plusieurs cavités communiquant les unes avec les autres et constituant, par leur ensemble, le labyrinthe osseux ; ce sont : le limaçon, le vestibule et les canaux semi-circulaires.

Le limaçon ou cochlée, dont la base est située en haut et en arrière, au niveau de la fenêtre ronde, forme par sa paroi externe une légère saillie oblique dans la cavité tympanique. Il est divisé en deux compartiments par une lame spirale, osseuse du côté de l'axe sur lequel elle s'enroule, et membraneuse à la circonférence, lame qui décrit trois tours dont le premier est beaucoup plus grand que les deux autres. Le compartiment supérieur ou la rampe vestibulaire communique avec l'inférieur ou rampe tympanique, près de la pointe du limaçon. Leur intérieur est rempli par un fluide séreux, transparent, immédiatement en contact avec les nombreuses divisions nerveuses étalées à la surface de la lame spirale. Ce fluide est de même nature que celui qui baigne les parties molles renfermées dans le vestibule et les canaux semi-circulaires.

Le vestibule, placé en regard de la fenêtre ovale, constitue une cavité en coquille recourbée sur elle-même, communiquant inférieurement avec le limaçon et recevant en haut les orifices des canaux semi-circulaires.

Ceux-ci peuvent être distingués, chez les solipèdes, en externe, interne et postérieur. Le canal externe, le plus petit, est vertical et presque parallèle à la face externe du rocher. L'interne, moins vertical que le précédent, est oblique du côté du crâne ; enfin, le postérieur, à peu près horizontal, dirige sa convexité en arrière. Ces trois canaux viennent s'ouvrir par quatre orifices dont deux doubles au-dessous et en arrière de la fenêtre ovale, pour le canal postérieur, la branche inférieure du canal interne et l'inférieure de l'externe ; les deux autres, simples en dessus et en avant de cette fenêtre, pour les branches supérieures des canaux externe et interne.

Le labyrinthe membraneux, composé de trois tubes, de l'utricule ou sinus médian, et du sac, est contenu dans les canaux semi-circulaires et le vestibule, qu'il ne remplit pas complètement. L'espace laissé entre ces parties molles et les parois internes du labyrinthe osseux est occupé par un fluide séreux, limpide, connu sous le nom de *lymphe de Cotugno* ou de *périlymphe*.

Les tubes membraneux des canaux semi-circulaires n'ont pas le même diamètre que ces canaux. Leur surface externe est séparée des parois de ces derniers par la périlymphe qui existe en grande quantité dans la cavité vestibulaire. A leurs extrémités, ils se dilatent pour former des ampoules et s'ouvrir dans l'utricule ; enfin, leur cavité est pleine d'un liquide communiquant avec celui de l'utricule et du sac.

L'utricule, ou sinus médian, est la poche à parois presque transparentes qui occupe la partie supérieure du vestibule et reçoit les orifices des tubes semi-circulaires. Sa cavité est pleine de liquide, et ses parois, pénétrées par une infinité de filets nerveux, offrent à leur face interne un petit amas de poudre calcaire signalé par Breschet, très apparent chez le cheval et les animaux ruminants. Au-dessous de l'utricule, entre lui et le limaçon, se trouve la petite cavité connue sous le nom de *sac* ou *saccule*, contenant un liquide semblable à celui de la première poche avec laquelle il paraît communiquer par une petite ouverture.

L'appareil de l'audition, ainsi constitué chez les mammifères, n'offre pas, à beaucoup près, dans tous les animaux, le même degré de complication. Sa partie fondamentale, qui persiste alors que tous les accessoires disparaissent successivement, consiste dans une poche à parois membraneuses dans lesquelles s'épanouissent les ramifications terminales du nerf auditif. Cette poche, pleine de liquide, réduite à sa plus simple expression dans la plupart des mollusques et des articulés, s'entoure déjà, chez les céphalopodes, d'un réservoir cartilagineux, et laisse voir dans sa cavité des concrétions solides plus ou moins volumineuses. Chez les poissons, il n'y a encore ni cavité tympanique, ni limaçon, mais il y a un vestibule contenant des concrétions calcaires, et de plus, un, deux ou trois canaux semi-circulaires. Chez les reptiles, ou du moins chez une partie d'entre eux, il y a, entre le vestibule et les canaux, une caisse du tympan, des osselets et des fenêtres. Enfin, chez les oiseaux apparaissent, avec quelques différences, toutes les parties qui caractérisent l'appareil auditif des mammifères ; seulement la chaîne des osselets y est plus simple, et le limaçon tubuleux n'y est point tordu en spirale, ni divisé en deux rampes par une lame ostéo-membraneuse.

Mécanisme de l'audition. — L'appareil auditif, dont je viens de rappeler les dispositions essentielles, est impressionné par les mouvements vibratoires produits dans les corps, puis propagés dans l'air et transmis aux parties profondes où s'épanouissent les dernières divisions du nerf acoustique.

Tous les corps, solides, liquides ou gazeux, sont susceptibles de vibrer et, par conséquent, de devenir sonores. Les solides et les gaz jouissent surtout de cette faculté.

Les vibrations qui donnent naissance au son résultent d'un déplacement oscillatoire des molécules d'un corps. Dès que ces molécules ont été déplacées, soit par leur rapprochement, soit par leur écartement, elles tendent à revenir à leur situation normale, et en y revenant elles la dépassent, d'où une série d'oscillations comparables à celles du pendule. Celles-ci peuvent se développer dans l'air ou être communiquées à ce fluide par le corps dans lequel elles s'effectuent, sans que leur nature éprouve de modifications.

Les oscillations moléculaires donnent lieu à la formation d'ondes sonores dites *stationnaires*, quand elles sont circonscrites dans des limites déterminées; *progressives*, quand elles s'étendent graduellement du point ébranlé aux parties de plus en plus éloignées. On les appelle *ondes de condensation* si elles résultent du rapprochement des molécules; *ondes de dilatation*, si elles proviennent de leur écartement; enfin, *ondes d'inflexion*, si elles produisent à la surface d'un corps une série d'élévations et de dépressions alternatives. Leur caractère dépend, non seulement du genre de mouvement imprimé aux corps, mais encore de la forme de ces derniers. Dans une sphère, il s'effectue des ondes raréfiées alternant avec des ondes dilatées; dans une lame métallique, dans une corde, des vibrations longitudinales et des vibrations transverses; à la surface d'un liquide, des ondes d'inflexion; au sein de l'atmosphère, des ondes progressives, etc.

Les ondes sonores se propagent dans l'air avec une vitesse de 340 mètres par seconde; elles s'entrecroisent sans se confondre, et sont réfléchies par les corps solides d'après des lois dont l'étude rentre dans le domaine de la physique.

Tous les mouvements vibratoires ne sont pas susceptibles d'impressionner le sens de l'ouïe. Quand ils sont très lents, ils n'ont pas de sonorité. Les recherches des physiciens ont démontré que les vibrations ne deviennent sonores qu'autant que leur nombre s'élève au moins à 35 par seconde. De leur amplitude et de la différence qui existe entre les ondes dilatantes et les ondes condensantes, dépend l'*intensité* du son qui peut être modifié par plusieurs causes. De leur nombre, dans un temps donné, dépend la *hauteur* du son: les sons graves résultent d'un petit nombre de vibrations, et les sons aigus d'un nombre plus considérable. Le *timbre* est une qualité du son, dont la cause n'est pas encore parfaitement déterminée. Il varie à l'infini suivant la nature des corps qui vibrent et le mode des vibrations qu'ils produisent.

Les ondes sonores développées dans l'atmosphère se propagent aux organes de l'audition, d'après les lois ordinaires de leur propagation dans les milieux solides, liquides ou gazeux. Suivons-les successivement jusqu'aux parties les plus profondes de l'appareil.

L'oreille externe ou le pavillon reçoit les ondes, les rassemble et les transmet au conduit auditif. D'abord ce cornet les rassemble, et d'autant mieux qu'il est plus large et plus évasé ; il en infléchit une partie sur ses courbes les plus légères; puis, il réfléchit vers la membrane du tympan celles qui viennent frapper ses inégalités les plus saillantes. L'influence que peuvent avoir sur son rôle de transmission ses variétés de forme et de direction sont difficiles à apprécier. A cet égard, il faut remarquer que les animaux qui ont l'ouïe délicate, ont généralement les oreilles plus ou moins droites, et que ceux qui cherchent à écouter redressent cette partie, si elle est inclinée. Elle est d'autant plus favorablement disposée pour recueillir les ondes, que son ouverture est tournée du côté d'où elles viennent. Aussi, dès que l'animal entend du bruit, il porte les oreilles dans le sens où ce bruit paraît lui arriver, afin d'en mieux reconnaître le point de départ et la direction. Le cheval aveugle, qui ne juge plus des objets à distance que par l'ouïe et l'odorat, a les oreilles presque constamment agitées. Les animaux qui poursuivent une proie les ont dirigées en avant; ceux qui fuient, les ont, au contraire, tournées en arrière, du moins dans la plupart des cas, ainsi que les naturalistes en ont fait l'observation. La conque de l'homme renversée sur le côté de la tête n'a pas, au point de vue de l'acoustique, une heureuse disposition; la forme de cornet a été évitée sans doute pour ne pas rendre la tête disgracieuse ; néanmoins ses irrégularités sont destinées, comme Boerhaave l'avait déjà montré, à réfléchir les ondes sonores et à les diriger vers le conduit auditif. Cette partie n'a, du reste, qu'une importance très accessoire, car elle manque dans la taupe, les cétacés, les oiseaux, et tous les vertébrés inférieurs, dont quelques-uns cependant ont l'ouïe très fine. Les inconvénients qui paraissent alors résulter de son absence sont compensés probablement par d'autres dispositions anatomiques favorables à l'audition.

Les ondes que le pavillon de l'oreille a rassemblées sont transmises par l'hiatus auditif à la membrane du tympan, soit directement, soit après avoir éprouvé diverses inflexions et réflexions sur les courbes et les inégalités de la conque. Elles ont très peu de chemin à faire dans les espèces dont le conduit auditif est court, et dans celles où il est remplacé par une simple ouverture au niveau de la membrane tympanique, comme on le voit chez le chien, le chat et d'autres carnassiers. Elles parcourent un trajet plus considérable chez les solipèdes, les grands ruminants et plusieurs pachydermes, tels que le porc et le sanglier, qui ont le conduit auditif très allongé, courbé sur lui-même, et parfois strié suivant le sens de sa longueur. Ce conduit, de même que le pavillon, transmet les ondes directement, ou bien il les infléchit s'il est courbé, et les réfléchit en partie si elles lui parviennent obliquement. De plus, quand il est osseux, il vibre lui-même et communique ainsi ses propres vibrations au cercle du tympan, par conséquent à la membrane tympanique. Il agit alors comme toutes les autres parties du crâne, qu'elles soient pleines ou creusées de sinus aériens.

Les ondes sonores, une fois parvenues dans le fond du conduit auditif, frappent la membrane du tympan et la font entrer en vibration. Celle-ci, toujours oblique, relativement à l'axe du conduit, forme un angle très aigu avec cet axe chez le cheval et les ruminants. Elle éprouve des vibrations qui donnent lieu, comme celles de toutes les membranes tendues, à des ondes d'inflexion et à des ondes de condensation : les premières, résultent du choc opéré à sa surface ; les secondes, des mouvements qui lui sont communiqués par l'intermédiaire des parties solides de l'oreille. L'aptitude de la membrane du tympan à vibrer dépend de sa tension. Savart a constaté que le sable fin éparpillé sur une membrane est projeté plus loin quand elle est lâche que quand elle est tendue, et il a conclu de ce fait que la tension de la membrane tympanique, au lieu de renforcer le son, ne sert qu'à l'affaiblir. Müller, qui partage la même opinion, fait remarquer que, lorsqu'on tend la membrane en faisant une forte expiration, alors que le nez et la bouche sont fermés, l'audition devient très imparfaite. Cette tension affaiblit les sons graves, d'après les observations de Wollaston, mais elle est moins défavorable à la transmission des sons aigus. Elle peut être augmentée par la contraction du muscle interne du marteau, si volumineux dans les ruminants, les carnivores, et même dans les animaux solipèdes. Cette contraction que l'on a assimilée à celle de l'iris et des paupières, est mise en jeu par une action réflexe des centres nerveux. Elle serait même volontaire selon Fabrice d'Aquapendente et Müller[1], et aurait pour but d'éviter l'impression pénible des sons trop intenses. Son usage, suivant Longet, est seulement de maintenir la membrane à un état convenable de rigidité, et d'empêcher qu'elle ne se détende sous l'influence des variations hygrométriques de l'atmosphère.

On a voulu attribuer aux variétés dans la forme et la direction de la membrane du tympan les différences d'aptitude des animaux à être impressionnés, les uns très fortement par les sons graves, les autres au contraire très vivement par les sons aigus. Il paraît, en effet, que les membranes larges conviennent aux sons graves, et les petites aux sons aigus. Mais on ne voit pas bien comment une différence de quelques millimètres dans la largeur du tympan peut suffire à changer l'impressionnabilité des animaux pour tels ou tels sons. De même, on ne découvre pas bien l'influence que peut avoir sur cette faculté une forme circulaire ou plus ou moins elliptique. Toutefois il est à noter que, chez les solipèdes, la membrane est très elliptique ; qu'elle l'est beaucoup moins chez les ruminants et les carnivores, et à peu près ronde dans le porc. La brebis, qui l'a ellipsoïde, s'est montrée très sensible aux sons graves, dans les expériences de Kœrner ; l'éléphant et le lion seraient, d'après Cuvier, plus impressionnés par ces derniers que par les sons aigus. Le lion entrerait même en fureur sous l'influence des sons très graves, et resterait indifférent aux autres. Cette impressionnabilité, très variable, peut bien tenir à d'autres causes que celles qui ont été indiquées, puisqu'elle a offert des caractères opposés chez des animaux dont la membrane du tympan avait une forme et une étendue à peu près semblables.

La membrane du tympan n'est point tout à fait indispensable à l'audition. Esser[2] a vu des chiens, chez lesquels elle avait été détruite artificiellement, continuer à entendre. Plusieurs même avaient acquis une telle sensibilité auditive,

<hr>

1. Müller, *Manuel de Physiologie*, 2ᵉ édit., t. II, p. 432.
2. Esser, *Mém. sur les fonct. des div. part. de l'org. auditif* (*Archives génér. de méd.*, 1834, t. XXVI, p. 305 et 463).

que certains bruits leur arrachaient des hurlements plaintifs. M. Flourens[1] l'a enlevée complètement à des pigeons dont l'ouïe n'a pas éprouvé d'affaiblissement sensible. Elle manque, du reste, dans plusieurs reptiles où elle est remplacée par la peau qui passe sur le méat auditif. Lorsqu'il y a paralysie de la septième paire, paralysie qui entraîne celle des muscles des osselets, elle ne peut plus se tendre par l'action de la chaîne des osselets, et par suite les sons intenses donnent lieu à une sensation très pénible.

Les vibrations produites dans la membrane du tympan se transmettent, d'une part à la chaîne des osselets, et de l'autre à l'air qui remplit la cavité tympanique. La chaîne des osselets, fixée par une de ses extrémités à la membrane du tympan, et par l'autre à la fenêtre vestibulaire, constitue la voie la plus essentielle de la propagation des ondes sonores aux liquides du labyrinthe. L'air du tympan n'est qu'une voie accessoire destinée à les propager à la fenêtre ronde.

La chaîne tympanique, tout à fait libre à son pourtour, ne trouve pas autour d'elle d'obstacle à ses vibrations. Formée par de petits os très denses, elle transmet les ondes, comme le font tous les corps solides, et elle le fait aussi bien que si elle n'était composée que d'une seule pièce. Les vibrations de la membrane du tympan se communiquent au manche du marteau, passent à l'extrémité renflée de cet osselet, de là à l'enclume et au lenticulaire ; puis se divisent dans les deux branches de l'étrier pour se réunir de nouveau à la platine de ce dernier d'où elles sont propagées aux fluides du labyrinthe par l'intermédiaire de la membrane qui ferme la fenêtre vestibulaire. Les ondes qui se propagent dans les osselets sont, d'après Müller, des ondes condensantes. Elles auraient le même caractère si la chaîne était formée d'un seul os, ou si, au lieu d'être coudée en diverses sens, elle était tout à fait rectiligne. L'utilité de plusieurs pièces osseuses, de leur direction sinueuse, de leurs formes si variées, reste problématique. La chaîne remplit parfaitement son office chez les batraciens où elle ne se compose que de deux pièces, et chez les oiseaux[2] où il n'y en a qu'une seule, formée, à la vérité, de deux branches pourvues de petites apophyses cartilagineuses.

La chaîne des osselets, outre son rôle de transmission des ondes sonores, a encore pour office de régler la tension de la membrane du tympan et celle de la lame membraneuse, qui obture la fenêtre ovale. Cet usage, qu'on pourrait croire peu important, puisqu'il ne peut être rempli dans certains animaux, la baleine, par exemple, où le marteau ne vient pas se mettre en rapport avec la membrane du tympan, n'en est pas moins réel, surtout chez les espèces qui possèdent des muscles. Et nous avons vu que tous nos animaux domestiques ont le muscle interne du marteau et celui de l'étrier composés d'une quantité considérable de fibres charnues. Ces muscles peuvent, conséquemment, en se contractant, imprimer divers degrés de tension aux membranes du tympan et de la fenêtre ovale.

La fonction des osselets étant très importante, on conçoit que leur destruction doive affaiblir beaucoup le sens de l'ouïe. On a observé, en effet, que leur chute rend, chez l'homme, l'audition très imparfaite ; mais comme cette chute s'accom-

---

1. Flourens, *Propr. et fonct. du syst. nerveux.* 2ᵉ édit., p. 441 et suiv.
2. Breschet et d'autres anatomistes retrouvent cependant chez ces animaux les analogues des quatre osselets des mammifères.

pagne d'autres lésions, il est assez difficile de faire la part exacte des troubles qu'elle entraîne. Les expériences de M. Flourens, sur des pigeons, ont montré que la destruction totale de la chaîne affaiblit beaucoup l'audition, tandis que sa destruction partielle (l'étrier étant conservé) ne la trouble pas très sensiblement.

La seconde voie que la cavité tympanique offre à la transmission des ondes sonores, est l'air qu'elle renferme. Cette cavité, plus ou moins vaste, simple ou divisée en plusieurs compartiments, à parois tantôt unies, tantôt anfractueuses, joue, par le fluide qu'elle contient, un rôle qui n'est pas tout à fait accessoire. D'abord, elle isole les osselets, et les met dans les meilleures conditions possibles pour effectuer sans affaiblissement et sans diffusion la transmission des ondes. Sans la présence de l'air dans la caisse, « la membrane du tympan et les osselets ne pourraient remplir leur destination. Sans elle, les vibrations de la membrane ne seraient pas libres, et les osselets ne seraient pas isolés comme ils doivent l'être pour effectuer une transmission concentrée [1]. » La cavité tympanique, si vaste dans certains animaux, tels que les grands ruminants, si restreinte dans d'autres, est toujours en communication avec l'arrière-bouche par le moyen d'un tube cartilagineux ou membraneux qu'on appelle la trompe d'Eustache.

Sa fonction la plus essentielle est de permettre à l'air de la caisse de se renouveler et de se mettre en équilibre de pression avec l'air extérieur. Sans cette communication, lorsque la pression atmosphérique augmenterait, la membrane serait refoulée du côté de la caisse, puis poussée en sens inverse lors de la raréfaction de l'air du tympan. Dans les deux cas, l'audition serait difficile, ainsi qu'on peut s'en assurer sur soi-même, en faisant une inspiration ou une expiration profonde, après s'être fermé le nez et la bouche. On a attribué encore d'autres fonctions à la trompe. Esser a prétendu qu'elle était indispensable pour que l'air de la caisse pût entrer en vibration, mais c'est une erreur, puisque ce fluide vibre parfaitement dans un espace fermé. Quelques physiologistes ont pensé qu'elle servait à faire entendre à l'animal sa propre voix. Sans doute, lors de la phonation, les ondes sonores produites dans le larynx et le pharynx peuvent se transmettre à la caisse par les trompes, mais on ne voit pas que cette propagation directe soit bien utile, dès l'instant que les vibrations aériennes, une fois développées, viennent frapper l'oreille, comme si elles avaient pour point de départ la voix d'un autre individu. Müller croit la trompe susceptible d'accroître la résonance. Quels que soient les usages de la trompe d'Eustache, il est certain que l'oblitération de son orifice supérieur ou l'occlusion de la caisse affaiblit l'audition et détermine même quelquefois la surdité. Ses énormes dilatations, qui, chez les solipèdes, forment les poches gutturales, ont des usages tout à fait inconnus. Les vétérinaires, qui ont eu occasion d'observer des cas de réplétion de ces poches par le pus, n'ont pas alors noté de troubles de l'audition. Il est très remarquable que les solipèdes seuls possèdent ces diverticulums avec des trompes déjà très larges, tandis que les ruminants ont une trompe courte et excessivement étroite.

Ainsi, dans la caisse tympanique, les ondes sonores sont propagées par l'air et

1. Müller, *Manuel de physiologie*, 2ᵉ édit., t. II, p. 425.

surtout par la chaîne des osselets aux cavités labyrinthiques. La chaîne les transmet à la fenêtre ovale, et l'air à la fenêtre ronde. Ces deux ouvertures ont donc chacune un office bien déterminé. A la première, c'est la platine de l'étrier qui communique les vibrations au liquide du vestibule par l'intermédiaire de la lame périostique tapissant la cavité vestibulaire; car il n'y a pas, à proprement parler, de membrane spéciale pour fermer cette fenêtre que la partie évasée du quatrième osselet remplit exactement. A la seconde, c'est l'air qui fait vibrer une membrane mince appelée par Scarpa le *tympan secondaire*. Cette dernière paraît moins importante que l'autre, puisque les ondes sonores sont surtout transmises par les osselets, et qu'elle manque dans les grenouilles, pourvues d'une cavité tympanique. La perforation de la membrane de ces fenêtres affaiblit l'audition chez les oiseaux, d'après les expériences de Flourens, mais elle la laisse persister.

Voilà donc les vibrations parvenues au liquide qui remplit le labyrinthe. Celles-ci, une fois produites dans le vestibule, le limaçon et les canaux semi-circulaires, impressionnent les ramifications du nerf auditif épanouies dans les parois du labyrinthe membraneux, ou à la surface de la lame spirale de la cochlée.

Le vestibule est la partie la plus essentielle du labyrinthe, c'est la dernière qui subsiste après la disparition du limaçon, des canaux semi-circulaires et de la cavité tympanique. Les vibrations imprimées à la périlymphe qui baigne le sac et l'utricule se communiquent au liquide qui remplit ces poches membraneuses et agissent sur leurs filets nerveux. Les divisions ultimes du nerf auditif se trouvent ainsi dans d'excellentes conditions pour être impressionnées par les ébranlements les plus légers qui peuvent, du reste, devenir plus sensibles, par suite du contact de ces divisions avec les corpuscules calcaires désignés sous le nom d'*otoconies*, depuis les recherches de Breschet.

Les canaux semi-circulaires, que certains auteurs ont crus destinés à déterminer la direction des sons, paraissent avoir pour usage probable de renforcer ces derniers. Ils sont, en effet, très développés, suivant les observations d'Esser, dans les animaux, tels que la taupe et les oiseaux qui manquent de pavillon auriculaire. Scarpa les suppose chargés de rassembler les ondes sonores développées dans les os de la tête. Quelques-uns leur attribuent, en outre, la faculté d'accroître la résonance, ce qu'ils feraient beaucoup mieux s'ils étaient remplis d'air. Leur section, qui est très facile chez les oiseaux, où ils sont simplement entourés de tissu spongieux, n'abolit point l'audition. Flourens a vu qu'à la suite de cette opération les pigeons continuent à entendre, et que même leur impressionnabilité s'exalte au point de rendre douloureuse l'audition de certains bruits intenses.

Le limaçon, bien qu'il manque à des animaux pourvus de vestibule et de canaux semi-circulaires, n'est pas une partie moins importante à l'audition que ces derniers. Il semble même, d'après les expériences de Flourens, qu'il soit la plus essentielle de toutes, car sa destruction abolit complètement la sensation auditive qui est seulement très affaiblie après la destruction du vestibule et des canaux semi-circulaires. Le limaçon, étant plein de liquide et communiquant largement avec le vestibule, reçoit les ondes sonores à la fois par l'intermédiaire de la fenêtre ronde, et par celui du liquide vestibulaire que l'étrier a mis en

mouvement. Son liquide et sa lame spirale, en vibrant, impressionnent les divisions nerveuses étalées à la surface de la double lame ostéo-membraneuse qui partage cette cavité en deux rampes contournées à peu près égales. L'organe de Corti,
constitué par une membrane qui fait partie de la rampe spirale et par un canal
résultant de l'écartement des deux feuillets de cette membrane, puis par des
dentelures très rapprochées et par plusieurs milliers d'arcs, paraît jouer un rôle
important dans le mécanisme de la sensation auditive. Ce dernier canal est plein

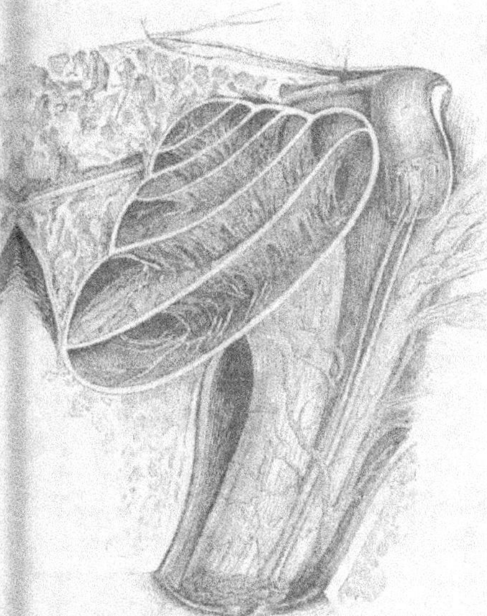

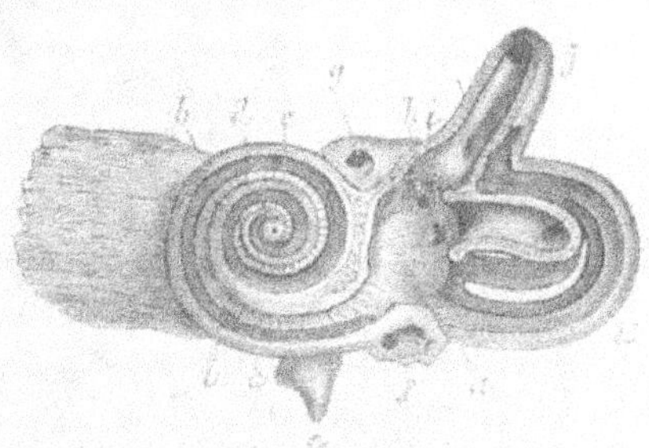

Fig. 46. — Intérieur du limaçon de l'homme, d'après M. Ch. Robin (*).

Fig. 47. — Limaçon ouvert avec ses rampes et les divisions du nerf auditif (**).

de liquide comme le reste du limaçon. Sur ses parois et entre les arcs se terminent les divisions collatérales du nerf qui suit l'axe de la cochlée, divisions qui
viennent de s'étaler sur la lame osseuse contournée en spirale. Les arcs de
Corti, recevant chacun des filets spéciaux, sont considérés par Helmholtz comme
autant de touches ou de cordes vibrantes qui donneraient, de même que dans
un instrument de musique, le ton et le timbre des sons. Cependant, comme les
arcs de Corti manquent chez les oiseaux, il n'est pas certain qu'ils soient chargés, à l'exclusion des autres parties de l'oreille interne de percevoir le ton et le
timbre des vibrations sonores.

Telles sont les propriétés acoustiques des diverses parties de l'oreille, et tel

(*) a, vestibule ; b, lame des contours, c, lame spirale ; d, orifice du sommet du limaçon ; e, aqueduc du limaçon ; f, fenêtre ronde ; g, canal du nerf facial ; h, ouverture du canal semi-circulaire supérieur ; i, orifice du canal horizontal ; j, canal supérieur ; k, canal postérieur.

(**) a, limaçon ; b, nerf auditif ; c,c,c,d, vaisseaux ; e, tronc du facial ; f, nerf de Wrisberg ; g, sommet du limaçon ; h, tronc des nerfs pétreux.

est le mode de transmission des ondes sonores depuis le pavillon jusqu'aux
dernières divisions du nerf auditif. Par le rapide exposé qui précède, on voit
que les ondes rassemblées par la conque sont transmises au méat auditif A
(fig. 48) qui les conduit à la membrane du tympan B. De celle-ci elles se com-

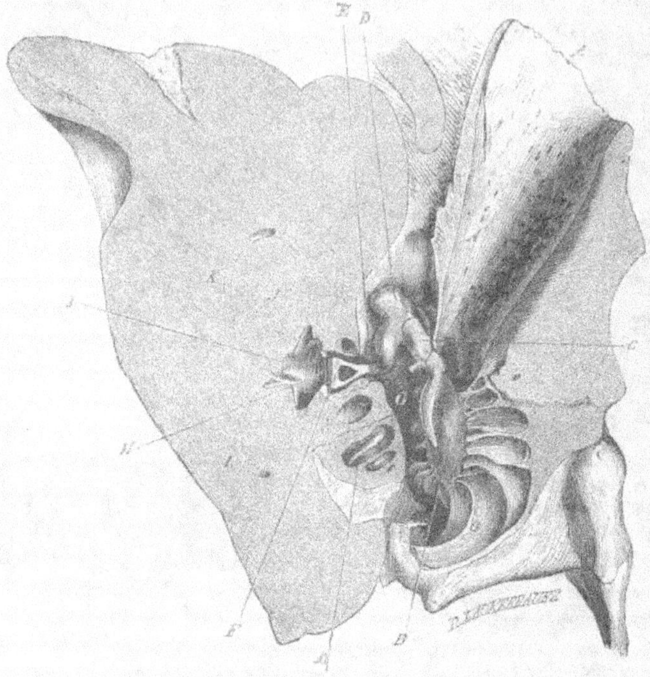

Fig. 48. — Oreille droite du cheval
(coupe verticale transverse vue par la face postérieure) (*).

muniquent, d'une part, à la chaîne des osselets C, D, E, F, et, d'autre part, à
l'air de la caisse G. La chaîne des osselets les propage à la fenêtre ovale H, et,
par suite, aux liquides et aux parties molles du vestibule I, d'où elles s'étendent
aux canaux semi-circulaires J, K, L, et au limaçon M. L'air de la cavité tympanique transmet ces ondes à la membrane de la fenêtre ronde N, qui, à son tour,
les fait passer au liquide du limaçon d'abord, puis à celui des autres parties du
labyrinthe qui communiquent toutes entre elles. Les ondes sonores, une fois
arrivées au liquide du labyrinthe, impressionnent les ramifications nerveuses
étalées sur la lame spirale de la cochlée et dans les parois du sac, de l'utri-

cule et des tubes membraneux que renferment les canaux semi-circulaires. Enfin, de cette impression résulte la sensation auditive.

La sensation produite par les ondes sonores dépend donc des ébranlements communiqués aux nerfs auditifs par les fluides du labyrinthe. Ces ébranlements étant susceptibles de varier à l'infini par leur intensité, leur nombre, dans un temps donné, leur vitesse et leur mode de propagation, on conçoit que l'impression auditive puisse avoir une infinité de nuances.

En effet, celle-ci peut résulter d'un son grave déterminé par 30 à 35 vibrations, ou d'un son aigu de plusieurs milliers de mouvements vibratoires en une seconde ; elle peut dépendre d'un son unique ou de plusieurs sons simultanés, variables par leur hauteur, leur timbre et leurs autres propriétés acoustiques.

Bien qu'il ne nous soit pas possible d'analyser cette sensation chez les animaux, nous pouvons, jusqu'à un certain point, lui reconnaître la plupart des caractères qu'elle présente dans notre espèce. En effet, ils distinguent la direction du bruit, comme le prouvent les mouvements de leurs oreilles et le sens de leur fuite ; ils apprécient peut-être la distance des lieux d'où les sons proviennent, puisque cette appréciation leur est utile pour calculer l'étendue du danger qui les menace et régler la rapidité de leur course ; ils discernent les sons graves des sons aigus, puisque quelques-uns sont vivement impressionnés par les premiers et indifférents aux seconds ; ils ont le sentiment du timbre ; on les voit distinguer sûrement la voix de l'homme de tout autre bruit, et la voix des animaux de leur espèce de celle des espèces différentes. Ils sont affectés par les diverses inflexions de la parole humaine ; le bœuf, le chien, par exemple, ne confondent point la voix qui les flatte avec celle qui les menace ; les oiseaux qui apprennent si bien à chanter, et qui exécutent des airs souvent compliqués, ceux qui parviennent à imiter la voix de l'homme, ne le feraient pas s'ils étaient insensibles à l'harmonie et incapables de démêler les tons de l'échelle musicale. Quelquefois, cependant, l'impression du timbre et des modulations n'est pas tellement sûre qu'ils ne puissent être trompés. Le chasseur, à l'aide de ses pipeaux, simule assez bien le cri de la chouette pour que les petits oiseaux s'y méprennent aisément. Le gamin qui miaule fait tomber dans la même erreur le chat dont l'ouïe est cependant si délicate.

La sensation auditive est, du reste, plus ou moins exquise, suivant les espèces. Certaines d'entre elles ont l'ouïe dure ; d'autres l'ont très fine, et parmi ces dernières se trouvent d'abord les espèces timides qui ont besoin d'être averties à temps de l'approche de leurs ennemis et d'en reconnaître toutes les démarches, comme les espèces carnassières, qui, n'ayant pas l'odorat assez fin pour découvrir leur proie par ses émanations, ni la vue assez perçante pour la distinguer à de grandes distances, doivent arriver à ce résultat par le secours d'un autre sens. Toutefois, si obtuse qu'elle soit, elle dépasse encore généralement l'ouïe de l'homme. Chacun sait comment le moindre bruit éveille le chat, tire de leur assoupissement le bœuf, le cheval et le porc. Il faut aussi qu'elle ait quelque chose de particulier chez les animaux qui vivent dans les bois pour qu'ils soient à même de distinguer les bruits qu'ils ont intérêt à reconnaître, des échos répétés et confus qui se produisent autour d'eux.

L'ouïe ne paraît pas être, pour l'animal, le point de départ d'un grand nombre d'idées. Elle est néanmoins une des voies par lesquelles il reçoit diverses excitations pénibles ou agréables. On sait quelle ardeur le bruit du cor donne au chien de chasse, et dans quelle agitation se trouve le cheval qui entend sonner la charge. Ce que les poètes disent des effets de la lyre d'Orphée et de la musique sur les brutes, n'est pas sans quelque réalité. Il n'y a rien d'étonnant à ce que la symphonie plaise à certains animaux, même au dauphin, comme Pline le prétend. Le bruit du tonnerre n'inspire-t-il pas à tous de la frayeur? et les sons graves ne font-ils pas entrer le lion dans des accès de fureur? Pourquoi les animaux qui ont le sentiment des diverses qualités des sons, ne seraient-ils pas impressionnés agréablement par ceux qui nous plaisent et péniblement par les autres?

L'ouïe sert infiniment plus à l'homme qu'à l'animal. Elle ne recueille pas seulement les impressions qui égayent ou qui attristent, elle donne accès à l'expression de la pensée, aux formules du langage articulé. C'est par elle que s'établissent les plus complètes et les plus rapides communications entre les individus. Elle est l'une des deux grandes portes de l'intelligence. La vue, que nous allons étudier, peut seule lui être comparée.

V. — DE LA VISION.

Le sens par lequel l'homme et les animaux aperçoivent les objets extérieurs, jugent de leur couleur, de leur forme, de leur étendue et de leur distance, est celui de la vue ou de la vision.

Appareil de la vision. Les organes visuels existent dans plusieurs espèces inférieures, dans la plupart des mollusques, dans tous les articulés et les vertébrés. Les parties dont ils se composent offrent de très grandes variétés suivant le rang que les animaux occupent et le milieu dans lequel ils vivent. On trouve déjà dans les planaires, les astéries, les rotifères, d'après plusieurs observateurs, des points oculaires plus ou moins distincts qui paraissent donner une sensation vague de la lumière et de l'obscurité.

Chez les mollusques les yeux sessiles ou pédiculés sont situés à l'extrémité, à la base ou à certains points de la hauteur des tentacules. Ils ont un nerf optique auquel s'accolent des filets des nerfs tentaculaires et leur globe y a souvent une structure qui le rapproche beaucoup de l'œil des vertébrés. Leurs formes diverses ont été étudiées avec soin par Cuvier, Blainville, J. Müller, de Lacaze-Duthiers, de Quatrefages, etc.

Les articulés ont des yeux simples, lisses, des ocelles ou stemmates et des yeux composés ou à facettes, facettes dont le nombre s'élève souvent à plusieurs milliers et chacun des éléments de ceux-ci représente un œil complet qui reçoit un filament du nerf optique.

Dans ces deux embranchements, ils peuvent exister ailleurs qu'à la tête, par exemple, sur les bords du manteau chez les acéphales et sur chaque anneau du corps chez les annélides. Les vertébrés, sauf de rares exceptions ont ces organes doubles et complets. Dans tous les types ils peuvent être quelquefois atrophiés ou même faire complètement défaut. Leur absence ou leur atrophie a été signalée, par exemple, dans divers mollusques ptéropodes ou acéphales, dans certains insectes et crustacés ; et on sait depuis longtemps qu'ils sont atrophiés chez la taupe, le protée, les cœcilies [1].

Ils sont logés sur les côtés de la tête, dans les fosses nommées orbitaires, complétement isolées des fosses temporales chez l'homme et les singes, mais séparées seulement de ces dernières par une gaine fibreuse chez les autres animaux. Ils sont dirigés en avant dans l'homme, les quadrumanes, les oiseaux de proie nocturnes, latéralement dans la plupart des mammifères et des autres vertébrés. Par exception, ils sont tournés en haut comme dans l'uranoscope, ou d'un seul côté, comme dans les pleuronectes. Proportionnellement petits dans les très grands animaux et les espèces qui habitent des demeures souterraines, ils sont, au contraire, généralement grands chez les oiseaux, les poissons et les espèces aquatiques.

L'appareil de la vision des mammifères se compose : 1° *d'organes de protection* (orbite, gaine fibreuse, paupières) ; 2° *d'organes de lubrifaction* (glande lacrymale, caroncule du même nom, glande de Harderus) ; 3° *d'organes de locomotion* (muscles droits, obliques, etc.) ; 4° enfin, d'un *organe essentiel* (le globe oculaire).

L'œil renfermé dans la cavité orbitaire, et entouré d'une gaine fibreuse qui l'isole de la fosse temporale, est protégé en avant par ces voiles membraneux et contractiles connus sous le nom de paupières. Constituées par la peau en dehors, la conjonctive en dedans, et des muscles entre ces deux couches tégumentaires, les paupières portent à leur bord libre un petit cartilage qui prévient leur plissement transversal et soutient une série de petites glandules. Le troisième de ces voiles qui forme ce qu'on appelle le corps clignotant, est une production muqueuse pourvue à sa base d'un cartilage irrégulier et d'un coussinet graisseux. Peu développé chez l'homme, les singes et les onguiculés, en général, il prend de l'extension chez les ruminants, les solipèdes, et devient chez les oiseaux tellement grand, qu'il peut entièrement recouvrir le globe de l'œil.

Cet organe est humecté, lavé continuellement ou lubréfié à sa face antérieure par la glande lacrymale qui verse les larmes à la face interne de la paupière supérieure par les conduits hygrophthalmiques, d'où elles se répandent sur toute la surface de la cornée, arrivent à l'angle nasal, puis s'engagent dans les points lacrymaux, passent dans le sac, et enfin, dans le canal qui les amène à l'entrée des cavités nasales. Les glandes de Meïbomius, situées au bord libre des paupières sont seulement préposées à la sécrétion d'une humeur onctueuse susceptible d'agglutiner les cils. La glande de Harderus que possèdent un certain nombre d'animaux, les carnassiers, les rongeurs, le porc, plusieurs ruminants et même le cheval où elle est à l'état rudimentaire sur la base du cartilage du corps clignotant, n'a pas de fonctions spéciales jusqu'ici bien connues.

Enfin, l'œil est mû dans tous les sens par différents muscles naissant dans l'orbite et s'insérant sur le globe oculaire. L'homme n'en a que six, et la plupart des mammifères en possèdent un septième qui entoure le nerf optique. Des six muscles constants, deux sont obliques et les autres droits : ils produisent par leur

1. Voyez pour ces part. anat. Milne Edwards, *Leçons sur la physiol. et l'anat. comp.*, t. XII.

action combinée les mouvements si variés qu'exécute le globe de l'œil. De plus, en tirant cet organe vers le fond de l'orbite, ils donnent lieu à la compression du coussinet du corps clignotant, et déterminent par suite la projection de la troisième paupière en avant du globe oculaire.

L'œil (fig. 49) se compose, d'une part, de plusieurs membranes capsulaires contenues les unes dans les autres, destinées à renfermer des humeurs transparentes, et à donner, dans une certaine mesure, passage aux rayons lumineux;

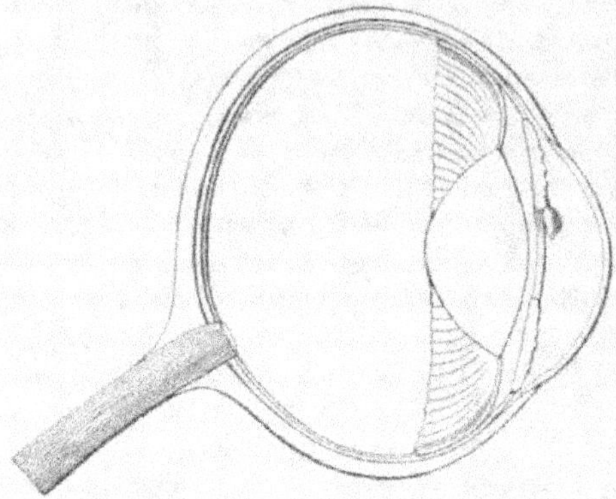

Fig. 49. — Schéma de l'œil du cheval.

d'autre part, de milieux parfaitement diaphanes pour réfracter la lumière; enfin, d'une expansion nerveuse chargée de recevoir l'impression de cette dernière.

Sa forme est à peu près sphéroïdale dans l'homme et les mammifères qui vivent à la surface du sol. Le globe qu'il constitue est aplati antérieurement chez les poissons, et un peu conique dans le même sens chez certains oiseaux. Voici, d'après Cuvier[1], un tableau qui indique, pour quelques animaux, le rapport existant entre le diamètre antéro-postérieur ou l'axe de l'œil, et le diamètre transversal.

Animaux.	Axe.	Diamètre transversal.
Chien	:: 24	: 25
Loup	:: 70	: 51
Lynx	:: 1	: 1
Phoque	:: 65	: 71
Marmotte	:: 65	: 68
Castor	:: 50	: 51
Chamois	:: 64	: 70
Bœuf	:: 20	: 21
Cheval	:: 24	: 25
Éléphant	:: 9	: 12
Baleine	:: 6	: 11

L'enveloppe la plus externe du globe oculaire est constituée en avant par la cornée transparente et en arrière par la sclérotique.

1. Cuvier, *Anatomie comparée*, t. III, p. 390.

La *cornée transparente*, qui ferme antérieurement, à la manière d'une vitre, l'appareil d'optique représenté par le globe de l'œil, a une courbe appartenant à une sphère d'un diamètre plus petit que la sphère de la sclérotique, et qui est susceptible de varier un peu par l'action des muscles. Sa circonférence, au lieu d'être circulaire ou ellipsoïde, est allongée transversalement dans le cheval et les ruminants. Cette membrane, composée de plusieurs lames superposées dans lesquelles se trouvent des lacunes et des corpuscules étoilés, a un revêtement épithélial, pavimenteux, stratifié continu à celui de la conjonctive. Elle a des divisions nerveuses, provenant des nerfs ciliaires, et, à son pourtour, quelques capillaires sanguins émanant de la muqueuse oculaire.

La *sclérotique* constitue la plus grande partie de l'enveloppe externe de l'œil. C'est une membrane blanche, opaque, résistante, adaptée en avant à la cornée, et percée en arrière pour le passage du nerf optique. Elle est fibreuse dans la généralité des animaux, pourvue antérieurement d'un cercle d'écailles osseuses chez les oiseaux, et en arrière de plaques osseuses ou cartilagineuses chez les poissons. Sa face interne répond à la choroïde, et l'externe donne implantation aux muscles droits et obliques.

En dedans de la sclérotique, se trouve la *choroïde*, membrane mince, opaque, noire ou diversement colorée, composée d'un réseau de vaisseaux fins renfermant dans ses mailles des fibres musculaires et des cellules nerveuses, puis tapissée par une couche pigmentaire qui disparaît chez les albinos et laisse à cette membrane une teinte rosée fort remarquable. Elle offre dans les mammifères, du côté opposé à la terminaison du nerf optique, une tache brillante, plus ou moins étendue, à reflets métalliques. Cette tache, désignée sous le nom de *tapis*, est vert doré chez le bœuf, bleu argenté chez le cheval, la chèvre, les cerfs, jaune doré pâle chez le lion et le chat[1]. Le tapis, qui, en réfléchissant fortement la lumière dans l'obscurité, donne aux yeux de certains animaux un éclat souvent si vif, manque à l'œil des oiseaux et des poissons.

La face interne de la choroïde est tapissée par la *rétine*, membrane presque transparente résultant de l'épanouissement de la pulpe du nerf optique et destinée à recevoir l'impression de la lumière. Cette expansion nerveuse, qui parait le plus souvent s'étendre jusqu'aux procès ciliaires, comme on le voit très bien à l'œil des solipèdes, ne va pas jusque-là dans tous les animaux. En général, on la voit aller d'autant plus loin que la couronne ciliaire est plus réduite. Ainsi, d'après Cuvier, elle recouvrirait la moitié seulement de la choroïde du porc-épic et le tiers de celle du lynx qui ont les procès ciliaires très grands, tandis qu'elle aurait un développement considérable dans le chamois et la corinne dont la couronne ciliaire est très étroite. Dans tous les cas, elle est libre d'adhérences à ses deux faces, souvent plissée, comme dans les oiseaux de proie. Des nombreux éléments qui la composent, par leur superposition, les plus importants paraissent être les bâtonnets et les cônes très réfringents de la couche externe, puis les fibres rayonnantes qui proviennent du nerf optique. Celui-ci arrive tantôt sensiblement dans l'axe de l'œil, comme cela se voit sur l'éléphant, le lynx, le phoque;

1. Cuvier, *Anatomie comparée*, t. III, 2ᵉ édit., p. 418.

tantôt en dedans de cet axe, comme chez l'homme ; ou en dehors, comme dans le cheval, le loup, le chamois, les oiseaux et les reptiles[1]. Il pénètre à travers une petite ouverture, fermée elle-même par une membrane criblée d'une infinité de trous.

L'intérieur du globe oculaire est divisé en deux grands compartiments par le diaphragme perforé qu'on appelle l'*iris*. Cette cloison est une membrane vasculaire et contractile d'une couleur très variée, mais généralement uniforme pour tous les individus d'une espèce sauvage. Elle a des fibres annulaires très nombreuses qui forment un véritable sphincter autour de l'ouverture pupillaire et qui en déterminent le resserrement, puis des faisceaux radiés dilatateurs qui partent de la périphérie pour se joindre aux premières, comme Kölliker l'a vu et figuré très nettement dans le chat. L'ouverture qu'elle présente, à son centre, est elliptique et allongée transversalement chez le cheval et les ruminants domestiques, disposée au contraire en fente verticale chez le chat et plusieurs carnassiers nocturnes. Son bord supérieur est légèrement sinueux et festonné dans le bœuf, le mouton, la chèvre, et notamment les solipèdes où il porte de petites masses de matière colorante connues sous le nom de *grains de suie*. Les différentes formes de la pupille sont sans doute appropriées aux variantes de la vision des animaux. Cependant, on ne saurait préciser leur utilité. Il est difficile de concevoir que les ruminants et le cheval, avec leur pupille ovale, ne verraient point devant eux, comme l'avance Dugès si leur pupille était ronde.

En avant et en arrière de l'iris, existent des liquides d'inégale densité et une lentille destinée à réfracter la lumière. Ils constituent ce qu'on appelle les *milieux* de l'œil.

L'*humeur aqueuse* remplit toute la chambre antérieure, c'est-à-dire le compartiment compris entre la cornée et l'iris, puis toute la chambre postérieure ou l'espace étroit laissé entre l'iris et le cristallin. Sa densité, un peu supérieure à celle de l'eau, lui donne un pouvoir réfringent peu différent de celui de ce liquide. Elle est en très petite quantité dans l'œil des poissons, par suite de l'aplatissement antérieur du globe oculaire de ces animaux. Ce liquide est entouré par la membrane transparente amorphe dite *de Descemet*, sur laquelle on trouve un épithélium à cellules polygonales.

L'*humeur vitrée*, plus épaisse, plus dense que l'autre, remplit l'espace laissé entre le cristallin, les procès ciliaires et le fond de l'œil. Elle est contenue dans les mailles d'une membrane fine, transparente, connue sous le nom de *membrane hyaloïde*.

Le *cristallin* forme une lentille biconvexe dont la moitié postérieure est plus bombée que l'antérieure. Il est sphérique, ou à peu près, chez les poissons; presque sphérique, ou du moins très convexe sur ses deux faces dans les cétacés; enfin, il est plus aplati dans les mammifères aériens, et plus encore dans les oiseaux. Sa substance visqueuse et diaphane est disposée en couches dont la densité augmente de la surface vers le centre. La capsule transparente et élastique qui l'enveloppe a une structure fibreuse. Par sa configuration et sa densité, il est

---

1. Cuvier, *Anat. comp.*, t. III, 429 et suiv. Il dit en dedans pour le cheval, mais c'est une erreur.

très apte à concentrer les rayons lumineux et à remplir, par conséquent, le rôle des lentilles dans les instruments d'optique.

Autour du cristallin existe la couronne plissée du cercle et des procès ciliaires, résultant de l'association du tissu conjonctif avec des vaisseaux, des cellules pigmentaires et des fibres musculaires lisses qui s'échappent du muscle ciliaire.

Enfin, entre la rétine et le cristallin se trouve, mais seulement chez les oiseaux, certains reptiles et quelques poissons, une membrane vasculaire, très fine, analogue à la choroïde, et qu'on appelle le *peigne* ou la *bourse noire*. C'est, d'après la plupart des observateurs, une sorte de cône souvent et fortement plissé qui part de la face antérieure de la rétine, traverse le corps vitré et arrive jusqu'au cristallin, sur la capsule duquel il se fixe, du moins chez un certain nombre d'oiseaux. Il paraît servir à rapprocher, plus ou moins, le cristallin de la rétine, afin de faire varier l'étendue du champ visuel, et de permettre ainsi aux animaux de voir les objets à de petites comme à de grandes distances.

Telles sont les principales parties constituantes de l'appareil de la vision. Il reste maintenant à examiner comment cet appareil fonctionne, c'est-à-dire comment la lumière agit sur l'œil pour donner l'image des objets, la sensation de leur forme, de leur couleur et de quelques autres de leurs propriétés.

Mécanisme de la vision. — L'impression produite sur l'œil par les objets extérieurs s'effectue par l'intermédiaire de la lumière émanée des corps sous forme de rayons divergents qui marchent toujours en ligne droite. Lorsqu'un de ces rayons tombe perpendiculairement à la surface d'un milieu transparent, il le traverse sans changer de direction. S'il y arrive obliquement, il éprouve, en le traversant, une déviation connue sous le nom de *réfraction*. Il est réfracté en se rapprochant de la perpendiculaire, s'il passe d'un milieu moins dense dans un milieu plus dense, tandis qu'il est éloigné

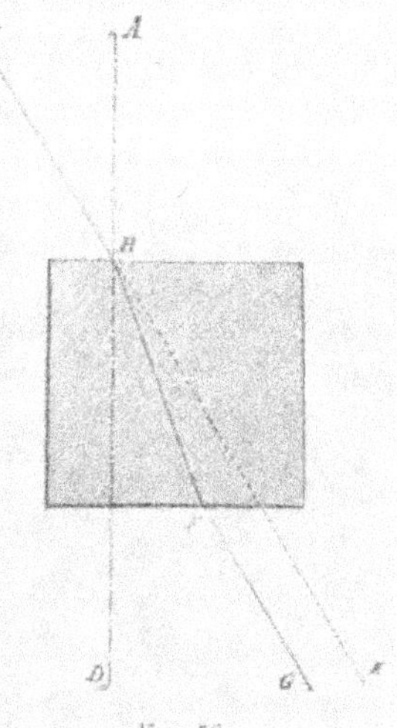

Fig. 50.

de cette ligne dans le cas contraire. L'angle que le rayon lumineux fait alors avec le prolongement de la perpendiculaire élevée à la surface du milieu, constitue l'*angle de réfraction*. Le degré de celui-ci est en rapport avec la densité et la forme des milieux ; ses variations paraissent dépendre de ce que la lumière ne traverse pas tous les corps avec une égale vitesse. Soient les rayons AB et CB tombant sur l'une des faces d'un cube de cristal (fig. 50). Le rayon AB perpendiculaire traversera ce milieu, sans éprouver de déviation, c'est-à-dire suivant la ligne ABD. Le rayon CB oblique, au lieu de traverser suivant la direction CE, sera réfracté en se rapprochant de la perpendiculaire ; il prendra la direction BF. Puis, en sortant du cube pour passer dans l'air qui est moins réfringent que le cristal, il éprouvera une nouvelle déviation FG qui l'éloignera de la perpendiculaire.

Si les rayons lumineux parallèles viennent à traverser une lentille biconvexe, ils sont réfractés de la manière suivante. Soient (fig. 51) les rayons AB, CD, EF tombant à la surface d'une lentille, dont les courbes peuvent être considérées comme formées d'un grand nombre de petites surfaces planes. Le rayon CD arrivant perpendiculairement, et dans l'axe de la lentille, n'éprouvera pas de déviation. Le rayon AB, au contraire, arrivant obliquement, se rapprochera de la perpendiculaire HB, au point d'incidence. En sortant de la lentille, il sera réfracté de nouveau et éloigné de la perpendiculaire à son point d'émergence. Ces deux réfractions successives l'amèneront à rencontrer le premier sur un point

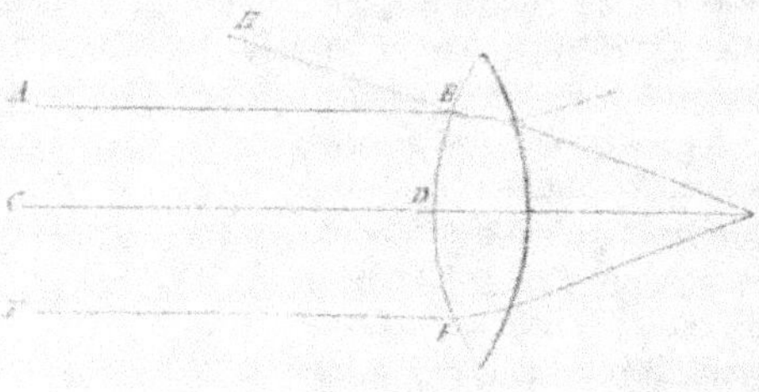

Fig. 51.

qui est le foyer de la lentille ; il en sera de même pour le rayon EF, et il en serait encore ainsi pour tous les rayons intermédiaires. Au foyer de la lentille, les rayons lumineux s'entrecroisent, puis continuent leur trajet à l'infini.

Si les rayons lumineux partent d'un point placé à une distance limitée de la

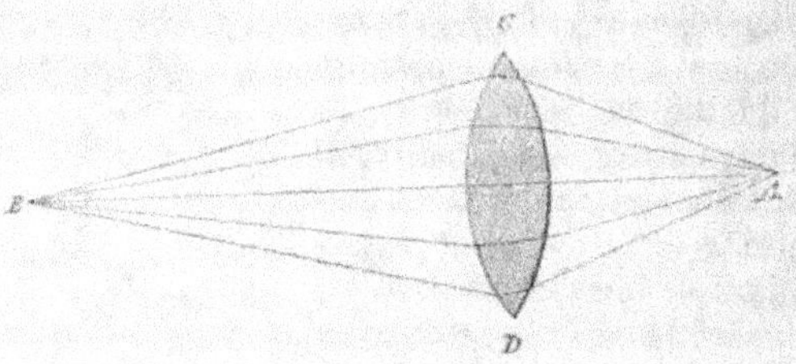

Fig. 52.

lentille, ils arrivent en divergeant à la surface de cette dernière, mais ils sont réfractés de la même manière que dans les cas où ils sont parallèles. Ainsi, par exemple, le faisceau conique des rayons émanés du point A (fig. 52) sera réuni au foyer B de la lentille CD, comme si tous ces rayons étaient parallèles.

Lorsque les rayons partent d'un corps plus ou moins étendu, leur réfraction s'effectue encore suivant les mêmes lois, seulement il y a dans cette circonstance une complication apparente dont la figure 53 donne une idée, la flèche ABC envoyant par tous ces points des rayons divergents qui forment des pinceaux ou des cônes dont la base est représentée par l'une des faces de la lentille.

Le cône du point A rassemblera les siens en F, celui du point C en D, et celui du point B en E. D'où il résulte que l'image de la flèche reçue sur un plan au point de réunion des cônes lumineux sera renversée.

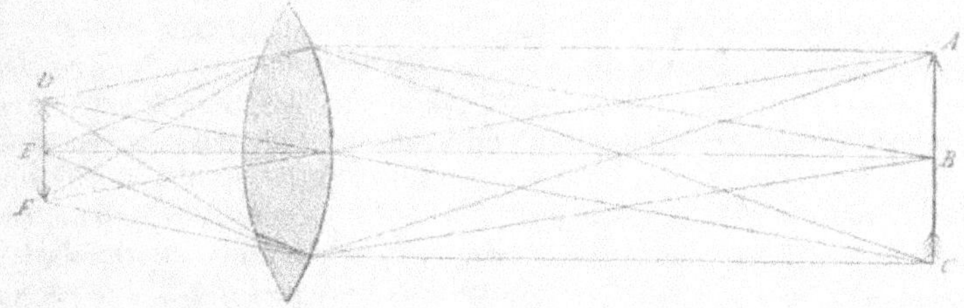

Fig. 53.

Ce qui précède étant bien compris, il est facile de se rendre compte de la formation des images dans l'œil. Si nous supposons la flèche AB (fig. 54) à une certaine distance du globe oculaire, elle enverra par chacun de ses points des pinceaux de rayons ou des cônes lumineux dont la base sera représentée par la face antérieure de la cornée. De son extrémité supérieure partira le pinceau A. qui, après avoir été successivement réfracté par la cornée, l'humeur aqueuse, le cristallin, viendra réunir ses rayons en C. Le pinceau B sera réfracté de la même manière, et les siens se réuniront en D; de telle sorte que l'image de la flèche

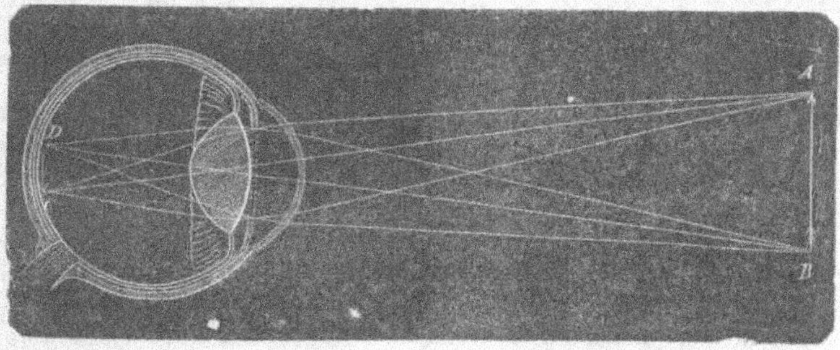

Fig. 54.

peinte sur la rétine sera renversée. La première réfraction opérée par la cornée transparente est déjà considérable, à cause de la courbure et de la densité de cette membrane. La seconde, qui a eu lieu dans l'humeur aqueuse des deux chambres, est moindre; la troisième, qui s'effectue dans le cristallin, est la plus prononcée; enfin, celle du corps vitré est intermédiaire aux deux précédentes. L'indice de réfraction de ces divers milieux est tellement calculé, que le foyer des rayons de chaque cône lumineux se trouve à la surface de la rétine. Il faut donc, pour que l'image peinte sur cette expansion nerveuse soit nette, que la distance qui existe entre le cristallin et le fond de l'œil soit déterminée. Si cette distance est diminuée, les rayons frappent la rétine avant de s'être réunis ; si elle est augmentée, ils la rencontrent après s'être entrecroisés et, dans les deux cas, l'image est diffuse.

La formation de l'image des objets sur la rétine peut être facilement mise en évidence par une expérience d'une très grande simplicité. Il suffit pour cela de placer en avant du globe oculaire, ouvert par en haut, un objet très éclairé. On voit alors, en regardant par l'ouverture, l'image de l'objet reproduite sur la rétine avec ses couleurs et tous ses détails, mais dans de faibles proportions. On étudie mieux encore le phénomène si, comme l'astronome Kepler l'a fait le premier, on amincit, à l'opposé de la cornée, une certaine étendue de la sclérotique de manière à la rendre à peu près transparente. Alors, en regardant la face postérieure du globe au-devant duquel sont des objets très éclairés, on voit ces objets peints très nettement en miniature et toujours renversés. J'ai fait souvent cette expérience sur l'œil du cheval et du bœuf qui convient bien, surtout lorsque le pigment choroïdien n'est pas abondant. Elle ne laisse rien à désirer, comme Magendie l'a déjà noté, sur les yeux d'albinos.

La netteté de l'image doit être un peu plus parfaite au centre que sur les bords, parce qu'elle se forme sur une surface courbe, et parce que les rayons provenant de la périphérie des objets ont traversé les parties excentriques du cristallin qui leur font éprouver, à un faible degré, ce qu'on appelle l'*aberration de sphéricité*, aberration rendue à peu près insignifiante par la disposition de l'iris autour du cristallin. Néanmoins cette netteté est sensiblement uniforme pour les objets qui ne sont ni trop éloignés, ni trop rapprochés ; elle résulte en partie de ce que les rayons lumineux, susceptibles d'être réfléchis, sont absorbés par le pigment choroïdien. Sans cette particularité, les rayons pourraient, après avoir été réfléchis, venir une seconde fois impressionner la rétine, produire l'éblouissement et rendre ainsi l'image confuse. Aussi les animaux à pigment choroïdien blanc, tels que les chats, et ceux qui ont la choroïde privée de matière colorante, comme les albinos, ne peuvent-ils supporter la vue d'objets fortement éclairés et voir distinctement au grand jour.

Les dimensions de l'image varient suivant la distance des objets ; elles sont d'autant plus grandes qu'ils sont rapprochés, et d'autant plus petites qu'ils sont plus éloignés de l'œil : la théorie l'indique et l'expérience de l'œil aminci à sa face postérieure le démontre très clairement. Ainsi, j'ai constaté qu'une flèche de 45 centimètres de longueur donnait sur le fond de l'œil du cheval une image de 12 millimètres à 1 mètre de distance, de 6 millimètres à 2 mètres, de 5 millimètres à 3 mètres, de 4 millimètres à 4 mètres, de 3 millimètres à 5 mètres, de 2 millimètres 1/2 à 6 mètres et de 2 millimètres à 7 mètres. Une fenêtre large de 1^m,67 donnait une image de 7 millimètres de large à 6 mètres, et de 4 millimètre à une distance double. Mais, c'est aux mathématiciens à déterminer les proportions de la décroissance des images dans le globe oculaire, suivant la distance des objets, proportions qui, d'après de Haldat, sont en raison inverse du carré des distances. Il est facile de concevoir ces variations d'après les lois de la formation des images dans les appareils d'optique. En effet, un objet étant placé à une certaine distance de la cornée, ses rayons extrêmes s'entrecroisent en arrière du cristallin dans un point désigné sous le nom de *centre optique*, point dont la situation est telle sur l'axe de la lentille, que les rayons qui le traversent n'éprouvent pas de déviation, quelle que soit l'obliquité de leur incidence à la surface de la cornée. Après s'être entrecroisés à ce centre, ils arrivent sur la rétine en formant un angle dont le sommet est précisément le *centre optique*. Or, il est évident que cet *angle visuel* est d'autant plus petit que la distance de l'objet est plus considérable. De même, les objets d'inégale étendue peuvent, suivant qu'ils sont plus ou moins rapprochés, avoir un angle visuel *égal*, et par conséquent produire une image dont les dimensions sont les mêmes pour tous. Soient les trois flèches AB, CD, EF (fig. 55), iné-galement éloignés de l'œil. La plus grande AB aura le même angle que la seconde, et celle-ci le même que la troisième. Pour les trois, l'image aura une égale étendue, et si rien ne vient rectifier l'idée des dimensions de ces flèches, cel-

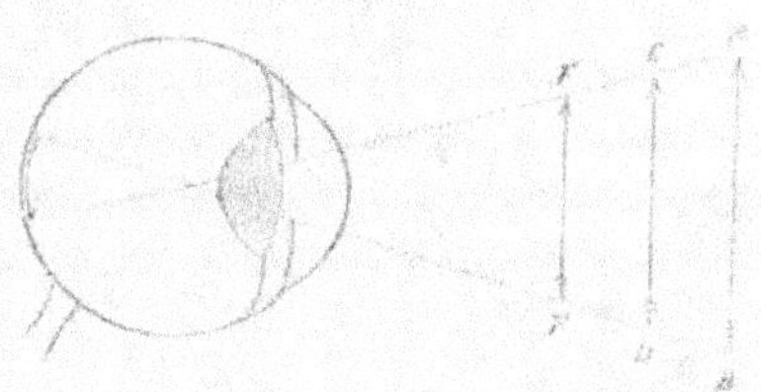

Fig. 55. — Centre optique.

les-ci paraîtront de même grandeur. D'après cela on comprend pourquoi une statue, un animal, un paysage semblent gigantesques vus de près, et se rapetissent à mesure qu'on s'en éloigne.

Puisque les images des objets perdent de leur netteté à de très grandes et à de très petites distances, par suite de la réunion des divers rayons de chaque cône lumineux, soit en avant, soit en arrière de la rétine, il est nécessaire que l'œil éprouve quelques changements pour que la vue soit possible à toutes les distances. Mais les physiciens et les physiologistes sont loin d'être d'accord sur la réalité, le mode et les causes de l'adaptation ou accommodation.

Quelques auteurs ont prétendu que l'adaptation n'est nullement nécessaire, attendu que l'image des objets, quelle qu'en soit la distance, se forme toujours sur la rétine. D'après de Haldat, le foyer de convergence des rayons qui traversent le cristallin serait invariable. La distance des objets ne ferait que changer l'étendue et l'éclat de l'image sans faire varier son foyer. Cet expérimentateur, en adaptant un cristallin de bœuf à l'entrée d'un tube de laiton, portant à l'autre bout un verre dépoli, a vu se peindre une image également nette quoiqu'il changeât la distance des objets. Suivant Pouillet, la vision serait distincte à courte et à longue distance seulement par le fait de la dilatation plus ou moins considérable de la pupille. Ce savant physicien, considérant que la densité et par conséquent la réfringence des couches du cristallin vont croissant de la péri-phérie vers le centre, admet que cette lentille a plusieurs foyers. Les rayons qui passent autour de l'axe convergent plutôt que ceux de la circonférence. Quand on veut regarder de très près, l'iris se resserre et l'œil ne reçoit que les rayons dont la convergence se fait à la rétine. Lorsque, au contraire, on veut voir de loin, on dilate la pupille de manière à donner accès aux faisceaux qui passent par les bords du cristallin.

Ceux qui admettent la nécessité de l'adaptation prétendent que l'image ne peut se peindre nettement sur la rétine à des distances diverses ; mais ils varient sur les moyens ou sur le mécanisme de cette adaptation. Suivant les uns, elle résulterait des changements apportés aux diamètres de l'œil et à la courbure de la cornée par les muscles du globe oculaire. D'après d'autres, elle tiendrait, comme Kepler et Lecat l'avaient avancé, à des déplacements du cristallin d'avant en arrière. Pour quelques autres, elle serait produite par des changements dans la forme du cristallin. Helmholtz [1], en se servant d'un instrument spécial, l'ophthalmomètre, s'est assuré que ces changements constituent la partie essentielle du phénomène. A l'état de repos, l'œil est disposé pour la vue à grande distance, le cristallin offre son maximum d'aplatissement et un rayon de courbure qui, pour la face antérieure, serait de 10 millimètres. A mesure que l'œil doit regarder des objets de plus en plus rapprochés, la pupille se rétrécit, le bord interne de l'iris se projette en avant, la convexité de la face antérieure du cristallin augmente, de telle sorte que cette lentille s'épaissit à son centre d'environ 1 à 4 dixièmes de millimètre ; sa réfringence s'accroît d'autant et a pour effet de maintenir constamment l'image sur la rétine, ou à quelques millimètres en arrière, dans le cas de rapprochement considérable des objets. Les chiffres qui expriment ces variations étonnent par leur précision. A l'aide de l'ophthalmoscope on peut constater avec facilité ces changements dans la courbure du cristallin. L'image réfléchie par la face antérieure de cette lentille s'agrandit lorsque l'œil s'accommode à la vision à longue distance et elle se rapetisse lorsque l'œil s'adapte à la vision d'objets rapprochés. Le cristallin, dans ce cas, se comporte comme les miroirs convexes, donnant des images réduites proportionnellement à la réduction du diamètre de leur courbure. Aujourd'hui, presque tous les physiologistes et les physiciens regardent l'accommodation comme le résultat des seuls changements de courbure du cristallin dus à l'action du muscle ciliaire. Cependant, elle pourrait bien être un phénomène plus complexe, à la production duquel les muscles du globe prendraient une part notable ; car ces muscles, à divers degrés de contraction, semblent devoir changer les courbures du globe oculaire. Au début de cette contraction, en pressant sur tous les points de la circonférence, ils semblent devoir allonger le diamètre antéro-postérieur, puis le réduire si la contraction tend à enfoncer l'œil dans l'orbite et, par conséquent, à faire varier aussi les distances entre le cristallin et le plan de la rétine.

Quant à la cause des changements de courbure du cristallin, elle est, d'après les meilleurs observateurs, dans l'action du muscle ciliaire pourvu de fibres antéro-postérieures radiées qui s'étendent, pour la plupart, du canal de Fontana à la périphérie des procès ciliaires et de fibres annulaires au point d'union de ces procès avec l'iris. Ce muscle, en se contractant, détendrait, suivant Helmholtz, le feuillet antérieur de la membrane hyaloïde, connu sous le nom de zone de Zinn, soudé aux procès ciliaires, à la face antérieure et à la périphérie du cristallin, et, par suite, permettrait au cristallin, dont l'enveloppe est élastique, de devenir plus convexe en avant. La contraction du muscle ciliaire, d'après

----

1. Helmholtz, *Optique physiologique*, trad. franç. Paris, 1867.

M. Ch. Rouget, aurait pour résultat de comprimer le cercle ciliaire, les bords du cristallin, d'amener cette lentille en avant, en augmentant sa courbure vers le centre. Quel que soit l'effet de la contraction, le muscle est relâché, et le cristallin offre son maximum d'aplatissement dans l'état ordinaire correspondant à la vue à longue distance. Il est contracté et le cristallin a son degré maximum de courbure, dès que l'œil cherche à s'adapter à la vision des objets rapprochés. Si ce muscle est paralysé par un narcotique, la vue à distance est assez nette, mais la vue des objets rapprochés devient confuse, faute d'adaptation, car alors l'image de l'objet se peint en arrière de la rétine.

Quelques expériences, qu'il est facile de répéter, montrent la réalité de l'adaption. La plus simple, due à Müller, consiste à regarder d'un œil, l'autre étant fermé, deux épingles implantées à une assez grande distance sur une régle horizontale. Lorsqu'on veut voir la première, elle paraît fort distincte, tandis que la seconde est nébuleuse; quand, au contraire, on veut voir la seconde, elle paraît très nettement, mais l'autre devient confuse. Jamais elles ne peuvent être vues nettement ensemble, parce que l'œil adapté à la vision de l'une ne l'est pas au même moment à celle de l'autre.

L'accommodation a, en somme, pour effet de faire passer l'œil de l'état de presbytie à l'état de myopie. L'organe, si le cristallin est au repos et le muscle ciliaire relâché, est adapté à la vision à longue distance : il est presbyte. Lorsque le cristallin devient plus bombé par la contraction du muscle ciliaire, l'œil est adapté à la vision à courte distance : il est myope.

La faculté que possède l'œil de se modifier pour rendre la vision distincte à des distances très diverses, n'existe pas au même degré dans tous les animaux. Il en est qui voient seulement de très près, d'autres de très loin ; en un mot, il est des animaux *myopes* et des animaux *presbytes*, comme le fait observer Müller. Quelques autres jouissent du privilège de distinguer nettement et tour à tour les objets rapprochés et ceux qui se trouvent à de grandes distances : les oiseaux de proie (l'aigle, l'épervier, etc.), sont de ce nombre.

L'œil constituant un instrument d'optique très parfait, si sa construction offre la moindre irrégularité, la vision est plus ou moins troublée. Elle reste normale tant que la rétine est à la distance dite focale, c'est-à-dire au point de convergence des rayons lumineux qui viennent de traverser le cristallin et le corps vitré. L'œil est dit alors, d'après Donders, *emmétrope*. On l'appelle *amétrope*, lorsque, au contraire, le plan focal n'est plus, à beaucoup près, à la rétine. Si ce plan est en avant de cette membrane, il y a *brachymétropie* et *hypermétropie*, s'il est en arrière. Il y a *astygmatisme* quand les courbures des milieux réfringents ne sont pas les mêmes à tous les méridiens de l'œil, surtout quand il y a déformation plus ou moins étendue de la cornée ou du cristallin. Ce dernier état donne lieu à des aberrations de formes et de couleurs qui rendent la vue trouble.

La myopie est une aberration visuelle fort commune dans laquelle le foyer des rayons lumineux se trouve en avant de la rétine, s'ils viennent d'objets éloignés ; aussi donnent-ils des images confuses. Elle résulte d'une trop forte courbure de la cornée, du cristallin, d'une trop grande réfringence des milieux et, dit-on, le plus souvent, d'un allongement antéro-postérieur de l'œil, lequel éloigne la rétine du cristallin et, par conséquent, du foyer des rayons parallèles. Certaines espèces, telles que le bœuf, le lapin, qui ont la cornée transparente très convexe, sont probablement myopes. Les espèces nocturnes ou nyctalopes, les chats, par exemple, dont le champ visuel est étroit, semblent aussi avoir la vue plus courte que les espèces diurnes. La myopie se corrige par les verres biconcaves qui, en retardant la convergence des rayons, amènent l'image sur la rétine.

La presbytie est l'inverse de la myopie. Dans la presbytie, les objets ne sont vus distinctement que de loin. La cornée et le cristallin ont une convexité trop peu prononcée pour amener la réunion des rayons lumineux sur la rétine. Aussi, cette réunion ne s'effectue-t-elle qu'en arrière de la membrane nerveuse, à moins que les objets ne soient placés à une distance considérable.

La puissance d'adaptation est souvent alors affaiblie, peut-être par une augmentation de la densité du cristallin qui rend difficiles ses changements de forme. La presbytie se corrige par des verres convexes, qui ramènent le foyer sur la rétine.

Les physiciens ont appelé *punctum remotum*, le point auquel la vision est nette pour l'œil myope, sans l'aide de l'adaptation. Ils ont donné le nom de *punctum proximum* au point où doivent être tenus les objets pour que l'œil emmétrope, en état d'adaptation, en distingue tous les détails.

De la sensation en elle-même. — Les rayons lumineux, émanés des objets et réfractés par les milieux de l'œil, viennent peindre une image au fond de cet organe, ils impressionnent la rétine suivant un mode qui nous est tout à fait inconnu, et c'est par suite de cette impression que nous avons conscience de la forme, des dimensions, des couleurs et de la distance des objets.

Jusqu'ici on a admis que l'image était peinte directement sur la rétine elle-même. Quelques auteurs ont prétendu qu'elle l'est sur la choroïde, agissant à la manière d'un miroir, d'où elle se réfléchirait sur la face adhérente de la rétine ; mais cette manière de considérer le phénomène n'est pas inattaquable, car on ne voit pas bien comment la choroïde, souvent noire et dépourvue de pigment, peut jouer le rôle de miroir réflecteur par rapport à une membrane qui s'y trouve exactement appliquée, membrane qui, en raison de sa transparence, doit être impressionnée dans son épaisseur comme à ses surfaces. D'ailleurs, dans cette hypothèse, la rétine recevrait nécessairement deux impressions devant se fusionner en une seule.

Ce qui paraît plus intéressant c'est de rechercher quels peuvent être les éléments de la rétine qui reçoivent l'impression. Or, des diverses couches reconnues à cette membrane, l'externe constituée par des bâtonnets et des cônes perpendiculaires à ses faces, la ganglionnaire formée par de grosses cellules nerveuses, et celles des fibres émanées du nerf optique sont, sans aucun doute, les plus importantes. Les bâtonnets paraissent les seuls éléments rétiniens impressionnables à la lumière, et leur impressionnabilité maximum correspond à l'extrémité de l'axe antéro-postérieur ou axe optique de l'œil. La papille centrale du nerf, ou *punctum cæcum*, la tache blanche, est à peu près insensible, comme l'ont depuis longtemps appris les expériences de Mariotte, et les fibres rétiniennes sont, dit-on, de simples conducteurs de l'impression reçue.

Il est difficile de dire en quoi consistent les changements d'état de la rétine, coïncidant avec l'impression visuelle ou donnant lieu à cette impression.

Le professeur Boll a constaté, il y a quelques années, dans la rétine, des modifications très curieuses produites par la lumière, soit sur l'œil qui vient d'être détaché de l'animal, soit sur l'œil dans les conditions physiologiques. Cette membrane serait colorée dans la couche des bâtonnets par ce qu'on a appelé le rouge visuel. Sous l'influence de la lumière qui frappe l'œil, elle se décolorerait d'abord en quelques secondes, puis deviendrait transparente et finalement opaque. Après cette décoloration, la membrane reprendrait dans l'obscurité sa couleur rouge, qu'elle perdrait de nouveau autant de fois qu'elle serait soumise à l'action des rayons lumineux ; ainsi elle se comporterait comme les plaques qui servent à obtenir les épreuves photographiques. Boll a constaté aussi que tous les rayons du spectre solaire n'agissent avec la même intensité ni de la même façon que la lumière blanche. La lumière rouge ou la blanche produirait difficilement la décoloration, la verte rendrait la rétine pourprée, la jaune ne lui ferait subir aucun changement.

Quelle que soit la nature de l'impression, celle-ci ne peut être reçue que par la rétine.

Une fois produite, l'impression est transmise au cerveau par l'intermédiaire du nerf optique. L'image des objets qui se peint à la surface de l'expansion nerveuse, bien qu'elle soit dans l'œil, fait cependant voir les objets en dehors de l'organe. La notion, d'après laquelle les corps lumineux sont bien réellement hors de l'œil, a été considérée comme un résultat de l'expérience et de l'habitude, et à l'appui de cette hypothèse, on a cité l'exemple de l'aveugle de Cheselden qui voyait après l'opération les objets touchant ses yeux. Il est facile pourtant de prouver que cette notion est indépendante de l'habitude. D'une part, les objets qui touchent les yeux de l'aveugle récemment opéré, sont déjà hors de lui ; d'autre part, les jeunes animaux, tels que les veaux, les poulains, sont à peine sortis du sein de leur mère, qu'ils s'approchent de celle-ci, vont prendre sa mamelle au lieu de la chercher en eux-mêmes. Si l'on place autour de ces jeunes mammifères des obstacles plus ou moins éloignés, ils les évitent ; par conséquent, ils ont dès le principe, suivant la judicieuse remarque de Flourens [1], le sentiment des distances et de la situation réelle des objets. Toutefois, il est incontestable que, dans la suite, le jugement sert beaucoup à préciser les idées relatives à la distance, idées qui paraissent primitivement moins sûres chez les enfants que chez les animaux, car les premiers, d'après Müller, cherchent aussi bien à saisir la lune que les objets les plus rapprochés d'eux.

D'après les lois de la réfraction, d'accord avec les résultats de l'expérience, les images des objets projetés sur la rétine sont renversées, ce qui n'empêche pas que les objets soient vus droits et tels qu'ils sont effectivement. Les physiciens expliquent ce fait en disant que les objets sont vus suivant le prolongement des

1. Flourens. *Leçons orales*, 1851.

rayons qu'ils envoient à la rétine, de telle sorte qu'un rayon arrivant à la partie inférieure de l'expansion nerveuse, fait voir en haut de l'objet le point dont il émane. Müller repousse cette explication et croit qu'il est inutile de chercher la cause de la vision droite, puisque tout est renversé dans l'œil, et qu'il y a conséquemment harmonie dans la sensation. En réfléchissant bien à cette singulière particularité, on arrive à concevoir que la direction de l'image importe peu, en définitive, pour la sensation : car si un homme est suspendu par les pieds, l'image des objets est peinte en sens inverse de l'image habituelle, et s'il est couché, l'image a encore une autre direction. Néanmoins, dans tous les cas, les objets sont vus de la même manière.

Les deux images produites, une dans chaque œil, ne donnent pas la sensation de deux objets ou d'un objet double, mais elles déterminent une impression unique comme si l'un des deux seulement recevait l'image. Pour rendre compte de ce fait, les uns ont dit, avec Gall, que les deux yeux, au lieu d'agir simultanément, agissent tour à tour, mais c'est là une erreur dont la démonstration n'est pas difficile : les autres ont avancé que la vue simple résulte de la formation des images sur des points identiques des deux rétines. C'est une variante de cette opinion que propose Dugès, en admettant que l'unité de la sensation dépend de l'habitude qu'acquièrent certains points de la rétine, appelés *homologues*, d'agir ensemble. Mais ces hypothèses, peu satisfaisantes, ne sont nullement nécessaires pour expliquer l'unité de la sensation. Très probablement, les deux impressions identiques sont converties par le cerveau en une seule sensation, comme le sont les autres impressions venues par les deux oreilles ou les deux moitiés des fosses nasales.

Quoi qu'il en soit, il est des cas dans lesquels il y a une vue double par suite de changements assez prononcés dans la direction des axes visuels pour donner lieu à la formation d'images en dehors des points homologues des deux rétines. Les animaux qui ont des yeux très divergents ou placés presque aux extrémités du diamètre transverse de la tête, voient les objets intermédiaires par les deux, et les objets latéraux par un seul ; les deux séries d'images se réunissent dans un point intermédiaire aux deux axes visuels, et ne forment, en définitive, qu'un tableau unique sans solution de continuité. Les oiseaux et les poissons ont les yeux disposés pour ce mode de vision qui existe aussi, mais à un faible degré, chez plusieurs mammifères, même chez les solipèdes et les ruminants.

La sensation consécutive à la formation des images dans l'œil donne l'idée de la forme, des dimensions, de la distance et de plusieurs autres propriétés des corps.

La notion de la forme est évidemment primitive. Elle ne paraît nullement le résultat d'opérations intellectuelles. Sans doute, l'animal acquiert cette notion sans le secours d'un jugement quelconque. Il serait absurde de croire qu'il ne distingue pas la forme du carré de celle de la sphère, la forme humaine de celle d'un arbre. Et, cette distinction, il la fait en naissant, car il ne confond pas la tête avec les mamelles de sa mère.

La notion de la distance paraît aussi indépendante, du moins jusqu'à un certain point, du jugement de l'animal. Elle ne manque chez lui ni d'étendue, ni de précision. Le chien auquel on lance une pierre s'enfuit, mais il s'arrête quand il

se croit à une distance telle qu'il n'a plus à craindre une insulte. Il ne reprend
sa course que quand il se sent à portée d'être atteint. Le loup qu'on poursuit fait
souvent la même chose, il s'assied sur la croupe, comme pour braver le chasseur,
tant qu'il se trouve suffisamment éloigné de lui. Tous les animaux qu'on menace, tous ceux qui cherchent à franchir un obstacle, à traverser un fossé, à sauter
d'une branche d'arbre à une autre, etc., paraissent avoir une idée très précise
des distances. On ne voit jamais un chat se jeter par terre s'il est sur un toit
très élevé, ni un canard se précipiter dans un puits pour se baigner. Ce sentiment est même si sûr, que le carnassier qui s'élance d'un bond sur sa proie ne
la dépasse jamais. Il a fait un effort en harmonie avec l'étendue de l'espace qu'il
devait franchir.

L'impression qui donne lieu à la sensation de la forme, de la couleur et des
autres propriétés optiques des corps, est due à un état particulier de la rétine
dont la nature est tout à fait inconnue. On suppose que cet état est déterminé
en elle par les ondulations plus ou moins rapides du fluide éthéré dont l'existence
est, du reste, purement hypothétique. Chacune des particules de l'expansion
nerveuse transmet au cerveau, par l'intermédiaire du nerf optique, la modification qu'elle a éprouvée, et de toutes les modifications partielles résulte la sensation d'ensemble.

La rétine ne paraît pas, dans tous ses points, également apte à être impressionnée par la lumière. Elle présente au niveau de la terminaison du nerf optique
un petit disque blanc d'une étendue de 4 à 5 millimètres dans le cheval. Ce
disque, dont l'impressionnabilité est très faible, ne peut guère nuire à la vision,
puisqu'il se trouve à une distance assez considérable de la ligne du centre optique
et, par conséquent, en dehors de la surface sur laquelle vient habituellement se
peindre l'image des objets. La sensibilité de la membrane est, du reste, très
variable suivant les animaux : elle est à son plus haut degré dans les espèces nocturnes qui ne peuvent supporter la vive lumière du jour ; elle est beaucoup plus
faible chez certains oiseaux de proie, tels que l'aigle, l'épervier, dont la vue est
cependant très perçante. Cette propriété est mise en rapport avec les mouvements
de l'iris qui se resserre lorsque la lumière est vive, et se dilate graduellement
à mesure que l'intensité de la lumière diminue.

L'impression produite sur la rétine par les rayons lumineux s'effectue avec
rapidité, mais elle persiste pendant quelques instants, comme le prouve l'observation du charbon incandescent auquel on communique un mouvement de rotation.
Différentes causes, telles que l'action de l'électricité, la compression exercée sur
le globe oculaire, peuvent produire des impressions plus ou moins persistantes,
analogues à celle de la lumière, mais on conçoit que l'analyse de ces phénomènes
n'est pas possible en ce qui concerne les animaux.

Le nerf optique, dont il est si facile de constater sur les animaux l'insensibilité complète, est chargé de transmettre aux centres les modifications éprouvées
par la rétine. Celui d'un côté communique les impressions à la partie de l'encéphale qui lui est opposée. A cet égard, il ne peut rester aucun doute. Les expériences ont appris que la destruction des tubercules bigéminés d'un côté entraîne
la perte de la vue de l'autre, et un grand nombre d'observations pathologiques

sur l'homme ont montré que l'atrophie du nerf optique droit, par exemple, s'étendait à gauche, au delà de la décussation. Ebel et Cuvier ont fait la même remarque sur le cheval. J'ai vu autrefois sur un cheval, dont l'œil gauche pourvu d'une cataracte était d'un très petit volume, le nerf optique correspondant réduit à un petit cordon fibreux jusqu'au chiasma, puis très sensiblement atrophié à droite, au delà de ce point et jusqu'aux tubercules bigéminés. Depuis j'ai eu souvent l'occasion de constater les mêmes particularités.

La vision offre un très grand nombre de variétés dans la série animale, suivant que les espèces doivent vivre dans l'air ou dans l'eau, à une vive lumière ou au sein de l'obscurité, etc.

Les invertébrés les plus parfaits, c'est-à-dire les mollusques et les articulés, possèdent déjà des yeux fort compliqués. Beaucoup d'entre eux les ont à facettes, et un certain nombre de ces animaux sont pourvus à la fois d'yeux simples et d'yeux composés. Ceux-ci résultent de l'assemblage d'un nombre considérable de petits tubes fermés, chacun, par une cornée polygonale, et enduits à l'intérieur d'un pigment plus ou moins analogue à celui de la choroïde. La vision à l'aide de tels appareils oculaires doit résulter, ou de la répétition de la même image sur tous les éléments de l'œil, ou de la réunion de petites images peintes isolément sur le fond de chacun des petits tubes de l'œil à facettes. La première hypothèse paraît peu probable, puisqu'on ne voit pas qu'il soit nécessaire qu'un objet se peigne plusieurs centaines de fois pour donner la sensation qui peut résulter d'une seule image ; elle est, du reste, en contradiction avec les lois de la vision par deux yeux simples. Par cela même que les axes visuels de tous les tubes oculaires ne sont point parallèles, la vue devrait être multiple comme elle est double dans les cas où il n'y a plus de parallélisme entre les axes visuels. La seconde, qui a plus de vraisemblance, permet de concevoir comment un grand nombre d'objets sont vus à la fois, bien qu'ils n'aient pas tous envoyé leur image au même élément visuel. Il y a sensation d'un tableau d'ensemble provenant d'une infinité de petits tableaux partiels, comme il y a chez les animaux supérieurs une image résultant de tous les éléments reproduits un à un sur chaque point de la rétine. Ces divers éléments peuvent d'ailleurs agir indépendamment les uns des autres. Ceux qui se trouvent dans la direction de l'objet que l'animal regarde, sont impressionnés seuls, et ils le sont sans que l'animal ait besoin de déplacer l'organe oculaire. Quant aux yeux simples ils paraissent, d'après quelques observateurs, destinés à la vision des objets rapprochés.

Les poissons ont une cornée aplatie, très peu d'humeur aqueuse, un cristallin presque sphérique, un iris à peine mobile, toutes dispositions favorables à l'étendue de la réfraction dans un milieu déjà très dense. Ils ne paraissent pas avoir une vue d'une grande portée, non plus que les phoques, le dauphin, la baleine et autres mammifères aquatiques. Ces derniers ont d'ailleurs, comme les poissons, le cristallin très convexe, à peu près sphéroïdal.

Enfin, les oiseaux dont la vue est souvent très étendue, diffèrent beaucoup entre eux sous le rapport de leur mode de vision. Les uns, tels que les oiseaux de proie diurnes, aperçoivent à de grandes distances les petits animaux qui leur servent de victimes ; ils ont la rétine plissée, suivant la remarque de Desmoulins, le cristallin presque plat et jouissent d'une grand puissance d'adaptation ; les autres qui vivent le plus souvent sur le sol ne voient pas de très loin. Ceux qui prennent leur nourriture dans l'eau, ont, d'après les observations des naturalistes, l'œil analogue à celui des poissons. Conséquemment il y a parmi eux des presbytes et des myopes, comme dans la classe des mammifères. Les reptiles, dont le cristallin a une grande convexité, ont nécessairement une vue très courte ; une grande portée de ce sens leur serait tout à fait inutile.

Abstraction faite de leur place dans la série, les animaux ont des yeux dont le volume croît avec la faculté de voir pendant la nuit. Les espèces nocturnes, telles que le hibou, le grand-duc, les chats, certains singes, ont de très grands yeux, avec une pupille capable d'un resserrement et d'une dilatation extrêmes.

La vision est certainement le sens qui donne, à la fois, sur les corps, le plus grand nombre de notions. Ce sens fait découvrir les objets les plus éloignés ; il les montre en nombre infini et en fait saisir les rapports. C'est le sens des milieux, le sens de l'harmonie, des distances et presque de l'infini. Il donne, en un instant, un ensemble d'idées que les autres ne peuvent donner qu'imparfaitement et à la suite de minutieux tâtonnements. C'est un sens de synthèse ; les autres sont plutôt des sens d'analyse.

En ce qui concerne les animaux la vue n'a pas la même importance que pour nous. Bien qu'elle leur fasse acquérir des notions variées, ces notions n'ont pas, pour la plupart, une utilité aussi immédiate que celles qui viennent par l'odorat et la gustation.

Si l'animal n'applique pas le sens de la vue à tout ce qui nous affecte, ce n'est pas faute de l'avoir assez parfait. La vue qui est, plus que les autres sens, un instrument au service de l'intelligence, est employée proportionnellement à l'étendue et aux besoins de celle-ci. Bien qu'elle fournisse sur les corps et sur l'ensemble du monde extérieur un grand nombre de notions, bien qu'elle en retrace l'image parfaite, sans que l'animal ait aucun effort à faire, ces images sont comme des objets inconnus pour l'esprit et des caractères d'imprimerie pour l'individu qui ne sait pas lire. Un grand nombre ne représentent rien à l'esprit de l'animal et n'ont pour lui aucune signification. Aussi, n'y arrête-t-il pas son attention. Il ne fait usage de la vue, comme des autres sens, que dans la mesure de sa conservation : sans doute la vision lui donne, comme à nous, l'idée de la forme, de la couleur des objets, de leurs dimensions, de leur distance, de leur état d'immobilité ou de mouvement, et, à ce compte, il pourrait s'en servir plus qu'il ne le fait si son intelligence était moins obtuse et plus capable d'apprécier les divers éléments de la sensation. La vue de l'animal est surtout au service des instincts ; elle lui donne des notions brutes qu'il prend telles qu'elles viennent, et qui sont la source de beaucoup d'illusions ; rarement elles sont contrôlées, et, si cela arrive, c'est surtout par l'odorat qui est le premier de ses sens.

LIVRE TROISIÈME

DE LA LOCOMOTION

Si l'animal doué de sensibilité, organisé pour être impressionné par tout ce qui l'entoure, eût été condamné à l'immobilité, sa vie se serait passée dans une perpétuelle souffrance. Incapable de se rapprocher des objets susceptibles de lui causer des sensations agréables, et mis dans l'impossibilité de fuir ceux qui l'auraient péniblement impressionné, il eût été forcé de subir, sans réaction, toutes les influences étrangères à son être. Il n'eût pu, du reste, ni se nourrir, ni se reproduire, puisque l'accomplissement des fonctions nutritives et génératrices exige des déplacements plus ou moins étendus. La faculté de se mouvoir est donc indispensable à l'animal ; aussi existe-t-elle, sans exception, même dans les rangs les plus inférieurs de l'échelle zoologique. L'infusoire microscopique est dans une agitation permanente au sein du milieu où il vit. Le polype lui-même, attaché à la masse calcaire qui le protége et l'enveloppe, ment son corps et ses bras pour saisir sa proie. La sensibilité donnée aux êtres vivants serait un non-sens si elle ne coexistait avec la faculté motrice ; l'une ne se conçoit pas sans l'autre. La première met la seconde en jeu ; l'une commande, l'autre obéit. La sensibilité, qui dirige, serait impuissante à elle seule ; la motricité, non régie par la sensibilité, s'exercerait sans mesure et souvent sans but ; elle ferait de l'organisme une machine sans régulateur.

Les mouvements sont les actes par lesquels l'animal déplace quelques-unes de ses parties ou l'ensemble de son corps. Ils résultent, pour la plupart, de la contraction musculaire opérée sous l'influence du système nerveux.

Il y a bien, chez les êtres les plus inférieurs, des mouvements de totalité, et, chez les animaux les plus parfaits, aux surfaces membraneuses, des mouvements imperceptibles qui sont étrangers aux muscles. Les premiers sont dus à une matière spéciale, sarcodique, granuleuse, qui constitue les amibes ; les seconds à des cellules épithéliales munies de cils vibratiles. On sait que les épithéliums vibratiles se trouvent dans les cavités nasales, les sinus, le larynx, la trachée, les bronches, le vagin, la matrice, les trompes de Fallope. Leurs mouvements microscopiques, plus ou moins variés, dont on peut se faire une idée en examinant, par exemple, l'agitation des cils des infusoires et des embryons de mollusques, s'opèrent pendant la vie, s'arrêtent assez vite sur le cadavre ou sous l'influence du froid et de divers agents chimiques, tels que les acides et les sels métalliques.

Les mouvements résultant de la contraction musculaire sont les seuls qui se rapportent à la locomotion, les seuls, par conséquent, dont nous ayons à nous occuper ici. Leur analyse particulière doit être précédée de l'étude générale de l'action du tissu musculaire.

CHAPITRE IX

DE L'ACTION MUSCULAIRE.

I. — TEXTURE ET PROPRIÉTÉS DU TISSU MUSCULAIRE.

Les muscles, qui constituent les puissances motrices des animaux, sont disposés en faisceaux autour des pièces du squelette, ou en membranes dans les parois des viscères, des vaisseaux et des conduits excréteurs. Ils forment, par leur ensemble, un vaste système dont le volume dépasse de beaucoup celui de chacun des autres systèmes de l'économie, car leur poids égale à peu près, dans les vertébrés, la moitié de la masse totale du corps.

Ces organes, à configuration très variée, se divisent en deux espèces parfaitement distinctes : les muscles striés et les muscles lisses.

Les muscles striés, rouges, appartiennent pour la plupart au squelette, à la vie animale ou de relation, et se contractent sous l'influence de la volonté. Quelques-uns, cependant, sont annexés à des parties de la vie dite organique : le pharynx, le larynx, la partie supérieure de l'œsophage, le cœur, les organes génitaux externes, les sphincters.

Les muscles striés sont constitués par des faisceaux primitifs de 1 à 7 centièmes de millimètre de largeur, très visibles à un grossissement de 100 diamètres, faisceaux légèrement prismatiques, marqués de fines stries transverses, séparées par des espaces clairs, et de stries longitudinales à peine apparentes. Chaque faisceau primitif est entouré d'une gaine transparente, élastique, le sarcolemme, dont la face interne porte des noyaux fusiformes visibles à un très fort grossissement. Les groupes de faisceaux sont contenus dans des gaines conjonctives, composées en partie de fibres élastiques.

Le faisceau primitif, que l'on serait porté à prendre pour une seule fibre, résulte réellement de l'association de fibrilles accolées, distinctes à une amplification de 600 à 800 diamètres. C'est déjà un petit muscle. Ces fibrilles, légèrement flexueuses, même dans le faisceau le plus droit, sont marquées de stries transverses, comme celles des faisceaux. La substance visqueuse qui les réunit paraît tout à fait homogène. C'est seulement dans les insectes et quelques autres animaux inférieurs qu'elles sont distinctes ou qu'elles se dissocient avec facilité. Leur union intime ou leur séparation ne peut vraisemblablement avoir aucune influence sur leur manière d'agir.

La constitution histologique de la fibre musculaire, à laquelle on attache une grande importance, en a réellement très peu, car elle ne paraît pas conduire à l'explication du mécanisme de la contraction. Que les éléments sarceux soient des disques polyédriques empilés et réunis par une matière transparente, comme le veut Bowman, ou bien qu'ils soient représentés par des fibrilles à petits grains contenus, en nombre variable, dans des gaines diaphanes, ces éléments des muscles striés ne semblent pas devoir agir autrement que la fibre homogène, hyaline du muscle lisse.

Les muscles blancs, non striés, ou muscles lisses, appartenant à la vie organique et soustraits à l'influence de la volonté, représentent une masse peu considérable relativement à celle des premiers, fractionnée et disséminée dans un grand nombre d'organes très divers. Ce sont eux qui forment la tunique contractile de la partie inférieure de l'œsophage, de l'estomac, de la totalité de l'intestin, celle des trompes de Fallope, de l'utérus, du vagin, des vésicules séminales, des freins suspenseurs de la verge des mammifères, la tunique externe des bassinets, des uretères, de la vessie, celle des canaux excréteurs des glandes et de leurs réservoirs, le plan charnu de la trachée, des bronches. Ils ont des fibres dans les parois des sinus des veines caves, de la veine porte, dans celles des veines et des artères, des vaisseaux et des cœurs lymphatiques, de la citerne de Pecquet, du canal thoracique. Ils en ont également dans l'iris, la choroïde, le dartos, le cordon testiculaire, la vessie natatoire des poissons, dans l'épaisseur du derme, dans les petits muscles des plumes des oiseaux, dans les faisceaux musculaires qui se rendent aux bulbes pileux des lèvres du cheval, des moustaches des carnassiers.

Les fibres des muscles lisses ne se subdivisent pas en fibrilles; elles résultent chacune de l'allongement d'une seule cellule, tandis que les fibres des muscles striés proviennent de cellules sphériques ou étoilées plus ou moins nombreuses. Elles sont cylindriques, légèrement atténuées à leurs extrémités. La matière qui les forme est homogène, ou finement granulée, quelquefois même faiblement striée; leur noyau demeure distinct. Leurs fascicules renferment du tissu élastique, parfois du tissu fibreux blanc, comme dans les bandes intestinales du côlon des solipèdes et des pachydermes.

Un des points les plus intéressants de la structure des muscles est celui de leurs connexions avec les nerfs qui leur apportent l'excitation des centres. Chaque fibre n'a pas sa division nerveuse, comme on l'avait supposé. Les tubes nerveux, arrivés près des faisceaux primitifs, se subdivisent en un certain nombre de ramuscules ayant leur enveloppe médullaire et leur cylindre axile, puis traversent le sarcolemme et se terminent à la surface du faisceau par une petite plaque diversement configurée.

Les muscles sont constitués par plusieurs substances, aujourd'hui assez bien connues; la syntonine qu'on regardait autrefois comme de la fibrine; la myosine, principe albuminoïde qui se coagule, dit-on, déjà à 35 chez les batraciens et de 45 à 48 chez les mammifères et les oiseaux; des acides gras, la créatine, la créatinine, l'inosite. Le liquide, qui les imprègne, alcalin ou neutre pendant la vie et à l'état de repos, devient acide pendant la contraction et, après la mort, sous l'influence de la rigidité cadavérique.

Les muscles ont des propriétés qui méritent toute l'attention du physiologiste.

Ils sont extensibles, comme beaucoup d'autres tissus. Aussi, sous l'influence de la traction, ils s'allongent dans une proportion qu'on a cherché à déterminer par des moyens très simples qu'il est inutile de décrire. Leur extensibilité, très marquée dans l'état de relâchement, est mise en jeu par la contraction des antagonistes; elle devient, par exemple, très manifeste dans les olécraniens, lors de la flexion de l'avant-bras sur le bras, comme dans les rotuliens, lors de la flexion de la jambe par les ischio-tibiaux ; dans le grand dorsal des quadrupèdes, lors de la projection du membre thoracique en avant. Et, dans tous ces cas, comme Bichat l'a fait remarquer, l'extensibilité porte seulement sur la partie contractile, car les tendons, les aponévroses ne s'allongent pas d'une manière sensible. Dans les expériences faites sur le gastrocnémien de la grenouille, on a vu que l'extension croît d'abord proportionnellement au poids qu'on attache au muscle, mais que, au delà d'une certaine charge, elle devient très faible. Après la mort elle paraît moindre et presque nulle au moment de la rigidité cadavérique, puis redevient très prononcée, une fois que le relâchement succède à la rigidité.

Les muscles sont encore élastiques, et ils le sont proportionnellement à leur extensibilité. Aussi quand le poids attaché à une extrémité du muscle est enlevé, le muscle qui s'était allongé revient rapidement à ses dimensions initiales ; mais il n'y revient qu'avec lenteur et très imparfaitement, s'il a été fatigué par des charges trop lourdes ou trop répétées dans de courts délais. C'est, dit-on, en vertu de son élasticité que les secousses de la fibre en contraction donnent lieu à un mouvement régulier, et c'est par elle que le muscle, après la contraction, continue à se raccourcir d'une façon notable.

Le tissu musculaire a une ténacité assez grande ; il supporte sans se rompre des poids énormes. Le gastrocnémien d'une grenouille ne cède, dit-on, qu'à un poids de 400 à 500 grammes, et il se rompt dans le milieu de sa portion charnue. Le même muscle sur le cheval supporte des poids énormes, 600, 800 et jusqu'à 1000 kilogrammes, comme je l'ai constaté dans des expériences sur lesquelles je reviendrai, en traitant de l'utilisation des forces musculaires des animaux.

Les muscles, quoique richement pourvus de nerfs, sont très peu sensibles ; aussi les piqûres, les incisions intéressant leur tissu ne donnent pas lieu à de vives douleurs ; ceux de la vie organique, à nerfs en grande partie ganglionnaires, le sont à peine, tels le cœur, l'estomac, qui ne peuvent être touchés sans que l'animal réagisse.

La propriété capitale du muscle, celle qui lui appartient exclusivement, est l'irritabilité ou la contractilité ; c'est la faculté par laquelle il raccourcit ses fibres sous l'influence de diverses excitations.

La contractilité musculaire, qui est la cause de tous les grands mouvements dans l'organisme, est mise en jeu par une foule d'excitations physiologiques, mécaniques, thermiques et chimiques. Ces excitations agissent tantôt directement sur le muscle, tantôt indirectement ou par l'intermédiaire des nerfs.

Les excitants mécaniques directs sont très nombreux ; le simple contact, la percussion, la compression, la constriction, la ligature, la piqûre, l'incision, la dilacération peuvent faire contracter les muscles avec plus ou moins de rapidité et d'énergie. Le calorique, appliqué aux muscles, de même que le contact d'un corps froid, y détermine aussi des contractions. L'eau à basse température, la glace peuvent produire le même effet. L'eau, à 38 degrés, dans laquelle on plonge un muscle détaché, et tenant encore à l'animal, le fait contracter. A 40 degrés, elle détermine une contraction tétanique qui cesse en laissant l'irritabilité persister, si l'immersion a été de courte durée. A une température au-dessus de 40 degrés, l'eau détermine un tétanos qui persiste même après l'immersion, et entraîne une rigidité d'apparence cadavérique, avec extinction de l'irritabilité.

Les acides minéraux concentrés ou dilués, quelques acides organiques, le lactique entre autres, les sels métalliques, les sels alcalins, les vapeurs irritantes, ammoniacales sont également des excitants de la contractilité musculaire, soit en agissant directement sur les muscles, soit par suite de leur action sur les nerfs.

Enfin, les courants induits à l'ouverture ou à la fermeture du circuit, les courants intermittents à secousses rapides, les décharges électriques appliquées aux muscles ou aux nerfs, déterminent aussi des contractions plus ou moins violentes, soit à forme convulsive, soit à forme tétanique.

Le muscle n'emprunte pas cette contractilité au nerf; elle lui est inhérente. Il peut la faire agir sans l'intervention nerveuse, pourvu qu'il soit excité. Ainsi lorsque l'animal est empoisonné par le curare, une excitation mécanique, chimique, électrique ou autre appliquée au nerf laisse le muscle dans l'inertie; mais cette même excitation si elle vient à être exercée sur le tissu du muscle, y provoque des contractions.

II. — Caractères et phénomènes de la contraction musculaire.

L'étude de l'action musculaire est très complexe : elle comprend les modifications de forme et de dimensions qu'éprouve la fibre, les phénomènes électriques, chimiques et thermiques qui s'accomplissent dans le tissu du muscle, et le travail mécanique résultant de ces divers phénomènes.

Lorsque le muscle est soumis à une excitation quelconque, il se contracte ou se raccourcit dans le sens de ses fibres, et, en même temps, il gagne en diamètre, ce qu'il perd en longueur.

D'après les premiers observateurs, qui ont étudié la contraction, la fibre musculaire, en se contractant, se raccourcirait dans tous les points de son étendue, se plisserait, deviendrait sinueuse. C'était l'opinion de Haller et de la plupart des physiologistes jusqu'à ces derniers temps. Cette opinion est en rapport avec ce que semble indiquer l'aspect du muscle vu à l'œil nu ou à la loupe. Mais les instruments imaginés pour l'étude de l'action musculaire ne donnent pas des indications concordantes avec celles qui résultent de l'observation directe. On croit voir, par le secours de ces instruments, que la fibre excitée se contracte seulement dans le point où porte l'excitation; que, en ce point, il se forme une onde, laquelle se propage jusqu'à l'extrémité du muscle; cette onde s'enregistre par le myographe, sous forme de courbes à deux pentes, l'une ascendante très rapprochée de la verticale, l'autre très oblique. Cette onde, comparable à celle qui se produit à la surface de l'eau, représente une sorte de nœud dans lequel les disques de Bowman semblent se tasser en s'élargissant. Elle est simple, dit-on, si l'excitation n'est portée que sur un seul point; au contraire, elle est multiple, si la fibre a été excitée en plusieurs points à la fois ou à des intervalles très rapprochés; dans ce dernier cas, les ondes courent les unes à la suite des autres; elles peuvent se confondre, et la contraction qui en résulte paraît alors continue ou tétanique. En somme, dit M. Marey [1], le mécanisme intime de la secousse musculaire semble être la formation sur chaque fibrille primitive d'un renflement qui se fait aux dépens de la longueur de cette fibrille; le raccourcissement de toutes les fibrilles, c'est-à-dire du muscle lui-même, engendre la force motrice du muscle; ce renflement n'occupe qu'une courte portion de la longueur de chaque fibrille, mais il se déplace sur chacune d'elles, et chemine à la manière d'une onde courant à la surface de l'eau. Lorsque cette onde a parcouru avec une grande rapidité toute la longueur du muscle, elle disparaît et le muscle reprend sa longueur normale. »

Les expériences myographiques d'Aeby et celles de M. Marey semblent indiquer que, dans la contraction simple ou dans la secousse, une seule onde parcourt le muscle avec rapidité d'une extrémité à l'autre; car si deux leviers, plus ou moins espacés, sont adaptés au myographe, le plus rapproché du point d'irritation est le premier soulevé par l'onde, le second l'est ensuite. Cependant tout porte à croire que, dans la contraction d'une certaine durée, il se forme une série d'ondes sur la même fibre, qui courent les unes à la suite des autres. Comme l'amplitude de la contraction est en raison directe de la longueur du muscle, cette contraction, pour avoir une certaine étendue, doit résulter de plusieurs ondes marchant simultanément. C'est là l'opinion d'Aeby et de M. Marey. S'il en était autrement, on ne comprendrait pas comment une seule onde suffirait pour raccourcir un muscle du cinquième ou du quart de sa longueur. Ces ondes restent distinctes si les excitations qui les provoquent sont suffisamment éloignées, elles se confondent dans le cas contraire, c'est-à-dire lorsqu'une onde se forme ou arrive dans un point de la fibre qui touche celui qu'occupe l'onde précédente. Helmholtz a cru constater que le son donné par la contraction du masséter indique 32 vibrations par seconde, et il a vu qu'à l'aide d'un appareil d'induction donnant 32 secousses dans le même temps, on obtient une contraction continue de ce muscle.

La forme de la contraction ou plutôt celle des ondes produites sur le trajet de la fibre est variable. D'après M. Marey, la contraction, qui est très lente chez les crustacés comme sur la marmotte en voie d'engourdissement et chez les tortues, par exemple, devient 50 à 60 fois plus rapide chez les oiseaux. Elle est ample dans certains cas, brève dans d'autres, de longue ou de courte durée. Le froid allonge la courbe qui la représente, la chaleur la rend plus brève; la fatigue, l'épuisement donnent des courbes indiquant une durée accrue, surtout à la descente; l'état tétanique, dû à des courants électriques, diminue l'énergie et l'étendue de cette contraction.

Lorsque le muscle se contracte, ses fibres s'agitent, se rident, sa masse se tend, durcit et semble se gonfler, mais en réalité, elle ne change pas sensiblement de volume. On le prouve en faisant contracter par des excitations galvaniques une patte de grenouille dans un flacon plein d'eau muni d'un tube fin, tube dans lequel le niveau du liquide reste à peu près constant. Néanmoins Weber a trouvé une légère réduction du volume du muscle contracté et Valentin a démontré,

---

1. Marey, *Du mouv. dans les fonct. de la vie.* Paris, 1868, p. 219.

par l'augmentation de la densité du tissu musculaire, que cette réduction était à peine d'un millième. Elle est donc insignifiante : d'ailleurs elle peut tenir à la condensation ou au tassement du tissu conjonctif.

La contraction musculaire n'a pas toujours les mêmes caractères. Lorsqu'elle est instantanée, brusque, elle constitue une secousse, mais cette secousse, comme le dit M. Marey [1], n'est qu'un élément de la contraction proprement dite, qui est plus lente, plus prolongée. Celle-ci résulte de secousses plus ou moins nombreuses se succédant avec rapidité et se fusionnant en une seule.

Le tétanos, que l'on a considéré pendant longtemps comme une contraction permanente, se rattache au type ordinaire. Weber déjà l'avait regardé comme produit par des excitations très rapprochées et très répétées amenant la fusion des secousses. Or, c'est ce que les moyens perfectionnés de la science actuelle semblent démontrer. Dans le muscle tétanisé, les secousses sont tellement rapprochées qu'elles cessent d'être distinctes à la vue, et le son produit par la contraction indique un nombre considérable de vibrations qu'Helmholtz a cherché à déterminer. D'après M. Marey, trois secousses par seconde suffiraient pour tétaniser les muscles d'une tortue, mais il en faut de 10 à 20 pour tétaniser ceux de la grenouille et jusqu'à 70 pour obtenir le même résultat chez les oiseaux. Ce tétanos est produit expérimentalement par une foule de moyens, notamment par les courants électriques interrompus et par les courants induits. Il peut l'être encore par des excitations mécaniques, par des percussions répétées à courts intervalles, par la constriction saccadée du muscle. Il l'est également par l'action de la chaleur sur le nerf, par la dessiccation des fibres nerveuses, par l'action de divers agents chimiques irritants, appliqués soit au nerf, soit au muscle lui-même, comme la bile, le sel marin en solution concentrée, enfin par la strychnine. Dans toutes ces circonstances, le tétanos résulte d'une série de contractions fusionnées dont la succession est si rapide que, même dans les tracés, elle ne se distinguent pas les unes des autres.

La contraction, quelle qu'en soit la forme, a pour résultat de raccourcir le muscle. Ce muscle se tend, durcit, se gonfle, comme on le voit même à travers la peau, au biceps, au gastrocnémien de l'homme, aux extenseurs de l'avant-bras de la plupart des quadrupèdes.

Le raccourcissement, très manifeste dans les muscles mis à nu et même dans les muscles superficiels qui se dessinent sous la peau, peut être mesuré très exactement, soit par les changements dans la disposition des rayons osseux, soit par le rapprochement des extrémités, ou enfin par des expériences directes.

Keill et Bernouilli l'avaient porté au tiers, Prévost et Dumas au quart seulement de la longueur des fibres, mais il varie beaucoup. Dans certains muscles, il ne représente jamais qu'une faible partie de leur longueur ; dans d'autres, au contraire, comme ceux de la région inférieure du cou, il égale le quart, le tiers, presque la moitié de la distance comprise entre les extrémités. A l'aide d'un petit appareil on peut le mesurer, par exemple, dans le releveur de la lèvre supérieure du cheval. Il consiste à implanter, d'une part, dans le sus-nasal un petit pivot

<hr>

1. Marey, *ouv. cité*, p. 325.

supportant une petite règle graduée dans l'axe de la tête ; d'autre part, une pointe d'aiguille dans le muscle, comme point de repère. Dès que l'animal vient à manger, on voit la portion du tendon où se trouve implantée la pointe de l'aiguille remonter de 2, 3, 4 centimètres vers l'origine du muscle. Or, comme la portion charnue de celui-ci n'a pas plus de 14 à 15 centimètres, on voit que son raccourcissement varie du cinquième au tiers de sa longueur. Ce raccourcissement est faible relativement à l'étendue de la portion charnue lorsque celle-ci a des fibres très obliques par rapport à son grand axe.

Il s'accomplit dans le muscle, pendant la contraction, des phénomènes physiques, électriques et chimiques qu'il importe d'indiquer.

D'abord le muscle qui agit fait entendre un son sur lequel Wollaston a appelé l'attention des physiologistes. Ce son, perceptible à l'auscultation, est en rapport avec le nombre des secousses, dont le minimum correspond de 32 à 35 vibrations par seconde. Il prend de l'acuité à mesure que les secousses se multiplient ou se rapprochent. Or, d'après Helmholtz, en une seconde, le nerf peut recevoir et communiquer au muscle plusieurs centaines d'excitations et déterminer un nombre égal de vibrations.

Le muscle contracté est le siège de courants électriques qui ont été mis en évidence par les recherches de Matteuci et de Du Bois-Reymond. Ces courants se manifestent par la déviation de l'aiguille du galvanomètre, toutes les fois qu'on applique un des rhéophores de l'instrument sur la coupe longitudinale d'un muscle et l'autre sur sa coupe transverse. Ils sont très intenses dans les muscles vivants, s'affaiblissent quand la température s'abaisse et cessent une fois que le muscle a perdu ses propriétés sur le cadavre ; on en augmente l'énergie en entassant des segments de muscles disposés à la manière des éléments d'une pile, la surface externe de l'un avec la coupe transverse de l'autre ; mais, comme ces courants électriques se produisent dans le muscle inactif, il est difficile de déterminer leur signification relativement à la contraction musculaire. Toutefois Du Bois-Reymond a constaté qu'ils sont beaucoup plus intenses pendant l'action du muscle que lors de son relâchement.

Le travail de la contraction musculaire donne lieu aussi à un dégagement considérable de calorique, dégagement qui peut être mesuré, soit en introduisant le thermomètre dans une masse musculaire en action, soit seulement en plaçant le thermomètre entre la peau et le muscle en contraction. L'élévation de la température, par exemple à la surface du masséter du cheval, s'est, dans nos expériences, produite rapidement et est arrivée à 3 degrés, même plus haut, après quelques minutes. Ainsi, sur un cheval, lors de l'inaction des mâchoires, le thermomètre, entre la peau et la face externe du masséter, marquait 33 degrés. Après une minute de mastication, il montait à 33° 6 dixièmes ; après deux minutes, à 35° ; après trois minutes, à 35°,5 ; après quatre, à 36° ; après cinq, à 36°,2 et après six minutes, à 36°,4 ; puis demeurait stationnaire, tant que durait la mastication. Après cet exercice du muscle, qui échauffait notablement, le sang des veines, la calorification restait longtemps très active et le thermomètre ne baissait qu'avec une extrême lenteur.

L'élévation de la température dans les muscles en action tient à une double cause : à l'apport dans ces organes d'une plus grande quantité de sang, puis à l'accélération du travail chimique accompli pendant la contraction. Elle tient, peut-être aussi, en partie, aux frottements, aux pressions des éléments du muscle les uns sur les autres, car tous ces actes mécaniques donnent lieu à un dégagement de calorique. D'après la plupart des physiologistes, une partie seulement de la chaleur produite par la contraction, ou pendant la contraction, deviendrait sensible, l'autre serait transformée en puissance mécanique, utilisable pour la locomotion.

D'après les idées de Hirn, qu'on accepte peut-être trop facilement, la contraction ne serait pas cause productrice de la chaleur. La combustion plus active produirait une somme de chaleur qui se diviserait en deux parties : l'une pour engendrer la contraction et la série de ses effets mécaniques, l'autre pour se dégager sous forme de chaleur sensible. Le rapport entre ces deux parts varierait, d'un moment à l'autre, suivant que la contraction déploierait telle ou telle somme, soit d'effort, soit de mouvement, en d'autres termes, la quantité de chaleur dégagée à l'état sensible diminuerait d'une manière relative en raison directe de l'effort déployé ou de l'augmentation du mouvement réalisé. En tout cas, dit-on, l'homme ou l'animal ne pourrait transformer en travail qu'un cinquième de la somme totale de chaleur produite par les combustions dans l'ensemble de l'organisme. Le reste serait employé à entretenir la température du corps à son degré normal et perdu par le rayonnement, la transpiration, etc.

La production exagérée de chaleur dans le muscle pendant la contraction tient évidemment à des combustions, à des dédoublements ou à d'autres actions chimiques d'une intensité plus grande qu'au moment du relâchement. Déjà Matteuci avait vu les pattes de grenouilles, contractées par les excitations électriques, dégager plus d'acide carbonique que les mêmes parties dans l'inaction, et Bernard avait constaté que le sang artériel perd plus d'oxygène dans le muscle en action que dans le muscle inactif. Cela doit être, car d'après divers observateurs, la proportion d'acide carbonique produite par le travail représente quatre à six fois celle qui naît dans les conditions ordinaires. Aussi, à la suite d'une action plus intense et plus prolongée du muscle, après une période de fatigue plus ou moins longue, la quantité d'acide lactique, de créatine, de créatinine qui sont des produits de combustion imparfaite, augmente-t-elle et leur accumulation constitue peut-être la principale cause de la fatigue. Très probablement, les principes que la contraction fait brûler sont empruntés au sang, au plasma épanché, au suc des muscles et il n'y a pas combustion d'une partie de la substance même du muscle, comme on le croyait autrefois. Loin [de là, la substance musculaire, sous l'influence de l'action, s'accroîtrait même dans une proportion notable, d'après les recherches de Parkes. On voit, par là, que le travail musculaire doit donner lieu à des déperditions considérables et qu'il réclame, par conséquent, pour être soutenu, un supplément de matière nutritive.

En étudiant plus tard, d'une part, l'utilisation des forces déployées par le système musculaire, et, d'autre part, les phénomènes de la calorification, nous verrons comment l'animal, transformé en une machine comparable à la locomotive, dépense les matériaux nutritifs et les combustibles pour produire la force et la chaleur.

Voyons maintenant les conditions dans lesquelles la contraction musculaire peut s'effectuer.

III. — CONDITIONS DE LA CONTRACTION MUSCULAIRE.

Le muscle n'a pas en soi tout ce qu'il faut pour agir. Les physiologistes disent, depuis longtemps, qu'il lui faut pour se contracter : 1° une excitation ; 2° l'influence des nerfs ; 3° du sang artériel.

La stimulation qui met en jeu l'action musculaire peut provenir de l'encéphale ou de la moelle épinière, résulter de la volonté ou d'une action réflexe inconsciente ; elle peut s'exercer sur le nerf ou directement sur le muscle, être une action physique, chimique, etc.

Un muscle volontaire ou involontaire ne se contracte jamais sans y être sollicité par un stimulus quelconque : le cœur se resserre par suite du contact du sang, les plans musculaires de l'estomac et de l'intestin, par l'action des aliments, ceux de la vessie, consécutivement à l'impression qui résulte de la distension de ce réservoir, etc. Les muscles du squelette se mettent, pour la plupart, en mouvement sous l'influence de la volonté qui est leur excitant normal ; ceux de l'appareil respiratoire agissent par l'intervention d'une excitation qui émane de la moelle allongée. L'excitation met donc en jeu l'action musculaire ; elle la règle et lui assigne ses limites.

La volonté est généralement, pour le système de la vie animale, le mobile et le régulateur de la contraction musculaire ; c'est elle qui commande et le muscle obéit sur-le-champ. Si elle est énergique, le mouvement qu'elle suscite partage cette énergie ; si elle est persistante, la contraction se prolonge jusqu'à l'épuisement du muscle. Rien n'est merveilleux comme la dépendance dans laquelle le muscle se trouve relativement à la volonté. Celle-ci agit avec une admirable précision, sans jamais se tromper : il suffit que l'animal veuille exécuter un mouvement déterminé pour qu'elle sollicite immédiatement les muscles qui sont susceptibles de l'effectuer. Par la promptitude de son action, elle a une certaine analogie avec le moteur du télégraphe électrique. De même que, dans ce dernier, le courant qui passe par un fil métallique, avec une certaine vitesse, produit un mouvement à l'extrémité de ce fil ; de même aussi la volonté, dès qu'elle agit sur un cordon nerveux, provoque une contraction, et, chose remarquable, son influence se transmet seulement par les filets qui se rendent aux muscles chargés d'effectuer le mouvement qui doit être produit ; elle ne passe point dans les filets du même nerf qui se distribuent aux muscles antagonistes, car il y aurait contradiction, conflit dans le résultat.

Les muscles extérieurs, ceux de la respiration, par exemple, qui se contractent régulièrement sans l'intervention de volonté, n'en ont pas moins, comme les autres, leur cause excitatrice dans le système nerveux.

L'action nerveuse exercée sur le muscle est-elle une simple excitation ou est-elle en même temps la source de la puissance contractile ?

Haller[1] était arrivé, à la suite de ses expériences célèbres, à considérer la propriété contractile du muscle, l'irritabilité comme indépendante des nerfs. Selon lui elle pouvait agir seule, agir d'elle-même dans le muscle complètement séparé des centres et des cordons nerveux. Les expériences modernes confirment cette vue de l'illustre physiologiste en précisant l'influence du nerf sur le muscle. Lorsque le nerf d'un muscle quelconque est coupé, ce muscle cesse de se contracter sous l'influence de la volonté, puisque l'excitation ne peut plus lui être apportée, mais il se contracte si une excitation mécanique, galvanique, ou chimique est appliquée au segment du nerf qui y demeure attaché, et une fois que le segment nerveux a perdu, par le fait de la dégénérescence, la faculté de conduire l'excitation, ce qui arrive en quatre à cinq jours, le muscle se contracte encore à la condition que l'irritation lui est directement appliquée ; il conserve cette aptitude à la contraction, avec un affaiblissement graduel, pendant les trois mois qui suivent la section des nerfs.

Néanmoins, les choses ne se passent ainsi qu'à la suite de la section d'un nerf moteur, le facial, par exemple ; car, après celle d'un nerf mixte, le muscle privé de la sensibilité éprouve une altération nutritive qui ôte rapidement à son tissu la faculté contractile. Déjà, au bout de deux à trois semaines, il perd sa teinte rouge, pâlit ou jaunit, devient flasque, se rapetisse, la striation de ses fibres s'efface et bientôt se trouve remplacée par un pointillé de matière grasse, comme on le voit dans les paralysies locales à la suite de lésions nerveuses. Alors, la perte de la contractilité n'est pas le résultat de la non-communication avec les nerfs, mais bien la conséquence d'une modification de texture, d'une altération profonde de tissu.

Dans d'autres conditions encore on voit la contractilité se conserver dans le muscle, quoique la sensibilité et l'excitabilité s'éteignent dans les nerfs. Ainsi quand, sous l'impression d'un jet de vapeur d'éther, le sciatique a perdu sa sensibilité et le pouvoir de conduire les excitations motrices volontaires, les muscles des membres postérieurs jouissent toujours, sous l'influence des excitations directes, de la faculté de se contracter comme à l'état normal. Sur la grenouille, empoisonnée par le curare, les muscles stimulés directement demeurent contractiles, quoique leurs nerfs, dont l'excitabilité est perdue, ne puissent leur transmettre ni les incitations de la volonté, ni les excitations qu'ils reçoivent. De même, dans l'empoisonnement strychnique, l'irritabilité du muscle se conserve pendant que celle du nerf se perd complètement. Enfin, la vératrine, d'après Kölliker, les essences injectées dans les vaisseaux des muscles, l'upas antiar, la digitaline, porteraient une grave atteinte à la contractilité sans léser l'irritabilité nerveuse. Les acides minéraux dilués exciteraient le muscle seul et non le nerf, d'après les recherches de Kühne.

Le nerf est donc, pour le muscle, le conducteur de l'excitation motrice volontaire ou de l'excitation réflexe. Il provoque et règle ainsi la contraction musculaire. Par son influence sur la circulation et sur les phénomènes de nutrition dans la fibre, il la maintient à l'état où le muscle peut conserver sa propriété

---

1. Haller, *Mém. sur la nat. sens. et irrit.*, t. I, p. 256.

contractile, mais il ne la donne pas au muscle. Celui-ci la possède par lui-même comme Haller l'avait cru et comme les expériences de Longet le démontrent. La contractilité survit à l'extinction de l'action nerveuse ; elle s'exerce sans elle quand le muscle est stimulé par l'électricité ou par un autre agent physique ou chimique.

Dans les paralysies qui se manifestent à la suite de lésions cérébrales, spinales ou nerveuses, la contractilité du muscle persiste toujours pendant un temps plus ou moins long. On sait, en effet, qu'après les paralysies du mouvement volontaire, l'irritabilité survit des mois entiers à la lésion cérébrale, et que les muscles reprennent leurs mouvements, dès que les lésions nerveuses disparaissent. D'après Marshall-Hall, cette irritabilité s'éteindrait vite dans les paralysies spinales comme dans les expériences où les muscles sont séparés de la moelle épinière. Il en est de même dans les paralysies qui résultent de lésions locales des nerfs mixtes ; car, après la section d'un récurrent, des sciatiques ou du fémoral antérieur, on voit certains muscles du larynx, de la cuisse ou de la jambe, perdre bientôt l'aptitude à se contracter sous l'influence des irritations. La perte de l'irritabilité semble alors la conséquence, non de la cessation de l'influence nerveuse, mais celle de la dégénérescence éprouvée par les fibres musculaires. La réapparition de la contractilité, constatée par M. Duchenne, dans les muscles paralysés que l'on soumet à des galvanisations répétées, semble indiquer aussi que la perte de cette propriété est, dans le muscle paralysé, le fait d'une dégénérescence susceptible d'atténuation, même de réparation.

L'influence que le sang exerce sur la contraction musculaire est plus facile à déterminer que celle des nerfs. Les physiologistes ont eu recours, pour arriver à ce résultat, à la ligature de l'aorte postérieure : Sténon, Vieussens, Haller, Bichat, qui ont tenté cette expérience, ont constaté qu'après la ligature du vaisseau, en avant ou en arrière des mésentériques, il se manifeste une paralysie complète des membres postérieurs. Suivant les uns, cette paralysie se développe immédiatement après la ligature ; suivant les autres, elle ne se produit qu'au bout de quelques minutes.

Il est à remarquer que le muscle, une fois paralysé par le fait de la privation du sang artériel, ne perd pas pour cela son irritabilité ; il la conserve encore au moins une demi-heure, d'après les observations de Lorry, et plus de deux heures, d'après celles qui ont été faites plus récemment par Longet ; enfin, il rentre sous l'empire de la volonté lorsque l'enlèvement de la ligature permet à la circulation de se rétablir. Ayant fait la ligature de l'aorte sur le chien, le chat et le cheval, j'ai observé dans tous les cas une paralysie complète des membres postérieurs. Mais cette paralysie survenait au bout d'un temps très variable et s'accompagnait de phénomènes assez dissemblables, suivant les espèces soumises à l'expérience. Ainsi, sur le chien, les membres abdominaux ont cessé de se mouvoir dès que le cours du sang a été interrompu dans l'aorte ; leurs muscles, mis à découvert, n'ont pas tardé à se contracter spontanément, mais de cette contraction oscillante qui caractérise l'irritabilité musculaire après la mort ; ceux qui étaient fortement tendus, ou soustraits par des aponévroses au contact de l'air, ne se contractaient point ou ne le faisaient que plus tard ; les nerfs irrités, soit avec le scalpel, soit avec un acide, ont déterminé des mouvements très marqués dans les muscles ; les muscles eux-mêmes, excités directement, se sont également contractés : leur irritabilité s'est conservée, ainsi que celle du nerf, de deux à trois heures après la ligature du vaisseau.

Sur le cheval, la même expérience, faite après une abondante saignée, laisse pendant deux ou trois minutes assez de contractilité dans les membres abdominaux pour qu'ils puissent encore éprouver de violentes secousses, mais parfois elle les paralyse instantanément. La sensibilité diminue tellement, qu'on peut enlever la peau dans une grande étendue, et piquer des nerfs superficiels, sans que l'animal paraisse éprouver une douleur bien appréciable ; l'irritabilité des nerfs et des muscles persiste une heure et demie, quelquefois plus ; elle cesse cependant plus vite que chez le chien : les contractions qui la traduisent ne sont jamais assez fortes pour faire mouvoir un rayon osseux ou pour ramener à l'extension un membre fléchi ; de plus, elle persiste après la mort presque aussi longtemps dans les muscles qui ont cessé de recevoir du sang que dans ceux des membres antérieurs où la circulation n'a point été interrompue.

Enfin, sur le chat, la ligature de l'aorte, en arrière des reins, faite en double, comme dans les autres circonstances, afin de prévenir le relâchement du lien qui pourrait résulter de l'énergique impulsion du sang, ne produit pas immédiatement la paralysie ; elle laisse quelquefois les extrémités postérieures s'agiter encore légèrement pendant quinze, vingt, trente minutes. Au bout de trois à quatre heures, elle entraîne une extinction complète de l'irritabilité musculaire, qui ne réapparaît qu'avec une extrême lenteur après la suppression du lien qui étreignait l'artère.

Ce qui se produit subitement par le secours de l'expérimentation, se développe en partie, dans certains cas, sous l'influence de causes encore peu connues. Lorsque des caillots se forment dans l'aorte, comme on le voit fréquemment chez le cheval, ou dans les gros troncs qui fournissent les artères des membres, les muscles perdent une partie de leur contractilité. L'oblitération incomplète de l'aorte postérieure entraîne une faiblesse du tronc de derrière, un bercement de la croupe et une claudication plus ou moins forte ; celle des principaux troncs artériels d'un membre, comme le brachial par exemple, détermine une boiterie intermittente qui apparaît et devient très intense après un exercice de quelques instants, pour cesser complètement pendant l'inaction.

La ligature de la veine cave, qui entraîne inévitablement à sa suite la stase du sang noir dans les muscles, ne les paralyse pas ; elle affaiblit seulement leur contractilité : aucun expérimentateur n'a reconnu au sang veineux l'action stupéfiante que Bichat lui avait attribuée.

Ainsi, l'abord du sang artériel dans les muscles est indispensable à ces organes pour qu'il puissent se contracter volontairement ; mais il n'est point immédiatement nécessaire à l'entretien de leur irritabilité pendant quelques heures, non plus qu'à celle des nerfs. Du reste, cette influence du sang n'est pas également nécessaire dans tous les animaux et dans toutes les circonstances : on sait que la contraction spontanée s'effectue dans les muscles des animaux morts par effusion de sang, que le cœur d'un reptile continue à battre très longtemps après avoir été arraché, et qu'enfin la grenouille privée de cœur exécute des mouvements spontanés et volontaires, marche, saute ou nage comme auparavant. En tous cas le sang qui fournit des matériaux utilisés par la contraction, entretient et ravive la contractilité. Il la fait même renaître, comme le montrent les expériences de Kay et de Brown-Séquard, dans les muscles refroidis et devenus rigides, sur le cadavre des individus décapités ou tués par hémorrhagie depuis plusieurs heures. Aussi les muscles des cadavres dans lesquels on injecte du sang artériel sont-ils susceptibles d'éprouver des contractions plus ou moins énergiques, de noircir le sang et de développer des courants électriques.

L'irritabilité musculaire, qui a été trouvée plus vive dans le cœur, le diaphragme, les intestins, que dans les autres muscles, ne s'éteint pas avec la destruction des centres nerveux, la section ou la ligature des nerfs, la suspension de la circulation ; elle survit à tous ces accidents et persiste même après la mort pendant un temps assez considérable. Son extinction s'effectue avec une inégale rapidité dans les diverses parties du système musculaire. Les expériences déjà anciennes de Nysten [1] ont appris que, sur l'homme, le ventricule gauche est le premier à perdre son irritabilité, puis l'estomac et l'intestin, le ventricule droit, l'œsophage, les muscles du tronc, ceux des membres postérieurs, des membres thoraciques, enfin les oreillettes, qui conservent la leur après que tous les autres organes contractiles ont cessé de répondre aux excitations les plus énergiques ; il a vu que, chez le chien, l'irritabilité se perd à peu près dans le même ordre, successivement dans le ventricule gauche, le gros intestin, l'intestin grêle, l'estomac, le ventricule pulmonaire, les muscles du squelette, enfin dans les oreillettes du cœur : la contractilité de celles-ci est si persistante qu'elle peut être encore mise en jeu par l'action d'un courant galvanique huit heures après la mort ; de plus, cet expérimentateur a constaté que certains gaz, tels que l'acide carbonique, l'oxyde de carbone, l'hydrogène sulfuré, l'acide sulfureux, etc., diminuent de beaucoup la durée de l'irritabilité.

A cet égard, on note des différences très sensibles suivant les âges et les espèces d'animaux, le genre de mort, l'élévation de la température extérieure, etc. Ainsi j'ai constaté que sur le cheval adulte, décapité ou tué par la section de la moelle allongée, les contractions spontanées des ventricules persistaient pendant dix, quinze, vingt minutes, et celles des oreillettes quelquefois pendant une heure un quart ; elles cessaient en général dans l'intestin et les muscles des membres au bout de cinquante à soixante minutes, à une température de $+$ 25 degrés centigrades ; mais il était alors facile de les ranimer faiblement par de légères excitations. Chez les très jeunes chiens, ces contractions spontanées se sont fait remarquer aux oreillettes deux heures et demie après la décapitation ; enfin, chez des grenouilles, elles étaient encore très manifestes trente-six heures après cette mutilation, et par conséquent bien longtemps après l'extinction complète de l'irritabilité dans les muscles de la vie animale.

La contractilité ou l'irritabilité, d'après les expériences de Carlisle, se perd vite à $+$ 30 degrés Réaumur sur les animaux à sang froid, et à $+$ 34 degrés Réaumur sur les animaux à sang chaud. La congélation, pendant plusieurs heures, ne

______
1. Nysten, *Recherches de physiologie et de chimie pathologiques*. Paris, 1811.

la détruit pas, au moins chez les batraciens ; le muscle dégelé se contracte comme il le faisait au moment de la mort. Elle s'éteint plus promptement sur les animaux tués par l'éther que dans les conditions ordinaires. Certains liquides, mis en contact avec les muscles, hâtent son extinction. De fortes décharges électriques la produisent instantanément.

Quand l'irritabilité s'est éteinte dans les muscles du cadavre, ceux-ci éprouvent une tension particulière, une sorte de contraction, de nature spéciale, qu'on appelle la *roideur cadavérique*. Elle se manifeste un certain temps après la mort, plus ou moins vite, suivant la température ambiante et le genre de mort ; elle est plus prompte dans les temps froids que dans les saisons chaudes, plus chez les animaux vigoureux que chez les sujets épuisés par les maladies ; elle se montre chez tous les vertébrés à sang froid comme chez ceux à sang chaud, ainsi que les grenouilles et les serpents nous en offrent tous les jours des exemples. Dugès l'a constatée chez les mollusques, les crustacés, les annélides, les insectes et les entozoaires. Elle se développe dans toutes les circonstances, soit que les animaux meurent subitement ou à la suite de maladies, même de celles qui s'accompagnent d'altérations putrides, soit qu'ils aient été tués avec ou sans effusion de sang, lésions du système nerveux, telles que destruction de l'encéphale, section de la moelle épinière, etc. Elle s'empare aussi bien des muscles de la vie organique que de ceux de la vie animale ; c'est elle, en effet, qui rapetisse le cœur et en réduit l'intérieur à une faible capacité ; c'est elle qui maintient le cardia du cheval énergiquement resserré, et qui oppose une forte résistance à la distension artificielle de l'estomac, de la vessie, etc.

On a étudié chez l'homme l'ordre suivant lequel elle apparaît dans les diverses parties du système musculaire, mais on n'a point encore fait de remarques semblables en ce qui concerne les animaux. Très probablement, cet ordre dépend du volume des parties et de la rapidité de leur refroidissement. On conçoit, en effet, qu'elle se manifeste d'abord à la partie inférieure des membres, puis à leur partie supérieure, au cou et ensuite au tronc. Ordinairement, lorsque les animaux meurent, ils étendent fortement les extrémités, l'encolure et la tête, de telle sorte que la roideur s'empare du cadavre dans la position que celui-ci a prise tout d'abord. On ne voit pas alors que les fléchisseurs aient de la prédominance sur les extenseurs ; au contraire, il semble que les derniers aient l'avantage, vu l'extension presque forcée dans laquelle se maintiennent les diverses régions des membres. Les sphincters se contractent aussi plus ou moins, mais les yeux restent ouverts et la lèvre inférieure souvent pendante.

La durée de la rigidité cadavérique est sujette à une foule de variations. D'autant plus courte que la température est plus élevée, elle se prolonge jusqu'au moment où la putréfaction s'empare des tissus ; on la voit même dépasser l'instant où la décomposition est fort avancée dans les viscères intestinaux ; elle peut aller jusqu'à cinq, six jours et plus sur les mammifères et les oiseaux. Hunter l'a niée chez les individus tués par la foudre ; d'autres l'ont dite seulement plus courte dans ce cas que dans les circonstances ordinaires : le fait n'aurait rien d'étonnant puisque l'expérience a fait voir que des animaux soumis à l'action de courants électro-magnétiques ont une roideur d'autant plus courte que ces courants ont été plus forts et plus prolongés. On la croit aussi très courte chez les sujets morts soit du charbon soit d'affections putrides ou gangreneuses. Il serait intéressant de savoir si sa durée est modifiée sous l'influence des maladies tétaniques, de celles qui s'accompagnent de convulsions comme la chorée, ou à la suite de l'intoxication par la noix vomique.

Quant aux causes de ce phénomène, elles sont peu connues. Évidemment, la rigidité tient à une tension étrangère à celle qui caractérise la contraction musculaire, mais cette tension s'opère, aussi bien que la contraction, indépendamment de l'influence nerveuse, puisqu'elle se manifeste chez les animaux tués par l'opium, la noix vomique et d'autres narcotiques, de même qu'après la destruction des centres nerveux, la section de la moelle ou des nerfs. Le raccourcissement qui l'accompagne est très faible; il suffit à peine pour faire disparaître les flexuosités des masses musculaires, et n'est jamais assez considérable pour déterminer l'extension ou la flexion des parties dans lesquelles on a laissé prédominer l'action de certains muscles en coupant leurs antagonistes. Une fois qu'elle est complète, la section des muscles n'est pas suivie de cette rétraction si remarquable qui se produit sur l'animal vivant, et après la mort, tant que l'irritabilité n'est pas éteinte et que le cadavre n'est pas refroidi. Certains auteurs l'ont dite un reste de la contractilité mourante, d'autres l'effet d'une contraction physique; quelques-uns la considèrent comme le résultat de la coagulation du sang et de la lymphe dans les petits vaisseaux; mais on a opposé à cette dernière hypothèse que la rigidité se produit avant que cette coagulation soit complète, et même chez les sujets dont le sang est incoagulable : j'ajoute qu'elle se développe aussi vite et devient aussi persistante chez les animaux tués par effusion de sang, dont les vaisseaux sont presque vides, que chez les autres. Néanmoins, il n'est pas invraisemblable que la coagulation du sang dans les capillaires et les petits vaisseaux contribue pour quelque chose à la production du phénomène, car l'hémorrhagie mortelle ne peut, sans aucun doute, les débarrasser de tout leur contenu. Enfin, on a voulu la regarder comme une conséquence de la solidification de la graisse déposée dans les interstices musculaires. Si cette supposition était fondée, la rigidité cadavérique serait plus faible chez les sujets qui meurent dans le marasme que chez ceux qui se trouvent dans un certain état d'embonpoint : elle serait portée à son maximum chez les animaux dont la graisse est très ferme après la coagulation, et serait, au contraire, faible ou nulle chez les solipèdes dont la graisse reste à peu près fluide à la température ordinaire.

L'opinion qui tend à s'accréditer aujourd'hui est celle qui attribue la rigidité à la myosine, principe qui a la propriété de se coaguler sous l'influence d'un léger refroidissement. Cela peut être; cependant il faut remarquer, d'une part, que la rigidité se manifeste alors que la température des muscles est encore assez élevée, d'autre part qu'elle ne se produit pas pendant la vie, ni chez les animaux inanitiés dont la température a baissé de 10 à 15 degrés, non plus que chez les mammifères hibernants, dont la température peut descendre plus bas encore, comme j'ai eu plusieurs fois l'occasion de le constater sur le hérisson.

IV. — DES EFFETS DE L'ACTION MUSCULAIRE.

L'effet immédiat de la contraction musculaire est un mouvement plus ou moins appréciable, tantôt borné au muscle lui-même, tantôt communiqué aux parties sur lesquelles il est fixé. Les caractères de ce mouvement dépendent des variations infinies que peut offrir la disposition des muscles.

Parmi ces derniers, les uns sont destinés à augmenter ou à diminuer la capacité des réservoirs dont ils forment les parois, comme les muscles de l'estomac, de la vessie, du cœur ; les autres ont pour office d'ouvrir ou de fermer des orifices et ils sont disposés en sphincters ou en ceintures, comme ceux de la bouche, des paupières et des autres ouvertures naturelles ; enfin, la plupart doivent déplacer les os ou les cartilages sur lesquels ils s'insèrent. Ceux-ci sont, soit en faisceaux cylindriques, prismatiques, simples ou divisés, soit en lames plus ou moins épaisses à configurations variées.

Les mouvements qui résultent de l'action des muscles sont *volontaires* ou *involontaires :* les premiers pour les fonctions de relation, les autres pour celles de nutrition. Cette première division fondamentale n'est cependant pas absolue, car beaucoup de mouvements considérés comme involontaires sont plus ou moins influencés par la volonté dans certaines circonstances, de même que plusieurs mouvements volontaires s'effectuent quelquefois d'une manière tout à fait automatique.

Les mouvements *automatiques* ou *rhythmiques* sont indépendants de la volonté, et régis, les uns par le système ganglionnaire, les autres par le système cérébro-spinal. Les premiers, c'est-à-dire ceux du cœur, de l'intestin, de l'extrémité inférieure de l'œsophage, se caractérisent, soit par des contractions rapides qui alternent avec des périodes très courtes de relâchement, soit par des contractions très prolongées, comme celles des sphincters de l'anus et de la vessie ; ils ne reconnaissent pas pour cause immédiate l'action des substances qui sont les excitants naturels des organes, puisque le cœur vide de sang et l'intestin débarrassé d'aliments se contractent comme dans les circonstances ordinaires ; ils ne paraissent pas non plus dépendre des centres du système ganglionnaire, car les organes qui se trouvent accidentellement séparés de ces derniers agissent encore. Leur point de départ, ainsi que la cause de leur rhythme, semble être dans les nerfs qui font partie intégrante des organes contractiles ; néanmoins la présence du sang, le contact de l'air ou des aliments, les nerfs placés en dehors des organes, ont sur eux une influence très évidente, quoiqu'elle ne soit pas indispensable.

Les autres mouvements rhythmiques dépendent du système cérébro-spinal : ils sont intermittents ou continus. Les mouvements rhythmiques intermittents sont ceux de la respiration, c'est-à-dire ceux des muscles pectoraux, du diaphragme, du larynx : Ch. Bell les regardait comme régis par une influence nerveuse distincte de celle qui, accidentellement, les met sous l'empire de la volonté. Les mouvements rhythmiques à type continu sont ceux des divers sphincters. Müller explique, les premiers par des émissions successives de fluide nerveux partant de la moelle allongée, et les seconds par un courant non interrompu de ce même fluide vers les muscles en contraction permanente.

Les mouvements *réflexes* constituent un autre ordre de déplacements déterminés par des incitations qui, produites sur certaines parties, sont transmises aux centres nerveux dont elles provoquent la réaction. Ainsi, les substances irritantes ingérées dans l'estomac produisent sur les nerfs du viscère une impression qui est transmise aux centres, lesquels déterminent consécutivement les contractions spasmodiques du vomissement. De même, l'irritation de la muqueuse bronchique donne lieu à la toux, l'impression de la lumière sur la rétine fait resserrer l'iris, etc.

Les mouvements *associés* sont fort nombreux et très remarquables : leur association a son point de départ dans le système nerveux, mais elle peut être plus ou moins modifiée sous l'influence de l'habitude et de la volonté. Les mouvements d'un œil sont associés à ceux de l'œil opposé; l'un ne peut se diriger en haut pendant que l'autre regarde en bas, ni se porter en dedans quand ce dernier se porte en dehors; — les mouvements de la langue se lient à ceux du voile du palais, du pharynx et du larynx, lors de la déglutition; — ceux de l'estomac s'associent aux contractions du diaphragme et des muscles abdominaux, lors du vomissement et de la rumination; — l'action d'un membre s'associe à celle des autres membres suivant un certain ordre pour le pas, et suivant un ordre différent pour le trot, le galop et les autres allures.

Enfin les mouvements déterminés par les instincts, les passions, ont été déjà en partie indiqués, ou le seront plus tard au sujet des expressions; ils ne manquent pas d'importance sous le rapport de leur but et de leur signification.

Les mouvements qui se rapportent à la progression sont ceux qui doivent nous arrêter le plus longuement. Ils s'opèrent par le concours d'un grand nombre de parties qui jouent les unes un rôle actif, les autres un rôle passif, parties dont l'action est réglée suivant les lois d'une mécanique savante qu'il s'agit d'analyser avec détail.

Ces mouvements, pour s'exécuter avec précision, exigent l'annexion aux muscles de pièces solides, mobiles, assemblées entre elles par des liens inextensibles, pièces dont l'ensemble forme le squelette.

Le squelette est un véritable appareil mécanique mû par les puissances musculaires. Il détermine la forme générale du corps, règle et limite les mouvements, donne des points d'implantation aux muscles, leur fournit des leviers, des plans inclinés, des poulies de renvoi nécessaires au déploiement de leur puissance. Il concourt à la formation des cavités qui logent et protègent les parties centrales du système nerveux, les organes des sens, les principaux viscères. Il constitue, en un mot, un appareil admirablement disposé pour servir à la fois à des usages si divers, appareil dont la configuration peut cependant, au premier abord, paraître grossière à celui qui n'en a point analysé l'action.

Le squelette se compose de deux appareils distincts. L'un, central, qui s'étend d'une extrémité du corps à l'autre, forme des cavités pour les masses nerveuses, les organes des sens, les parties essentielles du système de la circulation et de la respiration; c'est la partie importante, l'axe destiné à recevoir et à transmettre le mouvement. L'autre appareil, accessoire, est disposé symétriquement sur les côtés du premier; il comprend des appendices en nombre variable, destinés, soit à la marche, soit au vol ou à la natation. Son existence est loin d'être constante.

L'appareil central constitue à lui seul tout le squelette des serpents. Il y est réduit à la tête et aux vertèbres, sur les côtés desquelles se trouvent des côtes libres par leur extrémité inférieure.

L'appareil accessoire se compose de deux ou de quatre extrémités qui, quelquefois, sont simplement unies au tronc par des parties molles, ainsi qu'on le voit pour les antérieures des mammifères non claviculés, mais le plus souvent articulées avec lui, du moins pour les postérieures. Les premières manquent à certains reptiles, et les secondes aux cétacés et aux reptiles apodes.

Lorsque les antérieures et les postérieures existent, elles peuvent toutes servir: à la marche et à la station, comme chez les quadrupèdes; au vol, comme dans les chauves-souris; à la natation, comme chez les poissons. Quelquefois les deux postérieures seulement servent à la marche, comme dans l'homme et les oiseaux, et les antérieures, soit au vol, soit à la préhension des aliments.

Les pièces constitutives du squelette sont dures, très solides, peu flexibles. Leur trame organique, imprégnée de substances calcaires est tantôt dense, compacte, ou plus ou moins spongieuse et raréfiée. Elles sont unies ensemble par des cordons flexibles de manière à former des articulations à divers degrés de mobilité.

Les muscles groupés autour des pièces du squelette y prennent des formes très diverses subordonnées à leur rôle et à une foule de convenances fonctionnelles.

Ceux qui ont une grande longueur se trouvent, pour la plupart, autour des os des membres. Quelques-uns seulement suivent la direction de certaines parties du rachis, comme l'ilio-spinal et divers muscles de l'encolure. En général, plus renflés à leurs extrémités, ils sont terminés par des tendons et des aponévroses. On les voit se présenter avec des modifications morphologiques très nombreuses: les uns sont renflés à leur partie moyenne et amincis à leurs extrémités généralement pourvues de tendons; ils peuvent être presque cylindriques comme le fléchisseur superficiel des phalanges, le fléchisseur du métatarse, ou aplatis comme les abducteurs et adducteurs du bras, les fléchisseurs du métacarpe; les autres sont prismatiques comme le vaste externe, les huméro-olécrâniens interne et externe, le biceps de la cuisse. Il en est de pyramidaux comme le petit pectoral, le releveur propre de l'épaule; de rubanés tels que l'omo-hyoïdien, le plantaire grêle, etc.

Les muscles larges sont plus ou moins minces, comme le splénius, le grand complexus, les muscles abdominaux. Parfois ils sont tout à fait membraniformes, comme le diaphragme et le peaucier. Les uns sont triangulaires, rhomboïdaux, les autres rayonnés, flabelliformes, etc. Ils servent à former des cloisons, à circonscrire des cavités, à lier les membres au tronc.

Les muscles courts sont peu nombreux: ils s'étendent d'un os à un autre très peu éloigné, comme les intertransversaires du cou, des lombes, les sus-costaux, les masséters, le crotaphite, etc.

Tous ces muscles, quelles que soient leurs formes, peuvent être simples ou complexes.

Les premiers sont ceux dont les fibres sont parallèles dans toute leur étendue, et non entrecoupés, à l'intérieur, par des tendons ou des aponévroses. Il n'existe, dans l'économie, que très peu de muscles tout à fait simples, parce que les tendons qui les terminent se propagent le plus ordinairement sans régularité entre les fibres contractiles.

Les seconds sont beaucoup plus nombreux que les précédents. Ils ont pour caractère de présenter à leur surface des expansions tendineuses ou aponévrotiques sur lesquelles s'implantent les fibres musculaires, et, à leur intérieur, des intersections de même nature destinées aux mêmes usages. Ces parties blanches, superficielles ou profondes, donnent beaucoup de force à ces muscles : 1° en faisant l'office de ligaments inextensibles très résistants ; 2° en servant à l'implantation des fibres charnues qui peuvent ainsi se multiplier, dans de très grandes proportions et affecter des directions très variées. Au crotaphite, au masséter, aux ptérygoïdiens, au coraco-radial, par exemple, elles donnent des surfaces d'insertion plus étendues même que celles des régions osseuses où ces muscles s'attachent. Les muscles à productions fibreuses ont cela de particulier que leurs fibres, au lieu d'être parallèles comme celles des muscles simples, forment entre elles des angles plus ou moins aigus. Quelquefois cette disposition est régulière, comme dans les muscles rayonnés, les penniformes, mais le plus souvent elle est, comme dans les grands complexus, l'ilio-spinal, sans aucune régularité.

La texture des muscles influe beaucoup sur leur force et les limites de leur contraction. Les muscles simples, dont les fibres sont parallèles, ont une étendue de contraction très considérable, mais une force moindre que les muscles complexes d'égal volume et de même longueur, parce qu'ils ont des fibres aussi longues et en aussi petite quantité que possible : aussi se trouvent-ils dans les régions où il faut des mouvements très étendus, comme ceux des membres, par exemple. Les autres, au contraire, sous un volume donné, contiennent un nombre de fibres qui est deux, trois, quatre fois aussi grand que dans un muscle simple, et leur énergie devient, par conséquent, double, triple ou quadruple de celle du dernier. La multiplication des fibres dans le muscle complexe rend nécessaire l'agrandissement des surfaces d'implantation. Voilà pourquoi apparaissent à sa superficie et dans son intérieur ces tendons et ces aponévroses sans lesquels la complexité n'est pas possible. Enfin, la direction des forces dans le muscle simple est facile à déterminer, puisqu'elle est parallèle aux fibres mêmes, tandis qu'il n'en est pas ainsi pour les complexes où il faut trouver une résultante. Il importe donc de prendre la texture en grande considération quand on veut apprécier la force d'un muscle et la comparer à celle d'un autre ; sans cela, on s'expose à de graves erreurs.

Les muscles, étant les puissances motrices des différentes pièces du squelette doivent nécessairement s'attacher, médiatement ou immédiatement, soit sur ces pièces, soit sur leurs cartilages de prolongement. Et, pour que le muscle puisse, par son raccourcissement, produire un effet sensible, il faut que ses deux extrémités prennent des points d'implantation sur des parties résistantes. Ordinairement, l'un de ces points, dit d'origine, est plus fixe que l'autre, appelé point d'insertion.

Les os, pour donner attache aux muscles, offrent à leur surface des rugosités, des empreintes, des lignes droites ou courbes, des crêtes, des tubérosités, enfin des éminences de toutes les formes ou des excavations plus ou moins profondes. Les parties qui restent lisses ne peuvent servir à l'implantation de fibres charnues ou tendineuses. Par ces empreintes, soit en creux, soit en relief, on peut suivre parfaitement les attaches des masses musculaires; « car le squelette bien étudié sous ce rapport rendrait, pour ainsi dire inutile, d'après Cuvier [1], la dissection des muscles, » puisqu'on les retrouverait, sinon tous, du moins en partie, par l'inspection des os.

Ces attaches s'effectuent, tantôt par des fibres charnues, tantôt par des fibres tendineuses, et très souvent au moyen des unes et des autres.

Ces trois modes d'implantation ne sont point arbitrairement départis aux muscles, ils se trouvent commandés, l'un à l'exclusion de l'autre, par l'étendue et la configuration des surfaces osseuses. Ainsi, l'extrémité supérieure de l'humérus qui donne attache aux deux épineux, aux deux abducteurs du bras, à l'adducteur, au grand dorsal, au sous-scapulaire, etc., ne pouvait fournir à tous ces muscles une surface suffisante à l'insertion de toutes leurs fibres charnues; il fallait donc que celles-ci vinssent se fixer d'abord sur des cordes ou des rubans tendineux qui, à leur tour, s'attacheraient sur le petit espace réservé à chaque muscle. De même, pour l'extrémité inférieure de cet os, pour l'olécrâne, le trochanter, etc. Un autre avantage résulte encore de ce mode d'insertion. Si les muscles avaient, aux environs des articulations, le même volume qu'ailleurs, celles-ci, déjà renflées par les extrémités osseuses, eussent été plus volumineuses que la partie moyenne des rayons, et par suite leurs mouvements eussent beaucoup perdu de leur liberté et les formes de leur élégance.

Le point d'origine ou le point fixe d'un muscle est, le plus souvent, facile à déterminer. Dans les membres, il est ordinairement supérieur au point mobile, c'est-à-dire placé sur un rayon plus élevé que celui de ce dernier; pour les muscles qui vont du tronc aux membres, il est au tronc; pour ceux qui vont du tronc à l'encolure, il est encore à la même région; il est à l'encolure pour ceux qui vont de cette partie à la tête. C'est vers ce point que la partie mobile se porte quand le muscle se contracte.

L'insertion a lieu en un point plus ou moins éloigné de celui qui est fixe : quelquefois il y a entre les deux une très grande distance. Ainsi les extenseurs et les fléchisseurs des phalanges partent, dans le membre antérieur, de l'humérus ou de l'extrémité supérieure des os de l'avant-bras, et dans le membre postérieur, du fémur ou de l'extrémité supérieure du tibia; les premiers passent donc sur tout le trajet de l'avant-bras, du carpe, du métacarpe et de la région digitée avant d'arriver à leur terminaison. Il est à remarquer, toutefois, que ces insertions, si éloignées qu'elles soient de l'origine du muscle, se font toujours tout près des extrémités articulaires des os. Un tel rapprochement entre l'insertion du muscle et le point d'appui du levier était nécessaire, comme le fait très bien observer Cuvier, « pour ne point rendre les membres monstrueusement gros dans l'état de flexion, et surtout pour produire une flexion prompte et complète; car la fibre musculaire ne pouvant perdre qu'une fraction déterminée de sa longueur dans la contraction,

____

1. Cuvier, *Anatomie comparée*, t. I, p. 260.

si le muscle était inséré loin de l'articulation, l'os mobile ne se serait rapproché de l'autre que d'une petite quantité angulaire; au lieu qu'en s'insérant très près du sommet de l'angle, un petit raccourcissement produit un rapprochement considérable. » Les exceptions à cette règle sont rares : la plus remarquable qu'on puisse citer est celle d'un muscle de l'aile des oiseaux qui s'étend du scapulum vers l'extrémité du membre dans l'espace triangulaire rempli par la peau.

Il est essentiel de se rappeler que, quand on parle du point fixe et du point mobile du muscle, on n'entend pas que le premier est immobile et que le second seul se meut ; car, le plus souvent, ces deux points sont mobiles, très inégalement, il est vrai, l'un exécutant un mouvement de beaucoup supérieur à l'autre. Il est cependant des muscles dont l'origine est tout à fait fixe, comme le masséter, le digastrique, le releveur de la lèvre inférieure, le fascia lata, le psoas iliaque, etc. Du reste, il en existe un assez grand nombre dont le point fixe devient quelquefois le point mobile, et réciproquement : ainsi, les ischio-tibiaux, dans la ruade, ont leur point fixe supérieur; ils l'ont, au contraire, inférieur dans le cabrer. Et de même pour beaucoup d'autres.

Les puissances musculaires, bien qu'elles aient chacune un rôle spécial, sont très diversement groupées suivant les régions. Leur action se trouve plus ou moins modifiée, et quelquefois tout à fait changée par suite de cet arrangement. L'appréciation exacte des nombreuses combinaisons d'actions musculaires destinées à produire un effet quelconque, comme l'élévation d'un membre lors de la marche, est un travail d'analyse qui mérite d'attirer l'attention des physiologistes.

Presque partout, les muscles se trouvent par couches juxtaposées, les plus volumineux dans les superficielles, et les plus petits au-dessous des autres. Les masses les plus considérables se voient au cou, autour des rayons supérieurs des membres, de la croupe, de la cuisse, etc. Dans certaines régions, telles que la jambe, l'avant-bras, ils manquent à la face interne des rayons osseux. Autour des rayons inférieurs, surtout chez les animaux ongulés, tels que les solipèdes et les ruminants, il n'y a plus que des tendons ou des expansions aponévrotiques. Les muscles qui vont agir sur des points très éloignés de leur puissance, en passant sur des articulations, offrent une disposition toute particulière ; ils sont fixés par des brides, des ligaments annulaires, etc., aux os et aux articulations autour desquelles ils passent, de telle sorte que, lors de leur contraction, ils ne s'éloignent nullement des rayons osseux. On conçoit, en effet, que si, par exemple, le fémoropréphalangien n'avait pas été maintenu en avant du tarse et de la région digitée, il aurait, en se contractant, abandonné ses rapports, et serait venu former une corde qui aurait rendu le membre triangulaire lors de l'extension des phalanges.

Les parties fibreuses, c'est-à-dire les expansions aponévrotiques et les tendons chargés de transmettre à des os plus ou moins éloignés la puissance développée par les muscles, sont annexés à ces derniers d'après un mode assez varié.

Les aponévroses qui forment des enveloppes membraneuses minces, très résistantes et à peine extensibles, entourent tantôt un seul, tantôt plusieurs muscles : dans le premier cas, ce sont des aponévroses propres ; dans le second, des aponévroses communes. Les aponévroses propres servent quelquefois à l'implantation des fibres musculaires et deviennent alors très adhérentes à celles-ci, comme au crotaphite, au masséter, à l'ilio-spinal. Dans d'autres cas, elles ne constituent qu'une simple gaine à l'intérieur de laquelle le muscle est libre. Les aponévroses communes maintiennent les muscles dans leur situation respective, s'attachent aux os, au pourtour des articulations, aux tendons et aux muscles eux-mêmes ; elles sont habituellement données par les muscles superficiels : au membre antérieur celle qui dérive du sterno-aponévrotique, du long extenseur de l'avant-bras et, au membre postérieur, celle qui provient du fascia lata, des ischio-tibiaux, des adducteurs de la jambe, nous en donnent des exemples. Ces expansions rendent le déplacement des muscles impossible et favorisent l'action musculaire, en remplissant le rôle de véritables ceintures qui donnent un point d'appui aux masses qu'elles entourent. Habituellement constituées par du tissu fibreux blanc, elles sont cependant quelquefois formées de tissu élastique, comme on le voit à la face interne du rhomboïde du cheval, à la face externe des trapèzes, sur les muscles longs — vastes et demi-tendineux, du chameau, des solipèdes, etc. Ces dernières, qui s'ossifient, parfois accidentellement, dans certains points, paraissent, chez quelques animaux, éprouver à l'état normal la même transformation ; c'est ainsi, d'après Cuvier, « que l'aponévrose générale des muscles fessiers s'ossifie dans les chevrotains et présente un vaste bouclier qui s'étend de l'épine de l'ilium jusqu'à la tubérosité ischiatique. »

Enfin, il y a des aponévroses d'insertion, soit pour l'origine, soit pour la terminaison des muscles, comme pour les trapèzes, le grand dorsal, les adducteurs de la jambe, le fascia lata. Elles ont la même destination que les tendons.

Ceux-ci revêtent la forme de cordes cylindriques ou aplaties, quelquefois celle de bandelettes ou de rubans. La plupart se trouvent à l'extrémité des muscles, soit à leur naissance, soit à leur terminaison et souvent à ces deux points à la fois. Il en est qui se prolongent dans tout le trajet d'un muscle, soit à l'extérieur, comme au fléchisseur du métatarse, soit à l'intérieur, comme au coraco-radial. La plupart se perdent en énervations à la surface ou dans l'épaisseur des muscles : c'est ce qui se voit généralement ; très peu s'arrêtent brusquement, sans se continuer sur la longueur des parties charnues, excepté au plantaire grêle. Enfin, quelques-uns séparent les deux parties d'un muscle, comme au digastrique de certains animaux, aux sterno-hyoïdiens, etc.

L'annexion des tendons aux puissances musculaires est une des plus belles conceptions qui aient été réalisées dans l'organisation de l'appareil locomoteur.

Un muscle n'avait, pour son insertion, qu'une place très restreinte à la surface d'un os. Avec ses fibres charnues à ses extrémités, cette place n'eût pas été assez grande : par un tendon, elle lui suffit, et, sur ce dernier, viennent ensuite se fixer les fibres musculaires.

Un autre devait aller agir sur des points très éloignés de sa naissance, comme du fémur aux phalanges, pour les extenseurs et les fléchisseurs des doigts ; il a une partie charnue dont la longueur est proportionnée à l'étendue du raccourcissement nécessaire à son action, et à cette partie succède une corde plus ou moins grêle fixée sur les rayons osseux jusqu'au point où elle se termine. Sans cet artifice, il eût fallu, ou que les muscles moteurs des phalanges prissent leur origine moins loin du pied, ou qu'ils s'étendissent de leur naissance à leur insertion par une portion charnue ; or, cette masse musculaire, à supposer qu'elle eût conservé le même volume dans toute son étendue, n'eût pas offert, à beaucoup près autant de résistance que le tendon, et, par conséquent, elle eût été bien plus exposée aux ruptures ; il eût alors été très difficile de la maintenir par des brides au niveau des articulations dont elle eût augmenté disgracieusement le volume ; en outre, elle n'eût pu trouver une place suffisante à son insertion sur les os amincis des extrémités ; du reste, on s'effraye, dans cette hypothèse, en songeant aux proportions et au peu de solidité des extrémités chez les grands animaux.

La disposition et les propriétés de ces parties sont mises en parfaite harmonie avec leur destination.

En effet, les tendons se trouvent surtout à l'extrémité inférieure des muscles des membres, notamment au niveau du carpe, du métacarpe et de la région digitée ; ce qui donne à ces rayons, ainsi que l'a fait remarquer Bichat, peu de volume, une grande facilité de mouvements et beaucoup de résistance aux pressions extérieures. A leur passage sur les parties osseuses, ils sont entourés de manière à glisser librement ; ils traversent des gaines fibreuses, des arcades, comme en avant et en arrière du genou, du jarret où leur glissement est, en outre, facilité par des membranes synoviales. Lorsqu'ils passent sur des poulies de renvoi, telles que les sésamoïdes, l'extrémité supérieure de la seconde phalange, le sommet du calcaneum, la convexité du trochanter, la coulisse bicipitale de l'humérus, la trochlée des ptérygoïdiens, etc., les surfaces de frottement sont incrustées d'un cartilage lisse, tapissé d'une synoviale. Les tendons eux-mêmes, s'ils glissent les uns sur les autres, sont encore quelquefois séparés par des gaines séreuses, comme on le voit entre les tendons fléchisseurs du pied des solipèdes et des ruminants.

Ils ont une force de résistance, une ténacité supérieures à celle des autres tissus mous. Les muscles, en se contractant, déploient une puissance considérable qui détermine parfois la fracture des os ou celle de leurs éminences, telles que le trochanter, l'olécrâne, et qui est très exceptionnellement assez grande pour produire la rupture des tendons eux-mêmes. Une telle ténacité était indispensable pour que la force énorme des muscles en contraction pût lutter avec avantage contre les résistances qui doivent être variées dans une infinité de circonstances.

Les tendons ont si peu d'extensibilité et d'élasticité, qu'on les regarde habituellement comme inextensibles et non élastiques. On conçoit que, sans cela, une partie de la force déployée par le muscle se fût perdue à produire leur élongation, et que, de plus, une certaine étendue de raccourcissement eût été sans résultat effectif pour les mouvements. Ils sont à peu près insensibles, ainsi que les travaux de Haller l'ont démontré, et ne deviennent douloureux que sous l'influence de torsions brusques ou par suite d'inflammation. Cette autre propriété leur était non moins nécessaire que les précédentes ; car si ces organes eussent été sensibles, ils eussent souffert fort souvent des violences extérieures auxquelles sont exposées les régions inférieures des membres ; ils eussent, du reste, donné lieu à des sensations pénibles à chaque contraction musculaire, et leur souffrance fût ainsi devenue presque permanente. On voit par là, pour le dire en passant, une preuve de cette admirable logique qui a présidé à la répartition des propriétés à chaque tissu, et l'on devine aisément que ce défaut de sensibilité est aussi indispensable aux os, aux cartilages, aux ligaments, à la corne qu'aux parties dont nous parlons. Les tendons ne présentent pas, dans tous les animaux, le même aspect et les mêmes caractères. Ils ont, par suite de leur affinité pour les sels calcaires, une grande tendance à devenir le siège d'ossifications. « Les oiseaux pesants et qui marchent beaucoup, dit Cuvier [1], ont les tendons de leurs jambes ossifiés de très bonne heure. Il en est de même des gerboises et des autres quadrupèdes qui sautent toujours sur les jambes de derrière. »

Ainsi constitués, les muscles sont aptes à développer les forces motrices et à les transmettre aux os sur lesquels ils s'insèrent. L'intensité et l'étendue de leur action dépendent de leur volume, de leur longueur, de leur direction, de l'espèce de levier qu'ils mettent en jeu, ainsi que de la distance qui existe entre le point d'application de la puissance et le centre des mouvements.

La direction des muscles, relativement aux leviers qu'ils doivent mouvoir, est, en général, très désavantageuse, puisqu'elle est presque toujours parallèle à celle des leviers osseux. Mais la nature a cherché à diminuer ce parallélisme : 1° par le renflement des extrémités articulaires ; 2° par le développement d'éminences plus ou moins saillantes, telles que l'olécrâne, le trochanter ; 3° par la présence de sésamoïdes ou de poulies de renvoi, la rotule, les sésamoïdes de la région digitée, l'os sus-carpien, la trochlée du ptérygoïde. Ce parallélisme, très marqué aux membres, diminue, du reste, lors des mouvements de flexion, et d'autant plus qu'ils sont plus près de leur limite. Certains muscles ont cependant une insertion presque perpendiculaire à leurs leviers ; les fléchisseurs de la tête, les ischio-tibiaux, le psoas des lombes, le psoas-iliaque, les abducteurs et adducteurs du bras, à cause même de la direction de la tête relativement à l'encolure, de la flexion de la cuisse sur le bassin et du bras sur l'épaule.

Les leviers sur lesquels agissent les puissances musculaires appartiennent aux trois genres établis par les physiciens. Ces leviers sont droits ou incurvés ; ils sont formés le plus souvent par un seul os, quelquefois par plusieurs ; dans ce dernier cas, ils sont sinueux, brisés et souvent flexibles, toutes modifications qu'il importe plus d'étudier en mécanique animale que dans la dynamique des corps bruts.

Il est quelques espèces de leviers plus communes que d'autres. Le levier du premier genre est, en général, le levier de l'extension ; celui du troisième, le levier de la flexion ; le levier du second genre est assez rare.

Dans presque tous, le bras de la puissance est fort court, et celui de la résistance très étendu, d'où il résulte : 1° que la puissance est dans des conditions très désavantageuses au profit de la vitesse qui est favorisée ; qu'il faut une grande force pour vaincre une faible résistance ; 3° enfin, une contraction d'une étendue minime pour produire un mouvement très considérable.

1. Cuvier, *Anatomie comparée*, t. I, p. 146.

En dynamique animale, le levier est l'os sur lequel le muscle s'insère; — le point d'appui se trouve à une extrémité de l'os ou à une articulation qui devient le centre du mouvement, le point autour duquel l'extrémité opposée du rayon représentant la résistance décrit un arc de cercle, — et la puissance est à l'insertion du muscle; ainsi, point d'appui, et centre de mouvement sont ici des expressions équivalentes. Quelquefois le levier, au lieu d'être d'une seule pièce, est constitué par une série d'os, tantôt soudés ensemble, tantôt mobiles les uns sur les autres. Dans ce dernier cas, la complication n'est qu'apparente; il devient facile, par un examen attentif, de ramener le levier flexible aux lois du levier simple.

Un mot de chacune des variétés de leviers en particulier.

Le levier du premier genre est presque toujours, à part quelques exceptions, le levier des extenseurs. Dans le membre antérieur (fig. 56), le sus-épineux, les cinq muscles olécrâniens; — dans le membre postérieur (fig. 58), le grand fessier, le fascia lata, le droit antérieur de la cuisse, le triceps crural, le bifémoro-calcanéen, le plantaire grêle, le vaste externe, le demi-tendineux dans le cabrer, les fibres du crotaphite qui s'insèrent au sommet de l'apophyse coronoïde chez les animaux où cette éminence est très longue, etc., nous en donnent des exemples. Dans l'homme (fig. 57), le triceps brachial B, qui correspond aux olécrâniens des animaux, agit également sur un levier du même genre; mais la puissance représentée par ce muscle y a un bras de levier beaucoup plus court que chez les quadrupèdes.

Le bras de la puissance est, dans ce levier, quelquefois assez considérable. Ainsi, pour les extenseurs de l'avant-bras, il est représenté par la distance qui existe entre le sommet de l'olécrâne et le milieu de l'articulation huméro-radiale, centre du mouvement ou point fixe du levier constitué par la réunion du radius et du cubitus; — pour le bifémoro-calcanéen et le plantaire grêle, il est mesuré par la distance qui se trouve entre le sommet du calcanéum et le centre de l'articulation tibio-astragalienne; — pour les ischio-tibiaux, par celle qui sépare le milieu de la cavité cotyloïde de la partie la plus postérieure de l'ischium. Le bras de la résistance est constamment de beaucoup plus long que le premier; il est, par exemple, pour les muscles olécrâniens, représenté par toute la longueur du radius; — pour les muscles rotuliens, par celle du tibia, etc.

Ce levier a ceci de remarquable, que la direction du muscle qui le meut est d'autant plus perpendiculaire que le rayon à étendre se trouve préalablement plus fléchi, de telle sorte que la puissance est plus favorisée au commencement qu'à la fin de son action. Ce sera, en partie le contraire pour le levier du troisième genre.

Le levier du troisième genre est, disions-nous tout à l'heure, le levier des muscles fléchisseurs; on en trouve de nombreux exemples. Les fléchisseurs de la tête, le sterno-maxillaire, le digastrique, le masséter, le ptérygoïdien interne, l'angulaire de l'omoplate, le grand dorsal, les abducteurs, l'adducteur du bras, le coraco-radial, l'huméro-radial, le fléchisseur interne du métacarpe, agissent évidemment sur cette espèce de levier. Il en est de même du moyen fessier AB (fig. 58), du long vaste CD dans les circonstances ordinaires, du tibio-prémétatarsien EF, des psoas des lombes et iliaque, du grêle antérieur, du carré crural, des dentelés de la respiration, des intercostaux.

Le biceps brachial de l'homme AC (fig. 57), le demi-tendineux, le demi-membraneux, le biceps crural, le jambier antérieur, agissent aussi évidemment sur un levier de ce genre.

La puissance qui meut ces leviers a un bras très long pour le digastrique, par

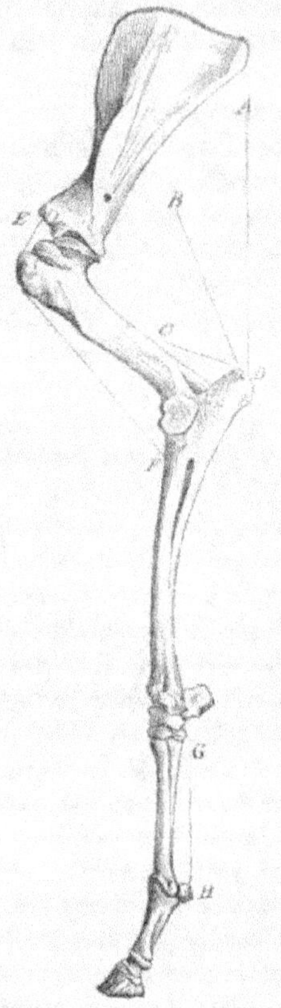

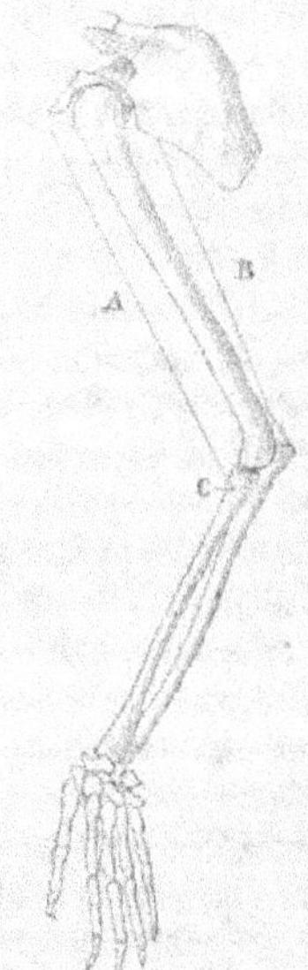

Fig. 56. — Membre antérieur du cheval.

Fig. 57. — Membre supérieur de l'homme.

exemple, pour le masséter externe, les fléchisseurs de la tête, mais beaucoup moins étendu pour les fléchisseurs de l'avant-bras et pour ceux du métacarpe. Elle est d'autant plus favorisée que le mouvement arrive plus près de sa limite, puisque alors l'insertion du muscle est presque perpendiculaire au rayon osseux, comme on peut le voir dans la figure suivante, 58, pour le tibio-prémétatarsien, le long vaste, le moyen fessier.

Ce levier a le grand avantage de permettre des mouvements fort étendus, par suite d'un raccourcissement très peu considérable du muscle. Il suffit, en effet, que le fléchisseur du métacarpe se contracte d'une minime fraction de sa longueur, pour que le pied s'élève à une grande hauteur au-dessus du sol; de même il suffit d'un faible raccourcissement des ischio-tibiaux pour que l'extrémité infé-

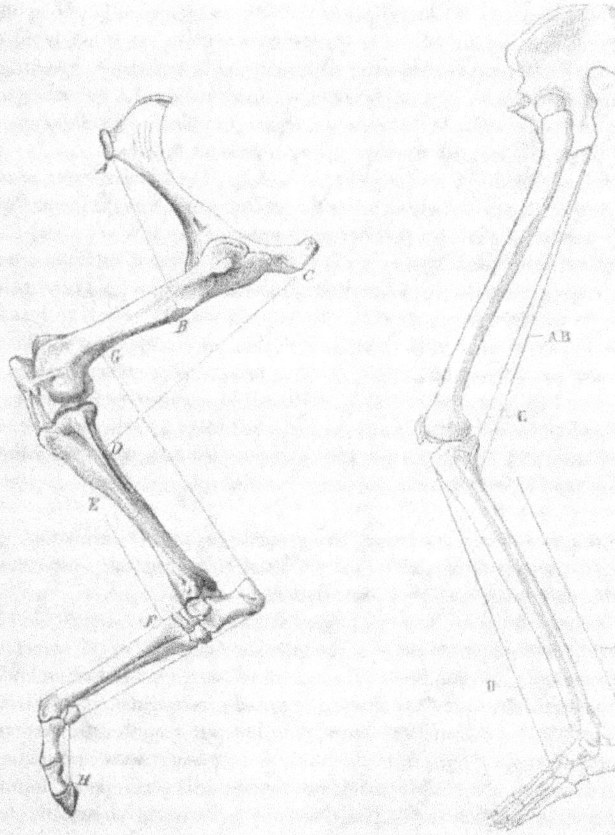

Fig. 58. — Membre postérieur
du cheval.

Fig. — 59. Membre inférieur
de l'homme.

rieure du membre abdominal soit projetée très loin en arrière, ainsi qu'on le voit lors de la ruade. C'est donc bien là le levier de la vitesse.

Il ne faudrait pas croire que tous les fléchisseurs agissent sur des leviers du troisième genre; quelques-uns d'entre eux exercent leur action sur un levier du premier genre, tel le fléchisseur oblique du métacarpe. De même quelques extenseurs, comme celui du métacarpe, au lieu d'agir sur un levier du premier genre, mettent en jeu un levier du troisième; mais ces quelques exceptions n'infirment point la règle précédemment rappelée.

Le levier du deuxième genre est un peu plus rare que les autres, parce que, dit-on, il favorise la force au détriment de la vitesse. L'exemple classique de ce dernier, et c'est à peu près le seul qu'on cite, est celui du bifémoro-calcanéen agissant sur le calcanéum et le pied tout entier lors de l'appui sur le sol. Dans ce cas, en effet, le levier est formé par le tarse, le métatarse et la région digitée, — le point d'appui est au sol, — la résistance à vaincre est le poids du corps s'exerçant sur l'articulation tibio-astragalienne, — et la puissance, constituée par l'extenseur du métatarse, agit sur le sommet du calcanéum. La puissance a donc pour bras de levier toute la distance qui sépare la pointe du calcanéum de la pointe du pied ; elle est, par conséquent, extrêmement favorisée.

Chez l'homme (fig. 59), les jumeaux, le soléaire, le plantaire grêle, réunis au tendon d'Achille E, agissent sur un levier du second genre, lorsque le corps se soulève sur la pointe du pied. Ici le levier est représenté par le pied entier. L'appui est à l'extrémité des phalanges, — la puissance au sommet du calcanéum, — la résistance ou la masse du corps à soulever dans l'articulation tibio-astragalienne.

Lorsque le membre antérieur d'un quadrupède (fig. 56) pose sur le sol, les extenseurs de l'avant-bras A, B, C, agissent également sur un levier du deuxième genre et non pas sur un du premier, comme lorsque le membre était en l'air. Alors le point d'appui est au sol, — la puissance au sommet de l'olécrâne, — et la résistance représentée par le poids du corps se trouve à l'articulation huméro-radiale qui tend à se fléchir. Ce qui arrive ici pour les extenseurs de l'avant-bras se reproduit pour le sus-épineux, les muscles rotuliens, etc., toutes les fois que le membre repose sur le sol.

En mécanique animale, les leviers offrent quelques particularités fort remarquables qu'il importe de signaler avec précision pour éclaircir certains points susceptibles de donner matière à contestation.

Premièrement, il y a des leviers qui sont d'un genre à une période de l'action d'un muscle, et d'un autre genre à une période différente de la même action. Ainsi, par exemple, lorsque le cheval *s'encapuchonne*, c'est-à-dire lorsqu'il a la tête fortement fléchie sur l'encolure, les grands complexus, pour la relever, agissent sur un levier du troisième genre, dont le point d'appui est à l'articulation occipito-atloïdienne, la puissance en avant, à la protubérance occipitale, et la résistance dans tout le reste des parties antérieures de la tête ; mais à mesure que celle-ci s'élève et bascule sur l'atlas, l'occiput se renverse en arrière, de telle sorte qu'au moment où l'animal *porte au vent*, le levier devient du premier genre, puisque le point d'appui est intermédiaire à la puissance et à la résistance. C'est là ce qu'on pourrait appeler le *levier successif*.

Deuxièmement, il est aussi des leviers qui sont d'un genre déterminé dans certaines circonstances, et d'un autre genre dans des circonstances différentes, bien qu'ils soient toujours mis en jeu par les mêmes muscles, tels que le levier de l'avant-bras pour les muscles olécrâniens et celui du métatarse pour le bifémoro-calcanéen. En effet, lorsque le membre se trouve plus ou moins fléchi et élevé au-dessus du sol, les extenseurs de l'avant-bras agissent sur un levier du premier genre dont la puissance est au sommet de l'olécrâne, — le point d'appui à l'articulation huméro-radiale, — et la résistance dans la masse de l'avant-bras à ramener à sa direction verticale. Mais, lorsque le membre est à l'appui et que ces muscles extenseurs se contractent seulement pour la station, c'est-à-dire dans le but d'empêcher le radius de se fléchir, ils exercent leur action sur un levier du deuxième genre : ici la résistance à vaincre est le poids du corps qui est transmis à l'articulation huméro-radiale, — l'appui est au sol — et la puissance toujours au sommet du cubitus; il y a donc eu transposition de la résistance qui est venue occuper la place du point d'appui lorsque le levier était du premier genre. J'appellerai celui-ci le *levier alternatif*, pour le distinguer du précédent, dont il diffère en ce que : 1° le déplacement du point d'appui est absolu au lieu d'être relatif; 2° en ce que le passage du levier d'un genre à un autre tient à des conditions autres que les différentes périodes de l'action des muscles.

Cette remarquable particularité d'un levier de changer de nature suivant les circonstances dans lesquelles les puissances musculaires le mettent en jeu, se lie à des exigences dynamiques et entraîne des avantages faciles à reconnaître. Lorsque, par exemple, les extenseurs de l'avant-bras se contractent pour ramener le rayon radio-cubital dans sa direction habituelle, ils meuvent un levier du premier genre et luttent seulement contre la résistance représentée par le poids de la partie inférieure du membre soulevé; le bras de la résistance étant alors très long, la vitesse est très favorisée, tandis que la puissance ne l'est guère ; mais, dans ce cas, la rapidité du mouvement importe plus que la grande intensité d'une force déjà infiniment supérieure à ce qu'elle a besoin d'être, pour vaincre la minime résistance qui lui est opposée. Au contraire, quand les mêmes muscles se contractent, dans la station, pour empêcher l'avant-bras de se fléchir, le levier devient du deuxième genre : la résistance se trouve plus considérable, puisqu'elle est représentée par la part du poids du corps que l'un des membres antérieurs doit supporter; cette résistance agit sur l'articulation, précisément au point d'appui du levier précédent, et le point d'appui lui-même se trouve au sol. Or, pour lutter contre cette nouvelle résistance, il fallait que la puissance des extenseurs fût favorisée, et elle l'est par un bras de levier qui s'étend du sommet de l'olécrâne à l'extrémité inférieure du pied : il est vrai que le bras de la résistance a pris des dimensions à peu près égales à celles du premier, mais, enfin, le bras de la puissance est ici supérieur à l'autre, au lieu d'en être le quart, le cinquième, le dixième, etc., comme dans la plupart des circonstances. Voilà donc pourquoi, lors de la station ou de l'appui momentané pendant les allures, le levier du deuxième genre, ou de la puissance, s'est substitué au levier du premier genre à bras inégaux, si favorable à la vitesse des mouvements.

Ce qui arrive ici pour les extenseurs de l'avant-bras se reproduit pour l'extenseur du métatarse, pour les muscles rotuliens, etc.

Troisièmement, enfin, il y a dans l'économie des leviers qui sont d'un genre pour une partie d'un muscle, et d'un genre différent pour une autre partie du même muscle, et cela indépendamment des conditions dans lesquelles le muscle se contracte et des périodes de son action : ce sont les *leviers composés* dont le crotaphite et le fléchisseur du métacarpe nous donnent des exemples. Le crotaphite agit sur un levier du premier genre par les fibres insérées au sommet de l'apophyse coronoïde et sur un levier du troisième par celles qui se terminent en avant et en bas de cette éminence. Le fléchisseur externe du métacarpe des solipèdes agit sur un levier du premier genre par sa branche sus-carpienne et sur un levier du troisième par sa branche métacarpienne. Il ne saurait y avoir la moindre contestation à cet égard.

Quant aux assimilations que l'on pourrait faire des trois régions du rachis et de quelques parties des membres aux différents genres de leviers, je les passe sous silence, me réservant d'y revenir plus tard d'une manière spéciale : il faut se garder de tomber dans les exagérations et de faire de la mécanique inintelligible, sous prétexte de la rendre savante.

CHAPITRE X

DES ATTITUDES

On donne le nom d'*attitudes* au divers états dans lesquels les animaux se trouvent à peu près immobiles, soit debout, soit couchés sur le sol, ou enfin fixés à des corps étrangers d'une manière quelconque. Cette qualification s'applique à la station, au décubitus, à la station de l'oiseau perché sur une branche, et à quelques autres actes qui ne doivent point nous occuper.

I. — DE LA STATION.

C'est l'attitude des animaux debout, appuyés sur une ou plusieurs de leurs extrémités.

Elle constitue un état essentiellement actif qui exige un certain déploiement de forces musculaires, et qui ne peut être prolongé longtemps, dans la plupart des animaux, à moins que des dispositions mécaniques spéciales ne viennent se substituer, en grande partie, aux efforts des puissances contractiles.

On distingue plusieurs espèces de station, savoir : 1° la station bipède, à corps vertical ou à peu près ; 2° la station bipède à corps non vertical ; 3° la station quadrupède. La première est celle de l'homme, des singes et de quelques autres mammifères ; la seconde, celle des oiseaux ; et la troisième, celle de la généralité des animaux quadrupèdes.

La station a été aussi distinguée chez les solipèdes en *libre* et en *forcée*, suivant que les quatre membres ou trois d'entre eux seulement supportent le corps ; cette distinction, fort juste, du reste, ne s'applique qu'à ces seuls animaux.

Dans la station *libre*, le corps est soutenu par trois membres ; l'autre, qui est toujours un membre postérieur, se trouve légèrement fléchi, n'appuie sur le sol que par la pince et ne supporte point sa part du poids de la masse totale ; mais après s'être reposé pendant un certain temps, il revient à l'appui et le second prend la même situation pour se reposer à son tour, et ainsi successivement.

C'est à cette particularité fort remarquable que les solipèdes doivent, en grande partie, l'aptitude à rester debout pendant très longtemps. Elle paraît exclusive à ces animaux ; du moins, je n'ai rien vu d'analogue, ni chez les ruminants domestiques, ni chez les animaux sauvages, si ce n'est chez l'éléphant, dont la station est très prolongée, sans être permanente.

Dans la station *forcée*, les quatre membres sont appuyés sur le sol ; l'un n'est ni moins fléchi, ni plus avancé que l'autre ; chacun supporte sa part proportionnelle du poids du corps.

Station quadrupédale. — C'est celle dans laquelle la base de sustentation a le plus d'étendue et l'équilibre le plus de stabilité. Elle est d'autant plus pénible que la masse du corps est plus lourde, que les rayons des membres sont plus fléchis les uns sur les autres, qu'enfin il y a moins de dispositions mécaniques pour limiter la flexion des membres et tenir lieu d'efforts musculaires.

Pour peu qu'on réfléchisse sur l'état de l'appareil locomoteur dans la station, il est facile de voir que cette attitude nécessite des efforts musculaires plus ou moins considérables et que, par conséquent, elle ne peut être indéfiniment prolongée, si des dispositions mécaniques ne viennent au secours des puissances musculaires. En effet, les rayons des extrémités étant, pour la plupart, fléchis les uns sur les autres, l'épaule sur le bras, le bras sur l'avant-bras, la cuisse sur la jambe, celle-ci sur le pied, il en résulte que le poids du corps tend à augmenter cette flexion et à affaisser le tronc sur les extrémités. Or, pour prévenir cet affaissement, maintenir les membres dans leur fixité et leur donner une rigidité convenable, il faut une contraction plus ou moins énergique de la part des extenseurs : c'est là ce qui rend la station fatigante. Mais la contraction des muscles n'étant pas continue ou incessante, la station ne saurait être que momentanée. Néanmoins cette attitude peut se prolonger fort longtemps, parce que, d'une part, les extenseurs étant multiples dans chaque région, ils peuvent agir et se reposer tour à tour, et que, d'autre part, diverses dispositions habilement combinées viennent en aide à l'action musculaire. Ce sont ces dispositions qu'il faut examiner pour nous faire une idée exacte du mécanisme de la station.

En jetant d'abord un coup d'œil sur les membres thoraciques, nous voyons que, si leurs rayons inférieurs se trouvent, par le fait de leur direction à peu près verticale, dans d'excellentes conditions pour dispenser les muscles d'un grand déploiement de force, leurs rayons supérieurs sont, au contraire, dans une inclinaison très défavorable. Effectivement, l'angle scapulo-huméral, rempli par les extenseurs de l'avant-bras, tend constamment à se fermer de plus en plus par l'abaissement de l'extrémité supérieure du scapulum et par la projection en avant de l'articulation scapulo-humérale. Cet abaissement et cette projection doivent être évités, et ils le sont par des muscles très nombreux. L'extrémité supérieure de l'omoplate ne bascule point en se portant en arrière, soutenue qu'elle est par le rhomboïde qui la tire en haut, ainsi que par les trapèzes, puis par le releveur propre de l'épaule qui tend à la ramener en haut et en avant, enfin par l'angulaire de l'omoplate qui la tire en avant et en bas, et, par conséquent, tend à ouvrir l'angle au lieu de le fermer. Ces cinq muscles s'opposent à l'abaissement et à la projection en arrière de l'extrémité supérieure de l'épaule ;

ils lui donnent ainsi une fixité sans laquelle le scapulum ne pourrait fournir, ni un appui solide au dentelé qui soutient le tronc entre les membres thoraciques, ni une attache immobile aux muscles olécrâniens qui étendent l'avant-bras et le maintiennent dans une direction verticale. C'est dans ce remarquable arrangement des muscles que réside le point de départ de la fixité des membres antérieurs.

La projection en avant de l'angle scapulo-huméral est empêchée surtout par le grand pectoral, et peut-être aussi par le petit qui, passant sur le sommet de cet angle, tend, par sa contraction, à le redresser et à le repousser en arrière. D'ailleurs cette projection ne peut s'effectuer sans que les deux rayons supérieurs du membre se fléchissent l'un sur l'autre et le sus-épineux vient mettre un obstacle considérable à cette flexion.

L'obliquité de l'humérus si prononcée, même chez les mammifères de haute stature, tend sans cesse à s'exagérer pendant la station, aussi bien que lors de la percussion du pied sur le sol. Les agents qui mettent des limites à cette tendance sont déjà, comme nous venons de le voir, le grand pectoral et le sus-épineux, — puis cette puissance énergique, moitié passive, moitié active, représentée par le coraco-radial ou long fléchisseur de l'avant-bras. Naissant du renflement de l'apophyse coracoïde par un gros tendon, bientôt aplati pour passer sur la coulisse antérieure de l'humérus, il vient s'insérer à l'extrémité supérieure du radius. Chez les solipèdes, son tendon, très large et incrusté de cartilage, dans le point où il passe sur la coulisse, se propage à la surface du muscle et dans son intérieur par de fortes lames qui se rassemblent plus tard pour constituer de nouveau une corde à son extrémité inférieure. La présence de ces lames tendineuses donne au coraco-radial une force très grande et lui permet d'agir à la fois comme un muscle et comme un ligament d'une remarquable solidité, qui s'oppose d'une manière incessante à la fermeture de l'angle scapulo-huméral et à la flexion exagérée de l'humérus sur l'épaule. Le rôle du coraco-radial implique naturellement la nécessité d'un grand développement du muscle et de sa partie tendineuse, chez les animaux de grande taille, tels que les solipèdes qui doivent se tenir très longtemps debout ; c'est aussi ce que l'anatomie démontre clairement. Une telle structure et un tel développement sont moins indispensables aux ruminants dont la station est moins prolongée que celle des solipèdes ; aussi le long fléchisseur de l'avant-bras du bœuf est-il plus petit et moins tendineux que celui du cheval, mais il offre dans le dromadaire les mêmes conditions de force que dans les solipèdes.

Le coraco-radial, pour remplir l'office que nous venons de rappeler, doit trouver un point fixe à son extrémité inférieure, c'est-à-dire au radius : cette fixité lui est assurée par la contraction des cinq muscles olécrâniens.

A partir de l'humérus, les rayons osseux du membre antérieur présentent une direction à peu près verticale, si ce n'est, cependant, à la région digitée. L'avant-bras, qui n'a d'autre tendance que celle de se fléchir en avant, est maintenu dans sa situation par les cinq extenseurs qui sont, comme on le sait, très sensiblement plus développés chez les solipèdes que chez les ruminants. Le métacarpe continue la colonne rectiligne et verticale dont l'avant-bras forme le segment supérieur. Sa flexion en arrière est empêchée par l'énorme extenseur qui vient s'insérer à son extrémité carpienne, et qui reçoit, vers le milieu de sa partie charnue, une corde aponévrotique fixée supérieurement à la tubérosité externe de l'humérus. Mais, à ces rayons se borne la direction verticale. La région digitée devient oblique en avant, et son obliquité, normalement très prononcée, tend sans cesse à s'exagérer par le fait du poids que supporte chaque extrémité ; néanmoins elle ne dépasse jamais certaines limites, grâce à la présence d'un appareil fibreux très solide représenté, chez les solipèdes et les ruminants, par ce qu'on appelle le ligament suspenseur du boulet.

Les puissances musculaires seules n'eussent pas suffi à prévenir l'extrême flexion de la région digitée sur le métacarpe sans le secours du ligament dont nous parlons ; elles n'eussent point, du reste, rempli cet office sans une contraction permanente incompatible avec leur manière d'agir. La corde formée par le ligament sésamoïdien supérieur n'est autre chose qu'un muscle dans les carnassiers, le porc et les rongeurs, muscle dont les fibres contractiles ont presque entièrement disparu chez le cheval et les ruminants pour faire place à des fibres tendineuses très résistantes et presque dépourvues d'élasticité. Au moyen de cette transformation d'un muscle en une corde tendineuse, s'est trouvé réalisé l'emploi d'une force considérable dont l'action non interrompue n'entraîne aucune fatigue, et n'exige par conséquent ni repos, ni réparation. Toutefois cet appareil tendineux suspenseur, si solide qu'il soit, ne suffit pas à maintenir la région digitée dans sa légère inclinaison, car dès que les fléchisseurs des phalanges viennent à être rompus, comme cela arrive quelquefois, ou coupés en travers, le boulet descend fortement vers le sol ; de même qu'il le fait, mais à un moindre degré, quand on pratique la section du ligament sans intéresser les tendons fléchisseurs ; preuve évidente de la solidarité qui existe entre ces puissances et du secours qu'elles se prêtent réciproquement dans leur jeu respectif.

Le rôle des tendons fléchisseurs, relativement à la fixation de l'angle formé par le canon et la région phalangienne, est fort remarquable en ce que ces cordes à peu près inextensibles peuvent résister à l'effort incessant qui tend à exagérer la flexion, sans que leurs parties charnues soient tiraillées ou obligées à une contraction permanente. L'obstacle puissant qui s'oppose à la transmission des efforts exercés sur les tendons, à la partie supérieure des muscles, est constitué « par une forte bride ligamenteuse qui se détache des ligaments capsulaires postérieurs des articulations carpienne et tarsienne, dont elle ne paraît être qu'un prolongement funiculaire, se superpose dans l'étendue de quelques centimètres à la face postérieure du grand ligament sésamoïdien, et s'unit par une sorte de soudure, à la face antérieure du tendon perforant, dont le volume se trouve ainsi subitement accru de toute la somme des fibres propres à cette bride de renforcement. A l'aide de cette disposition mécanique aussi simple qu'ingénieuse, toute la masse de l'effort qui devait être transmise à la fibre charnue par la continuité de la corde tendineuse est ainsi détournée de son cours naturel, et reportée par le canal de la bride carpienne au sommet des métacarpiens, sur lesquels elle prend implantation par une grande étendue de surface. C'est ainsi que les tendons fléchisseurs se trouvent transformés en ligaments de suspension, et peuvent en remplir l'usage, à l'insu, si l'on peut dire, de la fibre charnue, sous la dépendance de laquelle ils demeurent, toutefois, comme agents de transmission du mouvement [1]. »

Voilà pour les membres antérieurs. Recherchons maintenant les conditions de fixité des rayons osseux dans les membres postérieurs.

Ici toutes les régions, depuis la première jusqu'à la dernière, s'éloignent beaucoup de la direction verticale ; leur obliquité, pour rester dans ses limites, lors de la station, exige des efforts musculaires considérables, et des dispositions mécaniques encore plus multipliées que dans les membres thoraciques.

Le bassin est très oblique relativement au tronc chez le cheval, le bœuf, la plupart des ruminants et des carnassiers ; mais il l'est à un moindre degré dans le lama, le dromadaire, l'éléphant, le rhinocéros et certaines races de chevaux propres au trait. Il tend par conséquent à devenir horizontal, et il obéirait à cette tendance si le long vaste, le demi-tendineux et le demi-membraneux, prenant un point d'appui sur le tibia, ne venaient s'opposer à l'élévation de l'ischium. Néanmoins l'élévation de la partie postérieure du bassin serait bientôt limitée par le mode de jonction des coxaux avec le sacrum. Cette jonction ayant lieu entre une surface taillée obliquement sur les ailes de la première vertèbre sacrée et la face interne de l'ilium, il en résulte que la partie postérieure du bassin ne peut s'élever sans que le sacrum bascule sur la dernière vertèbre des lombes et vienne former avec la ligne de cette région un angle à sinus supérieur ; or, l'enclavement des surfaces articulaires, l'union si solide entre le sacrum et la dernière vertèbre lombaire mettent obstacle, notamment chez le cheval, l'éléphant et le rhinocéros, à ce mouvement de bascule qui se trouve encore efficacement restreint par les psoas du bassin. On conçoit sans peine que si les ischio-tibiaux avaient été seuls chargés de borner l'ascension de la partie postérieure du coxal, ils auraient exigé de la part des extenseurs de la jambe une contraction énergique et permanente sans laquelle leurs attaches inférieures auraient manqué de fixité. Évidemment cette dernière combinaison isolée eût été inintelligente et sans bénéfice réel, puisque l'effet utile, produit sur le coxal, n'aurait été obtenu qu'aux dépens de la contraction des extenseurs de la jambe, c'est-à-dire des muscles rotuliens.

La cuisse est oblique sur le bassin : le coxal étant fixe, l'extrémité supérieure du fémur ne peut conséquemment se porter ni en avant, ni en arrière, c'est-à-dire ni s'élever, ni s'abaisser. L'extrémité inférieure de ce rayon tend au contraire à se porter en avant et à s'élever. Ce mouvement est empêché, d'une part, par le fascia lata, le droit antérieur, le triceps crural, qui agissent sur la jambe par l'intermédiaire de la rotule ; d'autre part, par le grand fessier, dont la puissance énorme suffirait presque seule à l'extension de la cuisse sur la croupe.

La jambe est également fléchie sur la cuisse ; son obliquité est limitée par les muscles rotuliens, qui déjà servaient à prévenir une flexion exagérée du fémur sur le coxal. De plus, la fixité de sa direction a pour agent essentiel le tibio-prémétatarsien qui, dans les solipèdes, offre sur toute sa longueur une bande aponévrotique très forte, laquelle se trouve beaucoup plus mince dans le dromadaire, et à peu près nulle chez les autres ruminants. Ce muscle agit évidemment comme le

1. Bouley, *Traité de l'organisation du pied du cheval.* Paris, 1851.

coraco-radial dans le membre antérieur, à la condition que son attache inférieure soit maintenue immobile par l'action du bifémoro-calcanéen et du fléchisseur superficiel des phalanges.

La flexion du métatarse sur la jambe est limitée d'abord par le gastrocnémien, dont les deux parties charnues peuvent être considérées comme des muscles distincts, ensuite par le fléchisseur superficiel des phalanges qui passe au sommet du calcanéum. Ce dernier muscle, pour servir d'auxiliaire à l'extenseur du métatarse, éprouve la remarquable métamorphose qui s'est opérée dans le ligament suspenseur du boulet; il a perdu ses fibres charnues à tel point qu'il n'en possède plus que quelques-unes à son extrémité supérieure, et s'est réduit ainsi à l'état d'une grosse corde cylindrique qui s'aplatit à son passage sur le sommet du calcanéum. Le rôle mécanique de ce singulier muscle est tellement important, que la transformation que je rappelle a lieu même chez les ruminants, le dromadaire notamment, presque au même degré que chez les animaux solipèdes.

Enfin l'inclinaison de la région digitée sur le métatarse est bornée par un appareil ligamenteux suspenseur semblable à celui du membre antérieur.

D'après ce qui précède, on voit que les extrémités ne soutiennent le corps, dans la station, que par des efforts musculaires aidés de dispositions mécaniques plus ou moins évidentes, suivant les régions. La plupart de ces efforts sont développés par les muscles extenseurs; mais ils ne le sont pas tous par eux, comme le prétend Cuvier[1]; les fléchisseurs y participent dans plusieurs points. Ainsi, par exemple, si au membre antérieur les abducteurs et l'abducteur du bras, qui sont aussi des fléchisseurs, n'ont pas besoin de se contracter pour maintenir le scapulum et l'humérus dans leurs rapports respectifs, il n'en est pas de même : 1° du fléchisseur superficiel des phalanges, dont la contraction maintient l'extrémité inférieure de l'humérus, et s'oppose à ce que cet os se fléchisse davantage sur l'avant-bras; — 2° des fléchisseurs du métacarpe, qui, par leur origine humérale, ont une action analogue à celle du muscle précédent, pourvu qu'ils trouvent un point fixe au métacarpe; — 3° du coraco-radial, qui constitue, comme nous l'avons vu, un obstacle puissant à la flexion exagérée du bras sur l'avant-bras, par suite de l'abaissement de l'angle scapulo-huméral. Il est à remarquer, toutefois, que cette action des fléchisseurs s'exerce souvent aux dépens de celle des extenseurs, comme on le voit pour le coraco-radial, qui ne maintient l'angle de l'épaule dans sa situation normale qu'autant que le radius est fixé par les muscles olécrâniens ; mais le coraco-radial prend son appui sur un rayon vertical, et emprunte l'élément de son action à cinq muscles formant une masse énorme. Par cette heureuse combinaison, les extenseurs de l'avant-bras, qui sont, sous le rapport dynamique, les antagonistes des fléchisseurs de la même région deviennent ici, lors de la station, leurs congénères ou leurs auxiliaires. Dans bien d'autres points, du reste, s'observent des combinaisons analogues qui confirment cette assertion, en apparence paradoxale.

Ce n'était pas assez pour les extenseurs d'être aidés par des puissances mécaniques, et d'être multipliés dans les régions où un grand déploiement de force est

___

1. Cuvier, *Anatomie comparée*, t. II, p. 105.

nécessaire, il fallait encore, en vue d'alléger leur fatigue, qu'ils fussent favorisés par les conditions statiques des leviers sur lesquels ils agissent. Or, ils le sont considérablement par la transformation du levier du premier genre en un levier du deuxième genre, transformation qui paraît avoir échappé à l'attention des physiologistes.

Si nous considérons, par exemple, les muscles olécrâniens lorsqu'ils se contractent pour ramener dans sa situation l'avant-bras devenu presque horizontal, nous voyons clairement qu'ils agissent sur un levier interfixe représenté par le radius et le cubitus ; la puissance est appliquée au sommet de l'olécrâne ; — le point d'appui, ou le centre du mouvement, est à l'articulation huméro-radiale ; — enfin la résistance, dans l'extrémité inférieure du rayon et le poids des parties inférieures du membre. Mais, quand le pied est à l'appui, et que la contraction des muscles a pour but de prévenir la flexion de l'avant-bras, le levier n'est-il pas constitué par toute l'extrémité inférieure du membre, à partir du sommet du cubitus? Le point d'appui n'est-il pas au sol, la puissance à la pointe de l'olécrâne ; et la résistance représentée par le poids du corps qui tend à fléchir le rayon, n'est-elle pas appliquée à l'articulation huméro-radiale ? Or la puissance au sommet du cubitus, l'appui au sol, et la résistance dans un point intermédiaire, constituent bien le levier du deuxième genre, si favorable à la puissance, dont le bras s'étend ici depuis le coude jusqu'au sabot. Ce levier, si rarement employé, par la raison qu'il est très désavantageux sous le rapport de la vitesse, que tout semble avoir voulu favoriser, devient, lors de la station, d'un fréquent usage, et cela avec un avantage immense pour les forces musculaires.

Ce qui arrive pour les muscles olécrâniens se reproduit encore aussi évidemment pour le bifémoro-calcanéen, le fléchisseur superficiel des phalanges, les muscles rotuliens, le sus-épineux, etc., d'où il résulte que les leviers interfixes sont convertis en leviers interrésistants, afin que, dans la station, l'équilibre entre la puissance musculaire et la résistance représentée par le poids du corps puisse être maintenu, aussi longtemps que possible, sans une très grande fatigue des organes contractiles.

Tous les grands efforts musculaires qu'exige la station se passent dans les membres : le tronc se repose presque autant quand l'animal est debout que lorsqu'il est couché. Seulement l'élévation de la tête exige de la part des muscles extenseurs qui se portent de l'encolure à l'occipital une contraction d'autant plus pénible que la tête est plus lourde. Mais, ces muscles étant nombreux, ils peuvent se contracter tour à tour, et par conséquent se reposer les uns après les autres. Néanmoins, comme ils finissent par se fatiguer, car leur action est encore nécessaire pendant le décubitus chez la plupart des animaux, ils ont pour auxiliaire passif le vaste ligament cervical qui part des apophyses épineuses du garrot pour se terminer en arrière de la protubérance occipitale, après avoir pris des points d'implantation sur les vertèbres du cou. Ce ligament, formé d'une corde supérieure très forte et d'une partie membraneuse qui sépare les muscles cervicaux droits de ceux du côté opposé, offre son maximum de développement dans les solipèdes, les ruminants et particulièrement le dromadaire, où il se prolonge en arrière jusqu'à la région lombaire, tandis qu'il manque chez le porc, chez divers animaux à encolure courte, et se trouve réduit chez le chien à l'état d'un petit cordon inséré à l'axis, sans se continuer jusqu'à la tête. Constitué par du tissu jaune élastique, cet admirable appareil, dont la nature a doté un petit nombre de grands mammifères, dispense les muscles extenseurs de la tête de déployer de grandes forces et de rester en contraction permanente.

Quant aux autres parties du tronc, elles peuvent se maintenir immobiles sans le secours d'efforts bien considérables. La colonne dorso-lombaire conserve sa direction, surtout par le fait des dispositions mécaniques propres aux articulations vertébrales, car il est évident que les muscles extenseurs, l'ilio-spinal, par exemple, ne peuvent s'opposer beaucoup à l'exagération de la concavité supérieure du rachis, puisque c'est ce muscle même qui doit, par son action, porter cette concavité à ses dernières limites. Cependant ce serait une erreur de croire avec Cuvier[1] que les extenseurs de l'épine ne servent en rien à cet usage, réservé, d'après lui, aux seuls muscles de l'abdomen. Il me semble que la contraction de l'ilio-spinal, lorsqu'elle est modérée, doit affermir la région dorso-lombaire en rapprochant les vertèbres les unes des autres sans déterminer, en même temps, cette incurvation qui résulte d'une contraction très étendue. Et, ce qui me rend cette idée vraisemblable, c'est que sur le cadavre encore chaud, où l'ilio-spinal est évidemment relâché, on voit la région dorso-lombaire se creuser à la partie moyenne, dès que le corps est suspendu horizontalement par la tête et la croupe.

Le thorax, pour être soutenu entre les membres antérieurs, exige encore de la part des grands dentelés, du sterno-huméral et de quelques autres muscles une contraction permanente; mais il y a là un ensemble de conditions fort com-

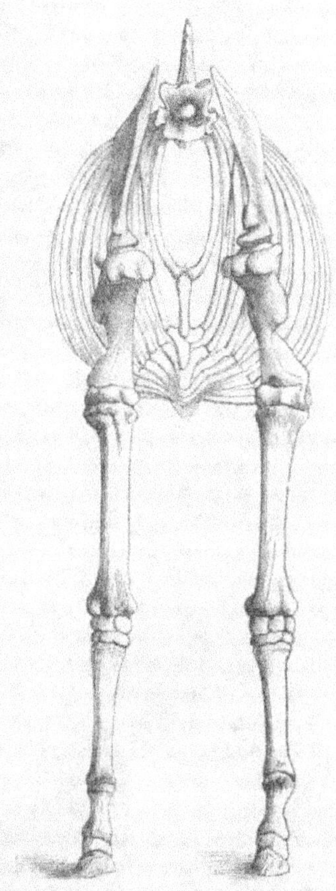

Fig. 60. — Thorax du cheval suspendu entre les deux membres antérieurs par les grands dentelés.

plexes qu'il est difficile d'apprécier sans entrer dans de très longs développements.

Ce que je viens de dire de la station s'applique particulièrement aux solipèdes.

1. Cuvier, *Anatomie comparée*, t. II, p. 151.

Les heureuses dispositions de l'appareil locomoteur, qui permettent à ces mammifères de se tenir debout, pendant longtemps, sans une grande fatigue, ne se retrouvent pas, au même degré, dans tous les animaux. Voici quelques-unes de leurs particularités différentielles chez les ruminants.

Au membre antérieur, le coraco-radial, que nous avons vu destiné à empêcher la fermeture de l'angle scapulo-huméral, y est moins fort que sur le cheval; son tendon est étroit dans la coulisse humérale; ses aponévroses superficielles et ses intersections ne sont pas aussi prononcées. Les muscles olécràniens sont plus minces : l'extenseur antérieur du métacarpe plus faible et plus étroit; le ligament suspenseur du boulet, très large, offre à sa surface et dans son épaisseur des faisceaux musculaires plus nombreux que chez les solipèdes. Aux membres postérieurs, le grand fessier et les ischio-tibiaux affectent des dispositions remarquables sur lesquelles nous reviendrons bientôt. Le fléchisseur du métatarse est divisé en trois faisceaux, mais il n'a plus sa bandelette tendineuse; enfin le fléchisseur des phalanges, quoique un peu plus charnu à son extrémité supérieure que dans le cheval, conserve sa forme funiculaire si bien appropriée au rôle de puissance mécanique.

La station quadrupédale, envisagée indépendamment de son mécanisme, offre diverses variétés plus ou moins intéressantes à noter. Celle des solipèdes est suffisamment caractérisée par le fait singulier du repos successif des extrémités postérieures; elle éprouve plusieurs modifications qui tiennent à certaines maladies et à la souffrance du pied ou d'autres parties des membres. Ainsi, lorsqu'une affection quelconque donne lieu à une vive douleur dans les régions inférieures d'un membre, celui-ci reste fléchi en avant de l'autre et n'appuie point, ou n'appuie que très légèrement sur le sol; les autres ne peuvent se reposer tour à tour comme dans les circonstances ordinaires. Lorsque la respiration est très gênée, dans plusieurs maladies de poitrine, les membres d'un côté s'écartent plus ou moins de ceux du côté opposé; quand l'animal est tourmenté de vives coliques, il rapproche ses membres postérieurs des antérieurs, etc.; mais ces particularités sont bien plus du ressort de la symptomatologie que de celui de la physiologie.

Station bipédale. — La station bipédale est celle de l'homme, des oiseaux et momentanément de quelques singes et de divers autres mammifères.

Celle de l'homme a deux variétés : la première dans laquelle le corps est porté sur les deux membres abdominaux étendus; elle correspond à la station forcée des quadrupèdes; la seconde où le corps est en grande partie appuyé sur l'un des membres, l'autre demeurant demi-fléchi, le genou en avant et le pied à peine appuyé sur le sol; celle-ci répond à la station libre des solipèdes.

Dans la station bipède de la première variété, le fémur et le tibia se trouvent sur la même ligne, les genoux dans l'extension et les deux pieds reposent sur le sol, du talon aux extrémités des doigts. L'équilibre est maintenu dans les parties du tronc, sans grands efforts musculaires, car la ligne de gravitation de la tête passe par le trou occipital, comme Weber[1] l'a prouvé, et celle du tronc, étendue de la première vertèbre à l'extrémité du sacrum, suit l'axe du bassin ou un plan

---

1. Weber, *Mécanique des org. de la locomot. chez l'hom.* (*Encycl. anat.*, t. II, p. 309).

qui, passant par les articulations coxo-fémorales, arriverait aux articulations tibio-astragaliennes. Néanmoins, il faut que les muscles cervicaux postérieurs retiennent la tête qui tend à tomber en avant, et que les extenseurs de la colonne vertébrale en assurent la rigidité ; qu'enfin, les extenseurs de la jambe et le gastrocnémien tiennent le genou plus ou moins tendu.

Dans la seconde variété le membre qui supporte le corps est fortement étendu et le tronc un peu déjeté de son côté, de manière à rapprocher la ligne de gravitation du pied à l'appui. Le membre dégagé est demi-fléchi, le genou en avant et le talon légèrement soulevé. Elle est moins fatigante que la première et permet aux membres de se reposer tour à tour. Mais, dans les deux cas, les membres de l'homme, moins bien disposés, au point de vue mécanique, que ceux du cheval, ne peuvent soutenir le corps sans une action musculaire assez pénible ; aussi sa station le fatigue autant qu'une marche de même durée.

La plupart des mammifères ne sont point organisés pour se tenir debout sur deux pieds. Tout, dans la disposition de leurs membres, indique que l'appui doit se faire à la fois sur les quatre extrémités ; leur corps ne peut être amené dans une direction assez verticale ; leur bassin est trop étroit, les rayons des membres abdominaux sont trop fléchis les uns sur les autres ; leurs pieds, qui s'écartent difficilement, ne leur donnent pas une base de sustentation assez large pour qu'ils puissent prendre ou conserver longtemps l'attitude caractéristique de l'espèce humaine. Quelques-uns seulement, les singes, les ours, parviennent à la prendre momentanément ; d'autres, tels que l'écureuil, la gerboise, le kanguroo, s'accroupissent et se soutiennent sur le train postérieur ; enfin le chien, le loup et divers carnassiers peuvent s'asseoir sur la croupe et s'y maintenir à l'aide des membres antérieurs appuyés sur le sol.

La station bipède des oiseaux s'effectue par un mécanisme spécial, qui doit nous arrêter quelques instants.

Le corps de l'oiseau étant plus ou moins oblique, et le centre de gravité placé en avant des articulations coxo-fémorales, il faut, pour que l'équilibre soit possible, ou que le corps se redresse et devienne presque vertical (fig. 61), ainsi que chez les grèbes et les manchots, ou que les pieds se projettent assez en avant de manière à arriver sur la ligne de gravitation. Or, chez la plupart des oiseaux, le fémur est fortement fléchi sur le bassin, et les tarses sont presque droits, les doigts très longs et écartés les uns des autres.

De même que dans les mammifères, il y a dans les oiseaux des dispositions mécaniques qui viennent en aide aux puissances musculaires, et rendent la station aussi peu pénible que possible ; elles sont relatives aux os et aux muscles eux-mêmes. D'abord le condyle externe du fémur, d'après les observations de Duméril, porte sur son milieu une arête en avant et en arrière de laquelle se trouve une excavation ; le péroné, qui sert de point d'appui à ce condyle, est uni au fémur par un ligament élastique qui est tiraillé toutes les fois que la jambe est à demi-étendue ou à demi-fléchie, tandis qu'il cesse de l'être sous l'influence d'une extension ou d'une flexion très prononcée qui ramène la tête du péroné dans l'une des excavations, et l'y maintient par la tension du ligament élastique C'est à cette espèce de ressort que les oiseaux doivent, en partie du moins, l'aptitude à rester si longtemps debout, même sur un seul pied ; mais il est évident qu'elle ne suffit pas à expliquer la persistance de la station ; car elle ne paraît s'opposer en rien à la flexion exagérée de la cuisse sur le bassin et du tarse sur la jambe, flexion qui, de toute nécessité, doit être bornée soit par des ligaments, soit par des muscles.

Dans la station bipédale des oiseaux, la base de sustentation étant très étroite,

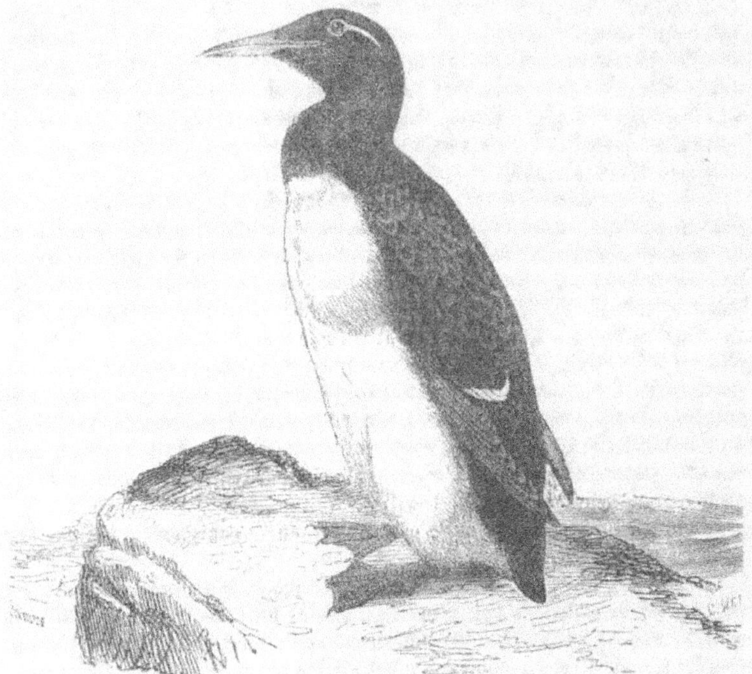

Fig. 61. — Station bipédale verticale (*).

l'équilibre doit avoir peu de stabilité ; aussi pour que la ligne de gravitation tombe toujours sur cette base, il est indispensable que le tronc conserve une certaine inclinaison relativement aux membres, et que le cou, les ailes, la queue se maintiennent dans une situation déterminée. Or, on voit, en effet, d'abord que les pattes s'écartent plus ou moins l'une de l'autre, notamment chez les gallinacés, ensuite que le cou se ploie en S, de manière à ramener la tête en arrière.

Lorsque l'équilibre est menacé, le corps oscille sur les membres, la queue s'élève et s'abaisse alternativement à la manière d'un balancier ; mais les mouvements de cet appendice ne sont pas destinés, comme le veut Barthez[1], « à redresser

1. Barthez, *Nouvelle mécanique des mouvements de l'homme et des animaux*, 1798, p. 44.

(*) D'après A. E. Brehm, *La vie des animaux illustrée. Les oiseaux.* Paris, 1870.

à chaque instant le corps prêt à s'abattre en avant ; » de même que dans la
marche ils tiennent à ceux de la partie postérieure du corps et n'en sont jamais

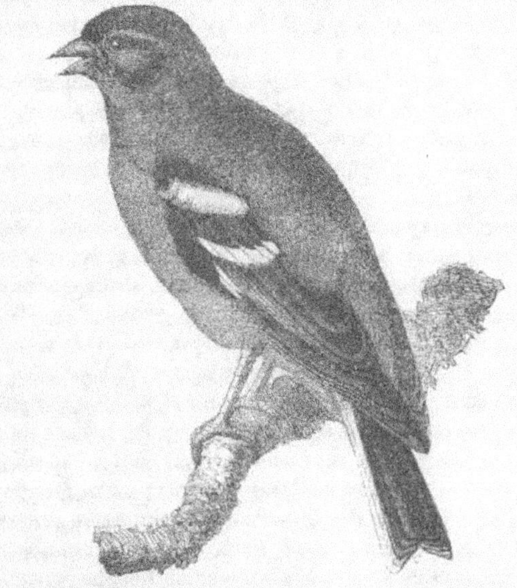

Fig. 62. — Station perchée.

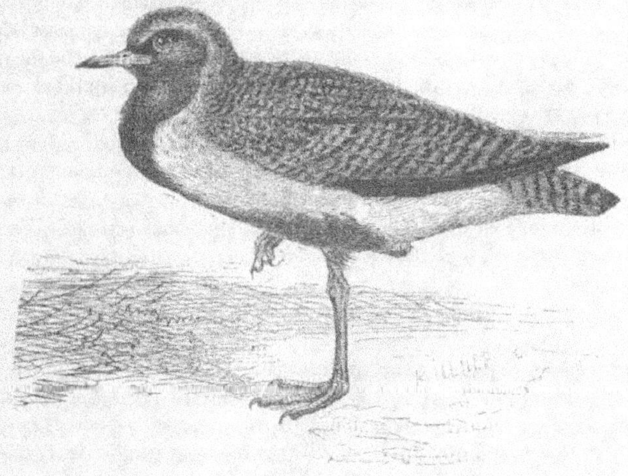

Fig. 63. — Station sur une patte.

indépendants, à moins qu'ils ne se bornent à un simple déplacement des plumes.
L'abaissement et l'agitation des ailes chez les rapaces, alors qu'ils déchirent leur

proie, sont évidemment destinés à affermir la station, en ramenant à sa direction normale la ligne de gravitation que les efforts de l'animal parviennent à déplacer. On ne saurait cependant attribuer le même usage au battement des ailes du coq qui chante ; car rien ne prouve que le corps éprouve, par le fait de la phonation bruyante, un ébranlement capable de déterminer la chute. Quant aux mouvements irréguliers de ces extrémités et de la queue qui viennent toucher le sol chez les oiseaux dont le cervelet a été lésé, ils ont certainement pour but de donner des points d'appui à l'animal et de lui permettre, par moments, une station moins chancelante que celle qui caractérise les mutilations de l'organe régulateur des mouvements.

Une des variétés les plus intéressantes de la station bipédale est celle de l'oiseau perché sur une branche (fig. 62). Cette attitude, dans laquelle les rayons des membres sont fortement fléchis les uns sur les autres, paraît être moins fatigante que la station ordinaire, puisque ces animaux la prennent pour se reposer et pour dormir. Il est facile de l'expliquer par la disposition des fléchisseurs des phalanges que Borelli [1] a parfaitement décrite et figurée. Ces muscles, passant en arrière de l'articulation tibio-tarsienne, courbent et fléchissent d'autant plus les doigts que les rayons du membre sont plus inclinés les uns sur les autres, ainsi qu'on peut s'en convaincre, soit sur l'animal vivant, soit sur le cadavre. Ils sont aidés, en outre, dans cette action mécanique, par cet autre muscle que Cuvier appelle l'accessoire fémoral, lequel part du bassin, passe dans une coulisse en avant de l'extrémité supérieure du tibia, et le contourne en dehors, pour rejoindre ses congénères en arrière de l'articulation tibio-tarsienne. Par suite de ces dispositions si remarquables, l'affaissement de l'oiseau sur ses pattes fait fléchir les doigts d'une manière purement mécanique, et leur fait étreindre d'autant plus fortement les branches que les rayons cèdent davantage sous le poids du corps. On conçoit ainsi très bien que cette attitude devienne celle du repos, du sommeil, et qu'elle assure à l'animal la stabilité de son équilibre sur un arbre agité par les vents.

Il est certains oiseaux tels que la cigogne, le héron, la grue, etc., dont la station devient momentanément unipédale (fig. 63). Dans ce cas, l'oiseau, appuyé sur une seule patte, tient l'autre relevée et fléchie sous le corps, tout le reste du tronc demeurant immobile ; il conserve ainsi fort longtemps cette singulière attitude qui paraît propre à plusieurs échassiers.

II. — DU DÉCUBITUS.

On désigne sous ce nom l'attitude des animaux couchés.

Cette attitude que les quadrupèdes prennent pour se reposer et pour dormir n'est pas également fréquente et prolongée dans toutes les espèces. Les carnassiers, le porc, les ruminants, se couchent très souvent, surtout après le repas ; le cheval et les autres solipèdes à de rares intervalles. L'éléphant peut, dit-on, rester debout pendant des mois entiers, quoique, dans les conditions ordinaires,

1. Borelli, *De motu animalium*, pars prima, prop. CXLIX, tab. XI, fig. 6, 7.

il ait l'habitude de se coucher une fois par jour ; quelques oiseaux, comme l'oie, le canard, la poule, se couchent quelquefois ; mais la plupart des vertébrés de cette classe ont une attitude de repos très différente du décubitus.

Tous les animaux ne se couchent pas de la même manière.

Les grands ruminants qui cherchent à se coucher regardent autour d'eux, comme pour s'assurer du lieu où ils veulent se reposer ; ils baissent la tête et l'encolure, fléchissent successivement les membres antérieurs et se mettent à genoux, puis rapprochent les membres postérieurs du centre de gravité en les fléchissant ; après quoi ils s'affaissent sur les membres qui se ploient de plus en plus et tombent doucement sur le sol. Ce coucher s'effectue donc en deux temps bien distincts : l'un, pendant lequel le ruminant appuie ses genoux sur le sol ; l'autre, pendant lequel il s'affaisse sur ses membres préalablement fléchis. Dès que l'animal est à terre, il pousse quelques gémissements, surtout s'il vient de prendre son repas, étend ou rapproche ses membres, s'ils ne sont pas dans une position convenable.

Les solipèdes se couchent avec moins de précaution et de régularité que les animaux qui ruminent. Après avoir ramassé les membres antérieurs en arrière et les postérieurs en avant, ils les fléchissent, abaissent le tronc qui ne tarde pas à tomber comme une masse inerte.

La position que prennent les animaux en se couchant est extrêmement variée : les modifications qu'elle présente permettent de distinguer trois espèces principales de décubitus, savoir : le décubitus *sternal*, le *sterno-costal* et le *latéral*, comprenant plusieurs variétés.

Le décubitus *sternal* est celui dans lequel le corps repose verticalement sur la partie inférieure du thorax et de l'abdomen, sans être penché ni d'un côté ni de l'autre, les membres étant disposés symétriquement de chaque côté : il appartient au chameau, au dromadaire, et on l'observe quelquefois chez le chien, le lion, la chèvre, le mouflon, etc.

La première variété de ce décubitus est parfaitement caractérisée chez le dromadaire. Dans cette attitude, la partie inférieure du sternum qui porte une callosité, est en contact avec le sol, les deux membres antérieurs sont repliés en arrière, un de chaque côté de la poitrine, pour élargir la base de sustentation ; les membres postérieurs sont fléchis en avant, de telle sorte que le jarret, la face postérieure du canon et de la région digitée touchent le sol ; le grasset venant aussi, par sa callosité, prendre un point d'appui à terre. Cette position des membres est très remarquable, surtout dans les postérieurs, où la jambe se met en rapport avec le canon et la région digitée ; elle tient, en ce qui les concerne, au mouvement produit entre l'astragale et le calcanéum, mouvement très étendu qu'on ne voit pas s'effectuer chez les animaux solipèdes.

La chèvre et le mouflon prennent quelquefois une attitude tout à fait semblable à celle que je viens d'indiquer.

Une seconde variété du décubitus sternal s'observe souvent chez les carnassiers, le lion et le chien, par exemple. Dans celle-ci, le corps repose horizontalement sur le sternum et la partie inférieure de l'abdomen ; les membres postérieurs sont fléchis, un de chaque côté de la croupe ; les membres antérieurs, au contraire, sont portés en avant et étendus parallèlement l'un à l'autre, s'appuyant à terre par leur face postérieure ; le cou est étendu et la tête relevée comme lors de la station. C'est l'attitude du sphynx antique et celle que les statuaires donnent habituellement au lion couché.

Une troisième variété de l'espèce dont nous parlons nous est offerte par l'ours. Cet animal se couche à plat ventre, les membres antérieurs étendus et rapprochés ; les postérieurs étendus aussi, mais très écartés l'un de l'autre. La face palmaire ou plantaire des pieds de devant regarde en dedans, et celle des pieds de derrière en dehors.

Le décubitus *sterno-costal* est une seconde espèce dans laquelle le corps repose aussi sur le sternum et l'abdomen, mais penché d'un côté et appuyé, en partie, sur l'une des faces de la poitrine. Les membres n'y sont pas disposés symétriquement de chaque côté du tronc, comme dans l'espèce précédente. Ses variétés sont fort nombreuses ; la plus commune est ordinaire aux animaux ruminants. Voici ses caractères :

Le corps est penché et l'encolure est déjetée du côté opposé à celui sur lequel l'animal repose ; les membres antérieurs sont fléchis en arrière, l'un engagé sous la poitrine, l'autre plus ou moins apparent et placé de telle sorte que les talons viennent se mettre en contact avec le coude ; enfin, les membres postérieurs sont fléchis en avant ; l'un à peu près complétement caché sous le ventre, si ce n'est à la pointe du pied, l'autre libre, plus ou moins rapproché des parois abdominales et habituellement plus projeté en avant que le premier. La flexion des membres thoraciques y a cela de particulier que le métacarpe et le pied passent en dedans de l'avant-bras, ce qui est le contraire dans le cheval ; quelquefois le canon et le pied restent appliqués à la face postérieure de l'avant-bras, ainsi qu'on le voit chez le buffle ; souvent l'un de ces deux membres est porté en avant et étendu, comme on l'observe chez les cerfs notamment. Les membres postérieurs sont inégalement projetés en avant et éloignés du corps ; l'un d'eux, tout à fait dégagé, dépasse habituellement l'autre et arrive parfois jusqu'au niveau du coude. Quant à la tête, elle est presque toujours relevée et inclinée du côté opposé à celui sur lequel l'animal repose ; quelquefois elle est appuyée sur le sol par la mâchoire inférieure : enfin, elle peut être par moments appuyée sur le flanc ou sur le jarret, par suite d'une flexion latérale de l'encolure portée à ses dernières limites ; c'est ce qui arrive souvent au bœuf, au buffle et aux cerfs, quand ils cessent de ruminer et paraissent vouloir dormir ; mais ils ne peuvent conserver longtemps cette position.

Le décubitus sterno-costal est aussi habituel aux animaux solipèdes, du moins dans la plupart des cas. Bien qu'il ressemble beaucoup à celui des ruminants, il en diffère par la situation des extrémités. Si l'animal est couché à droite, le membre antérieur de ce côté est engagé sous la poitrine et le pied vient à la face interne du coude gauche ; l'autre membre antérieur, également ployé, mais tout à fait libre, amène son pied tout près du coude. Les deux genoux laissent entre eux un écartement d'au moins 30 centimètres. Les membres postérieurs sont reployés sous le corps et les pieds portés en avant, le gauche très éloigné du flanc ; le jarret se trouve au niveau de la fesse et le sabot à celui de la pointe du calcanéum. L'encolure est relevée et la tête maintenue, comme dans le bœuf. Ce mode de décubitus est plus ordinaire que le suivant aux solipèdes en bonne santé et peu fatigués.

Le *décubitus latéral* est celui dans lequel le corps repose tout à fait sur un côté de la poitrine, du ventre et de la croupe, l'encolure et le tronc appuyés sur le sol. Il s'observe chez le cheval, le porc, le chien, le chat, beaucoup de carnassiers, et ne se montre que très rarement chez les ruminants, si ce n'est dans les maladies graves où il est de mauvais augure.

Le cheval, couché de cette manière, a les membres étendus ou très légèrement fléchis, le cou et la tête en contact avec le sol ; le lion et le chat prennent souvent une position tout à fait semblable.

On peut regarder comme une variété du décubitus latéral celui du chat et du chien lorsqu'ils se ploient en cercle pour dormir. Alors ils fléchissent le cou, ramènent la tête sur le ventre, après avoir fortement courbé la colonne vertébrale, et ploient leurs membres vers le corps.

On conçoit que le décubitus latéral, exigeant peu ou point d'efforts musculaires, puisque toutes les parties reposent sur le sol, soit préféré par les animaux très fatigués ou malades.

Quant au décubitus dorsal, il est presque exclusif à l'homme, à cause de l'aplatissement de la poitrine et de la largeur du dos et des reins. Il n'est pas possible à la plupart des animaux, par suite de l'étroitesse de la région dorsale, de la forme de la poitrine, de la minceur du cou et de l'impossibilité dans laquelle sont les membres de venir, en s'écartant, reposer sur le sol, pour élargir la base de sustentation et abaisser le centre de gravité. Cependant, on voit l'ours prendre quelquefois cette attitude, mais c'est momentanément, pour recevoir les friandises qu'on lui jette et non pour se reposer ou dormir.

Telles sont les différentes sortes de décubitus propres aux animaux ; il en est quelques-unes encore sur lesquelles il est inutile de s'arrêter, et qui tiennent en quelque sorte le milieu entre le coucher et la station. comme, par exemple, la position du chien et du loup, assis sur la croupe, la tête et la poitrine relevées et soutenues par les membres antérieurs tout à fait redressés.

La manière dont les grands animaux se relèvent offrent plusieurs particularités intéressantes à noter.

Les solipèdes qui ont les membres antérieurs repliés, les étendent et les portent en avant, d'abord celui qui est libre, puis celui qui se trouve engagé sous la poitrine. Après ce premier temps de préparation, les animaux font un effort violent, redressent les membres thoraciques qui soulèvent brusquement le train antérieur ; c'est là le second temps pendant lequel ils sont dans l'attitude du chien assis sur la croupe. Enfin, dans un troisième temps, les membres abdominaux, par une vigoureuse détente, soulèvent le train postérieur et achèvent l'opération.

Les ruminants se relèvent suivant un mode tout opposé au précédent : l'animal, penché sur un côté, débute par un effort qui déjette le corps vers le côté opposé pour le ramener dans une situation aussi peu inclinée que possible ; puis les membres postérieurs, par une détente, soulèvent le train de derrière et le corps sur les extrémités antérieures agenouillées, et alors celles-ci se redressent l'une après l'autre. Il y a donc dans cet acte chez les ruminants deux temps bien distincts, indépendamment de celui de préparation : — l'un pendant lequel le train postérieur se relève, les genoux reposant sur le sol ; — l'autre pendant lequel les deux membres antérieurs se redressent à leur tour et successivement ; c'est, comme on le voit, précisément l'inverse de ce qui s'observe chez les solipèdes.

Le mécanisme du décubitus est nécessairement très simple dans la plupart des circonstances. Néanmoins, cette attitude, bien qu'elle soit destinée au repos et au sommeil, n'est pas toujours entièrement passive : les modes que nous avons appelés *sternal*, *sterno-costal*, exigent, de même que la station, des efforts musculaires pour soutenir la tête, élever l'encolure et la maintenir tordue, et d'autres efforts pour empêcher que le corps déjà penché ne tombe entièrement sur un côté. Les principaux sont ceux des muscles destinés à relever l'encolure et à soutenir la tête, mais ils sont puissamment aidés, chez les solipèdes et les ruminants, par l'action du ligament cervical. Les extenseurs, du côté opposé à celui sur lequel le corps est penché, étant obligés d'incliner le cou, sont évidemment plus fatigués que leurs congénères du côté opposé, surtout lorsque, par moments, la tête vient s'appuyer sur le flanc ou sur le jarret de l'animal.

Dans le décubitus latéral, il n'y a pas, pour ainsi dire, d'efforts à faire, toutes les parties sont abandonnées à leur propre pesanteur et reposent sur le sol.

La durée du décubitus et les divers caractères de cette attitude ont une signification physiologique ou pathologique qui mérite une certaine attention. L'habitude que les animaux contractent de se coucher d'un côté plutôt que d'un autre ne paraît pas avoir l'influence qu'on lui attribue chez l'homme : les carnassiers, les solipèdes se couchent indifféremment à droite ou à gauche ; les ruminants eux-mêmes n'ont rien de particulier à cet égard. C'est bien à tort que Buffon a prétendu que le bœuf se couche ordinairement sur le côté gauche, et que le rein de ce côté est plus lourd et plus chargé de graisse que l'autre ; cet animal, comme tous ceux de son ordre, le dromadaire et le chameau exceptés, s'appuie tantôt sur le côté droit, tantôt sur le gauche. Il est facile de voir, dans une prairie ou dans une étable, qu'une partie des animaux se regardent, tandis qu'une autre partie se tournent le dos, et que le même individu ne se couche point constamment du même côté, à moins que l'étroitesse de sa stalle, ou la gêne qu'il éprouve, ne le réduise à cette nécessité.

CHAPITRE XI

DES MOUVEMENTS SUR PLACE.

On désigne sous cette dénomination certains mouvements que l'animal effectue sans qu'il y ait translation du corps d'un lieu dans un autre, et même sans que l'appui cesse de se faire à la place qu'occupent, soit les membres antérieurs, soit les postérieurs. La ruade et le cabrer se trouvent dans cette catégorie.

I. — DU CABRER.

On appelle ainsi l'acte par lequel le corps des quadrupèdes s'élève et se maintient debout sur les membres postérieurs.

Le cabrer comprend deux actions essentiellement distinctes, savoir : le mouvement qui fait élever le corps sur le train de derrière et l'attitude qui est le résultat plus ou moins prolongé de ce mouvement.

C'est une action difficile à produire : 1° à cause de la difficulté qu'éprouve le train de devant à opérer une violente détente analogue à celle des membres postérieurs dans le saut et la ruade ; 2° à cause de l'éloignement considérable qui existe entre le centre de gravité et la ligne d'appui des membres postérieurs sur laquelle ce centre doit être amené. Elle ne peut durer longtemps, par suite de l'intensité des efforts musculaires qu'elle nécessite, — de l'étroitesse de la base de sustentation — et de l'impossibilité à peu près complète du corps à prendre une direction verticale. Dès l'instant que le centre de gravité passe toujours, soit en avant, soit très près de la limite antérieure du point d'appui, le corps tend à retomber sur les membres thoraciques, et il y revient en effet aussitôt que les efforts musculaires sont impuissants à contre-balancer cette tendance. Si, par moments, il arrive sur la base de sustentation, le moindre effort peut déterminer en arrière une chute de l'animal.

On doit distinguer dans le cabrer deux temps successifs : — l'un pendant lequel l'animal relève l'encolure ainsi que la tête et fléchit légèrement les membres antérieurs ; — l'autre, de projection dans lequel les membres thoraciques, par une brusque et énergique détente, soulèvent la partie antérieure du tronc ; — enfin, on peut même en reconnaître un troisième, suivant immédiatement la projection opérée par le bipède antérieur, alors que les diverses puissances musculaires élèvent progressivement la masse du tronc sur le train de derrière, pour la mettre en équilibre sur la base de sustentation. Le mécanisme de cet acte a été exposé avec une lucidité remarquable par M. Lecoq[1], qui a surtout exactement précisé le rôle des agents chargés d'aider l'impulsion des extrémités antérieures.

La projection du corps en haut et en arrière, effectuée par la détente des membres antérieurs préalablement un peu fléchis, constitue l'élément initial de de l'action du cabrer. Elle résulte, en grande partie, de la contraction brusque des muscles qui redressent, d'une part, l'articulation métacarpo-phalangienne, d'autre part, l'articulation scapulo-humérale, muscles qui sont, pour la première, les fléchisseurs de la région digitée ; pour la seconde, le coraco-radial et le sus-épineux.

Les fléchisseurs des phalanges, en se contractant, lorsque le pied est encore à l'appui, agissent énergiquement sur le sommet de l'angle du boulet qu'ils tendent à redresser. La force qu'ils développent alors se décompose en deux parties : — l'une qui pousse le pied contre le sol et qui reste sans résultat utile ; — l'autre qui élève les parties supérieures du membre et, avec elles, les régions antérieures du

1. Lecoq, *Traité de l'extérieur du cheval*, 2° édit., p. 374.

corps. Cette action, comparable à la détente d'un arc dont une extrémité reposerait sur un plan résistant, projette le corps en haut et détache du sol les extrémités antérieures qui, alors, décrivent une courbe à concavité postérieure. Les fléchisseurs produisent ce résultat en agissant sur un levier du deuxième genre dont l'appui est au sol, la résistance à l'articulation qui doit être étendue, et la puissance appliquée en arrière des grands sésamoïdes. Celle-ci a donc pour bras de levier toute la longueur de la région digitée, et ce n'était certainement pas trop pour le déploiement d'une force qui devait rejeter toute la masse du tronc sur les membres abdominaux.

L'un des deux fléchisseurs du pied, le superficiel, a en outre, pour action de contribuer à étendre l'humérus sur le radius, et de devenir ainsi l'auxiliaire des autres puissances que j'ai indiquées.

Le coraco-radial et le sus-épineux ont un rôle moins essentiel que les précédents. Le premier produit, par sa contraction, le redressement de l'angle scapulo-huméral et l'extension du bras, à la condition que le radius soit fixé par les gros muscles olécrâniens. Le second étend le bras sur l'épaule et celle-ci sur le bras : l'effet produit à l'une de ses extrémités contribue aussi bien à la détente que celui qui est opéré à son extrémité opposée.

Quant aux autres muscles du membre thoracique, ils ne paraissent pas contribuer pour beaucoup au développement de l'impulsion qui élève le corps. En effet, les muscles radiaux antérieurs agissent sur un rayon qui est arrivé à la limite de son extension ou à peu près. Les radiaux postérieurs, s'il se contractaient, ne feraient autre chose que déterminer une flexion du métacarpe préjudiciable à la détente. Enfin, les muscles olécrâniens ne peuvent être ici d'un grand secours, puisque l'avant-bras est déjà fortement étendu sur le bras. L'impulsion est donc produite essentiellement par les fléchisseurs des phalanges, et secondairement par le coraco-radial et le sus-épineux. Elle dérive sans doute de la contraction simultanée de tous ces muscles ; contraction qui se continue après que le membre s'est détaché du sol, car l'avant-bras se fléchit sur le bras et le pied en entier sur le genou.

Quoique les rayons osseux des membres thoraciques soient moins favorablement disposés que ceux des extrémités postérieures pour opérer une énergique détente, celle qu'ils produisent suffit à soulever le corps, et y suffit, lors même qu'elle ne dérive que d'un seul membre, puisque l'animal se cabre encore quand on lui tient en l'air celui du côté opposé. Elle est, du reste, plus que suffisante pour amener ce résultat, car le cheval parvient à se cabrer, même lorsqu'un homme exerce sur la tête de l'animal une forte traction qui acquiert une énorme intensité à l'extrémité du long bras de levier représenté par la tête et l'encolure.

Néanmoins, cette impulsion, si vive et si énergique qu'elle soit, ne peut que commencer le cabrer : c'est une espèce de saut du train antérieur qui tend à se jeter sur le train postérieur. Il faut, pour l'achèvement de l'acte, que la projection ascensionnelle des parties antérieures du corps soit continuée par un effort d'élévation de la part des puissances musculaires du rachis et de la croupe ; en d'autres termes, il faut que le train de devant, qui a été soulevé d'abord par ses propres forces, soit retenu, saisi par celui de derrière, qui continue à l'élever et à l'attirer à lui, de manière à amener la ligne de gravitation au niveau ou très près des pieds postérieurs.

Le second temps du cabrer ou le temps complémentaire doit donc résulter de la participation des muscles qui agissent sur la partie supérieure de la colonne vertébrale et sur le bassin : l'ilio-spinal, les fessiers et les ischio-tibiaux. Ces muscles forment, par leur ensemble, une longue chaîne qui part de la jambe, longe la cuisse, contourne la croupe et vient tendre la colonne dorso-lombaire pour saisir enfin la base et même la partie moyenne de l'encolure. Ils agissent sur une longue tige représentée par le bassin et par la colonne vertébrale, tige qui se meut sur la tête du fémur, comme un fléau de balance sur son couteau, s'abaisse par son extrémité ischiale et s'élève par son extrémité cervicale.

L'ilio-spinal AB (fig. 64), étendu du bassin à la base de l'encolure et attaché dans l'intervalle à toutes les vertèbres est le tenseur puissant du rachis. Il l'affermit, en prévient les déviations latérales et l'unit solidement à la croupe. Évidemment ce muscle qui, en se contractant, tend à rapprocher l'une de l'autre ses insertions extrêmes, peut contribuer à l'élévation des parties antérieures, à une double condition, si, d'une part, le train de devant est déjà en voie d'ascension, d'autre part, si un point d'appui solide lui est donné sur le bassin. Or, la première condition est réalisée par la détente des membres antérieurs, et la seconde par la contraction des masses musculaires énormes qui entourent le bassin, surtout par celle des grands fessiers et des ischio-tibiaux. En dehors de ces conditions rien n'est plus difficile que de concevoir la participation de l'ilio-spinal à l'élévation des parties antérieures du corps sur le train de derrière.

Les ischio-tibiaux CD, c'est-à-dire le long vaste, le demi-tendineux et le demi-membraneux, agissent sur le levier du premier genre, représenté par le bassin et la colonne vertébrale. La puissance est à la tubérosité ischiale, le point d'appui à l'articulation coxo-fémorale, et la résistance dans toutes les parties antérieures du corps. Le bras de la puissance s'étend donc de la tubérosité de l'ischium au centre de l'articulation coxo-fémorale, sur laquelle le tronc doit s'élever en basculant d'avant en arrière, et celui de la résistance est mesuré par la distance qui sépare cette même articulation du centre de gravité. On conçoit, dès lors, que plus le corps sera long, plus le bras de levier de la résistance sera étendu, et que plus celui-ci sera étendu, plus, par conséquent, le centre de gravité sera difficile à élever et à amener sur la base de sustentation des extrémités postérieures. Ce levier, presque horizontal, au début du cabrer, se meut sous l'influence de ces derniers muscles à la manière d'un balancier appuyé sur la tête du fémur ; à l'extrémité de sa longue branche est appendue la partie antérieure du corps qui s'élève ; sur la petite branche ou sur l'ischium tirent en bas les vigoureux ischio-tibiaux.

Les ischio-tibiaux, le long vaste notamment, agissent encore sur le sacrum par leur prolongement pyramidal DE, mais cette partie de leur action est accessoire, par suite du peu de fixité de la région sacrée.

Le grand fessier FG est une autre puissance qui agit en même temps que les muscles précédents, avec cette différence que son action s'exerce sur un levier du troisième genre. Le centre du mouvement est toujours à l'articulation coxo-fémorale, et la résistance dans les parties antérieures du corps à soulever, mais la puissance est appliquée dans un point intermédiaire, c'est-à-dire à la partie antérieure de l'ilium et jusqu'à l'extrémité du prolongement pyramidal du mus-

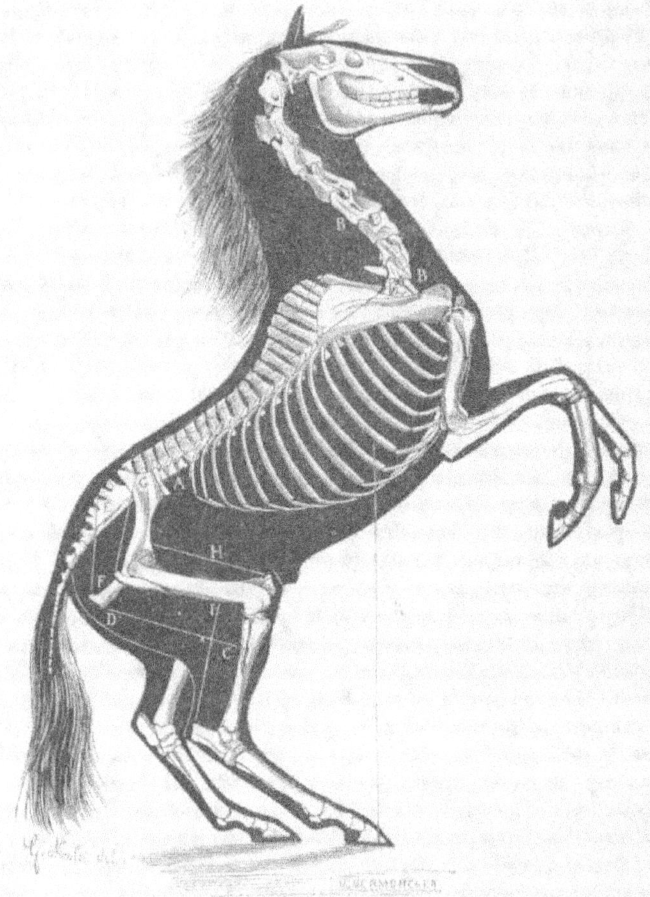

Fig. 64. — Le cabrer.

cle; son bras de levier est donc plus étendu que celui des muscles ischio-tibiaux.

Il est impossible, dans l'acte du cabrer, d'isoler les actions des trois muscles. Ils forment un vaste ensemble composé de plusieurs pièces qui agissent à peu près comme celles du cou des oiseaux ou du corps des serpents, élevant successivement les parties les plus mobiles vers les plus fixes qui servent de point d'appui, toujours consécutivement à la détente des membres antérieurs. Celle-ci com-

mence la projection, en détachant le corps ; puis les muscles viennent, tout à la
fois, soutenir le tronc soulevé et continuer son mouvement ascensionnel.

L'ilio-spinal, les ischio-tibiaux et le grand fessier ne peuvent faire basculer le
coxal sur la tête du fémur, élever la partie antérieure de la croupe et continuer
le redressement du train antérieur commencé par la détente des membres thoraciques, qu'à la condition de trouver un appui solide dans les rayons des membres
abdominaux, dont les muscles doivent se contracter très énergiquement, surtout
pour empêcher ceux-ci de s'affaisser sous le poids du centre de gravité. Sans cette
fixité des rayons, donnée par les rotuliens H, les jumeaux de la jambe I, les ischio-
tibiaux et le grand fessier ne pourraient déployer toute la puissance qui doit, à
elle seule, maintenir le corps sur le bipède postérieur, soit que l'animal conserve
la même place, soit qu'il fasse quelques pas en avant. C'est cette puissance qui
fait éprouver au train antérieur ces oscillations si remarquables, c'est-à-dire ces
élévations et ces abaissements successifs, pendant lesquels les membres antérieurs
sont projetés, à plusieurs reprises, en avant, comme les bras d'un homme qui
gesticule.

Le cabrer ne s'exécute pas avec une égale facilité chez tous les animaux. Parmi
les grands quadrupèdes, le cheval est peut-être celui où il se produit le plus souvent et avec le moins de peine, lors même que l'animal est chargé du poids du
cavalier, et quelquefois encore dans les circonstances où l'on cherche à empêcher
la tête de se relever, ou à lever un pied. Ce mouvement s'accomplit pendant l'allure du pas ou du trot avec une grande aisance, et elle donne à ces allures une
grâce qui est quelquefois recherchée dans ce qu'on appelle les *airs de manège*.
Les animaux de petite taille, la chèvre, le chien, l'ours, se cabrent encore plus
aisément que les solipèdes. Le bœuf, qui a la région dorso-lombaire si longue,
les reins si faibles et le train antérieur si lourd, ne peut se cabrer sans grande
difficulté. Néanmoins, tous les animaux, si pesants qu'ils soient, sont obligés de
se cabrer pour l'accouplement ; mais alors il n'est pas nécessaire, d'une part, que
la détente du bipède antérieur amène le corps en équilibre sur le train de derrière, et, d'autre part, qu'il s'opère de grands efforts pour maintenir le corps,
dès l'instant que la poitrine du mâle vient prendre un point d'appui sur la croupe
de la femelle : ce n'est donc là qu'un cabrer incomplet, fort éloigné du cabrer si
remarquable du cheval.

II. — DE LA RUADE.

Sous ce nom, on désigne l'action par laquelle l'animal projette brusquement
la partie postérieure de son corps en l'air par une subite détente des membres
abdominaux.

Cette action qui, plus restreinte, constitue l'un des éléments du saut, se produit de la manière suivante. L'animal qui veut ruer fléchit l'encolure, abaisse la
tête et amène ainsi une plus grande partie du poids du corps sur les membres
antérieurs. Puis, à la suite de cette préparation, les membres abdominaux étendant brusquement leurs rayons, lancent la croupe en haut, et projettent les pieds
postérieurs bien en arrière de la ligne sur laquelle ils se trouvaient précédemment.

Les agents qui concourent à l'accomplissement de cet acte sont fort nombreux. En première ligne se trouvent les fléchisseurs des phalanges, l'extenseur du métatarse, les muscles rotuliens et le grand fessier ; en second lieu, les ischio-tibiaux et l'ilio-spinal. Les uns sont plus spécialement chargés d'opérer la détente qui élève la croupe ; les autres de projeter en arrière les membres postérieurs. Il faut examiner successivement le rôle de chacun d'eux en particulier, et déterminer l'ordre suivant lequel ils agissent.

Le premier élément de la ruade consiste en une détente plus ou moins rapide et plus ou moins énergique des membres postérieurs, détente effectuée non seulement par la contraction des extenseurs des divers rayons, mais encore par celle des fléchisseurs de la région digitée.

Les rayons des membres postérieurs, formant des angles qui doivent être redressés, simultanément ou successivement, pour effectuer la projection du corps en haut, sont parfaitement disposés, à cause du degré de leur inclinaison réciproque, pour permettre un mouvement très étendu. Le premier des angles, à partir du pied, l'angle métatarso-phalangien, est redressé par les fléchisseurs de la région digitée ; — le second, ou le tibio-tarsien, l'est par le bifémoro-calcanéen et par les muscles précédents ; — le troisième ou le fémoro-tibial, par les muscles rotuliens ; — enfin le quatrième, ou le coxo-fémoral, par le grand fessier. Chacun d'eux l'est dans une certaine mesure, et tous le sont au moment même où le pied appuie sur le sol.

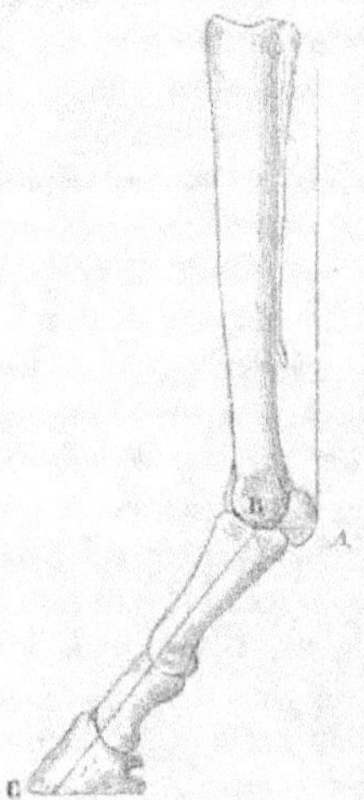

Fig. 65. — Pied du cheval.

L'effacement de l'angle du boulet résulte de la contraction des trois fléchisseurs des phalanges qui agissent sur un levier du deuxième genre (fig. 65) dont l'appui est au sol C ; la puissance A appliquée à la face postérieure des sésamoïdes, et la résistance B au centre de l'articulation métatarso-phalangienne sur laquelle pèse une partie du poids du corps. Il a lieu de la même manière que dans le membre antérieur, lors de la détente qui contribue à la production du cabrer. Son mécanisme a cela de très remarquable, que les mêmes muscles qui fléchissent la région digitée sur le métatarse, lorsque le pied se lève ou lorsqu'il est en l'air, étendent cette région quand le pied est à l'appui, et en agissant précisément sur le levier éminemment favorable à la puissance.

Le redressement de l'angle du jarret prend une grande part à l'impulsion du train postérieur : il est opéré directement par le bifémoro-calcanéen, et indirectement par le fléchisseur superficiel et le fléchisseur profond des phalanges qui, tous les deux, passant en arrière du tarse, l'un au sommet du calcanéum, l'autre dans l'arcade tarsienne, ne peuvent, par conséquent, relever le boulet sans contribuer à ouvrir l'angle tibio-tarsien. L'extenseur du métatarse et le fléchisseur superficiel des phalanges agissent encore ici sur le levier du deuxième genre, la puissance s'exerçant au sommet du calcanéum, — la résistance à l'articulation — et le point d'appui au sol. C'est encore là une particularité intéressante que les fléchisseurs du pied deviennent les auxiliaires de l'extenseur du jarret.

L'extension de la jambe sur la cuisse et de la cuisse sur le bassin ou, en d'autres termes, l'ouverture des angles du grasset et de la hanche, contribue aussi pour beaucoup à la détente. Cette extension est opérée : — à la jambe par les muscles rotuliens, — et à la cuisse par le grand fessier. Elle est extrêmement importante, non seulement parce qu'elle prend une part active à la projection du train de derrière en haut, mais encore parce qu'elle fixe l'origine des fléchisseurs des phalanges et de l'extenseur du métatarse, qui ne pourraient produire leur effet si leurs attaches supérieures cédaient, même dans une faible mesure, à la force de contraction qui tend à rapprocher l'une de l'autre les extrémités opposées de ces muscles.

Ainsi, l'ouverture ou l'effacement plus ou moins complet des angles formés par les divers rayons des membres abdominaux résulte de l'action combinée d'un grand nombre de muscles, parmi lesquels se trouvent des fléchisseurs et non pas seulement des extenseurs, comme on le dit généralement. Tous agissent pour opérer la détente alors que le pied est encore appuyé sur le sol, et la plupart d'entre eux meuvent des leviers du deuxième genre, qui donnent à la puissance un immense avantage. Mais, dès l'instant que le pied quitte le sol, tous ces leviers des extenseurs se transforment en leviers du premier genre à bras inégaux, très avantageux sous le rapport de la vitesse. Par cette admirable substitution, que l'art ne parvient pas à imiter dans la construction de nos machines, les puissances musculaires sont très favorisées au début de leur action, pendant lequel elles doivent produire un effet considérable, tandis qu'au moment suivant elles le sont beaucoup moins pour permettre à la vitesse d'atteindre ses dernières limites. Ce double résultat est ici obtenu de la manière la plus complète, puisque les muscles des membres postérieurs agissent sur le levier éminemment favorable à la puissance, lorsqu'il faut développer l'impulsion de la détente, et sur un levier d'un autre genre à bras inégaux, très avantageux pour la vitesse, à compter de l'instant où il ne reste plus qu'à lancer les pieds en arrière avec une grande rapidité.

Une seconde série de muscles viennent concourir à la ruade, mais à un autre titre que les muscles essentiellement destinés à effectuer la détente : ce sont les ischio-tibiaux, le grand fessier et l'ilio-spinal.

Les ischio-tibiaux C D, fig. 66, que l'on considère, avec raison, comme des agents très essentiels au mouvement dont nous parlons, ne peuvent agir au même instant que les autres, car leur point fixe étant au bassin, ils tendent à déterminer une flexion de la jambe sur la cuisse incompatible avec le redressement de l'angle fémoro-tibial. En effet, comme il faut, pour développer l'impulsion, que la jambe soit étendue par les muscles rotuliens, il est de toute évidence que les ischio-tibiaux, qui sont des fléchisseurs de cette région, doivent être relâchés alors que les extenseurs sont en contraction. Par conséquent, l'action du long vaste, du demi-tendineux et du demi-membraneux, doit succéder à celle des muscles rotuliens, et commencer seulement quand le pied vient à quitter le sol : l'analyse indique la réalité de cette succession, quelque rapide que puisse être le mouvement de la ruade; de plus, elle fait voir que ces muscles ischio-tibiaux, en agissant dans de telles circonstances et sur un levier du troisième genre, très favorable à la vitesse,

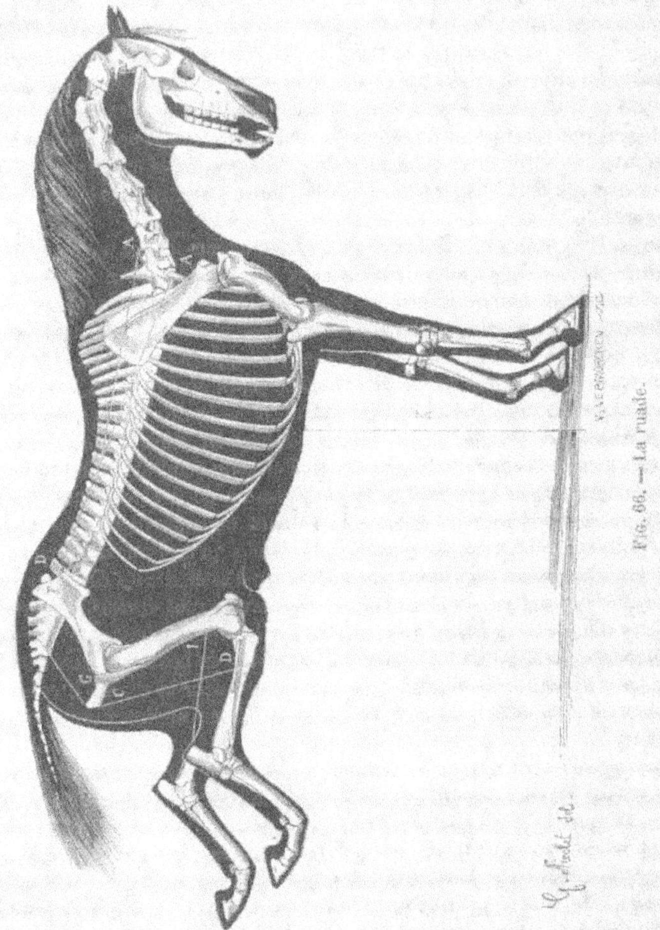

Fig. 66. — La ruade.

restent étrangers à la détente projetant en haut le train postérieur, et qu'ils contribuent seulement à soulever et à lancer en arrière les rayons inférieurs des membres abdominaux.

Enfin, l'ilio-spinal ABB vient prendre une part considérable à l'élévation du train de derrière. La fixité de ses attaches antérieures, augmentée par l'abaissement de la tête, la flexion de l'encolure et les efforts développés dans les muscles qui attachent le thorax aux membres antérieurs, lui permet d'agir puissamment sur la croupe pour continuer le mouvement commencé par les muscles précédemment énumérés.

Une fois que le train postérieur est suffisamment élevé et que l'animal détache la ruade, en lançant brusquement ses pieds en arrière, le grand fessier F prend une part active à cette projection en attirant le trochanter en avant. Les jumeaux de la jambe I, les fléchisseurs des phalanges, en étendant le jarret et le pied tout entier, concourent au même effet.

Il est clair que la ruade est un acte inverse du cabrer, produit par un mécanisme analogue. Ces deux actes tendent, en jetant un train en l'air, à porter le poids du corps sur celui qui demeure à l'appui ; et ils sont dus, en grande partie, aux mêmes puissances musculaires, dont les effets opposés résultent d'une simple interversion dans la fixité ou dans la mobilité de leurs extrémités.

Il ressort donc de l'exposé ci-dessus qu'il y a dans la ruade plusieurs actions distinctes et successives, l'une qui projette en haut la partie postérieure du corps, l'autre qui soulève et lance en arrière les parties inférieures des membres abdominaux : — la première résultant du redressement des rayons et de l'effacement des angles articulaires par la contraction des extenseurs et celle de certains fléchisseurs, au moment de l'appui du pied sur le sol ; — la seconde dérivant à la fois et de la contraction des ischio-tibiaux, qui a commencé dès que le pied a quitté l'appui, et de celle des extenseurs du métatarse, du fléchisseur des phalanges, qui s'est continuée jusqu'à ses dernières limites. Ces deux actions, par la rapidité avec laquelle elles se succèdent dans un mouvement aussi instantané que la ruade, ne peuvent s'isoler que rationnellement, par les différences essentielles qui existent entre elles, sous le rapport de leurs agents et de leur mécanisme.

La ruade s'effectue plus ou moins facilement suivant les animaux. Elle s'opère avec une aisance remarquable chez les solipèdes, notamment chez l'âne et le mulet. Elle y est toujours précédée d'un temps de préparation, pendant lequel l'animal abaisse fortement la tête. Sans cet acte préliminaire, la ruade devient tellement difficile, qu'il suffit ordinairement de maintenir la tête relevée pour mettre l'individu le plus vigoureux dans l'impossibilité de ruer. Dans tous les cas, elle ne peut durer qu'un temps très court, car le poids du corps, le centre de gravité n'arrive presque jamais à être jeté sur les membres antérieurs. Dès que la force de projection verticale et d'ascension est épuisée, le train de derrière retombe lourdement sur le sol.

Les grands ruminants nous offrent une variété de ruade dans laquelle l'un des deux membres est projeté isolément en dehors et en avant, ou en dehors et en arrière. La disposition de la tête du fémur, dont la surface articulaire très étendue se prolonge jusqu'à la base du trochanter, et l'absence du ligament pubio-fémoral, sont les deux conditions qui expliquent la possibilité de cette sorte de ruade unipédale ou latérale qui tient en grande partie à l'action du long vaste. Ce muscle forme, comme on le sait, chez les ruminants, une vaste expansion qui descend de l'épine sus-sacrée, recouvre une grande partie de la croupe, et arrive à la face externe de la cuisse et de la jambe jusque sur l'extenseur du métatarse,

La ruade est un moyen de défense que la nature a donné à certains animaux et dont-ils se servent instinctivement, soit qu'ils aient à repousser les attaques de leurs ennemis, soit qu'ils aient à résister aux mauvais traitements que l'homme leur fait subir. Les jeunes solipèdes, les poulains par exemple, suivant la remarque de Galien[1], ruent de très bonne heure, alors que la corne de leurs sabots est encore extrêmement molle. Les animaux vifs, et ceux qui sont méchants, le mulet, l'hémione, ruent très souvent ; dans tous les cas, les mouvements qu'ils exécutent et la position que prennent leurs oreilles trahissent leurs intentions hostiles.

CHAPITRE XII

DES MOUVEMENTS PROGRESSIFS EN GÉNÉRAL

Les mouvements progressifs, qui comprennent tous les actes par lesquels les animaux se transportent d'un lieu dans un autre, soit à la surface du sol, soit au milieu des eaux ou au sein de l'atmosphère, sont extrêmement variés par leurs caractères et leur mécanisme. Il convient d'examiner d'abord ce qu'ils ont de commun entre eux, avant de les étudier chacun en particulier : une étude préliminaire du jeu des extrémités, — du développement de l'impulsion, — des causes qui affaiblissent les réactions, — des déplacements du centre de gravité, est indispensable à l'intelligence de ce qu'on appelle les allures, dans la progression à la surface du sol.

I. — DU JEU DES MEMBRES.

Dans les mouvements de progression, les membres, pour donner l'impulsion au corps et le soutenir à mesure qu'il se déplace, agissent tour à tour suivant un ordre déterminé et se trouvent alternativement en l'air et à l'appui. Leur jeu se compose de deux actions : — l'une par laquelle ils quittent le sol, se portent en avant et arrivent à leur maximum d'élévation ; — l'autre par laquelle ils s'étendent et reviennent à l'appui. Chacune d'elles s'effectue par un mécanisme uniforme dont l'exposé sommaire va faire le sujet de ce paragraphe. Je prends pour types les solipèdes, dont les allures régulières doivent nous servir de terme de comparaison.

1° Le membre antérieur quitte le sol et arrive à son maximum d'élévation. — Cette action totale résulte des mouvements partiels opérés dans tous les rayons des membres, depuis l'épaule jusqu'à la dernière phalange, mouvements d'autant plus étendus qu'ils s'effectuent dans des rayons plus longs et plus inférieurs. Elle a pour résultat de faire éprouver au membre thoracique tout entier un déplacement comparable à celui d'une branche de compas qui s'écarte de l'autre demeurée immobile.

Par sa projection en avant et par son élévation, le membre thoracique décrit à

---

1. Galien, *De l'util. des part.* (*Œuvres philos. et méd.*, trad. Daremberg, t. I, p. 115.)

son extrémité inférieure un arc de cercle dont le centre est à la partie supérieure de l'épaule, bien que ce rayon ne soit pas immobile. En même temps il se courbe : — l'avant-bras devient très oblique, — le métacarpe et la région digitée se fléchissent ; — enfin le pied se porte bien en avant de celui qui reste à l'appui.

L'épaule, dans le mouvement dont nous parlons, se déplace très peu ; elle bascule comme sur un axe qui traverserait sa partie moyenne, à peu près de la même manière que la palette d'un moulin à vent lorsqu'elle se met en mouvement. Son extrémité inférieure se porte d'arrière en avant et de bas en haut, tandis que son extrémité supérieure se porte dans une direction précisément inverse : ce déplacement est produit par le mastoïdo-huméral qui agit sur l'extrémité articulaire du scapulum. La supérieure ne peut que suivre l'impulsion communiquée à l'autre ; elle ne saurait être abaissée que par le trapèze dorsal qui, chez quelques animaux, paraît disposé pour cet usage.

L'angle scapulo-huméral est porté en avant et élevé par le mastoïdo-huméral, qui est l'une des grandes puissances destinées à imprimer au membre des mouvements de totalité. Ce muscle saisit cet angle et l'extrémité supérieure de l'humérus à la manière d'une main agissant sur un levier brisé du troisième genre, dont le centre de mouvement est à l'extrémité supérieure du membre, et la résistance dans les rayons inférieurs. Sa section, qui ne gêne pas considérablement la marche, prouve que le membre antérieur peut se porter en avant sans que le mastoïdo-huméral entraîne l'angle de l'épaule dans le même sens.

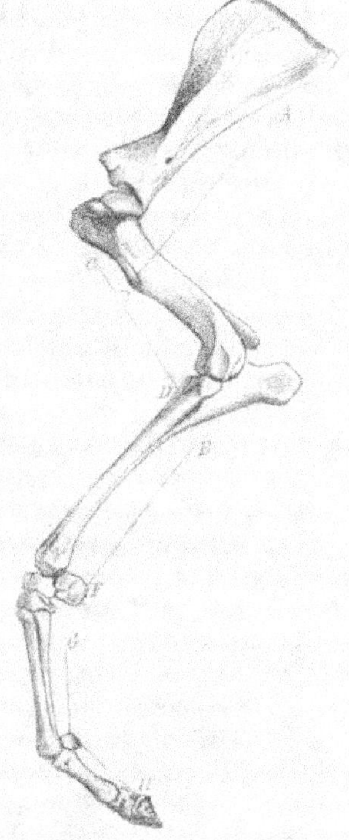

Fig. 67. — Le membre antérieur quitte le sol.

Pendant que l'épaule éprouve un déplacement fort sensible, le bras des grands quadrupèdes, qui est si intimement lié au thorax, se meut à peine ; cependant il est réellement étendu, sur le rayon scapulaire, par l'action directe du sus-épineux et l'action indirecte du coraco-radial. A mesure que son extension s'opère, l'extrémité inférieure de l'humérus décrit, d'arrière en avant, un arc de cercle qui commence à l'instant où le pied quitte le sol, et s'achève dès que celui-ci revient à l'appui ; mais il faut une certaine attention pour bien apprécier la direction de ce léger déplacement.

C'est à partir de l'avant-bras que commencent les grands mouvements du membre antérieur. Le troisième rayon quitte sa direction verticale, s'élève, devient de plus en plus oblique, et ferme progressivement l'angle obtus qui existe entre lui et l'humérus. Son élévation et sa flexion sont opérées par le

coraco-radial et l'huméro-radial agissant sur un levier du troisième genre
dont le bras de la puissance est très court, puisqu'il n'est représenté que par la
faible distance qui existe entre le centre de leur insertion D (fig. 67) et l'articulation du coude ; disposition qui n'exige de ces muscles qu'une faible étendue
de contraction pour faire décrire à l'extrémité inférieure du rayon un très grand
arc de cercle. Mais la brièveté du bras de levier de la puissance développée par
les deux fléchisseurs de l'avant-bras est compensée par leur insertion presque
perpendiculaire au radius. Aussi, ont-ils une force plus que suffisante pour soulever la partie inférieure du membre, car le fléchisseur oblique peut, à lui seul,
après la section du coraco-radial, faire jouer l'avant-bras, à très peu de chose
près, comme il le faisait auparavant avec le secours de son congénère.

En même temps que le rayon antibrachial se porte en avant, le genou se fléchit et le métacarpe tend à se rapprocher de la verticale, surtout lorsque les
allures sont très relevées. La région métacarpienne se fléchit alors légèrement
par la contraction des fléchisseurs interne, oblique et externe, qui s'insèrent, soit
à l'os sus-carpien, soit aux péronés : le premier agit sur un levier interpuissant ;
le second, sur un levier interfixe ; et le dernier, sur un levier composé du premier et du troisième genre, ainsi qu'il a été dit dans un des chapitres précédents.

Enfin, tandis que cette flexion s'opère, la région digitée se fléchit sur le métacarpe, et la face plantaire du pied se dirige plus ou moins obliquement en arrière.
Par cette dernière action, résultant de la contraction des muscles perforé et perforant, se trouve complété le premier élément du jeu des membres thoraciques.

2° **Le membre antérieur retombe sur le sol.** — Lors de sa projection en avant, il a embrassé un certain espace, d'autant plus étendu, pour une
allure donnée, que l'avant-bras est plus long et que le pied s'est lui-même plus
élevé au-dessus du sol ; le pied a décrit un arc de cercle à concavité inférieure,
dont la corde peut, comme nous le verrons bientôt, donner la mesure exacte de
l'espace parcouru dans un pas complet, de l'amble, du trot, etc.

Pour effectuer l'action qui vient d'être examinée, c'est-à-dire l'élévation et la
projection du membre thoracique en avant, les puissances musculaires, repré-
sentées en majeure partie par les fléchisseurs, n'avaient à vaincre que la pesanteur
des rayons à soulever et cette partie du poids du corps qui doit être rejetée sur
l'extrémité restée à l'appui. Il en est bien autrement en ce qui concerne l'action
par laquelle le membre revient sur le sol et s'y maintient pendant quelques instants. Les extenseurs, cette fois, entrent généralement en contraction et remplissent un rôle plus pénible que les antagonistes, car ils ont : — 1° à ramener les
rayons dans leur situation primitive ; — 2° à résister au choc que l'extrémité
éprouve en arrivant sur le sol et qui tend à fermer les angles de flexion ; — 3° enfin,
ils ont à fixer les os dans une direction telle que ceux-ci ne cèdent pas sous le
poids que supporte l'extrémité à l'appui. Cette dernière partie de leur office
n'est certes pas celle qui exige le moins de dépense de force, car, au moment
où un pied est en l'air, le pied qui lui est opposé est chargé, à lui seul, de tout
le poids qui pèse sur le bipède lors de la station. Mais nous savons déjà par
quelles heureuses combinaisons mécaniques les extenseurs sont favorisés, en
agissant sur des leviers interrésistants substitués aux leviers du premier genre.

En analysant sommairement la deuxième action des extrémités, nous voyons d'abord que l'épaule, lorsque le pied revient à l'appui, est ramenée dans sa position par le trapèze cervical, le releveur propre et peut-être par l'angulaire, qui agissent sur son extrémité supérieure.

L'angle scapulo-huméral et le bras reviennent en arrière par la contraction des deux pectoraux et du grand dorsal, qui est l'antagoniste le mieux caractérisé du mastoïdo-huméral. L'humérus (fig. 68) qui est transformé en levier du troisième genre, relativement au grand dorsal, l'est aussi de la même manière pour l'adducteur et les abducteurs, qui deviennent fléchisseurs par le fait de la simultanéité de leur raccourcissement. Il éprouve à son extrémité inférieure une élévation sensible à laquelle les muscles olécrâniens ne restent point étrangers.

L'avant-bras reprend sa direction verticale, entraîné par les cinq muscles olécrâniens ABC, qui agissent presque perpendiculairement sur un levier du premier genre, tant que le pied n'a point encore effectué son appui. La force totale que ces extenseurs sont susceptibles de déployer dépasse, certainement, de beaucoup celle qui est nécessaire à l'extension de l'avant-bras, et tout porte à croire que chacun d'eux est loin de dépenser la part de puissance qui résulte de sa contraction.

Le métacarpe, en s'étendant sur l'avant-bras, vient se placer dans l'axe de celui-ci, de telle sorte que les deux rayons forment une colonne rectiligne qui est oblique lorsque le pied commence et lorsqu'il achève son appui, et verticale seulement dans la période intermédiaire. L'extenseur du métacarpe produit ce redressement en agissant sur un levier du troisième genre au lieu d'agir sur un levier interfixe, comme la plupart des autres extenseurs. Quand le tendon de ce muscle est coupé, l'animal tombe sur un genou, dès que, dans une allure un peu précipitée, le pied vient à appuyer sur le sol, et il tombe sur les deux si les tendons sont coupés de l'un et de l'autre côté.

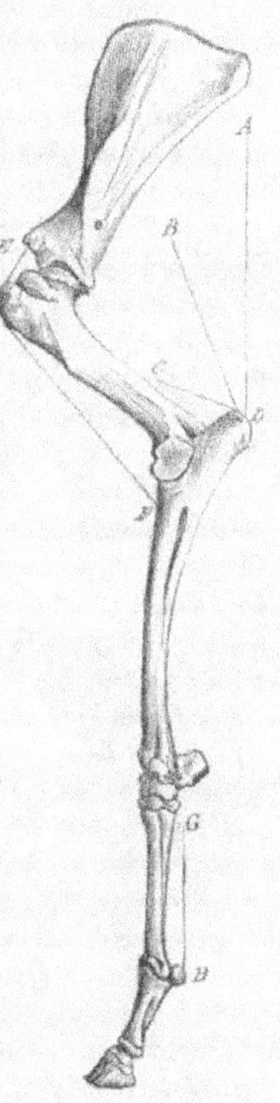

FIG. 68. — Le membre antérieur retombe sur le sol.

Enfin, les muscles extenseurs des phalanges se contractent pour rendre à la région digitée l'obliquité relative qu'elle présente pendant l'appui. Ils se contractent aussi pour étendre le genou au-devant duquel ils passent ; car leur section rend le cheval sensiblement arqué, tout en permettant aux phalanges de prendre, à très peu de chose près, l'inclinaison qu'elles acquièrent dans les circonstances ordinaires. On conçoit, du reste, très bien cette particularité en réfléchissant que le poids du corps suffirait à faire descendre le boulet au point de l'amener sur le sol, si l'intervention du ligament sésamoïdien supérieur n'y mettait obstacle.

Le pied, en retombant sur le sol, produit un choc qui réagit de proche en proche sur les articulations supérieures, et s'affaiblit par l'effet de diverses causes dont nous examinerons l'action après avoir jeté un coup d'œil sur les mouvements des membres postérieurs.

3° **Le membre postérieur s'élève et se porte en avant.** — Lorsque le membre abdominal s'élève et se porte en avant, la cuisse se fléchit sur le bassin, la jambe se fléchit sur la cuisse, et le pied tout entier sur la jambe. Les divers angles que forment entre eux les rayons de cette extrémité se conservent, en se fermant à un degré plus ou moins prononcé ; l'angle métatarso-phalangien seul éprouve une inversion : son sinus, qui est antérieur pendant l'appui, devient postérieur tant que le pied est élevé au-dessus du sol.

La cuisse, qui, à l'état normal, se trouve, pour me servir des expressions de Bourgelat, à peu près à la moitié de sa flexion en avant, décrit inférieurement, dans l'action qui nous occupe, un arc de cercle assez étendu. Sa flexion, effectuée en sens inverse de celle du bras, reconnaît pour agents essentiels le psoas des lombes, le psoas iliaque, et chez les solipèdes le moyen fessier AB (fig. 69). En outre, elle paraît avoir pour auxiliaires le fascia lata et l'ilio-rotulien qui, en se contractant, tendent, d'une part, à étendre le tibia, et d'autre part, à fléchir le fémur. Mais, comme au lever du membre il faut que la cuisse et la jambe se fléchissent simultanément, il est difficile de démêler la combinaison qui peut permettre à ces derniers muscles de fléchir la première, sans mettre obstacle à la flexion de la seconde.

L'angle fémoro-tibial, ou l'angle du grasset, est projeté très sensiblement en haut et en avant, dès le début de l'action de chaque membre postérieur soulevé. Son mouvement est un des plus évidents et des plus faciles à suivre de tous ceux qui s'opèrent dans les diverses parties de cette extrémité.

La jambe se fléchit sur la cuisse par la contraction des ischio-tibiaux CD (fig. 69), qui meuvent un levier du troisième genre sur lequel leur insertion devient d'autant plus perpendiculaire que la flexion est portée plus près de ses limites extrêmes. Elle s'étend, au contraire, sur le rayon crural dès que l'extrémité, parvenue à son maximum d'élévation, se porte obliquement en avant pour revenir à l'appui. Ces deux actions successives, que la théorie indique, sont fort difficiles à saisir dans les allures rapides ; mais elles se distinguent assez nettement l'une de l'autre dans le pas ordinaire.

Le métatarse est fléchi sur la jambe par le tibio-prémétatarsien qui agit sur un levier du troisième genre. A lui seul, ce muscle suffit pour soulever les diverses sections du pied dont le poids ne constitue pas, du reste, une résistance bien considérable.

Enfin, la région digitée se fléchit sur le métatarse, de telle sorte que le sinus de l'angle métatarso-phalangien devient postérieur au lieu d'être antérieur, comme pendant l'appui du membre sur le sol.

Par suite de ces différentes flexions, opérées à peu près simultanément, le membre abdominal est devenu plus court, s'est détaché du sol et porté en avant, suivant une ligne plus ou moins oblique. Il nous reste à l'examiner à l'instant où il s'étend et revient à l'appui.

4° Le membre postérieur s'étend et retombe sur le sol. —
Pour que ce mouvement d'ensemble s'effectue, il est indispensable qu'il y ait :
1° relâchement des muscles qui se sont contractés dans la période précédente,
et 2° contraction de leurs antagonistes.

D'abord, la cuisse est étendue sur le bassin par le grand fessier AB (fig. 70)

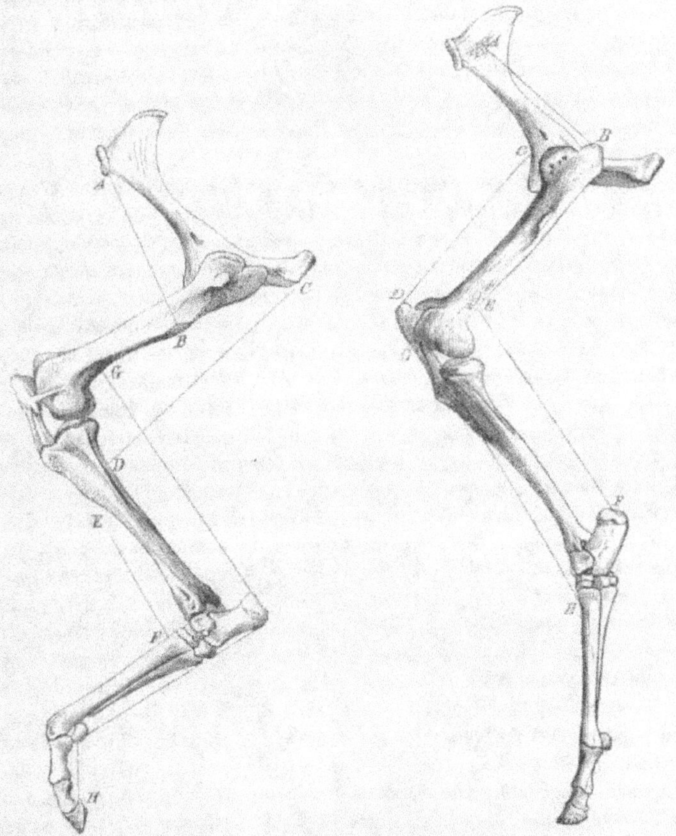

Fig. 69. — Le membre postérieur s'élève   Fig. 70. — Le membre postérieur revenu
        et se porte en avant.   à l'appui.

dont la branche trochantérienne principale agit sur un levier coudé du premier
genre. La jambe l'est sur la cuisse par les muscles rotuliens CD qui meuvent un
levier dont les extrémités osseuses se trouvent réunies par des ligaments intermédiaires. Le métatarse est, à son tour, ramené à l'extension par le gastrocnémien
EF (fig. 70), et la région digitée reprend insensiblement son angle de flexion
à ouverture antérieure, par la contraction des deux extenseurs des phalanges.

On voit, d'après le rapide aperçu qui précède, que le jeu de chaque membre se compose de deux actions essentiellement distinctes : l'une par laquelle il se fléchit, s'élève et se porte en avant ; l'autre par laquelle il s'étend, se rapproche du sol et vient effectuer son appui. Leur succession alternative exige que les extenseurs et les fléchisseurs des articulations se contractent tour à tour, suivant un ordre rigoureusement déterminé ; elle permet, par conséquent, aux premiers de se relâcher pendant que les autres agissent, et réciproquement, de telle sorte que, pour chaque muscle, il y a une période d'action à peu près égale à celle de repos. Aussi on conçoit qu'une allure lente soit moins pénible, chez la plupart des animaux, que la station qui exige une contraction permanente des extenseurs, sans nécessiter des efforts proportionnels de la part des muscles fléchisseurs.

Il serait sans doute intéressant de savoir quel est le rapport qui peut exister, dans ces deux actions, entre l'intensité de la force déployée par les extenseurs et l'intensité de celle des fléchisseurs. Mais, pour donner au problème une solution, même approximative, il faudrait connaître exactement les proportions de nombre et de volume qui s'observent entre ces deux ordres de muscles, évaluer l'influence que peut avoir la structure simple ou complexe de ces organes sur l'énergie de leur contraction, apprécier l'action qu'exercent sur les forces la nature et les conditions dynamiques des leviers. Une telle détermination échappe à toute espèce de calcul et à l'analyse la plus minutieuse. Du reste, à supposer qu'elle puisse être réalisée dans une région, les résultats qu'elle donnerait ne seraient nullement l'expression d'une loi générale : il faudrait la tenter successivement dans toutes les autres parties de l'appareil locomoteur. Il suffit, pour concevoir l'impossibilité de déduire une formule synthétique de quelques évaluations particulières, de se rappeler les grandes variations de nombre et de poids qui se remarquent, suivant les régions, entre les muscles qui étendent et ceux qui fléchissent les leviers osseux. Voyez, par exemple, l'avant-bras qui a cinq extenseurs opposés à deux fléchisseurs d'un volume peu considérable ; puis le métacarpe qui, au contraire, n'a qu'un seul extenseur pour trois fléchisseurs ; le pied, qui possède les premiers et les seconds en même nombre dans le membre antérieur, et en nombre inégal dans le postérieur : il n'en faut pas davantage pour se convaincre que les rapports dont nous parlons ne peuvent servir d'éléments à une évaluation rigoureuse.

Maintenant que nous avons décomposé l'action de chaque extrémité en ses divers éléments, examinons-la dans son ensemble, abstraction faite de l'espèce d'allure que peut présenter l'animal.

Oscillations des extrémités. — Le jeu d'un membre, dans les mouvements progressifs des quadrupèdes comprend quatre périodes. Dans une première, qui est le *lever*, le pied quitte le terrain ; — dans une seconde, qu'on appelle le *soutien*, il est en l'air ; — dans une troisième, ou le *poser*, il revient sur le sol ; — enfin, dans une quatrième, ou l'*appui*, il supporte sa part du poids du corps. Lorsque les quatre extrémités ont passé par ces quatre phases successives, qui peuvent être réduites à deux l'*appui* et le *lever*, il s'est effectué ce qu'on nomme un *pas complet*.

Quelle que soit l'allure de l'animal, chaque membre, pour accomplir l'action dont les phases viennent d'être indiquées, se meut à la manière d'un pendule, qui, par ses oscillations plus ou moins rapides et plus ou moins étendues, donne la mesure de l'espace parcouru par le centre de gravité dans un pas complet.

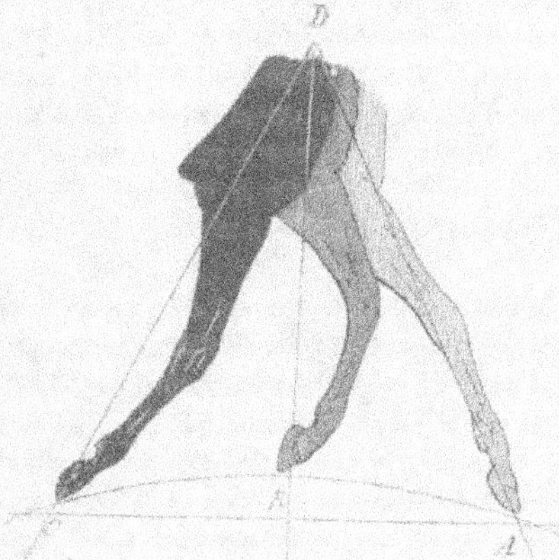

Fig. 71. — Oscillation d'un membre levé.

Lorsque le membre est en l'air, il passe successivement par trois situations fort distinctes (fig. 71). A son lever C, il est obliquement incliné de haut en bas et d'avant en arrière ; — au milieu de sa course, le pied et le coude se trouvent à

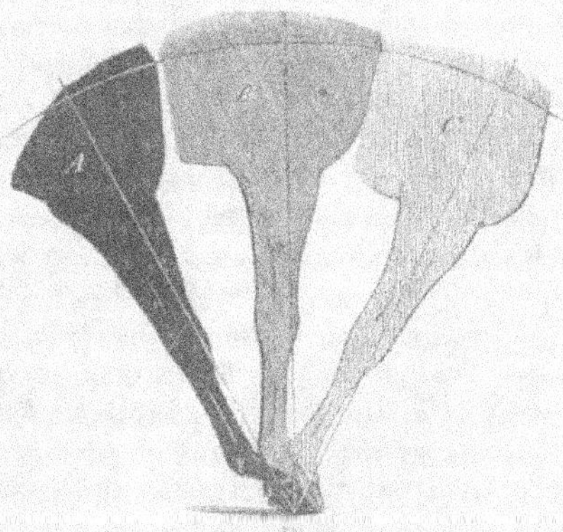

Fig. 72. — Oscillation d'un membre à l'appui.

peu près sur une même ligne verticale ; — enfin, à l'instant où il va effectuer son appui, il est oblique de haut en bas et d'arrière en avant. J'appellerai *initiale* la première situation, *moyenne* la seconde et *finale* la troisième. Ce membre étendu dans ses deux situations extrêmes, et fléchi dans l'intermédiaire, décrit, pour passer de la première à la dernière, un arc de cercle CBA dont la corde donne la mesure exacte de l'amplitude de l'oscillation opérée par l'extrémité inférieure du pendule.

Le membre qui est à l'appui se meut aussi d'arrière en avant, comme celui qui est en l'air, et il passe, de même que ce dernier, par les trois situations précédemment énumérées. A sa direction initiale A (fig. 72), c'est-à-dire au moment où il commence son appui, il est oblique de haut en bas et d'arrière en avant ; — à sa direction finale C, il est oblique en sens inverse ; — à sa direction intermédiaire B, il est vertical. Pendant que, dans le pas, le membre levé décrit, par son extrémité inférieure, un arc de cercle d'une étendue déterminée, le membre à l'appui en décrit un autre par son extrémité supérieure, égal à la moitié du premier.

En comparant le jeu de l'extrémité qui est en l'air avec celui de l'extrémité qui est à l'appui, on voit que les situations de même nom sont isochrones, ou, en d'autres termes, que l'une et l'autre extrémités sont ensemble à l'initiale, puis à l'intermédiaire et à la finale ; d'où il résulte que les deux membres se trouvent sur une même ligne transversale quand ils arrivent au milieu de leur action, tandis qu'ils forment l'un par rapport à l'autre, à la fin et au commencement de cette action, un angle plus ou moins ouvert et à sinus inférieur. Seulement, dans la situation initiale, le côté antérieur de l'angle est constitué par le membre à l'appui, et le même côté l'est, au contraire, par le membre levé dans la situation finale. C'est là un point hors de toute contestation.

Les deux membres d'un bipède, soit antérieur, soit postérieur, en jouant ensemble, chacun suivant un mode spécial, représentent assez exactement deux pendules, dont l'un, celui du membre levé, oscille par son extrémité inférieure, et dont l'autre, celui du membre appuyé, oscille par son extrémité supérieure. Leurs oscillations, qui commencent et qui finissent ensemble dans le pas, sont par conséquent isochrones, et de même vitesse, mais elles n'ont point une égale amplitude : nous verrons tout à l'heure que celles de l'extrémité qui est en l'air ont une étendue double de celles de l'extrémité qui repose sur le sol.

Ce que les deux membres d'un bipède antérieur ou postérieur font ensemble, dans un même temps plus ou moins fractionné, chacun d'eux le fait en deux temps successifs.

Puisque, d'une part, l'action d'un membre, dans un pas complet, comprend deux grandes périodes, l'une de soutien, l'autre d'appui, et que, d'autre part, chacune de ces périodes se subdivise en trois situations différentes, il est évident que, quand le pas sera achevé, l'extrémité aura passé successivement par les six situations A', B', C', D', E', F' (fig. 73). Ces six situations, parfaitement distinctes, représentent, si l'on veut, six temps, dont trois, le lever, le soutien et le poser, ont été rapportés [1] à la période pendant laquelle le membre est en l'air, et considérés comme correspondant au commencement, au milieu et à la fin de l'appui, formant les trois temps de la période pendant laquelle le membre supporte le corps. Mais de ces six temps, deux sont des intermédiaires : le lever est

1. C. Raabe, *Locomotion du cheval*, Examen du *Traité de l'extérieur du cheval*, de M. Lecoq, et de la *Physiologie comparée*, de M. G. Colin. Paris, 1857.

autant la fin de l'appui que le commencement du soutien, et le poser autant la fin du soutien que le début de l'appui.

Partant des données qui précèdent, nous pouvons déterminer l'étendue de l'espace parcouru par le membre à l'une et à l'autre de ses extrémités.

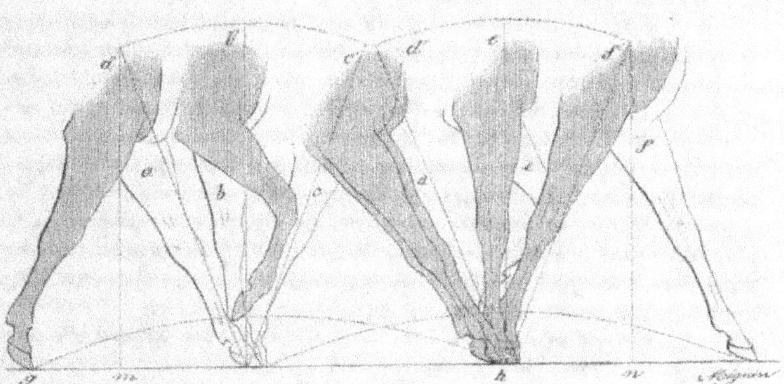

FIG. 73. — Oscillations des extrémités.

Pendant qu'il est au lever, il éprouve, par son extrémité inférieure, une oscillation dont l'amplitude GH est double de l'oscillation D'F' qui se produit à son extrémité supérieure lorsqu'il est à l'appui. En effet, en même temps que le pied levé décrit l'arc GH, le membre opposé a, b, c, que la figure 73 représente sur un second plan, décrit l'arc A' C' par son extrémité supérieure. Ce dernier arc étant le résultat de la progression en avant du centre de gravité, progression qui dérive de l'impulsion communiquée au corps par les membres abdominaux, il est clair qu'il sera également décrit par la partie supérieure du membre levé. D'où il suit que le point A', considéré comme centre du mouvement du membre levé, se meut autant que le point correspondant du membre à l'appui. Il passe en B' lorsque le pied se trouve à la situation moyenne, et arrive en C' quand celui-ci est parvenu à sa situation finale. Le pendule représenté par ce membre en l'air éprouve donc un double mouvement : il oscille à la fois et par son extrémité supérieure et par son extrémité inférieure.

Dans l'allure du pas, par exemple, pendant que l'amplitude de l'oscillation de la partie inférieure du membre est de 1^m,50, celle de l'extrémité supérieure n'est que de 75 centimètres. C'est du déplacement de sa partie supérieure que résulte pour le membre la possibilité de parcourir, de son lever à son appui, un trajet qui va jusqu'à 5 à 6 mètres, dans l'allure du galop, par exemple.

De plus, le membre, pendant son lever, ayant parcouru supérieurement le trajet A' B' C', et devant parcourir, pendant son appui, c'est-à-dire pendant la seconde des deux grandes périodes de son action, le trajet D' E' F', lesquels mesurent ensemble l'espace parcouru par le centre de gravité, il faut nécessairement que, dans la durée de ces deux périodes, le pied parcoure un trajet égal à celui du centre de gravité, ou, en d'autres termes, que le membre, pendant la durée totale de son action, éprouve un déplacement rectiligne de même étendue à l'une et à l'autre de ses extrémités. Aussi la corde de l'arc GH décrit par le pied est-elle équivalente à la somme des cordes des deux arcs A'C' et D'F' décrits par l'extrémité supérieure du membre.

Enfin, comme l'extrémité supérieure du membre emploie toute la durée de la période du lever et de celle de l'appui pour effectuer son trajet, tandis que l'extrémité inférieure ne met, pour effectuer le sien, que la durée d'une seule de ces périodes, il faut que dans l'une d'elles le pied parcoure le même espace que l'extrémité supérieure dans les deux réunies. Et comme ces deux périodes sont de même durée dans le pas, la vitesse du pied doit être double de la vitesse de la partie supérieure du membre ou du centre de gravité. Voilà pourquoi les oscillations du pied levé sont deux fois aussi rapides que les oscillations de la partie supérieure du membre à l'appui, bien que les premières et les secondes commencent et finissent ensemble, ou, en d'autres termes, qu'elles soient parfaitement isochrones.

On peut se demander ici si les deux temps de l'oscillation du pied levé sont nécessairement égaux.

Dans le membre postérieur, la première moitié de l'oscillation, suivant immédiatement l'impulsion qu'il vient de donner, est peut-être plus rapide que la seconde moitié correspondant au moment où l'effet de l'impulsion va s'éteindre.

Dans le membre antérieur, au contraire, dont la première moitié de l'oscillation correspond à la seconde du membre précédent, à l'allure du pas, cette première moitié ne doit-elle pas être la plus lente, étant aussi éloignée que possible du début de l'impulsion. Il est vrai qu'au moment où l'impulsion d'un membre postérieur s'éteint, celle de l'autre commence. Aussi peut-il s'établir une compensation qui donne au mouvement oscillatoire une vitesse uniforme.

Ces considérations posées, il reste à rechercher quelle est l'étendue de l'espace parcouru par le corps ou par le centre de gravité dans un pas complet : dernier point très facile à déterminer, soit rationnellement, soit par la voie expérimentale.

Sachant premièrement que le pas complet est effectué lorsque les quatre extrémités ont passé chacune par les phases précédemment indiquées, — et deuxièmement quel est l'espace mesuré par un membre pendant la durée de son action, nous pouvons, sans grandes difficultés, préciser l'étendue de l'espace parcouru pendant un pas entier.

Pour arriver à ce résultat, il n'est nullement nécessaire de s'occuper des extrémités postérieures qui doivent, chacune, franchir autant d'espace que chacune des extrémités antérieures, et ne peuvent progresser ni plus ni moins vite que ces dernières, au mouvement desquelles elles se trouvent intimement subordonnées. Il suffit de tenir compte du trajet mesuré par un pied antérieur pendant qu'il est en l'air, trajet égal à celui mesuré par l'extrémité supérieure du même membre pendant la période de l'action et celle de l'appui. Or, comme, dans un pas complet, les oscillations supérieures du membre antérieur droit sont isochrones à celles du membre antérieur gauche, le centre de gravité n'a progressé que de l'espace mesuré par les cordes des deux arcs A'C' et D'F', dont la somme est équivalente à la corde de l'arc unique GH, décrit par l'un des pieds pendant le lever d'un membre.

On conçoit aisément que l'étendue du pas ne puisse pas être égale à celle de deux oscillations du pied levé ; car, pendant la durée d'un pas complet, les deux membres d'un bipède antérieur, par exemple, agissent ensemble, de telle sorte que les trois phases du lever A'B'C' du membre droit correspondent aux trois phases a, b, c de l'appui du membre gauche, et réciproquement pour les trois suivantes.

En appliquant ces données à l'allure du pas, nous voyons que, sur quatre temps, chaque membre est pendant deux en l'air et deux autres à l'appui. Pendant les deux temps qu'il est en l'air, son extrémité inférieure franchit l'espace d'un pas complet et son extrémité supérieure n'en franchit que la moitié. Puis, lorsque ce même membre vient à l'appui, dans les deux autres temps, son extrémité inférieure, dont la course est achevée, demeure fixe, tandis que l'extrémité supérieure parcourt la seconde moitié du pas. D'où il suit que l'extrémité supérieure d'un membre emploie quatre temps, comme le centre de gravité, pour parcourir l'espace d'un pas, espace que l'extrémité libre du membre en l'air a parcouru en deux. En d'autres termes, la vitesse de translation du centre de gravité est égale à la moitié de la vitesse du pied oscillant en l'air.

L'espace parcouru par le corps ou par le centre de gravité dans un pas complet varie suivant les allures. Il résulte des expériences résumées ultérieurement en plusieurs tableaux, que cet espace est à peu près égal à la longueur du parallélogramme de la base normale de sustentation, dans le pas très lent : à une fois et demie cette longueur dans le pas ordinaire ; à deux fois dans le trot ; à trois et jusqu'à quatre fois dans le galop. L'augmentation progressive de l'étendue du pas tient, tant à l'accroissement de l'obliquité du membre au début et à la fin de son action, qu'à l'étendue du déplacement du corps et de l'extrémité supérieure du membre pendant que l'inférieure effectue sa course. Celle-ci est accrue dans des proportions énormes, par l'étendue du déplacement du corps, car le membre oscillant est animé, à la fois, d'un mouvement rapide commun à la masse du corps et d'un mouvement propre plus rapide encore.

Dans toutes les allures, les quatre membres n'ont pas nécessairement leurs oscillations d'une amplitude et d'une durée uniformes. Aussi les battues ne se succèdent pas toujours à des intervalles égaux et les espaces franchis par les divers membres ne sont pas toujours exactement de même étendue. Mais ces particularités seront indiquées à leur place.

Les considérations précédentes s'appliquent au jeu des extrémités lorsque l'allure est entamée, c'est-à-dire lorsqu'un pas succède à un autre pas. Le début d'une allure comporte quelques combinaisons qui s'opposent à une analyse exacte des diverses particularités qui viennent d'être rapidement exposées.

II. — DE L'IMPULSION.

Tout ce que je viens de dire de l'action si compliquée des membres n'a pu faire pressentir le mécanisme par lequel se développe la force destinée à communiquer au corps un mouvement de translation et, cependant, ce mécanisme résulte du jeu même des extrémités.

Déjà nous avons vu que les membres antérieurs sont surtout organisés pour soutenir la plus grande partie du poids du corps. Placés en avant du centre de gravité, ils ne peuvent guère contribuer à le faire progresser dans la plupart des allures. Néanmoins, ils ont quelquefois une action impulsive bien caractérisée ; ils lancent le corps en l'air dans le cabrer, et prennent une grande part à l'impulsion du reculer comme à celle du tirage.

Les membres postérieurs, outre leur rôle de sustentation qui leur est commun avec les premiers, ont celui de développer la plus grande partie de la puissance qui pousse le corps en avant, dans la généralité des mouvements progressifs. C'est ce qu'il s'agit de démontrer dans ce paragraphe.

Les anciens auteurs, Gassendi, Borelli, Haller, entre autres, se faisaient une idée très fausse de la nature de la puissance qui imprime au corps un mouvement progressif. Ils croyaient que le sol, sous l'influence de la percussion opérée par le pied, réagissait avec plus ou moins d'énergie et développait ainsi une force qui devenait la cause de la progression. Cette réaction du terrain sur lequel les membres arc-boutent donnerait lieu, d'après Borelli[1], à un mouvement réfléchi analogue à celui de la barque sur laquelle vient appuyer la perche du batelier. Toutefois la détente effectuée par les extenseurs des articulations était aussi regardée comme prenant une part notable au développement de l'impulsion.

Barthez, en avançant que la force de répulsion ou de réaction du terrain est purement imaginaire, a évidemment exagéré l'erreur de ses devanciers. En effet, Borelli n'a jamais voulu dire et n'a dit nulle part que l'impulsion tient uniquement à la réaction du sol contre lequel les membres arc-boutent lors de la progression. Dans plusieurs de ses propositions, il a donné, au contraire, assez clairement à entendre que les muscles extenseurs contribuent beaucoup à la production de la puissance qui devient la cause efficiente des mouvements progressifs. En traitant du mécanisme du saut, par exemple, il fait remarquer qu'à la suite d'une flexion préalable des articulations il y a une détente subite des extenseurs, et que cette détente produit une force de projection[2]. Seulement il paraît considérer comme accessoire cette puissance principale, la seule même qui devienne le principe du mouvement. Il ne reste donc plus qu'à rendre à cette dernière le véritable rôle qui lui appartient.

L'impulsion est évidemment le résultat de l'action musculaire des membres. D'après la plupart des physiologistes, elle serait étrangère aux antérieurs, par la raison qu'ils sont placés en avant du centre de gravité ou de la résistance à mouvoir. Barthez, cependant, croit qu'elle en dérive, en faible partie, parce qu'ils se trouvent inclinés d'arrière en avant, au moment où ils arc-boutent sur le sol.

Au premier abord, la situation des membres thoraciques, en avant du centre de gravité, semble très défavorable à l'impulsion qu'ils peuvent développer, mais, tout bien considéré, cette situation n'a pas une grande importance, car ils agissent sur un système dont toutes les parties se tiennent. Leur force, quelle qu'en

---

1. Borelli, *De motu animalium*, prop. CLVI. — 2. *Ibid.*, pars prima, prop. CLXXIII, CLXXV.

soit l'intensité, agit aussi efficacement sur le corps à mouvoir que si elle était appliquée dans un autre point, de même qu'une impulsion exercée sur les roues d'une voiture embourbée a autant d'effet en s'appliquant sur les roues de devant que sur celles de derrière. Il est clair que dans l'action du reculer l'impulsion est donnée en partie par les membres postérieurs, qui attirent le centre de gravité au lieu de le pousser devant eux. Mais, comme les membres antérieurs ont des masses musculaires peu considérables, des rayons peu inclinés et par conséquent disposés défavorablement pour une extension très étendue, et que leurs connexions avec le tronc sont établies par l'intermédiaire de parties molles, ils ne peuvent, lors de leur détente, développer une grande force de projection, ni la transmettre sans perte au rachis. Toutefois, leur impulsion doit entrer en ligne de compte : elle est évidente dans l'action du reculer, dans l'espèce de reptation effectuée par les petits quadrupèdes dont le train de derrière est paralysé, et nous verrons que, dans certaines allures, le galop, par exemple, elle vient, à tour de rôle, contribuer à la translation rapide du corps.

Quant aux membres postérieurs, ils sont incontestablement les agents principaux, essentiels, de l'impulsion. Leurs énormes masses musculaires, leurs rayons longs et obliques, leur jonction au tronc par l'intermédiaire du bassin, l'inclinaison qu'ils peuvent acquérir à certains moments de leur action, leur permettent de déployer avec rapidité une force énorme et de la transmettre sans perte au centre de gravité. Il faut voir s'ils la donnent ensemble ou l'un après l'autre, pendant qu'ils appuient sur le sol, ou lorsqu'ils sont en l'air, et rechercher le mécanisme par lequel ils la développent.

En admettant, comme un fait démontré, que c'est le membre à l'appui qui donne l'impulsion, nous pouvons constater, tout d'abord, qu'elle résulte, dans la plupart des circonstances, de l'action d'une seule des extrémités, puisque dans le pas, le trot, l'amble et les autres allures, il n'y a jamais, à un moment donné, qu'un seul pied postérieur appuyé sur le sol. Seulement, dans la ruade et dans le saut, elle est développée à la fois par les deux extrémités. À part ces exceptions, il faut que, tour à tour, chaque membre postérieur supporte tout le poids qui pèse sur le bipède et de plus qu'il chasse le corps en avant.

Le membre à l'appui est bien évidemment le seul qui puisse développer une force impulsive ; aussi ne s'est-il jamais élevé de contestations sérieuses sur ce point. Borelli déjà le dit très explicitement, et en cela il se montre conséquent avec sa théorie de la réaction du sol, réaction qui ne peut être transmise au corps que par l'extrémité à l'appui. L'opinion d'après laquelle le membre levé donnerait cette impulsion est trop dénuée de fondement pour qu'il soit nécessaire de la réfuter.

Mais, ce membre à l'appui passe par trois situations successives : aux deux extrêmes, il est étendu, à la moyenne, il est fléchi. Développera-t-il la force impulsive à ces trois périodes, à deux ou à une seule d'entre elles ?

La plupart des auteurs, Barthez[1], Lafosse, Cuvier[2], prétendent que le développement de l'impulsion est précédé d'un temps de préparation pendant lequel les

1. Barthez, *loc. cit.*, p. 104. — 2. Cuvier, *Anatomie comparée*, t. I, p. 121.

membres se fléchissent légèrement. Il semble en être ainsi lorsque l'animal veut
sauter ou lorsqu'il fait des efforts violents pour traîner de lourds fardeaux. Mais,
dans la généralité des allures, cette flexion préalable des rayons osseux est une pure
fiction, celle qui existe normalement étant suffisante pour permettre aux extenseurs d'opérer la détente destinée à produire la force impulsive. Toutefois, comme
la flexion des divers segments des extrémités n'est pas la même aux diverses phases
de l'appui, on pressent déjà que la détente des extenseurs ne peut être uniformément favorisée.

En effet, le membre, au commencement de son appui, c'est-à-dire à sa situation initiale A (fig. 74), est oblique de haut en bas et d'arrière en avant : il est

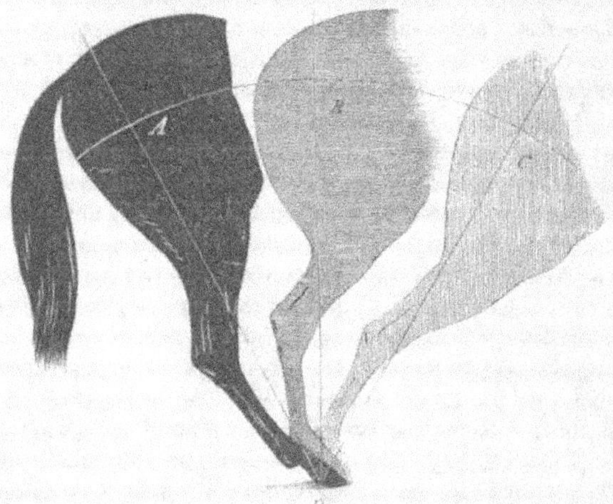

FIG. 74. — Membre postérieur donnant l'impulsion.

fortement engagé sous le corps, et par conséquent plus ou moins étendu. A ce
moment il est aussi défavorablement disposé que possible pour remplir le rôle
dont nous parlons : son extension affaiblit la détente, et sa direction tend à diriger l'impulsion en arrière. Lorsqu'il est parvenu à sa situation moyenne B, il est
vertical, ses rayons offrent le maximum de leur flexion : alors seulement il commence à se trouver dans d'excellentes conditions pour donner l'impulsion, qu'il
continue jusqu'à l'instant où il arrive à sa situation finale C, qu'il quitte aussitôt
en laissant à celui du côté opposé, revenu à l'appui, le soin de faire suite à l'action
commencée.

En admettant que l'extrémité à l'appui ne donne point encore l'impulsion à la
situation initiale, et jusqu'à l'instant où elle devient verticale, on conçoit cependant très bien que le corps continue à progresser, par suite de la force que lui a
communiquée l'autre membre, dans le temps précédent, de même que le fait le
projectile lancé dans l'espace par une puissance quelconque. La vitesse acquise
par le centre de gravité, sous l'influence de la détente de l'extrémité qui vient
d'effectuer son lever, est certainement plus que suffisante pour continuer le mou-

vement progressif, pendant la moitié de la durée si courte du poser du membre qui va développer l'impulsion nouvelle.

Ainsi, chaque membre postérieur donne l'impulsion à tour de rôle, et il la donne surtout dans la seconde moitié de son appui, en passant de la direction verticale à son extrême obliquité en arrière. Il l'achève à l'instant où il quitte le sol.

Cette impulsion, donnée par intermittences, ne l'est pas d'une manière uniforme dans toutes les allures, et elle n'est pas transmise aux membres antérieurs dans des conditions identiques. Ainsi, dans l'allure du pas, lorsque le membre postérieur la développe, au second temps de son appui, le corps est soutenu par le bipède latéral dont le membre impulsif fait partie ; elle est nécessairement communiquée, d'une part, en ligne droite, à un membre antérieur appuyé, et d'autre part, en diagonale, à un membre antérieur en l'air. Elle correspond à la première moitié de l'appui de l'un et à la première moitié de l'oscillation de l'autre.

Puisque, dans l'allure du pas, chaque membre postérieur est deux temps à l'appui sur quatre, et qu'il donne l'impulsion dans l'un des deux seulement, il y a évidemment deux temps d'impulsion et deux de non-impulsion, alternant entre eux, un à un. Chacun des temps d'impulsion est celui de l'appui sur un bipède latéral, et chacun des temps de non-impulsion est celui de l'appui sur un bipède diagonal.

L'intermittence de l'impulsion des membres abdominaux doit avoir pour conséquence de donner un caractère saccadé à la projection horizontale du corps ou du centre de gravité, et de rompre, dans certaines allures, la régularité dans la succession des battues. Mais, c'est là un point sur lequel nous devons revenir plus tard.

La force qui détermine la translation du corps dérive de la contraction d'un assez grand nombre de muscles. Elle dépendrait « essentiellement, d'après Barthez [1], de l'action des muscles releveurs de l'os du jarret et des extenseurs de la jambe, qui sont le crural, les vastes externe et interne. Les extenseurs du fémur et ceux du pied contribueraient peu à cette impulsion. »

Barthez a raison de considérer les extenseurs du métatarse et de la jambe comme les agents principaux de l'impulsion ; mais il tombe dans une grave erreur quand il ajoute que les extenseurs du fémur contribuent peu au développement de cette dernière. Ce physiologiste, en défendant l'opinion généralement admise que la détente des membres postérieurs résulte de l'action seule des extenseurs, n'exprime qu'une partie de la vérité ; car cette détente est opérée par tous les muscles qui contribuent à l'effacement des divers angles de flexion, c'est-à-dire par les fléchisseurs des phalanges, les extenseurs du métatarse, ceux de la jambe et de la cuisse, lorsqu'ils se contractent, le pied étant appuyé sur le sol.

Les fléchisseurs des phalanges, dont le rôle paraît avoir été méconnu jusqu'ici en ce qui concerne le mécanisme de plusieurs actes locomoteurs, semblent, de prime abord, ne pas devoir participer à l'extension des rayons inférieurs des membres ; mais ils y contribuent incontestablement en redressant, ainsi que je l'ai démontré au sujet du cabrer et de la ruade, l'angle à sinus antérieur formé par le

---

1. Barthez, ouv. cité, p. 105.

métatarse et la région digitée. L'extenseur du métatarse, les muscles rotuliens, le grand fessier, en opérant, à divers degrés, l'extension des os sur lesquels ils s'insèrent, deviennent les congénères des premiers, tant que le pied demeure à l'appui. Leur action, déjà exposée succinctement dans les paragraphes précédents, est trop facile à concevoir pour qu'il soit utile d'y revenir ici.

Le redressement simultané ou successif des rayons du membre postérieur développe donc une force qui devient la cause immédiate de l'impulsion. Cette force, qui résulte de la contraction musculaire, tend à éloigner l'une de l'autre les deux extrémités du membre; elle se décompose en deux parties, l'une qui agit de bas en haut et lutte contre la résistance présentée par le poids du corps, l'autre qui, au contraire, agit de haut en bas sur la résistance opposée par la surface du sol. Le partage de la puissance que l'extension du membre a développée ne saurait être nié; les principes les plus élémentaires de la dynamique le prouvent, et le caractère des empreintes que le pied laisse sur un sol dépressible nous en donne une démonstration palpable, puisque ces empreintes sont d'autant plus profondes que les efforts de l'animal, traînant de lourds fardeaux, sont plus considérables.

Du reste, s'il est difficile, en ce qui concerne la progression ordinaire, d'établir expérimentalement que chaque membre déploie une force double de celle qui est nécessaire à la projection du corps, on le fait sans peine pour le saut, par exemple. Nous verrons, en effet, qu'un homme placé sur le plancher d'une bascule peut soulever, lors de son élan, le plateau portant à la fois le poids qui fait équilibre à celui du corps et un poids égal au dernier. Ici, sans doute, la force d'impulsion, dont une moitié devra se perdre en agissant du côté du sol, n'a pas besoin d'une intensité comparable à celle développée dans le saut; car elle doit seulement projeter le corps horizontalement, dans un trajet fort court. Des deux résistances sur lesquelles doit agir la force déployée par l'extension du membre postérieur, celle du sol est à peu près invincible, et celle du poids du corps seule peut être vaincue; car son intensité est bien inférieure à l'intensité de la puissance musculaire. Par conséquent, la masse du tronc est projetée en avant par un mécanisme analogue à celui qui met un fauteuil en mouvement dès que la personne qui s'y trouve assise fait arc-bouter un de ses pieds sur le sol.

La puissance produite par la détente de l'extrémité à l'appui étant ainsi décomposée se trouve à moitié perdue. Celle de ses deux parties qui tend à pousser le centre de gravité en avant ne peut avoir son entier effet que si l'autre est équilibrée par la résistance du terrain sur lequel les extrémités prennent des points d'appui. Cette puissance d'une énergie déterminée donnera, toutes choses égales d'ailleurs, une quantité de mouvement d'autant plus considérable que le sol résistera davantage; car si celui-ci se laisse déprimer, le pied creusera une empreinte d'une profondeur proportionnée à l'intensité de la détente. Alors, la somme du déplacement éprouvé de haut en bas devra être déduite de la somme du déplacement qu'aurait effectué le même membre à son extrémité supérieure, si la surface du sol eût offert une résistance aussi parfaite que possible.

L'influence que les divers degrés de résistance de la surface de la terre peuvent avoir sur l'effet utile de la force impulsive mériterait d'être déterminée par les physiciens. Elle se conçoit, dans son ensemble, si l'on compare l'action du membre qui éprouve la détente à celle de la rame et de la perche du batelier. L'extrémité postérieure, qui arc-boute à terre pour mettre en mouvement la masse du corps, produit son maximum d'effet si elle trouve une résistance parfaite à son point d'appui, comme le fait la perche qui s'appuie sur le fond rocailleux de la rivière. Elle n'arrive pas à ce résultat extrême si elle frappe un sol mouvant et susceptible d'être déprimé, de même que la rame qui s'appuie sur le liquide, ou la perche qui s'enfonce dans la vase.

L'impulsion, une fois développée par la détente d'un membre postérieur, est communiquée successivement au bassin, à la colonne vertébrale, aux parties antérieures du corps et au centre de gravité. Sa transmission au bassin s'effectue, sans perte, par l'articulation coxo-fémorale, et du bassin elle se continue intégralement à la région dorso-lombaire, par l'intermédiaire de l'articulation iliosacrée. Elle est favorisée, au plus haut degré, par des dispositions mécaniques qu'on ne trouve point dans les membres thoraciques, et dont les deux principales sont la soudure des deux coxaux puis la solidité de leur articulation avec la colonne vertébrale.

La première de ces deux conditions essentielles, la fusion du coxal droit avec le gauche, établit une intime solidarité entre l'action d'un membre et celle du membre opposé, lorsque l'un donne l'impulsion en même temps que l'autre, dans le saut, par exemple ; de plus, elle permet à l'impulsion, produite le plus souvent par un seul, de se disséminer dans une pièce osseuse d'une grande force et de se transmettre à la région lombaire, sans faire éprouver à la croupe des vascillations très considérables. Enfin, la deuxième condition, c'est-à-dire la solidité de l'articulation du bassin avec la colonne vertébrale, assure évidemment une transmission entière et facile de la force impulsive au levier rachidien, qui, à son tour, la propage au centre de gravité.

III. — DES RÉACTIONS.

Lorsque le corps, lancé en haut et en avant, a éprouvé tout le déplacement que peut lui faire opérer la détente impulsive, il retombe sur les pieds, qui se sont portés au-devant de lui pour le recevoir et le soutenir au moment de sa chute. Le choc plus ou moins violent qui résulte de celle-ci donne lieu à ce qu'on appelle les *réactions*.

Il est fort difficile de définir, d'une manière précise, les réactions qui se produisent dans l'appareil locomoteur et de donner une idée exacte de leur nature, car elles constituent des phénomènes complexes qui modifient les angles des rayons des membres, mettent en jeu l'élasticité des os, des cartilages, des ligaments et de plusieurs autres parties des extrémités.

Au moment où la masse du corps retombe sur le sol, les membres sur lesquels l'appui s'effectue éprouvent un choc qui se fait d'abord sentir dans le pied ; puis successivement et de proche en proche, dans les diverses sections des appendices locomoteurs jusqu'aux parties centrales ; mais, comme les effets de ce choc s'affaiblissent insensiblement, de l'extrémité inférieure à l'extrémité supérieure des membres, le tronc n'éprouve que de légères secousses, sans commotion préjudiciable aux viscères renfermés dans les cavités splanchniques.

Les causes qui atténuent l'influence du choc ou qui amortissent les réactions se trouvent dans le mode d'union des membres avec le tronc, dans la flexion angulaire des rayons, la structure et l'élasticité des différentes parties du pied. Il s'agit d'examiner ici, très succinctement, les principales d'entre elles.

Et d'abord il faut constater la différence essentielle qui existe entre les membres antérieurs et les postérieurs, sous le rapport de leur aptitude à affaiblir les réactions, différence qui tient à la nature de leur jonction avec les parties centrales de l'appareil locomoteur. Les antérieurs, qui ont leurs rayons disposés verticalement, depuis le coude jusqu'à la région digitée, seraient dans des conditions très désavantageuses s'ils étaient articulés avec le rachis de la même manière que les autres ; ils transmettraient, presque sans perte, du pied aux parties supérieures, les effets de la percussion exercée à la surface du sol, et des parties supérieures au pied, l'action qui résulte de la pesanteur du tronc. Mais ils trouvent, dans les muscles qui les fixent sur les parties latérales du thorax, des liens d'une souplesse extrême, par lesquels achèvent de se disséminer et de s'éteindre les effets de l'ébranlement qui s'est produit lorsque l'extrémité est revenue à l'appui. Les postérieurs, au contraire, dont les rayons sont tous fortement inclinés les uns sur les autres, pouvaient se passer d'une union si souple pour amortir les réactions qu'ils éprouvent ; ils sont solidement fixés au bassin par une articulation ordinaire, et le bassin lui-même est articulé non moins solidement avec le sacrum, comme il le fallait, du reste, pour la transmission intégrale de la puissance impulsive développée par ces membres.

A part ces différences capitales, toutes les autres dispositions que la nature a réunies en vue d'atténuer les réactions sont, à divers degrés, communes aux membres thoraciques et aux membres abdominaux.

La première consiste dans cette flexion alternative des rayons, déjà tant de fois rappelée, et qui a lieu au membre antérieur entre l'épaule et le bras, le bras et l'avant-bras, le métacarpe et la région digitée ; au membre postérieur, entre chaque région et celle qui précède ou qui suit, car tous les rayons de ce dernier sont inclinés et très fortement inclinés les uns sur les autres. En s'exagérant, lors de la chute du corps sur le sol, elle annihile en grande partie les effets de la percussion, comme pourraient le faire des ressorts brisés ou sinueux interposés entre une masse d'un poids considérable et une surface résistante sur laquelle elle devrait retomber à tout instant. Son influence, si facile à concevoir, est nécessairement restreinte par les limites que les muscles extenseurs opposent à une flexion extrême. Néanmoins, elle est si puissante qu'il suffit à un cheval, par exemple, d'avoir l'angle du paturon un peu plus ouvert que dans les circonstances ordinaires pour que, par le fait de cette seule modification, les réactions de l'animal deviennent fort dures et parfois insupportables au cavalier, tandis qu'elles sont d'une souplesse remarquable quand ce même angle arrive à ce degré qui caractérise le cheval *bas-jointé*.

On voit, par là, dans quelles conditions désavantageuses se trouvent les animaux qui, comme l'éléphant, le rhinocéros, l'hippopotame ont les rayons des membres très peu fléchis les uns sur les autres. Sans doute leurs réactions devraient être très dures s'ils avaient des allures relevées et rapides, et si d'autres dispositions mécaniques, encore à constater, ne venaient établir une compensation nécessaire.

Une deuxième condition, destinée à affaiblir les réactions, tient à l'agencement des pièces osseuses dans les articulations, et aux propriétés de leurs ligaments.

D'abord, tous les os des membres, à leurs extrémités articulaires, sont revêtus d'une couche fibro-cartilagineuse molle, dépressible, élastique, qui cède sous l'influence de la pression et revient ensuite à son épaisseur première, à peu près comme le font, dans nos machines, les coussins placés entre les pièces qui doivent se heurter avec violence. Ces disques fibro-cartilagineux, bien que très minces, produisent, en somme, un effet très sensible; car au membre antérieur ils forment seize couches et au postérieur dix-huit couches superposées, sans compter les ménisques de l'articulation fémoro-tibiale.

C'est surtout au niveau des deux grands centres de mouvements, le carpe et le tarse que ce rôle d'atténuation se montre avec le plus d'évidence. Les nombreuses pièces du genou et du jarret, en permettant la dispersion de l'effort sur de larges surfaces brisées, l'épuisent, en partie, par le fait du léger écartement qui se produit entre elles et par l'élasticité des lames cartilagineuses.

Un effet analogue à celui qui se produit à ces deux régions a lieu au métacarpe et au métatarse des animaux onguiculés et des grands pachydermes, tels que le porc, l'éléphant, le rhinocéros; mais cet effet se réduit à très peu de chose chez les solipèdes, dont les péronés ont un faible volume relativement à l'os du canon.

Une troisième condition qui prend une grande part à l'amortissement des chocs et des réactions, tient au jeu de certaines articulations, parmi lesquelles il faut placer en première ligne les articulations métacarpo et métatarso-phalangiennes des grands quadrupèdes. L'admirable mécanisme qui résulte, dans ces dernières, de l'action de parties insensibles fort résistantes, transforme les extrémités inférieures des membres en ressorts flexibles, dont les mouvements neutralisent, plus ou moins, les effets de la percussion opérée par le pied à la surface du terrain. La flexion permanente de la région digitée sur le canon, en s'exagérant toutes les fois que la pression exercée sur le pied devient plus considérable, produit, sans nulle fatigue pour les muscles et sans tiraillements préjudiciables à l'intégrité des ligaments suspenseurs, un effet qui seul surpasse peut-être celui de toutes les articulations supérieures réunies.

Enfin, une autre condition essentiellement destinée à atténuer la violence des chocs et à prévenir la transmission de leurs effets à l'extrémité supérieure des membres et aux parties centrales de la machine, réside dans la structure et les propriétés des diverses régions du pied. Celle-ci, mieux encore que les autres, va nous montrer avec quel art infini les dispositions les plus heureuses et les plus variées ont été associées pour conduire au résultat capital qui fait le sujet actuel de nos études.

Mais, pour avoir une idée générale de ces dispositions qui donnent au pied un rôle si important dans la locomotion, il faut examiner isolément les plus remarquables d'entre elles, dans les principaux types d'animaux; car il est évident, à première vue, qu'elles ne sont point chez les onguiculés ce qu'elles sont chez les mammifères à sabots, et qu'elles diffèrent même très notablement entre l'éléphant qui est pentadactyle et le rhinocéros tridactyle, entre le ruminant et le solipède, etc.

Les onguiculés, qui sont presque tous pentadactyles, sinon à tous les membres, du moins à ceux de devant, réunissent, au plus haut degré, les particularités qui donnent la souplesse au pied et lui permettent d'amortir le plus complètement les effets de la percussion opérée à la surface du sol. Il semble que ces animaux qui, par le fait de la petitesse de leur taille et de la légèreté de leurs mouvements, se trouvent moins que les autres exposés à souffrir des réactions, soient précisément ceux chez lesquels les plus ingénieuses combinaisons aient été rassemblées pour produire un résultat qu'il était surtout indispensable d'obtenir chez les grands quadrupèdes. D'abord, lors de l'appui, les doigts de ces animaux s'étendent légèrement, s'écartent les uns des autres, et si la pression est forte, les métacarpiens ou les métatarsiens, qui sont simplement accolés ensemble, éprouvent aussi un léger déplacement. L'effort, ainsi dispersé sur quatre ou cinq séries d'osselets, s'atténue par l'écartement qui s'effectue entre elles; de plus, il s'affaiblit encore par l'action de petits coussinets ou de petites pelotes placées à la face inférieure du pied.

Ces pelotes, chez les carnassiers digitigrades, sont généralement au nombre de sept aux membres antérieurs et de six aux postérieurs : les plus petites, ou les pelotes digitales, recouvrent les articulations de la seconde avec la troisième phalange, une pour chaque doigt; la plus grande, qui a une forme analogue à une feuille de trèfle et dont le bord postérieur porte trois découpures chez le lion et la panthère, correspond aux articulations métacarpo ou métatarso-phalangiennes auxquelles elle est attachée par des brides fibreuses très fortes; enfin, la dernière, ou la pelote carpienne, existe au niveau de l'os sus-carpien dont elle est séparée par une petite bourse muqueuse. Convexes à leur surface libre, recouvertes d'une peau noirâtre, grenue, veloutée, ces pelotes sont constituées par des coussinets graisseux dans lesquels se perdent quelques fibres de tissu ligamenteux. Elles se dépriment et s'aplatissent plus ou moins lorsque le pied appuie sur le sol; la graisse qui les forme s'échappe en partie dans les interstices que laissent entre elles les phalanges, puis elles reviennent sur elles-mêmes en vertu de leur élasticité dès que la pression a cessé. La pelote carpienne, qui est très élevée au-dessus du sol, chez le chien, le loup, l'hyène se rapproche plus des autres déjà chez le lion et plus encore chez la panthère, de sorte qu'elle peut venir à l'appui, quand l'animal retombe sur ses pattes très inclinées, après un saut d'une certaine étendue.

Chez les plantigrades dont l'appui se fait sur toute l'étendue de la région digitée, du carpe et du métacarpe, pour le pied de devant, et sur les parties correspondantes pour celui de derrière, il existe des pelotes digitales profondément isolées, comme dans les autres carnassiers, et, de plus, des pelotes énormes, à peine séparées par de légers sillons, et assez larges pour recouvrir complètement la face plantaire ou palmaire du pied. Ces dernières, qui, sans doute, ont une structure et des propriétés sinon identiques, du moins analogues à celles des callosités des digitigrades, devaient offrir un grand développement pour compenser le désavantage qui résulte de l'appui sur toute la face inférieure du pied; et par conséquent, de la suppression de divers angles dont le jeu favorisait l'amortissement des réactions.

Les animaux dont les doigts sont enveloppés de sabots présentent d'autres dispositions propres à remplir l'office des coussins élastiques du pied des espèces onguiculées. Les pelotes carpiennes, métacarpiennes et digitales, si parfaitement adaptées aux extrémités des carnivores, eussent été insuffisantes à des quadrupèdes aussi lourds que nos grandes espèces de pachydermes, de ruminants et de solipèdes.

Parmi les animaux de ces dernières catégories, l'éléphant semble avoir, plus que tous les autres, besoin d'une organisation qui rende son pied éminemment élastique, car rien dans la disposition de ses membres, dont les rayons sont à peine inclinés, ne peut suppléer au rôle de cet organe. Or le pachyderme a cinq doigts complets, inégalement apparents, susceptibles de s'écarter légèrement à leur partie supérieure sous l'influence des pressions, bien qu'ils conservent sensiblement leurs rapports réciproques à leur extrémité libre. La face inférieure du pied est formée par un plastron corné, très dur, qui réunit les petits sabots et dont la circonférence a plus d'un mètre sur un sujet de moyenne taille. Cette couche de corne présentant à sa surface une dizaine de lames transversales, sinueuses, comme imbriquées, est légèrement convexe ; elle peut céder au moment de l'appui et devenir tout à fait plane. Lorsque le poser s'effectue, le pied s'élargit, bien que les petits sabots ne s'écartent pas sensiblement ; les creux qui existent en arrière se remplissent et même se boursouflent ; la circonférence de l'organe s'agrandit d'un treizième, ainsi que j'ai pu m'en assurer sur un éléphant d'Afrique sur lequel elle était de 1^m,19 au lever et de 1^m,29 à l'appui. Très probablement, cet élargissement est dû à la compression de coussinets élastiques interposés entre la corne et les phalanges ; mais quelle qu'en puisse être la cause, il doit jouer un grand rôle dans les mouvements de progression du gigantesque quadrupède.

Les dispositions qui donnent de l'élasticité au pied de l'éléphant, ne sont déjà plus semblables chez le rhinocéros. Les trois doigts de celui-ci sont bien séparés, leurs sabots sont réguliers et parfaitement circonscrits, et à leur partie postérieure, c'est-à-dire en arrière et au milieu du pied, se trouve un énorme coussin calleux facile à déprimer. Au moment de l'appui, les doigts s'écartent fortement, le coussin s'aplatit, et les réactions, considérablement atténuées, se répartissent sur trois rangées de phalanges et de métacarpiens ou de métatarsiens susceptibles de jouer un peu les uns sur les autres.

Des particularités analogues à celles qui donnent de la souplesse au pied du rhinocéros en donnent également et même davantage au pied tétradactyle de l'hippopotame, bien qu'elle paraisse moins utile à un animal habitué à vivre sur les bords des fleuves, dans les lieux humides, et par conséquent à marcher sur un sol sans consistance. Ces dispositions se retrouvent, en partie, chez le porc et le sanglier. Seulement, ici, les quatre doigts ne sont pas sur le même plan ; les deux médians, plus longs et plus forts que les autres, servent à l'appui, par leurs sabots semblables à ceux des ruminants; et les deux latéraux plus petits et plus relevés que les premiers, en arrière desquels ils sont placés, n'arrivent au contact du sol que lorsque l'animal marche sur terrain meuble ou fangeux.

Avec les ruminants apparaissent de nouvelles particularités. Ici nous trouvons toujours deux doigts généralement isolés et pourvus, chacun, d'un sabot servant à l'appui par toute l'étendue de sa face inférieure; de plus, et par exception, deux autres petits doigts rudimentaires en arrière et au-dessus des autres. Mais, il n'y a plus qu'un os métacarpien ou métatarsien très long entre le genou ou le jarret et la région digitée; enfin, les muscles postérieurs à cet os du canon sont transformés en ligament suspenseur, de telle sorte, qu'en somme, le pied de ces mammifères, très analogue extérieurement à celui du porc et du sanglier, s'en distingue essentiellement par sa composition anatomique et le jeu si singulier de l'articulation métacarpo-phalangienne. Son élasticité résulte d'abord du jeu de cette dernière, puis de l'écartement fort sensible des deux doigts, limité par un ligament croisé; enfin de l'aplatissement de la face inférieure de l'onglon, coïncidant avec un léger élargissement des talons et une dépression plus ou moins marquée du coussinet fibro-graisseux interposé entre la sole et le dessous de l'os du pied. Cette élasticité doit être très prononcée dans le bœuf, le buffle, le bison, la girafe, dont le sabot est très large en arrière, mou et convexe à sa partie inférieure, notamment en arrière. Elle semble devoir être moindre chez les cerfs, le chevreuil et les petites espèces, dont les ongles fort étroits sont durs et excavés en arrière, au lieu d'offrir les larges et molles saillies particulières aux grands animaux de cet ordre.

Le dromadaire s'éloigne beaucoup de ces dispositions communes. Les deux doigts de son pied, au lieu d'être séparés et susceptibles de s'écarter à leur extrémité libre, sont réunis inférieurement par un disque corné très souple, portant néanmoins, à sa partie antérieure, deux petits capuchons destinés à envelopper la pointe des phalanges onguéales. Au-dessus de cette semelle flexible et légèrement convexe se trouvent deux coussins ovoïdes très épais sur lesquels sont couchées horizontalement les deux dernières phalanges de chaque doigt. Ces coussins, enveloppés dans plusieurs lames de tissu fibreux jaune élastique, et fixés aux phalanges par des brides très solides, sont constitués par un tissu particulier rose pâle, peu fibreux, éminemment élastique, mais différent, sous plusieurs rapports, du tissu qui forme le ligament cervical et la tunique abdominale.

Par suite d'une si singulière conformation, le pied du dromadaire possède une extrême flexibilité. Au moment de l'appui, la semelle s'aplatit, les coussins s'affaissent, se rapprochent l'un de l'autre par leur côté interne, et viennent remplir, en partie, l'espace interphalangien, dont l'excavation diminue très sensiblement à l'extérieur. Une fois que la pression a cessé, le disque corné reprend sa légère incurvation et les deux coussins reviennent à leur forme première.

Enfin, le pied des solipèdes vient nous rappeler d'autres combinaisons dont quelques-unes appartiennent déjà à certains des types qui précèdent. Avec son doigt unique enveloppé dans un sabot épais et très dur, il paraît, de prime abord, réunir les dispositions les plus défavorables à l'atténuation des chocs et à l'affaiblissement des réactions; mais, en réalité, il possède, grâce à son admirable organisation une élasticité analogue à celle qui se montre si évidente chez tant d'autres espèces.

L'art avec lequel il est construit permet l'alliance des propriétés en apparence les plus incompatibles. D'une part, ce pied, par sa forme élégante, son petit volume, sa grande solidité, se trouve parfaitement en harmonie avec le reste de l'appareil locomoteur d'un animal de taille élevée, destiné à une progression rapide sur un sol souvent très dur et couvert d'aspérités; d'autre part, malgré la résistance de son enveloppe, il conserve une certaine flexibilité, et les parties vivantes qui entrent dans sa composition ne souffrent aucune atteinte de leur conflit avec les parties cornées et solides qui les protègent. Tout, dans sa structure, est manifestement disposé pour lui assurer une extrême solidité, lui donner de la souplesse et prévenir les lésions qui pourraient résulter des violences extérieures ou du contact entre les parties solides insensibles et les tissus mous pourvus de sensibilité.

Or, dans ce pied, les trois phalanges placées sur une même ligne droite sont inclinées relativement à l'os du canon, et leur inclinaison varie suivant les degrés de la pression qu'elles supportent. La dernière, complètement enveloppée par le sabot, repose en partie sur un coussinet triangulaire élastique qu'elle déprime en s'abaissant, lors de l'appui, et qu'elle laisse ensuite revenir à sa forme première; elle porte sur les côtés deux grandes ailes fibro-cartilagineuses flexibles qu'elle entraîne avec elle lors de son mouvement de bascule, et qui s'écartent alors l'une de l'autre sous l'influence de l'élargissement du coussinet plantaire, dont elles embrassent les bulbes renflés. A sa face antérieure, elle est tapissée par un tissu dermoïde, portant une infinité de lamelles longitudinales, destinées à s'engrener avec des lamelles semblables de la partie cornée, et en dessous elle est recouverte d'une autre expansion de même nature, dont les innombrables papilles s'engagent dans les tubes capillaires de la sole et de la fourchette. Cette phalange onguéale, une grande partie de la seconde, la base des cartilages et le coussinet élastique sont contenus dans l'étui corné connu sous le nom de sabot. Celui-ci, intimement uni aux tissus qu'il recouvre, se compose : de la paroi, formant presque à elle seule la ceinture qui entoure l'extrémité inférieure du doigt; de la sole, disposée comme une voûte, sur laquelle vient s'appuyer l'os du pied; et enfin de la fourchette, sorte de cône flexible, qui s'interpose entre les talons et s'élargit lorsqu'ils s'écartent l'un de l'autre. Cette enveloppe, sèche et très dure à l'extérieur, devient insensiblement humide et molle, à mesure qu'elle se rapproche des tissus vivants, et acquiert enfin, à leur contact, une flexibilité, une souplesse égales, pour ainsi dire à celles de ces tissus eux-mêmes, qu'elle ne peut ainsi nullement blesser lors des chocs les plus brusques et des commotions les plus violentes. Élastique par le fait de sa nature, elle l'est encore par celui de sa forme. Appuyant sur le terrain, seulement par le bord inférieur de la paroi et la circonférence de la sole, elle cède un peu sous l'influence de la pression qui fait descendre légèrement l'os du pied avec ses cartilages et déprimer le coussinet plantaire : la paroi, comme un arc subitement détendu, s'ouvre sensiblement en arrière, les talons s'écartent, et la sole perd une partie de sa concavité inférieure. Puis, dès que la pression a cessé, les talons se rapprochent, la sole reprend son incurvation normale, le coussinet plantaire réagit, et l'os du pied, par un mouvement inverse à celui qui l'a fait descendre, revient dans la direction qu'il avait auparavant. En somme, et quoi qu'on en dise, « le sabot, considéré dans son ensemble, n'est pas complètement immuable dans sa forme ; il peut, dans une certaine limite, très restreinte, il est vrai, mais réelle, se prêter à l'effort des pressions intérieures, et revenir, quand elles cessent, à sa forme primitive, ce qui constitue ce qu'on appelle son élasticité. Celle-ci est surtout manifeste dans la partie postérieure de l'ongle, là où l'enveloppe résistante de la paroi est interrompue dans sa continuité et remplacée par la corne plus flexible des glômes de la fourchette et des plaques arciformes du périople. Elle est mise en jeu au moment de l'appui par la somme des pressions que les phalanges transmettent à l'intérieur de la boîte cornée [1]. »

Ainsi, par les dispositions ingénieuses qui caractérisent l'agencement des rayons des membres, la structure du pied et des articulations, la nature a pourvu aux moyens d'assouplir les mouvements, d'atténuer la violence des chocs qui se produisent, lors de la progression, entre le sol et les extrémités, d'affaiblir les réactions et de prévenir les effets fâcheux qu'elles pourraient déterminer sur les principaux viscères de l'économie et sur les parties les plus délicates de l'appareil locomoteur.

IV. — DES DÉPLACEMENTS DU CORPS ET DU CENTRE DE GRAVITÉ.

L'impulsion que les membres donnent au corps produit des déplacements, plus ou moins rapides et plus ou moins étendus, dont il faut déterminer la vitesse et les principaux caractères.

L'étendue de ces déplacements, qui est loin d'être la même dans toutes les allures, peut être très exactement précisée par la voie expérimentale, surtout en ce qui concerne le pas, l'amble et le trot. Déjà, nous savons, théoriquement, que l'espace parcouru par le corps et le centre de gravité, pendant la durée du pas complet d'une allure quelconque, est mesuré par l'amplitude de l'oscillation d'une extrémité, ou, en d'autres termes, par la distance qui existe entre la foulée qu'un pied vient de quitter et celle qu'il va occuper immédiatement après. Partant de cette donnée, il sera facile de traduire, par des chiffres, la formule abstraite qui a été établie dans nos précédentes démonstrations. Or, dans le pas très lent, l'espace franchi par une extrémité ne dépasse guère l'intervalle qui existe, lors de la station, entre le pied de devant et celui de derrière du même côté. Dans le pas ordinaire et dans le pas de grande vitesse, cet espace est plus considérable, puisqu'il peut égaler une fois et demie la longueur de la base de sustentation, bien que la piste du pied de derrière ne fasse que recouvrir celle du pied antérieur ; enfin, dans le trot, il est le double de la distance qui sépare, pendant la station, le pied antérieur du pied postérieur.

L'étendue de l'espace franchi par une extrémité à chacun des déplacements qu'elle effectue n'est pas le seul élément de la vitesse. Celle-ci tient encore à la

1. H. Bouley, *Traité de l'organisation du pied du cheval.* Paris, 1851, p. 239.

rapidité avec laquelle les pas s'opèrent, se succèdent, rapidité qui, elle-même, dépend de l'instabilité de l'équilibre.

L'instabilité de l'équilibre, regardée depuis longtemps comme la mesure de la vitesse, va croissant du pas à l'amble, au trot et au galop ; car, dans le pas, le corps est toujours supporté par deux extrémités qui appartiennent tour à tour à un bipède latéral et à un bipède diagonal ; dans le trot, il est alternativement en l'air et soutenu par un bipède diagonal ; dans le galop, il est successivement sur un seul pied, sur deux et en l'air. Conséquemment, la masse du corps projetée en haut et en avant, étant de plus en plus en danger de tomber, il faut que les membres se portent en avant, avec une rapidité graduellement croissante, pour la soutenir ; et on conçoit que leur jeu doive arriver à son maximum de rapidité lorsque le tronc est tout à fait détaché du sol, même lorsqu'il est seulement soutenu par un membre.

Pour se rendre compte des modifications apportées à l'équilibre dans les diverses allures et dans les divers temps de chacune d'elles, il faut prendre pour point de départ les conditions d'équilibre de la station normale.

Dans la station quadrupédale, le corps a une base de sustentation d'une étendue considérable, représentant un parallélogramme dont la longueur, chez les solipèdes, est trois à quatre fois égale à sa largeur. Le centre de gravité, dont la position exacte n'a jamais été déterminée, correspond à peu près à l'intersection de deux lignes, l'une verticale tombant en arrière de l'appendice xiphoïde du sternum, l'autre horizontale séparant le tiers moyen du tiers inférieur du corps. Conséquemment, la ligne de gravitation, voisine du plan de la huitième côte, doit tomber à environ 15 centimètres en arrière du coude et à 40 en arrière de la pince des pieds antérieurs, sur un cheval de taille moyenne dont le parallélogramme de la base de sustentation a, à peu près, 1^m,20 de longueur sur 35 de large, soit au tiers antérieur du grand axe de cette base. Il serait à une hauteur de 1^m,20 environ, hauteur égale à la longueur de la base de sustentation, sur un cheval de selle bien proportionné.

Comme la ligne de gravitation tombe plus près des membres antérieurs que des postérieurs, les premiers doivent supporter, dans la station comme dans les mouvements progressifs, une plus forte charge que les derniers. D'après une expérience de MM. Morris et Baucher, l'excédent de charge des premiers équivaut à un sixième de la charge des autres. Cet excédent est accru, dans des proportions considérables, par suite de l'abaissement de la tête, et il est diminué, au contraire, par suite de son élévation.

Il est clair que la position du centre de gravité et la répartition du poids du corps sur les membres doivent varier beaucoup, suivant la conformation des animaux dont la tête, l'encolure, l'abdomen et la croupe offrent des proportions si diverses. En expérimentant, à l'aide de la bascule de l'École, sensible à 1 ou 2 kilogrammes près, et en pesant successivement le train de devant et le train de derrière, j'ai constaté, sur un cheval du poids de 419 kilogrammes, que le train de devant supportait 73 kilogrammes de plus que celui de derrière ; et, sur un cheval de trait de 470 kilogrammes, que le premier train portait 88 kilogrammes de plus que le second, soit un excès de charge équivalant à plus du cinquième du poids total. Le cavalier a fait porter par le train antérieur environ les deux tiers de son poids dans la position verticale, les quatre cinquièmes et plus dans la situation très inclinée en avant, et les trois cinquièmes seulement, alors qu'il se renversait fortement en arrière. Dans ces deux dernières positions, l'inclinaison était plus prononcée qu'elle ne l'est sur l'animal en mouvement. Voici les résultats donnés par la bascule :

POIDS DU CHEVAL ET DU CAVALIER.	POIDS du train antérieur.	POIDS du train postérieur.	POIDS total.	DIFFÉRENCE à la charge du train antérieur.
	kil.	kil.	kil.	kil.
1er Cheval. Cheval seul (419 kil.)	246	173	419	73
Cheval sous le cavalier de 70 kil. :				
A vertical	294	198	492	96
B incliné en avant	307	185	492	122
C renversé en arrière.	284	207	491	77
2e Cheval. Cheval seul (470 kil.)	280	192	470	68
Cheval sous le cavalier de 75 kil. :				
A vertical	330	215	545	115
B incliné en avant	339	208	547	131
C renversé en arrière.	324	223	547	101

Dans les mouvements progressifs, la répartition de la charge sur les membres, l'étendue de la base de sustentation et la situation du centre de gravité varient considérablement. Ainsi, dans le pas, sauf celui qui est extrêmement lent, la charge afférente au train de devant n'est jamais portée que par un seul membre antérieur, et celle du train de derrière que par un seul membre postérieur ; dans cette allure, la base de sustentation est toujours très étroite, car elle est donnée seulement par un pied antérieur et par un postérieur, alternativement en bipède latéral et en bipède diagonal. Dans le trot, la base de sustentation est constamment fournie par un bipède diagonal, et sur les trois temps de cette allure, il en est un où le corps est en l'air, ce qui crée une instabilité d'équilibre propre à expliquer l'accroissement de vitesse du trot sur la marche ordinaire. Dans le galop, ou au moins dans une de ses espèces, la charge du corps est portée successivement par un seul pied de derrière, puis par deux pieds en diagonale, par un pied de devant et complètement dépourvue d'appui. Conséquemment, dans ce dernier mode de progression, la base de sustentation n'est représentée que dans un seul temps par la ligne de jonction de deux pieds, tandis qu'elle l'est dans les autres par la petite étendue d'un seul pied, ce qui est bien peu pour un animal aussi long que le cheval, dont les pieds, placés à une grande distance, ne sont jamais, au moment où ils supportent le corps, sous le centre de gravité. Aussi, dans les instants où un seul membre soutient le corps, il y a imminence de chute du côté du train sans appui, surtout lorsque le membre qui fait l'office de support est un membre postérieur ; car, dans ce cas, le centre de gravité est aussi éloigné que possible du point d'appui, et l'éloignement va croissant à mesure que ce membre passe de l'obliquité en avant à l'obliquité en arrière.

Le péril que crée l'appui sur deux pieds, sur un seul, et surtout la suspension complète du corps, l'imminence de la chute qui va en augmentant de l'allure du pas à celle du galop, expliquent parfaitement la vitesse croissante, parfois prodigieuse, d'un animal d'un poids considérable.

La vitesse, soit absolue, soit relative, des différentes allures peut être déterminée expérimentalement, sans grandes difficultés, mais elle ne peut être aussi aisément calculée par rapport au pas de chacune d'elles et à leurs temps. J'ai fait, à ce sujet, quelques expériences à l'aide d'un cheval à allures très régulières, dans une allée qui conservait très distinctement les empreintes des pieds. Le nombre des pas, leur longueur sur le terrain, le temps exact employé à effectuer leur somme, montre à secondes en main, et signaux pour indiquer le départ et l'arrivée. En voici sommairement les résultats :

Au pas ordinaire, le cheval (de $1^m,55$ de hauteur et de $1^m,12$ de base de sustentation) a parcouru 272 mètres en 2 minutes 41 secondes ; dans ce trajet, il a fait 163 pas de $1^m,66$ en moyenne, soit 1 pas par seconde. Chaque membre étant à cette allure, deux temps à l'appui et deux temps en l'air, a mis, par conséquent, 1/2 seconde pour effectuer, dans l'espace, une oscillation de $1^m,66$; laquelle a, comme nous l'avons vu plus haut, une amplitude égale au double de l'espace parcouru dans le même temps par le centre de gravité.

Au trot, les 272 mètres ont été franchis en 1 minute 13 secondes et en 101 pas 1/2 de $2^m,68$, soit 7/10 de seconde pour chaque pas. En réduisant, autant que possible, le temps de la suspension du corps, soit à 1/10 de seconde, la durée de l'oscillation d'un membre levé serait de 3/10 de seconde pour une amplitude de $2^m,68$, d'où il suit que l'oscillation a, dans le trot, plus de deux fois et demie la vitesse de celle du pas. Son amplitude croît et sa durée se réduit.

Au galop ordinaire, le même espace a été parcouru en 22 secondes et en 54 pas de 5 mètres, soit 4/10 de seconde pour la durée de chacun d'eux. En admettant que chacun des trois temps d'appui dure 1/10 de seconde et le temps de la suspension aussi 1/10, chaque membre étant en l'air trois temps sur quatre, il met, pour effectuer son oscillation de 5 mètres, 3/10 de seconde, c'est-à-dire exactement le temps pendant lequel les trois autres opèrent leurs battues successives.

L'accroissement de la rapidité et l'augmentation de l'amplitude des oscillations des membres, du pas au trot et du trot au galop, ne suivent pas une progression uniforme, eu égard à la vitesse de l'allure. La célérité de la translation du centre de gravité est, par seconde, de $1^m,66$ dans le pas, de $3^m,72$ dans le trot, de $12^m,36$ dans le galop ordinaire. Celle de l'oscillation des membres, ou si l'on veut du mouvement du pied en l'air, qui dépend et de la vitesse du centre de gravité et de la vitesse des contractions musculaires est beaucoup plus grande ou de $3^m,36$ dans le pas, $8^m,93$ dans le trot, $16^m,66$ dans le galop.

L'excédent de vitesse du membre sur le centre de gravité permet à ce membre de se reposer ou de prendre part à l'appui pendant un temps plus ou moins long, soit seul, soit avec un congénère. Mais, l'excès de vitesse du membre oscillant par rapport à celle du centre de gravité est variable. Dans le pas, la vitesse du pied est double de celle du centre de gravité : le membre fait en deux temps ce que le centre de gravité fait en quatre. Dans le trot, le membre franchit en deux temps l'espace que le centre franchit en trois. Dans le galop, il a besoin de trois temps pour faire ce que le centre fait en quatre. Conséquemment, le temps de l'oscillation en l'air s'allonge et le temps d'appui se réduit à mesure que l'allure acquiert de la vitesse. Et cela se conçoit, le membre en l'air peut facilement suivre le centre de gravité, le membre à l'appui ne le peut que dans la limite restreinte de son obliquité en avant à son obliquité en arrière. C'est également parce que le corps est de moins en moins soutenu, ou de plus en plus longtemps en l'air que sa vitesse de translation peut s'accroître. La longue suspension crée l'imminence de la chute et oblige les membres à se déplacer vite pour arriver à soutenir le corps qui tend à tomber et qui tombe en effet successivement sur chaque pied, au moment où son impulsion, sans s'éteindre, devient insuffisante pour le soutenir à une certaine hauteur.

Les oscillations des membres, dans les diverses allures, ne sont donc pas soumises aux mêmes lois que celles du pendule en physique, car elles n'ont pas constamment, comme les oscillations de ce dernier, la même durée avec une amplitude plus grande ou plus petite. Leur amplitude résulte du mouvement propre, plus ou moins rapide, plus ou moins prolongé du membre, auquel s'ajoute celui qu'éprouve le centre de gravité.

Dans tous les cas le pied levé marche plus vite que le centre de gravité, puisqu'il doit faire, dans une fraction de la durée du pas, ce que le centre fait dans cette durée entière. Le centre parcourt, dans le pas, $1^m,10$ à 2 mètres par seconde, 3 à 4 mètres dans le trot et 12 à 14 à l'allure du galop. La vitesse du trot est donc à peu près double de celle du pas, et celle du galop plus que triple de celle du trot.

Au galop les plus grandes vitesses constatées sur l'hippodrome de Paris ont été, par seconde, de $13^m,79$ pour un trajet de 4 kilomètres et de $14^m,60$ pour un trajet de 2 kilomètres. En Angleterre, *Flying Childers* n'eut que $14^m,29$ par seconde dans une course de 5117 mètres et de $14^m,75$ dans une course de 6650 mètres. Ce sont les plus grandes vitesses authentiques constatées pour un trajet de cette étendue.

La vitesse des allures dépend aussi des espèces, de la taille, de la conformation des animaux, de leur vigueur et de certaines conditions musculaires fort difficiles à apprécier. Les vitesses extrêmes sont déployées sur le sol uni des hippodromes par ces légers coursiers que le régime de l'entraînement a préparés à des fatigues de quelques instants. Le tableau suivant peut en donner une idée suffisante [1].

D'autres exemples remarquables de cette vitesse prodigieuse que déploie le cheval de course sont répandus dans les ouvrages d'hippologie. Les plus connus sont ceux de *Flying Childers* [2], qui parcourut en 6 minutes 40 secondes 5717 mètres, et en 7 minutes 30 secondes 6650 mètres ; d'*Éclipse*, qui ne perdit jamais à aucune course et que les meilleurs chevaux de son temps ne pouvaient suivre au delà de 50 mètres. On peut encore citer, comme exemple d'une vitesse considérable, mais un peu moindre, celui des huit chevaux du comte de Queensbury, qui, attelés à une voiture, firent sur la pelouse de New-Market 30,570 mètres

---

1. De Montendre (*Journal des haras*, octobre 1838, p. 55 et suiv.)
2. David Low, *Hist. nat. agr. des anim. domest. ; Hist. du cheval*, Paris, 1842, p. 49.

mètres en 53 minutes 1/2, dont les 9 premiers milles en 4 minutes [1] ! Mais il importe de noter que ces vitesses extrêmes ne peuvent être soutenues que de courts instants, et qu'elles appartiennent seulement à des sujets longuement préparés à de semblables exercices.

ESPACES PARCOURUS AU GALOP.

	QUATRE MILLE MÈTRES.						DEUX MILLE MÈTRES.		
NOMS des chevaux.	PREMIÈRE ÉPREUVE.			DEUXIÈME ÉPREUVE.			NOMS des chevaux.	ÉPREUVE UNIQUE.	
	Minutes.	Secondes.		Minutes.	Secondes.			Minutes.	Secondes.
Corisandre .	5	9	4/5	5	12	1/5	Médéa. . . .	2	31 1/5
Félix.	4	50	2/5	4	52	3/5	El Pastor.	2	40 »
Hercule.	5	1	»	5	»	4/5	Lionel	2	33 »
Miss Annette	4	52	3/5	5	6	4/5	Sylvio. . . .	2	27 »
Agar.	4	54	1/5	4	56	1/5	Églée.	2	47 3/5
Volante	5	2	2/5	4	56	»	Pamela. . .	2	29 2/5
Franck.	4	50	2/5	5	38	»	Clérino. . .	2	31 2/5
Lydia.	4	53	2/5	5	4	»	Hercule. . .	3	36 1/5
Franck. . . .	4	57	4/5	5	»	»	Iris.	2	27 »
Miss Kelly. .	4	59	»	5	38	»	Sylvina. . .	2	35 1/5
Ali-Baba . .	4	55	3/5	»	4	»	Iris.	2	26 »
Eylau.	4	56	3/5	4	56	2/5	Belida. . . .	2	21 4/5
Corisandre .	4	55	»	5	2	»	Esméralda	2	25 2/5
Idem.	4	53	1/5	5	11	»	Eylau	2	19 1/5
Frétillon . . .	5	2	1/5	4	53	4/5	Frétillon. .	2	17 1/5
Ali-Baba . . .	4	56	1/5	4	50	1/5			

Si l'instabilité de l'équilibre varie dans les diverses allures et aux différents temps de chacune d'elles, le centre de gravité éprouve de même des variations nombreuses dans ses déplacements. En effet, pour que le corps soit soutenu sur deux pieds, sur un seul, ou maintenu au-dessus du sol, il faut que ce centre se meuve en divers sens et que ses mouvements compliqués soient en rapport avec le jeu successif de chacune des extrémités. Mais, ces déplacements, bien que très nombreux, peuvent se rapporter à deux séries : les uns s'effectuent d'après une direction à peu près verticale ; les autres, d'après une direction plus ou moins horizontale.

Les premiers ont, en général, la direction parabolique des projectiles lancés dans l'espace ; ils ne sont point rigoureusement parallèles à l'axe du corps ou à la ligne qui divise longitudinalement en deux parties le rectangle circonscrit par les quatre extrémités. Leur obliquité, relativement à cet axe, doit être sensible, surtout dans le trot et le galop, par suite de combinaisons qui ne se produisent pas dans les allures les plus lentes.

<hr>

1. David Low, *ouvr. cité*, p. 76.

Les déplacements horizontaux peuvent être représentés par une succession de lignes sinueuses réunissant les extrémités qui, aux différents temps d'une allure, soutiennent la masse du corps. Ceux-ci ne sont pas aussi compliqués que les premiers, car le corps ne fait que passer à l'appui, d'un bipède diagonal à un latéral, d'un pied sur deux, etc.

Il est à noter que ces deux ordres de déplacements sont d'autant plus marqués que les allures sont plus lentes, plus relevées, et que l'animal a la croupe et le poitrail plus larges; mais ils ne sont jamais, dans le sens horizontal, aussi étendus qu'ils devraient l'être : car il est évident que, lorsque le corps est soutenu par un bipède latéral, comme dans l'amble, par exemple, le centre de gravité n'est pas exactement sur la ligne qui réunit les deux extrémités de ce bipède, et c'est parce qu'il ne s'y trouve pas, que la masse du corps tend à tomber du côté des membres levés, lesquels doivent rapidement revenir à l'appui, pour la soutenir, lors de sa chute.

CHAPITRE XIII

DES DIVERS MOUVEMENTS PROGRESSIFS

Maintenant que nous connaissons, d'une manière générale, le mécanisme des mouvements de progression, il ne nous reste plus qu'à étudier les particularités que chacun d'eux peut offrir.

I. — DU PAS.

On désigne sous ce nom l'allure lente qui est habituelle à la plupart des animaux quadrupèdes.

Elle appartient au cheval, à l'âne, à l'hémione, au zèbre, au bœuf, au cerf, à la généralité des ruminants, même au dromadaire lorsqu'il marche lentement, à l'hippopotame, au rhinocéros, au porc et à la plupart des carnassiers, etc.

Le pas, quoiqu'il soit une allure lente et régulière, est extrêmement compliqué. Son analyse comporte plusieurs difficultés dont on ne se doute pas, si l'on se borne à l'étudier sommairement : aussi est-elle incomplète et, sur divers points, inexacte, même dans les travaux des auteurs les plus habiles en mécanique animale.

L'ordre suivant lequel agissent les extrémités, dans le pas, a échappé dans ce qu'il a d'essentiel à Borelli. Le célèbre auteur du traité *De motu animalium*, tout en reconnaissant, avec justesse, que, dans cette allure, les membres agissent en diagonale, a prétendu que chacun d'eux se lève et revient à l'appui isolément, avant que les autres aient effectué la même action, de telle sorte qu'il y aurait constamment un pied levé et trois à l'appui. Bourgelat, Lafosse et Barthez ont relevé cette erreur et ont parfaitement remarqué qu'il y a toujours, dans le pas, deux pieds en l'air et deux pieds sur le sol; le premier a fait voir, en outre, que ces deux membres qui sont en l'air à un moment donné ne se lèvent et ne viennent pas à l'appui ensemble, mais successivement et à des intervalles qui partagent la durée d'un pas complet en quatre périodes distinctes.

Le pas est une allure à quatre temps, d'une durée à peu près égale, et à quatre battues distinctes, dans laquelle il y a, à la fois, un membre antérieur et un postérieur en l'air, un antérieur et un postérieur à l'appui, membres qui se lèvent et posent l'un après l'autre, dans un ordre tel que des deux membres en l'air l'un est toujours en avance de la moitié de sa course sur l'autre, et que des deux membres posés l'un est au milieu de son appui quand l'autre commence le sien.

Pour bien reconnaître ces diverses périodes, il y a trois moyens à employer : 1° étudier le pas initial d'un cheval dont les membres ont, à l'instant où il se met en marche, la situation caractéristique de la station forcée ; 2° analyser le même pas d'un cheval qui se trouve arrêté avec les deux pieds d'un bipède diagonal plus avancés que les deux pieds de l'autre ; 3° enfin, suivre un pas succédant à un autre pas, sur un animal déjà en mouvement. Voyons ces trois moyens en particulier et procédons avec méthode, car nous allons rencontrer plus d'une difficulté.

En prenant le cheval qui se met à marcher, ses pieds étant comme ils le sont lors de la station forcée, on voit : qu'au lever du pied antérieur droit succède celui du pied postérieur gauche, puis celui de l'antérieur gauche, et enfin du postérieur droit. Mais, dès que le premier membre levé a parcouru la moitié de son trajet, le second se lève, de telle sorte que, d'une part, pendant la première partie de ce temps, le corps est soutenu par trois membres, au lieu de l'être par deux, et que, d'autre part, il y a, dans la durée du premier temps, lever de deux pieds, sans que le lever de l'un d'eux coïncide avec le poser d'un autre ; de plus, les deux membres qui ont quitté le sol les premiers ne font, chacun, qu'une demi-oscillation, c'est-à-dire ne parcourent que la moitié de leur trajet normal, puisqu'à leur point de départ ils se trouvaient chacun en regard de son correspondant. Ce premier jeu est donc incomplet et irrégulier : incomplet, puisque les deux premiers pieds levés ne font que la moitié de leur trajet ordinaire ; irrégulier, puisque le lever d'un pied ne coïncide pas avec le poser d'un autre, et que le pied qui a entamé l'allure ne reste pas en l'air pendant deux temps successifs, mais seulement pendant un seul. Cette première combinaison ne peut donc donner une idée exacte du pas.

Si l'on examine l'animal qui se remet en marche après avoir été subitement arrêté à l'instant que deux membres d'un bipède diagonal rencontraient le sol, bien en avant de ceux de l'autre bipède, on peut avoir, dès le début, un pas complet ou à très peu de chose près, mais on a encore un pas irrégulier. On observe alors que le pied antérieur le plus reculé entame l'allure et que son lever est suivi du lever du pied postérieur placé en arrière de l'autre : chaque membre fait une oscillation complète. Mais l'irrégularité précédemment indiquée, qui caractérise le pas initial, se reproduit avec une légère modification : aussi cette nouvelle combinaison, un peu plus avantageuse que la première, ne donne-t-elle point encore les éléments d'une analyse rigoureuse.

Pour bien apprécier la succession et le jeu des extrémités dans l'allure que nous étudions, il faut examiner l'animal déjà en action et faire abstraction du pas initial, ou, en d'autres termes, décomposer un pas succédant à un autre, en ne portant son attention que peu à peu sur les diverses particularités de l'allure.

Or, en ne considérant d'abord que les levers des membres, on voit se lever : au premier temps le membre antérieur droit, au second le membre postérieur gauche, au troisième l'antérieur gauche, au quatrième le postérieur droit.

En considérant ensuite les appuis on voit : au premier temps poser le membre antérieur gauche, au second le membre postérieur droit, au troisième l'antérieur droit, au quatrième le postérieur gauche.

En portant seulement son attention sur les bipèdes oscillant en l'air, on a : au premier temps le latéral droit, au second le diagonal droit, au troisième le latéral gauche, au quatrième le diagonal gauche.

En examinant exclusivement les bipèdes qui supportent le corps on a : au premier temps le latéral gauche, au second le diagonal gauche, au troisième le latéral droit et au quatrième le diagonal droit.

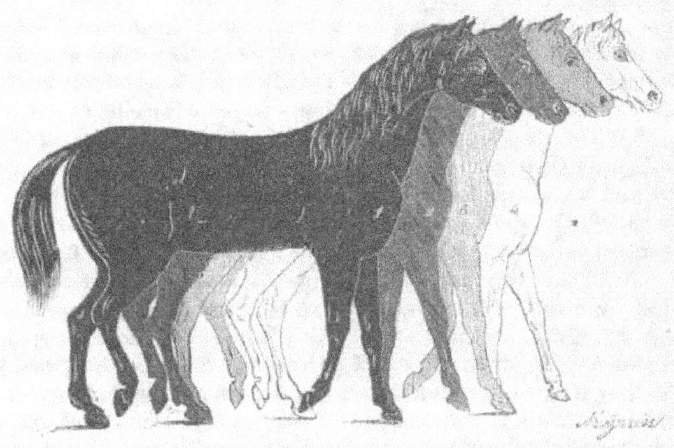

Fig. 75. — Le pas.

Enfin, si l'on veut envisager tout cela à la fois, mais en abstraction plus qu'en fait, voici ce qu'apprend l'analyse du pas, à supposer qu'on la commence au lever du pied antérieur droit, par exemple. Au moment du lever du membre antérieur droit, le postérieur du même côté a déjà exécuté une demi-oscillation, le corps est porté par le bipède latéral gauche ; pendant ce temps, le membre antérieur droit exécute la première moitié de son oscillation et le postérieur du même côté la seconde moitié de la sienne. Au commencement du deuxième temps, le membre postérieur gauche se lève et le postérieur droit appuie ; pendant sa durée, le corps est porté par le bipède diagonal gauche ; le membre antérieur droit effectue la seconde moitié de son oscillation et le postérieur gauche la première moitié de la sienne. Au début du troisième temps, l'antérieur gauche se lève et l'antérieur droit appuie ; pendant sa durée, l'antérieur gauche fait la première moitié de son oscillation, le postérieur gauche la seconde moitié de la sienne ; le bipède latéral droit porte le corps. Enfin, au commencement du quatrième temps, le pied postérieur droit se lève, le postérieur gauche arrive à l'appui ; pendant sa durée, le bipède diagonal droit porte le corps, le membre postérieur droit effectue la première moitié de son oscillation et le membre antérieur gauche la seconde moitié de la sienne.

Dans ce pas complet et régulier, chaque pied a donc effectué son lever et son appui, et par conséquent, exécuté une oscillation tout entière ; chacun d'eux a été deux temps en l'air et deux temps à l'appui ; seulement, l'un des pieds postérieurs qui s'était levé et avait effectué une demi-oscillation dans le pas précédent opère son action, en ce qui concerne le pas actuel, en deux fois ; il opère sur celui-ci la moitié de l'oscillation commencée dans le quatrième temps du pas qui vient de finir. Et c'est par là que les pas qui se suivent empiètent les uns sur les autres, sans pouvoir jamais s'isoler d'une manière absolue.

Tableau du jeu successif des membres au pas.

TEMPS.	BIPÈDE en l'air.	BIPÈDE à l'appui.	ÉTAT du membre antér. droit.	ÉTAT du membre antér. gauche.	ÉTAT du membre postér. droit.	ÉTAT du membre post. gauche.
1er	Latéral droit.	Latéral gauche.	Levé (premier moment).	Appuyé (premier moment).	Levé (deuxième moment).	Appuyé (deuxième mom.).
2e	Diagonal droit.	Diagonal gauche.	Levé (deuxième moment).	Appuyé (deuxième mom.).	Appuyé (premier mom.).	Levé (premier moment).
3e	Latéral gauche.	Latéral droit.	Appuyé (premier moment).	Levé (premier moment).	Appuyé (deuxième mom.).	Levé (deuxième moment).
4e	Diagonal gauche.	Diagonal droit.	Appuyé (deuxième mom.).	Levé (deuxième moment).	Levé (premier moment).	Appuyé (premier mom.).

Reprenons maintenant les particularités principales relatives à l'appui, aux oscillations des membres, à leurs battues, à l'impulsion qu'ils communiquent au corps et aux déplacements du centre de gravité.

Pendant la durée de son appui, qui est égale à deux temps, chaque membre supporte le corps en faisant partie, dans l'un de ces temps, d'un bipède latéral et, dans l'autre, d'un bipède diagonal. Ces deux temps ne sont peut-être pas parfaitement égaux. D'après M. Lecoq[1], le temps de l'appui sur le bipède diagonal est plus court que celui de l'appui sur le bipède latéral. Aussi il y aurait deux

---

1. Lecoq, *Traité de l'extér. du cheval et des princip. anim. domest.*, 2ᵉ éd., 1856, p. 426.

battues plus rapprochées, celles du membre postérieur et de l'antérieur du même côté, qui sont séparées par le temps d'appui sur un bipède diagonal, et deux battues plus éloignées, celles de deux membres en diagonale qui sont séparées par le temps d'appui sur un bipède latéral. Il résulte de cette inégalité, supposée réelle, que les deux temps de l'oscillation du membre levé, isochrones aux deux temps de l'appui, ne sont pas exactement de même durée. Cela tient, très probablement, à l'intermittence de l'impulsion, laquelle est donnée seulement en deux temps sur quatre, ou au second temps de l'appui de chaque membre postérieur. En effet, si l'espacement des battues est tel, le second temps de l'appui du membre postérieur, coïncidant avec l'impulsion, serait le plus long, de même que le second temps de l'oscillation en l'air du membre postérieur opposé, tandis que pour le membre antérieur, soit levé, soit à l'appui, le premier temps serait le plus long. C'est aussi pendant ce temps plus long que le centre de gravité doit parcourir son trajet le plus étendu, et il correspond précisément à l'appui sur le bipède latéral. Dans ses expériences, M. Marey [1] a vu que tel cheval reste appuyé un temps égal sur les bipèdes latéraux et les bipèdes diagonaux, tandis que tel autre reste plus longtemps sur les appuis latéraux que sur les diagonaux ou inversement.

Si les intervalles des battues, la durée des temps d'appui et des temps d'oscillation ne sont pas égaux, l'étendue des bases de sustentation participe aussi à l'inégalité. Lorsque l'appui est donné par le bipède latéral, les deux membres sont à leur maximum d'écartement, soit environ à $1^m,65$ pour un cheval de taille moyenne. Au contraire, lorsque c'est un bipède diagonal qui donne cet appui, ces deux membres sont à leur minimum d'écartement, soit à la moitié de $1^m,65$, comme le montre la mensuration des intervalles entre les empreintes laissées sur le sol. Cette différence indique que le centre de gravité doit parcourir, pendant l'appui sur le bipède latéral, un trajet double de celui qu'il peut faire lors de l'appui sur le bipède diagonal.

L'écartement observé entre les membres levés qui oscillent simultanément est inverse à celui qui existe entre deux membres à l'appui. Lorsque ces deux membres levés forment un bipède latéral, ils sont à leur minimum d'écartement, soit à la moitié de la longueur du pas. Au contraire, lorsqu'ils forment un bipède diagonal, leur écartement est à son maximum.

Il en est ainsi, non seulement chez les solipèdes, mais encore chez les ruminants, même le dromadaire, chez le rhinocéros, etc.

Tel est le rythme du pas ordinaire. Les modifications légères qu'il éprouve par le fait du ralentissement ou de l'accélération extrême de l'allure sont faciles à constater.

Si, par exemple, « l'animal remonte un plan incliné, le pas se trouvera nécessairement d'autant plus raccourci que la montée sera plus rapide, puisque le centre de gravité, rejeté en arrière par la position du corps, ne pourra plus être porté aussi en avant avec la même dépense de force musculaire. Le pied postérieur n'atteindra plus la place laissée par l'antérieur, et nous verrons, comme

1. Marey, *la Machine animale*, p. 166 et 168.

dans le trot raccourci, quatre pistes au lieu de deux pour un pas complet. De même, si le cheval est attelé à une voiture pesante, le fardeau à traîner retiendra le centre de gravité, le pas sera raccourci, comme si l'animal remontait une pente ; et si le fardeau est très lourd, le temps de l'appui l'emportant en longueur sur celui du soutien, le corps sera presque constamment alors supporté par trois pieds à la fois ; chaque extrémité retardant jusqu'au poser de celle qui l'a précédée dans l'action.

« Si, au contraire, le cheval descend le plan incliné, le centre de gravité, se portant plus en avant, se déplacera plus facilement, le pas s'allongera et la piste du pied antérieur sera dépassée plus ou moins par celle du pied postérieur ; mais ce résultat n'arrivera que si l'animal est libre ou peu chargé ; car s'il a à retenir un fardeau un peu lourd, ou si la pente est très rapide, il aura soin de raccourcir son allure pour éviter d'être entraîné par l'accélération du mouvement [1]. »

Les déplacements du centre de gravité dans le pas sont assez compliqués. Ceux qui s'effectuent suivant le sens horizontal sont les plus faciles à saisir. Lorsque le corps est soutenu par un bipède latéral, le centre de gravité se trouve, à peu près, sur le tiers antérieur de la ligne qui réunit les deux extrémités à l'appui ; il passe de là au tiers antérieur de la ligne qui réunit les deux pieds d'un bipède diagonal, dès que le corps, dans le temps suivant, est soutenu par ces derniers, puis il se porte sur le second bipède latéral, et de celui-ci sur le second bipède diagonal, de telle sorte qu'il éprouve, dans un pas complet, quatre déplacements successifs d'autant plus étendus que la croupe et le poitrail offrent plus de largeur.

Les déplacements verticaux peuvent être représentés par une succession d'arcs de cercles à convexité supérieure, qui auraient pour cordes les lignes de déplacement dans le sens horizontal, mais ils sont trop compliqués pour être compris sans le secours des figures.

Quant au déplacement total du corps, dans un pas entier de l'allure que nous étudions, il peut être apprécié très exactement. Pour cela, il suffit de mesurer l'espace qui sépare deux foulées successives du même pied, c'est-à-dire la distance qui existe entre la piste que quitte un pied et celle où il vient se placer immédiatement après. Cette distance représente précisément l'amplitude de l'oscillation d'une extrémité, amplitude dont l'étendue donne, ainsi que nous l'avons établi précédemment, l'espace parcouru par le centre de gravité pendant la durée d'un pas complet d'une allure quelconque.

Le tableau suivant donne quelques-uns des résultats obtenus dans des expériences faites avec trois chevaux de même hauteur, mais de longueur un peu différente. Les animaux marchaient dans une allée unie, préalablement ratissée, qui conservait les empreintes des pieds avec tous leurs détails. Le postérieur droit portait à la branche externe du fer un clou à tête saillante, qui en faisait facilement reconnaître la piste.

1. Lecoq, *ouv. cité*, 2ᵉ édit., p. 405.

PREMIER CHEVAL. Pas lent.				PREMIER CHEVAL. Pas ordinaire.				PREMIER CHEVAL. Pas allongé.			
N°ˢ des pas.	Longueur des pas.	N°ˢ des pas.	Longueur des pas.	N°ˢ des pas.	Longueur des pas.	N°ˢ des pas.	Longueur des pas.	N°ˢ des pas.	Longueur des pas.	N°ˢ des pas.	Longueur des pas.
	Mètres		Mètres		Mètres		Mètres		Mètres		Mètres
1	1,30	13	1,30	1	1,37	13	1,47	1	1,45	13	1,54
2	1,26	14	1,35	2	1,45	14	1,43	2	1,56	14	1,50
3	1,24	15	1,27	3	1,36	15	1,43	3	1,50	15	1,55
4	1,35	16	1,30	4	1,41	16	1,45	4	1,52	16	1,59
5	1,35	17	1,27	5	1,40	17	1,42	5	1,56	17	1,58
6	1,27	18	1,28	6	1,44	18	1,40	6	1,65	18	1,60
7	1,33	19	1,31	7	1,47	19	1,44	7	1,60	19	1,57
8	1,31	20	1,27	8	1,43	20	1,46	8	1,59	20	1,64
9	1,30	21	1,30	9	1,42	21	1,43	9	1,60	21	1,60
10	1,37	22	1,27	10	1,41	22	1,46	10	1,56	22	1,64
11	1,32	23	1,32	11	1,41	23	1,42	11	1,59	23	1,52
12	1,37	24	1,33	12	1,42	24	1,47	12	1,59	24	1,59

DEUXIÈME CHEVAL. Pas lent.				DEUXIÈME CHEVAL. Pas ordinaire.				TROISIÈME CHEVAL Pas ordinaire.			
1	1,45	13	1,47	1	1,51	13	1,69	1	1,76	13	1,80
2	1,46	14	1,49	2	1,51	14	1,65	2	1,80	14	1,74
3	1,51	15	1,50	3	1,63	15	1,71	3	1,77	15	1,70
4	1,48	16	1,36	4	1,36	16	1,65	4	1,67	16	1,68
5	1,49	17	1,55	5	1,63	17	1,61	5	1,73	17	1,72
6	1,42	18	1,39	6	1,67	18	1,63	6	1,69		
7	1,46	19	1,51	7	1,64	19	1,66	7	1,76		
8	1,45	20	1,43	8	1,72	20	1,67	8	1,75		
9	1,42	21	1,51	9	1,64	21	1,67	9	1,79		
10	1,46	22	1,46	10	1,62	22	1,65	10	1,72		
11	1,43	23	1,53	11	1,66	23	1,68	11	1,84		
12	1,51	24	1,49	12	1,65	24	1,67	12	1,72		

1 1er cheval, haut. 1ᵐ 55   Longueur de la base de sustentation. 1ᵐ 32 ⎱ De la pince du pied
2 2e cheval, haut. 1 55   Longueur de la base de sustentation. 1 15 ⎰ de derrière à la pince
3 3e cheval, haut. 1 54   Longueur...................... 1 13 ⎰ du pied de devant.

La longueur des pas est prise de la partie antérieure de chaque foulée du pied droit de derrière à la partie antérieure de la foulée suivante du même pied.

D'après les chiffres qui précèdent, on voit : 1° que dans le pas lent, l'espace parcouru par un pied est, à très peu de chose près, égal à la longueur de la base de sustentation ou à la distance qui, lors de la station, sépare le pied antérieur du postérieur, bien que la piste du second reste en arrière de celle du premier ; 2° que, dans le pas ordinaire, l'espace franchi est supérieur à cette distance, quoique les pistes se recouvrent à peine ; 3° enfin, que dans le pas plus rapide, alors que les foulées se recouvrent plus ou moins exactement, l'espace parcouru par une extrémité est sensiblement égal à une fois et demie la longueur de la base de sustentation prise comme unité de mesure de progression.

Il en est à peu près ainsi chez le bœuf, comme le montre le tableau suivant. Dans le pas lent de cet animal, la piste du pied postérieur reste de 5, 10, 15, centimètres en arrière de celle de l'antérieur ou l'atteint à peine. Les pistes se

PAS LENT.				PAS ORDINAIRE.				PAS ALLONGÉ.			
N°ˢ des pas.	Longueur des pas.	N°ˢ des pas.	Longueur des pas.	N°ˢ des pas.	Longueur des pas.	N°ˢ des pas.	Longueur des pas.	N°ˢ des pas.	Longueur des pas.	N°ˢ des pas.	Longueur des pas.
	Mètres		Mètres		Mètres		Mètres		Mètres		Mètres
1	1,25	13	1,28	1	1,53	13	1,55	1	1,81	13	1,88
2	1,38	14	1,38	2	1,57	14	1,68	2	1,85	14	1,87
3	1,25	15	1,35	3	1,64	15	1,78	3	1,78	15	1,87
4	1,39	16	1,30	4	1,67	16	1,70	4	1,80	16	1,75
5	1,45	17	1,22	5	1,65	17	1,67	5	1,87	17	1,80
6	1,43	18	1,10	6	1,72	18	1,68	6	1,80	18	1,90
7	1,07	19	1,31	7	1,71	19	1,70	7	1,85	19	1,70
8	1,55	20	1,30	8	1,74	20	1,67	8	1,79	20	1,95
9	1,58	21	1,10	9	1,64	21	1,61	9	1,84	21	1,78
10	1,56	22	1,38	10	1,60	22	1,70	10	1,68	22	1,80
11	1,50	23	1,10	11	1,67	23	1,70	11	1,80	23	1,87
12	1,25	24	1,15	12	1 70	24	1,50	12	1,95	24	1,85

Hauteur du bœuf, 1m,48.

Longueur de la base de sustentation (de la partie antérieure du pied de derrière à la partie antérieure du pied de devant).

Les pas sont mesurés de la partie antérieure d'une piste à la partie antérieure de la piste suivante du même pied.

ÉLÉPHANT.		ÉLÉPHANT.		RHINOCÉROS.		OBSERVATIONS.
Numéros des pas.	Longueur des pas.	Numéros des pas.	Longueur des pas.	Numéros des pas.	Longueur des pas.	
	Mètres		Mètres		Mètres	
1	1,72	12	2,00	1	1,25	Éléphant. Distance lors de la station, entre le pied de devant et le pied de derrière, 0m,30.
2	1,97	13	2,08	2	1,56	Les distances sont prises de la partie antérieure d'une empreinte à la partie antérieure de l'empreinte suivante du même pied.
3	1,90	14	1,53	3	1,10	
4	1,70	15	2,15	4	1,65	
5	1,24	16	2,10	5	1,70	
6	1,63	17	2,25	6	1,10	
7	1,84	18	2,20	7	1,20	
8	2,00	19	2,15	8	1,80	Rhinocéros. Distance, lors de la station, entre le pied de devant et celui de derrière, 1m,26.
9	2,03	20	2,21	9	1,65	
10	1,88	21	2,05	10	1,30	
11	2,12	22	2,15	11	1,70	

recouvrent dans le pas ordinaire ; la postérieure dépasse même souvent l'antérieure dans le pas allongé. L'obliquité des mouvements des membres fait quelquefois que les pistes qui devraient se recouvrir se trouvent l'une à côté de l'autre sur la même ligne transversale.

L'éléphant a un pas dans lequel la piste du pied de derrière recouvre aussi celle du pied de devant ; mais l'espace parcouru par un des pieds est de beaucoup plus considérable que la distance qui, lors de la station, sépare l'antérieur du postérieur. Le rhinocéros, au pas ordinaire, laisse la piste du pied postérieur à 25, 30 centimètres de l'antérieur ; ces pistes ne viennent à se toucher, sans se recouvrir, que dans le pas allongé.

Le pas est l'allure propre à la plupart des quadrupèdes de moyenne taille et à ceux de haute stature. Ils la prennent naturellement, sans le secours de l'éducation ni de l'exercice ; mais on ignore pourquoi la girafe, l'hyène et d'autres ont une allure différente.

Elle convient parfaitement aux animaux qui traînent de lourds fardeaux et à ceux qui supportent des charges considérables ; elle leur permet alors de déployer la plus grande somme de forces avec aussi peu de fatigue que possible.

En résumé, les particularités les plus saillantes de cette allure peuvent se formuler dans les propositions suivantes :

1° Les membres se lèvent successivement dans cet ordre : antérieur droit, postérieur gauche, antérieur gauche et postérieur droit.

2° C'est toujours par le lever d'un pied de devant que s'entame l'allure, par le droit ou le gauche, s'ils se trouvent sur la même ligne transversale, ou par le plus reculé dans le cas contraire.

3° Une fois l'allure engagée, le membre antérieur se lève constamment avant le postérieur, qui forme avec lui un bipède diagonal et, au contraire, après le membre postérieur avec lequel il forme un bipède latéral.

4° Il y a quatre *levers* et quatre *posers* distincts. Le lever d'un membre coïncide avec le poser du membre qui lui fait face sur une ligne transversale, lors de la station.

5° Le lever d'un membre est séparé du lever du membre suivant par l'espace d'un temps, de telle sorte que le dernier lever est en retard d'une demi-oscillation sur celui qui l'a précédé.

6° Le premier membre levé dans un pas ne revient à l'appui qu'à l'instant où le troisième quitte le sol, et ainsi successivement.

7° Chaque pied est deux temps en l'air et deux temps sur le sol.

8° Les deux temps de l'appui d'un membre antérieur sont isochrones avec les deux temps de la course de l'autre membre antérieur. Il en est de même des membres postérieurs, l'un par rapport à l'autre.

9° Pendant les deux temps de son oscillation, chaque membre levé parcourt, à lui seul, le trajet que fera le centre de gravité pendant les quatre temps d'un pas complet.

10° Les oscillations des deux membres levés ne peuvent ni commencer ni finir ensemble. Celle du pied qui, le premier a quitté le sol, est effectuée à moitié quand celle du pied levé ensuite est à son début.

11° Les pieds oscillants, à un moment donné, sont à leur minimum d'écartement ou à la distance d'un demi-pas, quand ils constituent un bipède latéral, et au maximum d'écartement ou la distance d'un pas lorsqu'ils forment un bipède diagonal.

12° Il y a toujours deux pieds à l'appui, comme il y en a deux en l'air, si ce n'est au début de l'allure.

13° Sur les deux temps d'appui, chaque membre soutient le corps en faisant partie, dans l'un d'un bipède diagonal, dans l'autre d'un bipède latéral. En d'autres termes, les membres donnent une base de sustentation alternativement diagonale et latérale.

14° La base de sustentation diagonale est égale à la moitié de la base latérale ; la première représente l'étendue d'un demi-pas, la seconde celle du pas tout entier.

15° Des quatre temps du pas, deux sont des temps d'impulsion ; chacun coïncidant avec le second de l'appui du membre postérieur ; il est précédé et suivi d'un temps de non-impulsion.

16° Chacun des temps d'impulsion correspond à l'appui du corps sur le bipède latéral dont le membre impulsif fait partie : aussi l'impulsion est-elle communiquée en ligne droite au membre antérieur à l'appui et en diagonale à l'antérieur levé.

17° Le mouvement progressif imprimé au centre de gravité est continu, mais saccadé, deux fois accéléré et deux fois ralenti pendant la durée d'un pas complet.

18° Sa vitesse moyenne est de 1^m,50 à 2 mètres par seconde. L'espace parcouru est plus long pendant l'oscillation du bipède latéral que pendant celle du bipède diagonal.

19° Les battues ne paraissent pas devoir se succéder à intervalles égaux ; celles du membre postérieur et de l'antérieur du même côté, que sépare le temps de l'appui sur un bipède diagonal, sont plus rapprochées et les battues des membres diagonaux séparées par l'appui sur un bipède latéral sont plus écartées.

20° L'association des battues est telle, que celle du pied antérieur précède la battue du pied postérieur formant ensemble un bipède diagonal, tandis que la battue de l'antérieur suit celle du postérieur dans un bipède latéral.

II. — DE L'AMBLE.

L'amble est une allure caractérisée par le jeu alternatif des deux bipèdes latéraux, et dans laquelle il y a constamment deux pieds levés et deux pieds à l'appui.

Dans cette allure, plus simple et plus rapide que le pas, les deux membres du même côté, l'antérieur et le postérieur, se lèvent ensemble, parcourent simultanément leur trajet, et retombent à la fois sur le sol, puis les deux autres du côté opposé se lèvent à leur tour, se portent en avant et reviennent à l'appui ; après quoi les premiers recommencent leur action, et ainsi de suite, sans aucune interruption.

Le pas complet de l'amble se compose de deux temps égaux : l'un pendant lequel le bipède latéral droit est en l'air et le gauche à l'appui ; l'autre pendant lequel, au contraire, le bipède latéral gauche est en l'air et le droit à l'appui. Dans chacun de ces temps, les deux membres d'un bipède se lèvent, parcourent leur trajet et reviennent sur le sol ensemble ; leurs oscillations sont de même amplitude et parfaitement isochrones : l'instant de leur poser est celui du lever des deux membres de l'autre bipède, de telle sorte qu'il n'y a point, comme dans le trot et le galop, de temps intercalaire pendant lequel le corps se trouve complètement en l'air.

Dans l'amble régulier des solipèdes, les deux membres qui jouent ensemble conservent toujours leur parallélisme. Au commencement de leur action, ou à leur lever, ils sont obliques de haut en bas et d'avant en arrière ; au milieu de leur course, ils sont verticaux, et à l'instant de leur poser, ils prennent une obli-

quité inverse à celle du début de leur oscillation. Leur appui, qui s'effectue au
même instant, pour les deux pieds du même côté, ne fait entendre qu'une battue, mais laisse deux foulées distinctes, celle de l'extrémité postérieure dépassant plus ou moins celle de l'extrémité antérieure ; en tout deux battues et quatre
foulées pour un pas complet de cette allure.

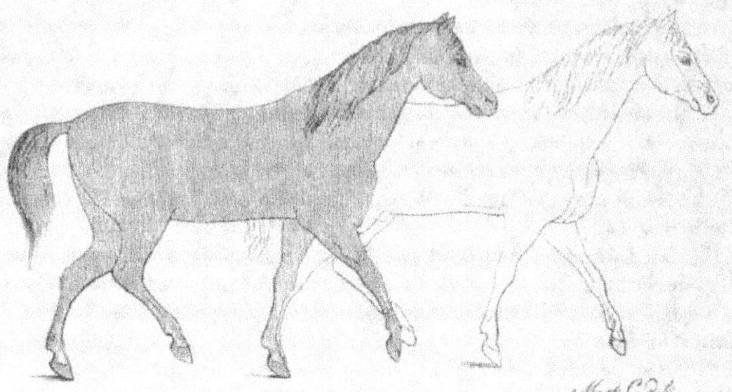

Fig. 76. — L'amble.

L'amble présente suivant les âges et les espèces plusieurs variétés remarquables.

Quelquefois, surtout lorsque l'allure est lente, les deux pieds d'un bipède
latéral ne se lèvent pas en même temps et appuient l'un après l'autre, quoique à
un très court intervalle ; leurs battues deviennent alors distinctes, bien que celles
des extrémités du même côté soient très rapprochées. Cette variété, qui s'observe
assez fréquemment chez les animaux jeunes, sur les sujets affaiblis ou fatigués,
et notamment lorsque la progression est très lente, tient le milieu entre l'amble
régulier et le pas ordinaire ; elle offre, dans la succession des extrémités, une
combinaison analogue à celle des deux temps du pas pendant lesquels le corps
est supporté par un bipède latéral, le pied antérieur s'étant levé après le postérieur du même côté.

Une seconde modification de l'amble s'observe chez la girafe. Les deux membres de chaque bipède latéral de ce ruminant n'ont point une action tout à fait
simultanée ; ils ne se lèvent point ensemble et ne reviennent pas à l'appui au
même instant. Le pied postérieur entame l'allure, et, à chaque temps, il continue
à se lever avant l'antérieur du même côté ; aussi y a-t-il quatre temps distincts
dans cette allure, dont deux très courts et deux autres beaucoup plus longs. Si
l'amble débute par le lever du pied postérieur droit, par exemple, il y a à l'appui,
dans le premier temps, le bipède latéral gauche et le pied antérieur droit ; dans
le second, le bipède latéral gauche ; dans le troisième, le bipède latéral droit et
le membre antérieur gauche ; enfin, dans le quatrième, le bipède latéral droit.
L'intervalle qui sépare le lever du pied antérieur de celui du pied postérieur du

même côté devient d'autant plus grand que l'allure est plus ralentie. Dans l'amble très lent, le pied antérieur ne se lève, pour ainsi dire, que lorsque le postérieur vient le chasser, tandis qu'il quitte le sol à peu près en même temps que l'autre, lorsque l'allure est rapide. Enfin, dès que l'amble a acquis une certaine vitesse, il ressemble tout à fait à celui des solipèdes. Du reste, quelle que soit la rapidité ou la lenteur de ce mode de progression, la foulée du pied de derrière dépasse de beaucoup celle du pied de devant.

Il est à noter que l'amble est le mode ordinaire de progression de la girafe. Cet animal ne va jamais au pas, quoi qu'en aient dit les auteurs arabes cités par Barthez. Seulement, quelquefois le ruminant change de place en faisant agir ses membres en diagonale, et alors, contrairement à l'assertion de quelques-uns, c'est le pied antérieur qu'il porte le premier en avant.

L'amble du dromadaire présente sensiblement les mêmes caractères que celui de la girafe; il se substitue au pas dès que la progression devient un peu rapide. Si l'on examine le dromadaire marchant avec lenteur, on voit très manifestement que les deux pieds du même côté n'agissent point ensemble, le postérieur appuie alors que l'antérieur se lève, et la piste du premier reste en arrière de celle du second. Ce n'est qu'à partir du moment où l'animal est un peu pressé qu'il va l'amble. Sa marche lente est une allure bâtarde tenant du pas et de l'amble, sans être absolument ni l'un ni l'autre.

1er DROMADAIRE.		2e DROMADAIRE.		GIRAFE.		OBSERVATIONS.
Numéros des pas.	Longueur des pas.	Numéros des pas.	Longueur des pas.	Numéros des pas.	Longueur des pas.	
	Mètres		Mètres		Mètres	
1	1,82	1	1,40	1	1,45	Le premier dromadaire est plus grand que le second. La distance entre le pied de devant et celui de derrière dans la station est de 1m.18.
2	1,87	2	1,65	2	1,70	
3	2,00	3	1,70	3	2,10	
4	2,20	4	1,80	4	1,40	
5	2,10	5	1,80	5	1,85	
6	2,15	6	1,70	6	1,70	
7	2,12	7	1,72	7	1,75	Distances prises comme pour le bœuf, l'éléphant, etc.
8	2,20	8	1,75	8	1,80	
9	2,10	9	1,70	9	1,75	
10	2,03	10	1,75	10	1,70	
11	2,13	11	1,76	11	1,10	Girafe. Distance, lors de la station, entre le pied antérieur et le pied postérieur, 1m,21.
12	2,25	12	1,83	12	1,90	
13	2,10	13	1,70	13	1,40	
14	2,10	14	1,85	14	1,65	
15	2,20	15	1,82	15	1,85	La piste du pied de derrière vient dépasser celle du pied de devant de 60 à 80 centimètres.
16	2,30	16	1,95	16	1,23	
17	2,05	17	1,90	17	1,65	
18	2,07	18	1,01	18	1,60	
19	2,20	19	1,75	19	1,75	
20	2,30	20	1,95	20	1,72	

Dans l'amble, l'impulsion est intermittente comme dans le pas ordinaire. Elle est donnée, en deux demi-temps séparés, dans la seconde moitié de l'appui du membre postérieur qui passe de la verticale à l'obliquité en arrière. Le membre antérieur du même côté, qui est à l'appui, la reçoit directement. C'est à la fin de cette période que le corps est jeté sur l'autre bipède latéral. Il y demeure un autre demi-temps avant de recevoir la nouvelle impulsion du second membre postérieur.

Les déplacements que le centre de gravité éprouve dans l'amble sont plus simples que dans le pas. Les déplacements suivant le sens horizontal peuvent être représentés par des lignes obliques réunissant le tiers antérieur de la ligne de jonction des deux membres d'un bipède latéral avec le tiers antérieur de la même ligne de l'autre bipède. Ils sont aussi étendus que possible, puisque le centre de gravité passe alternativement de la limite droite à la limite gauche du rectangle circonscrit par les membres. Aussi l'instabilité extrême de l'équilibre, rendant la chute sans cesse imminente, nécessite-t-elle une rapide succession des extrémités.

Les déplacements verticaux consistent essentiellement en deux paraboles dont les cordes obliques, relativement à la ligne qui prolonge l'axe du corps, sont précisément les lignes des déplacements horizontaux ; mais les premiers sont moins considérables que ceux du pas et du trot, car le cheval ambleur rase le tapis.

L'espace parcouru dans l'amble par le jeu successif des quatre extrémités est à peu près égal à celui du pas, mais la vitesse de la première allure est évidemment supérieure à celle de la seconde, à cause de la différence très marquée qui s'observe en faveur de l'amble dans la célérité avec laquelle s'effectuent les déplacements des membres.

L'amble est une allure assez douce, dont les réactions sont moins pénibles que celles du trot. Sa vitesse compense le brillant et l'élégance qui lui manquent. Naturel à certains chevaux, il est quelquefois le résultat momentané de l'éducation, de l'âge et de la faiblesse des animaux.

III. — DU TROT.

C'est une allure dans laquelle chaque bipède diagonal est alternativement au lever et à l'appui.

Le trot s'effectue en trois temps distincts : dans le premier, le corps est supporté par les deux membres du bipède diagonal droit ; dans le second, il est en l'air, et dans le troisième, il est soutenu par le bipède diagonal gauche.

Il est très facile de se rendre compte du jeu des extrémités à chacune de ces trois périodes successives. Pendant le premier temps, les deux membres du bipède diagonal droit, par exemple, c'est-à-dire l'antérieur droit et le postérieur gauche, se lèvent ensemble et viennent, à la fois, rencontrer le sol en ne faisant entendre pour les deux qu'une seule battue. Mais avant qu'ils ne reviennent à l'appui, les deux membres du bipède diagonal opposé se lèvent, car le pied postérieur doit se placer dans la piste du pied antérieur et très souvent la dépasser. C'est là ce qui constitue le temps intercalaire durant lequel la masse du corps, privée d'appui, se trouve tout à fait suspendue en l'air. Enfin, dans le troisième temps, d'une durée égale à celle du premier, le bipède diagonal gauche parcourt son trajet de la même manière que l'autre bipède. Les membres se meuvent donc par paires, l'antérieur droit avec le postérieur gauche, l'antérieur gauche avec le postérieur droit. Les deux de chaque bipède se lèvent, effectuent leur oscillation et retombent sur le sol l'un avec l'autre. Il n'y a qu'une battue pour chaque paire diagonale, et, par conséquent, que deux battues dans un pas complet.

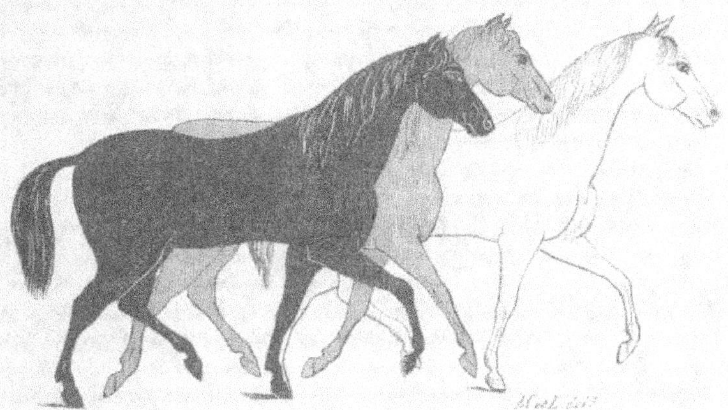

Fig. 77. — Le trot.

La durée relative de ces trois temps ne saurait être exactement précisée. Très probablement le temps de suspension est court, relativement aux deux autres, dans le trot lent ; et il s'allonge à mesure que la vitesse de l'allure s'accroît, car il semble devoir être une condition de cette vitesse même. Et ce qui l'indique, c'est que, suivant la remarque de M. Raabe, le cheval trotteur peut, dans ce temps, franchir des barres successives placées à un pied au-dessus du sol : il le peut évidemment avant que le corps lancé par un bipède ne retombe sur l'autre.

Cependant il y a un trot dont les battues ne sont pas franches. Les membres d'une paire diagonale, sans tomber successivement, ne percutent pas avec un isochronisme parfait ; ils donnent une battue traînée, comme le disait Bourgelat, une battue résultant de deux battues accouplées. Cela arrive aux chevaux faibles, aux chevaux trop chargés et à ceux qu'on a mal dressés. L'amble nous a déjà offert une anomalie du même genre.

Dans le trot ordinaire, le pied de derrière venant prendre la place laissée par le pied de devant, on ne compte que deux foulées pour les quatre extrémités ; mais dans le trot de grande vitesse, le pied postérieur dépassant fréquemment l'empreinte de l'antérieur, il y a quatre foulées rassemblées deux à deux. La même particularité s'observe aussi fort souvent dans le trot de moyenne vitesse. Enfin, dans le tout petit trot, le pied postérieur n'atteint pas la piste du pied antérieur ; il vient à l'appui avant que celui-ci se soit levé. Cette fois, l'allure n'a plus guère que deux temps, la période de suspension est à peu près supprimée, et les extrémités laissent chacune sur le sol leur empreinte isolée, la postérieure en arrière de l'antérieure du même côté.

Dans un pas complet de l'allure du trot, l'impulsion est donnée en deux demi-temps, suivis chacun de la période de suspension complète du corps, période d'autant plus prolongée que la projection a été plus énergique. Le membre postérieur, après l'avoir donnée, se lève immédiatement avec son congénère en diagonale. Et le bipède en l'air, la recevant avant que celle dont il est animé soit épuisée, continue à progresser encore un instant avant de tomber.

Dans le trot, l'oscillation de chaque extrémité d'une paire diagonale a ceci de particulier qu'elle commence avec un temps de suspension et qu'elle finit seulement au temps homologue suivant ; aussi elle a une amplitude égale 1° au déplacement du centre de gravité, opéré pendant l'appui de la paire diagonale opposée ; 2° à l'espace franchi pendant deux temps de suspension, savoir : celui du commencement et celui de la fin de cette oscillation.

Les déplacements du centre de gravité dans le trot sont à peu près aussi simples que dans l'amble. Ceux qui s'opèrent suivant le sens horizontal peuvent être traduits par une succession de lignes partant chacune du tiers antérieur de l'espace qui sépare les deux pieds d'un bipède diagonal pour aller rejoindre le même point de l'espace semblable qui sépare ceux du bipède opposé. Quant aux déplacements verticaux, ils doivent évidemment consister en deux courbes paraboliques dont l'étendue varie avec la vitesse et l'élévation de l'allure. On peut se les figurer en considérant le trot comme une suite de sauts d'un bipède diagonal sur l'autre, à peu près comme l'amble était un saut d'un bipède latéral sur l'autre, mais sans temps intermédiaire de suspension.

Le déplacement total du centre de gravité égale, terme moyen, deux fois celui du petit pas ou un peu plus de deux longueurs de base de sustentation. Il est égal à l'amplitude oscillatoire d'un membre quelconque, comme dans les autres allures, ni plus ni moins, car le pas que l'on mesure est raccourci par ce dont le pas précédent empiète sur lui, et par ce qu'il empiète sur le pas suivant, soit, d'une part, d'une demi-oscillation d'un membre droit, et, d'autre part, d'une demi-oscillation d'un membre gauche ou, en somme, d'une oscillation entière.

Le déplacement absolu de la masse du corps ou l'espace parcouru pendant un pas complet du trot est très considérable. L'expérience prouve qu'un membre, soit antérieur, soit postérieur, parcourt, de son lever à son appui, un espace qui, dans le trot, est au moins double de ce qu'il est dans le petit pas, ce dont il est facile de s'assurer en opérant, comme je l'ai dit précédemment, avec un cheval qui porte à chaque pied un fer d'une forme particulière. On voit, par ce moyen, qu'entre la piste qu'un pied vient de quitter et celle où il tombe ensuite, il y a une distance énorme dont les chiffres suivants donnent une idée suffisante.

La vitesse du trot peut donc s'expliquer autant par l'étendue de l'espace parcouru par chacune des extrémités que par la rapidité même avec laquelle se fait la succession de leurs déplacements. Elle varie, du reste, beaucoup, suivant que l'animal projette plus ou moins les membres en avant et suivant le degré de leur élévation au-dessus du sol. Pour la concevoir, il faut bien se représenter le caractère des oscillations des membres levés en paire diagonale.

N°s des pas	Longueur des pas	N°s des pas	Longueur des pas	N°s des pas	Longueur des pas	N°s des pas	Longueur des pas	N°s des pas	Longueur des pas	N°s des pas	Longueur des pas
	Mètres		Mètres		Mètres		Mètres		Mètres		Mètres
1	2,13	17	2,50	1	3,50	17	2,80	1	2,53	17	2,65
2	2,30	18	2,54	2	2,68	18	2,88	2	2,57	18	2,83
3	2,40	19	2,55	3	2,71	19	2,82	3	2,66	19	2,91
4	2,37	20	2,55	4	2,82	20	2,87	4	2,72	20	2,63
5	2,35	21	2,60	5	2,85	21	2,87	5	2,62		
6	2,50	22	2,67	6	2,89	22	2,85	6	2,69		
7	2,50	23	2,66	7	2,90	23	2,86	7	2,60		
8	2,52	24	2,64	8	2,84	24	2,77	8	2,73		
9	2,61	25	2,63	9	2,77	25	2,75	9	2,70		
10	2,55	26	2,72	10	2,82	26	2,80	10	2,70		
11	2,61	27	2,80	11	2,80	27	2,87	11	2,69		
12	2,55	28	2,74	12	2,80	28	2,91	12	2,65		
13	2,61	29	2,85	13	2,74	29	2,83	13	2,91		
14	2,60	30	2,77	14	2,69	30	2,92	14	2,70		
15	2,60	31	2,81	15	2,73	31	2,80	15	2,54		
16	2,61	32	2,79	16	2,76	32	2,87	16	2,74		

Premier cheval. — Taille, 1m,53. — Distance, lors de la station, entre la pince des pieds antérieurs et celle des pieds postérieurs, 1m,32.

Deuxième cheval. — Taille, 1m,61. — Distance entre la pince de devant et celle des pieds de derrière pendant la station, 1m,50.

Troisième cheval. — Taille, 1m,55. — Distance entre la pince des pieds de derrière et celle des pieds de devant, 1m,43.

Dans le trot, l'espace embrassé par un membre levé, de la piste qu'il laisse à celle qu'il va marquer, ne tient pas seulement à l'obliquité très grande que ce membre avait en se détachant et à celle qu'il a en posant ensuite, elle résulte encore de ce que, pendant l'oscillation, le centre de gravité éprouve une translation très étendue, le corps étant porté sur l'autre paire diagonale, ou entièrement détaché du sol. En effet, si l'on considère les extrémités à la fin de l'appui du bipède diagonal gauche, par exemple, on voit que le membre antérieur droit est déjà à une base et demie de sustentation en avant de la piste qu'il a quittée et qu'occupe actuellement le membre postérieur droit. Comme ce membre antérieur droit continuera encore à osciller après que la paire diagonale gauche se sera levée, c'est-à-dire pendant le temps de la suspension, il agrandira sa course d'une demi-base de sustentation avant de venir à l'appui, ce qui, en somme, donnera à l'amplitude de son oscillation aérienne une étendue égale au moins à deux fois la distance normale des membres antérieurs aux postérieurs.

Il résulte d'expériences que j'ai faites récemment, que la vitesse du trot dépend plus de la célérité du jeu des extrémités que de la longueur des pas. Au trot ordinaire, un cheval de selle faisait, en 7/10ᵉ de seconde, des pas de 2ᵐ,65 ; sa vitesse était donc de 3ᵐ,68 par seconde. Au trot très rapide, cette vitesse peut être doublée. On cite des exemples de trotteurs anglais parcourant 7 à 8 mètres par seconde et même davantage. Toutefois, il ne paraît pas certain qu'au delà de la vitesse double de celle que j'ai mesurée on ait eu réellement affaire au trot.

Il est facile, en partant de ces données, de déterminer la durée de l'oscillation de chaque membre dans l'allure du trot. Les deux membres d'une paire diagonale emploient la durée de l'appui de l'autre paire ajoutée à la durée de la suspension pour effectuer leur enjambée, soit, en tout, la moitié de la durée du pas complet ; ils font décrire au pied, en 3 à 4/10ᵉ de seconde, un arc de cercle dont la corde a 2ᵐ,65.

Cette allure, dont les réactions sont, en général, si dures, appartient presque exclusivement aux solipèdes ; encore n'y acquiert-elle pas toute sa régularité sans le secours de l'éducation et de l'exercice : aussi le zèbre, le dauw, l'hémione, trottent-ils moins bien que le cheval. Elle constitue un mode de progression que l'animal prend dès qu'on précipite sa marche, et qui devient l'intermédiaire entre le pas et le galop.

Le trot du bœuf a les mêmes caractères et acquiert souvent autant d'étendue et de vitesse que celui du cheval. Les pistes postérieures viennent recouvrir les antérieures ou se placer à côté d'elles, et quelquefois même les dépasser.

PETIT TROT		TROT DE VITESSE MOYENNE.		GRAND TROT		OBSERVATIONS.
Numéros des pas.	Longueur des pas.	Numéros des pas.	Longueur des pas.	Numéros des pas.	Longueur des pas.	
	Mètres		Mètres		Mètres	
1	1,77	1	2,05	1	2,65	Bœuf haut de 1ᵐ,48.
2	1,81	2	2,15	2	2,70	
3	1,82	3	2,03	3	2,73	Distance, lors de la sta-
4	1,87	4	2,00	4	2,77	tion, entre le pied de
5	1,90	5	2,05	5	2,85	devant et celui de der-
6	1,90	6	2,03	6	2,85	rière, 1ᵐ,25.
7	2,00	7	2,01	7	2,93	
8	1,87	8	2,00	8	2,75	
9	1,90	9	2,00	9	2,83	
10	1,90	10	2,04	10	2,84	
11	1,95	11	2,10	11	2,85	
12	1,98	12	2,15	12	2,75	
13	1,90	13	2,30	13	2,80	
14	1,95	14	2,40			
15	1,87	15	2,34			

IV. — DU GALOP.

Le galop est la plus rapide allure des solipèdes, aussi est-il fort difficile d'y reconnaître l'ordre suivant lequel agissent les extrémités, néanmoins leur jeu n'y est pas plus compliqué que dans le pas.

Il y a plusieurs espèces de galop qui se distinguent par le nombre des battues d'un pas complet. L'une est le galop de manège ou à quatre temps, l'autre le galop ordinaire, à trois temps, qui, en devenant très rapide, constitue le galop de course.

Toutes les formes de galop ont ceci de commun qu'elles ne sont pas symétriques, en ce sens que les membres d'un côté n'ont pas, soit dans le même temps, soit dans les temps successifs, une action semblable à celle des membres du côté opposé. Les deux membres postérieurs ne donnent pas leur impulsion

dans des temps qui se ressemblent, et les membres antérieurs ne participent pas
au soutien du corps dans des situations identiques.

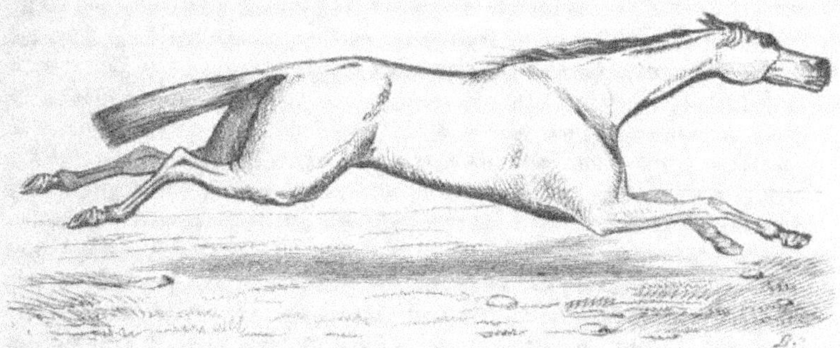

FIG. 78. — Le galop.

Le galop à trois temps est le galop ordinaire, tant qu'il conserve une vitesse
moyenne, et le galop forcé ou de course, lorsqu'il arrive à un degré extrême de
rapidité. Il paraît constitué par une série de sauts d'une grande étendue. La
première de ces modifications est celle qu'il faut étudier tout d'abord pour bien
apprécier l'ordre suivant lequel les membres se succèdent dans les autres
variétés de l'allure.

Le pas initial du galop ne peut servir de point de départ à l'analyse de
l'allure, car il n'est point régulier ; il semble indiquer cependant de quelle
manière le galop s'engage et à quel moment il convient de voir le commencement
d'un pas complet. En effet, le cheval, après s'être rassemblé ou après avoir
engagé ses membres postérieurs sous le corps, les étend brusquement en imprimant une vive et énergique impulsion à la masse. Au moment même où cette
impulsion se donne, les membres se lèvent et s'élancent en avant pour préparer
un soutien au centre de gravité. Aussi peut-on admettre que, à l'inverse du pas,
qui est l'allure lente par excellence, le galop est entamé par un membre postérieur. Et, quand l'allure est engagée, le pas doit théoriquement commencer au
moment où l'impulsion allant s'éteindre, une impulsion nouvelle devient nécessaire.
Ce moment est précisément celui où le corps retombe sur un membre postérieur.

Le pas complet du galop ordinaire est, d'après la plupart des observateurs,
marqué par trois battues ; la première est celle d'un pied postérieur ; la seconde,
celle d'un pied postérieur et d'un pied antérieur formant un bipède diagonal ;
la troisième, celle d'un pied antérieur suivie d'un temps très court pendant
lequel le corps est complètement en l'air. Ainsi, en supposant que le cheval
galope à droite, c'est-à-dire que chaque membre droit soit constamment plus
avancé que son correspondant du bipède latéral gauche, le corps, à partir du
moment où il est sans appui, tombe : 1° sur le membre postérieur gauche ;
2° sur le membre postérieur droit et l'antérieur gauche ; 3° sur l'antérieur droit,
après quoi il se retrouve en l'air, puis revient sur les extrémités dans le même
ordre qu'auparavant.

Le jeu des extrémités a lieu alors de telle sorte que, aussitôt après son appui, chaque pied se relève et se retrouve en l'air avant que ceux qui doivent appuyer ensuite aient effectué leur battue ; d'où il résulte que l'une quelconque des extrémités est un temps à l'appui et trois temps en l'air, pendant la durée d'un pas complet. Toutefois le membre qui est tombé à l'appui oblique en avant doit revenir à la verticale et à l'obliquité en arrière avant de se relever, et c'est pendant qu'il éprouve ce mouvement, par son extrémité supérieure, que son congénère a le temps de se porter à une certaine distance en avant du premier. Ce jeu des membres n'a pas, dans le galop, cette symétrique régularité qui caractérise les autres allures, et il diffère suivant que le cheval galope à droite ou à gauche. Lorsqu'il galope à droite, la foulée de chaque pied du bipède latéral droit dépasse celle de chaque pied correspondant du bipède latéral gauche ; de plus, le membre antérieur gauche et le postérieur droit, venant, dit-on, toujours ensemble à l'appui, se fatiguent moins que l'antérieur droit et le postérieur gauche qui y arrivent isolément. Lorsqu'il galope à gauche, c'est précisément l'inverse qui s'observe : les pistes gauches se trouvent en avant des droites, les

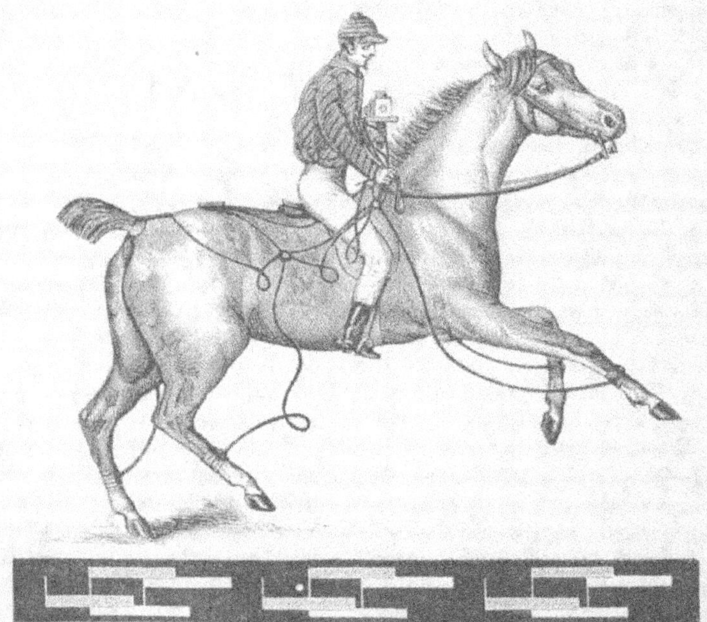

Fig. 59. — Cheval au premier temps du galop, d'après M. Marey.

deux pieds du bipède diagonal droit ont une battue commune, et les deux autres pieds des battues isolées. Il est des chevaux qui galopent tantôt dans un sens, tantôt dans l'autre ; le plus habituellement, ils le font toujours dans le même sens ; mais s'ils décrivent un cercle, ils galopent à droite en tournant à droite, ou, si l'on veut, ils entament du côté du centre du cercle dans lequel ils se meuvent. Le contraire n'arrive que par exception.

M. Marey qui a imaginé plusieurs appareils ingénieux pour l'étude du jeu des membres dans les différentes allures, s'est servi, pour le trot, de celui qui est représenté dans la figure 79, et pour le galop, d'un autre un peu différent, mais fondé sur le même principe. Le premier consiste en un bracelet de cuir fixé au canon de chaque membre, bracelet muni en avant d'une petite caisse plate de caoutchouc mise en communication par un tube avec l'instrument enregistreur. Sur la petite caisse joue une balle qui la comprime à divers degrés lorsque le pied se lève ou lorsqu'il retombe sur le sol. Les pressions sont transmises par le tube à l'enregistreur que le cavalier tient à la main ou qu'il porte sur le dos, et elles sont inscrites toutes à la fois.

Les tracés obtenus par M. Marey dans ses expériences sur le galop à trois temps montrent, l'animal galopant à droite, — le premier temps marqué par la battue du pied postérieur gauche, — le second par la battue simultanée des deux pieds du bipède diagonal gauche, — le troisième par celle du pied antérieur droit. Les trois battues sont séparées par des intervalles sensiblement égaux et après la troisième qui achève le pas, le corps se trouve en l'air. Cette analyse est en concordance parfaite avec les données de l'observation directe.

L'inspection des courbes dans les tracés de M. Marey indique que dans le galop la pression du corps sur le sol est plus énergique que dans les autres allures, à cause de la violence de l'impulsion. C'est à la première battue que la pression a son maximum d'énergie, car à ce moment le corps retombe sur un seul pied.

Dans le galop de course, ou le galop forcé, la succession des extrémités ne diffère point, comme l'ont bien fait remarquer MM. Richard et Lecoq, de celle qui caractérise le galop ordinaire. C'est par erreur que la plupart des auteurs[1] disent plus ou moins explicitement que cette variété de galop se fait en deux temps marqués par deux battues, l'une pour les pieds de devant, l'autre pour les pieds de derrière, et qu'elle se réduit, par conséquent, à une série de sauts plus ou moins étendus. Une étude un peu attentive du galop de course semble indiquer qu'il ne consiste pas en une suite de sauts ordinaires et qu'il s'effectue de même que le galop ordinaire ; car, d'une part, les deux membres du bipède antérieur et ceux du bipède postérieur ne sont jamais sur la même ligne, l'un étant toujours beaucoup plus avancé que l'autre, et, d'autre part, les foulées ou les pistes sont absolument disposées comme dans le dernier, sur une ligne légèrement sinueuse.

Dans le galop à quatre temps, ou de manège, dont la vitesse est peu considé-

1. Bourgelat, *Traité de la conformation extérieure du cheval*, 8ᵉ édit., p. 222. — Lafosse *Cours d'hippiatrique*, p. 191. — Barthez, *Nouvelle mécanique*, etc., p. 110 et suivantes.— Cuvier, *Anatomie comparée*, 2ᵉ édit., t. II, p. 134. — Girard, *Traité d'anatomie vétérinaire* t. I, 4ᵉ édition. — Müller, *Manuel de physiologie*, 2ᵉ édit., t. II, p. 123. — Duges, *Traité de physiologie*, t. II, p. 171.

rable, les membres effectuent isolément leur lever et leur battue en diagonale, de telle sorte qu'il comprend quatre périodes, marquées par quatre battues successives. Le membre postérieur gauche, par exemple, percute le premier, puis le postérieur droit, l'antérieur gauche, et enfin, l'antérieur droit, après quoi la même succession se reproduit dans le pas suivant.

Le jeu des membres, tel que je viens de l'indiquer, est à peu près accepté par tous les auteurs de quelque autorité, cependant il ne paraît pas très certain. Les nouvelles études auxquelles je me suis livré depuis la première édition de ce livre, ont fait naître dans mon esprit quelques doutes sur le nombre des battues, sur la coïncidence de celles de deux membres diagonaux, et enfin, sur la détermination du moment de suspension complète du corps.

En examinant attentivement les empreintes laissées sur un sol dépressible et meuble, empreintes que l'on rapporte aisément à chaque pied dont les fers portent, en des points déterminés, des clous à tête saillante, j'ai vu que la régularité de leur espacement sur une ligne légèrement sinueuse n'était qu'apparente. Ces empreintes laissent entre elles des intervalles inégaux dans un ordre constant. Ainsi, lorsque les pas ont de 5 mètres à 5 mètres et demi, comme dans le galop ordinaire, on note les distances suivantes :

1° Entre le postérieur gauche et le postérieur droit............ 0,90
2° Entre le postérieur droit et l'antérieur gauche............ 2,05
3° Entre l'antérieur gauche et l'antérieur droit............ 1,09
4° Entre l'antérieur droit et le postérieur gauche............ 1,35

ou bien dans un autre pas :

Entre le postérieur gauche et le postérieur droit......... 1,00
Entre le postérieur droit et l'antérieur gauche............ 2,00
Entre l'antérieur gauche et l'antérieur droit............ 1,10
Entre l'antérieur droit et le postérieur gauche............ 1,33

Les quatre espaces sont inégaux, et ils alternent. Au plus court succède le plus long, puis à celui-ci un court, et enfin, un autre de moyenne longueur. Des deux courts intervalles, l'un sépare les pistes des membres postérieurs, l'autre celles des membres antérieurs. Les deux longs intervalles séparent les pistes des membres diagonaux, mais le plus considérable existe constamment entre le membre postérieur et l'antérieur, qui sont censés tomber ensemble ; celui qui l'est un peu moins existe entre l'empreinte de l'antérieur et du postérieur, qui effectuent isolément leur battue respective. En d'autres termes, les foulées sont accouplées deux à deux ; d'une part, celle des pieds postérieurs, d'autre part, celle des antérieurs. Et le premier couple de foulées est séparé du second couple par un intervalle très grand qui correspond probablement au moment de complète suspension du corps.

Le groupement des foulées en deux paires, l'une pour les pieds de derrière, l'autre pour les pieds de devant, l'écartement énorme entre la première et la seconde paire me semblent avoir une signification qu'on n'a pas soupçonnée. Ils montrent, je crois, que toutes les variétés de galop se lient l'une à l'autre par une transition insensible, que toutes sont identiques, et qu'elles ont une grande analogie avec une succession de sauts à caractères spéciaux, d'un bipède sur un autre bipède.

Pour bien comprendre le galop tel que l'indiquent les battues perceptibles à l'oreille et les empreintes laissées sur le sol, il faut prendre pour point de départ le plus lent, celui qu'on appelle à quatre temps ou galop de manège. Dans celui-ci, il y a quatre battues successives, deux pour les membres postérieurs, deux pour les antérieurs, les premières séparées des secondes par un intervalle très marqué. Dans le galop ordinaire, les empreintes, disposées comme celles du galop de manège, indiquent apparemment aussi quatre battues accouplées deux à deux, mais tellement rapprochées que celles des membres postérieurs se confondent en une seule, comme le font ensuite celles des membres antérieurs. Les deux premières se transforment en une battue traînée qui est séparée par un long silence des deux autres encore confondues en une seconde battue également traînée. C'est particulièrement dans le galop de course que la fusion a lieu d'une manière complète. D'après cela, les quatre battues qui restent distinctes dans le galop le plus lent se réduiraient à deux dans le galop de grande vitesse, non en se fusionnant réellement, mais en se rapprochant au point de ne pouvoir demeurer distinctes à l'audition. Dans le galop de vitesse extrême, le pas complet comprendrait donc deux battues plus ou moins traînées, laissant entre elles un long intervalle. Il y aurait : 1° la battue des membres postérieurs ; 2° un long silence ; 3° la battue des membres antérieurs, après quoi viendrait un court silence séparant le pas qui finit du pas suivant.

Il est très facile de comprendre qu'à une allure d'une vitesse de 12 à 14 mètres par seconde, dans laquelle le pas complet de 6 mètres ne dure qu'une demi-seconde, c'est beaucoup que dans cette demi-seconde deux battues soient distinctes, séparées par un intervalle relativement long, et que ces battues se séparent des suivantes par un intervalle moins considérable que le premier.

L'interprétation que je donne ici du groupement des pistes et de leur inégal écartement me paraît logique : elle fait de toutes les variétés du galop une seule espèce qui se rapproche du saut quand l'allure est très rapide sans jamais devenir réellement un saut. Elle montre que le galop est au saut proprement dit ce que le saut sur un seul pied est au saut à pieds joints.

L'observation attentive des changements successifs éprouvés par les membres vus de profil fournit des données concordantes avec celles qui se tirent de la disposition des pistes. Elle montre, en effet, les bipèdes antérieurs et postérieurs alternativement rapprochés sous le corps et très éloignés, comme s'ils se poursuivaient et se fuyaient tour à tour. Et, bien que les deux membres de chacun des bipèdes ne soient jamais sur la même ligne, ils semblent se lever ensemble, puis retomber ensemble, ainsi que cela arrive dans le véritable saut. Néanmoins, dès que l'élan n'est pas simultané dans les membres postérieurs, et que la chute du corps n'a pas lieu absolument au même instant sur les deux membres d'un même train, le galop ne peut qu'être rapproché du saut, non y être assimilé. Il demeure allure spéciale, quelque grandes que soient ses analogies avec ce dernier mouvement de progression.

En somme, le galop me paraît constamment une allure à quatre temps et à quatre battues dans laquelle les membres agissent successivement, le postérieur gauche, le postérieur droit, et, après, un certain intervalle, l'antérieur gauche et l'antérieur droit, allure dont la rapidité a pour conséquence de fusionner en deux temps et en deux battues les temps et les battues accouplés.

L'impulsion donnée au corps, dans un pas complet du galop, quelle que soit sa variété, se fait en deux moments, de très courte durée correspondant chacun à la fin de l'appui de chaque membre postérieur. Ces deux moments, quoique très rapprochés, n'en sont pas moins successifs et séparés par le court instant que le second membre postérieur met à passer de l'obliquité en avant à la direction verticale. C'est donc, à la fois, une impulsion interrompue et prolongée que l'on considérerait comme insymétrique dans l'hypothèse de la battue d'un membre postérieur isolé, puis d'un bipède diagonal. Elle exige un grand déploiement de forces, puisqu'elle doit, avant de se renouveler, projeter la masse du corps à une distance trois ou quatre fois aussi grande que dans le pas ordinaire. Les deux impulsions s'étant additionnées, la masse est détachée du sol, le grand intervalle est franchi, et les membres antérieurs ne retombent qu'à compter de 2 mètres en avant de la dernière piste du bipède postérieur. De plus, lorsque les membres antérieurs qui sont venus soutenir le corps, après le long moment de suspension, se lèvent à la limite de leur obliquité en arrière, ils peuvent, tout en soulevant la masse, ajouter à l'impulsion qui l'anime encore une impulsion nouvelle d'une notable intensité.

Les oscillations des extrémités ne sont pas, dans le galop, ce qu'elles étaient dans les allures précédentes. Ce qui les caractérise ici, c'est d'abord leur étendue considérable, puisque le pied qui se lève ne retombe qu'après avoir franchi un espace triple, quadruple de celui qu'il parcourait dans le pas, ou de 5 à 6 mètres dans le galop de moyenne vitesse ; c'est, d'autre part, qu'il n'y a plus isochronisme entre l'oscillation du membre à l'appui et l'oscillation du membre détaché du sol : la première est de très courte durée et la seconde très prolongée. En effet, pendant qu'un membre postérieur qui vient de se lever demeure en l'air, l'autre membre postérieur, puis les deux antérieurs viennent successivement effectuer leur battue respective, et tous se relèvent avant qu'il soit revenu à l'appui. En d'autres termes, du lever au poser d'un membre quelconque, et pendant son oscillation en l'air, les trois autres membres opèrent leur battue et quittent le sol à leur tour. Conséquemment, s'il s'agit du membre postérieur gauche, son oscillation se fait pendant l'appui : 1° sur le membre postérieur droit ; 2° sur le membre antérieur gauche ; 3° sur le membre antérieur droit ; 4° enfin, pendant la période de suspension complète. Son extrémité libre parcourt donc alors autant d'espace que l'extrémité supérieure des trois autres membres.

L'oscillation du membre levé se fractionne naturellement en quatre parties inégales, qui sont entre elles comme les espaces successifs qui séparent les pistes intercalées entre celle que le membre quitte et celle qu'il marque en achevant sa course, soit dans le rapport des nombres 90, 200, 110, 133.

Les oscillations des quatre membres sont de même étendue. Ainsi, de la piste qu'un membre postérieur quitte à celle qu'il va marquer ensuite, la distance est la même qu'entre les deux pistes successives d'un même pied antérieur, cela à la condition que l'allure est d'une vitesse uniforme, et que les pas successifs sont d'égale étendue. Tant que le galop ne change pas de côté, c'est toujours le même membre postérieur ou le même antérieur qui est en retard sur son homologue. Ainsi, si l'animal galope à droite, on trouve constamment les pistes disposées dans l'ordre suivant : 1° celle du pied postérieur gauche; 2° du postérieur droit; 3° de l'antérieur gauche ; 4° de l'antérieur droit. S'il galope à gauche, elles se succèdent inversement : on a d'abord celle du pied postérieur droit, puis du postérieur gauche, de l'antérieur droit, et, enfin de l'antérieur gauche. Ces empreintes ne se ressemblent pas. Celles des pieds postérieurs sont généralement plus profondes que celles des antérieurs, en raison de la violence de la détente de ces membres, lors du développement de l'impulsion. Les empreintes antérieures sont souvent traînées comme si l'animal commençait à glisser lorsqu'il tombe sur les membres de devant. De plus, l'axe du pied n'est point parallèle à l'axe de la grande ligne du déplacement. On voit, en examinant, les déviations de ces axes, que le corps est alternativement lancé à droite, puis à gauche, et que, par conséquent, la ligne résultante a pour éléments une série de lignes disposées angulairement.

L'espace parcouru par le centre de gravité, pendant l'oscillation d'un membre levé, est égal à l'amplitude de cette oscillation, mais il se divise en quatre parties

PREMIER CHEVAL galop de manège.		PREMIER CHEVAL galop ordinaire.		TROISIÈME CHEVAL galop ordinaire.		DEUXIÈME CHEVAL galop de course.	
NUMÉROS des pas.	LONGUEUR des pas.	NUMÉROS des pas.	LONGUEUR des pas.	NUMÉROS des pas.	LONGUEUR des pas.	NUMÉROS des pas.	LONGUEUR des pas.
	Mètres.		Mètres.		Mètres.		Mètres.
1	2,15	1	4,45	1	5,14	1	5,25
2	2,43	2	4,45	2	5,39	2	5,30
3	2,85	3	4,55	3	5,30	3	5,40
4	2,95	4	4,56	4	5,47	4	5,60
5	3,25	5	4,15	5	5,43	5	5,90
6	3,85	6	4,41	6	5,47	6	6,00
7	3,53	7	4,23	7	5,26		
8	3,17	8	4,35	8	5,46		
9	3,34	9	4,30	9	5,41		
10	3,35	10	4,75	10	5,58		
11	3,85	11	4,80	11	5,53		
12	3,80	12	4,95	12	5,65		
13	3,37	13	4,94	13	5,40		
14	3,95	14	4,93	14	5,40		
15	3,94	15	4,95	15	5,41		
16	4,00	16	5,00	16	5,39		
		17	4,95	17	5,00		
		18	4,80	18	5,10		
		19	4,85	19	5,48		
		20	4,77	20	5,40		
		21	4,91	21	5,17		
		22	4,95	22	5,10		
		23	4,80	23	5,24		
		24	4,90	24	5,25		

Premier cheval, hauteur 1m,61.
Longueur de la base de sustentation d'une pince postérieure à une antérieure, 1m,36.
Troisième cheval, hauteur 1m,55.
Distance entre les membres, de la pince postérieure à la pince antérieure, 1m,16.

inégales, savoir, par exemple : 1° une fraction de 90 centimètres du lever du membre postérieur dont on étudie l'oscillation au lever du second membre postérieur; 2° une de 2 mètres du lever du second membre postérieur au lever du premier membre antérieur ; 3° une de 1^m,10 du précédent à l'autre membre antérieur ; 4° une dernière de 1^m,33 de celui-ci au premier membre postérieur revenant sur le sol.

Les déplacements du centre de gravité, dans le sens horizontal, peuvent être représentés par une ligne sinueuse, à sections inégales, se portant d'une piste postérieure à l'autre piste homologue, puis de celle-ci à la première et à la seconde piste antérieure. Les déplacements verticaux se réduisent à une série de courbes dont la plus longue et probablement la plus élevée correspond au long intervalle laissé entre la seconde piste postérieure et la première antérieure.

L'étendue des pas du galop est différente suivant la variété de l'allure. Dans le galop à quatre temps, le plus raccourci à cause de l'étendue des déplacements verticaux du centre de gravité, le pas représente quelquefois à peine la longueur de celui du trot, soit deux bases de sustentation. Dans le galop ordinaire, il peut mesurer trois, quatre longueurs de cette base et même plus.

La figure 80 donne l'étendue du pas du galop et celle des fractions de ce pas dans leurs rapports exacts avec l'étendue des pas des autres allures. La bande de terrain sur laquelle se marquent les pistes a 0^m,30 de large : les pieds 0^m,14 de longueur ; le pas est supposé de 1^m,60 dans le pas ordinaire, de 2^m,75 dans le trot, de 5^m,50 dans le galop, distances prises de la pince d'un pied de derrière à la pince d'un pied de devant.

Quant à la vitesse, il est clair que, vu la longueur des pas et la promptitude de leur succession, le cheval lancé au galop progresse avec une vitesse très supérieure à celle des autres allures. D'après les expériences que j'ai faites sur de petites distances, soit environ 200 mètres, le cheval faisant des pas de 5 mètres, dont la durée était de 4 dixièmes de seconde, la distance parcourue était de 12^m,36 par seconde. 4 dixièmes de seconde suffisaient donc à un membre pour passer par toutes les phases successives de son jeu : se lever, décrire en l'air une courbe, effectuer sa battue très obliquement en avant, revenir à la verticale, enfin à la direction oblique pendant laquelle il opère sa détente. Dans les courses d'hippodrome, la vitesse peut aller à 14^m,38 par seconde : c'est le maximum qui se déduit des relevés authentiques des courses depuis un grand nombre d'années. Et ce qui prouve qu'elle ne peut guère être dépassée, c'est que, sur trois ou quatre chevaux qui parcourent un trajet de 4 kilomètres en 4 à 5 minutes, le plus rapide ne parvient quelquefois, en tout ce temps, à devancer les autres d'un seul pas ; il peut gagner le prix pour une longueur de tête ou une longueur de corps. Aussi doit-il y avoir erreur dans les calculs de Perciwal, qui donnent à un coureur anglais une vitesse de 26 à 27 mètres par seconde avec des pas de plus de 22 mètres !

En raison de cette extrême vitesse, l'allure ne peut être soutenue au delà de 5 à 15 minutes sans mettre l'animal hors d'haleine. La respiration devient très précipitée, le nombre de ses mouvements quadruple, sextuple, et pour la faciliter, les naseaux se dilatent outre mesure, l'encolure s'étend, et la tête est portée horizontalement ; les battements du cœur éprouvent sans doute une accélération proportionnelle. L'essoufflement est plus marqué encore au moment de l'arrêt ; alors les battements de flancs acquièrent une violence extrême, les veines superficielles se gonflent, et la peau se couvre de sueur.

Fig. 80. — Empreinte des pieds dans le pas, le trot et le galop (*).

(*) 1. A, B, longueur de la base de sustentation du cheval au repos. — 2. A, B, C, D, empreintes des pieds dans l'allure du pas : la ligne à gauche de ces empreintes, représente l'étendue d'un pas. — 3. A, B, C, D, empreintes des pieds dans le trot : la ligne à gauche indique l'étendue d'un pas de trot. — 4. empreintes des pieds dans le galop ; A, postérieur gauche ; B, postérieur droit ; C, antérieur gauche ; D, antérieur droit. La ligne à gauche de ces empreintes indique l'étendue d'un pas de galop. (Dans les trois allures, les pistes des pieds antérieurs sont pâles, celles des pieds postérieurs foncées.)

V. — DU SAUT.

Le saut est l'acte par lequel le corps, détaché du sol, est lancé en haut et en avant à une plus ou moins grande distance.

Il constitue un acte simple, tout à fait isolé dans la progression de certains animaux, ou bien un acte associé à d'autres mouvements, tels que le trot et le galop des grands quadrupèdes. Dans le premier cas, il s'opère par un mécanisme spécial qu'il faut examiner avec soin pour être à même d'apprécier les théories qui en ont été données par les physiologistes.

Le saut ne s'effectue, en général, qu'à la suite d'un temps de préparation plus ou moins distinct qui paraît manquer sur les animaux dont les membres postérieurs sont normalement très fléchis et le jarret appuyé sur le sol; mais il n'y fait pas défaut, en réalité, puisque la disposition des membres qui la constitue est permanente. Chez les autres, la préparation consiste, comme l'a fait remarquer Borelli, en une flexion des diverses articulations des membres, d'autant plus prononcée que le saut doit avoir plus d'élévation et d'étendue. C'est bien à tort que Barthez et d'autres auteurs ont prétendu que cet acte préliminaire se trouvait complété par une extension subite des articulations préalablement fléchies : la détente opérée par les muscles extenseurs destinée à élever le corps, à le lancer en avant ne peut être considérée comme préparatoire; elle fait partie intégrante du saut, elle en est l'élément essentiel, et ne s'en distingue point, quoique Galien ait cru observer le contraire sur la chèvre sauvage. La préparation est surtout marquée dans le saut des animaux tels que le chat, le lion, la panthère, dont les bonds si souples ont une étendue considérable; elle l'est beaucoup moins chez les quadrupèdes dont le saut n'est pas un mode habituel de progression.

Une fois les articulations fléchies, les muscles extenseurs se contractent énergiquement, redressent les rayons des membres, et développent la force qui

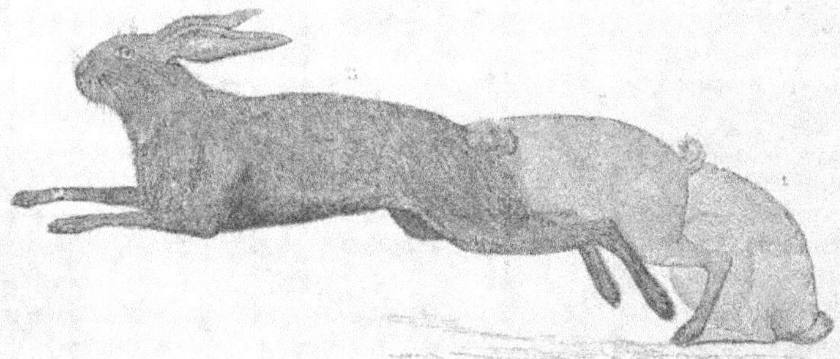

Fig. 81. — Saut du lièvre.

détache le corps du sol, pour lui faire décrire une courbe parabolique analogue à celle des projectiles lancés dans l'espace par une impulsion instantanée. On voit, en examinant le lièvre ou le lapin (fig. 81), lors de chaque bond, que le pied qui, dans la première situation accroupie, touche la terre de son extrémité à la pointe du jarret, s'élève progressivement, devient vertical dans la seconde, puis oblique dans la troisième, à l'instant où l'impulsion s'achève et détache le corps du sol.

C'est évidemment des membres postérieurs que dérive la puissance de projection destinée à mettre en mouvement la masse du corps : elle est produite par les deux à la fois, si le saut est simple, comme chez le lièvre, le lapin, la gerboise, la chèvre, le chat, etc., et par un seul, s'il est associé à une allure rapide, telle que le trot ou le galop ; car, dans ce dernier cas, les deux membres abdominaux ne se trouvent jamais ensemble à l'appui. Les muscles qui y contribuent le plus sont les extenseurs du jarret ou du métatarse, ceux de la jambe, et enfin du boulet, c'est-à-dire des articulations métatarso-phalangiennes chez les mammifères ongulés, notamment les solipèdes et les ruminants. Les extenseurs de la cuisse, le grand et le petit fessier y prennent aussi une part notable.

Les membres thoraciques agissent ici de concert avec les précédents, surtout dans le saut vertical. Leur participation au développement de la force de projection est aussi incontestable qu'elle est énergique ; il suffit, pour s'en faire une idée, de se rappeler que ces extrémités, à elles seules, lancent le corps en l'air dans le cabrer, et l'élèvent au point de le mettre en équilibre sur les pieds de derrière. Du reste, on conçoit aisément que, s'ils se trouvent dirigés obliquement, ils peuvent contribuer aussi bien à la prépulsion qu'à l'élévation du centre de gravité : leur rôle dépend toujours essentiellement de la contraction des fléchisseurs des phalanges qui redressent l'angle métacarpo-phalangien et de celle du coraco-radial et du sus-épineux.

L'action des extenseurs, en ce qui concerne le mécanisme du saut, est remarquable par une énergie et une vitesse qu'elle ne possède pas, au même degré, dans la progression ordinaire : elle est énergique, car elle doit vaincre une résistance considérable, c'est-à-dire soulever le poids du corps et lancer celui-ci à une distance souvent très grande ; elle est brusque, instantanée, car c'est par son extrême rapidité qu'elle peut arriver à détacher l'animal de la surface du sol. Sans cette dernière condition, elle l'élèverait autant que le permettrait l'extension des membres, mais elle ne lui ferait pas perdre l'appui.

La force résultant de la contraction des extenseurs est d'autant plus intense, toutes choses égales d'ailleurs, que les rayons des membres étaient préalablement plus fléchis, et son effet est d'autant plus étendu que ces rayons sont plus allongés. Aussi voit-on, d'une part, les animaux proportionner la flexion de leurs extrémités à l'étendue des bonds qu'ils veulent faire, et, d'autre part, les espèces jouir d'une aptitude à sauter qui est directement en rapport avec la longueur de leurs membres postérieurs. Cette dernière proposition, si bien établie par Borelli [1], se trouve pleinement confirmée par l'étude comparative des mouvements de progression chez les divers animaux.

La force dérivée de l'action des extenseurs est bien évidemment la cause de la projection. Celle-ci ne tient nullement à la puissance de répulsion ou de réaction

<hr>

1. Borelli, *loc. cit.*, prop. CLXXVI.

du terrain invoquée par Descartes, Borelli et tant d'autres. Cette force, d'une très grande intensité, s'exerce à peu près comme celle d'un arc subitement détendu : elle se décompose en deux parties égales : — l'une, qui agit de haut en bas sur la résistance opposée par le sol ; — l'autre, qui agit de bas en haut, tend à élever le corps et n'a d'autre résistance à vaincre que la pesanteur de celui-ci. Le fait du partage de la puissance résultant de l'extension des extrémités est incontestable ; il est prouvé expérimentalement par le recul de la barque de laquelle on s'élance sur le rivage et par l'abaissement du plateau de la balance d'où l'on saute à terre. Des deux moitiés de cette force, celle qui pousse les pieds contre le sol est équilibrée ou détruite par la résistance de ce dernier, et d'autant mieux que sa surface est moins dépressible : l'autre, au contraire, qui tend à mettre en mouvement la masse du corps, a à vaincre la résistance représentée par la pesanteur de l'animal ; elle produit tout son effet lorsque le terrain ne se laisse pas déprimer, tandis qu'elle s'épuise à mesure que cède le point d'appui des extrémités.

Il ne saurait y avoir de doute sur le fait du déploiement, dans le saut, d'une force équivalente à au moins deux fois le poids du corps, et du partage de cette force en deux moitiés, l'une employée à lancer le corps au-dessus du sol, l'autre perdue en s'exerçant sur le terrain qu'elle tend à déprimer. Les expériences que j'ai faites à plusieurs reprises établissent l'exactitude de cette double proposition. En effet, si, après avoir mis sur le plateau d'une bascule deux fois le poids de son corps, soit, par exemple, 150 kilogrammes, on vient à s'élancer du pont à terre en s'élevant à une certaine hauteur, on soulève le plateau chargé de poids absolument comme si, sans sauter, on ajoutait sur le pont un poids de 75 kilogrammes. Une pression de 75 kilogrammes a été exercée de haut en bas sur le pont, et une autre égale de bas en haut pour soulever le corps ou le lancer à une certaine hauteur. De plus, à mesure que l'élan est plus énergique et que le saut est plus élevé, la pression sur la bascule s'accroît dans des proportions considérables. C'est par l'augmentation mesurée de cette pression qu'on peut connaître la force déployée pour lancer le corps à telle ou telle hauteur. Ainsi, un jeune homme bien taillé, du poids de 72 kilogrammes, étant sur le pont et 144 kilogrammes sur le plateau, les 144 kilogrammes étaient soulevés à une grande hauteur lors des sauts de 1 mètre à 1^m,10 de haut sur 2 mètres à 2^m,17 de projection horizontale. En ajoutant successivement 5, 10, 15, et jusqu'à 20 kilogrammes, j'ai vu ces poids soulevés, mais non des poids plus considérables. Il suit de là que la force de projection développée dans le saut est égale, non seulement à deux fois le poids du corps, mais à deux fois, plus une fraction croissante avec l'étendue du saut. La moitié de cette force a un effet utile, l'autre se perd en luttant contre la résistance invincible du sol.

D'après M. Marey, le saut qui présente un grand nombre de variétés chez l'homme où il s'associe à divers modes de locomotion, en aurait une dans laquelle la flexion très brusque des cuisses pourrait détacher le corps du sol sans impulsion préalable. Alors les muscles fléchisseurs des membres abdominaux prendraient leur point d'appui sur la masse du tronc et le dynamomètre sous les pieds n'accuserait aucun accroissement de pression. Mais dans le saut proprement dit, ajoute M. Marey, le moment de pression nulle correspondant à la suspension du corps, « est précédé d'un violent accroissement de pression dû à l'action musculaire qui projette le corps en l'air[1]. » Cette fois l'action qui lance le corps dans l'espace comme un projectile et qui augmente, d'une quantité considérable, la pression sur le sol, résulte non de la flexion des membres abdominaux, mais de leur extension brusque et énergique. C'est faute d'avoir compris cette distinction qu'on a attribué au savant expérimentateur une théorie du saut différente de celle des autres physiologistes.

Pour que le saut s'effectue, il ne suffit pas que la force qui tend à soulever la masse du corps soit supérieure à la pesanteur de celui-ci, il faut encore qu'elle soit développée avec une extrême vitesse. Si elle l'est lentement, elle se trouve détruite, à mesure, par la gravitation, et le corps, après s'être élevé sur les extrémités étendues, ne possède pas assez de vitesse pour se détacher du sol.

La direction de ce mouvement est susceptible de varier beaucoup suivant la situation des membres et l'attitude du corps au moment de la détente impulsive : elle permet de distinguer trois espèces de sauts : le vertical, l'oblique et le rétrograde.

Le saut vertical se produit : 1° lorsque les extrémités sont aussi engagées que possible sous le centre de gravité, au lieu d'être obliquement dirigées d'arrière en avant; 2° lorsque les membres pelviens, dans leur situation normale, ne développent qu'une partie de la force de projection, le reste dérivant de l'intervention des membres thoraciques qui ont souvent assez de longueur et de puissance pour donner lieu à une détente très énergique. Néanmoins, il peut aussi s'effectuer sans la participation de ces derniers, pourvu que l'encolure se relève, que la tête se renverse en arrière, et, qu'en un mot, la plus grande portion du poids du corps soit répartie sur les extrémités postérieures. Cette variété, quels qu'en soient, du reste, les caractères, s'observe assez souvent chez divers animaux : elle est surtout fréquente chez le chien, l'ours, le cheval, les jeunes ruminants, etc.

Le saut oblique ou plus ou moins horizontal fait décrire à l'animal une courbe parabolique analogue à celle de tous les projectiles lancés dans l'espace. Il résulte habituellement de la détente des membres postérieurs, et quelquefois aussi, en partie, de celle des antérieurs, pourvu qu'ils soient, comme les premiers, dirigés obliquement d'arrière en avant. Ce mode appartient à la plupart des animaux, et s'opère isolément ou se combine à d'autres mouvements progressifs avec lesquels il alterne quelquefois d'une manière assez régulière ; c'est celui du lièvre, du lapin, de la gerboise, de la chèvre, du chamois, des carnivores, parmi lesquels il faut citer le loup, le renard, les différentes espèces de chats, le lion, la panthère, etc., dont les bonds sont d'une étendue et d'une souplesse remarquables ; c'est également celui des animaux tels que les singes, les écureuils, qui vivent sur les arbres. Dans cette dernière circonstance, il donne une preuve évidente du partage de la force impulsive, car les rameaux flexibles

---

1. Marey, *Bull. de l'Acad. de méd.*, 1884, p. 1121 et 1133.

s'abaissent au moment où l'animal prend son élan pour passer de l'un à l'autre. Il est facile de voir que l'action des membres postérieurs dans ce mouvement ne diffère pas essentiellement de celle qu'ils développent dans les allures rapides. En effet, au repos, le pied entier repose sur le sol, des phalanges à l'extrémité du jarret; par le fait de son extension, il devient progressivement vertical; puis très oblique en arrière, à l'instant où l'impulsion s'achève et détache le corps du sol.

Quant au saut rétrograde que les quadrupèdes ne peuvent exécuter que fort rarement et dans des limites très restreintes, il appartient, comme on sait, à l'écrevisse, au homard, à la langouste, à plusieurs mollusques, où il tient à un mécanisme particulier qu'il est inutile d'examiner ici [1].

L'étendue du déplacement opéré par le saut, soit verticalement, soit dans le sens horizontal, dépend de diverses circonstances dont les principales sont incontestablement la longueur des extrémités postérieures, l'énergie et la vitesse de la détente. On sait, en effet, et il est presque superflu de le rappeler, que les animaux à longues pattes de derrière sont des animaux sauteurs par excellence. Mais cette longueur n'atteindrait pas son but si elle ne coïncidait avec un développement considérable des muscles des divers rayons et une conformation spéciale du bassin et de la région lombaire dont le lièvre nous donne un remarquable exemple. Enfin, on conçoit, sans le secours d'une démonstration, tout l'avantage qui résulte de l'énergie et de la vitesse de la détente. Celle-ci ne semble même arriver à son maximum d'intensité qu'après un élan communiqué par une course de quelques instants. Dans tous les cas, l'élévation du corps est peu considérable chez les animaux lourds tels que le cheval, qui parvient à grand'peine à franchir des obstacles à un mètre au-dessus de la surface du sol. L'étendue de l'espace parcouru est, suivant l'observation de Cuvier, inversement proportionnelle à la taille des animaux : les plus petits faisant des sauts relativement bien plus considérables que n'en font ceux de haute stature.

Si l'espace parcouru par le corps est en rapport direct avec le degré d'impulsion qui lui est communiqué, celle-ci paraît avoir souvent une énorme intensité. Aussi peut-elle soulever l'animal, lors même qu'il se trouve chargé du poids du cavalier, poids analogue à celui que les anciens athlètes portaient aux mains, sur les épaules ou sur la tête, dans le but de provoquer des efforts musculaires plus énergiques.

Tel est le mécanisme du saut. J'ai dit comment le corps s'élève. Il retombe quand l'impulsion qui lui a été communiquée se trouve épuisée ou détruite par l'action de la pesanteur. Alors il peut rebondir comme une bille élastique, si la projection est verticale, ou bien, s'il est animé d'un mouvement horizontal, continuer à se mouvoir encore quelques instants. Sa chute s'accompagne d'une flexion des diverses jointures destinée à amortir les réactions, ainsi qu'il a été dit dans le chapitre précédent.

Le saut de l'homme, si bien analysé par Borelli, n'a pas un mécanisme différent de celui des animaux chez lesquels cet acte ne résulte que de la participation des membres abdominaux. Lorsqu'il est très oblique, il a beaucoup d'analogie avec

1. Voy. Dugès, *Physio'ogie*, t. II, p. 151.

celui qui intervient dans les mouvements progressifs les plus rapides des quadrupèdes. Alors l'impulsion est donnée successivement par les deux jambes, par celle
qui est en arrière d'abord, puis par l'autre, quand le corps a déjà progressé. Le
saut que nous faisons en courant, après un élan, est analogue à celui du cheval au
galop ; nos jambes agissent alors l'une après l'autre, comme le font, dans cette
allure, les deux membres abdominaux d'un quadrupède.

On a étudié depuis peu, avec un grand soin, le jeu des membres dans ce mode
de progression. Les appareils à photographie instantanée à l'aide desquels on
obtient, dit-on, jusqu'à 60 images par seconde, donnent le moyen de déterminer exactement les phases successives de la projection du corps.

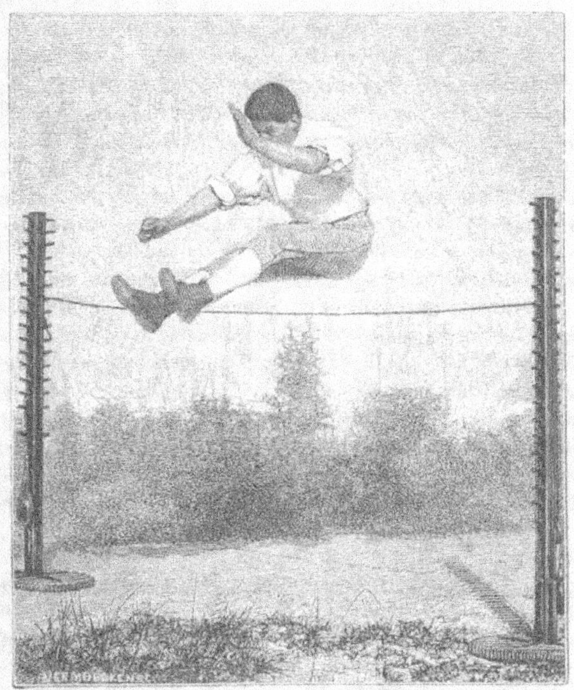

Fig. 82. — Le saut en hauteur, d'après une photographie instantanée de Lugardon.

La figure 82 montre une des situations du corps et des membres dans le saut
en hauteur. La gymnastique utilisera leur étude autant que la physiologie.

VI. — DU RECULER.

On donne le nom de *reculer* à la progression rétrograde de tous les animaux.

Ce mode de locomotion, qui appartient à toutes les espèces bipèdes ou quadrupèdes, ne s'effectue que rarement, avec lenteur et une difficulté plus ou moins

grande, qui s'oppose à ce qu'il se continue longtemps sans une extrême fatigue des membres, surtout des postérieurs.

On conçoit aisément que cet acte, qui exige une inversion dans le jeu habituel des extrémités et une transposition du rôle départi à chacune d'elles, soit beaucoup plus pénible que la progression ordinaire. En effet, dans le reculer, l'impulsion principale doit être donnée par les membres thoraciques, comme elle l'est par les membres abdominaux dans le pas, le trot, le galop, etc. Or, les premiers sont, ainsi qu'on le sait, très mal disposés pour remplir cet office : d'une part, ils n'ont pas une obliquité assez prononcée, même lorsque l'action rétrograde est déjà engagée ; d'autre part, les rayons qui les composent ne forment pas assez d'angles, et des angles assez fermés, pour donner lieu à une détente énergique ; de plus, leur union avec le tronc, par des parties molles, devient une condition très défavorable à la transmission intégrale de la puissance impulsive. Cependant, malgré cet ensemble de dispositions si peu en harmonie avec le rôle exceptionnel que jouent les membres thoraciques dans le reculer, ils déploient, encore ici, une force considérable, sur laquelle nous reviendrons en traitant du tirage et des efforts musculaires.

Le mécanisme de l'impulsion rétrograde n'est point, à beaucoup près, le même pour le reculer simple et pour celui des animaux qui traînent des fardeaux. Dans le premier cas, la force destinée à pousser en arrière la masse du corps, est développée en grande partie, par les membres antérieurs qui arc-boutent contre le tronc, en vertu de l'obliquité qu'ils prennent ; et ils produisent cette force par le redressement des angles du boulet, du coude et de l'épaule, angles dont pas un n'opère une détente d'une énergie comparable à celle du jarret. Dans le second cas, la puissance de rétropulsion dérive à la fois des membres thoraciques et des membres abdominaux, car la résistance appliquée en arrière de ceux-ci se trouve entre le corps et l'espace indéfini dans lequel il doit se mouvoir. Aussi, cette différence essentielle nous explique pourquoi le reculer, si pénible en soi, permet à un animal attelé de faire rétrograder, à lui seul, la charge que plusieurs animaux de même force peuvent traîner dans le sens de la progression ordinaire.

Le mode suivant lequel le reculer s'effectue présente quelques traits communs à la plupart des animaux. Le reculer spontané, tel que celui du taureau et du bélier qui veulent se précipiter sur leurs rivaux, se fait souvent avec rapidité, sans s'accompagner du bercement latéral du corps, ni des mouvements obliques et de l'élévation de la tête qui sont ordinaires au reculer plus ou moins forcé. Le quadrupède qui recule déplace ses membres suivant l'ordre même de leur succession dans le pas, c'est-à-dire en diagonale, comme on peut s'en assurer chez les ruminants, les solipèdes, chez le rhinocéros, l'hippopotame, l'éléphant, même chez le chameau et la girafe, dont l'amble est l'allure ordinaire. Ainsi, ce déplacement a lieu dans l'ordre suivant : après l'antérieur droit, par exemple, c'est le postérieur gauche, puis l'antérieur gauche et le postérieur droit ; mais il a ceci de particulier que le pied qui se lève revient à l'appui avant que celui qui se lèvera ensuite ait quitté le sol, de telle sorte, qu'à part les cas où le reculer est très rapide, il y a seulement un pied en l'air à la fois, comme le voulait Borelli pour le pas ordinaire. Lorsque l'action a acquis une certaine vitesse, les deux pieds de chaque bipède diagonal agissent ensemble, et l'appui n'a plus lieu que sur deux des extrémités.

Il est à remarquer que le reculer est habituellement entamé par un pied de devant, le droit ou le gauche indifféremment, s'ils se trouvent sur la même ligne et par le moins engagé sous le corps, s'ils ne sont pas au niveau l'un de l'autre; c'est, au contraire, le membre postérieur le plus engagé sous le centre de gravité ou le plus avancé qui se meut ensuite. Cette particularité, qui rappelle le jeu analogue, mais inverse, des extrémités dans la progression directe comparée à la progression rétrograde, s'explique très bien si l'on considère que le membre antérieur qui se lève a achevé son impulsion à l'instant où son obliquité de bas en haut et d'avant en arrière est devenue aussi prononcée que possible, absolument comme le membre postérieur qui, dans le pas ordinaire, quitte le sol au moment où il est parvenu à la limite extrême de son inclinaison.

La progression rétrograde n'est pas toujours lente et la succession des extrémités ne s'effectue pas constamment suivant un ordre inverse à celui du pas : elle peut être quelquefois rapide, relevée, et prendre le caractère d'une autre allure. On sait que les écuyers habiles parviennent, sans trop de peine, à faire trotter en arrière les chevaux bien dressés.

L'étendue des espaces franchis successivement par chaque extrémité est moins considérable que dans le pas lent; les pistes antérieures, au lieu de recouvrir les postérieures du même côté, restent toujours à une distance considérable de ces dernières, qu'elles atteignent à peine dans le reculer très rapide, sans toutefois jamais les recouvrir, car l'extrémité antérieure d'un bipède latéral revient à l'appui avant que la postérieure du même bipède se soit levée. Les chiffres suivants donneront une idée du rapport qui peut exister entre l'amplitude des oscillations dans le pas et dans les autres allures.

NUMÉROS DES PAS	ÉTENDUE DES PAS	NUMÉROS DES PAS.	ÉTENDUE DES PAS	OBSERVATIONS
	Mètr.		Mètr.	
1	0,87	15	1,00	Hauteur du cheval, 1m,62.
2	0,80	16	0,64	
3	0,53	17	0,67	Distance entre les pieds de devant et ceux de derrière lors de la station, 1m,12.
4	0,10	18	0,60	
5	0,66	19	0,64	
6	0,70	20	0,72	Les distances sont prises de la pince d'une empreinte à la pince de l'empreinte suivante du même pied (comme précédemment).
7	0,94	21	0,68	
8	0,40	22	0,64	
9	0,70	23	0,74	
10	0,76	24	0,82	
11	0,53	25	1,01	
12	0,50	26	0,72	
13	0,51	27	0,81	
14	0,84	28	0,79	

La progression rétrograde, quelle que soit sa vitesse, s'opère rarement suivant une ligne parfaitement droite; elle s'accompagne, presque toujours, d'un bercement particulier de la croupe, et elle fait décrire à la partie postérieure du corps une série de sinuosités plus ou moins prononcées. Celles-ci tiennent d'abord aux tentatives que fait l'animal pour résister à la main qui le dirige et reprendre une autre allure, puis au mode d'action des membres thoraciques qui donnent tour à tour l'impulsion, sans qu'il y ait entre eux cette solidarité établie si intimement, par le bassin, entre les membres abdominaux.

Le reculer présente quelques différences suivant la direction de la surface du sol. Sur un plan incliné, il devient plus facile et acquiert son maximum de vitesse quand l'animal descend : seulement alors les glissades sur les pieds de derrière et les chutes à la renverse sont plus fréquentes. Au contraire, il est extrêmement pénible si l'animal monte, car les membres antérieurs supportent une charge trop considérable. Ses variétés, assez peu nombreuses parmi les animaux, nous montrent qu'il s'effectue d'autant plus difficilement que les extrémités postérieures sont plus faibles, la région dorso-lombaire plus longue et plus flexible, comme dans le bœuf et le porc, par exemple.

VII. — PROGRESSION DE L'HOMME COMPARÉE A CELLE DES ANIMAUX.

La progression bipédale de l'homme, qui paraît, au premier abord, d'une grande simplicité, est cependant assez compliquée, comme l'ont prouvé les recherches de Weber. On peut la comparer à celle des oiseaux et même des singes dans les moments où ils se servent exclusivement des membres abdominaux.

Les membres de l'homme, dans les mouvements progressifs, agissent tantôt successivement, de manière que l'action de l'un finit quand celle de l'autre commence, ou bien ils fonctionnent dans des temps qui empiètent les uns sur les autres. Et, sous ce double rapport, leur jeu est tout à fait comparable à celui des membres postérieurs des quadrupèdes. Il se compose de trois éléments : la sustentation du corps, l'impulsion et l'oscillation dans l'espace.

Le membre à l'appui donne l'impulsion en arc-boutant sur le sol, soit dans une direction verticale, soit plus souvent dans une direction oblique d'arrière en avant : il la donne d'abord par l'extension du genou, puis par celle du pied sur la jambe. L'impulsion est achevée dès que le pied quitte le sol, par suite de la flexion du genou, et alors le membre en l'air est soutenu et emporté par le corps.

Cette impulsion pousse à la fois, comme chez les animaux, le corps en haut et en avant, mais elle est surtout horizontale, car, d'après les recherches de Weber, les oscillations verticales du centre de gravité n'ont, au maximum, que trois centimètres d'amplitude. Elle agit constamment sur le corps incliné en avant et d'autant plus incliné que la progression est plus rapide ; aussi, dans la plupart des cas, la ligne de gravitation passe en avant de l'axe du bassin et des articulations coxo-fémorales.

Dans toutes les formes de progression, le pas n'est que l'espace parcouru par un membre de son lever à son appui : aussi il se mesure par la distance de l'empreinte qu'il quitte à celle qu'il va faire, distance à laquelle on ajoute la longueur du pied.

Les quatre modes de progression de l'homme sur le sol sont : la marche, la course, le trot et le saut.

La marche, qui est le mode le plus habituel, peut être lente ou rapide.

Dans la marche lente, le corps est tour à tour soutenu par un membre ou par les deux, et il ne se détache jamais du sol; mais les deux temps de cette allure sont inégaux : celui pendant lequel le corps est porté par un seul membre, l'autre étant en l'air, est plus long que le temps où le corps est soutenu par les deux ensemble. Le temps de double appui alterne toujours avec le temps d'appui unilatéral.

Dans la marche rapide, le temps de l'appui simultané des deux pieds s'efface : l'un des membres quitte le sol au moment même où l'autre appuie, les deux oscillant successivement sans que le jeu de l'un empiète sur celui de l'autre. Dans la première, la durée de l'appui et de l'impulsion de chaque membre est plus considérable que celle du temps où le membre oscille dans l'espace; dans la seconde, ces durées sont à peu près égales, d'après les observations de Weber.

L'impulsion est donnée par le membre qui se trouve en arrière et qui se redresse au genou, puis à l'articulation tibio-tarsienne ; ce membre se détache par le talon d'abord, consécutivement à une flexion du genou, puis il oscille en l'air et vient porter sur le sol par le talon, après quoi l'autre se lève à son tour et décrit son oscillation pendant l'appui du premier.

L'espace parcouru par un membre dans chaque pas ne représente que la moitié de l'espace qui, au repos, est compris entre les deux pieds portés à leur maximum d'écartement, soit la moitié de 118 centimètres, d'après les expériences de Weber.

La vitesse de la marche dépend évidemment de la rapidité de la succession des pas et de leur étendue. Ces deux conditions dérivent de la vélocité des contractions musculaires, de la longueur des jambes, de l'étendue de leur flexion et de leur extension successives, du degré d'inclinaison du tronc. Si le tronc est droit, comme dans la marche grave, les oscillations verticales du centre de gravité peuvent acquérir une amplitude de 3 centimètres; mais, s'il est incliné, elles deviennent beaucoup moindres, et alors, dit Weber, la marche peut acquérir une vitesse égale à $2^m,60$ par seconde, soit à peu près la vitesse de la marche d'un cheval de taille moyenne.

La course est un mode de progression rapide dans lequel le corps est successivement porté par un membre, puis soutenu en l'air, et enfin porté par l'autre membre; car chaque pied quitte le sol avant que l'autre soit revenu à l'appui. Elle se compose réellement, comme le remarque Weber, de deux sauts ou d'un double saut effectué pendant que les deux membres opèrent leur déplacement complet.

La course diffère de la marche, même la plus rapide, en ce que le temps de la marche pendant lequel les deux membres sont à l'appui est ici remplacé par un temps où le corps est complètement détaché du sol, mais ce temps de suspension est très court et ne représente, en moyenne, suivant Weber, qu'un dixième de seconde.

Dans cette allure, le membre qui tombe verticalement sur le sol donne immédiatement l'impulsion par le redressement du genou, puis il se détache et demeure en l'air pour osciller un temps plus long que celui du poser. Le corps est projeté presque horizontalement, de telle sorte que les déplacements verticaux du centre de gravité sont même moindres que dans la marche.

Le pas de course, composé du temps pendant lequel le corps est sur une jambe,

et du temps où il est suspendu, paraît varier d'un quart à un tiers de seconde : son
étendue est à peu près double de celle du pas de la marche, et comme il se fait
plus vite, il permet de parcourir trois fois autant d'espace qu'en marchant, c'est-à-
dire de 6 à 7 mètres par seconde, soit 1 kilomètre en 2 minutes et demie ; mais
cette progression, analogue au galop des quadrupèdes, abstraction faite de l'action des membres thoraciques, ne peut se continuer longtemps par suite de l'accélération qu'elle imprime aux battements du cœur et aux mouvements respiratoires.

Le trotter ou le trot est un autre mode de progression dans lequel le corps
effectue une série de sauts d'un membre sur l'autre, et où, avant de passer du
droit sur le gauche, il est en l'air pendant un temps plus ou moins considérable.

Dans cette allure, la jambe qui tombe sur le sol dans une direction oblique en
avant ne donne l'impulsion qu'après être revenue à la direction verticale et elle la
donne de telle sorte que le corps est lancé très haut ; aussi faut-il déployer, pour
trotter, plus de force musculaire que pour courir.

Dans le trot, le corps est aussi alternativement à l'appui et détaché du sol, et le
temps où il est en l'air est plus long que l'autre. Chaque pas peut avoir autant et
plus de longueur même que dans la course : mais ces pas ont une durée plus considérable en raison du temps perdu pendant que le corps se soulève et retombe, au
lieu de se mouvoir suivant une ligne horizontale, comme il le fait dans la course.

Cette allure diffère donc de la course surtout par la forte projection du corps
en haut, par la plus longue durée du temps de suspension et par la distinction
entre l'instant du poser de la jambe et celui où elle donne l'impulsion. Dans le
saut, qui peut être vertical ou oblique, et se faire à pieds joints ou d'un seul pied
le corps est lancé à une hauteur et à une distance proportionnée à l'intensité
de l'impulsion, qui dépend elle-même du degré de flexion des rayons, de l'énergie et de la vitesse des contractions musculaires destinées à opérer la détente.
Cet acte se produit par un mécanisme du même genre que chez les animaux. Il
devient, à proprement parler, un mouvement de progression quand il est répété
un certain nombre de fois.

En somme, il y a des différences notables entre les divers mouvements progressifs de l'homme. Dans la marche, le corps est constamment soutenu au premier temps par l'un de ses membres, au second par les deux, au troisième, par
l'autre, en raison de ce que l'un commence à poser avant que l'autre soit levé,
et chacun est plus longtemps à l'appui qu'en l'air. Dans la course, le corps ne
passe du membre droit sur le gauche qu'en s'élevant en l'air dans un temps intermédiaire, et chaque membre est plus longtemps levé qu'appuyé. Dans le trotter,
le corps, avant de passer d'une jambe sur l'autre, se trouve aussi en l'air en
s'élevant très haut, et il passe plus de temps sans appui que dans la course. Ces
divers modes de progression sont tous à trois temps : le premier est celui de
l'appui sur un pied, le second celui de l'appui sur le pied opposé ; mais le temps
intermédiaire, qui est de double appui dans la marche, est un temps de suspension complète dans la course et le trotter.

Si on analysait la progression des oiseaux, on y retrouverait la marche
humaine, la course et le trotter avec leurs caractères essentiels, et on verrait les
pattes développer successivement l'impulsion par l'extension du pied et par celle

du tarse (fig. 81), qui donnent un résultat équivalant à l'extension du tarse et du genou de l'homme ou du boulet et du jarret des quadrupèdes. En effet, c'est le membre en retard, oblique d'avant en arrière, qui se lève le premier ; sa partie

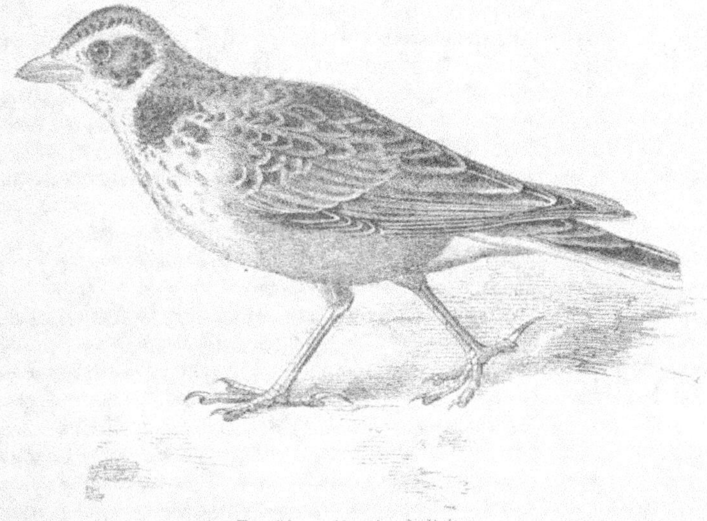

FIG. 83. — Marche de l'oiseau.

postérieure se détache d'abord du sol, et l'impulsion s'achève au moment où l'appui ne se fait plus que par l'extrémité des doigts.

VIII. — DE LA REPTATION.

Ce nouveau mode de progression est particulier aux animaux privés de membres ou pourvus d'extrémités impropres à soutenir le corps et à l'empêcher de se mettre en contact avec la surface du sol.

Il appartient nécessairement à la généralité des reptiles et à la plupart des animaux inférieurs qui se meuvent sur des corps solides ; mais nous ne le considérerons ici que d'une manière très générale, et spécialement en ce qui concerne les animaux vertébrés, chez lesquels il s'offre sous deux formes, savoir : la reptation simple ou apédale, et la reptation opérée avec le secours des membres.

La reptation qui s'effectue avec la participation des membres établit, en quelque sorte, la transition entre la progression ordinaire et la reptation proprement dite. Elle est bien caractérisée chez les lézards, le caïman, le crocodile, la salamandre, le caméléon, les tortues, même chez les phoques et divers cétacés lorsqu'ils se meuvent sur les rivages. Son mécanisme est fort simple dans la plupart de ces animaux : les extrémités, par suite de leur brièveté, de leur écartement, de leur situation tout à fait oblique et latérale, ne pouvant élever le corps au-dessus de la surface du sol, le laissent plus ou moins ramper : pour donner l'impulsion, elles se détachent suivant un ordre variable qui est, chez plusieurs, la tortue, par exemple, celui du pas des quadrupèdes, et leur déplacement s'accomplit, tantôt avec lenteur, comme chez le caméléon, d'autres fois avec la rapidité qui caractérise la progression des petits lézards.

C'est par un mode analogue à la progression des reptiles pourvus de pieds que se meut le phoque à la surface du sol. Cet animal, après avoir pris un point d'appui avec ses membres antérieurs, alors qu'il tient le cou et la tête relevés, attire en avant la partie postérieure de son corps, en faisant ployer sa colonne vertébrale ; puis les parties postérieures prennent à leur tour un autre point fixe et projettent en avant, par un redressement brusque, toutes les parties antérieures du tronc [1].

La reptation simple ou celle des serpents, est plus difficile à concevoir que la précédente, car l'impulsion qui la détermine est développée exclusivement par le jeu des parties qui doivent être mises en mouvement.

Lorsque le serpent se met à ramper, son corps décrit une série d'ondulations horizontales plus ou moins étendues et rapprochées qui disparaissent, puis se reproduisent avec une grande rapidité. Formées par l'action des muscles qui longent la colonne vertébrale ou qui lient les côtes les unes aux autres, elles peuvent être considérées, chacune, comme un point d'appui qui permet à celle qui la précède immédiatement de se redresser et de pousser en avant la partie antérieure du corps. Ainsi, au début du mouvement, l'animal prend un point fixe vers la tête, puis contracte ses muscles spinaux et intercostaux qui font décrire au corps une série d'ondes en ramenant les parties postérieures vers les antérieures. Cela fait, la première ondulation se redresse, se projette en avant, appuyée sur la seconde, et ainsi de suite. Ce redressement, qui paraît s'opérer successivement quand la reptation est lente, semble se produire simultanément dans toutes les ondes dès que la progression devient un peu rapide.

Quelquefois il arrive que le reptile, au lieu de ramper en décrivant des sinuosités, se meut très vite, suivant une ligne presque droite ; mais en y regardant attentivement, on voit que le corps décrit encore des ondes alternatives dont les courbes légères appartiennent à des cercles d'un très grand diamètre ; parfois aussi, le serpent progresse sans faire ondoyer son corps : ainsi, lorsqu'il est roulé en spirale et qu'il essaye de se déplacer, tous les tours de la spire se meuvent à la fois et circulairement, depuis la tête jusqu'à l'extrémité de la queue. Cette variété de mouvement est surtout bien sensible chez les ophidiens de grande taille, le boa et le python, par exemple.

Les inflexions qui font progresser les serpents appartiennent toutes aux variétés précédentes. Ce qu'on a dit des ondulations verticales est une pure fiction des poètes. Les serpents qui se détachent partiellement du sol pour décrire des courbes d'un plan perpendiculaire à sa surface, ne le font que dans le but de soulever la tête et les parties antérieures du corps, lesquelles, trouvant un appui sur les postérieures, se meuvent souvent seules et se portent dans

1. Voy. Barthez, *Mécanique des mouv.*, p. 135 ; Duvernoy, *Mém. du Mus.*, t. IX, p. 181.

toutes les directions : les premières suffisent à faire mouvoir l'animal en divers sens et à le faire reculer, même avec une grande vitesse, surtout lorsque, suivant la remarque de Lacépède, il n'a point, ainsi que l'amphisbène nous en offre un exemple, de plaques écailleuses sous le ventre.

Les ondes alternatives que décrit le corps des ophidiens jouent, sans doute, le principal rôle dans la progression de ces animaux ; mais leur action a pour auxiliaire essentiel le jeu des côtes et des lames transversales que la plupart portent en dessous, depuis la tête jusque vers l'extrémité de la queue. Les côtes qui, à l'état normal, sont plus ou moins inclinées en arrière, se projettent en avant et en dehors, lors de la progression, de manière à prendre un point d'appui à leur extrémité libre, sur la ligne de jonction des lames transversales avec les écailles ; leur mouvement devient très manifeste à travers la peau, et peut être suivi avec facilité, notamment sur les pythons, pendant qu'ils se déplacent avec lenteur ou lorsqu'ils éprouvent le mouvement spiroïde dont je parlais tout à l'heure. Les plaques écailleuses imbriquées dont le bord libre regarde en arrière, semblent remplir, par suite d'un léger redressement, l'office d'une série de petits pieds susceptibles de s'appuyer sur les plus faibles inégalités du sol ; leur nombre, qui paraît en rapport direct avec celui des vertèbres et des arcs costaux, ajoute à leur importance : j'en compte 147, de la tête à l'orifice du cloaque d'une vipère qui a 150 paires de côtes, et une quarantaine sur la longueur de la queue, à partir du point où les côtes disparaissent ; ces dernières, bien plus petites que les autres, sont partagées en deux segments par une découpure longitudinale.

La reptation, quelles que soient les variétés de son mécanisme, s'opère plus aisément sur un sol rugueux, dans l'herbe, sur les arbres, etc., que sur les corps dont la surface est dépourvue d'irrégularités. Elle est aussi très facile dans l'eau, soit que l'animal se trouve complètement plongé dans le liquide, soit qu'il se tienne près de la surface. Le corps décrit dans cet élément les mêmes inflexions que sur le sol, et exécute toutes les évolutions possibles avec une rapidité et une souplesse remarquables, car les ondes du reptile peuvent, en frappant le liquide, y prendre des points d'appui, et permettre à l'animal de progresser lentement ou avec rapidité, et de se diriger sans peine dans tous les sens.

IX. — DE LA NATATION.

Cette dénomination s'applique à la progression aquatique de tous les animaux, soit qu'ils se tiennent immergés, soit qu'ils plongent seulement en partie dans les eaux. Le mode de locomotion qu'elle sert à qualifier dépend des rapports de densité qui existent entre le milieu dans lequel l'animal se meut et le corps de celui-ci, de l'appui que l'eau donne et de la vitesse qu'elle imprime aux parties qui la frappent. Son mécanisme doit être envisagé à part chez les quadrupèdes, les oiseaux et les poissons.

Tous les quadrupèdes, quelles que soient leur taille, leur forme et les proportions de leurs membres, peuvent nager, et même souvent avec une très grande agilité : le bœuf, le cheval, le cerf, le cochon, l'hippopotame, le font sans difficulté. Les petits animaux, tels que le chien, le chat, et ceux qui ont les pieds palmés, comme le rat d'eau, la loutre, le castor, se meuvent dans l'eau avec plus de liberté encore que les autres.

La densité de leur corps, un peu supérieure en général à celle de l'eau, ne leur permet de se maintenir près de la surface que par suite des mouvements qu'ils exécutent et par l'effet de l'air contenu dans leurs poumons : aussi, pendant la natation, sont-ils complètement immergés, à part les régions supérieures de la tête et l'entrée des voies respiratoires.

Le mode suivant lequel s'effectue la natation des quadrupèdes est fort simple. Ces animaux font mouvoir leurs membres en nageant de la même manière que dans la progression à la surface du sol : aussi nagent-ils très bien, dès la première fois, dans un milieu où ils ne sont point appelés à vivre. Leurs extrémités les dirigent et leur donnent l'impulsion en frappant l'eau suivant une direction variable et avec une plus ou moins grande vitesse. Les postérieures pourraient, à elles seules, remplir ce rôle qu'elles jouent de concert avec les antérieures ; leur action est régulière et symétrique si l'animal progresse en ligne droite ; elle ne l'est pas dès qu'il veut se porter à droite ou à gauche, car celles d'un côté frappent plus fortement le liquide lorsque le quadrupède se dirige du côté opposé.

Le parallélisme qui existe entre l'axe des extrémités et le plan médian du corps paraît être, d'après la remarque de Dugès[1], peu favorable au développement de l'impulsion, puisque ces extrémités ne peuvent éprouver le mouvement rotatoire qui leur permettrait de frapper l'eau par leur face la plus large et de la traverser ensuite par leur bord le plus étroit. Müller[2] dit cependant « que la surface avec laquelle elles frappent l'eau est plus étendue si les quadrupèdes jettent leurs membres en arrière que s'ils les ramènent en avant, » ce qui n'est pas bien démontré par l'observation. Il semble, contrairement à l'assertion du savant physiologiste, d'une part, que les membres ne se jettent pas en arrière pour donner l'impulsion, comme ils le font chez l'homme, mais qu'ils la commencent à partir du moment où ils ont été portés aussi en avant que possible, pour l'achever en arrivant à leur maximum de projection en arrière ; il semble, d'autre part, que ces appendices ne peuvent guère présenter, en donnant l'impulsion, ou en frappant la masse liquide, une surface plus large que celle qu'ils offrent en reprenant la situation dans laquelle ils renouvellent leur détente. Dans l'hypothèse de Müller, il faudrait que les membres pussent présenter en arrière leur face externe, et que, par conséquent, ils éprouvassent un mouvement général de semi-rotation assez difficile à exécuter chez le cheval, le bœuf et les grands quadrupèdes. Il faut donc chercher ailleurs la cause du mouvement du corps, et cette cause consiste en ce que les extrémités frappent l'eau avec plus de force et pendant plus longtemps, en donnant l'impulsion qu'en revenant à la situation qui les rend aptes à recommencer leur action.

Lorsqu'on examine un grand quadrupède qui nage, le cheval, par exemple, on voit la surface de l'eau à peine agitée ; tout le corps est immergé ; mais le dos

1. Dugès, *loc. cit.*, t. II, p. 130.
2. Müller, *Manuel de phys.*, trad. A.-J.-L. Jourdan, 2e édit., Paris, 1851, t. II, p. 115.

se rapproche très près de la surface du liquide ; la nuque, la partie antérieure de la tête et les naseaux sont seuls en dehors du liquide ; les membres demeurent constamment sous l'eau et ne viennent jamais près de la surface ; le corps n'éprouve ni oscillations verticales, ni oscillations latérales très sensibles ; il sillonne le liquide en ligne directe. Si le cheval est chargé d'un cavalier, toutes les parties de ce dernier qui sont immergées, déplaçant un volume d'eau dont le poids est égal au leur, ne constituent pas un fardeau réel ; seulement celles qui se trouvent hors de l'eau, en augmentant de tout leur poids celui de l'animal, nécessitent, pour rendre la natation possible, des mouvements plus rapides et plus énergiques que dans les circonstances ordinaires.

La densité du corps des quadrupèdes leur permet de plonger sans grandes difficultés. L'hippopotame, par exemple, le fait avec une agilité qui contraste avec ses formes grossières et sa démarche si embarrassée à la surface du sol. On le voit disparaître subitement à une extrémité de son bassin et revenir très vite à l'extrémité opposée ; il lui suffit, pour cela, de faire une profonde expiration afin d'augmenter sa pesanteur spécifique, et de fermer ses narines par les sphincters qui les entourent pour prévenir l'introduction de l'eau dans les voies aériennes. On a la preuve qu'il ne sort pas d'air de ses poumons en constatant que, pendant l'immersion du pachyderme, aucune bulle ne vient crever à la surface du liquide.

Les oiseaux nagent autrement que les quadrupèdes. La densité spécifique de leur corps diminuée par le développement de l'appareil respiratoire, la capacité considérable des sacs aériens du thorax et de l'abdomen, la présence de l'air dans le canal médullaire d'une partie des os, dans le tissu spongieux des vertèbres, des plumes, etc., leur permettent de ne plonger dans l'eau que par les régions inférieures du corps.

Leur progression aquatique résulte uniquement de l'action des pattes qui sont courtes et très écartées l'une de l'autre chez les palmipèdes, et cette action est analogue à celle des rames, puisqu'elles frappent l'eau de la même manière, d'autant mieux que les doigts sont entourés d'expansions résistantes ou réunis par des palmures membraneuses.

Ici le mécanisme du développement de l'impulsion est simple et très facile à comprendre. L'oiseau immobile, qui veut se mettre en mouvement, rapproche les doigts et porte ses deux pattes en avant, puis il les projette en arrière, en étalant leurs palmures qui battent l'eau par une grande surface : enfin il rapproche de nouveau ses doigts, ramène ses pattes en avant et leur imprime une seconde détente. La réaction du liquide étant beaucoup plus vive lors de la projection des pattes en arrière que lors de leur mouvement inverse, l'oiseau est lancé en avant. Si les doigts demeuraient aussi écartés dans les deux cas, la réaction serait égale de part et d'autre et l'animal conserverait l'équilibre.

Les deux pattes agissent symétriquement quand l'animal veut aller en ligne droite : l'une d'elles seulement bat l'eau lorsque l'oiseau se porte de côté, et celle qui agit est précisément celle du côté opposé à celui vers lequel la progression a lieu. Cette simple modification du jeu des extrémités suffit pour donner à l'oiseau la faculté de se mouvoir dans toutes les directions. Le mouvement des ailes n'est qu'un auxiliaire, rarement employé, pour faciliter la progression ou en régler le sens.

Les oiseaux peuvent plonger aussi bien que les quadrupèdes. « Lorsqu'ils veulent le faire ils sont obligés de comprimer fortement leur poitrine pour chasser l'air qu'elle

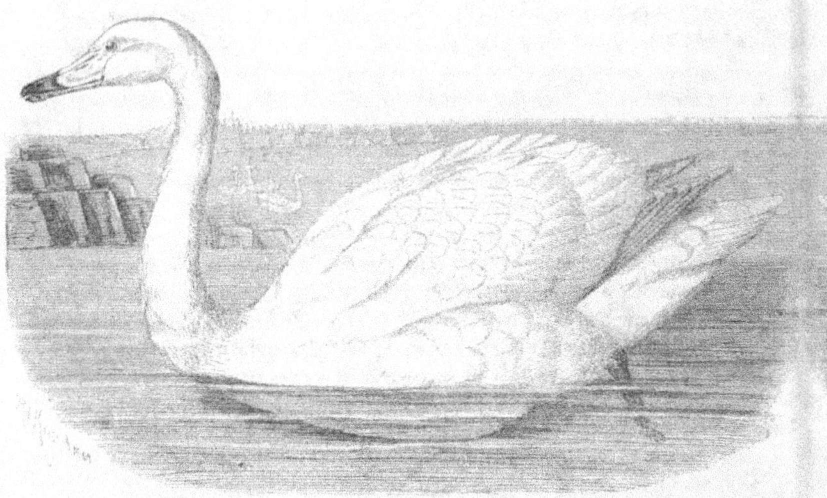

Fig. 84. — Natation du cygne.

peut contenir, d'allonger le cou pour faire pencher leur corps en avant et de frapper avec leurs pattes en haut pour recevoir de l'eau une impulsion vers le bas [1]. »

Les poissons nous offrent, sans contredit, le mode de natation le plus parfait et le plus rapide que les animaux puissent exécuter. Par la forme de leur corps, le luxe des moyens qui servent à les mouvoir et à les diriger, ils se déplacent dans l'eau avec une extrême vitesse et y opèrent des évolutions aussi variées que celles des oiseaux au sein de l'atmosphère. Les parties qui servent à donner l'impulsion et à régler le sens des mouvements sont, comme on le sait, la queue et les nageoires.

La queue, qui est aplatie latéralement, pourvue de muscles puissants et terminée par une large nageoire, est évidemment l'organe essentiel de l'impulsion : elle frappe le liquide alternativement à droite et à gauche, comme le fait l'aviron d'un bateau. Le coup qu'elle donne d'un côté tend à diriger l'animal du côté opposé, mais il est suivi immédiatement d'un second coup en sens inverse qui tend à mouvoir l'animal dans une direction contraire à celle de la première impulsion ; d'où résulte, d'après la remarque de Borelli, un mouvement moyen, c'est-à-dire un mouvement dans la diagonale du parallélogramme des forces impulsives composantes.

1. Cuvier, *Leçons d'anatomie comparée*, t. II, p. 144.

Les nageoires contribuent aussi, pour beaucoup, à l'impulsion, mais elles servent plus spécialement à maintenir le corps en équilibre et à régler le sens de ses mouvements. Les nageoires, dorsale et anale, paraissent destinées surtout à prévenir l'inclinaison latérale du corps et à le fixer de manière que son plan médian reste perpendiculaire à la surface du liquide. Borelli a vu que la section des ventrales rend l'équilibre difficile et entraîne des oscillations continuelles à

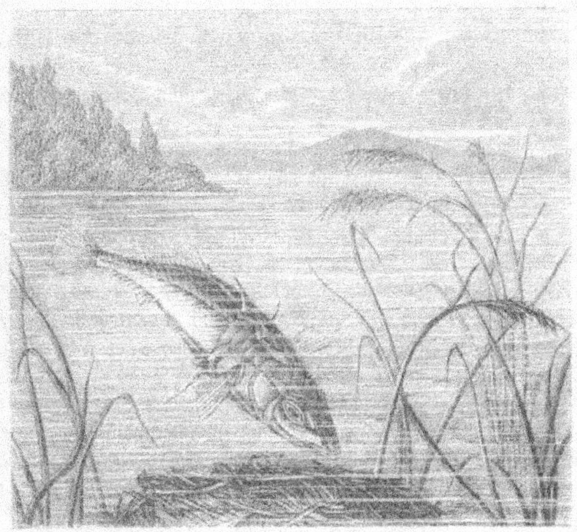

Fig. 85. — Natation des poissons [1].

droite et à gauche ; d'autres ont observé que l'ablation des dorsales produit souvent la subversion de l'animal et l'oblige à nager le ventre en haut. Les latérales, qui jouent très peu dans la progression ordinaire, se meuvent symétriquement tant que l'animal va en ligne droite ; celles du côté vers lequel il tourne se couchent contre le corps, et celles du côté opposé frappent le liquide avec une plus ou moins grande vitesse : aussi sont-elles regardées comme susceptibles de régulariser le sens des déplacements. Du reste, on conçoit que ces parties, en combinant leur action, peuvent produire des effets très divers, suivant que l'animal veut monter ou descendre, résister aux courants, etc.

Indépendamment de ces divers moyens de progression, les poissons possèdent encore, pour régler leur équilibre et leurs mouvements, la vessie natatoire pleine de gaz et communiquant avec l'œsophage ou l'arrière-bouche. Mais les usages précis de cette poche ne sont pas encore parfaitement déterminés ; tout ce qu'on sait à cet égard, c'est qu'elle diminue la pesanteur spécifique de l'animal et lui

1. Blanchard, *Les poissons des eaux douces de la France*. Paris, 1866.

donne la faculté de passer des régions inférieures vers les supérieures, et réciproquement ; elle paraît pouvoir augmenter de capacité quand l'animal veut s'élever, et, au contraire, se resserrer quand il doit descendre à de grandes profondeurs. Néanmoins, il est des poissons chez lesquels ses parois, très résistantes, ne se prêtent guère à de semblables variations ; sa rupture, d'après quelques expérimentateurs, fait tomber les poissons au fond de l'eau et les empêche de revenir à la surface.

La natation est moins facile à l'homme qu'aux animaux, aussi ne peut-il l'exécuter avec précision qu'après s'y être exercé. Elle résulte d'une suite de mouvements horizontaux ou très obliques dus à l'impulsion des membres postérieurs agissant à peu près comme dans le saut, pendant que les membres antérieurs frappent l'eau à la manière des rames. L'homme, pour nager, se couche à la surface de l'eau et s'y soutient en l'affleurant, sauf la tête, que les muscles cervicaux supérieurs tiennent au-dessus du liquide. Les membres abdominaux, fléchis sur eux-mêmes en s'étendant brusquement, frappent l'eau qui réagit : ils poussent la masse en avant et en haut, de telle sorte que les épaules tendent à se dégager du liquide. En même temps, les bras, qui étaient fléchis et rapprochés de la poitrine, s'étendent aussi et se portent en dehors, comme pour frayer un passage au corps. A chaque fois que cette action des membres se répète, le corps avance d'une quantité proportionnée à l'énergie et à la rapidité de la détente. L'impulsion qui dérive de l'extension brusque des membres se partage : une partie se perd à refouler le liquide qui fournit le point d'appui, l'autre fait avancer la masse. Il suffit de comparer ce mouvement à celui des batraciens pour voir qu'il est un véritable saut horizontal ; ces animaux se meuvent dans l'eau par une succession de sauts peu différents de ceux qu'ils exécutent à la surface du sol.

X. — DU VOL.

Le vol est le mode de progression propre aux oiseaux, aux insectes ailés et aux animaux dont les membres sont pourvus d'expansions membraneuses plus ou moins étendues, susceptibles de prendre sur l'air un point d'appui suffisant pour que le corps se soutienne et se mette en mouvement au sein de ce fluide. Son mécanisme, en apparence tout particulier, offre la plus grande analogie avec celui de la natation.

Le vol est ordinairement précédé, surtout chez les animaux pesants, d'un acte préparatoire destiné à commencer et à faciliter l'élan impulsif, acte qui consiste, soit en un saut plus ou moins étendu, soit en une suite de bonds ou en une course de quelques instants. En même temps, l'oiseau déploie ses ailes, qui étaient fléchies et appliquées sur le corps ; il les porte en haut, les étale, puis les abaisse légèrement, en faisant décrire à leur extrémité libre un arc de cercle d'autant plus étendu qu'elles sont plus longues et plus complètement déployées. Par suite de cette extension subite, les ailes développent une force de projection qui élève le corps, et, en frappant l'air sur une grande surface, elles trouvent dans ce fluide un point d'appui à l'aide duquel l'animal se maintient en équilibre. Aussitôt que cette action est effectuée, l'aile se fléchit, se rapproche du thorax, puis se redresse et s'étend de nouveau. En répétant très rapidement cette opération, l'oiseau parvient à se soutenir et à se mouvoir avec vitesse, suivant des directions très variées. La force qu'il déploie serait, sur l'hirondelle, le dix-septième de la force d'un cheval-vapeur d'après Napier; Borelli l'avait évaluée à 10,000 fois le poids de l'animal, mais ces estimations sont d'une exagération flagrante. Il résulte des expériences de M. Marey[1] que le pectoral d'une buse stimulé par les courants induits développe une force de 12 kilogrammes et demi, et celui d'un pigeon

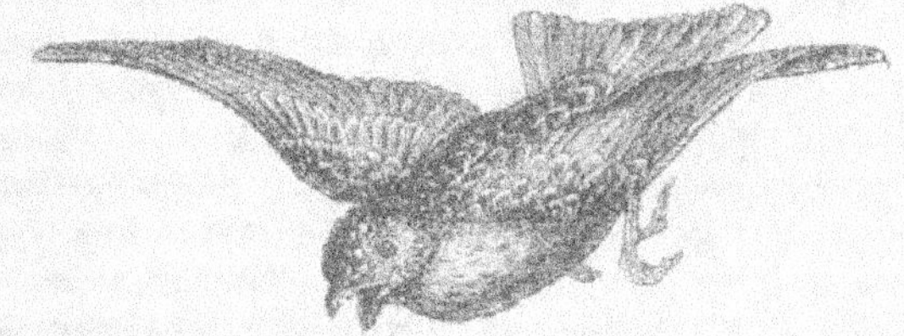

Fig. 86. — Le vol de l'oiseau.

une force de près de 5 kilogrammes. Cette force est proportionnelle au poids du corps qu'elle doit lancer et mouvoir en divers sens dans l'atmosphère.

Le mécanisme d'après lequel le jeu des ailes produit l'impulsion est, en réalité, moins compliqué qu'il ne le paraît au premier abord. Pour le bien comprendre, il faut le mettre en parallèle avec celui de la natation; car le vol n'est, à proprement parler, qu'une natation aérienne. Mais, comme, d'une part, l'oiseau et le poisson ont la conformation du corps essentiellement différente, les moyens de locomotion dissemblables, et que, d'autre part, les milieux dans lesquels ils se meuvent possèdent une densité qui est loin d'être la même, il est facile de pressentir que les mouvements de ces deux groupes d'animaux ne peuvent être identiques. La seule légèreté spécifique de l'air exige, pour que le corps de l'oiseau se tienne en équilibre et se déplace aisément, que celui-ci ait : 1° une pesanteur spécifique peu considérable; 2° des moyens de frapper l'air par une grande surface; 3° une grande force dans les organes d'impulsion; 4° et la faculté d'en renouveler les mouvements avec une extrême rapidité.

D'abord, le corps de l'oiseau a une forme et une densité qui lui assurent la stabilité de l'équilibre au sein du fluide aérien, en rendant ses évolutions très faciles; c'est la forme du vaisseau ou celle du poisson, effilée en avant et en arrière, aplatie d'un côté à l'autre. Les ailes, comme les voiles, sont en haut. Toutes les parties lourdes : masse des pectoraux, cœur, viscères abdominaux servant de lest, sont en bas. L'air qui remplit les cellules des os, les tuyaux des plumes, les sacs, allège toutes les parties supérieures du corps.

En second lieu, l'aile dont les rayons osseux sont très allongés, l'aile qui est

<hr>

1. Marey, *Machine animale*, p. 228.

solidement attachée au tronc par une clavicule et un coracoïde énormes, acquiert, par ses longues plumes imbriquées, une très grande surface pour frapper l'air, tout en conservant une extrême légèreté. Ses mouvements, dus en grande partie à l'action des muscles pectoraux, dont le volume est énorme relativement au reste du système musculaire, n'ont pas de caractères constants. Ce sont, en général, des oscillations obliques de dedans en dehors, de haut en bas et d'avant en arrière. Chez les oiseaux rameurs, qui ont les ailes courtes, elles frappent l'air comme les rames, en effectuant de longues oscillations. Au contraire, chez les voiliers, qui les ont très étendues, elles s'agitent peu; leurs oscillations sont courtes. Le nombre de leurs battements varie, d'après M. Marey[1], dans des proportions considérables; il est, par seconde, de 13 dans le moineau, de 8 dans le pigeon, de 3 dans la buse. Chaque battement d'aile se subdivise évidemment en deux périodes, l'une brève et facile, celle de l'élévation, l'autre d'abaissement, plus pénible, plus prolongée. C'est, dit-on, pendant celle-ci, que l'air, frappé vivement, développe la force qui pousse le corps en haut et en avant.

C'est à l'aide de la méthode graphique que M. Marey est parvenu à constater les particularités de la locomotion aérienne. L'ingénieux expérimentateur s'est servi dans ce but d'un double appareil consistant : d'une part, en une ampoule exploratrice de caoutchouc fixée sous les pectoraux et communiquant avec un tube plein d'air; d'autre part, en une sorte de télégraphe électrique adapté à l'aile et formé de deux éléments voltaïques et d'un électro-aimant. Les indications du double appareil sont tracées sur un enregistreur à tambour.

La figure 87 représente l'oiseau volant avec son double appareil. L'ampoule, maintenue par un corset sous les pectoraux, donne les tracés qui résultent de l'action des pectoraux et qui indiquent la fréquence des battements de l'aile, la durée relative de ses temps d'élévation et d'abaissement. La figure 88 montre l'oiseau au vol avec l'appareil destiné à indiquer les déplacements de l'extrémité libre de l'aile, déplacements dont la figure 89 donne une idée.

Borelli, qui regardait le vol comme une suite de sauts, comparait les ailes à des ressorts arc-boutant sur la résistance de l'air; il pensait que ce fluide, en les repoussant, donnait lieu à un mouvement réfléchi analogue à celui qui, d'après ses idées, était le résultat de la réaction du terrain dans les autres modes de progression. Cette explication, pleine de vues ingénieuses, n'est pas tout à fait exacte : les ailes agissent bien comme des ressorts qui arc-boutent à l'une de leurs extrémités sur une surface plus ou moins résistante, mais le mouvement de l'oiseau n'est pas un mouvement réfléchi dérivé de la réaction élastique de l'air. Les ailes agissent d'une manière analogue à celle des rames, elles frappent l'air comme les nageoires et la queue du poisson frappent l'eau : leur action est à peu près semblable à celle des membres dans le saut. En s'étendant subitement, elles développent une force qui éloigne l'une de l'autre leurs deux extrémités, et qui, par conséquent, se décompose en deux parties : l'une appliquée à l'extrémité libre de l'aile, employée à déprimer l'air et à prendre un point d'appui

1. Marey, *Mém. sur le vol des ins. et des oiseaux* (*Ann. des sciences nat.*, 5ᵉ série, t. XII, p. 49, 1869).

sur ce fluide ; l'autre appliquée à la partie fixe de l'organe et tendant à pousser
le corps en avant. La force qui s'exerce à la partie libre de l'aile se perd en
refoulant l'air, et il faut qu'elle se perde ainsi pour donner un point d'appui aux

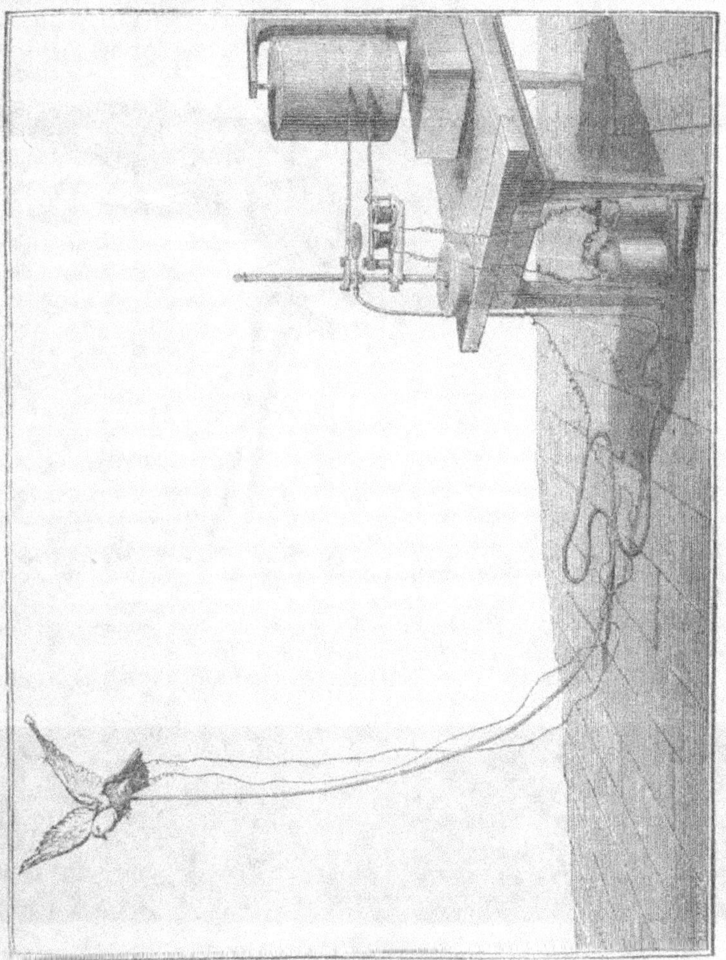

Fig. 87. — Appareil à doubles signaux pour enregistrer les mouvements des ailes
d'un pigeon (Marey).

organes locomoteurs ; néanmoins, elle prend une part directe à la progression,
par suite de la réaction élastique qu'elle provoque dans l'air déplacé. L'autre
force s'exerce sur le corps qu'elle tend à pousser dans une direction déterminée,
et joue le principal rôle dans la locomotion aérienne. Ces deux puissances,

égales en elles-mêmes, ne feraient pas mouvoir l'animal si elles étaient appliquées à des résistances égales entre elles ; mais, comme la résistance opposée par la masse du corps de l'oiseau est moindre que celle de la grande masse d'air frappée avec vitesse, la première cède plus que la seconde, et se meut avec une intensité proportionnelle à la différence qui existe entre les deux forces. L'impulsion produite par chaque aile étant oblique, relativement à l'axe du

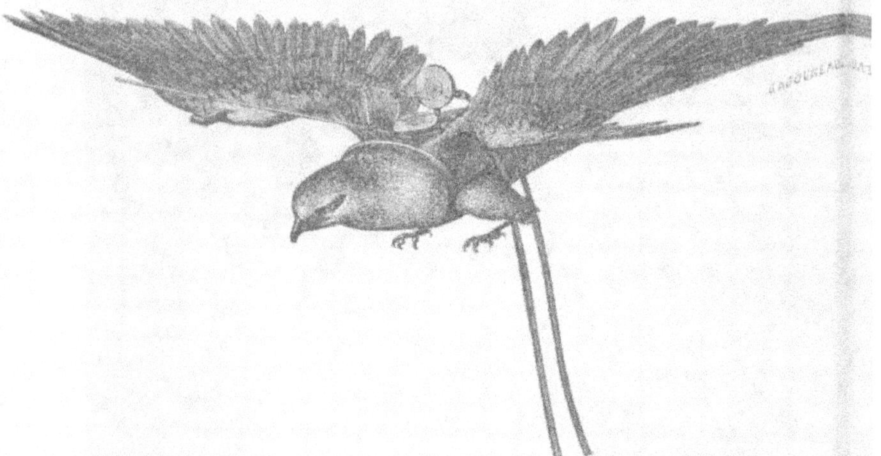

Fig. 88. — Buse volant avec l'appareil qui signale les mouvements décrits par l'extrémité de son aile (Marey).

corps, le mouvement s'effectue suivant la diagonale des deux composantes, c'est-à-dire suivant le prolongement même de cet axe.

En somme, dans le vol l'action musculaire doit produire, à la fois, la sustenta-

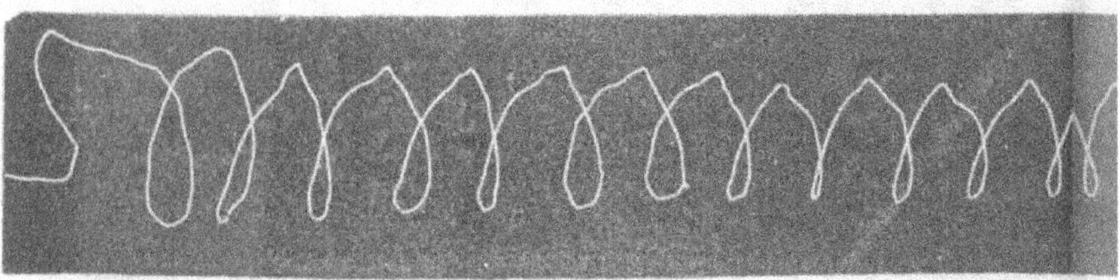

Fig. 89. — Parcours de la pointe de l'aile à chaque mouvement du vol (Marey).

tion du corps, son élévation et sa translation dans le sens horizontal. C'est l'action des muscles des ailes qui développe les forces vives employées à l'obtention de ce triple résultat. L'abaissement brusque de l'aile, ou sa percussion de haut en bas, fait surgir la réaction qui soutient le corps. Cette même réaction s'exerçant sur le plan incliné de l'aile, comme le veut M. Marey, produit une poussée comparable à celle qui donne lieu au mouvement ascensionnel du cerf-volant. L'abaissement associé à une percussion en arrière comparable à celle des jambes du nageur, doit avoir pour résultat la projection du corps en avant.

La direction et la vitesse du vol, les conditions d'équilibre dans les divers mouvements de la progression aérienne, varient nécessairement suivant une foule de causes parmi lesquelles il faut placer en première ligne les modifications que peut éprouver l'action des ailes, de la queue et l'attitude que prend le corps de l'animal.

Relativement à sa direction, le vol peut être horizontal, vertical, oblique et circulaire. Dans le vol horizontal, il faut, de toute nécessité, que les ailes donnent deux impulsions : l'une, pour soutenir le corps et lutter contre la pesanteur ; l'autre, pour le faire progresser en ligne droite : elles produisent la première en frappant l'air de haut en bas, et la seconde, en le frappant d'avant en arrière ; mais ces deux mouvements ne sont point isolés et successifs, ils sont combinés en un mouvement mixte, dont le résultat est identique à ce qu'il serait si les deux impulsions étaient développées tour à tour. Dans le vol vertical, qui est ascendant ou descendant, l'impulsion est simple ; lorsque l'oiseau s'élève, les battements de l'aile se font tous de haut en bas, d'une part, pour soutenir la masse du corps, d'autre part, pour l'élever par suite de l'appui que ces organes prennent sur les couches d'air frappées à chaque coup. Enfin, dans le vol oblique, qui peut offrir des combinaisons nombreuses, et dans le vol circulaire, qui est une variété du précédent, il n'y a pas de symétrie entre l'action de l'aile droite et celle de l'aile gauche : celle du côté vers lequel l'oiseau se porte agit peu, et celle du côté opposé frappe l'air avec force, car elle est plus complètement déployée.

La vitesse du vol dépend de la rapidité avec laquelle se succèdent les battements des ailes ; elle peut être en raison directe de la légèreté spécifique de l'oiseau, du développement de ses appendices locomoteurs et de leur énergie musculaire. La puissance de ce mode progression tient à plusieurs causes que l'étude de l'anatomie comparative a mises en évidence ; mais tous ces détails n'ont pour nous qu'une utilité très accessoire.

CHAPITRE XIV

DE L'UTILISATION DES FORCES MUSCULAIRES

Dans ce chapitre, nous étudierons seulement le mode le plus général de l'emploi des forces motrices des animaux, c'est-à-dire le tirage ; mais avant, nous examinerons le mécanisme de l'effort réduit à sa plus simple expression.

I. — DE L'EFFORT EN GÉNÉRAL.

On donne le nom d'*effort* à l'action synergique des puissances musculaires opérée dans le but de vaincre une résistance plus ou moins considérable.

Cette action est indispensable toutes les fois que les animaux doivent entrainer ou porter de lourds fardeaux, effectuer des sauts d'une grande étendue, des évolutions pénibles, se relever, ruer, se cabrer, se précipiter sur leurs ennemis, les terrasser, s'arracher à leurs étreintes, sortir d'un précipice ou d'un bourbier, gravir des côtes escarpées, briser les liens qui les retiennent, se dégager d'un piège; elle ne l'est pas moins à l'accomplissement de la parturition, du vomissement, etc.

Les efforts peuvent être distingués en deux séries : les uns sont volontaires, gradués au gré de l'animal, augmentés ou diminués sous l'influence de diverses excitations extérieures ; les autres sont automatiques ou involontaires, régis par des excitations sur lesquelles la volonté a peu ou point d'empire, et destinés à venir en aide à des actions pénibles, telles que le vomissement, la plupart des excrétions.

Le mécanisme de ces actes, assez bien étudié chez l'homme, où son analyse est facile, n'a pas encore beaucoup fixé l'attention des physiologistes, en ce qui concerne les animaux, chez lesquels il présente des caractères spéciaux, tenant à des dispositions statiques et dynamiques autres que celles de l'organisation humaine.

L'élément essentiel de l'effort est, d'après la plupart des auteurs, la fixité des parois du thorax, obtenue par suite de l'occlusion des voies aériennes, immédiatement après une profonde inspiration, fixité qui a pour but de donner un point d'appui à un grand nombre de puissances musculaires. On sait, en effet, qu'au moment où l'on fait un effort, même peu considérable, le thorax est maintenu dilaté et immobile, et l'on conçoit que cette immobilité, plus ou moins complète, est nécessaire, afin que les muscles du cou, ceux des bras, plusieurs muscles destinés à déterminer la rigidité de la colonne vertébrale, à fixer la partie supérieure des membres pelviens et à assurer la stabilité de l'équilibre, puissent prendre un point d'appui sur les pièces des parois thoraciques. Mais il n'en est point tout à fait ainsi en ce qui concerne les animaux et notamment les grands quadrupèdes : chez eux, les muscles de l'encolure prennent leurs attaches aux vertèbres dorsales, au sternum et aux côtes antérieures, qui sont à peu près constamment immobiles ; les muscles qui lient les membres thoraciques au tronc partent, soit des vertèbres, soit du sternum et des côtes, qui se meuvent à peine ou qui ne se meuvent point ; l'ilio-spinal, les psoas, peuvent agir efficacement, quelle que soit la fixité de leurs attaches costales ; enfin, les muscles de la croupe n'ont rien à faire de l'état du squelette thoracique. L'intervention du rôle du thorax est donc moins nécessaire au déploiement des forces des grands animaux qu'à celui de nos propres forces ; néanmoins, elle fait partie intégrante de tous les efforts de ces derniers. On voit, pour peu qu'on examine un cheval traînant une lourde voiture, que la respiration devient profonde, bruyante, et que, à des intervalles plus ou moins rapprochés, les parois de la poitrine sont comme immobiles, les muscles abdominaux très tendus, la corde du flanc très dure, le muscle grand oblique de l'abdomen dessiné sous la peau au niveau du bord sinueux de sa partie charnue. L'état du thorax, qui se traduit vaguement par des phénomènes extérieurs, est facile à concevoir. Immédiatement avant chaque effort, l'animal fait une profonde inspiration qui distend les voies aériennes, et le tissu pulmonaire ; aussitôt la glotte se ferme pour empêcher l'air de s'échapper, les parois de la poitrine prennent de la fixité, le diaphragme, les muscles abdominaux, se contractent et tendent à expulser l'air emprisonné dans la trachée, dans les bronches et les vésicules pulmonaires ; mais cette expulsion n'étant pas possible, l'air se trouve comprimé et acquiert une tension élastique qui lui permet de réagir avec force contre les puissances expiratrices. Par suite de la dilatation de la poitrine, dont les parois sont devenues momentanément à peu près immobiles, les muscles de l'encolure, des membres antérieurs, de l'épine, de l'abdomen, participent à la tension simultanée, énergique, qu'éprouvent aussi les membres postérieurs. Ainsi l'effort s'accomplit ; mais, comme cet état ne peut se prolonger que pendant un court espace, il est bientôt suivi d'une expiration rapide après laquelle les mêmes phénomènes se reproduisent, pour cesser et réapparaître autant de fois que les efforts se répètent et se succèdent dans un temps donné.

La réalité des phénomènes qui se passent du côté du thorax peut être démontrée par une expérience très simple. En effet, si l'on pratique sur le cheval une petite ouverture au larynx en enlevant la lame fibreuse qui ferme l'échancrure du cartilage thyroïde, on voit parfaitement, lorsque l'animal se débat violemment ou lorsqu'il fait un effort quelconque un peu énergique, que les cordes vocales s'appliquent l'une contre l'autre ; et, en plaçant le doigt entre ces cordes, jusqu'à la hauteur du bord libre des aryténoïdes, on s'assure que ces cartilages se rapprochent très fortement, comme ils le font à l'instant de la déglutition. Lorsque l'animal est attelé à une voiture pesante, le resserrement de la glotte se reproduit à chaque effort, et cesse immédiatement après, avec une certaine régularité. Le jeu du larynx, dans cette circonstance, ne peut être confondu avec celui qui caractérise la respiration ordinaire, car le resserrement habituel qui succède à chaque inspiration est presque insensible ; en outre, il peut être facilement distingué des contractions brusques et irrégulières qui surviennent quand on irrite avec l'extrémité du doigt la muqueuse laryngienne. Le resserrement des cordes vocales, qu'Isid. Bourdon et Jules Cloquet ont démontré théoriquement, a été constaté déjà par Longet « chez des animaux sur lesquels, après avoir détaché l'os hyoïde de la base de la langue et le cartilage thyroïde avec une érigne, on avait porté le larynx en avant en conservant intacts les nerfs laryngés » : procédé sanglant, évidemment moins convenable que celui que j'ai mis en usage. Mais, quant au rapprochement des aryténoïdes, qui est aussi sensible que celui des rubans de la glotte, il ne paraît point encore avoir été signalé. Toutefois ce rapprochement ne va pas jusqu'au point de produire l'occlusion complète de la partie postérieure de la glotte. Celle-ci n'est fermée qu'au niveau des cordes vocales ; aussi l'air circule-t-il encore dans le larynx.

L'occlusion plus ou moins complète de la glotte n'est pas indispensable à la production de l'effort. Celui-ci a encore lieu lors même que l'air ne peut être retenu dans les voies respiratoires. On sait depuis longtemps que les chevaux auxquels on a pratiqué la trachéotomie font encore des services pénibles, traînent des voitures au trot et même au galop. De petits oiseaux, auxquels j'avais coupé la trachée en travers et fait sortir le segment inférieur hors de la plaie, volaient aussi bien qu'avant l'expérience. Dans cette circonstance, la participation du thorax, quelle qu'en soit l'importance, ne paraît pas avoir éprouvé de modification bien sensible, du moins autant qu'on peut en juger d'après le rythme des mouvements respiratoires.

Pendant que ces phénomènes se passent du côté de la respiration, la colonne dorso-lombaire acquiert de la rigidité : elle s'étend ou se fléchit, suivant la nature de l'effort, par l'action combinée des ilio-spinaux, des transversaires épineux, des muscles sous-lombaires et des muscles abdominaux ; l'encolure se roidit, étendue ou fléchie ; la rigidité qu'elle acquiert est énorme chez le carnassier qui déchire sa proie, chez le bœuf attelé au joug et chez le taureau qui se précipite sur son adversaire.

Les membres prennent un point d'appui solide sur le tronc : les antérieurs par les muscles qui partent des apophyses épineuses du garrot, des premières côtes à peine mobiles et du sternum dont la fixité est si remarquable ; les postérieurs par les psoas et les muscles de la croupe. Les premiers et les seconds arc-boutent sur le sol avec force, se rapprochent ou s'écartent, suivant les circonstances, et laissent sur le terrain meuble de profondes empreintes. Il faut examiner le cheval attelé à une lourde voiture, celui qui rue, qui se cabre, celui qui fait des efforts dans le but de se relever, de se débarrasser des entraves, pour se faire une idée exacte de leur coopération.

Diverses modifications se produisent dans certaines fonctions sous l'influence des efforts. Pendant qu'ils s'effectuent, la respiration est profonde, lente, parfois bruyante ; elle devient très rapide dès qu'ils cessent, s'ils ont été pénibles et prolongés. La pression des parois thoraciques sur les viscères qu'elles entourent devient énorme ; aussi les vésicules pulmonaires se dilatent-elles outre mesure ; le poumon devient fréquemment emphysémateux ; son tissu se déchire même quelquefois et l'air s'échappe dans le tissu interlobulaire, où il forme de grandes ampoules en s'infiltrant sous la plèvre. C'est ainsi que, sous leur influence très répétée, le cheval contracte l'affection connue sous le nom de pousse. Si, au moment des efforts, les parois thoraciques portent une plaie, le poumon y est chassé avec force et tend à se hernier. L'air est comprimé énergiquement dans tout le reste de l'appareil : ainsi il reflue dans les trompes, dans les poches gutturales qu'il soulève, dans la cavité tympanique en augmentant la tension de la membrane du tympan au point de produire une surdité momentanée. Il est refoulé également dans les sinus, et, quand il existe une petite plaie à la trachée, l'emphysème du cou et quelquefois de la poitrine se développe avec rapidité. C'est à ce moment aussi que les mucosités, le sang, les corps étrangers tombés dans les bronches peuvent en être expulsés avec violence.

La circulation éprouve alors une gêne considérable dans toutes ses parties. Le sang veineux, ayant de la difficulté à rentrer dans le thorax et dans le cœur, gonfle les vaisseaux superficiels qui deviennent parfois énormes. Le pouls veineux se manifeste dans toute la longueur de la jugulaire sur l'animal couché, et même sur les chevaux d'attelage debout ou en mouvement. Ce reflux gonfle les sinus cérébraux, les sinus rachidiens, exagère le soulèvement du cerveau ou de la moelle mis à nus et en accroît l'hémorrhagie dans le cas où ils sont blessés. Le sang reflue même dans le canal thoracique jusqu'à la citerne de Pecquet sur les animaux où ce canal a peu de valvules. A la longue, l'oreillette et le ventricule droits acquièrent une dilatation anévrysmatique qui coïncide fréquemment avec l'emphysème pulmonaire chez les chevaux poussifs.

La petite circulation est gênée aussi. Le cœur droit est obligé à des efforts énormes pour pousser, dans le système artériel du poumon, le sang dont il est gorgé, et encore, à toutes les systoles, ne parvient-il pas à se débarrasser de la totalité de son contenu. En effet, on peut s'assurer, à l'aide du tubes de Hales que la tension du sang noir est très accrue dans l'artère pulmonaire.

La circulation artérielle est moins entravée; néanmoins, le cœur gauche se contracte énergiquement; ses contractions s'accélèrent, deviennent irrégulières, parfois même se suspendent quelques instants: aussi si une artère est ouverte, le sang cesse momentanément de couler ou ne coule que faiblement. L'énergie de ses contractions peut rendre la tension artérielle si considérable qu'il en résulte quelquefois la rupture des anévrysmes, rupture assez fréquente dans l'espèce humaine.

Du côté de l'abdomen l'effort a des effets remarquables, résultant de la pression excessive qu'il fait porter sur les viscères. L'estomac, comprimé, peut laisser échapper des liquides ou des gaz par l'œsophage; son contenu passe plus vite dans l'intestin sur le cheval et plus encore chez les ruminants, dont le flanc se creuse fortement si les efforts sont répétés pendant longtemps; l'intestin se vide; il laisse échapper avec bruit de grandes quantités de gaz. Des hernies inguinales peuvent en être la conséquence, la chute du rectum, le renversement du vagin, la déchirure de la vessie, si le canal est obstrué par un calcul. Le chirurgien et l'expérimentateur savent avec quelle violence sont alors poussés vers l'extérieur les anses intestinales, l'épiploon et la rate qu'on cherche à faire rentrer dans l'abdomen.

Sous l'influence des efforts, le système chylifère comprimé fait progresser plus rapidement les fluides qu'il contient, et, s'il y a une fistule au canal thoracique, ils s'en échappent abondamment par un jet saccadé. La tension du chyle dans ses vaisseaux augmente suivant le même rapport que celle du sang artériel.

L'énergie de la contraction musculaire est portée à son plus haut degré, elle peut acquérir une intensité qui va jusqu'à déterminer la rupture des muscles, de leurs tendons, le décollement des épiphyses, la fracture des éminences et des os eux-mêmes, comme cela arrive sur les chevaux de course.

La somme de puissance développée dans les efforts musculaires ne peut être exactement déterminée, même à l'aide d'instruments de précision, car les forces, suivant qu'elles sont employées à opérer les divers mouvements de progression, à traîner, à porter des fardeaux, à vaincre, en un mot, des résistances diverses, se traduisent par un effet utile qui est loin d'être l'expression rigoureuse de leur intensité réelle; il ne saurait, du reste, en être autrement, à cause des pertes qui résultent de la mise en jeu des leviers, de la neutralisation des puissances antagonistes, etc. On sait dans quelles exagérations monstrueuses et dans quelles erreurs sont tombés sur ce point plusieurs physiciens. Néanmoins, le dynamomètre, comme nous le verrons tout à l'heure, est susceptible de fournir à cet égard des données qui, si elles ne sont point d'une exactitude absolue, ont au moins l'avantage d'être parfaitement comparables.

J'ai fait récemment quelques expériences pour juger de la puissance musculaire du cheval, et c'est par un moyen indirect que j'ai essayé d'évaluer celle que les principaux muscles des membres peuvent déployer. Considérant que plusieurs d'entre eux peuvent se déchirer ou se rompre dans des efforts violents, j'ai cherché à déterminer l'intensité de la traction capable de produire leur rupture.

Pour cela, j'ai pris des muscles presque vivants sur des animaux venant d'être tués. L'os sur lequel le muscle prenait naissance a été fixé à une solive, et à l'os servant à l'insertion de ce muscle un plateau a été attaché, puis progressivement chargé. Il a fallu des poids énormes pour rompre les fléchisseurs, les extenseurs des phalanges, le coraco-radial, le gastrocnémien, etc. Ainsi, il a fallu les charges suivantes pour rompre :

1° Dans le membre antérieur : l'extenseur du métacarpe, 988 kilogr. ; le fléchisseur profond des phalanges, 685 kilogr. ; le coraco-radial, 973 kilogrammes.

2° Dans le membre postérieur : l'extenseur antérieur des phalanges, 415 kilogrammes ; le fléchisseur du métatarse, 924 kilogrammes ; l'extenseur du métatarse, 616, 687, 983 kilogrammes ; le fléchisseur profond de la région digitée, 510 kilogrammes.

La force mécanique ou la ténacité des muscles, représentée par les chiffres ci-dessus indique que la contraction peut développer une puissance énorme avant de produire la rupture. Si cette ténacité n'était pas si considérable, les muscles se ruptureraient à tout instant lors des violents efforts de contraction.

Mais la résistance des muscles est fort variable pour une même étendue de section transverse. Ceux des membres sont la plupart plus forts que les autres ; les psoas sont de beaucoup les moins tenaces. Les muscles à intersections, à aponévroses adhérentes, ceux qui portent un tendon non interrompu d'une extrémité à l'autre, ou qui sont convertis en ligaments, jouissent d'une résistance exceptionnellement remarquable : tels le coraco-radial, le fléchisseur du métatarse. Il est probable que le fléchisseur superficiel des phalanges dans le membre abdominal dépasserait tous ceux dont je viens de déterminer la force.

On peut, en comparant la force mécanique des muscles à l'étendue de leur section transverse, déterminer approximativement celle de muscles plus grands ou plus petits. Or, elle est en moyenne de 10 à 30 kilogrammes par centimètre carré. Comme, dans un centimètre carré, déduction faite des gaînes, il peut y avoir 400 faisceaux primitifs supposés de 5 centièmes de millimètre, la force mécanique du faisceau serait seulement de 25 à 75 centigrammes.

Le déploiement de ces forces n'arrive à son maximum qu'autant que les animaux sont stimulés par la douleur, la crainte, les menaces, les besoins impérieux de la conservation, etc. Il est facile de voir que le cheval qui se débarrasse de ses entraves, qui cherche à retirer son pied d'entre les mains du maréchal, à gravir une côte escarpée, à sortir d'un bourbier, fait des efforts qui développent une force bien supérieure à celle qui est le résultat des mouvements ordinaires de l'animal.

Leur intensité, excessivement variable, paraît être proportionnellement plus considérable chez les petits animaux que chez ceux de grande taille. Le petit oiseau qui cherche à s'échapper de la main qui le serre, le cygne qui donne des

coups d'ailes si violents, ont, relativement à leur taille, une force plus grande
que le cheval qui frappe du pied, que l'éléphant qui renverse un homme d'un
mouvement de sa trompe, que le boa qui étouffe de ses replis un quadrupède de
haute stature. L'âne, qui porte un bât si lourd relativement à la masse de son corps,
semble porter plus que le dromadaire et l'éléphant employés au même service.

II. — DU TIRAGE.

Avant que, par son génie, l'homme se fût créé des moteurs parmi les puissances physiques et chimiques, avant qu'il eût trouvé le moyen d'utiliser la force
de l'air en mouvement, celle de l'eau, de la vapeur, de l'électricité, il n'avait
d'autres forces à sa disposition que les siennes propres et celles des animaux
domestiques. Aujourd'hui qu'il est parvenu à mettre à son service une foule
de moteurs puissants, il ne se sert plus des moteurs animés que dans les circonstances où les autres ne peuvent être économiquement employés. Mais, si
les moteurs vivants n'approchent point de la puissance de ceux qu'il a imaginés,
ils ont, du moins sur ces derniers, l'immense avantage d'être intelligents, de se
gouverner d'eux-mêmes, de se plier aux exigences les plus diverses, de s'approprier
à mille services variés. Si la locomotive sur les voies de fer, les machines hydrau-
liques, et tant d'autres, ont une supériorité dynamique réelle sur les machines
animales, elles ne peuvent fonctionner que dans des conditions rigoureusement
déterminées qui ne leur permettent point de s'appliquer aux services ordinaires
rendus par les animaux. Lorsque l'homme voudra se transporter aisément à
travers tous les chemins, sur des routes escarpées, sur un sol inégal et fangeux,
couvert de glace ou de neige ; lorsqu'il lui faudra parcourir avec vitesse des distances considérables, traverser des déserts brûlants, découvrir les traces du
gibier, etc., où trouvera-t-il une machine qui le porte comme le cheval, le dromadaire, qui traîne la charrue comme le bœuf, qui le serve à la chasse comme
le chien ? Sans doute il n'en créera jamais une qui soit susceptible de fonctionner
comme le font les animaux, quelque simple que puisse être le mécanisme d'après
lequel ils appliquent leurs forces motrices à tant de destinations diverses, dont
la plus remarquable est celle du *tirage*.

Sous le nom de *tirage* on désigne tantôt l'action de tirer, tantôt le résultat de
cette action ; cette expression donne une idée vraie de l'acte relativement à son
effet, mais une idée très fausse de son mécanisme ; car, ainsi que nous le verrons,
l'animal attelé, au lieu de tirer, ne fait que pousser une résistance qui, placée
en arrière de lui, agit cependant comme si elle était appliquée, soit en avant de
ses épaules, soit à la partie antérieure de sa tête.

Il y a deux modes principaux de tirage, le tirage au joug et le tirage au collier,
qu'il faut examiner chacun à part.

1° Du tirage au collier. — C'est le mode dans lequel la résistance s'applique en avant des épaules par un bourrelet annulaire plus ou moins large, connu
sous le nom de *collier*, et destiné à l'attache des traits qui partent du fardeau à
traîner.

Il y a considérer dans cette espèce de tirage trois choses, savoir : 1° la force de traction, sa nature, son intensité et le mécanisme de son développement ; 2° le mode d'après lequel cette force agit sur la masse du corps et se transmet à la résistance à vaincre ; 3° enfin, la résistance en elle-même et dans ses rapports avec la puissance motrice.

La force qui, dans l'action de tirer, lutte contre une résistance plus ou moins considérable, n'est autre que celle qui met en mouvement la masse du corps dans les divers genres de progression ; mais elle a ceci de particulier : 1° qu'elle dérive à la fois des membres postérieurs et des membres antérieurs ; 2° qu'elle s'applique à une double résistance, le centre de gravité et le fardeau à traîner ; deux propositions, dont la première seule demande une démonstration, la seconde étant évidente par elle-même. C'est par une erreur palpable, qu'il est inutile de réfuter, que certains auteurs, même parmi les modernes, ont considéré « le poids du corps comme la cause immédiate du tirage [1]. »

Il est facile de concevoir, tout d'abord, que les extrémités antérieures, aussi bien que les postérieures, doivent prendre part à la force impulsive, que nous appellerons ici force de traction. Dans les circonstances ordinaires, les membres postérieurs donnent à peu près exclusivement l'impulsion, surtout parce qu'ils se trouvent seuls en arrière du centre de gravité, c'est-à-dire de la résistance qui doit être portée en avant. Mais, dans le tirage, la résistance étant appliquée aussi bien antérieurement aux membres thoraciques qu'aux membres abdominaux, les premiers prennent part au développement de l'impulsion, et c'est par suite de la coopération de ceux-ci que la puissance de traction devient de beaucoup supérieure à la force qui met en mouvement la masse du corps dans la progression ordinaire.

Les membres postérieurs développent leur part d'impulsion comme ils le font dans toutes les circonstances, c'est-à-dire par l'extension simultanée de leurs rayons fléchis, lesquels agissent, dans leur ensemble, à la manière d'un arc obliquement interposé entre la partie postérieure du tronc et la surface du sol. Lors de leur extension rapide et plus ou moins complète, la force qu'ils produisent se divise en deux parties égales : l'une, agissant de haut en bas, est détruite par la résistance du terrain, l'autre s'exerçant de bas en haut contre la masse du corps qu'elle pousse en haut et en avant ; celle-ci se transmet par l'articulation coxo-fémorale, le bassin, l'articulation ilio-sacrée, la colonne vertébrale, au centre de gravité et aux régions antérieures du tronc. A eux seuls ces appendices forment l'arc ou la tige brisée et sinueuse, dont la détente produit une partie de l'impulsion ; la colonne dorso-lombaire ne saurait être regardée comme constituant une moitié de ce qui a été appelé l'*arc puissant* [2] et considéré comme l'agent unique de la force de traction. La colonne dorso-lombaire n'est qu'une tige de transmission intermédiaire aux parties qui meuvent et à celles qui doivent être mues, c'est-à-dire intermédiaire à la puissance et à la résistance.

---

1. *Considérations sur le tirage des voitures et sur l'emploi des forces du cheval*, traduit de l'ouvrage anglais *the Horse* (*Journal des haras*, 1846, t. V, 5ᵉ série, XLI de la collection, p. 342).

2. Prince, *Considérations théoriques sur le principe du tirage* (*Journal de médecine vétérinaire de l'école de Lyon*, 1846, t. II, p. 599 et 602).

Cette force impulsive, de beaucoup supérieure à celle qui met en mouvement la masse du corps dans la progression simple, dérive donc d'une source unique et d'un mécanisme uniforme. Quelle que soit son intensité, elle n'est produite que par un seul membre à la fois ; car les deux ne se trouvent ensemble à l'appui que dans le pas d'une extrême lenteur et à l'instant où l'allure s'engage. Elle est évidemment développée suivant une ligne qui s'étend du pied au rachis, en passant par les articulations coxo-fémorale et ilio-sacrée, ligne oblique de bas en haut et d'arrière en avant, formant avec la tige vertébrale un angle d'autant plus obtus que les membres sont plus près de la limite que leur étendue est susceptible d'atteindre. Elle se transmet, par le rachis, de la partie postérieure à la partie antérieure du tronc, c'est-à-dire de la croupe aux régions correspondant au centre de gravité et à la résistance que le collier applique en avant des épaules, suivant la direction DB (fig. 90), qui est précisément celle de la région dorso-lombaire. Enfin, cette puissance agit suivant une direction qui reste à préciser.

La ligne du développement et celle de la transmission de la force impulsive sont donc rigoureusement établies ; mais, il n'en est pas de même de la direction suivant laquelle cette puissance agit : la détermination de cette troisième ligne comporte des combinaisons compliquées qui renferment en elles toutes les difficultés du mécanisme du tirage.

La puissance d'impulsion agit-elle suivant la ligne de son développement dans les extrémités postérieures, ou bien suivant celle de sa transmission par le rachis, ou enfin suivant une troisième, parallèle ou non à l'une des deux premières ?

D'abord, cette puissance ne peut agir suivant une droite qui s'étendrait du pied à l'articulation coxo-fémorale ; car, si elle agissait dans ce sens, elle aurait pour effet principal de soulever la partie postérieure du corps, comme cela arrive dans la ruade. Or, ce soulèvement, cette élévation des régions postérieures est très bornée dans la progression de l'animal qui traîne des fardeaux. En second lieu, elle ne peut agir suivant la ligne de la région dorso-lombaire, bien que celle-ci soit l'agent de la transmission de cette force aux parties antérieures du corps, attendu, d'une part, que l'extrémité antérieure de la tige est située plus bas que son extrémité postérieure, disposition qui, dans cette hypothèse, aurait pour résultat de pousser la résistance à se mouvoir vers la surface du sol, et, par conséquent, de restreindre l'étendue du déplacement, à supposer qu'elle n'y mît pas obstacle. D'autre part, l'action impulsive ne peut avoir cette direction, puisque la force destinée à mettre en mouvement le centre de gravité et une résistance plus ou moins considérable, se combinant avec la pesanteur, donnerait une résultante qui pousserait encore plus vers la surface du sol la double résistance à vaincre.

Si l'action de la puissance impulsive ne s'exerce ni suivant l'axe des membres abdominaux, ni suivant la direction de la région dorso-lombaire, en quel autre sens peut-elle s'exercer ?

Si nous consultons à ce sujet les auteurs qui ont écrit sur le tirage, nous verrons que, pour eux, cette détermination n'a pas offert de difficultés sérieuses. Ils ont tracé sur une figure de cheval un parallélogramme avec la ligne des traits, la tangente à la surface du sol et d'autres lignes, puis ils ont établi une diagonale du point d'appui de l'un des pieds au centre de gravité et à l'insertion des traits. Sans s'inquiéter de donner la raison de cette résultante, ils ont considéré celle-ci comme indiquant la direction même suivant laquelle agit la force de traction. Prince seul a nettement caractérisé cette ligne énigmatique dans le travail précédemment rappelé. Selon lui les membres et le rachis formeraient un arc « dont les points extrêmes seraient marqués par la puissance et la résistance. » Dans son opinion, « le mouvement imprimé à la résistance par la puissance doit l'être suivant une ligne droite allant de la seconde à la première, c'est-à-dire suivant la corde de l'arc. » Néanmoins, pour lui, la ligne dont nous parlons n'exprime pas réellement la direction de la force de traction. « Cette direction serait rigoureuse si la contraction agissait seule. Mais la puissance développée par la contraction est composée avec celle de la pesanteur, modifiée par la résistance du plan que représente le sol. La composition de la pesanteur avec la puissance musculaire donnerait une résultante oblique et formerait un angle inférieur à l'horizon. La résistance du sol pouvant être considérée comme absolue, rend impossible cette résultante au-dessous de l'horizon, et nécessaire cette direction suivant une parallèle au plan. » Ainsi, d'après cette théorie, la puissance impulsive agirait sans l'intervention de la pesanteur, suivant une ligne étendue du pied au centre de gravité ; mais, composée avec la gravitation, elle tend à pousser la résistance vers le sol, dont la surface donne au mouvement une direction horizontale.

Il nous est bien difficile, pour plusieurs raisons, d'adopter ces idées. Voici les principales : 1° la ligne tirée du pied au centre de gravité ne réunit nullement les deux extrémités de l'arc, puisque le centre de gravité étant un peu au-dessus de l'appendice xiphoïde, est bien éloigné de la colonne dorsale ; 2° cette ligne, qui part du pied, ne correspond point, par l'une de ses extrémités, à la puissance, car celle-ci n'est point produite à l'extrémité inférieure même du membre en contact avec le sol ; 3° l'impulsion, si elle suit cette ligne, peut bien se combiner avec la gravitation sans donner forcément une résultante inférieure à l'horizon et sans même s'éloigner beaucoup de sa première direction, ainsi que cela doit être d'après les lois de l'action angulaire des forces inégales.

Mais, de ce qu'on n'a pas suffisamment et rationnellement expliqué pourquoi la force impulsive doit agir suivant une ligne tirée du point d'appui du pied de derrière au centre de gravité et au collier, il ne faudrait point regarder cette ligne comme une fiction. En réfléchissant bien à l'action musculaire qui met l'animal en mouvement, on peut se représenter les membres postérieurs et le rachis comme formant une tige en deux parties articulées l'une avec l'autre au sommet de l'angle qu'elles constituent, tige dont les deux segments sont susceptibles de s'écarter l'un de l'autre, de manière à faire varier l'étendue du sinus qu'ils circonscrivent. En effet, au moment où les membres postérieurs à l'appui commencent à donner l'impulsion, ils forment avec le rachis un angle à peu près droit ; puis, à mesure qu'ils s'étendent pour développer la force qui chasse en avant la masse du corps, l'angle devient de plus en plus obtus. Or, ne semble-t-il pas que la force qui écarte les deux branches de la tige, et qui éloigne l'une de l'autre ses deux extrémités, agisse suivant une résultante représentée par la ligne AB (fig. 90), étendue de l'une des extrémités de la tige à l'autre, c'est-à-dire du pied à la partie antérieure de la région dorsale, voisine du point correspondant au centre de gravité et au collier.

Soit donc la ligne AB indiquant la direction suivant laquelle s'exerce la puissance d'impulsion. La région du fardeau et le centre de gravité qui doivent être mus par cette force n'ont pas besoin de se trouver à l'extrémité de la tige vertébrale, puisque le tronc forme un tout dont les diverses parties sont liées ensemble et

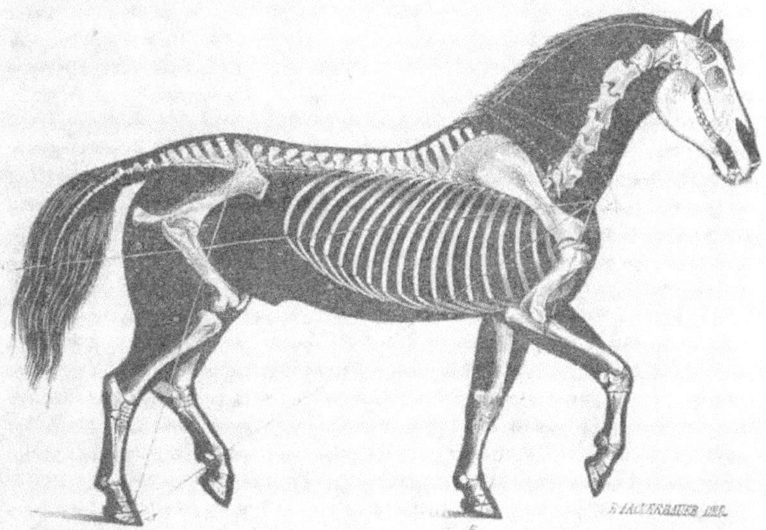

Fig. 90. — Tirage au collier.

solidaires les unes des autres. La force exercée suivant AB, se composant avec la pesanteur, ne peut conserver sa première direction ; elle donne une résultante qui se rapproche plus de la direction AB que de la ligne abaissée du centre de gravité à la surface du sol, puisque la puissance de projection est très supérieure à la pesanteur du corps. Mais, comme la première est instantanée et que la seconde est incessante, la résultante n'est pas rigoureusement une droite ; elle constitue pour chaque détente des membres abdominaux une courbe parabolique légère : aussi est-ce bien suivant cette courbe et suivant une série de courbes semblables (lorsque la progression est prolongée) que se déplace le centre de gravité dans les divers mouvements, et qu'il doit se déplacer également dans les allures de l'animal traînant des fardeaux ; néanmoins, pour la facilité de l'explication, nous considérerons cette ligne comme étant sensiblement droite.

Là ne se bornent pas les combinaisons des forces qui agissent dans le tirage. Jusqu'ici nous avons fait abstraction de la puissance impulsive qui dérive des membres antérieurs. Celle-ci, dont l'existence et la participation ne sauraient être niées, s'exerce suivant une ligne menée de l'appui des pieds antérieurs au point où le collier s'applique en avant des épaules, ligne dont l'obliquité augmente à mesure que les membres, en s'inclinant, arrivent plus près de la limite de leur détente. Évidemment, cette nouvelle ligne, plus élevée relativement à l'horizon que celle de la puissance des membres postérieurs, donnera, étant prolongée de même que celle-ci, une résultante intermédiaire à la direction des deux forces composantes, mais plus rapprochée de la ligne d'action des membres abdominaux, dont la puissance est prédominante, que de celle des membres thoraciques.

En somme, la résultante générale de l'impulsion dérive donc de la combinaison de la ligne d'action AB des extrémités postérieures et de celle des extrémités antérieures EB avec la ligne de gravitation. C'est cette résultante générale qu'il faudra maintenant considérer dans ses rapports avec la résistance du fardeau à mouvoir.

Dans le cheval attelé, le collier qui ceint la base de l'encolure s'appuie en avant des épaules, et notamment sur chaque angle scapulo-huméral. Par l'intermédiaire des traits qui, partant du fardeau à traîner, viennent se fixer au tiers inférieur du harnais, la résistance à mouvoir n'est plus en arrière de l'animal, elle est en avant de lui et appliquée à ses épaules, de sorte que l'effort destiné à entraîner le fardeau devient un effort de *propulsion* et non un effort de *traction*, et que, par conséquent, toute la puissance du quadrupède est employée à *pousser* au lieu de l'être à *tirer*.

La résistance, ainsi appliquée en avant des épaules, est transmise à ce point par des chaînes ou des cordages suivant une ligne qu'on appelle la ligne des traits. Celle-ci, plus ou moins inclinée relativement à l'horizon, peut avoir, par sa direction, une influence notable sur l'effet utile de la force employée au tirage. Habituellement, elle forme, avec la surface du sol, un angle à sinus antérieur, car les traits passent tantôt au niveau du grasset, tantôt à celui du jarret; il est assez rare qu'ils correspondent à la pointe de la fesse, si ce n'est, pourtant, lorsque le cheval est attelé aux grandes voitures dont les roues de devant ont une élévation considérable; enfin, il est plus rare encore encore de les voir descendre du fardeau à traîner vers l'animal, de manière à présenter une direction précisément inverse à celle qui leur est ordinaire. Outre ces variations que la ligne des traits éprouve suivant la hauteur de leur attache au fardeau et de leur insertion au collier, il en est d'autres, généralement moins sensibles, qui tiennent à la direction du sol sur lequel la progression s'effectue. Ainsi, lorsque l'animal monte, cette ligne forme un angle plus ouvert avec l'horizon que lorsqu'il descend, etc.

Le point d'application de la résistance à vaincre et la direction des traits étant déterminés, il devient facile de voir comment s'effectue l'action réciproque des deux forces qui luttent l'une contre l'autre. D'une part, la résultante que nous avons obtenue en combinant les lignes d'impulsion des membres postérieurs et des antérieurs avec la ligne de gravitation indique le sens suivant lequel agit la puissance musculaire; d'autre part, la ligne des traits donne la direction propre à l'action de la résistance. Ces deux grandes lignes qui se réunissent nécessairement au point d'application de la résistance, c'est-à-dire à l'insertion des traits sur le collier, mettent la force de traction dans des conditions d'autant plus avantageuses que la première forme avec la seconde un angle plus aigu, ou, en d'autres termes, qu'elles se rapprochent davantage du parallélisme. En effet, si les deux forces agissaient suivant des lignes superposées ou confondues l'une avec l'autre, si, en un mot, la ligne des traits était la même que la ligne de la force de traction, il n'y aurait pas de déperditions : la puissance musculaire pousserait en avant la résistance appliquée au collier, suivant une droite qui ferait, je suppose, un angle de 25 degrés avec l'horizon, et la résistance lutterait contre cette force suivant la même ligne ; il y aurait opposition complète, et la puissance ayant une intensité supérieure à la résistance du fardeau, celle-ci serait entraînée. Au contraire, si les deux lignes forment un angle, elles n'agissent plus dans une direction commune, et, par conséquent, il en résulte une perte de puissance effective proportionnelle au degré d'ouverture de l'angle.

Il est difficile de préciser, d'une manière rigoureuse, quelle est la direction la plus convenable à donner à la ligne des traits. On peut bien dire théoriquement que la plus avantageuse est celle de la ligne de traction elle-même ou de la résultante impulsive ; mais comme cette dernière n'est établie que vaguement, toute solution exprimée par des chiffres est à peu près impossible. D'abord, la résultante des deux lignes d'impulsion des membres antérieurs et des postérieurs n'a point été établie, quoique les deux lignes isolées le soient, et elle ne peut l'être, parce qu'on ignore le rapport exact qui existe entre l'intensité de la force développée par les membres thoraciques et celle qui l'est par les membres abdominaux. Ensuite, à supposer que cette première résultante fût trouvée, il resterait à établir le rapport qui existe entre l'intensité de la force totale d'impulsion et celle de la pesanteur, afin d'arriver à une dernière résultante, qui serait la ligne de la puissance susceptible d'agir réellement sur le fardeau à traîner. Or, le problème posé en ces termes est insoluble ; il renferme à lui seul plus de difficultés que la quadrature du cercle et tant d'autres questions ardues n'en présentent aux mathématiciens. Ici, le tirage nous offre un exemple de ces difficultés que rencontre si souvent le physiologiste : le problème est donné, mais ses termes manquent, ou s'ils existent, ils n'ont pas une valeur qui permette de les soumettre au calcul.

Bien que la direction la plus favorable à donner aux traits ne soit susceptible d'être indiquée exactement que d'après la connaissance de la ligne de traction, divers auteurs ont cru pouvoir l'établir avec plus ou moins de précision : Prince veut que les traits partent des fardeaux aussi près que possible de la surface du sol, de manière à se rapprocher d'une droite tirée de l'appui des pieds de derrière au centre de gravité, et, en cela, il se montre conséquent avec ses idées sur le tirage. Youatt dit que leur direction doit varier suivant la force de l'animal, les efforts qu'il est obligé de faire, la vitesse de ses allures, l'inclinaison des routes, l'état des véhicules qui portent les fardeaux. Ainsi, d'après lui, ils devraient avoir, pour un cheval musclé très fort, une inclinaison moyenne de 15 degrés, et se trouver, à partir du collier, plus inclinés vers le sol chez le cheval vigoureux que chez celui de force moyenne ; pour un animal d'une énergie ordinaire, ils exigeraient une inclinaison égale à un sixième ou à un septième de leur longueur ; enfin, pour le cheval faible et pour celui dont la progression est un peu rapide, ils gagneraient à se rapprocher davantage de l'horizontale.

La direction des traits, lorsqu'elle est très inclinée, fait que la résistance, qui habituellement ne pèse pas sur l'animal, quoi qu'en disent certains auteurs, pèse au point d'application du collier, d'un poids plus ou moins considérable. C'est dans ce cas que se trouvent des animaux de grande taille attelés à une charrue ou à une voiture dont les roues de devant ont un très petit diamètre, et aussi tous ceux qui ont à gravir des pentes plus ou moins rapides. Une telle direction a, du reste, dans tous les cas, l'inconvénient de s'opposer à ce que le propre poids de l'animal s'ajoute à sa force musculaire pour vaincre la résistance des fardeaux.

L'insertion plus ou moins relevée des traits sur le collier fait aussi forcément un peu varier leur inclinaison ; ils s'écartent, en général, de l'horizontale, à mesure que le crochet qui les fixe au collier s'élève plus au-dessus de l'angle scapulo-huméral ; ils se rapprochent, au contraire, de cette ligne quand l'animal est attelé à ce qu'on appelle la *bricole*, sorte de harnais analogue aux courroies jetées en avant du poitrail, et en usage chez les anciens, autant qu'on en peut juger par les bas-reliefs des monuments et les descriptions des poètes. Mais ce serait, à n'en pas douter, une fort mauvaise combinaison que celle qui modifierait le degré d'inclinaison des traits par la hauteur plus ou moins grande de l'insertion de ceux-ci sur le collier, car leur attache trop relevée permet au harnais de basculer de bas en haut à chaque projection de l'épaule en avant.

La longueur et l'élasticité des traits exercent également une influence notable sur le résultat utile des efforts de l'animal. Leur étendue, dès qu'elle est très considérable, leur donne toujours une certaine élasticité qui, pour être mise en jeu, occasionne une notable déperdition de forces musculaires ; il convient donc d'employer des traits aussi courts et aussi inextensibles que possible.

Enfin, diverses particularités du mode d'attelage influent sur la somme de forces que les animaux doivent déployer, sur la continuité ou l'intermittence des efforts qu'ils sont obligés de faire. Ainsi, quelle différence n'y a-t-il pas entre le rôle du limonier et celui des chevaux attachés au-devant de lui : le limonier à lui seul est chargé de retenir la voiture dans les descentes, de la faire reculer ou de la faire tourner lorsque la courbe décrite est d'un faible diamètre. Il supporte une partie du poids de la voiture à deux roues quand le centre de gravité de la charge vient à passer en avant du centre des roues, et alors il a besoin de résister énergiquement à l'action des brancards qui tendent à l'écraser. C'est lui encore qui, dans le cas contraire, c'est-à-dire lorsque le centre de gravité passe en arrière des roues, soit par le fait d'un chargement défectueux, soit par celui de la situation du véhicule sur une pente, résiste aux brancards qui tendent à le soulever. Les autres, attelés au moyen de chaînes, n'ont à tirer qu'en plaine et dans les montées : leur office se réduit à rien ou à peu près dans les descentes, à moins que le sol, dépressible comme celui des prairies ou des terres récemment labourées, ne laisse pas le véhicule se mouvoir en quelque sorte par son propre poids et par sa vitesse acquise. Mais, l'examen de ces détails nous mènerait trop loin ; arrivons à notre seconde espèce de tirage.

2° **Du tirage au joug.** — On appelle ainsi le mode dans lequel la résistance est appliquée à la partie supérieure de la tête par l'intermédiaire du joug.

Les conditions du développement de la force de traction restent ici ce qu'elles sont pour le tirage au collier ; mais celles de la transmission de cette force et de l'application de la résistance offrent des caractères particuliers qu'il importe de déterminer.

Je dis, d'abord, que les conditions du développement de la force impulsive sont les mêmes dans le tirage au joug que dans le tirage au collier ; et, en effet, il suffit de la moindre réflexion sur le mécanisme du jeu des extrémités pour se convaincre que cette identité d'action ne saurait être contestée : les membres antérieurs partagent évidemment avec les postérieurs le rôle d'agents impulsifs, car ils sont placés en arrière de la résistance qu'il faut faire progresser ; seulement, le jeu des premiers éprouve quelque gêne dans le tirage au collier, tandis qu'il devient tout à fait libre dans le tirage au joug.

La transmission de la puissance de traction, dans le mode qui nous occupe, a lieu, non pas seulement par la portion dorso-lombaire de la colonne vertébrale, mais par toute la longueur du rachis, depuis l'articulation ilio-sacrée jusqu'à la tête : aussi, la tige de transmission étant considérablement allongée, se trouve, par cela même, sensiblement affaiblie, d'autant qu'elle s'agrandit aux dépens de sa région la plus mobile.

Cette seule circonstance de l'adjonction de la région cervicale à la région dorso-lombaire rend la tige de transmission beaucoup moins apte à remplir un office qui exige une très grande force. La partie de la colonne vertébrale qui s'étend du bassin à la base du cou forme une seule courbure ; elle jouit d'une résistance énorme et d'une mobilité qui est restreinte par de nombreuses dispositions mécaniques ; aussi peut-elle communiquer, sans pertes très sensibles, au centre de gravité et au collier la puissance de prépulsion qui dérive du jeu des membres abdominaux. La partie cervicale du rachis est, au contraire, assez mobile, et elle forme, à sa réunion avec la première, un angle à sinus supérieur ; son annexion à celle-ci est dans une condition très désavantageuse. Cependant, comme le bœuf, ainsi que les autres animaux de son genre, a l'encolure courte, horizontale et très musclée, la colonne vertébrale conserve assez de résistance pour transmettre à la partie antérieure de la tête une force d'intensité égale à celle déployée par le cheval attelé au collier.

Sans doute, cette puissance éprouve des pertes notables, car elle tend, d'une part, à augmenter la courbure de la région dorso-lombaire comme celle qui existe entre le garrot et les vertèbres cervicales, d'autre part, à produire des inflexions latérales auxquelles doivent s'opposer les masses musculaires ; mais ces pertes seront d'autant moins grandes que la région du dos et des lombes sera plus droite, que le cou sera plus court, et que le sommet de la tête se trouvera plus rapproché d'une ligne tangente à la partie supérieure du corps, toutes conditions que le taureau réunit à un plus haut degré que le bœuf employé au labour et au transport des fardeaux. On conçoit, sans peine, tout le désavantage que donnent à la transmission de la force impulsive la longueur et les courbures de l'encolure, et partant l'étendue des pertes qu'éprouverait cette force si des animaux tels que le cheval et le dromadaire étaient attelés comme le bœuf.

La ligne d'action des extrémités est facile à déterminer d'après ce que nous avons dit, à ce sujet, dans le paragraphe précédent ; elle peut être représentée, pour les membres postérieurs, par une droite menée de l'appui du pied de derrière à la partie supérieure du front, et, pour les antérieurs, par une autre droite tirée de l'appui des pieds de devant au même point que la première.

Étant donnés le sens du développement et celui de la transmission de la puissance impulsive, on a tous les éléments physiologiques du tirage au joug. La ligne du développement de la force d'impulsion des extrémités postérieures est la droite AD (fig. 89); la ligne de transmission de cette force est la ligne DB; celle de son action est la droite AB; enfin, la résultante de l'action des extrémités antérieures peut être représentée par la droite EB, partant de l'appui d'un pied de devant à la partie antérieure du front.

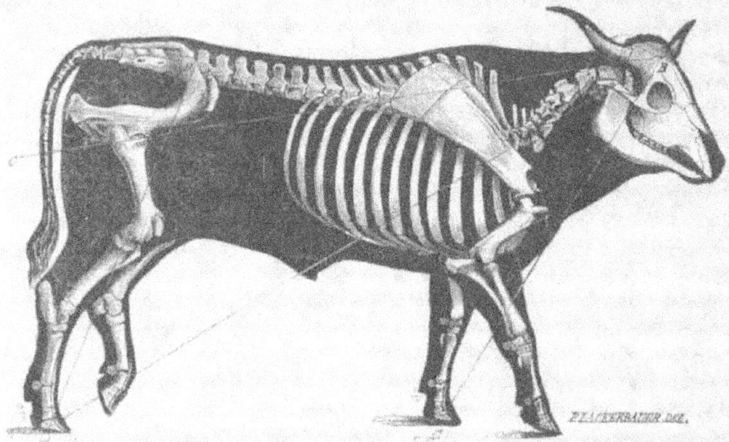

Fig. 91. — Tirage au joug.

Les conditions du tirage au joug varient nécessairement suivant qu'un seul animal est attelé à un joug simple ou que deux animaux sont attelés l'un à côté de l'autre au moyen d'un double joug.

Lorsque le bœuf est attelé seul, il jouit d'un avantage incontestable. Ses mouvements sont plus libres; toute la force déployée produit un effet utile; mais alors les traits étant doubles et flexibles, l'animal peut agir sur le fardeau, en plaine et dans les montées, sans pouvoir retenir les véhicules qui se meuvent par leur propre poids et leur vitesse acquise dans les descentes un peu rapides. Sans cette circonstance, il y aurait toujours avantage à atteler les bœufs isolément et à les mettre à la suite les uns des autres, au lieu de les réunir par paires, comme on le fait depuis la plus haute antiquité.

Lorsque les bœufs sont attelés deux à deux, l'un à côté de l'autre, à l'aide d'un joug commun, ils perdent une partie des forces qu'ils déploient, et c'est le plus souvent parce qu'ils ne sont ni de force, ni de taille, ni de vitesse égales; ou s'ils sont, sous ce rapport, dans des conditions identiques, il arrive que l'un est ardent, l'autre paresseux, d'où il résulte que le premier se fatigue plus que le second. En outre, les deux animaux peuvent ne pas associer régulièrement leurs efforts, avancer l'un plus que l'autre, pousser dans des directions non parallèles, s'appuyer chacun sur le timon de la voiture, toutes circonstances qui fatiguent un animal au détriment de l'autre et diminuent la somme de l'effet utile des forces musculaires.

Dans le tirage au joug par des bœufs attelés de front, les conditions restent, à quelques modifications près, ce qu'elles doivent être pour le tirage avec le joug simple.

La résistance transmise au joug par le timon, puis au front par l'intermédiaire du joug, est reportée uniformément sur toute la largeur de la tête, de telle sorte que l'action exercée sur le joug, ou plutôt sur ses courroies, est une action directe de prépulsion. Quelques auteurs ont cependant avancé que le joug constituait un levier du deuxième genre ayant pour chaque bœuf la puissance à une extrémité, le point d'appui sur la tête de l'autre, et la résistance au milieu; mais c'est une erreur de mécanique assez manifeste pour qu'il soit inutile de la relever. Lorsque les deux animaux attelés ensemble poussent uniformément, il y a évidemment action directe, et lorsque l'un pousse plus que l'autre, l'appui, pour la moitié du joug que porte le plus fort, a lieu sur ce rebord saillant que présente le timon à l'endroit de sa jonction avec le joug, et ce qui le prouve, c'est que, si l'on dételle l'un des bœufs, le second continue à traîner la voiture, pourvu qu'elle ne soit pas trop chargée.

L'inégalité d'allure des bœufs attelés ensemble donne lieu à une modification dans le rôle que chacun remplit lorsque la force déployée par les deux est égale de part et d'autre. Si l'un déploie plus de la moitié de la force totale de traction, une partie de l'excédent de cette moitié est employée à pousser l'autre bœuf en arrière, ou à exercer sur lui une pression qui tend à le faire reculer. Le second, qui tire moins que le premier, soit parce qu'il est faible, soit parce qu'il ne fait pas assez d'efforts, se fatigue évidemment pour deux raisons : 1° pour la part qu'il prend au tirage ; 2° pour la force qu'il doit opposer à l'action rétrograde exercée sur lui par le bœuf le plus puissant. Aussi, d'après cela, est-il facile de pressentir tout le désavantage qu'il y a à atteler un bœuf faible avec un bœuf fort, un animal lent, paresseux, qui tire à peine, avec un bœuf vif, ardent, qui s'épuise par des efforts peu proportionnés à ses forces.

Le mode de tirage que nous examinons est influencé par diverses causes, dont les principales sont relatives à la direction de la surface du sol. Ainsi, sur un terrain horizontal, le bœuf qui traîne un fardeau un peu lourd baisse toujours la tête de manière que la nuque reste au-dessous du niveau du garrot et de la ligne dorso-lombaire. Dans les montées, il la baisse encore davantage, à tel point que le sommet de la tête descend à 20, 30 centimètres au-dessous de la ligne du garrot ; les membres sont fortement inclinés de bas en haut et d'arrière en avant, le pas se raccourcit, et les pistes des pieds de derrière ne viennent pas recouvrir celles des pieds de devant. Dans les descentes, au contraire, la tête se relève, le sommet de la nuque dépasse le niveau du dos, les membres arc-boutent en sens inverse de ce qu'ils faisaient dans le cas précédent. Alors, si l'animal est obligé à des efforts considérables pour retenir, on voit sa croupe éprouver des vacillations latérales très prononcées, son corps, son encolure surtout, se tordre en divers sens, et sa tête exécuter de brusques mouvements d'élévation alternant avec des mouvements d'abaissement plus ou moins marqués. Ici, c'est l'animal le plus vif ou le plus fort qui est le moins avancé, parce qu'il retient plus que l'autre.

Le recul des bœufs attelés au joug est excessivement pénible. Lorsque ce mouvement s'opère, la résistance qui doit être poussée en arrière reste appliquée en avant des membres, au sommet de la tête ; elle est attirée, en quelque sorte, par un mécanisme que les physiologistes n'ont point encore étudié et qui mérite toute leur attention, car il constitue une exception très remarquable à celui de tous les modes d'impulsion directe ou rétrograde dont nous avons dû exposer rapidement les principaux caractères.

Maintenant, il nous resterait à apprécier en elle-même, sous le rapport de son intensité et de son effet utile, la force que les animaux déploient dans les différents modes de tirage : ce serait le complément des considérations purement physiologiques qui viennent d'être exposées; mais cette question, qui a fait l'objet de nombreuses recherches de la part des physiciens qui ont voulu comparer les moteurs animés aux machines créées par le génie de l'homme, n'est pour nous que d'une utilité très accessoire. Nous ne rechercherons donc pas combien un cheval ou un bœuf peut marcher d'heures à telle ou telle allure, quel est le poids du fardeau qu'il peut transporter sur des routes horizontales ou sur des voies en pente avec telle ou telle espèce de véhicule.

Nous ne nous occuperons pas davantage de l'influence que peuvent avoir, sur l'effet utile des forces animales, la forme des véhicules, le diamètre des roues, la largeur des jantes, l'état des routes, la direction de leur surface, la fréquence des obstacles de diverse nature, des ornières, etc. Tous ces détails, d'un haut intérêt au point de vue mécanique, appellent de sérieuses études pour compléter les savants travaux exécutés sur ce sujet depuis quelques années.

CHAPITRE XV

DE L'EXPRESSION

Sous ce titre collectif, nous comprenons la voix, le langage des animaux, les divers moyens dont ils se servent pour traduire leurs sensations et la plupart des passions qu'ils éprouvent. Mais, de ces actes et de ces résultats fort nombreux, nous n'examinerons que les plus remarquables, en commençant par la phonation.

I. — DE LA PHONATION.

On désigne sous ce nom l'action par laquelle un appareil spécial, propre aux animaux qui respirent avec des poumons, produit des sons plus ou moins harmonieux, dont l'ensemble constitue la *voix*. Cette action, qui se rattache par sa nature intime à celle des autres mouvements, présente des modifications trop profondes et trop nombreuses pour qu'on puisse étudier complètement son mécanisme d'une manière générale. Aussi l'envisagerons-nous à part et successivement chez les mammifères et les oiseaux.

I. — Voix des mammifères.

Sans nous arrêter à l'exposition des lois de l'acoustique et à la description sommaire des instruments qui ont de l'analogie avec celui qui produit la voix des animaux, nous rappellerons succinctement les points principaux de l'organisation de l'appareil vocal avant de rechercher le mécanisme d'après lequel il fonctionne.

Appareil vocal. — Composé essentiellement du larynx, cet appareil ne peut cependant remplir convenablement son office sans le concours des autres organes respiratoires.

Le larynx résulte de la réunion de différentes pièces cartilagineuses articulées ensemble, mises en mouvement par des muscles et tapissées par une membrane formant des replis susceptibles de vibrer, ou des diverticulums dont la cavité peut changer d'étendue et de configuration. Il représente un segment de tube intermédiaire aux cavités nasales et à la trachée, pourvu de deux ouvertures : l'une supérieure, l'autre inférieure.

Ses parois sont constituées par cinq cartilages : le cricoïde, le thyroïde, les aryténoïdes et l'épiglotte. Le premier, le plus inférieur, surmonte la trachée et donne appui aux pièces de l'appareil : il ressemble à un anneau fortement élargi à sa partie postérieure ; le second, jeté antérieurement entre les deux branches de la fourche hyoïdienne, se recourbe en une sorte de bouclier prolongé latéralement par deux grandes ailes ; les troisièmes, ou les aryténoïdes, surmontent la partie élargie du cricoïde et se portent en avant, à la face interne des ailes thyroïdiennes ; enfin, le cinquième, attaché en haut et en avant du larynx, protège l'orifice supérieur de la glotte au moment de la déglutition. Outre ces pièces cartilagineuses constantes, il existe entre les aryténoïdes et la base de l'épiglotte de petits cartilages corniculés, et enfin quelquefois, entre les deux aryténoïdes, un noyau impair, dont on ne trouve pas de traces chez les solipèdes, les ruminants et beaucoup d'autres grands mammifères.

Les muscles laryngiens sont, les uns plus spécialement affectés au jeu de l'appareil dans la respiration, la déglutition, le vomissement, la rumination ; les autres, au mouvement de ses pièces dans la phonation. On en compte cinq réellement intrinsèques : le crico-thyroïdien, le crico-aryténoïdien postérieur, le crico-aryténoïdien latéral, le thyro-aryténoïdien et l'aryténoïdien, qui est impair. L'hyo-thyroïdien et l'hyo-épiglottique, rangés dans la même catégorie, sont des muscles extrinsèques. Les premiers se trouvent souvent pâles et atrophiés d'un côté chez les animaux solipèdes.

Ces muscles tirent leur motricité de divers petits nerfs à la fois sensitifs et moteurs, appelés laryngés supérieurs et laryngés inférieurs ou récurrents ; les premiers se distribuent seulement au crico-thyroïdien tenseur des cordes vocales et à la muqueuse. Les derniers donnent des filets à tous les muscles et en outre à la membrane muqueuse. Ce sont les plus importants, car leur section affaiblit considérablement la voix, la rend rauque, et quelquefois l'éteint entièrement. Galien avait cru, d'après des expériences faites sur des porcs, qu'elle rendait les animaux complètement aphones ; je l'ai pratiquée sur de jeunes animaux de la même espèce qui ont pu encore pousser par moments de faibles cris, résultat qui, du reste, avait été constaté sur des chiens par Haller et d'autres expérimentateurs.

A l'intérieur du larynx, entre les aryténoïdes et le cartilage thyroïde, s'étendent, d'avant en arrière, deux et quelquefois quatre replis membraneux connus sous les noms de *ligaments de la glotte* ou de *cordes vocales*. Les replis supérieurs, minces, tout à fait membraneux, non doublés par des muscles, sont loin d'être constants. Les inférieurs, épais, doublés par des productions fibreuses élastiques et des faisceaux musculaires, existent toujours et jouent, à la manière des cordes vibrantes, un grand rôle dans la phonation. Au-dessus et en dehors de celles-ci, entre elles et les ligaments supérieurs, se trouvent souvent des diverticulums connus sous le nom de *ventricules de la glotte*. Enfin, entre les cordes droites et les gauches, est circonscrit l'espace que l'on désigne spécialement sous le nom de *glotte*, et qui se continue entre les aryténoïdes dans le point où il n'y a plus de cordes vocales. Cet espace augmente ou diminue suivant une foule de circonstances. On l'a divisé en deux parties, l'une antérieure, appelée glotte vocale, l'autre postérieure, circonscrite par les aryténoïdes, qui doit constamment demeurer libre pour le passage de l'air.

Le larynx présente un grand nombre de modifications dans sa forme générale, son volume, ses proportions, la configuration de ses cartilages, la disposition de ses rubans, de ses sinus, modifications dont les principales seront indiquées à propos des variations de la voix chez les animaux.

Mécanisme de la phonation. — Il n'est pas de sujet sur lequel on ait tant varié que sur le mécanisme qui produit la voix.

Dodart[1], depuis Galien et Fabrice d'Acquapendente, est certainement le premier qui ait poussé très loin la recherche du mode de formation de la voix. Il regarde le larynx et la glotte, non seulement comme l'organe principal, mais encore comme l'organe unique de la voix. D'après lui, et contrairement à l'assertion des anciens, la trachée-artère ne fait pas l'office d'un corps de flûte et ne prend aucune part réelle à la production de la voix, non plus que la bouche et les fosses nasales. La voix elle-même résulte de deux causes : le mouvement de l'air qui traverse la glotte et les vibrations ou le frémissement de ses lèvres, d'où il suit que l'appareil vocal est un instrument à vent et à cordes. « Les vibrations des lèvres de la glotte donnent le son comme l'anche le donne au corps du hautbois ; la vitesse et les quantités d'air mues à travers cette ouverture donnent les tons et dominent les frémissements de la glotte comme les dimensions du hautbois dominent les frémissements de son anche et forment les tons de l'instrument. » L'air qui passe dans le larynx fait, selon lui, vibrer les cordes vocales comme un vent impétueux fait résonner « le papier entr'ouvert qui joint un châssis avec la baie d'une fenêtre. » Néanmoins, il n'assimile pas complètement l'organe de la voix à ce qu'il appelle le *châssis bruyant*, car il signale entre

1. Dodart, *Mém. sur les causes de la voix de l'homme*, avec notes (*Hist. de l'Acad. des sc.*, 1700, p. 238-287).

eux plusieurs différences. Dans le châssis bruyant, l'ouverture du papier restant la même, le ton ne peut changer que par l'intensité du courant d'air, tandis que dans la glotte l'ouverture se rétrécit et se dilate plus ou moins, pour donner les divers tons de l'échelle musicale. Ensuite, dans le châssis bruyant, l'air s'engouffre avec une impétuosité variable, et dans l'instrument vocal il est poussé uniformément ; mais la quantité de fluide restant la même, il s'écoule à travers la glotte avec une vitesse proportionnée au degré de rapprochement des cordes. Enfin, c'est encore de l'aptitude des lèvres à se rapprocher et à s'éloigner l'une de l'autre que dépendent l'affaiblissement et le renforcement des tons de la voix.

Ainsi, d'après Dodart, la voix est produite par deux causes : l'une, principale, qui est le mouvement, le choc, la collision de l'air traversant le larynx ; l'autre, accessoire, qui est le frémissement des lèvres de la glotte. Le ton qui la caractérise dépend des degrés de vitesse de l'air à travers la fente laryngienne, et cette vitesse est en relation intime avec le plus ou moins de dilatation ou de resserrement de la cavité laryngienne, les grandes dilatations étant pour les tons graves, les petites pour les tons aigus. Enfin, l'intensité, ou la force du son tient aux divers degrés de dilatation de la glotte.

Ferrein[1], dans un mémoire d'une précision et d'une clarté admirables, s'attache, après avoir réfuté les idées de Dodart, à présenter une nouvelle théorie dans laquelle il considère l'organe de la voix comme un instrument à cordes mis en jeu par l'air lui-même. Pour lui, l'organe vocal n'est plus la glotte, mais bien les rubans qu'il appelle les cordes vocales. Celles-ci vibrent ou frémissent de même que les cordes d'une viole ; c'est l'air mis en mouvement par la poitrine qui constitue l'archet destiné à les faire trembler avec plus ou moins de rapidité.

Ces cordes, si courtes qu'elles soient, peuvent, suivant lui, par suite de la vitesse de leurs vibrations, donner tous les tons de la voix ; elles sont susceptibles d'éprouver une élongation et un raccourcissement très sensibles, par le jeu des cartilages sur lesquels sont fixées leurs extrémités. C'est de l'air transmis avec plus ou moins de force que dépend la rapidité de leurs mouvements vibratoires. Lorsqu'elles sont allongées, leur tension augmente, leurs vibrations sont rapides et les sons deviennent aigus ; au contraire, lorsque ces cordes se raccourcissent, elles se détendent, leurs vibrations se ralentissent et les sons acquièrent de la gravité. Quant à l'intensité ou à la force de ceux-ci, elle tient seulement à la vitesse du courant d'air qui passe entre les cordes vocales ; intensité d'autant plus considérable que le rétrécissement de la glotte est plus prononcé.

Ferrein fonde sa théorie sur des expériences très simples. En soufflant de bas en haut dans la trachée-artère, il donne lieu, sur le cadavre, à des sons qui reproduisent la voix de l'animal sur lequel il opère : il parvient, avec quelques précautions, à imiter le mugissement du bœuf, les plaintes du chien, les cris aigus et le grognement du porc ; la violence avec laquelle il pousse l'air ne fait pas changer le ton de la voix ; elle lui laisse la gravité ou l'acuité qui lui est propre. Les vibrations des rubans de la glotte lui semblent appréciables à la vue ; il les modifie à volonté ou les arrête suivant qu'il fait varier la tension de ces rubans ou qu'il les

1. Ferrein, *De la format. de la voix de l'homme* (*Hist. de l'Acad. des sc.*, 1741, p. 403 et suiv).

pince sur un point de leur longueur. Enfin, il résume sa manière de voir en comparant l'appareil vocal à cet instrument à cordes et à vent composé de deux petites pièces de bois laissant entre elles une fente occupée par un petit ruban. C'est au jeu de cet appeau qu'il assimile le mécanisme de la phonation.

La théorie d'après laquelle les vibrations des rubans de la glotte sont considérées comme la cause de la voix a été partagée, avec quelques modifications, par un grand nombre de physiologistes. Elle a été développée par Müller dans un très long travail plein de faits précieux et d'expériences habilement exécutées. La voici à peu près telle qu'il l'a exposée.

D'après ce savant physiologiste, l'organe de la voix devrait être assimilé à une anche à deux lèvres membraneuses, susceptibles de vibrer et de donner par leurs vibrations tous les tons de l'échelle musicale, à des degrés divers d'intensité. Les ligaments inférieurs de la glotte seraient, dans cet instrument, les agents principaux de la formation de la voix : ils vibreraient à la manière des cordes et des languettes membraneuses ; leur longueur, si peu considérable qu'elle soit, suffirait, contrairement à l'assertion de quelques physiciens, à la production des sons les plus graves.

Par un grand nombre d'expériences faites sur des larynx artificiels, Müller a constaté l'exactitude des observations de Ferrein, d'après lesquelles la moitié des cordes vocales donne l'octave, et leur tiers la quinte du son fondamental. Il est arrivé, en poussant de l'air dans la trachée attachée au larynx convenablement disposé, à des résultats très intéressants, qui servent de base à sa théorie : 1° D'après ses expériences, les cordes vocales donnent, lorsque la glotte est rétrécie, des sons pleins qui se rapprochent beaucoup de ceux de la voix humaine, si l'on opère sur un larynx d'homme. On en obtient d'analogues en soufflant dans un tube à une extrémité duquel sont fixées des bandelettes de tuniques artérielles ou de petites lames de caoutchouc. 2° Les sons ainsi obtenus perdent de leur intensité si l'on enlève les ventricules, les ligaments supérieurs et l'épiglotte dont la résonance sert au renforcement de la voix. 3° Les sons sortent plus facilement et acquièrent plus de force si la partie de la glotte comprise en arrière des cordes vocales et des aryténoïdes est fermée ; mais ils ne s'éteignent pas lorsque cette fente reste entr'ouverte. 4° La hauteur du son reste la même par une tension soutenue, quel que soit le degré d'ouverture ou d'occlusion de la partie supérieure de la glotte. 5° L'élévation des sons n'est pas sensiblement modifiée par la plus ou moins grande dilatation de la glotte, et l'air qui passe entre les aryténoïdes, au point où il n'y a pas de cordes vocales, ne contribue en rien à la formation de la voix. 6° L'inégalité de tension des deux cordes vocales ne donne généralement pas lieu à deux sons différents. 7° Les sons se produisent, soit que les cordes se trouvent très rapprochées, soit qu'elles se touchent complètement. 8° Ils peuvent être formés même lors du relâchement complet des cordes, pourvu que la glotte soit fort raccourcie. 9° Les sons aigus se produisent quand les lèvres éprouvent une tension considérable, et les sons graves quand elles sont relâchées ; les uns et les autres se forment dans ces conditions, quelle que soit, du reste, la longueur de la glotte. 10° L'épiglotte, les ligaments supérieurs, les ventricules du larynx et toutes les autres parties, situées au-dessus des cordes vocales, ne sont point nécessaires à la production des sons quels qu'ils soient ; les ventricules paraissent destinés à isoler les cordes vocales, afin que leurs vibrations ne soient point gênées. 11° La longueur de la trachée, dont l'office est analogue à celui d'un porte-vent, n'exerce pas d'influence notable sur l'élévation des sons. 12° Enfin, le double tuyau ajouté à l'organe vocal, savoir, le tube buccal et le tube nasal, ne peut agir autrement qu'un corps de tuyau simple quant à l'élévation du son ; mais il change l'éclat de ce dernier par l'effet de la résonance.

La théorie de la formation de la voix par la vibration des rubans de la glotte, si vraisemblable qu'elle paraisse et si séduisante qu'elle soit, n'est pas à l'abri de toute objection. Plusieurs physiciens l'ont rejetée, en s'appuyant principalement sur cette considération, que d'abord les cordes vocales ne sont pas assez longues pour que leurs vibrations donnent lieu à tous les tons, depuis les plus graves jusqu'aux plus aigus, ensuite que le courant d'air qui met ces cordes en mouvement n'a jamais assez de force pour les faire vibrer de manière à produire des sons de l'intensité qui appartient à la voix de l'homme et des animaux. Il est clair que cette théorie ne rend pas compte de toutes les particularités de la phonation. Elle ne peut les expliquer toutes, car l'appareil vocal des animaux est un instrument spécial qui ne saurait être assimilé à aucun autre instrument de musique. Ce qu'il y a de mieux à faire, c'est de chercher à apprécier le rôle dévolu à chacune de ses parties [1].

Le larynx est incontestablement l'organe essentiel de la voix, et, dans cet organe, la glotte, ou la fente comprise entre les cordes vocales, et ces cordes elles-mêmes, sont les parties réellement productrices du son. Lorsqu'il entre en action, il s'élève en masse ; l'épiglotte se dégage complètement ; les ligaments se tendent ; les cordes vocales se rapprochent, en même temps, le voile du palais se relève ; la bouche s'ouvre ; l'air qui s'échappe de la poitrine, en traversant l'organe, vibre et fait vibrer les cordes vocales. Le laryngoscope permet de constater ces particularités sur l'homme. Les expériences démontrent qu'une ouverture pratiquée à la trachée, sur un point quelconque de sa longueur, ou au larynx au-dessous des ligaments inférieurs de la glotte, rend l'animal à peu près aphone et s'oppose même souvent à la formation d'un bruit sourd analogue à la voix ; elles font voir qu'au contraire une ouverture au larynx, au-dessus de la glotte, ne détruit point la voix et lui laisse la plupart de ses caractères ; enfin, elles établissent clairement que l'épiglotte, la partie supérieure des aryténoïdes, les ligaments supérieurs et les ventricules, sont des parties accessoires dont la destruction ne trouble pas notablement la phonation. Ces résultats, qui se produisent sur les animaux vivants, sont en partie confirmés par ceux qu'on obtient sur le cadavre. En effet, les expériences de Ferrein, celles de Müller, ont prouvé qu'on peut, en soufflant dans un larynx encore adhérent à un bout de la trachée, obtenir des sons très purs, pourvu que la glotte soit un peu rétrécie et les cordes vocales légèrement tendues.

1. Voy. Cuvier, *Anat. comp.*, 2° édit., t. VIII. — Dutrochet, *Essai sur une nouvelle théorie de la voix*, Paris, 1806. — Savart, *Mém. sur la voix humaine, sur celle des oiseaux*, 1825. — Müller, *Manuel de physiologie*. Paris, 1851, t. II, p. 167. — Malgaigne, *Archives générales de médecine*, 1851. — Bataille, *Nouvelles recherches sur la phonation*, 1861. — Ed. Fournié, *Physiologie de la voix et de la parole*, 1866.

Les cordes vocales jouent donc, par elles-mêmes, le rôle le plus essentiel des parties affectées à la phonation. Constituées par des replis muqueux, doublées d'une lame fibreuse élastique et de bandelettes musculaires, qui forment le crico-thyroïdien, elles se trouvent dans un état permanent de tension qui peut augmenter sous l'influence de leurs muscles propres et des mouvements des cartilages laryngiens, notamment par la rétropulsion des aryténoïdes due aux muscles crico-aryténoïdiens. Les propriétés dont elles jouissent les rendent aptes à vibrer avec plus ou moins de force et de rapidité, sous l'influence de l'air que chassent les poumons. Les vibrations de ces cordes donnent des sons d'autant plus variés qu'elles sont mieux circonscrites, mieux isolées à leurs bords et à leur face extérieure ; leur lésion altère profondément la voix, la section de leurs muscles la rend rauque, et leur destruction l'abolit tout à fait. Il reste, cependant, quelques points à élucider sur leur rôle. D'après Battaille[1], qui a fait ses observations sur lui-même à l'aide du laryngoscope, les faisceaux musculaires des cordes vocales pourraient se contracter inégalement, de manière à les tendre soit en haut, soit en bas, ou dans leur partie moyenne. Il les a vues plus ou moins tendues dans la phonation ; elles vibrent avec une rapidité proportionnée à leur degré de tension, et celle-ci est en raison de l'intensité du courant d'air et du degré de resserrement de la glotte. Tout porte à croire qu'elles vibrent dans leur totalité, car la couche élastique est intimement unie à la muqueuse. Toutefois, Fournié a soutenu récemment l'opinion invraisemblable des vibrations limitées à la membrane muqueuse.

Les cordes vocales supérieures, ou ligaments supérieurs de la glotte, ont une utilité secondaire, et ce qui suffit à le prouver, c'est qu'elles manquent chez un grand nombre d'animaux ; leur section, qui a été opérée chez le chien et le chat, n'a rien ôté à la voix de son acuité normale.

La glotte se resserre pendant la phonation, et devient quelquefois tellement étroite que les rubans se mettent presque en contact l'un avec l'autre ; l'espace qui est en arrière, ou la glotte interaryténoïdienne, se ferme à peu près complètement, d'après Magendie ; l'air qui la traverse ne paraît pas contribuer à la formation de la voix. Battaille a vu, en effet, son occlusion se produire graduellement pour l'émission des sons élevés et éclatants. Cependant elle ne peut pas être complète, ou si elle devient telle, c'est dans de très courts instants, car c'est par elle surtout que peut se maintenir la liberté de la respiration. La forme qu'acquiert la glotte interligamenteuse et le rapport qui existe entre ses dimensions lors de la phonation et celles qu'elle peut avoir à l'état normal, n'ont point encore été déterminés : très probablement, ces dimensions varient à l'infini suivant la gravité, l'acuité et l'intensité des sons.

Les ventricules, qui sont regardés par plusieurs physiologistes, notamment par Longet, comme indispensables à la phonation, surtout pour renforcer le son, ne paraissent pas avoir un rôle bien essentiel, si l'on en juge par la fréquence des cas où ils manquent ; il est probable que leur usage est d'isoler les cordes vocales, afin qu'elles puissent vibrer librement, et de contribuer au renforcement

<hr>

1. Battaille, *Nouvelles recherches sur la phonation*, Paris, 1861.

du son. Bataille a cru aussi, dans ses observations laryngoscopiques, leur reconnaître ce rôle, dont l'utilité se conçoit très bien, puisque, si les cordes vocales n'étaient pas isolées à leur face externe, comme à l'autre, elles éprouveraient de la difficulté à vibrer. Il a vu que les ventricules ne se dilatent point et que leur ouverture demeure constamment linéaire.

L'épiglotte est généralement considérée comme étant sans influence sur la formation de la voix ; son ablation ou son excision partielle ne modifie pas sensiblement le son ; quelques auteurs lui ont attribué l'office « d'enfler celui-ci, depuis la vibration la plus courte jusqu'à la plus étendue, sans que le ton éprouve le moindre changement, » mais ce n'est là qu'une hypothèse, contredite par l'expérimentation.

Les autres parties de l'appareil respiratoire concourent, pour une part plus ou moins grande, à la formation de la voix. La trachée, qui conduit au larynx l'air chassé par les poumons, joue évidemment le rôle d'un porte-vent. C'est un tuyau de renforcement du son, à parois extensibles, élastiques, contractiles et vibrantes ; elle s'allonge en diminuant de calibre, lorsque l'animal étend le cou pour faire retentir la voix. En appliquant le doigt à sa surface, sur le cheval qui hennit, on sent frémir ses parois et, par l'auscultation, on s'assure du retentissement des vibrations sonores dans son intérieur.

Ces vibrations, du reste, se propagent dans le thorax, qui joue probablement, comme le fait remarquer Longet, un rôle analogue à celui de la caisse dans les instruments à cordes. Enfin, toutes les parties superlaryngiennes, l'arrière-bouche les poches gutturales des solipèdes, les fosses nasales, constituent un tube surajouté à l'appareil de la phonation ; elles modifient considérablement la voix sous le rapport de l'intensité, du ton et du timbre. On sait, en effet, que la plus légère diminution dans l'espace que les fosses nasales offrent au passage de l'air suffit pour altérer profondément le timbre et divers autres caractères de la voix ; on s'assure aussi, par le secours d'une expérience très simple, que l'occlusion des narines nuit beaucoup au retentissement de la voix et à la pureté des sons. Enfin, on sait que tous les animaux, dont la voix doit être retentissante, ouvrent la bouche, qui semble représenter un pavillon d'instrument à vent, celui du cor de chasse, par exemple. Toutes ces parties, au-dessus et au-dessous de la glotte, peuvent être considérées comme formant un appareil de renforcement et de résonance.

En somme, l'appareil vocal des mammifères est un instrument spécial, dont l'ensemble, représenté par l'appareil respiratoire, figure un tube pourvu d'une caisse à une extrémité et d'un pavillon anfractueux à l'autre. L'air, chassé par la caisse du thorax, s'écoule par le tube trachéal avec plus ou moins de force. En passant dans la fente de la glotte, comparable à une anche, il éprouve une collision ; il vibre par le fait des vibrations des lèvres de la glotte, et ces vibrations vocales retentissent dans le pavillon naso-buccal.

La voix présente, chez les mammifères, des modifications infinies dont les causes tiennent à la fois à la conformation du larynx et à la disposition des cavités situées au-dessus de la glotte. Ces modifications, dont les causes résident aussi en partie dans les modes divers suivant lesquels l'appareil vocal est mis en jeu, s'observent, non seulement d'espèce à espèce, mais encore d'individu à individu et d'un sexe à l'autre.

Il est donc rationnel de rechercher la relation qui peut exister entre les formes, les dimensions du larynx et les caractères si diversifiés de la voix, c'est-à-dire de trouver la coïncidence de telle particularité de la voix avec telle disposition anatomique, et de voir comment l'une est la conséquence de l'autre; tâche difficile dont l'accomplissement exigerait une étude minutieuse de l'appareil vocal comparé aux instruments de musique, à supposer qu'avec son secours on pût arriver à tout expliquer, ce qui est fort douteux, car il est mille nuances de la voix qui dépendent du mode de fonctionnement du larynx, de même qu'il est une série de tons qui résultent, dans un instrument donné, de la force avec laquelle on touche une corde plus ou moins tendue, ou de celle qu'on met à pousser l'air dans une embouchure. Quoi qu'il en soit, essayons de rassembler, au moins en partie, les éléments du problème.

Notons, tout d'abord, que le volume du larynx a une grande influence sur la gravité, l'acuité des sons et la force de la voix; les grands animaux, suivant la très judicieuse remarque de Dugès, ont tous la voix plus forte et plus grave que les animaux de petite taille. La différence frappe surtout quand on compare des espèces de haute stature avec des petites appartenant au même genre, le lion et le chat, par exemple, ou de très jeunes sujets avec des sujets arrivés à l'âge adulte. On sait, en effet, que la voix acquiert de la force et de la gravité à mesure que les animaux approchent du terme de leur croissance, par conséquent, à mesure que les proportions de leur appareil vocal deviennent plus considérables.

L'organisation propre à chaque espèce entraîne, à elle seule, les différences les plus essentielles et les mieux caractérisées; on en compte une multitude : le hennissement du cheval, le braiement de l'âne, le beuglement ou le mugissement du bœuf, du bison et des autres animaux du même genre, le grognement du porc, l'aboiement du chien, le hurlement du loup, le rugissement du lion, le miaulement du chat, etc.

Le sexe, l'état de l'appareil reproducteur, en déterminent aussi quelques-unes, en général moins sensibles chez les animaux que dans l'espèce humaine. En effet, il n'y a pas une différence très tranchée entre le mugissement du taureau et celui de la vache, entre le grognement de la truie et celui du verrat, de même qu'entre la voix du mâle et celle de la femelle du chien, du chat, etc.; il n'y a pas, entre la voix du bœuf et celle du taureau, des nuances aussi marquées qu'entre la voix de l'homme non mutilé et celle de l'eunuque; néanmoins, pour certains animaux, le contraste est frappant : le cheval hongre et la jument ne hennissent plus guère, tandis que l'âne et le mulet qui ont subi la castration continuent à braire.

Arrêtons-nous un instant sur les différences de la voix qui caractérisent les espèces.

Les solipèdes dont l'organisation est si remarquablement uniforme, sous presque tous les rapports, sont, comme on le sait, loin d'avoir une voix et un larynx semblables pour tous; chacun d'eux a, sous ce double point de vue, quelque particularité qui peut servir de caractère spécifique.

Chez le cheval, le larynx fait un angle assez prononcé avec la trachée; la glotte présente une aire triangulaire dont la base répond à la partie inférieure des aryténoïdes; sa moitié comprise entre ceux-ci, ou la glotte interaryténoïdienne, correspond à l'axe du canal trachéal et offre une largeur assez considérable; les cordes vocales bien détachées, tout à fait libres à leur bord supérieur et à leur face externe, ont une longueur moyenne de 4 centimètres et demi; elles laissent entre elles un écartement de 2 centimètres à leur extrémité postérieure; une forte couche de tissu élastique entre dans leur composition, et le faisceau le plus considérable du thyro-aryténoïdien les double dans toute leur étendue. En dehors de ces cordes, admirablement disposées pour vibrer avec force, se trouve de chaque côté un ample ventricule dont l'entrée, tenue béante par l'appendice corniculé de l'épiglotte, a plus d'un centimètre et demi de longueur, et dont le fond, appliqué sur la surface interne du thyroïde, s'étend en haut et en arrière sur un diamètre de plus de 3 centimètres et demi; ces diverticulums paraissent devoir servir à la formation des sons graves. Le sinus sous-épiglottique présente un petit repli muqueux transversal fort mince et appuyé sur la commissure des lèvres de la glotte, repli qui vibre peut-être comme le ruban d'un appeau.

Le hennissement de ce solipède consiste en une succession de sons saccadés, d'abord très aigus, puis graduellement plus graves, mais toujours très purs et d'un éclat remarquable.

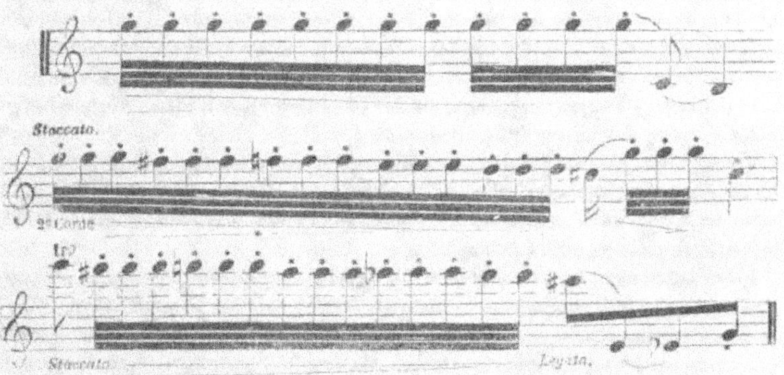

FIG. 92. — Hennissement du cheval [1]. — Violon.

Ces sons se produisent par une suite d'expirations courtes et comme convulsives. Hérissant[2] rapporte les sons aigus au trémoussement de la petite membrane du sinus sous-épiglottique, et les sons graves aux vibrations des cordes vocales; mais rien ne vient à l'appui de cette hypothèse. D'après tout ce qu'on sait sur le mécanisme de la phonation, il faut regarder les cordes vocales comme produisant les sons aigus quand elles sont très rapprochées, fortement tendues et animées d'un mouvement vibratoire rapide; puis les sons, de plus en plus graves à mesure qu'elles s'écartent, se détendent et vibrent avec plus de lenteur. Les ventricules du larynx, dont l'entrée s'agrandit en raison directe du rappro-

---

1. Je dois cette imitation à M. Vannier, jeune pianiste très habile.
2. Hérissant, *Rech. sur les org. de la voix des quadr. et des oiseaux* (*Mém. de l'Acad. des sc.*, 1754, p. 283).

chement des cordes vocales, peuvent contribuer au retentissement de la voix, car leur cavité persiste constamment, sans pouvoir diminuer beaucoup, si ce n'est en haut par la contraction du faisceau supérieur du thyro-aryténoïdien, faisceau qui constitue réellement un muscle propre au ventricule.

La voix du cheval est modifiée, peut-être très légèrement, par l'action des poches gutturales et des fausses narines. Les premières, dans lesquelles l'air peut s'engager par les orifices des trompes d'Eustache, ne sont probablement pas étrangères au retentissement des sons produits dans le larynx; mais cette participation que font présumer le gonflement et l'affaissement alternatifs qu'elles éprouvent, sous l'influence de la respiration et qui deviennent manifestes quand le pharynx est mis à découvert, ne saurait être bien appréciée, car après leur ouverture, le hennissement du cheval entier conserve à peu près ses caractères ordinaires.

Quant aux fausses narines, cavités coniques étendues de l'aile interne des naseaux au sommet de l'espace triangulaire compris entre le sus-nasal et le petit sus-maxillaire, elles ont été regardées comme nécessaires au hennissement, peut-être parce qu'on les voit s'enfler lorsque cet acte se produit; aussi, dans certains pays, on fend leur paroi externe dans le but d'empêcher le cheval entier de hennir; mais cette opinion n'a rien de fondé, et l'opération dont il s'agit ne saurait avoir aucun résultat très appréciable. J'ai fendu la paroi externe de ces cavités sur des chevaux, leur paroi interne sur d'autres : les animaux ont continué à hennir aussi facilement qu'auparavant, et ni le timbre, ni l'intensité de la voix, n'ont éprouvé de changements manifestes.

Le hennissement est propre au cheval entier; le cheval hongre et la jument ne hennissent pas, si ce n'est très rarement; alors la voix que ces derniers font entendre diffère assez notablement de celle de l'animal non mutilé; elle est plus brève, plus aiguë et moins éclatante.

Indépendamment du hennissement, le cheval a encore un cri aigu, parfois assez prolongé, mais d'ordinaire très court, qu'il fait entendre lorsqu'il éprouve de mauvais traitements ou quand il souffre d'une opération chirurgicale. J'ai provoqué ce cri particulier en lésant certaines parties de l'encéphale, notamment les tubercules bigéminés et l'origine de la moelle allongée.

Chez l'âne, le larynx, par sa forme générale, ressemble tout à fait à celui du cheval : mais il en diffère par la disposition de l'entrée des ventricules et par celle du sinus sous-épiglottique. Chaque ventricule très ample a une entrée arrondie, fort étroite, quelquefois à peine apparente, située vers le tiers antérieur des cordes vocales; le sinus sous-épiglottique très profond et prolongé sur les côtés de la commissure des cordes vocales, est dépourvu du repli muqueux transversal qui existe chez le cheval; l'ouverture ovalaire de ce sinus, circonscrite par une bordure membraneuse, se ferme quand l'épiglotte revient sur elle-même, et se dilate au contraire lorsque ce cartilage s'élève et se porte en avant; la cavité même du sinus augmente ou diminue sous l'influence de la même cause; les cordes vocales sont simples comme chez les autres solipèdes; leur bord supérieur est nettement découpé malgré l'étroitesse de l'orifice des ventricules.

La voix de l'âne ou le braiement diffère essentiellement du hennissement du cheval. Elle consiste en une succession de sons aigus alternant régulièrement avec des sons très graves, sur une même octave. Hérissant[1] a remarqué que les premiers se forment dans l'inspiration et les seconds dans l'expiration ; seulement, il s'est trompé en rapportant les sons graves et éclatants à l'air qui s'engouffre dans le sinus sous-épiglottique au lieu de les attribuer, comme les autres, aux vibrations des cordes vocales. On voit très bien, pour peu qu'on fasse attention aux mouvements du flanc et au jeu des naseaux, que ce braiement s'opère pendant une série d'inspirations et d'expirations précipitées, comme convulsives, et qu'il est trop continu, trop prolongé pour être produit dans une suite d'expirations. Son mécanisme, si simple qu'il paraisse, implique pourtant une difficulté sérieuse, car on ne conçoit pas bien comment les sons aigus peuvent se former dans l'inspiration alors que la glotte est légèrement dilatée, et que, par conséquent, les cordes vocales sont tendues, tandis que les sons graves sortent dans l'expiration pendant que la glotte est resserrée et que les cordes vocales sont relâchées.

La part que les sinus, les ventricules de la glotte, les poches gutturales, les cavités nasales et les fausses narines peuvent prendre au braiement est tout à fait indéterminée. Cuvier a dit, et d'autres auteurs ont répété, que le retentissement de la voix tenait au sinus sous-épiglottique, mais rien ne prouve que cette assertion soit acceptable. On ne saurait attribuer aux fausses narines dont le fond offre plusieurs petites cellules et aux poches gutturales un rôle plus important que celui qu'elles ont chez le cheval. Il est à noter cependant que les fausses narines se prolongent à la face externe du grand sus-maxillaire jusqu'au faisceau nerveux destiné aux ailes du nez et à la lèvre supérieure.

La voix de l'âne n'offre pas de variétés remarquables ; celle de l'ânesse, suivant l'observation de Buffon[2], est plus claire et plus perçante, et celle de l'âne hongre plus basse que la voix du mâle entier. L'hémione a un braiement fort analogue à celui de l'âne, mais d'une intensité et d'un éclat que n'atteint pas ordinairement la voix du dernier solipède.

Le larynx du mulet n'est ni celui du cheval, ni celui de l'âne. Quoique sa forme générale et ses proportions soient celles du larynx des autres solipèdes, il se distingue néanmoins très bien par quelques caractères particuliers ; il a des ventricules à large ouverture, comme le cheval, mais son sinus sous-épiglottique est divisé en trois petites cellules, deux latérales toujours béantes, et une moyenne dont l'entrée, circonscrite par un repli vertical en croissant, s'ouvre à mesure que l'épiglotte est soulevée et ramenée sur la base de la langue. Le bardot a le larynx parfaitement semblable à celui du cheval, des ventricules à larges ouvertures et un sinus sous-épiglottique simple, mais dépourvu de lame transversale couchée sur la commissure des cordes vocales ; il hennit comme ce dernier solipède, tandis que le mulet a une sorte de braiement très faible, analogue à celui de l'âne.

En comparant la voix du bœuf à celle des solipèdes, on est frappé de la différence considérable qui existe entre la première et la seconde ; mais cette différence s'explique bien par l'organisation du larynx de ces espèces. Celui du bœuf est simple et imparfait ; sa forme grossière ne rappelle nullement celle qui caractérise cet

1. Hérissant, *loc. cit.*, p. 286. (Müller, *Manuel de physiologie*, 2e édit., t. II, p. 231.)
2. Buffon, *Histoire naturelle*, 1753, t. IV, p. 394.

organe chez le cheval : la glotte est courte, les cordes vocales, loin d'être détachées et nettement découpées à leur bord supérieur, se confondent, sans démarcation précise, avec les parois latérales du larynx ; les ventricules manquent totalement ; il n'y a pas de sinus sous-épiglottique ; la base de l'épiglotte s'élève à plus de 3 centimètres au-dessus des cordes vocales ; les aryténoïdes sont fort rapprochés l'un de l'autre. Avec une telle conformation, la voix du bœuf ne peut être qu'un mugissement sourd plus ou moins grave et sans éclat ; elle ne saurait avoir ni l'acuité ni l'intonation variée que donnent des cordes vocales isolées et vibrantes ; cependant elle comprend encore, d'après Buffon, une succession de notes sur deux ou trois octaves, et paraît se produire dans l'expiration seulement, si l'on en juge par l'aspect du flanc dont le creux disparaît tant que dure le mugissement. Ici la corrélation entre l'organisation de l'appareil vocal et la voix est intime, et elle ne l'est pas moins chez les autres espèces appartenant au genre du bœuf domestique.

Cette organisation simple, qu'on retrouve encore dans le mouton, se complique chez d'autres ruminants. Le dromadaire a un larynx qui, tout en présentant un aspect général analogue à celui du larynx du bœuf, se distingue par des cordes vocales minces, bien isolées à leur face externe, tranchantes à leur bord supérieur, puis par des ventricules peu profonds, il est vrai, mais allongés et largement ouverts. Toutefois cette structure n'approche point encore, par le nombre et le fini des détails, de celle de l'organe vocal des solipèdes, ce qui, du reste, ne doit pas étonner, car le dromadaire est loin d'avoir une voix dont le ton possède de nombreuses nuances.

La voix du porc, si remarquable par son timbre, par le contraste qui existe entre les sons graves et les sons aigus dont elle résulte, est en rapport avec une organisation tout à fait exceptionnelle de l'appareil laryngien. L'épiglotte de cet animal est large, arrondie, et si lâchement unie au thyroïde, qu'elle peut se déplacer en divers sens, venir à la face interne de ce cartilage, rester à son bord supérieur ou s'en éloigner de plus d'un demi-décimètre, lorsque l'hyo-épiglottique se contracte et que la langue est projetée en avant [1] ; les aryténoïdes, soudés supérieurement, forment sur la ligne médiane un bec, en gouttière recourbée, dont les bords font saillie au-dessus des parties latérales de ces cartilages. Mais ce qu'il y a de plus remarquable dans ce larynx, c'est la disposition des cordes vocales et des ventricules : contrairement à ce qui existe chez les autres animaux, et, d'après l'observation de Cuvier, l'extrémité antérieure des cordes est plus basse que la supérieure, et insérée au bord trachéal du thyroïde. De chaque côté il y a un ruban supérieur étroit, peu saillant, presque entièrement membraneux, très élastique, puis un ruban inférieur, tranchant à son bord libre, doublé par le muscle thyro-aryténoïdien, et à peine séparé du premier par un espace de 1 à 2 millimètres. Entre ces deux rubans est une fente fort étroite, longue de 2 centimètres et demi, laquelle n'est autre chose que l'entrée du ventricule ; celui-ci, étranglé à son orifice, remonte à la face interne du thyroïde jusque vers le bord supérieur de ce cartilage. La glotte, fort étroite, se trouve bordée dans la plus grande partie de son étendue

1. Il se forme dans cette circonstance une profonde excavation que quelques auteurs, Müller entre autres, ont considérée comme un sac membraneux sous-épiglottique.

par les cordes vocales ; sa portion interaryténoïdienne, dont la longueur égale à peu près, dans les autres animaux, la moitié du grand diamètre du larynx, n'a ici qu'une étendue fort peu considérable ; mais, en compensation, elle offre un petit canal toujours ouvert, même lorsque les aryténoïdes sont en contact, et destiné à fournir un passage libre à l'air pendant la phonation.

Avec une telle organisation, on peut se rendre compte du caractère propre à la voix du porc, surtout si, à l'exemple de Hérissant, on cherche, en soufflant dans le larynx détaché, à reproduire artificiellement les sons dominants du grognement. En effet, en poussant de l'air par un tube adapté à la trachée, on parvient sans grande difficulté à obtenir des sons aigus très analogues à ceux du pachyderme, pourvu, d'abord, que l'organe soit comprimé latéralement, au point de ne laisser à la glotte qu'un millimètre de largeur, et qu'ensuite les cordes vocales se trouvent suffisamment tendues par une forte traction exercée d'avant en arrière sur les aryténoïdes. On reconnaît alors que les sons deviennent d'autant plus clairs, plus perçants que la tension des rubans vocaux est plus considérable, et qu'ils cessent de sortir dès que la glotte se dilate et que les cordes se relâchent : les vibrations de celles-ci deviennent très sensibles ; en outre la paroi interne de chaque ventricule offre des mouvements si étendus, résultant du déplacement de l'air qui s'engouffre dans leur cavité, que les deux ventricules se rapprochent fortement l'un de l'autre. D'après cela, il est à présumer que les sons aigus proviennent des cordes vocales convenablement tendues, et que les sons bas et sourds du grognement dérivent en partie des vibrations de l'air qui s'engage dans les ventricules laryngiens. Rien ne prouve que ceux-ci jouent, comme le croyait Hérissant, le rôle le plus important dans la formation de la voix.

Le grognement du porc présente plusieurs variétés : il est sourd et répété à de courts intervalles lorsque l'animal est inquiet ; il s'élève un peu lorsqu'il est pourchassé ; il devient aigu quand il a faim ou qu'il reçoit un coup de pied ; très aigu au moment où on le saigne. Les sons du grognement sourd sont trop graves pour être parfaitement exprimés par des notes musicales, mais ceux de la voix aiguë pourraient sans doute être notés sans trop de difficultés.

Chez le chien, le larynx a une épiglotte longue, triangulaire, terminée par une pointe aiguë ; elle s'unit sur ses bords à deux petits prolongements cartilagineux repliés vers la ligne médiane et couchés sous elle, quand elle se renverse sur la glotte ; les aryténoïdes sont peu saillants et soudés avec les prolongements cunéiformes que Cuvier semble à tort faire dépendre de l'épiglotte. Les cordes vocales inférieures, très longues, nettement découpées, sont minces à leur bord libre ; les supérieures, à peine marquées, sont formées en arrière par une branche des cunéiformes, en avant par un petit frein qui unit ceux-ci au thyroïde ; les ventricules, très amples, ont une entrée qui est aussi longue que les cordes vocales inférieures ; ils descendent jusqu'à la partie inférieure de celles-ci, de manière à en isoler complètement la face externe, puis ils remontent assez haut en dedans du cartilage thyroïde.

Ces différentes dispositions sont manifestement celles d'un larynx perfectionné dont le jeu doit produire des effets plus variés que ceux de l'appareil vocal du bœuf et du mouton, par exemple. La voix du carnassier donne, en effet, plusieurs sons bien accentués et éprouve des modulations assez nombreuses ; c'est tantôt un cri saccadé, tantôt un aboiement plus ou moins prolongé, quelquefois un hurlement analogue à celui du loup. La part que prennent à sa formation les cordes vocales est incontestablement la plus importante ; on les voit vibrer très distinctement après s'être rapprochées, sur l'animal vivant dont la partie supérieure du larynx a été mise à découvert, et l'on constate que la voix devient d'autant plus aiguë que les cordes sont plus tendues, plus rapprochées l'une de l'autre, et qu'elles sont mises en mouvement par un courant d'air plus considérable ; en outre, on voit, à chaque cri, l'entrée des ventricules s'élargir et ces poches se dilater par l'air qui s'engouffre dans leur intérieur.

Les diverses variétés de la voix du chien peuvent se concevoir par les modifications dont le jeu de l'appareil laryngien est susceptible. Celles qui tiennent aux races sont peu saisissables, excepté pourtant les particularités qui dérivent de la taille. On ne saurait dire si le chien qui vit à l'état sauvage, sans aboyer, offre quelques différences dans la conformation de son larynx.

Le chat possède un appareil vocal qui est, si l'on peut ainsi dire, plus parfait encore que celui du chien. Son épiglotte est longue, souple et très aiguë ; les cordes vocales supérieures, longues de 4 à 5 millimètres, très écartées en avant au niveau du point où les inférieures se touchent, sont fort minces et entièrement membraneuses ; elles partent de l'extrémité antérieure des aryténoïdes et s'élèvent vers la base de l'épiglotte ; les cordes inférieures, séparées des premières par une excavation assez profonde, analogue aux ventricules, sont épaisses, musculeuses en dehors, situées sur un plan plus interne et en contact l'une avec l'autre à leur extrémité thyroïdienne.

Par cette disposition remarquable, il y a, en quelque sorte, deux glottes chez le chat : une supérieure, entre les rubans vocaux membraneux, et une inférieure, entre les rubans musculo-membraneux, et deux espèces de cordes dont les vibrations paraissent devoir offrir, pour chacune, des effets d'un caractère particulier. Les expériences de Segond tendent à faire regarder la glotte supérieure et les rubans qui la bordent comme servant à la formation de la voix de fausset, et la glotte inférieure avec ses cordes, comme affectée spécialement à la voix de poitrine. D'après les recherches de cet expérimentateur, la section des cordes vocales supérieures abolirait le miaulement ainsi que les cris aigus, tandis que celle des cordes inférieures entraînerait, sur-le-champ, une aphonie complète. Mais Longet ayant obtenu des sons intenses et très aigus après la section des rubans supérieurs, rapporte les sons de fausset et ceux de poitrine aux cordes inférieures, il va même jusqu'à refuser aux rubans membraneux la faculté d'éprouver des vibrations sonores. Le rôle des deux glottes du chat n'est donc point parfaitement déterminé ; cependant tout porte à croire que les cordes vocales inférieures, réunissant les conditions qui appartiennent aux mêmes parties chez les autres animaux, jouent le principal rôle dans la phonation, et que les supérieures, sans être dépourvues de la propriété de vibrer, ne remplissent qu'une fonction accessoire.

Dans tous les autres animaux du genre chat la configuration du larynx n'est pas, à beaucoup près, celle qui appartient au chat domestique, bien que les ouvrages d'anatomie comparée semblent confondre le larynx de ces espèces dans une description commune. Je vois, par exemple, qu'au larynx du lion l'épiglotte est courte et arrondie, au lieu d'être triangulaire et aiguë à son extrémité libre; je n'y trouve ni ventricules, ni cordes vocales supérieures; les cordes inférieures sont épaisses, mal détachées, peu distinctes sur leurs bords. Il serait, en effet, bien étonnant que le lion, dont le rugissement est si grave et si peu modulé, eût un larynx organisé comme celui du chat. Si des mammifères aussi semblables entre eux que le sont le cheval, l'âne et les autres solipèdes, n'ont point un larynx uniforme, pourquoi des carnassiers, si voisins qu'ils soient, du reste, les uns des autres, devraient-ils offrir une même conformation de l'appareil vocal, alors que leur voix n'a pas dans tous les mêmes caractères.

En poussant plus loin l'étude des variations de la voix, nous arriverions à trouver, je ne dis pas la raison de toutes ses particularités, mais au moins celle des plus remarquables, car il en est dont les causes sont insaisissables, et d'autres qui tiennent au mode suivant lequel un même appareil est mis en jeu. Mais, un tel résultat ne peut être obtenu qu'après un examen minutieux des organes de la voix chez les différentes espèces de mammifères.

II. — Voix des oiseaux.

La phonation, chez les oiseaux, résulte de l'action d'un appareil autrement organisé que chez les mammifères et qui fonctionne suivant un mécanisme particulier assez différent de celui que nous venons d'examiner sommairement.

Appareil vocal des oiseaux. — Les animaux de cette classe possèdent deux larynx : l'un supérieur à l'extrémité gutturale de la trachée, l'autre inférieur à son extrémité bronchique. Le premier consiste généralement en une simple fente allongée, entourée de pièces résistantes, mais dépourvue de tous ces replis membraneux, de ces rubans, de ces sinus et de ces faisceaux musculaires qui caractérisent le larynx unique des mammifères ; le second, situé à la bifurcation du conduit trachéal, muni de replis susceptibles de vibrer et de muscles plus ou moins nombreux, constitue le véritable organe de la voix.

Le larynx supérieur, fixé en arrière du corps de l'hyoïde, se compose de pièces cartilagineuses ou osseuses analogues, d'après les recherches de Cuvier et de Duvernoy, à celles du larynx des mammifères. Le thyroïde, assez développé, y est formé de trois pièces, une médiane et deux latérales, dont l'ensemble représente un anneau qui ceint l'ouverture de la glotte ; le cricoïde est réduit à l'état d'un simple noyau rudimentaire en arrière de l'anneau thyroïdien ; les aryténoïdes, plus ou moins allongés, bordent les lèvres de l'ouverture laryngienne ; l'épiglotte est remplacée par deux séries de petites papilles coniques autour de la glotte ; celle-ci n'est autre chose qu'une longue fente dirigée suivant l'axe de la trachée, susceptible de se dilater et de se fermer par l'action de divers faisceaux musculaires, principalement attachés sur les pièces aryténoïdiennes. Ce larynx supérieur ne réunit pas les conditions de structure qui pourraient lui permettre de servir à la formation de la voix, néanmoins il y concourt pour une faible part.

La trachée, qui fait suite au larynx guttural, est constituée par des anneaux complets, osseux ou cartilagineux. Cuvier a trouvé sa forme cylindrique dans la plupart

des oiseaux, notamment dans les chanteurs et dans les oiseaux de rivage, légèrement conique chez le héron, le cormoran, le dindon et d'autres dont la voix est
éclatante ; renflée subitement vers le milieu, comme dans l'*Anas fusca*, ou enfin
rétrécie d'une manière insensible en divers points de son étendue, comme dans les
diverses espèces de harles, quelquefois dans les canards mâles. Sa longueur, généralement considérable, puisqu'elle est en rapport avec celle du cou, est encore souvent augmentée, surtout chez les mâles, par des coudes ou des circonvolutions plus
ou moins étendues, situées tantôt sous la peau, à l'entrée de la poitrine ou dans
des enfoncements de la clavicule, comme chez la pintade à crête, le coq de bruyère ;
tantôt, comme on le voit chez la grue, dans une caverne formée par l'écartement
des deux lames de la saillie inférieure du sternum. Cette longueur, est, du reste,
susceptible de varier par l'effet même des mouvements du cou, et par l'action des
muscles que Cuvier appelle les sterno et les cléido-trachéens, qui partent du
sternum et de la fourchette pour se porter à la surface de la trachée, quelquefois
jusqu'au niveau du larynx supérieur. La contraction de ces muscles entraîne le
conduit aérien vers le larynx bronchique, et celle des muscles hyoïdiens le déplace
en sens contraire ; la seule élasticité des ligaments interannulaires suffit à le
raccourcir dès que les muscles cessent de se contracter. Les variations qui
résultent de ces causes diverses ont une influence notable sur la voix.

Le larynx inférieur, situé dans le thorax, au point de bifurcation de la trachée,
est constitué par une légère dilatation à parois membraneuses, au-dessus de
laquelle les cerceaux de la trachée se sont élargis et soudés pour former un renflement plus ou moins considérable, qu'on appelle le tambour. Le dernier anneau
de celui-ci se prolonge en dessus et en dessous par deux pointes descendantes,
ordinairement unies par une bride osseuse, jetée de l'une à l'autre, qui divise par
conséquent l'orifice inférieur de la trachée en deux orifices secondaires, se continuant chacun avec la bronche correspondante. Les deux bronches, entourées de
cerceaux incomplets, sont, à leur origine, tout à fait membraneuses du côté interne
par lequel elles s'adossent, en donnant naissance à une cloison que Cuvier appelle
tympaniforme ; celle-ci, attachée supérieurement à la traverse osseuse, est quelquefois surmontée d'un autre repli très développé chez l'alouette, le rossignol, la
fauvette et la plupart des oiseaux chanteurs, repli que Savart a désigné sous le
nom de membrane semi-lunaire, et auquel il fait jouer un rôle important dans
la phonation. A l'opposé de ces deux cloisons, chaque tuyau bronchique porte
sur les saillies de son troisième cerceau un repli plus ou moins détaché qui
complète le larynx et y forme deux glottes distinctes dont les bords sont susceptibles d'entrer en vibration.

Ce larynx inférieur, qui présente souvent, comme dans le harle et le canard,
des dilatations plus ou moins considérables, à parois osseuses ou membraneuses,
existe constamment, si ce n'est pourtant, d'après Cuvier, chez le roi des vautours.
Il est dépourvu de muscles propres chez le coq, le faisan, la pintade, le dindon,
la perdrix et les autres gallinacés ; mais le plus ordinairement, surtout chez les
oiseaux chanteurs, il possède des muscles, en nombre variable, qui lui donnent
une perfection à laquelle ne peut atteindre le larynx des autres oiseaux.

Beaucoup d'entre eux, l'aigle, la chouette, la buse, l'épervier, la bécasse, n'ont qu'une paire de muscles laryngiens, un de chaque côté, partant de l'extrémité inférieure de la trachée, et venant s'insérer sur les premiers cerceaux bronchiques, qu'il fait remonter en les rapprochant du tube trachéal. Quelques-uns, le perroquet par exemple, en possèdent trois paires, deux servant à la constriction de la glotte, et l'autre à sa dilatation. Enfin, la plupart des oiseaux chanteurs, tels que la fauvette, le merle, le rossignol, l'alouette, la linotte, et même d'autres dont la voix n'est ni variée, ni mélodieuse, comme l'hirondelle, le moineau, le geai et le corbeau, en ont cinq paires, presque tous étendus de l'extrémité inférieure de la trachée à l'extrémité supérieure des bronches qu'ils servent à remonter, en déterminant, en même temps, divers degrés de tension dans les membranes tympaniforme, semi-lunaire et dans les autres replis vibrants du larynx.

Mécanisme de la voix des oiseaux. — L'appareil laryngien, plus compliqué chez les mâles que chez les femelles, et si variable dans les divers genres d'oiseaux, est incontestablement l'organe essentiel de la voix. Perrault, Hérissant, Vicq d'Azyr, avaient déjà établi, son rôle que Cuvier[1] a démontré avec la dernière évidence. Ayant coupé la trachée-artère à un merle et à une pie, il a vu le premier conserver la voix, et la seconde continuer à pousser des cris aussi aigus et aussi forts qu'auparavant; ayant ensuite fait la même opération à une cane, dont la partie supérieure de la trachée était bouchée et le bec lié, il a observé que la voix conservait encore sa force, son timbre et ses autres caractères. Dans ces différents cas, le larynx inférieur seul restait, et lui seul pouvait produire la voix. Du reste, la preuve que c'est bien lui qui en est l'organe, c'est qu'il suffit de souffler, soit dans les bronches, soit dans la trachée d'un oiseau mort, pour reproduire des sons très analogues à ceux de la voix naturelle.

L'illustre naturaliste considère cet appareil vocal des oiseaux, formé du larynx inférieur et de la trachée, comme « un tube à l'embouchure duquel est une anche membraneuse ou, pour parler plus exactement encore, deux lèvres qui représentent celles du joueur de cor de chasse. » D'après lui, les replis membraneux de cette anche qui sont susceptibles d'être étendus ou raccourcis et mis dans divers états de tension ou de relâchement par l'effet de la contraction musculaire, peuvent donner alternativement tous les sons graves et aigus de la voix. Et, comme, en même temps, le diamètre des ouvertures, et partant la vitesse de l'air, éprouvent des modifications notables, l'appareil peut donner un certain nombre de notes dont les variations doivent être restreintes aux harmoniques du son le plus grave, appelé le son fondamental. Ainsi il donnera, à partir de l'*ut* de la première octave, la même note de l'octave supérieure, la quinte, la double octave, sa tierce, sa quinte, la triple octave, et ainsi de suite, c'est-à-dire des notes de plus en plus nombreuses à partir de l'octave inférieure.

Mais, ces variations dans l'état des membranes et dans le diamètre des ouvertures laryngiennes étant insuffisantes pour permettre à l'oiseau de produire toutes les notes, la trachée, dépourvue de muscles propres, éprouve des changements de longueur très notables dont l'effet s'ajoute à celui des modifications précédentes. Ainsi, par un raccourcissement d'un neuvième de la trachée, l'animal pourrait chanter

---

1. **Cuvier,** *Leçons d'anatomie comparée,* 2ᵉ édit., t. VIII, p. 709.

quatre notes dans la deuxième octave, cinq dans la troisième ; puis, par un nouveau raccourcissement égal au premier, il ferait sortir d'autres notes dans toutes les octaves. Néanmoins, avec le secours de ces deux moyens, c'est-à-dire à l'aide des variations dans l'état de l'anche laryngienne et des changements dans la longueur de la trachée, l'oiseau n'obtiendrait pas les notes de l'octave la plus basse. Pour y arriver, il a un troisième moyen à sa disposition qui consiste à modifier l'ouverture du larynx supérieur. A l'aide de ce dernier, il peut rendre les sons des octaves les plus basses, car un tuyau fermé par un bout donne un son plus bas d'une octave qu'un autre tuyau de longueur égale, mais ouvert à ses deux extrémités. Il peut donc, grâce à ces combinaisons, obtenir tous les sons musicaux, donner à sa voix la mélodie et la perfection qui appartiennent à un certain nombre d'animaux de sa classe. En outre, les différentes formes de la trachée, ses renflements et d'autres particularités plus ou moins importantes, viennent s'ajouter à ces causes essentielles pour modifier la voix, la rendre flûtée, sourde, éclatante, etc.

Tel est, selon Cuvier, le mode de formation de la voix chez les oiseaux. Le son serait donc produit dans l'instrument vocal de ces animaux « de la même manière que dans les instruments à vent de la classe des cors et des trompettes, ou dans l'espèce de tuyau d'orgue nommé *jeu d'anche*. » L'explication est séduisante, mais elle n'a point été entièrement adoptée : Savart, Müller et d'autres y ont apporté des variantes dont la valeur est difficile à apprécier.

Savart, dont les savants travaux ont répandu tant de lumière sur la voix et l'audition, regarde l'appareil vocal des oiseaux plutôt comme un tuyau à bouche que comme un tuyau à anche : pour lui, la voix se forme dans cet appareil, à la fois par les vibrations des membranes du larynx, des parois de la trachée, et par celles de l'air qui traverse le tube respiratoire. La vitesse du courant d'air suffirait, à elle seule, pour expliquer, d'après lui, un grand nombre de variations de la voix, car l'habile physicien a pu, en soufflant dans la trachée d'un oiseau chanteur, qu'il venait de tuer, reproduire un cri semblable à celui qui se faisait entendre avant la mort, et obtenir, en augmentant la vitesse de l'insufflation, tous les tons compris dans l'étendue d'une octave et demie. L'élasticité des parois du tuyau, la forme de son embouchure, la présence d'une double ouverture au larynx, donneraient lieu aux autres modifications que la voix peut éprouver, sous le rapport de la gravité, de l'acuité et de l'intensité du son. En un mot, d'après lui, l'appareil vocal serait un tuyau à parois membraneuses, élastiques, dans lequel les variations de longueur et de diamètre de la trachée, les degrés de dilatation ou de resserrement des deux larynx, la présence ou l'absence de la membrane semi-lunaire, les diverses tensions des replis et de la cloison tympaniforme, etc., détermineraient les variations infinies que la voix peut éprouver, quant à son intensité, à sa hauteur et à ses autres caractères.

Müller, sans se prononcer entre la comparaison de l'appareil vocal avec un tuyau à anche ou son assimilation à un simple tuyau à bouche, reconnaît, d'une part, les vibrations des membranes et des replis du larynx ; d'autre part, celles de la colonne d'air mise en mouvement dans l'appareil ; il semble réunir certains éléments du premier instrument à d'autres éléments du second ; mais il lui paraît difficile de donner une explication rigoureuse des diverses particularités de la voix.

Quoi qu'il puisse être de l'analogie entre l'appareil vocal et l'un ou l'autre des deux instruments auxquels il a été comparé, le mécanisme de la phonation, dans son ensemble, est assez facile à concevoir pour qu'il ne soit pas nécessaire d'y consacrer de plus amples développements.

Quant aux différences qui caractérisent la voix des diverses espèces d'oiseaux, elles s'expliquent, pour la plupart, dans certaines limites.

Celles qui s'observent relativement aux sexes tiennent, en partie, à la différence de volume et de perfection de l'appareil vocal du mâle comparé à celui de la femelle; celles qui existent entre les oiseaux dont la voix est peu agréable et les oiseaux chanteurs trouvent leur raison dans l'organisation plus compliquée du

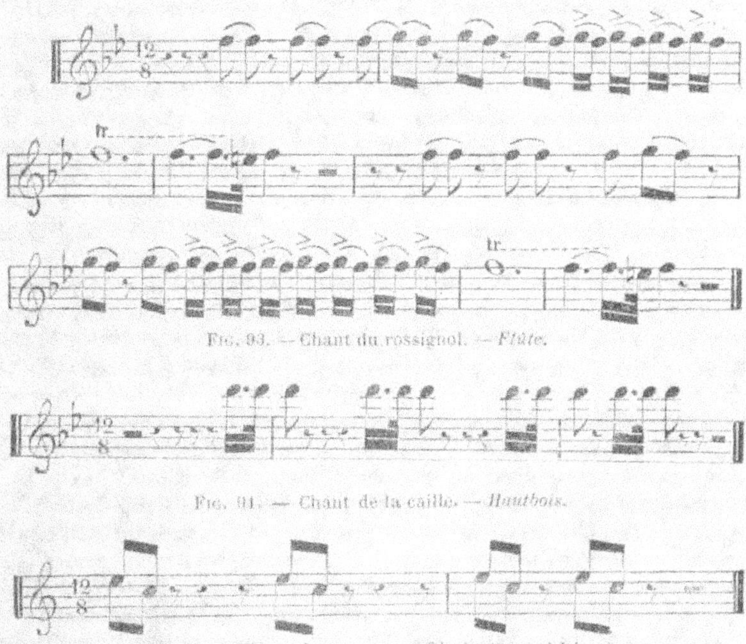

Fig. 93. — Chant du rossignol. — *Flûte.*

Fig. 94. — Chant de la caille. — *Hautbois.*

Fig. 95. — Chant du coucou. — *Clarinette en si bémol.*

larynx des seconds comparée à celle des premiers ; seulement, comme il est des oiseaux qui possèdent des organes vocaux très parfaits, sans avoir une belle voix, il faut admettre, avec Cuvier, que l'instinct d'après lequel se règle l'emploi de l'appareil influe beaucoup sur les caractères de la voix. Car, d'une part, l'oiseau qui chante bien, élevé en liberté, n'a pas une voix si mélodieuse s'il n'a jamais entendu la voix des individus de son espèce, et d'autre part, certains oiseaux qui, naturellement, ont une voix désagréable, peuvent, par le fait de l'éducation, apprendre des airs très variés. Voici, du reste, les notes de la voix de quelques espèces, d'après la symphonie pastorale de Beethoven.

La voix modifiée, accentuée et même articulée dans certaines limites, devient l'un des principaux moyens que les bêtes ont à leur disposition pour exprimer leurs sentiments et traduire leurs sensations.

Elle ne manque à aucun des animaux supérieurs qui, pourtant, sont loin d'en faire également usage : plusieurs d'entre eux, le cerf, la girafe, l'éléphant, le lièvre, le lapin, le cygne, s'en servent fort rarement ; tandis que d'autres, tels que le chien, le porc, le cheval, le coq et les oiseaux chanteurs, l'emploient pour exprimer une foule d'impressions diverses. Certains animaux domestiques redevenus sauvages, les chiens, par exemple, ont perdu la voix en recouvrant la liberté : ceux des îles n'aboient plus, mais ceux du continent américain qui ont l'occasion d'entendre d'autres animaux de leur espèce aboient encore [1].

Elle devient un moyen d'appel des mères à leurs petits, comme on le voit si bien pour les oiseaux gallinacés ; un signe de ralliement, un cri d'amour, tel que le miaulement du chat, le hennissement du cheval ; — un cri de joie, un chant de victoire, un signal de combat, tel qu'on le voit chez le coq ; — une traduction de la faim, comme le sont les hurlements du loup ; — une marque d'impatience, comme certains beuglements de la vache : elle sert tour à tour à exprimer la crainte vague des oiseaux à la veille d'un orage, leur frayeur à l'approche d'un ennemi, le bien-être qu'ils ressentent dans le calme succédant à la tempête. Le lion s'en sert pour exprimer sa fureur, et tous les animaux, en général, pour exhaler leurs souffrances.

Les modifications et inflexions diverses de la voix ont une signification que les animaux connaissent ou plutôt qu'ils sentent instinctivement entre eux, du moins parmi ceux d'une même espèce, ou d'espèces différentes, mais ennemies ou antipathiques. Le fait n'est pas contestable dans le premier cas, et il ne l'est pas davantage dans le second. Le chien qui jette un cri d'alarme est si bien compris des autres individus de son espèce, que tous répètent ce cri dans un concert des plus désagréables. Le lion qui pousse un sourd rugissement inspire de la terreur à tous les animaux qui l'entendent, et le cri de chaque carnassier effraye tous les herbivores, notamment ceux qui sont privés de moyens de défense.

Les animaux possèdent donc un véritable langage, peu varié sans doute, mais suffisant à l'expression du petit nombre des sentiments qu'ils éprouvent et qu'il leur est nécessaire de traduire dans leurs relations réciproques. Ce langage, ils le comprennent parfaitement et d'une manière instinctive. Quand la poule a trouvé un ver ou une graine dont elle veut faire part à ses petits, elle pousse un cri particulier auquel les poussins, à peine sortis de la coquille, répondent aussitôt en accourant vers elle. Lorsqu'elle aperçoit une belette, elle pousse un autre cri d'alarme qui met en émoi toute la basse-cour et que répètent immédiatement tous les gallinacés timides, même le coq le plus courageux. La femelle chez un grand nombre d'espèces, la chatte, la vache, appellent le mâle ; le coq menace, de la voix, son adversaire, le taureau son rival, etc. ; plusieurs animaux qui vivent en troupes peuvent s'entendre pour la chasse et la maraude, d'autres pour s'enfuir, s'allier ou se tenir en garde contre les attaques de leurs ennemis.

Il n'est pas nécessaire d'observer avec beaucoup de soin les diverses inflexions et les caractères particuliers que peut prendre la voix des animaux, pour s'assurer

[1] Roulin, *mém. cité.*

que ce moyen d'expression éprouve un certain nombre de modifications très reconnaissables. En effet, voyez le chien lorsqu'il aboie au passant encore éloigné, puis le passant qui approche, qui menace et qui attaque ; sa voix a-t-elle alors un caractère uniforme et ressemble-t-elle à celle du chien qui témoigne sa joie à son maître, à celle du chien qui s'amuse avec un animal de son espèce, ou qui fait entendre un murmure, soit d'ennui, soit d'inquiétude? Le chien qui revient à la maison du maître dont la porte est fermée a d'abord un simple cri d'appel ; il aboie ensuite de plus en plus haut, si l'on ne vient pas lui ouvrir ; il pousse enfin des hurlements, des gémissements plaintifs. Le chien fouetté, à cause de ses importunités, a un cri particulier qui fait taire, sur-le-champ, tous ceux dont il est entendu, par crainte d'un châtiment pareil. Celui qui poursuit le gibier n'a-t-il pas une voix pour dire qu'il le perd, qu'il hésite à reconnaître sa trace, qu'il l'a retrouve, cerne la proie, l'attaque, etc. « Lorsque la chienne s'irrite, dit Lucrèce [1], lorsqu'elle contracte ses lèvres mobiles et découvre ses dévorantes dents, combien le son brusque de sa voix menaçante diffère de ce monotone aboiement dont sa vigilance fait retentir les lieux d'alentour ! Et quand sa langue caressante se promène sur les membres de ses petits ou quand elle les foule mollement à ses pieds, les provoque par d'innocentes morsures, les happe et craint de les presser sous sa dent inoffensive, le tendre murmure de sa voix maternelle ressemble-t-il aux hurlements plaintifs qu'elle exhale dans nos foyers déserts, ou aux gémissements qu'elle pousse lorsqu'en redoutant le châtiment elle rampe soumise aux pieds de son maître irrité? » L'aboiement du chien enragé inspire de la terreur aux autres qui l'écoutent sans y répondre, et même aux animaux d'autres espèces. Le chat n'a-t-il pas aussi la voix très accentuée? Tantôt il roufle, comme lorsqu'on lui passe la main sur le dos, tantôt il gronde sourdement, comme dans les cas où il est vivement irrité : dans ses miaulements, on distingue, d'après Desmarets [2] « les appels des femelles, les cris de douleur que leur arrachent les approches des mâles, les sons bas et doucereux qu'elles font entendre à leurs petits pour s'en faire suivre, les sifflements étouffés et les grondements plus ou moins prolongés que poussent les mâles auprès des femelles en chaleur. » Le cochon qui grogne d'inquiétude crie-t-il comme celui qui demande à manger, qui entend arriver des vivres, ou comme cet autre qu'on garrotte ou qu'on saigne ?

Le cheval jouit, ainsi que beaucoup d'autres animaux, de la faculté de modifier sa voix pour exprimer ses sensations. Buffon [3], d'après un vieil auteur, lui reconnaît cinq sortes de hennissements : le hennissement de joie, dans lequel la voix prolongée monte et finit à des sons plus aigus ; le hennissement du désir, soit d'amour, soit d'attachement, prolongé comme le précédent, et achevé par des sons plus graves ; le hennissement de la colère, court et aigu ; celui de la crainte, qui est grave et rauque comme le rugissement du lion ; enfin, celui de la douleur, qui, à proprement parler, n'est point un véritable hennissement.

Les oiseaux se servent, plus encore que les mammifères, de la voix comme moyen d'expression. « Dans toutes les espèces, le temps où ils chantent le plus, disait

1. Lucrèce, *De rerum natura*, édit. citée, p. 351.
2. Girard, *ouv. cité*, p. 157.
3. Buffon, *Histoire naturelle*, édit. in-4 de l'imprimerie royale, déjà citée, t. IV. p. 252.

Aristote [1], est celui de leurs amours. Il en est, comme la caille, qui crient dans le combat même ; il en est qui crient avant le combat, comme pour défier l'adversaire ; d'autres qui crient après la victoire, ainsi que le fait le coq. » Les mâles, dont l'appareil vocal est plus parfait que celui des femelles, chantent souvent, à l'exclusion de ces dernières, pendant qu'elles s'occupent, soit de la ponte ou de l'incubation, soit de l'éducation de leurs petits.

Ainsi, chaque animal des classes supérieures a donc, par la voix, un précieux moyen d'expression ; chacun a dans le timbre et les autres caractères de cette voix quelque chose que les autres individus de la même espèce comprennent instinctivement. De plus, les animaux domestiques et ceux que l'homme apprivoise reconnaissent la voix du maître, quelquefois confondu dans la foule ; ils distinguent les paroles qui menacent de celles qui flattent. C'est là un fait que tout le monde a pu noter et qui s'applique non seulement au chien, au chat, mais encore au cheval et au bœuf. Sans doute ils ne savent pas le sens des mots, mais ils le devinent par l'intonation et les gestes de ceux qui les prononcent, comme le spectateur devine, à l'opéra ou au ballet, l'action qu'il ne peut suivre par les paroles. Néanmoins, l'animal se trompe souvent : l'oiseleur avec ses appeaux fait tomber dans le piège bien des oiseaux.

Quoique les animaux traduisent par les inflexions de la voix une foule de sensations diverses, ils ne peuvent nullement se créer un langage analogue à celui de l'homme ; ils n'articulent pas les sons qu'ils produisent quelquefois aussi bien que nous. Cependant, on cite à cet égard quelques exceptions remarquables, surtout parmi les oiseaux : le perroquet et la pie sont assez connus sous ce rapport. Pline [2] dit que le perroquet salue les empereurs et répète les mots qu'il entend ; il ajoute que la pie aime à parler et qu'elle parvient facilement à ce genre d'imitation. Les exemples de cette nature cités par lui sont nombreux : tels ceux du corbeau éclos sur le temple de Castor et Pollux, corbeau qui saluait par leur nom Tibère et les jeunes Césars ; — de la corneille qui prononçait des phrases entières ; — du sansonnet et du rossignol qui articulaient des mots grecs ou latins et répétaient même des phrases assez longues, etc. Le crédule naturaliste cite aussi, en doutant de sa réalité, l'exemple d'un chien qui aurait parlé. Leibnitz [3] dit avoir entendu un animal de cette espèce qui était parvenu, par le secours d'une longue éducation, à prononcer une trentaine de mots allemands. Quoi qu'il puisse être de l'authenticité de ces faits, il est certain que, par imitation, quelques animaux peuvent articuler, sans en connaître la valeur, plusieurs des mots qu'ils ont souvent l'habitude d'entendre.

II. — DES DIVERS MODES D'EXPRESSION.

Indépendamment de la voix, les animaux ont encore d'autres moyens d'expression qui, sans être aussi variés que ceux de l'homme, ne laissent pas que d'être

1. Aristote, *Histoire des animaux*, liv. IV, p. 323, édit. citée.
2. Pline, *Histoire des animaux*, édit. citée, liv. IX, p. 374 et suiv.
3. Leibnitz, *Mémoire de l'Académie des sciences*, 1715, p. 3.

assez nombreux et de rendre avec une grande énergie les impressions diverses et les passions qu'ils éprouvent.

Ils ont une mimique qui remplace le langage articulé dans leurs communications réciproques d'ailleurs assez bornées. Les signes dont ils se servent pour traduire leurs impressions sont instinctifs, spontanés, et n'ont jamais rien de conventionnel : aussi sont-ils parfaitement intelligibles, car ils le sont aussi d'une manière instinctive. Cette mimique est irréfléchie, ils en comprennent le sens, ils l'interprètent sans nul effort. De même que l'enfant, avant de comprendre les paroles qu'on lui dit, devine déjà les sentiments qu'on lui manifeste, s'égaye ou s'attriste, est confiant ou réservé, suivant la physionomie des personnes qui l'entourent, suivant l'expression du regard, les intonations de la voix ; de même les animaux jugent de leurs dispositions réciproques par des signes analogues. Ils se comprennent entre eux, et ils ont besoin de s'entendre pour s'allier, constituer des familles, former des sociétés, comme pour protéger les individus, se déplacer, émigrer. Tous sentent le danger dont les espèces ennemies les menacent. Les domestiques ont besoin aussi de deviner les intentions, de comprendre les ordres du maître.

Ce qui prouve que la mimique des animaux est instinctivement intelligible pour eux, c'est qu'à la vue d'un chien effrayé dont la pose est caractéristique, tous ceux qui le voient s'effrayent, sans connaître la raison de sa frayeur ; ils prennent la position de ses membres, de ses oreilles, l'expression de son regard, et, à cela, on juge qu'ils éprouvent des impressions identiques à celles de l'individu qui cause leur émotion, car telles attitudes, tels mouvements, correspondent à des états déterminés. La vue d'une femelle qui fait des efforts pour mettre bas provoque des avortements épizootiques, — une ruade détachée par un cheval fait hennir et ruer les chevaux qui l'entourent ; — une seule bête ahurie au milieu d'une prairie donne à toutes le même air effaré ; — l'allure d'une bête disposée à s'enfuir donne à toutes l'idée de la fuite. Si l'une d'elles rompt son lien avec fureur, toutes s'emportent de la même manière, comme on l'a vu dans de grands rassemblements d'animaux. Le spectacle du courage anime, celui de la lâcheté déprime, et dans les combats l'homme éprouve ces influences sympathiques qui acquièrent au milieu des masses une si grande puissance. L'animal est donc physionomiste ; il l'est d'instinct, comme l'enfant et le sauvage.

Les expressions, dans notre espèce, sont, les unes volontaires, les autres involontaires, et celles-ci peuvent être exagérées ou même simulées. Elles sont, pour la plupart involontaires et instinctives chez les animaux dont elles traduisent fidèlement les sensations ; cependant elles peuvent aussi y devenir factices comme on le voit chez le chien, les singes, sous l'influence de l'éducation, de l'habitude ou de l'imitation, et chez quelques animaux qui, exposés aux attaques de leurs ennemis, semblent exprimer la souffrance et la prostration jusqu'au moment où ils peuvent trouver l'occasion de s'échapper.

En général, dans l'espèce humaine, les expressions sont instinctives et par conséquent spontanées ; leur sens est intelligible pour tout le monde, et il l'est instinctivement pour l'enfant, pour le sauvage comme pour l'homme civilisé. L'expression de la joie, de la tristesse, de la crainte, de la colère, est la même partout.

Partout l'homme incline la tête en signe d'assentiment, il l'agite d'un côté à l'autre pour marquer son refus, l'incline lentement à droite ou à gauche s'il doute ; la renverse s'il s'étonne ; le mouvement de ses lèvres, de ses yeux, les exclamations qu'il pousse sont de véritables manifestations instinctives que chacun comprend, car elles n'ont rien de conventionnel. Les animaux en ont d'analogues dont ils connaissent parfaitement le sens. Ils en ont même un certain nombre qui ne diffèrent pas des nôtres. L'attention, l'impression des odeurs, le désir, la crainte, la joie, se traduisent par une mimique semblable à celle de l'homme. Un bruit insolite appelle leur attention : ils s'arrêtent brusquement, ouvrent largement les yeux, dressent les oreilles. Une odeur les frappe, ils se mettent à flairer vivement. Ils sont menacés, et aussitôt ils tremblent, fléchissent le dos, rapprochent les membres comme pour se rapetisser ; ils couchent les oreilles, etc. Un objet leur est jeté à la tête, ils s'en détournent en fermant les yeux. Les mêmes impressions tendent à provoquer les mêmes réactions automatiques. L'animal intelligent, le chien par exemple, a souvent pour exprimer ses sentiments les mêmes moyens que l'homme ; il se jette, il rampe aux pieds de son maître pour demander grâce, comme ce maître le fait lui-même aux pieds d'un autre ; il lui lèche les mains, le visage en signe d'amitié et de supplication, comme l'esclave baise la main d'un tyran ou l'obligé celle d'un bienfaiteur.

Tous les animaux ne jouissent pas au même degré de la faculté de traduire leurs impressions, leur bien-être, leur accablement, leurs souffrances ; il en est qui les expriment énergiquement par un grand nombre de signes ; d'autres qui les rendent vaguement, sans moyens bien caractérisés. Du reste, tous n'expriment pas une sensation déterminée par les mêmes moyens, les mêmes attitudes ou les mêmes mouvements.

Il faut, pour donner une idée des expressions, les envisager sous trois rapports différents : premièrement, dans leur ensemble chez les principaux genres d'animaux ; deuxièmement, dans les différentes sortes de physionomies, de gestes, d'attitudes et de mouvements dont elles se composent ; troisièmement, enfin, relativement à chacune des principales affections qu'elles traduisent, comme la peur, la colère, la joie, la tristesse, la douleur, etc.

En considérant les expressions sous le premier rapport, c'est-à-dire eu égard à l'ensemble des moyens qui ont été donnés aux animaux des principaux groupes, on voit du premier coup d'œil, d'abord que ces moyens sont d'autant plus nombreux, plus variés que les animaux ont plus d'intelligence, et, par suite, un plus grand nombre de sensations et des sensations plus vives à traduire ; ensuite on remarque qu'ils ont quelque chose de commun entre les animaux qui se ressemblent par leurs mœurs, leurs habitudes, leur régime. Ainsi, sans parler des singes dont les expressions sont si vives, si variées, et dont la physionomie perd de sa mobilité à mesure qu'on passe des espèces les plus intelligentes à celles qui le sont moins, on peut avancer qu'il existe à cet égard une grande analogie parmi les différents carnassiers comparés les uns aux autres, les ruminants, les solipèdes, les rongeurs, etc.

Les animaux carnassiers qui sont très intelligents, qui ont des mouvements souples, des allures rapides, des déterminations promptes, des sensations vives, des besoins impérieux, ont une expression variée, mobile et franche, comparée à celle des herbivores avec lesquels ils sont en guerre ; ils doivent, pour nous, être placés en première ligne.

Voyez le chien ! Avec quelle facilité n'exprime-t-il pas ses diverses impressions : son inquiétude quand il est séparé de son maître, sa tristesse quand il l'a perdu, sa joie lorsqu'il vient à le retrouver, son exaltation au bruit du cor de chasse, sa peur, son indécision, sa colère en diverses circonstances. Ses cris, le caractère de son aboiement, de son hurlement sinistre, ses mouvements, ses sauts, ses évolutions diverses, l'agitation de sa queue et de ses oreilles, la manière dont il flaire, les caresses, les menaces qu'il prodigue, la fixité, le calme ou l'animation de son regard, l'air insolent qu'il prend auprès de certains maîtres, la physionomie sombre, sauvage qu'il acquiert au milieu des troupeaux ou dans la cour d'une ferme, deviennent des signes non équivoques de son caractère et des impressions qu'il éprouve.

Et le chat ! comme il sait bien par son attitude, son regard, ses mouvements, ses passades réitérées, demander des caresses aux personnes qui l'entourent ; témoigner par les inflexions de son dos, les ondulations de sa queue et une sorte de ronflement sourd le plaisir que lui causent les caresses qu'il reçoit ; exprimer son bien-être quand il est couché près du foyer, au soleil, ou sur les genoux de sa maîtresse. Voyez, avec quelle sensualité il retourne l'os qu'on lui a jetéou la proie qu'il est parvenu à voler ; avec quelle attention il guette la souris ; avec quel contentement il se précipite sur la victime qu'il attendait depuis longtemps, et avec quelle joie maligne il la laisse toute meurtrie s'échapper de ses griffes pour la ressaisir aussitôt. Combien sa physionomie ne devient-elle pas expressive lorsqu'il est vivement irrité : son regard menaçant, sa moustache redressée, son souffle bruyant, ne traduisent-ils pas énergiquement sa colère ou sa fureur ?

Le lion, parmi les carnassiers sauvages, est un des animaux qui possèdent le plus grand nombre de moyens d'expression. Son port majestueux, sa démarche fière, son regard assuré, révèlent le sentiment de sa force, la conscience de sa supériorité. Son grondement sourd, son terrible rugissement, les mouvements de sa queue avec laquelle il se bat les flancs, la faculté qu'il possède de mouvoir le tégument de la face, de hérisser sa crinière, d'ouvrir outre mesure une large gueule, lui donnent un ensemble de moyens tout à fait caractéristique et qu'il ne partage avec aucun animal de son ordre. Le tigre, qui rugit plus souvent, qui fait fréquemment sortir sa langue de la gueule, et qui porte dans sa physionomie une expression plus féroce que celle du lion, n'est pas, à beaucoup près, aussi heureusement doué que ce dernier.

La panthère, si voisine du tigre, si semblable à ce carnassier par les mœurs et le genre de vie, n'en a pas entièrement l'expression. Il y a dans son regard, dans son air féroce, dans le timbre de sa voix, quelque chose qui la différencie du tigre. La petite panthère de Java a dans l'éclat des yeux, dans la perfidie du regard, dans le caractère du cri qu'elle jette à l'approche de l'homme, une nuance de férocité qui frappe à première vue, mais qu'il est impossible de rendre. Parmi les autres espèces du même ordre, le caracal se distingue encore par une expression des plus saisissantes : la fixité et le caractère singulier de son regard, la rapidité du mouvement de ses petites oreilles pointues, la vivacité de ses allures, son rugissement, à la fois sourd et aigu, lui donnent un aspect plus terrible que celui des carnassiers de grande taille.

En comparant les animaux précédemment énumérés avec ceux qui sont moins féroces, moins forts, moins bien pourvus de moyens d'attaque et moins sûrs de vaincre leurs ennemis, on est frappé de la différence qui existe entre les premiers et les seconds.

L'hyène, par exemple, a une expression sombre, triste, inquiète : sa bouche souvent ouverte ; les gémissements particuliers qu'elle pousse à l'approche de l'homme, et que l'on est embarrassé de rapporter à la peur ou à la menace, ses mouvements obliques, la roideur de tout son corps, montrent bien qu'elle n'a point la force, la souplesse, l'audace, le caractère ni les mœurs du lion ou du tigre. Le loup, dont le regard est sans vivacité, dont les membres sont fléchis comme ceux du chien qui a peur, le loup qui porte la queue entre les jambes, qui hésite et semble trembler dans tous ses mouvements, n'a ni la physionomie, ni les allures d'un animal courageux. L'ours, enfin, dont l'expression faciale si peu mobile, les mouvements si lents, qui se balance devant son bassin, s'assied sur la croupe, se couche sur le dos, fait toutes espèces de contorsions pour obtenir des friandises, ressemble à un animal sans caractère bien accentué et qui ne s'occupe que du soin de sa subsistance.

Les animaux herbivores contrastent d'une manière frappante avec les carnassiers. Ils ont dans la face moins de mobilité que ces derniers, des mâchoires plus longues, des mouvements moins souples ; ils ne peuvent plus se servir de leurs membres qu'à titre d'organes de progression ; ils ont un caractère en général timide, sociable, sans haine, sans colère, sans ruse, ni férocité, et, par conséquent, leur physionomie doit avoir un cachet nouveau tout particulier.

Le cheval est peut-être celui de tous les quadrupèdes de cette catégorie qui exprime avec le plus de vivacité et d'énergie les impressions qu'il éprouve. Ses diverses attitudes, ses allures, le port de sa tête, la vivacité de son regard, son hennissement avec toutes ses variétés, le mouvement de ses oreilles, de ses lèvres, de ses naseaux, l'agitation de sa crinière, de sa queue, son trépignement d'impatience, ses ruades, servent à traduire ses sensations. Mais, il faut envisager le cheval sous le cavalier, le coursier près de la tente de l'Arabe, le cheval de guerre qui entend le bruit des armes, l'étalon apercevant la jument, pour se faire une idée des mille nuances d'expression qui se peignent dans la physionomie, les attitudes et les mouvements de ce noble animal [1].

L'âne est loin d'avoir l'expression qui appartient au cheval : sa tête lourde, basse, qu'il relève rarement et qu'il fait osciller pendant la marche, ses longues oreilles, la saillie des orbites qui ne laisse plus l'œil à fleur de tête, l'absence de la crinière, le peu d'attention que l'animal apporte à ce qui se passe autour de lui, son braiement prolongé si désagréable, son aspect généralement misérable, lui donnent une physionomie qui contraste avec celle du premier des solipèdes ; mais cet aspect n'est déjà plus celui de l'hémione ni du zèbre.

1. Voy. le livre de Job, chap. xxxix, v. 22 et suiv.; Pline, liv. VIII, édit. citée, p. 188 ; Virgile, *Géorgiques*, liv. III ; Buffon, t. IV, p. 174.

Les ruminants ont, en général, la physionomie douce, timide, quelquefois sombre, sauvage et peu intelligente. Leurs moyens d'expression, assez peu variés, se montrent bien en harmonie avec leur caractère et leurs mœurs.

Le bœuf, dont les allures sont si lentes, est remarquable par le calme de son expression : son œil fixe, proéminent, ses oreilles inclinées en arrière, l'immobilité de ses lèvres, de ses naseaux et du tégument de la face, ne traduisent point d'impressions bien vives. Cependant, lorsqu'il fait entendre ses longs mugissements, lorsqu'il flaire les touffes d'herbes qui lui déplaisent ; ou que, poursuivi par les insectes, il prend la fuite, la queue relevée et l'encolure étendue, il montre une animation qui contraste avec son impassibilité ordinaire. Mais, le taureau excité à la vue d'une génisse, ou irrité à l'approche d'un rival, montre par son regard sombre, par le mouvement spasmodique de sa lèvre supérieure, par le caractère de son mugissement, de ses allées et venues, que sa passion arrive à un haut degré d'exaltation. Après une victoire remportée, ou après une défaite, il laisse lire encore, dans son faciès et dans sa démarche, les émotions qu'il éprouve. Le buffle, le bison, le dromadaire, le lama et d'autres encore, peuvent être placés à peu près sur la même ligne. La chèvre, au contraire, avec son air indécis, sauvage, ses allures inconstantes, irrégulières ; la gazelle, avec son regard qui a tant de vivacité et de douceur, se distinguent entre les autres ruminants de cette famille.

Les pachydermes sont peut-être encore moins heureusement doués que les ruminants sous le rapport qui nous occupe. Le rhinocéros, dont les yeux sont petits, sans éclat, sans mobilité, dont la voix n'est qu'un grognement sourd sans inflexions appréciables, n'a, pour ainsi dire, d'autre moyens d'expression que les mouvements de la tête et l'agitation des oreilles. L'hippopotame, qui a la démarche si lente, si pénible, la tête si difficile à déplacer, la face si peu mobile, remue légèrement les paupières et agite lentement les oreilles au cri du petit Nubien qui l'appelle : sans cela et les mouvements de ses narines, il conserverait une impassibilité absolue. L'éléphant lui-même, sans les inflexions si variées de sa trompe, sans le cri sourd qu'il jette quelquefois et la projection en avant de ses larges oreilles, dans de rares circonstances, n'aurait guère de moyens propres à exprimer ses impressions et ses déterminations instinctives ou intellectuelles. Le porc et le sanglier, dont les yeux sont si petits, les oreilles si peu mobiles, ressemblent bien aux animaux de leur ordre ; ils n'ont, à proprement parler, que le mouvement du groin dans l'action du flairer et leur grognement pour peindre leurs sensations. Leur extérieur indique assez que, pour eux, tout se réduit à trouver des glands, à déterrer des truffes, à manger enfin, se vautrer dans la boue et dormir. Cependant, l'aspect du sanglier blessé, de la truie à laquelle on enlève ses petits, du cochon qui entend venir des vivres, a quelque chose de caractéristique.

Enfin, il est des animaux qui, comme la brebis, le lapin, le lièvre, n'ont point d'expression bien tranchée ; ils réagissent à peine quand on les maltraite et ne savent rendre ni la joie, ni la douleur, ni l'inquiétude.

Parmi les oiseaux, il est possible de saisir quelques traits communs à ceux qui ont les mêmes mœurs et le même genre de vie. Les oiseaux de proie, par exemple, qui font la guerre aux animaux vivants, ont un regard, une attitude, des mouvements brusques qui semblent peindre leur rapacité. L'air de famille qu'ils ont à un haut degré tient, il est vrai, beaucoup à leur ressemblance, sous le rapport de la forme du bec, de la configuration des serres, de la manière de prendre leur vol, de fondre sur leurs victimes, etc. Ceux qui se nourrissent de proie morte sont loin d'avoir la même désinvolture, la même brusquerie dans les mouvements, comme si leur caractère, leur manque de courage, imprimaient une trace saisissable sur tout leur extérieur. Les petits oiseaux tirent surtout leur expression si vive, si changeante, de leurs mouvements continuels, de leurs cris, de l'éclat de leurs plumes, etc. Les gallinacés, presque constamment occupés à remuer le sol de leurs pattes ou de leur bec pour chercher de la nourriture, ne laissent pas que de traduire souvent et énergiquement leurs impressions. Plusieurs d'entre eux sont même fort remarquables par la variété des moyens qu'ils ont à leur disposition. Il suffit de s'être arrêté dans la basse-cour, d'avoir observé la démarche, les allures, le chant du coq, ses combats, la tyrannie qu'il exerce à l'égard de ses rivaux; d'avoir considéré le dindon faisant la roue, et agitant ses caroncules dont la teinte est si changeante; le paon étalant, remuant la queue en poussant des cris si désagréables, etc., pour se faire une idée du nombre et de l'énergie des impressions éprouvées par ces oiseaux. D'autres genres de physionomie nous sont offerts par le héron immobile au milieu d'un étang, par la grue debout sur une seule patte, par le canard barbotant sur le bord d'un ruisseau, par le cygne qui joue dans un bassin, etc.

Si nous envisageons maintenant l'expression sous le rapport des parties qui en sont chargées et des phénomènes auxquels donne lieu leur action, nous pourrons aussi remarquer quelques particularités communes à certains groupes d'animaux ou propres à telle ou telle espèce.

La face des mammifères, moins mobile et moins expressive que celle de l'homme, bien qu'elle ait souvent autant de muscles, est certainement la partie du corps qui traduit le plus grand nombre d'impressions diverses. Les yeux, par leur situation, leur saillie, leur volume, leur mobilité, leur éclat, et par l'aspect des paupières, contribuent, pour une grande part, à l'expression faciale qu'ils rendent si énergique et si variée chez le chat, le lion et la plupart des carnassiers. A eux seuls ils peignent la douceur, la vivacité, l'abattement, la tristesse, la souffrance : ils donnent à l'animal un air féroce, menaçant, un air sauvage, inconstant, une physionomie intelligente ou stupide. Les oreilles, par leur position et leurs mouvements variés, donnent à la bête des moyens que nous ne possédons pas; leur jeu, si facile à saisir, marque tous les degrés de l'attention de l'animal qui écoute; il traduit, suivant la remarque de Pline[1], les affections intérieures que les chevaux éprouvent; « car, selon que ces animaux sont effrayés, fatigués, furieux ou malades, elles sont flasques, tressaillantes, dressées ou pendantes. » On sait que le cheval qui veut ruer, frapper ou mordre, les couche en arrière; que le cheval aveugle les agite constamment; que celui qui hennit les redresse; que celui qui boit les meut légèrement. Les ruminants sauvages qui paissent les tiennent couchées en arrière; les cerfs ne les agitent pas en buvant; la girafe les porte en avant lorsqu'on lui présente quelque chose à manger; l'éléphant les étale en dehors au moment où il rencontre un animal de son espèce; elles de-

---

1. Pline, *Histoire naturelle*, édit. citée, liv. XI, p. 477.

meurent pendantes chez plusieurs races de chiens, chez le porc, et perdent alors leur expression habituelle.

Le nez, les lèvres, la bouche, prennent une part considérable au jeu de la physionomie des animaux. Les mouvements des muscles sont caractéristiques chez le cheval qui hennit, qui flaire la jument, comme ils le sont chez le chien ; ceux de la lèvre supérieure, du mufle, du groin, ne le sont pas moins suivant les espèces, notamment chez les solipèdes, dans ce qu'on appelle le *spasme cynique* et le *rire sardonique*. Les bâillements si étendus chez les carnassiers, où ils s'accompagnent souvent de grincements de dents et de la projection de la langue, au dehors, modifient encore très sensiblement les caractères de l'expression faciale.

D'autres régions du corps concourent pour une certaine part à l'expression, et parmi elles, la queue doit être placée en première ligne. Diverses affections du lion, ainsi que l'a noté Pline, se traduisent par les mouvements de cette partie. Le lion, le loup qui fuient [1], le chien battu ou enragé, la portent entre les jambes ; le premier de ces carnassiers s'en bat les flancs lorsqu'il est irrité ; le bœuf, le cheval, la tiennent relevée dans la course, et la plupart des animaux l'agitent constamment quand ils sont inquiétés par les mouches. Le pied prend part à certaines expressions : le cheval frappe du pied le sol dans ses moments d'impatience et lorsqu'il est tourmenté de douleurs intestinales ; le bœuf, dans quelques circonstances, et le bélier en rut, en font autant ; le petit ourson gratte parfois la terre avec ses pattes quand il s'ennuie ; le chat s'en sert pour caresser les personnes amies, et le singe pour faire des contorsions.

L'ensemble du corps, soit au repos, soit pendant les divers mouvements de l'animal, prend une grande part à l'expression. Il y a une attitude particulière qui indique l'assurance, le calme ; une autre qui traduit la frayeur, l'effroi : le taureau qui va se précipiter sur son adversaire, le lion qui va s'élancer sur sa proie, le chat qui guette une souris, le bœuf souffrant, etc., ont chacun une attitude caractéristique. Le tremblement général, le frissonnement, l'agitation du cheval au bruit des armes, l'état du chien qui entend sonner du cor, le trémoussement de la peau des animaux tourmentés par les mouches, le hérissement des poils, les mouvements de la crinière, la fuite du ruminant inquiété par les œstres, etc., ajoutent beaucoup à l'effet ou au jeu des moyens précédemment indiqués.

L'expression étudiée sous le troisième aspect que j'ai signalé, c'est-à-dire eu égard aux impressions et aux sensations traduites par un plus ou moins grand nombre de particularités, nous offre encore quelques considérations intéressantes qui résument la mimique instinctive des passions chez les brutes. La peur, la sécurité, la joie, la tristesse, l'amour, la colère, la douleur, se traduisent par certains signes communs à la plupart des animaux.

Ainsi, la joie se décèle par une agitation particulière, des cris, des sauts, des mouvements de la queue ; — la tristesse, l'inquiétude, par des cris d'un autre caractère, des plaintes, des allures vagues, une expression indicible du regard ; — la frayeur, par un frissonnement général, par une immobilité absolue, une sorte de paralysie qui empêche les animaux d'obéir ou de se laisser diriger, ou d'autres

---

1. Aristote a fait cette observation pour le premier et Virgile pour le second de ces animaux.

fois par des mouvements brusques, désordonnés, par une fuite précipitée, etc.
La colère, la fureur, se traduisent par des manifestations d'une énergie effrayante
chez le chat maltraité, le chien insulté par le passant, le sanglier blessé, l'aigle
privé de ses aiglons, la chatte séparée de ses petits.

Plusieurs impressions combinées donnent lieu aussi à des modes d'expression
plus ou moins frappants. Les plus nettement accentués sont ceux des femelles séparées de leurs petits, ceux des animaux en rut, des animaux qui se battent, qui
mangent, boivent, ruminent, etc. Voyez la vache privée de son nourrisson ! elle
demeure debout, s'agite, se livre à une sorte de tic de l'ours, pousse des mugissements plaintifs, regarde de tous côtés ; si elle est libre, elle poursuit sa course vagabonde au milieu des pâturages, ne mange plus que par moments, ne rumine que
pendant de courtes périodes ; son flanc se creuse, et elle maigrit jusqu'au moment
où elle vient à oublier le sujet de sa peine. Voyez l'étalon auprès de la jument ! son
attitude, l'agitation de tout son corps, le caractère de son hennissement, le jeu de
ses naseaux, de sa crinière, le frémissement de ses lèvres, le battement saccadé
de son flanc, son ardeur à flairer la femelle, à la mordre, son impatience à se
cabrer, sont caractéristiques. Considérez l'animal qui mange : n'y a-t-il pas une
expression indéfinissable chez le chat qui retourne tant de fois le morceau qu'on
lui a jeté, avant de se décider à l'attaquer de tel ou tel côté ; une autre toute
différente chez le porc qui, sans faire attention à ce qui se passe autour de lui,
hume ou dévore ce qu'on a jeté dans son auge? Le premier ne porte-t-il pas le
cachet d'un sensualisme raffiné, et le second celui d'une vorace gloutonnerie?
Observez, enfin, le paisible herbivore qui rumine, et chaque animal dans les principales situations où il peut se trouver, et vous serez frappé de ce reflet que la
partie sensible de chaque être jette sur son enveloppe extérieure.

Enfin, parmi toutes les impressions, celle qui se traduit de la manière la plus
énergique et la moins équivoque est la douleur, dont les degrés et les caractères
offrent mille nuances difficiles à apprécier. Tantôt, notamment lorsqu'elle est
légère, elle ne se révèle que par des manifestations vagues d'impatience, d'inquiétude, mêlées à des signes d'affaissement ou de prostration. D'autres fois, si elle est
plus vive, elle provoque des cris ou des plaintes plus ou moins répétées. Quels que
soient ses caractères, elle s'accompagne, dans certaines circonstances, d'une réaction très vive, et dans d'autres, elle laisse l'animal plongé dans un calme absolu.

La douleur chez les animaux qui réagissent, qui luttent contre les causes de
leurs souffrances et cherchent à se soustraire aux mauvais traitements, se traduit
avec une énergie dont on peut se faire une idée en voyant un cheval tourmenté de
coliques, un animal affecté de vertige, un sujet mutilé par l'opérateur, un chat
qu'on étrangle ou qui est jeté à l'eau avec une pierre au cou, un animal pris dans
un piège. Celle qui ne donne pas lieu à des réactions de la part de l'animal a un tout
autre caractère, comme on le voit chez les chevaux à pneumonie, à maladies graves
du pied, chez ceux auxquels l'expérimentateur a ouvert l'abdomen. D'ailleurs chaque souffrance a sa physionomie propre, et chaque maladie sa douleur spéciale.
Lucrèce[1] et Virgile[2] ont chanté la douleur des animaux atteints d'horribles affec-

1. Lucrèce, édit. citée, liv. VI.
2. Virgile, *Géorgiques*, liv. III.

tions contagieuses, et les pathologistes, dans un style moins poétique, mais plus vrai, ont caractérisé les nuances de celles qui appartiennent aux diverses maladies.

CHAPITRE XVI

DE L'INTERMITTENCE DES ACTES DE LA VIE DE RELATION

La plupart des actions que nous venons d'examiner, en ce qui concerne les fonctions nerveuses, les sensations et les mouvements, ne peuvent s'exécuter d'une manière continue ; elles se suspendent, plus ou moins complètement, dans le sommeil et l'hibernation, phénomènes communs à un grand nombre d'espèces de toutes les classes du règne animal.

I. — DU SOMMEIL.

Le sommeil est un état dans lequel les fonctions de relation sont plus ou moins complètement suspendues, sans que celles de la vie organique éprouvent de profondes modifications.

Cet état d'inertie, qui est indispensable à l'entretien régulier de la vie des êtres organisés, n'appartient pas seulement aux animaux ; il s'observe aussi chez les plantes où il consiste bien plus en une suspension périodique des phénomènes de la végétation, analogue à l'engourdissement hibernal de certains animaux, qu'en une légère modification nocturne de la direction des feuilles. Aristote a fait remarquer que tous les quadrupèdes, les animaux ovipares, les poissons, les mollusques, les crustacés et les insectes, ont un sommeil rendu évident, soit par le rapprochement des paupières, soit par une immobilité plus ou moins complète : l'exactitude de son observation paraît confirmée par tout ce qu'on sait de plus précis sur les habitudes des animaux les mieux connus.

La nécessité du sommeil tient à une cause inhérente au mode d'accomplissement de toutes les actions organiques, c'est-à-dire à l'intermittence ou à la périodicité du jeu des organes. En effet, il est facile de s'apercevoir, pour peu qu'on réfléchisse aux caractères des diverses fonctions de l'économie, que chacune d'elles est active à certains moments, languissante ou complètement suspendue à d'autres : les sensations, les mouvements, la digestion, l'absorption, les sécrétions, les actions génératrices, sont évidemment dans ce cas ; l'innervation même, si indispensable à l'entretien de toutes les autres fonctions, a des périodes de surexcitation alternant avec des périodes de ralentissement. Le sommeil n'est, pour ainsi dire, que la période du repos simultané des fonctions de relation remplies par des organes qui, se fatiguant aisément, ont besoin d'une inaction plus fréquente, plus prolongée que les autres. Les causes secondaires qui favorisent son apparition et son retour sont la fatigue, l'épuisement, l'obscurité, le silence, l'action des narcotiques, enfin l'habitude, dont l'empire est si marqué sur toutes les fonctions animales.

L'état dans lequel les animaux peuvent s'endormir est très variable. La plupart

d'entre eux se couchent et ferment les yeux ; quelques-uns demeurent debout,
les yeux entr'ouverts ; plusieurs, comme les oiseaux, se perchent sur les branches
et se cachent la tête sous l'aile ; d'autres, tels que les cétacés, les poissons, se tiennent immobiles, soit à la surface de l'eau, soit à différentes profondeurs, soit enfin
appuyés sur le sable, les rochers ou les plantes aquatiques. Il est à noter que, parmi
les mammifères, le cheval et les autres solipèdes paraissent dormir debout, ainsi que
l'éléphant qui, dit-on, peut passer des mois entiers sans se coucher ; mais il n'est
pas vraisemblable qu'un animal puisse dormir en marchant, comme Galien le fit
pendant plus d'un stade, si l'on en croit le récit de l'illustre médecin.

Les phénomènes qui marquent l'invasion et les progrès du sommeil présentent
quelques caractères communs à la généralité des animaux ; ils ne se manifestent que
d'une manière progressive et plus ou moins lente. D'abord, un calme particulier
s'empare de l'animal, une sorte d'engourdissement paralyse le système musculaire ;
les sensations deviennent confuses, les opérations cérébrales vagues et obscures. Les
organes fatigués s'endorment, suivant l'observation de Cabanis [1], successivement et
à différents degrés ; la vue s'affaiblit et s'éteint en premier lieu, surtout par le fait
du rapprochement complet des paupières ; puis le goût, l'odorat et le tact cessent
d'être impressionnés par leurs excitants naturels ; le tact même ne parvient jamais
à s'endormir complètement, si l'on en juge du moins par les mouvements que les
animaux exécutent dans le but de quitter une position devenue pénible. Les sens
qui s'endorment dans un certain ordre s'engourdissent à divers degrés, l'un d'un
sommeil léger, facile à dissiper, l'autre d'un sommeil profond dont il ne peut être
aisément tiré. Leur réveil est successif comme leur engourdissement ; l'ouïe, par
exemple, sort la première de la torpeur, quoiqu'elle ait été la dernière à perdre
son activité.

Le système musculaire, si susceptible de lassitude, n'entre point, cependant, dans
un relâchement complet, même chez les animaux couchés sur le côté, car ils ont
ordinairement le cou et les membres fléchis ; il continue manifestement à agir chez
les animaux dont le décubitus est sternal, sterno-costal et qui tiennent la tête relevée ; chez les oiseaux qui se perchent sur des branches d'arbres, la tête reployée
sous l'aile, chez ceux qui dorment debout appuyés sur une seule patte, car les
dispositions signalées par Borelli et Duméril ne suffisent pas à maintenir une
pareille attitude ; enfin, il est encore plus évidemment en action chez les espèces
qui dorment debout et dont la station est rendue moins pénible par une série de
combinaisons anatomiques précédemment indiquées.

Les appareils de la vie organique continuent à fonctionner à peu près comme
pendant la veille. La respiration devient peut-être un peu plus lente et plus profonde ; il y a moins d'oxygène consommé, moins d'acide carbonique produit, partant une calorification moins active ; la circulation se ralentit sensiblement, si ce
n'est dans les premiers moments, et la chaleur intérieure baisse. Aussi les carnassiers cherchent-ils instinctivement à rassembler leurs membres, à se plier en
cercle, à se coucher dans les lieux élevés, chauds, sur des corps mauvais conduc-

---

1. Cabanis, *Rapports du physique et du moral de l'homme*, 8ᵉ édition avec notes, par
L. Peisse. Paris, 1844, p. 397.

teurs du calorique, et cela, il est vrai, autant pour éviter des sensations tactiles désagréables, que pour se préserver du refroidissement. La digestion continue alors, car beaucoup d'animaux, les carnassiers surtout, s'endorment après avoir pris leur repas ; la plupart des sécrétions ne paraissent nullement modifiées ; mais la transpiration est diminuée, toutes les déperditions sont réduites, aussi le besoin de réparation s'affaiblit.

Mais les appareils organiques ne s'endorment point ; celui de la génération qui, chez l'homme, éprouve si souvent une vive surexcitation pendant le sommeil, sous l'influence cérébrale, reste complètement engourdi chez les animaux, si l'on en juge par le défaut d'érection et d'émissions spermatiques. Cependant il ne faudrait pas croire que la vie organique est dans une activité permanente toujours égale. Elle a, aussi bien que l'autre, comme le dit Müller, ses moments de ralentissement, dont les périodes inégales ne coïncident point entre elles, pour tous les organes à la fois. On sait comment le relâchement du cœur succède à la contraction, comment l'inertie de l'estomac alterne avec son activité, et nous verrons bientôt de quelle manière les glandes salivaires, le pancréas, se reposent à la suite de leur supersécrétion.

Les psychologues ont beaucoup disserté sur la question de savoir jusqu'à quel point les actions cérébrales se suspendent dans le sommeil. Les uns ont pensé que l'imagination, l'intelligence, l'esprit, le moi fatigué comme le corps, comme les sens, s'assoupit et s'endort avec eux, sauf dans les moments de rêves ; les autres, avec Jouffroy [1], ont soutenu que le cerveau ne suspend pas son action, que l'esprit veille toujours, qu'il a constamment des idées, une perception confuse de ce qui se passe dans les viscères, des sensations vagues, qu'il discerne, parmi les bruits du dehors, ceux qui doivent arrêter l'attention ; qu'enfin il veut même, ou paraît vouloir, puisqu'on se réveille à l'heure où l'on a formé la résolution de le faire et qu'il tire, par conséquent, les sens de leur assoupissement. La preuve de cette activité non interrompue est dans le rêve que ce philosophe croit permanent, rêve qui ne paraît momentané que faute de laisser constamment des traces dans le souvenir.

Le fait du rêve démontre au moins l'activité cérébrale en jeu à certains moments. Cette activité est entretenue par des sensations vagues, que l'individu éprouve réellement, quoiqu'il n'en ait pas conscience, sensations objectives ou subjectives venues des viscères, du cœur, du poumon, des organes génitaux, lesquels peuvent faire naître des idées de rêves. Le cerveau paraît, en effet, agir pendant le sommeil ; l'imagination éveillée est frappée par les impressions passées plus que par les impressions actuelles ; les idées se présentent à elle ordinairement confuses, incohérentes, sans association logique. La raison n'intervenant pas, comme dans la veille, pour les associer dans leurs rapports, pour les comparer, pour les juger, dissiper les illusions, l'esprit est dupe. En un mot, les facultés cérébrales sont alors troublées, ainsi que le pense Alfred Maury [2], comme dans l'aliénation mentale. Le rêve, qui témoigne de l'activité cérébrale, de l'exercice des facultés inégalement éveillées, serait, dans ses idées, comme dans celles de Cabanis, de Maine de Biran, de Lélut [3], une hallucination, un trouble de l'intelligence. Aussi

1. Jouffroy, *Mélanges philosophiques*, p. 225.
2. Alfred Maury, *Du sommeil et des rêves*, p. 15. Paris, 1862.
3. Lélut, *Physiologie de la pensée*, 2e édit. Paris, 1862.

l'esprit pendant le sommeil serait-il, pour lui, dans un état analogue à celui de l'homme frappé de démence.

Il est incontestable que les animaux jouissent, comme nous, de la faculté de rêver. Aristote a dit, et Pline a répété que le cheval, le chien, la brebis, la chèvre, et, en un mot, tous les quadrupèdes la possèdent ; le fait est prouvé, au moins pour le chien et le chat, par les cris et les mouvements de ces animaux pendant le sommeil. Lucrèce, si profond observateur, a dépeint avec une exagération qui n'a rien d'invraisemblable, le cheval haletant, couvert de sueur et rassemblant ses forces pour disputer le prix de la course, et le chien éveillé en sursaut par la figure suspecte d'un inconnu. « Souvent, dit-il [1], dans un doux sommeil, les chiens, intrépides compagnons du chasseur, agitent leurs membres, et tout à coup exhalent des cris retentissants ; leurs narines hument fréquemment l'air et semblent interroger la trace de leur proie ; et, souvent arrachés au sommeil, ils s'élancent vers l'image des cerfs qu'ils croient voir fuir devant eux jusqu'à ce qu'ils soient désabusés d'une erreur qu'ils regrettent. » Pline a prétendu aussi que les ânesses ruent quelquefois pendant leurs rêves. Ce qui se passe alors dans le cerveau de la brute, nous l'ignorons complètement. Toutes les dissertations des auteurs sur l'action cérébrale pendant le sommeil ne peuvent rien nous apprendre sur ce point, en ce qui concerne des êtres dont il est déjà si difficile de débrouiller les opérations intellectuelles et instinctives pendant la veille. Cependant l'observation attentive nous porte à croire que les bêtes endormies sont dans un état analogue au nôtre. L'enfant à la mamelle rêve déjà, comme les anciens l'avaient remarqué, bien qu'il ne puisse avoir souvenir de ses rêves. Probablement l'animal a ses hallucinations, qui précèdent le sommeil, ses cauchemars et ses rêves. Pourquoi les mêmes causes n'auraient-elles pas chez lui les mêmes effets que chez nous ? Les idées qui surgissent sans ordre pendant son sommeil doivent vraisemblablement peupler son imagination de fantômes. Le carnassier, s'il rêve, comme cela ne saurait être mis en doute, ne doit-il pas avoir la réminiscence de ses combats, verser le sang, déchirer la proie ? S'il n'avait pas de rêves de ce genre, pourquoi verrait-on le chien aboyer, flairer, éprouver des trémoussements ? L'herbivore timide ne doit-il pas avoir le sommeil troublé par la crainte de l'ennemi, dont il a essuyé les poursuites, comme par les paniques qu'il a éprouvées ? Le mouton ne rêve-t-il pas de la sombre image du loup qui a emporté quelqu'un de ses frères ? La colombe, la poule, ne sont-elles jamais effrayées par la belette et sa dent meurtrière ? L'oiseau de basse-cour, dont le sommeil est troublé souvent par la piqûre du ricin ou du dermanysse, ne rêve-t-il jamais de coups de griffes d'ennemis redoutables, comme le philosophe piqué par la puce rêve quelquefois de coups d'épée ?

Le sommeil offre de très grandes variétés parmi les animaux ; un certain nombre d'entre eux, les oiseaux de proie nocturnes, plusieurs carnassiers, dorment souvent le jour et se réveillent aux approches de la nuit ; la plupart dorment pendant la nuit, et l'on sait que la généralité des oiseaux se trouve dans ce cas.

Presque tous les grands animaux se livrent au sommeil après leur repas ; mais les ruminants ne s'y abandonnent pas sans avoir soumis à une nouvelle mastica-

---

1. Lucrèce, *loc. cit.*, liv. IV, p. 263.

tion une partie des aliments de leur premier estomac, et après une période de
rumination, ils s'assoupissent, puis se mettent de nouveau à ruminer. Certaines
espèces, notamment parmi les carnassiers, le chien, le chat et le porc, dorment
fort souvent ; d'autres, tels que le cheval, dorment très peu. En général, les animaux, par une nécessité liée à la sûreté de leur conservation, ont le sommeil si
léger, qu'ils se réveillent au moindre bruit.

Le sommeil provoqué par les narcotiques, l'engourdissement qui est le résultat
de l'action de l'ivraie enivrante, de la jusquiame sur les grands herbivores, est
quelquefois assez prolongé ; mais l'anesthésie déterminée par l'inspiration de
l'éther ou du chloroforme, lorsqu'elle n'est pas poussée trop loin, se dissipe assez
promptement.

Le sommeil, qu'on attribuait naguère à un afflux exagéré du sang vers le cerveau, est regardé maintenant comme un résultat de l'anémie cérébrale. Cette
nouvelle assertion se base, d'une part, sur ce que, dans le sommeil, les cas de
dénudation pathologique du cerveau ou les trépanations du crâne montreraient la
pie-mère et les circonvolutions cérébrales plus pâles que pendant la veille ; — et,
d'autre part, sur ce fait que le sommeil est, d'après divers expérimentateurs,
déterminé rapidement sur le chien et le lapin par la compression des carotides.
Les degrés de l'irrigation cérébrale doivent, sans aucun doute, exercer une grande
influence sur le développement de l'activité ou de la torpeur des centres nerveux ;
mais il n'est pas facile de voir comment cette influence s'exerce. La congestion
qui comprime les cellules cérébrales et l'anémie qui les prive, en partie, de
leurs éléments d'excitation et d'activité semblent devoir également tendre à entraver ou à suspendre leur action. Toutefois, si la première provoque le coma,
la seconde donne lieu, peut-être, à un état analogue. Reste à savoir si ces états
doivent être identifiés avec le sommeil.

II. — DE L'HIBERNATION.

A certaines époques de l'année, il est des animaux qui tombent dans une
espèce d'engourdissement, dans une sorte de torpeur ou de léthargie qu'on désigne
sous le nom d'*hibernation* : c'est l'état dans lequel se trouvent, en hiver, la
plupart des reptiles des climats tempérés et plusieurs mammifères, tels que la
marmotte, le hérisson, la chauve-souris, etc.

Cet état particulier a aussi reçu le nom de *sommeil hivernal* ; mais cette dénomination est peu convenable, parce que l'hibernation diffère beaucoup du sommeil
et qu'elle se montre, pour quelques animaux, pendant les saisons les plus chaudes.
Aussi, à cause de cela, nous conserverons la première qualification, en distinguant
l'engourdissement qui se produit pendant les grandes chaleurs, de celui qui est la
conséquence du froid : le premier peut s'appeler *estival*, et le second *hivernal*.

L'engourdissement estival, qui est la plus rare des deux espèces, ne s'observe,
pour ainsi dire, que parmi les reptiles et les animaux inférieurs des régions équato-
riales ; il n'est, à proprement parler, que l'exagération de l'effet produit sur
l'homme et sur les grands mammifères, par la haute température des pays chauds.
On sait, en effet, que les habitants des tropiques sont pendant le jour accablés de

fatigue, invinciblement portés au sommeil et incapables de se livrer à l'exercice. Les tenrecs de l'île de Madagascar, d'après les récits des voyageurs, les gerboises d'Afrique, sont, parmi les mammifères, des animaux qui, pendant plusieurs mois de l'année, restent plongés dans la torpeur ; il en est de même pour les boas et les crocodiles de l'Amérique méridionale qui s'ensevelissent dans la vase et ne se réveillent qu'avec la saison des pluies ; il en est encore ainsi pour la salamandre, sous l'influence de la sécheresse. Du reste, une infinité d'infusoires et de zoophytes, que la dessiccation de leur véhicule avait plongés dans une mort apparente, retrouvent la vie avec l'humidité.

L'engourdissement hivernal, plus commun que le précédent, s'observe, pour ainsi dire, chez tous les reptiles qui habitent les climats tempérés, et, à plus forte raison, chez ceux qui vivent dans les contrées un peu froides. On en conçoit bien la raison quand on se rappelle que la chaleur intérieure de ces vertébrés doit se modeler sur celle de l'extérieur et en suivre toutes les variations : de plus, on voit par là pourquoi les reptiles ne peuvent vivre dans les climats froids où leur engourdissement deviendrait perpétuel.

Cet engourdissement ne se produit pas subitement et ne conserve point, une fois développé, la même intensité. Il arrive par des degrés qui correspondent, suivant l'observation de Dugès, à ceux du froid atmosphérique : d'abord, il ne consiste qu'en un léger affaiblissement de la vivacité habituelle de l'animal, puis il devient une torpeur de quelques jours qui peut encore se dissiper facilement : enfin, il passe à l'état d'un engourdissement complet, plus ou moins prolongé.

Les mammifères susceptibles de ressentir ses effets sont assez nombreux : parmi eux, se placent en première ligne la chauve-souris, la marmotte, le hérisson, le loir, ensuite l'ours, la musaraigne, l'écureuil, etc.

Ces animaux semblent, avant leur sommeil, éprouver un pressentiment de l'état dans lequel le froid va les plonger ; ils se retirent, les uns dans des cavernes toutes préparées, les autres dans des troncs d'arbres ou dans des demeures souterraines qu'ils se sont creusées : là, ils trouvent une température plus uniforme et moins rigoureuse que celle de l'atmosphère. Ainsi, l'ours qui habite les montagnes se cache sous des rochers, dans des fourrés épais ou entre des troncs d'arbres ; la marmotte s'enfonce dans un boyau souterrain d'une très grande étendue dont elle ferme l'ouverture ; le hérisson se blottit sous des monceaux de feuilles ou même dans un petit terrier ; la chauve-souris se choisit une demeure dans des fentes de muraille, dans des habitations abandonnées, des caves ou même sous les toits ; enfin, les reptiles eux-mêmes cherchent par des abris à se défendre contre la rigueur du froid.

L'époque de l'engourdissement est variable suivant les espèces qui sont susceptibles de l'éprouver. Quelques-unes commencent à s'engourdir momentanément dès les premières journées fraîches de l'automne. Le hérisson, par exemple, comme je l'ai constaté, prélude à l'hibernation dès la fin de septembre ou le commencement d'octobre, pour peu que le temps se refroidisse ; la plupart s'endorment dès les premiers jours de l'hiver, et d'autres seulement lorsque les froids deviennent rigoureux. Du reste, à quelque moment qu'il arrive, il ne se produit que graduellement. D'abord, les animaux se meuvent avec lenteur et semblent plongés

dans un affaissement qui va toujours en augmentant : la marmotte met son corps
en boule, ferme les yeux, tient les mâchoires fortement rapprochées, devient
froide et comme privée de vie[1] ; le muscardin et le hérisson se roulent aussi
en boule ; l'écureuil s'entoure de provisions ; la chauve-souris reploie ses ailes
autour de son corps et se suspend aux aspérités des corps environnants, à l'aide
des ongles de son pouce ou de ses pattes.

Lorsque l'engourdissement est complet, la sensibilité devient très obtuse : on
peut changer les animaux de place, les toucher, les piquer même, sans qu'ils paraissent s'en apercevoir ou au moins sans qu'ils réagissent d'une manière bien
marquée ; ils sont dans un véritable état d'anesthésie : la respiration continue,
mais elle est excessivement lente et faible. Mangili a observé que des marmottes
plongées dans une léthargie profonde ne respiraient que quatorze fois par
heure, tandis que dans l'état de veille, elles respiraient quinze cents fois. J'ai
observé souvent des hérissons par les froids intenses de l'hiver. A une température
de quelques degrés au-dessus de zéro ils respiraient une, deux, trois, quatre fois
par minute, tandis que réveillés, à la même température, le nombre de leurs
mouvements respiratoires s'élevait de vingt à quarante. La circulation, remarquablement lente, n'est jamais suspendue : c'est un fait mis hors de doute par
tous les physiologistes qui se sont occupés du phénomène de l'hibernation.

La chaleur intérieure des animaux hibernants qui, dans les circonstances ordinaires est sensiblement la même que celle des autres espèces de leur classe, présente un très grand abaissement pendant la période de torpeur. Cette température est toujours de quelques degrés plus élevée que la température ambiante.
D'après Prunelle, les marmottes dont la chaleur intérieure descend seulement
de $+15°$ à $+18°$, sont à peine engourdies ; mais elles le sont tout à fait quand
elle n'est que de $+8°$ à $+10°$. Quelquefois cet abaissement de température
peut aller jusqu'à $+5°$. Berger[2] s'est assuré qu'il y avait toujours un certain
rapport entre la température ambiante et celle du corps des animaux engourdis ;
il a vu qu'il suffisait de maintenir des lérots dans un vase dont la température
était abaissée de 8 à 12 degrés R. au-dessous de zéro, pour que, dans l'espace
d'une heure et demie, leur chaleur intérieure diminuât de 12 degrés. Du reste,
les animaux qui, pendant l'hiver, s'engourdissent et se réveillent alternativement,
à quelques jours d'intervalle, offrent pendant la veille une chaleur presque égale
à celle des autres époques de l'année. Le même observateur a constaté que,
pendant ces moments de veille, les marmottes avaient une température de 28
à 30 degrés R., qui descendait de $+17$ à $+7$ pendant les jours d'engourdissement. Mes observations personnelles, faites à l'aide de thermomètres
métastatiques, concordent avec celles-là. Les hérissons abrités sous du foin ou
de la paille dans des locaux à basse température se maintenaient à quelques degrés seulement au-dessus de l'air ambiant et ils suivaient, sans s'éveiller, les
oscillations de la température extérieure. Ainsi, au mois de janvier, alors que le
local habité par le hérisson était à $+6$, l'animal était à $+8$, $+7\ 1/2$, ou
seulement $+7$, et respirait de 10 à 12 fois par minute ; à la température

1. Mangili, *Mémoire sur la léthargie des marmottes* (*Annales du Muséum*, 1807, t. IX).
2. Berger, *Mémoires du Muséum*, 1828, t. IV.

ambiante de $+$ 9, la sienne allait à $+$ 11 avec 15 à 18 respirations par minute.

De même que tous les animaux hibernants ne tombent pas en léthargie à la même époque et sous l'influence du même degré de froid, de même aussi ils ne sont pas tous plongés dans une torpeur également profonde et ne se réveillent pas au même moment de l'année. La chauve-souris, les hérissons, les marmottes, les loirs s'engourdissent, les deux premiers à $+$ 7° ou $+$ 6°, selon Saissy, les troisièmes, seulement à $-$ 5°, et les quatrièmes à $+$ 4° ou $+$ 5°[1]. Quelques-uns de ces animaux peuvent ne pas s'engourdir, bien qu'ils soient souvent exposés à un froid assez intense, les marmottes en domesticité, par exemple.

L'état des fonctions chez les animaux hibernants varie beaucoup suivant les degrés de leur léthargie. Je viens de dire combien de variations peut offrir la chaleur intérieure. Celle-ci étant toujours en rapport avec l'étendue de la respiration et avec la vitesse de la circulation, on conçoit que les 4, 6 ou 8 respirations par minute de la marmotte, les 4 ou 5 du hérisson, ne doivent pas produire une grande quantité de chaleur. Lorsque l'engourdissement est très profond, il peut arriver même, si l'on en croit Dugès, que la respiration soit tout à fait suspendue, que le galvanisme et les excitations mécaniques ne puissent plus susciter de contractions musculaires. Peut-être en est-il ainsi de certains reptiles ; mais le fait paraît peu probable en ce qui concerne les mammifères.

Quels que soient, du reste, les degrés de la torpeur hivernale, celle-ci est bien rarement continue ; elle est, au contraire, fréquemment interrompue aux époques pendant lesquelles la température s'adoucit, et même au moment des plus grands froids. En effet, tous ceux qui ont étudié le sommeil hivernal ont constaté que les animaux engourdis se réveillent assez promptement quand on les expose à un froid plus vif que celui auquel ils étaient habitués. Ce réveil est suivi d'une agitation extrême et très souvent de la mort. C'est là une particularité que j'ai maintes fois notée. Si le hérisson complètement engourdi à $+$ 4 à 5 est exposé à un froid voisin de la congélation ou à quelques degrés au-dessous, il sort très vite de la torpeur, s'agite, bat des flancs et arrive bientôt à un réchauffement complet. Ainsi, ayant exposé à une température de $-$ 5 un hérisson qui, depuis plusieurs jours, vivait dans une atmosphère à $+$ 5 à 6, sa température propre, en moins d'une heure, s'éleva de $+$ 7 à $+$ 19, pendant que sa respiration s'accélérait considérablement ; au bout de trois heures elle était arrivée à $+$ 34. Dans des cas analogues, si la réaction est incapable d'élever la température à un degré voisin du chiffre normal, le réveil est bientôt suivi de la mort. Les hérissons jeunes périssent ainsi, en grand nombre, dans les hivers rigoureux.

Avant que les animaux s'engourdissent, ils se préparent, dit-on, au sommeil, par le jeûne et d'abondantes évacuations dont l'effet est de débarrasser l'estomac et l'intestin des matières excrémentitielles ; aussi, pendant l'hibernation, trouve-t-on les viscères presque vides. Cependant ce fait n'est pas général. J'ai vu souvent des hérissons s'engourdir après un bon repas, dont la digestion devait se faire avec lenteur pendant le sommeil. Ils sont alors très gras ; mais par suite de la persistance de la respiration et des actions nutritives, la graisse qui s'était préalable-

1. Dugès, *Physiologie comparée*, t. I, p. 168.

ment déposée sous la peau, dans les épiploons et les mésentères, disparaît presque en totalité ; les animaux deviennent très maigres et perdent une portion notable de leur poids. Berger a vu un muscardin qui resta engourdi pendant soixante et un jours consécutifs, à une température moyenne de $+ 8°$ R., perdre le quart de son poids (il pesait 329 grains au moment où il s'endormit, et 246 seulement à son réveil). Pendant tout ce temps, il ne prit aucun aliment et ne rendit aucune matière excrémentitielle. Une marmotte pesant 7 livres au mois de septembre, n'avait plus qu'un poids de 5 livres dans le courant de mars, en sortant de sa léthargie.

La perte diurne éprouvée par le corps n'est pas uniforme, à beaucoup près, pendant la durée de l'engourdissement ; au début, elle est très considérable. Ainsi, un hérisson du poids initial de 1035 grammes perdait, étant éveillé, $8^{gr},6$ par jour. Au bout de sept semaines, après avoir mangé de temps à autre, son poids se trouvait réduit à 905 grammes. Alors il s'engourdit pour quatre mois entiers. En cent douze jours de sommeil il perdit 230 grammes, le quart de sa masse à peu près, soit $2^{gr},05$ par jour. L'engourdissement réalise donc, au bénéfice de l'animal, une économie des trois quarts de la dépense qui serait faite pendant la veille. Si l'animal engourdi eût perdu autant que pendant la veille, il eût consommé en un mois ce qui devait lui suffire pour quatre. Dès la fin de décembre, il aurait épuisé les provisions qui devaient le conduire jusqu'à la fin de mars[1]. Lorsque, par quelques causes éventuelles, l'hibernant continue à dépenser beaucoup, il meurt avant la fin de la mauvaise saison. Si, par exemple, il est tourmenté par une affection parasitaire, par des acares qui le tiennent éveillé, il perd beaucoup et meurt, comme je l'ai vu, avant la fin de l'hiver.

La perte totale éprouvée pendant l'engourdissement ne peut, comme dans l'abstinence ordinaire, dépasser certaines limites sans compromettre la vie. Pour le hérisson, elle peut aller de trois à quatre dixièmes du poids initial.

Il est clair que, pendant la torpeur hivernale, l'animal vit, comme dans l'abstinence ordinaire, aux dépens de sa substance propre. Il brûle sa graisse, ses muscles, ses tissus divers, le sucre de son foie, de son sang ; mais avec une rapidité moindre qu'à l'état de veille. MM. Regnault et Reiset[2] affirment que les marmottes ne consomment pendant le sommeil qu'un trentième de la quantité d'oxygène qu'elles absorbent à l'état normal, aussi éprouvent-elles un refroidissement proportionnel à cette réduction. Au réveil, le système musculaire est émacié, le foie atrophié, il y a anémie très prononcée.

Cette léthargie, dans laquelle les animaux sont plongés plus ou moins longtemps, devrait ou semblerait devoir les affaiblir beaucoup à leur réveil ; cependant ils conservent à ce moment une assez grande énergie : le hérisson, qui a rempli ses vésicules séminales pendant son sommeil, se livre à la reproduction avant de songer à réparer ses forces épuisées. L'affaiblissement n'est pas trop considérable si l'engourdissement a eu des interruptions ; car elles ont permis à l'animal de faire quelques repas réparateurs.

Les conditions favorables à l'engourdissement et les causes qui le déterminent

1. G. Colin, *Des effets de l'abstinence et de l'alimentation insuffisante chez les animaux* (*Bulletin de la Société centrale de médecine vétérinaire*, 1862).

2. Regnault et Reiset, *Annales de physique et de chimie*, t. XXVI, 3e série.

sont peu connues, bien que plusieurs observateurs habiles les aient cherchées avec
soin. On sait que certaines particularités anatomiques paraissent favoriser la production de ce singulier phénomène : voici les plus remarquables d'après Prunelle[1],
chez le hérisson, la chauve-souris, la marmotte et le lérot. La peau est épaisse,
très dense et fortement adhérente aux parties sous-jacentes ; la couche graisseuse
qui en tapisse la face interne est d'une épaisseur considérable ; la poitrine est plus
étroite que celle des animaux de même taille qui ne s'endorment pas, elle diminue
encore de capacité lorsque le corps se met en boule. Le thymus, petit et comme
atrophié en été, augmenterait de volume aux approches de l'hiver et deviendrait
très gros chez la chauve-souris, chez le hérisson et surtout chez la marmotte. Le
développement de cet organe doit donc diminuer la capacité du thorax, qui se
trouve encore réduite par la grande quantité de graisse amoncelée autour du pé-
ricarde, dans les médiastins et au-dessus du sternum, dispositions qui peuvent
gêner l'action du poumon, rendre la respiration imparfaite et ôter à l'animal son
aptitude à résister au froid. Les épiploons sont très grands et surchargés de
graisse, surtout dans la marmotte, où leur disposition est très compliquée ; les
masses adipeuses qui entourent les reins sont volumineuses. L'estomac et l'intestin sont vides et affaissés, leurs parois contiennent aussi de la graisse ; « le foie,
la rate et les reins sont également enveloppés de graisse chez tous les dormeurs
et surtout chez la marmotte. »

Ces différentes circonstances paraissent préparer les animaux à l'engourdissement en produisant, à l'approche de l'hiver, une espèce de somnolence, d'abord
peu différente de l'état qui caractérise les premiers moments du sommeil ordinaire.
L'animal, à cause de son impressionnabilité et de son peu d'aptitude à supporter
le froid, rassemble ses membres et se met en boule ; le poumon, comprimé déjà
par le thymus, s'il existe encore, et par la graisse, n'a plus un jeu assez étendu ;
l'hématose devient de plus en plus incomplète, le sang perd ses propriétés stimulantes : ce fluide n'excitant plus assez le cerveau, la sensibilité générale diminue
comme la température baisse par l'effet du ralentissement de la combustion pulmonaire. En résumé, l'action sédative du froid, la gêne apportée dans les fonctions respiratoires et le défaut de nourriture paraissent être les circonstances
essentielles qui prédisposent à l'engourdissement et qui produisent ce phénomène.
Mais, comme ces causes agissent sur une infinité d'animaux sans y déterminer
l'hibernation, il est probable qu'à leur action vient s'ajouter, pour quelques-
uns, l'influence d'autres conditions encore inconnues.

1. Prunelle, *Rech. sur les phén. et sur les causes du sommeil hivernal (Ann. du Mus.,*
t. XVIII, p. 20 et 302).

LIVRE QUATRIÈME

DE LA DIGESTION

Toutes les fonctions que nous venons d'étudier ont pour but commun de mettre l'animal en rapport avec le monde extérieur ; elles suffisent seules pour faire de la brute un être qui se meut, qui sent et qui a conscience de son existence ; car, suivant l'heureuse formule d'un illustre physiologiste, ce sont elles qui constituent l'animal. Tout le reste appartient à l'être organisé réduit à la vie végétative, et peut s'en séparer, non seulement en abstraction, mais encore en réalité, puisque le reptile privé de cœur, de poumons, d'appareil digestif, d'organes reproducteurs, continue, pendant un certain temps, à se mouvoir, à sentir comme auparavant, pourvu qu'on lui ait laissé l'appareil locomoteur, le système nerveux et les organes des sens.

Mais, la machine vivante, comparable à ce vaisseau qui reçoit sans cesse quelque atteinte, se détériore et s'use ; elle éprouve, par le fait de son activité même, des déperditions qui doivent être réparées aux dépens des substances étrangères à l'organisme : c'est en vue de ce résultat que la digestion prépare les éléments destinés à entretenir le matériel de l'économie et qu'elle les transforme en substance vivante.

Cette importante fonction, qui ouvre la longue série des actions nutritives, comprend un grand nombre d'opérations successives ou simultanées dont nous allons présenter l'analyse, après avoir jeté un coup d'œil sur l'appareil chargé de les effectuer.

CHAPITRE XVII

CONSIDÉRATIONS GÉNÉRALES SUR L'APPAREIL DIGESTIF

L'appareil de la digestion, que l'on a donné souvent comme l'un des caractères essentiels de l'animalité, n'existe pas dans toutes les espèces inférieures. Les plus simples surtout, parmi celles qui sont microscopiques, n'ont souvent aucune cavité pour recevoir les matières alimentaires. L'absorption de ces matières a lieu par toute la surface extérieure du corps, sans élaboration préalable, comme par les surfaces radiculaires des plantes. Mais, comme l'aliment a presque toujours besoin de subir quelque préparation, pour se convertir en substance vivante, il doit être reçu dans une cavité digestive qui apparaît déjà chez les types zoologiques inférieurs.

Les amibes, les actinophrys, qui manquent de cavité digestive intérieure, s'en constituent à l'extérieur. Leur enveloppe se déprime ou se creuse au niveau de la masse alimentaire, et se ferme sur elle, en l'entourant complètement, puis se rouvre, pour éliminer les résidus, si la matière n'est pas entièrement assimilable.

Les spongiaires ont des canaux ramifiés, des lacunes toujours ouvertes, prolongées de l'extérieur à l'intérieur, recevant à la fois les aliments et l'eau, car elles paraissent en même temps affectées à la digestion et à l'hématose.

Dès que l'appareil digestif se montre chez les infusoires, il a un orifice garni de cils et une cavité plus ou moins ample, pleine d'un liquide épais, au milieu duquel les aliments se montrent en petites masses que l'on pourrait croire circonscrites par des cellules distinctes. Déjà chez les polypes, où il est complètement formé, il constitue un simple sac à une seule ouverture garnie d'appendices préhensiles, sac creusé dans la substance homogène du corps, sans parois propres, sans replis et sans annexes glanduleuses. Bientôt il offre deux ouvertures opposées, se renfle dans certains points, se rétrécit dans d'autres, acquiert des parois distinctes, s'annexe des glandes tubuliformes ou parenchymateuses; puis il augmente de longueur, se replie sur lui-même, et son ouverture postérieure qui était primitivement commune avec celle des voies génératrices et urinaires, finit par s'isoler complètement. Enfin, parvenu à un certain degré de complication, il se fractionne en plusieurs parties ayant chacune des caractères anatomiques et des fonctions spéciales.

A mesure qu'on s'élève dans la série, on voit l'appareil éprouver des perfectionnements divers. A la simple cavité des infusoires ou au sac des polypes, succède déjà, chez les méduses, la cavité digestive à prolongements qui disséminent la matière nutritive, puis la cavité digestive à plan contractile, à annexes glanduleuses et à deux ouvertures, des échinodermes. Et alors, elle est séparée des canaux qui portent la matière élaborée, de telle sorte que, suivant la remarque de M. Milne Edwards, ce n'est plus que par l'absorption que l'aliment passe de la première à la seconde. L'appareil se complique beaucoup dans les mollusques, se divise en plusieurs compartiments, s'entoure de glandes salivaires, d'un foie volumineux; il donne, dans beaucoup d'espèces, surtout dans les éolidiens, des prolongements nombreux, ramifiés par tout le corps, prolongements gastro-vasculaires dans lesquels pénètrent les matières alimentaires pour s'y élaborer et s'y imprégner de bile [1]. Enfin, dans les articulés, il a une bouche à armature complexe, des glandes salivaires, des tubes hépatiques, un gésier musculeux, un estomac chymifiant, un intestin tubuleux, etc., toutes parties qui se retrouvent encore dans les types supérieurs.

Les perfectionnements successifs de l'appareil qui révèlent les harmonies organiques sont non seulement commandés par les perfectionnements corrélatifs de l'économie, mais encore par les conditions au milieu desquelles l'animal doit vivre et par la nature de son alimentation. Pour prendre l'aliment, on voit des cils, des bras, des ventouses, une trompe, un suçoir, des pinces mandibulaires; pour le diviser, le broyer, des appareils de section, d'écrasement; pour le délayer, des glandes salivaires; pour le retenir, pour ralentir sa marche, des diverticulums, des replis, etc. Ces modifications se montrent nettement dans chaque section de l'appareil.

1. Voy. à ce sujet l'admirable ouvrage de M. Milne Edwards, *Leçons sur la physiologie et l'anatomie comparées*, t. V, p. 385.

Ainsi la bouche, privée d'abord de parties résistantes, propres à diviser les matières alimentaires, est bientôt pourvue d'un appareil disposé pour les saisir, les diviser ou les broyer ; celui-ci consiste, soit en une série de pièces solides, de forme variable, soit en un bec corné, ou en une paire de mâchoires horizontales ou verticales. Autour de la cavité buccale, plus ou moins spacieuse, viennent se grouper des glandes dont le produit sert à humecter l'aliment et à faciliter les élaborations ultérieures qu'il devra éprouver dans les autres parties du tube digestif, et ces glandes, primitivement toutes semblables entre elles, finissent par se distinguer les unes des autres, sous le rapport de leur structure, de leur mode d'action et des caractères des fluides qu'elles sécrètent.

L'œsophage, uniquement destiné à conduire les aliments de l'arrière-bouche à l'estomac, forme un simple canal dont les parois, très contractiles, n'ont presque point de glandules dans leur épaisseur. Son diamètre, qui est très considérable chez les animaux dont la proie est avalée tout entière, diminue sensiblement chez ceux dont les aliments sont très divisés ; il est aussi plus faible chez les herbivores que chez les carnassiers, et même, parmi les premiers, on le voit plus petit dans les solipèdes que dans les ruminants, dont la première mastication est très incomplète.

L'estomac, chargé de contenir les aliments accumulés, de leur faire subir une élaboration importante, constitue un réservoir plus ou moins nettement séparé de l'œsophage et de l'intestin. Il se présente sous l'aspect d'un renflement longitudinal chez les animaux inférieurs et les vertébrés ovipares, transversal chez les mammifères et les oiseaux ; renflement tantôt simple, tantôt divisé en plusieurs parties. Généralement simple, uniloculaire, tapissé par une muqueuse partout semblable à elle-même chez les carnassiers, il se divise en plusieurs compartiments chez un grand nombre d'espèces dont le régime est végétal. Mais sa complication marche par degrés insensibles : d'abord elle n'est indiquée que par une différence de structure et de propriétés entre la muqueuse de la partie œsophagienne et celle de la partie intestinale du viscère, puis elle est marquée par cette différence coïncidant avec une légère dépression extérieure, comme on le voit chez les solipèdes ; enfin, la complication se prononce de plus en plus par la présence d'étranglements profonds et de cloisons séparant le réservoir en plusieurs sacs qui arrivent à avoir chacun une structure et des attributions spéciales. Ainsi, on peut la voir graduellement croissant, à partir du porc et des solipèdes, jusqu'aux animaux ruminants. Elle consiste, dans le premier, en un léger renflement de la partie gauche du viscère ; dans la roussette, en une dilatation œsophagienne assez prononcée ; dans le porc-épic, en trois ou quatre bosselures ; et dans le kanguroo, en un grand nombre de dilatations séparées par des rétrécissements profonds. Chez d'autres animaux, la complication ne tient plus seulement à la forme, elle dépend encore de la structure : le daman montre un estomac étranglé en deux sacs ayant chacun une muqueuse, séparés par un étranglement extérieur et une cloison interne perforée ; l'hippopotame, le dauphin, la baleine, le narval, ont un ou plusieurs réservoirs tapissés par des muqueuses dont les caractères sont différents de l'un à l'autre ; enfin, tous les ruminants ont quatre poches gastriques dont la structure et le rôle nous occuperont par la suite.

Cette complication n'appartient pas seulement aux mammifères, elle s'observe encore parmi les oiseaux et même parmi les invertébrés; mais quelle qu'elle soit, elle ne change point essentiellement le rôle du viscère; celui-ci se reconnaît toujours à sa fonction, qui est de sécréter le fluide dissolvant, connu sous le nom de *suc gastrique*.

L'intestin qui fait suite au renflement gastrique laisse au tube digestif sa forme canaliculée. Dans son état le plus simple, il est court, uniforme, tout d'une venue, et semble présenter, d'une extrémité à l'autre, à peu près la même structure, les mêmes propriétés; c'est ainsi qu'il se présente chez les invertébrés, chez la plupart des reptiles et des poissons, et parmi les mammifères, chez le hérisson, la chauve-souris. A un degré plus élevé, ce canal se distingue en deux parties: l'une étroite, l'intestin grêle; l'autre plus ou moins dilatée, le gros intestin.

L'intestin grêle, essentiellement destiné à l'absorption des produits de la digestion, se caractérise par l'abouchement, dans sa cavité, des canaux biliaires et pancréatiques, par la présence de villosités en rapport avec des vaisseaux chylifères nombreux, et par celle d'un appareil glandulaire muqueux très remarquable. Il se fractionne en trois parties assez distinctes, lorsqu'il arrive à son maximum de complication.

Le gros intestin, d'abord uniforme dans toute sa longueur, arrive bientôt à offrir deux sections plus ou moins délimitées, le cæcum et le côlon. Le cæcum lui-même, à peine marqué, simple, sans bosselures, ni étranglement chez les carnassiers, prend des proportions plus considérables, se renfle, se contourne diversement, acquiert des replis, des valvules et des glandes spéciales chez les animaux herbivores. Le côlon, si régulièrement cylindrique chez les carnivores et un certain nombre d'herbivores, se montre chez les solipèdes, certains rongeurs et plusieurs pachydermes, avec des dilatations plus ou moins considérables, des valvules, des replis muqueux, des rubans charnus à sa surface; il finit par se partager en deux sections: l'une repliée, très ample; l'autre plus étroite, dans laquelle les résidus alimentaires prennent une grande consistance.

Enfin, les annexes glanduleuses de l'appareil digestif apparaissent avec des formes simples qui se compliquent graduellement. Elles ne consistent, primitivement, qu'en appendices flottants et tubuleux auxquels succèdent les glandes parenchymateuses distinctes les unes des autres par leur situation, leur structure et les propriétés des fluides qu'elles sécrètent.

L'appareil digestif, arrivé à son plus haut degré de perfectionnement, présente une structure remarquable, surtout en ce qui concerne le tube gastro-intestinal, envisagé indépendamment de ses organes sécréteurs. Les éléments qui le composent essentiellement sont une enveloppe musculaire et une membrane muqueuse.

L'enveloppe contractile est formée, en partie, par des muscles placés sous la dépendance de la volonté et, en partie, par d'autres muscles dont la contraction est tout à fait involontaire. C'est aux deux extrémités de l'appareil, surtout à l'antérieure, que se trouvent les premiers, disposés en faisceaux, ayant chacun leur forme déterminée, leurs usages spéciaux. Dans tout le reste du tube, il n'y a plus que des expansions membraniformes, à deux plans superposés, qui doivent, par leur contraction régulière, produire un raccourcissement dans la longueur des réservoirs et une diminution de leur diamètre transversal.

La membrane muqueuse qui tapisse cette couche contractile et qui forme l'élément essentiel du tube, étant sans cesse en contact avec les matières étrangères, doit être protégée contre l'irritation qu'elles peuvent produire à sa surface ; elle doit sentir ces matières et apprécier, au moins d'une manière vague et obscure, leurs diverses propriétés physiques, car c'est sa sensibilité qui provoque et règle la contraction des plans musculaires disposés à la périphérie du canal. De plus, elle est chargée de sécréter des liquides destinés à l'élaboration des matières alimentaires et d'absorber les produits utiles de la digestion : aussi son organisation est-elle admirablement appropriée à tant de destinations diverses.

La surface libre de la muqueuse, quoique partout en contact avec les substances alimentaires, n'est pas également exposée dans toute son étendue à en être blessée ou irritée : aussi son revêtement protecteur n'a-t-il pas des caractères uniformes. C'est à l'entrée de l'appareil, c'est dans la cavité buccale, aux lèvres, aux joues, sur la langue, à l'œsophage, au sac droit de l'estomac des solipèdes, dans les trois premiers réservoirs gastriques des ruminants, dans le gésier des gallinacés, que l'épithélium est épais, pavimenteux et qu'il engaine les papilles que ces surfaces peuvent présenter. Dans la partie de l'estomac réservée à la sécrétion du suc gastrique et dans l'intestin, où les substances alimentaires très ramollies ou dissoutes ne peuvent plus blesser la membrane, celle-ci n'est recouverte que d'un épithélium microscopique à éléments peu agrégés et d'une couche de mucus. Là, elle conserve une grande vascularité, une souplesse extrême, et acquiert une grande aptitude à la sécrétion et à l'absorption. Cette différence dans la nature et les propriétés de la partie protectrice de la muqueuse coïncide avec une différence dans la texture et les propriétés de la membrane, qui est analogue à la peau quand elle a un épithélium, un pigment et des papilles, et qui, au contraire, devient une expansion glanduleuse dans les parties où son rôle est de sécréter et d'absorber.

L'appareil sensitif de la muqueuse n'existe pas sur toute l'étendue de la membrane ; il manque dans les points où il ne faut qu'une sensibilité obscure, susceptible d'être exercée par la surface même du tissu ; mais il apparaît sur la langue des mammifères, à la face interne des joues et des trois premiers estomacs de la plupart des ruminants où il faut une sensibilité mieux caractérisée. Là, il est constitué par des papilles, tantôt minces, fines, souples comme les filaments du velours ; d'autres fois, longues, épaisses, recouvertes de gaînes épithéliales ou cornées. Ces productions se montrent sous des formes variées et avec des propriétés spéciales, suivant les parties où elles se trouvent. On en compte plus d'un mille à la face interne des joues de nos petits ruminants, près du double au même lieu chez le bœuf, et on les voit se multiplier tellement dans l'estomac de ce dernier animal, que leur nombre s'y élève de trois à quatre cent mille à la face interne du rumen, et à plus d'un million sur celle des lames du feuillet.

L'appareil sécréteur de la membrane muqueuse est plus uniformément disséminé que celui de la sensibilité. Il consiste en une infinité de glandules placées, soit au-dessous de la muqueuse, soit à sa surface libre ou dans l'épaisseur de son tissu, et en un nombre plus considérable encore de petits tubes serrés les uns contre les autres. Les premières abondent dans la cavité buccale, au pharynx, quelquefois à l'œsophage et à l'origine de l'intestin grêle ; les secondes sur toute la longueur de l'intestin, les dernières, à la fois sur la muqueuse gastrique et sur la muqueuse intestinale. Leur dissémination, leur structure, leurs propriétés, feront plus tard l'objet de nos études.

Enfin, l'appareil absorbant, constitué par des saillies effilées, grêles souvent microscopiques, ne se montre que dans l'intestin grêle où l'absorption jouit d'une extrême activité ; il manque dans tout le reste de la muqueuse qui, cependant, conserve à peu près partout, mais à des degrés variables, la faculté de pomper les fluides mis en contact avec sa surface libre.

La membrane muqueuse, dont la structure complexe varie tant suivant les parties qu'elle tapisse, a une étendue qui, assez restreinte chez les espèces carnassières, augmente chez les omnivores et devient immense chez les animaux dont l'alimentation est exclusivement végétale. La part de surface qui en a été dévolue à chaque espèce est calculée d'après son régime et dans des proportions constantes, de telle sorte que la nature semble avoir mesuré cette membrane comme un tissu précieux, afin que chaque animal n'en ait que l'étendue strictement nécessaire à l'accomplissement de ses fonctions digestives.

Ainsi, le cheval et le bœuf, tous deux herbivores, l'un monogastrique, l'autre ruminant et polygastrique ; le premier digérant peu par son estomac, beaucoup par son intestin ; le second, au contraire, digérant plus par son estomac vaste et complexe que par son intestin étroit et sans renflements, possèdent l'un et l'autre, malgré les différences considérables de leur appareil gastro-intestinal, à peu près la même étendue de surface digestive, et cette étendue, pour les deux, est double ou triple de celle de la peau prise pour terme de comparaison.

Le cheval, par exemple, dont la surface cutanée est en moyenne de 5 à 6 mètres carrés, a une muqueuse gastro-intestinale qui est d'une étendue d'environ 12 mètres superficiels, savoir la trentième partie pour l'estomac et le reste pour l'intestin. Le bœuf, de même taille et à peu près de même volume que le premier mammifère, a une surface muqueuse de près de 17 mètres carrés, dont 9 pour les réservoirs gastriques. Conséquemment, le solipède a la muqueuse gastro-intestinale d'une étendue double, et le ruminant, d'une étendue triple de celle de la peau. Ce dernier a, pour ses estomacs seulement, une surface qui égale une fois et demie celle de l'enveloppe cutanée[1].

Les carnassiers, le chien et le chat, par exemple, sont loin d'avoir une muqueuse aussi grande, proportionnellement au volume du corps. Le chien et le chat n'ont plus, l'un et l'autre, qu'une surface digestive égale aux deux tiers de celle de la peau, proportion fort éloignée de celle qui appartient aux animaux herbivores.

Enfin, les omnivores, le porc étant pris pour type, tiennent le milieu entre les espèces qui vivent d'herbes et celles qui se nourrissent exclusivement de matières animales.

La longueur du tube digestif est encore, mais d'une manière moins rigoureuse, subordonnée au mode d'alimentation des animaux. Les travaux de Cuvier ont fait

1. G. Colin, *Études sur la membrane muqueuse digestive des animaux domestiques* (*Recueil de médecine vétérinaire*, 1850, t. VII, p. 909; et 1851, t. VIII, p. 40).

voir que les herbivores ont un intestin dont l'étendue peut s'élever jusqu'à vingt-sept à vingt-huit fois la longueur du corps, tandis que celui des carnassiers est si court, qu'il n'égale souvent que trois à quatre fois la même longueur. Mais, si, en général, le maximum appartient aux herbivores et le minimum aux carnassiers, il y a de nombreuses exceptions à cette règle. Ainsi, près du bélier, dont l'intestin a vingt-huit fois la longueur du corps, se trouve le dromadaire, où ce canal n'a plus que quinze fois cette longueur, puis le cerf commun que douze fois, le chevreuil onze fois, l'hippopotame neuf fois, l'éléphant sept fois, la même mesure prise pour terme de comparaison. En regard de ces herbivores, on voit des carnassiers dont l'intestin est aussi long que celui des premiers : l'hyène, par exemple, l'a huit fois, et le phoque quinze, vingt, vingt-huit fois égal à la longueur du corps. Il est vrai que ces exceptions sont plus apparentes que réelles, car le diamètre du canal, ses renflements, ses valvules, peuvent établir des compensations, comme on le voit en comparant le bœuf avec le cheval. En effet, si l'intestin du dernier est moitié moins long que celui du ruminant, il est renflé, sur plusieurs points, de telle sorte qu'il acquiert une capacité double et quelquefois triple de celle de l'intestin du bœuf.

A part ces irrégularités, on peut, avec les naturalistes, admettre en principe que la longueur de l'intestin est en rapport avec l'alimentation des animaux. Toutes les fois que, chez les herbivores, ce canal sera moins étendu que ne le comporte le régime, il se dilatera pour reprendre en capacité et en diamètre ce qu'il aura perdu en longueur ; de même, si dans quelques carnassiers il est plus allongé qu'il ne devrait l'être, il sera plus étroit, plus resserré que chez les autres espèces du même groupe.

En comparant, sous ce rapport, des espèces très voisines, on peut constater l'influence immense du régime sur les dimensions de l'intestin et concevoir la possibilité de transformer, en quelque sorte, une espèce carnassière en une espèce omnivore et réciproquement. Ainsi, on sait que le sanglier a l'intestin plus court que le cochon domestique, quoique ces deux pachydermes aient, du reste, exactement la même organisation ; on sait également que le chat, le lapin sauvages, le buffle, ont cet organe beaucoup moins long que le chat, le lapin et le bœuf domestiques. Or, ne semble-t-il pas que le régime, en allongeant, en dilatant le tube intestinal du chien, et du chat, ait pu affaiblir des appétits sanguinaires et finir par rendre supportable à ces carnassiers une nourriture quelquefois exclusivement végétale.

La capacité de l'appareil digestif est soumise, quant à ses variations, à des lois encore plus rigoureuses que celles qui déterminent la longueur de l'intestin. Les herbivores, dont les aliments ont toujours un grand volume, doivent nécessairement avoir un estomac et un intestin énormes, tandis que les carnassiers qui se nourrissent de substances dont la masse est peu considérable, n'ont besoin que d'une cavité gastro-intestinale d'une très faible capacité. Toutefois, celle de l'estomac, au lieu de se proportionner à celle de l'intestin, se montre avec cette dernière dans un rapport inverse fort remarquable, car on voit dans une série d'espèces, ayant le même régime, l'estomac petit lorsque l'intestin est grand, et réciproquement, particularité surtout frappante chez les solipèdes comparés aux ruminants.

Ainsi, le cheval, qui est peut-être de tous les mammifères herbivores celui dont l'estomac offre proportionnellement le moins de volume, possède, en compensation, un intestin énorme ; le premier viscère de cet animal ne contient, en moyenne, que de 16 à 18 litres, alors que le second pourrait, étant dilaté, en contenir de 125 à 300, c'est-à-dire dix à onze fois autant. Le bœuf, au contraire, a un estomac dont la capacité s'élève à plus de 200 litres, tandis que celle de l'intestin n'arrive pas à la moitié ; différence capitale dont on trouvera plus tard la raison dans les caractères particuliers à la digestion de ces deux quadrupèdes. Chez les carnassiers, la capacité de l'estomac l'emporte sur celle de l'intestin ; elle lui demeure inférieure chez les omnivores [1].

En considérant, dans leur ensemble, d'une manière générale, la longueur, la capacité et la surface de l'appareil digestif, on arrive à voir que, de ces trois choses, la dernière est la plus essentielle, celle qui exprime le mieux l'aptitude des animaux à telle ou telle espèce d'alimentation. En effet, chez les herbivores, solipèdes ou ruminants, le tube digestif a une énorme capacité pour contenir la masse de substance nécessaire à la réparation des pertes ; elle est, terme moyen, pour le cheval, de 200, et pour le bœuf, de 350 litres. Une dilatation si considérable de l'appareil digestif de ces herbivores implique évidemment une surface muqueuse très étendue, et cependant cette surface serait, en définitive, assez minime si la nature n'eût employé divers artifices propres à la multiplier indéfiniment, sans modifier en rien le volume des diverses parties du tube gastro-intestinal.

Or, la nature a évité, dans la confection des réservoirs, deux formes qui, toutes proportions gardées, tendent à réduire, pour une même capacité, l'étendue de la surface muqueuse, c'est-à-dire celles qui se rapprochent du cube ou de la sphère. A l'aide de ce moyen, l'étendue de la membrane interne se trouve nécessairement augmentée : un rumen de bœuf contenant 200 litres, a à peine 2 mètres d'étendue superficielle ; tandis qu'un intestin grêle du même animal contenant seulement 70 litres, en a une qui s'élève à plus de 5 mètres et qui arriverait à 15 ou 16 mètres, si cet intestin, tout en conservant le même diamètre, se fût suffisamment allongé pour égaler la capacité du premier compartiment de l'estomac. Par une simple augmentation de la longueur de ces réservoirs cylindriques, chaque espèce peut déjà obtenir l'étendue de muqueuse nécessaire à son mode d'alimentation.

Mais, cet artifice de la forme tubulaire n'aurait pas été suffisant, à lui seul, pour multiplier l'étendue des surfaces ; il en fallait un autre qui, sans modifier la forme des viscères, ni faire varier leur capacité, pût, aussi efficacement que le premier, concourir à cette destination : celui-ci consiste dans la formation de plis plus ou moins étendus, ayant à la fois plusieurs usages divers, plis que l'on trouve dans l'intestin des herbivores, où ce canal est plus court que ne semble le comporter le régime, de même que chez les solipèdes, dont le cylindre intestinal est moins long que celui des ruminants.

Ce ne sont plus les mêmes vues qui ont présidé à la disposition de l'appareil digestif des carnassiers. D'abord, chez ces derniers, cet appareil a une capacité infiniment moins considérable que chez les herbivores, puisque les aliments qu'il

---

1. G. Colin, *Comparaison de l'estomac et de l'intestin des animaux* (Recueil de médecine vétérinaire, 1849, t. VI, p. 476, 755 et 850).

doit recevoir sont moins volumineux; ensuite l'intestin, tout en conservant la forme de tube qu'il revêt invariablement dans toute la série animale, perd beaucoup de sa longueur et de son diamètre; enfin, comme particularité essentielle à ces animaux, les plis muqueux, si multipliés chez les herbivores, n'existent ici nulle part sur le trajet de l'appareil digestif. Les deux dispositions qui servaient à l'extension indéfinie de la surface, étant soigneusement évitées, il en résulte peu de capacité des réservoirs, brièveté des tuyaux et absence des plis muqueux, triple caractère du tube digestif des carnassiers.

A l'aide de ces moyens d'une extrême simplicité, la main intelligente qui a construit les machines animées a donné aux herbivores une membrane muqueuse digestive dont l'étendue est au moins double, quelquefois triple de celle de l'enveloppe cutanée, et aux carnassiers, une muqueuse extrêmement réduite, dont l'étendue ne vient jamais égaler celle de la peau, et s'en approche d'autant moins que les espèces sont plus carnassières.

Cette admirable organisation de l'appareil digestif est dans un rapport si intime avec le mode d'alimentation que, par elle, on peut déduire le régime, de même que, par le régime, il est facile de prévoir les principales modifications de l'appareil. La relation qui existe entre ces deux choses a été si bien démontrée par Cuvier, qu'il devient superflu d'en multiplier les preuves.

D'une part, les diverses parties de l'appareil de la digestion sont tellement en harmonie les unes avec les autres, que l'une quelconque d'entre elles étant donnée, on peut trouver celles qui restent inconnues : que de la dent, par exemple, on peut déduire la forme de la mâchoire; de la forme de la mâchoire, celle de l'estomac et de l'intestin. D'autre part, les divers appareils de l'économie, préposés aux fonctions de relation, se trouvent dans une dépendance si étroite de celui de la digestion, que leurs dispositions essentielles sont modifiées d'après la structure de ce dernier, car la forme de la dent entraîne celle des griffes, et celle-ci, la configuration du reste des membres et le caractère de leurs mouvements. Enfin, toutes ces particularités, réunies et combinées suivant des lois d'une rigueur mathématique, impliquent des mœurs et des instincts déterminés ; car si, avec une incisive tranchante, une canine aiguë, un intestin court et étroit, le carnassier n'avait pas reçu un odorat exquis ou une ouïe délicate pour découvrir sa proie, une grande agilité et une force suffisante pour la poursuivre et s'en emparer; si ses mâchoires n'étaient pas mises en jeu par des muscles puissants, ses extrémités divisées et munies de griffes, son organisation ne révélerait que contradiction et imprévoyance.

Telles sont les brèves considérations qu'il était indispensable de donner avant d'aborder l'étude de la digestion. Je les termine par les tables qui indiquent, d'après mes recherches, la capacité, la longueur et l'étendue de surface des diverses parties du tube gastro-intestinal des mammifères domestiques.

Tableau de la longueur des diverses parties de l'intestin et de ses rapports avec celle du corps.

ANIMAUX	PARTIES DE L'INTESTIN	RAPPORT	MOYENNE	MINIMUM	MAXIMUM	RAPPORT entre la longueur du corps et celle de l'intestin
			Mètres.	Mètres.	Mètres.	
CHEVAL....	Intestin grêle....	0,75	22,41	16,00	31,60	:: 1 : 12
	Cæcum..........	0,04	1,00	0,81	1,28	
	Côlon replié.....	0,11	8,39	2,91	4,00	
	Côlon flottant....	0,10	3,08	2,35	3,44	
	Longueur totale.	1,00	29,91	22,07	40,32	
ANE.......	Intestin grêle....	0,67	12,00			:: 1 : 11
	Cæcum..........	0,06	1,02			
	Côlon replié.....	0,17	3,00			
	Côlon flottant....	0,10	1,85			
	Longueur totale.	1,00	17,87			
MULET....	Intestin grêle....	0,70	18,56			:: 1 : 11
	Cæcum..........	0,05	1,21			
	Côlon replié.....	0,13	3,50			
	Côlon flottant....	0,12	3,23			
	Longueur totale.	1,00	26,50			
BŒUF......	Intestin grêle....	0,81	46,00	41,00	51,00	:: 1 : 20
	Cæcum..........	0,02	0,88	0,78	1,00	
	Côlon...........	0,17	10,18	9,25	11,00	
	Longueur totale.	1,00	57,06	51,03	63,00	
DROMADAIRE	Intestin grêle....	0,63	31,20			:: 1 : 15
	Cæcum..........	0,01	0,40			
	Côlon...........	0,36	17,72			
	Longueur totale.	1,00	49,32			
MOUTON et CHÈVRE....	Intestin grêle....	0,80	26,20	15,32	33,00	:: 1 : 27
	Cæcum..........	0,01	0,36	0,21	0,45	
	Côlon...........	0,19	6,17	4,10	8,49	
	Longueur totale.	1,00	32,73	19,63	41,94	
PORC......	Intestin grêle....	0,78	18,29	14,79	20,14	:: 1 : 14
	Cæcum..........	0,01	0,23	0,20	0,25	
	Gros intestin.....	0,21	4,99	4,32	5,55	
	Longueur totale.	1,00	23,51	19,31	25,94	
CHIEN.....	Intestin grêle....	0,85	4,14	2,00	6,10	:: 1 : 6
	Cæcum..........	0,02	0,08	0,03	0,16	
	Côlon...........	0,13	0,60	0,23	1,05	
	Longueur totale.	1,00	4,82	2,26	7,31	
CHAT......	Intestin grêle....	0,83	1,72	1,27	1,94	:: 1 : 4
	Gros intestin.....	0,17	0,35	0,30	0,40	
	Longueur totale.	1,00	2,07	1,57	2,34	
LAPIN.....	Intestin grêle....	0,61	3,56	3,30	3,90	:: 1 : 10
	Cæcum..........	0,11	0,61	0,50	0,76	
	Côlon...........	0,28	1,65	1,41	1,85	
	Longueur totale.	1,00	5,82	5,21	6,51	

*Tableau de la capacité absolue et relative de l'estomac et de l'intestin
des animaux domestiques.*

ANIMAUX	PARTIES DE L'INTESTIN	RAPPORT	MOYENNE	MINIMUM	MAXIMUM
			Litres.	Litres.	Litres.
CHEVAL	Estomac	0,085	17,96	10,00	37,50
	Intestin grêle	0,302	63,82	38,30	105,00
	Cæcum	0,159	33,54	16,20	68,00
	Côlon replié	0,384	81,25	55,00	128,00
	Côlon flottant, rectum	0,070	14,77	10,00	19,00
	Capacité totale	1,000	211,34	129,50	357,50
ÂNE	Estomac	0,097	10,00		
	Intestin grêle	0,229	24,00		
	Cæcum	0,201	21,00		
	Côlon replié	0,397	41,50		
	Côlon flottant, rectum	0,076	8,00		
	Capacité totale	1,000	104,50		
BŒUF	Estomac	0,708	252,50	215,00	290,00
	Intestin grêle	0,185	66,00	56,00	76,00
	Cæcum	0,028	9,90	8,80	11,00
	Côlon et rectum	0,079	28,00	26,00	30,00
	Capacité totale	1,000	356,40	305,80	407,00
DROMADAIRE	Estomac	0,810	215,00		
	Intestin grêle	0,131	39,50		
	Cæcum	0,011	3,40		
	Côlon	0,048	14,60		
	Capacité totale	1,000	302,50		
MOUTON et CHÈVRE	Rumen	0,529	23,40		
	Réseau	0,045	2,00		
	Feuillet	0,020	0,90		
	Caillette	0,075	3,30		
	Intestin grêle	0,204	9,00		
	Cæcum	0,023	1,00		
	Côlon et rectum	0,104	4,60		
	Capacité totale	1,000	44,20		
PORC	Estomac	0,292	8,00	7,50	8,50
	Intestin grêle	0,335	9,20	8,60	9,80
	Cæcum	0,056	1,55	1,50	1,60
	Côlon et rectum	0,317	8,70	6,10	11,30
	Capacité totale	1,000	27,45	23,70	31,20
CHAT	Estomac	0,695	0,311	0,287	0,378
	Intestin grêle	0,146	0,114	0,095	0,127
	Gros intestin	0,159	0,124	0,118	0,130
	Capacité totale	1,000	0,579	0,500	0,635
CHIEN	Estomac	0,624	4,83	0,65	8,00
	Intestin grêle	0,233	1,62	0,25	3,00
	Cæcum	0,013	0,09	0,01	0,20
	Côlon et rectum	0,131	0,91	0,07	2,20
	Capacité totale	1,000	6,95	0,98	14,40

Tableau de l'étendue métrique de la surface muqueuse gastro-intestinale comparée à celle de la peau.

ANIMAUX	PARTIES DE L'APPAREIL	SURFACE PARTIELLE	SURFACE TOTALE	SURFACE de LA PEAU	RAPPORT entre la surface de l'estomac et celle de l'intestin	RAPPORT entre la surface de la peau et la surface gastro-intestinale.
		Mét. carrés.	Mét. carrés.	Mét. carrés.		
CHEVAL	Estomac	0,40				
	Intestin grêle	4,39				
	Cæcum	1,50	14,95,00	5 50,00	:: 1 : 29,87	:: 1 : 2,18
	Côlon replié	4,29				
	Côlon flottant	1,37				
BŒUF	Rumen	2,00				
	Réseau	0,43				
	Feuillet	5,56				
	Caillette	1,18	17,29,00	5,80,00	:: 1 : 7,61	:: 1 : 2,07
	Intestin grêle	5,60				
	Cæcum	0,46				
	Côlon	2,00				
PORC	Estomac	0,19,78				
	Intestin grêle	1,66,73	2 81,24			:: 1 : 13,22
	Cæcum	0,11,50				
	Côlon	0,83,23				
CHIEN	Estomac	0,12				
	Intestin grêle	0,32,91	0,59,30	0,88,32	:: 1 : 3,36	:: 1 : 0,59
	Cæcum	0,00,55				
	Côlon	0,06,81				
CHAT	Estomac	0,09,46				
	Intestin grêle	0,07,39	0,12,66	0,21,57	:: 1 : 4,15	:: 1 : 0,58
	Gros intestin	0,02,81				

CHAPITRE XVIII

DU RÉGIME

Avant d'étudier la longue série des élaborations successives que la digestion fait éprouver aux substances étrangères qui doivent servir à l'entretien de l'organisme, il importe de voir quels sont les caractères, les propriétés, la composition, l'origine de ces substances, et de rechercher les lois d'après lesquelles les animaux en font usage.

I. — DES ALIMENTS.

On désigne sous ce nom les substances qui, ingérées dans les voies digestives, sont modifiées de manière à devenir aptes à la reconstitution du sang, à la nutrition des organes ou seulement à la production de la chaleur animale.

Les matières susceptibles de servir au renouvellement des fluides et à la réparation des solides de l'économie sont fort nombreuses ; elles proviennent des trois règnes de la nature, principalement des plantes et des animaux.

Les plantes, qui puisent dans le sol et dans l'atmosphère les éléments nécessaires à leur développement, modifient la matière inorganique et la font entrer dans de nouvelles combinaisons, desquelles résultent divers principes éminemment propres à servir à l'entretien de la vie des animaux. Ces principes, fort nombreux, se trouvent disséminés, en proportions variables, dans toutes les parties du végétal : aussi n'en est-il pas une qui ne puisse devenir un aliment pour les animaux.

Mais, tous les végétaux ne contiennent pas, en proportions égales, les principes assimilables, tous ne les présentent pas sous un état qui permette aux organes digestifs de les isoler et de les modifier, tous ne les possèdent pas séparés d'éléments nuisibles ou délétères. Les uns contiennent une si faible quantité de principes nutritifs, qu'ils sont peu propres à l'alimentation ; les autres, au contraire, conviennent parfaitement à cette destination ; tels d'entre eux, comme la plupart des végétaux herbacés, renferment abondamment ces principes dans toutes leurs parties ; tels autres donnent ou leurs racines ou leurs tiges, leur écorce, leurs feuilles, leur sève, leurs fruits. Il en est qui servent, à la fois, à la nourriture d'un grand nombre d'animaux différents, et d'autres qui ne fournissent des aliments qu'à certains d'entre eux, aux mammifères, aux oiseaux, aux mollusques, aux insectes, etc. Ces variations dans les propriétés nutritives des végétaux et de leurs parties constituantes sont immenses, pour se mettre en harmonie avec les besoins si diversifiés des animaux : elles ont ceci de remarquable, que telle plante ou telle partie de la plante qui ne convient pas à une espèce, est recherchée par une autre, et que les végétaux qui peuvent tuer les grands herbivores deviennent la proie habituelle de certains insectes.

Les parties aériennes des plantes, c'est-à-dire les tiges, les feuilles et les fleurs, sont, en général, les plus nutritives, à partir du moment où la végétation est assez avancée jusqu'à l'époque de la floraison, parce que, alors, leurs principes nutritifs ne se sont point encore fixés dans les organes de la fructification et que les parties où ils sont disséminés conservent une molle consistance. Avant cette époque, la plante herbacée est trop aqueuse ; après, elle est trop dure et se trouve privée des sucs qui sont venus concourir au développement des fruits ou des semences. Les tiges des plantes ligneuses sont nutritives aussi dans leur jeune âge, et leurs feuilles à toutes les périodes de la végétation.

Les racines, lorsqu'elles sont molles et succulentes, peuvent convenir à beaucoup d'animaux ; elles contribuent, pour une grande part, à l'alimentation de certaines espèces sauvages, le porc, le sanglier, le tapir, l'hippopotame, et elles deviennent, sous l'influence de la culture, un aliment précieux pour l'homme comme pour les animaux domestiques.

Les fruits mous et pulpeux, les fruits secs, leur péricarpe, leur amande, leurs graines, habituellement très riches en principes mucilagineux, sucrés, féculents, oléagineux, quelquefois azotés, deviennent l'aliment de beaucoup de mammifères, d'oiseaux et d'insectes.

Enfin, certaines parties peu nutritives, comme l'écorce des tiges et des racines, peuvent servir à la nourriture du castor, de certains rongeurs, de divers insectes ; le tissu ligneux lui-même, après avoir éprouvé un commencement de décomposition, devient la proie d'une infinité de petites espèces.

Les tissus animaux et le sang constituent un aliment pour un très grand nombre d'espèces. Le sang, qui renferme, à lui seul, les principes nécessaires à la composition des fluides et des solides organiques, est un aliment par excellence, puis le muscle, le tissu des viscères, des glandes, celui de la peau, des membranes muqueuses, des parties blanches et des os eux-mêmes ; il n'est pas jusqu'aux productions pileuses et épidermiques qui ne puissent servir à la nourriture de quelques insectes. Toutes ces matières animales, généralement plus nutritives que les parties alimentaires des plantes, ont une composition plus variée que ces dernières et peuvent être plus vite qu'elles transformées en fluides assimilables : elles servent à l'entretien d'un grand nombre d'espèces, à tous les degrés du règne animal.

Les matières minérales fournissent aux animaux des principes indispensables à leur entretien, mais elles ne sont pas habituellement ingérées seules dans les voies digestives ; elles pénètrent dans l'économie avec les substances organiques végétales ou animales et avec les boissons. Aussi, est-ce à cause de cela que l'esprit se refuse, au premier abord, à les considérer comme de véritables matières alimentaires. Parmi elles, l'eau, le sel marin, divers sels de chaux, de potasse, les oxydes de fer, doivent, de toute nécessité, se trouver dans la composition des aliments, car elles font partie intégrante du sang, de la lymphe, des produits de sécrétion, des os et des divers tissus.

Quelle que soit leur origine, les aliments ont une composition élémentaire qui a, pour tous, des caractères communs déterminés par les travaux de la chimie moderne.

Les aliments végétaux, qui semblent avoir une composition peu compliquée et très différente de celle des aliments tirés du règne animal, ont pourtant leurs tissus formés par des principes très variés et presque identiques avec ceux qui constituent le sang et les tissus animaux.

D'abord, la composition des substances végétales est très variée. Elle comprend des principes azotés : gluten, albumine, caséine, légumine ; — des principes neutres, la fécule, le sucre, la glycose, les gommes, la pectine, le ligneux, la cellulose ; — des matières grasses, la cire, les huiles décomposables en glycérine, acide oléique, stéarique, etc. ; — des huiles essentielles, telles que celles du citron, du genièvre, du girofle, du persil, de la cannelle, puis des résines, de la chlorophylle, des matières colorantes ; — des acides oxalique, acétique, tartrique, citrique, — des alcalis végétaux fort nombreux, — des oxydes de fer, de manganèse, de la silice, de la magnésie, des carbonates de chaux et de potasse, des sulfates des mêmes bases, des phosphates calciques, des silicates, des chlorures, etc.

Les fruits, les graines, les racines charnues notamment, ont une composition très compliquée. On a trouvé, par exemple, dans la betterave, vingt substances différentes, du sucre, de l'albumine, de la pectine, du mucilage, une matière azotée soluble, de la cire, un acide gras, du ligneux, de l'oxyde de fer, du nitrate de potasse et sept ou huit autres sels. Le topinambour, la pomme de terre ont une composition presque aussi variée. Les grains des céréales, les graines des légumineuses, sont remarquables par la proportion de fécule, de principes azotés ou protéiques qu'ils renferment et auxquels ils doivent leurs qualités si éminemment nutritives.

Les tiges des plantes herbacées et les foins eux-mêmes, qui forment presque exclusivement la nourriture de nos grandes espèces domestiques, renferment de de l'albumine, de la caséine, de la légumine, de l'amidon, du sucre, des matières grasses, des phosphates, des carbonates alcalins, etc.

Il n'est donc pas étonnant qu'avec une telle composition, les plantes puissent fournir aux herbivores tous les matériaux nécessaires à la nutrition.

Les principes qui entrent dans la composition des substances animales ne sont pas plus diversifiés que ceux des substances végétales, mais certains d'entre eux, notamment les principes azotés, s'y trouvent en plus forte proportion. La fibrine, l'albumine, la gélatine, les graisses, y dominent, puis la chondrine, l'osmazôme, la créatine, quelques acides, des matières colorantes, les oxydes ou les sels qui se trouvaient déjà dans les plantes.

Il est facile, en comparant les aliments tirés des deux règnes, de voir l'analogie de composition qui existe entre les matières végétales et les substances animales, analogie féconde par le jour qu'elle jette sur les actions digestives et sur les transformations qui s'opèrent dans les organes : sa démonstration dissipe en grande partie l'obscurité qui planait naguère sur les principaux phénomènes des fonctions nutritives.

Les sucs végétaux obtenus par expression des graines des céréales, des légumineuses, des tiges, des racines et des feuilles de la plupart des plantes, contiennent généralement trois substances essentiellement nutritives. L'une, qui est en dissolution dans les fluides du tissu végétal, peut s'en séparer spontanément, prendre une teinte grisâtre, dès qu'elle est isolée des matières colorantes, et devenir insoluble dans l'eau : c'est la fibrine végétale dont le mélange avec un principe visqueux constitue ce qu'on appelle le gluten. La seconde, très abondante dans les tiges succulentes de beaucoup de plantes, les racines comestibles des crucifères, les graines de diverses espèces, se coagule par la chaleur et prend tous les caractères du blanc d'œuf, c'est évidemment l'albumine. Enfin, la troisième, contenue en proportion considérable dans les légumineuses, reste fluide sous l'influence de la chaleur, mais se coagule, de même que le lait, par l'action des acides : on lui donne le nom de caséine. Ces trois principes, universellement répandus dans les plantes, sont associés à des quantités déterminées de phosphore, de soufre, d'oxydes alcalins et métalliques : ils fournissent aux herbivores les matériaux essentiels de la composition du sang et des solides organiques.

Tant qu'on a ignoré cette composition des substances végétales, on a pensé que les herbivores devaient, aux dépens de ces dernières, faire de la fibrine, de l'albumine, et on ne pouvait savoir d'où venait l'azote qui fait partie du chyle, du sang et de tous les tissus. Mais depuis qu'on a trouvé cette fibrine, cette albumine, dans les matières végétales, sous une forme peu différente de celle qui leur appartient dans les solides animaux, les difficultés se sont bien aplanies ; elles se sont même presque évanouies lorsque les analyses ont démontré que les principes azotés des plantes ont une composition élémentaire, identique avec celle du sang et des tissus animaux, comme l'indiquent les chiffres suivants, empruntés aux travaux de Dumas.

	FIBRINE		ALBUMINE		CASÉINE	
	ANIMALE.	VÉGÉTALE.	ANIMALE.	VÉGÉTALE.	ANIMALE.	VÉGÉTALE.
Carbonne......	52,8	53,2	53,5	53,7	53,5	53,5
Hydrogène.....	7,0	7,0	7,1	7,1	7,0	7,1
Oxygène........	23,7	23,3	23,6	23,5	23,7	23,4
Azote..........	16,5	16,5	15,8	15,7	15,8	16,0
	1.000	1,000	1,000	1,000	1,000	1,000

Il est évident, d'après ces résultats, d'une part, que les herbivores trouvent tout formés dans leurs aliments les principes azotés indispensables à leur entretien et à leur accroissement, et d'autre part, qu'ils n'ont plus, pour se les assimiler, qu'à les modifier très légèrement, surtout sous le rapport de la forme et des propriétés physiques. De plus, il devient à peu près certain que l'une quelconque de ces trois substances peut, à elle seule, former les autres, sans qu'elle ait besoin de changer de composition élémentaire, car sous l'influence du suc gastrique elles se transforment en peptones. Ce sont là, au reste, des données sur lesquelles il faudra revenir pour comprendre les phénomènes intimes des actions nutritives.

L'animal qui vit de substances végétales n'est donc herbivore que de nom : il se nourrit en réalité de chair, comme le fait le carnassier, mais de chair végétale emprisonnée dans une gangue celluleuse, dans un tissu ligneux et associée à une foule d'autres principes qui, sans être aussi importants, ne sont pas moins nécessaires que les premiers. Tous ces principes azotés, une fois dégagés, subissent, dans les voies digestives, les modifications que la chair éprouve dans celles du carnassier. Les mutations digestives, en apparence si différentes dans les deux groupes d'animaux, doivent donc offrir une analogie que l'on serait loin de soupçonner au premier abord.

Ces principes, qu'un savant chimiste a appelés *protéiques*, ne suffisent point à l'alimentation de l'herbivore; ils sont en trop faible proportion dans certaines parties des plantes pour fournir à l'organisme tous les éléments de la nutrition. Aussi se trouvent-ils associés à d'autres substances, telles que le sucre, les gommes, la fécule, les matières grasses, dont le rôle serait plus spécialement, d'après les idées de Liebig, en rapport avec les fonctions respiratoires. En somme, l'aliment de l'herbivore, pour donner tous les matériaux nécessaires à l'entretien de la vie, doit avoir une composition fort complexe; il faut qu'il contienne, ainsi que l'établissent si clairement les recherches de M. Boussingault : 1° une substance azotée, telle que la fibrine, le gluten, la caséine ; 2° une matière grasse ; 3° une substance ternaire, comme la fécule, le sucre, les gommes ; 4° enfin, des sels, notamment des phosphates calcaires, magnésiens, ferriques, des sels de soude et de potasse. Cette proposition trouve sa preuve dans le tableau suivant[1].

Tableau de la constitution des substances végétales alimentaires.

DÉSIGNATION	Eau.	Phosphates et autres sels.	Ligneux et cellulose.	Matières grasses.	Amidon, sucre ou analogues.	Albumines, légumines, caséine.	Azote.	Équivalents nutritifs déduits de l'azote.
Foin de prairie	13,0	7,8	24,4	3,80	44,1	7,2	1,15	180
Regain de foin	14,1	8,0	21,5	3,50	40,5	12,4	1,98	58
Trèfle rouge en fleur, fané	20,0	5,0	22,0	1,20	39,2	10,6	1,70	67
Trèfle rouge en fleur, vert	77,0	1,4	6,3	0,90	11,3	3,1	0,50	230
Paille de froment	26,0	3,1	28,0	2,20	35,0	1,9	0,30	383
Paille de seigle	18,0	3,0	32,4	1,50	43,0	1,5	0,24	479
Paille d'avoine	21,0	3,6	30,0	5,10	38,4	1,9	0,30	383
Paille d'orge d'hiver	14,2	4,0	34,4	1,70	43,8	1,9	0,30	383
Betterave champêtre	87,8	0,7	2,2	0,10	7,9	1,3	0,21	548
Betterave blanche (Silésie)	81,0	0,6	2,0	0,10	11,7	1,6	0,25	462
Carotte	87,6	0,6	6,7	0,20	9,0	1,9	0,30	383
Pomme de terre jaune	75,9	0,8	0,4	0,20	20,2	2,5	0,40	287
Pomme de terre rouge	70,0	0,9	0,6	0,20	25,2	3,1	0,50	230
Topinambour	79,2	1,1	1,2	0,30	16,1	2,1	0,33	348
Navets blancs	92,5	0,5	0,3	0,30	5,7	0,8	0,13	884
Choux pommés	90,1	0,8	0,6	0,90	5,3	2,3	0,37	311
Blé rouge	14,5	2,0	2,1	1,50	67,6	12,3	1,97	58
Balles de froment	11,5	9,3	20,3	1,40	52,3	5,2	0,83	139
Seigle	16,6	1,9	3,0	2,00	67,6	8,9	1,42	81
Maïs	17,0	1,1	1,5	7,01	61,9	12,5	2,00	58
Avoine	14,0	3,9	4,1	5,50	61,5	11,0	1,90	61
Riz	14,6	0,5	0,9	0,50	76,0	7,5	1,20	96
Sarrasin	13,0	2,5	3,6	3,90	61,0	13,1	2,00	58
Fèves de marais	16,0	3,6	0,3	1,50	51,5	24,4	3,90	29
Haricots blancs	15,0	3,5	2,8	3,00	48,0	20,9	4,30	27
Pois jaunes	8,9	2,0	3,6	2,00	59,6	23,9	3,83	30
Lentilles	12,5	2,2	2,1	2,50	55,7	25,0	4,00	29
Glands secs décortiqués	20,0	1,6	4,6	4,30	64,5	5,0	0,80	111
Tourteaux de colza	10,5	7,7	9,4	10,00	32,5	30,7	4,92	23
Tourteaux de faîne	10,0	6,8	50,6	1,00	6,4	16,8	2,69	53

1. Boussingault, *Économie rurale*, 2ᵉ édition, t. II, p. 356.

La complexité de composition des substances alimentaires est indispensable à l'entretien régulier de l'organisme. Il faut des matières albuminoïdes, fibrine, albumine, caséine, pour la reconstitution du sang, le développement du système musculaire ; des hydrates de carbone, sucre, fécule, gomme, pour la respiration et la calorification ; des matières grasses pour le tissu adipeux, la sécrétion du lait ; enfin, des substances salines pour les liquides, pour les divers tissus, et pour les produits de sécrétion. L'aliment n'est complet, n'est apte à l'entretien de la vie qu'autant qu'il renferme une matière de chacune des catégories sus-indiquées. Si les premiers principes existaient seuls dans les aliments, ils viendraient se brûler en partie sous l'influence de la respiration et se trouveraient plus ou moins distraits de leur destination principale, d'où la nécessité des seconds pour les phénomènes de combustion opérés dans les poumons ou au sein des tissus. De même, si les graisses n'étaient pas associées aux précédents, elles brûleraient elles-mêmes et ne pourraient, par conséquent, servir ni à l'engraissement, ni à la sécrétion du lait. Enfin, si les substances salines ou minérales n'existaient en assez grande quantité dans l'aliment, le système osseux ne pourrait se développer ; l'os privé de ses éléments solides deviendrait cassant, ainsi que le démontrent les expériences de Chossat. D'ailleurs, les jeunes animaux resteraient rachitiques, les femelles pleines ne pourraient suffire à l'ossification du squelette des petits qu'elles portent, si ces matières minérales venaient à leur manquer ; mais elles s'y trouvent en quantité généralement suffisante. M. Boussingault a vu, par exemple, qu'un veau à la mamelle reçoit journellement 52 grammes de substances minérales par le lait de sa mère ; qu'un veau de six mois peut trouver, dans son fourrage, une quantité d'acide phosphorique répondant à 36 grammes de sous-phosphate calcaire ; qu'enfin, un cheval nourri au foin et à l'avoine, pourrait puiser dans les aliments 168 grammes tant de phosphate calcaire que de chaux libre. L'habile chimiste soupçonne, même d'après ces données, que l'habitude chez certains animaux de manger de la terre tient à un besoin dérivé de l'insuffisance des substances salines dans les aliments. Cette habitude est assez fréquente chez certaines peuplades indiennes nourries avec du maïs pauvre en substances inorganiques.

L'expérimentation physiologique démontre, en effet, que l'aliment incomplet, l'aliment réduit à un seul principe immédiat, à quelque groupe qu'il appartienne, ne peut entretenir la vie ; elle prouve de plus que le principe immédiat, consommé seul, laisse périr très promptement l'animal d'inanition : c'est ce que Magendie[1] a établi de la manière la plus nette. Il a vu que des animaux soumis au régime exclusif d'une substance non azotée, telle que le sucre, la gomme, l'huile d'olive, le beurre, ne pouvaient vivre au delà d'un temps très limité, et mouraient dans le marasme, comme s'ils eussent été totalement privés de nourriture. Un petit chien assez gras ne reçut, pour tout aliment, que du sucre très pur et de l'eau distillée. Les sept ou huit premiers jours il mangea avec avidité et but comme de coutume. L'amaigrissement commença dès la deuxième semaine et fit bientôt de rapides progrès, quoique l'animal conservât son appétit. Plus tard les forces diminuèrent très sensiblement et l'appétit devint moins vif que dans le principe. A la troisième

1. Magendie, *Précis élémentaire de physiologie*, t. II, p. 499 et suiv.

semaine, on vit se former, sur un œil, puis sur l'autre, une ulcération dont les progrès furent tels, que la cornée se perfora et que les humeurs de l'organe s'écoulèrent au dehors ; enfin, la faiblesse devint extrême, et le carnivore périt le trente-deuxième jour de l'expérience. A l'autopsie, on put constater la disparition de la graisse, l'atrophie du système musculaire, le resserrement de l'estomac et des intestins ; l'urine était alcaline, privée d'acide urique et de phosphates ; ce fluide, ainsi que la bile, présentait les caractères propres à l'urine et à la bile des herbivores.

Un second et un troisième chien, soumis au même régime, en éprouvèrent les mêmes effets. ils perdirent insensiblement l'appétit, tombèrent dans un état de prostration et de marasme graduellement croissants, eurent les cornées ulcérées et moururent au bout d'une période à peu près égale à celle de la première expérience.

Deux autres chiens, nourris avec de l'huile d'olive et de l'eau distillée, conservèrent leur appétit et ne maigrirent pas sensiblement pendant les quinze premiers jours ; puis ils s'affaiblirent, tombèrent dans le marasme, sans cependant présenter d'ulcérations à la cornée et périrent vers le trente-sixième jour de ce régime.

D'autres animaux de la même espèce furent entretenus, soit avec de la gomme, soit avec du beurre ; ils présentèrent les mêmes particularités que les précédents et ne survécurent pas au delà du trente-sixième jour après le commencement de l'expérience. Le cadavre se trouvait dans le même état que celui des premiers : la bile et l'urine avaient également les caractères de celles des herbivores.

On avait objecté à Magendie que les animaux choisis pour ses expériences étant carnivores, avaient été soumis à un régime contraire à leur genre de vie. Tiedemann et Gmelin [1] répétèrent sur ceux qui vivent de substances végétales les tentatives instituées par le savant physiologiste. Une oie nourrie à la gomme arabique et à l'eau perdit bientôt l'appétit, devint extrêmement faible, éprouva une diarrhée persistante, et mourut au bout de seize jours, après avoir perdu plus du sixième de son poids initial. Un second palmipède de la même espèce, entretenu avec du sucre et de l'eau, éprouva une soif ardente, s'affaiblit très vite et mourut le vingt-deuxième jour après avoir perdu le tiers de son poids. Une troisième oie soumise au régime de l'amidon sec, et une quatrième à celui de l'amidon cuit, périrent, la première, au bout de vingt-sept jours, après avoir perdu plus du quart de son poids ; et la dernière, au bout de quarante-quatre jours, après une diminution d'environ un cinquième de son poids primitif.

On pourrait croire que, dans ces circonstances, la mort tient à ce que les substances prises pour nourriture ne sont point digérées ; il n'en est rien : les expérimentateurs que je viens de citer ont reconnu, par l'état des chylifères et la composition des excréments, que ces substances cédaient, sinon en totalité, du moins en grande partie, à l'action des forces digestives.

Il est donc certain, d'une part, que les matières non azotées ne peuvent servir seules à l'entretien de la vie, et il ne l'est pas moins, d'autre part, que cette pro-

1. Tiedemann et Gmelin, *Recherches expérimentales physiologiques et chimiques sur la digestion considérée dans les quatre classes de vertébrés.* Paris, 1827, t. II. p. 212.

priété négative ne tient pas à leur non-digestibilité. En est-il de même des substances qui contiennent de l'azote au nombre de leurs éléments constitutifs?

Les nombreuses expériences tentées au sujet de la valeur nutritive attribuée à la gélatine ont appris que les principes azotés, qui rendent les aliments si aptes à l'entretien de la vie, sont, par eux-mêmes, pris isolément, incapables de nourrir les animaux pendant longtemps. La commission académique chargée de fixer les esprits sur les propriétés réelles d'une substance alimentaire dont l'usage s'était déjà très répandu, a constaté que les chiens auxquels on donne exclusivement de la gélatine, préparée par des moyens industriels, la refusent bientôt et se laissent mourir de faim plutôt que d'en continuer l'usage. Elle a vu que ces animaux nourris, même avec la gelée obtenue par les moyens ordinaires, la mangent avidement les premiers jours; mais qu'ils ne dépassent point deux à trois mois, quoiqu'on ajoute à cet aliment, soit une petite quantité de pain et de viande, soit même les deux associés ensemble dans de faibles proportions. La fibrine donnée seule aux chiens, à la dose de 500 à 1,000 grammes par jour, les laisse maigrir rapidement et mourir du soixantième au quatre-vingtième jour. L'albumine liquide ou coagulée dégoûte encore plus vite les animaux et ne prolonge pas leur existence aussi longtemps que l'usage de la fibrine. Le gluten seul a paru jouir du privilège exceptionnel d'entretenir les chiens, sans qu'il fût mêlé à d'autres principes alimentaires. Enfin, la fibrine, l'albumine et la gélatine mêlées ensemble déterminent les mêmes effets que l'une des trois substances donnée isolément : leur usage combiné ne prolonge pas la vie au delà du quatrième mois de l'expérience.

Ces résultats démontrent donc qu'une substance simple, facile à digérer, azotée ou non azotée, est insuffisante à l'entretien de l'économie au delà d'une période fort restreinte, et que même des substances contenant de l'azote, associées deux à deux ou en plus grand nombre, ne peuvent fournir les éléments nécessaires à la vie au delà de trois à quatre mois. Il faut l'aliment complet, l'aliment qui renferme les quatres groupes de principes précédemment indiqués. Or, le sang, la chair, le lait, l'herbe, le grain, sont des aliments de cette sorte : chacun d'eux pris isolément offre à l'animal tout ce qui est nécessaire à sa nutrition.

Dans le lait, par exemple, le chimiste nous montre la caséine, identique par sa composition avec la fibrine et les autres principes azotés, puis le sucre, la graisse et des substances minérales diverses. Or, la caséine fournit les éléments de la nutrition du système musculaire et des divers tissus; — le sucre, la graisse, donnent les matériaux de la combustion respiratoire; — enfin, les sels, le soufre, le phosphore, offrent au squelette les éléments de l'ossification. Dans le morceau de chair qui suffit au carnassier, n'y a-t-il pas de la fibrine, de l'albumine, de l'osmazôme, de la créatine, de la graisse et des matières organiques? Dans le grain des céréales, le blé, le maïs, par exemple, n'y a-t-il pas le gluten, la fécule, le sucre, les matières grasses? Enfin, dans le foin lui-même, ne trouve-t-on pas vingt plantes différentes, avec leurs tiges, leurs feuilles, leurs graines, renfermant cette fibrine végétale, ce sucre, cette fécule, ces matières minérales, ces corps gras qui forment la plus grande partie du fruit des plantes essentiellement alimentaires? Il n'est donc pas étonnant qu'un aliment complexe, tel que la nature le prépare, puisse, à lui seul, fournir aux animaux tous les matériaux de leur entretien.

Cependant, l'observation démontre, et la théorie indique, que l'association des diverses substances alimentaires, déjà complexes, est éminemment favorable à la nutrition, tant par l'influence salutaire qu'elle exerce sur l'activité des fonctions digestives que par la variété des matériaux qu'elle offre à la reconstitution du sang et des tissus. Mais, cette association, qu'il faut toujours chercher à obtenir, en vue des avantages qu'elle offre sous le rapport de l'économie domestique, n'est point d'une indispensable nécessité, bien que certaines expériences semblent prouver le contraire.

En effet, si les physiologistes ont vu des chiens ne pas survivre plus de cinquante jours à l'usage exclusif du pain et de l'eau, des lapins périr d'inanition lorsqu'on les nourrissait exclusivement, les uns avec des choux, les autres avec de l'orge, d'autres encore avec des pommes de terre, un âne périr quinze jours après avoir été soumis au régime exclusif du riz cuit, etc., bien des observateurs ont pu s'assurer qu'en maintes circonstances les choses ne se passent point ainsi. Qui ne sait, par exemple, qu'une foule d'oiseaux sont entretenus exclusivement avec des grains et une seule espèce de grain ; que le poulet en cage vit très bien et s'engraisse à merveille avec du blé ; l'oie et le canard avec la farine de maïs délayée ? Qui n'a vu, dans les fermes, des grands ruminants entretenus pendant toute la mauvaise saison avec de la paille, sans recevoir en plus un seul brin de foin ou une pelure de pomme de terre ?

Dans l'aliment complet, chacun des groupes de principes alimentaires a son rôle que d'autres ne peuvent remplir. Les matières protéiques seules sont aptes à la constitution du sang, des muscles, du tissu cellulaire, des tendons, des cartilages, de la partie organique du squelette : il en faut beaucoup aux animaux qui travaillent. Les hydrates de carbone sont indispensables à l'entretien de la chaleur et aussi à l'engraissement. Les matières grasses sont nécessaires à la sécrétion du lait et à la formation des dépôts adipeux que les hydrates de carbone ne suffisent pas à produire rapidement. Elles abondent dans le lait, dans l'œuf, et tiennent une grande place dans l'alimentation des habitants des pays froids. Quant aux substances minérales, elles ne sont pas moins utiles. Le sel marin est indispensable à la constitution du sang, des sérosités, des fluides sécrétés ; il stimule l'intestin, active le travail nutritif ; le fer sert à la formation des globules, les alcalis à la production des divers liquides sécrétés, les carbonates, les phosphates calcaires à l'organisation du squelette, etc.

Du reste, toutes les parties constitutives de l'aliment ont leur destination spéciale : les matières protéiques s'assimilent, puis donnent l'urée, l'acide urique ; les carbures d'hydrogène se dédoublent ou s'oxydent et, en éprouvant ces mutations, produisent du calorique. L'aliment dans lequel tous les groupes de principes ne sont pas représentés n'a pas les qualités requises pour maintenir l'équilibre de la nutrition : son usage entraîne, à la longue, les conséquences habituelles de l'inanition.

Il ne suffit pas d'ailleurs que l'aliment contienne tous les groupes de substances nutritives ; il doit les renfermer en quantité assez considérable et dans certaines proportions relatives. Si elles sont en quantité insuffisante, l'animal s'épuise par le fait d'un travail digestif pénible. Si une espèce n'est pas assez représentée, ou si une autre prédomine, l'équilibre des fonctions nutritives est troublé. Ainsi, faute d'albuminoïdes, le sang demeure pauvre et le système musculaire se développe mal ; avec des matières grasses l'obésité se produit vite, etc.

Les rapports les plus convenables, entre les divers principes alimentaires, ne peuvent être déterminés d'une manière absolue, parce qu'ils varient suivant l'âge des animaux et les conditions dans lesquelles l'organisme est placé. D'après Lehmann[1], les plus favorables au développement de l'organisme seraient donnés par la composition du lait : matières plastiques, 10 ; matières grasses, 10 ; sucre, 20 ; sels, 0,6. Pour l'adulte, pour l'animal qui travaille, il faut incontestablement une proportion de matière protéique supérieure à celle qu'exige le nourrisson.

La composition des aliments une fois connue, il devient facile de déterminer, d'une manière sinon exacte, du moins très approximative, la valeur nutritive qu'ils possèdent. Pour arriver à ce résultat important, les agronomes et les chimistes ont employé divers moyens. Les uns se sont contentés de l'expérimentation directe ou de l'appréciation simple des effets de telle substance comparée à telle autre ; les autres ont déterminé la quantité de fécule, de sucre et de gluten que les substances végétales renferment ; enfin, il en est qui, avec M. Boussingault, se bornent à doser l'azote dont la quantité paraît proportionnelle à la faculté nutritive des substances alimentaires.

La détermination quantitative de l'azote des aliments donnant, à elle seule, la proportion de fibrine, d'albumine et de caséine qu'ils contiennent, doit être un moyen passablement exact, puisque les principes dont ce corps exprime la quantité sont les plus essentiels à la nutrition ; les autres, tels que le sucre, les gommes, la fécule, étant presque toujours en excès, suivant la remarque du savant chimiste, leur dosage rigoureux ne peut avoir une aussi grande importance.

Mais la faculté nutritive des matières alimentaires ne saurait être exactement déterminée, même lorsqu'elle est déduite de la composition chimique.

D'abord, cette faculté éprouve des variations absolues qui dépendent des plantes elles-mêmes, du sol où elles ont végété, des saisons pendant lesquelles elles ont dû se développer, de leur mode de récolte et de l'intégrité de leur conservation ; ensuite, elle n'est pas susceptible d'être appréciée avec une rigueu r constante, par les divers moyens proposés : les uns approchant plus que d'autres des chiffres qui expriment sa valeur réelle.

D'une part, les substances nutritives ne sont pas toujours associées dans les proportions qui conviennent le mieux aux besoins des organes : souvent l'une ne contient-elle pas trop de sucre, une autre trop de fécule, une autre encore trop peu de fibrine ou de matières grasses ? D'autre part, toutes ces substances sont-elles emprisonnées dans une gangue également perméable et dont elles se dégagent avec une facilité toujours semblable ? La fécule, le tissu poreux d'une tige herbacée, la trame molle d'une racine charnue, ne sont-ils pas plus complètement accessibles aux sucs digestifs que le fourrage desséché, les tiges ligneuses, les pailles de nos graminées ?

De ce que le chimiste tire, avec le secours de divers réactifs, aidés de la division, de la macération et de la coction, tous les éléments nutritifs de l'aliment, faut-il

1. Lehmann, *Précis de chimie physiologique animale*, p. 376. Paris, 1855.

en conclure que l'animal puisse, avec le secours de ses fluides intestinaux, et en quelques heures, extraire tout ce qu'ont pu parvenir à isoler les longues manipulations de l'expérimentateur ! Non sans doute. Une partie des matériaux qui seraient complètement assimilables, s'ils étaient libres et dégagés, devient réfractaire à l'action des dissolvants organiques, échappe aux actions digestives, et, par conséquent, se trouve complètement perdue.

D'ailleurs, ce qui s'applique à une espèce animale ne saurait être en rapport avec toutes les autres. Un aliment végétal qui fournira le maximum de ses principes assimilables à un ruminant qui le divise parfaitement et le fait séjourner longtemps dans son appareil gastro-intestinal compliqué, en cédera beaucoup moins au solipède pour des raisons diamétralement opposées. Ce même aliment peut être plus nutritif pour un animal dont l'appareil masticateur fonctionne bien, que pour celui dont les mâchoires ne portent que des dents usées ou non encore complètement sorties ; il peut convenir mieux à une bête de travail, qui a besoin de forces, de sang et de chaleur, qu'à un animal obèse, ou à une vache entretenue exclusivement pour la production du lait.

Si donc les proportions relatives de principes azotés, de matières sucrées, féculentes, de corps gras et de sels, sont à prendre en considération, ainsi que leur quantité totale pour la détermination de la valeur nutritive des aliments, la digestibilité, sur laquelle nous reviendrons plus tard, mérite d'être mise en ligne de compte, si l'on veut arriver à des résultats sensiblement rapprochés de la vérité.

La ration alimentaire qui peut compenser exactement les pertes éprouvées par l'organisme est nécessairement proportionnée à la taille des animaux et à l'activité des fonctions. Il faut à l'homme adulte, terme moyen, 1000 grammes de pain et 286 grammes de viande renfermant 20 grammes d'azote et 331 grammes de carbone[1], soit 1 du premier et 20 du second. A un cheval 7500 grammes de foin, 2270 grammes d'avoine représentant ensemble 10 kilogrammes de foin[2], soit 2 kilogrammes de foin par 100 kilogrammes du poids vif de l'animal. Pour le chien, il faudrait, dit-on, 40 grammes de viande par kilogramme, soit 4 pour 100. L'amaigrissement se produirait déjà si la ration était réduite d'un dixième seulement.

Si les déperditions sont accrues par le travail, la sécrétion du lait, ou si l'organisme doit éprouver une augmentation de masse, il est indispensable que la ration soit augmentée. Le supplément qui peut égaler la moitié de la ration normale d'entretien doit être donné en aliments très nutritifs, sous un petit volume, pour ne pas accroître la fatigue qui résulte de la digestion. Il doit l'être en viande, par exemple, pour l'homme, en avoine pour le cheval. Si l'homme reçoit ce supplément sous forme d'aliments grossiers, il est mou comme cela arrive souvent aux champs ; si le cheval le reçoit en herbe, il est dans l'impossibilité de travailler. Il en est autrement des animaux à l'engrais ou des vaches laitières qui profitent beaucoup d'une nourriture riche en graisse, en amidon, en principes très hydratés.

La détermination des équivalents ou la fixation des quantités d'aliments susceptibles de remplacer celui qu'on prend pour terme de comparaison est déduite ordi-

1. Payen, *Traité des substances alimentaires*. Paris, 1853.
2. Boussingault, *Économie rurale*.

nairement de la composition chimique, quoiqu'elle ne puisse l'être que de l'expérimentation. Les théoriciens s'imaginent qu'il est facile de savoir combien il faut de paille, d'avoine, de pommes de terre ou de betteraves pour remplacer un kilogramme de foin. Dès qu'ils ont trouvé le poids de l'aliment qui renferme les matières nutritives contenues dans un kilogramme de foin, le problème leur semble résolu. Il ne l'est pas pourtant, car outre que les aliments ne renferment pas les principes nutritifs dans des proportions toujours semblables, ils ont une digestibilité fort variée, de telle sorte qu'il faut de l'un une trop grande masse et de l'autre une trop petite quantité, que tel doit séjourner trop longtemps dans l'intestin, pour céder une quantité convenable de principes assimilables. Le foin peut entretenir passablement un animal, mais non la paille, faute de pouvoir être ingérée en quantité assez considérable, ni l'avoine qui ne leste pas suffisamment l'appareil digestif, non plus que les racines qui relâchent. Deux rations ne sont équivalentes, dit excellemment M. Boussingault, qu'autant qu'elles renferment les mêmes proportions de principes azotés, de principes neutres, de matières grasses, et, l'on pourrait ajouter, qu'elles ne le sont qu'à la condition d'égal volume, d'égale digestibilité, de qualités stimulantes à peu près semblables : car il faut, tout à la fois, à l'économie, des proportions déterminées de matières propres à reconstituer le sang, à entretenir la chaleur, et de matières qui puissent s'extraire de leur gangue avec la même facilité. Les compensations, sous ce rapport, sont difficiles : aussi l'expérimentation est-elle le meilleur moyen d'établir l'équivalence.

II. — DU RÉGIME.

Ce titre, dont l'acception est variable, s'applique, en physiologie et en histoire naturelle, au mode d'alimentation propre à chaque animal ou à chaque groupe d'animaux.

Tous les animaux vivent de matières organiques associées à des éléments solides, terreux, métalliques, matières provenant, soit du règne végétal ou du règne animal, soit des deux en même temps. De là, cette distinction établie entre les carnivores, les herbivores et les omnivores.

Dans chacun de ces trois groupes on peut établir un grand nombre de subdivisions. Ainsi, parmi les carnivores, il est des espèces qui vivent de proie vivante, d'autres de proie morte et en décomposition, quelques-unes, d'oiseaux, ou de vers, d'insectes, etc. Parmi les herbivores, il est des espèces qui mangent exclusivement, soit de l'herbe, soit des grains, soit des feuilles ou des racines. Rien n'est plus intéressant que l'examen de ces variétés de régime.

Le mode d'alimentation propre à chaque espèce n'est point arbitrairement réglé, ni subordonné à des habitudes ou à des goûts factices ; il est intimement lié à l'organisation de l'appareil digestif de chaque espèce, et impérieusement commandé par cette organisation ; il est en rapport avec le caractère, les instincts, les mœurs, les habitudes de l'animal et l'usage qu'il peut faire de ses moyens d'attaque ou de défense.

Les carnivores, notamment ceux qui font partie de la classe des mammifères, ont une organisation fort remarquable. Ils ont les incisives tranchantes, les crochets allongés et aigus, les molaires garnies de pointes; leur mâchoires sont courtes, leurs masséters, leurs crotaphites énormes, logés dans des fosses temporales profondes et attachés à des arcades zygomatiques fortement arquées. Ils ont un œsophage très dilatable, un estomac ample, un intestin court, sans renflements, avec un cæcum très petit ou nul. Leurs pieds sont divisés, et munis de griffes plus ou moins acérées. Ils sont bien organisés pour découvrir leur proie, soit à l'aide d'une vue perçante, d'un odorat exquis ou d'une ouïe délicate ; ils ne manquent ni d'agilité pour la poursuivre, ni de ruse pour la surprendre, ni de force pour la terrasser, ni de férocité pour la déchirer et se repaître de ses dépouilles. Leurs mâchoires sont assez solides pour briser les os, et leur suc gastrique assez énergique pour les digérer. Tels sont le lion, le tigre, le jaguar et tous les chats, la fouine, la belette, etc.

Ceux de ces carnassiers qui vivent de proie animée sont d'une extrême férocité : les autres qui se contentent de proie morte, soit habituellement, soit lorsque la première leur manque, sont peu courageux, et même quelquefois très lâches, comme le vautour. Ils ont chacun une victime de prédilection et des instincts particuliers pour s'en emparer. Presque tous se livrent seuls à la recherche de leur proie ; quelques-uns cependant se réunissent à cet effet en troupes plus ou moins nombreuses ; il en est qui veulent vaincre leur proie à la course, d'autres la surprendre dans sa retraite ou sur son passage ; tels vont pêcher sur le bord des eaux, tels autres fouir la terre, certains d'entre eux déchirent leur victime encore palpitante et la dévorent tout entière, ou la dépouillent avant de la dévorer, comme le font, à l'égard des phoques, les chiens sauvages de l'Amérique ; d'autres lui sucent d'abord le sang, lui laissent éprouver un commencement de décomposition ; d'autres encore en cachent les débris pour la faim à venir. A chacune de ces modifications de régime correspondent des modifications dans les instincts et des particularités dans l'organisation. Ainsi la taupe, le hérisson, la chauve-souris, dont les dents trop aiguës et les mâchoires déliées se prêteraient peu à déchirer la chair, font seulement la guerre aux insectes, et si le hérisson, réduit en captivité, ne trouve pour nourriture que de la chair, il lui arrive souvent d'être étouffé par les morceaux qu'il n'a pu suffisamment déchirer. Les diverses espèces d'oiseaux, dont le régime est animal, ont chacune une forme spéciale du bec en rapport avec leur manière de saisir la nourriture.

Il est fort remarquable que les animaux les plus carnassiers ne cherchent jamais pour victimes les individus de leur espèce, et que, généralement, ils se nourrissent seulement d'animaux herbivores ou omnivores. Cependant, il paraît exister à cette règle plusieurs exceptions plus ou moins significatives dont quelques-unes sont, à la vérité, fort contestables. Pline dit que les cygnes se mangent entre eux, et Aristote prétend que plusieurs poissons, notamment les congres, en font autant ; Réaumur cite le canard qui dévore avidement la chair des animaux de son espèce ; Spallanzani a vu un chien manger une partie de l'estomac d'un autre chien, et il cite les corneilles comme se mangeant réciproquement. Buffon dit que le loup use de la chair du loup et que les rats se tuent entre eux pour se dévorer, en commençant par le cerveau, observation fort exacte que j'ai eu l'occasion de vérifier. Tout le monde sait que la truie mange parfois ses petits ; mais généralement, le carnivore ne fait point la guerre à son espèce et refuse d'en dévorer les dépouilles. L'animal le plus affamé ne touche point à son semblable mort ou tué ; le porc, habitué à se nourrir de chair, ne veut point de celle d'un autre porc, et le chien témoigne une sorte d'aversion pour celle du chien. Il y a plus : on ne voit guère de carnassiers, parmi les mammifères, faire leur proie d'autres carnassiers d'espèces différentes. Pourtant, Buffon dit que le lynx mange le chat sauvage, les martres, l'hermine, en même temps que le lièvre et le chevreuil. On conçoit très bien que, dans les vues de la nature, l'animal qui vit de chair respecte son espèce ; mais on ne s'explique guère pourquoi il ne s'attaque point aux animaux qui ont un régime semblable au sien.

Les herbivores, et ici nous étendons cette dénomination à toutes les espèces qui vivent exclusivement de matières végétales, sont, par leur organisation et leurs instincts, très différents des carnassiers. Ils ont généralement des molaires à couronne plate ou tuberculeuse, des mâchoires moins fortes que celles des animaux qui se nourrissent de chair, un estomac plus ample, un intestin long, souvent diverticulé ; ils ne possèdent ni ces sens délicats, ni ces moyens d'agression, ni ces instincts, ni le courage, ni les ruses diverses qui appartiennent aux premiers. Les uns se nourrissent d'herbes, ce sont les herbivores proprement dits : les autres de graines, les granivores ; et quelques-uns de fruits, les frugivores.

Les grands herbivores sont les solipèdes et les ruminants ; ils vivent exclusivement, à l'état sauvage, d'herbes et de feuilles ; on ne les voit rechercher ni les fruits, ni les racines. Les autres, tels que l'hippopotame, le rhinocéros, l'éléphant, préfèrent les racines, mais ils mangent aussi l'herbe, et peuvent, lorsqu'ils sont réduits en servitude, s'entretenir avec des fourrages desséchés. Quelques-uns, tels que le castor, aiment l'écorce des arbres ; d'autres, comme la girafe, l'unau, l'aï, choisissent les feuilles des grands végétaux.

Ces animaux ne font pas indifféremment usage de toutes les plantes qui s'offrent sous leur dent, et, parmi celles qui sont alimentaires, ils choisissent chacun un certain nombre d'espèces. Linné [1], à la suite d'un grand nombre d'expériences, a constaté qu'en Suède le cheval mange 262 espèces, le bœuf 275, la brebis 387, la chèvre 449, le porc 172. Il a vu que le cheval en refuse 212, le bœuf 218, la brebis 141, la chèvre 125 et le porc 171. Mais les changements de saison, les migrations qu'éprouvent les animaux, les circonstances diverses dans lesquelles ils se trouvent et la nécessité les réduisent parfois à se contenter des plantes qu'ils dédaignent d'habitude. Le chevreuil, par exemple, se nourrit en hiver, d'après Buffon, de ronces, de genêts, de bruyères et de chatons de coudrier ; au printemps il vit des feuilles de presque tous les arbres, et en été des herbes les plus fines qui croissent dans les forêts. La sobriété des herbivores leur rend les variations de régime supportables, à l'état sauvage, comme en domesticité ; le cheval arabe s'entretient avec un peu d'orge et quelques poignées de dattes ; les chevaux et les mulets peuvent se contenter de maïs et de canne à sucre dans certaines parties de l'Amérique ; les chameaux kalmoucks, d'après Pallas [2], ne vivent pendant l'hiver que de roseaux et d'écorces d'arbres ; les rennes des Lapons n'ont guère d'autre aliment qu'une espèce de lichen.

1. Reimarus, *ouvr. cité*, p. 154, t. I.
2. Pallas, *Mémoires du Muséum*, t. XVI, p. 449.

L'instinct qui guide ces animaux dans le choix de leur nourriture est tellement sûr qu'ils ne prennent jamais de plantes vénéneuses, à moins qu'elles ne
soient mêlées à d'autres plantes, et qu'ils ne se trouvent vivement pressés par la
faim. Linné dit cependant que les bestiaux de la Scanie, lorsqu'ils viennent dans
des localités couvertes de forêts, y éprouvent souvent la dyssenterie, par suite de
l'usage de certaines plantes, comme l'aconit, que les animaux indigènes ne
mangent jamais : mais ce n'est là qu'une exception, qui pourrait s'expliquer
aussi bien par le changement de régime que par l'effet d'une aberration instinctive. Cette exception, d'ailleurs, n'est pas très rare, car on observe de temps en
temps dans les pâturages où les animaux sont mis en liberté des empoisonne-
ments par diverses plantes âcres, narcotiques ou autres. L'if en produit de tels
sur divers herbivores, les bourgeons des arbres ou des arbustes déterminent
fréquemment des irritations gastro-intestinales et des hématuries, — les coque-
licots et plusieurs solanées des météorisations sur les ruminants, — la nielle des
blés, la mort des oiseaux de basse-cour.

Ce même instinct porte les herbivores, comme du reste la plupart des animaux, à se mettre à la recherche de leur nourriture à certaines heures de la
journée. En effet, il en est qui vont prendre leurs repas à différentes heures du
jour, ou seulement le soir et pendant la nuit. Les naturalistes ont fait à cet
égard de très nombreuses remarques. M. Roulin[1] a vu dans les plaines de
l'Amérique, que les taureaux sauvages, qui viennent quelquefois paître avec les
bœufs domestiques, sortent vers deux à trois heures de l'après-midi. Les lapins,
d'après G. Leroy[2], quittent leurs terriers quelque temps avant le coucher du
soleil, et beaucoup plus tôt lorsqu'il veut pleuvoir; les faisans, après les récoltes,
deux fois par jour, au lever du soleil et de cinq à six heures du soir, tandis qu'au
mois d'octobre ils ne sortent plus qu'une fois, vers dix heures, pour tout le reste
de la journée. Le rat, la souris, le hérisson ne commencent à sortir que vers le
soir et la nuit pour prendre leurs repas. C'est aussi l'heure que choisissent la
plupart des animaux timides. C'est également celle des animaux sanguinaires, la
fouine, le putois, la belette, le renard qui vivent, comme les brigands, de rapines
et d'assassinats. Quelles que soient, du reste, les habitudes particulières à
chaque espèce, on voit les animaux venir chercher leur nourriture à peu près
dans les mêmes endroits, comme ils viennent aussi dans des lieux déterminés se
livrer au repos et au sommeil.

Les omnivores tiennent, par leur régime comme par leur organisation et leurs
instincts, des deux groupes dont nous venons de parler; mais ils n'ont pas d'habitudes ni de besoins aussi nettement caractérisés que les habitudes ou les besoins
des herbivores ou des carnassiers; ils semblent se prêter aisément à un régime exclusivement végétal ou animal : on les voit frugivores, granivores ou carnassiers,
suivant les circonstances. Le porc, le sanglier, le rat, les oiseaux gallinacés, plusieurs palmipèdes, une infinité de passereaux, la corneille, le corbeau, forment des
types omnivores très remarquables. Plusieurs espèces appartenant à l'ordre des

1. Roulin, *Mémoire cité*.
2. Leroy, *Lettres philosophiques, etc.*, p. 251.

carnassiers, l'ours, le renard, le chien, sont encore omnivores, mais à un moindre degré que les premiers. Le porc et le sanglier vivent de racines, de glands, de vers, d'insectes et de reptiles ; ils s'habituent très bien au régime animal. Les rats et les souris, qui dévastent nos maisons, rongent tout ce qui se trouve à leur portée, s'engraissent aussi bien du produit de nos récoltes, et même des céréales en herbes, que des cadavres jetés aux voiries et des immondices des égouts. Le canard, qui met tant de constance à tamiser la vase sur le bord d'une mare ou d'un ruisseau, se contente très bien des racines écrasées ou des pâtes qu'on lui distribue dans la basse-cour. Et, parmi les mammifères qui paraissent si parfaitement organisés pour un régime animal, ne voit-on pas le renard, quand il manque de gibier, se repaître de fruits, de raisins, de miel ; l'ours se contenter souvent d'aliments semblables et de racines ; la fouine et le putois grimper sur les arbres, notamment sur les cerisiers, pour en manger les fruits ; la loutre ronger les racines des arbres lorsqu'elle ne trouve plus de poisson : enfin, le chien ne peut-il pas vivre, même exclusivement, de substances végétales ?

Un très grand nombre d'animaux, appartenant aux trois catégories établies d'après le mode d'alimentation, ont un goût très prononcé pour certaines substances minérales, notamment pour le sel marin. Les herbivores sont surtout remarquables par l'avidité avec laquelle ils recherchent les matières salées : la remarque en a été faite dès la plus haute antiquité, car Aristote dit déjà que le sel est très salutaire aux brebis, et qu'il contribue à leur engraissement. Les troupeaux de bêtes bovines dépérissent dans certaines parties de l'Amérique où les fourrages et les eaux ne sont pas suffisamment salés, à moins qu'on ne mette du sel à la disposition des animaux. Le bétail des steppes distingue très bien, d'après M. Boussingault [1], les sources qui contiennent une petite quantité de sulfate de soude ou de sel marin. Les chameaux kalmoucks ont aussi un goût très prononcé pour le sel, et Pallas dit qu'ils s'engraissent d'autant mieux dans les steppes, qu'ils prennent plus de ce condiment. Chacun sait avec quelle avidité nos herbivores lèchent les murs salpêtrés et toutes les substances salées. Divers animaux, poussés sans doute par un besoin analogue, mangent quelquefois de la terre. Pline avait fait cette observation pour le loup. Buffon a vu des porcs manger de l'argile ; tous les jours on voit des bœufs arrêtés au bout d'un sillon lécher la terre et en avaler des quantités appréciables. Aussi n'est-il pas rare de trouver des graviers dans le réseau de ces ruminants comme dans le cæcum et le côlon du cheval, graviers qui viennent souvent aussi de la terre adhérente aux fourrages ou aux racines dont se nourrissent nos grands herbivores. Les oiseaux granivores, et même beaucoup d'autres à régime mixte, ont l'habitude d'avaler des cailloux, le plus souvent siliceux, et cela autant pour favoriser la trituration des aliments que pour subvenir aux besoins de la nutrition. Il y en a constamment dans le gésier de nos gallinacés, et Burdach dit même que les femelles des oiseaux de cet ordre en portent à leurs petits encore dans le nid, car il croit qu'elles font des nids. J'en ai trouvé dans le gésier de jeunes moineaux qui n'avaient point encore de plumes, et qui, par conséquent, n'avaient reçu jusqu'alors, d'autre nourriture que celle apportée par leur mère. Le

1. Boussingault, *ouvr. cité*, t. II, p. 133.

canard et le cygne en avalent également ; on trouve même le gésier de ce dernier si exclusivement rempli de graviers, que Borelli[2] avait presque pensé que le cygne se nourrissait de sable. L'autruche avale des cailloux très gros, des clous, des morceaux de fer, et, en cela, elle n'agit point par stupidité, ainsi qu'on l'a dit autrefois, mais elle cède à un instinct parfaitement approprié aux besoins de l'économie.

Le régime qui paraît le mieux en harmonie avec la forme des dents et la disposition de l'appareil digestif, doit se modifier si le service exigé des animaux les force à prendre un supplément considérable de nourriture. C'est ce qui arrive, notamment au cheval. Ce solipède, dans les conditions de nature, n'est ni granivore, ni frugivore ; à l'état sauvage ou en liberté, il ne cherche autre chose que l'herbe, mais une fois qu'il est au service de l'homme il a besoin de prendre un supplément de nourriture, sous forme de grains ; il ne peut faire un tour d'hippodrome, un voyage d'une certaine durée, un travail pénible quelconque, s'il a l'estomac bourré de fourrage. La raison en est simple : le fourrage exige une longue mastication ; cet aliment remplit en vingt-quatre heures cinq fois et demie l'estomac. Si l'animal doit prendre un supplément équivalent à la moitié de la ration normale, il mange, pendant un temps trop long, de quoi remplir sept à huit fois sa cavité gastrique : il manque de temps pour se reposer, se remplit outre mesure l'appareil digestif, devient mou et lent. Mais, s'il reçoit le supplément en avoine, la durée de ses repas est réduite des deux tiers ou des trois quarts ; il y a économie de salive, l'estomac se remplit beaucoup moins, la digestion a le temps de se faire, la respiration est libre, le chyle est riche en graisse, en matières albuminoïdes, comme celui des carnassiers. Cet animal herbivore, dans le plan primitif de la nature, devient forcément et en grande partie granivore dès qu'il est soumis à un travail un peu pénible ; l'avoine doit alors entrer pour une grande part dans sa ration. C'est un aliment riche en matière nutritive, léger, d'une digestion facile ; elle est pour lui l'aliment par excellence qui contient la viande, le pain, la graisse et les sels dans les plus heureuses proportions. La grande quantité de matière azotée qui s'y trouve la rend éminemment propre à développer le système musculaire des jeunes animaux, et à réparer les pertes que la contraction détermine d'une manière incessante chez les animaux de travail. Elle a ce qu'il faut pour bien nourrir sans trop engraisser, pour exciter sans échauffer. C'est par elle que le cheval arrive à la perfection des formes ; c'est d'elle qu'il tire la plus grande somme possible de forces et d'ardeur ; c'est à elle enfin qu'il emprunte le fonds, la vitesse et la durée des services.

Quoique le régime soit réglé par l'organisation et les instincts des animaux, il est souvent possible de le modifier et même de le changer complètement. Il est très peu d'espèces dont le mode d'alimentation ne puisse être plus ou moins perverti par le fait des soins de l'homme et d'une longue habitude. Si l'on ne parvient pas à habituer le lion et le tigre au régime végétal, on y arrive pour le chat domestique ; si Spallanzani n'a pu réussir à obliger un aigle, après des jeûnes de quatre à cinq jours, à manger du pain, d'autres ont obtenu ce résultat. Le taureau, qui manifeste tant d'horreur pour la chair, finit par en manger lorsqu'elle est cuite. On

1. De Réaumur, *Mémoires de l'Académie des sciences*, 1700.

sait que les vaches d'Islande vivent en partie de poisson salé, et je lis dans Pline
que Théophraste avait déjà rapporté le fait des bœufs qui se nourrissent de poisson
dans les pays d'ichthyophages. Maissiat a vu un chevreuil apprivoisé qui mangeait
de la chair crue et de petits oiseaux ; il périt à la suite d'un repas de ce genre.
Nous avons entretenu à l'école, pendant une huitaine de jours, un bouc avec de la
chair cuite qu'il mangeait par moments sans grande répugnance. Mais, chose plus
étonnante, nous avons possédé un petit veau de six à sept mois, qui venait spontanément manger la chair des cadavres dont on faisait l'autopsie, et il en aurait
mangé beaucoup si ses mâchoires débiles lui eussent permis d'en arracher à la fois
des lambeaux considérables, car un jour il dévora prestement un cœur coupé par
morceaux qu'on mit à sa disposition. Depuis quelques années, j'ai eu plusieurs moutons qui, après avoir avalé de force de la viande trichinée crue, la mangeaient, parfois avidement, d'eux-mêmes, quand on en mettait à leur disposition ; ils prenaient
en un instant un lapin désossé avec tous ses viscères, sauf l'intestin [1]. Le cheval
qui témoigne par un ronflement d'une expression indéfinissable l'aversion qu'il
éprouve, non seulement pour la chair crue, mais encore pour la chair cuite qu'on
lui présente, ne tarde pas à en manger, si on l'y habitue insensiblement ; quelquefois même il en mange dès la première fois qu'il en reçoit. Cependant il n'est pas
rare qu'il la refuse obstinément ; j'ai vu de deux chevaux à jeun auxquels on en
donnait, l'un la prendre sans trop de difficulté, et l'autre se laisser mourir de faim
plutôt que de suivre l'exemple de son voisin de râtelier. Les moutons de certaines
parties de la Russie asiatique, s'il faut en croire Pallas, mangent les scorpions
venimeux avec avidité, et s'en engraissent. Nos bestiaux prennent aussi sans
répugnance les sauterelles qui dévastent les prairies vers la fin de l'été.

L'habitude a souvent sur le régime une influence supérieure à celle de la nécessité. Si le renard, lorsque le gibier et la volaille lui font défaut, se résigne
à dévorer les rats, les lézards, même les crapauds, et le fait n'est pas douteux,
car j'ai trouvé dans son estomac des débris de ces sortes de proies ; si le loup
affamé mange des grenouilles, et Buffon en a vu des os dans l'estomac du carnassier, le chien, en cela plus difficile, refuserait, dit-on, la grive et la bécasse.
Il refuse d'ailleurs souvent, et pendant plusieurs jours, la chair de bœuf, de lapin même, quand il a été habitué à vivre de cheval, et s'il mange cette viande avec
trop de répugnance, il lui arrive quelquefois de la vomir au bout de quelques
heures. Les phoques que l'on a nourris d'abord avec une espèce de poisson refusent obstinément les autres, et se laissent mourir de faim plutôt que de toucher
à une proie autre que celle qu'ils ont reçue dès le principe. L'ours que M. Flourens fit élever avec des substances végétales ne voulut jamais de chair, et celui
qu'il fit élever avec de la chair ne consentit pas à prendre les aliments que le
premier affectionnait. Le pigeon que Spallanzani avait nourri de chair ne voulut
pas se remettre au régime des graines. La biche de la Louisiane et le cerf à
dagues dont parle F. Cuvier [2] préférèrent toujours le pain, qui avait fait leur
nourriture sur le vaisseau, au foin et à l'herbe ; on eut une peine infinie à leur

1. G. Colin, *Recherches expérimentales sur les trichines et la trichinose.*
2. Cuvier, *Histoire naturelle des mammifères*, t. I, p. 290.

faire manger de l'herbe fraîche, mais ils jeûnèrent plusieurs jours plutôt que de toucher à du foin. Ces faits suffisent pour montrer l'influence de l'habitude sur le régime. Burdach[1] en cite un que je ne puis m'empêcher de rapporter, c'est celui « de bêtes à cornes et de chevaux qui, après avoir été nourris de poissons, vont à l'eau pour pêcher. » Il mérite d'être placé avec ce que dit Pline des cigales qui vivent de rosée, des anguilles qui se nourrissent d'eau douce, et des lièvres des Alpes qui se contentent de neige pendant l'hiver.

Quelque grande que soit la force de l'habitude sur les changements que peut éprouver le régime des espèces animales, il est à noter que, lorsque les animaux dont le mode d'alimentation a été modifié redeviennent libres, ils reprennent, sous l'influence de leurs instincts, le régime que la nature leur a assigné.

Le régime des animaux, envisagé dans son ensemble, est donc réglé d'après des lois invariables dont les exceptions sont peu nombreuses. Il est en rapport avec l'organisation et avec les mœurs de chaque espèce. Les relations les plus intimes unissent le premier aux secondes, de sorte que l'animal est forcément herbivore, carnassier ou omnivore, suivant que ses instincts le portent à faire usage de tel ou tel aliment, et suivant que son organisation lui permet de prendre et de digérer une substance plutôt qu'une autre.

Il y a même une loi qui règle les rapports de nombre entre les carnassiers et les herbivores répandus à la surface du globe. Les espèces appartenant aux degrés inférieurs du règne animal sont, pour la plupart, carnassières ; elles peuvent vivre aux dépens les unes des autres, sans se détruire entièrement, et elles le peuvent à cause de leur extrême fécondité et de la rapidité avec laquelle leurs générations se succèdent. Presque tous les poissons, notamment ceux qui vivent dans les mers, se nourrissent de matières animales, les seules, du reste, que la nature puisse leur offrir en quantité suffisante ; ils se dévorent réciproquement, et leur voracité s'étend à mille victimes différentes. Parmi eux se trouvent des types comparables à ceux de nos mammifères les plus féroces : — le brochet qui détruit un si grand nombre de petites espèces, — le requin qui montre tant d'avidité pour une proie dont il ne saurait se repaître souvent, — les murènes qu'un chevalier romain se plaisait à voir déchirer des esclaves, — la lamproie et tant d'autres animaux de cette classe rivalisent, dans leur élément, avec les carnivores dont on connaît le mieux les habitudes.

Si les conditions d'existence de toutes les espèces vivantes étaient semblables à celles des espèces qui habitent les eaux, on concevrait sans peine un règne animal entièrement carnivore, comme l'était du reste, selon toute apparence, celui de la première création antédiluvienne ; mais il ne saurait en être ainsi avec la constitution actuelle du globe, afin que les productions végétales, si abondantes et si variées, puissent recevoir une destination en rapport avec leur but final. Enfin, il est indispensable, pour la conservation limitée des espèces, que les herbivores soient en majorité relativement aux carnassiers.

<hr>

1. Burdach, *Traité de physiologie*, t. IX, p. 242.

CHAPITRE XIX

DES SENSATIONS DIGESTIVES

Sous ce titre nous comprenons l'analyse de la faim, de la soif, et l'étude des phénomènes qui se produisent dans l'économie lorsque ces sensations ne sont pas satisfaites.

I. — DE LA FAIM.

La faim est la sensation qui sollicite l'animal à prendre des matières alimentaires. Destinée à régler la mesure suivant laquelle ces matières doivent être ingérées, à commander des rapports d'une impérieuse nécessité, elle est faible à son début, devient de plus en plus vive, finit par être très pénible et par revêtir tous les caractères d'un besoin irrésistible.

Ses époques d'apparition ou de retour sont variables suivant les espèces, le régime, l'âge, les habitudes des animaux, les saisons et une foule de circonstances particulières qui influencent l'activité des fonctions organiques.

Elles sont bien plus éloignées chez les animaux à sang froid que chez ceux à sang chaud, chez les carnassiers que chez les herbivores ; on les voit se renouveler fréquemment chez les solipèdes et les ruminants : aussi ces animaux mangent-ils presque constamment quand ils sont dans les pâturages, et au moins deux fois par jour lorsqu'ils sont entretenus dans les étables ; elles se rapprochent plus encore chez les animaux granivores, les passereaux, les gallinacés ; mais elles se reproduisent à de rares intervalles chez les carnassiers, les oiseaux de proie, surtout chez les reptiles et les poissons.

Cette sensation est plus vive et plus fréquente chez les jeunes animaux que chez les adultes, à cause de l'activité de la nutrition et de l'accroissement dans les premiers âges de la vie. Chez les oiseaux au nid, qu'ils soient granivores ou insectivores, elle revient à des intervalles très rapprochés. J'ai vu des moineaux faire jusqu'à douze repas dans une journée, bien qu'à chacun d'eux ils reçussent de la mie de pain à satiété, au point d'en avoir l'estomac plein et l'œsophage bourré sur toute sa longueur. De jeunes rossignols nourris d'insectes, de larves et de vers en ont fait autant : ils ouvraient le bec à tout instant, même pendant la nuit, dès que quelque bruit se faisait autour d'eux. Elle est plus vive aussi en hiver qu'en été chez la plupart des mammifères et des oiseaux, elle s'affaiblit dans les saisons froides chez les espèces qui s'engourdissent, comme le font les loirs, les marmottes, le hérisson, les ours, et elle s'éteint même alors complètement chez les reptiles dont l'engourdissement est porté à ses dernières limites. Tout ce qui rend la nutrition plus active, la combustion pulmonaire plus rapide, toutes les causes qui agissent dans le sens d'un travail modéré, d'une alimentation peu substantielle, favorisent le retour de la faim et donnent à cette sensation une plus grande énergie. Elle devient presque insatiable après certaines maladies, à la suite de déperditions abondantes, de longues privations, et se montre en rapport avec le degré d'activité de l'estomac : faible ou nulle quand cet organe ne fonctionne pas régulièrement, très intense alors qu'il jouit de toute son activité. Mais l'habitude influe beaucoup sur la fréquence de son retour : c'est ainsi que les animaux domestiques, lorsque arrive l'heure de leur repas, se lèvent, s'agitent, crient, trépignent, témoignent leur impatience jusqu'à ce qu'ils aient reçu leur nourriture. Il en est de même pour tous les animaux réduits en captivité.

Ses degrés sont fort nombreux. A son début elle n'a rien de bien pénible, c'est l'appétit. Insensiblement elle devient plus vive, finit par être douloureuse et par déterminer une prostration plus ou moins grande : c'est alors la faim proprement dite. Si elle n'est pas satisfaite, elle ne tarde pas à être déchirante, à se transformer en un besoin impérieux qui se traduit diversement, suivant les animaux. Elle rend les carnassiers d'une grande férocité, comme on le sait pour les loups. Cependant, tout en exaltant leurs instincts sanguinaires, elle ne va jamais jusqu'à porter les animaux d'une même espèce à s'entre-dévorer, contrairement aux tristes exemples qu'a donnés la nôtre dans des naufrages ou des sièges de longue durée. Quelques espèces font exception à cette règle, les rats, par exemple; et peut-être beaucoup d'autres, pressées par la faim, en viennent-elles à se dévorer entre individus de la même espèce : au moins j'ai vu le chat en manger deux autres petits, mais seulement après une abstinence d'une douzaine de jours. Elle ne les porte guère non plus à prendre des aliments autres que ceux qui leur sont habituels; elle est, dans tous les animaux, selon la remarque de Pline[1], un besoin qu'on ne peut tromper, car rien ne prouve que les loups affamés et d'autres animaux se mettent à manger de la terre pour apaiser cette sensation. On sait que l'herbivore se laisse mourir plutôt que de toucher à la chair, et que l'oiseau de proie en fait autant près d'un morceau de pain. Enfin, lorsque le sentiment de la faim est porté à son dernier degré d'exaltation, il s'éteint en quelque sorte de lui-même : alors il a épuisé tellement les animaux qu'ils ne recherchent plus la nourriture et la refusent même si elle leur est offerte; c'est au moins ce qu'on observe sur les chiens et les oiseaux de basse-cour qu'on a fait jeûner pendant un temps très long.

Le siège de la faim est difficile à déterminer, à supposer que cette sensation soit réellement localisée. La plupart des physiologistes le placent dans l'estomac; quelques-uns dans les centres nerveux; d'autres dans le système absorbant. Il en est qui, repoussant l'idée de la localisation, font de la faim l'expression d'un état général de l'économie.

De ce que les instincts qui portent les animaux à rechercher et à choisir leurs aliments ont leur siège dans le cerveau, il ne faut pas en inférer que la faim soit localisée au même point : ces instincts sont en quelque sorte tenus en éveil, mis en jeu par cette sensation qui en devient le régulateur, comme ceux de la reproduction, par exemple, le sont consécutivement à l'influence excitatrice partie des organes générateurs. Rien ne prouve qu'elle ait son siège à la partie moyenne et inférieure des lobes cérébraux, comme le pensent certains phrénologues, puisque des fœtus anencéphales qui ont vécu quelques jours après la naissance ont montré tous les signes de la faim.

1. Pline, livre XI, 444, édit. citée, 1845.

L'absorption est plus active pendant l'abstinence que lors de la digestion ; mais est-ce une raison pour supposer que le siège de la faim soit dans le système lymphatique ou dans tout le système circulatoire ? Quand le gallinacé a rempli son jabot de grains, rien n'a encore passé, comme le dit Bérard, dans les vaisseaux absorbants, et cependant la faim est apaisée ; de même quand le ruminant a distendu sa panse par des herbes qui ne seront digérées que plus tard, il est rassasié, bien que ces herbes n'aient encore fourni aucun élément réparateur.

Son siège paraît être dans l'estomac : elle éclate quand cet organe se vide et qu'il devient inactif ; elle diminue à mesure qu'il se remplit et cesse dès qu'il a reçu tout ce qu'il peut contenir. Cependant, il n'est pas nécessaire qu'il soit tout à fait vide pour qu'elle se fasse sentir : le lapin est affamé, lors même qu'il a encore beaucoup d'herbes non digérées ; le ruminant est dans le même cas, bien que sa panse contienne encore une énorme quantité d'aliments ; mais cela tient toujours à la cessation des fonctions gastriques, comme nous le ferons voir plus tard, à l'article de la *Rumination*. Il n'est guère possible d'arriver à dire sûrement si la faim a plus particulièrement son siège dans telle ou telle fraction du viscère ; il est presque ridicule de rechercher s'il est dans la membrane charnue, ou dans la muqueuse, à la petite ou à la grosse tubérosité, au cardia ou au pylore. Peut-être la faim n'a-t-elle pas seulement son point de départ dans l'estomac, et n'est-elle que l'expression d'un besoin général de réparation, d'une sorte de langueur de tous les organes, et plus spécialement de celui qui est chargé de la digestion, lequel souffrant plus que les autres, serait le premier à exprimer la sensation pénible développée dans son sein.

En admettant l'hypothèse de la localisation de la faim dans l'estomac, peut-on trouver dans cet organe la cause de la sensation dont nous parlons ? Est-ce la présence du suc gastrique, la réplétion des petits tubes chargés de sécréter ce liquide, le reflux de la bile, le tiraillement opéré sur le viscère, le frottement de la muqueuse sur elle-même, la compression des divisions nerveuses résultant d'une contraction permanente des fibres de la tunique charnue ? De toutes ces causes, tour à tour invoquées pour expliquer le développement de la sensation, il n'en est pas une qui soit rigoureusement acceptable. La prétendue irritation produite par le suc gastrique sur la muqueuse de l'estomac est une fiction, puisque le déversement de ce fluide dissolvant n'a pas lieu pendant l'abstinence, et que le liquide qui demeure dans le viscère, lors des intervalles de la digestion, est alcalin. La réplétion des tubes de la membrane reste à démontrer. Le reflux de la bile dans l'estomac, reflux possible surtout chez les animaux qui, de même que le porc, le lièvre et le lapin, ont le canal cholédoque inséré très près du pylore, pourrait bien ne pas être étranger au développement de la sensation : il a lieu chez le porc et souvent chez le cheval, si l'on en juge par la teinte bilieuse des liquides contenus dans le viscère, pendant l'abstinence. Les tiraillements que l'on suppose opérés par le foie sur le diaphragme, la compression des nerfs gastriques, sont évidemment des causes illusoires. Les frottements de la muqueuse sur elle-même ne sauraient non plus être invoqués ; car, d'une part, ils ne sont point considérables, puisque l'estomac est en repos, et, d'autre part, ils ne peuvent s'opérer chez les animaux dont l'estomac ne revient pas complètement sur lui-même. Du reste, ce frottement fût-il réel, qu'il resterait à savoir s'il est douloureux. Or, lorsqu'il est à peu près certain que le frottement déterminé par des fourrages grossiers imparfaitement divisés n'est point pénible, comment concevoir que celui des plis muqueux les uns sur les autres puisse le devenir?

La faim, si elle a son point de départ dans l'estomac, ne peut constituer une sensation tant qu'elle n'est pas perçue par le cerveau. Quel peut donc être le nerf chargé de transmettre l'impression aux centres sensitifs? Est-ce le pneumogastrique? sont-ce les nerfs ganglionnaires?

Dupuy ayant coupé les nerfs vagues à plusieurs chevaux, a vu ces animaux manger jusqu'au moment de l'obstruction complète de l'œsophage par les matières alimentaires qui n'avaient pu parvenir à l'estomac, et il a conclu de ce fait, qu'après la section de ces nerfs la sensation de la faim était éteinte, puisqu'elle ne pouvait plus être remplacée par le sentiment de la satiété. Lenret et Lassaigne ont vu aussi le cheval manger de l'avoine dans la même circonstance. M. H. Bouley et moi nous avons noté plusieurs fois la même particularité sur le cheval et la chèvre. Après cette section, les animaux ne rechercheraient plus leur nourriture, d'après Brachet[1], et ils mangeraient uniquement pour satisfaire le sens du goût. Cependant, Longet[2] a constaté qu'après la section des linguaux et des glossopharyngiens, faite en même temps que celle des pneumogastriques, les animaux mangeaient encore, en assez grande quantité et sans dégoût, des aliments imprégnés d'une décoction de coloquinte. Aussi, a-t-il conclu de ce fait, et contrairement à l'idée émise par Brachet, que la gustation est étrangère à l'impulsion qui porte les animaux à prendre des aliments, et que cette impulsion persiste après l'abolition du sens du goût et l'interruption dans la continuité des nerfs vagues. Mais, en somme, les expériences ne sont pas décisives : elles démontrent qu'après la section des nerfs vagues, les animaux mangent encore quelque peu, sans prouver que ceux-ci ressentent encore une faim bien caractérisée. En effet, les chevaux, par exemple, prennent encore des aliments en petite quantité : bientôt les bols alimentaires, n'arrivant plus à l'estomac, s'arrêtent dans l'œsophage et s'y accumulent depuis le cardia jusqu'au niveau du cou et souvent jusqu'au pharynx : alors l'animal cesse de manger. Si donc la faim a persisté dans cette circonstance, l'impression produite dans l'estomac n'a pu se transmettre aux centres nerveux que par l'intermédiaire du système ganglionnaire. Si, au contraire, elle s'est éteinte avec la section des nerfs vagues, l'animal a mangé par instinct, par habitude, ou pour flatter le sens du goût.

La nature de la faim n'est pas mieux connue que celle de ses causes immédiates. Cette sensation interne, dont le point de départ est probablement, à la fois, dans l'estomac et dans tout le reste de l'économie, résulte d'une modification nerveuse insaisissable, mais parfaitement caractérisée par son but et par les actes qu'elle provoque.

Elle est susceptible d'éprouver certaines aberrations qui constituent ce qu'on appelle le *pica* et le *malacia* dont les animaux, de même que l'homme, nous offrent

----

1. Brachet, *Recherches sur les fonctions du système ganglionnaire*, p. 219.
2. Longet, *Anatomie et physiologie du système nerveux*, t. II, p. 328.

de nombreux exemples. Ainsi le bœuf mange quelquefois de la terre et du fumier ; la vache, du linge ; la chèvre et le bœuf, du papier ; le chien se repaît souvent avec avidité de matières fécales quoiqu'il soit bien nourri, et cette aberration a été même observée sur les ruminants qui éprouvent habituellement une vive répulsion pour les matières animales fétides ; le chien hydrophobe dévore presque toujours de la paille, des morceaux de cuir. Il en est de même du chien dont la gorge a été irritée par l'ingestion de certains médicaments. J'ai vu le porc enragé se gorger de fumier, et le cheval, dans les accès de rage, se déchirer la peau du poitrail, des avant-bras et s'arracher des lambeaux de muscles. Mais il ne faut pas confondre ces aberrations avec les impulsions instinctives qui portent beaucoup d'animaux à prendre des substances salines ou minérales, les gallinacés à avaler du gravier et de petites pierres. Toutefois, lorsque ces impulsions dépassent la mesure, elles deviennent un véritable pica. L'autruche qui se gorge de cailloux, de morceaux de bois ou de fer, en meurt d'indigestion, comme je l'ai constaté une fois ; le cheval qui avale une trop grande quantité de terre ou de graviers, peut s'en obstruer certaines parties du côlon au point d'en éprouver de graves coliques. Il faut bien les distinguer aussi du goût que certaines espèces manifestent pour des substances qui inspirent de l'aversion à d'autres, car il est incontestable que ce qui est naturel à chaque espèce ne saurait être une aberration. Enfin, elle devient parfois insatiable ; alors elle constitue ce qu'on appelle la *boulimie*.

Il est une perversion du sentiment de la faim qui peut être comparée aux précédentes : c'est celle qu'on observe sur les animaux soumis à une longue abstinence ; ils mangent alors des matières qu'ils ne peuvent digérer. Le chat, le hérisson, prennent, comme je l'ai vu plusieurs fois, du foin, même de la paille en assez grande quantité, le lapin ronge le panier où il est enfermé, le bouc mâche et avale son lien, les poils, les crins des animaux avec lesquels il se trouve.

Cette perversion ne doit pas être confondue avec l'habitude que les rongeurs ont de s'attaquer au bois, aux papiers, aux étoffes, soit pour en tirer des matériaux qu'ils utilisent à la construction de leurs nids, soit simplement pour le plaisir d'exercer leurs mâchoires ou d'aiguiser leurs dents.

II. — DE LA SOIF.

La soif est la sensation interne de laquelle dérive l'impulsion qui porte les animaux à la préhension des liquides.

Il faut en examiner les caractères, les périodes de manifestation, les degrés, le siège, les causes et la nature.

La soif se développe dans deux circonstances principales : lorsque les animaux viennent de manger, et lorsque, pendant la digestion ou dans les intervalles de cette fonction, le sang a éprouvé une déperdition considérable d'éléments aqueux. Mais il est fort remarquable qu'elle se fait sentir presque exclusivement dans le premier cas, et le plus souvent lorsque le repas est à peu près fini et la faim apaisée. On ne voit pas toujours les grands herbivores, après une journée de travail, par les fortes chaleurs de l'été, éprouver le sentiment de la soif, et à chercher alors à s'abreuver aux fontaines ou aux ruisseaux près desquels ils passent.

Elle se fait sentir plus souvent et plus vivement chez les herbivores que chez les carnassiers, plus chez les oiseaux granivores que chez les rapaces. Elle se renouvelle plus fréquemment chez les animaux qui se nourrissent de substances sèches, de grains, de farine, que chez ceux qui vivent d'herbes vertes ou de racines aqueuses. Cela se conçoit quand on se rappelle l'énorme quantité d'eau soustraite au sang par la sécrétion salivaire, surtout chez les herbivores. Cependant, bien que les fourrages verts contiennent, en moyenne, les quatre cinquièmes de leur poids d'eau, les animaux qui s'en nourrissent, comme les solipèdes et les ruminants, prennent encore des liquides en quantité notable. Quelques-uns de ces herbivores, le mouton, la chèvre, par exemple, boivent peu, même avec une alimentation sèche ; le lapin, le lièvre et le cochon d'Inde boivent aussi très peu ou même ne boivent pas du tout avec une nourriture verte, car ils paraissent perdre fort peu par la transpiration cutanée. C'est un préjugé fort répandu que le mouton et le lapin peuvent vivre sans boire : aussi ces malheureux animaux périssent-ils souvent de soif avec les aliments durcis dans le tube digestif, en hiver, quand l'herbe manque ou que les intempéries les retiennent à l'étable, ou bien ils meurent infiltrés quand, après une longue privation de liquides, ils viennent à s'en gorger. Les animaux qui vivent de chair crue, le chien, le chat, boivent encore assez souvent : il en est de même de l'ours, du lion et des autres carnassiers de nos ménageries. Néanmoins, il n'est pas rare d'en voir qui, en hiver, passent des semaines et des mois sans boire notablement, même pendant la lactation. Les oiseaux, surtout les granivores, comme les gallinacés de nos basses-cours, boivent souvent : l'oie herbivore et le canard, constamment nourris de proie humectée, ne paraissent pas prendre souvent des liquides sans matières alimentaires. Les oiseaux de proie ne boivent guère, ainsi que l'avait remarqué Aristote, si ce n'est dans quelques circonstances : parmi ces derniers, la cresserelle et le milan passaient, chez les anciens, pour s'abreuver quelquefois. Les reptiles terrestres, la couleuvre, la vipère, les lézards, boivent aussi un peu : on sait leur avidité pour le lait.

Il est des animaux qui peuvent se passer de boire pendant fort longtemps. Le dromadaire et le chameau supportent la soif quatre à cinq jours et plus même dans les saisons chaudes. Le chat de l'abbé Fontenu vécut dix-neuf mois de viande bouillie sans boire. Le duc qui servit aux expériences de Lœuret et Lassaigne passa huit mois entiers sans faire usage de boissons. Cette faculté que possèdent certains animaux de supporter longtemps la soif n'a rien de bien étonnant chez ceux qui vivent de substances suffisamment imprégnées d'eau, mais elle s'explique difficilement chez les herbivores des climats chauds. Quelques auteurs, Burdach entre autres, l'ont attribué, en ce qui concerne le chameau, à la rareté de la transpiration, à l'abondance de la salive fournie par des glandes volumineuses et à la sécrétion qu'on suppose s'effectuer dans la panse. Or, de ces trois causes, la première seule est acceptable, car rien ne prouve que la salivation du dromadaire soit plus active que celle des autres ruminants, ni qu'il y ait une exhalation aqueuse dans le rumen. D'une part, les glandes salivaires de cet animal ne sont pas même aussi volumineuses que celles du bœuf, car si la parotide de l'un est sensiblement égale à la parotide de l'autre, la maxillaire du premier n'est que le tiers de celle du second. D'autre part, à supposer que la sécrétion de ces glandes soit proportionnellement plus active que dans les autres herbivores, elle ne rend pas compte du fait, puisque la sécrétion de la salive emprunte ses matériaux aux parties aqueuses du sang et ne fait qu'épaissir ce liquide, alors qu'il a besoin d'être délayé. Quant à la sécrétion aqueuse qui aurait lieu dans les cellules de la panse, elle est évidemment imaginaire ; on ne voit dans ces poches ni glandes, ni rien qui indique là une exhalation quelconque ; le liquide qui les remplit n'est autre chose que l'eau dont l'animal s'est abreuvé, eau qui peut s'y conserver longtemps, grâce à une organisation spéciale de la muqueuse s'opposant à l'absorption. Les causes qui peuvent contribuer réellement à rendre la soif supportable aux ruminants dont nous parlons, et même à l'apaiser jusqu'à un certain point, me paraissent résider : 1° dans la présence d'une poche à parois glanduleuses située en arrière du pharynx et versant des mucosités abondantes sur la muqueuse de l'arrière-bouche ; 2° dans la quantité considérable de glandules qui se trouvent à la partie flottante du voile du palais ; 3° enfin, dans le renvoi à la bouche d'une partie du liquide des cellules du rumen lors de la rumination, renvoi à la suite duquel cette fraction du contenu des poches aquifères peut être amenée dans le dernier estomac, et de là dans l'intestin pour y être absorbée.

Les caractères de la sensation varient avec ses degrés. Lorsqu'elle se développe pendant le repas, la mastication se ralentit et la salivation devient languissante, l'animal cesse bientôt de manger, s'inquiète, s'agite, porte ses regards en différentes directions et fait entendre souvent, comme le bœuf, par exemple, des cris plaintifs. Si on le fait sortir de l'étable, il se dirige rapidement vers les abreuvoirs où il a coutume de se désaltérer, et dès qu'il y est arrivé, il plonge les lèvres dans l'eau et l'aspire à grands traits. S'il est au milieu des champs, attelé à la charrue ou à une voiture, il s'arrête en traversant un fossé ou un ruisseau, et se met à boire, malgré les coups qu'on lui donne dans le but de l'obliger à continuer sa marche. Les espèces sauvages sont portées instinctivement à rechercher les endroits où elles trouvent de quoi satisfaire ce besoin impérieux : une secrète impulsion les guide avec sûreté vers des lieux souvent fort éloignés de ceux où elles se trouvent. Aussi, n'est-ce pas sans une certaine vraisemblance que Pline nous a dépeint, sous des couleurs poétiques, les animaux qui, venus de divers points des déserts, se rassemblent ou se rencontrent sur les bords des fleuves pour s'y désaltérer.

Lorsque la soif ne peut être apaisée, l'animal manifeste une inquiétude toujours croissante ; la bouche se dessèche par suite de la diminution de la sécrétion salivaire, la langue devient chaude, le sang s'épaissit, la fièvre s'allume, la digestion languit, les aliments se tassent dans l'estomac, surtout dans le feuillet ; les matières stercorales se pelotonnent dans le côlon, s'accumulent en grandes masses dans le rectum où elles font un très long séjour ; la rumination ne s'opère plus qu'à de rares intervalles et à de très courtes périodes ; bientôt même elle se suspend tout à fait. Sans doute qu'alors l'animal éprouve, comme nous, une ardeur vague de l'arrière-bouche, un sentiment de sécheresse de la muqueuse buccale ; mais il est impossible de savoir quel caractère peut revêtir cette sensation portée à son plus haut degré, ni de juger de la souffrance qu'elle fait naître dans cette circonstance. S'il en est de la brute comme de l'homme, on peut concevoir tout ce qu'a de pénible l'état de ces pauvres animaux que la négligence

de leurs maîtres laisse souvent des jours entiers en proie à un supplice plus
douloureux que celui de la faim.

Les conditions dans lesquelles se développe la sensation de la soif et les causes
qui la font naître sont, pour la plupart, faciles à déterminer.

Bérard a fait observer avec justesse que la prédominance des parties solides
sur les parties fluides du sang, l'introduction de substances irritantes dans les
voies de la circulation, et la diminution absolue du liquide nutritif, sont les trois
états principaux qui se rapportent au développement de la soif.

En effet, lorsque le sang a perdu une forte proportion de ses éléments aqueux,
par suite d'une transpiration abondante, comme celle qu'éprouvent les animaux
soumis à des travaux pénibles pendant les fortes chaleurs de l'été, ou bien lorsqu'il a été privé d'une énorme quantité d'eau, soit par la sécrétion urinaire sur-
excitée, soit par la salivation opérée pendant la durée d'un repas composé de
substances sèches, la soif se manifeste et acquiert une intensité proportionnelle
à la soustraction de l'eau du sang. De même, après l'ingestion de fourrages excitants, salés, après des opérations chirurgicales sanglantes, de copieuses saignées,
elle naît assez promptement. On voit tous les jours dans nos salles d'opérations
de malheureux chevaux éprouver une soif que l'ingestion d'énormes quantités
d'eau peut à peine apaiser, et qui, après s'être abreuvés, retrouvent momentanément assez de force pour se relever. L'état de l'estomac rempli d'aliments imparfaitement humectés ne nous semble pas être, par lui-même, une cause qui fasse
naître directement la sensation dont nous parlons. Très probablement, la cause
effective réside alors dans la perte considérable de parties aqueuses que le sang
a éprouvée pour fournir la salive nécessaire à la division et à la déglutition des
substances alimentaires, car on sait qu'un solipède, en mangeant, par exemple,
dans un repas, 4 kilogrammes de foin, donne, pour humecter ce fourrage, environ
16 kilogrammes d'eau. Or, cette soustraction effrayante doit épaissir considérablement le sang qui reste dans les vaisseaux.

Les déperditions dues à la sécrétion du lait, aux sécrétions morbides, aux
épanchements dans les grandes séreuses, produisent le même effet que la transpiration et la manducation. La vache laitière, nourrie au sec, boit d'énormes
quantités d'eau, le lapin, au même régime, pendant la lactation, absorbe souvent
plus de 2 à 3 décilitres de liquide en 24 heures.

Quant au siège et à la nature de la sensation, l'un et l'autre sont difficiles à
déterminer.

Dumas considérant que la soif se développe par suite des déperditions que le
sang a éprouvées dans sa partie aqueuse, déperditions qui donneraient lieu à un
état inflammatoire de ce liquide et à une réaction fébrile, place le siège de la sensation dans le système vasculaire sanguin. Ce physiologiste s'abuse. L'état du sang
entraîne effectivement le manifestation de la soif, mais cet état spécial n'exerce
point son action sur les vaisseaux, et, à supposer même que cette action portât
sur eux, jouissent-ils d'une sensibilité susceptible de s'exalter au point de produire l'impression pénible qui fait naître la soif?

La sensation qui provoque les animaux à la préhension des liquides dérive d'un
état général de l'économie, ou plutôt d'un état du sang qui, lui-même, résulte

d'une transpiration abondante, d'une salivation excessive et, en un mot, de toutes les causes qui le rendent trop plastique. Cet état du sang a pour effet de stimuler trop vivement le système nerveux et de diminuer ou de tarir les sécrétions, celle de la muqueuse pharyngienne entre autres. Or, est-il irrationnel d'admettre que cette membrane, en devenant aride, éprouve des modifications dans sa sensibilité, lesquelles déterminent l'impression pénible qu'on appelle la soif?

Je ne vois pas quelles objections sérieuses on pourrait faire à cette opinion déjà ancienne. Le fait de l'extinction de la soif par suite de l'immersion du corps dans l'eau, de l'application de linges mouillés à la surface de la peau, d'injections aqueuses dans les veines, de l'introduction directe des boissons dans l'estomac, ne prouve rien contre la localisation du siège de la sensation dans la muqueuse de l'arrière-bouche. Ce fait tant de fois présenté comme contraire à l'idée d'une localisation quelconque, n'a, en ce sens, aucune valeur, car la pénétration de l'eau dans le sang, en quantité suffisante, rend ce dernier moins stimulant et lui donne les qualités convenables pour rétablir les sécrétions à leur état normal, et, en particulier, celle de la muqueuse pharyngienne.

Il est, d'ailleurs, un autre fait qui vient à l'appui de la localisation de la soif dans l'arrière-bouche, bien qu'à un certain point de vue il semble pouvoir être interprété autrement. J'ai observé que les chevaux très altérés, dont l'œsophage était ouvert sur le trajet du cou, cessaient de boire après avoir aspiré un ou deux seaux d'eau, comme si le liquide fût parvenu à l'estomac. Évidemment, dans cette circonstance, qui paraît un autre supplice de Tantale, les animaux se désaltéraient momentanément, par suite de l'action locale de l'eau sur l'arrière-bouche et de l'humectation de la muqueuse de cette cavité. Mais l'effet ne peut être de longue durée, puisque bientôt la muqueuse pharyngienne redevient sèche, faute d'une sécrétion suffisamment abondante.

Il est à noter que la soif est apaisée par suite de l'injection directe de l'eau dans les compartiments gastriques qui, chez les ruminants, n'absorbent point, et dans l'estomac simple des solipèdes, à peu près complètement privé de la faculté absorbante. Ce résultat s'explique parfaitement, pour les ruminants, par le passage facile des liquides du rumen dans le dernier estomac, et de là dans l'intestin où l'absorption est si active, et pour le cheval, par le transport immédiat des boissons dans l'intestin grêle et le cæcum.

Dans l'hypothèse de la localisation de la soif au pharynx, il est assez difficile de dire quels sont les nerfs qui transmettent aux centres l'impression développée dans le tissu de la muqueuse de cette cavité. Longet semble refuser ce rôle au lingual et au glosso-pharyngien, parce qu'il a vu la sensation persister après la section de ces nerfs pratiquée des deux côtés.

De même que la faim, la sensation de la soif éprouve quelques aberrations. Nulle, elle donne lieu à ce qu'on appelle l'*adipsie*, et exagérée, au point de devenir inextinguible, elle constitue la *polydipsie*.

III. — DE L'ABSTINENCE.

L'abstinence consiste dans la privation d'aliments. C'est l'état dans lequel la faim et la soif réclament en vain et arrivent successivement à leur derniers degrés sans être apaisées. Quand elle se prolonge au delà d'un certain temps, variable suivant les espèces, elle produit l'inanition et détermine la mort.

Tous les animaux ne sont pas également aptes à supporter l'abstinence : elle est d'autant moins susceptible d'être prolongée que les fonctions nutritives, respiratoires et sécrétoires sont plus actives. Sa durée possible est plus ou moins considérable, suivant les espèces, leur mode d'alimentation, suivant l'âge, l'état de maigreur ou d'embonpoint des animaux, et les conditions dans lesquelles ils se trouvent.

Les animaux à sang froid, dont les actions nutritives sont si lentes, la supportent fort longtemps. On sait, depuis les observations de Rondelet, que les poissons, même parmi les plus voraces, peuvent vivre des années entières dans l'eau claire. Les serpents des pays chauds passent dans nos pays des années sans prendre de nourriture. Un crotale a vécu, dit-on, vingt-six mois au Muséum de Paris sans vouloir prendre de nourriture ; tous les reptiles de nos pays passent presque la moitié de l'année sans manger, bien qu'ils ne soient pas engourdis. Hérodote a dit que le crocodile va quatre mois sans prendre d'aliments ; mais, en été, les reptiles tels que les vipères et les couleuvres, ne supportent guère l'abstinence au delà de deux à trois mois, comme je l'ai plusieurs fois constaté.

Parmi les mammifères, les carnassiers la supportent mieux et plus longtemps que les omnivores et surtout que les herbivores. On sait que le loup, le lion et toutes les espèces analogues, n'ayant pas toujours une proie à leur disposition, sont habituellement exposés à des privations qui doivent leur être plus tolérables qu'à d'autres animaux. Aristote croyait même qu'il était dans la nature des carnassiers de ne faire que des repas très éloignés, car il dit[1] que le lion, après s'être bien repu, reste deux ou trois jours sans manger ; mais l'observation de ce qui se passe dans nos ménageries prouve que les espèces les plus essentiellement carnassières mangent très bien tous les jours, quelle que soit l'abondance de leur nourriture. Les chiens, d'après les expériences de Magendie et de Collard de Martigny, vivent trois à quatre semaines sans prendre d'aliments ; d'après Leuret et Lassaigne[2], ils peuvent supporter une privation complète d'aliments et de boissons pendant un mois dans un lieu sec et chaud, et jusqu'à quarante jours dans un lieu humide et sombre. C'est aussi ce que j'ai constaté plusieurs fois dans mes expériences sur la glycogénie et sur la chaleur animale. Le chat peut, ainsi que je l'ai vu, passer également seize, vingt-deux, vingt-huit, trente-six jours sans aliments et même sans boissons. Quelques carnassiers cependant font exception à la règle, car la taupe, suivant les observations de M. Flourens, ne peut guère vivre plus d'un jour sans prendre de nourriture. Et, en effet, celles que j'ai enfermées dans un ton-

---

1. Aristote, *Histoire des animaux*, liv. VII, p. 447. Pline prétend que cet animal ne mange que de deux jours l'un. Comment pouvait-il le savoir ?

2. Leuret et Lassaigne, *Recherches physiologiques et chimiques pour servir à l'histoire de la digestion*. Paris, 1825.

neau défoncé, plein de terre, sont mortes, quand, après vingt-quatre ou quarante-huit heures, j'ai cessé de leur fournir des vers ou de la viande hachée.

L'homme, dans les conditions ordinaires, ne peut se passer d'aliments au delà de trois à quatre jours sans éprouver de vives souffrances; il peut vivre quelquefois deux à trois semaines, même plus, s'il est condamné à l'immobilité, comme on l'a observé dans les galeries de mines. Les omnivores sont dans le même cas. On a vu, en Suisse, dans un bâtiment enseveli sous une avalanche de neige, un porc vivre six à sept semaines.

Les herbivores s'accommodent avec peine d'une abstinence aussi prolongée. Le chameau, le dromadaire et les autres ruminants qui ont une ample provision accumulée dans les premiers estomacs, n'en souffrent pas trop, au début. M. Bouley a vu le cheval jeûner pendant douze jours, et Gurlt jusqu'à vingt-sept. Dans une expérience dont j'ai déjà publié les résultats curieux [1], je me suis assuré que le cheval, s'il est vigoureux et dans de bonnes conditions hygiéniques, peut, sans mourir, aller jusqu'au trentième jour, pourvu qu'on laisse de l'eau à sa disposition. Le lapin vit environ douze jours, d'après Dugès, et jusqu'à dix-sept jours suivant Bernard, sans aliments ; les souris trois jours, d'après Magendie, et les rats deux jours à peine par les fortes chaleurs de l'été, du moins autant que j'ai pu m'en assurer sur cinq ou six individus de cette espèce. Les oiseaux ne peuvent supporter aussi longtemps cette privation que les mammifères. Buffon dit qu'elle peut aller à trente-cinq jours pour l'aigle, à quatorze pour le vautour, à dix pour l'effraie. Redi n'a vu vivre les animaux de cette classe que vingt jours lorsqu'il leur laissait des liquides, et neuf jours seulement quand ils étaient à la fois privés d'aliments et de boissons. Spallanzani a même vu un duc périr après six jours seulement d'abstinence.

Les oiseaux granivores ne sont pas dans le même cas. Dugès dit qu'ils meurent après deux jours d'abstinence. J'ai vu cependant un dindon vivre dans cette circonstance quatre jours entiers. Le canard qu'on veut faire périr d'inanition passe cinq à six jours sans aliments, et mange après cette épreuve avec une étonnante avidité. J'ai vu un palmipède de cette espèce résister à une abstinence de quinze jours. Sur l'oie elle peut aller aisément à un mois. Une oie à foie gras, qui me fut expédiée de Strasbourg, vécut dans sa caisse quarante-quatre jours, sans recevoir autre chose que de l'eau, et encore après cette longue période on la tua, sans qu'elle parût à la veille de mourir ; mais les petits oiseaux ne sont pas dans le même cas. Les moineaux, les fauvettes adultes sans aliments, meurent de la vingt-quatrième à la quarante-huitième heure de leur réclusion. Le rossignol vit à peine un jour sans insectes.

Les jeunes animaux, à quelque espèce qu'ils appartiennent, et quel que soit, du reste, leur régime, supportent moins longtemps l'abstinence que les adultes et les sujets avancés en âge. J'ai vu, en été, des lapins dont la mère était morte deux ou trois jours après le part, vivre quatre à cinq jours, bien qu'ils fussent nus et froids. J'ai vu également de jeunes chiens ou de petits chats, séparés de leur

<hr>

[1] G. Colin, *Des effets de l'abstinence et de l'alimentation insuffisante chez les animaux* (*Recueil de méd. vétérin.*, 1862, p. 869, et 1863, p. 62).

mère, vivre le même laps de temps et jusqu'à une semaine entière. Ambrosoli a observé que des hérissons à la mamelle, dont la mère s'était échappée, ont résisté jusqu'au seizième et au vingtième jour ; mais les chats, à la veille d'être sevrés, n'ont pas dépassé, dans mes expériences, le douzième jour de l'abstinence.

Les animaux adultes et en bonne santé peuvent vivre sans aliments, bien plus longtemps que les jeunes sujets. Le fait est général ; mais la durée de la vie, dans ce cas, est en raison inverse de l'activité des animaux, et en raison directe du degré d'embonpoint. Ainsi, les animaux qui travaillent ou qui sont en proie à une agitation continuelle, telle que celle des espèces qui ne s'habituent pas à la réclusion, sont vite épuisés ; ceux qui, au contraire, demeurent calmes, souvent couchés, dans des lieux sombres, à température moyenne, résistent beaucoup plus ; enfin, les animaux maigres succombent promptement, tandis que les gras résistent pendant un temps très long. Le cheval maigre, par exemple, ne vit que de cinq à dix jours en moyenne, le cheval gras et bien musclé, trois, quatre et cinq semaines.

L'abstinence produit des modifications remarquables dans l'état de divers organes et dans la plupart des fonctions de l'économie ; les premières portent sur l'appareil digestif : il faut les examiner sommairement.

L'estomac, chez certains animaux, les carnassiers, par exemple, se vide complètement et s'affaisse sur lui-même, au point que sa cavité est entièrement effacée ; les liquides qu'il pouvait contenir ont été résorbés ou chassés dans l'intestin ; il ne reste plus à la surface de la muqueuse plissée qu'une couche épaisse de mucus. Il ne se vide pas tout à fait chez le porc et conserve une cavité assez notable chez les solipèdes. L'estomac de ces derniers s'éloigne de l'hypochondre gauche, se place en grande partie à la face postérieure du foie. Son cul-de-sac gauche, bien plus affaissé que le droit, devient fort petit, et les fibres charnues qui concourent à la formation des parois du premier se rassemblent en gros faisceaux bien distincts, séparés par des sillons profonds ; le sac droit, plus dilaté, et non sillonné à l'extérieur, conserve intérieurement une certaine quantité de liquide jaune verdâtre, souvent presque dépourvu de viscosité marquée, et toujours neutre ou alcalin. C'est un reste des liquides que l'animal a bus, et qui se trouve mêlé à la salive déglutie pendant l'abstinence. Celui des ruminants conserve toujours une grande quantité d'aliments. Les fourrages se tassent dans la panse si l'animal est privé de boisson, ou forment une masse dure qui surnage la partie liquide. Ils ne parviennent à être ruminés qu'avec une extrême difficulté si l'abstinence se prolonge. Aussi l'animal meurt-il de faim avec une quantité d'aliments qui remplirait trois ou quatre fois l'estomac simple du cheval. Le réseau présente encore un peu de liquide mêlé à quelques parcelles alimentaires. Les aliments du feuillet se dessèchent à un haut degré et forment des tablettes compactes entre ses lames muqueuses. Les vaisseaux gastriques sont flexueux, et très probablement ils reçoivent moins de sang que lors de la digestion ; la muqueuse stomacale forme des plis qui sont, chez les solipèdes, petits et très nombreux dans le sac gauche, plus rares et plus saillants dans le sac pylorique. Dumas dit l'avoir trouvée altérée par l'absorption dans le chien, et Hunter assure l'avoir vue ulcérée sur un homme mort de faim. Ordinairement, elle n'est pas même sensiblement enflammée ; néanmoins, j'y ai noté quelque apparence de phlogose sur un cheval mort après une longue abstinence, et le fait est d'autant plus singulier que la gastrite est une rareté chez cet animal. Les lésions signalées par Dumas et Hunter, si elles sont possibles, doivent être peu communes.

L'intestin grêle revient facilement sur lui-même, surtout à sa dernière portion. Il se resserre, au point de prendre, notamment chez les carnivores, l'apparence d'une corde; sa cavité s'efface par l'accolement de sa muqueuse à elle-même, et par la densité qu'acquiert son mucus; il conserve quelquefois, de distance en distance, des dilatations séparées par des étranglements qui lui donnent l'aspect monili-forme; sa muqueuse plissée s'enflamme facilement et il se développe des stries in-flammatoires sur les parties saillantes des plicatures; ses liquides s'épaississent, finissent par devenir troubles et se mêler à des gaz fétides; ils conservent toujours une extrême viscosité. Le gros intestin s'affaisse et se vide presque entièrement chez les carnassiers et les ruminants, mais il conserve beaucoup de matières plus ou moins épaisses dans les solipèdes. Sur un cheval très vigoureux mort après douze jours d'une privation complète d'aliments, l'estomac contenait 3 litres d'un liquide trouble, jaune verdâtre, fétide et l'intestin grêle, 2 litres et demi d'un autre fluide jaune d'ocre, alcalin et également fétide; le cæcum, 15 litres d'un liquide tenant en suspension quelques parcelles alimentaires, et le côlon replié, 20 litres de ma-tières très délayées, où les aliments entraient à peu près pour un dixième. La muqueuse du sac droit de l'estomac était très évidemment phlogosée, celle de l'in-testin grêle encore davantage; enfin, celle du côlon et du cæcum l'était très vive-ment. Cette dernière, recouverte de fausses membranes très adhérentes, avait ses follicules hypertrophiés. Il est digne de remarque que l'intestin ne se débarrasse jamais de son contenu chez les solipèdes et le lapin, où il est bosselé et anfractueux, tandis qu'il se vide à peu près complètement chez les ruminants, les carnivores, le hérisson, la chauve-souris. On le trouve ordinairement vide pendant l'abstinence hivernale des animaux qui s'engourdissent, comme Aristote l'avait noté sur l'ours. Il se vide insensiblement sur les hérissons qui tombent dans la torpeur; néan-moins, il peut offrir chez ces animaux, pendant les froids intenses, une certaine quantité de résidus alimentaires même des pelotes d'herbes, si les rémittences de l'engourdissement leur ont permis quelques légers repas.

Il est à noter que certaines parties du tube intestinal se vident plus complè-tement que d'autres, et dès les premiers temps, comme l'origine et la fin de l'intestin grêle de la plupart des animaux, la dilatation terminale de l'iléon, l'appendice du cæcum, le premier segment du côlon chez le lièvre et le lapin.

Les annexes de l'appareil digestif éprouvent aussi quelques modifications. Le foie se rapetisse; son tissu noircit et devient ferme; ses cellules perdent la plus grande partie de leurs gouttelettes de graisse, tout en conservant une certaine quantité de glycose [1]; il continue à fonctionner, et la bile qu'il verse dans l'intestin est com-plètement éliminée; c'est elle qui donne aux matières excrémentitielles la teinte jaunâtre qu'elles ont si nettement, surtout chez les oiseaux. La vésicule se distend et se remplit d'une bile épaisse dont la quantité s'élève parfois, chez le bœuf, à

---

1. G. Colin, *Sur les diverses états des cellules du foie* (*Comptes rendus de l'Académie des sciences*, novembre 1861).

plus de 1200 grammes. Celle qui coule dans l'intestin reflue en partie dans l'estomac, notamment chez le porc, où elle colore le mucus de la partie droite du viscère et les liquides qui s'y trouvent en dépôt.

Il survient, par suite de l'abstinence, des modifications non moins sensibles dans tout le reste de l'économie.

La masse du corps éprouve une réduction considérable, car l'animal pendant l'abstinence vit au dépens de sa propre substance. Il emprunte à ses organes l'équivalent de ce qu'il tire normalement des matières du dehors.

Le taux de l'emprunt intérieur est nécessairement proportionné à la taille de l'animal ; mais il varie suivant une foule de circonstances. Un cheval musclé et d'un certain embonpoint, du poids de 405 kilogrammes, a perdu, en trente jours d'abstinence, 80 kilogrammes, ou 2666 grammes par vingt quatre heures, soit la 152ᵉ partie du corps, ou 6ᵍʳ,58 par kilogramme. Un autre cheval pesant 508 kilogrammes, sous le coup de la morve aiguë au début, perdait 64 kilogrammes en quatre jours, 17 le premier, 16 le second, 16 le troisième, 15 le quatrième, soit par jours la 31ᵉ partie du poids du corps, ou 31 grammes par kilogramme, conséquemment 5 fois autant que le précédent. Un jeune taureau, du poids de 313 kilogrammes, perdait 5 kilogr. 7, ou la 55ᵉ partie du corps, 18 grammes par kilogramme. — Une chienne de 22 kilogrammes perdait 280 grammes, la 79ᵉ partie du poids du corps, 127 grammes par kilogramme ; une autre, du poids de 8 kilogrammes, diminuait d'un 66ᵉ. Un chat gras de 5 kilogr. 836, éprouvait une perte de 59ᵍʳ,07, ou d'un 97ᵉ. Une oie du poids de 4800 grammes, 56ᵍʳ,27, ou un 85ᵉ, soit 11ᵍʳ,72 par kilogramme ; un canard, un 28ᵉ. D'où il résulte que la perte varie du simple au quintuple, soit dans la même espèce, soit d'une espèce à l'autre, du mammifère au mammifère, de l'oiseau à l'oiseau.

Les déperditions des hibernants oscillent dans des limites très étendues, suivant qu'ils sont éveillés ou engourdis, suivant même que leur torpeur est plus ou moins profonde. Ainsi, dans mes expériences, un hérisson perdait de 2 à 8 grammes par kilogramme, un autre de 1 à 8 grammes, ou de la 686ᵉ à la 98ᵉ partie du poids du corps. Il en a été à peu près de même du colimaçon qui perdait trois fois autant avant l'occlusion de la coquille qu'après la formation de l'opercule.

Du reste, ces déperditions vont décroissant, d'une manière absolue, à mesure que l'abstinence se prolonge ; mais elles demeurent souvent, d'une manière relative, aussi considérables à la fin que dans les premiers jours. Chossat les a vues constamment plus fortes les premiers jours que les jours suivants, après lesquels elles tendent à devenir uniformes. La mort survient lorsqu'elles se sont élevées, en moyenne, aux quatre dixièmes du poids initial chez les animaux d'un embonpoint ordinaire, et aux cinq dixièmes chez les animaux gras. Ce résultat arrive vingt-trois fois moins vite sur un vertébré à sang froid que sur un mammifère.

Ces pertes sont supportées, dans des proportions très variables, par les diverses parties du corps. Elles sont énormes dans quelques-unes, très faibles dans d'autres. La perte moyenne étant de 40 pour 100, celle de la graisse peut, d'après Chossat[1], s'élever à 93 ; celle du sang à 75 ; du foie, à 52 ; du cœur, à 44 ; des muscles, à

1. Chossat, *Recherches expérimentales sur l'inanition.* Paris, 1843.

42 : celle de la peau n'est que de 33 ; des os, 216 ; du système nerveux de 1 centième ; mais il y a, à cet égard, des différences suivant les espèces animales.

La graisse se résorbe avec rapidité, particulièrement celle qui est sous-jacente à la peau, celle qui se trouve dans les interstices musculaires, puis celle qui est en dehors du péritoine, dans les mésentères, les épiploons, à la périphérie des reins, au bord supérieur de l'encolure du cheval, sous le sternum des ruminants. La graisse des os diminue très notablement : aussi, les squelettes des animaux qu'on a fait mourir d'inanition, après de longues privations, sont-ils susceptibles d'acquérir une blancheur et une légèreté que ne possèdent jamais ceux des animaux gras. Il est cependant des parties où la graisse se conserve en quantité considérable, quelle que soit la durée de l'abstinence. Ainsi, on en retrouve constamment au coussinet de la gaine fibreuse de l'œil, dans la fosse temporale, à la base de la conque, autour de la dure-mère rachidienne, dans les scissures coronaire et spiroïde du cœur, en arrière des ligaments rotuliens. Cette graisse, dans les points où elle persiste, change de teinte chez les solipèdes ; on lui voit prendre un reflet rougeâtre qu'elle n'a point habituellement ; les coussinets des tempes sont comme infiltrés de sérosité ; les mailles cellulaires qui emprisonnent les vésicules deviennent plus apparentes et leurs vaisseaux mieux dessinés. Toutefois, la résorption de cette matière met un temps très long à s'effectuer si l'animal est d'un embonpoint considérable. Le cheval qui avait supporté l'abstinence pendant trente jours en conservait encore 14 kilogrammes dans la cavité abdominale.

Le système musculaire, qui a déjà perdu de son volume apparent par la résorption de la graisse sous-cutanée et interstitielle, s'atrophie réellement avec une certaine rapidité ; les muscles se dessinent sous la peau avec leurs reliefs et leurs découpures, surtout lors de la contraction ; ils laissent en évidence les saillies des os et les formes du squelette, surtout dans les membres. Chez les ruminants, et chez les rongeurs, ils arrivent à un degré extrême d'émaciation qui donne à plusieurs la minceur d'une feuille de papier et presque de la transparence ; leur tissu devient sec, coriace, peu nutritif, indigeste ; leurs faisceaux primitifs tendent à perdre leurs stries, lorsque le marasme atteint ses dernières limites. Chimiquement, ils sont très altérés : il n'y a plus de graisse, plus de sucs dans les interstices de leurs fibres, et, sans doute, les matières extractives, l'osmazome, ne s'y trouvent plus dans les proportions normales. C'est par suite de ces modifications et de son atrophie que le muscle ne possède plus qu'une contractilité affaiblie, qu'il est incapable d'effort, etc.

Les muscles de la vie organique participent à l'atrophie. Le cœur se rapetisse et s'amincit ; les plans charnus de l'estomac, de l'intestin, de la vessie, perdent de leur poids, bien que le resserrement des réservoirs semble, au premier abord, y indiquer une augmentation d'épaisseur.

Les autres parties, notamment le foie, la rate, les reins, les testicules, les mamelles, en fournissant leur contingent à la résorption, subissent une atrophie plus ou moins marquée. Les membranes mêmes, les crins, les poils, les plumes, éprouvent un rétrécissement dans les parties produites pendant l'abstinence.

Les fluides, de même que les solides organiques, se réduisent à de moindres proportions. Le sang, dont les matériaux ne se renouvellent plus qu'aux dépens des propres matériaux de l'organisme qui se décompose de toutes parts, éprouve une diminution de quantité fort appréciable, qu'on ne soupçonnerait pas, du reste, le plus souvent, si l'on prenait en considération l'état des muqueuses apparentes. Les vaisseaux s'affaissent; ceux qui sont ordinairement gonflés sous la peau s'effacent graduellement; cette diminution est portée si loin que les animaux qui ont succombé à une longue abstinence sont presque exsangues, comme Haller et une foule d'auteurs l'ont remarqué; mais on n'est pas bien fixé sur les changements que ce liquide éprouve. On sait cependant, d'après les analyses de MM. Lecanu, Gavarret, que la quantité de ses globules diminue. Son eau et son albumine augmenteraient, d'après quelques observateurs. Dans quelques cas, sa composition se modifie à peine. Il renferme sur les animaux gras, d'après mes observations, assez de graisse pour présenter un sérum d'une teinte opaline et beaucoup de sucre[1]. Celui du cheval qui vécut trente jours sans aliments, présenta à M. Wurtz une constitution à peu près normale. Dans tous les cas, les tissus pâlissent, se dessèchent en quelque sorte; mais ils ne deviennent point phosphorescents, ainsi que le disent certains auteurs.

La lymphe, d'après Collard de Martigny, augmenterait sensiblement de quantité pendant les quatre à cinq premiers jours de l'abstinence; cette particularité assez bizarre me paraît difficile à expliquer; je ne l'ai point constatée sur les ruminants, au canal thoracique desquels se trouvait adapté un tube donnant écoulement au chyle et à la lymphe; au contraire, la lymphe devenait de plus en plus rare, au point que l'écoulement était à peu près nul dès le troisième ou le quatrième jour.

Les fonctions se modifient très sensiblement sous l'influence de l'abstinence. La circulation se ralentit, le pouls devient petit et d'une rareté excessive, lorsqu'il n'y a point de fièvre. La respiration se ralentit dans la même proportion que la circulation. Il résulte de mes observations, que le cheval dont les déperditions s'élevaient à 2666 grammes par jour, devait consommer seulement à peu près le tiers du carbone, la moitié de l'hydrogène qu'il aurait usés dans les conditions normales. Néanmoins, d'après M. Boussingault, la quantité d'acide carbonique resterait, si ce n'est au dernier moment, ce qu'elle est dans les circonstances ordinaires. La chaleur animale baisse, d'après Chossat, et éprouve une réduction de trois dixièmes de degré toutes les vingt-quatre heures, de manière à descendre sur la fin de l'inanition à 13 ou 14 degrés au-dessous du chiffre habituel. Mais cet abaissement ne se produit pas d'une matière notable, comme je l'ai constaté sur le cheval, le chien et l'oie, si l'animal est très gras : la température se maintient alors, à 1 ou 2 degrés près, à son chiffre normal, pendant trois, quatre, cinq semaines. Le refroidissement, au contraire, est extrêmement marqué chez les animaux qui manquent de substances combustibles. Les sécrétions se tarissent, l'urine est peu abondante, surtout si les animaux sont privés de boissons; elle reste encore chargée d'une forte proportion de principes salins et de matières animales. M. Boussingault[2] y a trouvé encore chez les oiseaux de l'acide urique et Lassaigne[3], de

1. G. Colin, *Nouveau coup d'œil sur les phénomènes de la glycogénie animale* (*Recueil de médecine vétérinaire*, 1863, p. 850).

2. Boussingault, *ouvr. cité*, t. II, p. 103.

3. Lassaigne, *Journal de chimie médicale*, 1825.

l'urée, chez un fou qui avait résisté à une abstinence de dix-huit jours. Ordinairement elle cesse d'être trouble et sédimenteuse chez les herbivores ; elle devient incolore, claire, et ne laisse plus déposer de carbonates ; elle acquiert l'acidité de celle des animaux qui se nourrissent de chair ; son acide hippurique est remplacé par l'acide urique. La transpiration cutanée semble perdre de son activité ; les sueurs n'apparaissent que fort rarement. Chez quelques espèces, celle du porc notamment, la matière sébacée devient abondante, visqueuse et donne à la peau un aspect repoussant ; les mamelles se flétrissent ; la lactation se suspend ; la salive visqueuse, destinée à humecter la bouche, devient épaisse et n'est plus déglutie qu'en petite quantité et à de rares intervalles ; elle ne coule plus pendant la mastication ; les sécrétions intestinales seules conservent une assez grande énergie ; la bile continue à être versée en abondance ; elle donne aux matières de l'intestin grêle du porc et du cheval une teinte jaune bien sensible ; elle colore les matières fécales des gallinacés, et le savant chimiste que je viens de citer en a reconnu l'existence dans les excréments des oiseaux ; enfin, les exhalations séro-muqueuses du tube intestinal deviennent si abondantes parfois, qu'elles déterminent une diarrhée dont l'apparition signale souvent les derniers moments de la vie des animaux qui meurent d'inanition.

Il y a dans l'abstinence deux périodes distinctes, l'une où l'animal se nourrit régulièrement aux dépens des matériaux qu'il puise en lui même, l'autre pendant laquelle il cesse de trouver dans sa propre substance des éléments suffisants pour entretenir sa température et renouveler son sang. Ces deux périodes d'inégale durée ont chacune leur physionomie propre et laissent entre elles une ligne de démarcation importante. La première dure tant que les phénomènes de l'autophagie s'accomplissent avec régularité, c'est-à-dire tant que l'absorption peut enlever une suffisante quantité de matériaux combustibles et plastiques : alors la température du corps se maintient, le sang demeure abondant et riche, la lymphe épaisse et sucrée ; c'est ce que j'ai observé pendant plusieurs semaines sur le cheval gras, l'oie, le hérisson, au début de l'engourdissement ; mais, à la seconde période, la scène change, l'absorption ne recueille plus la somme de matériaux nécessaire ; la masse du sang diminue de moitié, même des deux tiers ; le liquide s'appauvrit en globules, en fibrine, en sucre, les sécrétions tarissent, les sensations deviennent obtuses, les mouvements lents, le refroidissement est considérable.

Lorsqu'un animal est soumis à l'abstinence et tant que les choses se passent comme dans la première période, la faim n'est point éteinte et la faculté de digérer, puis d'assimiler, demeure entière. Si l'on remet, avec quelques précautions, l'animal à son régime, il reprend peu à peu ses forces et arrive bientôt à compenser ses pertes. Une fois que son sang cesse de se reconstituer comme il doit le faire, et que la température baisse fortement, la faim s'apaise, s'éteint dans un vague sentiment de souffrance ; l'animal ne cherche plus les aliments, il les refuse si on les lui présente, ou, s'il les prend encore, ses mâchoires ne les broient plus qu'avec peine ; les glandes salivaires ne les arrosent pas ; ils sont déglutis péniblement ; l'estomac, plongé dans la torpeur, se comporte comme un vase inerte, il ne verse plus sur eux le suc dissolvant ; les sécrétions intestinales ne sont plus que des mucosités chargées d'épithéliums ; la digestion est impossible et partant l'assimilation est supprimée : l'inanition suit, dès lors, sa marche fatale ; elle aboutit bientôt au refroidissement qui est le sinistre avant-coureur de l'agonie.

L'abstinence détermine, suivant ses périodes et suivant les animaux qui la supportent, certains effets généraux fort remarquables. Dans les premiers temps, les animaux sont surexcités ; le chien aboie, comme pour demander des aliments, et il en cherche partout s'il est libre ; le bœuf beugle, foule sa litière, ramasse avec la langue tous les brins de paille qui sont à sa portée ; le cochon fait entendre un grognement particulier souvent répété, et se met à ronger les planches de sa hutte et à insinuer son groin dans tous les interstices des parois de sa prison ; le loup vient hurler, dans les temps de neige, sur la lisière des bois ; les carnivores sauvages deviennent d'une extrême férocité ; les rats enfermés ensemble se mordent souvent avec une animation remarquable. Après ces premiers jours d'excitation survient un calme de plus en plus profond dont l'animal ne sort que par moments. Le chien se retire dans un coin et se couche ; il n'aboie pas et ne semble plus réclamer d'aliments. Plus tard, lorsque son affaiblissement a fait des progrès, si on lui jette un morceau de pain, il se lève, marche en chancelant ; souvent il se heurte et parfois il tombe ; ses yeux ternes, enfoncés dans les orbites, expriment la langueur et la souffrance, qu'il faut comparer aux angoisses pénibles et déchirantes des malheureux qui vont mourir de faim. Le pauvre animal, les membres à peine redressés, se précipite sur l'aliment qu'on lui a donné ; il le mâche avec lenteur, comme si ses mâchoires étaient sans forces ; on voit qu'il éprouve une grande difficulté dans la déglutition. Bientôt, il revient dans le coin où il a l'habitude de se reposer, et c'est le plus obscur de son habitation ; il s'y couche en cercle et reste indifférent à ce qui se passe autour de lui ; plus tard, il ne veut pas en sortir, même quand on lui présente de la nourriture. L'oiseau n'a pas la force de se tenir perché. Le dindon, par exemple, reste immobile et comme hébété ; ses mouvements deviennent très lents : au bout d'une abstinence de deux ou trois jours, il refuse les aliments, mais il boit encore avec avidité ; ses caroncules pâlissent et acquièrent de la flaccidité ; ses déjections sont molles et bilieuses.

La mort, qui termine le malheureux état dont nous parlons, est précédée, chez le cheval, d'un décubitus latéral plus ou moins prolongé, d'une sueur froide et de quelques convulsions de courte durée ; elle survient après un temps dont la durée varie suivant l'espèce, l'âge, l'état des animaux et les conditions diverses dans lesquelles ils peuvent se trouver.

On s'est demandé quelle pouvait être la cause prochaine de la mort qui met fin à l'abstinence. Les uns ont considéré cette cause comme étant le résultat de la diminution de la masse du sang ; les autres, Chossat, par exemple, l'ont vue dans l'abaissement de la chaleur animale ; il en est qui l'ont attribuée au défaut d'excitation du système nerveux, au manque d'éléments réparateurs. Ici, l'effet résulte évidemment de plusieurs causes : le sang appauvri est en proportion trop minime ; les tissus, déjà brûlés en partie, ne reçoivent plus de matériaux de réparation ; la respiration manque de combustibles ; la chaleur animale descend à un degré insuffisant ; l'estomac et l'intestin sont irrités ; le système nerveux est privé d'excitants assez énergiques ; tous les rouages de l'organisme sont usés. En faut-il plus pour mourir ?

L'alimentation insuffisante, de même que la diète à laquelle on soumet les malades, peut, à la longue, produire les mêmes effets que l'abstinence et avoir les mêmes suites. Elle a ce caractère toutes les fois que la nourriture n'est pas quantitativement ou qualitativement proportionnée aux besoins et aux déperditions de l'économie. Comme l'abstinence, elle menace l'organisme de ruine; elle conduit fatalement à l'inanition et à la mort, si elle fait perdre au corps la moitié de son poids primitif.

Dans le plan de la nature, elle est par moments, pour beaucoup d'animaux, un accident ordinaire, notamment pour les herbivores des régions froides ou tempérées, dont la végétation est suspendue pendant l'hiver. Ces animaux usent alors, pour suppléer à leur chétive ration, la provision de graisse qu'ils avaient amassée pendant la belle saison. Ils ne périssent qu'autant qu'ils ne trouvent pas en eux un appoint convenable à leur alimentation. C'est pour se soustraire aux inconvénients de cet état qu'un grand nombre d'espèces, parmi les mammifères, les oiseaux, les poissons, éprouvent des migrations plus ou moins étendues. Les uns passent des montagnes dans les plaines, les autres se transportent des plaines arides dans les endroits ombragés, des régions polaires dans les climats tempérés, de ceux-ci dans les pays chauds, etc.

CHAPITRE XX

DE LA PRÉHENSION DES ALIMENTS

La digestion, bien qu'elle soit une fonction essentiellement végétative, ne peut s'accomplir sans la coopération des fonctions de la vie animale. Celles-ci sont des auxiliaires indispensables à la première. Semblables à des esclaves complaisants, elles se mettent au service de toutes celles qui peuvent avoir besoin de leur secours. Ainsi, l'odorat et la vue servent à faire découvrir à l'animal les aliments qui lui conviennent, et à lui donner un premier aperçu de leurs qualités; le goût, par un essai définitif, doit les juger, les apprécier exactement, lorsque se sera effectué l'acte qu'on appelle la préhension des aliments.

Cette préhension s'opère de différentes manières, suivant l'état, la nature de l'aliment, la conformation des organes destinés à le saisir et à le faire parvenir dans la cavité buccale.

I. — PRÉHENSION DES ALIMENTS SOLIDES.

Il est des animaux dont les membres antérieurs sont, à la fois, des organes de soutien et des instruments de préhension. Ces animaux n'ayant pas, en général, une taille très élevée, leurs extrémités antérieures n'ont pas besoin d'une très grande solidité pour supporter leur part du poids du corps; elles peuvent être disposées pour se mouvoir facilement en divers sens; le radius et le cubitus, tout à fait isolés et mobiles l'un sur l'autre, sont susceptibles, par leur jeu réciproque, de produire des mouvements analogues à ceux des bras de l'homme; enfin, elles portent des doigts distincts et onguiculés, qui les transforment en mains plus ou moins parfaites : c'est ce qu'on voit chez les singes, les carnassiers et la plupart des rongeurs; mais les dispositions qui rendent les membres antérieurs aptes à servir d'organes de préhension, s'affaiblissent et se dégradent insensiblement. Déjà les carnassiers ne peuvent plus se servir de ces appendices que pour saisir, fixer et déchirer leur proie ; cependant, plusieurs rongeurs, l'écureuil, par exemple, conservent dans le bras des mouvements qui leur permettent de porter à la bouche les fruits dont ils font leur nourriture. Le rat, le loir, font arriver aussi, avec beaucoup de dextérité, leur patte sur la tête pour se débarrasser des corpuscules qui les incommodent.

C'est, du reste, en quelque sorte, par exception, que les mammifères se servent de leurs membres antérieurs comme d'organes de préhension. La plupart d'entre eux ont ces membres conformés pour faire l'office de colonnes de soutien, ce qui était indispensable chez les animaux de grande taille. Ces derniers sont généralement herbivores ; leur radius est très fort et constitue l'os principal de l'avantbras ; leur cubitus, beaucoup plus petit, est presque toujours soudé avec le premier, de sorte que les deux os ne peuvent jouer l'un sur l'autre. Il est cependant quelques exceptions à cet égard, et précisément chez les animaux où elles sembleraient devoir le moins se rencontrer. Ainsi, l'éléphant a un cubitus dont le volume est supérieur à celui du radius : son extrémité carpienne est même plus volumineuse que l'extrémité correspondante du radius, de plus, les deux os sont distincts dans toute leur étendue. Il en est à peu près de même dans le rhinocéros : néanmoins, ni dans l'un ni dans l'autre de ces pachydermes, les os de l'avant-bras ne peuvent jouer l'un sur l'autre, ni produire, par conséquent, des mouvements de pronation et de supination analogues à ceux de l'homme, des singes et des carnassiers. D'ailleurs, les animaux dont les membres antérieurs ne servent pas à la préhension des aliments, sont ordinairement ongulés, et ont quelquefois même le pied terminé par un seul doigt enfermé dans un sabot plus ou moins solide.

Quelle que soit, du reste, la conformation des extrémités, dès l'instant qu'elles ne servent pas à la préhension des aliments, d'autres organes, tels que les lèvres, la langue, les dents, les mâchoires, sont affectés à cet usage.

Le cheval et les autres solipèdes se servent de leurs lèvres et de leurs dents incisives pour prendre, soit le fourrage dans le râtelier, ou l'herbe encore fixée au sol, soit l'avoine et les substances très divisées ou pulvérulentes. Leur lèvre supérieure, longue, très mobile et d'une exquise sensibilité, sert à rassembler une touffe d'herbes et à attirer les brins de fourrage; puis, les dents incisives prennent cette touffe et la détachent ; enfin, la langue la fait parvenir dans le fond de la bouche sous les dents molaires. Ces trois parties agissent successivement, et le concours de chacune est indispensable à l'ingestion des matières alimentaires.

Il est facile, à l'aide d'une expérience de la plus grande simplicité, de mettre en évidence le rôle spécial des lèvres, des dents et de la langue. En effet, si, au moyen d'un fil assez fort traversant la lèvre supérieure, on renverse celle-ci sur le nez, en la maintenant attachée au licol, et si l'on renverse également l'inférieure sous la houpe du menton, on voit que l'animal engage l'extrémité de ses mâchoires entre les barreaux du râtelier et en tire le foin par pincées assez considérables ; mais dès qu'il vient à desserrer les dents, le fourrage n'étant plus soutenu par les lèvres, ne peut parvenir dans la bouche et tombe ; alors, le cheval en tire une nouvelle pincée, qui tombe encore, puis une troisième, et ainsi de suite ; de sorte qu'au bout d'un certain temps, il fait tomber devant lui tout le foin qui lui était donné, sans avoir pu en retenir un brin. Il n'est pas plus heureux lorsqu'il se décide à ramasser ce qui est sur le sol ou dans sa mangeoire : jamais il ne parvient à garder dans sa bouche une parcelle d'aliments, et il est aussi impuissant à retenir l'avoine qu'à faire arriver le foin sous ses molaires.

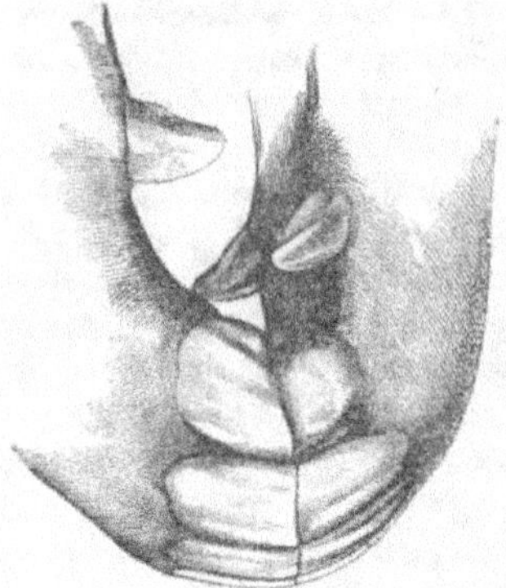

Fig. 93. — Extrémité préhensile des mâchoires du cheval.

Les lèvres sont donc indispensables à la préhension chez les solipèdes, et, si elles n'agissent pas, en vain les mâchoires saisissent le fourrage et la langue cherche à l'attirer, il ne peut être amené sous les molaires. La lèvre supérieure tire le foin quand il n'est pas fortement serré ; les deux lèvres le retiennent quand les incisives l'ont pincé et qu'elles s'écartent pour permettre à la langue de le faire pénétrer dans la cavité buccale. La supérieure a le rôle le plus important dans la préhension des aliments. Son muscle releveur propre est alors presque toujours en mouvement, par exemple, quand l'animal tire les brins de foin, les épis, dans une botte de paille ; il peut, dans ce cas, se contracter plus de cent fois par minute.

Le bœuf prend les aliments par un mode bien différent de celui des solipèdes. Ce ruminant a une lèvre supérieure courte, épaisse, peu mobile, confondue avec le mufle ; elle n'est ni assez protractile, ni assez souple pour saisir le fourrage. La mâchoire supérieure, dépourvue d'incisives, n'oppose aux incisives mobiles de l'inférieure qu'un bourrelet fibro-muqueux peu résistant. La langue devient le principal instrument destiné à saisir les aliments : longue, très protractile, susceptible de se tordre sur elle-même, recouverte supérieurement de papilles à gaines cornées, elle est parfaitement bien appropriée à l'office qu'elle doit remplir. Lorsque l'animal pâture, elle sort de la bouche, se porte latéralement, se contourne sur elle-même, embrasse une touffe d'herbe et l'attire vers l'entrée de la bouche ; cette touffe, une fois entre les incisives et le bourrelet de la mâchoire supérieure, est serrée, puis détachée de la terre par un mouvement brusque ; enfin, elle est amenée sous les dents molaires. Si le fourrage est sur le sol, l'animal l'attire simplement à l'aide de sa langue et l'amène à sa bouche sans le pincer ; s'il est dans le râtelier, elle s'insinue entre les barreaux pour le saisir. C'est également au moyen de la langue que sont prises les substances divisées, pulvérulentes, l'avoine, la farine, par exemple.

Le buffle et le bison prennent leurs aliments de la même manière que le bœuf domestique.

La chèvre et la brebis se servent déjà moins de leur langue que les bêtes bovines. Les premières, dépourvues de mufle, ont la lèvre supérieure plus mince, plus libre et plus mobile ; aussi cette lèvre commence-t-elle à remplir les usages qu'elle a chez le cheval. Les petits ruminants, le mouflon, la gazelle, les antilopes, s'en servent principalement pour prendre les aliments secs et les substances très divisées; mais lorsqu'ils sont au pâturage, ils pincent l'herbe entre le bourrelet fibro-muqueux de la mâchoire supérieure et les incisives inférieures qui sont redressées, tranchantes, et, une fois qu'ils l'ont saisie ainsi, il la coupent très près de la racine. Quant aux autres ruminants, le chameau, le dromadaire, la girafe, leur lèvre fendue, comme celle du lièvre, du lapin et de beaucoup de rongeurs, acquiert une extrême mobilité, très favorable, tant à la préhension des herbes, des fourrages, qu'au triage de ces aliments.

Le chien et le chat prennent des aliments solides à l'aide de leurs mâchoires et de leurs dents. Souvent ils fixent contre le sol, avec leurs pattes de devant, les os qu'ils rongent ou les morceaux de chair qu'ils déchirent. Leurs incisives agissent alors, les supérieures relativement aux inférieures, comme de véritables pinces coupantes, et leurs canines, longues et recourbées, déchirent ou dilacèrent la proie. La plupart des carnivores sauvages, le lion, la panthère, l'ours, se couchent en sphinx pour déchirer leur proie; ils la fixent entre les pattes de devant qui, à certains moments, se regardent par leur face palmaire et, à d'autres, demeurent dans la pronation; puis ils saisissent entre les dents les parties qu'ils coupent ou qu'ils arrachent ensuite. La langue de ces animaux, rude dans plusieurs espèces, enlève, comme le ferait une râpe, les parties adhérentes aux os; et souvent les pattes, qu'ils lèchent, à la fin du repas, déchirent elles-mêmes des lambeaux assez considérables.

Ces animaux prennent, comme nous le verrons bientôt, les liquides d'une manière toute différente.

Le porc et le sanglier, qui sont destinés à se nourrir principalement de racines charnues et de fruits, ont l'extrémité du museau transformée en un organe qu'on appelle le groin. Chez ces pachydermes, les mâchoires sont effilées, les os du nez arrivent presque au niveau des dents incisives; la cloison cartilagineuse du nez porte, entre l'épine nasale et les intermaxillaires, un petit os qu'on appelle l'os du boutoir; la lèvre supérieure se confond avec ce prolongement charnu, dans lequel sont percées les narines, prolongement mû par des muscles très forts et terminé par une sorte de disque à rebord proéminent. C'est à l'aide de cet organe que l'animal fouge le sol, le creuse, le laboure en quelque sorte, pour y chercher les racines que son odorat lui a fait découvrir: son encolure, courte et forte, lui permet de développer une grande énergie dans cet acte. Quand le porc prend ses aliments dans une auge ou à la surface du sol, on le voit toujours manifester une tendance à fouger; il enfonce le groin dans le tas pour commencer à manger dans les parties profondes. S'il est obligé de ramasser des grains ou de la farine, le groin est toujours en contact avec le sol, et il l'emploie pour attirer en arrière, amener vers l'ouverture de la bouche et vers la lèvre inférieure, courte et pointue, les parcelles qu'il veut manger, et que ses dents ne pourraient pas saisir autrement. S'il a un morceau de chair à sa disposition, il y applique souvent un pied de devant, quelquefois les dents en même temps; il le saisit entre les incisives, puis secoue la tête afin de détacher le fragment qu'il serre; si son pied vient à glisser, il le replace immédiatement, et dès qu'il a avalé la portion détachée, il en reprend une autre de la même manière. Chez la taupe, la musaraigne, le hérisson, qui ont un groin rudimentaire, cette partie fonctionne à peu près comme sur le porc.

Chez d'autres animaux, la préhension des aliments s'effectue par des moyens plus ou moins analogues à ceux que nous venons d'indiquer. Ainsi, le rhinocéros, par sa lèvre supérieure qui se projette en avant et s'allonge en pointe vers son milieu, saisit le fourrage et l'amène à l'entrée de la bouche avec une dextérité remarquable. C'est à l'aide de sa lèvre supérieure, mince et fendue, que le dromadaire, dont la langue n'a pas les papilles très rudes, saisit les fourrages et les feuilles des arbres. La girafe emploie à cet usage sa langue noire, excessivement protractile, et d'une mobilité étonnante. L'éléphant se sert de sa trompe (fig. 97), pour prendre à la surface du sol les aliments que sa bouche

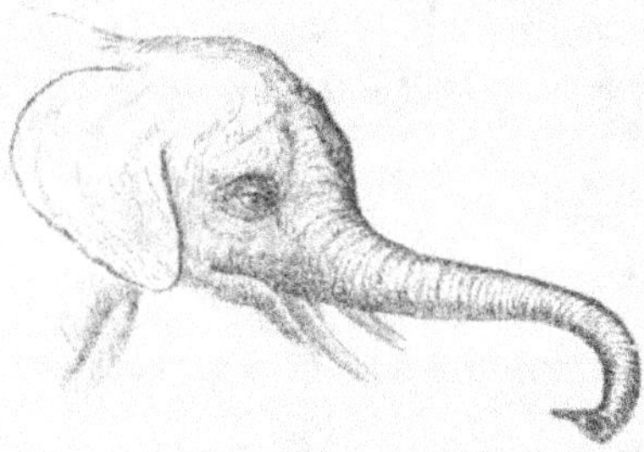

Fig. 97. — Trompe d'éléphant.

n'aurait pu atteindre à cause de la brièveté du cou. Les fourmiliers, les pangolins et autres édentés prennent, avec leur langue visqueuse, qu'ils dardent hors de la bouche, les insectes qui font leur nourriture. Divers reptiles, le caméléon, la grenouille, le crapaud, emploient aussi la leur au même office. Chez les oiseaux qui n'ont pas de mastication buccale, le bec, organe ordinaire de la préhension, est parfaitement approprié à la nature des matières dont l'animal se nourrit. Ceux qui vivent d'insectes l'ont grêle et effilé, comme un grand nombre de passereaux; ceux qui font usage de grains l'ont généralement court et obtus, ainsi que cela se voit dans les gallinacés. Les palmipèdes ont cet organe large et pourvu de dentelures; les échassiers, beaucoup plus long et plus effilé pour s'enfoncer dans la vase des rivages; enfin il est recourbé, crochu et très fort chez les oiseaux de proie qui doivent s'en servir pour déchirer les cadavres ou tuer les petits animaux. Plusieurs espèces d'oiseaux, comme la pie, ont aussi une langue protractile, susceptible d'être dardée sur les matières alimentaires et de les amener dans la cavité buccale.

Les animaux inférieurs, surtout les insectes, nous offrent des procédés fort curieux de préhension des aliments; plusieurs d'entre eux peuvent, en raison de la disposition de leur armature buccale, attaquer la peau de l'homme, des animaux et en sucer le sang. Ainsi, chez les cousins qui ont, comme la plupart des diptères, l'appareil buccal disposé pour opérer la succion, ses pièces, au nombre de cinq ou de six, sont des stylets très acérés, les uns simples, les autres dentés et une lance, logés ensemble dans une gaine fendue qui résulte de la transformation de la lèvre inférieure (fig. 98).

Les mouches ont une trompe coudée, terminée par un renflement discoïde, avec deux stylets impairs. Les hippobosques, les mélophages, qui s'attachent à la peau des animaux domestiques, ont la leur très protractile, plus ou moins cornée, avec des aiguilles. Cette trompe, quoique molle chez les poux, y est encore pourvue de stylets acérés qui piquent fortement la peau des grandes espèces. Elle est remplacée, chez la puce, par un bec avec une gaine où se meuvent deux lancettes aiguës à bords tranchants et finement dentelés.

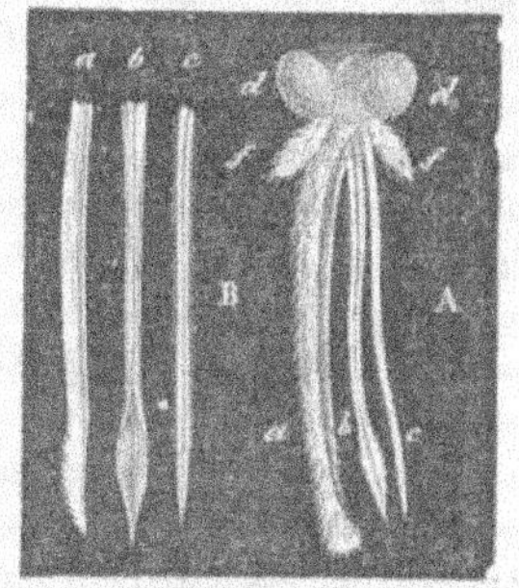

La préhension des aliments est dans quelques animaux suivie de leur emmagasinage dans la bouche ou dans des diverticules de cette cavité. Beaucoup de singes de l'ancien continent, les guenons, les cynocéphales, quelques rongeurs, tels que le hamster, l'écureuil, ont à cet effet des cavités à ouverture plus ou moins étroite creusées dans l'épaisseur des joues et tapissées par la muqueuse. Chez le hamster, où ces abajoues ont des parois musculaires, elles descendent même sur les côtés du cou et servent au transport des

Fig. 98. — Trompe du cousin (*).

grains que l'animal accumule dans son terrier. La poche membraneuse sous-mandibulaire dans laquelle le pélican entasse le poisson remplit un office analogue.

II. — PRÉHENSION DES LIQUIDES.

La préhension des liquides se fait chez les mammifères d'après plusieurs modes distincts. Je crois qu'on peut en reconnaître quatre, savoir : 1° la *succion* ou l'action de sucer, telle qu'elle s'opère chez les animaux à la mamelle ; le *pompement* ou l'action de boire, les lèvres étant immergées dans le liquide, et le vide se faisant dans la bouche par les mouvements de la langue ; 3° l'*aspiration* ou l'action de humer, dans laquelle le vide se fait non seulement dans la bouche, mais encore dans les voies respiratoires ; 4° enfin le *lappement* ou l'action de lapper, propre à certains animaux, les chats par exemple.

La *succion* est l'action par laquelle les jeunes animaux font parvenir dans leur bouche le lait de leur mère. Pour cela ils saisissent le mamelon entre les lèvres, exactement rapprochées, et souvent entre les dents : la bouche étant alors exactement fermée par les lèvres et remplie par la langue, l'animal fait mouvoir cette dernière de manière à produire, tout près du mamelon, un vide où le lait se précipite, attiré par l'aspiration et poussé par la pression atmosphérique qui s'exerce sur les mamelles. Chez l'enfant, la pointe de la langue se retire légèrement en arrière à chaque aspiration ; mais chez les solipèdes, les ruminants dont la langue demeure souvent collée entre le mamelon et les dents, le vide se fait par une diminution de volume des parties antérieure et moyenne de l'organe qui tend à s'éloigner du palais pour s'enfoncer dans l'espace intramaxillaire. La langue, tout en jouant le rôle de piston dans le corps de pompe, se meut d'une manière différente : c'est en s'amincissant et en s'éloignant du palais qu'elle produit, seulement à la partie antérieure de la bouche, le petit espace destiné à recevoir le liquide aspiré.

<hr>

(*) A, trompe : a, gaine fendue ; b, stylets réunis ou soies ; c, stylet impair ; dd, yeux ; e, tête ; f f, palpes maxillaires. — B, stylets isolés : a, un des deux stylets dentés en scie ; b, un des deux stylets terminés par une lancette ; c, lèvre supérieure.

Dans cette opération, les voies aériennes ne jouent aucun rôle, que le voile du palais soit exactement abaissé, comme on le prétend, ou qu'il ne ferme pas complètement la communication entre la bouche et le pharynx, car la base de la langue et son renflement peuvent suffisamment isoler la petite chambre antérieure de tout le reste. Lorsqu'une certaine quantité de liquide est arrivée dans la bouche, la succion s'arrête momentanément, la respiration se suspend, selon Bérard [1], le liquide est dégluti, puis la succion recommence.

La succion du sang que le furet, la belette, certaines chauves-souris exécutent, paraît devoir s'opérer, comme le pense M. Milne Edwards, par un mécanisme semblable.

Dans ce premier mode de préhension, c'est donc dans la bouche et par la bouche seulement que se fait le vide ; la respiration, comme le dit Dugès [2], n'a rien à faire à ce mécanisme, et l'on comprend sans peine que les jeunes cétacés puissent téter leur mère dans l'eau comme ils le feraient dans les conditions ordinaires.

Le *pompement* est l'action de boire, les lèvres étant plongées dans le liquide : c'est le mode ordinaire de préhension des boissons chez les solipèdes, les ruminants et la plupart des herbivores. Lorsqu'il s'opère, les animaux plongent plus ou moins l'extrémité de leur tête dans l'eau, mais jamais assez pour que les naseaux baignent dans le liquide. Il se fait, comme lors de la succion, un vide dans l'intérieur de la bouche, mais beaucoup plus ample, car la langue, s'éloignant fortement du palais, vient à chaque aspiration, remplir à demi l'espace intramaxillaire, et l'eau, pressée par l'air, monte pour remplir ce vide qui tend à se former, sans cependant se produire en réalité. Il est indispensable, dans cette circonstance, que les lèvres soient exactement rapprochées [3], au-dessus de leur partie inférieure qui est plongée dans l'eau. Si elles ne peuvent se mettre parfaitement en contact l'une avec l'autre, comme on le voit chez quelques chevaux dont la lèvre inférieure a été échancrée par la pression du mors, l'air s'engouffre avec le liquide et rend l'action de boire plus ou moins bruyante. Ce dernier effet se produit aussi lorsqu'on engage entre les lèvres un tube dont l'extrémité libre est en dehors du liquide. Le mécanisme du pompement, tel que je l'indique, rapproche beaucoup ce mode de celui de la succion. Pourtant quelques physiologistes ne l'envisagent pas ainsi. Dugès [4] prétend, par exemple, que les ruminants et les solipèdes boivent en humant, c'est-à-dire qu'ils ne forment le vide dans la bouche que par le moyen du thorax. Mais la preuve que ce vide n'est nullement le résultat, même partiel, d'une action aspiratrice de la poitrine se trouve donnée par une expérience de M. Poncet, laquelle consiste à ouvrir la trachée au milieu du cou, et à fermer avec de l'étoupe, d'une part les narines, d'autre part l'extrémité supérieure du conduit trachéal. Évidemment alors, l'intervention de la poitrine n'est pas possible ; néanmoins l'animal boit comme auparavant. On savait cela, du reste, par le fait des chevaux auxquels on a pratiqué la trachéotomie.

1. Bérard, *Cours de physiologie*, t. II, p. 509.
2. Dugès, *Traité de physiologie*, t. II, p. 361.
3. Mais il n'est pas nécessaire qu'elles soient entièrement submergées avec les commissures comme le disent quelques physiologistes.
4. Dugès, *ouvr. cité*, t. II, p. 314 et 315.

L'*aspiration*, ou l'action de humer, s'opère par suite du vide qui tend à se produire par les voies aériennes. La bouche n'est pas alors exactement fermée ni plongée entièrement dans le liquide ; elle est même assez ouverte pour que l'air soit aspiré en même temps que le liquide. Ces deux fluides pénètrent ensemble dans la cavité buccale ; tous les deux passent facilement dans le pharynx, puisque le voile du palais est soulevé ; mais arrivés là ils se séparent pour changer de route et pénétrer l'un dans le larynx, l'autre dans l'œsophage. Cette action est bruyante et saccadée ; bruyante par suite des vibrations de l'air qui s'engouffre dans la bouche avec le liquide, et saccadée, attendu que l'aspiration ne peut être prolongée un certain temps sans intervertir le rythme des mouvements respiratoires. Certains animaux prennent leurs boissons de cette manière, et quelques uns en faisant succéder, à de courts intervalles, le pompement opéré par la bouche à l'aspiration produite par le thorax. Ainsi, on voit souvent le porc pomper doucement et sans bruit l'eau de vaisselle qui remplit son auge, et un instant après la humer bruyamment, par saccades plus ou moins rapprochées.

Le *lappement* est un mode de préhension des liquides moins commun que les premiers. Il s'observe chez les carnivores, tels que le chien et surtout le chat. Ces animaux, ayant la bouche proportionnellement plus fendue que les herbivores, ne pourraient plonger leurs lèvres jusqu'aux commissures sans que leurs narines fussent en même temps immergées : c'est là, peut-être, la principale cause du mode suivant lequel ils prennent les liquides. Le chien ou le chat qui boit, darde sa langue hors de la bouche, la plonge dans le liquide par sa pointe renversée en arrière, comme ses bords ; il la retire ensuite brusquement quelque peu, en la projetant du côté des dents ; de cette manière le liquide est lancé, par petites portions, à l'entrée de la bouche, ainsi qu'il pourrait l'être par une main dont les doigts seraient fléchis vers la paume. Le lion et les autres animaux du genre *felis* lappent de la même façon, comme je m'en suis assuré dans les ménageries. En répétant très rapidement ces projections, ils ingurgitent en un moment une assez grande quantité de liquide. Néanmoins, c'est de tous les moyens que nous avons indiqués le plus lent, et il pouvait être tel sans inconvénient chez les carnivores qui, en général, boivent très peu, ainsi que chacun le sait.

La préhension des liquides offre des particularités fort remarquables dans la série animale, par suite de la disposition des parties chargées de l'effectuer ; mais quelle que soit leur configuration, ces parties fonctionnent toujours d'après l'un des modes précédemment indiqués. Ainsi, l'éléphant boit en se servant de sa trompe : dès qu'il inspire, le vide tend à se faire dans le double tuyau de cet appendice, et l'eau y monte ; puis l'animal recourbe cet organe, fait une forte expiration qui projette dans la bouche le liquide introduit dans les narines : la trompe agit absolument comme la pompe aspirante et foulante. Les oiseaux boivent, pour la plupart, d'une manière assez singulière ; ils plongent le bec dans l'eau, en remplissent leur mandibule inférieure, relèvent la tête et avalent ce qui a pénétré dans la bouche, puis ils recommencent un plus ou moins grand nombre de fois la même opération. Les ramiers, la tourterelle, ainsi que l'avait noté Aristote[1], le pigeon, d'après Pline,

---

1. Aristote, livre IX, p. 555.

et les oiseaux de proie, suivant divers observateurs modernes, ne relèvent pas le bec en buvant comme les autres animaux de leur classe. Les animaux inférieurs possèdent, pour la préhension des liquides, soit une trompe comme les guêpes, les abeilles et les autres hyménoptères, soit un suçoir, de même que les différents lépidoptères, soit une ou plusieurs ventouses comme les sangsues, les ténias. Quelques-uns, enfin, ont un appareil composé de petits stylets renfermés dans une gaîne spéciale, et d'autres, un simple tube à parois contractiles.

CHAPITRE XXI

DE LA MASTICATION

On donne ce nom à la division ou au broiement que les matières alimentaires éprouvent dans la cavité buccale par l'action des mâchoires munies de leurs dents, et mises en mouvement par des muscles spéciaux.

Cette opération, destinée à préparer les aliments à subir les modifications qui doivent leur être imprimées dans l'estomac ou l'intestin, ne s'effectue pas, à beaucoup près, chez tous les animaux. Dans les espèces inférieures, elle se fait par des pièces solides diversement disposées à l'entrée de la cavité buccale, ordinairement par des mandibules dentelées, comme chez les articulés et chez les acariens; par des crochets mobiles dans les pentastomes; par des dents cornées dans les sangsues, parmi les annélides. Chez les insectes, elle peut s'opérer d'abord à l'entrée de la bouche, pour rendre les aliments aptes à la déglutition, puis s'achever dans un gésier musculeux. Elle n'a guère lieu, parmi les vertébrés, que chez les mammifères. Les autres animaux de cet embranchement, les oiseaux, les reptiles et les poissons, bien que quelques-uns aient des dents, ne broient pas leurs aliments avant de les déglutir.

Elle est inutile aux animaux qui se nourrissent de substances liquides ou très molles, et elle n'est point indispensable à ceux qui font usage de matières animales faciles à digérer. Un très grand nombre d'animaux qui vivent de vers, de coquillages, d'insectes, de poissons ou de petits mammifères, les avalent sans les avoir préalablement divisés. Ceux, au contraire, qui vivent de matières végétales, telles que les grains, les racines, les herbes ou les fourrages desséchés, ont besoin de les ramollir, de les diviser, de les atténuer, parce qu'elles résistent beaucoup à l'action dissolvante des sucs gastriques et intestinaux. Si quelques animaux, comme les oiseaux granivores, semblent faire exception à cette règle, c'est qu'ils ont un estomac très musculeux spécialement chargé de la trituration des aliments non broyés dans la bouche. Aussi, à cause de cela, peut-on, à l'exemple de plusieurs physiologistes, reconnaître deux espèces de mastication, l'une *buccale*, volontaire, opérée par les mâchoires et les dents; l'autre, *gastrique*, involontaire, produite par un estomac organisé exceptionnellement pour remplir cet office.

La mastication, bien qu'elle soit un acte fort simple et purement mécanique, résulte de la coopération d'un grand nombre de parties dont le jeu complexe est fort varié, même parmi nos seuls animaux domestiques. Pour en faire l'étude, nous envisagerons successivement : 1° la disposition de l'appareil masticateur avec ses principales variétés ; 2° le jeu des mâchoires ; 3° l'action des dents, de la langue, des lèvres et des joues ; 4° la durée et l'utilité de cet acte préparatoire.

I. — APPAREIL MASTICATEUR.

Il se compose de trois ordres de parties, les unes passives, qui sont les os des mâchoires et les dents ; les autres actives, ou les muscles destinés à mouvoir les mâchoires ; les troisièmes auxiliaires, la langue, les lèvres, les joues, qui empêchent l'aliment de sortir de la bouche ou le ramènent entre les dents qui doivent le diviser.

Les mâchoires, dans les vertébrés, forment une sorte de pince dont les branches se meuvent verticalement et sont disposées de manière à s'écarter proportionnellement au volume de la proie à saisir, c'est-à-dire beaucoup chez les espèces carnassières, et très peu chez les herbivores. La supérieure est toujours soudée avec le crâne, l'inférieure, constituée par un os, est réellement la seule mobile.

Elles portent à leur extrémité antérieure les dents incisives, un peu plus loin les canines, et, tout à fait en arrière, les molaires. Ces trois espèces de dents ont, tout à la fois, une situation, une forme et des usages distincts. Disposées ainsi que nous le verrons bientôt, elles servent, les premières, à inciser, à couper ; les secondes, à déchirer ; les troisièmes, à écraser ou à broyer les aliments. L'existence de ces trois espèces de dents n'est pas constante chez tous les mammifères, et la forme très variable qu'elles offrent les met en harmonie avec le régime propre à chaque animal.

Les muscles moteurs des mâchoires sont ordinairement au nombre de cinq de chaque côté : le crotaphite, le masséter, les deux ptérygoïdiens et le digastrique. Il s'ajoute à ceux-là, chez les solipèdes, un sixième muscle qui est le stylo-maxillaire.

Ces organes, en général plus puissants chez les carnassiers que chez les herbivores, produisent, les uns, l'écartement, les autres, le rapprochement des mâchoires. D'autres sont spécialement chargés des mouvements d'avant en arrière et des mouvements latéraux ; enfin, il en est qui peuvent, par suite de leur disposition et de la conformation des surfaces articulaires, en opérer plusieurs à la fois.

En jetant un coup d'œil sur les parties qui forment l'appareil de la mastication, on voit que leur disposition n'est point chez les carnassiers ce qu'elle est chez les herbivores, et que, parmi ces derniers, elle offre des modifications très notables, surtout chez les rongeurs, les pachydermes, les solipèdes et les ruminants.

Chez les carnassiers les mâchoires sont généralement très courtes, car leur puissance est, comme le fait remarquer M. Milne Edwards[1], en raison directe de leur brièveté ; elles y sont pourvues de trois sortes de dents : leurs incisives sont minces, aiguës ; leurs canines longues et recourbées ; ces mâchoires sont hérissées de pointes coniques ; leur arcade zygomatique est fortement arquée et très éloignée du crâne ; leur fosse temporale large et profonde ; leurs masséters et surtout leurs crotaphites sont énormes ; le condyle maxillaire est semi-cylin-

---

1. **Milne Edwards**, *Leçons sur la physiologie et l'anatomie comparée*, t. VI, p. 306.

drique et transversal, la cavité glénoïde qui le reçoit et l'emboîte exactement est très profonde. Les mâchoires ne peuvent exécuter que des mouvement d'écartement et de rapprochement ; tous les autres leur sont impossibles. Elles sont admirablement disposées pour permettre à l'animal de saisir, tuer et déchirer sa proie, et leurs formes se modifient de manière à être constamment en rapport avec la nature des matières animales qui font la nourriture de chaque espèce carnassière.

Les herbivores ont les mâchoires ordinairement plus longues, plus faibles et plus coudées ; ils ont des incisives peu tranchantes, manquent quelquefois de canines, ou s'ils en ont, elles sont courtes, peu courbées et impropres à déchirer ; leurs molaires sont larges, à surface hérissée de lignes ou de plis d'émail, qui rendent leur table rugueuse et parfaitement disposée pour le broiement des matières végétales ; leurs fosses temporales sont moins larges et moins profondes ; leurs arcades zygomatiques courtes et faiblement arquées ; leurs muscles masséters et crotaphites, plus faibles, agissent sur les leviers moins bien disposés pour favoriser la puissance ; l'articulation temporo-maxillaire est placée bien au-dessus du niveau des dents molaires, et configurée pour permettre aux mâchoires d'exécuter, outre les mouvements d'écartement et de rapprochement, d'autres mouvements horizontaux, soit de prépulsion, de rétropulsion, soit de diduction. Mais, parmi ces derniers animaux, l'appareil masticateur offre des modifications assez remarquables et parfaitement caractérisées, qui peuvent se rattacher à trois types principaux.

L'un de ces types appartient aux rongeurs. Les mammifères de cet ordre n'ont que deux sortes de dents : deux incisives à la mâchoire supérieure et deux à l'inférieure ; point de canines, des molaires à couronne plate et à lames d'émail transversales, des fosses temporales très petites, des arcades zygomatiques faibles et peu éloignées du crâne ; leur condyle maxillaire, au lieu d'être transversal, est allongé d'avant en arrière ; la cavité glénoïde qui le reçoit forme une sorte de canal ou de gouttière dirigée dans le même sens. Tout, en un mot, dans la configuration des surfaces articulaires et dans la direction des muscles, est disposé pour permettre des mouvements très étendus d'avant en arrière et d'arrière en avant, qui constituent le principal caractère de la mastication des rongeurs.

Le second de ces types se trouve chez les ruminants. Ceux-ci ont aussi les mâchoires longues et faibles ; ils manquent, la plupart, de canines et d'incisives à la mâchoire supérieure ; leurs molaires sont à couronne plate, à croissants d'émail antéro-postérieurs ; leurs arcades zygomatiques minces ; leurs fosses temporales étroites ; le condyle, allongé transversalement, est en rapport avec une surface plane ou convexe qui lui permet de se mouvoir d'avant en arrière et latéralement. Ce sont surtout les mouvements latéraux ou de diduction qui caractérisent la mastication des animaux de cet ordre.

Enfin, le troisième type tient, en quelque sorte, le milieu entre les deux autres : on l'observe chez les pachydermes et les solipèdes. Ces derniers ont tous trois sortes de dents : la longueur de leurs mâchoires et la force des muscles sont assez variables ; mais l'articulation temporo-maxillaire est tellement disposée qu'elle permet des mouvements antéro-postérieurs, comme chez les rongeurs, et des mouvements latéraux, comme chez les ruminants ; seulement, ces deux espèces de mouvements sont moins étendus que chez les animaux dont ils caractérisent la mastication.

Maintenant que nous connaissons les dispositions essentielles de l'appareil masticateur, voyons comment il agit et de quelle manière s'exécutent ses divers mouvements.

II. — MOUVEMENTS DES MACHOIRES.

Ils peuvent être au nombre de cinq : l'*écartement*, le *rapprochement*, la *prépulsion*, la *rétropulsion* et la *diduction*. Les deux premiers appartiennent à tous les animaux, et sont les seuls qui se produisent chez les carnassiers ; les autres s'observent en plus, dans certaines limites, chez les omnivores et les herbivores.

1° Écartement. — Il est produit par l'abaissement de la mâchoire inférieure, et en partie, peut-être, chez quelques animaux, par l'élévation de la mâchoire supérieure.

Dans ce mouvement, le condyle maxillaire tourne sur son axe d'arrière en avant. Sa partie la plus postérieure qui, dans le rapprochement, touche, chez le cheval, à l'apophyse sus-condylienne, se porte en avant, et d'autant plus que l'abaissement devient lui-même plus considérable ; le sommet de l'apophyse coronoïde se projette antérieurement, s'abaisse et s'éloigne de la base de l'arcade zygomatique ; enfin, la mâchoire inférieure s'éloigne de la supérieure, en décrivant, par son extrémité libre, un arc de cercle plus ou moins étendu. Les deux mâchoires laissent alors entre elles un écartement triangulaire, d'une étendue variable, suivant les animaux. On sait que chez les carnassiers il est bien plus grand proportionnellement que chez les autres animaux, et cela devait être à cause du volume, souvent considérable de leur proie ; il est, au contraire, assez faible chez les herbivores, si ce n'est lorsqu'ils bâillent ou qu'ils respirent par la bouche, comme cela se voit sur le bœuf, même sur le cheval après la section des nerfs pneumogastriques. Dans tous les cas, il ne peut guère y avoir chez ce dernier, entre les incisives supérieures et les inférieures, qu'un écartement de 8 à 10 centimètres.

Cet écartement des mâchoires résulte, pour les herbivores, du simple abaissement de la mâchoire inférieure ; il est produit, en partie, chez les carnivores, le chien notamment, par l'élévation du crâne et de la mâchoire supérieure sur l'encolure ; car, si l'on fixe le menton d'un chien à une tige immobile, on voit encore la bouche s'ouvrir presque aussi largement qu'auparavant par la seule élévation de la mâchoire supérieure.

L'abaissement de la mâchoire inférieure est effectué, chez tous les animaux, par le muscle digastrique, et, de plus, chez les solipèdes, par un muscle particulier, le stylo-maxillaire, qui est, en réalité, une branche courte du premier. Ce muscle, qui porte toujours le nom de digastrique, bien qu'il n'ait souvent qu'un seul renflement charnu, comme chez le lièvre et le lapin, ou même point de tendon, comme chez le chien, est proportionnellement faible relativement au rôle qu'il doit remplir. Par suite de sa direction, qui est presque parallèle à la ligne des molaires et à l'axe des branches du maxillaire, et par le fait de la situation postérieure de son point fixe, il semble devoir porter un peu en arrière la mâchoire à mesure qu'il l'abaisse. Cependant, l'examen du jeu de l'articulation temporo-maxillaire démontre clairement qu'il détermine une légère projection en avant du condyle et, par conséquent, un mouvement de propulsion.

Le digastrique agit sur un levier du troisième genre. Le bras de la puissance, qui est très long, place ce muscle dans des conditions tout à fait exceptionnelles, d'autant plus avantageuses que l'écartement des mâchoires est porté plus près de ses limites. On conçoit qu'une grande étendue de bras de levier était nécessaire à un muscle généralement très grêle, et ce bras de levier semble s'allonger à mesure que le muscle perd de son volume : en effet, celui-ci s'insère bien plus en avant chez le bœuf, le mouton et le cheval, où il est petit, que chez le chien, le chat, où il est proportionnellement plus fort.

Quelques autres muscles ont été aussi considérés comme contribuant à l'abaissement de la mâchoire inférieure. On a fait jouer ce rôle chez l'homme au mylo-hyoïdien, au génio-hyoïdien et au ptérygoïdien externe ; et on a dit, à tort, que chez les animaux le sterno-maxillaire avait la même fonction.

Le poids de la mâchoire peut rendre l'abaissement plus facile chez les animaux qui ont la tête presque horizontale ou très oblique ; il est évidemment sans influence notable chez les autres.

Le digastrique est donc, en réalité, le seul muscle abaisseur de la mâchoire inférieure ; c'est l'unique antagoniste du crotaphite, du masséter et des ptérygoïdiens réunis. Il n'agit évidemment que lorsque ces derniers sont dans le relâchement ; la contraction du plus petit d'entre eux suffirait à neutraliser la sienne.

2° **Rapprochement**. — Lorsque la mâchoire inférieure, après avoir été abaissée, s'élève vers la supérieure, le condyle maxillaire tourne sur son axe d'avant en arrière ; le fond de l'échancrure corono-condylienne qui s'était éloigné du bord antérieur du condyle temporal s'en rapproche ; le sommet de l'apophyse coronoïde remonte et se porte en arrière.

A l'abaissement de la mâchoire, un seul muscle suffit ; il en faut un grand nombre pour produire son élévation, car c'est tout à la fois le poids de la mâchoire et la résistance placée entre les dents que les muscles élévateurs doivent vaincre. Ces muscles pairs sont : le *crotaphite*, le *masséter* et les deux *ptérygoïdiens* ; ils contribuent chacun, pour une part différente, à l'action commune.

Le crotaphite, qui est le muscle élévateur principal chez les carnassiers, où il surpasse, à lui seul, le volume de tous les congénères réunis, est inférieur au masséter chez les herbivores, notamment les solipèdes et les ruminants. Il remplit toute la fosse temporale, dont l'étendue est si considérable chez les premiers, et y vient rejoindre sur la ligne médiane celui du côté opposé, dont il demeure fort éloigné dans le bœuf, le porc, le lapin, etc. Né sur l'immense surface de la fosse et sur ses bords, il se continue, sans nulle démarcation en dedans de l'arcade zygomatique, avec le masséter externe qui, en réalité, n'en est que la partie inférieure. Son insertion a lieu au sommet et sur les deux faces de l'éminence coronoïde jusque tout près de la dernière molaire dans plusieurs animaux, les solipèdes par exemple. Par suite de cette disposition, il agit bien plutôt sur un levier du troisième genre que sur un levier du premier, ainsi qu'on l'a dit quelque part. En effet, cela est évident chez les animaux tels que le lièvre, le lapin, qui ont le condyle très élevé et l'apophyse coronoïde courte et placée plus bas que le condyle; cela est presque aussi sensible chez le porc, dont l'apophyse coronoïde, très courte et assez éloignée du condyle, s'élève peu au-dessus de ce dernier. Enfin, si l'on se rappelle que la majeure partie de ses fibres s'insère plus ou moins au-dessous et en avant du sommet de l'apophyse coronoïde, on sera convaincu que c'est bien sur un levier du troisième genre qu'il agit : le point d'appui ou le centre du mouvement est à l'articulation, la puissance en avant de celle-ci, et la résistance sous les incisives ou les molaires. Néanmoins, comme une certaine quantité de fibres s'insèrent au sommet de l'apophyse, elles agissent sur un levier du premier genre. On conçoit, du reste, que plus l'apophyse sera large et éloignée du condyle, plus la puissance du crotaphite sera favorisée, c'est ce qui arrive effectivement chez les animaux carnassiers.

Ce muscle, très énergique en raison du nombre considérable des fibres qui naissent d'une surface très étendue, n'est pas seulement un élévateur de la mâchoire : en raison de son obliquité générale, il contribue à la rétropulsion, soit qu'il agisse seul, soit qu'il se contracte avec celui du côté opposé; de plus, en agissant seul, il peut participer aux mouvements de diduction quand il a une portion orbitaire, comme chez le lapin et le cheval.

Le masséter est un deuxième élévateur très énergique et d'autant plus fort, suivant la remarque de Cuvier, que le crotaphite est moins développé: c'est l'élévateur principal chez les herbivores et chez les rongeurs. Il naît du bord inférieur et de la face interne de l'arcade zygomatique en se continuant avec le crotaphite; ce sont ses seuls points d'origine dans les carnivores. Il procède, en outre, de l'épine zygomatique chez les solipèdes, et du tubercule maxillaire chez les ruminants : puis s'insère dans une fosse spéciale de la face externe du maxillaire, et à l'éminence sous-condylienne dans les carnivores; sur toute la partie postérieure de la branche du maxillaire dans les autres. Ses fibres sont, pour la plupart, les antérieures surtout, obliques de haut en bas et d'avant en arrière.

Il agit toujours sur un levier du troisième genre, quelle que soit la situation de l'aliment. Ce muscle arrivant à peine, par son bord antérieur, au niveau de la dernière molaire, chez les carnassiers, et recouvrant seulement une ou deux de ces dents chez les solipèdes et les ruminants, doit, de toute évidence, agir constamment sur un levier du troisième genre, lors même que la substance à broyer est sous les dernières molaires, car a ligne d'action, ou la résultante de la contraction de ses fibres, passe bien en arrière de la dernière dent, par conséquent, entre la résistance et le point d'appui articulaire. Ce levier, représenté par le maxillaire, donne à la puissance du masséter un bras étendu du centre de l'articulation temporo-maxillaire jusqu'au niveau de la ligne d'action du muscle, tandis qu'il laisse à la résistance un autre bras constamment plus long que le premier. Celui-ci a toute la longueur de la mâchoire lorsque l'aliment est placé entre les incisives, et il diminue à mesure que cet aliment s'engage plus avant dans la bouche. La réduction graduelle du bras de la résistance, à mesure que les matières à broyer s'avancent plus près de la dernière molaire, suffit seule à accroître, dans des proportions considérables, la puissance déployée par le masséter.

Les ptérygoïdiens externe et interne, surtout le dernier, qui est ordinairement, de beaucoup, le plus considérable, sont aussi des élévateurs. Ils sont forts dans les solipèdes et les ruminants, de même que dans le lièvre et le lapin, et semblent confondus en un seul chez le chien. Leur bord antérieur étant constamment placé en arrière de la dernière molaire, ne permet pas de douter qu'ils n'agissent constamment sur un levier du troisième genre dans lequel le bras de la puissance est plus court que pour le masséter externe.

Ces deux muscles ayant leur point fixe plus rapproché de la ligne médiane que leur insertion, deviennent les agents essentiels des mouvements latéraux ; de plus, l'externe contribue en même temps à la prépulsion.

Par leur nombre et leur volume, les muscles élévateurs donnent aux mâchoires une force considérable qui croît à mesure qu'elles se raccourcissent. Elles ont chez les carnassiers, où leur longueur est à son minimum, une puissance énorme comparée à celle des mâchoires longues et coudées des herbivores ; mais il n'est pas facile de l'évaluer exactement par les moyens dont Borelli et Haller se sont servis pour l'homme. D'ailleurs, comment pourrait-on mesurer la force des mâchoires de l'hyène broyant un os, ou du lion déchirant sa proie ?

Les deux mouvements que nous venons d'examiner se produisent nécessairement dans tous les animaux. Ce sont les seuls qui s'effectuent chez les carnassiers : à ceux-là s'en ajoutent d'autres chez un grand nombre d'espèces. Nous allons les passer en revue.

3° **Prépulsion.** — Dans ce mouvement, qui est très faible chez les solipèdes et les ruminants, tandis qu'il est très étendu chez les rongeurs, le condyle maxillaire se porte en avant, glisse sur la surface glénoïde du temporal en s'éloignant de l'apophyse sus-condylienne, quand elle existe ; l'apophyse coronoïde s'éloigne aussi de la base de l'arcade zygomatique et se dirige vers la partie antérieure de la fosse temporale ; enfin, l'extrémité libre de la mâchoire inférieure vient dépasser plus ou moins celle de la mâchoire supérieure.

Ce mouvement est impossible chez les carnassiers, à cause de la disposition de la cavité glénoïde qui, par ses bords antérieur et postérieur, enclave le condyle et l'empêche de se mouvoir dans le sens antéro postérieur. Il commence à être possible dans le bœuf, le mouton, le cheval, dont la cavité glénoïde n'est pas limitée en avant, mais seulement en arrière par l'apophyse sus-condylienne. Il devient déjà assez étendu dans le porc, qui a un condyle triangulaire dont les mouvements ne sont bornés en arrière que par une petite crête. Enfin, il est porté à son maximum dans les rongeurs : chez ces derniers, tout est disposé pour le rendre aussi étendu et aussi facile que possible ; le condyle est allongé d'avant en arrière et porte un petit renflement à son extrémité antérieure ; sa cavité de réception est une gouttière allongée dans le même sens, et qui n'est point bornée ni à l'une ni à l'autre de ses extrémités.

Le mouvement de prépulsion n'a pas de muscles particuliers ; ses agents sont le masséter et le ptérygoïdien externe. Le masséter est par son bord antérieur oblique du haut en bas et d'avant en arrière ; ses fibres le sont dans le même sens, ou, en d'autres termes, son attache à l'extrémité de l'épine zygomatique est toujours antérieure à sa terminaison au maxillaire, aussi est-il le propulseur par excellence. Cette obliquité, qui existe déjà chez les carnassiers, comme si elle devait y servir à quelque chose, est surtout très grande dans le bœuf et les rongeurs ; elle permet au masséter de tirer en avant la mâchoire inférieure, en même temps qu'il l'élève vers la supérieure, et de déterminer, par conséquent, la prépulsion, quand le jeu du condyle n'est pas mécaniquement limité en avant. Le ptérygoïdien externe, qui naît en dehors des apophyses ptérygoïdes, et qui se porte à la face interne du maxillaire tout près du condyle, dans un point postérieur à son origine, est aussi incontestablement un agent de prépulsion. On pourrait même considérer ce muscle comme un organe spécial de ce mouvement, bien qu'il serve aussi à l'élévation et à la diduction.

4° **Rétropulsion**. — Après que la mâchoire inférieure a été portée horizontalement en avant, elle est ramenée en arrière : l'apophyse coronoïde se rapproche de la base de l'arcade, et le condyle vient heurter ce qu'on appelle, chez les solipèdes, l'éminence sus-condylienne. Ce mouvement, diamétralement opposé à celui de la prépulsion, en est une conséquence obligée ; ils alternent nécessairement l'un avec l'autre, comme l'écartement alterne avec le rapprochement.

Il semble, à première vue, que le digastrique et le stylo-maxillaire soient les agents destinés à déterminer ce mouvement ; pourtant il n'en est rien, car la rétropulsion se produit lors du rapprochement des mâchoires, et ne peut, par conséquent, avoir lieu par l'action des organes chargés de l'écartement : le seul muscle qui puisse y servir est le crotaphite ; il est parfaitement disposé pour cet usage, en raison de son obliquité d'ensemble et de la situation postérieure de ses attaches immobiles, soit dans la fosse temporale, soit à la protubérance occipitale.

Les mouvements de prépulsion et de rétropulsion qui, par leur exagération, caractérisent la mastication des rongeurs, sont assez étendus et faciles à constater chez les solipèdes, surtout du côté opposé à celui sur lequel s'effectue le broiement des matières alimentaires. On voit parfaitement, lors de la mastication, le condyle du maxillaire glisser sous la peau alternativement d'avant en arrière et d'arrière en avant. Au moyen d'un petit appareil extrêmement simple, on peut mesurer exactement l'étendue de ce déplacement et la comparer à celle du même mouvement dans les autres animaux. Cet appareil se compose d'un petit arc de cercle gradué fixé par une petite tige aiguë sur l'arcade zygomatique, dans le point correspondant à l'articulation temporo-maxillaire, puis d'une aiguille recourbée à angle droit sur elle-même et implantée sous le condyle. Lorsque la mâchoire se met en mouvement, l'aiguille se porte alternativement en avant et en arrière du point où elle se trouvait placée dans l'état de repos : les degrés tracés sur le cercle donnent l'étendue métrique du déplacement dans les deux sens.

5° **Diduction.** — Le mouvement latéral ou de diduction plus ou moins prononcé chez tous les herbivores, caractérise essentiellement la mastication des ruminants. Il n'a pas lieu chez les carnivores pour trois causes : l'enclavement du condyle maxillaire dans la cavité glénoïde du temporal, la réception des molaires inférieures en dedans des supérieures et enfin l'entrecroisement des canines.

Son mécanisme n'est pas aussi simple qu'on pourrait le croire. Lorsque la diduction a lieu, la mâchoire inférieure n'éprouve pas un déplacement latéral parallèle à son axe, c'est-à-dire égal à ses deux extrémités, mais bien une déviation angulaire presque nulle en haut et très étendue au niveau des dents incisives. Voici ce qui se passe lorsque la mâchoire se porte à droite. Le condyle maxillaire gauche décrit un arc de cercle qui a son centre représenté par le condyle droit, dont le déplacement est très peu étendu ; le premier se porte en avant, abandonne une partie de la surface du temporal ; l'apophyse coronoïde gauche se projette en avant et en dedans, elle refoule fortement le coussinet adipeux de la fosse temporale ; par suite de ce mouvement, la salière gauche se creuse et se remplit alternativement, tandis que celle du côté opposé se creuse et se remplit beaucoup moins. D'autres changements se passent alors dans les parties antérieures des mâchoires ; les axes des tables molaires cessent d'être parallèles ; les molaires supérieures droites s'appliquent exactement sur les molaires inférieures du même côté, tandis que les gauches cessent de se correspondre ; enfin l'arcade incisive inférieure dépasse à droite d'un tiers et presque d'une moitié de sa largeur l'arcade supérieure ou le bourrelet qui remplace cette dernière chez les animaux ruminants. En un mot, dans ce mouvement circulaire, comme l'a appelé Ferrein, l'axe de la mâchoire inférieure croise celui de la supérieure, ce qui n'arriverait pas si la première éprouvait une déviation latérale également prononcée à son extrémité libre et à son extrémité articulaire.

Les mouvements latéraux ont ceci de remarquable qu'ils ne sont pas alternatifs c'est-à-dire que la mâchoire inférieure ne se porte pas successivement à gauche, puis à droite de la supérieure, et ainsi de suite. Quand un cheval mange, si la mâchoire inférieure se porte à droite de la supérieure, elle revient dans sa position sans dépasser la dernière à gauche, puis se dévie à droite, et ainsi pendant un quart d'heure, une demi-heure, après quoi la direction change. Il en est de de même chez le bœuf pour la première mastication et pour celle qui a lieu pendant la rumination ; mais nous verrons, en traitant de cette fonction, que certains ruminants, tels que le chameau, font exception à cette règle.

Il importe de remarquer ici que ce mouvement latéral est plus prononcé ou plus étendu qu'il ne le paraît chez les solipèdes. Ce qui contribue à le rendre moins sensible chez ces derniers, ce sont les lèvres qui cachent, par leur longueur, les dents incisives, tandis que leur brièveté laisse voir plus distinctement le jeu des deux mâchoires dans les ruminants ; mais quand on soulève la lèvre supérieure et qu'on abaisse la lèvre inférieure d'un cheval qui mange, on s'assure que l'arcade incisive dépasse, soit à droite, soit à gauche, l'arcade supérieure au moins du tiers de sa largeur, quelquefois même de la moitié. Le déplacement latéral est, je le répète, bien plus sensible chez les ruminants, mais il n'est pas beaucoup plus étendu que chez les solipèdes.

Les mouvements latéraux, dont le mécanisme est fort irrégulier, ont pour agents essentiels les ptérygoïdiens, qui se contractent alternativement, ceux d'un côté, puis ceux du côté opposé. Il est facile de se rendre compte de leur action, si l'on se rappelle que leur extrémité fixe est beaucoup plus rapprochée de la ligne médiane que leur extrémité mobile ou maxillaire : car il n'y a, en moyenne, dans le bœuf, que 2 centimètres du plan médian aux apophyses ptérygoïdes, tandis qu'il y a 7 à 8 centimètres de ce plan au point de leur insertion. Le ptérygoïdien interne joue le rôle principal ; l'externe, qui est fort petit chez les ruminants, est accessoire. Lorsque, dans la diduction, la mâchoire inférieure se porte à droite, c'est le ptérygoïdien gauche qui se contracte, et réciproquement. Il est évident que si les muscles des deux côtés agissaient ensemble et avec une égale intensité, il n'y aurait pas de mouvement latéral.

Les masséters peuvent aussi prendre part à la diduction, puisque leur point fixe est plus éloigné du plan médian que leur terminaison ; mais comme il n'y a pas à cet égard une différence très grande, et comme cette différence n'existe pas pour tous les animaux, ces muscles ne participent aux mouvements latéraux que dans des limites très étroites ; toutefois, lorsque cela a lieu, le masséter qui contribue à la diduction est précisément celui du côté vers lequel la mâchoire se porte La partie orbitaire du crotaphite, qui vient s'insérer en dedans et en bas de l'éminence coronoïde, concourt aussi, sans aucun doute, à la production du mouvement latéral.

Cette action asymétrique de plusieurs muscles moteurs des mâchoires est fort remarquable, notamment en ce qui concerne les solipèdes et la généralité des ruminants dont la mastication demeure unilatérale pendant des périodes assez longues ; car elle suppose, de la part des muscles d'un côté, une contraction renouvelée à chaque coup de dent, alors que ceux du côté opposé demeurent relâchés ou tout au moins ne se contractent que faiblement. Elle prend un autre caractère chez le dromadaire, par exemple, où la mâchoire inférieure dépasse alternativement à droite et à gauche la supérieure. Ici évidemment les muscles d'un côté alternent avec ceux du côté opposé.

III. — ACTION DES DENTS.

Les dents sont les organes passifs les plus essentiels à la mastication : leur nombre, leur forme, leur structure même, et leur action varient beaucoup suivant les animaux.

Les carnivores possèdent trois sortes de dents. Les incisives, plus ou moins aiguës et tranchantes, portent à leur extrémité libre trois pointes inégales qui leur donnent une certaine ressemblance avec le haut d'une fleur de lis : les deux médianes sont plus petites que les deux moyennes, et celles-ci plus petites que celles des coins. Les molaires, en nombre variable, augmentent de volume de la première à la pénultième ou l'antépénultième, qu'on appelle la carnassière : celle-ci large et à plusieurs lobes vers son bord externe, est suivie d'une ou de deux tuberculeuses plus ou moins grandes. Chez le chien, les trois premières molaires supérieures ne touchent pas les quatre premières inférieures qui leur correspondent ; elles s'en tiennent toujours à une distance plus ou moins considérable quel que soit le degré de rapprochement des mâchoires. Le lobe supérieur de la carnassière d'en bas vient appuyer sur le talon de la première tuberculeuse supérieure.

Les dents des carnivores, qui s'usent à peine, d'après la remarque fort exacte de Cuvier, conservent, les incisives exceptées, leur forme et l'acuité de leurs pointes. Les unes, telles que les incisives, les canines et les premières molaires, servent à la préhension et à la division des substances alimentaires ; et les dermières sont exclusivement réservées à ce dernier office. Les incisives agissent comme de véritables pinces coupantes dont les mors s'affrontent, et les molaires comme des ciseaux dont les lames passent l'une à côté de l'autre en se touchant; car la mâchoire inférieure étant en arrière plus étroite que la supérieure, les molaires d'en bas viennent glisser en dedans des molaires d'en haut. Les dernières d'entre elles, lorsqu'elles sont tuberculeuses, comme chez le chien, le loup, l'ours, l'hyène, servent au broiement des substances végétales ou des os.

L'ours, d'après Cuvier, n'a pas de carnassières proprement dites; il possède deux tuberculeuses de chaque côté à la mâchoire supérieure et trois à l'inférieure; aussi ce plantigrade se nourrit-il en grande partie de racines et de fruits charnus. Les pointes des molaires sont déjà très aiguës chez les chats, qui ont une seule tuberculeuse fort petite à la mâchoire supérieure; aussi ces animaux, même le lion et la panthère, ne brisent-ils les os qu'avec une extrême précaution; elles sont encore plus fines et plus acérées chez ceux qui, comme la taupe et la chauve-souris, vivent de vers ou d'insectes.

Le système dentaire des herbivores est disposé d'une manière toute différente.

Les six incisives que les solipèdes portent à chaque mâchoire ont dans le principe une cavité entourée d'émail, qui disparaît bientôt par l'usure de ses rebords, et laisse une surface de frottement assez large, successivement ovale, ronde, triangulaire, etc.; elles servent à pincer le fourrage dans le râtelier et à couper l'herbe. Ces dents préhensiles n'existent, dans la plupart des ruminants, qu'à la mâchoire inférieure; elles y sont si faiblement implantées qu'elles jouissent toujours d'une mobilité remarquable, leur table y est fortement inclinée et leur bord antérieur plus ou moins tranchant.

Les molaires de ces deux ordres de mammifères forment en bas deux arcades plus étroites et plus rapprochées à la mâchoire inférieure qu'à la supérieure; leur partie libre, assez régulièrement prismatique, possède une surface de frottement inégale, sur laquelle les rubans d'émail dessinent des reliefs en croissants plus ou moins réguliers dirigés d'avant en arrière. Ces dents, contrairement à ce qui s'observe dans les carnivores, s'usent beaucoup: aussi leur partie libre est-elle très longue, et leur croissance se continue-t-elle jusqu'à un âge fort avancé. La prolongation des lames d'émail jusqu'à la racine et la différence de dureté qui existe entre la substance de ces lames et celle de l'ivoire sont les deux causes qui déterminent, à tous les âges de la vie, une inégalité constante de la surface de frottement, inégalité dont la permanence, compatible avec l'usure des dents, fait de ces organes « des meules qui se repiquent d'elles-mêmes, » comme le disait Cuvier. Sans cette remarquable disposition, les molaires à couronne plate des herbivores ne pourraient atténuer et réduire en petites parcelles les matières alimentaires, elles ne feraient que les écraser : la mastication des fourrages resterait fort incomplète.

Les tables des molaires ont encore ceci de très remarquable que les inférieures sont inclinées en dehors et les supérieures en dedans. Les premières, moins larges que les secondes, offrent en moyenne pour chacune, dans le cheval, une étendue superficielle de 28 centimètres 62 millimètres carrés; et celles-ci une surface de 38 centimètres 40 millimètres carrés. Leur étendue est égale, ou somme, de chaque côté, à celle de la surface de frottement de deux meules glissant l'une sur l'autre par leur périphérie, et ayant un diamètre commun de 6 centimètres avec une largeur à la circonférence de 1 centimètre 1/2 pour la première et de 2 centimètres pour la seconde.

Les molaires, dont le jeu est comparable à celui des meules de moulin, ou du mortier qui broie grossièrement les grains, sont disposées, chez les solipèdes et les ruminants, de manière à ne pouvoir agir en même temps des deux côtés. Cela tient à ce que les deux arcades molaires de la mâchoire supérieure sont plus écartées que celles de l'inférieure : aussi, quand les tables droites passent l'une sur l'autre, les tables gauches ne s'affrontent plus. D'ailleurs, lorsque les molaires fonctionnent, les incisives ne doivent pas se toucher, et réciproquement, pour éviter une usure inutile.

Ainsi agissent les dents, dans les deux groupes d'animaux qu'il nous importe le plus d'étudier. Ces parties éprouvent, relativement à leur jeu, des modifications infinies qu'il serait trop long d'examiner ici. Dans tous les cas, leur mode d'action, qui est purement mécanique, implique de leur part une insensibilité absolue : néanmoins, elles servent à la sensibilité comme les productions pileuses, puisqu'elles sont implantées sur des papilles fort riches en divisions nerveuses. Elles sont sensibles au froid chez nous, et probablement aussi chez les animaux ; elles transmettent aux nerfs de leurs racines la sensation de la résistance et de la pression des corps qu'elles écrasent. Leur sensibilité extrinsèque doit être plus obtuse chez les animaux qui broient des os, comme l'hyène et le chien, que chez ceux qui sont incapables d'écraser ces substances.

IV. — ACTION DE LA LANGUE.

La langue est un organe de sensibilité et de mouvement. Elle sert, à la gustation, à la préhension des aliments, à celle des boissons, à la mastication, à la déglutition, et, en outre, chez l'homme, à l'articulation des sons ou à la parole.

Sa sensibilité pendant la mastication, donne à l'animal la faculté de distinguer la saveur des aliments, d'apprécier leur degré d'atténuation, de reconnaître la situation qu'ils occupent, et le moyen d'éviter les dents. Aussi, quand, par la paralysie de la cinquième paire elle est devenue insensible, elle se fait pincer à tout instant, soit par les incisives, soit par les molaires. Sa motilité en fait une sorte de main qui attire les aliments dans la cavité buccale, les pousse sous les dents, les y ramène quand ils s'échappent, et enfin les rassemble, pour les diriger vers le pharynx, lors de la déglutition.

Pour exécuter ces différents mouvements, elle est pourvue d'un grand nombre de muscles ayant chacun un office particulier.

D'abord, elle est fixée à l'hyoïde et à la mâchoire inférieure de manière à être mue, indépendamment de l'action des muscles : ainsi, elle s'abaisse avec cette mâchoire, se meut latéralement et s'élève avec elle ; elle suit de même les mouvements de l'hyoïde, lorsque ce petit appareil osseux s'élève, s'abaisse ou se porte en arrière.

Ses mouvements particuliers sont produits par ses muscles intrinsèques et extrinsèques. Elle est tirée hors de la bouche par les génio-glosses, en arrière par les hyo-glosses supérieurs et les kérato-glosses, en arrière et en bas par les basio-glosses, de côté par ces mêmes muscles quand ceux de droite se contractent, alors que ceux de gauche sont relâchés, et réciproquement. Sa pointe se porte en haut, en bas ou latéralement ; enfin, l'organe change de forme, s'aplatit ou s'élargit ; sa face supérieure devient plane, concave ou convexe, s'applique sur le palais ou s'en éloigne, par l'action de faisceaux charnus disposés en divers sens, et que certains anatomistes ont considérés comme des muscles distincts auxquels ils ont donné des noms particuliers.

La motricité de la langue est due, comme nous l'avons vu en étudiant les fonctions des nerfs, à l'influence des hypoglosses. En effet, Panizza a observé qu'à la suite de leur section, le chien ne peut plus lapper, ni retenir dans sa gueule le pain que ses dents ont saisi, pas plus qu'il ne peut effectuer la déglutition. De même, après leur section, le mouton se trouve dans l'impossibilité de saisir l'herbe et de l'amener à la bouche. Chez tous les animaux, après la section des hypoglosses ou lors de leur paralysie, pour une cause quelconque, la langue se fait encore blesser par les dents, faute de pouvoir les éviter.

La sensibilité générale et tactile de la langue, qu'il faut bien distinguer de la sensibilité gustative dont nous avons déjà parlé, tient au nerf lingual de la cinquième paire qui se distribue au tissu musculaire et à la membrane muqueuse, tandis que l'hypoglosse se ramifie seulement dans les muscles. La sensibilité tactile peut être abolie par la section des nerfs de la cinquième paire, sans que pour cela la langue ait perdu la faculté d'être impressionnée par les matières sapides.

V. — ACTION DES LÈVRES ET DES JOUES.

Les lèvres qui concourent, chez plusieurs animaux, à la préhension des aliments, servent aussi à la mastication, en les faisant parvenir dans la bouche et en les retenant dans cette cavité. Nous avons vu déjà que le cheval, mis dans l'impossibilité de se servir de ses lèvres, peut encore bien saisir le foin dans le râtelier et le tirer avec ses dents incisives ; mais ce foin, une fois saisi, retombe dès que l'animal desserre les dents, et pas un brin ne lui en reste dans la bouche. Les joues servent également à la fonction qui nous occupe, en empêchant les aliments de fuir en dehors des arcades molaires et en les ramenant sous ces dernières à mesure qu'ils échappent à leur action ; mais quelquefois, soit faiblesse des buccinateurs (muscles molaires), soit irrégularité des dents, les aliments broyés s'accumulent à la face interne des joues, en plus ou moins grande quantité, et l'on dit que l'animal fait magasin ; particularité fréquente chez les solipèdes, et dont les ruminants ne paraissent pas offrir d'exemples.

Les muscles des lèvres et des joues tirent leur motricité des divisions du nerf facial seulement. Ces parties sont complètement paralysées quand les deux nerfs de la septième paire sont coupés. Les nerfs qui viennent de la branche sus-maxillaire de la cinquième paire n'ont aucune influence motrice sur les muscles des lèvres ni sur ceux des joues ; le nerf bucco-labial ne préside pas non plus aux mouvements de ces parties, puisque Mayo et Longet n'ont vu se produire aucune contraction dans le buccinateur des solipèdes lors de l'irritation de ce nerf.

La sensibilité dont jouissent les lèvres et les joues dépend des divisions de la branche sus-maxillaire de la cinquième paire et du nerf buccal dont nous venons de parler. On sait que les branches qui sortent du conduit maxillaire sont énormes chez le cheval, où elles vont se distribuer aux ailes du nez et aux lèvres, dont la sensibilité est exquise. La section de ces branches laisse aux parties dans lesquelles elles se rendent toute leur mobilité.

Il est à noter que la sensibilité des lèvres et des joues paraît moindre à l'extérieur dans les ruminants que chez les solipèdes ; cependant, chez les premiers, les papilles, si nombreuses et si développées que les joues offrent à leur face interne, contribuent, sans aucun doute, à donner à leur sensibilité un caractère particulier, qui est peut-être en rapport avec la rumination ou avec la mastication mérycique.

VI. — RYTHME DE LA MASTICATION.

Les caractères généraux de la mastication résultent de la configuration des mâchoires, du jeu de leurs muscles et de la forme des dents ; ils sont loin d'être les mêmes dans tous les animaux.

Chez les carnivores, les mâchoires ne peuvent exécuter que deux mouvements : l'écartement et le rapprochement ; les dents supérieures ne peuvent point glisser sur les inférieures. Aussi, la mastication s'y réduit à la section, à la dilacération et rarement au broiement des substances alimentaires. De ces trois opérations bien distinctes, la première a pour agents les incisives, la seconde, les canines, et enfin, la troisième, les dents molaires. Celle-ci, quelles que soient les formes des molaires, est ordinairement fort incomplète, car la chair s'écrase, se tasse, s'assouplit, se perce au niveau des saillies aiguës des dents ; elle ne se divise ni en parcelles ténues, ni même en petits lambeaux ; elle reste en masses assez volumineuses, qui passent aisément dans un œsophage très large et se réduisent vite en une pulpe homogène par l'action du suc gastrique. Les os, seuls, sont susceptibles d'être brisés et très divisés. Pour cela, l'animal les fait parvenir instinctivement sous les dernières dents qui sont les plus fortes et dont la surface est souvent tuberculeuse au lieu d'être hérissée de pointes. Ils ne sont écrasés que d'un seul côté à la fois, et sans grande difficulté chez les espèces qui, comme l'hyène, possèdent plusieurs tuberculeuses ; au contraire, on les voit divisés avec lenteur et avec une précaution singulière chez le lion, la panthère, dont les dernières dents ont des pointes acérées, susceptibles de s'émousser ou de se briser. Il est fort remarquable qu'alors le lion et toutes les espèces de son genre ferment plus ou moins les yeux à chaque effort des muscles préposés au rapprochement des mâchoires.

Chez les herbivores, la mastication s'effectue suivant un mode bien différent de celui qui est propre aux carnassiers ; elle s'opère par des mouvements de prépulsion, de rétropulsion et de diduction qui s'ajoutent à ceux d'écartement et de rapprochement. Les deux derniers eussent été insuffisants pour produire une division complète des substances herbacées. En effet, si les mâchoires du cheval et du bœuf, munies de leurs dents à couronne plate, n'eussent exécuté que les deux mouvements propres aux carnassiers, les herbes sèches et même les fourrages verts se seraient simplement assouplis, froissés; mais ils n'auraient pu se réduire en petites parcelles; ils se seraient aplatis, comme sous une meule dont la pression la plus forte n'opère jamais qu'un écrasement sans division. Le frottement des dents, soit dans le sens antéro-postérieur, soit dans le sens latéral, est donc d'une indispensable nécessité pour les herbivores; aussi y existe-t-il toujours.

Ce n'est pas tout. Les mâchoires des herbivores ont une disposition telle que le broiement des matières alimentaires ne peut s'effectuer en même temps des deux côtés. Camper avait déjà noté que la mâchoire inférieure de ces animaux est plus étroite dans toutes les espèces que la supérieure; mais il n'avait pas trouvé la signification de ce fait anatomique. Or, par suite de l'étroitesse de la mâchoire inférieure, les molaires ne peuvent se correspondre simultanément des deux côtés à la fois. Lorsque les droites se touchent, les gauches ne s'affrontent plus, et réciproquement. Il en résulte que, chez ces mammifères, la mastication doit être unilatérale.

Aussi, pendant que les solipèdes et les ruminants mangent, on voit, à certains moments, la mâchoire inférieure se porter, à chaque coup de dents, à droite de la supérieure; puis, à d'autres moments, se porter en sens opposé. Si la déviation a lieu à droite, par exemple, elle peut conserver cette direction durant une période d'un quart d'heure, d'une demi-heure, même d'une heure; la mâchoire inférieure se porte à droite de la supérieure et revient à sa situation normale sans la dépasser à gauche; les molaires droites frottent, celles d'en haut sur celles d'en bas, et écrasent les aliments qui sont entre elles. Alors, les molaires gauches ne se correspondent point, et il n'y a point d'aliments entre leurs tables. Le contraire a lieu lorsque la déviation s'opère à gauche.

Lorsque l'animal mâche à droite, on voit : 1° que la mâchoire inférieure se porte à droite bien en dehors de la supérieure; 2° que le condyle maxillaire gauche éprouve un déplacement plus étendu que l'autre, et qu'enfin, la salière gauche se boursoufle, chez les solipèdes, beaucoup plus fortement que celle du côté sur lequel la mastication s'opère. L'inverse a lieu également lorsque l'animal mâche à gauche. Il est à noter que cette particularité, qu'on n'avait même pas soupçonnée, coïncide avec l'un des phénomènes les plus remarquables de la sécrétion des glandes salivaires, c'est-à-dire avec une sécrétion parotidienne beaucoup plus abondante du côté sur lequel se fait la mastication que du côté opposé.

L'unilatéralité de la mastication n'est point exceptionnelle ou propre à quelques herbivores. Elle est évidente chez le cheval, l'âne, le mulet, le dauw, l'hémione, le zèbre, le rhinocéros, le bœuf, le buffle, le bison, le cerf, l'antilope, le mouton, la chèvre et tous les autres ruminants. Je ne sais si elle existe chez les rongeurs herbivores, le lièvre et le lapin, par exemple.

La durée de la mastication et son degré de perfection varient à l'infini, suivant les animaux, leur âge, l'état et la nature des aliments.

Les carnassiers mâchent très peu leur proie; ils avalent des morceaux de chair très volumineux, après les avoir aplatis, dilacérés en quelques coups de dents. Une division très grande de ces substances est rendue impossible par le mode d'action des dents et des mâchoires; elle serait, du reste, peu utile, puisque les matières animales, en masses volumineuses, se dissolvent très bien dans le suc gastrique.

Les herbivores, au contraire, ont besoin de diviser, de réduire en petites parcelles leurs aliments, pour en faire des pelotes capables d'être déglaties, et ensuite pour les digérer; mais cette division ne devient suffisamment parfaite qu'après une mastication d'assez longue durée.

Les herbivores qui ne ruminent pas et qui, par conséquent, mâchent une seule fois leurs aliments, mangent avec lenteur. Il faut, en moyenne, à un cheval de taille ordinaire, une heure et quart pour manger 2 kilogrammes de foin sec, dont il fait de 60 à 65 bols. Un gros cheval mit une heure à prendre cette quantité et en fit 60 bols; un second, une heure douze minutes et en fit 95; un troisième, une heure et demie pour la même quantité, dont il fit 120 bols; enfin, un quatrième, très petit, employa une heure quarante-quatre minutes et fit 150 bols. En moyenne, on peut dire que le cheval met quarante-cinq secondes pour broyer une trentaine de grammes de foin, en donnant de soixante-dix à quatre-vingts coups de dents par minute.

Le nombre des coups de dents est doublé, et quelquefois triplé lorsque, par suite de la perte de la salive, les aliments ne sont pas convenablement humectés, comme le prouve du reste, le tableau suivant:

TOUTE LA SALIVE COULE DANS LA BOUCHE			LA SALIVE D'UNE PAROTIDE COULE A L'EXTÉRIEUR			LA SALIVE DES DEUX PAROTIDES COULE A L'EXTÉRIEUR		
N⁰ˢ des bols.	DURÉE de la mastication ou d'un bol.	NOMBRE des coups de dents.	N⁰ˢ des bols.	DURÉE de la mastication.	NOMBRE des coups de dents.	N⁰ˢ des bols.	DURÉE de la mastication.	NOMBRE des coups de dents.
	Secondes.			Secondes.			Secondes.	
1	25	39	1	30	33	1	45	38
2	33	42	2	29	30	2	43	47
3	25	31	3	37	44	3	35	35
4	27	36	4	33	36	4	80	79
5	30	39	5	47	42	5	115	111
6	35	41	6	45	38	6	60	63
7	25	37	7	23	33	7	110	101
8	25	34	8	33	35	8	105	95
9	42	47	9	40	45	9	110	101
10	40	40	10	25	30	10	65	68

Chez les ruminants, la première mastication, qui est très incomplète, est beaucoup plus rapide que celle des solipèdes. Le bœuf n'emploie, en moyenne, qu'un tiers de minute à broyer un bol plus volumineux que celui du cheval préparé en une minute; mais la seconde mastication est, chez cet animal, très ralentie comme nous le verrons plus tard.

La mastication devient lente et de moins en moins parfaite à mesure que les herbivores avancent en âge; l'usure et l'irrégularité des dents sont les principales causes qui la rendent difficile chez les vieux animaux, car il arrive un moment où les lames d'émail ne forment plus que de très légères saillies à la surface de frottement qui, même quelquefois, devient tout à fait lisse. Il est à noter que, chez les solipèdes, les molaires s'usent généralement plus vite que les incisives : aussi les premières ne parviennent à rester en contact, les supérieures avec les inférieures, que par suite de l'horizontalité acquise par les incisives. Sans ce changement de direction, il faudrait que les incisives éprouvassent une usure proportionnelle à celle des molaires, et c'est aussi ce qui arrive souvent.

L'acte que nous venons d'étudier a une très grande importance chez les herbivores et les granivores. Lorsque, grâce au bon état des dents, il s'effectue aussi complètement que possible, les fourrages très divisés et les grains finement moulus se laissent imprégner des sucs digestifs et cèdent la plus grande partie de leurs principes nutritifs. Quand, au contraire, par le fait de la disparition des lignes d'émail et de l'irrégularité des arcades dentaires, les dents n'effectuent plus qu'une division grossière, les aliments conservent dans leur trame une forte partie de leurs matières solubles; les fourrages aplatis se tassent dans les renflements de l'intestin, obstruent souvent ses détroits; l'avoine a une partie de ses grains presque intacts; l'animal se fatigue les organes digestifs, se nourrit mal et contracte de graves indigestions. On sait combien chez l'homme l'imperfection de la mastication aggrave les infirmités qui accompagnent ordinairement la vieillesse.

CHAPITRE XXII

DE L'INSALIVATION

Pendant que les matières alimentaires parvenues à la bouche y sont divisées et broyées par les dents, elles s'imprègnent d'un liquide destiné à les ramollir, à faciliter leur action sur l'organe du goût, à les préparer à être dégluties, et enfin, à leur faire subir déjà quelques modifications préliminaires à celles qu'elles doivent éprouver dans les parties profondes de l'appareil digestif.

I. — APPAREIL SALIVAIRE.

Les glandes chargées de préparer les fluides salivaires et de les verser dans la cavité buccale, commencent à apparaître, chez les invertébrés, sous la forme tubuleuse, commune à toutes les glandes des animaux à circulation imparfaite; elles se présentent chez les insectes sous l'aspect de petits tubes ramifiés, ouverts dans la bouche ou la partie supérieure de l'œsophage, et prennent chez les mollusques le caractère lobulé qui les distingue dans les vertébrés. Très peu volumineuses ou presque nulles chez les poissons qui ne mâchent guère leurs aliments, d'ailleurs suffisamment imprégnés d'eau, elles se dessinent mieux chez les reptiles où elles se modifient quelquefois comme chez la vipère, les crotales, pour produire un liquide venimeux; enfin, elles arrivent à leur maximum de développement chez les mammifères, notamment dans les espèces dont les aliments doivent éprouver, par l'action des dents, une division très complète, tandis qu'elles demeurent rudimentaires dans les cétacés qui avalent leur proie entière, et chez les phoques qui la divisent à peine.

L'appareil salivaire des mammifères comprend deux parotides, deux maxillaires et deux sublinguales qui sont parfaitement circonscrites, puis les glandes molaires, distinguées en supérieures et en inférieures, et enfin, les glandules sous-muqueuses, disséminées autour de la langue, à la face interne des joues et des lèvres. Ces diverses glandes ont été rapportées par Duvernoy, à deux groupes appelés, l'un, le système salivaire antérieur, formé par les maxillaires et les sublinguales, dont les canaux s'ouvrent à l'entrée de la cavité, tout près des incisives ; l'autre, le système salivaire postérieur, composé des parotides qui versent le produit de leur sécrétion dans la partie moyenne de la bouche au niveau des dents molaires. Cette distinction ingénieuse est appuyée par les résultats de l'expérimentation. Nous

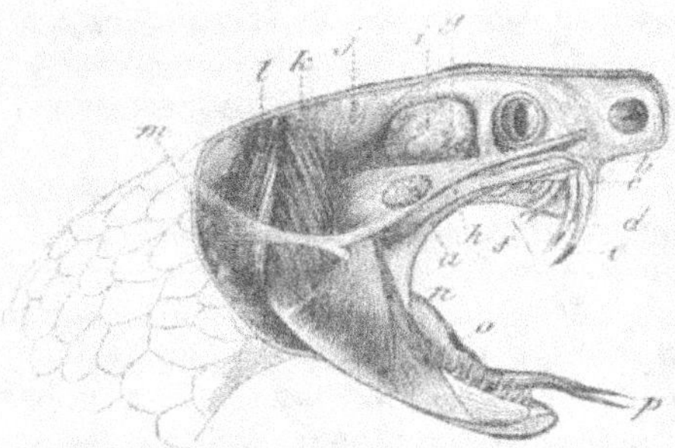

Fig. 99. — Tête de vipère (*).

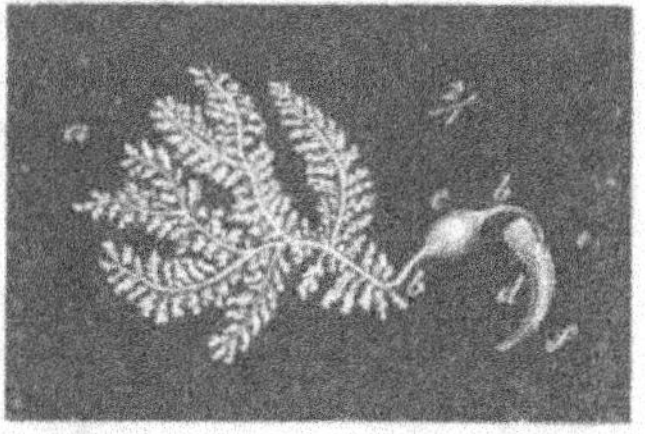

Fig. 100. — Appareil à venin isolé (**).

verrons bientôt, en effet, que ces deux systèmes fonctionnent chacun suivant des lois spéciales, et que l'un fournit une salive dont les caractères et les propriétés diffèrent très sensiblement de la salive de l'autre.

Les glandes salivaires, peu volumineuses dans les carnivores dont la mastication est incomplète et qui font usage d'aliments contenant une forte proportion d'eau, sont beaucoup plus grandes chez les herbivores qui vivent de substances devant être parfaitement divisées et très délayées : aussi les voit-on arriver à leur degré extrême de développement dans les rongeurs, les pachydermes, les solipèdes et les ruminants.

Parmi les mammifères, on peut reconnaître, en combinant les données de l'anatomie comparée, que ces deux systèmes n'ont point, l'un par rapport à l'autre, un développement proportionnel dans toutes les espèces. Le système antérieur ou celui des glandes à salive visqueuse, prédomine sur l'autre ou l'égale : 1° dans les carnassiers, le chien, le chat, les chauves-souris ; 2° dans les animaux aquatiques dont les aliments, déjà suffisamment humectés, ont surtout besoin d'être enduits de mucosités propres à faciliter la déglutition ; 3° enfin, chez ceux qui n'ont pas ou presque pas de mastication, comme le fourmilier, le taton, l'échidné. Le

(*) a, glande à venin ; b, son canal excréteur se terminant en c à la base du crochet ; d, crochet principal ; f, crochet de remplacement ; g, h, etc., muscles et autres parties de la tête. (Moquin-Tandon.)

(**) a, glande isolée ; b, b, son canal ; c, son réservoir ; d, crochet à la cannelure duquel aboutit le canal excréteur.

système postérieur, au contraire, dépasse de beaucoup le premier dans les animaux herbivores, notamment dans ceux qui ne jouissent pas de la faculté de ruminer.

Les glandes qui, par leur ensemble, forment chacun de ces deux systèmes, ne sont pas toutes développées dans la même proportion. Dans le système antérieur, composé des maxillaires et des sublinguales, auxquelles j'ajouterai les molaires supérieures ou glandes de Nuck, il arrive souvent que les sublinguales sont fort petites, alors que les maxillaires sont très grandes : ainsi les premières manquent chez le chien, où les secondes sont énormes ; elles sont rudimentaires chez le dromadaire, tandis qu'elles deviennent très volumineuses et même doubles dans certains ruminants, le bœuf et la brebis, par exemple. La présence, l'absence ou l'atrophie de l'une d'elles sont des circonstances peu importantes, puisque celles qui restent peuvent, par suite d'un développement exagéré, suppléer les absentes, d'autant mieux qu'elles fonctionnent d'après un mode uniforme et qu'elles donnent des produits de même nature. Dans le système postérieur, composé des parotides et des molaires inférieures, il arrive que celles-ci sont grandes, alors que celles-là ne présentent pas tout le volume qu'elles sembleraient devoir acquérir, comme chez les ruminants domestiques, par exemple ; de même quand les parotides sont énormes, comme chez les solipèdes, les molaires inférieures sont rudimentaires.

Les deux systèmes étant, jusqu'à un certain point, indépendants l'un de l'autre, il peut arriver que le moins nécessaire disparaisse et que le plus utile persiste ; c'est aussi ce qui a lieu dans les oiseaux : le système antérieur à salive visqueuse conserve, dans un grand nombre d'espèces, des proportions considérables, tandis que l'autre n'offre pas, chez la généralité, de traces appréciables de son existence. Il faut que le premier persiste, car il donne la salive dont le principal usage est « d'humecter la bouche et d'enduire les substances alimentaires, pour les faire glisser dans l'œsophage et en faciliter la déglutition [1]. »

Il est facile de voir, du reste, en comparant entre eux des animaux d'un même groupe, que les glandes salivaires offrent des variations très étendues, en rapport avec la nature des aliments et le mode de mastication. Ainsi, en mettant en regard les rongeurs qui vivent d'herbes avec les rongeurs omnivores, les solipèdes avec les ruminants, on est frappé de différences notables dont la raison physiologique n'est pas introuvable.

Parmi les mammifères herbivores, les solipèdes et les ruminants, qui font spécialement le sujet de nos études, sont, suivant la remarque de Cuvier, les animaux dont les glandes salivaires offrent le volume le plus considérable ; mais il existe entre ces deux groupes des différences très notables, tant sous le rapport du volume que sous celui du mode d'action de ces organes. Les ruminants se distinguent des solipèdes par la prééminence des glandes à salive visqueuse sur celles qui donnent la salive aqueuse. Le dromadaire, le chevreuil et le mouton même feraient exception si l'on mettait seulement en ligne de compte les trois principales glandes salivaires ; mais ils rentrent dans la règle, si l'on fait la somme de toutes les glandules de la face interne des joues, des lèvres, de la base de la langue et de l'œsophage, lesquelles sécrètent un fluide visqueux analogue à celui des sublinguales. En outre,

<hr>

1. Cuvier, *Anatomie comparée*, t. IX, 1re partie, p. 439.

les animaux qui ruminent ont des glandes dont l'ensemble représente un poids
supérieur à celui des mêmes glandes des solipèdes, comme le montrent du reste
les chiffres du tableau suivant :

Tableau synoptique du poids des glandes salivaires des animaux domestiques.

ANIMAUX	PARO-TIDES	MAXIL-LAIRES	SUBLIN-GUALES	POIDS TOTAL	RAPPORT entre le poids total et celui de chaque glande.		RAPPORT entre le poids des parotides et celui des maxillaires.
					GLANDES	NOMBRES	
	gr.	gr.	gr.	gr.			
CHEVAL.........	100	86	23	509	Parotides....	0,78	:: 1 : 0,21
					Maxillaires...	0,17	
					Sublinguales.	0,05	
ANE..........	100	38	18	156	Parotides....	0,64	:: 1 : 0,38
					Maxillaires.	0,21	
					Sublinguales.	0,12	
BŒUF.........	283	298	43	624	Parotides....	0,45	:: 1 : 0,05
					Maxillaires...	0,18	
					Sublinguales.	0,07	
DROMADAIRE .	308	100	4	412	Parotides....	0,75	:: 1 : 0,32
					Maxillaires....	0,24	
					Sublinguales.	0,01	
MOUTON	13	36	4	83	Parotides...	0,52	:: 1 : 0,84
					Maxillaires ..	0,43	
					Sublinguales.	0,05	
CHEVREUIL....	30	9	3	42	Parotides....	0 71	:: 1 : 0,30
					Maxillaires. .	0,24	
					Sublinguales.	0,07	
PORC..........	247	50	8	305	Parotides....	0,81	:: 1 : 0,20
					Maxillaires..	0,16	
					Sublinguales.	0,03	
CHIEN	12	13	»	25	Parotides....	0 48	:: 1 : 1,08
					Maxillaires ..	0,52	
CHAT..........	5	4	»	10	Parotides....	0,60	:: 1 : 0,67
					Maxillaires...	0,40	

  Si les glandes salivaires offrent, dans les divers animaux, des différences considérables, relativement à leur volume absolu et aux proportions qui existent entre
elles, elles n'en présentent pas de moins grandes sous le rapport de leur mode d'action. Leur fonction a une physionomie spéciale, nettement dessinée, dans chaque
groupe d'animaux ; elle n'est point dans les herbivores monogastriques ce qu'elle
est chez les herbivores polygastriques. Ses caractères varient dans chacune des
conditions où peuvent se trouver les animaux : elle n'est pas, lors du repas, de la

rumination, ce qu'elle est pendant l'abstinence, ou lorsque des substances excitantes sont mises en contact avec la muqueuse buccale ; enfin la salivation n'est point identique dans toutes les glandes ; la parotide ne fonctionne point comme la maxillaire, et celle-ci n'a pas une action semblable à celle de la sublinguale : chacune a sa vie propre, chacune fournit son espèce de salive; les glandes d'un côté n'agissent même pas comme celles du côté opposé. Ce sont là autant de propositions que l'expérimentation va établir.

Il n'est peut-être pas de glandes plus accessibles aux investigations que les glandes salivaires. Par le fait de leur situation, de la disposition de leurs canaux, elles peuvent, sans que leur action soit troublée, se prêter à des expériences qui deviendraient difficiles et entraineraient des perturbations considérables si elles s'appliquaient aux glandes renfermées dans les cavités splanchniques. Grâce aux heureuses conditions dans lesquelles elles se trouvent, elles permettent à l'observateur de saisir les diverses particularités de leur action, et, par conséquent, de jeter quelque lumière sur les phénomènes si obscurs des sécrétions.

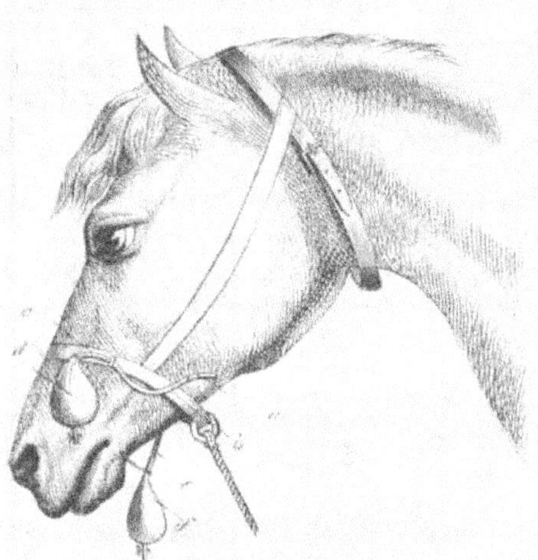

Fig. 101. — Appareil pour recueillir les fluides salivaires (*).

Pour étudier convenablement le mode d'action de ces glandes, il est nécessaire d'adapter aux canaux excréteurs des appareils propres à recevoir les produits de la sécrétion. Celui que j'ai employé (fig. 101) sur nos espèces domestiques est d'une extrême simplicité ; il permet de recueillir les quantités les plus minimes de liquides et dans toute leur pureté.

II. — SÉCRÉTION DES PAROTIDES.

Les parotides, qui forment, presque à elles seules, le système salivaire postérieur, ont une action dont toutes les particularités sont caractéristiques. Destinées à fournir la plus grande partie du liquide qui imprègne les substances alimentaires, elles sécrètent abondamment pendant le repas, mais inégalement, en alternant

(*) a, b, c, d, appareil pour l'obtention de la salive parotidienne : a, tube d'argent fixé au canal de Sténon; b, tube de caoutchouc continuant le premier ; c, tube de verre continu au précédent et fixé à la muserolle du licol ; d, ampoule de caoutchouc munie de son robinet ; e, f, appareil pour la salive maxillaire : e, tube d'argent fixé au canal de Wharton ; f, ampoule et son robinet qu'un fil soutient sous la houppe du menton. Un appareil semblable à ce dernier s'applique à la sublinguale du bœuf.

l'une avec l'autre. Elles cessent de fonctionner pendant l'abstinence, si ce n'est chez les ruminants, où leur sécrétion n'est jamais suspendue.

Au premier abord, rien ne peut faire préjuger une inégalité d'action entre la parotide d'un côté et celle du côté opposé : les deux glandes sont sensiblement égales et paraissent dans des conditions identiques ; cependant l'expérience la plus simple démontre que jamais elles ne donnent, l'une et l'autre, dans un même temps, des quantités de salive exactement semblables.

En effet, si l'on établit deux fistules parotidiennes, une de chaque côté, en prenant des tubes de même diamètre et des ampoules de même capacité, pour chacune d'elles, on observe, dès que l'animal se met à manger, que, dans une période quelconque, l'une des deux fistules donne une quantité de salive beaucoup plus considérable que l'autre. En continuant l'expérience, on voit qu'après un certain temps la glande, qui fournissait d'abord peu de salive, vient à en donner beaucoup, et que celle, au contraire, dont l'action était prédominante dans le principe, ralentit sa sécrétion ; enfin, qu'après cette première inversion, il s'en produit une seconde, et ainsi de suite avec les mêmes particularités.

Il importe ici de se rappeler que la mastication des solipèdes, de même que

TEMPS	PAROTIDE droite.	PAROTIDE gauche.	SENS de la mastication.
1er cheval.			
minutes.	gr	gr	
15	910	200	à droite.
15	580	320	à droite.
15	250	700	à gauche.
2e cheval.			
15	270	620	à gauche.
15	510	820	à gauche.
15	500	800	à gauche.
15	480	750	à gauche.
15	720	420	à droite
15	540	800	à gauche.
15	600	740	à gauche.
3e cheval.			
15	620	260	à droite.
10	320	200	à droite.
5	200	120	à droite.
15	410	230	à droite.
10	60	320	à gauche.
5	20	150	à gauche.
15	130	520	à gauche.

TEMPS	PAROTIDE droite.	PAROTIDE gauche.	SENS de la mastication.
4e cheval.			
minutes.	gr.	gr.	
5	160	85	à droite.
6	150	235	à gauche.
4	160	40	à droite.
4	115	70	à droite.
4	95	165	à gauche.
6	80	210	à gauche.
5e cheval.			
3	50	110	à gauche.
6	200	50	à droite.
4	30	100	à gauche.
5	200	30	à droite.
Âne.			
15	120	10	à droite.
15	110	60	à droite.
15	80	170	à gauche.
15	150	15	à droite.
15	30	160	à gauche.
15	55	135	à gauche.
15	50	165	à gauche.

celle des ruminants et des autres herbivores, s'effectue d'un seul côté, alternativement à droite et à gauche, de telle sorte que, pendant un quart d'heure, une demi-heure, plus ou moins, ce sont les molaires droites qui broient les aliments, après quoi les molaires gauches remplissent le même office, à l'exclusion des premières, pendant le quart d'heure ou la demi-heure qui suit. Or, lorsque l'animal mâche à droite, c'est la parotide droite qui sécrète beaucoup et l'autre qui sécrète moins ; lorsqu'il vient ensuite à mâcher à gauche, les choses changent : la glande gauche sécrète abondamment et la première ralentit son action, comme si elle s'était fatiguée dans la période précédente. Après ce premier changement dans le jeu des mâchoires, s'il en survient un second, on observe sur-le-champ, dans l'activité de chaque glande, un changement correspondant. Les inversions dans le sens de la mastication, si multipliées qu'elles puissent être, entraînent toujours, et immédiatement, des inversions parallèles dans l'activité des deux parotides. Le tableau ci-contre en donnera quelques exemples pour le cheval et l'âne.

Il n'est pas nécessaire, pour constater l'inégalité d'action des parotides, d'établir une fistule de chaque côté. Ce mode d'expérimentation la rend immédiatement saisissable, mais il détermine un ralentissement notable de la mastication et une gêne marquée de la déglutition, en laissant toutefois les deux parotides dans des conditions identiques. La rémittence deviendra manifeste dès qu'on fera une seule fistule, n'importe de quel côté. Si l'on établit cette fistule à droite, par exemple, l'animal se mettra à manger à gauche, c'est-à-dire du côté par lequel la salive parotidienne continue à affluer dans la bouche, et la mastication aura lieu dans ce sens pendant un quart d'heure, une demi-heure, et même davantage ; alors la fistule donnera très peu. Bientôt l'animal, se fatiguant de mouvoir les

1er CHEVAL			2e CHEVAL		
TEMPS	FISTULE GAUCHE	SENS de la mastication.	TEMPS	FISTULE DROITE	SENS de la mastication.
minutes.	gr.		minutes.	gr.	
15	450	à droite.	15	450	à gauche.
15	550	à droite.	15	500	à gauche.
15	1,100	à gauche.	15	460	à gauche.
15	1,020	à gauche.	15	780	à droite.
15	1,000	à gauche.	15	630	à droite.
15	370	à droite.	15	220	à gauche.
15	680	à droite.	15	500	à gauche.
15	1,000	à gauche.	15	610	à gauche.
15	520	à droite.	15	510	à gauche.

mâchoires dans la même direction, arrivera à broyer les aliments sous les molaires droites, bien que de ce côté la salive parotidienne ait cessé d'affluer dans la cavité buccale. Dès que ce changement se sera effectué, la fistule donnera écoulement à des quantités de liquide beaucoup plus considérables qu'auparavant ; enfin, à chaque nouvelle inversion du jeu des mâchoires, on notera une inversion correspondante dans l'activité de la parotide dont le canal est ouvert.

L'inégale activité des deux parotides et les oscillations alternatives que la sécrétion de chacune peut éprouver sont des particularités qui ne souffrent pas

d'exception, lors même que le sens de la mastication change vingt fois pendant
la durée d'un repas. L'inégalité devient évidente dès que les mouvements des
mâchoires conservent la même direction pendant quelques minutes. Ainsi que
chez les solipèdes, on l'observe chez les ruminants ; seulement elle y est moins
facile à reconnaître, car si l'on fait à un bœuf une seule fistule parotidienne, l'animal se met, tout d'abord, à mâcher du côté opposé, et continue ainsi sans interruption, de telle sorte que la fistule donne constamment le produit minimum de
la sécrétion. Si, au contraire, on lui en fait deux, la mastication, habituellement
si rapide, devient tellement pénible, que l'animal change le sens du mouvement
des mâchoires deux ou trois fois par minute ; il en résulte une sécrétion peu
différente pour les deux parotides ; mais l'inégalité devient manifeste pendant la
rumination et lors de l'abstinence. Il est fort probable que ce caractère de la
sécrétion parotidienne appartient à tous les animaux dont la mastication est unilatérale, comme celle des herbivores domestiques.

La cause de ces alternatives dans l'action des parotides est fort difficile à
déterminer. Elle ne peut être attribuée à une différence de volume entre les deux
glandes, puisque celles-ci sont souvent sensiblement égales, et que les variations
de l'une par rapport à l'autre ne dépassent guère un vingtième. Du reste, lors
même que l'inégalité de volume serait constante, elle ne l'expliquerait pas
davantage, car la glande la plus petite sécrète, tour à tour, des quantités de
salive supérieures ou inférieures à celles de la glande la plus volumineuse. Cette
cause se trouve-t-elle dans une différence d'excitation des deux glandes ? Mais
celles-ci ne paraissent-elles pas dans les mêmes conditions ? L'excitation produite
sur la muqueuse buccale par les aliments et transmise aux centres nerveux, est-
elle réfléchie plus sur l'une que sur l'autre ? Cela est probable.

Dans tous les cas, lorsqu'un solipède porte une seule fistule parotidienne, il
commence et continue à mâcher fort longtemps du côté par lequel la salive afflue
dans la bouche ; néanmoins, au bout d'une demi-heure, d'une heure, plus ou
moins, le sens de la mastication change, et les aliments sont broyés pendant une
certaine période du côté de la fistule, bien que là le broiement devienne plus
difficile ; mais il est rare que la mastication dure autant du côté de la fistule que
de l'autre. Les ruminants qui se trouvent dans ces conditions mangent et ruminent même presque constamment du côté dont la glande continue à verser son
produit dans la cavité buccale. Ces faits semblent indiquer que le sens de la
mastication est le point de départ de la surexcitation de l'une des deux parotides.
Du reste, ce qui peut encore faire penser qu'il en est ainsi, c'est que si, sur un
animal dont les canaux parotidiens ont été entourés de ligatures d'attente, on
vient à serrer celui du côté sur lequel a lieu la mastication, celle-ci continue à
s'opérer sans changement pendant une période plus ou moins longue. De même,
lorsque le jeu des mâchoires éprouve une inversion, celle-ci se maintient, bien
qu'on ait serré le canal primitivement libre et rétabli le cours de la salive dans
celui qui se trouvait d'abord intercepté.

Le deuxième caractère de l'action des parotides consiste dans l'insensibilité de
ces glandes à l'influence des excitants. On peut mettre en contact avec la muqueuse
buccale des sels, des acides affaiblis, des substances aromatiques, sans que les

parotides des solipèdes fournissent, lors de l'abstinence, des quantités appréciables de salive, et sans que celles des ruminants, qui sont constamment actives, éprouvent une augmentation sensible de leur sécrétion. De même, la vue et l'odeur des aliments ne peuvent, chez l'animal le plus affamé, mettre en jeu, d'une manière très notable, l'activité de ces glandes. Les fistules du cheval à jeun, mis en regard de la mangeoire pleine de foin et d'avoine, ne laissent souvent pas échapper une seule goutte de salive. Si, quelquefois elles en laissent sortir un peu, au premier moment, c'est, à ce qu'il semble, par suite des contractions provoquées dans les canaux excréteurs et non par le fait de la reprise du travail de sécrétion.

Le troisième caractère de la sécrétion parotidienne est de donner une salive limpide, très fluide, dépourvue de viscosité et très propre à pénétrer les substances alimentaires : cette salive, dont les caractères et la composition seront ultérieurement indiqués, est versée dans une proportion qui dépasse de beaucoup celle que produisent toutes les autres glandes réunies, lors même que ces dernières ont un volume supérieur à celui des parotides.

Si la sécrétion parotidienne a des caractères communs aux différents animaux, elle en a aussi qui sont propres à certains d'entre eux, et qui lui donnent une physionomie distinctive. Ainsi, elle est complètement suspendue lors de l'abstinence chez les solipèdes, tandis que, dans la même circonstance, elle conserve une activité considérable chez les ruminants, où elle se lie intimement aux phénomènes de la digestion gastrique et à ceux de la rumination : cette activité est telle, que les deux glandes donnent encore, sur le bœuf, dans les intervalles des repas de 800 à 2,400 grammes de liquide par heure.

Ainsi, l'action des parotides se dessine très nettement, soit dans ce qu'elle a de commun à tous les animaux, soit dans ce qu'elle a de particulier à chaque espèce.

1° Ces glandes sécrètent inégalement dans un temps déterminé, bien qu'elles paraissent toutes les deux soumises à des influences identiques. Elles alternent l'une avec l'autre : celle du côté sur lequel s'opère la mastication donne au moins un tiers de plus que l'autre; ordinairement le double, quelquefois le triple.

2° Lorsque le sens de la mastication vient à changer, c'est-à-dire lorsque l'animal qui broyait les aliments sous les molaires droites, vient à les broyer sous les molaires gauches, il s'opère une inversion correspondante dans la sécrétion parotidienne : la glande, qui d'abord était très active, ralentit brusquement sa sécrétion, et l'autre accélère la sienne avec la même rapidité.

3° Les alternatives d'accélération et de ralentissement dans l'action des parotides se succèdent suivant l'ordre des changements qui surviennent normalement dans le sens de la mastication : elles sont moins prononcées si ces changements se renouvellent à des intervalles de quelques minutes, que s'ils se produisent toutes les demi-heures ou toutes les heures.

4° Ces inégalités alternatives sont tellement inhérentes au mode d'action des parotides, qu'elles se manifestent encore pendant l'abstinence chez les ruminants, et durant la période assez courte de la persistance de la sécrétion, après le repas, chez les solipèdes.

5° Enfin, les parotides, destinées à produire la salive non visqueuse, sont généralement insensibles à l'action des excitants, sauf à l'action du sel marin et de quelques condiments à saveur alimentaire ; elles fonctionnent constamment chez les ruminants, et seulement pendant le repas chez les solipèdes.

Le mode de fonctionnement des parotides ne paraît pas être dans l'espèce humaine semblable à ce que nous venons de le voir chez les animaux.

En mai 1874, le docteur Prompt ayant eu l'occasion de traiter une petite fille de douze ans qui s'était blessé la parotide et le canal de Sténon, en tombant sur un vase de porcelaine brisé, me prévint de l'accident quelques jours après. Nous fîmes ensemble les constatations que je vais résumer et qui furent renouvelées, quinze jours plus tard, lors de la réouverture de l'une des fistules, sous le lobule de l'oreille droite.

1° Pendant l'abstinence le canal de Sténon paraissait toujours plein de salive, mais il ne s'en échappait rien, sauf une gouttelette, à de rares intervalles, comme de cinq en cinq minutes.

2° La vue d'un aliment faisait entrer la glande en action : un petit gâteau, d'aspect et d'odeur agréables, mis dans la main de la jeune fille, faisait aussitôt sortir quelques gouttes de salive.

3° La saveur des substances introduites dans la bouche, sans qu'il y eût ni mastication, ni même les plus légers mouvements des mâchoires, faisait sortir de la salive. Il s'en écoula, pendant qu'un petit morceau de sucre était sur la langue, six gouttes dans la première minute, quatre dans la seconde. Un grain de sel, les mâchoires demeurant immobiles, fit couler pendant qu'il fondait sept gouttes dans la première minute et neuf dans la seconde.

4° L'action des substances sapides a paru proportionnelle au degré de l'excitation produite sur le sens du goût. Une petite tranche de brioche sur la langue ne fit couler que deux gouttes de salive en une minute ; — une fraise, que deux gouttes dans la première minute et deux dans la seconde ; — une tranche de jambon, deux gouttes dans la première minute, quatre dans la suivante. Mais un bonbon anglais fit sortir, pendant qu'il fondait, toujours sur la langue, huit gouttes dans la première minute, six dans la deuxième, six dans la troisième, sept dans la quatrième. Du vinaigre porté sur la pointe de la langue, par une bandelette de linge, fit couler huit gouttes dans la première minute, six dans la suivante et encore trois gouttes dans la minute qui suivit le retrait de l'excitant.

5° La mastication d'aliments sapides a élevé la sécrétion de la parotide à son maximum. La brioche mangée lentement a fait sortir douze gouttes dans la première minute et douze ou treize dans chacune des minutes suivantes. Quelques fraises ont fait couler onze gouttes dans la première minute et quatorze dans la seconde.

Mais la mastication à vide, la mastication sans aliments, comme celle des substances sans saveur, ou les simples mouvements des mâchoires très répétés n'ont pas mis en jeu l'action de la glande. La mastication d'un ruban de toile n'a provoqué, quoique le canal fût plein, aucun écoulement pendant la première minute ; elle n'a fait sortir qu'une gouttelette à la fin de la seconde.

6° La déglutition des liquides sapides a, comme la mastication des aliments, fait couler la salive. Pendant que la jeune fille buvait très lentement, à petites gorgées séparées, du vin étendu de moitié d'eau, nous comptâmes six gouttes de salive dans la première minute, dix dans la seconde et encore trois gouttes après la déglutition de la dernière gorgée.

7° Enfin les plus légères excitations produites, soit sur le canal, soit sur la glande, surtout les excitations douloureuses, donnèrent lieu à l'écoulement de la salive.

Ces différentes constatations, faites de concert avec M. Prompt, d'abord quelques jours après l'accident, puis deux semaines plus tard, ont été vérifiées ultérieurement par lui sur un homme de 35 ans dont l'une des branches du canal de Sténon avait été divisée d'un coup de couteau. Dans celles-ci, portant sur une période de cinq semaines, les quantités de salive recueillies le plus souvent par périodes de cinq à sept minutes ont été pesées ou mesurées avec soin à l'aide de petites éprouvettes graduées. Je les réduis en gouttes de 35 milligrammes, dans le tableau suivant, pour rendre les comparaisons faciles.

CONDITIONS DE LA SÉCRÉTION.

		Quantité en gouttes par minute.
	l'abstinence	1/2 g.
	un repas de soupe	11 g.
	un repas de bouillon, pain et viande	11 g.
	l'ingestion lente d'un verre de vin ordinaire	5
	l'ingestion d'un verre de bordeaux	7
Pendant....	l'ingestion d'un verre de vin après l'usure d'une cigarette	9
	l'usure d'une cigarette	7
	la fonte du sucre sur la langue	11
	la fonte du sel sur la langue	2
	les minutes après l'ingestion du vin	3
	les minutes après la fonte du sucre	3
	les minutes après l'usure d'une cigarette	3

On voit, d'après cela, que le fonctionnement des glandes parotides a des caractères variables d'une espèce à une autre et que les généralisations proposées par Bernard, comme une de ses grandes découvertes, sont très mal fondées. Les faits constatés sur deux sujets de l'espèce humaine viennent à l'appui des vues que j'avais exposées vingt ans auparavant. Leur connaissance indiquera aux chirurgiens les conditions dans lesquelles ils devront placer leurs malades pour obtenir l'oblitération des fistules parotidiennes.

III. — SÉCRÉTION DES MAXILLAIRES.

Les glandes maxillaires, destinées à produire la salive visqueuse versée à l'entrée de la bouche, ont une action dont les attributs diffèrent essentiellement de ceux qui appartiennent à la sécrétion parotidienne.

Ces glandes, placées en arrière des dents qui n'agissent point suivant le mode unilatéral propre aux molaires des herbivores, ne paraissent pas se trouver dans des conditions qui exigent une sécrétion inégale. L'expérience démontre qu'elles fonctionnent l'une comme l'autre, et qu'elles donnent, dans un temps quelconque, une quantité de salive à peu près la même pour les deux : le sens de la mastication et les changements qu'il est susceptible d'éprouver, restent sans influence sensible sur leur activité. Il est facile de constater ce premier caractère, soit par deux, soit même par une seule fistule maxillaire.

Lorsqu'on adapte à l'un des canaux de Wharton l'appareil précédemment indiqué, on voit que la mastication a lieu tantôt à droite, tantôt à gauche, et que la sécrétion n'est pas plus abondante pendant que la mastication s'opère du côté de la fistule que lorsqu'elle se fait du côté opposé. Si l'on a établi deux fistules, on voit, pourvu que les tubes soient semblables, que les quantités de salive fournies par une glande sont, pour un même temps, sensiblement égales à celles données par l'autre. C'est ce que j'ai constaté maintes fois sur le cheval, le taureau, la vache et le bélier ; il ne saurait y avoir aucun doute à cet égard.

La sécrétion des maxillaires, très abondante pendant le repas, jouit d'une activité proportionnelle à la vitesse de la mastication, à la qualité et à la sapidité des aliments. Ainsi, son produit est beaucoup plus considérable au commencement qu'à la fin du repas ; il est également augmenté lorsque l'animal mange de l'avoine, de la farine ou d'autres substances qui lui plaisent.

Elle est presque nulle pendant l'abstinence, et en cela, elle se distingue encore de la sécrétion parotidienne, qui est alors complètement suspendue. Chez les solipèdes et les ruminants elle donne toujours, dans cette circonstance, une très petite quantité de liquide qui se mêle à la salive non visqueuse, pour être déglutie à des intervalles plus ou moins rapprochés.

Elle s'active considérablement sous l'influence des excitants mis en contact avec la muqueuse buccale, comme Claude Bernard l'a observé sur le chien. Cet effet se produit constamment, d'après mes expériences, sur nos divers animaux domestiques. Les quantités de liquide que chaque glande fournit alors sont généralement inférieures à celles qui sont sécrétées pendant le repas. Elles varient, du reste, suivant la nature des excitants, l'étendue des surfaces sur lesquelles ils agissent et les périodes de leur action ; elles diminuent graduellement à mesure qu'on s'éloigne du moment où l'excitant a été mis en contact avec la muqueuse, lors même qu'il y demeurerait appliqué ou qu'il y serait renouvelé.

La sécrétion des maxillaires n'est jamais, à beaucoup près, aussi abondante que celle des parotides, même lorsque les deux espèces de glandes ont un égal développement. Son produit est une salive épaisse, visqueuse, propre à enduire les matières alimentaires et à en faciliter la déglutition : ses propriétés physiques, sa composition et son rôle physiologique la différencient notablement de la salive parotidienne.

Enfin cette sécrétion, dont les caractères, exposés précédemment, sont communs aux divers animaux, possède quelques particularités distinctives : la plus remarquable est celle de sa suspension pendant la mastication mérycique des ruminants ; mais nous reviendrons plus loin sur cette intéressante particularité.

Ainsi, uniformité dans l'action des deux glandes, sans variations correspondant au changement du rythme de la mastication ; sécrétion abondante pendant le repas, et lorsque des substances sapides sont mises en contact avec la muqueuse buccale, sécrétion excessivement faible, mais non suspendue pendant l'abstinence, production d'une salive visqueuse très différente de celle des parotides, tels sont les caractères les plus saillants du rôle des maxillaires.

Voici un spécimen de l'activité de ces glandes pour trois de nos espèces domestiques :

| CHEVAL. | | | | VACHE. | | | BÉLIER. | | |
| FISTULE A DROITE. | | | | FISTULE A DROITE. | | | FISTULE A DROITE. | | |
Temps.	Quantités.	Sens de la mastication.	Observations. Aliments.	Temps.	Quantités.	Observations. Aliments.	Temps.	Quantités.	Observations. Aliments.
minutes.	gr.			minutes.	gr.		minutes.	gr.	
15	31	à gauche.	foin.	15	110	foin.	15	27	foin.
15	26	à gauche.	foin.	15	85	foin.	15	20	foin.
45	24	à gauche.	foin.	15	65	foin.	15	25	foin.
15	22	à gauche.	foin.	15	70	foin.	15	15	foin.
15	17	à droite..	foin.	15	80	foin.	15	26	foin.
15	23	à droite..	foin.	15	85	foin.	15	27	foin.
15	19	à droite..	foin.	13	70	foin.	15	20	foin.
15	22	à gauche.	foin.	45	60	foin.	15	24	sel marin.
15	31	à gauche.	foin.	15	90	foin.	15	4	foin.
15	50	à gauche.	avoine	15	70	sel marin	15	2	abstinence
15	23	à gauche.	foin.	15	20	genièvre	15	8	poivre.
15	26	à droite..	foin.	15	40	poivre.	15	28	sel marin.
15	26	à gauche.	foin.	15	80	poivre.	»	»	

IV. — Sécrétion des sublinguales.

La détermination du rôle des glandes dont les canaux peuvent recevoir des appareils, l'appréciation exacte des conditions, des caractères de leur sécrétion, et des relations qui existent entre l'action d'une glande et celle de toutes les autres, est une tâche facile ; mais l'étude de la sécrétion des petits amas glanduleux, dont les canaux, déliés et nombreux, sont presque inaccessibles à l'expérimentation, présente de grandes difficultés. Ce n'est, en quelque sorte, que par des artifices, des moyens indirects qu'il est possible d'arriver à un tel résultat.

Chez les solipèdes il faut procéder par voie d'élimination, faire couler à l'extérieur la salive des deux parotides et des deux maxillaires : alors, si l'animal mange, la salive qui imprègne les aliments provient des sublinguales, des molaires et des autres glandules, et s'il ne mange pas, le fluide dégluti, à des intervalles plus ou moins rapprochés, est encore cette même salive, qu'il est impossible d'obtenir directement. Ainsi, on peut voir quel est le produit total de toutes les petites glandes, et quelle est sa composition ; mais, par ce moyen, le fluide obtenu est encore un mélange de diverses salives visqueuses.

Chez les grands ruminants l'analyse expérimentale va plus loin : elle isole la la salive de la sublinguale de toutes les autres.

La sublinguale est, chez ces animaux, pourvue à sa partie inférieure d'un canal qui suit celui de la maxillaire et vient se terminer au même point. Or, ce canal supplémentaire, signalé par les auteurs des *Leçons d'anatomie comparée*, est assez grand pour qu'on puisse y placer un tube mince muni de son ampoule. Grâce à une si heureuse disposition, la petite glande a un rôle qui peut être déterminé avec autant de rigueur que celui des parotides et des maxillaires.

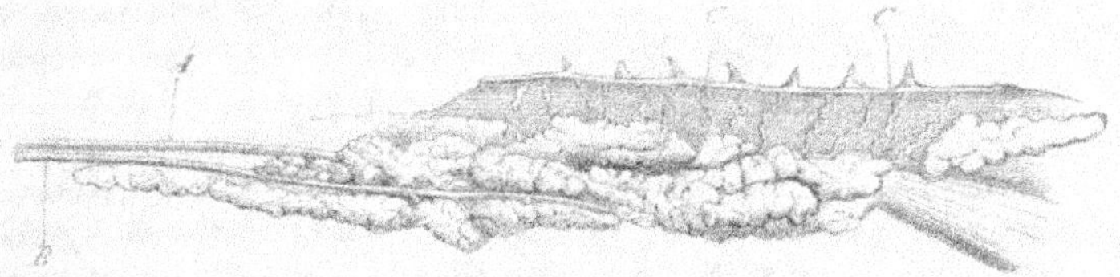

Fig. 102. — Sublinguale du bœuf (*).

Pour établir la fistule on fait, dans l'espace intramaxillaire, une incision de 4 à 5 centimètres, en arrière de la surface génienne ; on met à découvert le canal, en isolant les granulations qui le recouvrent à la face interne de la glande, puis on l'isole, et enfin on y fixe le tube.

Dès que l'opération est achevée, on voit la salive couler en un filet très fin, ordinairement non interrompu ; cette salive est si visqueuse que le filet descend jusqu'à terre sans se briser, et se renforce de temps en temps par une gouttelette qui, avant de s'étendre, forme un petit nœud longtemps à disparaître. Pendant le repas et la rumination, l'écoulement n'offre aucune interruption ; il est également continu pendant l'abstinence et lorsque des substances excitantes sont mises en contact avec la muqueuse buccale : seulement, il est plus abondant quand l'animal mange que dans toutes les autres circonstances ; il donne alors de 18 à 20 grammes de liquide par heure.

En suivant attentivement l'expérience, on voit très nettement : 1° que la salive de la sublinguale est encore plus épaisse et plus visqueuse que celle de la maxillaire, à tel point qu'elle ressemble à du mucus presque pur ; 2° que la sublinguale sécrète *d'une manière continue* pendant que l'animal mange, et non pas seulement à l'instant de la déglutition, comme l'a avancé Bernard, d'après ses recherches sur les glandes salivaires du chien ; 3° qu'elle sécrète sous l'influence des excitants mis dans la bouche, et que, par conséquent, elle agit sous ce rapport absolument comme la maxillaire ; 4° enfin, on voit qu'elle fonctionne encore pendant l'abstinence pour concourir à la production du liquide mixte qui humecte la muqueuse des premières voies digestives.

Il est hors de doute que la glande placée sous la sublinguale fait partie de celle-ci et n'est point une portion détachée de la maxillaire. Si cette sublinguale, à un seul conduit excréteur, appartenait à la maxillaire elle fonctionnerait comme elle, et, par exemple, suspendrait sa sécrétion pendant la rumination. Loin de là, elle sécrète pendant le travail mérycique, alors que l'autre est complètement inactive.

Quant à ce qui concerne les molaires et les autres glandules, il n'est pas possible

(*) B, canal inférieur de la sublinguale longeant celui de la maxillaire ; A, canal de Wharton ; CC, canaux supérieurs, dits de Rivinus.

d'analyser leur action. On pourrait, après avoir fait la ligature des canaux parotidiens et des canaux maxillaires, engager dans la bouche et fixer à la face interne des joues de petites éponges qui s'imprégneraient du produit de ces glandes non mélangé au fluide des amygdales et de la couche folliculaire du voile du palais.

En isolant avec soin les molaires supérieures, glandes de Nuck ou glandes sous-zygomatiques des molaires inférieures, et en les traitant ensuite chacune par l'eau, on constate, d'une part, que les molaires supérieures, qui sont formées d'un tissu jaune, mou, comme celui des maxillaires, communiquent à l'eau une grande viscosité ; d'autre part, que les molaires inférieures, dont le tissu paraît semblable à celui des parotides, ne donnent pas au liquide une viscosité sensible. Or, puisque la substance des molaires supérieures se comporte, par l'infusion dans l'eau, comme les maxillaires et les sublinguales, il est probable que les premières sécrètent un liquide analogue à celui des secondes ; de même, les molaires inférieures, si développées chez le bœuf, où elles ont un volume double des sublinguales, paraissent sécréter une salive peu différente de celle des parotides : aussi pourrait-on, à juste titre, les appeler *parotides accessoires*.

Maintenant que le rôle de chacune des glandes salivaires est déterminé, il faut envisager ce rôle individuel dans ses rapports avec celui de toutes les glandes, ou, en d'autres termes, l'action collective du système salivaire.

V. — Sécrétion salivaire, dans son ensemble.

Si chaque glande a sa manière d'agir, sa vitalité propre, son espèce d'indépendance ou d'individualité, le système salivaire a aussi, dans son ensemble, une physionomie particulière et distinctive pour chacune des principales conditions dans lesquelles se trouvent les animaux. Ce système fonctionne pendant le repas, la rumination, l'abstinence et pendant que des substances excitantes sont mises en contact avec la muqueuse buccale, suivant des lois qui ne sont point les mêmes pour ces quatre circonstances.

Pendant le repas, toutes les glandes fonctionnent très activement : les deux parotides sécrètent ; mais elles ne versent pas toutes les deux, pendant une période donnée, la même quantité de salive ; l'une, celle du côté sur lequel la mastication s'opère, produit le tiers, le double, le triple et même le quadruple de ce que produit l'autre : elles fournissent de la salive en abondance tant que la mastication est rapide ; elles ralentissent leur action sur la fin du repas et à mesure que la mastication devient languissante. Les maxillaires sécrètent aussi ensemble, et donnent l'une et l'autre à peu près la même quantité de salive : toutefois, leur produit ne représente ni la moitié, ni même le tiers de celui des parotides chez les animaux où ces deux espèces de glandes sont sensiblement égales. Les sublinguales sécrètent également, et l'expérience le démontre. Enfin tout porte à croire qu'il en est encore ainsi pour les molaires et les autres glandules. Quant à celles-ci, l'expérimentation peut encore, sinon par des moyens directs, au moins par des voies détournées, mettre en évidence leur participation et même l'apprécier assez exactement.

En effet, si, après avoir établi deux fistules parotidiennes et deux fistules maxillaires, de manière à en recueillir le produit, ou vient à donner des aliments à l'animal, et si on prend les bols qui s'échappent d'une ouverture pratiquée à l'œsophage, on voit, en défalquant le poids des aliments de celui des bols, que, dans une période d'un quart d'heure, par exemple, les sublinguales et les autres glandules ont produit une quantité considérable de salive qui, additionnée avec celle reçue dans les ampoules, donne un total peu différent de celui qu'on avait obtenu dans une période précédente, alors que tous les canaux étaient libres, afin d'avoir un terme de comparaison.

On pourrait objecter à ce mode d'expérimentation que, si les sublinguales et les autres glandules sécrètent lorsque les parotides et les maxillaires versent leur produit à l'extérieur, c'est qu'elles restent seules pour fournir les liquides qui doivent imprégner les aliments. L'objection, si spécieuse qu'elle paraisse, n'a pas une grande valeur, et on peut la réfuter expérimentalement. En effet, si les sublinguales et les molaires ne sécrétaient que pour suppléer les parotides et les maxillaires, elles rentreraient dans l'inaction lorsqu'on laisserait, par exemple, les grosses glandes verser leur salive dans la bouche. Or, en prenant un terme de comparaison, quand tous les canaux sont libres, on constate, après avoir fait successivement, à des intervalles plus ou moins éloignés, une, deux fistules parotidiennes, puis une et deux fistules maxillaires, que, dans des temps égaux et successifs, les quantités de salive sont peu différentes les unes des autres, eu égard toutefois à la gêne de plus en plus grande apportée à la mastication. Au moyen de cette méthode progressive, qu'il est plus facile de comprendre que d'exposer, on arrive à cette conclusion que, lors de la mastication, toutes les glandes sécrètent ensemble, et qu'elles jouissent de leur maximum d'activité.

Dans cette circonstance, toutes les dents et toutes les glandes fonctionnent : les maxillaires pour humecter les matières alimentaires dès qu'elles pénètrent dans la bouche ; les parotides pour les ramollir lorsqu'elles se broient sous les molaires, et enfin les diverses glandes à salive visqueuse pour en faciliter la déglutition.

Pendant la rumination, les phénomènes de la salivation ne sont plus ce qu'ils étaient précédemment. Les parotides versent une grande quantité de salive sur les aliments, bien qu'ils aient été déjà broyés puis humectés, tant dans la bouche que dans le premier réservoir gastrique. La masse de salive qu'ils reçoivent est très peu inférieure à celle qui afflue sur eux au moment de la première mastication. Mais encore ici, l'action des deux glandes conserve son caractère d'alternance et d'inégalité : alors les incisives ne fonctionnent pas ; l'aliment ne revient point à l'entrée de la cavité buccale, le système salivaire antérieur demeure inactif : les maxillaires se reposent ; c'est tout au plus si elles donnent des quantités très minimes égales à celles qu'elles peuvent fournir pendant l'abstinence. C'est là, du reste, l'une des particularités les plus intéressantes de l'action des glandes salivaires chez les ruminants : elle montre bien l'indépendance dans laquelle ces glandes se trouvent les unes relativement aux autres.

Lors de l'abstinence, le fonctionnement des glandes salivaires se présente avec des caractères nouveaux, mais variables suivant les animaux.

Dans ce cas, chez les solipèdes, les parotides restent inactives et les maxillaires ne donnent que quelques gouttes de liquide : l'expérience le prouve de la manière la plus saisissante. Pourtant, la bouche est alors constamment humectée, et, de plus, l'animal avale de temps en temps des ondées d'un fluide visqueux qui ne vient ni des parotides ni des maxillaires, puisque ces glandes sommeillent tant que dure l'abstinence.

L'établissement de deux fistules parotidiennes, qui alors ne donnent rien et de deux fistules maxillaires qui fournissent très peu de chose, démontre donc clairement que les autres petites glandes, de même que les amygdales, la couche glanduleuse du voile du palais, etc., fournissent la salive déglutie ; il prouve, de plus, que presque toute cette salive en dérive, car si, après avoir lié les canaux des parotides et des maxillaires, on adapte une ampoule à robinet à l'œsophage, on voit que la quantité du liquide dégluti est sensiblement la même dans un temps donné que celle qui s'écoule dans une période égale, lorsque tous les canaux salivaires sont demeurés libres. Mais, pour arriver ici à des résultats comparables, il importe de prolonger les épreuves, attendu que la somme de salive déglutie durant l'abstinence est assez variable suivant diverses circonstances.

Pendant l'abstinence, chez les ruminants, les parotides ne sont pas inactives ; elles versent continuellement dans la bouche du huitième au quart de la somme totale de salive qu'elles sécrètent sous l'influence de la mastication. Ici encore, comme dans toutes les autres conditions, les maxillaires ne donnent que très peu de chose ; mais les sublinguales, les molaires supérieures, les glandes du voile du palais, fournissent une notable fraction de la salive déglutie, si l'on en juge par sa viscosité.

Si on ouvre l'œsophage à un grand ruminant en bonne santé, et si on adapte à ce conduit un tube muni d'une ampoule, on la voit bientôt se remplir de salive épaisse. Si, sur un autre, on introduit, par une plaie pratiquée au flanc et au rumen, le bras jusqu'au cardia et au réseau, on sent, à des intervalles assez rapprochés, descendre des ondées de salive visqueuse qui tombent en majeure partie dans le second estomac. D'ailleurs, on note cette déglutition sans le secours d'aucune expérience, par les mouvements ondulatoires de l'œsophage ou par les bruits qui les accompagnent.

En vertu de quelles excitations particulières y a-t-il une sécrétion salivaire si abondante chez les ruminants lors de l'abstinence ? Est-ce par l'effet d'une sympathie entre l'estomac et le système salivaire ; je ne sais ; mais ce qu'il y a de certain, et j'en donnerai la preuve plus tard, c'est que cette sécrétion est intimement liée à la rumination et indispensable à l'entretien de cet acte : ainsi nous connaissons souvent le but ou l'utilité des phénomènes sans pouvoir découvrir les moyens qui les produisent. En somme, la salivation de l'abstinence diffère donc ici considérablement de ce qu'elle est chez les solipèdes, surtout sous le rapport de son abondance et de l'activité incessante des parotides.

Enfin, dans la quatrième condition que nous avons indiquée, à savoir lorsque des substances excitantes sont mises en contact avec la muqueuse buccale, l'action des glandes salivaires se présente sous une forme spéciale, aussi nettement dessinée que toutes les autres. Ici les parotides ne sont pas, si ce n'est par exception, sensiblement influencées ; mais les maxillaires, les sublinguales, les glandules à salive visqueuse, fonctionnent avec une activité plus ou moins grande, suivant le genre, la vivacité de l'excitation, l'étendue des surfaces sur lesquelles elle a lieu, et sa durée. Dans ce cas encore, certaines glandes agissent indépendamment des autres, comme si elles n'avaient rien de commun entre elles. J'avais donc raison de dire que l'action du système salivaire a une physionomie spéciale et très caractéristique dans chacune des conditions où elle s'exerce.

Maintenant, cherchons à déterminer la quantité totale de salive fournie par tout le système salivaire, et la proportion suivant laquelle chaque glande y contribue.

On reproduit dans tous les livres de physiologie quelques chiffres incohérents à l'aide desquels on voudrait établir la quantité de salive sécrétée dans un temps donné et dans une période de vingt-quatre heures : avec le soldat d'Helvétius, qui mouillait plusieurs serviettes à chaque repas, les auteurs citent, d'après Girard, le cheval qui donnait, par ses deux canaux parotidiens, 10 litres de salive en mangeant une demi-botte de foin, et un autre de Schultz fournissant plus de 55 onces de liquide en vingt-quatre heures par une seule de ses parotides, etc. Cependant rien n'est simple comme de déterminer avec exactitude la quantité totale de salive sécrétée dans un temps quelconque, en recueillant, par une plaie œsophagienne, les bols provenant d'une masse d'aliments préalablement pesés. Pour cela, il suffit de tenir compte : 1° du poids des aliments donnés à l'animal ; 2° du temps qu'il met à les ingérer ; 3° du poids des bols déglutis. Si l'on ne prend en considération que la quantité de salive absorbée par les matières alimentaires, il est clair qu'on ne peut arriver à cette détermination : ainsi, de ce que l'avoine n'absorbe qu'environ une fois son poids de salive, tandis que le foin en absorbe quatre fois autant, il ne faudrait pas conclure que le cheval sécrète moins quand il fait usage du premier aliment que lorsqu'il consomme des fourrages secs, car c'est précisément le contraire qui a lieu, comme nous le verrons tout à l'heure.

J'ai vu, en expérimentant suivant le mode précédemment indiqué, qu'un cheval de petite taille donne pour toutes ses glandes salivaires 5 000 grammes de salive par heure, qu'un second de taille moyenne en fournit 5 200 grammes, et un troisième de forte taille jusqu'à 8 800 dans le même laps de temps ; d'où l'on peut conclure que, terme moyen, les glandes d'un cheval qui mange du foin sécrètent de 5 000 à 6 000 grammes de salive par heure. Elles produisent un tiers en sus lorsque l'animal mange de l'avoine, une moitié de la quantité normale pendant qu'il mange de l'herbe verte, et le tiers seulement de cette somme si son repas est composé de racines, telles que la betterave ou les navets. Les expériences de Lassaigne[1], qui coïncident avec celles de la commission d'hygiène, ont appris que les fourrages secs absorbent quatre fois leur poids de fluides salivaires, l'avoine un peu plus d'une fois, la farine près de deux fois, et les fourrages verts à peine la moitié de ce poids.

Si l'abondance de la sécrétion salivaire varie, dans un même temps, suivant la nature des matières alimentaires et la proportion d'eau qu'elles contiennent, elle éprouve également des variations notables en rapport avec les principales périodes des repas. On est porté à croire qu'après douze ou vingt-quatre heures d'absti-

---

1. Lassaigne, *Abrégé élémentaire de chimie*, 4ᵉ édit., t. II, p. 714.

nence, la salivation est plus active au début du repas qu'à partir du moment où la faim commence à s'apaiser; il n'en est rien pourtant, et c'est précisément l'inverse que l'expérience démontre, surtout pour les parotides. Il semble que ces dernières ne puissent, après un repos prolongé, sortir de leur engourdissement ni revenir tout d'un coup au maximum de leur activité sécrétoire; c'est, du moins, ce que j'ai constamment observé. La même particularité ne se reproduit pas pour les maxillaires qui ne sont jamais complètement inactives lors de l'abstinence; elles paraissent même donner dès les premiers moments de la mastication leur produit le plus élevé. Mais, en somme, puisque la salive parotidienne, dont la proportion est prédominante, coule moins au début du repas que plus tard, on conçoit la gêne manifeste apportée alors à la déglutition, gêne qui tient, du reste, en partie à la précipitation avec laquelle l'animal commence à manger et à avaler des bols imparfaitement humectés ou trop volumineux.

Le maximum d'activité de la salivation ne se montre donc qu'un certain temps après le début du repas. L'activité diminue à partir du moment où la faim s'apaise et elle se ralentit dans le même rapport que la mastication. Aussi, peut-on dire que l'écoulement de la salive est directement proportionnel à la vitesse de cette dernière; qu'il est abondant quand la mastication est active, qu'il se ralentit et s'arrête presque avec elle : c'est là, d'ailleurs, un point que l'expérience établit et qui avait à peine besoin de démonstration.

La quantité totale du liquide sécrété par le système salivaire, dans une période de vingt-quatre heures, peut être aisément évaluée, et d'une manière assez exacte, à l'aide des données précédentes. En effet, puisqu'on sait, d'une part, que le foin absorbe, pour être dégluti, à peu près quatre fois son poids de fluides salivaires, et, d'autre part, que le cheval avale pendant l'abstinence, en moyenne, de 100 à 150 grammes de salive par heure, il est facile d'apprécier, à très peu de chose près, la somme totale de salive fabriquée pendant la période dont nous parlons. Un cheval qui consomme 5 000 grammes de foin et 5 000 grammes de paille par jour a besoin, pour transformer ces aliments en bols propres à être déglutis, de 40 000 grammes de salive, qu'il faut joindre à environ 2 000 grammes du même fluide produits pendant les dix-sept à dix-huit heures d'abstinence, en tout 42 000 grammes. On arrive à une évaluation semblable, si l'on admet qu'il faut, en général, de six à sept heures de mastication à un cheval pour consommer une ration journalière ainsi composée, ses glandes donnant de 5 000 à 6 000 grammes par heure.

Chez les ruminants, la somme totale de salive sécrétée en vingt-quatre heures est encore plus considérable. En supposant qu'un bœuf mette trois heures à prendre ses repas d'une journée et cinq heures à ruminer, comme il semble d'ailleurs résulter de mes recherches, on trouve que, pendant ces huit heures de mastication, il doit se produire au moins 40 000 grammes de salive, et que, pendant les seize heures d'abstinence, il se sécrète 16 000 grammes du même liquide, en tout 56 000 grammes; et, certes, cette évaluation est plutôt inférieure que supérieure à la moyenne donnée par les résultats combinés de l'expérimentation.

Il est évident que la quantité des fluides salivaires n'est pas aussi considérable lorsque les animaux se nourrissent de fourrages verts ou de racines aqueuses.

Lorsqu'on réfléchit à ces chiffres énormes, on s'étonne du travail nécessaire à la séparation d'une telle quantité de liquide, et on a peine à concevoir que cette quantité puisse être extraite du sang dans un temps si court. Nul doute que ce dernier fluide, après avoir perdu, sous l'influence de la salivation, une si grande somme de principes aqueux, ne présente plus la même composition qu'auparavant. Ce sujet mérite d'attirer l'attention des chimistes.

La part que chacune des glandes salivaires prend à la formation de la masse totale des fluides versés dans la bouche n'est pas d'une évaluation impossible : son appréciation ne manque pas d'intérêt, puisque les salives des diverses glandes ne sont point identiques par leur composition chimique ni par leur mode d'action sur les substances alimentaires.

On pourrait croire, tout d'abord, que la proportion de salive sécrétée par chaque glande est susceptible d'être établie d'après les rapports de volume ou de poids qui existent entre les glandes ; qu'ainsi, par exemple, chez le cheval, la parotide, quatre fois aussi volumineuse que la maxillaire, donne un produit quadruple de celui de cette dernière, et que, chez le bœuf où ces glandes sont à peu près égales, elles doivent donner sensiblement la même masse de liquide. Il n'en est rien ; chacune de ces parties du système a son activité spéciale mise en jeu sous l'influence de certaines excitations. La parotide du cheval, au lieu de sécréter le quadruple du produit de la maxillaire, sécrète quinze à vingt fois autant que celle-ci ; la parotide du bœuf, à peine égale à la maxillaire du même animal, donne quatre à cinq fois autant qu'elle. C'est là un résultat très remarquable que rien ne pouvait faire soupçonner.

Si on cherche à déterminer la proportion qui existe entre le produit des parotides et celui de toutes les autres glandes réunies, il faut d'abord apprécier, par une expérience préalable, la quantité totale du liquide fourni par tout le système dans un temps donné, puis faire deux fistules parotidiennes pour recueillir leur produit pendant que, d'un autre côté, on reçoit, avec les bols qui sortent d'une fistule œsophagienne, la salive des maxillaires, des sublinguales, etc. Or, un petit cheval ayant donné par toutes ses glandes, en vingt-cinq minutes, 1 900 grammes de salive, a fourni, dans les vingt-cinq minutes suivantes, 2 000 grammes, dont 1 400 pour les parotides, soit donc, pour leur part, les sept dixièmes du total. Un second donna en somme, dans l'épreuve préalable, 1 290 grammes en douze minutes et ensuite 1 377 dans un temps égal, dont 1 020 grammes pour la contribution des parotides, soit encore les sept dixièmes.

Le rapport qui existe entre la quantité de salive maxillaire et celle des autres glandes (les parotides comprises) est plus facile à apprécier ; on le trouve en faisant des fistules maxillaires sur des sujets préalablement soumis à des épreuves analogues à celles qui ont été précédemment indiquées, puis en recueillant, d'un côté, le produit des fistules et, de l'autre, la salive qui imprègne les bols déglutis. Or, en tenant compte de la difficulté qui peut être apportée, chez le cheval, à l'écoulement de la salive maxillaire après l'établissement des fistules, on peut, sans exagération, admettre que chaque maxillaire sécrète, en un quart d'heure, 35 grammes de salive, soit 280 pour les deux en une heure. Cette quantité, représente, par conséquent, le vingtième de 5 500 grammes sécrétés, en moyenne, par tout le système salivaire en une heure.

Il ne faut point attribuer ici une rigoureuse exactitude aux proportions, car les expériences nécessaires à leur détermination dérangent un peu l'équilibre de la salivation. Néanmoins elles ne doivent pas s'éloigner beaucoup de la vérité, car bien que le système salivaire sécrète un peu plus sur l'animal porteur de deux fistules salivaires, les rapports d'activité entre les diverses glandes ne sont point changés. En effet, ce qui augmente la somme des fluides versés dans la bouche, c'est la difficulté de la mastication, la sécheresse de l'aliment, la lenteur de son imprégnation. Or, ces diverses circonstances réagissent autant sur les glandes dont les produits s'écoulent à l'extérieur que sur les autres.

Dans les espèces non herbivores, la salivation est bien moins abondante que chez les solipèdes et les ruminants. On n'évalue guère son produit total, en vingt-quatre heures, qu'à 1 500 grammes pour l'homme. Il est proportionnellement très faible sur le chien, qui prend ses repas en un instant. Jacubowitsch[1] a obtenu sur cet animal, en une heure, 49 grammes de salive parotidienne, 38 de salive maxillaire, et 24 des autres glandes. Je n'ai pu, jusqu'ici, rassembler des chiffres précis pour cet animal.

Tels sont, d'après mes recherches[2], les phénomènes généraux de l'action des diverses glandes qui composent le système salivaire. On peut voir, en comparant ce qui précède avec les idées émises par Cl. Bernard[3], que les résultats de mes expériences ne sont guère en harmonie avec les théories de cet ingénieux physiologiste.

Cl. Bernard a fait trois appareils salivaires : un pour la mastication, un autre pour la gustation et un troisième pour la déglutition.

Les parotides composeraient le premier et sécréteraient exclusivement pour la mastication. Sans doute elles agissent pendant que cet acte s'opère, et en cela elles partagent l'activité commune à toutes les glandes qui versent alors de grandes quantités de salive dans la bouche ; mais ce n'est pas l'acte de la trituration des aliments qui les fait fonctionner.

En effet, d'une part, elles sécrètent : 1° quand on met des aliments dans la cavité buccale, bien qu'à l'aide d'un appareil très simple on rende impossible les plus légers mouvements des mâchoires ; 2° elles sécrètent constamment, lors de l'abstinence, des quantités considérables de liquide chez les animaux ruminants ; 3° elles sécrètent assez souvent après le repas chez les chevaux qui, par suite d'une usure irrégulière des dents ou d'une atonie particulière des joues, conservent des aliments dans la bouche ; 4° enfin elles agissent quelquefois, très faiblement il est vrai, sous l'influence du sel marin, qui impressionne le sens du goût, bien qu'il n'y ait encore, dans ce cas, rien d'analogue à la mastication.

1. Milne Edwards, *Leçons sur la physiologie et l'anatomie comparée*, t. VI, p. 244.

2. G. Colin, Lecture à la Société de biologie le 27 décembre 1851.

G. Colin, *Recherches expérimentales sur la sécrétion de la salive chez les solipèdes*, 1er mars 1852 (*Comptes rendus de l'Académie des sciences*, t. XXXIV, p. 327). — Id. *Recherches expérimentales sur la sécrétion de la salive chez les ruminants* (*Comptes rendus, etc.*, même tome, 3 mai 1852, p. 681).

3. Cl. Bernard, *Recherches d'anatomie et de physiologie comparées sur les glandes salivaires chez l'homme et les animaux vertébrés* (*Comptes rendus*, même tome, p. 236, 16 février 1852).

D'autre part, si ce dernier acte était la cause qui met en jeu l'action des parotides, ces glandes sécréteraient, quand on force un animal à mâcher, pendant un temps assez long, de l'étoupe, du vieux linge ou d'autres substances sans saveur. Or, elles ne fonctionnent pas dans cette circonstance, bien qu'il y ait une véritable mastication.

Ce n'est donc pas la mastication qui est la cause, le point de départ de l'activité des parotides. Cet acte influence leur sécrétion comme celle de toutes les autres glandes, en facilitant l'impression des aliments sur le sens du goût.

Les maxillaires sont, dit-on, les glandes de la gustation.

Il est incontestable qu'elles sécrètent lorsque l'animal mange, et, par conséquent, lorsqu'il y a gustation. Mais, dans ce cas, toutes les autres glandes, sans aucune exception, n'en font-elles pas autant? Si les premières agissent sous l'influence des substances excitantes mises en contact avec la muqueuse buccale, c'est sans doute parce qu'elles sont plus sensibles que les autres à cette espèce de stimulation. Les sublinguales, les molaires supérieures et les autres glandules éprouvent de même une surexcitation dans cette circonstance, ainsi qu'il est très facile de le constater expérimentalement ; en un mot, toutes les glandes à salive visqueuse sont mises en jeu consécutivement à l'impression déterminée par les substances sapides : la maxillaire ne semblerait-elle pas ressentir plus vivement l'action des saveurs parce qu'elle est d'un volume énorme et que son canal permet de bien voir couler la salive? Mais il n'est pas certain encore qu'elle sécrète alors plus que les autres, proportionnellement à sa masse.

D'ailleurs, si les maxillaires sont les glandes de la gustation, pourquoi ne sécrètent-elles pas pendant la rumination ? Les aliments ramenés à la bouche n'ont-ils donc plus de saveur et, s'ils sont insipides, quel attrait l'animal peut-il avoir à les mâcher une seconde fois ?

Enfin la salive de la maxillaire est-elle la seule qui puisse, tantôt délayer les matières sapides pour faciliter leur action, tantôt modérer la vivacité de leur impression et les autres salives épaisses, visqueuses comme elles, ne peuvent-elles remplir cet office? Si la première jouit réellement, et à l'exclusion de toutes les autres, d'une telle propriété, comment se fait-il que, quand on a fait couler à l'extérieur la salive des deux maxillaires, l'animal continue à bien manger et à choisir le bon foin pour repousser le mauvais et la paille. Faut-il croire que, dans ce cas, il n'y ait plus de gustation ?

Quant à l'appareil salivaire de la déglutition, est-il bien possible aussi de le délimiter, de lui assigner un mode d'action tout à fait spécial et un rôle exclusif ? Ici encore l'expérience ne confirme point les vues systématiques.

J'ai dit que la sublinguale possède, dans les ruminants, un canal particulier qui, chez le bœuf, a une situation et un volume se prêtant à merveille à l'établissement d'une fistule. Or, quand on a fixé un tube à ce canal, on voit la salive de la petite glande couler, d'une manière *continue*, tant que l'animal mange, ou lorsque des substances excitantes sont mises en contact avec la muqueuse buccale, d'où il suit que la sublinguale agit, dans ce cas, comme la maxillaire. Je ne sais comment on a pu voir qu'elle sécréterait seulement pour la déglutition et à l'instant même du passage des aliments de la bouche dans le pharynx. Si le fait est vrai pour le chien, auquel on veut bien donner une sublinguale [1], il ne l'est certainement pas pour nos ruminants domestiques.

Enfin, les molaires et les autres glandules, que Bernard fait appartenir à l'appareil de la déglutition, fonctionnent, selon toute apparence, comme les sublinguales. Elles fournissent d'abord la plupart des sucs qui humectent la bouche lors de l'abstinence ; de plus, elles versent, sous l'influence des excitants, plus de liquide que dans les circonstances ordinaires. La molaire inférieure, qui est si volumineuse chez les ruminants, et qui sécrète de la salive non visqueuse, doit être distraite de cette catégorie.

VI. — INFLUENCE DU SYSTÈME NERVEUX SUR L'ACTION DES GLANDES SALIVAIRES.

Les glandes annexées à la bouche fonctionnent évidemment par suite d'une excitation nerveuse. L'impression produite, par les aliments ou par les substances sapides, sur la muqueuse buccale, est transmise aux centres nerveux qui la réfléchissent sur les glandes. A cette action réflexe concourent des nerfs sensitifs qui conduisent l'impression aux centres et des nerfs moteurs qui apportent aux glandes la réaction des centres. Donc, il s'agit de déterminer les filets qui agissent alors, et de voir s'ils sont de même ordre pour toutes les glandes salivaires.

Ludwig, en 1851, a constaté l'action réflexe en coupant le lingual de la cinquième paire au-dessus du point d'origine des filets qu'il envoie à la sous-maxillaire. Après cette section, il a vu que la sécrétion de la sous-maxillaire ne pouvait plus être provoquée par les substances sapides mises en contact avec la muqueuse. Plus tard, Bernard s'est assuré que l'impression portée aux centres par le lingual est réfléchie, sur la sous-maxillaire, par le rameau moteur du facial connu sous le nom de corde du tympan, lequel se distribue dans la glande et accompagne le canal de Wharton ; en effet, après la section de ce nerf, à son passage dans la caisse, il a vu que le vinaigre mis dans la bouche ne faisait plus couler une seule goutte de salive par l'orifice du barbillon. Le même effet se produisait après la section complète du facial dans la cavité crânienne. Dans ces deux conditions, on pouvait rétablir la sécrétion en galvanisant le bout périphérique du nerf [2].

En ce qui concerne la parotide, la section du lingual produit les mêmes effets que sur la maxillaire ; elle diminue la sécrétion, si elle a lieu d'un seul côté, et la fait cesser si elle est faite des deux en même temps ; mais celle du facial ne la suspend qu'autant qu'elle porte sur la portion intracrânienne, car les filets parotidiens paraissent venir des branches profondes du nerf, probablement comme le suppose Bernard, du petit nerf pétreux se rendant au ganglion otique. Si elle est faite seulement au point où le nerf sort du trou stylo-mastoïden, le

---

1. Ce qu'on appelle ainsi est, d'après Cuvier et Duvernoy, un petit amas de granulations pourvu d'un canal particulier, amas qui semble n'être qu'un prolongement des maxillaires. (*Leçons d'anatomie comparée*, t. IV, 1re partie, p. 424.)

2. Cl. Bernard, *Leçons sur la physiologie et la pathologie du système nerveux*, t. II, p. 148 et suiv.

vinaigre mis dans la bouche agit sur la parotide, comme dans les conditions ordinaires.

Il est facile, en galvanisant, soit le lingual, soit la corde du tympan, ou le facial
entier, de démontrer que c'est par l'intermédiaire de l'arc formé par ces nerfs
que les aliments provoquent la sécrétion salivaire. On peut aussi mettre en jeu la
sécrétion en galvanisant la moelle allongée où paraît s'opérer la réflexion de l'impression gustative.

Le facial n'est peut-être pas le seul nerf qui apporte aux glandes salivaires
l'excitation motrice capable de les mettre en jeu. Les filets sympathiques émanés
du ganglion cervical supérieur et accolés aux artères, sembleraient remplir une
partie de cet office car, suivant les expériences de Czermach et de Cl. Bernard, l'excitation du grand sympathique au cou provoque la salivation. Toutefois, d'après ce
dernier physiologiste, tandis que l'irritation du facial provoquerait l'écoulement
d'une salive fluide, celle du sympathique ferait verser une salive très visqueuse.
Indépendamment de la réflexion des impressions gustatives, dans la protubérance annulaire ou dans la moelle allongée, il y aurait encore, d'après Cl. Bernard,
une réflexion opérée par des ganglions sympathiques, par le ganglion sous-
maxillaire pour la glande du même nom ou par le ganglion otique pour la parotide. Cl. Bernard fonde cette manière de voir sur ce que, après la section du
lingual, en deux points, faite de manière à laisser un tronçon en communication
avec le ganglion, on augmente la sécrétion salivaire en irritant l'extrémité périphérique de ce tronçon ; mais il peut très bien se faire alors, comme le pense
Schiff, que la stimulation produite sur les filets du lingual revienne à la glande
par les filets du facial qui s'y trouvent accolés.

Il est quelques excitations produites loin de la bouche qui peuvent aussi, par
action réflexe, réveiller la sécrétion salivaire. Frerichs a vu le sel porté directement dans l'estomac du chien, par une fistule, provoquer l'écoulement de la
salive ; Mayo a constaté la même particularité à la suite de l'injection du bouillon
dans ce viscère. Ici, c'est probablement par le pneumogastrique que l'impression
produite sur l'estomac est portée aux centres ; mais on ne peut dire sûrement si
c'est par le facial ou par des divisions sympathiques qu'elle est réfléchie sur les
glandes. Enfin on sait que chez l'homme et non chez le cheval, une simple impression nerveuse non matérielle, comme la vue des aliments, peut mettre en jeu
les glandes salivaires ; l'observation de Mitscherlich, sur un individu porteur
d'une fistule au canal de Sténon, rend le fait certain pour la parotide.

L'action nerveuse constatée, peut-on savoir en quoi elle consiste, et comment
elle met en jeu la sécrétion ? Cl. Bernard [1], considérant le facial comme l'excitateur de la sécrétion, suppose qu'il agit sur les vaisseaux et non sur la glande ; sur
la circulation et non sur le travail intime de la sécrétion. D'après lui, le tympanico-
lingual, en sa qualité de nerf moteur, ferait dilater les vaisseaux, et, en les dilatant, accélérerait la circulation, au point que le sang passerait de l'artère dans la
veine, en conservant l'impulsion du cœur et la teinte vermeille ; la galvanisation

---

1. Cl. Bernard, *Leçons sur les propriétés des liquides de l'organisme*, t. II, 1859, p. 262,
266, 268, 279.

de ce nerf excitateur par excellence fait d'ailleurs couler abondamment la salive maxillaire. D'autre part, les filets ganglionnaires qui suivent les artères auraient une influence diamétralement opposée à la première ; ils seraient constricteurs des vaisseaux, ralentiraient la circulation, au point de donner au sang le temps de subir une désoxygénation complète ; ils le feraient sortir très noir des veines. Entre ces deux ordres de nerfs, l'antagonisme serait complet : l'influence des premiers correspondrait à l'action de la glande, celle des autres à son repos. En ce qui concerne la parotide, l'action du nerf auriculo-temporal serait l'analogue de celle de la corde du tympan sur la maxillaire, et les filets sympathiques venus de divers points joueraient le rôle de dilatateurs.

L'antagonisme entre les deux ordres de nerfs, la dilatation des vaisseaux, attribuée aux uns, leur resserrement aux autres, la stimulation, l'action excitatrice qui s'exercerait seulement sur la circulation pour augmenter la pression du sang ou la diminuer, etc., ne me paraissent pas des faits encore suffisamment établis. D'ailleurs, si les nerfs excitateurs augmentaient seulement la pression sanguine, comment pourrait-on voir dans cette augmentation la cause de la sécrétion, puisque Ludwig a vu la sécrétion continuer dans le cas où la pression de la salive dans les canaux est supérieure à celle du sang.

En somme, et après ces réserves, il est un ensemble de faits desquels on doit déduire l'influence des nerfs sur l'action des glandes salivaires. D'une part, la stimulation directe ou la stimulation galvanique du lingual, peut, comme celle du facial ou des filets sympathiques qui enlacent les vaisseaux, ou même comme la stimulation du bulbe, provoquer la sécrétion salivaire. D'autre part, la section du lingual, celle du glosso-pharyngien, en empêchant l'impression de l'aliment d'arriver aux centres, celle du facial qui ne laisse pas l'action des centres arriver aux glandes, suspendent cette sécrétion. Enfin, les stimulations exercées sur la muqueuse buccale ont leur effet si l'arc nerveux est intact ; elles l'ont encore, cet arc étant interrompu, si elles s'exercent sur la partie demeurée adhérente aux glandes. Il est donc difficile, en présence de ces faits, de concevoir comment on a pu songer à l'hypothèse d'une sécrétion salivaire indépendante des nerfs. Pourtant Eckard, en confirmant en 1867, sur la brebis, le fait de la sécrétion parotidienne pendant l'abstinence, signalé par moi dès 1852, s'est cru autorisé à regarder cette sécrétion comme soustraite à l'influence des nerfs cérébraux. Une telle déduction est manifestement en contradiction avec les lois physiologiques les mieux établies

VII. — Propriétés et composition des fluides salivaires.

Les glandes salivaires, déjà si nettement distinguées les unes des autres par les caractères qui appartiennent à l'action de chacune d'elles se différencient encore par les propriétés des fluides qu'elles sécrètent.

La salive des parotides est claire et d'une limpidité presque égale à celle de l'eau ; elle a, vue en grande masse, un reflet très légèrement opalin. Elle mousse fortement par l'agitation et donne à l'eau avec laquelle on la mêle la même propriété. Sa saveur est à peine salée, et sa réaction constamment alcaline sur nos divers animaux. Lassaigne a trouvé que celle de la vache a une densité de 1,0108, celle du cheval de 1,0045 et celle du bélier de 1,0102, à la température de 15 degrés centigrades.

Cette densité varie suivant le régime de l'animal et la quantité d'eau que peut contenir le sang. Lehmann a trouvé sur le cheval privé de boissons depuis douze heures, une salive parotidienne dont la densité égalait 1,0074, puis une salive d'une densité de 1,005 peu après l'ingestion de quelques litres de liquide. C'est là, du reste, une particularité qui s'observe pour beaucoup de produits de sécrétions.

La commission académique qui a examiné comparativement la salive parotidienne et la salive mixte du cheval a vu, dans la première, des flocons formés de carbonate de chaux et de matière animale. On y trouve presque toujours des débris d'épithéliums, surtout lorsque la fistule date de quelques jours. Sa composition a été déterminée pour le cheval, la vache et le bélier, par Lassaigne, d'après les produits que j'ai recueillis avec le plus grand soin. Le savant chimiste l'a exprimée ainsi [1] :

CHEVAL.		VACHE.		BÉLIER.	
Eau	992,00	Eau	990,74	Eau	989,00
Mucus et albumine	2,00	Mucus et matière animale soluble	0,44	Mucus et matière animale soluble	1,00
Carbonate alcalin	1,08	Carbonate alcalin	3,38	Carbonate alcalin	3,00
Chlorure alcalin	4,92	Chlorure alcalin	2,85	Phosphate alcalin	1,00
Phosphate alcalin et phosphate de chaux	traces	Phosphate alcalin	2,49	Chlorure alcalin	6,00
		Phosphate calcique	0,10	Phosphate de chaux	traces
	1000,00		1000,00		1000,00

Les sels alcalins sont à base de soude et de potasse, comme l'indiquent le bichlorure de platine et l'antimoniate de potasse.

Tiedemann et Gmelin [2] qui ont analysé celle du chien, ont trouvé qu'elle contient : 1° très peu de matière animale soluble dans l'eau (osmazome) ; 2° une assez grande quantité de matière animale soluble dans l'eau et insoluble dans l'alcool (matière salivaire) ; 3° du mucus ; 4° beaucoup de chlorure alcalin, une quantité médiocre de carbonate, peu d'acétate et de sulfate ; enfin très peu de phosphate (l'alcali est de la soude, avec une très petite quantité de potasse) ; 5° enfin un peu de phosphate calcaire, avec une petite quantité de carbonate de chaux.

Les salives des carnivores ont été d'ailleurs peu étudiées encore. Voici l'analyse donnée récemment de celles du chien.

SALIVE MIXTE D'APRÈS JACUBOWITSCH [3]		SALIVE SOUS-MAXILLAIRE D'APRÈS BIDDER ET SCHMIDT [4]		SALIVE des GLANDULES BUCCALES ET DES GLANDES DE NUCK [4]	
Eau	989,63	Eau	991,45 à 996,04	Eau	990,04
Matière organique	3,53	Chlorures de calcium et de sodium	1,50	Chlorures de potassium et de sodium	3,20
Phosphate de soude	0,82	Carbonates, phosphates de chaux et de magnésie	1,46	Phosphates et carbonat. de soude, chaux, magn.	0,84
Chlorure de sodium, sulfocyanure de sodium et de potassium	5,82	Matière organiq.	2,99 à 1,51	Matière organique soluble dans l'alcool	1,67
Phosphate de chaux et de magnésie	0,15			Pytaline	2,18

1. Lassaigne, *Journal de chimie médicale*, 1852, t. VIII, 3ᵉ série, p. 393.
2. Tiedemann et Gmelin, *ouvr. cité*, 1ʳᵉ partie, p. 18.
3. Milne Edwards, *ouvr. cité*, t, VI, p. 263.
4. Robin, *Leçons sur les humeurs normales et morbides du corps de l'homme*, p. 498. Paris, 1867.

La salive maxillaire, épaisse, visqueuse, filante, est un peu moins alcaline que la salive parotidienne. Lassaigne, qui a examiné celle que j'ai obtenue pour la première fois, sur les solipèdes et les ruminants domestiques, l'a trouvée chez la vache composée de la manière suivante :

DENSITÉ 1,0065.

```
Eau...................................... 991,14
Mucus...................................    1,73
Matière animale soluble...............    1,80
Carbonate alcalin.....................    0,10
Chlorure alcalin......................    5,02
Phosphate alcalin ....................    0,15
Phosphate calcique ...................    0,06
```

On voit par ces chiffres que la salive maxillaire diffère notablement de la salive parotidienne, et que moins de deux millièmes de mucus suffisent à rendre la première extrêmement visqueuse. Voici, du reste, les caractères différentiels de ces deux fluides recueillis en même temps et sur le même animal.

RÉACTIFS.	SALIVE PAROTIDIENNE.	SALIVE MAXILLAIRE.
Eau distillée.............	Rien	Rien.
Eau de puits	Se trouble légèrement.......	Ne se trouble pas.
Chaleur................	Reste limpide.............	Se trouble et devient opaline.
Acide azotique	Légère effervescence sans trouble................	Se trouble et devient plus visqueuse.
Azotate d'argent.........	Précipité jaune serin en partie soluble dans l'acide azotique	Magma blanc opaque et consistant comme du mucus épaissi.
Sous-acétate de plomb....	Précipité blanc floconneux...	Magma blanc opaque et demi-solide.
Sulfate ferrique	Précipité blanc jaune chamois...	Magma gélatineux jaune rougeâtre assez consistant.
Chlorure mercurique.....	Trouble et précipité blanc peu abondant...........	S'épaissit et se transforme en une glaire transparente.
Acide tannique...... ...	Rien	S'épaissit, devient filante et muqueuse.
Alcool à 88° cent.........	Léger trouble.............	Flocons glaireux et visqueux.

La salive des sublinguales, peu épaisse, peu visqueuse, moins alcaline peut-être que la salive des parotides et des maxillaires, n'a pas été analysée ; mais il est facile d'en extraire assez sur le bœuf pour en apprécier les propriétés et la composition.

Enfin, la salive mixte, c'est-à-dire le mélange des divers fluides destinés à humecter la bouche pendant l'abstinence, a d'autres caractères. Mais il faut distinguer ici trois espèces de salives mixtes, savoir : 1° celle de l'abstinence qui provient des sublinguales, des diverses glandules, et, en très faible partie, des maxillaires ; 2° celle du repas qui est un mélange de toutes les salives suivant les proportions normales ; 3° enfin, la salive mixte de la rumination, qui diffère de la première par l'absence à peu près complète du fluide des maxillaires. Cette distinction est importante : si on l'eût faite, les analyses données par quelques auteurs auraient une autre valeur que celle qu'elles ont en réalité. La commission académique dont j'ai déjà parlé a employé un excellent moyen pour obtenir la seconde.

La salive mixte est plus épaisse, plus visqueuse que le produit des maxillaires et des sublinguales : elle a une alcalinité moins prononcée que la salive parotidienne comme la commission l'a constaté. J'ai cru remarquer que le degré d'alcalinité est en raison inverse de la viscosité, tant pour les fluides salivaires que pour certains produits de sécrétion, tels que la bile, le suc pancréatique et les sucs intestinaux.

On voit, d'après les analyses de ces diverses salives, que la salive mixte, est, en somme, une solution de deux ordres d'éléments ; les uns organiques, les autres minéraux.

Les matières organiques sont la ptyaline et une matière analogue à l'albumine.

La ptyaline est une substance gélatineuse, soluble dans l'eau, insoluble dans l'alcool, incoagulable par la chaleur et les acides, précipitable par l'acétate de plomb et le sublimé, qui paraît unie à la potasse, à la soude et à la chaux. Elle est, peut-être, moins une matière spéciale que l'ensemble des matières organiques de la salive.

L'autre matière, soluble dans l'eau et dans l'alcool, est précipitable par le tanin ; elle se coagule par la chaleur, par les acides, comme le fait l'albumine : elle se coagule aussi par le sulfate de magnésie, qui est sans action sur cette dernière substance.

Ces deux matières organiques, encore mal étudiées, contribuent probablement à la viscosité de la salive, néanmoins, cette propriété n'est pas proportionnée à leur quantité, car la salive parotidienne, la plus riche en principes organiques est, comme on le sait, la moins filante. Peut-être la viscosité de ce liquide dépend-elle, ainsi que le pense M. Robin, du mode d'association de l'eau avec les éléments organiques.

Les principes salins sont : 1° le carbonate de chaux, qui abonde dans la salive parotidienne, se dépose sur les dents et entre, pour la plus grande partie, dans la constitution des calculs salivaires ;

2° La chaux, qui se transforme en carbonate quand la salive est exposée au contact de l'air ; elle est en forte proportion dans la salive parotidienne du cheval qui se trouble à mesure que cette base passe à l'état de carbonate ;

3° Des bicarbonates alcalins plus abondants dans la salive parotidienne que dans la mixte ;

4° Du phosphate de soude en forte proportion, du phosphate de chaux et de magnésie, dont la précipitation se fait facilement, en raison de leur faible solubilité ;

5° Du sulfocyanure de potassium qui est constant chez l'homme, d'après

Longet, dans les trois espèces de salives, et que l'on a signalé également dans la salive du cheval et du chien ; il n'y manque pas en effet, d'après mes propres observations, si la coloration rouge déterminée par le perchlorure de fer est un sûr indice de sa présence [1]. C'est sans preuve qu'on l'a dit plus abondant dans la salive du chien enragé, à laquelle même il donnerait la virulence.

A ces substances s'ajoutent, dans quelques cas, des principes accidentellement introduits dans le sang, tels que l'iodure de potassium, le mercure administré en frictions, et à compter du moment où il produit le ptyalisme, l'urée, quelques principes de la bile, etc.

Quant aux débris épithéliques, aux globules muqueux, à divers débris alimentaires, aux filaments de *Leptothrix buccalis*, à des fragments de cristaux, des particules de poussières, ils sont simplement mêlés à la salive mixte, qui les ramasse dans la bouche, mais ils ne se trouvent pas dans les salives claires obtenues par les fistules récentes. Toutefois, dans les salives des fistules, les épithéliums deviennent abondants au point de déterminer un trouble très marqué lorsque les canaux excréteurs ont éprouvé une certaine irritation.

VIII. — ROLE DE LA SALIVE.

La salive a plusieurs usages relatifs à la mastication, à la gustation, à la déglutition, à la rumination, et enfin, aux modifications physiques et chimiques que doivent éprouver les substances alimentaires.

Elle est indispensable à la trituration des aliments. Aussi, dans tous les animaux chez lesquels il y a mastication, on trouve des glandes salivaires très développées. Lorsque, par le secours des expériences, on diminue la quantité de salive qui afflue à la bouche, la mastication se ralentit, devient pénible, irrégulière, incomplète. Si la plus grande partie de ce fluide coule à l'extérieur, les aliments se tassent sous la pression des dents, s'assouplissent, mais ne se divisent et ne se réduisent en pâte qu'avec une extrême difficulté. Un cheval auquel on fait deux fistules parotidiennes ne peut manger, dans un temps donné, que le tiers, et tout au plus la moitié de ce qu'il mangeait auparavant.

Elle est nécessaire pour rendre la gustation aussi parfaite que possible. C'est elle qui délaye, dissout les substances sapides, facilite leur dissémination sur une grande surface, leur contact avec les papilles sensitives ; elle modère aussi l'impression trop vive de ces substances et les entraîne dès que leur action cesse d'être agréable. Il n'y a de gustation délicate que parmi les animaux pourvus d'un système salivaire très développé.

La salive est non moins utile à la déglutition des aliments solides qu'à leur division et à leur action sur le sens du goût. Après que l'expérimentateur a fait couler à l'extérieur la salive aqueuse des parotides, et bien qu'il reste tous les fluides visqueux des autres glandes, le transport des matières alimentaires de la bouche à l'estomac devient pénible ; les bols sont plus petits ; l'animal les

---

1. M. Béchamp dans des études récentes faites sur la salive parotidienne du cheval que je lui avais recueillie, a aussi constaté la présence de petites quantités de ce sulfo-cyanure.

avale avec effort en étendant parfois la tête sur l'encolure ; on les voit descendre avec lenteur et s'arrêter souvent vers le milieu du cou jusqu'à l'instant où un second vient les pousser plus loin ; ils s'arrêtent encore assez fréquemment dans la portion thoracique de l'œsophage des solipèdes, gênent la respiration et font craindre l'asphyxie si on ne donne pas des breuvages pour débarrasser le conduit dans sa région rétrécie. Cet effet ne se produit guère chez les ruminants qui ont un œsophage large, très dilatable, non rétréci vers son extrémité gastrique, et chez lesquels les glandes à salive visqueuse et les glandules de la bouche et de l'arrière-bouche sont très développées.

Elle est également utile à la rumination. Plus loin je dirai comment les animaux privés seulement de leur salive parotidienne se remplissent l'estomac d'aliments qui se tassent, se dessèchent et finissent par ne plus pouvoir revenir à la bouche, bien que d'ailleurs les boissons soient données en abondance.

Les fluides salivaires, outre ce rôle déjà si varié, ont encore celui de ramollir les aliments, de dissoudre leurs matières sucrées, mucilagineuses, la plupart de leurs sels. Ils jouissent enfin de la faculté de transformer en sucre les principes amylacés que les aliments renferment.

Leuchs, paraît être le premier qui ait reconnu à la salive la remarquable propriété d'opérer la conversion de la fécule en une matière sucrée connue sous le nom de *glycose*. Depuis, divers observateurs ont donné d'intéressants détails sur cette transformation. M. Mialhe a observé que l'action signalée par Leuchs se produit non seulement sur la fécule cuite, mais encore sur la fécule crue, pourvu qu'elle ait été préalablement triturée ; il a vu que la fécule passe à l'état de dextrine avant d'arriver à celui de glycose, et que cette transformation s'opère dans la bouche de l'homme en moins d'une minute ; mais la salive n'opère pas cette conversion, même après plusieurs jours, sur la fécule crue qui n'a point été convenablement écrasée. Lassaigne[1], qui a fait des expériences à ce sujet, s'est assuré que la salive parotidienne du cheval ne jouit pas de la propriété de convertir l'amidon en sucre. La commission de l'Institut[2] a constaté que la salive mixte de ce solipède la possède à un degré assez prononcé, bien que celle de la parotide en soit réellement dépourvue.

Ces faits sont très exacts et j'ai eu plusieurs fois l'occasion de les reproduire. Depuis, divers observateurs, Jacubowitsch entre autres, les ont vérifiés. Ce dernier affirme qu'aucune salive isolée ne jouit du pouvoir saccharifiant, non plus que les salives obtenues à part et mélangées en dehors de la cavité buccale. Cependant Longet[3] soutient que la salive maxillaire et la sublinguale de l'homme, prises à peu près pures, la possèdent comme la salive mixte. D'après des études faites récemment sur le cheval, je crois pouvoir affirmer que les salives isolées, dépourvues du pouvoir saccharifiant lors de leur extraction, l'acquièrent dès qu'elles se sont altérées.

A quelle cause la salive mixte doit-elle d'acquérir dans la bouche une faculté que ses composantes ne possèdent pas ? Bidder et Schmidt disent à l'addition du

1. Lassaigne, *Comptes rendus de l'Académie des sciences*, 28 octobre 1845.
2. Magendie, Rayer, Payen, *Comptes rendus de l'Académie des sciences*, 20 octobre 1845.
3. Longet, *Traité de physiologie*, t. I, p. 210.

mucus buccal. Il est possible qu'elle la doive à une simple modification de ses matières animales analogue à celle qui, dans le grain d'orge en germination, donne naissance à la diastase ; et ce qui semble l'indiquer, c'est que la salive parotidienne altérée possède le pouvoir saccharifiant à un haut degré, aussi : pour moi, chaque salive peut l'acquérir par elle-même en se modifiant. Ce serait alors la ptyaline, plus ou moins modifiée, qui jouerait le rôle de ferment. M. Mialhe prétend que ce pouvoir est dû à la présence de la matière qu'il a appelée la diastase salivaire, mais qui n'est pas certainement distincte de la ptyaline et que beaucoup de chimistes, Lehmann entre autres, ne veulent pas admettre.

D'après M. Béchamp[1], qui a fait une étude minutieuse de la salive parotidienne du cheval, sur un échantillon de deux kilogrammes que j'avais recueilli pour lui et sur sa demande, a trouvé dans cette salive au moins deux substances animales, la sialozymase et une espèce d'albumine, matières qui selon lui diffèrent de celles de la salive de l'homme parce qu'elles possèdent un pouvoir rotatoire plus considérable. Cette salive intacte n'a pas fluidifié l'empois ni déterminé de saccharification même après vingt-quatre et trente-six heures de contact ; mais après son altération elle a fluidifié, puis saccharifié comme je l'avais indiqué déjà dans la deuxième édition de ce livre. Celle du chien a paru un peu plus active ; elle a fluidifié la fécule, mais encore sans donner de glycose. Au contraire la salive parotidienne de l'homme a fluidifié et saccharifié. D'après M. Béchamp la salive humaine devrait son action fluidifiante et saccharifiante à la présence des organismes buccaux, des granulations moléculaires qu'il appelle microzymas. Après les avoir détachés par le raclement de la muqueuse de la langue de l'homme et soumis à des lavages réitérés il les a vus convertir promptement l'amidon en dextrine et en glycose. De plus la salive parotidienne du cheval à laquelle était ajoutée une certaine quantité de ces éléments figurés d'origine humaine acquérait la propriété fluidifiante et saccharifiante. Elle la conservait même après la reprise de ces petits éléments figurés par la filtration parce que, d'après l'auteur de ces observations, les microzymas avaient produit, dans la salive du cheval, une zymase douée des propriétés de la diastase. Mais, chose inexpliquée, les mêmes éléments figurés pris sur la langue du bœuf ou du porc ne jouiraient ni du pouvoir de ceux de l'homme ni de la faculté de produire la zymase diastasique.

La salive commence à opérer dans la bouche la saccharification de la fécule, surtout si celle-ci est cuite ou seulement très triturée ; elle l'opère assez vite sur l'homme. Dans le cas où la fécule est à peu près intacte, comme cela arrive sur le cheval qui mange de l'avoine, la transformation est insignifiante. On s'en assure facilement en traitant par les liqueurs cuivriques le liquide filtré qu'on tire des matières prises dans la bouche ou dans l'œsophage lors de la déglutition.

L'action saccharifiante de la salive sur la fécule paraît se continuer dans l'estomac, quoiqu'on ait cru d'abord qu'elle ne pouvait persister dans un milieu acide, Bidder et Schmidt se sont assurés que cette action s'opère encore en présence des acides. Schrœder, en expérimentant sur une femme à fistule gastrique et sur

1. Béchamp, *Archives de physiologie normale et pathologique*, 1884.

un chien dans les mêmes conditions, a vu que la fécule introduite directement dans le viscère ne tarde pas à s'y convertir partiellement en glycose. Je viens de vérifier cette observation sur un jeune chien porteur d'une fistule récente. Chez les ruminants dont les premiers estomacs reçoivent continuellement de la salive pendant la rumination, et dans les intervalles des repas, la conversion de la fécule, non entravée par l'acidité, est beaucoup plus active que chez les autres animaux.

Du reste, la saccharification, qu'elle soit peu ou point entravée dans l'estomac, reprend dans l'intestin grêle, tant par l'action de la salive dont l'aliment demeure imprégné, que par celle du suc intestinal et du fluide pancréatique dont le pouvoir modificateur est plus prononcé que celui des fluides salivaires. C'est là surtout que la transformation s'opère, comme Lehmann le fait observer avec beaucoup de justesse.

Dans tous les points où elle s'opère, elle a lieu graduellement de l'extérieur du grain à l'intérieur; les couches superficielles, les lamelles, se dissolvent et se désagrègent les premières, de telle sorte que les grains sont fort rapetissés vers la fin de l'intestin.

La salive paraît, au moins tant qu'elle est dans la bouche, sans action sur les hydrates de carbone, sucre, gomme, mucilage et sur les albuminoïdes ; mais quand elle est visqueuse, comme celle des maxillaires et des sublinguales, elle peut émulsionner mécaniquement les graisses. Longet en a fait la remarque, et je l'ai faite également sur les herbivores.

En somme, le rôle de la salive considéré, même indépendamment de ce qui se rapporte aux principes amylacés, est d'une importance incontestable. D'abord, sans l'eau de ce produit, comment les matières sèches parviendraient-elles à se ramollir et à se délayer suffisamment? Ensuite, qui sait si le mélange de la salive avec le suc gastrique et les divers fluides intestinaux n'est pas le point de départ de plusieurs propriétés nouvelles que ces fluides ne possèdent pas isolément? Le fait de l'amaigrissement, du marasme dans lequel tombent les individus à fistules salivaires n'indique-t-il point une perturbation profonde dans les actions nutritives?

Tout récemment j'ai vu se produire cet amaigrissement à un haut degré sur un petit cheval corse auquel j'avais ouvert d'abord un canal parotidien, puis le second deux semaines après. En un mois l'animal avait perdu le septième de son poids initial.

Un fluide dont la masse sécrétée représente, en un jour, plus que le poids total du sang, peut-il être un produit d'une utilité accessoire?

Quant aux salives qui, chez certains reptiles, jouissent de propriétés toxiques, elles paraissent servir tout à la fois à tuer la proie et à favoriser sa digestion ; elles ne sont pas de nature à être absorbées par la muqueuse des voies digestives.

CHAPITRE XXIII

DE LA DÉGLUTITION

On donne ce nom au passage des aliments et des liquides de la bouche dans l'estomac.

C'est un acte très rapide qui s'effectue par l'intervention successive ou simultanée d'un grand nombre de parties, telles que la langue, le voile du palais, le pharynx et l'œsophage. Il a été divisé, à cause de sa complication et pour la facilité de l'étude, en trois temps, sur la séparation desquels les auteurs ne sont pas d'accord.

Dans le premier temps, les aliments passent de la bouche dans le pharynx ; dans le second, de la partie antérieure du pharynx à l'entrée de l'œsophage ; et dans le troisième, ils parcourent toute l'étendue de ce canal et arrivent à l'estomac. Telle est la distinction admise par Magendie[1] ; acceptons-la, c'est la plus ancienne ; les autres n'ont rien qui leur mérite une préférence marquée sur celle-là.

Lorsque les matières alimentaires ont été suffisamment broyées et humectées, ou lorsqu'elles sont de nature à être immédiatement dégluties, sans division préalable, elles sont rassemblées en une petite masse à la face supérieure de la langue ; puis cet organe s'applique, par sa pointe, sur la voûte palatine et se contracte de son extrémité libre vers sa base, de sorte que le bol (c'est ainsi qu'on nomme la petite masse alimentaire) étant légèrement pressé, se porte en arrière, arrive bientôt au niveau de la face inférieure du voile du palais qui se soulève et ouvre l'orifice par lequel il pénètre dans le pharynx. En même temps le larynx se porte en avant et s'abrite en partie sous la base de la langue, la glotte se resserre, l'épiglotte s'infléchit sur l'orifice laryngien supérieur, les aryténoïdes se projettent en avant, et l'aliment, poussé par les muscles constricteurs, arrive à l'entrée de l'œsophage : une fois engagé dans ce conduit, il est poussé vers l'estomac par la contraction péristaltique de la membrane musculaire. Ce trajet, quoique très étendu, est parcouru très rapidement ; mais, pour bien l'étudier, examinons successivement chacun des trois temps de la déglutition, lesquels pourraient s'appeler : le premier, déglutition buccale ; — le second, déglutition pharyngienne ; — le troisième, enfin, déglutition œsophagienne.

Dès que l'aliment saisi, en une seule fois ou à plusieurs reprises, est rassemblé en masse sur la langue, par l'action de cette partie et par celle des joues, la langue s'applique par son extrémité libre sur le palais, puis se contracte successivement d'avant en arrière et force ainsi le bol à marcher vers le fond de la bouche ; elle le fait glisser dans cette direction, l'amène bientôt sous le voile du palais qui se soulève par la contraction du stylo-staphylin, et ouvre le passage de la bouche au pharynx ; le bol s'engage dans ce passage, le franchit et arrive dans la cavité pharyngienne, préalablement dilatée pour le recevoir.

---

1. Magendie, *Précis élémentaire de physiologie*, 4ᵉ édition, t. II, p. 63.

Pendant que cette première partie de la déglution s'est opérée, la mastication ne s'est point suspendue, si l'animal a conservé des matières alimentaires entre les dents ; le transport de la bouche au pharynx s'est effectué précisément à l'instant où les mâchoires se trouvaient rapprochées, et il s'est opéré avec une telle rapidité qu'on n'a pas alors remarqué d'augmentation sensible, du moins chez les herbivores, dans la durée du rapprochement des mâchoires. Du reste, on n'en observe pas davantage dans les temps subséquents. Néanmoins, dans quelques circonstances, la mastication cesse à l'instant de la déglutition, c'est lorsque la masse à déglutir est très volumineuse, comme cela arrive chez les carnivores et chez les animaux qui avalent, en une seule fois, tout ce qu'ils ont dans la bouche.

Alors que le bol pénètre dans l'arrière-bouche, le larynx se porte en avant, le pharynx se déplace dans le même sens, se dilate pour aller, en quelque sorte, au devant de ce bol et lui ouvrir un large passage. La projection du larynx en avant est le résultat de la contraction des génio-hyoïdiens et des mylo-hyoïdiens. Son élévation est surtout l'effet de l'action de ces derniers muscles qui deviennent, avec les précédents, les antagonistes des sterno-hyoïdiens et thyroïdiens. Cette ascension, très étendue et fort variable chez l'homme, l'est beaucoup moins chez les animaux, dont le larynx est très rapproché de la base du crâne, et même chez ceux où il en est assez éloigné, comme les cerfs, par exemple. Aussi, ce qui caractérise essentiellement le déplacement du larynx, pour le cheval et la plupart des ruminants, c'est un léger mouvement de bascule qui vient porter en avant, sous l'épiglotte et la base de la langue, l'ouverture supérieure de cet organe. Enfin, l'élévation du pharynx et sa projection en avant sont liées à des mouvements correspondants de l'hyoïde et de l'appareil laryngien. La dilatation de cette cavité est opérée principalement par l'action des kérato-pharyngiens qui soulèvent sa partie supérieure.

Le bol a franchi ce qu'on appelle l'*isthme du gosier*, et pénétré dans le pharynx qui s'est dilaté pendant la première période de la déglutition. Dans un second temps, il se porte de la partie antérieure du pharynx jusqu'à l'entrée de l'œsophage, par l'action des hyo, thyro et crico-pharyngiens. Mais comment alors ne s'engage-t-il, ni dans les ouvertures gutturales des cavités nasales, ni dans l'orifice supérieur de la glotte ?

L'aliment, une fois parvenu dans l'arrière-bouche, ne peut pénétrer dans les cavités nasales, puisqu'il est poussé en arrière et en bas, et parce que le voile du palais soulevé vient s'appliquer, par son bord libre, sur la paroi supérieure du pharynx, ou du moins s'en rapprocher beaucoup, de sorte qu'il rétrécit considérablement, s'il ne ferme entièrement la communication entre les cavités nasales et l'arrière-bouche. La plupart des physiologistes admettent que ce voile produit l'occlusion des ouvertures gutturales en s'appliquant exactement sur elles ; mais il est évident qu'il ne peut en être ainsi, même chez les animaux où il est très long. Tout le monde sait que, chez les solipèdes, son bord postérieur embrasse la base de l'épiglotte et ferme complètement, dans les intervalles de la déglutition, l'ouverture par laquelle la bouche communique avec le pharynx. Or, il suffit que le bord postérieur de la valvule palatine se relève assez, jusqu'à venir rencontrer en arrière la paroi supérieure du pharynx, pour que l'aliment ne puisse remonter dans les ouvertures gutturales. Il doit en être de même chez les ruminants, bien que leur voile du palais n'embrasse peut-être pas complètement la base de l'épiglotte. Rien n'indique que les dispositions exceptionnelles offertes par le voile du chameau et du dromadaire soient de nature à modifier le mécanisme de la déglutition. Le voile du palais n'est pas, en réalité, plus long dans ces animaux que dans les autres ruminants ; seulement, il y présente inférieurement un appendice flottant, flasque, parsemé de petites glandules qui lui donnent une certaine ressemblance avec une bourse de perles. C'est cet appendice, cette sorte de luette, qui paraît pouvoir seule sortir de la bouche lors des efforts d'expiration, surtout si elle se gonfle à certaines époques, car, dans les circonstances ordinaires, on l'amène facilement, au moyen d'une légère traction, jusqu'à la commissure des lèvres : le voile proprement dit n'a rien dans sa structure qui lui donne l'aptitude à se déplacer et à se renverser sur lui-même. Quelle que soit, du reste, sa disposition, le voile du palais se soulève, d'une part, par l'action de ses muscles élévateurs qui, en même temps, le raccourcissent et, d'autre part, par la pression que le bol exerce à sa face inférieure. Mais, lors du vomissement et de la rumination, il ne s'élève que par suite de la contraction de ses muscles : aussi ces derniers sont-ils très développés chez les animaux qui ruminent, qui vomissent ou qui respirent souvent en partie par la bouche. Enfin le bol ne tombe pas dans le larynx, parce que la glotte s'est resserrée et que le larynx, en s'avançant sous la base de la langue, a déterminé mécaniquement un renversement plus ou moins complet de l'épiglotte.

D'abord l'épiglotte, habituellement inclinée en avant de la face supérieure du voile du palais, se relève mécaniquement, puis se renverse, d'une manière tout à fait passive, sur l'ouverture de la glotte, car elle n'a pas de muscles qui puissent lui faire opérer ce mouvement. La plupart des auteurs admettent, depuis Galien[1], que ce cartilage est renversé par le bol. Perrault dit cependant que c'est par le mouvement de la base de la langue. Il me semble que ce renversement est dû à trois causes, savoir : 1° l'élévation du voile du palais, dont le bord libre ne peut se soulever sans redresser le cartilage ; 2° la résistance opposée par la base de la langue et par la fourche hyoïdienne lors de la projection du larynx en avant ; 3° enfin, le mouvement même du larynx qui se porte en quelque sorte sous l'épiglotte, en inclinant son ouverture en avant. Toutefois, il ne faut pas s'exagérer l'importance du rôle de ce cartilage, dont Magendie a pu opérer la résection sans que la déglutition en fût ultérieurement très gênée. Longet a seulement constaté qu'alors les liquides pénétraient plus facilement dans les voies aériennes.

L'occlusion de la glotte est, suivant Magendie, le principal obstacle à l'introduction des aliments dans le larynx. Elle résulterait, d'après Longet[2], plutôt de l'action des muscles constricteurs postérieurs du pharynx que de ceux du larynx, puisqu'elle continue à s'effectuer après la section des récurrents et des laryngés supérieurs. Mais cette occlusion, qui a lieu au niveau des cordes vocales, ne saurait, comme le fait très bien observer Bérard, empêcher l'aliment de

1. Pline, avant Galien, avait dit que l'épiglotte se renversait « sur l'orifice supérieur de « l'âpre artère » (*Histoire naturelle*, livre XI, p. 495).
2. Longet, *Traité de physiologie*, t. I, p. 126.

s'engager dans la partie du larynx supérieure aux cordes vocales. Il faut donc l'intervention d'autres causes pour prévenir la pénétration des parcelles alimentaires à l'entrée du larynx. Or, celles-ci résident dans la position que cet organe prend en masse, à la base de l'hyoïde et de la langue, ainsi que dans le rapprochement des aryténoïdes.

Il est facile, en faisant une petite ouverture, soit au ligament qui ferme l'échancrure thyroïdienne chez les solipèdes, soit au cartilage thyroïde, ou même au premier cerceau de la trachée chez le bœuf, de reconnaître, par le tact, les changements qui s'opèrent dans le larynx au moment de la déglutition : car alors l'animal, s'il a faim et s'il est altéré, continue à boire et à manger, même pendant que le doigt de l'expérimentateur est engagé entre les cordes vocales. A l'aide de ce moyen fort simple, que j'ai souvent employé, on sent à l'instant de la déglutition : 1° le larynx se porter en masse vers la base de la langue, entraîné par une action musculaire aussi brusque qu'énergique ; 2° les cordes vocales se rapprocher et se mettre en contact l'une avec l'autre ; 3° les aryténoïdes s'appliquer exactement l'un contre l'autre et se porter en avant, près de la base de l'épiglotte. Lorsqu'on porte au fond de la bouche une racine ou un tubercule de pomme de terre, la projection du larynx en avant, le rapprochement des cordes vocales et des aryténoïdes s'effectue, avant même que le corps étranger ait pénétré dans l'arrière-bouche. On produit aussi tous ces effets en irritant légèrement avec le doigt la muqueuse laryngienne ; mais il est rare qu'on provoque en même temps la toux qui devient, d'habitude, si vive dès qu'une parcelle alimentaire s'est engagée dans le larynx. Enfin, si on fait chez le bœuf une ouverture à l'œsophage, près de son extrémité supérieure, on sent très bien, à l'instant de la déglutition, et à chaque mouvement semblable à celui qui accompagne le deuxième temps de cet acte, l'épiglotte se renverser sur l'orifice supérieur du larynx. De plus, on constate que l'entrée de l'œsophage se rapproche très sensiblement, par un mouvement brusque, de l'isthme du gosier, dernier effet qui diminue de beaucoup la distance séparant la bouche du conduit œsophagien.

Le bol alimentaire passe plus ou moins facilement de la bouche dans le pharynx, et de celui-ci à l'entrée de l'œsophage, suivant l'état dans lequel il se présente et les conditions anatomiques des parties. Chez les solipèdes dont l'isthme du gosier est fort étroit, il passe difficilement, pour peu qu'il soit volumineux ; il s'arrête souvent en arrière du larynx où il peut stationner longtemps sans provoquer des efforts de toux, comme on le voit lors de l'administration des bols médicamenteux ou des pilules, surtout dans les cas d'angine. Mais dans les ruminants où l'isthme est large, le pharynx très ample, il passe aisément. Toutefois les racines volumineuses, les tubercules peuvent s'y arrêter et revenir ensuite dans la bouche où les dents les écrasent ; mais ordinairement c'est dans la région cervicale et thoracique que l'arrêt a lieu. On voit aussi fréquemment des morceaux de chair s'arrêter dans le pharynx des porcs qui vivent de débris cadavériques, et j'ai observé plusieurs fois le même accident sur un hérisson à demi-apprivoisé dans nos salles d'anatomie.

Le passage des matières alimentaires de la bouche à l'entrée de l'œsophage est facilité, du reste, par la présence des mucosités abondantes versées par les follicules muqueux de la base de la langue, les amygdales, la couche glanduleuse du voile du palais et les glandules de la membrane interne du pharynx. Quelquefois, la quantité de ces matières devient énorme, comme chez le dromadaire, où l'appendice du voile du palais et la poche pharyngienne sont très glanduleux, et chez le porc, où l'arrière-bouche offre un diverticule analogue à celui du chameau. Aussi dans les cas où la lumière de l'œsophage est interceptée par un corps étranger, voit-on, sur les bêtes bovines, s'échapper de la bouche et même du nez des masses de liquides visqueux.

Les mouvements par lesquels s'opèrent les deux premiers temps de la déglutition sont très rapides et en quelque sorte spasmodiques ; cela devait être, afin que la respiration ne fût pas longtemps suspendue. Ces mouvements, en partie soumis à l'influence de la volonté, s'exécutent presque d'une manière instinctive et automatique comme une infinité d'autres. Ils sont volontaires et, par conséquent, susceptibles d'être suspendus tant que le bol est sur la langue ; mais ils ne peuvent plus être arrêtés dès que ce bol est arrivé à l'entrée de l'arrière-bouche. Aussi les bols médicamenteux, à saveur désagréable, ne sont-ils avalés que si la main ou la pilulière les porte au moins au niveau des piliers du voile du palais. Dès que l'aliment est parvenu dans le pharynx, il est soustrait complètement à cette influence et il continue sa route vers l'estomac.

Au troisième temps de la déglutition, l'aliment s'engage dans l'œsophage, parcourt toute l'étendue de ce canal et arrive à l'estomac. Le bol, formé de parcelles plus ou moins divisées, mais réunies et enveloppées de mucosités, marche avec une lenteur très remarquable ; il descend, poussé par la contraction successive des fibres circulaires du conduit, accompagnée d'une tension très forte dans le sens de la longueur, tension qui devient fort sensible à la vue et au toucher chez le cheval et le bœuf. Dès qu'il a pénétré dans la partie supérieure de l'œsophage, les fibres qui sont au-dessus et autour de lui, se resserrent et le poussent vigoureusement à un point plus inférieur dont les fibres se contractent à leur tour et ainsi de suite. On voit très bien, à travers la peau, ce bol descendre, surtout chez le cheval et les animaux qui ruminent ; on le voit quelquefois s'arrêter vers le milieu de l'encolure, notamment lorsque l'animal se presse pour manger, ou lorsque, après la section des canaux parotidiens, les aliments ne sont pas suffisamment hydratés. Dans ces deux cas, il demeure souvent arrêté un quart de minute ou une demi-minute, et il ne reprend sa marche qu'à l'instant de l'arrivée d'un autre. Enfin, lorsque l'œsophage est paralysé, par suite de la ligature ou de la section des nerfs vagues, le conduit s'engoue, sur une partie ou la totalité de sa longueur, l'animal est menacé d'asphyxie, et les liquides qu'il boit, ne pouvant descendre dans l'estomac, reviennent par les cavités nasales. Du reste, les bols trop volumineux s'arrêtent souvent, soit dans la région cervicale, soit dans la région thoracique de ce conduit ; alors la salive déglutie pendant l'abstinence, ne suivant pas son cours normal, tombe en partie dans la trachée et le reste s'échappe en longues traînées filantes par la bouche et les narines.

La rapidité de la descente des matières alimentaires dans l'œsophage varie, du reste, beaucoup suivant leur état et le degré d'expansibilité ou de dilatabilité du conduit. Les liquides y passent avec une grande vitesse ; les bols de fourrage y progressent lentement, chez le cheval et même chez les ruminants ; ces bols sont petits chez les solipèdes, qui ont le canal très étroit et peu dilatable. On les voit s'y arrêter, comme les corps étrangers, si leur diamètre s'élève à 3 centimètres et demi ou tout au plus à 4, tandis que, sur le bœuf, ils descendent encore avec un diamètre presque double. L'épaisseur de la membrane charnue et la structure de la muqueuse influent aussi sur la rapidité de leur progression. La première tunique formée, non par des fibres longitudinales et des fibres circulaires, mais bien par des fibres disposées en spires plus ou moins allongées, est rouge dans toute sa longueur, et d'une épaisseur uniforme chez le porc, les carnassiers et les ruminants, tandis qu'elle devient chez les solipèdes, à partir du cœur, blanchâtre, résistante et très épaisse. Elle est constituée partout par un mélange, en proportion variable, de fibres striées et de fibres lisses, mais presque exclusivement par ces dernières, dès qu'elle a pris la teinte blanche des muscles de la vie organique. A compter de la base du cœur, sur le cheval, elle ne se contracte plus avec la vivacité et l'énergie qui caractérisent les mouvements de sa région supérieure ; là, elle se meut à la manière des cravates de l'orifice cardiaque et de la tunique musculeuse de l'estomac ; mais elle n'est pas, comme Magendie[1] le disait, insensible à l'irritation de la huitième paire et à l'action du galvanisme. La membrane muqueuse, blanchâtre, peu vasculaire, recouverte d'un épithélium épais, est lâchement unie à la précédente, en dedans de laquelle elle peut glisser ; elle offre à sa face adhérente, chez certains animaux, le porc et le dromadaire, par exemple, des glandules mucipares assez nombreuses, qui sont énormes et très serrées chez ce dernier, où la muqueuse ne joue plus sur la tunique charnue, comme dans les autres animaux : elles versent sur les matières alimentaires des mucosités qui facilitent le dernier temps de la déglutition.

L'œsophage, doué d'une sensibilité obscure, est faiblement impressionné par le contact de l'aliment qui le parcourt. Cependant il devient le siège d'une douleur assez vive quand un bol trop volumineux, un corps irrégulier, passent dans son intérieur. Néanmoins, dans les expériences, on peut inciser ses tuniques et appliquer des acides à leur surface sans que l'animal paraisse en souffrir ; la traction qu'on exerce sur lui est seule bien douloureuse, sans doute par l'effet qu'elle détermine sur les nerfs accolés au canal, et elle provoque, pendant l'œsophagotomie, des mouvements d'une très grande énergie, que les doigts de l'opérateur ont grand'peine à maîtriser ; sa contractilité, de même que sa sensibilité, paraît dépendre des filets que lui donnent les nerfs pneumogastriques, car la section de ceux-ci paralyse le canal et le rend à peu près incapable de pousser les matières alimentaires jusque dans l'estomac : aussi, dans ce cas, le voit-on se bourrer sur une partie ou sur la totalité de sa longueur.

La déglutition des liquides se fait, à peu de chose près, comme celle des solides. Lorsqu'elle s'opère, le voile du palais est moins soulevé qu'à l'instant du passage des aliments : l'épiglotte est renversée sur la glotte, le larynx en masse est projeté en avant, les aryténoïdes sont attirés, par la contraction des thyro-arythénoïdiens, vers la base de l'épiglotte ; ils s'appliquent l'un contre l'autre et les

---

1. Magendie, *œuvr. cité*, 4ᵉ édit., t. II, p. 18.

cordes vocales se touchent; enfin l'orifice supérieur de l'œsophage se rapproche de l'isthme du gosier pour raccourcir le trajet pharyngien des liquides. Ceux-ci, d'après Longet, suivraient les deux petites rigoles qui se trouvent sur les côtés de l'orifice supérieur du larynx. Peut-être en est-il ainsi quand ils sont déglutis par minces filets, mais lorsqu'ils le sont en quantité un peu considérable, ils passent en masse, sous forme d'ondées, par-dessus l'orifice du larynx incliné antérieurement et fermé, ondées qui se succèdent rapidement et dans les intervalles desquelles la glotte s'ouvre pour donner passage à l'air inspiré ou expiré. Je me suis assuré, sur le cheval, en introduisant le doigt entre les cordes vocales, pendant la déglutition, que l'eau est lancée de l'entrée au fond du pharynx, à peu près comme elle l'est par l'écope du batelier, en formant une nappe ou une lame qui passe par-dessus l'orifice supérieur du larynx.

Pour peu qu'on étudie avec attention le jeu du larynx dans cette circonstance, on voit que cet organe éprouve, à chaque ondée, un déplacement total et une série de changements partiels, semblables à ceux qui s'opèrent lors de la déglutition d'un bol, puis il revient à son état normal et ainsi de suite. Ces changements se font avec une extrême rapidité; car le cheval aspire de 65 à 90 ondées par minute, suivant qu'il est plus ou moins pressé par la soif, et, à chacune, il déglutit de 150 à 250 grammes de liquide.

Lorsque, par exception, les liquides s'introduisent dans les cavités nasales, par suite d'une inspiration profonde, ou bien lorsqu'ils y sont versés, les narines étant fortement relevées, leur déglutition se fait comme dans les cas ordinaires. Du nez, ils tombent dans l'arrière-bouche, en glissant sur le plan incliné du voile du palais et ils provoquent le resserrement de la glotte, la projection du larynx en haut et la contraction du pharynx, qui les pousse dans l'œsophage. C'est de cette manière que sont avalés les liquides médicamenteux que l'on croit diriger dans la trachée et les bronches. La plus grande partie, souvent même la totalité, va dans l'estomac, une petite portion seulement tombe dans les voies aériennes en provoquant la toux.

La rapidité de la déglutition et ses divers caractères varient beaucoup suivant les animaux, la nature et l'état des substances dont ils se nourrissent. Le cheval qui mange du foin déglutit jusqu'à 30 bols en un quart d'heure, lorsqu'il est pressé par la faim, et de 10 à 12 seulement quand il mange sans appétit. Ils se succèdent à des intervalles réguliers de 20 à 30 secondes au commencement du repas, puis à des intervalles de 40 à 45 secondes; enfin ils arrivent à ne passer que toutes les 70, 80, 90 secondes, et même toutes les 2 minutes. Leur poids est, en moyenne, de 50 à 100 grammes. Lors de la déglutition des liquides, le cheval agite les oreilles et les porte en avant à chaque ondée qu'il avale; en même temps, il rapproche à chaque fois la mâchoire inférieure de la supérieure; les masséters se tendent et se rident sous la peau de la joue; l'œil lui-même exécute une série de légers mouvements dans l'orbite. Plusieurs ruminants, le cerf entre autres, n'agitent presque pas leurs oreilles en buvant ou les agitent inégalement. Le lion, en lappant, rapproche les mâchoires à chaque coup de langue et fait ainsi une ondée chaque fois que cet organe projette dans la bouche une petite quantité de liquide.

La déglutition est lente, en général chez les oiseaux qui ont un œsophage à parois minces, bien que très dilatables; elle s'accompagne de secousses vives de la tête et même de tout le corps chez les rapaces ; elle est d'une extrême lenteur chez les reptiles qui font parvenir dans leur estomac, sans la diviser, une proie souvent plus grande que l'ouverture de la gueule.

CHAPITRE XXIV

DE LA RUMINATION

Chez la plupart des animaux les aliments arrivent à l'estomac assez divisés pour être immédiatement digérés ; chez quelques-uns, ils n'y parviennent qu'imparfaitement triturés et dans des conditions telles qu'ils ne peuvent être chymifiés ; alors il faut que leur division s'effectue dans l'estomac même, ou qu'ils reviennent à la bouche se soumettre une seconde fois à l'action de l'appareil masticateur. Dans le premier cas, l'estomac est extrêmement fort et organisé pour broyer, comme cela se voit chez les oiseaux granivores, certains crustacés et beaucoup d'insectes ; dans le second, il se passe un phénomène fort remarquable connu sous le nom de rumination.

Par cet acte, particulier à certains herbivores polygastriques, les matières alimentaires parvenues à l'estomac, sans avoir été suffisamment broyées, sont ramenées à la bouche où elles subissent une nouvelle mastication, après laquelle elles sont dégluties de nouveau et digérées. Il diffère essentiellement, par son but et son mécanisme, du vomissement, auquel on a voulu le comparer. Le vomissement est un acte ordinairement involontaire, presque morbide, qui se produit dans l'indigestion, s'effectue irrégulièrement, convulsivement et pour débarrasser l'estomac des aliments qui ne peuvent être chymifiés ; la rumination, au contraire, est un acte en partie volontaire, tout à fait normal et physiologique, qui s'opère régulièrement, sans convulsion, et qui ramène à la bouche, lors de la digestion, des matières destinées à retourner ensuite à l'estomac. L'analogie que l'on a cru trouver entre ces deux phénomènes est fort vague : aussi les auteurs qui l'ont défendue, ont-ils été réfutés depuis longtemps par la plupart des physiologistes.

La rumination a quelquefois été désignée sous les noms de déglutition renversée, de déglutition antipéristaltique, de réjection ; mais ces expressions, ne spécifiant qu'un des actes dont elle se compose, ne sauraient remplacer la qualification qu'on lui donne généralement.

I. — CONSIDÉRATIONS GÉNÉRALES SUR LA RUMINATION.

L'acte si remarquable de la rumination a fixé à toutes les époques l'attention des observateurs. Moïse[1] en fit un caractère pour distinguer les animaux dont les

---

1. *Lévitique*, ch. xi, v. 3 et 4.
2. Aristote, *Histoire des animaux*, liv. II, p. 96 ; liv. IX, p. 643, etc.

Hébreux pouvaient se nourrir. Aristote [a] indiqua les quatre réservoirs de l'estomac des ruminants et exposa quelques détails sur le phénomène dont nous parlons. Galien reproduisit les quelques notions vagues données par le père de l'histoire naturelle. Parmi les modernes, Aldrovande rappela les idées des anciens; Fabrice d'Acquapendente, qui écrivit un livre sur les variétés de l'estomac, rapporta plusieurs exemples de mérycisme dans l'espèce humaine; Faber, médecin italien, fit connaître un des usages de la gouttière œsophagienne, à laquelle il donna le nom de voie lactée; Perrault décrivit sommairement, mais avec exactitude, l'estomac des ruminants, et émit l'idée que la gouttière œsophagienne était destinée à saisir les aliments qui devaient être renvoyés à la bouche; Peyer, Duverney, Haller, Buffon, Camper, Daubenton, Bourgelat, Chabert, Brugnone, Girard, Toggia traitèrent, d'une manière plus ou moins abstraite, des conditions, des causes et du mécanisme de la rumination. Enfin, M. Flourens, abandonnant la voie dans laquelle avaient erré tant d'auteurs célèbres, est venu apporter sur la question, jusque-là très obscure, les lumières de la physiologie expérimentale : son travail, dont les résultats ont été confirmés par Haubner, porte un cachet qui le distingue éminemment de tous ceux de ses devanciers.

En jetant un coup d'œil sur les écrits des auteurs que je viens de rappeler, on voit que les anciens trouvaient des ruminants dans presque toutes les classes du règne animal. Ainsi, parmi les insectes, on considérait comme tels la courtillière et les sauterelles, depuis que Malpighi eut démontré que la première avait plusieurs estomacs, et que Swammerdam eut fait la même observation à l'égard des secondes. Parmi les crustacés et les mollusques, les crabes, les écrevisses, dont l'estomac est garni de pièces solides disposées pour broyer; les limaçons, qui ont plusieurs réservoirs gastriques, étaient rangés dans la même catégorie; enfin, parmi les vertébrés, divers poissons, le scarus, d'après Pline, le saumon, la dorade, d'après Gessner et Rondelet, plusieurs oiseaux, le héron et le pélican; un grand nombre de mammifères, tels que ceux rangés actuellement dans l'ordre si naturel des ruminants, et d'autres, comme le lièvre, le lapin, la marmotte, le cochon d'Inde, étaient considérés comme jouissant de la faculté de ruminer.

Il ne faudrait pas croire, cependant, que tous les naturalistes anciens regardaient comme des ruminants les insectes, les crustacés, les poissons et les autres animaux que je viens de citer. Déjà Aldrovande repousse l'autorité des Écritures et doute fort de la rumination du lièvre et du lapin, à laquelle deux siècles plus tard, Camper croit encore. Peyer, en dressant le catalogue des animaux qui ruminent se montre assez incrédule à l'endroit des insectes et de beaucoup d'espèces. En terminant sa longue énumération, il fait deux séries, l'une comprenant ce qu'il appelle les vrais ruminants, et l'autre les faux ruminants, dans laquelle se trouvent précisément les animaux qui, en réalité, ne jouissent pas de la faculté de faire subir à leurs aliments une seconde mastication. Les premiers sont les chameaux, les lamas, les chevrotains, le cerf, le daim, le chevreuil, la girafe, les antilopes, le chamois, la chèvre, le mouton, le buffle et les diverses espèces de bœufs.

Quant aux hommes, considérés comme des ruminants, tout porte à croire qu'ils jouissaient réellement du privilège qui distingue les mammifères précédemment indiqués. Des observations récentes, rapportées par des auteurs qui font autorité dans la science, mettent hors de doute la possibilité du mérycisme dans l'espèce humaine. Fabrice d'Acquapendente, dans son livre des variétés de l'estomac, cite plusieurs exemples de ce genre que Peyer[1] rapporte avec quelques autres.

Le premier est celui d'un noble de Padoue qui mangeait très vite et presque sans mâcher ses aliments. Il se mettait à ruminer environ une heure après les repas, et cet acte était involontaire, presque forcé : il l'exécutait en partie par l'attrait du plaisir que lui faisaient éprouver les aliments revenus à la bouche. Le deuxième est celui d'un moine bénédictin qui ruminait de la même manière et dans les mêmes circonstances : pourtant il mourut dans l'émaciation, et l'autopsie ne fit rien découvrir d'anormal dans la disposition des organes digestifs. Un troisième exemple est relatif à un enfant qui, après avoir perdu sa mère, vécut de lait de chèvre pendant deux ans. Dès son jeune âge il prit l'habitude de ruminer et la conserva toute sa vie ; elle fut considérée comme le résultat de l'imitation. Le quatrième a trait à un jeune homme extrêmement vorace qui avalait ses aliments sans les mâcher ; il commençait à ruminer un quart d'heure ou une demi-heure après le repas, et exécutait cette opération, dit Peyer, absolument comme les animaux. Un cinquième fait est rapporté par Linceus. L'Allemand qui en fait le sujet, après avoir mangé gaiement, se retirait bientôt dans un coin pour ruminer ; cet homme qui avait toujours éprouvé dans sa jeunesse des rapports acides, avait fini, à un certain âge, par ne plus pouvoir empêcher les aliments de revenir à la bouche ; dès lors il commença à ruminer, et le fit avec un tel plaisir que les aliments qu'il broyait pour la seconde fois avaient pour lui une saveur aussi agréable que celle du miel. Enfin une jeune fille offrit une autre variété de mérycisme ; mais cet acte au lieu de lui causer du plaisir, ne lui inspirait que du dégoût et de l'aversion. Les aliments qu'elle avait pris la veille lui remontaient à la bouche malgré elle, et encore peu digérés ; chez cette fille, la rejection, ne se produisait pas tous les jours.

Les faits qui précèdent privés, de leurs accessoires plus ou moins merveilleux dont il est facile de faire justice, prouvent, de même que ceux[2] observés plus récemment avec beaucoup de soin, que la rumination humaine commence presque toujours par des régurgitations fréquentes, coïncidant avec un travail gastrique irrégulier, et s'effectuant à peu près involontairement, à des époques assez rapprochées des repas. Elle ne consiste même souvent qu'en une régurgitation renouvelée périodiquement, comme j'ai eu l'occasion de le voir il y a longtemps sur un élève de l'école d'Alfort, puis sur deux autres, l'un en 1878, le dernier en 1879. L'un de ceux-ci ramenait à la bouche, après un léger effort, de petits morceaux de viande avec de la bouillie trouble, à réaction acide, chez lui la rumination

1. Joh. Conradi Peyeri, *Merycologia, sive de ruminantibus et ruminatione commentarius*, Basileæ, 1685.
2. Bérard, *Cours de phys.*, t. II, p. 274.

était tout à fait volontaire ; elle était devenue une affaire de fantaisie après des efforts exécutés à dessein pendant quelques semaines. Le second qui ruminait dès l'âge de 11 ans, et malgré lui, éprouvait après chaque repas, et au bout d'un temps variable, des éructations involontaires, non bruyantes, non saccadées, suivies aussitôt du renvoi à la bouche d'aliments solides ou déjà en bouillie, même de boissons seules. Chez ce dernier la réjection était involontaire, forcée ; mais la volonté la rendait plus facile et plus abondante.

Les conditions organiques qui rendent possible la rumination, telle qu'elle s'effectue chez les ruminants, sont bien déterminées.

Toutes les espèces qui ruminent ont un estomac multiple. Aucune de celles qui jouissent de cette faculté n'a un estomac simple. La multiplicité des réservoirs gastriques est donc la condition première et essentielle de la rumination. Cependant, cette multiplicité n'entraîne pas nécessairement la fonction, car beaucoup d'animaux polygastriques ne ruminent point, bien que les compartiments de leur estomac soient quelquefois disposés comme ceux du bœuf et du mouton.

Ainsi, parmi les invertébrés, on a trouvé des espèces polygastriques : les oiseaux ont presque tous trois estomacs (jabot, ventricule succenturié et gésier) ; un grand nombre de mammifères ont ce viscère plus ou moins compliqué. Le daman, par exemple, l'a divisé en deux compartiments séparés l'un de l'autre par une cloison percée d'une large ouverture, et chacun d'eux est tapissé par une muqueuse qui a des caractères particuliers. L'hippopotame a le sien encore plus profondément divisé à l'extérieur. Les cétacés ont trois, quatre et jusqu'à cinq réservoirs : un premier qui, par sa forme, ressemble beaucoup à celui des poissons ; un second à parois épaisses et glanduleuses, et d'autres qui ont une certaine analogie avec le feuillet et la caillette des ruminants. Mais c'est parmi les édentés qu'on voit un estomac presque semblable à celui des ruminants. Dans l'aï, il possède quatre réservoirs distincts : l'un, très volumineux, bosselé, pourvu de divers appendices et tapissé par une muqueuse recouverte d'un épithélium épais ; le second, globuleux, assez petit, également pourvu d'une muqueuse à épithélium pavimenteux ; le troisième, allongé, cylindrique ; le quatrième, enfin, garni intérieurement, comme la caillette, de lames longitudinales. La communication est établie entre ces réservoirs par des ouvertures particulières, et par une gouttière à deux lèvres, semblable au demi-canal œsophagien du bœuf[1]. Et cependant, les animaux des genres *Achæus* et *Bradypus*, avec un tel appareil gastrique et un système masticateur imparfait, ne ruminent point. Quelle peut être la cause de cette remarquable exception ?

Il faut arriver aux ruminants pour trouver l'estomac à son maximum de complication. Tous ont quatre estomacs (fig. 103), ou, pour parler plus exactement, quatre réservoirs gastriques. L'exception que Perrault[2] avait cru remarquer dans la gazelle d'Afrique qui, selon lui, aurait seulement deux compartiments à ce viscère, n'est pas réelle. Le premier compartiment, la *panse* ou le *rumen*, est

1. Voyez Cuvier, *Leçons d'anatomie comparée*, t. IV, 2e partie, p. 53, 64, 77, etc.
2. Perrault, *Œuvres diverses de physique et de mécanique*, 1721, p. 480.

le plus vaste des quatre : sa cavité, ordinairement partagée en plusieurs sacs, est tapissée par une muqueuse hérissée de papilles dans la plupart des ruminants, et recouverte d'un épithélium épais : il est destiné à tenir en dépôt les aliments non ruminés et les liquides. Le second, appelé *réseau* ou *bonnet* est beaucoup plus petit que le précédent : il offre à sa face interne des cellules de dimensions variables, et tient toujours en réserve une notable quantité de liquide. Le troisième, on le *feuillet*, est garni d'un grand nombre de lames entre lesquelles passent les aliments qui ne sont pas suffisamment atténués pour parvenir dans la caillette ; ces lames sont rudimentaires et à peine marquées chez les ruminants sans cornes. Enfin, le quatrième, ou la *caillette*, est l'agent de la chymification, l'analogue de l'estomac simple de la plupart des animaux : sa muqueuse épaisse, veloutée, très richement organisée, est enduite de mucus et pourvue de replis qui en augmentent considérablement la surface. Entre le premier et le quatrième réservoir se trouve un demi-canal formé de deux lèvres contractiles et appelé la *gouttière œsophagienne*. C'est par l'intermédiaire de ce demi-canal que les liquides et les aliments, très divisés arrivent, du moins en partie, au dernier estomac sans tomber dans le premier ; c'est aussi par lui que serait formée, selon Flourens, la pelote alimentaire envoyée à la bouche lors de la rumination.

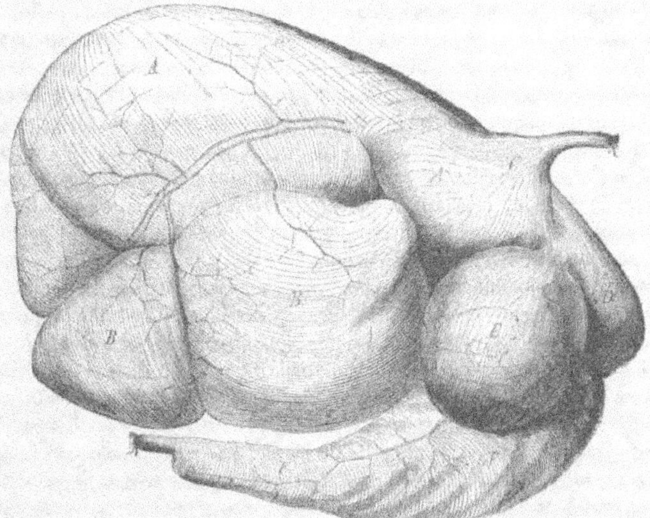

Fig. 103. — Estomac de bœuf vu par la face droite dans sa situation normale, la caillette étant abaissée (*).

Cet estomac ainsi constitué n'est cependant pas, à beaucoup près, semblable dans tous les ruminants. La panse du chameau et du lama fig. 104 et 107, est pourvue de plusieurs groupes de cellules destinées à tenir en réserve une certaine quantité de liquide. Les trois premiers estomacs de ces ruminants ont une mu-

(*) A, rumen (hémisphère gauche) ; B, rumen (hémisphère droit) ; C, insertion de l'œsophage ; D, réseau ; E, feuillet ; F, caillette.

queuse sans papilles ; le feuillet cylindrique n'y possède que des lames à peine marquées, la caillette des replis peu saillants, et la gouttière œsophagienne n'y a plus qu'une seule lèvre.

Cette organisation si singulière de l'estomac est la condition essentielle du phénomène de la rumination, comme nous le verrons bientôt. A la rigueur, celle-ci se concevrait avec un estomac simple, puisque l'homme peut quelquefois effectuer une sorte de rumination ; mais on sent que l'exécution parfaite d'un acte si compliqué n'est point compatible avec la présence d'un estomac uniloculaire. Il faut une poche pour recevoir et conserver les aliments qui viennent d'être déglutis, après une première et insuffisante mastication ; il faut des parties modifiées de manière à envoyer à la bouche, par portions réglées, les matières qui doivent subir une nouvelle trituration ; enfin, d'autres poches pour recevoir, après la rumination, les aliments, afin qu'ils puissent être immédiatement digérés. De plus, il importe que l'appareil gastrique soit disposé de manière que l'animal puisse digérer en même temps qu'il rumine : aussi, les parties préposées à la rumination sont-elles distinctes de celles qui travaillent paisiblement à la chymification.

Les anciens auteurs qui ont traité de la rumination, adoptant la philosophie de leur époque, se sont beaucoup occupés de rechercher les causes premières de ce phénomène. Ils se sont demandé quel pouvait avoir été le but de la nature en créant les animaux ruminants, et pourquoi elle leur avait donné la singulière faculté de ruminer. Il serait aujourd'hui presque ridicule de poser de pareilles questions qui, cependant, à un certain point de vue, ne sont pas dépourvues de sens.

Fabrice d'Acquapendente [1] pensait que la rumination était due au plaisir que l'animal éprouve en mâchant une seconde fois les aliments, c'est-à-dire à une sensation agréable. Peyer et Duverney se sont attachés à réfuter cette opinion, en objectant que, si cet acte était dû à une cause de ce genre, les animaux rumineraient mieux et plus longtemps les fourrages tendres, succulents, que le foin, la paille et les aliments grossiers : or, c'est précisément le contraire qui arrive. Quelques-uns ont cru qu'elle tenait à une puissance attractive qui faisait passer, tour à tour, les aliments de l'estomac dans la bouche, et de celle-ci à l'estomac. D'autres ont avancé qu'elle avait pour cause la dureté des aliments dont se nourrissent les ruminants et l'imperfection de la première mastication : c'est l'opinion de Duverney, et en partie celle de Peyer. Le premier prétend que les aliments grossiers ébranlent les fibres de la panse et provoquent les contractions qui les renvoient à la bouche. Le second fait observer que cette cause n'est pas la seule, puisque le cheval, l'âne et les autres solipèdes qui n'ont point une nourriture différente de celle des ruminants, ne jouissent pas, cependant, de la faculté qui caractérise ces derniers. De plus, rien n'empêcherait, selon ces auteurs, que les ruminants n'atténuassent les aliments par une première mastication, au point de n'avoir plus besoin de les soumettre une seconde fois à cette opération. Peyer croit que les matières alimentaires accumulées dans le rumen après le repas s'y

---

1. Peyer, *loc, cit.*, lib. III, cap. ii, p. 202.

échauffent, entrent en fermentation et se dilatent considérablement : qu'alors ne pouvant passer dans les autres compartiments, elles s'engagent dans l'œsophage et arrivent sous formes de pelotes à la cavité buccale. De pareilles idées portent en elles-mêmes leur réfutation.

Quelles que puissent être les causes desquelles dérive la nécessité de la rumination, il est évident que cet acte n'est pas l'effet d'une détermination libre de la part de l'animal, mais bien le résultat d'une impulsion irrésistible, comme le pensaient déjà Peyer, et avant lui, Fabrice d'Acquapendente.

Si, parmi les actes divers dont se compose la rumination, il en est qui dépendent de la volonté, la plupart d'entre eux sont manifestement involontaires. La mastication mérycique n'est point involontaire, bien qu'elle s'exécute habituellement d'une manière automatique : l'animal peut à son gré la ralentir, l'accélérer, la suspendre, et conserver pendant un certain temps la pelote dans la bouche. La seconde déglutition, de même que la première, est aussi en partie sous la dépendance de la volonté, en ce sens que le ruminant peut avaler quand il le veut les aliments ramenés à la bouche ; mais la réjection est involontaire, quoiqu'elle ait pour auxiliaires le diaphragme et les muscles abdominaux. La part d'influence qui revient à la volonté et à l'automatisme comporte des détails qui seront ultérieurement donnés à propos du mécanisme de la rumination.

Le mérycisme étant un acte indispensable à la digestion chez les herbivores polygastriques, doit être réglé par une sensation interne particulière à laquelle l'animal est forcé d'obéir, bien qu'il puisse y résister, dans certaines limites. Le ruminant qui a la panse remplie après le repas, n'en a pas moins la caillette vide et la digestion suspendue ; il est exposé à mourir d'inanition s'il ne renvoie à la bouche, pour y être broyés de nouveau, les aliments qu'il vient de prendre, car ceux-ci ne peuvent parvenir à l'estomac chymifiant s'ils n'ont éprouvé une seconde mastication. Or, dans de telles conditions, l'animal est sollicité irrésistiblement à ruminer par suite d'un besoin analogue à la faim, et il y est, en outre, invité par l'attrait d'un plaisir que la nature attache constamment à la satisfaction d'un besoin. Cette sensation indéfinissable porte l'animal à rechercher les lieux où il peut paisiblement broyer une seconde fois ses aliments, elle détermine la mesure suivant laquelle la seconde mastication doit se prolonger : elle fixe la durée et le retour des périodes de la rumination.

Le besoin de ruminer se lie d'ailleurs à l'état des aliments et se montre toujours instinctif, ou indépendant de l'habitude et de l'imitation ; il se fait sentir chez les jeunes animaux élevés dans l'isolement, dès qu'ils reçoivent une nourriture solide et avant qu'ils aient vu ruminer d'autres animaux de leur espèce.

II. — MÉCANISME DE LA RUMINATION.

La rumination est, avons-nous dit, l'acte qui renvoie les aliments à la bouche pour y subir une nouvelle mastication et une seconde insalivation, après lesquelles ils reviennent dans les réservoirs gastriques.

Par quel mécanisme ces aliments, broyés et insalivés une première fois, sont-ils ramenés dans la cavité buccale, régulièrement, sans trouble, sans effort, par masses ou par bouffées d'un poids déterminé, et comment ces mêmes aliments, après une seconde trituration, reviennent-ils à leur point de départ ?

Pour exposer clairement ce qui se passe lors de la rumination, examinons successivement : 1° dans quel compartiment de l'estomac se rendent les aliments et les liquides après leur première déglutition ; 2° suivant quel ordre ces matières s'accumulent dans l'estomac ; 3° les mouvements qui se produisent dans la masse alimentaire pendant la rumination ; 4° le mode de la réjection ; et 5° les particularités qui se rattachent à la deuxième déglutition.

1° Estomacs où se rendent les aliments après la première déglutition.

Les aliments, après avoir éprouvé une première et incomplète mastication, se rendent-ils dans tous les estomacs à la fois, ou plus spécialement dans quelques-uns, dans un seul d'entre eux ?

Peyer croit qu'ils arrivent en totalité dans la panse après la première mastication, et qu'ils y demeurent jusqu'au moment où ils sont ruminés ; Duverney, Perrault, Haller partagent cette opinion, généralement admise à leur époque ; Camper pense qu'ils vont à la fois dans le rumen et le réseau ; mais tous ces auteurs tranchent la question par des conjectures : Flourens[1] va, pour la première fois, lui donner une solution expérimentale.

Le savant physiologiste fait manger de la luzerne verte à un mouton qu'il tue aussitôt ; ce fourrage se trouve en grande partie dans la panse et en petite quantité dans le réseau : le feuillet et la caillette n'en contiennent pas. A un second, il donne de l'avoine, qui se trouve aussi dans les deux premiers réservoirs, et non dans les deux autres. A un troisième, il fait avaler des morceaux de racines poussés dans le pharynx à l'aide d'un tube de fer : ces morceaux sont encore retrouvés, en totalité, dans le rumen et le réseau ; enfin, à un quatrième, il fait prendre des racines réduites en bouillie fine : celle-ci s'est rendue, en grande partie, dans le premier estomac ; mais elle est arrivée aussi, en quantité notable, dans le réseau, le feuillet et la caillette.

Ces résultats peuvent être rendus manifestes sur l'animal vivant. Si, comme je l'ai fait souvent, on engage le bras jusque auprès du cardia, par une ouverture pratiquée dans la région du flanc, on sent que les bols de fourrage tombent, soit dans le réseau, soit à la partie antérieure de la panse ; ils sont arrondis, ovoïdes, plus gros qu'un œuf de poule, enduits de mucus et se déforment difficilement. Ceux de racines et d'avoine tombent dans les mêmes estomacs ; mais nous verrons bientôt qu'ils passent aisément de l'un dans l'autre.

Ainsi, les aliments grossiers, quelle qu'en soit la nature, vont, partie dans le rumen et partie dans le réseau ; ceux qui sont très divisés, diffluents ou réduits en bouillie, vont à la fois, mais en proportion variable, dans les quatre réservoirs gastriques. Il ne reste plus aucun doute à cet égard.

Les liquides suivent la même marche que les aliments diffluents : ils tombent directement dans les deux premiers estomacs, et se rendent dans les deux der-

---

1. Flourens, *Mémoires d'anatomie et de physiologie comparées*. Paris, 1844, p. 36.

niers, en partie par la gouttière œsophagienne, et en partie par l'intermédiaire du réseau.

Faber [1], qui paraît avoir le premier décrit le demi-canal œsophagien, qu'il appelle la voie lactée, dit que le lait, glissant facilement entre les deux lèvres de ce demi-canal, arrive directement dans la caillette, et Duverney, étendant ce rôle à tous les liquides, pense qu'ils sont ainsi amenés dans le feuillet, où les aliments desséchés ont besoin d'être délayés, et non dans les deux premiers réservoirs, où leur présence lui paraît inutile. Perrault est à peu près du même sentiment : il dit que l'eau ne tombe pas dans le premier estomac, d'où elle ne pourrait être que très difficilement exprimée dans l'intestin ; il croit qu'elle est amenée par le demi-canal dans le second et le troisième ventricule.

Tous les auteurs se trompent. Peyer, en rapportant l'assertion de Faber, fait observer que la gouttière œsophagienne doit laisser échapper dans la panse une partie du liquide chassé entre ses lèvres ; et Girard prétend que les liquides, pris à grandes gorgées, arrivent en partie au rumen et au réseau, tandis que ceux pris lentement et à petites gorgées sont conduits directement dans la caillette ; mais leur manière de voir ne repose sur aucune preuve. Flourens démontre que les liquides se rendent à la fois dans les quatre compartiments, en faisant des ouvertures aux quatre estomacs, ouvertures par lesquelles les liquides s'échappent simultanément dès que l'animal boit.

J'ai pu, sur plusieurs taureaux m'assurer que l'eau arrivait directement en grande quantité dans le rumen. Lorsqu'on donnait à boire aux animaux, dont le premier estomac portait une large fistule au flanc gauche, on voyait les aliments s'élever légèrement vers la partie supérieure de l'hémisphère gauche ; bientôt un courant de liquide s'établissait entre la paroi droite de l'organe et la masse alimentaire ; ce courant, de plus en plus marqué, s'élevait insensiblement, et finissait par dépasser le niveau des aliments qui se trouvaient alors inondés. Un instant après, par suite des mouvements imprimés à la masse contenue dans la panse, le liquide se mêlait aux aliments et cessait de les surnager. Pour reconnaître comment les liquides abordent dans le viscère, j'ai engagé la main jusqu'à l'orifice cardiaque. Quand l'animal boit dans un seau, les ondées, régulièrement espacées, sont lancées avec force dans le réseau, car l'insertion de l'œsophage est à la jonction de ces réservoirs. Le réseau ne tardant pas à se remplir, l'eau dépasse le niveau du repli qui sépare le premier du second estomac et se répand ainsi abondamment dans la panse. Enfin, le doigt en contact avec les lèvres de la gouttière légèrement rapprochées fait sentir la très petite quantité de liquide qui coule directement dans le feuillet, et de là dans la caillette. De plus, les contractions énergiques du réseau renouvelées à des intervalles variables, poussent, d'une part, dans le rumen, d'autre part, dans le feuillet, une certaine portion de son contenu. Les ondées sont si fortes, quand l'animal boit librement, que quinze à seize suffisent pour envoyer dix litres d'eau à l'estomac ; elles sont petites si le liquide est versé lentement dans la bouche : alors un litre d'eau en fait quelquefois six à huit, qui tombent en grande partie dans le réseau.

1. Peyer, lib. 22, cap. iii, p. 127.

Il est donc certain, comme le démontrent les expériences de Flourens et les miennes que les boissons arrivent en partie dans les deux premiers estomacs, et « qu'elles passent immédiatement dans les uns aussi bien que dans les autres. » La plus forte proportion tombe dans la panse et le réseau, d'où elle s'échappe partiellement dans le feuillet et la caillette. La gouttière œsophagienne n'en conduit qu'une très petite quantité à ces derniers réservoirs.

Les expériences qui consistent à rechercher, immédiatement après la mort, dans quels estomacs se sont rendus les liquides que l'animal vient de boire, ne sont nullement concluantes. Il suffit de quelques minutes pour que les liquides passent, après la déglutition, d'un réservoir dans l'autre ; de plus les mouvements auxquels se livre l'animal qu'on tue, la position qu'il prend, et les manipulations nécessaires pour mettre à découvert l'estomac, achèvent de changer complètement ce qui existait immédiatement après la déglutition.

2° Mode d'accumulation des aliments et des liquides dans l'estomac.

Chez le cheval et les herbivores monogastriques, les aliments, à mesure qu'ils arrivent à l'estomac, sont successivement poussés du sac gauche vers le sac droit, ou du cardia vers le pylore, de sorte que, s'ils sont de même nature, les premiers arrivés sont aussi les premiers poussés dans l'intestin ; leur arrangement affecte une certaine régularité qui ne s'observe pas chez les ruminants.

Au moment où le ruminant prend son repas, sa panse n'est pas vide ; elle n'a pu se débarrasser de tout son contenu, qu'elle qu'ait été la durée de l'abstinence. La masse alimentaire qu'elle renferme présente au-dessus d'elle, un espace plus ou moins considérable rempli de gaz et de vapeurs qui s'échappent lorsqu'on fait une ponction aux parois de cet organe. Le rumen, qui occupe la plus grande partie de l'abdomen, n'est pas susceptible de revenir tout à fait sur lui-même ; il ne s'affaisserait pas, lors même qu'il serait complètement vide, car si l'on retire, sur l'animal vivant, par une ouverture au flanc gauche, tout le contenu du réservoir, il demeure béant, et ses parois acquièrent une extrême flaccidité.

Si donc on se représente le rumen, alors qu'il ne contient plus guère d'aliments, on le trouve divisé en deux étages : l'un inférieur, plein de liquide ; l'autre supérieur, occupé par des aliments, des gaz et des vapeurs. Ces deux étages sont séparés par les saillies que forment intérieurement les parois du rumen, saillies constituant aux deux extrémités de l'organe, surtout à l'antérieure, un véritable plancher très étendu. Or, dès qu'une nouvelle quantité de matières alimentaires arrive, elle élève insensiblement le niveau primitif, l'estomac se dilate, et l'étage supérieur se remplit au point que les aliments touchent à la paroi supérieure du réservoir. Ces changements, très faciles à concevoir, se voient parfaitement chez les grands ruminants qui portent une large fistule au rumen, surtout lorsqu'on a obtenu la cicatrisation des lèvres de cette fistule avec celle de la plaie des parois abdominales ; les aliments récemment arrivés se rassemblent à l'extrémité antérieure du sac gauche, d'où ils passent ensuite dans les autres parties du premier estomac par l'effet de ses propres contractions.

La quantité d'aliments qui peut ainsi s'accumuler est fort considérable. Peyer disait qu'elle s'élevait, chez le bœuf, jusqu'à 50 livres. Je me suis assuré qu'il s'en trouve, en moyenne, une centaine de livres, même chez des animaux de cette espèce morts à la suite de longues maladies. J'en ai vu, seulement dans le rumen, 150 livres sur un taureau qui n'avait pas mangé depuis vingt-quatre heures, et plus de 200 sur une vache qui se trouvait dans les mêmes conditions. Cette masse énorme ne représente, en définitive, que très peu de fourrages secs, puisque ceux-ci absorbent, soit avant d'être déglutis, soit après un certain séjour dans l'estomac, trois à quatre fois leur poids d'eau, de telle sorte que 100 livres de matières prises dans la panse n'équivalent qu'à 20 ou 25 livres de foin, soit à peu près à la ration journalière d'un animal adulte de l'espèce bovine.

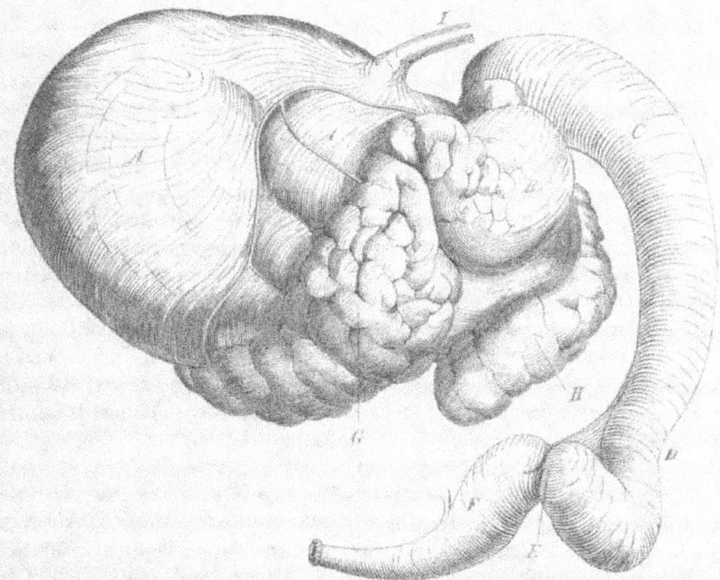

Fig. 104. — Estomac du dromadaire vu à droite (*).

Quant au réseau, il ne conserve que très peu d'aliments solides ; mais il tient toujours en dépôt, même chez les animaux qui n'ont pas bu depuis longtemps, une certaine quantité d'eau ; c'est un véritable réservoir aquifère dont le rôle est, comme nous le verrons plus tard, très important : seulement, sur le cadavre, il est fort souvent privé de liquides.

Les liquides s'accumulent aussi dans la panse. Lorsque l'animal vient de boire, il s'y trouvent en grande quantité, gonflent la masse alimentaire, la détrempent et viennent bientôt en inonder la surface : mais ils ne tardent pas à être exprimés et poussés en partie dans les autres réservoirs. Ceux qui restent dans le premier se disposent tout à fait en bas, dans ce que j'ai appelé l'étage inférieur du rumen.

Chez quelques ruminants, les chameaux et les lamas, il y a dans la panse deux groupes de cellules décrites par Perrault, dans lesquelles l'eau se tient en réserve. Ces cellules étant plus étroites à leur entrée qu'à leur fond, permettent aux aliments de se maintenir au-dessus, et aux boissons d'y pénétrer avec facilité. L'épithélium tapissant ces cellules s'oppose à l'absorption des liquides qu'elles contiennent afin qu'ils puissent détremper les aliments envoyés à la bouche, lors de la rumination.

3° Mouvements de la masse alimentaire pendant la rumination.

Il ne faudrait pas croire que les aliments accumulés dans la panse y demeurent dans l'ordre où ils y ont été déposés. Avant d'être ruminés, ils sont agités d'un mouvement presque continuel dont les anciens avaient déjà une idée vague. Peyer dit qu'après le repas, l'estomac, par un mouvement qui lui est propre, sépare les substances grossières de celles qui sont plus atténuées, et Bourgelat s'attache même à décrire, de fantaisie, le sens des pérégrinations qu'il suppose opérées par les matières alimentaires ; mais ces auteurs, comme beaucoup d'autres, n'apportent à l'appui de leurs assertions aucune preuve démonstrative. Flourens, dans ses belles expériences, a reconnu que ce mouvement des aliments est réel ; il a vu que des matières mises dans les parties postérieures de la panse, reviennent dans les parties antérieures, passent directement du rumen dans le réseau, et réciproquement, lorsque l'animal ne rumine pas, cela, par la seule contraction des parois de l'estomac, contraction que l'on peut très bien sentir avec le doigt.

Pour étudier ce mouvement avec soin, j'ai fait à la panse d'un jeune taureau une incision longue comme la main, et réuni chaque lèvre de la plaie gastrique avec celle des parois abdominales. Quand l'adhérence a été établie autour de la plaie de l'estomac et l'animal guéri, voici ce qu'on voyait, dès que la lumière pénétrait suffisamment dans le réservoir. Le niveau des aliments variait d'un instant à l'autre, il s'élevait et s'abaissait alternativement. A certains moments, ce niveau était presque uni, à d'autres il devenait très accidenté ; tantôt une partie de la masse se soulevait, se détachait du reste pour se porter en arrière ; tantôt, au contraire, une autre partie se portait en sens inverse et disparaissait. Ce mouvement oscillatoire, fréquemment renouvelé, s'accélérait lors de la rumination et de la déglutition des liquides ; il constituait une sorte de flux et de reflux très beaux à voir. C'est par lui que les aliments sont mêlés et brassés dans tous les sens, que les supérieurs deviennent inférieurs et réciproquement ; que ceux relégués au fond de l'estomac viennent se mettre en contact avec le cardia et la gouttière œsophagienne. On conçoit donc très bien, par là, pourquoi, dans les expériences de M. Flourens, la luzerne verte et les grains donnés à un mouton se trouvaient bientôt mêlés aux substances que la panse renfermait depuis longtemps.

Ce mouvement qu'on étudie à merveille lorsqu'un rayon de soleil pénètre dans la fistule ou bien lorsqu'on porte une lumière électrique dans la panse, à l'aide d'un appareil ingénieux construit par Trouvé, se distingue de celui qu'impriment à l'estomac et à son contenu le diaphragme et les muscles abdominaux : il est effectué par les parois du rumen, surtout par les faisceaux charnus qui, comme de véritables ceintures, étreignent la masse alimentaire, la divisent en plusieurs parties, plus faciles ensuite à déplacer. Il a, outre son utilité relative à la rumination, une très grande importance, car il contribue à l'atténuation des aliments qu'il mêle sans cesse aux liquides. S'il n'avait pas lieu, comment les substances qui se trouvent dans les régions postérieures pourraient-elles revenir au cardia et obtenir leur tour de rumination ?

Il est des circonstances dans lesquelles le mouvement imprimé aux matières alimentaires est nul ou à peu près insaisissable ; ainsi il ne s'opère pas chez les animaux malades dont le contenu de la panse est durci ; on ne peut, non plus le constater dans les premiers temps qui suivent l'établissement d'une fistule à la panse. Les boules, les petits sachets, les faisceaux d'herbes qu'on dépose à des endroits déterminés de la surface et de l'intérieur de la masse, sont alors souvent retrouvés à la même place au bout de douze ou de vingt-quatre heures. Il convient donc, pour s'en faire une idée exacte, de se placer dans les conditions normales précédemment indiquées.

Les liquides éprouvent aussi dans les deux premiers estomacs des mouvements fort remarquables, que l'on apprécie aisément en engageant le bras dans les diverses parties de ces réservoirs par la fenêtre dont j'ai parlé. On constate ainsi que le réseau, une fois rempli, lance dans le rumen, par des contractions brusques et très énergiques, une partie de son contenu. Ces contractions, que la main de l'expérimentateur excite par moments, ont tant de force, que le liquide qu'elles déplacent inonde la masse alimentaire et parvient quelquefois jusqu'au niveau de l'ouverture artificielle. L'eau projetée de cette manière dans le rumen s'infiltre à travers les aliments, arrive à la région marécageuse du visaère, d'où elle se trouve plus tard reportée, par les contractions, dans le second estomac. D'ailleurs, les piliers charnus, à eux seuls, par leurs contractions réglées, tantôt lentes, tantôt rapides, établissent dans les liquides et les matières délayées, des courants à sens déterminés qui les portent vers le feuillet et la caillette où ils passent directement dans les intervalles des périodes de rumination.

C'est lorsque l'estomac, sur l'animal vivant, est soumis à des excitations très vives, comme celles des courants électriques, qu'il éprouve, dans son ensemble ou dans certaines de ses parties, des mouvements très étendus, d'une extrême énergie dont les caractères méritent d'être signalés.

D'abord, si à l'aide de l'appareil de Gaiffe, par exemple, on irrite l'un des nerfs vagues ou les deux, à la région du cou, on provoque presque instantanément, à la fois, des contractions longitudinales et transverses de l'œsophage, et des contractions gastriques générales très énergiques. Mais les contractions de l'estomac n'ont point partout la même vivacité ; elles sont brusques et très amples dans le réseau, plus lentes et à sens divers dans le rumen, très peu marquées au feuillet ; et elles reprennent de la vivacité dans la caillette d'où elles se propagent au duodénum. L'irritation des vagues appliquée à leur portion abdominale produit les mêmes effets, en les exagérant, dans les parties antérieures du réseau. Les secousses qu'elle détermine donnent lieu assez souvent à des réjections convulsives de bouillie alimentaire.

Lorsque l'irritation électrique est appliquée directement sur les parois du rumen elle y produit un resserrement local qui se traduit par la formation d'un sillon devenant de plus en plus allongé et profond ; les parties voisines se rident, de nouveaux sillons se creusent parallèlement au premier ; les grandes rides se transforment en fossés, des bosselures nombreuses s'accentuent dans les intervalles des sillons et se déplacent avec plus ou moins de rapidité. En tels points l'irritation produit des effets plus prompts et plus prolongés ; en tels autres des effets plus lents et plus faibles.

Les excitations électriques montrent que les divers compartiments de l'estomac et même les différentes parties d'un compartiment ne jouissent pas d'une motricité uniforme. Dans le rumen, le vestibule antérieur, les piliers, et surtout l'infundibulum œsophagien, le cardia, sont les points les plus excitables. Aussi les contractions du cardia, d'une extrême énergie, semblent prendre un caractère convulsif. L'excitabilité du réseau est également très grande, les moindres stimulations y déterminent un resserrement rapide, brusque, qui réduit sa capacité de moitié ou des deux tiers, resserrement auquel succède un relâchement, prompt, presque instantané qui ramène le réservoir à son ampleur première. Là, comme à l'infundibulum œsophagien, il y a des systoles et des diastoles qui rappellent celles des oreillettes du cœur. A la caillette les contractions sont modérément rapides et de courte durée. Ailleurs, elles sont lentes, prolongées, et le relâchement qui les suit s'opère graduellement.

L'électrisation appliquée à la face interne du viscère agit comme à l'extérieur. Celle de la gouttière a pour résultat de rapprocher les lèvres, presque au point de les amener au contact l'une de l'autre, en attirant l'orifice supérieur du feuillet vers l'orifice cardiaque, comme le fait prévoir la disposition des fibres musculaires. Cette contraction est toujours rapide et de très courte durée.

Les contractions provoquées par l'électricité augmentent considérablement la pression exercée sur le contenu des réservoirs gastriques. A l'aide de petits manomètres à air libre, adaptés à la panse, ou de simples tubes enfoncés dans la masse alimentaire, ou encore de petites ampoules de caoutchouc munies d'un tube de verre à cavité étroite, on peut facilement constater et mesurer les changements de cette pression. Le liquide monte dans ces tubes, soit lentement, soit par secousses, à chaque excitation électrique directe de la panse. Il monte plus haut encore si l'excitation est appliquée à un des nerfs vagues, quelquefois à 10, 20, 30, même 35 centimètres de hauteur verticale ; mais il ne se maintient à ce niveau qu'un temps très court ; puis, si l'excitation continue, ce liquide oscille à une hauteur moindre. C'est lors de ces pressions excessives et brusques que le contenu de l'estomac est projeté à une grande distance, soit par les fenêtres, soit par les ouvertures du trocart. Les maxima de pression s'observent quand le resserrement de l'estomac coïncide avec d'énergiques contractions des parois abdominales, ou en d'autres termes, avec un effort expulsif.

Les excitations électriques appliquées au réseau ou à la valvule qui sépare les deux premiers réservoirs, donnent lieu à des contractions instantanées très brusques, d'une extrême énergie ; aussi elles s'accompagnent de déplacements considérables des liquides et donnent lieu à des réjections qui simulent, suivant leur énergie, leur abondance, celles de la rumination ou du vomissement. Là, comme au rumen, les contractions deviennent très prolongées, sont continues ou saccadées, suivant le caractère même des excitations.

Quant à savoir si les aliments éprouvent des changements dans leur nature par l'action des sucs renfermés dans les premiers estomacs, c'est une question accessoire à la rumination, que nous examinerons plus tard.

4° Réjection.

Ce que nous avons envisagé jusqu'ici était facile à éclaircir, mais ce qui reste est le point le plus obscur de la rumination.

Tous les auteurs ont reconnu, comme le fait observer Flourens, que les organes de la réjection sont de deux ordres : les uns immédiats et essentiels, ou les estomacs ; les autres médiats et simplement auxiliaires, le diaphragme et les muscles abdominaux. Recherchons d'abord quel est le rôle des agents immédiats de cet acte et le mode précis de leur concours à la réjection. Ici règne l'obscurité et doit régner aussi la divergence des opinions.

D'après Duverney[1], la panse est le véritable organe de la rumination. Cet estomac, qu'il suppose seul chargé de recevoir les aliments, lors de la première déglutition, lui paraît exclusivement préposé à les renvoyer à la bouche par pelotes « qu'une forte compression et une secousse particulière de ce réservoir font pénétrer dans l'œsophage. » Il est aisé, dit-il, de prouver que la panse est le véritable instrument de la rumination, puisque les lièvres et les lapins, qui n'ont qu'un seul estomac, ruminent : assertion hasardée qu'il appuie sur un fait inexact.

Peyer soutient une opinion à peu près semblable à celle de Duverney et l'expose avec assez de détails, en comparant l'estomac au cœur. Chacun de ces organes a des ouvertures pour recevoir et d'autres pour expulser son contenu. Le cœur a un mouvement de diastole et un mouvement de systole ; l'estomac a aussi deux mouvements analogues à ceux-là : seulement le premier viscère chasse, en une seule fois, tout le fluide qu'il contient, tandis que le second ne renvoie qu'une partie des aliments qu'il renferme. C'est, ajoute-t-il, par la secousse violente des fibres de la panse que les matières alimentaires sortent de l'estomac et s'engagent dans l'œsophage ; car les pelotes n'ont, en elles-mêmes, aucune force qui puisse les faire remonter ainsi ; et il est impossible de trouver dans les estomacs une autre puissance susceptible d'effectuer cette expulsion. » Les aliments pénètrent forcément dans l'œsophage par suite de l'occlusion momentanée des ouvertures qui établissent une communication entre les premiers et les derniers réservoirs gastriques. L'explication est ingénieuse, mais elle reste problématique ; cependant Bourgelat, Chabert et d'autres l'adoptent sans contestation.

1. Duverney, *Œuvres anatomiques*, Paris, 1761, t. II, p. 434 et suiv.

Perrault [1] conçoit la réjection d'une toute autre manière. La gouttière œsophagienne lui paraît spécialement affectée à la formation des petites masses alimentaires renvoyées à la cavité buccale. « Elle peut, dit-il, servir à faire retourner dans la bouche les herbes qui doivent y être remâchées, et à composer des pelotes que l'on voit remonter le long du col des bœufs quand ils ruminent ; ce demi-canal, avec ses rebords, étant comme une *main ouverte qui prend les herbes* et qui se ferme, les serre et les pousse en haut directement ; elle peut servir aussi à faire descendre les herbes remâchées, les conduire dans le second ou dans le troisième ventricule et les empêcher de rentrer dans le premier. »

Suivant cette hypothèse, très explicite, la gouttière œsophagienne *prend* donc les aliments dans la panse ; elle en *forme des pelotes* qu'elle pousse dans l'œsophage et qu'elle ramène dans les derniers estomacs, après la seconde mastication. Nous verrons bientôt ce qu'il faut penser de cette explication, d'ailleurs fort séduisante.

Daubenton [2] croit que les aliments, après la première déglutition, arrivent tous dans la panse, et que, pour être ramenés à la bouche, ils passent préalablement dans le réseau. Celui-ci, par sa contraction, en forme des pelotes qu'il humecte et pousse dans l'œsophage.

Ce naturaliste ayant trouvé, sur un mouton, le réseau tellement resserré, que sa cavité n'avait plus guère qu'un pouce de diamètre et renfermait seulement une toute petite pelote d'aliments, crut voir dans ce fait l'explication du phénomène de la réjection. D'après lui, lorsque l'animal veut ruminer, la panse, qui contient les aliments mâchés une première fois, « se contracte, comprime leur masse et en fait entrer une portion dans le bonnet. Ce viscère se contracte ensuite, enveloppe la portion d'aliments qu'il reçoit, l'arrondit, en fait une pelote par sa compression, et l'humecte avec l'eau qu'il répand dessus en se contractant. » Il ajoute que cette pelote, une fois formée, est saisie par la gouttière œsophagienne et transmise à l'œsophage, qui la porte à la bouche. Après la seconde mastication, la gouttière œsophagienne fermée la ramène dans le feuillet.

Cette explication, si elle n'est pas plus admissible que les précédentes, a du moins l'avantage de se baser sur un fait. Bourgelat déjà l'a réfutée, mais sans arguments sérieux, et avec un dédain qui ne lui était guère permis, après ce qu'il venait d'écrire lui-même sur la rumination. Les deux principales objections qu'elle fait naître sont celles-ci : d'abord, si le réseau est destiné à former la pelote, comment peut-il, avec les grandes dimensions qu'il a chez le bœuf, se contracter au point de ne plus avoir que le diamètre de l'œsophage ou d'une pelote ? Le fait est évidemment impossible. Ensuite, si cet organe reçoit de la panse de quoi composer plusieurs pelotes, renvoie-t-il au premier estomac l'excédent de ce qui lui est nécessaire, ou bien forme-t-il du tout une pelote deux ou trois fois plus grande que d'ordinaire, et alors celle-ci peut-elle s'engager dans le cardia, puis remonter l'œsophage ?

Mais on pouvait combattre la théorie de Daubenton avec d'autres armes que

---

1. Perrault, *Essais de physique*, 1680. *Œuvres diverses de physique et de mécanique*, Leyde, 1721, t. II, p. 437.
2. Daubenton, *Histoire de l'Académie des sciences*, 1768, p. 389 et suiv.

de simples objections : c'est ce que Flourens a fait. Cet habile expérimentateur a retranché une partie du réseau sur un mouton, et a fixé, par des points de suture, aux parois de l'abdomen la partie non excisée, de telle sorte que le reste du réservoir n'était pas susceptible, en se contractant, de s'affaisser et de mouler une pelote. Or, après cette opération, l'animal a pu encore ruminer. Il devenait donc évident, par ce résultat, que le réseau n'est pas chargé de la fonction que Daubenton lui avait attribuée.

Le mécanisme de la réjection, tel que le concevaient Duverney, Peyer, Perrault, Daubenton, n'est donc nullement démontré. La manière de voir de tous ces auteurs, adoptée avec quelques variantes, par ceux qui, depuis, ont traité de la rumination, ne repose sur aucun fait, sur aucune preuve. Pour trouver la vérité, il faut sortir du cercle vicieux des hypothèses et recourir à l'expérimentation.

D'après les recherches de Flourens[1], il y a dans la rumination : 1° formation de pelotes ; 2° ces pelotes sont rondes ; 3° un appareil particulier est chargé de les former ; 4° enfin cet appareil se compose du demi-canal et des deux ouvertures fermées du feuillet et de l'œsophage. Le savant physiologiste base ces propositions sur les expériences suivantes :

Premièrement, sur un mouton, on ouvre l'œsophage longitudinalement vers le milieu du cou, dans le but de recueillir les pelotes qui pourraient tomber par cette ouverture ; mais l'animal ne rumine point. On le tue au bout de trois ou quatre jours. La panse ne contient pas de liquides ; les aliments qu'elle renferme sont desséchés. « Vers l'endroit où cet estomac répond à l'ouverture de l'œsophage, est une pelote parfaitement ronde et d'un pouce à peu près de diamètre, comme celle que Daubenton a décrite. Cette pelote est appliquée, d'un côté, contre l'ouverture fermée de l'œsophage ; elle est appliquée, de l'autre, contre la masse d'herbes contenue dans la poche antérieure de la panse ; et par le reste de son étendue, elle est engagée entre les deux bords du demi-canal. »

Deuxièmement, sur un autre mouton, la même opération est pratiquée. L'animal ne rumine pas non plus. Il est tué au bout de deux jours. Les aliments de la panse sont durs ; le réseau est vide. Le demi-canal ne contient pas une pelote entièrement formée, « mais une pelote qui commençait à se former, et qui n'en montrait que mieux le mécanisme de sa formation. Cette pelote, à demi-formée, répond d'un côté à l'ouverture fermée de l'œsophage ; de l'autre, à l'ouverture fermée du feuillet ; par le reste de son étendue, elle est engagée entre les bords du demi-canal ; et il est évident que ces deux ouvertures, fermées et rapprochées d'une part, et le demi-canal de l'autre, constituent, par leur réunion, l'appareil même qui l'a à demi-formée. »

Enfin l'œsophage est ouvert comme précédemment sur un troisième mouton ; celui-ci rumine et les pelotes tombent par l'ouverture ; elles sont humides, molles et un peu allongées par la pression du canal qui les a amenées. Au bout de quelques jours l'animal est tué, et l'on trouve dans le demi-canal « une pelote sèche et ronde, appliquée de même contre l'ouverture de l'œsophage et parfaitement semblable, en un mot, à celle du premier mouton. »

---

1. Flourens. *Mém. d'anatomie et de physiologie comparées*. Paris, 1844, p. 59.

Voici comment M. Flourens explique l'action de l'appareil formateur des pelotes, c'est-à-dire celle du demi-canal, de l'orifice inférieur de l'œsophage et de l'ouverture supérieure du feuillet : « Les deux premiers estomacs, en se contractant, poussent les aliments qu'ils contiennent entre les bords du demi-canal ; et ce demi-canal, se contractant à son tour, rapproche les deux ouvertures du feuillet et de l'œsophage ; et ces deux ouvertures, fermées à ce moment de leur action et rapprochées, saisissent une portion des aliments, la détachent, en forment une pelote. » Lorsque cet appareil est mis à nu sur l'animal vivant, « on voit, dès que les estomacs agissent et se meuvent, les ouvertures de l'œsophage et du feuillet se rapprocher : de plus, on constate que ces ouvertures se ferment en même temps qu'elles se rapprochent ; enfin, si l'on irrite le nerf pneumo-gastrique, « on voit aussitôt, tout à la fois, se resserrer, se contracter, et l'ouverture de l'œsophage, et les bords du demi-canal, et l'ouverture du feuillet [1]. »

Toutes ces expériences, si habilement combinées, séduisent ; elles semblent parler clairement ; mais pour que l'esprit fût entièrement satisfait, il faudrait, comme M. Flourens [2] le dit lui-même, instituer une expérience qui permit de voir l'appareil fonctionner, ainsi qu'il a été dit précédemment. Inspiré de cette idée, j'ai réfléchi longtemps à une combinaison susceptible de rendre évidente l'action de la gouttière œsophagienne, et n'en ai pas trouvé ; mais j'ai imaginé un moyen d'empêcher cet appareil d'agir, sans troubler sensiblement, si ce n'est dans les premiers moments, les fonctions digestives.

Ce moyen est d'une extrême simplicité. Des trois usages attribués à la gouttière œsophagienne, il ne supprime que celui qui a trait à la rumination, à supposer que ce premier usage soit réel, et il laisse subsister les deux autres, ou, en d'autres termes, il permet au demi-canal de conduire encore une partie des liquides dans les deux derniers estomacs et de transporter directement à la caillette les aliments ruminés, comme il pouvait le faire auparavant.

Sur un taureau, j'incisai les parois du flanc et celles du rumen, en arrière de la dernière côte gauche, de manière à pouvoir engager le bras dans le premier estomac, et je réunis, par une suture, chaque lèvre de la paroi du réservoir avec la lèvre correspondante de l'ouverture abdominale, afin d'empêcher les matières alimentaires de tomber dans la cavité du péritoine. Cela fait, j'engageai la main dans la partie antérieure du rumen, je saisis l'une des lèvres de la gouttière œsophagienne et la traversai par un fil de laiton aigu à l'une de ses extrémités, et contourné en spirale à l'extrémité opposée ; puis je traversai la seconde lèvre dans le point correspondant avec le même fil, dont je tordis ensemble les bouts, en amenant les deux lèvres en contact l'une avec l'autre. Je plaçai ainsi trois fils métalliques, le premier près du cardia, le second vers l'orifice supérieur du feuillet, et le troisième à peu près vers le milieu de la longueur du demi-canal, puis je fermai la plaie de la panse. L'animal parut souffrir le premier jour et refusa toute nourriture ; le lendemain, il mangea, se mit à ruminer dès le troisième jour, et il rumina longtemps. A l'autopsie de ce taureau qu'on sacrifia peu après, les lèvres

1. Flourens, *mém. cité*, p. 61.
2. Flourens, *Leçons orales*, 1851.

de la gouttière furent trouvées en contact et les fils bien attachés. Je répétai la
même expérience sur un taureau plus jeune, très vigoureux, et cette fois je plaçai
quatre fils, régulièrement espacés, en prenant la précaution de les serrer fortement, et d'obtenir un contact parfait entre les lèvres de la gouttière. Dès le jour
même, l'animal, que l'on avait préparé à l'opération par une diète de vingt-quatre
heures, commença à manger; il rumina le lendemain et les jours suivants. La
rumination ne paraissait nullement gênée. La secousse du flanc, qui coïncide
avec le départ des matières de l'estomac vers la bouche, n'était pas plus forte
que d'habitude; le temps qui sépare la déglutition d'un bol du retour d'un autre
était sensiblement égal à ce qu'il est dans les circonstances ordinaires; la durée
des périodes de la rumination, le nombre des coups de dents, pour la mastication
mérycique d'une pelote, n'étaient nullement modifiés. Les bols envoyés à la bouche avaient leur poids normal (je m'assurai du fait en prenant, dans la cavité
buccale, un certain nombre d'entre eux, immédiatement après leur arrivée); enfin
ceux-ci avaient les caractères accoutumés : leur arrivée à la bouche était suivie de
la descente d'une, de deux ou de trois ondées de liquide. Lorsque l'animal fut
tué, les fils étaient encore bien attachés, et les lèvres du demi-canal en contact
l'une avec l'autre, comme le montre la figure 106, placée en regard de celle qui
offre la gouttière à l'état normal (fig. 105.)

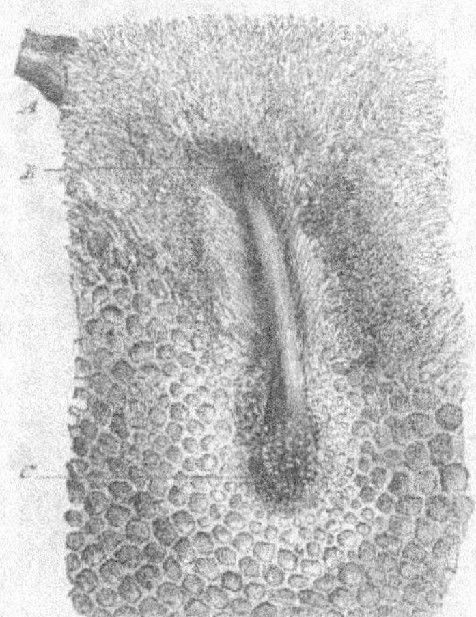

Fig. 105. — Gouttière œsophagienne
ouverte (*).

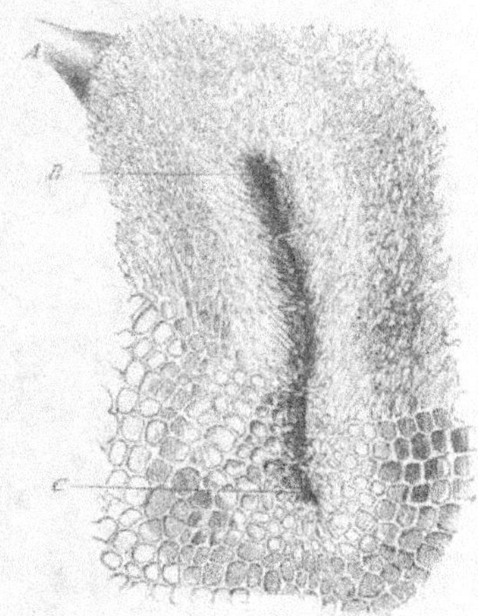

Fig. 106. — Gouttière œsophagienne
fermée (*).

Ainsi, dans cette circonstance, les deux lèvres de la gouttière sont attachées
ensemble depuis le cardia jusqu'à l'orifice supérieur du feuillet; elles ne peuvent
plus s'écarter l'une de l'autre pour saisir les aliments; elles sont mises dans l'im-

(*) A, extrémité inférieure de l'œsophage; B, orifice cardiaque; C, orifice supérieur du feuillet.

possibilité de les recevoir, à supposer que ce soient les contractions de la panse qui les poussent entre elles ; et cependant l'animal rumine parfaitement. Elles ne sont donc pas les organes de la réjection. Enfin, ces deux lèvres forment un canal complet qui permet aux liquides de passer de l'œsophage dans le feuillet et la caillette, et aux aliments ruminés de suivre leur marche ordinaire, car l'état même dans lequel les place l'expérience a pour effet de les dispenser d'une contraction ; aussi l'animal continue-t-il à bien digérer.

Cette expérience, instituée dans le but de voir si le demi-canal œsophagien est l'agent de la réjection, a été faite par la nature elle-même, sous une autre forme, chez les ruminants sans cornes. J'ai trouvé, il y a longtemps, que la gouttière œsophagienne du lama n'a qu'une seule lèvre mince et étroite, disposition qui se reproduit exactement dans le dromadaire.

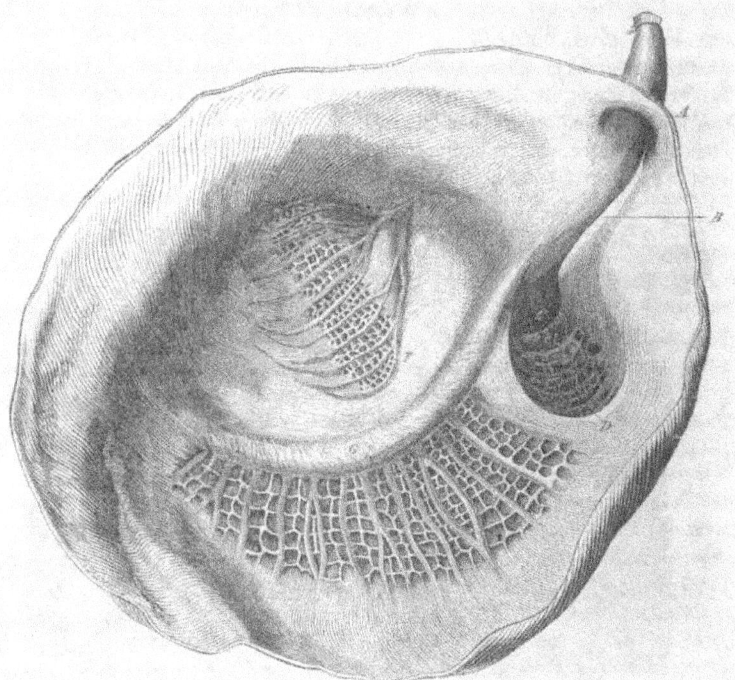

Fig. 107. — Gouttière œsophagienne du lama (*).

Si donc ce n'est pas la gouttière œsophagienne qui saisit les aliments, qui les réunit en une petite masse et les conduit à l'œsophage, comment ces aliments parviennent-ils à s'engager dans ce canal ?

(*) A, extrémité inférieure de l'œsophage ; B, lèvre unique de la gouttière ; C, orifice supérieur du feuillet ; D, réseau ; E, cellules aquifères droites ou antérieures ; F, cellules aquifères inférieures ; G, pilier charnu séparant les deux groupes de cellules.

Pour concevoir ce qui se passe lors de la réjection, il faut se rappeler que l'orifice cardiaque est situé à peu près entre le rumen et le réseau, et qu'il répond au sac antérieur du rumen où se trouvent des aliments très délayés. Or, lorsque la panse et le réseau se contractent ensemble, car leurs contractions sont simultanées, ils poussent vers l'orifice inférieur de l'œsophage, l'une des aliments très délayés, l'autre des liquides ; l'œsophage se relâche et leur offre une dilatation infundibuliforme dans laquelle ils s'engagent ; puis, lorsqu'il en a reçu une quantité proportionnée à sa dilatation, il se referme aussitôt et éprouve une contraction antipéristaltique qui les porte de bas en haut vers la cavité buccale.

Les aliments placés en avant du rumen, au voisinage du cardia, et détrempés dans le liquide qui se trouve sur le plancher intermédiaire aux deux étages, sont les premiers à s'engager dans l'œsophage. Ceux des parties postérieures du viscère viennent à leur tour, comme l'indique la direction des petites flèches

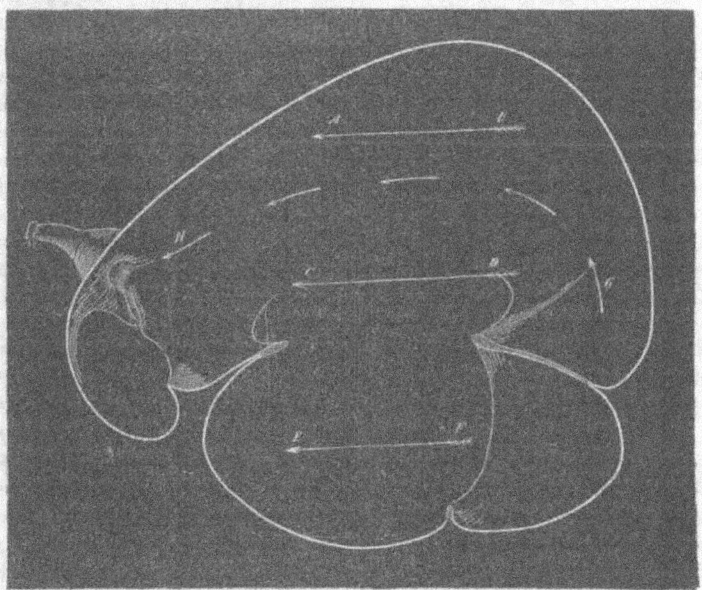

Fig. 108. — Coupe verticale longitudinale du rumen et du réseau (*).

(fig. 108), se présenter à l'orifice qui doit les recevoir ; ils se délayent comme les premiers et se mêlent, à leur départ, aux fluides lancés par les contractions du réseau coïncidant avec celles de la panse.

Les matières alimentaires ainsi envoyées à la bouche sont molles et délayées

(*) Grande flèche AB, région supérieure ; grande flèche CD, région moyenne ; grande flèche EF, région inférieure ou des liquides ; G H, petites flèches donnant la direction suivie par les aliments qui viennent des parties postérieures de la panse vers le cardia pour être ruminés.

dans une forte proportion de liquide qui permet à leur marche ascensionnelle de se faire avec une extrême rapidité. Dès qu'elles sont arrivées dans la cavité buccale, l'eau qui leur servait de véhicule, devenant inutile, est bientôt déglutie en une, deux ou trois ondées successives que l'on voit passer très distinctement sur le trajet de l'œsophage, et que l'on entend descendre, si l'on vient à appliquer l'oreille sur l'encolure, dans la partie correspondant au canal.

Ainsi, en somme, la réjection, l'acte mystérieux de la rumination, ne s'effectue pas comme Flourens le pensait : il n'y a pas de pelotes formées et la gouttière œsophagienne n'est point chargée de prendre les matières qui doivent être renvoyées à la bouche ; ces matières sont simplement poussées, en bouffées, dans l'infundibulum de l'œsophage, par les contractions combinées du rumen et du réseau.

Ce que je viens de dire là est confirmé par les nouvelles expériences faites depuis la deuxième édition de ce livre. Elles ont eu pour but principal de mettre en évidence le jeu de l'infundibulum de l'œsophage et du vestibule mérycique.

J'ai cherché d'abord, sur des animaux pourvus d'une large fenêtre à la panse, à réduire, par un régime exigu et l'usage d'aliments peu volumineux, la masse alimentaire, et à amener son niveau à la hauteur de l'orifice cardiaque. Ce résultat a été obtenu, à peu près, sur un jeune taureau qui, couché à droite, laissait voir très distinctement, à un éclairage vif, la paroi antérieure de la panse jusqu'à la hauteur du cardia. La masse alimentaire éprouvait des mouvements très étendus ; les liquides se déplaçaient avec des bruits d'une grande intensité, à certains moments ; mais on ne voyait s'effectuer qu'une secousse modérée lors du départ du bol. Si les ondées qui partaient pour la bouche étaient peu visibles, les ondées revenant à la panse étaient très apparentes et mettaient en mouvement, ou plutôt soulevaient les couches superficielles de la masse alimentaire.

D'autre part, j'ai voulu habituer ces animaux, dont la panse était largement fenêtrée, à supporter la présence du bras et de la main dans la profondeur du viscère, pendant la rumination. L'un d'eux, alors que la main était tenue près de l'orifice cardiaque, un instant après un pincement de la muqueuse, s'est mis à ruminer quatre ou cinq bols de suite, et cela pendant une leçon. On sentait les aliments entrer dans l'œsophage, puis revenir le liquide qui les avait accompagnés, et enfin le bol ruminé qui retombait dans le vestibule mérycique ; c'est, jusqu'ici, le seul animal qui se soit prêté à ces constatations.

Enfin, pour éviter de longs tâtonnements, j'ai essayé de provoquer la rumination, non comme je l'avais fait autrefois, mais en galvanisant, tantôt les vagues, tantôt l'infundibulum œsophagien ou le vestibule mérycique. Pour cela, j'ai ouvert l'abdomen, à gauche, sur l'animal couché, de façon à mettre à découvert la moitié de la face antérieure du rumen avec l'insertion de l'œsophage et le pilier droit du diaphragme, puis un large tube a été adapté à l'œsophage dans la région du cou, pour recevoir les matières évacuées du côté de la bouche, et un autre à la panse, ce dernier faisant l'office de manomètre pour la constatation des pressions. Dans cet état de choses, voici ce que j'ai vu :

L'électrisation directe de la panse donne lieu, dans une partie de cet organe, à des mouvements énergiques qui augmentent de beaucoup la pression exercée sur son contenu; aussi l'ascension des liquides, dans le manomètre, est-elle très considérable, ascension rapide ou lente, continue ou saccadée, suivant les caractères de la contraction. Mais c'est seulement l'électrisation des nerfs vagues, soit au cou, soit dans l'abdomen, qui détermine très rapidement des contractions dans la totalité des estomacs, et porte à leur maximum les pressions que le manomètre permet d'apprécier. Ces moments de forte pression sont suivis souvent d'une réjection plus ou moins abondante de bouillie alimentaire.

Lorsqu'on réussit, en détruisant les adhérences lombaires du rumen et celles de la rate ou du diaphragme, à bien mettre à nu le vestibule mérycique, l'infundibulum cardiaque et la partie inférieure de l'œsophage, on est frappé, sans recourir à aucune excitation, du jeu rythmique de ces parties. L'infundibulum de l'œsophage se dilate et se contracte alternativement; il se remplit de bouillie alimentaire dans le premier temps, et dans le second il envoie cette bouillie à l'œsophage ou il la renvoie dans le rumen. En appliquant l'un des rhéophores sur l'infundibulum et l'autre sur le réseau, on provoque une double contraction très énergique qui est, de temps en temps, suivie d'une réjection par le tube adapté à l'œsophage. C'est là, à ce qu'il semble, l'image de la réjection mérycique.

Cette réjection s'obtient facilement quand le vestibule mérycique est excité à une notable distance du cardia, car l'excitation même du cardia ou de l'infundibulum donne lieu à un resserrement, à une constriction qui barre le chemin aux matières chassées vers l'œsophage.

Elle se produit quelquefois spontanément, ou sans le secours d'excitations, quand la panse vient à se contracter énergiquement dans son ensemble ou dans ses parties antérieures.

Si on vient à ouvrir largement la panse, après avoir enlevé des aliments, de manière à dégager à demi l'infundibulum, on voit l'évasement de celui-ci s'agrandir et se resserrer alternativement, admettre et chasser les aliments, comme il le fait, sans doute, lors de la rumination. Le caractère rythmique de son action se dessine, dans ce cas, mieux encore qu'à l'extérieur.

D'après l'ensemble des constatations que je résume, on voit clairement que la réjection est un acte simple qui paraît s'effectuer par l'intervention des parties antérieures de la panse ou de ce que j'appelle le vestibule mérycique et de l'infundibulum œsophagien, acte rythmique où tout est réglé admirablement : départ du bol ou de l'ondée, retour à l'estomac du liquide amené à la bouche, retour du bol ruminé, enfin, poussée de ce bol vers les derniers réservoirs.

Le rumen, dans l'acte de la réjection, a pour auxiliaires le diaphragme et les muscles abdominaux, c'est-à-dire les puissances inspiratrices et expiratrices associées comme elles le sont dans d'autres actes expulsifs; seulement, l'intervention de ces puissances est très limitée.

La participation du diaphragme est beaucoup moins importante qu'on ne pourrait le prévoir. J'ai fait récemment, sur plusieurs animaux, la section des nerfs phréniques des deux côtés, sans produire d'autres effets qu'une gêne dans la fonction : 1° Sur un bélier qui s'est remis à ruminer dès le lendemain de la section, sans gêne apparente, avec un nombre de coups de dents indiquant un bol de dimensions ordinaires et une même durée de mastication pendant une douzaine de jours ; 2° Sur un mouton qui, dès le lendemain, ruminait avec un peu de difficulté en donnant un nombre considérable de coups de dents pour la mastication de ses bols espacés à de grands intervalles durant les premiers jours ; 3° Sur une vache dont la trachée était largement ouverte. L'inspiration paraissait plus ample qu'avant la section ; mais le départ du bol ne semblait pas moins facile ni moins rapide que dans les conditions ordinaires ; son ascension coïncidait avec un sifflement de l'air chassé, lors de l'expiration, par l'ouverture de la trachée ; seulement, dans les premiers jours, le nombre des coups de dents, inférieur au nombre habituel, indiquait des bols plus petits, peut-être à cause de la compression que l'engorgement, résultant de la section des nerfs, exerçait sur l'œsophage, dans la région du cou.

Quant à la participation des muscles abdominaux au travail de la réjection, elle se met difficilement en évidence, à cause de la souffrance et de la fièvre qui suivent la section de la moelle destinée à paralyser ces muscles, souffrance et fièvre dont l'effet, presque constant, est de suspendre la rumination. Je n'ai pas fait cette section, mais Flourens a vu qu'à sa suite la rumination cesse.

En somme, les observations et les expériences citées plus haut démontrent que le phénomène si curieux de la rumination est le résultat d'une action propre et rythmique de l'estomac, d'une sorte de systole gastrique, projetant une ondée de matières alimentaires par l'œsophage, systole comparable, sauf sous le rapport de l'ampleur, à celle du cœur, lançant l'ondée sanguine dans le système artériel. Cette action de l'estomac ne consiste pas en un effort considérable, car le manomètre n'accuse pas au centre du rumen une augmentation notable de pression. Elle est visiblement aidée par le diaphragme et les muscles abdominaux ; mais elle dépend si essentiellement des contractions de l'estomac qu'une fois le viscère paralysé par la section des deux vagues, ou mieux, par le fait de la distension extrême, du narcotisme ou de toute autre cause, elle devient impossible.

Ainsi se trouve déterminé le rôle des diverses parties qui concourent à la réjection.

Tout récemment, on a voulu, en interprétant des tracés à signification très peu claire, faire de la réjection un acte étranger à l'estomac. On l'a dit, le résultat de l'aspiration exercée par le thorax sur le contenu de la panse. La poitrine, en se dilatant, appellerait les aliments vers la bouche, les ferait monter dans l'œsophage comme dans un tuyau de pompe aspirante.

Il est facile, sans même tenir compte de ce qui a été exposé plus haut, de montrer que l'aspiration thoracique n'est pas la cause de l'ascension des aliments dans l'œsophage, car si on ouvre largement la trachée d'une bête bovine, le thorax, en se dilatant, cesse de tendre à soulever les parois de l'œsophage et à y appeler les matières alimentaires, puisque l'air se précipite dans les voies aériennes par l'ouverture béante de la trachée à mesure que la tendance au vide s'accentue. Pourtant, alors, l'animal rumine avec la facilité habituelle. D'ailleurs, le moment de l'entrée du bol et de son ascension dans l'œsophage n'est pas précisément celui de l'inspiration, c'est celui de l'expiration, car c'est à ce dernier que, sur les animaux, dont le canal thoracique est ouvert, le chyle, pressé plus fortement, s'échappe en jet. C'est aussi, lors de l'expiration, que les vomituritions se produisent sur les animaux couchés, et c'est en exerçant de fortes pressions sur les parois thoraciques et abdominales qu'on provoque souvent des réjections plus ou moins abondantes.

On dit encore, pour appuyer cette hypothèse sans preuve de la rumination par pompement, que le diaphragme, par son pilier droit ou par ses deux piliers, couperait la bouffée alimentaire en deux portions et séparerait celle qui doit remonter à la bouche de la partie en excès devant redescendre dans l'estomac. Or, lorsque le diaphragme vient à être paralysé par la section des nerfs phréniques des deux côtés, et que, par conséquent, il ne peut plus rien couper, la rumination continue à s'opérer dès que l'animal est remis de la douleur et de la fièvre causées par l'opération.

La rumination, si elle tenait à un coup de piston de la pompe thoracique, se ferait parfaitement dans les conditions où l'estomac est inerte; elle serait tantôt un acte forcé, tantôt un acte volontaire : forcé au début ou de tous les efforts qui exigent des inspirations profondes et volontaire dans les autres circonstances, puisque l'animal peut à son gré effectuer de profondes inspirations à tous les degrés d'intensité et de durée.

La réjection, pour s'opérer, réclame donc à la fois le concours du rumen, celui du diaphragme et des muscles abdominaux. C'est ce qu'avaient pressenti et indiqué les anciens auteurs, Peyer, Duverney, etc., et c'est ce que les expériences de Flourens et les miennes ont parfaitement démontré.

5° Estomacs où vont les aliments lors de la deuxième déglutition.

Les matières alimentaires qui reviennent à l'estomac, après avoir été soumises à une nouvelle mastication, tombent-elles, comme la première fois, dans le rumen et le réseau, ou bien suivent-elles une autre route pour se rendre dans feuillet et la caillette? La question est difficile à résoudre, et elle ne peut être résolue sans le secours de l'expérimentation.

Peyer [1] croit que les aliments ruminés reviennent, pour la plus grande partie, dans le réseau, et qu'il n'en arrive que très peu dans la panse. Duverney est du même sentiment; il dit que les aliments, après la seconde mastication, tombent, partie dans le réseau, partie dans le premier estomac ; il ajoute que le réseau pousse dans le troisième estomac les matières très divisées, et qu'il renvoie à la panse celles qui sont encore grossières, pour être soumises à une nouvelle rumination. Haller prétend qu'ils reviennent au rumen. Perrault, Camper, Daubenton, croient qu'ils suivent la gouttière œsophagienne et se rendent directement au feuillet et à la caillette. Enfin, Bourgelat avance que, de ces aliments ruminés, les parties les plus grossières tombent dans le premier estomac et que les plus fluides, suivant la gouttière œsophagienne, arrivent de suite dans le feuillet et la caillette. Ces auteurs se basent, pour dire que les aliments ruminés vont

---

1. Peyer, *ouvr. cité*, lib. III, cap. III.

dans tel ou tel réservoir, sur l'apparence et l'état de ces aliments : ils pensent
que ceux qui sont mous et très divisés ont été ruminés, que ceux, au contraire,
qui se trouvent grossiers et durs, n'ont pas subi cette opération. Cette apparence bien trompeuse ne peut suffire à distinguer sûrement les substances ruminées de celles qui ne le sont pas.

Flourens établit des anus artificiels aux premiers estomacs, de manière à
pouvoir engager le doigt dans ceux-ci, même à voir ce qui se passe dans leur
intérieur. Lorsque les animaux ruminaient, le doigt introduit dans l'ouverture
de la panse faisait sentir, « mais seulement par moments ou par intervalles, une
partie de l'aliment ruminé, au moment où il était dégluti, et il en était de même
quant au bonnet ; de plus, en écartant les lèvres de l'ouverture faite au second
estomac, on voyait une partie de l'aliment ruminé suivre le demi-canal de l'œsophage et passer immédiatement jusque dans le feuillet. » Ainsi, d'après M. Flourens, « une partie de l'aliment ruminé revient donc dans les deux premiers estomacs, et l'autre partie passe immédiatement, par le demi-canal, de l'œsophage
dans le feuillet. » C'est aussi l'opinion de Haubner [1] qui, depuis fort longtemps,
a répété les expériences de Flourens.

J'ai tenté, sur mes animaux à grandes fistules au rumen, d'engager la main
dans la panse et le réseau, près du cardia et de la gouttière œsophagienne, pendant la rumination, pour reconnaître la marche du bol, lors de la deuxième déglutition ; mais, comme il était facile de le prévoir, la rumination se suspendait
immédiatement, et ne se rétablissait pas tant que mon bras demeurait dans l'estomac ; enfin, à d'autres moments, lorsque la rumination d'un bol était près de
finir, j'engageais brusquement le bras dans l'ouverture du rumen, mais aussitôt
la déglutition s'opérait, et le bol était revenu à l'estomac avant que ma main,
traversant la masse alimentaire, ne fût parvenue au cardia et au demi-canal
œsophagien. Une fois seulement, sur un taureau, la rumination de 4 ou 5 bols,
pendant que le bras était dans la panse, a permis de constater le retour du bol
ruminé dans le vestibule commun aux deux compartiments. D'autre part,
comme je l'ai dit plus haut, sur un autre taureau, le rumen largement fenêtré,
dans lequel le niveau des aliments descendait presque à la hauteur du cardia,
on voyait les bols ruminés revenir à leur point de départ, en se noyant dans la
masse dont ils soulevaient la couche supérieure. La déglutition ordinaire indique
ce qui doit s'opérer dans la déglutition mérycique.

Or, si la main est introduite dans l'estomac, près de l'orifice cardiaque, lorsque l'animal mange, on sent que les bols, quelles que soient les substances qui
les composent (herbe, foin, racines, avoine, farine), arrivent au réseau ou à la
panse ; ils sont arrondis, allongés, ovoïdes, enveloppés d'une couche épaisse de
mucus ; poussés avec force et ne se déforment pas en tombant. Rien alors ou
presque rien ne suit le demi-canal œsophagien. Pendant que l'animal boit, soit
à grandes, soit à petites gorgées, les ondées de liquide sont lancées avec force à
la fois dans le premier et le second estomac. Les lèvres de la gouttière légèrement
froncées et à demi-rapprochées, laissent passer entre elles un filet d'eau qui des-

<hr>

1. Haubner. *Lehrb. des vergl. Physiol. d. Haussaugethiere*, 1847.

cend directement dans le feuillet et la caillette ; mais la quantité de liquide qui passe entre elles est fort peu considérable ; elle est souvent si minime, qu'il est difficile de bien s'assurer de la réalité de son passage.

Les aliments ruminés étant très délayés et divisés, doivent, en certaine proportion, se mêler à ceux qui attendent, près du cardia, leur tour de rumination et revenir avec eux à la bouche une seconde fois. C'est ce que pensaient Peyer, Duverney, Haller et ce que toutes les observations semblent indiquer. Mais, comme en définitive ces aliments atténués doivent passer à mesure, pour la plus grande partie, dans le feuillet et la caillette, leur départ vers les derniers estomacs s'effectue à la manière de celui des liquides et des pulpes qui, en dehors des périodes méryciques, sont poussés dans le quatrième estomac. Leur départ est successif et réglé par le jeu évidemment rythmique du vestibule cardiaque, jeu révélé dans plusieurs des conditions où se place l'observateur. En effet, déjà sur le mouton maigre et dépourvue de toison, on voit, après le retour d'un bol ruminé, se dessiner, sous les parois abdominales, une ondulation de la panse marchant d'avant en arrière et accompagnée d'un bruit de liquide. Sur la bête bovine à rumen fenêtré on voit la contraction dans le sens indiqué et le mouvement des matières qui en résulte. Enfin, sur l'animal dans le rumen duquel on a enfoncé, soit un manomètre plein d'un liquide coloré, ou un tube qui fait saillie à l'extérieur, on constate, quatre ou cinq secondes après la déglutition du bol ruminé, une poussée antéro-postérieure qui, en soulevant et en portant en arrière la partie inférieure des instruments, fait abaisser et incliner en avant leur extrémité libre. En outre l'augmentation de pression qui résulte de cette poussée fait monter le niveau du liquide coloré dans le manomètre, ou celui du liquide que la panse envoie dans le tube ouvert à ses deux extrémités. Tous les mouvements qui concourent à ce départ sont réglés de façon à ce qu'il n'y ait pas addition d'aliments grossiers avec les atténués ; aussi ils sont lents et à direction constante. En somme pendant qu'un bol est ruminé, l'antre mérycique se déblaye et une ondée nouvelle se prépare au départ.

On a pensé que le départ des matières ruminées vers les derniers estomacs devait être le fait de la gouttière œsophagienne. M. Lemoigne[1] a cru pouvoir déduire l'intervention de celle-ci du rapprochement de ses lèvres et de leur torsion sous l'influence des excitations électriques. Mais cette déduction ne me paraît pas suffisamment justifiée. Il est très certain que les lèvres de la gouttière se rapprochent, en même temps que les orifices de ses extrémités, lorsqu'on les soumet directement, ou par l'intermédiaire des vagues, à une excitation électrique ; mais rien ne prouve que ce rapprochement s'opère pendant la rumination, ni surtout, qu'il ait le résultat supposé. D'ailleurs, l'hypothèse est peu en rapport, d'une part avec l'expérience dans laquelle l'immobilisation des deux lèvres n'entrave point le travail mérycique, d'autre part avec le fait anatomique de la gouttière réduite à une seule lèvre, chez les lamas et les chameaux.

---

1. *Contributo alla teoria del mecanismo della ruminazione*, Instituto lombardo, 1873 et *Recueil de médecine vétérinaire*, 1876, p. 481.

III. — Phénomènes sensibles de la rumination.

Les actions que nous venons d'examiner dans leurs détails les plus essentiels n'étaient point directement accessibles à nos sens : elles ne pouvaient être mises en évidence que par les artifices de l'expérimentation combinés avec art. Les phénomènes qu'il nous reste à étudier sont apparents et relatifs : 1° à la réjection des matières alimentaires; 2° à leur seconde mastication; 3° à leur nouvelle insalivation; 4° enfin, à la déglutition des aliments ruminés. A leur examen se rattache celui des bruits qui se produisent dans l'estomac et l'œsophage lors des pérégrinations des divers aliments; des conditions dans lesquelles la rumination s'établit et se continue, des causes qui la suspendent ou l'empêchent de s'établir, des variétés qu'elle offre suivant les âges et les espèces.

1° Caractères de la réjection.

Le renvoi à la bouche des matières contenues dans l'estomac comprend deux actes distincts, l'un par lequel la bouffée d'aliments est formée et engagée dans l'orifice cardiaque de l'œsophage, l'autre qui transporte cette bouffée jusqu'à la cavité buccale. Nous connaissons déjà le premier; le second extrêmement simple, peut être analysé sans aucune difficulté.

Lorsque la pelote alimentaire s'engage dans l'œsophage, on observe, dans le flanc, un mouvement brusque, plus sensible que les autres mouvements respiratoires. C'est pour les uns une inspiration profonde; pour les autres une expiration. Girard, qui partage la première opinion, prétend que la rumination débute par une forte inspiration, dans laquelle il y aurait en même temps contraction des muscles abdominaux; double action auxiliaire qui coïnciderait nécessairement avec celle de l'estomac, la plus essentielle de toutes.

D'après cette théorie, les muscles abdominaux, qui sont les antagonistes du diaphragme, deviendraient ses congénères, de telle sorte que, lors de cette inspiration initiale, le diaphragme, qui a déjà pour antagonistes passifs l'estomac et les viscères abdominaux, aurait encore à vaincre une énergique contraction des muscles abdominaux. Cette proposition, difficile à admettre, n'est nullement démontrée par l'observation. Lorsqu'on examine attentivement l'animal qui rumine, on voit qu'immédiatement avant l'arrivée de la pelote à la partie cervicale de l'œsophage, il s'opère un mouvement brusque dans le flanc, mouvement surtout marqué quand l'animal est couché. C'est, autant qu'on peut en juger, une inspiration un peu forte, suivie aussitôt d'une rapide expiration. Ce mouvement brusque coïncide avec la pénétration de la masse alimentaire dans l'infundibulum œsophagien.

Cette sorte d'effort n'est jamais bien énergique dans les circonstances ordinaires; elle le devient chez les animaux faibles, à la suite des maladies pendant lesquelles les aliments se sont durcis dans la panse. Buffon prétend que le cerf éprouve une certaine difficulté à renvoyer ses aliments dans la bouche, et qu'il ne peut le faire sans secousses; mais l'observation, du moins en ce qui concerne les cerfs des ménageries, ne me parait point justifier l'assertion du grand naturaliste.

Dès que le bol est engagé dans l'œsophage, il est porté à la bouche avec une étonnante rapidité par l'action des fibres spirales croisées, si bien décrites par Sténon et Peyer. Cette contraction, qu'on aurait pu croire lente comme celle de l'intestin, s'effectue avec une vitesse presque égale à celle du cœur et des muscles volontaires; elle fait arriver la bouffée par une sorte d'ondulation comparable à celle qu'éprouve le liquide d'un tube qu'on incline subitement dans différentes directions. L'ascension en est visible, dans toute l'étendue de la région cervicale, chez la plupart des ruminants, surtout chez ceux qui sont maigres ou qui ont une encolure longue, comme le lama et le chameau; elle est sensible même à droite, bien que, de ce côté, le conduit œsophagien soit très éloigné de la peau; elle est même apparente au bord inférieur de l'encolure et sur la ligne médiane chez le dromadaire.

La marche du bol alimentaire dans l'œsophage n'est pas seulement sensible à la vue, elle est encore parfaitement appréciable au toucher. En outre, l'auscultation permet, en quelque sorte, à l'observateur de suivre la pelote depuis le moment de son départ de l'estomac jusqu'à celui de son arrivée à la bouche.

Lorsqu'on applique l'oreille sur le flanc gauche, pendant la rumination, on entend, à des intervalles plus ou moins rapprochés, des bruits très divers par leur timbre et leur intensité, qui n'ont rien d'assez particulier pour être distingués facilement de ceux qui se font entendre hors des périodes de la rumination. Mais, indépendamment des conditions dans lesquelles ils se produisent, on peut en reconnaître plusieurs variétés.

Le premier est une sorte de frémissement, de froissement prolongé qui, d'abord faible, devient rapidement plus intense, pour diminuer et cesser insensiblement : c'est un véritable râle crépitant humide qu'on croirait appartenir au poumon, si l'oreille était appliquée sur les parois du thorax. Delafond[1] l'appelle la crépitation gazeuse de la panse, et il l'attribue avec raison au dégagement et au déplacement des gaz nés de la fermentation des aliments; il le dit plus marqué chez les animaux nourris de plantes vertes. Ce bruissement, analogue aussi à celui qui se produit dans la cuve lors de la fermentation du raisin, n'a aucun rapport avec les mouvements respiratoires, seulement il s'exagère dès qu'ils deviennent plus étendus, par suite de l'accroissement de pression exercée sur les réservoirs gastriques.

Un second bruit, analogue au frottement pleural résultant du glissement des parois gastriques sur les parois abdominales, se fait entendre dans l'inspiration et dans l'expiration, lorsque le rumen est fortement déplacé d'avant en arrière.

Un troisième bruit gastrique analogue au glouglou coïncide avec l'arrivée des ondées de salive dégluties dans les intervalles des repas ou des périodes de rumination; il accompagne aussi l'ingurgitation des liquides, et leur passage du premier dans le second estomac ou réciproquement.

En outre, par moments, l'oreille entend un bruit sourd, prolongé, une espèce

---

1. Delafond, *Traité de pathologie générale des animaux domestiques*, Paris, 1855, p. 270.

de roulement comparable à celui de l'orage qui gronde dans le lointain. Il est l'indice de ces mouvements énergiques produits dans les liquides et dans la masse alimentaire par les fortes contractions des piliers de la panse.

Quant au bruit de cascade, clair, saccadé, il indique, comme le glouglou, la chute des ondées de salive lancées avec force dans le réseau déjà plein de liquide.

Ces différents bruits, dont je viens d'indiquer les mieux caractérisés, alternent entre eux et se succèdent plus ou moins rapidement, suivant les circonstances. Ils se font entendre quand l'animal mange ou qu'il boit, après qu'il vient de manger, lorsqu'il rumine ou pendant les intervalles de la rumination.

Si, en dernier lieu, on vient à porter l'oreille sur le trajet cervical de l'œsophage, c'est-à-dire sur la gouttière de la jugulaire gauche, on entend très distinctement passer le bol, et aussi bien qu'on avait pu le voir et le sentir.

Aussitôt qu'il arrive, l'oreille perçoit la sensation tactile d'un corps qui passe très vite au-dessous d'elle, et, en même temps, elle donne la sensation d'un bruit particulier assez fort semblant indiquer que le bol est imprégné ou accompagné d'une certaine quantité de liquide. Le caractère spécial de ce bruit œsophagien est important, puisqu'il permet de constater positivement l'état des aliments dirigés vers la bouche. De plus, à l'instant de l'arrivée de la bouffée dans la cavité buccale, on entend et on sent redescendre quelque chose qui passe avec une grande vitesse. Le bruit perçu dans cette circonstance est un bruit de liquide fort distinct qui se produit à une, deux et même trois reprises différentes. Ce sont autant d'ondées qui descendent vers l'estomac.

Pour peu qu'on cherche à se rendre compte de la nature de ces bruits œsophagiens, on voit que leur signification est facile à trouver. En effet, lorsque le bol remonte de l'estomac vers la bouche, il donne la sensation d'une fusée de bouillie ; c'est qu'il est accompagné d'une ondée d'eau qui lui permet de parcourir le trajet de l'œsophage avec une étonnante rapidité, ce qu'il n'aurait pu faire s'il eût été desséché et semblable à une petite boule de fourrage. La preuve qu'il en est ainsi, c'est que, aussitôt après l'arrivée du bol dans la bouche, le liquide qui l'avait accompagné, devenant désormais inutile, est dégluti en une, deux, trois ondées successives parfaitement reconnaissables. Nous pouvons aisément nous expliquer ce fait en nous rappelant, d'une part, que les aliments contenus dans le vestibule antérieur de la panse, près du cardia, sont très délayés et mêlés à une forte proportion d'eau ; d'autre part, que le réseau ordinairement plein de liquide lance, lors de la réjection, une partie de son contenu dans l'œsophage à l'instant même du départ de la petite masse alimentaire. La proportion d'eau contenue dans ce réservoir, bien qu'elle soit faible relativement à la quantité d'aliments à ruminer, peut néanmoins servir longtemps, car le liquide qui accompagne chaque bol, lors de son ascension mérycique, étant ramené à la région antérieure du rumen et au réseau, opère le délayement d'une seconde bouffée, puis d'une troisième, et ainsi jusqu'à épuisement. Alors la rumination devient impossible, comme Flourens l'a vu sur des moutons privés d'eau pendant plusieurs jours.

Les aliments renvoyés à la bouche passent sous le voile du palais brusquement soulevé, s'étalent sur la langue et s'échappent en partie entre les molaires et les joues qu'ils soulèvent parfois d'une manière assez marquée. La bouffée que l'on peut retirer avec la main en ouvrant promptement la bouche du bœuf qui rumine pèse, chez cet animal, de 100 à 120 grammes. Elle est formée de parcelles très grossières et peu délayées, immédiatement après son arrivée dans la cavité buccale; elle est au contraire très divisée et réduite en bouillie plus ou moins fluide, si elle est reprise après une mastication à peu près complète; enfin elle se trouve rassemblée sur la langue en un petit gâteau assez régulier, pour peu que les manipulations ralenties aient laissé au ruminant le temps de préparer la déglutition.

Du reste, pour s'assurer de l'état des matières ramenées à la bouche, en reconnaître les réactions, y constater l'existence des infusoires dont je parlerai plus tard, il n'est pas toujours nécessaire de recourir à ce procédé. J'ai vu à l'École un dromadaire qui laissait échapper de la bouche une partie des aliments qu'il ruminait, quand on venait à le frapper un peu brusquement à la tête : le cri particulier qu'il poussait alors les faisait tomber avant qu'il eût pris le temps de les avaler. Ce fait n'est pas exceptionnel, car j'ai lu quelque part que les chameaux que l'on charge, lors de la rumination, crient souvent si fort, que les aliments leur sortent de la bouche.

La quantité de matières ramenées à chaque réjection étant déterminée approximativement, il est possible de calculer combien il faut de ces réjections pour que les 12 à 15 kilogrammes de foin dont se compose la ration diurne d'un bœuf soient soumis à une nouvelle mastication. Puisqu'on sait que les fourrages secs absorbent, par l'insalivation et par leur macération dans le rumen, à peu près quatre fois leur poids d'eau, 12 500 grammes de foin acquièrent dans l'estomac un poids supposé égal à 62 500 grammes. Or, pour que cette masse soit soumise à une nouvelle mastication, il faut qu'il s'effectue 520 réjections ramenant chacune une pelote ou une bouffée de 120 grammes, ce qui exige un temps égal à sept heures treize minutes, la mastication de chacune durant, terme moyen, cinquante secondes. En admettant que le septième de cette quantité n'ait pas besoin, pour être digéré, de subir une nouvelle mastication, on arrive à conclure que le quart de la journée doit être employé à la rumination.

On comprend donc qu'un bœuf, pour digérer convenablement, doit passer une bonne partie de son temps à ruminer ce qu'il a pris à ses repas. Il est évident, par conséquent, qu'il ne saurait être employé, comme le cheval, à des transports ou des travaux qui exigent des efforts continuels, puisqu'il ne pourrait ruminer sa ration de fourrage. Cette donnée physiologique mérite d'être prise en très sérieuse considération, au point de vue de l'hygiène.

Quoi qu'il en soit, les aliments ramenés à la bouche ne sont pas acides, du moins aussitôt qu'ils ont éprouvé une mastication de quelques secondes; ils offrent une réaction alcaline, à la vérité très faible, puisque le papier rouge de tournesol, mis en contact avec eux, n'est ramené que très lentement à la couleur bleue.

2° Mastication mérycique.

Aussitôt que le bol alimentaire est arrivé à la bouche, les mâchoires se mettent en mouvement pour lui faire subir une seconde mastication que j'appelle *mérycique*, parce qu'elle constitue un des actes de la rumination, et afin de la distinguer de la première, qui est moins régulière, moins complète.

La direction, le nombre, la rapidité, la régularité des mouvements des mâchoires, lors de cette seconde trituration, offrent de très nombreuses variations qu'il importe de préciser.

Tout le monde sait que, chez les ruminants, les mâchoires se meuvent latéralement, l'une sur l'autre, dans des limites assez étendues. Cette variété de mouvement, impossible chez les carnassiers, très difficile chez les rongeurs, tient, en ce qui concerne les ruminants, à des dispositions particulières des arcades molaires, des articulations temporo-maxillaires et des muscles masséters, sur lesquelles il est inutile de revenir ici.

Le mouvement de latéralité qui s'effectue déjà lors de la première mastication est mieux marqué, s'il n'est plus étendu dans la seconde. Suivant qu'il a lieu de droite à gauche, de gauche à droite, ou alternativement dans l'une et dans l'autre direction, on peut distinguer plusieurs sortes de mastications méryciques, ou si l'on veut, pour être plus simple, plusieurs sortes de ruminations, à savoir : 1° la rumination unilatérale, qui offre deux variétés, l'une de droite à gauche, l'autre de gauche à droite ; 2° la rumination alterne, qui a aussi deux variétés, l'une alterne régulière, l'autre alterne irrégulière. Dans l'une et l'autre de ces deux espèces, le premier mouvement de la mâchoire, ou le mouvement initial, se fait toujours en sens inverse de ceux qui suivent. Ainsi, quand un bœuf rumine de droite à gauche, le premier coup de dent qu'il donne, pour chaque pelote, est dirigé de gauche à droite. Ce fait ne m'a paru souffrir aucune exception : quelquefois cependant, et cela arrive notamment sur les jeunes animaux, le second coup de dent se fait encore dans le même sens que le premier, après quoi les autres sont en sens inverse.

La rumination *unilatérale* est l'espèce la plus commune. Elle s'observe chez le bœuf, le mouton, la chèvre, le buffle, le bison, le daim, le cerf, la girafe, le chevreuil, l'antilope bubale. Ces animaux, pendant un temps plus ou moins long, un quart d'heure, une demi-heure, exécutent tous leurs mouvements de droite à gauche, excepté cependant le mouvement initial ou le premier coup de dents de la mastication de chaque bol. Au bout de ce temps, un peu plus, un peu moins, la rumination se suspend pendant une période dont la durée est très variable ; puis elle recommence, avec la même direction, ou avec une direction opposée. De cette manière, l'animal, après avoir ruminé un certain laps de temps de droite à gauche, rumine de gauche à droite, pour revenir à la direction première, et successivement. Ce n'est donc pas ordinairement pendant une période employée à la mastication d'un certain nombre de bols que la direction des mouvements masticateurs change, c'est au commencement d'une des périodes suivantes. Cependant, il n'est pas rare de voir un animal ruminer très longtemps dans le même sens, ou bien de lui voir changer la direction des mouvements méryciques pendant une période non interrompue. J'ai noté cette dernière particularité sur plusieurs bœufs, et sur le bison du Jardin des Plantes qui, une fois après avoir ruminé huit à dix bols de droite à gauche, se mit subitement à ruminer en sens opposé.

Cette persistance du mouvement des mâchoires dans une direction uniforme est un fait très remarquable indiquant que les muscles d'un côté doivent se fatiguer plus que ceux du côté opposé, puisque les premiers n'agissent pas absolument de la même manière que les seconds. D'après cela, on conçoit bien la nécessité des changements alternatifs dans la direction de ces mouvements, et l'on a lieu de s'étonner qu'ils ne soient pas plus fréquents.

La rumination *alterne* est l'espèce la plus rare, bien qu'elle semble, *à priori*, devoir être la plus commune.

Elle est généralement *régulière* dans le dromadaire qui, après avoir fait mouvoir une première fois sa mâchoire inférieure de droite à gauche, la meut une seconde fois en sens inverse, ou de gauche à droite, et ainsi successivement, de telle sorte que le même mouvement ne se produit pas deux fois de suite, et que, dans la rumination de chaque pelote, le nombre des mouvements de droite à gauche est égal au nombre de ceux qui s'opèrent en sens opposé. Il est cependant à cet égard des exceptions. Certains dromadaires donnent six, huit et dix coups de dents d'un côté, puis autant de l'autre, et ainsi de suite.

Elle est *irrégulière* dans une espèce d'antilope chez laquelle les mâchoires se meuvent huit, dix, douze fois dans une direction, puis un certain nombre de fois dans une direction inverse, et de même pour la rumination de chaque pelote. Cette variété, très remarquable de rumination n'est peut-être pas constante chez tous les individus de la même espèce, mais je l'ai observée plusieurs fois sur l'antilope onctueuse du Sénégal que possédait, il y a quelques années, le Jardin des Plantes.

J'ai aussi noté souvent une rumination alterne très irrégulière sur de jeunes animaux de l'espèce bovine. C'est même une forme assez ordinaire au jeune âge et qui disparaît quand les animaux approchent de l'âge adulte.

Pendant la rumination d'une pelote, le nombre des mouvements de la mâchoire, ou, en d'autres termes, le nombre de coups de dents que donne l'animal est fort variable suivant l'espèce à laquelle il appartient, suivant son âge, son mode d'alimentation et plusieurs circonstances fort difficiles à apprécier.

Les variations de nombre relatives au régime se comprennent facilement. Il est évident que les aliments secs, comme le foin et la paille, exigent une mastication plus longue et plus pénible que les substances vertes, toujours plus molles. C'est sans doute à cause de cette différence de nourriture, qu'Aristote a prétendu que les animaux ruminent plus en hiver qu'en été. A cet égard, la plupart des physiologistes sont d'accord. Brugnone a même donné des chiffres pour exprimer ces différences : ainsi, il dit que, pour les fourrages verts, le nombre des coups de dents est de 30 à 33, tandis qu'il serait de 45 à 55 pour les fourrages desséchés. Tout à l'heure, on verra que si ces chiffres n'expriment pas les limites extrêmes des variations, ils donnent cependant une preuve que ces dernières sont assez sensibles.

Les variations relatives aux âges tiennent aussi à une cause dont l'action n'est pas difficile à expliquer. En général, les jeunes animaux, tels que les veaux de trois à six mois, un an et même plus, donnent un très grand nombre de coups de dents pour la rumination d'un bol, attendu que leurs molaires sont moins nombreuses et moins bien disposées qu'elles ne le seront plus tard. Les animaux très vieux ont aussi quelquefois besoin de mâcher plus longtemps les substances ruminées, si surtout leurs dents sont irrégulières et fortement usées ; mais ordinairement, les sujets de cet âge n'offrent pas une mastication beaucoup plus longue que celle des sujets adultes.

D'autres peuvent dépendre des inégalités dans le poids des bouffées, dans la dureté plus ou moins grande des aliments, et des différences de saveur offertes par les bols. Le tableau suivant montre qu'elles sont assez notables parmi des animaux nourris de fourrages secs.

ANIMAUX.	NOMBRE DES MOUVEMENTS DES MACHOIRES POUR 10 BOLS.										TOTAL.	MOYENNE.
Bœuf (6 ans)	44	49	48	53	50	51	50	58	49	57	509	51
Bœuf (5 ans)	61	58	63	47	62	59	59	56	48	55	568	56
Vache (15 ans)	85	85	48	72	83	37	35	74	69	60	648	64
Bœuf (20 mois)	67	94	96	74	64	66	80	82	83	72	778	77
Veau (1 an)	92	74	95	96	79	80	80	75	98	87	856	85
Veau (6 mois)	93	90	89	84	73	72	92	83	78	92	846	84
Bélier	45	66	43	66	26	36	35	39	72	78	505	50
Bison	41	42	47	43	45	44	41	43	46	43	438	43
Buffle	38	43	42	43	36	45	33	41	47	51	419	41
Dromadaire	45	47	48	46	42	47	38	52	39	56	460	46
Cerf	58	63	41	41	53	47	44	50	51	47	495	49
Biche	41	55	38	39	39	33	29	33	33	36	349	35
Gazelle	37	35	36	35	30	40	39	33	35	40	360	36
Lama	66	69	70	69							274	27

La vitesse ou la lenteur des mouvements de la mastication mérycique paraît en rapport avec la lenteur ou la rapidité habituelle des autres mouvements de l'animal. Les espèces à allures lentes, comme le bœuf, le buffle, le bison, ont une mastication très lente, tandis que ceux qui sont vifs, agiles, comme les cerfs, les gazelles, les chèvres, ont cette mastication très rapide.

Cette vitesse varie aussi suivant les âges. Tous les jeunes animaux ruminent très vite, et d'autant plus, qu'ils sont plus jeunes. Les animaux adultes ou vieux ceux qui sont mous, affaiblis, ou un peu malades, ruminent plus lentement.

Elle n'est pas la même au commencement et à la fin de la rumination d'un bol. Lorsque l'animal commence à ruminer, et pendant les trois quarts de la durée de la mastication, la vitesse est uniforme, mais sur la fin elle s'accélère beaucoup, d'autant plus que la mastication est plus rapprochée de son terme. Ce fait constant ne présente d'exception que si l'animal est obligé d'avaler la pelote avant l'instant où elle aurait été déglutie, si rien n'avait troublé la rumination.

Je n'ai pas remarqué que la mastication est plus rapide si l'animal rumine des aliments tendres et sapides, au lieu de ruminer des aliments durs et peu agréables, comme la paille ; néanmoins plusieurs auteurs ont dit qu'il existait à cet égard de sensibles différences. Peut-être en est-il ainsi, mais le fait me paraît assez difficile à constater ; il faudrait, pour cela, expérimenter sur le même animal auquel on ferait manger successivement, à quelques semaines d'intervalle, du foin, de la paille et de l'herbe verte.

Le tableau suivant indique le temps nécessaire pour la rumination d'un bol, et par conséquent la vitesse de la mastication mérycique sur un taureau d'un an, nourri au foin sec.

NOMBRE des mouvements des mâchoires.	DURÉE de la mastication.	NOMBRE des mouvements des mâchoires.	DURÉE de la mastication.
	Secondes.		Secondes.
67	57	64	50
94	72	73	58
96	77	64	50
71	80	45	30
66	50	43	36
64	50	57	45
80	60	38	30
82	66	50	45
83	67	73	65
72	57	79	70
81	65	53	47

La mastication d'un bol, ordinairement continue, est cependant assez souvent interrompue lorsque quelque chose vient troubler l'animal ou attirer son attention. Dans ce cas, il suspend brusquement le mouvement des mâchoires, tout en conservant les aliments dans la bouche, pour continuer à les ruminer un instant après. La suspension est très courte et très souvent répétée, lorsque le ruminant est tourmenté par les mouches; elle est plus prolongée dans nombre d'autres circonstances.

Néanmoins, lorsque ces suspensions momentanées s'observent, la mastication, une ou plusieurs fois interrompue, n'est ni plus ni moins complète que celle qui a été continuée régulièrement. Dans les deux cas, la moyenne des coups de dents est sensiblement la même; mais si, après que la mastication d'un bol a été suspendue momentanément, l'animal se trouve dans l'impossibilité de la continuer, il fait quelques mouvements très rapides de déglutition pour envoyer à l'estomac ce qu'il avait conservé un certain temps dans la bouche : c'est ce qu'on observe fréquemment sur les bœufs qui conduisent la charrue ou qui sont employés aux transports.

3° Insalivation mérycique.

Flourens avait remarqué, dans ses expériences, qu'il descend vers l'estomac, pendant les intervalles des repas et de la rumination, des quantités considérables de salive; de plus, il avait vu que, dès que cette salive n'arrive pas à sa destination, les matières contenues dans l'estomac se dessèchent et ne peuvent plus être ruminées. Ces observations sont très exactes. J'ai établi deux fistules parotidiennes à de grands ruminants, de manière à laisser seulement la salive des maxillaires, des sublinguales et des autres glandules, suivre son cours ordinaire. Ces animaux ont continué, dans les deux ou trois premiers jours, à bien manger; mais, dès les premiers moments, les périodes de rumination étaient courtes et ne se reproduisaient qu'à de rares intervalles; bientôt la fonction s'exécutait avec peine : on voyait l'animal faire de violents efforts du côté de l'abdomen pour aider à la réjection ; les matières alimentaires remontaient lentement l'œsophage, et il s'écoulait un temps de plus en plus long entre la descente d'un bol et le retour d'un bol nouveau ; enfin, dès le troisième jour, malgré des efforts violents, la rumination devenait impossible. A l'autopsie, je trouvai le foin desséché dans la panse et dans le feuillet ; il était tellement tassé et durci, qu'il formait des masses moulées dans les divers compartiments gastriques.

Ainsi, il suffit que la salive des parotides seulement ne coule plus dans la bouche pour que les animaux, bien qu'ils reçoivent de l'eau à discrétion, finissent bientôt par se trouver dans l'impossibilité de ruminer. On conçoit, d'après cela, l'utilité de ce courant continu de salive qui se dirige vers l'estomac, lors de l'abstinence.

L'insalivation des matières ramenées à la bouche exige encore un travail considérable de la part des glandes salivaires. Elle a ceci de très remarquable, comme nous l'avons vu déjà, qu'elle s'effectue principalement par les parotides qui versent sur les aliments jusqu'à 908 grammes de salive en un quart d'heure : alors les maxillaires, dont la sécrétion était si abondante pendant le repas, sont inactives ou ne versent que des quantités minimes de liquide.

La salive sécrétée lors de la deuxième mastication ou celle qui coule pendant l'abstinence ne sert pas seulement à la rumination, elle a encore une autre destination que nous rechercherons plus tard. Notons ici que la salive de l'abstinence n'arrive pas entièrement au réseau et au vestibule cardiaque du rumen : elle suit en partie le demi-canal œsophagien et arrive directement dans le feuillet : c'est elle qui rend la face interne des lèvres de la gouttière toujours humide et visqueuse. Il est facile de s'assurer de ces faits sur l'animal vivant, par les moyens précédemment indiqués.

4° Déglutition mérycique.

Pendant la seconde mastication, les aliments, réduits en une bouillie fine, sont imprégnés d'une énorme quantité de liquide qui rend leur déglutition définitive très facile : aussi cette dernière s'opère-t-elle avec une grande rapidité.

Cette seconde déglutition a-t-elle lieu en une seule fois ou à plusieurs reprises ?

Lorsqu'on examine un animal qui rumine, on remarque, immédiatement après l'arrivée d'un bol à la bouche, qu'il se passe, sur le trajet de l'œsophage, un mouvement d'ondulation analogue à celui qui accompagne ce bol lors de sa descente vers l'estomac ; mais ce mouvement est si faible, qu'il est parfois inappréciable ; cependant il est généralement visible et susceptible d'être senti par la main ; de plus, si l'on porte l'oreille sur le trajet de l'œsophage, on entend très distinctement passer des ondées de liquide. Ce n'est donc pas une partie de la pelote qui est renvoyée à ce premier moment, puisqu'elle n'a pas encore subi sa nouvelle trituration.

Au bout de quelques instants, alors que l'animal a donné dix, quinze, vingt coups de dents au plus, un nouveau mouvement d'ondulation se fait remarquer, lequel peut être suivi, après un certain temps, d'un second et même d'un troisième mouvement semblables au premier. Cette fois, l'ondulation est-elle l'indice d'une déglutition partielle d'aliments très divisés ou bien d'une nouvelle déglutition de liquide? L'auscultation semble indiquer que ce n'est ni l'une ni l'autre. En effet, l'oreille, appliquée sur le trajet de l'œsophage pendant le temps qui sépare l'arrivée d'un bol dans la cavité buccale de son retour à l'estomac, perçoit un bruit plus ou moins fort, accompagné d'une dilatation de l'œsophage. Ce bruit, comparable à une éructation, est d'abord ascendant, puis il redescend assez brusquement. Il est probablement dû à des gaz et peut-être à des liquides qui s'engagent dans l'œsophage et sont repoussés du côté de l'estomac dès qu'ils arrivent vers le pharynx. Quoi qu'il en soit, ces mouvements se produisent toujours, chez le bœuf, dans le temps qui sépare l'ascension d'une pelote de sa déglutition ; ils se remarquent aussi chez les autres ruminants, notamment chez les cerfs ; dans tous les cas, ils ne coïncident nullement avec des interruptions de la mastication mérycique : celle-ci continue toujours avec la rapidité ordinaire pendant qu'ils s'effectuent.

Quant à la déglutition, proprement dite, du bol ruminé, elle s'opère comme la première et avec une grande rapidité, aussitôt que la mastication est achevée. Chez quelques animaux, elle est accompagnée d'un bruit de glouglou assez prononcé, semblable à celui qui se fait entendre plus souvent encore lors de la réjection.

Presque aussitôt après qu'on a vu descendre le bol dans l'œsophage, on aperçoit un bol nouveau qui remonte vers la bouche avec une extrême rapidité, de sorte que le temps écoulé entre la déglutition du premier et la réjection du suivant est égal à quelques secondes. J'ai cherché un assez grand nombre de fois à le déterminer exactement, et j'ai pu voir qu'en moyenne il est de quatre à cinq secondes.

Et cependant il faut que, dans ce court espace, le bol ruminé descende de la bouche à l'estomac, puis qu'un bol nouveau se forme, soit saisi et parcoure encore tout le trajet de l'œsophage. Il suffit donc à peu près d'une seconde et demie pour chacune de ces trois opérations successives : descente du bol ruminé, formation d'une pelote nouvelle, ascension de cette dernière jusqu'à la cavité buccale.

Cette vitesse presque électrique que possèdent les matières alimentaires dans leurs pérégrinations *méryciques* s'explique, en partie, par la grande dilatabilité de l'œsophage des ruminants, et par l'état de dilution dans lequel se trouvent les aliments ; car, sans cette dernière circonstance, il serait bien difficile de comprendre que la pelote pût se mouvoir avec tant de rapidité. Or, je crois avoir démontré, par l'auscultation œsophagienne, que les aliments ramenés à la bouche sont accompagnés d'une certaine quantité d'eau. Il en est de même de ceux qui descendent et qui produisent aussi un bruit de liquide particulier un peu différent du premier. L'eau qui circule ainsi avec les aliments doit faciliter beaucoup leur progression qui, sans cela, eût été pénible et lente.

5° Conditions de la rumination et physionomie de l'animal qui rumine.

La rumination ne peut s'établir ni se continuer que si l'estomac contient une grande quantité d'aliments. Dès l'instant que les réservoirs gastriques ne sont plus suffisamment distendus et lestés, la fonction devient impossible ; les parois stomacales sont flasques et sans ressort, les muscles abdominaux ne peuvent plus s'affaisser assez pour servir d'auxiliaires efficaces à la réjection du bol ; en un mot, l'animal est exposé à mourir de faim, si une nouvelle dose d'aliments ne vient s'ajouter à la première qui reste en dépôt. Cet état de plénitude des réservoirs gastriques est donc la première des conditions qui rendent la rumination possible.

Mais si la panse doit être modérément remplie pour que l'animal puisse ruminer, il ne faut pas qu'elle soit trop distendue, ni surchargée. Dans ce dernier cas, ses parois, affaiblies et plus ou moins paralysées, par le fait de leur distension, ne peuvent plus suffisamment réagir sur les aliments, et l'animal éprouve, pour ruminer, peut-être plus de difficulté que dans les circonstances opposées.

Il faut ensuite que les aliments soient suffisamment détrempés dans la région du vestibule cardiaque. Ils peuvent former supérieurement une masse dure, peu dépressible, qui résiste fortement à la pression de la main appliquée sur le flanc ; leur réjection demeure possible tant qu'il y a une notable quantité d'eau dans le réseau et dans la zone marécageuse de la panse, car c'est par cette eau que la masse est peu à peu attaquée dans ses parties inférieures.

Aussitôt que le ruminant a mangé le fourrage qu'on lui a donné, si sa faim n'est pas apaisée ou s'il attend encore quelque chose, il s'agite, regarde autour de lui, tourne la tête dans toutes les directions, et ne se décide à ruminer qu'après avoir obtenu tout ce qu'il pouvait espérer. De même, il ne rumine pas avant de s'être abreuvé, à moins que son repas n'ait été composé de fourrages verts ou de racines aqueuses. Ramené à l'étable, il reste ordinairement un certain temps debout, ramasse les brins de fourrage qui restent dans le râtelier ou qui sont tombés sur sa litière, flaire ses voisins et finit par se coucher.

La position qu'il prend en se couchant est à peu près toujours la même : c'est le décubitus commun à tous les ruminants, ou celui dans lequel le corps, légèrement penché d'un côté, repose autant sur la poitrine que sur le ventre, les membres antérieurs étant fléchis et repliés sous le poitrail, les postérieurs portés en avant et dégagés en partie de dessous l'abdomen. Certains d'entre eux se couchent plus souvent sur un côté que sur l'autre ; mais l'imitation ne paraît pas avoir d'influence sur cette habitude, car on voit des animaux, voisins dans une étable, se coucher tantôt en se regardant, tantôt, au contraire, en se tournant le dos. D'après ce fait, on est porté à penser que la rumination n'est pas plus facile quand l'animal est couché sur le côté droit que quand il repose sur le côté gauche, en comprimant plus fortement le rumen.

A peine le ruminant est-il couché qu'il pousse des soupirs et éprouve des éructations plus ou moins bruyantes ; parfois même il paraît très gêné et presque malade, mais bientôt le malaise apparent se dissipe, et la rumination s'établit.

Si l'animal est à l'écurie ou dans un lieu écarté, il reste en repos et rumine sans interruption, une demi-heure, une heure et plus, puis il fait une pause plus ou moins prolongée, et bientôt il recommence à ruminer pendant un temps variable, au bout duquel se renouvelle une suspension momentanée, et ainsi de suite. Enfin il arrive un moment où la fatigue s'empare du ruminant : il promène la langue sur les lèvres, la fait pénétrer dans les naseaux, étend la tête en l'appuyant sur le sol; ou bien la replie de côté pour la porter vers la poitrine et s'endormir. Si, au contraire, il n'est pas fatigué, ou s'il n'a pas suffisamment ruminé, il se relève, porte les regards en différents sens, reste un certain temps comme dans une vague inquiétude, et se remet à ruminer, soit debout, soit après s'être recouché.

S'il est au pâturage, il se dirige de préférence vers les arbres, près des haies, pour y trouver de l'ombre et de la fraicheur, ou bien il reste indifféremment dans le premier endroit venu, quand la chaleur n'est pas forte. Là, aussi bien qu'à l'étable, il se couche très souvent, et porte la tête alternativement à droite et à gauche pour s'assurer qu'il n'a rien à craindre et qu'aucun ennemi ne vient troubler sa tranquillité. Il donne des coups de tête dans tous les sens pour se débarrasser des mouches, sans pour cela cesser de ruminer. Toutefois, dans ce cas, la mastication de chaque pelote est comme saccadée et entrecoupée d'un très grand nombre de temps d'arrêt.

S'il est attelé à la charrue ou à une voiture peu chargée, s'il marche lentement et n'est pas obligé à des efforts bien considérables, il se met aussi quelquefois à ruminer, ainsi que Girard en a fait la remarque. J'ai vu aussi un grand nombre de fois des bœufs qui ruminaient en labourant, mais c'étaient des animaux très forts et habitués aux travaux pénibles. Ceux qui sont jeunes, ou trop faibles, ou fatigués, ne ruminent jamais dans ces circonstances. Du reste, aussitôt que les bœufs employés au labour sont arrêtés au bout du sillon, ils se mettent à ruminer, pour peu que leur repos dure quelques instants, et ils cessent en reprenant leur marche.

Enfin, quel que soit leur état, les animaux qui ruminent paraissent éprouver un sentiment du bien-être et de tranquillité tout particulier; mais la moindre cause vient momentanément troubler cette situation.

6° Causes qui suspendent la rumination ou qui l'empêchent de s'établir.

Les animaux ruminants sont en général, comme on le sait, très timides et très faciles à effrayer : aussi les causes les plus légères sont-elles susceptibles de troubler leur rumination.

Dès l'instant que quelque chose attire l'attention de l'animal, il cesse brusquement de ruminer : s'il est couché, il se relève; s'il est debout, il fixe l'objet qui l'effraye et bientôt se met en fuite; le moindre bruit, la chute d'un corps, la vue d'un objet auquel il n'est pas accoutumé suffisent pour cela. Mais tous les animaux de cet ordre ne sont pas également impressionnables, tous ne sont pas timides au même degré. Les ruminants sauvages, tels que les cerfs, les antilopes, les gazelles, qui se sont familiarisés avec le bruit et la présence de l'homme, sont encore infiniment plus impressionnables que nos ruminants domestiques. Cependant, il en est quelques-uns qui restent presque impassibles au milieu des circonstances qui mettraient en émoi les plus timides. Ainsi nous avons tous vu, à l'École d'Alfort, un dromadaire qui ruminait, quoique entouré et inquiété par une foule de spectateurs.

Parmi les nombreuses causes qui amènent la suspension de la rumination se placent, en première ligne, les maladies qui débutent, même les plus légères. Les anciens en avaient fait la remarque, et Columelle l'exprime en disant qu'un animal est malade toutes les fois que la rumination est suspendue. Sous ce rapport, cette fonction est bien un moyen de précision, une sorte d'instrument qui donne, comme le fait le thermomètre pour la température, des indications plus ou moins exactes sur l'état de l'animal, bien qu'elles soient quelquefois trompeuses. L'excès d'aliments, la présence des gaz dans l'estomac, l'ingestion de plantes vénéneuses ou narcotiques sont encore des causes susceptibles de suspendre plus ou moins longtemps la rumination. Il en est une foule d'autres dont l'action n'est généralement que momentanée : les marches forcées, l'extrême fatigue, le travail auquel on soumet les jeunes animaux, les époques du rut ou des chaleurs pour les femelles, l'inquiétude qu'éprouvent les mères séparées de leurs petits, les souffrances de toute espèce, les opérations chirurgicales.

Quelles que soient, du reste, les causes qui amènent la suspension de la rumination, cette suspension, dès qu'elle s'est prolongée un certain temps, devient elle-même un obstacle au rétablissement de la fonction. Les aliments de l'estomac se tassent, se dessèchent et se durcissent surtout dans les parties supérieures et les culs-de-sac de la panse ; ceux du feuillet forment des tablettes dont les lames du réservoir ne peuvent plus se débarrasser qu'avec difficulté ; la muqueuse des premiers estomacs, quoique peu sensible, finit par s'irriter ; la membrane charnue perd son ressort par le fait de sa propre inertie, de sorte qu'en définitive, la désobstruction du viscère ne peut, par la suite, s'effectuer qu'avec peine et une extrême lenteur.

CHAPITRE XXV

DU VOMISSEMENT

On donne le nom de vomissement à la réjection convulsive des matières contenues dans l'estomac.

Cette réjection a été considérée, dans certaines circonstances, comme un acte normal ou physiologique, et dans d'autres comme un phénomène morbide ou anormal. Conservons cette distinction en nous rappelant que, dans aucun cas, le vomissement n'est tout à fait physiologique, puisqu'il s'accompagne toujours d'un trouble plus ou moins profond des fonctions digestives.

Le vomissement ne se produit pas, à beaucoup près, dans tous les animaux. Il en est qui vomissent facilement : ce sont les carnassiers et un grand nombre d'omnivores ; il en est d'autres, au contraire, qui ne vomissent point ou ne vomissent que très rarement et avec une extrême difficulté : ce sont les herbivores monogastriques et les ruminants. Cette différence tient à deux causes principales : la conformation de l'estomac et l'état des aliments qu'il renferme.

Chez les mammifères qui vomissent, l'estomac est simple, l'œsophage s'insère

loin du pylore, vers l'extrémité gauche du viscère; ce canal a des parois minces,
souples, et une dilatation infundibuliforme à sa terminaison. Chez ceux qui ne
vomissent pas, l'estomac est simple ou à plusieurs compartiments, le cardia est
peu éloigné du pylore, l'œsophage a des parois très épaisses vers son orifice qui
est sans dilatation et constamment resserré; de plus, le viscère se trouve, en ce
qui concerne certains d'entre eux, les ruminants, par exemple, dans des conditions exceptionnelles que nous indiquerons plus tard.

Les animaux qui vomissent, c'est-à-dire les carnassiers et les omnivores, remplissent leur estomac de substances en général molles, humectées, glissantes et
souvent très divisées, lesquelles, soumises à une forte pression, s'échappent facilement à travers un cardia dilatable et un large œsophage. Les herbivores qui
ne vomissent point ont l'estomac rempli de fourrages souvent mal divisés, peu
imprégnés de liquides et comme feutrés. Lorsque ces matières sont soumises à
une compression énergique, elles se tassent, les liquides qui les imprègnent
s'échappent en partie dans l'intestin par un pylore ordinairement très large, et,
par le fait de leur extrême compressibilité, la plus grande partie de la force qui
tend à les expulser se perd à réduire leur volume; enfin, si quelques parties,
une fois détachées de la masse, parviennent à s'engager dans l'œsophage, elles
ne peuvent s'y mouvoir qu'avec une extrême lenteur. En somme, chez les premiers, tout est disposé pour rendre le vomissement possible, et même jusqu'à
un certain point facile, tandis que chez les seconds, tout concourt à mettre obstacle
à l'accomplissement de cet acte.

Le vomissement s'effectue par suite d'une impression nerveuse spéciale appelée
la *nausée*, et par l'action combinée de l'estomac, de l'œsophage, du diaphragme,
des muscles abdominaux.

La nausée est une sensation interne, spéciale, qui devient le point de départ
des efforts de vomissement. Elle dérive d'une infinité de causes directes ou sympathiques, parmi lesquelles se trouvent l'extrême plénitude, la surcharge de
l'estomac, la présence, dans ce viscère, d'aliments indigestes, de substances
irritantes, l'introduction dans les voies de la circulation de médicaments connus
sous le nom d'*émétiques*, le rétrécissement du pylore, le pincement, l'étranglement de l'intestin, le volvulus, les hernies, etc. Diverses causes sympathiques
relatives à l'imagination provoquent la nausée chez l'homme, mais elles ne paraissent pas avoir une action semblable chez les animaux.

Le point de départ et la nature de cette sensation restent indéterminés.

Pour exposer avec clarté le mécanisme du vomissement, examinons-le successivement dans les carnivores, les solipèdes et les ruminants.

I. — VOMISSEMENT DES CARNIVORES.

Bien que le vomissement paraisse un acte extrêmement simple, il ne peut
s'effectuer sans le concours de l'estomac, de l'œsophage, du diaphragme et des
muscles abdominaux. Mais la part de ces divers agents n'est pas la même, et
c'est sur sa détermination que se sont élevées, depuis longtemps, de profondes
dissidences parmi les physiologistes. Les uns ont regardé le vomissement comme

le résultat d'une simple action de l'estomac ; les autres, comme l'effet d'une pression énergique exercée sur ce viscère par le diaphragme et les muscles de l'abdomen ; enfin, quelques-uns, plus sages, l'ont attribué à l'intervention combinée de toutes ces parties : chacune de ces théories est ancienne ; chacune a eu tour à tour des défenseurs et des adversaires.

Les anciens physiologistes, avant qu'on eût l'idée de faire aucune expérience sur le vomissement, l'attribuaient aux contractions énergiques et convulsives de l'estomac. Déjà, vers la fin du dix-septième siècle, Wepfer, cherchant à s'éclairer par le secours des vivisections, avait appuyé cette opinion sur ce qu'il avait observé des contractions de la tunique charnue de l'estomac, et vu ce réservoir se débarrasser de son contenu, bien qu'il fût soustrait à la pression des parois abdominales. Perrault, à la même époque, partageait ce sentiment, parce qu'il avait vu le vomissement après la division du diaphragme et des parois abdominales. Haller, qui avait reconnu les contractions du viscère pendant les efforts de vomissement, et constaté même des secousses subites et violentes dans lesquelles la paroi antérieure de l'estomac s'approchait de la postérieure, défendit l'ancienne doctrine : il rapporta le phénomène dont nous parlons à la contraction antipéristaltique, c'est-à-dire à celle qui s'effectue du pylore vers le cardia ; néanmoins, comme le fait remarquer Bérard, il ne nia point, d'une manière absolue, la participation du diaphragme et des muscles de l'abdomen. Il n'est plus nécessaire, depuis longtemps, de réfuter cette première explication qui repose sur des données vagues, des assertions peu exactes et des faits mal interprétés. D'une part, les contractions de l'estomac ne sont ni assez brusques, ni assez énergiques pour déterminer, à elles seules, la réjection d'une grande partie des aliments ; et, d'autre part, toutes les expériences démontrent que le diaphragme et les muscles abdominaux sont indispensables à l'accomplissement régulier du phénomène.

Avant que cette première théorie du vomissement fût appuyée sur quelques faits, elle trouva des adversaires qui sentirent bien que, pour la repousser, il fallait recourir à l'expérimentation directe.

Chirac[1] fut, dit-on, le premier qui mit en doute la réalité des contractions gastriques et reconnut la participation du diaphragme et des muscles de l'abdomen à la production du vomissement. Après avoir fait avaler du sublimé corrosif à un chien, il fit une incision longitudinale à l'abdomen et mit l'estomac à découvert. Le mouvement du viscère lui parut *très peu sensible*, quoique les nausées continuassent. L'expérimentateur fit rentrer l'estomac dans la cavité abdominale, ferma la plaie par une suture, en faisant seulement une petite ouverture par laquelle le doigt pouvait explorer les parois gastriques : alors, il ne sentit aucune contraction de leurs fibres ; seulement, il s'assura que l'organe était comprimé par le diaphragme et les muscles abdominaux. Il conclut de cette expérience que le vomissement n'est pas le résultat de la contraction du ventricule.

A peu près à la même époque, Bayle faisait de semblables tentatives. Après avoir administré du sublimé à un chien et provoqué des nausées, il fit en arrière de l'hypochondre gauche une petite plaie dans laquelle il engagea le doigt, mais

1. Chirac, 1688.

il ne sentit aucune contraction du viscère. Alors, ouvrant l'abdomen, il vit le vomissement cesser ; puis il le vit reparaître aussitôt qu'une suture fut faite à la plaie des parois abdominales.

Plusieurs observateurs vinrent apporter des preuves à l'appui de cette opinion. Van Swieten remarqua que l'irritation directe de l'estomac ne suffit pas pour faire vomir, et que, dans le vomissement, les contractions antipéristaltiques sont lentes et insensibles. Schwartz rappela que l'estomac hors du ventre ne peut plus se vider, que, dans ce cas, le vomissement vient à s'opérer par une simple pression de la main sur le viscère, et qu'enfin, dans les circonstances normales, cet acte s'effectue pendant l'intervalle très court qui sépare l'inspiration de l'expiration, par la seule action du diaphragme et des muscles abdominaux.

La théorie du vomissement par la seule action du diaphragme et des muscles abdominaux n'était pas suffisamment étayée et se trouvait, d'ailleurs, sapée par des observations contradictoires, quand Magendie vint lui donner des preuves dont l'évidence et la valeur ne paraissaient pas contestables.

Magendie[1] fit sur le chien une série d'expériences très propres à montrer le rôle de chacun des agents qui contribuent au vomissement : elles ont joui de trop de célébrité pour que nous ne les rapportions pas sommairement.

A un premier chien, on donne de l'émétique, et aussitôt que les nausées se produisent, on fait une petite incision à la ligne blanche. Par cette ouverture, le doigt introduit dans la cavité abdominale ne sent pas les contractions de l'estomac qui se remplit d'air, mais il permet de juger de la forte pression opérée sur le viscère par le diaphragme et les muscles abdominaux. L'incision étant agrandie, on voit très distinctement l'estomac doubler ou tripler de volume, mais on n'observe pas la moindre contraction de ses fibres ; le vomissement continue, car la main de l'expérimentateur s'oppose à la sortie du réservoir à travers l'ouverture. Ainsi, pendant les efforts de vomissement, le ventricule se distend par l'air que l'animal déglutit, il éprouve une forte compression de la part du diaphragme et des muscles abdominaux, mais il ne paraît pas lui-même se contracter sensiblement.

A un deuxième chien, on injecte quatre grains d'émétique dans la jugulaire. Dès que les nausées se manifestent, les parois abdominales sont incisées et l'estomac tiré hors de la plaie ; les efforts continuent et deviennent très violents, mais l'animal ne vomit point, et le viscère reste complètement immobile. Alors, par une pression forte et soutenue, exercée sur les deux faces de l'estomac, on détermine l'expulsion de son contenu. Donc le vomissement n'est pas possible lorsque l'estomac est soustrait à l'action du diaphragme et des muscles de l'abdomen.

Dans une troisième expérience, Magendie veut apprécier le rôle du diaphragme. Il fait la section des nerfs phréniques, qui paralyse ce muscle, puis il injecte de l'émétique dans les veines. Les nausées surviennent, mais le vomissement qui a lieu est faible et incomplet. La réjection continue à s'effectuer par le secours des muscles abdominaux.

Dans une quatrième expérience, les muscles abdominaux sont détachés ; on ne

1. Magendie, *Mémoire sur le vomissement*, lu à l'Institut le 28 janvier 1813.

laisse que la ligne blanche et le péritoine, puis on injecte de l'émétique dans les veines, et le vomissement s'effectue par la seule action du diaphragme. Dans une cinquième expérience, le diaphragme est paralysé par la section des nerfs phréniques, et les muscles abdominaux sont enlevés. L'émétique injecté dans les veines détermine encore quelques nausées, mais le vomissement devient impossible.

Enfin, pour montrer que l'estomac n'est pas le point de départ des efforts de vomissement, et que cet acte s'effectue sans la participation de la tunique charnue du viscère, Magendie lie les vaisseaux gastriques à un chien, enlève l'estomac et administre l'émétique ; les nausées se manifestent et les efforts se produisent comme dans les circonstances ordinaires. Sur un dernier, il lie les vaisseaux, enlève le ventricule et adapte à l'extrémité inférieure de l'œsophage, à l'aide d'une petite canule, une vessie de cochon pleine d'eau tiède. Après l'injection de l'émétique, les nausées apparaissent, et le vomissement a lieu ; mais cette expérience aurait pu, sans inconvénient, manquer à la série des précédentes.

De tout cela, Magendie conclut que l'estomac est à peu près passif dans le vomissement, et que cet acte résulte de la pression opérée sur le viscère par le diaphragme et les muscles abdominaux. Il cite à l'appui de ses déductions des faits dans lesquels l'estomac squirrheux et peu apte à se contracter a laissé le vomissement aussi facile que dans les circonstances ordinaires.

La doctrine de la passivité de l'estomac, dans l'acte du vomissement, basée successivement sur les expériences de Chirac, de Bayle, de Schwartz, et sur celles si séduisantes de Magendie, est loin d'être inattaquable. Beaucoup d'objections lui ont été adressées à différentes époques, et il en reste encore quelques-unes à lui faire.

Lieutaud[1], l'un des anciens adversaires de la passivité de l'estomac, prétendit que si le vomissement dérivait de l'action du diaphragme et des muscles abdominaux, il devait être volontaire ; il avança que si ce phénomène avait lieu par l'effet de la contraction du diaphragme, le muscle comprimerait l'œsophage et s'opposerait conséquemment au passage des matières chassées de l'estomac ; enfin il cita à l'appui de ses objections le fait d'un hydropique qui avait eu des envies de vomir, et qui n'avait point vomi parce qu'il avait l'estomac paralysé. Haller[2] reproduisit le premier de ces arguments : « Chirac aurait pu se rappeler, dit-il, quand il donna les muscles abdominaux pour les agents du vomissement, que ces muscles sont sujets à la volonté, et que le vomissement le serait de même s'il dépendait d'eux. » Divers auteurs plus modernes, Bourdon, entre autres, soutinrent que le vomissement ne devait pas être seulement le résultat de la pression du diaphragme et des parois abdominales, puisque cet acte n'avait pu s'effectuer, après les plus grands efforts, lorsque la membrane charnue de l'estomac avait été désorganisée par le cancer ou le squirrhe.

Tous ces arguments ont été déjà réduits à leur juste valeur. La contraction du diaphragme et des muscles abdominaux ne détermine pas le vomissement lors-

1. Lieutaud, *Mémoires de l'Académie des sciences*, 1752, p. 45 et 223.
2. Haller, *Mémoires sur la nature sensible*, etc., sect. XV. t. I, p. 296.

qu'elle a lieu volontairement, parce qu'elle n'a point l'énergie et le caractère convulsif qu'elle acquiert lors de la nausée ; cette contraction ne le provoque pas dans cette circonstance, parce qu'elle n'est ni accompagnée de mouvements de l'œsophage, ni en rapport avec l'état dans lequel doit se trouver l'estomac pendant le vomissement. La prétendue compression qui serait exercée sur l'œsophage, lors de la contraction du diaphragme, est une fiction, comme Schwartz en avait fait l'observation facile à vérifier. L'impossibilité du vomissement, quand les parois de l'estomac sont devenues squirrheuses et impropres à se contracter, n'est pas un fait constant ; elle peut, du reste, recevoir diverses interprétations sur lesquelles je ne dois pas m'arrêter.

Mais de ce que les arguments invoqués contre la doctrine de la passivité de l'estomac ne sont pas de nature à l'infirmer, il ne faudrait pas la croire tout à fait vraie et repousser complétement la théorie ancienne.

D'abord cette passivité, cette non-participation de l'estomac à l'acte du vomissement est-elle bien établie, bien démontrée ? C'est ce qui paraît douteux. Je vois, comme beaucoup d'autres, que l'action du diaphragme et des muscles abdominaux est la puissance principale du vomissement ; que, sans elle, cet acte devient impossible : mais la démonstration de ce fait prouve que l'action de l'estomac n'est pas assez énergique pour effectuer à elle seule la réjection, et encore elle le prouve par les expériences dans lesquelles le viscère, déplacé et privé de l'appui des parois abdominales, ne peut plus se contracter comme à l'état normal. On dit que les contractions du viscère ne sont pas bien perceptibles à l'aide du doigt introduit dans la cavité abdominale, et qu'elles ne sont pas très apparentes lorsque l'organe est mis à nu ; mais, dans le premier cas, peut-on bien les distinguer des mouvements oscillatoires imprimés par le diaphragme et par les secousses des muscles de l'abdomen ? Cependant, presque tous les expérimentateurs les ont vues, et Magendie lui-même convient qu'elles sont souvent appréciables. Or, reconnaître l'existence de ces contractions, n'est-ce pas implicitement avouer l'activité du viscère dans le vomissement ?

D'ailleurs, est-ce en substituant à l'estomac une vessie de cochon pleine d'eau tiède qu'on prouve la passivité du ventricule ? Ne faut-il pas que la vessie pleine d'eau tiède et comprimée se vide par la seule ouverture qui s'abouche avec l'œsophage au moyen d'un tube béant ? Pour la faire se vider, l'émétique et les efforts de vomissement ne sont pas indispensables ; la seule pression qu'elle éprouve dans l'abdomen et même une simple attitude dans laquelle le train postérieur de l'animal se trouve en haut, déterminent l'évacuation de son contenu. Que prouve, de plus, le côlon qu'on a eu l'idée, par manière de perfectionnement, de substituer à la vessie, dont les parois peuvent se tordre où se chiffonner ? Je voudrais bien voir ce qui arriverait si, au lieu d'eau tiède, on mettait dans ces estomacs travestis de la pâte ou des morceaux de chair, fussent-ils vingt fois plus petits que ceux que le chien avale si aisément et qu'il vomit sans trop de difficulté.

Enfin, cette hypothèse de la passivité n'a-t-elle pas contre elle le résultat de diverses expériences qu'il faut bien, après tout, compter pour quelque chose ? Wepfer, Perrault, n'ont-ils pas vu le vomissement continuer encore après l'ouverture de l'abdomen? Portal n'a-t-il pas constaté que les chiens auxquels on avait donné de l'émétique et de la noix vomique vomissaient après l'ablation des muscles droits, obliques et transverses de l'abdomen ; et Maingault n'a-t-il pas obtenu maintes fois les mêmes résultats ? Je veux bien que certains de ces faits n'aient pas une grande portée, et qu'on doive attribuer le vomissement, dans ces circonstances, à la pression du diaphragme ; mais, au moins, ils donnent une présomption en faveur de l'activité du viscère. La vérité est en partie dans la première et en partie dans la seconde théorie ; il faut, pour la reconnaître, chercher à apprécier la part que prennent au vomissement l'estomac, l'œsophage, le diaphragme et les muscles abdominaux, car tous ces organes concourent à l'accomplissement du phénomène.

L'estomac n'est point passif lors du vomissement, mais sa participation n'est pas telle que le supposaient Wepfer, Perrault, Haller, etc. Ses contractions ne sont jamais fortes, brusques, saccadées, rapides, comme ils le croyaient, et, sur ce point, tous les expérimentateurs sont d'accord. En effet, lorsque l'estomac d'un animal vivant est mis à découvert, qu'il y ait ou non digestion, plénitude ou vacuité du viscère, on le voit à peine se mouvoir, tandis que l'intestin se contracte énergiquement et avec une certaine rapidité. Le contact de l'air avec ses parois, leur pincement, l'action des caustiques, ne rendent pas ses mouvements beaucoup plus sensibles : voilà pourquoi il a été si facile de les nier, et pourquoi ils ont pu passer inaperçus aux yeux de plus d'un observateur habile. Il est évident que cet organe doit se contracter ; car, s'il ne possédait cette faculté, à quoi servirait sa tunique musculaire ? Il se contracte aussi : Haller l'a vu, et Magendie en convient lui-même en plusieurs endroits de ses écrits. Il se contracte même encore sensiblement après la section des nerfs pneumogastriques, comme je m'en suis assuré plusieurs fois sur des animaux tués depuis quelques minutes. Pour bien voir ses mouvements, il faut, immédiatement après la mort, enlever l'estomac de la cavité abdominale et le laisser, au contact de l'air, sur un corps un peu froid. On constate alors qu'il se produit des ondes à sa surface, c'est-à-dire une série d'étranglements et de dilatations très marqués, surtout vers le pylore, vers le cardia et dans la région moyenne du viscère. L'œsophage prend part à ses contractions ; il se rétracte et se relâche alternativement, suivant le sens de sa longueur ; son infundibulum se dilate et se resserre tour à tour ; enfin les mouvements de ses fibres se confondent avec ceux des fibres qu'il envoie à la surface du viscère. Ces effets se produisent quelquefois pendant dix ou quinze minutes, même plus, si l'estomac se trouve rempli ou s'il contient des substances irritantes, et ils réapparaissent ou deviennent plus sensibles sous l'influence du pincement de la membrane charnue ou de l'application, à sa face externe, d'un acide affaibli ou d'un irritant quelconque.

Il n'est pas nécessaire, pour que les contractions de l'estomac contribuent au vomissement, qu'elles soient antipéristaltiques, c'est-à-dire dirigées du pylore vers le cardia, et, par conséquent, en sens inverse de celles qui, lors de la digestion, poussent les aliments chymifiés dans l'intestin. Ce rythme inverse, qu'Haller a décrit, et auquel il attachait beaucoup d'importance, ne paraît jamais avoir été nettement constaté. Peut-être n'existe-t-il pas, car la contraction normale peut avoir le même résultat dès l'instant que le pylore, déjà si étroit chez les carnivores et chez le porc, se trouve lui-même assez contracté pour s'opposer au passage dans le duodénum des aliments non digérés.

L'intervention active de l'estomac se conçoit donc déjà très bien, et peut se déduire rationnellement du rôle que ce viscère joue dans les actes réguliers de la digestion. Mais ce n'est pas tout : elle peut être démontrée par la voie expérimentale.

Les faits d'après lesquels on a nié la participation de l'estomac au phénomène du vomissement, ne prouvent pas péremptoirement la passivité de ce réservoir. En effet, si, à la suite de la paralysie du diaphragme et de l'enlèvement des muscles abdominaux, le vomissement devient impossible, ne serait-ce pas parce que l'action du viscère est à elle seule insuffisante, et parce que, du reste, cette action s'est affaiblie dès que l'estomac a été privé de l'appui donné par les parois abdominales? Il eût fallu, pour rendre l'expérience plus concluante, paralyser complètement le diaphragme et les muscles abdominaux, afin d'être dispensé de les enlever : or, c'est d'abord ce que j'ai fait, et voici les résultats que j'ai obtenus.

J'ai coupé les deux nerfs diaphragmatiques à un chien auquel je venais de faire manger une quantité considérable de chair crue réduite en petits morceaux ; puis j'ai fait la section de la moelle épinière vers le milieu de la région dorsale. Ainsi je paralysais complètement le diaphragme, et en même temps les muscles de l'abdomen qui, restés en place, laissaient l'estomac dans les conditions normales. Alors j'ai administré l'émétique, et bientôt sont survenus des nausées et des efforts de vomissement auxquels il ne manquait que les secousses convulsives des muscles frappés d'inertie. Après des efforts renouvelés et très pénibles, l'animal a vomi quelques morceaux de chair enveloppés d'abondantes mucosités.

Cette expérience me paraît décisive : puisque le diaphragme et les muscles abdominaux sont paralysés et que l'animal vomit encore un peu, le vomissement est donc bien alors le résultat de l'action de l'estomac et seulement de l'action de ce viscère. Si le vomissement n'est pas complet, s'il n'amène pas l'expulsion de toutes les matières contenues dans le ventricule, c'est que la contraction de ce dernier, à elle seule, est insuffisante pour produire ce résultat ; elle a besoin du concours du diaphragme et des muscles abdominaux. Une autre expérience montre également la participation de l'estomac à l'acte du vomissement.

Dans celle-ci, je donne au chien de la chair à satiété, puis je fais la section des nerfs vagues à l'entrée de la poitrine, et j'administre l'émétique. Les nausées se manifestent ; l'animal fait de violents efforts de vomissement, et il ne parvient à vomir que de loin en loin, très peu à la fois. Quelque énergiques et quelque répétés que soient les efforts, le chien ne peut débarrasser complètement son estomac : c'est tout au plus si le tiers de ce que contient le viscère arrive à être rejeté. Or, dans cette circonstance, le diaphragme et les muscles abdominaux conservent la plénitude de leur action, et pourtant ils ne parviennent pas à expulser tout ce que renferme le réservoir. Si la contraction des parois gastriques ne servait pas au vomissement, il s'opérerait comme dans les circonstances ordinaires, et si cette contraction était, comme le pensait Renault, un obstacle au vomissement, cet acte deviendrait ici plus facile. Ainsi, lorsque l'estomac est paralysé par la section des nerfs vagues, l'une des puissances de la réjection manque, cette réjection devient pénible et reste toujours très incomplète. J'ai vu même des animaux, dans ces conditions, faire pendant des heures entières des efforts inouïs, sans rejeter la plus petite partie du contenu de leur estomac.

On peut faire à ma seconde expérience une objection sérieuse. La section des nerfs vagues, paralysant l'œsophage en même temps que l'estomac, ne permet pas d'isoler complètement la part d'influence qui appartient à chacun de ces deux organes. Cela est incontestable. Aussi, pour paralyser l'œsophage aussi peu que possible, j'ai eu soin de faire la section des nerfs tout près de la première côte, de telle sorte que la moitié supérieure du conduit conservait toute sa contractilité et pouvait, par conséquent, suffire à la tension de l'œsophage, à la déglutition de l'air et à l'élimination des matières sorties de l'estomac. De plus, j'ai tenté la section de ces nerfs dans la cavité abdominale, mais alors, soit que les filets ramifiés dans la partie inférieure de l'œsophage et propagés dans la tunique musculeuse de l'estomac aient suffi à entretenir la contractilité de cette membrane, soient que quelques branches aient échappé à mon scalpel, le vomissement a été moins difficile et moins incomplet que dans la première circonstance.

Ainsi dès l'instant que le vomissement s'effectue encore un peu, lorsque le diaphragme et les muscles abdominaux sont paralysés, il est évident que l'estomac est actif dans le vomissement, et que c'est par lui que cet acte s'opère alors dans une certaine mesure. Si cet organe était passif, ce vomissement serait aussi facile après la paralysie qu'il peut l'être dans les circonstances ordinaires ; enfin, s'il était passif, pourquoi, comme le dit très bien Burdach, les matières de l'estomac ne passeraient-elles pas aussi dans l'intestin ? Mais la participation de l'estomac ne constitue que la puissance secondaire du vomissement ; sa contraction lente n'entre pour rien, comme le fait judicieusement observer Bérard, dans l'acte violent et spasmodique qui amène l'expulsion des matières contenues dans le viscère. Le grand rôle est rempli par le diaphragme et les muscles abdominaux : eux seuls ont des mouvements assez rapides pour déterminer une secousse convulsive, et assez énergiques pour chasser toute la masse alimentaire à travers l'orifice cardiaque.

L'œsophage, dont l'intervention n'avait pas été soupçonnée par les anciens expérimentateurs, joue un grand rôle dans le vomissement. Il éprouve pendant les efforts de la réjection une série de contractions et de relâchements pour opérer la déglutition de l'air qui doit distendre l'estomac. Alors, si on le met à découvert, on peut juger de sa tension, de la grande énergie de ses mouvements, et si on le coupe en travers, on voit son extrémité supérieure continuer ses contractions et laisser échapper, comme Béclard et Legallois l'ont fait remarquer, des bulles d'air avec quelques mucosités. Ce premier office est d'une grande importance. Magendie a observé, dans ses expériences, que le vomissement ne s'effectue jamais sans la déglutition préalable d'une quantité considérable d'air, déglutition qui se renouvelle après chaque réjection d'une partie du contenu du viscère, afin de remplacer les aliments évacués et de maintenir l'estomac dans une suffisante distension : sans cela le vomissement est « extrêmement pénible et douloureux. » Du reste, la déglutition de l'air paraît suffire, à elle seule, pour provoquer quelquefois l'acte dont nous parlons : il se produit même chez les chiens, d'après Krimer, lorsqu'on insuffle de l'air dans l'estomac.

L'œsophage par sa tension, suivant le sens de sa longueur, contribue évidemment à ouvrir l'orifice cardiaque et à faciliter l'accès des aliments dans sa cavité. Il est facile de voir sur les chiens qui, ayant le ventre ouvert, font des efforts pour vomir, que le raccourcissement longitudinal du canal coïncide avec la contraction du diaphragme et des muscles abdominaux ; alors l'estomac est tiré en avant et mieux pressé encore à la face postérieure du diaphragme. Il est fort probable que le sens des mouvements de l'œsophage est, dans cette circonstance, intimement lié à celui des mouvements de l'estomac : au moins, j'ai cru voir, lorsque l'estomac venait d'être détaché du corps, avec une grande partie de l'œsophage, sur un animal récemment tué, qu'au moment de la contraction longitudinale du conduit, l'infundibulum cardiaque s'agrandissait sensiblement. Peut-être ce rythme, qui persiste après la mort, est-il celui de l'état normal.

Enfin, l'œsophage est presque seul chargé de la réjection des matières alimentaires, dès qu'elles ont franchi l'orifice cardiaque de l'estomac. L'énergie et la vivacité de ses contractions règlent la rapidité et la violence avec lesquelles les matières sont rejetées par la bouche. Ses contractions sont surtout indispensables lorsque les matières à éliminer se présentent en masses plus ou moins volumineuses ; elles ne le sont pas autant si ces matières se trouvent délayées ou tout à fait fluides. Dans ce dernier cas, les portions poussées à la suite des premières, suffisent presque à chasser celles-ci, car les contractions, soit de l'estomac, soit du diaphragme et des muscles abdominaux, impriment aux substances semi-fluides une impulsion qu'elles conservent sur toute l'étendue du canal.

Le fait de la contraction de l'œsophage, lors du vomissement, donne encore une preuve de l'activité de l'estomac, car il est manifeste, sur l'animal qu'on vient de tuer, que la contraction des fibres longitudinales du conduit s'étend très loin, sur les deux faces et sur l'extrémité gauche du viscère, dans le plan des fibres rayonnantes que la tunique charnue de l'œsophage envoie à celle de l'estomac.

L'action du diaphragme et des muscles de l'abdomen est essentiellement nécessaire au vomissement ; c'est la plus importante à cause de son énergie et de son caractère spasmodique.

La participation du diaphragme a été démontrée de plusieurs manières par les expérimentateurs qui ont étudié le mécanisme du vomissement ; elle peut l'être : 1° ou par la paralysie presque complète du muscle, résultant de la section des nerfs phréniques ; 2° par l'enlèvement des muscles abdominaux ; 3° ou encore, comme je l'ai fait, par la section de la moelle épinière à la région dorsale.

Après la section des deux phréniques qui paralyse le diaphragme, le vomissement devient pénible et lent ; mais il peut encore s'effectuer, car les muscles abdominaux continuent à agir et le diaphragme lui-même fournit, à titre de cloison inerte, un point d'appui à l'estomac. D'autre part, lorsque les muscles abdominaux sont enlevés, la contraction lente du diaphragme suffit, dit-on, à opérer le vomissement, pourvu que l'estomac demeure soutenu par la ligne blanche. Je doute que le fait soit possible dans les circonstances où l'estomac, au lieu d'être distendu par de l'eau ou des matières diffluentes, l'est par des aliments un peu solides, comme de petits morceaux de chair, par exemple. Enfin, à la suite de la paralysie des muscles du ventre, résultant de la section de la moelle au niveau des dernières vertèbres dorsales, le vomissement a encore lieu, même si l'estomac contient des aliments solides : seulement il est difficile et fort incomplet. La participation du diaphragme, si bien établie par les expériences de Magendie, ne saurait être niée, quoique Haller et d'autres, se fondant sur une prétendue compression de l'œsophage entre les piliers de cette cloison, aient avancé que le vomissement est impossible lors de l'inspiration, et, par conséquent, à l'instant de la contraction du muscle.

Il est à noter que la contraction du diaphragme, lors du vomissement, a une certaine durée et qu'elle est aidée par l'occlusion de la glotte. Cette occlusion qui se produit, du reste, dans tous les efforts, a pour résultat de prévenir l'affaissement du poumon, et, par conséquent, de donner sur cet organe un point d'appui à la cloison diaphragmatique. La constriction de la glotte, et, partant, l'immobilité du thorax, seraient si importantes, d'après Is. Bourdon, que les animaux dont la trachée est ouverte ne pourraient plus vomir. En répétant cette expérience, j'ai vu que le vomissement s'effectuait encore, mais seulement avec plus de difficulté que dans les circonstances ordinaires.

L'intervention des muscles de l'abdomen est mise en évidence après la paralysie du diaphragme. Alors, le vomissement a encore lieu ; seulement, il est devenu difficile.

Quant à l'action combinée du diaphragme et des muscles abdominaux, elle est démontrée par l'impossibilité du vomissement à la suite de la paralysie du premier et de l'enlèvement des seconds. Elle l'est aussi, et bien mieux, par la paralysie complète de ces muscles, consécutivement à la section des nerfs phréniques et à celle de la moelle épinière vers le milieu de la région dorsale, car, dans ce dernier cas, l'estomac reste en place : il est soutenu et peut se contracter ; enfin, l'œsophage n'éprouve aucun tiraillement.

Cette action synergique joue incontestablement un grand rôle dans le vomissement ; elle en est la puissance principale la plus énergique ; mais elle est associée, comme nous l'avons vu, à l'action de l'œsophage et de l'estomac.

Tels paraissent être le mécanisme du vomissement et le rôle des puissances qui concourent à l'accomplissement de cet acte. La nausée est le prodrome de toute la série des phénomènes qui caractérisent la réjection des matières contenues dans l'estomac. A sa suite, se manifestent les contractions violentes des muscles de l'abdomen, du diaphragme, et les contractions lentes de l'estomac. L'animal, en proie à une vive anxiété, fait une forte inspiration, comme dans tous les efforts ; sa poitrine se distend, sa glotte se ferme, autant pour prévenir l'affaissement du poumon que pour mettre obstacle à la chute des aliments dans les voies aériennes ; le diaphragme, contracté et fortement refoulé en arrière, offre un plan résistant à l'estomac que compriment énergiquement les muscles de l'abdomen ; l'encolure s'étend et contribue à l'allongement de l'œsophage ; une certaine quantité d'air est déglutie pour distendre l'estomac ; la bouche s'ouvre, le voile du palais se soulève, et le contenu du réservoir gastrique est rejeté avec plus ou moins de rapidité et de violence.

Le vomissement et les actes qui ont quelque analogie avec lui, offrent beaucoup de variétés parmi les divers animaux. De toutes nos espèces, celles qui vomissent le plus aisément sont les carnivores. Girard a cité l'exemple d'une chienne qui, séparée de ses petits, allait leur dégorger une partie de son repas dès qu'elle l'avait achevé ; il pense que d'autres animaux du même ordre peuvent jouir de la même faculté. Le porc vomit avec peine et reste, dit-on, quelquefois longtemps affaibli à la suite de cet acte ; les oiseaux effectuent une sorte de réjection plus ou moins analogue au vomissement ; le pigeon déverse dans le bec de ses petits un suc mêlé aux aliments du jabot ; les oiseaux de proie rejettent par la bouche, sous forme de petites boules, les plumes, les poils et les os des petits animaux qu'ils ont digérés.

II. — VOMISSEMENT DES SOLIPÈDES.

On sait depuis longtemps que le cheval et les autres solipèdes ne vomissent point ou ne vomissent que dans des circonstances exceptionnelles. Beaucoup d'observateurs ont cherché la cause de cette particularité.

Pour traiter cette question simple, que l'on a peut-être un peu embrouillée, il faut voir quelles sont, chez les solipèdes, les causes qui s'opposent au vomissement, et quelles sont celles qui lui permettent de s'effectuer, ou, en d'autres termes, rechercher pourquoi ces animaux ne vomissent pas habituellement, et pourquoi ils vomissent quelquefois. L'étude isolée de ces deux points est indispensable à la clarté de la démonstration.

Les premiers observateurs qui ont voulu expliquer l'impossibilité du vomissement du cheval ont cru en voir la cause dans la grande distance qui existe entre l'arrière-bouche et l'estomac, dans la force de l'hyoïde et la prétendue compression qu'il exercerait sur le pharynx ; mais ce sont là des obstacles imaginaires qu'on ne s'est jamais donné la peine de discuter.

Lamorier[1], dans une dissertation qui n'est pas sans quelque mérite, crut avoir trouvé ces causes. Il lui vint d'abord à l'idée que le cheval ne vomit point parce qu'il manque de vésicule biliaire, et que les fibres de son estomac paraissent très faibles ; mais, ayant vu plus tard que le perroquet vomit, quoique dépourvu de vésicule, et reconnu que les fibres de l'estomac du cheval sont aussi fortes que celles des autres animaux, il dut chercher ailleurs les obstacles au vomissement. Il prétendit les trouver : 1° dans la faiblesse du diaphragme ; 2° dans l'éloignement de l'estomac des muscles abdominaux ; 3° dans la présence d'une valvule à l'orifice cardiaque de l'œsophage. De ces trois causes, une seule est réelle. Le diaphragme n'est pas plus faible chez le cheval que chez les autres mammifères de sa taille, et s'il peut se rupturer accidentellement, ainsi que Lamorier l'a observé, c'est que le service du cheval exige des efforts violents, qui détermineraient aussi bien le même accident chez les autres. La valvule semi-lunaire de l'orifice cardiaque n'existe pas, et il ne s'en trouve d'aucune autre espèce.

1. **Lamorier**, *Mémoire où l'on donne les raisons pourquoi les chevaux ne vomissent point* (*Histoire de l'Académie des sciences*, 1733, p. 511 et suiv.).

Quant à la situation profonde de l'estomac en arrière du foie et des piliers du diaphragme, et à son éloignement des parois inférieures de l'abdomen, qui ne peuvent le comprimer directement, c'est la seule raison acceptable qu'il donne, mais elle est insuffisante.

Bertin [1], quelques années après, réfute Lamorier au sujet de la prétendue valvule de l'orifice cardiaque, et décrit, avec beaucoup de soin, la structure de l'estomac. Il insiste sur la disposition remarquable des fibres musculaires à l'insertion de l'œsophage, fibres qui forment un sphincter dont le ressort est si grand, même après la mort, qu'il ne laisse pas échapper une goutte d'eau, quelle que soit la pression supportée par le viscère. La présence de ce sphincter est, d'après lui, « la première et principale cause qui empêche les chevaux de vomir. » Il en donne la preuve par cette expérience due à Lamorier, qui consiste à comprimer un estomac détaché et plein d'eau. La prétendue obliquité de l'insertion de l'œsophage, comparable à celle des uretères dans la vessie, la situation profonde de l'estomac ne lui paraissent être que des causes accessoires.

Bertin est dans le vrai lorsqu'il trouve l'obstacle essentiel au vomissement dans le sphincter de l'orifice cardiaque : seulement il se trompe en croyant que l'insertion de l'œsophage est oblique, et en répétant, avec Lamorier, que le diaphragme du cheval est plus faible que celui des autres animaux.

Bourgelat [2], dans un mémoire où il réfute les erreurs de Lamorier, sans citer les bonnes observations de Bertin, indique assez vaguement la disposition des fibres qui ceignent l'orifice cardiaque, comme s'il l'eût notée le premier, et il prétend que l'obstacle au vomissement se trouve surtout dans les plis entassés de la muqueuse à l'insertion de l'œsophage. Il pense que les fibres charnues qui avoisinent le pylore et qui entourent le sac droit du viscère, étant plus faibles que celles du sac gauche, ne peuvent, lors de leurs contractions antipéristaltiques, « comprimer et chasser les matières à évacuer avec un empire supérieur à l'obstacle à vaincre et que présentent les plis entassés de la tunique interne de l'œsophage, leurs efforts fussent-ils secondés de ceux des agents auxiliaires du vomissement. » Bourgelat cite, à l'appui de sa manière de voir ce qu'il appelle ses expériences, c'est-à-dire l'expérience unique de Lamorier, déjà répétée par Bertin. Il distend, tantôt avec de l'air, tantôt avec de l'eau, un estomac détaché dont le pylore est lié et le cardia libre, et il voit, en le mettant sous une planche, sur laquelle on fait monter un ou deux hommes que rien ne s'échappe par l'ouverture œsophagienne.

Girard [3], longtemps après les auteurs précités, trouve, comme Bertin, dont il ne parle point, l'obstacle au vomissement : 1° dans la disposition des fibres charnues à l'insertion de l'œsophage et autour de l'orifice cardiaque, fibres qui, selon lui, formeraient deux faisceaux entre-croisés appelés déjà, au temps de

<hr>

1. Bertin, *Sur la structure de l'estomac du cheval et sur les causes qui empêchent cet animal de vomir (Histoire de l'Académie des sciences,* 1746, p. 23).

2. Bourgelat, *Recherches sur les causes de l'impossibilité dans laquelle les chevaux sont de vomir* (à la fin du *Précis anatomique du corps du cheval,* t. II).

3. Girard, *Notice sur le vomissement dans les principaux quadrupèdes domestiques (Anatomie vétérinaire,* t. II).

Haller, les cravates suisses ; 2° dans l'insertion oblique du conduit œsophagien ; 3° enfin dans la situation profonde du viscère, toutes choses déjà indiquées.

Flourens[1] rappelle les idées et les tentatives anciennes ; il décrit avec plus d'exactitude qu'on ne l'avait fait jusqu'alors le sphincter cardiaque, et arrive à cette conclusion que l'obstacle au vomissement, chez le cheval, tient à deux causes : au sphincter de l'orifice supérieur de l'estomac et à la direction oblique de cet orifice ; il s'appuie sur les expériences suivantes, faites toutes sur l'estomac détaché. Dans la première, qui est l'expérience classique, l'estomac est rempli d'eau et le pylore lié ; la plus forte compression ne fait pas sortir une goutte de liquide par l'orifice œsophagien. Dans la seconde, l'estomac est également rempli et le pylore lié ; un tube d'un pouce de longueur est engagé dans l'orifice cardiaque, par lequel, cette fois, l'eau s'échappe. Dans la troisième, l'œsophage est complétement retranché, sans que le liquide puisse sortir. Dans la quatrième, la muqueuse de l'orifice, avec tous ses plis, est enlevée, et l'eau ne s'écoule pas davantage. Enfin, le contenu du viscère ne s'échappe pas lorsque, dans une cinquième expérience, les deux faisceaux latéraux du plan musculaire interne sont coupés en travers, le sphincter restant néanmoins intact. Ces résultats prouvent, dit Flourens, que l'obstacle au vomissement réside dans l'estomac seul ; qu'il n'est ni dans l'œsophage, ni dans les plis de la muqueuse, mais uniquement dans la présence du sphincter et l'obliquité de l'orifice œsophagien.

D'après tous ces auteurs, l'obstacle au vomissement est donc dans l'estomac ; il tient essentiellement à la constriction de l'orifice cardiaque du viscère, constriction opérée par les faisceaux musculaires qui ceignent l'insertion de l'œsophage ; et nous verrons tout à l'heure que cette opinion est bien fondée. On a prétendu, il est vrai, que cet obstacle, au lieu d'être dans la structure du viscère, consistait exclusivement dans le fait de la non-impressionnabilité du système nerveux du cheval à l'action des émétiques, par conséquent dans l'absence de la nausée et des contractions convulsives qui accompagnent cette sensation.

Il est certain que le cheval est moins sensible à l'action de l'émétique et des vomitifs en général que les carnassiers et la plupart des autres animaux ; mais il peut quelquefois en être impressionné assez vivement. En effet, dans une série d'expériences que M. Flourens m'avait chargé de faire, j'ai constaté que le sublimé corrosif, le sulfate de zinc, le sulfate de cuivre, le chromate de potasse, le principe actif de l'épécacuanha, l'émétique injectés en dissolution dans la jugulaire, à doses progressivement croissantes, ont donné lieu à une certaine agitation du flanc, à des tremblements musculaires, à des mouvements des mâchoires, des déjections répétées, mais peu d'entre eux ont provoqué l'extension du cou, l'abaissement de la tête et quelques secousses dans les muscles abdominaux. Aucun n'a déterminé le vomissement, bien que les animaux fussent souvent dans les meilleures conditions pour l'accomplissement de cet acte.

La nullité d'action presque complète des émétiques sur les solipèdes semble donc indiquer que le système nerveux de ces animaux n'a pas son impression-

---

1. Flourens, *Note sur le non-vomissement du cheval (Annales des sciences naturelles)*, et *Expériences sur le mécanisme de la rumination*, in Mém. d'anat. et de physiol. comparées, Paris, 1844, p. 30.

nabilité habituelle, qu'il n'éprouve pas la nausée ou ne l'éprouve que rarement, dans une faible mesure, et que, par suite, il ne donne pas lieu aux actions réflexes qui suscitent les efforts. Dès lors, on conçoit qu'ils ne vomissent pas avec la facilité des autres animaux. Mais comme, en définitive, ils éprouvent quelquefois la nausée et font des efforts, par exemple dans les indigestions graves, sans que dans ces cas ils réussissent toujours à vomir, il faut que des obstacles d'un autre ordre s'opposent à la réjection. Nous devons les trouver en comparant l'estomac du cheval à celui des animaux qui vomissent aisément.

L'estomac des carnivores, celui du chien par exemple, qui vomit avec une facilité extrême, présente quatre dispositions qu'on ne trouve pas chez les solipèdes : 1° l'orifice œsophagien est très éloigné du pylore, refoulé presque à l'extrémité gauche, à l'opposé du pylore ; les matières alimentaires y sont ainsi amenées lorsque les contractions du viscère s'opèrent suivant le mode antipéristaltique ; 2° cet orifice a des parois minces, faibles, très dilatables, évasées en infundibulum : aussi il ne peut résister à la pression à laquelle sont soumises les matières de l'estomac lors des efforts du vomissement ; 3° le pylore est étroit, exactement fermé et muni d'un anneau musculeux qui, de son côté, barre le passage aux matières comprimées dont la seul issue possible est au cardia ; 4° enfin, l'estomac énorme est directement en rapport,

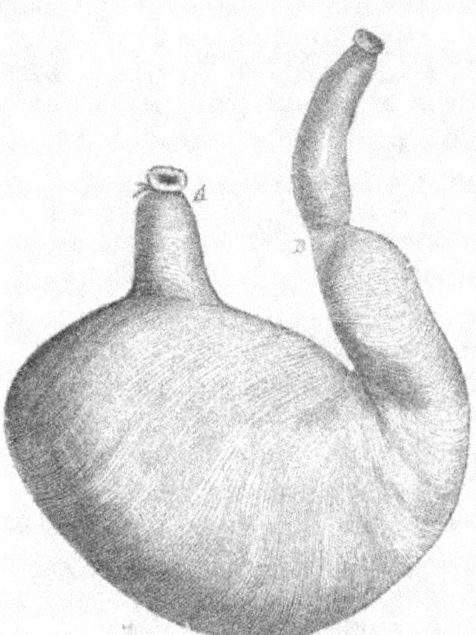

Fig. 169. — Estomac du chien (*).

d'une part avec le diaphragme, de l'autre avec les muscles abdominaux ; par conséquent, il est dans les meilleurs conditions pour en supporter intégralement la pression.

L'estomac du cheval, celui même du lièvre, du lapin, quoiqu'il ressemble à celui des carnivores par l'ensemble, en diffère essentiellement. L'orifice œsophagien est au milieu de la petite courbure, très rapproché du pylore ; les contractions antipéristaltiques n'y amènent pas les aliments. Cet orifice est constamment fermé avec une grande force, car l'extrémité inférieure de l'œsophage a, à compter de la base du cœur, une membrane charnue renforcée, d'une puissance de contraction énorme ; de plus, il est entouré de deux cravates croisées formant un véritable sphincter ; les plis nombreux de sa muqueuse contribuent encore à le fermer. Enfin, pour compléter le contraste, l'estomac des solipèdes a un pylore béant qui laisse facilement passer dans l'intestin les matières

(*) A, œsophage ; B, pylore.

comprimées, et les grosses courbures du côlon le soustraient à la pression directe des muscles de l'abdomen.

Mais, de toutes ces dispositions, celle de l'orifice cardiaque crée l'obstacle principal, essentiel au vomissement. Elle suffit seule, dans la plupart des cas, pour rendre l'acte impossible.

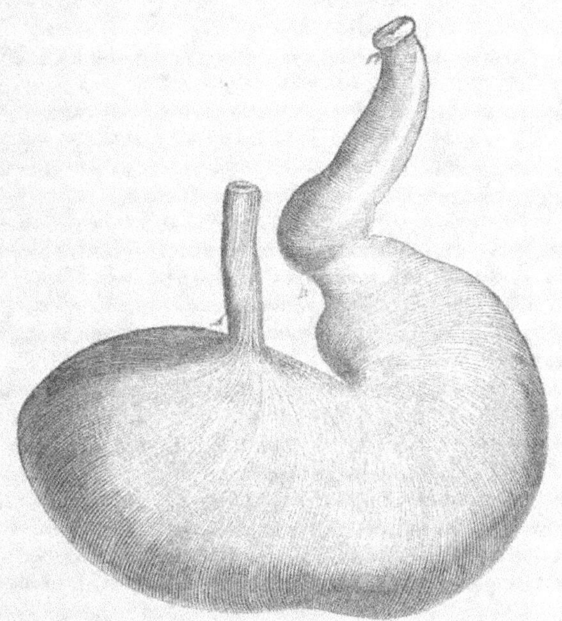

Fig. 110. — Estomac du cheval (*).

En effet, lors du vomissement, l'estomac des solipèdes est comparable à une presse hydraulique. Les aliments, les liquides et les gaz qu'il contient supportent, de la part du diaphragme, des muscles abdominaux, et peut-être même de ses propres parois, une pression plus ou moins forte. Les matières comprimées réagissent sur le réservoir qui les contient, de manière que la pression de dedans en dehors devienne proportionnelle à la surface qui la supporte. Qu'arrive-t-il alors? Chez le chien, l'évasement de l'œsophage, ayant une surface très étendue, supporte une pression expansive que ne peut neutraliser la tunique charnue si mince de ce conduit ; il cède à l'effort des matières alimentaires, et le vomissement s'effectue. Chez le cheval, il n'en est pas de même ; l'infundibulum manque, le cardia est très exactement fermé ; son orifice clos n'a certainement pas un centimètre carré d'étendue, tandis que le reste de la surface du viscère est de plus de 4 000 centimètres, d'où il résulte que les plis de l'orifice œsophagien

(*) A, extrémité cardiaque de l'œsophage ; B, anneau pylorique.

ne supportent que la quatre millième partie de l'effort par lequel les aliments tendent à s'échapper, partie minime que la plus faible contraction du cardia suffit pour neutraliser. Mais, cette contraction est énergique et puissante, à en juger par le volume des faisceaux musculaires ; elle est plus que suffisante pour s'opposer à la sortie des matières alimentaires : aussi ces dernières, si délayées qu'elles soient, ne peuvent-elles parvenir à dilater l'orifice et à s'y engager ; partant, le vomissement devient impossible.

Cette explication rationnelle, parfaitement en rapport avec les conditions dans lesquelles se trouve l'estomac, pourrait se passer d'une démonstration expérimentale ; néanmoins, je vais donner celle qui résulte de mes recherches.

Et d'abord je mets de côté l'expérience de Lamorier qui donne, suivant les cas, des résultats contradictoires. L'estomac détaché sur le cadavre et soumis à une forte pression, le cardia étant libre et le pylore lié, peut laisser échapper les matières par l'œsophage, si le viscère vient d'un animal tué à l'instant ou déjà en décomposition, c'est-à-dire avant le développement de la rigidité cadavérique ou après sa disparition. Au contraire, il ne laisse rien sortir si la rigidité est établie, car il y a une contraction cadavérique non moins marquée dans les muscles blancs que dans ceux du squelette. Cela n'a aucune importance. Il faut expérimenter sur l'animal vivant.

Dans une première expérience, sur un cheval qui vient d'achever son repas, je cherche à apprécier l'état des deux orifices de l'estomac. La ligne blanche est incisée et le duodénum ouvert. Par l'incision duodénale, j'engage le doigt et je sens le pylore entr'ouvert ; l'index y pénètre aisément et n'y éprouve pas de constriction ; il est seulement, par intervalles, doucement pressé : dès qu'il est retiré, les liquides et le chyme continuent à passer par ondées dans l'intestin. Cela fait, j'incise l'estomac vers le milieu de sa face postérieure, et par cette nouvelle ouverture ma main peut explorer l'intérieur du viscère. Le cardia est exactement fermé ; le doigt ne parvient à s'y engager qu'avec peine ; il s'y trouve fortement comprimé, puis repoussé à de fréquents intervalles ; la pression reste considérable au delà du cardia et aussi loin que l'extrémité du doigt peut aller ; elle semble même augmenter un peu, à chaque inspiration, pendant que le diaphragme contracté resserre l'ouverture que traverse l'œsophage. Ainsi donc, le pylore est béant, le cardia fermé ; l'anneau musculeux qui l'entoure énergiquement contracté, de même que la portion abdominale du conduit œsophagien. Il faut voir si ce cerbère ne laissera rien sortir lorsque l'estomac sera comprimé.

Dans une deuxième expérience, faite sur un cheval qui mange depuis plusieurs heures et qui vient de recevoir un demi-seau d'eau, j'incise la ligne blanche, et, en déplaçant la courbure antérieure du côlon, je mets l'estomac à découvert. Ce viscère est très distendu ; il contient encore beaucoup de liquides et d'aliments très délayés qui paraissent dans d'excellentes conditions pour s'échapper à travers les orifices cardiaque et pylorique. Alors, appliquant une main sur sa face antérieure, l'autre sur sa face postérieure, je le comprime fortement. Rien ne sort ni par la bouche ni par les naseaux. Je continue la compression pendant l'inspiration et l'expiration : j'appuie sur l'estomac, tour à tour, d'une face vers l'autre, du sac droit vers le sac gauche, de la grande vers la petite courbure. Le viscère se vide en partie, mais son contenu s'écoule lentement vers l'intestin, sans que rien s'échappe du côté du cardia.

Je répète cette expérience sur d'autres chevaux placés dans des conditions analogues. La compression est si forte, dans l'une d'elles, que la tunique charnue s'éraille près de la grande courbure, au niveau du sac droit ; la muqueuse seule reste et menace de se déchirer. Toujours les résultats sont les mêmes. Si les matières de l'estomac sont fluides, elles passent en partie dans l'intestin par le pylore béant. Si elles sont peu humectées, elles se tassent et ne sortent qu'en faible proportion dans le duodénum. L'obstacle est donc au cardia, et il ne peut être vaincu par une pression artificielle aussi énergique que peut l'être celle du diaphragme et des muscles abdominaux, puisqu'elle va jusqu'à déterminer l'éraillement et la déchirure de la tunique charnue du viscère, comme on le voit, lors des efforts de vomissement.

Mais, rapprochons-nous encore plus des conditions normales du vomissement. Puisque dans les circonstances précédentes, l'estomac comprimé laisse échapper une partie de son contenu par le pylore, fermons cet orifice béant, afin de ne laisser d'autre issue possible que celle du cardia, car, très probablement, lors du vomissement, la contraction des parois si épaisses de l'estomac, vers le pylore, s'oppose au passage des matières alimentaires dans l'intestin.

Dans une troisième expérience, sur un cheval qui mangeait depuis longtemps et venait de s'abreuver, j'incise les parois abdominales au niveau de la ligne blanche et j'applique une ligature à l'orifice pylorique, puis je comprime fortement l'estomac dans tous les sens, et mes aides le compriment aussi à leur tour. Cette fois encore, ni les matières alimentaires, ni même les liquides, ne parviennent à s'échapper, et cependant l'orifice cardiaque est la seule issue qui leur soit offerte.

Jusqu'ici donc une compression très forte exercée sur l'estomac, pendant que le pylore est fermé, se trouve impuissante à déterminer l'expulsion des aliments délayés à travers le cardia. Cette compression sera-t-elle plus efficace si le viscère renferme, comme cela arrive sur les carnivores, une certaine quantité d'air dégluti lors de la nausée ?

Dans le but d'examiner l'influence que peut exercer l'air de l'estomac sur le vomissement, j'ai fait une quatrième expérience que voici. Sur un cheval passablement rassasié, l'abdomen est ouvert et le duodénum incisé au niveau de l'insertion des canaux biliaire et pancréatique ; de l'eau tiède est injectée dans l'estomac par le pylore, puis on insuffle une assez grande quantité d'air dans l'estomac, et j'applique aussitôt une ligature très serrée autour de l'orifice pylorique. Alors je presse fortement l'estomac, avec les deux mains ; je cherche à le chiffonner dans tous les sens, et malgré cette compression, ni les aliments, ni les liquides ne s'échappent par la bouche ou les narines. Ainsi l'air mêlé aux matières contenues dans l'estomac ne peut, sous l'influence de la pression, vaincre l'obstacle qu'oppose l'orifice inférieur de l'œsophage.

Dans ces premières expériences, si les matières alimentaires ne sortent ni par les naseaux ni par la bouche, ne peut-il pas arriver que ces matières, ayant franchi l'orifice cardiaque, parviennent jusqu'à la bouche et soient ensuite immédiatement déglutiés ? Pour lever ce doute, j'ai fait une incision sur le trajet de la jugulaire et mis l'œsophage à découvert sans le déplacer, je l'ai palpé pendant que l'on comprimait l'estomac comme précédemment : rien ne passait dans son intérieur. Enfin je l'ai ouvert en place, et rien n'est sorti par la plaie pendant qu'on renouvelait la compression du viscère. Cette quatrième expérience prouve donc, encore mieux que les autres, le non-reflux des matières alimentaires par l'orifice supérieur de l'estomac.

Il ressort évidemment de ces faits qu'il existe au cardia un obstacle au passage des matières alimentaires, mais cet obstacle peut être, soit le sphincter cardiaque, soit l'épaisse tunique charnue de l'extrémité inférieure de l'œsophage, soit encore ces deux parties à la fois. Il importe donc de rechercher s'il est dans l'une de ces parties ou dans les deux ensemble.

Sur un cheval, qui vient de prendre son repas et de boire abondamment, la ligne blanche est incisée, les parties antérieures du côlon sont déplacées, de manière à bien mettre l'estomac à découvert, la tunique charnue de la portion abdominale de l'œsophage est divisée longitudinalement jusqu'à l'anneau du cardia. L'estomac est alors comprimé avec les deux mains, d'une face vers l'autre, de l'extrémité gauche vers l'extrémité droite, etc. La pression ne fait rien sortir ni par la bouche ni par les narines. Donc l'obstacle à la sortie des aliments, par l'orifice supérieur de l'estomac, ne paraît pas être dans le renflement charnu de l'extrémité inférieure de l'œsophage, puisque sa tunique musculeuse, divisée suivant le sens de sa longueur, est mise ici, par conséquent, dans l'impossibilité de se contracter circulairement. Cette sixième expérience montre bien que le véritable obstacle est dans le sphincter. Pour nous en assurer, divisons ce dernier et laissons intact le renflement œsophagien.

Sur un autre cheval préparé comme le précédent, la portion abdominale de l'œsophage est mise à découvert, et le sphincter cardiaque est incisé dans un point de sa circonférence, sans que l'extrémité inférieure de l'œsophage soit notablement intéressée. Cette fois, en comprimant l'estomac, on fait sortir les aliments délayés et les liquides par les naseaux ; seulement il en sort peu, car l'œsophage au-dessus du sphincter se dilate à peine, et il faut modérer la compression pour ne pas déchirer la muqueuse qui fait hernie au niveau du débridement. Cette septième expérience indique bien que l'obstacle est la constriction de l'anneau cardiaque, puisque le contenu de l'estomac sort seulement dès que cet anneau est divisé.

Mais le sphincter cardiaque est-il le seul obstacle au vomissement ? Le renflement œsophagien, par sa contraction puissante, n'en est-il pas un autre dont le rôle auxiliaire ait quelque importance ? Voyons :

Sur un cheval dont l'estomac est plein d'aliments délayés, le sphincter cardiaque est incisé avec la tunique charnue de la portion abdominale de l'œsophage suivant le sens de sa longueur, puis une compression est exercée sur l'estomac. Ici les matières fluides sortent par la bouche et par les naseaux beaucoup mieux que lors de la simple incision du sphincter. Ainsi, cette huitième expérience prouve que l'obstacle est dans le sphincter, et qu'il est aussi dans le renflement œsophagien. Il ne peut en être autrement : ces deux parties sont intimement liées, elles sont solidaires l'une de l'autre, les fibres charnues de l'œsophage vont concourir à la formation du sphincter et de ses prolongements appelés les cravates, et réciproquement les fibres du sphincter remontent, un certain nombre du moins, dans le renflement œsophagien.

La preuve que le double obstacle est bien celui-là, c'est que, dès qu'il est détruit ou vaincu, les matières passent : il y a alors vomituration et vomissement. Non seulement les matières passent à travers le cardia lors des efforts de vomissement, elles y passent encore lors des inspirations véhémentes, ou pendant qu'une pression artificielle est exercée sur les parois abdominales, Et ce qui se produit par le secours de l'expérimentation, la nature le montre dans plusieurs circonstances.

J'ai vu, à la clinique de l'École, un cheval qui rejetait fort souvent des matières alimentaires par la bouche, et surtout par les naseaux. Dès qu'il faisait des inspi-

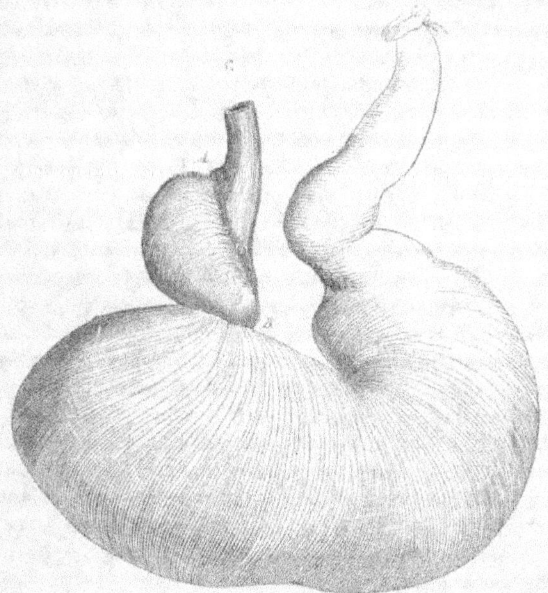

FIG. 111. — Estomac du cheval dont l'œsophage forme un jabot communiquant directement avec le cardia (*).

rations un peu fortes, comme pendant l'exercice, les matières sortaient. L'œsophage mis à découvert par moi : on voyait à de fréquents intervalles le conduit se gonfler, puis s'affaisser, et l'on sentait les matières délayées passer dans son intérieur ; elles s'échappaient par la bouche et les cavités nasales, si elles étaient en grande quantité ; au contraire, elles étaient renvoyées à l'estomac, si elles ne passaient dans l'œsophage qu'en faible proportion. A l'autopsie, on trouva un

(*) A, extrémité supérieure du jabot ; B, orifice cardiaque.

jabot œsophagien plus grand que celui de la figure 111 et divisé par un léger étranglement vers le milieu de sa longueur ; ce sac était manifestement formé par la muqueuse herniée à travers une déchirure longitudinale de la membrane charnue. Il s'étendait jusqu'au cardia béant dont l'ouverture avait plus de 4 centimètres de diamètre. Il y avait donc ici, à la suite d'un accident, ce que j'avais produit avec le scapel dans ma dernière expérience : déchirure longitudinale de la tunique charnue au niveau du renflement œsophagien et dilatation de l'orifice cardiaque. Dans les deux circonstances aussi les effets furent les mêmes. Évidemment les matières rejetées venaient de l'estomac, puisque le cheval à jabot vomissait dès qu'une pression un peu forte était exercée sur les parois abdominales.

De pareils faits ne sont point très rares. On sait qu'ils peuvent offrir une foule de variétés, suivant la situation, le volume du jabot, le degré de relâchement du cardia, et l'aptitude qu'il peut encore conserver à la constriction de son ouverture. Il est même des cas dans lesquels le vomissement a lieu sans la présence d'un jabot. Je l'ai vu se produire deux fois, depuis la seconde édition de ce livre, sur des chevaux dont la portion inférieure de l'œsophage se trouvait, dans une grande étendue, dilatée et flasque, comme une anse d'intestin grêle, en même temps que le cardia était élargi et semblait relâché d'une façon permanente.

Ainsi, il est démontré, si je ne m'abuse, que l'obstacle au vomissement des solipèdes réside dans la constriction du sphincter cardiaque et dans celle du renflement musculeux de l'extrémité inférieure de l'œsophage. A cela se joint un ensemble de dispositions qui agissent dans le même sens. L'estomac des solipèdes est petit ; il est séparé des parois de l'abdomen par les grosses courbures du côlon ; conséquemment, il est moins accessible que chez le chien à l'action des puissances principales du vomissement. Ce viscère ne se distend jamais beaucoup dans les circonstances ordinaires ; les matières alimentaires y séjournent peu et passent vite dans l'intestin, par un pylore presque toujours béant. Enfin, pour éviter en quelque sorte une lutte entre ces obstacles et des tentatives qui n'auraient pas le résultat habituel chez les autres animaux, le système nerveux est peu impressionnable aux causes provocatrices du vomissement ; l'ingestion de l'émétique dans les voies digestives ne fait naître, comme on le sait depuis longtemps, ni nausées, ni efforts de vomissements ; l'émétique et les autres vomitifs injectés dans les veines en produisent rarement et de peu caractérisés ; le pincement, l'étranglement de l'intestin, la ligature du pylore, dont les effets sont si remarquables chez les carnivores, ne déterminent point d'efforts chez les premiers. Mais cette faible impressionnabilité n'est point la cause unique du non-vomissement, comme on l'a prétendu ; car s'il en était ainsi, le vomissement aurait lieu dès qu'une forte pression exercée sur l'estomac viendrait remplacer celle du diaphagme et les muscles abdominaux. Or, nous avons vu dans les expériences précédentes qu'une forte compression, fût-elle même supérieure à celle des puissances auxiliaires, ne parvient pas à effectuer, par le cardia, l'expulsion du contenu de l'estomac.

Malgré cet ensemble de combinaisons qui s'opposent au vomissement, le cheval peut vomir dans quelques rares circonstances. Il s'agit donc maintenant de rechercher les causes qui, dans ces cas exceptionnels, rendent le vomissement possible. Cette seconde question, parfaitement distincte de la première, se trouve déjà en partie implicitement résolue par ce qui précède ; aussi ne nous arrêtera-t-elle pas longtemps, d'autant qu'elle est plus du ressort de la pathologie que du domaine de la physiologie.

Le vomissement des solipèdes n'est pas un accident fort rare : on l'observe fréquemment, surtout en été, à la clinique de nos Écoles, et les annales de la vétérinaire en ont enregistré d'assez nombreux exemples. Il se produit dans diverses conditions, lorsqu'il y a indigestion avec surcharge d'aliments, hernies, invaginations, affections intestinales ; il se montre quelquefois chez les chevaux affectés du tic, chez ceux qui portent un jabot en communication directe avec l'estomac, etc. Le plus souvent il entraîne la rupture du ventricule et la mort.

Lorsque cet acte s'effectue, l'animal éprouve des mouvements convulsifs très énergiques ; il étend les membres, porte ceux de derrière sous le corps, allonge le cou, baisse la tête ; la bouche s'ouvre, les naseaux se dilatent, la lèvre supérieure se relève fréquemment, les muscles de l'abdomen se contractent par secousses. Les premiers efforts sont ordinairement sans résultat ; ceux qui suivent amènent la réjection par les naseaux, et quelquefois en même temps par la bouche, d'une certaine quantité de matières alimentaires délayées. A chaque effort nouveau une petite quantité de matières est rejetée. Lorsque ces évacuations se sont fréquemment renouvelées, l'animal éprouve quelque soulagement, ou bien tombe dans cet abattement calme qui est l'avant-coureur de la mort.

Les conditions qui permettent alors au vomissement de s'opérer sont faciles à déterminer. Puisque l'obstacle à la réjection se trouve dans la constriction du cardia et de l'extrémité inférieure de l'œsophage, il est clair que cette réjection n'aura lieu qu'autant que l'obstacle sera détruit ou vaincu. Or, les observateurs qui ont examiné avec soin l'état de l'estomac après la mort des chevaux qui avaient vomi, ont trouvé le cardia flasque, relâché, béant, le renflement œsophagien dilaté et sans ressort. Girard, Bouley jeune, Vatel, Renault et d'autres, ont successivement fait cette remarque.

La cause du relâchement du cardia et du renflement œsophagien, et partant celle du vomissement, ont été attribuées, ou à une simple distension extrême de l'estomac, ou à une distension suivie de la paralysie du viscère.

Le fait de la paralysie de l'estomac, lors du vomissement, est, d'après Renault, la condition sans laquelle cet acte ne peut s'opérer. « Voici, disait-il[1] dans une discussion académique, les expériences que j'ai faites à ce sujet. J'ai incisé crucialement l'abdomen chez les chevaux auxquels j'avais donné préalablement l'émétique. En introduisant la main par la plaie, je sentais l'estomac se contracter énergiquement, et les contractions devenaient sensibles à l'œil lorsqu'on lui faisait faire hernie à travers les parois de l'abdomen. Ces contractions ne cessaient que lorsque l'estomac était fortement distendu, et seulement alors il survenait des vomissements. J'ai conclu de ces expériences que la membrane musculaire est un obstacle au vomissement, lequel ne peut avoir lieu que lorsque cette membrane est rendue impuissante. »

1. Renault, *Bulletin de l'Académie de médecine*, Paris, 1843-44, t. IX, p. 153 et 154.

Les expériences que j'ai eu l'occasion de faire pour M. Flourens, et les miennes propres, m'ayant donné des résultats en désaccord avec ceux qui précèdent, je dois les rappeler, afin qu'on puisse juger de ma manière de voir en ce qui concerne les conditions desquelles résulte la possibilité du vomissement chez les solipèdes.

Dans une première série d'expériences au nombre de quarante, j'ai administré l'émétique, l'ipécacuanha en infusion, le chromate de potasse, le sublimé corrosif, le sulfate de zinc, et d'autres substances encore, depuis les doses qui ne produisent pas d'effets sensibles, jusqu'à celles qui tuent. Aucun des chevaux n'a vomi ni avant ni après l'incision des parois abdominales ; c'est tout au plus, comme je l'ai dit ailleurs, si une partie d'entre eux ont fait quelques efforts de vomissement.

Dans une deuxième série de tentatives analogues, j'ai cherché à sentir et à voir les contractions de l'estomac, et à constater sa distension graduellement croissante lorsque l'abdomen est ouvert. D'une part, en engageant la main dans une ouverture pratiquée aux parois abdominales, j'ai palpé tour à tour l'estomac sur ses deux faces, à ses deux courbures, au cardia et au pylore, et jamais je n'ai senti de contractions distinctes, soit que le viscère fût très distendu, soit qu'il fût à demi-rempli ou tout à fait vide, avant ou après l'injection de l'émétique. Seulement, je l'ai senti balancé par le diaphragme, c'est-à-dire alternativement attiré et repoussé. D'autre part, en agrandissant l'ouverture et en déplaçant l'intestin de manière à mettre le réservoir gastrique à découvert, car je n'ai jamais pu lui faire faire hernie à travers la plaie abdominale, je n'ai vu dans aucune circonstance de contractions énergiques du viscère, quel que fût son état. L'action prolongée de l'air, le pincement, l'irritation produite par la pointe du scalpel, par les acides, etc., m'ont fait voir, et quelquefois seulement, des contractions lentes et très faibles. Enfin, dans toutes ces circonstances, l'estomac, mis à découvert, ne m'a point paru changer de volume ; il était au bout de cinq, dix, quinze minutes, ce qu'il était à l'instant de l'incision des parois de l'abdomen. Dans aucun cas, je n'ai vu s'opérer une déglutition d'air.

Dans une troisième série, j'ai cherché à paralyser l'estomac, afin de voir si, une fois ce résultat obtenu, le vomissement pourrait s'effectuer.

A un cheval, je fis manger du foin, de la betterave, de la farine et de l'avoine donnés successivement. Quand il parut rassasié, je lui fis boire un seau d'eau, et immédiatement après, je lui injectai 6 grammes d'émétique dans la jugulaire. Dès que le vomitif commença à exciter des battements de flanc, je fis coucher l'animal et lui ouvris l'abdomen. L'estomac était passablement distendu, mais il n'augmentait pas de volume, ni ne se contractait sensiblement. Pour remplacer les efforts de vomissement qui ne s'opéraient point, et pour tenir lieu de la pression que le diaphragme et les muscles abdominaux ne pouvaient plus exercer sur le viscère, je le comprimai avec les mains. Insensiblement, il se désemplit, mais ce fut dans l'intestin qu'une partie de son contenu passa. Rien ne sortit par l'orifice supérieur. Désespérant d'obtenir, par ce procédé, une distension qui entraînât la paralysie, je dus recourir à d'autres moyens.

S'il faut, me dis-je alors, que l'estomac soit impuissant pour que le vomissement ait lieu, je vais le paralyser par la section des nerfs vagues. Je coupai donc

ces nerfs dans la cavité abdominale, à leur sortie de l'ouverture du pilier droit
du diaphragme. Je fermai la plaie de l'abdomen par une suture de ruban très
solide, et, l'animal relevé, j'injectai 6 grammes d'émétique dans les veines. A partir de ce moment, je suivis ce cheval attentivement, et je n'observai ni vomiturition, ni vomissement ; je ne remarquai non plus ni nausées, ni efforts caractérisés. Il ne suffit donc pas que l'estomac soit paralysé et que l'émétique soit
injecté dans les veines pour que le vomissement s'opère.

Réfléchissant que si l'animal ne vomissait pas alors, c'était parce qu'il ne faisait point d'efforts, je voulus voir ce qui arriverait, dès qu'une pression factice
viendrait se substituer à la pression du diaphragme et des muscles abdominaux.
Dans ce but, j'enlevai la suture de la ligne blanche ; je comprimai fortement, et
à plusieurs reprises, l'estomac, en donnant, autant que possible à l'action des
mains le caractère convulsif et saccadé de la contraction des puissances auxiliaires. Il ne sortit rien ni par la bouche, ni par les narines ; en un mot, il n'y
eut ni vomiturition, ni vomissement. Cependant se trouvaient réunies dans ce
cas les deux conditions qui auraient dû, dans l'opinion de Renault, entraîner
la réjection, savoir : la paralysie de l'estomac et l'intervention d'une pression
extérieure.

Il est vrai que si, dans cette expérience, l'estomac était paralysé, quelques filets
des nerfs vagues, ramifiés dans la tunique de l'œsophage, pouvaient encore animer le sphincter, et entretenir, du moins en partie, sa contractilité ; de plus,
l'œsophage et son renflement n'avaient rien perdu de leur force, à la suite de la
section faite près de la petite courbure. Je résolus donc de paralyser tout à la fois
l'estomac et l'extrémité inférieure du conduit œsophagien.

En conséquence, les nerfs pneumogastriques furent coupés à l'extrémité inférieure de l'encolure, et la trachée ouverte pour éviter la gêne de la respiration.
J'attendis trois heures que l'influence nerveuse s'éteignît entièrement, et j'injectai 7 grammes d'émétique en dissolution dans la jugulaire. Bientôt l'animal eut
le flanc agité, la respiration précipitée, etc. ; mais il ne vomit point ; il fit tout au
plus quelques efforts mal caractérisés. Lorsque les effets de l'émétique se furent
dissipés, on coucha le cheval, et je lui ouvris l'abdomen. L'estomac était passablement rempli de matières alimentaires délayées. Pour remplacer les efforts, je
comprimai le viscère ; la compression ne put déterminer le vomissement. Pour
détruire la prétendue constriction opérée sur l'œsophage par les lèvres du pilier
droit du diaphragme, je coupai l'une d'elles en évitant de blesser la plèvre. Alors
je soumis l'estomac à une nouvelle compression ; rien ne sortit par la bouche ni
par les naseaux.

Ainsi, dans ces expériences, la paralysie de la tunique musculeuse de l'estomac n'est suivie ni de vomissement spontané, ni de vomissement provoqué par
l'émétique. Cette paralysie n'est donc pas la condition qui rend le vomissement
possible. Il faut, pour que cet acte puisse s'effectuer, que tout à la fois le cardia
et l'extrémité inférieure de l'œsophage soient relâchés, forcés, agrandis, maintenus momentanément béants, comme ils le sont souvent sous l'influence des
efforts réitérés qui se produisent sur les animaux affectés de violentes coliques.
En effet, l'expérimentation démontre que le vomissement devient possible dans

certaines limites, dès qu'on parvient à obtenir le relâchement, la dilatation de l'extrémité inférieure de l'œsophage et de son orifice. Le fait suivant le prouve.

A un cheval qui venait de manger et de boire abondamment, j'ouvris l'œsophage et je poussai avec force, du côté de l'estomac, une dizaine de litres d'eau avec de l'air; puis, après l'incision des parois abdominales, je comprimai énergiquement l'estomac pendant qu'un aide exerçait une forte traction sur le conduit œsophagien, au point de déterminer une douleur vive et d'exciter des efforts analogues à ceux du vomissement. Alors l'œsophage, déjà distendu par l'injection et tiraillé, formait à son insertion un évasement qu'on pouvait distinctement sentir avec le doigt. Ce conduit, soumis à cette élongation forcée, et sollicité à se dilater par l'effort expansif des matières que contenait l'estomac violemment comprimé, finit par céder : il laissa sortir, en plusieurs fois, à peu près un verre de matières délayées. Un tel résultat se reproduira probablement toutes les fois qu'on opérera dans de pareilles circonstances, c'est-à-dire en tiraillant l'œsophage et en exerçant en même temps une forte compression sur l'estomac très dilaté. Il semble, au reste, que cette expérience soit l'image de ce qui se passe lors des efforts du vomissement ; car, d'un côté, les fibres longitudinales de l'œsophage produisent un raccourcissement, et de l'autre le diaphragme et les muscles abdominaux une pression analogue à celle de la main de l'expérimentateur. Il y a cependant encore loin de ce vomissement factice à celui qui s'effectue dans certaines indigestions, ou dans le cas de jabot s'étendant jusqu'au cardia dilaté.

La paralysie de l'ensemble de la tunique musculeuse de l'estomac ne peut jouer aucun rôle important dans le vomissement. Au lieu de favoriser cet acte, elle ne pourrait que l'entraver et finir par y mettre un obstacle insurmontable. Il est clair que si l'estomac était paralysé, rien ne s'opposerait au passage des matières alimentaires et des liquides dans l'intestin, à travers un pylore large, béant, sans ressort. Lorsque les puissances auxiliaires auraient comprimé quelque peu l'estomac, car elles font longtemps des tentatives infructueuses avant de déterminer la réjection, les liquides, et même les matières très délayées, seraient poussées dans l'intestin ; le viscère, progressivement désempli, deviendrait de moins en moins accessible à cette pression du diaphragme et des muscles abdominaux ; les matières demeurées dans la cavité gastrique seraient insensiblement tassées comme dans un pressoir, et bientôt leur état ne leur permettrait plus de pénétrer dans le cardia; ce qui se présenterait à cet orifice, une fois forcé, ne serait qu'un tas d'herbes compact, un hachis de fourrage qui ne pourrait s'engager dans l'œsophage.

En définitive, on voit, d'après ce qui précède, que les données expérimentales concordent avec les observations pathologiques. Le vomissement, chez les solipèdes, ne se produit pas habituellement faute de nausées, d'efforts d'une certaine violence et à cause de la résistance énorme du cardia et de l'extrémité inférieure de l'œsophage ; mais il peut, par exception, s'effectuer dans les indigestions avec surcharge d'aliments, lorsque le cardia se relâche et devient momentanément béant sous l'influence d'efforts violents, répétés, capables de déterminer la rupture du viscère, et, par suite, la mort dans un bref délai. La rupture que l'on a considérée quelquefois comme la cause du vomissement, ne peut en être qu'un phénomène concomitant, conséquence des efforts, et elle doit toujours faire cesser cet acte, dès qu'elle est opérée. Si elle n'a pas lieu, le cheval qui a vomi peut guérir, comme je l'ai vu plusieurs fois, notamment depuis la publication de ce livre.

III. — VOMISSEMENT DES RUMINANTS.

Les ruminants ne vomissent pas habituellement, mais ils vomissent quelquefois. Comment se fait-il que ce vomissement n'ait point lieu ordinairement et qu'il se produise dans certains cas exceptionnels?

En considérant la disposition de l'estomac, de l'orifice cardiaque, de l'extrémité inférieure de l'œsophage, on ne voit rien qui paraisse s'opposer à l'exécution de cet acte. Au contraire, tout ce qui le rend si facile chez les carnassiers se reproduit ici, même avec une certaine exagération : l'œsophage est large, ses parois sont minces, et son extrémité gastrique s'évase en infundibulum; l'estomac occupe la plus grande partie de la cavité abdominale, et il peut être facilement comprimé par le diaphragme et les muscles abdominaux. A quoi peut donc tenir le non-vomissement des animaux ruminants !

Daubenton, Gilbert, Huzard, ont démontré que l'émétique à haute dose ne fait pas vomir le bœuf et le mouton. Flourens[1], dans de nouvelles expériences, a constaté qu'il produit des nausées et des efforts, comme chez les autres animaux, sans cependant amener de vomissement effectif. Ainsi, après l'injection de ce médicament dans les veines, les animaux éprouvent des nausées sans résultat. De même, après l'établissement d'une fistule à la caillette, ils sont essoufflés, grincent les dents, se gonflent, et font des efforts sous l'influence de l'émétique. Ils ne présentent pas ces symptômes, alors que les fistules existent au premier estomac, et que le dernier est intact ; d'où il suit, d'après Flourens, que les causes provocatrices de la réjection agissent sur la caillette. Or, il faudrait, pour que le vomissement eût lieu, que les matières fussent poussées de la caillette dans le feuillet, de celui-ci dans le réseau, et du réseau dans la panse à travers des ouvertures dont les deux dernières sont fort étroites ; mais comme la contraction du quatrième estomac entraîne celle des autres et, partant, le resserrement de leurs ouvertures de communication, les aliments trouvent, par le fait même de cette contraction, un obstacle à leur cours rétrograde. On conçoit qu'il était très important, ajoute le savant physiologiste, que tout fût disposé pour rendre la réjection du contenu de la caillette très difficile, réjection qui eût amené le mélange de celui-ci avec les aliments non ruminés.

Il semble que d'autres conditions encore, en expliquant la difficulté du vomissement de la caillette, impliquent la possibilité du vomissement de la panse.

La panse est presque toujours remplie d'aliments après le repas, la caillette ne l'est jamais complètement ; il peut y avoir très fréquemment indigestion de cet estomac, tandis qu'il n'y a presque jamais indigestion de la caillette, attendu que la rumination amène au dernier estomac les aliments en petite quantité et à me-

<hr>

1. *Mémoires d'anatomie et de physiologie comparées.* Paris, 1844, p. 65.

sure qu'ils peuvent être chymifiés. Les matières du premier réservoir, si elles sont délayées, peuvent, de même que les liquides et les gaz, franchir aisément le cardia et remonter l'œsophage. On voit, sur le cadavre, que les matières fluides remplissent le conduit œsophagien et sortent par la bouche, pour peu que la tête soit dans une position déclive. Il y a, chez l'animal vivant, surtout après le repas et lors des indigestions, des éructations fréquentes qui entraînent des liquides avec des bouffées de matières alimentaires ; car, en appliquant l'oreille sur le trajet de l'œsophage, on entend, à de fréquents intervalles, des bruits qui paraissent indiquer de semblables réjections.

Il est facile de concevoir que ces matières, une fois arrivées à la bouche, soient immédiatement dégluties comme le sont celles qui reviennent normalement à cette cavité lors de la rumination. On peut même comprendre que, parvenues au pharynx, elles soient immédiatement renvoyées à l'estomac, car un corps introduit dans l'arrière-bouche est avalé aussi aisément que s'il était d'abord engagé dans la cavité buccale. C'est ce qu'on voit lorsqu'on porte des boules ou des morceaux de racines dans le pharynx à l'aide de longues pinces. Il en est encore ainsi pour tous les corps étrangers que l'on engage dans la trachée : une grenouille introduite dans ce canal, dont on referme aussitôt la plaie, est bientôt chassée dans le pharynx, et de là dans l'œsophage.

La possibilité d'une réjection de la panse se conçoit d'autant mieux que les matières alimentaires, au niveau du cardia, sont déjà fortement humectées, et qu'elles peuvent se mêler aux liquides du réseau. La division extrême de ces matières, qui a été observée dans certaines circonstances, n'est point un argument contre l'idée que j'émets ici, car il peut très bien arriver que les matières rejetées n'aient pu, après une seconde mastication, parvenir à la caillette par suite d'un obstacle à leur passage, obstacle qui serait devenu la cause provocatrice du vomissement.

De ce que la réjection peut s'opérer sans de grandes difficultés, il ne faudrait pas croire que rien ne soit disposé pour la prévenir. Le cardia, si large, est constamment contracté sur l'animal vivant ; l'extrémité inférieure de l'œsophage, si mince et si faible qu'elle paraisse, se resserre énergiquement ; le doigt de l'expérimentateur s'y engage avec peine et s'y trouve fortement comprimé ; les petites pelotes de fourrage qu'on cherche à y faire pénétrer sont repoussées aussitôt avec une violence qu'on ne soupçonnerait pas à l'aspect des parties ; de plus, les piliers du diaphragme opèrent aussi sur le canal une utile pression, et précisément dans des circonstances où l'estomac est lui-même comprimé, c'est-à-dire lors de l'inspiration et au moment des grands efforts musculaires.

Quoi qu'il en soit, les ruminants vomissent quelquefois. Tout porte à croire, d'après les observations connues, que les matières expulsées viennent du rumen, de telle sorte, dit Flourens, qu'alors il y a plutôt une réjection ordinaire, très abondante, viciée, qu'un véritable vomissement. Girard a vu une vache météorisée vomir une quantité considérable d'herbes et se trouver immédiatement soulagée : le vomissement devint, par suite, habituel chez cet animal. Lecoq, de Bayeux, a vu aussi des vaches vomir, sans qu'il en résultât de conséquences graves. Santin a observé un bœuf qui, après avoir mangé avec avidité, rendait au bout d'un certain temps une partie de son repas, puis continuait à manger comme auparavant. Cruzel cite l'exemple d'un bœuf qui, de temps en temps, suspendait la rumination, qu'il reprenait presque aussitôt après avoir rejeté jusqu'à dix litres de matières liquides et parfaitement triturées. Le vomissement a été constaté aussi chez le mouton météorisé par Yvart, et par Bernard dans le cas de cancer de la caillette.

CHAPITRE XXVI

DE LA DIGESTION GASTRIQUE.

La plupart des actes digestifs effectués jusqu'ici sont des actes mécaniques purement préparatoires : l'aliment a été saisi, porté à la bouche, apprécié par le sens du goût, broyé, imprégné de salive, et, chez certains herbivores, ramené à la bouche pour y être ruminé. Une fois cet aliment parvenu à l'estomac, il va subir, après un séjour plus ou moins prolongé, des modifications dans ses propriétés physiques et dans sa nature ; en un mot, il va éprouver ce qu'on appelle la *transformation chymeuse* ou la *chymification*.

L'organe dans lequel s'opère cette conversion n'est pas distinct, chez tous les animaux, du reste de l'appareil digestif. Lorsqu'il apparaît, c'est sous la forme d'un renflement irrégulier, sans démarcation bien nette à ses deux extrémités. Mais déjà, parmi les mollusques supérieurs et les articulés, il se circonscrit parfaitement et se divise même parfois en plusieurs compartiments. Il reste longitudinal et ovoïde chez les poissons, devient transversal chez la plupart des reptiles, acquiert une complexité remarquable chez les oiseaux ; enfin, il arrive à une grande diversité de formes dans les mammifères, notamment parmi les espèces herbivores. Les modifications diverses de sa configuration et de sa structure entraînent incontestablement des variations plus ou moins grandes dans les actions digestives, variations qu'il nous faudra rechercher, en ce qui concerne nos espèces domestiques.

Examinons donc ce qui va se passer, dans le viscère, à partir du moment où il se remplit jusqu'à celui où il se débarrasse des aliments qu'il a élaborés. Ici, l'analyse des phénomènes devient difficile : car ils sont tout à fait inaccessibles à l'observation directe, et ne peuvent être appréciés sans le secours des expériences. Pour en faire une étude complète, envisageons la fonction, d'abord d'une manière générale, c'est-à-dire dans ce qu'elle a de commun à tous les animaux, puis nous la suivrons successivement dans ses principaux détails, chez les carnassiers, les solipèdes, les ruminants et les oiseaux.

I. — DE LA DIGESTION GASTRIQUE EN GÉNÉRAL.

Pour embrasser la série des phénomènes qui se passent dans l'estomac lors de la digestion, il faut examiner : 1° l'accumulation des aliments dans ce viscère et les changements qui en sont la conséquence ; 2° la sécrétion du suc gastrique, sa composition, ses propriétés; 3° les changements qu'il fait subir aux matières alimentaires; 4° l'élimination graduelle de celles-ci ou leur passage dans l'intestin; 5° enfin, l'influence nerveuse qui préside à ces diverses actions.

1° Accumulation des aliments et des liquides dans l'estomac.

Si l'abstinence a duré un certain temps, l'estomac s'est débarrassé de son contenu, en revenant plus ou moins complètement sur lui-même, suivant les animaux. Chez le chien et les autres carnivores il s'est réduit à un très petit volume et s'est ramassé en un ovoïde irrégulier; sa muqueuse s'est fortement plissée; sa cavité, à peu près oblitérée, n'a conservé que quelques mucosités neutres ou alcalines. Il s'est moins affaissé chez le porc, et y a retenu un liquide trouble, jaunâtre, de teinte bilieuse, avec quelques gaz fétides. Il s'est encore bien moins resserré chez les solipèdes; sa portion gauche ou splénique, très contractée, s'est réduite à de faibles dimensions : mais sa partie droite a conservé une dilatation notable dans laquelle est resté en dépôt quelque peu de liquide mêlé à la salive déglutie pendant l'abstinence.

L'estomac étant dans cet état, se dilate insensiblement dès que les aliments y sont poussés; il change de position, de rapports, et éprouve quelques modifications remarquables qui ne sont point identiquement les mêmes pour tous les animaux.

Les aliments ne s'y disposent et ne s'y accumulent pas très régulièrement, comme on serait porté à le croire. S'ils sont mous, diffluents, réduits en pâtée ou en bouillie, ils se mêlent à mesure qu'ils arrivent; mais s'ils sont en masses volumineuses, comme chez les carnivores, ou secs et en bols assez fermes, comme chez les herbivores au régime du foin, de la paille, et même des grains, ils se groupent dans un certain ordre. Les premiers bols arrivés dans l'estomac vide sont déposés près du cardia ; ceux qui viennent ensuite poussent ceux-là vers la grande courbure, soit à gauche, soit à droite. Il est facile de s'en assurer en donnant successivement des aliments hétérogènes qu'on trouve répartis en strates plus ou moins régulières, parallèles aux courbures, et d'autant plus rapprochées de la petite ou du cardia, qu'elles sont plus récentes. Mais il n'en est ainsi qu'autant que les aliments sont secs et d'égale consistance, car si quelques-uns sont plus mous, plus réductibles en bouillie, ils tendent à s'étaler, à pénétrer les interstices des autres, et surtout à se porter vers l'orifice pylorique. L'ordre de dépôt devient confus, et un mélange plus ou moins intime s'effectue dès que l'animal ingère une notable quantité d'eau. Après la section des nerfs vagues qui paralyse à peu près complètement l'estomac, les aliments se disposent suivant l'ordre de leur arrivée : les premiers longent la grande courbure et remplissent le sac gauche, les autres forment des couches parallèles à la petite courbure, et d'autant plus rapprochées du cardia qu'elles appartiennent à des substances avalées plus récemment; jamais le mélange ne s'opère si les aliments ont une certaine consistance et s'il n'y a pas ingestion d'eau. Ce fait, qui se produit constamment, dans ces conditions, a porté quelques observateurs à croire qu'il devait être tel dans les circonstances ordinaires.

L'ordre suivant lequel les aliments s'accumulent dans l'estomac ne paraît pas être très régulier chez les carnivores ; il semble que chez eux les matières alimentaires se mêlent plus aisément que les fourrages, les racines et les graines ne le font chez les herbivores. Néanmoins on constate que si le chien ou le chat mange presque en même temps de la chair crue et de la bouillie, par exemple, les deux substances, après s'être mélangées, se séparent en grande partie : la dernière, cédant mieux à la pression du viscère, passe avant l'autre dans l'intestin.

L'accumulation des aliments dans l'estomac n'a d'autres limites possibles que les limites mêmes de la dilatabilité du viscère. Mais la capacité de l'estomac est, comme on le sait, fort variable et très peu en rapport avec la taille des animaux. Elle est considérable chez les carnivores, car elle va, chez les chiens de moyenne stature, à 2 ou 3 litres, chez ceux de grande taille, jusqu'à 8 à 10 litres ; elle est moindre, proportionnellement, chez le porc, où elle ne s'élève, terme moyen, qu'à 7 à 8 litres ; elle est encore plus faible chez le cheval, dont le petit estomac contient ordinairement de 16 à 18 litres, c'est-à-dire tout au plus de la douzième à la dixième partie de la capacité de l'intestin. Chez les ruminants, les quatre compartiments de l'organe acquièrent un si grand développement que leur capacité peut s'élever à 290 litres, lorsqu'ils sont dilatés par les aliments ou les gaz.

Il faut bien distinguer, toutefois, la capacité possible, l'aptitude à contenir, de la contenance effective ; car, de ce que tel estomac peut, étant excessivement dilaté, recevoir une quantité déterminée d'aliments, il ne faut pas en inférer qu'il les contienne habituellement, après un repas abondant. Un cheval qui vient de manger sa demi-ration journalière, n'a guère dans ce viscère que de 8 à 10 kilogrammes d'aliments, s'il n'a pas encore bu ou s'il s'est abreuvé depuis un certain temps. Un autre qui meurt d'indigestion n'a souvent que de 12 à 15 kilogrammes de matières plus ou moins tassées. Les ruminants gardent toujours dans leur réservoir gastrique des quantités fort considérables de matières alimentaires, quelle qu'ait été la durée de l'abstinence avant la mort. Ainsi, une vache de très petite taille, morte à la suite d'une maladie de longue durée, conservait encore dans ses trois premiers compartiments gastriques 65 kilogrammes d'aliments très secs et fortement tassés. Une seconde, après quatre jours d'abstinence à peu près complète, en avait environ 42 kilogrammes ; j'en ai trouvé 61 chez une vache qui succomba à la suite d'une paraplégie ; 66, sur une en très bonne santé, qui fut tuée après un jeûne de deux jours ; 97, sur une vache tuée dans les circonstances ordinaires ; 98, sur un taureau ; et 105 kilogrammes sur une vache de très grande taille qui digérait parfaitement.

A mesure que les aliments arrivent dans l'estomac, le viscère se distend, mais d'une manière tout à fait passive, comme le font la vessie, la vésicule biliaire, etc. ; il change de forme, de position et de rapports : l'état de ses vaisseaux, de sa muqueuse et de ses autres tuniques éprouve quelques modifications remarquables.

La distension du réservoir résulte de l'arrivée graduelle des bols alimentaires et des ondées de liquide qui sont poussées à l'orifice cardiaque par les contractions très énergiques de la partie inférieure de l'œsophage ; elle a lieu de telle sorte que les parois du viscère restent appliquées sur son contenu, dans les points où il n'y a pas, avec les aliments, une certaine quantité de gaz dégagés de la masse ; car il y en a toujours, comme on le sait, qui sont emprisonnés entre les parcelles alimentaires. Elle n'arrive à son terme qu'au bout d'un temps plus ou moins long et bien après le repas ou à la suite de l'ingestion précipitée d'une grande masse d'eau. Il faut, en général, que le repas dure longtemps pour qu'elle soit portée à ses dernières limites. Si elle a lieu trop vite elle demeure incomplète. On voit souvent, par exemple, le cheval altéré ne pouvoir aspirer un seau d'eau tout d'un trait. Avant qu'il en ait bu la moitié, le liquide lui remonte dans la bouche et les cavités nasales.

Les trois tuniques de l'organe ne concourent pas de la même manière à son ampliation. La séreuse, peu adhérente à la petite et surtout à la grande courbure glisse aisément à la surface externe de l'estomac, s'agrandit aux dépens de l'épiploon spléno-gastrique, et aussi par le fait de sa propre extensibilité qui est plus prononcée qu'on ne le pense généralement. Elle permet, tout à la fois, au viscère de se distendre sur place et de glisser entre les lames, en se projetant en arrière et à gauche. La musculeuse qui, lors de la vacuité du réservoir, était épaisse, avec des fibres rassemblées en gros faisceaux sur le sac gauche, s'amincit considérablement ; ses fibres s'écartent les unes des autres, et perdent leurs sinuosités, s'allongent, acquièrent du ressort et de la tension. La muqueuse change aussi d'aspect ; ses plis s'effacent ; sa surface interne devient unie ; enfin, son tissu éprouve une extension très appréciable à partir du moment où les plis et les rides se sont effacés. Le jeu des membranes gastriques est alors facilité par la laxité du tissu cellulaire des deux courbures, et surtout par celle de la couche si extensible et si résistante qui unit la tunique charnue à la muqueuse.

Les vaisseaux gastriques, qui étaient flexueux pendant l'abstinence, se redressent, s'étendent et se prêtent ainsi, de même que les nerfs, sans être tiraillés, au changement du volume qu'éprouve le viscère. La circulation y devient plus active et y amène une quantité de sang supérieure à celle qu'elle entraîne lors de la vacuité de l'organe : mais peut-être est-elle un peu gênée, par suite de la compression que les tuniques exercent sur les veines et les artères.

L'estomac change de forme. Vide, il offrait un étranglement marqué entre ses deux sacs dont le gauche était petit et affaissé, tandis que le droit conservait une certaine dilatation, du moins dans les solipèdes. A mesure qu'il se remplit, son étranglement diminue et disparaît presque entièrement ; le sac gauche arrive insensiblement au volume de l'autre qu'il ne tarde pas à dépasser ; enfin, l'organe prend la configuration d'ensemble qu'on lui voit lorsqu'il est distendu artificiellement sur le cadavre. Il change de position. Lors de la vacuité, sa partie pylorique restait fixée vers la scissure postérieure du foie, la splénique en arrière du diaphragme, au-dessus du lobe gauche du foie, et en avant du rein correspondant.

En se remplissant, il se porte en dehors de la ligne médiane ; sa face antérieure couvre une partie du foie et s'applique, dans le reste de son étendue, sur la région gauche du diaphragme, de telle sorte que la grande courbure se rapproche de l'hypochondre gauche et le cul-de-sac gauche de la partie supérieure du flanc. Alors, cette grande courbure figure un croissant qui part de la partie supérieure du flanc, suit l'hypochondre gauche et arrive au niveau de la scissure

postérieure du foie. En arrière, l'estomac se met en rapport avec ce qu'on appelle
la courbure gastrique du côlon. Dans tous les cas, quelle que soit sa réplétion,
le viscère ne vient jamais, chez les solipèdes, se mettre en contact avec les parois
inférieures de l'abdomen ; il en demeure toujours séparé par la courbure sus-
sternale du côlon et une partie de la courbure gastro-diaphragmatique. Il n'en
est point ainsi chez les carnivores. L'estomac de ces animaux touche en haut à
la région lombaire, en arrière il dépasse de beaucoup les hypochondres et il vient
inférieurement reposer sur les parois abdominales.

Par suite de la réplétion du réservoir gastrique, la rate se déplace et se trouve
entraînée à gauche ; les intestins sont un peu refoulés en arrière et légèrement
comprimés, comme les autres organes abdominaux, d'où naît le besoin de la
défécation et de l'excrétion de l'urine ; la vésicule biliaire commence à se vider,
le diaphragme est moins libre dans sa projection en arrière, la respiration est un
peu gênée, la faim se calme et la satiété y succède ; le sang se concentre à l'intérieur ; il survient parfois des frissons, notamment à la suite de l'ingestion
d'une grande quantité d'eau froide ; l'économie tout entière semble prendre
part au travail digestif ; l'animal devient lourd, manifeste de la tendance au repos
et à la somnolence. Mais, à cet égard, toutes les espèces ne ressentent pas les
mêmes effets de la présence des aliments dans l'estomac : le bœuf pousse des
soupirs, éprouve de fréquentes éructations, se couche et ne tarde pas à ruminer ;
le chien se couche aussi et s'endort comme le chat et le porc ; les reptiles tombent dans une torpeur remarquable ; les serpents se roulent en spirale, ne cherchent plus à attaquer, refusent même de se défendre contre des provocations
qui les rendraient terribles dans d'autres circonstances.

2° Des mouvements de l'estomac.

Les aliments, à mesure qu'ils arrivent dans le réservoir gastrique, tendent à
le dilater dans toutes ses parties, comme à agrandir ses ouvertures œsophagienne et pylorique. Le viscère doit céder dans sa partie moyenne dont l'ampliation est toute passive ; mais, en même temps, il doit résister d'une manière
continue à l'effort expansif exercé au voisinage du pylore et au cardia dans les
intervalles de la déglutition. Grâce au sphincter cardiaque, au renforcement de
la tunique charnue de l'œsophage, et à un anneau pylorique plus ou moins développé suivant les espèces, l'organe acquiert une force rétentive considérable,
capable de faire équilibre à l'expansion des aliments et aux pressions extérieures
qu'ils peuvent supporter.

Ces aliments, par l'impression mécanique de leur contact avec la muqueuse,
par leur température, leurs propriétés plus ou moins stimulantes, provoquent la
contraction des fibres de la tunique musculaire du viscère. Ils doivent être
brassés, mêlés aux liquides, soumis à l'action dissolvante du suc gastrique, désagrégés, atténués et enfin poussés dans l'intestin. Les mouvements de l'estomac
ont, par conséquent, un rôle complexe et important.

La faculté contractile de l'estomac, qui n'a point paru évidente à tous les anciens physiologistes, a été nettement constatée par Haller [1] sur divers petits animaux, le viscère demeurant en place et vu à travers le péritoine, ou le plus souvent détaché et exposé à l'action de l'air. L'illustre expérimentateur a vu ses contractions, ordinairement faibles, acquérir de l'intensité sous l'influence des excitations chimiques et mécaniques, au point qu'elles pouvaient faire sortir les aliments à travers le pylore. Elles ont été observées aussi par Spallanzani [2] sur des chiens vivants ouverts peu de temps après le repas. Sur un de ces animaux, le savant italien a vu le viscère commencer à se contracter un peu au-dessous de l'orifice supérieur et l'onde se propager doucement jusqu'au pylore. A la contraction succédait périodiquement, dit-il, une dilatation : le mouvement suspendu réapparaissait sous l'influence d'une irritation.

Les mouvements de l'estomac sont, dans la plupart des animaux, faibles et lents, et tous les observateurs sont unanimes sur ce point. Dans certaines conditions, comme lors d'une distention extrême ou d'un affaiblissement complet, ils sont à peu près insensibles. C'est qu'en effet, le viscère a des périodes, même très longues, d'inertie ou de flaccidité dans la plus grande partie de son étendue, quoique ces orifices soient maintenus fermés à la manière des sphincters. Il commence à sortir de sa torpeur lorsqu'il a été stimulé par les aliments, et surtout par les liquides dont la température est très différente de celle du corps.

Les caractères et le rythme des contractions de l'estomac ne sont point d'une constatation facile. Le contact de l'air, le déplacement du viscère, les irritations portées en des parties circonscrites de sa surface, les modifient et en donnent souvent une fausse idée. Aussi les meilleurs observateurs n'ont-ils pu en présenter des descriptions concordantes.

D'abord ces contractions ne sont point continues ; elles ne se font remarquer, le plus ordinairement, qu'à des intervalles éloignés. Une fois qu'elles se produisent, c'est presque toujours partiellement ; elles ont lieu dans des sens divers, suivant les points du viscère et les moments où on les observe.

Ensuite, les contractions gastriques ne sont pas régulières et aussi constamment péristaltiques que celles de l'intestin, et cela paraît résulter de l'insymétrie du viscère et de la disposition de ses plans de fibres. Il est rare de voir une contraction s'opérer circulairement, au moins en une seule fois, quoique l'étranglement moyen, ou la coarctation observée par Bérard sur l'homme, par Longet sur le chien, et par moi sur le cheval, en indique de cette forme ; mais cette contraction circulaire, extrêmement marquée sur les chiens à fistule gastrique, est fréquente au niveau du pylore, sur une zone d'environ un décimètre, chez les animaux solipèdes. Lorsqu'elle a lieu sur un point quelconque, elle forme une onde marchant, soit du cardia au pylore, comme l'a vu Spallanzani, soit en sens inverse, du pylore à la région moyenne, ainsi que l'a observé Magendie. Sur l'estomac du lapin expirant, le pincement des parois, dans la région moyenne du viscère, donne lieu à un étranglement très prononcé qui sépare les deux sacs autant qu'ils peuvent l'être, mais le sillon demeure d'habitude dans le point où il s'est formé. Je n'ai jamais vu d'ondes de ce genre dans le sac gauche ; elles se

1. Haller, *Mémoires sur la nat. sens. et irrit.*, t. I, p. 67, 296 et suiv.
2. Spallanzani, *Expériences sur la digestion*, p. 636.

circonscrivent entre l'étranglement moyen et le pylore; il n'y en a pas non plus au niveau du cardia dans les instants de constriction énergique, car cet orifice se resserre surtout par un mouvement spiroïde.

Les deux moitiés du viscère ont des mouvements indépendants. Ceux de la partie pylorique sont, comme Schiff l'a très bien fait remarquer, les plus prononcés, au moins sur le chien et les petits animaux ; mais ceux de la partie voisine du cardia m'ont paru présenter, sur les solipèdes, une fréquence et une énergie exceptionnelles.

Les contractions ne s'opèrent pas toujours du côté gauche vers le droit; elles sont souvent dirigées en sens inverse, c'est-à-dire alternativement péristaltiques et antipéristaltiques, afin d'imprimer des mouvements oscillatoires aux matières alimentaires, de les amener successivement dans les parties déclives où les liquides dissolvants abondent, de les faire passer, à tour de rôle, dans les régions où la sécrétion du suc gastrique s'effectue, car chez certains animaux, comme les solipèdes, elle ne s'opère que dans une moitié du viscère. Néanmoins, surtout vers la fin de la digestion, c'est le mouvement péristaltique qui prédomine.

Indépendamment de ces contractions étendues, plus ou moins ondulatoires, il en est d'autres près du cardia qui s'opèrent à la fois dans l'œsophage, dans les fibres rayonnantes et dans les cravates émanées de ce canal. Elles sont très sensibles sur l'estomac détaché immédiatement après la mort. Quand elles cessent, si l'œsophage a été coupé près de son insertion, les matières fluides peuvent, par moments, s'échapper par l'orifice cardiaque en notable quantité.

C'est vers la fin de la digestion et lors de l'arrivée des liquides que ces mouvements deviennent fréquents et énergiques, surtout autour du pylore ; ils font alors passer les matières en ondées dans l'intestin grêle, comme on peut le voir sur le cheval dont l'abdomen est ouvert.

Par suite de l'association de ces divers mouvements, les matières alimentaires éprouvent en plusieurs sens des déplacements que l'on peut observer sur les sujets porteurs de fistules gastriques. On sait que Beaumont a vu, sur son Canadien, une parcelle d'aliment aller de gauche à droite par la grande courbure, et revenir de droite à gauche par la petite ; il a vu également le thermomètre dans la fistule éprouver des mouvements marqués dans le même sens. On a admis, depuis longtemps, un mouvement circulaire des aliments, d'après la disposition tourbillonnante des poils dans les égagropiles du veau ; mais cette particularité tient, chez les ruminants, à des causes tout autres que celles qui agissent chez les monogastriques.

Toutes les variétés possibles des mouvements de l'estomac semblent réunies chez les animaux ruminants. Chaque réservoir gastrique, chez ces animaux, a sa manière de se mouvoir. La panse éprouve des contractions très amples dans son ensemble et très énergiques dans ses piliers. Celles du réseau sont brusques et de courte durée. Au feuillet, elles sont très lentes, à peine sensibles, et à la caillette elles prennent le caractère ondulatoire qu'elles ont chez les espèces monogastriques. Partout, d'ailleurs, comme on l'a vu à l'article de la rumination, elles tendent à prendre un caractère rythmique en rapport avec le rôle complexe de l'estomac de ces animaux.

Les mouvements de l'estomac sont accélérés par le contact de l'air, par les excitations mécaniques portées sur les parois, ou sur les nerfs vagues, soit dans leur portion thoracique, soit dans leur portion abdominale : mais, dans ce dernier cas, ils le sont seulement si le viscère renferme des aliments, comme Longet l'a fort bien remarqué. C'est par les stimulations électriques qu'on les provoque le plus vite et qu'on leur donne leur maximum d'étendue et d'énergie ; néanmoins, dans beaucoup de cas, ces stimulations n'agissent pas mieux, notamment sur les petits animaux, que celles de nature mécanique.

Les contractions de l'estomac ont un rôle complexe très important : 1° elles retiennent d'abord les matières alimentaires dans la cavité gastrique pendant un temps suffisant ; 2° elles stimulent la muqueuse et activent la sécrétion du suc gastrique, car en pressant cette membrane sur la masse alimentaire, elles lui font éprouver une excitation mécanique souvent très énergique ; 3° elles favorisent la désagrégation, l'atténuation des aliments, les broient, les triturent même chez certains animaux, et leur impriment une agitation qui leur permet de s'imprégner plus complètement de suc gastrique ; enfin elles poussent les matières dans l'intestin à mesure que leur chymification s'opère. Leur suppression, que l'on peut obtenir par la section des nerfs vagues, rend la digestion extrêmement lente.

L'estomac se contracte nécessairement, vers les deux orifices, pour retenir les aliments et les liquides dans sa cavité. Galien [1], pour expliquer cette particularité, attribuait au viscère une faculté rétentive spéciale. Haller avait vu que ce réservoir, séparé du corps immédiatement après la mort, ne laisse pas échapper son contenu, pour peu que celui-ci ne soit pas trop diffluent, fait qui tient à la constriction que le contact de l'air provoque surtout au pourtour du cardia et du pylore. Il est facile de constater, sur les animaux vivants, que le cardia est exactement fermé, même chez les espèces dont l'œsophage est mince et évasé à son insertion. Magendie, qui a noté l'énergie avec laquelle il se resserre sur le doigt de l'expérimentateur, a observé que l'extrémité inférieure de l'œsophage éprouve des contractions rythmiques très prolongées, alternant avec des périodes très courtes de relâchement. Je me suis assuré maintes fois que, chez les solipèdes, cette contraction est permanente et fort énergique : elle ne m'a pas semblé beaucoup moins intense chez les grands ruminants, lors même qu'ils se trouvaient réduits à une prostration extrême, telle que celle qui précède la mort. La contraction qui s'opère dans le sphincter cardiaque et l'extrémité inférieure de l'œsophage suffit pour s'opposer au reflux vers la bouche des matières contenues dans l'estomac, même lorsque le viscère est soumis à une forte compression de la part du diaphragme et des muscles abdominaux. Celle qui a lieu au pourtour de l'orifice pylorique, sans avoir le caractère de permanence et d'énergie qui distingue la précédente, n'en est pas moins remarquable : elle est très prononcée et presque constante chez les carnassiers, le porc et les ruminants dont l'estomac est pourvu d'un bourrelet pylorique très épais. Au contraire, elle va rarement jusqu'à fermer l'orifice intestinal de l'estomac chez les animaux solipèdes : aussi le pylore

1. Galien, *Œuvres*, trad. par Ch. Daremberg. Paris, 1854, t. I, p. 290.

de ces herbivores se trouve-t-il presque toujours béant, pour des raisons qui seront exposées tout à l'heure.

Les contractions de l'estomac, dans les parties intermédiaires aux deux orifices, servent à imprimer aux matières alimentaires une agitation qui ramène vers la périphérie de la masse les parties qui ne reçoivent que très difficilement le suc exhalé à la face interne de la membrane muqueuse : elles mêlent ces substances, elles les brassent en quelque sorte, comme on le voit si évidemment chez les ruminants, dans les circonstances que j'ai déjà indiquées ; elles facilitent la séparation, le départ des parties qui sont suffisamment élaborées pour passer dans l'intestin. Ce mélange ne se fait pas, ou ne se fait que très imparfaitement dans l'estomac des chevaux qui se nourrissent de fourrages desséchés ; il commence seulement à s'effectuer quand les aliments sont ramollis par les liquides que l'animal boit, ou lorsqu'ils sont par eux-mêmes suffisamment délayés. Les contractions qui le produisent sont, comme nous l'avons vu, lentes, faibles, renouvelées à de rares intervalles.

Quant à l'influence des contractions sur la désagrégation et l'atténuation des matières alimentaires, elle est évidente ; mais elle n'est pas aussi grande qu'on l'a dit autrefois. Évidemment, les parois de l'estomac ne peuvent opérer le broiement, la division qui se produit d'une manière si remarquable dans le gésier des oiseaux granivores. Réaumur et Spallanzani avaient déjà parfaitement démontré que l'estomac ne possède pas une faculté triturante sensible chez les animaux où il a des parois minces. Aussi, depuis longtemps, personne ne croit au fondement du calcul de Pitcairn qui évaluait à plus de 12 000 livres la force de ce viscère chez l'homme, calcul que Duverney et tant d'auteurs du siècle dernier rapportent avec une gravité qu'on a peine à comprendre.

Chez le chien le pouvoir triturant du viscère est si faible, qu'on doit le considérer comme à peu près nul ; aussi toutes les fois que j'ai fait avaler à des animaux de cette espèce des racines cuites d'un grand volume, carottes, panais, quartiers de betteraves je les ai retrouvées après plusieurs heures, même à la fin de la digestion, presque entières. Pourtant alors une légère pression des doigts aurait suffi à les écraser.

3° Élaboration des aliments sous l'influence du suc gastrique.

Avant les expériences de Réaumur et de Spallanzani, on croyait que l'altération des aliments dans l'estomac, leur conversion en bouillie, résultait d'une sorte de macération, de coction ou de fermentation. C'est à compter de ces observateurs illustres qu'on a reconnu que la fluidification des matières alimentaires est produite par l'action du liquide dissolvant, connu sous le nom de suc gastrique.

Origine du suc gastrique. — Dans l'épaisseur de la membrane interne de l'estomac de tous les mammifères, il existe de petites glandes utriculaires affectées à la sécrétion du liquide dissolvant. Elles sont de deux sortes, quant à leur forme. Les unes simples forment des tubes cylindriques d'environ 1 millimètre de longueur et souvent plus, tellement rapprochées qu'elles se touchent comme les glandes tubuleuses de Galéati dans l'intestin. Ces tubes, souvent sinueux vers leur fond, peuvent se réunir en plus ou moins grand nombre pour s'ouvrir par un orifice commun. Ils sont constitués par une mince membrane tapissée intérieurement de cellules à pepsine, polygonales, finement granulées. Les autres (fig. 112), dites glandes utriculaires composées, moins nombreuses que les précédentes et confinées chez l'homme au voisinage du cardia, ont une partie élargie pourvue d'un épithélium ordinaire, et portent vers leur fond un faisceau

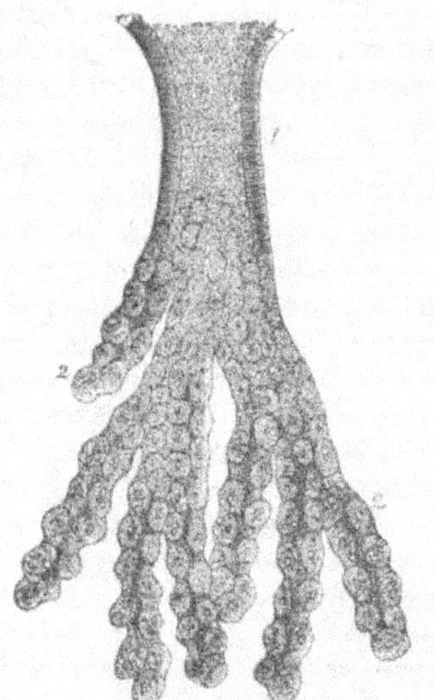
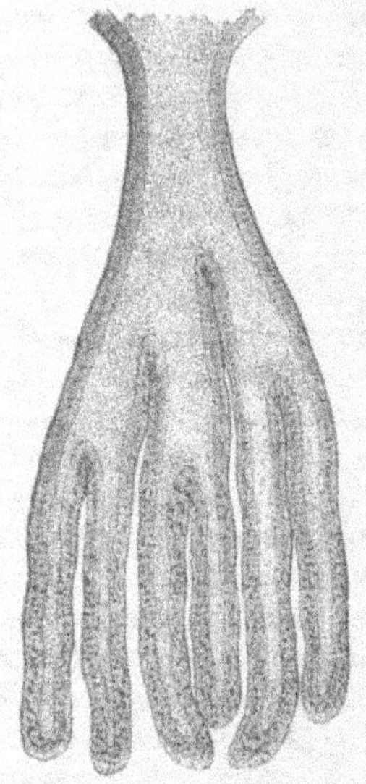

FIG. 112. — Glande à suc gastrique (*).   FIG. 113. — Glande muqueuse.

de prolongements cylindriques ou de ramifications variqueuses, également tapissées par des cellules pepsiques.

Ces glandes pepsiques simples ou composées, décrites par Kölliker et Donders, se trouvent disséminées, en général, dans toute l'étendue de la muqueuse chez les carnivores et dans la partie veloutée des solipèdes ; elles sont concentrées chez le porc, surtout à la partie moyenne et au niveau de la grande courbure. On peut juger de leur répartition et de leur abondance, en appliquant sur la muqueuse gastrique, préalablement débarrassée de son mucus, un linge fin imbibé de bleu de tournesol : ce linge rougit très fortement, comme l'ont vu Prévost et Lerover, dans les points où les glandes pepsiques sont en grande quantité. Très près du pylore, chez le chien, le lapin, le cheval, elles sont en faible proportion : aussi, l'infusion de la muqueuse prise en ce point, ne jouit, d'après Kölliker et Schiff, que d'un pouvoir digestif très faible.

A côté de ces petits organes glanduleux se trouvent les glandes muqueuses de mêmes formes et de mêmes dimensions, les unes simples, les autres composées

(*) 1, canal excréteur commun ; 2, prolongements ramifiés garnis de cellules à pepsine (Kölliker).

(fig. 113), dépourvues de cellules pepsiques et seulement tapissées d'un épithélium cylindrique. Elles existent surtout en grand nombre près du pylore, plus exposé que le reste du viscère à être irrité par les aliments. Ces dernières glandes fournissent le mucus épais et abondant qui enduit toute l'étendue de la muqueuse veloutée et la soustrait au contact immédiat des matières étrangères.

Les glandes de l'estomac préposées à la sécrétion du suc gastrique manquent complètement chez le porc dans la petite portion blanche qui tapisse l'appendice de la grosse tubérosité et dans toute l'étendue du cul-de-sac gauche des solipèdes ; dans celle des trois premiers estomacs des ruminants. Elles sont diversement groupées chez d'autres animaux, et rassemblées en une masse considérable à la petite courbure chez le castor, le dugong et le phascolome, et au contraire à la grande courbure chez le pangolin[1].

Sécrétion du suc gastrique. — Elle s'effectue par les glandes tubuleuses suivant un mode peu connu. Au moment de la digestion, d'après Frerichs, les glandes se débarrassent de leurs cellules pepsiques qui se détachent ou crèvent jusqu'à la fin du travail de la chymification. Puis ces glandes une fois vides, leurs cellules pepsiques se reproduisent plus tard, dans les intervalles des repas. Cependant il n'en est pas constamment ainsi, car, pour Kölliker, les cellules persistent souvent pendant la digestion ; elles laissent alors transsuder le suc gastrique à travers leurs parois.

La sécrétion a lieu seulement pendant la digestion, car pendant la vacuité de l'estomac, les mucosités et les liquides de ce viscère ont constamment une réaction alcaline. Lors de l'arrivée des aliments, elle peut être rendue sensible. S l'on ouvre rapidement l'estomac, des gouttelettes viennent sourdre à la surface de la muqueuse.

Il est plusieurs moyens de constater la sécrétion du suc gastrique et de le recueillir pour en déterminer les caractères et les propriétés.

Le premier, imaginé par Réaumur[2], consiste à faire avaler à un oiseau de proie une petite sphère métallique creuse, dans l'intérieur de laquelle se trouve engagée une petite éponge. La sphère est vomie au bout d'un séjour plus ou moins prolongé dans l'estomac, et l'éponge se trouve imprégnée du suc gastrique qu'on en sépare par expression. Réaumur a obtenu de cette manière, et en une seule fois, sur une buse, jusqu'à 2 grammes et demi de liquide.

Le second procédé, employé par Spallanzani et, plus tard, par d'autres expérimentateurs, est aussi simple que le précédent. Il consiste à faire avaler à des animaux de petites éponges purifiées, retenues à l'aide d'un ruban ou d'une petite ficelle, éponges qu'on retire dès qu'on les suppose suffisamment imprégnées de liquide. Ce moyen élégant est d'un usage très facile chez les oiseaux et même chez les carnivores ; il convient parfaitement pour recueillir le suc destiné aux digestions artificielles ; mais il ne permet pas d'obtenir un produit très pur, puisque l'éponge, en traversant l'arrière-bouche et l'œsophage, balaye les mucosités qui adhèrent à leur surface interne ; néanmoins cet inconvénient peut être

---

1. Milne Edwards, *ouvr. cité*, t. VI, p. 315.
2. Réaumur, *Mémoires de l'Académie des sciences*, 1752, p. 483.

évité si elle est enfermée dans une petite boule métallique. Le procédé de Spallanzani a encore un désavantage : si la petite éponge s'arrête dans l'œsophage, au-dessus du ventricule succenturié, elle s'imbibe d'un fluide alcalin ou neutre qui n'est point le suc gastrique ; si elle séjourne là, un certain temps, avant d'arriver au second ou au troisième estomac, elle se trouve imprégnée d'un mélange de fluide neutre et de suc gastrique.

Un troisième moyen a été proposé par Tiedemann et Gmelin. Par celui-ci on prend le suc gastrique dans l'estomac des animaux, qu'on sacrifie, après leur avoir fait avaler des cailloux ou des substances irritantes peu solubles dont la composition est déterminée.

Enfin un quatrième procédé, imaginé par Bassow et Blondlot[1], permet de se procurer ce suc très facilement et dans une foule de conditions diverses. Il consiste à pratiquer à l'estomac une fistule analogue à celles qu'on a observées sur l'homme et si bien utilisées pour l'étude de la digestion, fistule dont les bords sont fixés à ceux de la plaie des parois abdominales, puis on y ajuste, afin de la maintenir béante, une canule d'argent à deux rebords, l'un en dedans, l'autre en dehors. Dès que le chien est guéri, on peut, avec le secours d'une sonde engagée dans l'ouverture, recueillir des quantités considérables de liquide.

De tous ces procédés le dernier est préférable, car il permet d'obtenir du suc gastrique presque pur, mélangé seulement à un peu de salive visqueuse que l'estomac a reçue pendant les intervalles des repas et à quelques mucosités, mais celles-ci peuvent s'en séparer par le repos et la filtration. C'est celui dont je me suis servi plusieurs fois. Mes chiens à fistule, nourris de viande, ont pu être conservés pour de longues études, souvent pendant un an et même dix-huit mois.

La sécrétion du suc gastrique est intermittente. Complètement suspendue pendant que l'estomac est vide, elle s'établit aussitôt après le repas, et devient très abondante si l'animal a jeûné pendant un certain temps, car les glandes à pepsine ont pu se gorger de principes dissolvants. Les aliments très sapides et de saveur agréable l'excitent plus vivement que les fades ; mais, d'après quelques observateurs, ils l'excitent peu si, au lieu d'arriver par l'œsophage imprégnés de salive, ils sont portés directement dans le viscère par une fistule. Toutefois, d'après mes recherches, ils provoquent encore par ce mode d'ingestion une sécrétion abondante, car j'ai entretenu pendant trois à quatre semaines des taureaux dont toute la nourriture animale était introduite directement par la panse. Les condiments : le sel, le poivre, le girofle, la cannelle, les substances amères, les liquides stimulants, le café, le vin, la glace, produisent le même effet. Les alcalis ingérés lors de la vacuité du viscère ou après le repas, quelques médicaments même, l'émétique entre autres, l'activent sensiblement. Les corps insolubles qui ont une simple action mécanique, les cailloux, le sable, la boule du thermomètre, la sonde que l'expérimentateur introduit dans l'estomac, font couler momentanément ce liquide, ce qui donne à penser que les aliments durs agissent en partie d'une manière analogue. Peut-être les impressions gustatives peuvent-elles l'influencer par sympathie, comme les stimulations gastriques agissent à

____

1. Blondlot, *Traité analytique de la digestion*, Nancy, 1843.

leur tour sur la sécrétion salivaire. La vue des aliments suffirait même pour produire cet effet, car, d'après Longet, le chien à fistule donne du suc gastrique en flairant un rôti. Les stimulations galvaniques, d'après ce savant, produisent encore le même effet.

Un grand nombre de causes peuvent la ralentir ou la supprimer : les émotions vives, la douleur, la fièvre de réaction, les émissions sanguines, l'appel du sang à d'autres points de l'économie, etc.

Cette sécrétion marche parallèlement à celle du mucus pendant la digestion. Ce dernier produit versé abondamment chez les solipèdes, les rongeurs, forme à la muqueuse un revêtement qui la soustrait à l'action du suc gastrique et une enveloppe qui atténue l'impression de la masse alimentaire. Néanmoins la sécrétion muqueuse n'est pas toujours liée à celle du suc gastrique, car, pendant l'abstinence, elle peut devenir très abondante sur le cheval, sur le chien, comme chez l'homme qui en vomit souvent le produit à jeun.

La quantité de suc gastrique, sécrétée dans un temps donné, n'a jamais été exactement déterminée. Elle paraît très considérable chez les animaux qui peuvent digérer des aliments secs sans boire, comme le lapin, le mouton, et même chez les carnassiers qui consomment des masses énormes de viande, sans faire usage de boisson. Bidder et Schmidt admettent, d'après quelques résultats obtenus sur des chiens à fistule, qu'il y a 100 grammes de suc gastrique sécrétés par vingt-quatre heures pour chaque kilogramme du poids de l'animal ; et que chez l'homme, la proportion étant conservée, il y en aurait 6 kilogrammes et demi. Une femme à fistule, observée à Dorpat, en aurait donné en moyenne 580 grammes par heure, soit 14 kilogrammes par jour, ou le quart du poids du corps. Mais tous ces calculs sont exagérés et reposent sur des bases fausses. On a pris pour du suc gastrique le liquide constitué pour moitié au moins par la salive déglutie, soit avec l'aliment, soit pendant la digestion, et par une notable proportion de mucosités ; puis on a fait ces calculs sans tenir compte de l'intermittence du travail digestif, lequel est suspendu au moins douze heures sur vingt-quatre. Des chiens de 20 kilogrammes, rationnés par 1 kilogramme de viande, devraient, d'après mes estimations, digérer cette ration avec 1 kilogramme de liquide contenant à peu près la moitié de suc gastrique, soit 500 grammes ou 25 grammes par kilogramme du poids du corps. En déduisant la salive, dans les expériences de M. L. Corvisart[1], les 50 à 60 grammes par kilogramme du poids de l'animal seraient ramenés au chiffre que je donne et que je crois le chiffre ordinaire.

Chez les animaux qui se nourrissent de substances molles, ou de matières peu azotées, la proportion de ce liquide me paraît devoir être moindre que chez les carnassiers. Et en appliquant à l'homme les résultats que j'obtiens sur le chien, je crois qu'elle indiquerait pour lui une quantité égale à environ 1 kilogramme et demi par jour.

Propriétés et composition du suc gastrique. — Le suc gastrique, presque toujours obtenu trouble et associé aux salives et à des matières alimentaires, est transparent à l'état de pureté ou après filtration, légèrement

---

1. Corvisart, *De la sécrétion du suc gastrique*. Paris, 1857.

jaunâtre, inodore ou d'une odeur fade, variable suivant les animaux qui le fournissent, d'une saveur salée et aigre. Il demeure longtemps limpide à l'air sans s'altérer sensiblement. Il ne montre au microscope que quelques cellules épithéliales, quelques noyaux ou granules provenant probablement de cellules détruites.

Ce liquide a une réaction constamment acide, plus ou moins marquée, qui s'affaiblit à mesure qu'il s'associe à une plus grande quantité de mucosités gastriques ou de salive. Son acidité, pour cette raison, semble varier aux différentes périodes de la digestion, quoique, en réalité, elle demeure à peu près uniforme : cette réaction s'observe chez tous les animaux où il a été possible d'étudier le suc gastrique. Si quelquefois il a paru neutre ou même alcalin, c'est qu'on prenait pour du suc gastrique des fluides muqueux sécrétés pendant l'abstinence, de la salive ou d'autres produits tels que ceux que Spallanzani tirait de la panse des ruminants.

La composition du suc gastrique a été déterminée par plusieurs chimistes dont les analyses sont peu concordantes. Tiedemann et Gmelin ont trouvé dans celui du cheval et du chien de l'acide chlorhydrique, de l'acide acétique, quelquefois de l'acide butyrique avec les éléments réunis de la salive et du suc gastrique proprement dit, car ils prenaient dans l'estomac le mélange de ces deux fluides. Leuret et Lassaigne, à la même époque, ont trouvé dans celui du chien de l'acide lactique, diverses matières animales et des sels. Plus récemment Blondlot, Schmidt, Otto, ont de nouveau analysé le suc gastrique du chien. Leurs analyses ont peu d'uniformité quoiqu'ils aient pris des précautions pour éviter le mélange du liquide avec la salive. Les différences peuvent tenir à l'habileté des chimistes, à leurs procédés, autant qu'aux conditions variées dans lesquelles se trouvaient les animaux. — Voici l'analyse donnée par Schmidt [1] :

Eau	973,062
Matière organique	17,127
Acide chlorhydrique libre	3,050
Chlorure de potassium	1,125
Chlorure de sodium	2,507
Chlorure de calcium	0,624
Chlorhydrate d'ammoniaque	0,468
Phosphate de chaux	1,729
Phosphate de magnésie	0,226
Phosphate de fer	0,082
	1000,000

Ce qui fait le caractère distinctif du suc gastrique, en lui donnant ses propriétés si remarquables, c'est la présence d'un ou de plusieurs acides, et celle d'un ferment, la pepsine, acides et ferment qui jouent chacun leur rôle dans la digestion.

L'acide du suc gastrique qui paraît exister dans la proportion de 2 à 3 millièmes, n'est pas encore très sûrement déterminé. D'après W. Prout, c'est l'acide chlo-

1. Bidder et Schmidt, *Die Verdauungssäfte und der Stoffwechsel*, 1852.

hydrique; d'après MM. Chevreul, Leuret, Lassaigne, Barreswil, Cl. Bernard, c'est de l'acide lactique; pour Lehmann, c'est à la fois de l'acide chlorhydrique et de l'acide lactique, en proportions peu différentes; pour Schmidt, c'est de l'acide chlorhydrique avec une faible proportion d'acide lactique; d'après M. Ch. Richet [1], qui a pu obtenir du suc gastrique pur, sans mélange avec la salive, sur un jeune homme à fistule et à œsophage oblitéré, ce liquide renfermerait aussi deux acides en proportion variable : un minéral qui serait le chlorhydrique ou le phosphorique et un organique, l'acide lactique ou un analogue. Cet expérimentateur a trouvé l'acidité moyenne du suc gastrique équivalente à $1^g,7$ d'acide chlorhydrique pour 1 000 grammes de liquide : elle n'est jamais inférieure à $0^g,5$ ni supérieure à $3^g,2$; et il l'a vue augmenter ou diminuer sous l'influence de certains aliments ou liquides. Elle est un peu plus prononcée sur la fin de la digestion que dans les premiers moments. Il est à noter, d'après M. Richet, que le suc gastrique hors de l'estomac peut fermenter et devenir plus acide qu'il ne l'est lors de sa sécrétion.

Les acides du suc gastrique sont regardés comme libres, suivant les uns, parce qu'ils peuvent donner lieu à une effervescence par l'addition du carbonate de chaux. Suivant les autres, ils sont combinés ou associés aux matières organiques, notamment à la pepsine. D'après Schmidt, l'acide chlorhydrique associé à la pepsine donnerait un acide composé, chloropeptique, apte à opérer rapidement la dissolution des albuminoïdes et leur transformation en peptones.

Le second élément essentiel du suc gastrique et même le plus important, est la *pepsine*, matière animale produite par les glandes tubuleuses indiquées plus haut, formant souvent autour de la masse alimentaire, comme Eberle l'a fait voir, une couche grisâtre, confondue généralement avec le mucus. Cette pepsine, que l'on peut obtenir en faisant infuser la membrane muqueuse dans l'eau distillée, est précipitable par l'acétate de plomb et l'alcool; elle se redissout dans l'eau : légèrement acidulée, elle jouit de toutes les propriétés dissolvantes et digestives du suc gastrique. On peut, comme l'a fait Payen, la séparer du suc gastrique en la précipitant par l'alcool.

Cette pepsine en dissolution est incoagulable par la chaleur; elle perd ses propriétés à une température voisine de l'ébullition; le tanin, la créosote, en la précipitant, la privent de sa faculté caractéristique; mais les sels de plomb, le sublimé qui la précipitent également, ne lui font subir aucune altération. A l'état sec, elle prend la forme de petites écailles déliquescentes. Elle paraît, d'après les observations de Brücke [2], à l'état neutre dans les tubes gastriques, où elle peut demeurer longtemps emmagasinée, et à cet état, elle ne possède aucune de ses propriétés digestives. Elle acquiert celles-ci en se combinant avec l'acide chlorhydrique ou avec un acide quelconque, venant, soit des glandules, soit des matières alimentaires.

En somme, le suc gastrique est un composé hydraté de pepsine et de un ou

---

1. *Recherches sur l'acidité du suc gastrique de l'homme et observ. sur la digestion stomacale. (Comptes rendus de l'Académie des sciences*, t. LXXXIV, p. 450).

2. Milne Edwards, t. VII, p. 39.

plusieurs acides, qui jouit de propriétés dissolvantes très prononcées. Il se charge de différents sels introduits directement dans le sang ou absorbés dans le tissu cellulaire, comme le cyanure de fer, l'iodure de potassium, le sulfocyanure de potassium, ainsi que Bernard l'a vu sur le chien, et moi-même, tant sur cet animal que sur plusieurs ruminants. Sous ce rapport, il ressemble à beaucoup de produits de sécrétion, qui se chargent des matières à éliminer.

On peut, pour les études de laboratoire, obtenir en grande quantité un suc gastrique artificiel que les chimistes disent très pur, soit en raclant le mucus de la membrane interne de l'estomac d'un animal récemment tué, et en l'additionnant après filtration avec son poids d'acide chlorhydrique dilué à 0,2 pour 100, soit en faisant macérer la muqueuse dans le même acide dilué à 0,1 pour 100. Avant de le faire servir on le débarrasse de l'albumine par l'action de la chaleur et par la dialyse [1].

Si on veut seulement obtenir la pepsine pour les expériences, on y arrive par divers procédés assez compliqués. Le premier consiste à faire macérer successivement la muqueuse dans l'alcool absolu et dans la glycérine, qui est le dissolvant par excellence de ce ferment, puis à précipiter par l'alcool, et enfin à dissoudre le précipité par l'acide chlorhydrique. Le second, qui est celui de Brücke, est fondé sur la propriété que possède la pepsine, comme les autres ferments, de se dégager mécaniquement des précipités successifs qu'on obtient dans sa solution.

Action du suc gastrique sur les aliments azotés. — Le suc sécrété dans l'estomac, par toute l'étendue de la muqueuse, chez les carnassiers, par la muqueuse veloutée du sac droit chez les solipèdes et par celle de la caillette seulement chez les ruminants, est un liquide dissolvant qui agit, par son eau, son acide et sa pepsine. Mais ses propriétés digestives n'ont d'effet qu'en présence de ces éléments réunis. L'acide ou les acides seuls, isolés, ni la pepsine pure ne digèrent les albuminoïdes.

Si après en avoir recueilli et filtré une certaine quantité, on y plonge une petite masse d'albumine coagulée, un morceau de muscle, on voit qu'il gonfle ces matières, en les pénétrant dans leurs couches superficielles, qu'il les hydrate. Le coagulum albumineux devient mou, pultacé, dans ses parties extérieures ; la viande pâlit, son tissu cellulaire s'infiltre, ses faisceaux s'écartent, leurs éléments se désagrègent, le liquide se trouble ; un dépôt nuageux se forme dans les parties inférieures ; dépôt d'abord épais, puis gélatineux, et enfin presque transparent. Peu à peu les masses diminuent de volume et leurs parties dissoutes deviennent incoagulables par la chaleur et les acides ; elles ont éprouvé à la fois une dissolution et une transformation qui les rend susceptibles d'être absorbées. L'hydratation de la matière azotée, sa désagrégation et finalement sa dissolution ou, si l'on veut, sa transformation en peptones sont des actions successives du suc gastrique que l'on peut suivre, en dehors de l'estomac, par ce qu'on appelle, depuis Spallanzani, les digestions artificielles. Nous pouvons, après nous en être fait ainsi une idée sommaire, l'étudier très minutieusement, soit en examinant le contenu de l'estomac d'animaux tués aux diverses phases de la digestion, soit en

1. *Manuel du Laboratoire de physiologie*, par Burdon-Sanderson, p. 461. Paris, 1884.

retirant les aliments à des intervalles plus ou moins rapprochés, sur un animal porteur d'une fistule gastrique.

L'action du suc gastrique, une fois qu'elle sera étudiée dans tous ses détails, nous donnera une idée juste de la digestion que les anciens considéraient, comme une sorte de coction, de macération ou de fermentation, puis tout simplement comme une trituration ou division mécanique plus ou moins parfaite. Elle s'exerce non sur l'aliment, en masse, mais sur une partie de ses principes constitutifs, et, pendant qu'elle s'opère, il se produit dans la masse quelques autres modifications moins importantes.

Les aliments parvenus dans l'estomac y prennent la température du corps et ne tardent pas à présenter une acidité plus ou moins marquée. Chez les herbivores, cette acidité peut tenir, en partie, à la formation d'acide lactique aux dépens du sucre que contiennent les herbes, les fruits et les racines, ou aux dépens de la fécule convertie en glycose sous l'influence de l'insalivation. On sait que, en effet, le sucre mis en contact avec des membranes ou avec des substances azotées, éprouve très facilement la transformation lactique. Mais tout porte à croire que ce phénomène contribue peu à l'acidification des aliments, car s'il avait lieu, dans des limites un peu étendues, le contenu de la panse et du réseau des animaux ruminants ne serait pas habituellement neutre ou alcalin : du reste, il doit être étranger au changement de réaction des matières animales qui ne renferment pas de sucre au nombre de leurs éléments constitutifs. Mais le contenu de la panse chez les animaux ruminants nourris de viande s'acidifie assez vite et à un degré assez prononcé sans le concours du suc gastrique, comme je l'ai constaté il y a fort longtemps. M. Ch. Richet a vu récemment que les aliments, soit dans l'estomac, soit hors de ce viscère pouvaient augmenter de 20, de 50 pour 100 et plus l'acidité des liquides où ils sont plongés, cela par suite de la formation de l'acide lactique ou d'un acide analogue.

Les aliments, déjà plus ou moins pénétrés par la salive et enduits de mucosités, se gonflent, s'hydratent, se ramollissent et se délayent en même temps qu'ils s'imprègnent de suc gastrique dont ils partagent la réaction. Leurs principes solubles le sucre, le mucilage, les gommes, les sels, entrent en dissolution. Les matières amylacées, les graisses, ne paraissent pas éprouver ici de modifications bien sensibles ; mais nous verrons bientôt en quel point de l'appareil digestif et sous l'influence de quels agents elles sont métamorphosées. Enfin les matières azotées, la fibrine, l'albumine, la caséine, le gluten, le tissu cellulaire, les tissus blancs, la trame organique des os, sont insensiblement dissous par le suc gastrique : ce sont surtout ces matières qui sont transformées et digérées dans l'estomac.

En effet, lorsqu'on a donné de la chair crue à un animal qu'on tue au bout d'un certain temps, on trouve dans son estomac les morceaux de chair gonflés ; ils ont perdu leur rigidité, sont devenus plus ou moins mous ; leur surface est pâle, visqueuse. Si l'on attend un peu plus tard pour sacrifier l'animal, ils sont baignés dans un suc épais, trouble, visqueux ; leur couche superficielle est molle et diffluente ; le contact du doigt en détache une pulpe homogène, grisâtre. Si on les incise, on voit que cette altération extérieure est de moins en moins sensible à mesure qu'on s'approche des parties centrales qui conservent encore leur aspect et leur teinte rosée. A ce moment, une partie de l'aliment est déjà dissoute. Celle-ci a même commencé à passer dans l'intestin ; le reste forme cette bouillie homogène que les contractions péristaltiques du viscère ne tardent pas à pousser vers le duodénum. Enfin, si l'on a tué l'animal assez longtemps après le repas, la plus grande partie de l'aliment a disparu de l'estomac ; il ne reste plus dans ce réservoir qu'une pulpe molle, demi-liquide, qui ne devait plus y faire qu'un très court séjour.

C'est donc de l'extérieur à l'intérieur que se fait la dissolution des masses de chair. Le suc pénètre dans les interstices, dans les ouvertures produites par l'action des dents ; il ramollit, puis opère la dissolution des couches superficielles qui, étant entraînées dans l'intestin, laissent à découvert d'autres couches attaquées, emportées à leur tour, et ainsi de suite. Mais cette action sur le muscle, que Pappenheim et Burdach avaient déjà bien étudiée, s'est opérée par degrés et avec des caractères particuliers sur chaque élément. Après l'hydratation, se sont produits le ramollissement, puis la désagrégation, et, enfin, la dissolution. C'est d'abord le tissu cellulaire intermédiaire aux faisceaux, le sarcolemme qui s'est imprégné et gonflé ; les faisceaux se sont séparés, ensuite ils se sont fractionnés transversalement ; de telle sorte qu'à un certain moment, le liquide de l'estomac tient en suspension des segments, des disques et, plus tard, ces disques se sont dissociés en petits filaments, en petits bâtonnets représentant les stries de la fibre ou du faisceau primitif : la dissolution n'est que la modification ultime que nous verrons caractérisée par la conversion de la matière animale en peptones ou en substances absorbables. Il faut évidemment que le suc gastrique ait une grande puissance digestive pour liquéfier, en quelques heures, les énormes masses de chair que le chien et les autres carnassiers avalent, sans les avoir mâchées, masses dans lesquelles se trouvent des tendons, des ligaments, des expansions aponévrotiques, etc. Il semble que ce fluide doive jouir d'une activité plus grande encore chez les oiseaux de proie qui avalent des souris, des grenouilles, des lézards presque tout entiers, et qui en rendent les os, les productions cornées et épidermiques dès que la digestion est achevée. Enfin, ne faut-il pas que cet agent possède encore beaucoup d'énergie chez les animaux à sang froid, lorsqu'un serpent digère un gros lézard, un crapaud, ou quand un boa a avalé un petit mammifère ?

La fibrine isolée se digère comme le muscle ; elle est même plus facilement attaquée à cause de sa constitution physique qui la rend plus susceptible de s'imprégner du liquide dissolvant. Quelques expériences semblent indiquer que la fibrine du sang se digère plus vite que celle des muscles.

L'albumine éprouve dans l'estomac des modifications comparables à celles du muscle. Celle qui est cuite, en masses plus ou moins volumineuses, se pénètre de suc gastrique avec quelque difficulté. Les masses sont attaquées d'abord dans leurs parties très superficielles ; elles se recouvrent d'une couche jaunâtre, pultacée, qui bientôt se détache, tombe sous forme de sédiment au fond du liquide, puis se dissout entièrement ; les petits fragments, les arêtes, leurs bords, sont les premiers attaqués, le reste peut résister fort longtemps. L'albumine liquide que

Proust croyait à tort préalablement coagulée par le suc gastrique, comme elle l'est par les acides, est dissoute d'emblée ainsi que Frérichs l'a très bien vu. Cette matière cuite ou crue est d'une digestion assez lente ; en raison de son alcalinité, elle finit par atténuer l'acidité du suc gastrique et affaiblir ainsi son pouvoir dissolvant. Une fois dissoute, elle est immédiatement assimilable et peut être injectée dans le sang, sans être éliminée par les reins.

Le caséum se coagule immédiatement dans l'estomac en grumeaux plus ou moins volumineux qui, plus tard, se ramollissent et se dissolvent. La dissolution s'en opère en grande partie dans l'estomac : quelques portions, cependant, en passent à peu près intactes dans l'intestin.

Le gluten se ramollit assez vite, perd son élasticité, se réduit en parcelles impalpables, et finalement donne de la pulpe et des peptones.

La gélatine se dissout très aisément lorsqu'elle a été ingérée à l'état de gelée légère et peu consistante. Dès que sa dissolution est opérée, elle ne peut plus se coaguler par le refroidissement ni précipiter par le chlore.

L'action du suc gastrique s'étend, quand elle est très prolongée, à des substances plus réfractaires que les précédentes ; elle peut produire la dissolution des tendons, des cartilages, même celle des os qui sont attaquables en raison de la nature de leur trame organique, cela indépendamment de la pression que l'estomac exerce sur son contenu, et de la trituration qu'il peut opérer chez certains animaux. Les expériences de Spallanzani, qu'il faut si souvent citer, mettent ce fait hors de toute contestation. L'ingénieux expérimentateur, en faisant avaler à des animaux, dans des tubes métalliques percés de petits trous, de la chair, des fragments de tendons, des portions de membranes, ou de petites sphères creuses et perforées dans lesquelles il mettait diverses substances dont le poids était préalablement déterminé, constatait facilement les altérations subies par ces matières, sous l'influence du suc gastrique. Alors, soit que les animaux vinssent à vomir les tubes et les sphères, comme le font les oiseaux de proie, soit qu'ils les rendissent par les voies ordinaires, soit enfin qu'il les retirât au moyen de fils restés pendants à l'extérieur, ou qu'il tuât ses victimes à diverses périodes de la digestion, il voyait que les matières renfermées dans les tubes percés étaient ramollies, diffluentes, qu'elles avaient déjà perdu sensiblement de leur poids après un court séjour, et qu'enfin elles étaient complétement dissoutes et entraînées, si elles demeuraient assez longtemps soumises à l'influence du suc gastrique. Il s'assura qu'un faucon qui mangeait un pigeon dans un repas, moins le bec et la pointe des ailes, digérait les os, puisqu'il ne les vomissait point, ni ne les rendait avec les excréments. Une bille faite avec la substance compacte d'un os fut donnée à cet oiseau, qui la vomit, puis elle fut rendue, à mesure qu'il la vomissait, une ou deux fois par jour : au bout de cinq semaines, elle était réduite aux trois quarts de son diamètre. Enfin, un segment de fémur de pigeon, enveloppé dans un tube et donné à plusieurs reprises à une chouette, devint bientôt mince comme du papier, et après s'être percillé et un peu ramolli, il disparut.

La digestion des os étudiée avec soin permet de constater quelques particularités intéressantes. Elle se fait par couches extrêmement minces qui disparaissent sans que, en même temps, les sous-jacentes se ramollissent sensiblement, de telle sorte que l'os rapetissé, demeure toujours dur et lisse ; dans chaque couche, la partie organique se dissout plus vite et plus complètement que la matière saline ; aussi, quand, à un moment donné, on examine l'os préalablement desséché, on voit sa surface couverte d'un dépôt blanchâtre à molécules désagrégées. Dans l'estomac, cette poussière tombe et peut être éliminée sans altération avec les matières excrémentitielles : une très faible partie peut en être dissoute, car l'acide qui agit sur l'os, comme il le ferait dans des vases inertes, est en quantité très limitée. La digestion des os entiers ne se fait, du reste, d'une manière sensible, que sur les oiseaux de proie et celle des os brisés, broyés, que sur quelques carnivores comme le chien, l'hyène, où les résidus excrémentitiels de ces os paraissent passablement dépouillés de leur matière organique.

Il est quelques substances animales azotées absolument réfractaires à l'action du suc gastrique : l'épiderme, les productions cornées, les enveloppes chitineuses des insectes, les poils, les plumes. Aussi, quand de petits animaux sont avalés entiers, ils sont protégés, pendant un certain temps, par leurs revêtements épithéliques. Ces productions restent dans l'estomac, d'où elles sont rejetées par le vomissement, ou elles traversent l'intestin sans avoir été altérées ; elles peuvent y séjourner intactes pendant des années sous forme d'égagropiles. La division, la trituration de ces substances, chez les oiseaux insectivores, les laisse également inattaquables. C'est probablement à cause de la résistance des téguments à l'action du suc gastrique que des parasites tels que les spiroptères, les larves d'œstres, peuvent faire élection de domicile dans l'estomac, et que la trichine, toute microscopique qu'elle est, demeure intacte, pendant des semaines, dans celui des reptiles.

En somme, toutes les matières azotées, protéiques : fibrine, albumine, caséine, gélatine, et les parties qu'elles forment, les muscles, le sang, la peau, les muqueuses, le tissu des glandes, les parenchymes divers, les tendons, les cartilages et les os sont digérés dans l'estomac par l'action du suc gastrique.

Toutes ces substances, peu à peu pénétrées, ramollies, réduites à l'état de pulpe homogène, et finalement fluidifiées, n'ont pas subi une simple désagrégation ou une division extrême. Elles sont modifiées dans leur constitution moléculaire, dans leurs propriétés chimiques, réellement transformées. Le suc gastrique les a converties en une matière neutre, indifférente, qui jouit de propriétés nouvelles ; c'est ce que, depuis Lehmann, on appelle la peptone ou les peptones. Ces matières produites pendant la digestion gastrique, sont solubles dans l'eau, endosmotiques, absorbables ; leur solution aqueuse rougit le tournesol ; elles ne précipitent plus ni par la chaleur, ni par les acides, mais restent précipitables par le tanin, le chlore, les sels de plomb, d'argent et de mercure ; enfin, d'après Lehmann, elles forment, en se combinant avec les bases alcalines, des sels très solubles.

Quoique ces peptones n'aient plus les caractères des principes dont elles dérivent, elles ne paraissent pas toujours identiques avec elles-mêmes, et peuvent éprouver des modifications successives. Suivant Meissner, qui en a fait une étude plus complète, il se forme dans la chair, sous l'influence du suc gastrique, la *parapeptone*, qu'on précipite dans le liquide neutralisé et la *dyspeptone*, qui demeure insoluble et en suspension. Par l'action prolongée du suc gastrique, la parapeptone soluble dans l'eau continue à se transformer, et donne d'abord une *peptone* précipitable par l'acide azotique, une seconde précipitable par le ferro-cyanure de potassium acidulé, et une troisième qui ne précipite par aucun des deux réactifs. Ces trois peptones restent précipitables par le sublimé et le tanin. Elles sont aptes à passer immédiatement dans le chyle et dans le sang.

On s'est demandé comment le suc gastrique opère cette conversion des matières azotées, si c'est par son acide, par sa pepsine ou par les deux ensemble agissant de concert ou successivement. L'acide dilué liquéfie bien les matières azotées, comme MM. Bouchardat et Sandras l'ont démontré, mais il ne les transforme pas. D'autre part, la pepsine seule, comme le suc gastrique dont l'acidité a été neutralisée, est impuissante à dissoudre ; elle ne jouit de toute sa puissance de transformation qu'en présence de l'acide ; c'est elle qui joue le rôle capital, vraisemblablement celui de ferment soluble : le suc gastrique, privé de sa pepsine, n'a plus aucun pouvoir digestif, comme on l'a constaté dans les digestions dites artificielles. Ce liquide n'exerce pas une simple action catalytique sur les matières azotées. Quoiqu'il paraisse s'épuiser à mesure qu'il se transforme, sa puissance semble s'exercer dans des limites très étendues, si l'on en juge par les résultats des expériences de laboratoire. En effet, si, par la dialyse, on le sépare des peptones à mesure qu'elles se forment, on le voit continuer à agir pendant fort longtemps [1]. C'est par la pepsine que le suc gastrique exerce une action prolongée dans le travail de dissolution, car les chimistes attribuent à ce ferment une puissance indéfinie. En effet, si, dans les digestions artificielles, on enlève les peptones à mesure qu'elles se forment, en ajoutant de l'eau et un peu d'acide, on voit se dissoudre de nouvelles quantités de fibrine, et cela autant de fois que l'opération est renouvelée ; la digestion épuise l'acide et ne détruit pas la pepsine.

Ce qui se passe alors dans les ballons des chimistes, n'est que la reproduction de ce qui se fait dans l'organisme. Comme les peptones, à mesure qu'elles se forment entravent l'action dissolvante de la pepsine, l'estomac s'en débarrasse en les chassant dans l'intestin et il offre à la pepsine jusqu'au dernier moment de la chymification de nouvelles parties à dissoudre.

La transformation des matières azotées en peptones dans l'estomac ne porte pas, comme on pourrait le croire, sur la totalité de ces matières ; elle n'est que partielle et souvent très restreinte. Il suffit de recueillir quelques ondées de chyme sortant de l'estomac pour voir que, dans ces ondées, il y a une partie tout à fait liquide qui passe à travers les filtres et contient les peptones, puis une partie finement divisée, pulvérulente, palpeuse, non dissoute, par conséquent. Celle-ci est constituée par des faisceaux primitifs désagrégés, des fibres rompues, sectionnées transversalement, des stries musculaires isolées. Elle paraît susceptible de continuer à se modifier dans l'intestin, tant par le fait du suc gastrique qui l'imprègne encore que par celui des liquides intestinaux. La partie qui doit résister à la dissolution ou à l'absorption deviendra matière fécale.

---

1. A. Gautier, *Des fermentations*. Paris, 1869, p. 84.

Action sur les matières non azotées. — La part du suc gastrique se réduit aux matières que nous venons d'examiner, et elle est très grande chez les espèces à alimentation animale. Mais les matières non azotées sont à peine ou ne sont nullement modifiées par ce liquide ; leur digestion doit s'effectuer dans l'intestin par l'action d'autres réactifs.

Les matières grasses associées aux tissus animaux sont altérées dans l'estomac seulement par leurs parties annexées. Le suc gastrique, qui dissout le tissu cellulaire, isole les cellules, digère les parois des vésicules adipeuses, laisse leur contenu s'échapper en gouttelettes et en petites nappes ; mais ces matières, une fois isolées, quelle que soit la durée de leur séjour dans l'estomac, y conservent leurs caractères : l'huile y demeure transparente, surnage la masse alimentaire, et finit par acquérir un peu d'acidité. Les observations faites à cet égard par Tiedemann et Gmelin ont été confirmées par tous les expérimentateurs qui ont étudié les altérations que ces substances éprouvent dans les voies digestives.

La fécule et les aliments qui en contiennent de fortes proportions, les tubercules de pommes de terre, se modifient à peine dans l'estomac. La fécule, imprégnée de salive, se gonfle, les parois des cellules qui contiennent ses grains se ramollissent et se dissolvent. Ces grains se séparent, et alors, la diastase salivaire peut agir sur eux, quoique dans un milieu acide : il peut même se faire, comme le pense Blondlot, que le suc gastrique dissolve la matière azotée qui associe les granules constitutifs d'un grain, et favorise ainsi leur saccharification. Bien que la plus grande partie de la fécule ne soit pas modifiée dans l'estomac, même chez les herbivores, où elle est imprégnée d'une énorme quantité de salive, il est hors de doute qu'une certaine quantité de ce principe s'y trouve convertie en dextrine et en sucre. Frerichs et plusieurs autres observateurs ont vu, sur le chien, où la sécrétion salivaire est peu abondante, l'amidon cuit donner du sucre dans l'estomac. On a constaté [1] que l'amidon injecté dans l'estomac d'une femme à fistule éprouvait une saccharification sensible au bout d'un quart d'heure. Et, dans ces derniers temps, je me suis assuré, un grand nombre de fois, que le liquide pris dans l'estomac de chevaux quatre à cinq heures après un repas d'avoine, renfermait des quantités très notables de sucre. Ce sucre ne pouvait provenir que de l'amidon de l'avoine, car j'avais la précaution de faire jeûner un ou deux jours les animaux, afin de débarrasser l'estomac de toutes traces de sucre des fourrages. En outre, les matières albumineuses, masquant la réaction du glycose, étaient préalablement précipitées par l'acétate de plomb. C'est surtout chez les animaux ruminants où la salive agit longtemps sur ces matières, avant leur contact avec le suc gastrique, que la conversion glycosique de l'amidon dans l'estomac est active.

Les matières sucrées ne se modifient pas sensiblement dans l'estomac ; le sucre de canne paraît cependant s'y convertir en glycose sous l'influence du suc gastrique, et devenir ainsi d'une absorption plus facile. La conversion a été obtenue avec le suc gastrique du chien dans les digestions artificielles.

---

1. Milne Edwards, *ouvr. cité*, t. VI, p. 65.

Les gommes, le mucilage, la pectine et beaucoup d'autres matières d'origine végétale n'y sont pas altérées sensiblement.

Quant aux autres principes constitutifs des végétaux, la cellulose et ses variétés, xylose, fibrose, etc., aux matières déposées dans les cellules ou dans leurs interstices, on ne sait jusqu'à quel point elles peuvent être attaquées. Sous certaines formes, notamment les épidermiques, ces matières sont imperméables à la pepsine. A cause de cela elles ne sont pas susceptibles de se digérer, et en outre elles mettent obstacle à la digestion des parties solubles qu'elles emprisonnent. Néanmoins, lorsque les aliments sont triturés complètement, les enveloppes insolubles donnent accès par leurs fissures aux sucs dissolvants. De cette manière, plusieurs principes solubles, tels que la pectose, déposée en couches minces dans les cellules de certaines racines alimentaires, peuvent, par l'action du suc gastrique comme par celle des acides faibles, donner de la pectine capable d'éprouver encore d'autres transformations en présence du ferment qui l'accompagne [1].

Enfin, il est des matières salines, minérales, qui peuvent être dissoutes ou modifiées dans l'estomac, soit par l'acide du suc gastrique, soit par les acides lactique, butyrique, qui se forment dans les matières alimentaires ou qui arrivent avec elles. Les alcaloïdes végétaux se convertissent en sels solubles, le fer s'oxyde et donne des lactates ; mais, à ce sujet, beaucoup d'études restent à faire, tant au point de vue de la physiologie qu'à celui de la thérapeutique.

En résumé, donc, dans l'estomac s'opèrent l'hydratation de la masse alimentaire, la désagrégation de ses parties constituantes, la dissolution aqueuse de beaucoup de ses principes, la dissolution, au moins partielle, des albuminoïdes et leur transformation en peptones, la saccharification d'une certaine quantité de matières féculentes, et même la fermentation lactique, butyrique, du sucre et des matières grasses.

On comprend aisément, d'après la diversité d'altération des principes alimentaires, en présence du suc gastrique, que l'importance du travail de l'estomac varie beaucoup, comme le fait si judicieusement remarquer M. Milne Edwards [2], suivant le régime des animaux. C'est un travail de premier ordre pour le carnassier dont l'aliment, presque tout entier formé de principes azotés, doit se dissoudre intégralement avant d'arriver à l'intestin ; mais c'est une opération moins importante chez l'herbivore, dont l'aliment renferme une très faible proportion de matières protéiques ; néanmoins elle n'y est pas accessoire, car c'est précisément parce que les principes azotés sont en minime proportion chez l'herbivore, qu'ils doivent être extraits aussi complètement que possible.

C'est pendant que ces mutations moléculaires et chimiques s'opèrent dans l'estomac, que les matières alimentaires, prises en masse, se gonflent, se ramollissent, se désagrègent et se réduisent en une pâte plus ou moins homogène connue sous le nom de chyme : d'où le nom de chymification donné au travail de la digestion stomacale.

---

1. Fremy, *Comptes rendus de l'Acad. des sciences*, 1859.
2. Milne Edwards, *Leçons sur la physiologie et l'anatomie comparée*, t. VII, p. 125.

Il est clair, maintenant, que cette conversion des aliments en matière pulpeuse, et quelquefois entièrement liquide, n'est que l'expression apparente, le signe d'une foule de modifications partielles que nous avons passées en revue. Encore cette conversion n'est-elle pas sensible dans toutes les circonstances. Les aliments azotés : la viande, les parenchymes, l'éprouvent très complètement, tandis que les racines crues, les fruits, les grains, les herbes, les fourrages, etc., ne la subissent réellement pas. Il n'y a, en effet, le plus souvent, aucune différence marquée entre les matières qui arrivent à l'estomac et celles qui en sortent après quelques heures, entre le bol ruminé qui entre dans la caillette d'un bœuf et l'ondée de chyme qui s'échappe de l'orifice pylorique. Néanmoins, dans ces cas mêmes, les matières alimentaires ont été modifiées : leurs parties les plus solubles sont attaquées ; leurs principes azotés sont plus ou moins convertis en peptones ; les parties non digérées y sont préparées à subir les élaborations intestinales. La réduction de l'aliment en pâte, en pulpe, en bouillie, devient d'ailleurs la condition nécessaire de son passage dans l'intestin.

La chymification est donc, en somme, un acte complexe. C'est une hydratation plus parfaite de l'aliment, une dissolution de ses principes solubles dans l'eau, une conversion des matières azotées en peptones ou principes absorbables. C'est une désagrégation, une dissociation des parties dont les moyens d'union seuls sont attaquables par le suc gastrique, désagrégation qui les prépare aux élaborations intestinales.

La rapidité ou la lenteur de la chymification dépend beaucoup des propriétés physiques des aliments, de leur volume, de leur état de crudité ou de coction, des préparations qu'ils ont pu subir. Elle est influencée aussi par le repos ou l'exercice, la force contractile de l'estomac, la température extérieure, etc.

Les aliments en masses un peu volumineuses, s'ils sont de nature animale, se digèrent très bien chez les animaux carnivores où leur séjour dans l'estomac doit être très prolongé, mais beaucoup moins complètement chez l'homme et les espèces dont le travail gastrique est de moyenne durée. Ils ne se digèrent plus à cet état, comme nous le verrons plus tard, chez les animaux tels que les solipèdes où ils ne font que traverser l'estomac, d'où l'on voit que la mastication, presque indifférente chez les premiers, devient très utile chez les seconds et absolument indispensable chez les derniers. L'expérimentation montre aisément les grandes différences de digestibilité entre les masses et les parties divisées. Blondlot[1] a vu, par exemple, que l'albumine coagulée met à se chymifier un temps double de celui qu'emploie l'albumine battue, raréfiée, mousseuse. Lehmann a trouvé que la fibrine des caillots blancs, compacts du sang du cheval, est d'une digestion plus longue que celle des caillots rouges plus raréfiée par l'interposition des globules entre leurs filaments. Tous les jours nous voyons, surtout chez les animaux à dents usées, ou irrégulières, les substances végétales, l'avoine, l'orge, le blé, les grains des légumineuses, les semences des plantes adventices associées aux fourrages, traverser l'intestin en fragments volumineux ou tout entières, sans altération notable et même en conservant leur faculté germinative. De là l'indication

____

1. Blondlot, *Traité analytique de la digestion*. Nancy, 1843.

du concassage, du broiement et des diverses autres préparations mécaniques pour les vieux sujets.

La cuisson rend souvent la chymification des aliments plus prompte, mais elle n'agit pas d'une façon également prononcée sur tous. Elle paraît inutile pour les substances herbacées, les racines charnues, sucrées, quand elles sont consommées par les herbivores. Déjà favorable pour ces mêmes substances données aux omnivores, elle devient très utile pour les racines féculentes dont l'amidon se convertit difficilement en sucre s'il n'a pas été torréfié ou modifié par l'ébullition ; elle favorise la digestion des matières animales, telles que le tissu cellulaire, les aponévroses, les tendons et autres parties susceptibles de donner de la gélatine ; elle nuit à la digestibilité de la viande bouillie, quand elle est de très courte durée et qu'elle se borne à coaguler les matières albumineuses ; mais elle augmente la digestibilité de cette chair quand elle est assez prolongée pour ramollir le tissu cellulaire, lui faire éprouver la transformation gélatineuse et faciliter la dissociation des faisceaux ; au contraire, elle rend, au début, les tissus albumineux, tels que le foie, les reins et autres glandes d'une digestion facile, puis les durcit d'autant plus qu'elle est plus longtemps continuée. On sait, en effet, que l'albumine coagulée par la chaleur est comparativement à l'albumine liquide d'une digestion très difficile. Il importe de tenir compte de ces variations, au point de vue de l'alimentation des animaux aussi bien qu'à celui de l'art culinaire.

La stimulation exercée sur l'estomac par les condiments, les toniques, tels que le vin et tous les spiritueux, le café, le thé, les boissons alcalines, même l'eau froide, les agents diffusibles, active très notablement le travail de la chymification, et cela tout à la fois en activant la circulation dans la muqueuse, la sécrétion du suc gastrique et en donnant du ton à la membrane charnue. Son influence est surtout sensible dans les cas de légère atonie et dans les indigestions des herbivores, particulièrement des ruminants où le réveil de la contractilité a une importance capitale, puisque c'est par son influence que la rumination suspendue peut se rétablir.

Les mouvements du corps, la marche, l'exercice modéré, ont généralement une influence salutaire. L'homme qui se met en route ou qui reprend son travail corporel après un bon repas n'a pas d'indigestion. On voit le bœuf, attelé immédiatement après le repas, se creuser peu à peu le flanc et répandre des masses de de déjections. Les secousses, le balancement imprimé au corps, les efforts, font progresser les matières vers les parties inférieures de l'intestin ; la contraction des muscles externes s'étend par sympathie à celle des muscles internes ; mais ici il y a une désobstruction de l'estomac qui n'implique pas forcément une chymification plus active et plus parfaite. D'ailleurs, cette influence n'est pas la même dans toutes les conditions. Si elle peut ordinairement prévenir l'indigestion, elle la provoque quelquefois, comme on le voit, sur les chevaux attelés immédiatement après un repas copieux. Elle ne paraît pas favorable aux animaux, tels que le chien et autres carnassiers, qui tombent dans la torpeur après le repas, ni aux jeunes sujets qui sont habituellement pris de sommeil pendant le travail digestif. Le grand air, la fraîcheur, les boissons à basse température,

activent la chymification. Le froid modéré la rend moins pénible, surtout après
l'ingestion d'aliments lourds et de matières grasses ; mais l'effet inverse se produit sur les animaux à sang froid ou sur les hibernants. Trembley a vu les hydres
digérer en douze heures, par les fortes chaleurs, ce qu'elles mettaient deux ou
trois jours à digérer en hiver. Le boa des ménageries digère deux ou trois fois
moins vite un lapin dans les saisons tempérées que par les grandes chaleurs de
l'été ; j'ai vu fort souvent, depuis quelques années, les poissons, les grenouilles,
les couleuvres, digérer en vingt-quatre heures ou en un petit nombre de jours la
viande qu'ils digéraient seulement en une ou plusieurs semaines par les froids
de l'hiver : je jugeais exactement de la durée du travail digestif par le temps qui
s'écoulait entre le repas et la présence des trichines dans les déjections. D'ailleurs, dans les digestions artificielles, les choses se passent de la même manière.
A la température de + 35 à 40 degrés, le suc gastrique dissout vite la viande
dans les tubes ; au-dessous de ce point, il la dissout très lentement, et à 12 degrés,
son action ne semble guère plus rapide que celle de l'eau pure, comme Spallanzani l'avait déjà observé.

Enfin, de toutes les qualités des aliments, celle qui influe le plus sur la durée
de la chymification est leur digestibilité.

On appelle ainsi la faculté que possède l'aliment de se fluidifier plus ou moins
dans l'estomac, ou simplement de se modifier au point de passer dans l'intestin.

La digestibilité des aliments est une qualité complexe qui ne peut exactement
se mesurer d'après le temps qu'ils passent dans l'estomac. En effet, la brièveté
du séjour des aliments dans l'estomac peut tenir aussi bien à leur mode d'action
sur le viscère, qu'à leur dissolution rapide ; certains d'entre eux ne font qu'y
passer, mais ils y sont très peu modifiés ; d'autres, avec un séjour d'égale durée,
y sont très complètement altérés.

On a essayé de la déterminer : 1° par le temps que les matières alimentaires
mettent à se fluidifier dans les digestions artificielles ; 2° par la constatation des
modifications subies par ces matières sur les sujets porteurs de fistules ou sur
des animaux tués à des heures déterminées après le repas ; 3° enfin, par le temps
qui leur est nécessaire pour passer dans l'intestin. Ces différents moyens réunis
donnent, à ce sujet, des indications fort utiles, mais aucun d'eux ne suffit. Il
faut, comme le fait judicieusement remarquer M. Milne Edwards [1], pour juger
de l'aptitude plus ou moins grande d'un aliment à devenir absorbable et utilisable dans l'organisme, tenir compte aussi bien des élaborations intestinales que
de la digestion gastrique.

Il est facile de concevoir que la digestibilité d'un aliment puisse se déduire
approximativement de la durée de son séjour dans l'estomac, puisque c'est dans
cette station que s'opère sa désagrégation aussi complète que possible ou sa fluidification. Si cet aliment passe peu de temps dans l'estomac, c'est qu'il y est
rapidement fluidifié et avec peu de suc gastrique. S'il y fait un très long séjour,
c'est qu'il est peu attaquable, réfractaire, et qu'il exige une grande quantité de
suc gastrique. Dans ce dernier cas, il surcharge l'estomac, fatigue l'économie par

1. Milne Edwards, *Leçons sur la physiologie et l'anatomie comparée*, t. VII, p. 111.

le surcroît de travail qu'il impose aux organes digestifs et par la lenteur avec laquelle il donne des matériaux réparateurs.

La digestibilité n'est pas seulement mesurée par le temps qu'emploie l'aliment à se fluidifier et à passer dans l'intestin ; elle se juge aussi par la manière dont la fluidification s'accomplit. La digestibilité est très marquée si l'aliment se dissout d'une manière progressive, peu de temps après son arrivée, de façon à alléger peu à peu la charge de l'estomac et à réparer, dès les premiers moments, les forces de l'économie, en lui fournissant des matériaux ; l'aliment, au contraire, est peu digestible ou indigeste, s'il met un temps très long à se pénétrer de suc gastrique, s'il ne commence à se réduire en pulpe et à envoyer dans l'intestin ses premières parties fluidifiées qu'après un laps de temps considérable. Dans ce cas, il fatigue de plus en plus, sans compensation, et quoique, en fin de compte, il puisse ne pas séjourner dans l'estomac beaucoup plus qu'un autre, il rend le travail du viscère très pénible ; en outre, faute de céder progressivement et, dès le début de la digestion gastrique, de quoi subvenir aux élaborations et à l'absorption intestinale, il rend ultérieurement le travail de l'intestin trop considérable et trop rapide pour être complet. Ainsi, parmi les matières animales, la chair musculaire est d'une digestibilité supérieure à celle de l'albumine coagulée, par exemple, bien qu'en définitive deux quantités égales de ces substances passent à peu près le même temps dans l'estomac. Mais ce qui établit entre elles une différence importante, c'est que l'une, la chair, donne d'une manière continue des ondées qui allègent l'estomac et fournissent peu après le repas des matériaux à la chylification, tandis que l'autre, l'albumine coagulée, demeure très longtemps dans le viscère avant d'envoyer à l'intestin des principes utilisables et réparateurs, puis les lui donne sur la fin de la digestion, coup sur coup, avec une rapidité et dans une proportion qui ne permettent pas une élaboration complète. D'autre part, parmi les aliments végétaux, l'avoine et le foin sont d'une digestibilité très différente. L'avoine, peu après son arrivée à l'estomac, envoie à l'intestin des ondées fluides qui rendent immédiatement le chyle blanc et abondant, tandis que le foin tassé dans l'estomac n'en sort qu'au bout d'un temps plus long et poussé par des liquides ou par de nouvelles quantités d'aliments. C'est d'ailleurs sur les animaux que les études relatives à la digestibilité peuvent se faire le mieux, d'une manière comparative. J'en ai suivi quelques-unes sur les porcs habitués, depuis un certain temps, à manger simultanément ou successivement, la viande crue, la viande cuite, les grains, les racines et les bouillies diverses. Elles m'ont fait voir qu'après un repas composé de ces divers aliments réunis, il était facile de déterminer les degrés de la digestibilité. Toujours le bouillon est sorti le premier, ensuite les bouillies farineuses, puis les pâtées de graines et de racines et, en dernier lieu, la viande avec ses fragments très divisés. Cela montre suffisamment l'utilité de ces divers aliments et de leurs formes dans la composition des repas, si l'on veut que la restauration de l'économie se fasse promptement et d'une manière non interrompue.

Les expériences tentées à la fin du siècle dernier par Gosse, sur lui-même, grâce à la facilité qu'il possédait de vomir à volonté, lui ont paru indiquer que les substances les plus digestibles sont la chair des jeunes animaux, la volaille,

le lait, les hachis d'herbes, le pain, les pommes de terre; puis, à une distance
considérable, la chair des animaux adultes, les choux, la pâtisserie; enfin, les
parties tendineuses, albumineuses, coagulées, et les fruits secs, oléagineux.

W. Beaumont, en retirant les aliments de la fistule de son chasseur canadien,
aux divers moments de la digestion, a pu dresser un tableau du temps nécessaire à la digestion d'un très grand nombre de substances. Il a vu que le riz,
la soupe au gruau, le lait, les œufs frais crus, se digèrent dans l'espace de une
heure à deux heures. La chair de volaille, d'agneau, les pommes de terre, le
bœuf bouilli, le mouton, en deux à trois heures; le pain, les huîtres, les œufs,
en trois à quatre heures; le porc et le bœuf salés, le canard sauvage, les cartilages, en quatre à cinq heures. Dans ces expériences, la chair des poissons s'est
montrée plus digestible que celle des volailles, celle-ci plus que la viande des
mammifères, le rôti plus que le bouilli, etc. Les expériences que je relaterai
plus loin, à propos de la digestion des carnivores, concordent assez avec celles-là.

Avant d'en finir avec les élaborations que le suc gastrique fait éprouver aux
matières étrangères, nous pouvons nous demander pourquoi ce liquide, dont les
propriétés dissolvantes sont si énergiques, épargne les parois du réservoir qui
le contient et qui en sont continuellement baignées pendant la digestion? Les
membranes du viscère sont-elles comme le tissu léger dans lequel Spallanzani
enveloppait des substances très dures qui se digéraient, tandis que ce même tissu
demeurait réfractaire à l'action des liquides exhalés par la muqueuse de l'estomac?

On sait que, sur le cadavre, le suc gastrique altère sensiblement les parties
qui se trouvent en contact prolongé avec lui. Il est vrai qu'on a beaucoup exagéré les effets qu'il produit dans cette circonstance. Hunter et d'autres observateurs, disent avoir vu, sur des hommes morts en pleine digestion, les parois du
viscère ramollies, dissoutes, perforées ou déchirées, à tel point que les matières
alimentaires s'étaient épanchées dans la cavité abdominale, et que même le foie,
le diaphragme, la rate, avaient subi des altérations plus ou moins profondes.
Les mêmes faits auraient été constatés chez le chien. Enfin les matières de
l'estomac, imprégnées de suc gastrique, en refluant dans l'œsophage, auraient
déterminé la dissolution des parois de ce conduit, et se seraient épanchées dans
la cavité des plèvres. Il est bien difficile de croire à de tels résultats. Déjà Spallanzani[1], en citant Hunter, ne s'expliquait pas par quelle fatalité, après avoir
vu un très grand nombre d'estomacs, il n'en avait jamais trouvé un seul dont
les parois fussent déchirées ou seulement « notablement dissoutes. » Tous les
jours, nous avons sous les yeux des cadavres de chevaux, tués les uns à jeun,
les autres à différentes périodes de la digestion, et sur aucun on ne voit ni
perforation, ni même commencement de dissolution de la membrane muqueuse;
et cependant ces estomacs demeurent dans la cavité abdominale, après l'enlèvement des intestins, jusqu'à une semaine entière. La membrane interne,
après quatre à cinq jours, a encore fort souvent sa teinte normale et une
assez grande consistance. Quelquefois seulement elle est devenue pâle et semble
s'être amincie vers l'ouverture pylorique. Les estomacs provenant de chevaux

1. Spallanzani, *Opuscules de physique* (*Expér. sur la digestion*, p. 671. Pavie, 1787).

tués quelques heures après le repas ne m'ont point paru altérés sensiblement au bout de trois jours, pendant lesquels ils avaient été suspendus dans une salle dont la température était de 12 à 15 degrés centigrades. La muqueuse ne se perfora point, même au bout de quatre à cinq jours, dans les parties où j'avais enlevé la séreuse et la membrane charnue, afin qu'elle ne fût pas soutenue. Enfin il n'y eut ni dissolution ni perforation dans les anses d'intestins préalablement lavées et débarrassées de mucus, que j'avais remplies d'aliments ou de liquides tirés de l'estomac de solipèdes au moment de la plus grande activité digestive. Il est très probable qu'on n'a pas, dans les observations que je viens de rappeler, tenu compte de la décomposition putride qui s'empare si rapidement des viscères intestinaux sur les cadavres dont l'autopsie est faite seulement douze à vingt-quatre heures après la mort. Sans doute les progrès de la putréfaction ont beaucoup contribué à l'apparence de dissolution qu'on a pu constater. Quant aux déchirures et aux perforations, elles me paraissent inexplicables.

Quoi qu'il en soit, c'est sur les petits animaux, comme le lapin, tués pendant la période de grande activité digestive, que la muqueuse et les parois gastriques dans leur ensemble se ramollissent et se déchirent avec une grande facilité quelques heures après la mort. Il en est ainsi, et mieux encore, chez les poissons, dont les tissus s'altèrent avec une si grande facilité.

Si donc, quoi qu'on en dise, l'estomac résiste déjà, après la mort, à la dissolution, il ne faut pas s'étonner qu'il se trouve, pendant la vie, réfractaire à cette altération. L'épaisse couche de mucus qui revêt sa membrane interne, et qui se renouvelle continuellement, de même que son épithélium, paraissent protéger cette tunique contre l'action du suc gastrique. Mais, certainement, cela ne suffit pas, car il reste à expliquer comment le dissolvant n'agit point sur les parois si minces des tubes glanduleux qui le sécrètent, et comment il respecte la muqueuse avant d'avoir traversé la couche de mucus pour venir baigner les substances alimentaires.

Passage des aliments de l'estomac dans l'intestin. — Nous avons vu précédemment que les contractions de l'estomac brassent plus ou moins les matières alimentaires pendant la digestion. Ce n'est pas là leur seul rôle; les mouvements du viscère ont encore pour but de pousser dans l'intestin, sous formes d'ondées, les parties suffisamment modifiées par le suc gastrique.

Les contractions de l'estomac, quoiqu'elles paraissent, à certains moments, très irrégulières, alternativement péristaltiques et antipéristaltiques, pour mieux mêler les matières, finissent par prendre la première forme, surtout dans la partie droite, en regard du large anneau pylorique. Leur rythme, qu'il est difficile de constater sur l'animal dont l'abdomen est ouvert, doit être réglé de telle sorte que, pendant la première période digestive, les matières soient retenues dans l'estomac, tandis que, dans la seconde, elles en soient chassées par intermittences, par saccades, sous forme d'ondées.

Mais le rythme de l'expulsion du contenu de l'estomac n'est point uniforme. Chez les carnivores, le chyme ne commence à sortir qu'au bout d'un temps très long, et il sort successivement sous forme d'ondées très fluides, à mesure que

les aliments se réduisent en pulpe et que leurs principes solubles se dissolvent
en se transformant en peptones, cela de façon à laisser agir le suc gastrique sur
les parties non encore attaquées. Chez les solipèdes, le chyme sort déjà en partie
dès les premiers moments, même avant que le repas soit achevé, et en larges
ondées se succédant rapidement. Il ne paraît pas en être ainsi chez l'homme.
D'après les observations de M. Ch. Richet[1], les aliments ne sortent pas successivement, ils semblent, au contraire, passer par le pylore en bloc et tout d'un
coup. « Pendant les trois premières heures, dit-il, le volume de la masse est
invariable, puis, brusquement, en un quart d'heure au plus, cette masse disparaît tout entière et il n'en reste que des débris. »

Les liquides sortent les premiers, puis les matières très délayées, qu'elles
soient ou qu'elles ne soient pas chymifiées. Le pylore, plus ou moins ouvert,
retient celles qui ne sont pas assez divisées et leur refuse le passage, au moins
pendant un certain temps. Son office, que certains auteurs ont un peu trop
poétisé, est très remarquable dans un grand nombre d'espèces. Galien l'indique
déjà très nettement[2] : « Les animaux, dit-il, avalent parfois des aliments non
broyés, durs et volumineux qui, pour pénétrer, exigent qu'une large voie leur
soit ouverte à travers l'œsophage ; au contraire, par la partie inférieure, rien ne
doit passer qui soit gros, dur, non réduit en liquide et non soumis à la coction : aussi l'orifice étroit du duodénum est comme un portier équitable qui
n'accorde un passage facile à aucune particule alimentaire, et si elle n'a été
liquéfiée et cuite. » Il en est ainsi, sans restriction, quoi qu'en dise Magendie,
chez un grand nombre d'animaux. Voyez, en effet, le chien, le chat et les autres
carnivores qui font parvenir à leur estomac des morceaux de chair énormes avec
des morceaux de tendons, d'os et de cartilages ; ces aliments ne passent dans
dans l'intestin que lorsqu'ils sont réduits en une bouillie ténue ; s'ils n'arrivent
pas à être suffisamment fluidifiés ou dissous, l'inflexible pylore leur refuse obstinément le passage de l'intestin ; ils sont alors obligés de prolonger leur séjour
dans l'estomac, sinon le carnivore les vomit. Voyez encore ce poisson vorace,
qui a englouti d'autres poissons : les parties molles de la proie ingérée seront
bientôt diffluentes, mais les arêtes et les écailles, qui ne peuvent être chassées à
travers un orifice pylorique très étroit, resteront dans la cavité gastrique tant
que leur dissolution ne sera pas opérée, ou bien seront rejetées par les voies
supérieures. Voyez enfin ce monstrueux serpent, ce boa gigantesque, qui a avalé
un petit mammifère : les os de sa victime ne seront encore ni vomis, ni poussés
dans l'intestin, l'estomac les retiendra jusqu'à ce que la digestion en soit achevée. Les mêmes particularités se reproduiront encore chez d'autres animaux,
comme nous le verrons bientôt. Pour les expliquer, il n'est pas nécessaire de
faire du pylore une sorte d'entité jouissant d'un tact spécial. Si, dans les circonstances précédentes, il retient ce qui n'a point été réduit en bouillie, c'est
que son ouverture est tellement étroite qu'elle ne peut donner passage qu'à des
matières diffluentes. Bichat aurait dit que sa sensibilité est en rapport avec les

<hr>

1. *Recherches sur l'acidité du suc gastrique de l'homme et obs. sur la digest. stomacale*
(*Comptes rendus de l'Académie des sciences*, 5 mars 1877).
2. Galien, *loc. cit.*, p. 289.

matières fluidifiées et non avec les corps volumineux, de même que la glotte, dont la sensibilité est en rapport avec l'air, livre passage à ce fluide, tandis qu'elle se révolte si les aliments ou les boissons tendent à s'y engager.

L'estomac, en même temps qu'il sert d'appareil aux premières mutations chimiques des aliments, fait donc, suivant l'heureuse expression de M. Milne-Edwards[1], l'office de régulateur du déversement de ces matières dans l'intestin. C'est, par conséquent, de son mode d'action que dépend la mise en jeu des actions intestinales. L'intestin commence à fonctionner seulement à compter des premiers envois faits par l'estomac : l'activité de son travail, l'abondance de ses sécrétions, la rapidité de ses contractions, sont subordonnées aux caractères que peut prendre l'action de l'estomac : aussi, est-ce de la régularité ou du trouble des fonctions gastriques que résulte la régularité ou le trouble des fonctions intestinales. Si, en effet, l'estomac envoie à l'intestin les matières avant leur chymification complète, ou s'il les y envoie en trop grande quantité, leur élaboration ne pouvant s'achever, elles provoquent des contractions violentes, irrégulières, d'où naissent fréquemment les coliques et la diarrhée.

1° Influence nerveuse sur la digestion gastrique.

L'estomac, à titre d'organe glandulaire et d'organe contractile, doit être soumis à une double influence nerveuse pour régler, l'une sa sécrétion, l'autre ses mouvements. Elle est exercée par les pneumogastriques et par le grand sympathique. Mais rien n'est plus difficile que de déterminer, d'une manière précise, en quoi chacune d'elles consiste : celle des nerfs vagues peut seule être étudiée directement, puisque ces nerfs sont seuls accessibles aux investigations des physiologistes ; l'autre ne saurait être déterminée que par induction.

Les expérimentateurs qui ont étudié l'influence nerveuse dont nous parlons n'ont pas tous été guidés par les mêmes vues. Les uns se sont contentés de voir si la digestion se continue ou si elle est suspendue lorsque les pneumogastriques cessent d'agir sur le viscère ; les autres, poussant l'analyse plus loin, ont voulu rechercher la part que prennent ces nerfs à la sensibilité, aux mouvements de l'organe et à la sécrétion du suc gastrique. Les derniers seuls se sont engagés dans la voie qui peut conduire à éclairer la question ; mais la plupart n'ont pas assez tenu compte des troubles que la section des nerfs vagues apporte à l'accomplissement des fonctions du cœur et à l'hématose, troubles qui, par eux-mêmes, suffisent à entraver considérablement le travail digestif. Dupuy le premier a prévenu les phénomènes d'asphyxie lente en pratiquant la trachéotomie à ses sujets d'expériences.

D'ailleurs, les physiologistes ont employé, pour juger de la persistance de la chymification, après la section des vagues, des moyens insuffisants, illusoires, et ils se sont laissé tromper par quelques apparences d'une digestion intestinale. De Blainville, par exemple, n'a pas vu que les graines données aux oiseaux demeuraient dans le jabot par le fait de la paralysie, et que, par conséquent,

1. Milne Edwards, *Leçons de physiol. et d'anat. comp.*, t. VII, p. 112.

elles ne pouvaient être digérées, lors même que la sécrétion du suc gastrique aurait persisté à se faire dans le ventricule succenturié.

Dupuy et Sédillot, en donnant du foin au cheval et au mouton ont paru oublier : 1° que la chymification de ces aliments ne se reconnaît à aucun signe extérieur, objectif ; 2° qu'elle est impossible chez les ruminants, où la caillette ne peut rien recevoir une fois les estomacs paralysés ; 3° qu'enfin eût-elle lieu chez eux, elle serait sans résultat définitif et saisissable du côté de l'intestin, puisque l'estomac paralysé garde à peu près la totalité des aliments qu'il a reçus.

Leuret, Lassaigne, Magendie, qui ont, après la section des vagues, trouvé du chyle blanc dans les lactés du mésentère, n'ont pas vu que la présence d'un liquide laiteux dans les vaisseaux mésentériques peut être sans liaison avec la chymification proprement dite.

En effet, la graisse donnée aux chiens, comme elle l'a été dans les expériences de Magendie, peut passer en petite quantité dans l'intestin, et émulsionner le contenu des chylifères : l'avoine, riche en corps gras, mangée par le cheval, comme dans les expériences de Leuret et Lassaigne, peut s'échapper de l'estomac à travers le pylore béant du solipède, et donner dans l'intestin un liquide lactescent sans que la céréale soit en aucune façon modifiée par le suc gastrique. Il faut, pour établir la persistance de la digestion après la section des nerfs pneumogastriques, montrer que la sécrétion du suc dissolvant continue, et qu'il y a à un degré notable, dissolution des albuminoïdes et transformation de ces principes en peptones.

Or Müller, Kölliker, MM. Longet, Bidder et Schmidt ont constaté, dans ces conditions, une sécrétion encore assez abondante de suc gastrique, acide, dissolvant évidemment les matières azotées. C'est ce que j'ai vu moi-même depuis fort longtemps sur des chiens dans les conditions ordinaires, et tout récemment sur d'autres, porteurs d'une fistule gastrique. Ainsi, d'une part, j'ai fait avaler à des chiens, à jeun depuis vingt-quatre heures, plusieurs morceaux de muscles crus d'un poids déterminé, et immédiatement après j'ai réséqué les deux nerfs vagues préalablement mis à découvert, afin qu'il ne s'écoulât pas plus d'une à deux minutes entre l'ingestion de l'aliment et la section des cordons nerveux ; la trachée était ouverte pour éviter l'asphyxie. Sur ces chiens tués au bout de quelques heures, les morceaux de muscles se trouvaient gonflés, pâles et un peu ramollis à la surface : leur couche extérieure était acide. Sur ceux qui étaient sacrifiés six, sept, huit heures après le repas, ces morceaux se trouvaient bien plus ramollis ; ils étaient pulpeux à l'extérieur et mêlés à une bouillie homogène, grisâtre, très acide, résultant évidemment de la dissolution d'une partie de la masse alimentaire ; enfin on voyait, dans l'intestin grêle, quelque peu de cette matière grisâtre qui avait traversé le pylore incomplètement fermé. D'autre part, sur les chiens à fistule gastrique ancienne, les morceaux de chair introduits directement dans l'estomac, après la section des vagues, s'hydrataient, s'acidifiaient et se dissolvaient comme à l'état normal, quoique avec une extrême lenteur. Conséquemment, à la suite de la suppression de l'influence des pneumogastriques : 1° la sécrétion du suc gastrique continue ; 2° le suc gastrique est encore acide ; 3° il agit sur la fibrine et la dissout, de même qu'il le faisait auparavant. Mais, dans ces conditions, le travail digestif est extrêmement languissant ; son ralentissement dépend de la douleur de l'opération, des troubles apportés à l'hématose et à la circulation, de la paralysie à peu près complète de l'estomac, sans compter les modifications qui peuvent être apportées à la sécrétion du suc dissolvant. On conçoit très bien que la part d'action de chacune de ces causes soit difficile à préciser, et que leur ensemble suffise à enrayer le travail digestif, dont la suspension, à l'état normal, s'effectue sous l'influence de causes beaucoup plus légères.

Les expériences que M. Bernard [1] a présentées, à l'encontre de la thèse que je défends, n'ont pas, je crois, la signification qu'il leur donne. Si, immédiatement après la section des vagues, la muqueuse gastrique pâlit, devient sèche ; si quelques heures après les aliments de l'estomac ne présentent pas encore de réaction acide, c'est, il me semble, parce que la section a brusquement troublé la digestion, comme le ferait toute autre opération d'une extrême gravité. On ne doit tenir compte ici que des effets obtenus alors que le malaise résultant de la section est dissipé, et seulement chez les animaux auxquels la trachéotomie a été pratiquée. D'autre part, si, après la section des vagues, un chien reçoit d'abord une certaine dose d'émulsine, et, une demi-heure plus tard, une dose égale d'amygdaline, il s'empoisonne, non parce que ces deux substances ne sont pas digérées, mais parce que, faute d'être poussées dans l'intestin, par l'estomac paralysé, elles se rencontrent dans ce dernier, et s'y combinent en donnant un composé vénéneux que l'absorption enlève immédiatement.

L'action du système nerveux ne paraît pas identique, relativement aux deux sécrétions opérées par la muqueuse de l'estomac. La sécrétion du suc gastrique n'a lieu, ou tout au moins le déversement de ce liquide que, en suite d'une stimulation opérée par l'aliment, par les matières sapides ou simplement par les irritants mécaniques, tandis que celle du mucus ou du liquide filant, a lieu en l'absence de toute excitation directe, dans l'estomac absolument vide. Alors elle est même encore si abondante, que si on lie simultanément l'œsophage et le pylore sur le cheval à jeun, on peut trouver dans l'estomac plusieurs kilogrammes de ce liquide au bout d'une période de vingt-quatre heures. C'est ce que j'ai constaté déjà avant la première édition de ce livre.

Quant à l'influence du système nerveux sur la motricité et la sensibilité de l'estomac, elle est très évidente.

Les pneumogastriques donnent au viscère au moins une partie de sa contractilité. Bichat, Tiedeman et Gmelin, Flourens, ont vu l'irritation de ces nerfs provoquer des contractions gastriques. Cependant Haller n'en a point constaté dans cette circonstance. Je n'ai pu parvenir non plus à en déterminer qui fussent bien manifestes sur le cheval et le bœuf, et surtout distinctes des contractions si faibles, si peu appréciables de l'état normal. Mais, sous l'influence de la galvanisation, on les provoque aisément, tant sur les oiseaux que sur les mammifères : elles sont alors très évidentes au jabot, au ventricule succenturié, au gésier des

---

[1]. Claude Bernard, *Leçons sur la physiologie et la pathologie du système nerveux*, t. II, p. 421 et suiv.

premiers, à l'estomac simple ou aux divers compartiments gastriques des seconds. Après la section de ces nerfs, l'estomac conserve la plus grande partie de ce qu'il contient au moment de l'opération et ce qui lui arrive ultérieurement, car les aliments parviennent encore à l'estomac, bien qu'ils séjournent en grande partie dans l'œsophage. Il en passe une certaine quantité dans l'intestin, s'ils sont liquides, mous ou diffluents, et cela bien plus peut-être par l'effet de la pression qu'exercent sur le viscère les muscles abdominaux et le diaphragme, que par suite d'un reste de motricité dépendant des nerfs ganglionnaires. La preuve que cette paralysie est sinon complète, du moins presque complète, c'est que la noix vomique, administrée au cheval à dose toxique, plusieurs heures après l'interruption de continuité de ces cordons, ne tue pas l'animal, si ce n'est par exception; car il faut, pour que l'empoisonnement ait lieu chez cet herbivore, que la substance vénéneuse passe dans l'intestin. Chez le bœuf et le mouton, la paralysie est non moins évidente encore, car l'animal se trouve dans l'impossibilité absolue de ruminer.

Il n'est pas invraisemblable que les nerfs ganglionnaires, qui président aux mouvements de l'intestin, aient aussi une part plus ou moins grande à ceux de l'estomac. Mais la réalité et les limites de cette participation ne sont point démontrées. Peut-être l'influence des nerfs ganglionnaires serait plus sensible vers la partie pylorique du viscère que dans la région cardiaque. L'opinion d'après laquelle Sédillot attribue la motricité de la partie gauche de l'estomac aux pneumogastriques, et celle de la partie droite aux divisions ganglionnaires, est une simple hypothèse sans preuves péremptoires. Il reste à voir si, sur l'animal vivant, l'estomac se contracte encore quand l'influence des nerfs vagues est éteinte. Les contractions qui s'opèrent après la mort, et que j'ai vues très distinctement sur des chevaux et des chiens dont les nerfs avaient été coupés depuis fort longtemps, ne prouvent absolument rien; elles sont semblables aux contractions cadavériques du cœur, des intestins et des muscles du squelette, plus ou moins isolés de leurs nerfs extrinsèques.

En tout cas, les nerfs ganglionnaires paraissent être les vaso-moteurs du viscère, car on a vu la galvanisation de l'un des splanchniques faire resserrer les artères de la grande courbure de l'estomac; néanmoins, ils ne sont pas seuls moteurs des vaisseaux de cet organe, puisque, d'une part, la section des vagues fait pâlir la muqueuse et l'excitation électrique du bout central ramène la membrane à sa teinte rosée.

Enfin, les pneumogastriques contribuent à donner à l'estomac une partie de la sensibilité obscure dont il jouit. Cette sensibilité est à peine marquée dans les expériences. J'ai vu, sur les chevaux auxquels j'avais incisé la ligne blanche ou simplement établi une fistule au niveau du flanc, la piqûre, les incisions, la cautérisation, ne provoquer aucune douleur appréciable, aucun mouvement qui pût faire croire que l'animal ressentait l'irritation exercée sur le viscère. Sur les ruminants, je n'ai pas vu une sensibilité plus manifeste dans un grand nombre d'expériences. Lorsque le rumen a été mis à découvert dans une petite partie de son étendue, par une plaie aux parois du flanc, il a été touché avec un pinceau imprégné d'un acide concentré, piqué superficiellement, puis profondément incisé, sans que l'animal parût s'apercevoir de ces diverses opérations. J'ai pincé les papilles des différentes parties du réservoir, et surtout celles qui se trouvent à la partie antérieure ; j'ai appliqué un acide sur celles qui avoisinent la fistule ; j'ai serré entre les doigts les faisceaux charnus du premier estomac, les lèvres de la gouttière œsophagienne, les petites cloisons du réseau, les lames du feuillet et jusqu'à l'origine de celles de la caillette, sans mettre en jeu leur sensibilité et surtout sans déterminer une douleur appréciable.

Cependant il n'est pas douteux que l'estomac n'ait une certaine sensibilité, car déjà, en serrant le pylore du cheval, on donne souvent lieu à des mouvements brusques qui traduisent une douleur non équivoque, et, sur les chiens à fistule gastrique, le contact d'un stylet, d'un thermomètre, même celui des barbes d'une plume avec la muqueuse du viscère, sont sentis. Il est probable que l'estomac donne à la brute, comme à l'homme, la sensation de la température des aliments ou des boissons, celle de l'eau très froide, par exemple, la sensation d'une distension considérable du viscère. Peut-être cet organe devient-il le siège d'une douleur plus ou moins profonde dans les indigestions et dans d'autres affections gastro-intestinales. Ses sympathies, surtout celles qui se traduisent par des symptômes nerveux dans les maladies vertigineuses des solipèdes, méritent d'être étudiées d'une manière spéciale.

II. — Digestion gastrique des carnassiers.

La digestion stomacale dont nous venons d'examiner les phénomènes, dans ce qu'ils ont de commun à la généralité des animaux, offre chez les carnivores une physionomie spéciale fort remarquable.

Chez eux, le travail de l'estomac, au lieu d'être presque continu, ainsi que chez les herbivores, est essentiellement intermittent. Comme il y est de longue durée, la faim revient à de rares intervalles et les repas sont très espacés.

Les carnassiers prennent leurs repas les plus copieux en un instant : beaucoup avalent leur proie entière. Ceux qui la déchirent ne le font que pour la réduire en lambeaux susceptibles d'être déglutis. Leur mastication est sommaire, car elle sert peu à des aliments très solubles dans le suc gastrique ; leur insalivation se réduit à envelopper les aliments pour en faciliter la déglutition : la salive n'a chez eux qu'une intervention insignifiante dans l'élaboration des matières animales.

Ces animaux ont généralement une bouche qui peut s'ouvrir largement, un pharynx, un œsophage extrêmement dilatables, avec un orifice évasé ; leur estomac est d'une ampleur énorme, tapissé par une muqueuse veloutée qui sécrète le suc gastrique dans toute son étendue ; le pylore en est étroit, presque constamment fermé. Aussi une proie volumineuse peut-elle arriver aisément dans le viscère et y être retenue jusqu'à complète dissolution.

La chymification, chez les carnivores, est de toutes les opérations digestives la plus importante. C'est par elle que les principes constitutifs de la chair subissent les transformations qui les rendent assimilables. Le suc gastrique, cette eau-forte animale, comme l'appelait Van Helmont, est l'unique dissolvant de la fibrine, de l'albumine, et des autres éléments des muscles, des tendons, du tissu cellulaire et des divers parenchymes. Il doit être versé souvent en abondance : aussi la muqueuse stomacale est-elle pourvue, dans toute son étendue, de nombreuses glandes pepsiques qui ont été indiquées et figurées antérieurement.

La sécrétion du suc gastrique s'établit rapidement après le repas, comme Blondlot l'a constaté depuis longtemps. Quelques minutes d'impression de l'aliment sur la muqueuse suffisent pour la rendre sensible à l'aide du papier de tournesol. Dès qu'elle commence à s'effectuer, on voit, sur les chiens à grande fistule, la muqueuse prendre une teinte rosée et se parsemer de gouttelettes, absolument comme on l'a observé sur les individus de l'espèce humaine qui portaient des ouvertures accidentelles à l'estomac.

L'activité de cette sécrétion serait, d'après Tiedemann et Gmelin [1], en rapport avec le degré de stimulation que les aliments exercent sur le viscère. Ces expérimentateurs ont trouvé beaucoup de liquide dissolvant chez les chiens et les chats qui avaient mangé des os, des cartilages, de la chair, de l'albumine coagulée ; ils en ont trouvé moins chez les animaux nourris de substances peu excitantes et d'une dissolution facile, la gélatine, l'amidon, la gomme, par exemple. Mais il n'est pas facile de déterminer la quantité qui en est versée, en un temps donné, sur les matières alimentaires. Bidder et Schmidt l'ont portée à un chiffre trop élevé en l'évaluant, pour une période de vingt-quatre heures, à 100 grammes par chaque kilogramme du poids vif de l'animal. Ces expérimentateurs n'ont pas assez tenu compte des intermittences de la digestion ni défalqué, de la masse recueillie, la salive qui, d'après mes observations, doit en représenter à peu près la moitié.

Le suc gastrique des carnivores étant le plus facile à recueillir, est celui qui a été le mieux étudié. Sa composition chimique donnée précédemment (p. 764) a été prise pour type. Presque tous les physiologistes l'ont supposé plus actif que celui de l'homme et des herbivores, et, dans ces derniers temps, les recherches de Bidder et Schmidt ont paru confirmer cette supposition. Ils ont, en effet, trouvé de 2 à 3 millièmes d'acide dans le suc gastrique du chien, et seulement 2 dix-millièmes dans celui de l'homme, et, ce qui est plus important, 17,5 pour 1 000 de pepsine dans le premier, 3,3 seulement dans celui de l'homme, 4,2 dans le suc gastrique du mouton. Mais ces différences, à l'avantage des carnivores, sont plus apparentes que réelles ; elles tiennent, au moins en partie, à ce que, chez les carnivores, le suc gastrique est étendu dans une faible quantité de salive, tandis qu'il est extrêmement hydraté, chez les herbivores, par suite de son mélange avec une masse énorme de fluides salivaires, masse représentant quatre fois le poids des fourrages secs. Dans tous les cas, le suc gastrique doit avoir, chez les carnivores, une énergie proportionnelle à la somme d'acide et de pepsine dont il peut être chargé. Or, d'après les physiologistes de Dorpat, tandis que 100 grammes de suc gastrique de chien pourraient digérer 2^{gr}20 d'albumine, 100 grammes de suc gastrique de mouton n'en digéreraient que 0^{gr},54, soit quatre fois moins. En outre, il suffirait de deux heures au suc gastrique du chien pour dissoudre la quantité d'albumine qui serait dissoute, seulement en cinq heures, par le suc gastrique de l'homme.

1. Tiedemann et Gmelin, *Recherches sur la digestion*, 1re partie, p. 335.

C'est grâce à l'abondance du suc gastrique et à sa grande puissance digestive que le carnassier peut faire ces formidables repas où il engloutit, comme je l'ai souvent constaté, une masse de chair qui peut s'élever au cinquième et même au quart de son poids.

Quoique le suc gastrique ait une grande activité et qu'il soit abondamment sécrété chez les carnassiers, il n'y est pas encore en quantité suffisante pour dissoudre la totalité des matières albuminoïdes et les transformer en peptones. Le chyme provenant de la chair musculaire, pris à sa sortie de l'estomac, renferme moins de matières réellement dissoutes que de parties simplement désagrégées ou réduites en bouillie. Le microscope y fait voir des segments de faisceaux primitifs, des disques plus ou moins épais et de petits bâtonnets représentant, à ce qu'il semble, les stries isolées de la fibre. C'est surtout dans le cas où le chien mange de la viande à discrétion que cette insuffisance devient manifeste : alors une grande partie de la chair passe dans l'intestin, sous forme de pulpe épaisse, rougeâtre, et même se trouve rejetée à l'extérieur avec sa teinte caractéristique, comme je l'ai noté souvent sur les jeunes chiens dont la voracité est excessive.

La fluidification des matières animales par le suc gastrique met à s'effectuer, chez les carnivores, un temps plus ou moins considérable. Tiedemann et Gmelin ont vu, sur des chiens, l'albumine liquide dissoute après un séjour de trois heures dans l'estomac ; mais elle était encore coagulable par l'action de la chaleur. L'albumine coagulée était encore en morceaux non ramollis au centre, après un séjour de quatre heures. La fibrine, au bout d'un temps égal, était gonflée, ramollie, translucide ; elle n'était qu'en partie réduite à l'état de bouillie et transformée en matière albumineuse, car, après l'ébullition, celle-ci précipitait par le cyanure de fer et de potassium. Le gluten était à peine altéré au bout de cinq heures, et le lait n'avait pas encore été digéré après quatre heures de séjour dans le viscère. La digestion de la chair en masse se fait aussi avec lenteur. Déjà Spallanzani[1] avait vu que des morceaux d'intestin renfermés dans un tube percillé n'étaient qu'à demi-digérés au bout de onze heures. Les physiologistes allemands ont noté qu'au bout de quatre heures les morceaux de chair de bœuf n'avaient subi encore aucune altération à l'intérieur, tandis que leurs couches superficielles seules avaient été réduites en une matière diffluente, dont le produit filtré donnait une notable quantité d'albumine.

J'ai constaté moi-même qu'il ne fallait pas moins de douze heures à un carnivore pour digérer ce qu'il prend spontanément de chair dans un seul repas. Je donnai à un premier chat, qui jeûnait depuis vingt-quatre heures, 200 grammes de muscle très tendre (c'était du psoas de cheval), et je le tuai cinq heures après le repas. L'estomac était plein de lambeaux de muscle encore rouges au centre et peu altérés dans les parties profondes de la masse, dont le poids était de 155 grammes. Il y avait très peu de pulpe homogène entre les parties non digérées. A un second chat, qui n'avait pas mangé depuis vingt heures, je donnai la même quantité de ce muscle psoas, et le tuai au bout de douze heures. L'esto-

---

1. Spallanzani, *ouvr. cité*, p. 624.

788   DE LA DIGESTION.

mac, examiné immédiatement après la mort, renfermait une notable quantité de
gaz et une matière rouge, brunâtre, très acide, au milieu de laquelle on distin-
guait encore de petits morceaux de muscle. Ce résidu, qui, sans doute, ne devait
pas tarder à passer dans l'intestin, pesait encore 64 grammes. Ainsi, douze
heures ne suffisent pas au chat, qui est un carnassier par excellence, pour digérer
complétement 200 grammes de muscle qu'il mange en un seul repas. Et l'on
vient dire vaguement, en maints endroits, que la digestion de ces animaux met
quatre à cinq heures à se faire.

Voici, au reste, deux tableaux, l'un pour le chien, l'autre pour le chat, résumant soixante expériences que j'ai faites pour déterminer la durée et diverses
particularités de la digestion de la viande ou de plusieurs matières animales. Ils
indiquent, pour des animaux de poids connu, la quantité de chair digérée
d'heure en heure, exprimée d'abord d'une manière absolue, puis en centièmes de
la masse ingérée, enfin calculée pour un kilogramme du poids du sujet, et, de
plus, la quantité de chyme qui se trouvait dans l'intestin grêle, à la fin de chaque
expérience.

Résumé des expériences sur la digestion de la chair crue par les animaux de l'espèce canine.

DÉSIGNATION DES SUJETS	POIDS des sujets.	DURÉE de la digestion.	POIDS de la viande ingérée	POIDS de la viande qui reste dans l'estomac	POIDS des matières de l'intestin grêle.	QUANTITÉ DE VIANDE DIGÉRÉE		
						POIDS absolu.	en centièmes de la masse ingérée.	pour 1 kilogr. de l'animal.
	gr.	heures.	gr.	gr.	gr.	gr.		gr.
King-Charles....	5,102	1	200	185	7	15	7	2,9
Chien griffon....	20,860	2	400	377	85	23	5	1,1
Chien de rue...	6,054	3 1/2	200	143	11	57	28	9,4
Chien de chasse.	11,000	4 1/2	200	80	ind.	120	60	10,9
Chien de berger.	17,550	4	400	347	59	58	14	3,3
Epagneul......	7,320	4	500	377	68	123	24	16
Chien de chasse.	14,701	5	200	81	ind.	119	59	8,1
Chien de garde .	23,825	5	500	202	77	298	59	12,6
Chien épagneul .	21,400	6	500	201	105			
Chien renard....	—	6	200	31	35	169	84	—
Chien de rue ...	5,152	7	200	100	20	100	50	18,5
Chien de garde..	36,700	7	500	120	ind.			
Caniche........	11,500	7 1/2	400	201	ind.	199	49	17,3
Chien..........	4,620	9	200	98	13	102	51	24,2
Chien de chasse.	15,869	10	500	80	40	420	84	26,4
Epagneul.......	8,550	10 1/2	400	130	ind.	270	67	31,5
Chien	30,837	10 1/2	800	405	130	395	49	18,8
Chien	8,100	12	300	45	19	255	85	31,4
Chien	35,700	13	800	50	157	750	96	21
Chien..........	10,640	14	400	35	45	365	91	34,3
King-Charles....	4,600	15	200	5	5	195	97	42,4
Chienne danoise.	34,740	16	800	0	62	800	100	23,3
Chien..........	21,000	16 1/2	1000	25	13	975	97	46,4
Epagneul.......	24,300	18	1000	330	95	670	67	27,5
Chien de garde.	23,000	19	1000	63	98	937	93	40,7
Chienne de garde	24,500	24	1000	»	40			

Matières animales diverses mélangées.

DÉSIGNATION DES SUJETS	POIDS des sujets.	DURÉE de la digestion.	POIDS de la viande ingérée.	POIDS de la viande qui reste dans l'estomac.	POIDS des matières de l'intestin grêle.	QUANTITÉ DE VIANDE DIGÉRÉE		
						POIDS absolu.	en centièmes de la masse ingérée.	pour 1 kilogr. de l'animal.
	gr.	heures.	gr.	gr.	gr.	gr.		gr.
Chien de rue....	8,714	3	345	345	ind.	—	—	»
Chien...........	3,850	4	250	171	27	79	91	20,5
Chien...........	ind.	4 1/2	200	143	10	57	28	»
Chien de rue....	5,150	5	250	158	20	92	36	17,8
Epagneul........	ind.	6	500	329	112	171	34	»
Chien...........	18,365	6	507	360	87	147	29	8,0
Chien adulte....	ind.	7	550	362	47	188	34	»
Terre-neuve.....	82,537	8	1100	483	58	647	57	19,6
Terre-neuve.....	85,900	9	663	280	—	383	58	10,6
Chien de berger.	16,930	10	950	435	50	515	51	30,1
Chien jeune.....	5,497	12	250	72	35	178	71	32,5
Chien de rue....	11,800	12	800	50	80	750	93	63,5
Chien	12,130	14	500	74	62	426	85	34,2
Bouledogue......	ind.	16	400	30	72	370	92	»
King-Charles....	2,130	20	61	21	8	40	62	15,9

Résumé des expériences sur la digestion de la chair crue par le chat.

DÉSIGNATION DES SUJETS	POIDS des sujets.	DURÉE de la digestion.	POIDS de la viande ingérée.	POIDS de la viande qui reste dans l'estomac.	POIDS des matières de l'intestin grêle.	QUANTITÉ DE CHAIR DIGÉRÉE		
						POIDS absolu.	en centièmes de la masse ingérée.	pour 1 kilogr. de l'animal.
	gr.	heures.	gr.	gr.	gr.	gr.		gr.
Chat...........	ind.	1	100	105	ind.	0	0	»
Chatte.........	ind.	2	100	95	ind.	5	5	»
Chat...........	ind.	3	100	80	ind.	20	20	»
Chat...........	2,928	3	100	89	ind.	11	11	3,7
Chat...........	ind.	4	100	60	ind.	40	40	»
Chat...........	ind.	5	200	155	ind.	45	22	*
Chat...........	ind.	5	100	75	7	25	25	»
Chat...........	4,831	5	100	60	ind.	40	40	8,2
Chat...........	ind.	6	100	42	ind.	58	58	»
Chat...........	3,200	7	100	32	ind.	68	68	21,2
Chatte.........	ind.	8	100	26	ind.	74	74	»
Chatte.........	2,938	9	100	20	11	80	80	27,2
Chat...........	1,370	10	100	21	5	79	79	57,6
Chat...........	2,370	11	100	31	13	89	89	37,5
Chat...........	2,161	11	100	26	3	74	74	34,2
Chat...........	ind	12	200	64	ind.	136	68	»
Chatte.........	2,472	12	100	3	3	97	97	39
Chatte	ind.	13	100	0	2 1/2	100	100	»

Il ne faut pas s'étonner, en présence de cette longue durée de la digestion de la chair, de ce que les parties fibreuses, telles que les ligaments, les tendons, de même que les cartilages et les os, mettent tant de temps à se chymifier chez les animaux carnivores. Boerhaave a vu un chien rendre par l'anus un ligament que l'animal avait mangé depuis trois jours. Spallanzani a aussi constaté qu'un fragment de tendon, qu'un chien conservait depuis quatre jours dans l'estomac, avait considérablement diminué de poids sans être tout à fait dissous. Les os ne se digèrent pas ou ne perdent que très peu de leur substance s'ils sont compacts et en fragments volumineux. Réaumur a remarqué que les petits os qu'il avait fait avaler à une chienne n'étaient point dissous après un séjour de vingt-six heures dans l'estomac, et qu'ils étaient seulement un peu moins volumineux et passablement flexibles. Spallanzani n'avait, de même, observé qu'une diminution de poids et un ramollissement sensible sur des os qu'un chien conserva sept jours dans la cavité gastrique. Ces parties solides ne se digèrent pas, faute de séjourner assez longtemps dans l'estomac, à moins qu'elles ne soient très tendres ou réduites en petites parcelles, comme elles le sont chez certains carnivores, l'hyène par exemple. Enfin les productions épidermiques, les plumes, la corne, les poils, sont tout à fait réfractaires à l'action dissolvante du suc gastrique, ainsi que le prouve la présence des égagropiles dans la caillette des ruminants, dans l'estomac du chien et de beaucoup d'autres animaux.

C'est une question importante, surtout au point de vue de l'hygiène, que celle de savoir si, et dans quelles limites, la cuisson modifie la digestibilité de la chair et des autres matières animales. L'opinion généralement acceptée est que cette préparation est favorable à la digestion; Cooper a cru le reconnaître dans ses expériences sur le chien. Bernard [1] dit que cet animal, qui digère un repas de viande cuite en trois heures, en met au moins quatre pour digérer un repas de viande crue. La digestion gastrique même ne produirait guère, d'après lui, qu'une action analogue à celle de la cuisson prolongée [2]. Mes expériences ne don-

DÉSIGNATION des animaux.	POIDS des animaux.	DURÉE de la digestion	QUANTITÉ de matières ingérées.	QUANTITÉ qui reste dans l'estomac.	QUANTITÉ qui est dans l'intestin.	QUANTITÉ de matières digérées.	OBSERVA- TIONS
	gr.	heures.	gr.	gr.	gr.	gr.	
Chien de rue..	8,714	3	354	343	—	9	2 heures
Chien	3,850	4	250	171	27	79	du
Chien		4 1/2	200	143	10	57	cuisson.
Chien de rue...	5,150	5	250	158	29	92	
Épagneul......		6	500	329	112	171	
Chien	18,365	6	507	360	87	147	Moitié
Chien adulte...		7	350	362	47	188	cuites.
Terre-neuve....	32,537	8	1100	483	58	617	Pendant
Terre-neuve ...	35,000	9	663	280	—	383	3 heures.
Chien de berger.	16,930	10	950	433	50	515	
Chien jeune....	5,477	12	250	72	35	178	
Chien de rue...	11,800	12	500	15	72	485	
Chien..........		12	800	50	80	750	
Chienne	12,430	14	500	74	62	426	
Bouledogue		16	100	30	72	370	
King-Charles...	2,430	20	64	24	8	40	

1. Bernard, *Leçons de physiolog, expérim.*, 1856, t. II, p. 402.
2. Idem, *Ibid.*, p. 418.

nent pas des résultats aussi tranchés. J'ai vu, en faisant manger des quantités égales de viande crue et de viande cuite, au même moment, à un animal, qu'on tuait plus tard : 1° que la cuite est d'une digestion plus difficile après une cuisson sommaire qu'à l'état cru ; 2° qu'au contraire le foie, les reins et les autres tissus albumineux deviennent plus réfractaires après une cuisson prolongée. Mais, dans beaucoup de cas, il est difficile d'apprécier exactement les modifications apportées à la digestibilité par cette préparation, car il ne suffit pas pour cela de tenir compte du temps que met l'aliment à se convertir en pulpe et à passer dans l'intestin, il faudrait encore pouvoir juger de la proportion des matières dissoutes et des matières simplement divisées, aussi bien que du parti ultérieur qu'en tire la digestion intestinale. En ne tenant compte que des apparences, l'avantage est le plus souvent à la chair cuite, surtout à celle qui l'est parfaitement.

Dans le but d'éclaircir ces points, j'ai pris six substances différentes : le muscle, le foie, le rein, la parotide, les tendons et le tissu jaune du ligament cervical, en morceaux de 50 grammes chacun. Les six échantillons pesant 300 grammes ont été soumis à une cuisson de trois heures, après lesquelles ils ont été réduits à 207. On les a découpés, de même que les crus, en cubes de dimensions à peu près égales qu'un chien a avalés sans les mâcher sensiblement. Après six heures de digestion, l'animal a été tué. L'estomac, qui avait reçu en somme 507 grammes, n'en contenait plus que 360. Il en avait donc perdu 147. Les morceaux ont été repris isolément, essuyés avec soin et pesés à mesure. Les tissus crus de la parotide, du rein, du foie, avaient perdu le plus : ceux de muscle beaucoup moins, et fort peu ceux de tendons et de parties élastiques. L'inverse s'est produit pour les mêmes tissus cuits : la parotide, le rein, le foie, le muscle ont peu diminué ; les tendons, le tissu élastique, au contraire, ont éprouvé un déchet considérable, comme l'indique le tableau suivant.

SUBSTANCES CRUES

DÉSIGNATION	POIDS lors de l'ingestion.	POIDS après 6 h. de digestion.	PERTE absolue.	PERTE pour 100.
	gr.	gr.	gr.	
Muscle.........	50	38	12	24
Foie..........	50	27	23	46
Rein..........	50	25	25	50
Parotide	50	20	30	60
Tendons.......	50	45	5	10
Tissu élastique.	50	48	2	4
Sommes.....	300	203	97	

SUBSTANCES CUITES

DÉSIGNATION	POIDS avant la cuisson.	POIDS lors de l'ingestion.	POIDS après 6 h. de digestion.	PERTE absolue.	PERTE pour 100.
	gr.	gr.	gr.	gr.	
Muscle.........	50	27	18	9	18
Foie..........	50	28	18	10	20
Rein..........	50	21	17	4	8
Parotide	50	30	24	6	12
Tendons.......	50	51	24	27	54
Tissu élastique.	50	50	22	28	56
Sommes.....	300	207	123	84	

L'expérience précédente, outre qu'elle donne en bloc le déchet de chaque tissu ingéré, permet de juger comparativement du degré d'altération des parties non encore dissoutes. Or, pendant que le muscle cru est, sous sa couche pulpeuse, rosé et mou, le muscle cuit est pâteux, d'une désagrégation facile, par suite de la dissolution très avancée de son tissu cellulaire. Le foie cru est d'un aspect reconnaissable, il a conservé sa mollesse; le cuit est en morceaux très durs. Le rein cru est toujours rougeâtre à l'intérieur, presque saignant, même à la surface; le cuit a ses fragments secs, isolés, durcis. La parotide cuite a ses lobules isolés et dispersés. Le tendon cru a ses morceaux jaunes, transparents, d'aspect gélatineux à la surface, blancs, opaques, inaltérés à l'intérieur; les tendons cuits sont jaunes, très rapetissés. Le tissu élastique cru est jaune, mou; le cuit a le même aspect, mais il est plus ramolli encore. En somme, la cuisson a facilité la désagrégation des faisceaux du muscle; elle a considérablement hâté la dissolution du tendon, du tissu élastique, mais elle a durci manifestement le foie, le rein, et simplement dissocié les lobules du tissu de la parotide. Il importe, au point de vue de l'hygiène, de bien apprécier la valeur de ces modifications. Évidemment, d'une part, le tissu gélatineux, les tendons, les parties élastiques, cuits, sont plus promptement réduits en pulpe, plus digestibles qu'à l'état de crudité, et, d'autre part, les tissus albumineux, le foie, le rein, perdent, en se durcissant par la cuisson, de leur solubilité. La chair musculaire seule laisse des doutes. Si, très cuite, elle paraît se digérer plus vite, c'est qu'en effet, par les modifications imprimées à son tissu cellulaire, ses faisceaux sont plus rapidement dissociés; mais il reste à voir si la dissolution des parties désagrégées et leur transformation en peptones se font plus vite et plus complètement que celles de la chair crue, car la rapidité de ces mutations est, dans un temps donné, bien plus en rapport avec la quantité de suc gastrique sécrétée qu'avec le degré de division de l'aliment.

Il faut d'ailleurs, pour élucider la question de l'influence de la cuisson, tenir grand compte des faits d'observation. Or, les chiens nourris de chair crue la digèrent mieux, plus régulièrement, souvent sans boisson et sans contracter cette diarrhée noire, fétide, qui naît de l'usage de la viande cuite beaucoup plus échauffante. L'homme digère également très bien la viande saignante, comme le gigot, la côtelette, le rosbif. Les chiens s'entretiennent parfaitement avec des quantités modérées de cette viande crue, conservent la peau souple, le poil luisant, l'intestin libre, tandis que les autres sont bientôt si excités, qu'ils contractent en peu de temps de vives irritations cutanées.

Il faut bien se rappeler enfin, dans l'examen de la difficile question de la digestibilité, que la digestion des matières animales n'implique qu'une dissolution partielle. Le chyme, la bouillie, la pulpe que, dans les conditions ordinaires, l'estomac pousse vers l'intestin, renferment une quantité de peptones très inférieure à la masse des parties simplement désagrégées ou réduites, soit en fragments très ténus de faisceaux, de disques ou de stries, soit à l'état moléculaire. Lorsque le chien mange de très grandes masses de viande, la partie simplement désagrégée qui se trouve dans l'intestin grêle, sous la forme de pulpe rougeâtre, l'emporte de beaucoup sur la partie dissoute. J'ai vu, par exemple, des chiens en

Digestibilité de divers tissus animaux donnés dans le même repas.

DÉSIGNATION des ANIMAUX	POIDS du corps	DURÉE de la digestion	QUANTITÉ donnée de chaque tissu	PERTE ÉPROUVÉE PAR																			
				MUSCLE		PEAU		REIN		RATE		PAROTIDE		POUMONS		TISSU adipeux		TENDONS		TISSU jaune		cartilages	
				Absolue.	En centièmes.	Absolue.	En centièmes.	Absolue.	En centièmes.	Absolue.	En centièmes.	Absolue.	En centièmes.	Absolue.	En centièmes.	Absolue.	En centièmes.	Absolue.	En centièmes.	Absolue.	En centièmes.	Absolue.	En centièmes.
	gr.	heures.	gr.	gr.	gr.	gr.	gr.	gr.	gr.	gr.	gr.	gr.	gr.	gr.	gr.	gr.	gr.	gr.	gr.	gr.	gr.	gr.	gr.
Chien jeune..	3,850	4	25	1	4	2	8	19	76	10	40	5	20	17	68	17	68	0	0	0	0	—	—
Chien........	5,150	5	25	2	8	10	40	18	72	—	—	6	24	9	36	26	38	0	0	2	8	—	—
Chien........	ind.	6	50	20	40	37	74	26	52	50	100	48	96	19	38	42	84	1	2	9	18	13	26
Chien........	ind.	7	50	15	30	9	18	6	12	18	36	38	76	11	22	38	78	12	24	18	36	14	28
Chien........	ind.	8	100	65	65	41	41	69	69	97	97	97	97	27	27	100	100	23	23	28	28	33	33
Chien........	ind	10	100	74	74	66	66	66	66	—	—	—	—	—	—	—	—	15	15	36	36	—	—
Chien........	11,800	12	50	100	100	100	100	100	100	100	100	100	100	100	100	100	100	100	100	100	100	100	100
Chien........	12,130	14	50	100	100	100	100	100	100	100	100	100	100	100	100	100	100	33	66	13	80	45	90
Chien........	ind.	20	25	100	100	100	100	100	100	100	100	100	100	100	100	100	100	9	36	19	76	13	52

de chasse en manger 3 à 4 kilogrammes sans paraître rassasiés, et un gros chien de basse-cour en avaler en un seul repas presque 7 kilogrammes. La digestion, chez ces animaux, est nécessairement lente, pénible. En raison de la grande quantité de suc gastrique qu'elle réclame pour dissocier, en pure perte, des masses de substances qui, ultérieurement, ne peuvent êtres converties en peptones et absorbées, elle fatigue outre mesure. C'est aussi ce qui arrive aux individus qui engloutissent en un repas des quantités qui suffiraient à plusieurs. Ils sont mous, somnolents, incapables de tout travail soutenu, physique ou intellectuel. Quoiqu'ils aient une grande activité digestive, les carnassiers qui ne vomissent pas aisément peuvent périr d'indigestion après ces repas pantagruéliques. Ainsi j'ai vu quatre hérissons (insectivores comme on sait) mourir dans un délai de vingt-quatre à trente heures après avoir pris une trop forte ration de foie de cheval : le premier 70 grammes, le second 71 grammes, le troisième 73 grammes, le quatrième 115 grammes. Ils pesaient 625, 845, 611, et 525 grammes.

Il y a plus : chez les jeunes chiens auxquels on donne de la viande à discrétion, la digestion gastrique demeure toujours imparfaite ; le pylore finit par être forcé et par contracter l'habitude de laisser passer de la viande non réduite en bouillie, viande simplement atténuée, reconnaissable, même à sa couleur rouge, dans le gros intestin et dans les matières excrémentitielles. Dans ce cas encore les animaux se fatiguent beaucoup à digérer, et ils profitent moins d'une grande quantité de viande que d'une ration moyenne qu'ils digèrent complètement sans peine. Il importe de s'en souvenir dans l'élevage des jeunes animaux.

Quant à la digestibilité des divers tissus animaux comparés entre eux, elle offre des différences considérables qui pourraient se déduire d'expériences faites sur les chiens auxquels ces tissus seraient donnés simultanément. Celles que je résume dans le tableau ci-dessus donnent un premier aperçu à ce sujet. D'autres montrent que les substances végétales sont digérées par les carnivores de même que les substances animales. Tiedemann et Gmelin ont vu qu'au bout de quatre heures l'amidon cuit, pris par un chien en grande quantité, avait été en majeure partie chymifié. Après cinq heures, cette substance, qu'un autre chien avait prise en plus faible proportion, ne se colorait plus en bleu par l'iode et se trouvait « changée en sucre et en gomme d'amidon, » résultat remarquable qui tend à prouver que la transformation de la fécule en sucre s'opère dans l'estomac. Bidder et Schmidt ont constaté que cette conversion était plus lente sur le chien que sur l'homme, et le fait m'a paru exact sur divers chiens à fistule gastrique. Au bout de quatre heures, le pain qu'un chat avait mangé avec du lait était ramolli à la surface, mais n'avait éprouvé presque aucune altération à l'intérieur ; cet aliment était pourtant en grande partie ramolli et dissous, chez un chien, deux heures et demie après le repas. Enfin, après un séjour de cinq heures dans l'estomac, le riz cuit était en partie « ramolli et en partie liquéfié ; » les morceaux de pommes de terre, pulpeux à la surface, n'avaient pas subi d'altération bien appréciable à leur centre.

Quelques-unes de ces substances semblent pourtant, chez les carnassiers, réfractaires à l'action de l'estomac : telle l'herbe des prés, que le chien mange quelquefois en quantité notable ; tels la paille, le foin qu'il prend avec les aliments jetés sur la litière. Ces matières, quand le vomissement ne les rejette pas, se retrouvent souvent dans le viscère après plusieurs semaines, et s'il en passe des brins dans l'intestin, ils peuvent tomber dans les parties herniées. Là, cependant, les substances végétales sont dépouillées de leurs principes solubles; la trame cellulaire seule résiste, comme elle le fait d'ailleurs chez les herbivores.

A mesure que le suc gastrique délaye l'aliment et en fluidifie une certaine proportion, la partie ramollie, diffluente ou dissoute, est poussée dans l'intestin par les contractions péristaltiques du viscère; elle laisse, par conséquent, les parties non digérées en contact immédiat avec le fluide dissolvant qui les modifie insensiblement et les prépare à être chassées à leur tour. Lorsque la digestion est achevée, s'il reste quelques débris réfractaires de l'aliment dans l'estomac, ils y prolongent leur séjour ou sont rejetés, soit par le vomissement, soit par la voie de l'intestin. Le pylore les laisse passer, s'ils sont de petites dimensions, et même peu de temps après que l'estomac s'est affaissé. Spallanzani a vu que cet orifice n'arrêtait pas toujours les petits tubes qu'il faisait avaler aux chiens, et finissait quelquefois par livrer passage à des tubes assez volumineux. Il donne même souvent issue à des fragments d'os irréguliers, comme Boerhaave et Pozzi l'avaient autrefois constaté. J'ai trouvé, sur un chien, un fragment de ce genre, dont le grand diamètre avait près d'un centimètre et demi, fragment chassé dans le gros intestin avant que la couche fibro-cartilagineuse qui recouvrait l'une de ses facettes eût été dissoute. Le pylore finit aussi par livrer passage au parties molles, aux débris de tendons, de ligaments et de membranes qui ont résisté aux forces digestives, comme le prouve l'exemple rapporté par Haller[1].

La digestion gastrique, si elle est assez lente chez les carnivores, s'y effectue, pour ainsi dire, par la seule intervention du suc dissolvant. Les aliments ont été à peine divisés et traversés de quelques coups de dents, car on sait que le chien avale sans les mâcher des morceaux de chair énormes. Ces aliments n'ont pas été sensiblement imprégnés de salive; leur surface a été enduite de mucosités pour en faciliter la déglutition; enfin, ils ne sont point habituellement baignés de liquides, car ces animaux boivent très peu. Mais une fois la chymification opérée, les phénomènes essentiels du travail digestif sont accomplis; les principes azotés, la fibrine, l'albumine, etc., sont aptes à être absorbés dès qu'ils arrivent dans l'intestin. Il n'en sera point de même, à beaucoup près, pour les animaux herbivores chez lesquels nous verrons l'aliment, sorti de l'estomac, éprouver de profondes élaborations dans les diverses parties d'un immense intestin.

La digestion des boissons, ou, si l'on veut, leur passage de l'estomac à l'intestin, se fait bien plus lentement chez les carnivores que chez les herbivores monogastriques. Ainsi, un premier chien à jeun, auquel j'avais fait avaler 60 grammes d'eau tenant en dissolution un peu de cyanure de fer, avait encore, au bout d'une demi-heure, la plus grande partie du liquide dans l'estomac, mais une petite quantité s'en était répandue déjà dans toute la longueur de l'intestin

[1]. Hermannii Boerhavii, *Prælectiones academicæ in proprias institutiones rei medicæ.* Göttingen, 1739-1744.

grêle et même dans le côlon ; sur un autre, également à jeu, l'eau était encore, au bout d'une heure, en grande partie dans l'estomac, sauf quelques faibles portions déjà versées dans la moitié antérieure de l'intestin grêle. Lorsque ces liquides ont été injectés par l'œsophage, comme dans les expériences de toxicologie, ils sortent moins vite encore, car les contractions antipéristaltiques de l'estomac tendent à les retenir dans le viscère, même à y ramener ceux qui ont pu franchir le pylore. Ainsi, par exemple, dans une expérience de ce genre, 400 grammes d'eau chargée d'iodure de potassium, se retrouvaient au bout de deux heures presque intégralement dans le ventricule ; le duodénum seul en avait reçu quelques minces filets, et non les portions suivantes qui étaient fortement resserrées ; du reste, sur les animaux à jeun, les liquides ingérés ne passent que fort lentement dans l'intestin grêle et leur absorption en est très retardée, particularité dont il faut se souvenir en thérapeutique. S'ils sont en très petite quantité, ils séjournent dans le sac gauche et non dans le droit, comme chez les solipèdes.

Chez les omnivores nourris de viande, la digestion gastrique offre une physionomie analogue à celle des carnassiers ; elle y est aussi très lente, mais moins complète. Un porc, auquel j'avais donné 1 kilogramme de viande crue, en conservait encore 600 grammes au bout de six heures, et il en avait dans l'intestin grêle des morceaux de 1 à 2 centimètres de longueur au milieu de la pulpe. Un autre qui en avait reçu 3 kilogrammes avec un litre d'eau, n'en avait digéré que 300 dans la même période de six heures. Les 2 700 qui restaient nageaient au milieu de 8 décilitres d'eau ou de bouillie très claire. Un troisième, du poids de 96 kilogrammes, qui avait mangé 2 kilogrammes de pâtée, moitié viande cuite, moitié pain, avait, au bout de quinze heures, 1 300 grammes de ce mélange. Si le porc reçoit de très fortes rations de viande, il la digère fort mal, et par conséquent n'en tire que peu de profit.

Il ne se développe pas habituellement, pendant la digestion gastrique des carnivores, d'infusoires analogues à ceux de l'estomac de divers autres animaux, cependant on y voit fréquemment des bactéries et des monades. J'en ai trouvé, par exemple, trois heures après un repas composé de pain, de haricots et de viande cuite, et des quantités prodigieuses, en été, sur des chiens qui avaient mangé de la viande faisandée : les bactéries étaient longues et analogues à celles du sang charbonneux.

Ainsi, les actions digestives les plus importantes chez les carnassiers se passent dans l'estomac. Cet organe, d'une grande capacité et d'une vaste surface, verse sur l'aliment, par toute l'étendue de sa muqueuse, une grande quantité de suc gastrique. Son orifice pylorique, étroit et dans une constriction presque complète, retient longtemps les matières alimentaires et ne les laisse passer qu'après une dissolution plus ou moins parfaite. L'estomac du carnivore, investi d'une telle prééminence, devient encore le siège d'une absorption très active et jouit d'une sensibilité remarquable que prouvent assez les vomissements provoqués avec tant de facilité par les aliments indigestes, les corps étrangers ou les substances irritantes.

La digestion gastrique des rongeurs omnivores paraît aussi active que celle des carnivores, mais moins intermittente. Ces animaux à habitudes nocturnes font des repas assez espacés et leur estomac ne se vide que lentement. Le rat est un type de ce genre ; mais il se prête mal aux expériences. Celles qui ont été faites sur les surmulots sont irrégulières. En voici six sur des albinos à jeun depuis vingt-quatre heures. Ils ont reçu chacun 5 grammes de viande crue ou du pain. Tous ont mangé la ration entière, sauf le troisième qui en a laissé 1 gramme, et aucun d'eux n'a reçu à boire à compter du repas. Le petit tableau qui suit montre que sept heures ne suffisent pas au rat pour digérer ce qu'il prend en un repas.

	POIDS du corps.	DURÉE de la digestion.	NATURE de l'aliment.	QUANTITÉ ingérée.	QUANTITÉ restante.	QUANTITÉ digérée en centièmes.
	gram.	heures.		gr.	gr.	
Albinos......	195	3	Viande crue.	5	5,1	»
Albinos......	265	3	Pain.	5	5,5	»
Albinos.......	150	4	Pain.	4	2,5	»
Albinos......	260	5	Viande crue.	5	1,2	»
Albinos......	175	6	Viande crue.	5	3,3	»
Albinos......	225	7	Viande crue.	5	2,8	»

III. — DIGESTION GASTRIQUE DES SOLIPÈDES.

Il suffit de jeter un coup d'œil sur la disposition générale de l'appareil digestif des solipèdes, pour voir que les phénomènes si nombreux des fonctions qu'il remplit doivent offrir des modifications profondes, plus difficiles à analyser que celles qui caractérisent la digestion des carnassiers.

La simplicité et la petitesse de l'estomac de ces animaux, l'énorme développement de leur cæcum, la vaste capacité de leur côlon bosselé et pourvu de nombreux replis valvulaires, sont des particularités qui se trouvent, avec quelques variantes, chez plusieurs autres herbivores. Parmi les pachydermes, l'éléphant s'éloigne peu de ce type ; et parmi les rongeurs, le lièvre et le lapin, avec leur estomac uniloculaire, leur cæcum monstrueux, pourvu de glandes et d'une valvule spirale, leur côlon bosselé et parcouru par des bandes longitudinales ; enfin, la marmotte et le cochon d'Inde, dont le tube gastro-intestinal est construit sur un plan analogue, peuvent être considérés comme formant un groupe très naturel sous le rapport physiologique. L'identité du régime, l'uniformité de structure de l'appareil digestif, doivent inévitablement entraîner une similitude fonctionnelle que les recherches des expérimentateurs peuvent démontrer.

La digestion des solipèdes tire sa physionomie : 1º de la lenteur de la manducation ; 2º de la rapidité du travail de l'estomac effectué, en grande partie et d'une manière à peu près continue, pendant le repas ; 3º de la rapidité du passage des liquides dans l'intestin et de leur dépôt dans le réservoir cæcal ; 4º enfin du durcissement et de la forme pelotonnée des résidus alimentaires dans les parties postérieures du gros intestin.

La mastication, qui était presque insignifiante chez les carnivores, où elle n'avait guère pour but que de fractionner la proie et d'en rendre les parties aptes à être dégluties, devient ici, comme pour tous les herbivores, un acte de première importance. L'herbe, le foin, la paille, le grain, ne peuvent se digérer qu'après une division, une trituration très complète. C'est qu'en effet chaque partie du végétal a une enveloppe épidermique qui n'est point endosmotique, et qui rend inaccessibles aux sucs digestifs les parties solubles. Cette enveloppe qui, pendant la vie, protège les parties contre l'action de l'humidité et des divers agents atmosphériques, empêche la salive, le suc gastrique d'arriver aux fibres, aux cellules, aux méats où se trouvent emprisonnées les subtances nutritives. L'accès de ces matières solubles, légumine, gluten, amidon, sucre, etc., est rendu difficile par l'incrustation du ligneux, de la cellulose, dans les parois utriculaires ou fibreuses. Si toutes les parties végétales ne sont fractionnées, fissurées, percées dans tous les sens, les sucs dissolvants ne peuvent parvenir aux matières nutritives, ni les dégager de leur gangue : aussi quand le carnassier avale l'herbe ou les grains, il les rend indigérés. L'herbivore ne les digère pas sensiblement, si ses mâchoires ne sont plus aptes au broiement, ou si les grains, par leur petitesse, échappent à l'action de ces organes. Alors, au microscope, les petites parties végétales se voient intactes, et la graine est si peu altérée, qu'elle n'a point perdu, en traversant le tube intestinal, sa faculté germinative.

Cette mastication, si nécessaire à l'herbivore, est lente et parfaite chez les solipèdes. Leurs molaires à larges tables, hérissées de saillies transverses, broient parfaitement, mais en définitive moins bien que chez les rongeurs et chez les ruminants lors de la trituration mérycique. Quoiqu'elles aient une puissance énorme, elles broient peu d'aliments en un temps donné.

Le cheval ne peut d'ordinaire, manger 2 500 grammes de foin en moins d'une heure, et il ne les mange souvent qu'en une heure et demie, et même en deux, si ses dents sont unies ou irrégulières. Il lui faut, au minimum, vingt minutes, terme moyen trente minutes et quelquefois une heure, pour manger la même quantité d'avoine. Il fait de cette quantité de foin 200 bols, et de 40 à 90 bols d'avoine. Les bols de foin chargés de 4 équivalents en poids de salive pèsent 12 500 ; les bols d'avoine chargés de l'équivalent et quart de ce liquide pèsent environ 5 400 grammes.

C'est à cause de l'importance de la mastication des fourrages qu'on a cherché à faciliter cet acte souvent imparfait par une division préalable, opérée à l'aide du hache-paille, du concasseur et d'autres instruments ; mais cette division préliminaire n'a pas d'effets sensibles chez les animaux adultes dont le système dentaire fonctionne régulièrement ; et elle est insuffisante pour ceux dont les dents sont lisses, irrégulières ou usées. Il résulte d'expériences [1] que j'ai faites, il y a quelques années, que le hachage des fourrages, le concassage, l'aplatissement des grains, n'ont pas d'influence sensible sur leur digestion, chez les chevaux, dans les conditions ordinaires. Ces opérations coupent les tiges ou brisent

1. G. Colin, *Études expérimentales sur les effets et le degré d'utilité de la division et du mélange des aliments*, mémoire adressé à la Société d'agriculture le 8 janvier 1862, inséré en partie dans le *Recueil de méd. vétérin.*, 1864, p. 271, 443 ; et 1865, p. 272.

les grains en parcelles dont le volume est énorme relativement à celui des parcelles qui résultent de la mastication ; elles ne peuvent briser irrégulièrement,
perforer, fissurer, réduire en fragments ténus comme le font les dents ; conséquemment elles ne sont que des préparations à peu près inutiles toutes les fois
que l'appareil masticateur fonctionne bien. Aussi, que le fourrage soit intact ou
préalablement haché, que l'avoine n'ait subi aucune préparation ou qu'elle ait
été aplatie, concassée, l'animal, comme le montre le tableau suivant, met à peu
près le même temps à les manger ; il les imprègne d'une égale quantité de salive,
en fait le même nombre de bols, et ultérieurement les digère avec la même
perfection.

AVOINE ENTIÈRE.

NUMÉROS d'ordre des chevaux.	Quantité d'avoine mangée.	Durée de la mastication.	Nombre des bols.	Poids des bols.	Quantité totale de salive absorbée.	Quantité de salive absorbée par minute.
		m.				
1..............	430	7	15	915	485	69
2..............	437	9	18	1115	678	75,3
3..............	430	5	X	940	515	102
4..............	420	8	10	918	586	60,7
5..............	435	15	12	925	590	33,3
Quant. totale.	2152	44	»	4811	2659	340,3
Quant. moyen.	»	8,8	»	962	532	60,1

AVOINE ÉCRASÉE.

NUMÉROS d'ordre des chevaux.	Quantité d'avoine mangée.	Durée de la mastication.	Nombre des bols.	Poids des bols.	Quantité totale de salive absorbée.	Quantité de salive absorbée par minute.
		m.				
1..............	430	12,5	X	1675	615	51,6
2..............	437	9	18	1138	718	79,2
3..............	430	4,5	X	915	515	112,2
4..............	430	10	11	1033	728	72,5
5..............	430	10	X	1080	620	62
Quant. totale.	2157	48	»	5275	3118	»
Quant. moyen.	»	9,2	»	1085	633	67,7

L'insalivation, qui jouait un faible rôle chez les carnassiers, est ici, comme la
mastication, d'une importance majeure. Elle hydrate l'aliment sec ; elle traite
ses parties solubles par une masse d'eau égale à quatre fois le poids total de
l'aliment ; puis elle rend soluble, en la convertissant en dextrine et en sucre, une
masse énorme de fécule, 44 centièmes dans le foin, le sucre compris, et 61 centième dans l'avoine ; elle commence cette transformation dans la bouche, la
continue dans l'estomac et l'achève très activement dans l'intestin.

En raison de la très grande utilité de ces actes préparatoires, mastication et
insalivation, il y a tout avantage à ne point chercher à réduire la durée des repas. La digestion se fait d'autant mieux, chez les solipèdes, que la manducation
est plus lente. Aussi le cheval profite-t-il beaucoup plus de la paille jetée dans
son râtelier que de celle qu'on associe aux autres aliments ; il la mange avec
nonchalance, l'insalive parfaitement, en tire les parties fines, les sommités des
tiges, les épis avec quelques grains, les herbes adventices, et, à cause de cette
lenteur de la manducation, l'aliment arrive en petites quantités à la fois dans
l'estomac, y fait un séjour suffisant, sans le dilater outre mesure ni le sur-
charger.

Les aliments qui arrivent à l'estomac, après avoir été bien divisés et imprégnés de salive, sont déposés à la petite courbure. Ils poussent devant eux, du côté de la grande, tant à droite qu'à gauche, ceux qui les ont précédés. Comme le viscère est peu ample, d'une capacité moyenne de 15 à 18 litres, il ne peut admettre tout ce qui est consommé en un repas. Lorsque le cheval mange en un repas de deux heures 5 kilogrammes de foin représentant la moitié de la ration diurne, il les imprègne de vingt litres de salive, qui donnent, par conséquent, une masse du poids de 25 kilogrammes capable d'occuper un espace de 28 à 30 décimètres cubes. Or, pendant ce repas, l'estomac a de quoi se remplir trois fois ; car, dans les conditions physiologiques, pour bien fonctionner, il ne se distend qu'aux deux tiers de sa capacité maximum, soit dix litres ; conséquemment, lorsque, après ce laps de temps de deux à trois heures, le cheval finit son repas, l'estomac a dû se vider deux fois pour conserver le tiers de la ration. Les deux premières fournées n'ont donc pu séjourner qu'une heure, à peu près, dans le réservoir gastrique ; la dernière seule a, pour passer dans l'intestin, tout le temps qui s'écoule entre les deux repas. En vingt-quatre heures, ces deux repas donnent, comme on le voit, 50 kilogrammes de matières pouvant remplir cinq ou six fois l'estomac.

Si ce cheval, entièrement nourri de foin, est soumis à un service qui exige un supplément de ration de 5 kilogrammes, c'est bien autre chose ; la durée de ses deux repas s'élève à six, sept heures et plus ; il doit fournir 60 kilogrammes de salive au lieu de 40 ; l'estomac a de quoi se remplir neuf fois au lieu de six ; partant l'animal ne peut manquer de prendre un ventre énorme, de devenir mou ; il ne peut que faire le travail lent d'une ferme.

Mais si, au contraire, la ration supplémentaire du cheval qui travaille lui est donnée en avoine, la substitution a pour conséquence de réduire la durée du repas, la somme de salive, le volume de la masse introduite dans le tube digestif ; par suite, les aliments séjournent plus longtemps dans l'estomac et y éprouvent une élaboration plus complète.

Ainsi le cheval qui reçoit, au lieu de 15 kilogrammes de foin, 7 500 grammes de fourrage et 3 500 grammes d'avoine remplaçant le foin supprimé, fera des repas dont la durée sera abrégée de trois heures, économisera 26 kilogrammes de salive, et son estomac aura trois fournées de moins à recevoir.

La différence serait plus marquée si le foin était entièrement remplacé par l'avoine, 12 kilogrammes du premier par 6 kilogrammes et demi de la seconde. La ration de foin pèserait avec sa salive 60 kilogrammes, et pourrait remplir sept fois et demie l'estomac ; la ration équivalente d'avoine insalivée n'en pèserait que 13 et remplirait seulement une fois et demie l'estomac ; elle pourrait, par conséquent, y séjourner cinq fois autant que son équivalent de foin.

La faible capacité gastrique a donc pour résultat forcé de réduire la durée de la chymification en raison directe du volume des aliments ; elle abrège de beaucoup la digestion des fourrages, mais elle permet aux grains de séjourner dans l'estomac cinq fois plus que ces derniers. Cette inégalité du séjour des aliments dans le viscère est justifiée par les différences de composition qui existent entre les fourrages et les grains.

En effet, le cheval, qui se nourrit de foin de prairie, trouve dans cet aliment

44 centièmes d'amidon, de sucre ou d'autres substances analogues, lesquelles ont été modifiées par l'action de la salive et seront, en grande partie, transformées dans l'intestin ; puis 4 centièmes de matières grasses, dont la digestion s'opérera également dans le tube intestinal ; enfin, 7 centièmes d'albumine, de légumine ou de caséine, de plus des sels et des principes insolubles. Or, ces 7 centièmes de matières azotées sont les seules qui aient besoin d'éprouver l'action du suc gastrique. Par ce que nous savons sur la manière dont ce liquide modifie les substances albuminoïdes, en les attaquant, couche par couche, de l'extérieur à l'intérieur, il est facile de concevoir qu'il opérera sans peine la dilution de ces mêmes matières, puisqu'elles sont en quantités minimes, très divisées, éparpillées, réduites, si je puis ainsi dire, à l'état moléculaire au milieu d'une masse qui a subi une trituration complète. De même, le cheval, nourri de luzerne verte, trouve dans ce fourrage 9 centièmes d'amidon et de sucre, à peine 1 centième de graisse, qui ne sont point du ressort de la chymification, et seulement à peu près 3 centièmes de principes azotés à dissoudre dans l'estomac.

Mais l'avoine n'est pas dans le même cas que le foin. Elle contient du gluten dans la proportion de 11 pour 100. Or, comme la quantité de matière azotée dans l'estomac plein d'avoine est quatre à cinq fois aussi grande que dans l'estomac plein de foin, il faut, de deux choses l'une, ou que le viscère, en un temps donné, sécrète cinq fois autant de suc gastrique pour l'avoine que pour le foin, ou qu'il garde cinq fois autant le premier aliment que le second. Si cette dernière condition, la seule qui paraisse possible, ne se réalisait pas, la ration d'avoine serait incomplètement digérée, et ainsi beaucoup de ses principes seraient perdus. Grâce à son petit volume, elle peut l'être parfaitement. Cette ration de 6 kilogrammes et demi, qui paraît minime, représente cependant 3 400 grammes de viande + 8 000 grammes de pain, avec 300 grammes de graisse et 250 grammes de sels, en y ajoutant la quantité d'eau nécessaire pour que sa fécule et son gluten soient hydratés au même degré que dans la chair et le pain.

Les matières alimentaires, en arrivant à l'estomac, se délayent dans le liquide neutre que le sac droit avait conservé pendant l'abstinence ; elles remplissent la cavité de ce dernier et distendent ensuite le sac gauche affaissé, jusqu'au moment où il a acquis un volume égal à celui de l'autre ; puis la dépression circulaire s'efface progressivement et les deux parties du viscère éprouvent une dilatation proportionnelle. La sécrétion du suc gastrique, excitée par les premières quantités d'aliments ingérés, devient de plus en plus abondante ; bientôt l'alcalinité de la salive qui imprègne les substances soumises à la mastication est neutralisée, et toute la masse acquiert une acidité graduellement croissante.

L'exhalation du suc dissolvant s'effectue exclusivement dans la partie droite de l'estomac, tapissée par une muqueuse veloutée dont la surface a de 15 à 20 décimètres carrés ou environ l'étendue de la totalité de la muqueuse gastrique d'un chien de forte taille. Il ne saurait s'élever la moindre contestation à cet égard. D'abord, Bischoff a vu les glandes tubuleuses dans toute l'étendue de la membrane épaisse et rougeâtre de la région pylorique ; il n'en a point trouvé dans la muqueuse blanche, à épithélium pavimenteux du sac gauche. Ensuite j'ai constaté, en ouvrant avec précaution l'estomac plein d'aliments secs, sans liquide qui pût se répandre dans les diverses parties de la masse, que tout ce qui était en rapport avec la muqueuse veloutée était acide, et que ce qui correspondait à la muqueuse blanche se trouvait neutre. Seulement lorsque les aliments étaient assez délayés pour avoir été brassés dans le réservoir pendant la vie, ou lorsqu'ils étaient mêlés à des liquides que les plus légers mouvements faisaient passer de tous les côtés, la même particularité ne s'observait plus. Enfin, la muqueuse blanche ne possède pas sensiblement la propriété de cailler le lait, comme celle du sac droit, pourvu qu'on l'ait détachée immédiatement après la mort, et privée par le lavage de l'acide que le contenu de l'estomac a apporté à sa surface ; du moins, c'est ce que j'ai noté en plusieurs circonstances.

Le suc gastrique des solipèdes a-t-il la même composition et les mêmes propriétés que celui des autres animaux? L'analyse de Tiedemann et Gmelin répondrait à la première partie de la question si le fluide qu'ils ont examiné eût été du suc gastrique pur. Mais ces expérimentateurs ont pris pour tel un mélange de salive déglutie pendant les intervalles des repas avec le reste des boissons que le cheval conserve dans l'estomac pendant l'abstinence, et un peu de suc gastrique dont la sécrétion avait été excitée par quelques fragments de quartz blanc. Pour obtenir ce liquide dans toute sa pureté, il faudrait d'abord, sur le cheval à jeun, retirer les fluides que conserve l'estomac, puis empêcher, par une ligature à l'œsophage, que de la salive et des mucosités y fussent envoyées ; enfin, faire parvenir à l'intérieur du viscère des substances insolubles pour exciter la sécrétion. De plus, il serait peut-être même indispensable, par une ligature au pylore, de s'opposer au reflux de la bile et des produits de l'intestin dans le réservoir gastrique. Tout cela, comme on le pense, est fort difficile à réaliser, si l'on ne veut pas trop s'éloigner des conditions physiologiques de la digestion : j'ai fait, à cet égard, bien des tentatives sans arriver à un résultat satisfaisant.

En opérant comme la plupart des physiologistes sur le suc gastrique étendu de quatre équivalents de salive, j'ai constaté, dans les digestions artificielles, que ce liquide, pris sur le cheval, à la période de la plus grande activité digestive, agit faiblement sur les matières azotées ; il diffère donc, sous ce rapport, de celui du chien, qui n'est additionné peut-être que d'un ou de deux équivalents de salive. Ce que les chimistes ont dit du peu d'activité du suc gastrique des herbivores, comparé à celui des carnassiers, paraît tenir aux différences dans les quantités de salive qui s'y associent.

Le suc gastrique ne produit pas, dans les aliments herbacés fibreux, de modifications apparentes à première vue. Les résultats de son action qui portent seulement sur les principes azotés se traduisent par la présence de l'albuminose dans le liquide filtré de l'estomac ; elle y est en petite quantité ; il s'y rencontre, en outre, comme Tiedemann et Gmelin l'ont constaté, de l'albumine coagulable par la chaleur. J'en ai trouvé moi-même chez des solipèdes nourris exclusivement, soit de foin, soit de paille ou d'avoine, et Lassaigne, qui l'a examinée, lui a trouvé tous les caractères chimiques de l'albumine ordinaire.

Il n'agit pas sensiblement sur les féculents, mais il ne s'oppose pas, comme on l'a cru, à la saccharification de la fécule imprégnée de salive, car Tiedemann et Gmelin ont vu que les matières prises après quatre heures de digestion dans l'estomac d'un cheval nourri d'amidon cuit, ne bleuissait plus par l'iode, sauf dans quelques grumeaux. Toutefois, chez les animaux nourris d'avoine, la saccharification est beaucoup moins active, et, au bout de cinq à six heures, d'après mes recherches, les liqueurs cuivriques ne montrent qu'une quantité modérée de glycose dans le liquide de l'estomac.

Si ce suc ne modifie pas chimiquement les graisses, il les dégage parfaitement du tissu cellulaire du grain : elles se montrent alors dans le chyme provenant de l'avoine sous forme de très grosses gouttelettes (fig. 114) disséminées entre des fragments de grains à cellules pleines de granules d'amidon, des parcelles de glumes, des glumelles, des poils, etc.

Quelle est la durée de la digestion chez les solipèdes nourris de fourrage, ou de grains, ou d'un mélange de ces deux sortes d'aliments? C'est là une question importante qu'il faut traiter avec quelques développements.

L'expérimentation démontre que cette durée, toujours courte, est fort variable suivant la nature de l'aliment, la quantité qui en est prise en un repas et la durée de ce repas.

Les aliments verts, mous, les pulpes, passent moins de temps dans l'estomac que les fourrages secs.

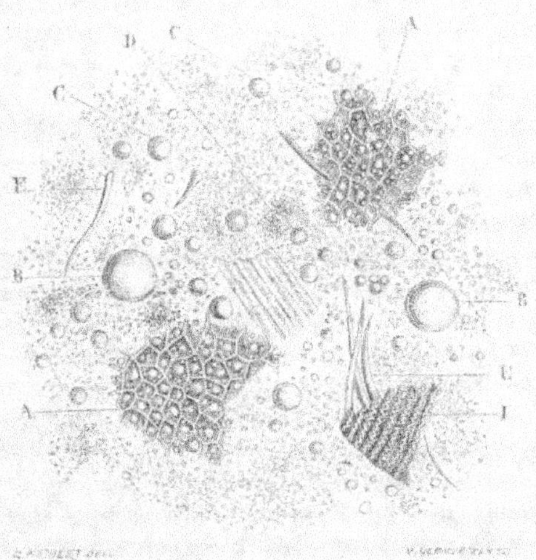

FIG. 114. — Chyme d'avoine pris dans l'estomac du cheval (*).

Les aliments pris en petite quantité y séjournent plus longtemps que ceux que l'animal prend en grande masse. Ceux-ci, dès que l'estomac est un peu rempli, chassent leurs devanciers dans l'intestin, quel qu'en soit l'état de chymification. Ils poussent devant eux, pour se loger, les aliments qui les ont précédés, de telle

(*) A, A, fragments dont les cellules sont pleines de grains de fécule; B, B, grosses gouttelettes de graisse; C, C, petites gouttelettes; E, E, poil isolé et groupe de poils du grain; F, fragment du péricarpe.

sorte que, dans la durée d'un repas, le viscère peut envoyer à l'intestin un, deux, trois équivalents de la masse qu'il retient à la fin de ce repas.

Voici quelques résultats qui donneront la mesure de la durée de la chymification du foin et de l'avoine.

Ici il faut distinguer la digestion qui se fait sans eau, de celle où l'eau a pu entraîner une partie des aliments dans l'intestin.

Digestion du foin. — D'abord, le foin, quoiqu'il absorbe quatre fois son poids de salive, se digère très bien sans eau au début, mais assez difficilement plus tard. Après une à deux heures, son départ de l'estomac se ralentit, et il ne peut plus être repris activement que par l'eau ou par de nouvelles quantités d'aliments.

Ainsi, un cheval reçoit 2 500 grammes de foin qu'il mange en deux heures, après lesquelles il est tué. L'estomac, qui a dû recevoir 12 500 grammes de matières, car le foin s'est imprégné de 10 kilogrammes de salive, n'en a conservé que 7 000 ou un peu plus de la moitié, et encore dans cette quantité il ne se trouve plus que 1 000 grammes de foin sec. Les 5 500 grammes de chyme qu'il a laissé échapper se sont disséminés sur toute la longueur de l'intestin grêle.

Un autre qui reçoit la même quantité et qui est tué trois heures après le début du repas, n'a plus dans l'estomac, sur les 12 500 grammes de matières ingérées, que 6 kilogrammes, où le foin sec n'entre que pour 750 grammes. La moitié du chyme a donc, en trois heures, passé dans l'intestin, encore en entraînant les deux tiers du fourrage considéré comme sec.

De la troisième à la cinquième ou à la sixième heure, l'estomac, qui cesse de recevoir des aliments, déverse plus lentement son contenu dans l'intestin. Et à compter de la cinquième, si l'animal ne fait pas un nouveau repas, le déversement devient très faible.

Il y a donc, en réalité, dans le travail de l'estomac, deux périodes : la première coïncidant avec le repas, pendant laquelle le viscère pousse rapidement son contenu dans l'intestin pour faire place aux aliments qui continuent à arriver; la seconde, après le repas, où le déversement est très faible. — C'est pendant celle-ci que la chymification devient aussi parfaite que possible, car sa perfection est directement proportionnelle à sa durée.

La durée de la digestion du foin est abrégée très sensiblement par suite de l'ingestion d'une certaine quantité d'eau, au moins lorsque l'estomac est modérément rempli, comme dans les cas où il reçoit en un repas le quart de la ration journalière, soit 2 500 grammes de foin. L'eau entraîne avec elle une notable partie du chyme dans l'intestin grêle.

Ainsi, un cheval qui, après avoir mangé 2 500 grammes de foin, boit 9 litres d'eau, est tué une heure et demie après le commencement du repas : l'estomac renferme 10 750 grammes de chyme délayé contenant 968 grammes de foin sec. Il en avait laissé échapper 1 532 ou les 3/5es, un peu plus que dans le cas où le repas n'a pas été suivi d'ingurgitation de liquide.

Un autre, après avoir mangé 2 500 grammes de foin haché et bu 7 litres 1/2 d'eau, présente dans l'estomac, trois heures après le commencement du repas, 5 350 de chyme contenant 573 grammes de foin sec, ou environ 1/5e de la quantité ingérée. Les 4/5es de cette quantité avaient été emportés dans l'intestin.

Ce qui, en l'absence de l'eau ingérée, délaye la pâte chymeuse constituée par du foin, c'est, d'une part, la salive déglutie après le repas, d'autre part le suc gastrique versé en quantité indéterminée. Ces deux fluides représentent, en somme, une masse assez considérable. Sur quatre chevaux qui n'avaient bu, ni après le repas, ni longtemps avant, le contenu de l'estomac en foin était chargé, en outre des quatre équivalents de salive absorbés, pendant la manducation : 1° de 2 250 grammes de liquide après une heure quarante minutes ; de 2 140 après deux heures ; de 1 315 après sept heures, et de 2 425 après huit heures. C'est grâce à ce liquide surajouté que la digestion du foin peut s'achever, dans un grand nombre de cas, pourvu que le sang contienne assez d'eau pour entretenir les sécrétions.

La digestion du foin n'est ni plus ni moins rapide après la division préalable de cet aliment. Dans quatorze expériences, sept sur le foin entier, sept sur le foin haché, les quantités digérées dans des temps égaux n'ont pas différé sensiblement. Voici, pour ces quatorze animaux qui avaient reçu chacun une ration de 2 500 grammes, la quantité de fourrage sec que l'estomac avait versée dans l'intestin.

FOIN ENTIER.		FOIN HACHÉ.	
1re, digestion de 2 heures.........	1532	1re, digestion de 2 heures......	1400
2e, digestion de 3 heures.........	1741	2e, digestion de 3 heures......	1928
3e, digestion de 4 heures.........	1840	3e, digestion de 4 heures......	1620
4e, digestion de 5 heures.........	1966	4e, digestion de 5 heures......	2290
5^e, digestion de 6 heures.........	1865	5e, digestion de 6 heures......	2072
6e, digestion de 7 heures.........	1823	6e, digestion de 7 heures......	1981
7e, digestion de 8 heures.........	2216	7e, digestion de 8 heures......	2035
TOTAL..........	12983	TOTAL.......	13326

Les sept chevaux de chaque série ayant mangé ensemble 17 500 grammes de foin qui se sont additionnés de 70 000 grammes de salive, les sept estomacs ont reçu ensemble 87 500 grammes de chyme. Ils ont versé dans l'intestin 13 kilogrammes de foin ou les trois quarts, et n'en ont conservé en somme que 4 kilogrammes ou un peu moins du quart.

Voici, au reste, pour cinquante et un chevaux, les chiffres qui donnent la mesure de l'activité de la digestion de une à dix-huit heures. Les dix-neuf du premier tableau ont digéré sans avoir bu, et les trente-deux autres ont reçu, pendant ou après le repas, des quantités d'eau indiquées en regard de celles du fourrage consommé.

Tableau de la digestion gastrique du foin sans eau.					
DURÉE de la digestion.	QUANTITÉ de foin mangée.	QUANTITÉ de foin et de salive reçue par l'estomac.	QUANTITÉ de chyme conservée dans l'estomac.	QUANTITÉ de chyme versée dans l'intestin.	QUANTITÉ pour 100 versée dans l'intestin.
Heur.	Gr.	Gr.	Gr.	Gr.	Cent.
1/2	1,400	7,000	4,855	2,145	70
1	2,500	12,500	8,780	3,720	45
2	2,500	12,500	8,250	3,850	32
2	2,500	12,500	8,700	3,800	30
3	2,500	12,500	7,120	5,380	43
3	2,500	12,500	7,000	5,500	44
3	2,500	12,500	6,000	6,500	52
5	2,500	12,500	2,700	9,800	77
6	2,500	12,500	4,213	8,287	86
7	2,500	12,500	4,700	7,800	72
7	2,500	12,500	4,120	8,380	62
8	2,500	12,500	3,750	8,750	67
8	2,500	12,500	2,215	9,285	70
10	2,500	12,500	2,635	9,865	74
10	2,500	12,500	1,500	11,000	78
11	2,500	12,500	617	11,883	88
12	2,500	12,500	605	11,895	95
15	2,500	12,500	445	12,055	95
18	2,500	12,500	606	11,900	96

Tableau de la digestion du foin avec eau.						
DURÉE de la digestion.	QUANTITÉ de foin ingérée.	QUANTITÉ D'EAU BUE.	QUANTITÉ d'aliment et de boisson reçue par l'estomac.	QUANTITÉ conservée dans l'estomac.	QUANTITÉ versée dans l'intestin.	QUANTITÉ POUR 100 versée dans l'intestin.
Heur.	Gr.	Gr.	Gr.	Gr.	Gr.	Cent.
1 1/2	2,500	8,000	20,500	13,700	6,800	33
1 1/2	2,500	9,000	21,300	10,750	10,250	60
2	2,500	1,000	19,300	8,010	5,490	40
2	2,500	8,000	21,500	10,730	10,730	50
2	2,500	10,500	23,000	12,750	10,250	44
2	2,500	7,000	13,300	9,300	10,300	52
3	2,500	3,000	15,550	7,610	7,800	50
3	2,500	7,500	20,000	5,350	14,050	72
4	2,500	4,500	15,000	4,800	10,300	72
4	2,500	3,000	16,500	7,700	7,800	50
4	2,500	7,000	13,300	6,500	9,000	58
4	2,500	3,000	10,000	3,145	12,355	80
4	2,500	3,000	15,570	5,760	9,800	83
5	2,500	4,500	17,000	2,400	14,600	86
5	2,500	9,000	21,500	3,650	17,850	83
5	2,500	8,000	20,300	1,610	19,890	97
6	2,500	1,000	13,500	4,600	8,990	65
6	2,500	4,000	16,500	3,235	12,275	74
6	2,500	10,000	22,500	2,060	20,340	90
7	2,500	19,000	21,300	2,670	18,830	87
9	2,500	4,000	14,500	3,300	13,000	77
9	2,500	6,000	18,500	155	18,345	98
10	2,500	10,000	22,500	645	21,935	87
10	2,300	8,500	21,000	2,145	18,833	89
11	2,500	6,500	19,000	382	18,408	95
12	2,500	6,500	19,000	330	18,470	95
12	2,500	3,000	15,500	200	15,300	76
13	2,500	9,800	21,500	600	20,900	92
14	2,500	3,500	16,000	955	15,045	94
14	2,500	16,000	28,300	400	28,100	55
15	2,500	7,500	20,000	500	19,500	97
16	2,500	14,000	26,500	500	26,000	98

Digestion de l'avoine. — La digestion de l'avoine se fait d'une manière analogue à celle du foin. Dès le début du repas et tant qu'il dure, une partie du chyme passe dans l'intestin ; mais comme ce grain qui absorbe un seul équivalent de salive tient peu de place, l'estomac en conserve, relativement au chiffre de la ration, une grande quantité.

Ainsi, sur un cheval tué après avoir mangé 2 500 grammes d'avoine, deux heures à compter du début du repas, l'estomac, qui avait dû recevoir 5 000 grammes de pâte, en contenait 6 070, par le fait de l'addition du suc gastrique et de la salive déglutie postérieurement au repas.

Un second, après un repas semblable, tué à la fin de la deuxième heure, avait dans l'estomac 4 935 grammes de chyme. Un troisième, tué à la fin de la quatrième heure, après un repas de mêmes nature et quantité, en conservait 3 275 grammes. Un quatrième encore, après quatre heures, 3 800 grammes. Un cinquième, 4 645 grammes au bout de six heures.

Tableau de la digestion de l'avoine sans boisson.

DURÉE de la digestion.	QUANTITÉ d'avoine ingérée.	QUANTITÉ d'avoine et de salive reçue par l'estomac.	QUANTITÉ de chyme conservée dans l'estomac.	QUANTITÉ chassée dans l'intestin.	QUANTITÉ DIGÉRÉE.
Heur.	Gr.	Gr.	Gr.	Gr.	Cent.
1/2	2,500	5,000	4,445	555	11
1	2,500	5,000	4,675	325	19
1 1/2	2,500	5,000	4,175	825	16
2	2,500	5,000	6,070	—	—
2	2,500	5,000	4,925	75	1
2	2,500	5,000	5,025	—	—
3 1/2	2,000	4,000	4,000	—	—
4	2,500	5,050	3,325	1,725	32
4	2,500	5,000	4,050	950	19
4	2,500	5,000	2,800	1,200	24
6	2,000	4,000	3,150	850	21
6	2,500	5,000	7,000	—	—
6	2,000	4,000	3,500	500	12
6	2,500	5,000	4,615	355	7
8	2,500	5,000	3,555	445	8
8	2,500	5,000	3,675	1,425	28
9 1/2	2,000	4,000	3,580	420	10
10	2,500	5,000	3,980	1,020	20
10	2,500	5,000	2,405	2,595	51
12	2,500	5,000	1,630	3,350	67
12	2,500	5,000	2,145	2,855	57
12	2,000	4,000	1,940	2,060	46
12	2,000	4,000	1,200	2,800	70
12	2,000	4,000	800	3,200	80
14	2,500	5,000	2,300	2,700	54
14	2,500	5,000	2,945	2,055	41

Tableau de la digestion de l'avoine avec boisson.

DURÉE de la digestion.	QUANTITÉ d'avoine ingérée.	QUANTITÉ d'eau bue.	QUANTITÉ de matières reçues par l'estomac.	QUANTITÉ retenue par l'estomac.	QUANTITÉ poussée dans l'intestin.	QUANTITÉ en centièmes.
Heur.	Gr.	Gr.	Gr.	Gr.	Gr.	Cent.
1 1/4	500	—	1,000	930	70	7
1	1,000	1,300	3,300	3,300	—	—
3	2,500	1,000	6,000	4,645	1,355	22
12	2,500	1,000	7,000	220	6,780	97
20	2,500	8,000	13,000	480	12,520	96

Mais, pendant la digestion de l'avoine, bien que l'estomac retienne une grande quantité de chyme, il en verse une proportion assez notable dans l'intestin qui est remplacée par des masses de suc gastrique et de salive. En effet, les quantités de liquides ajoutées au chyme se sont trouvées de 3 560, de 2 649 grammes après deux heures; de 1 089 et de 1 942 grammes après quatre heures; de 2 395 après six heures. C'est en raison de l'abondance des sécrétions salivaire et gastrique, provoquées par l'avoine, que ce grain se digère sans boisson, et qu'il subit des élaborations plus complètes que le foin.

Abstraction faite des différences individuelles, qui sont considérables sur le cheval comme sur les autres animaux, la digestion gastrique du foin ou de l'avoine a deux périodes distinctes. Dans celle du début, qui coïncide avec le repas l'aliment est peu élaboré; il passe en grande quantité dans l'intestin pour faire place à ce qui est ingéré ultérieurement. Dans la seconde, commençant une fois que le repas a cessé, la chymification est beaucoup plus complète, le déversement du chyme dans l'intestin se ralentit de plus en plus en l'absence de l'impulsion que donneraient les nouvelles qualités ingérées; il n'a plus lieu que par le fait des lentes contractions de l'estomac. Et pendant cette seconde période il s'ajoute au chyme de grandes quantités de salive et de suc gastrique qui peuvent le délayer, le rendre diffluent.

Dans les conditions normales, la digestion gastrique doit être plus rapide à sa seconde période que dans celles où nous avons placé nos animaux d'expériences, car le nouveau repas, qui se fait avant que la digestion du précédent soit terminée, chasse dans l'intestin le reste de ce dernier. Il en résulte que la chymification devient d'autant moins parfaite que les repas se succèdent à de plus courts intervalles. Si, par exemple, le cheval est entièrement nourri de foin, les 2 500 grammes que nous donnons, représentant le quart de la ration d'avoine, il y aura quatre repas semblables en douze à quinze heures, dont trois devront être digérés dans ce laps de temps ; le dernier seulement aura neuf à douze heures pour l'être plus complètement.

On conçoit que le travail de la digestion sera d'autant plus parfait, que les repas seront plus fractionnés et plus régulièrement échelonnés, et, d'autre part, que le temps d'inaction qui suivra chacun d'eux sera mieux proportionné à la somme de matières à chymifier. On voit, en effet, dans certaines administrations, comme celle des omnibus de Paris, les chevaux faire six repas de quatre heures du matin à neuf heures du soir. Le foin et l'avoine associés entrent dans la composition de quatre, et l'avoine fait seule les deux autres. Chacun de ces repas n'a que deux à trois heures pour se digérer, sauf le dernier qui en a six. L'eau est donnée aux quatre repas où entrent les fourrages et non aux autres [1].

Il est clair que ce fractionnement réglé rend le travail de la digestion moins pénible, plus uniforme et aussi complet que possible, qu'il prévient ces dilatations exagérées, ces surcharges, causes de fréquentes indigestions chez les animaux mal rationnés ; qu'enfin il supprime ces périodes de torpeur, d'engourdissement qui suivent les repas abondants chez tous les animaux.

De ce fait incontestable que la digestion gastrique chez l'herbivore n'a pas une égale importance pour tous les aliments, on peut déduire des règles applicables à la composition et à la répartition des repas. Il est possible de distribuer les rations de manière à donner à la digestion de l'avoine un temps beaucoup plus long qu'à celle du foin ou de la paille, l'avoine ayant une plus grande somme de fécule à saccharifier et de gluten à dissoudre que le fourrage. L'expérimentation doit donc encore fixer l'ordre de la succession des aliments, dans un même repas, et la composition des repas successifs. Ces deux points ont plus d'importance pour le cheval que pour l'homme, les carnassiers et les ruminants dont l'estomac peut admettre intégralement les aliments ingérés dans le repas le plus copieux et les conserver en totalité jusqu'à élaboration complète.

Voyons donc ce qui arrive aux aliments de diverse nature donnés successivement dans le même repas ou dans des repas plus ou moins rapprochés. Plusieurs cas se présentent. Le plus souvent l'animal commence son repas par le foin, et le finit par l'avoine ; quelquefois il reçoit l'avoine en premier lieu, puis le fourrage ; enfin il reçoit à boire, soit après le foin, soit après l'avoine.

Digestion des aliments donnés successivement. — Il est nécessaire, pour se rendre compte du mode de stratification des aliments dans l'estomac et surtout de l'ordre de leur départ, d'expérimenter sur des animaux à jeun

---

1. Communication écrite de M. Riquet, vétérinaire, inspecteur de cette administration.

depuis vingt-quatre heures au moins. Cependant il peut arriver que, dans ce cas, l'estomac ne soit pas encore complètement débarrassé des aliments pris dans le dernier repas. Il en a été ainsi sur le cheval (fig. 115) qui reçut après vingt-quatre heures d'abstinence, d'abord de l'avoine, puis de la luzerne. Tué immédiatement après le repas d'une durée d'un quart d'heure, il montrait à l'estomac trois couches de foin, une ancienne de paille à la grande courbure; au sac droit une moyenne d'avoine mangée au début du repas et une de luzerne prise à la fin. Les

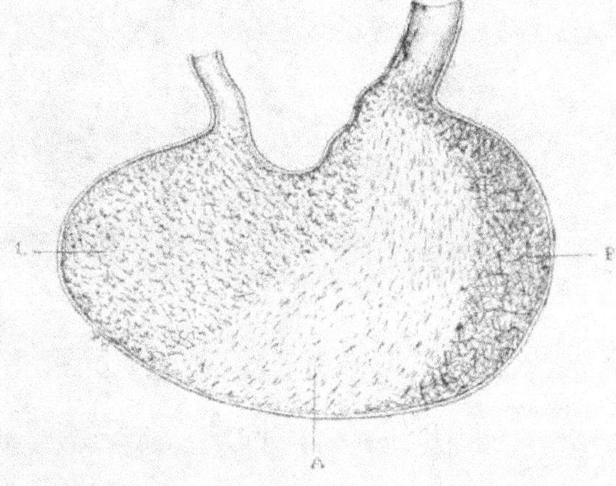

Fig. 115.

trois couches arrivaient ensemble vers le pylore et paraissaient passer à la fois dans l'intestin. Examinons d'abord le cas où le foin est pris avant l'avoine.

A un cheval à jeun, on donne 1 250 grammes de foin et, après leur ingestion, 1 250 grammes d'avoine. Deux heures après le début du repas l'estomac renferme 4 763 grammes de chyme, divisés en deux masses. Comme les deux aliments ont dû, en arrivant dans le viscère, constituer une masse totale de 8 750 grammes, il en est passé à peu près la moitié dans l'intestin. Le foin ingéré le premier paraît avoir eu la préséance de sortie, car les matières de l'intestin ont l'aspect d'une pulpe contenant fort peu d'avoine.

Un second cheval qui reçoit également et dans le même ordre, 1 250 grammes de foin et 1250 d'avoine, tué deux heures après le début du repas, donne 5870 grammes de chyme. La part du foin pèse 3735 et occupe toute l'étendue de la grande courbure; celle de l'avoine, qui pèse seulement 2135, s'étend du cardia au pylore et commence à sortir (fig. 116). La moitié environ du foin ingéré est déjà passée dans l'intestin; il n'est sorti qu'un sixième de l'avoine. Le foin, entré le premier, est aussi sorti le premier en forte proportion, chassé par l'avoine qui maintenant semble passer seule dans l'intestin.

Sur un autre qui mange 1250 grammes de foin, puis 1 250 d'avoine; après trois heures de digestion, sans eau, le foin occupe les deux tiers du viscère à la grande courbure, et l'avoine longe la petite jusqu'au pylore où le mélange des deux substances se fait visiblement. Le foin est répandu dans toute l'étendue de l'intestin grêle, l'avoine seulement dans les 15 premiers mètres dont les chylifères blanchissent. L'estomac conserve 2700 grammes de chyme de foin, et

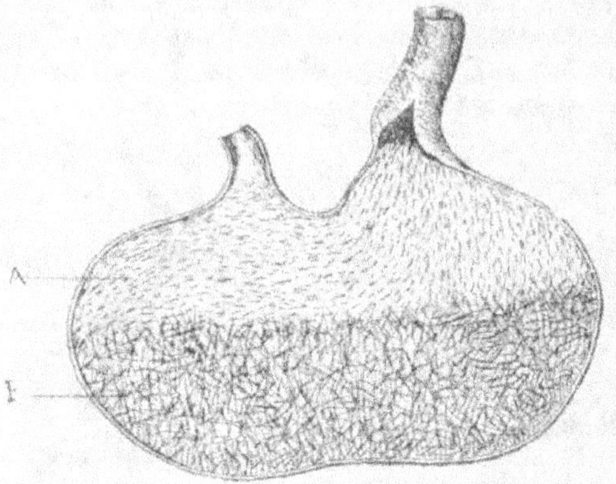

Fig. 116.

1820 grammes de chyme d'avoine. Il est donc sorti plus de la moitié du premier, le quart du second.

Sur une quatrième (fig. 117), qui mange d'abord 2500 grammes de foin, boit

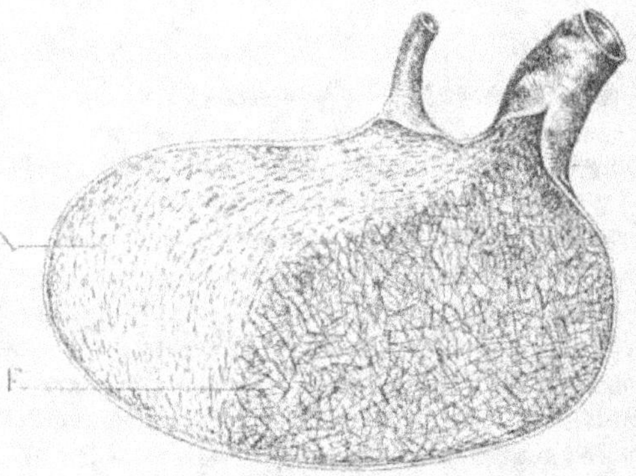

Fig. 117.

ensuite 2 kilogrammes et demi d'eau, puis mange 2500 grammes d'avoine et qui est tué au bout de trois heures à compter du début du repas, l'estomac a reçu en somme, en aliments, boisson et salive, 20 kilogrammes. Il conserve 10^{kil}.500 du mélange, soit la moitié de la masse ingérée. Dans ce reste, le foin, arrivé le premier, est parti pour moitié ; le reste est représenté par 1280 grammes, l'avoine par 2000, supposés secs. Ici, c'est donc la moitié du foin qui a été chassée par l'avoine. Celle-ci n'est sortie qu'en faible proportion, un cinquième ou un quart à peu près, et à la suite du foin, qu'elle chassait devant elle; aussi le foin occupe la dernière moitié de l'intestin grêle et commence à entrer dans le cæcum; mais l'avoine n'est parvenue que dans la première moitié.

Sur un cinquième auquel on donne 1 250 grammes de foin puis 1 250 d'avoine, et que l'on tue quatre heures après le début du repas, la masse du chyme pèse 3 395 grammes, savoir 2 515 pour le foin et 880 pour l'avoine. Il est donc sorti de l'estomac presque la moitié du foin et les deux tiers de l'avoine; aussi le contenu de l'intestin grêle est-il trouble, blanchâtre, et le système chylifère très bien injecté de liquide laiteux.

Ainsi l'avoine donnée après le foin se case à part dans l'estomac, à la petite courbure, d'une tubérosité à l'autre; elle se mêle seulement à un peu de foin au voisinage du pylore; elle n'attend pas, pour passer dans l'intestin, que le foin qui l'a précédée soit sorti; elle sort avec lui en certaine proportion; mais une fois le repas achevé, il sort beaucoup plus de foin que d'avoine, l'élimination du premier est prédominante, tant à cause de l'antériorité de son arrivée qu'en raison de son grand volume.

Lorsque les deux aliments sont ingérés dans l'ordre inverse et en égale quantité, l'avoine d'abord, le foin ensuite, les deux prennent également chacun leur place. Le premier se loge à la grande courbure, d'une tubérosité à l'autre, le second à la petite; ils demeurent distincts lorsque l'animal ne boit pas, sauf au pylore où leur mélange fréquent peut les faire passer simultanément dans l'intestin. Les expériences suivantes le prouvent; elles sont, comme les autres, rangées suivant la durée de la digestion.

Un cheval à la diète mange 500 grammes d'avoine et ensuite 250 grammes de foin, puis est tué un quart d'heure après le commencement du repas. Les deux aliments sont bien séparés: l'avoine à droite, près du pylore, forme une masse du poids de 1 100 grammes; le foin, une autre masse à gauche du poids de 1 060. Chacun d'eux est associé à la quantité d'eau qu'il absorbe normalement; l'avoine à un et le foin à quatre équivalents de salive; mais comme les quantités ingérées sont faibles et que l'animal vient de les avaler, l'estomac les a intégralement conservées.

Un autre reçoit 500 grammes d'avoine, puis 500 grammes de foin, et est tué immédiatement après ce faible repas. L'avoine et le foin sont distincts, comme sur le cheval précédent, mais l'avoine s'est déjà répandue sans les 10 premiers mètres d'intestin grêle, et maintenant le foin sort avec elle.

Un cheval, toujours à la diète, reçoit une plus forte ration: 1° 1 250 grammes d'avoine, puis 1 250 grammes de foin, et est tué deux heures à compter du début du repas. L'avoine, en sa qualité de première arrivée, est à la grande courbure et au sac gauche, représentant une masse du poids de 1 740 grammes; le foin, arrivé le dernier, pèse 3 275 grammes, et occupe la petite courbure ainsi que le voisinage du pylore. L'intestin a dû recevoir 710 grammes de chyme d'avoine et 2 850 grammes de chyme de foin, soit près d'un tiers du premier et de la moitié du second.

Ici donc le foin, quoique arrivé le dernier, est sorti en proportion beaucoup plus forte que l'avoine. Ce résultat n'est point exceptionnel.

Un autre mange d'abord 1 kilogramme d'avoine, puis 1 kilogramme de foin sans boire. Deux heures après le début du repas, son estomac, qui a dû recevoir

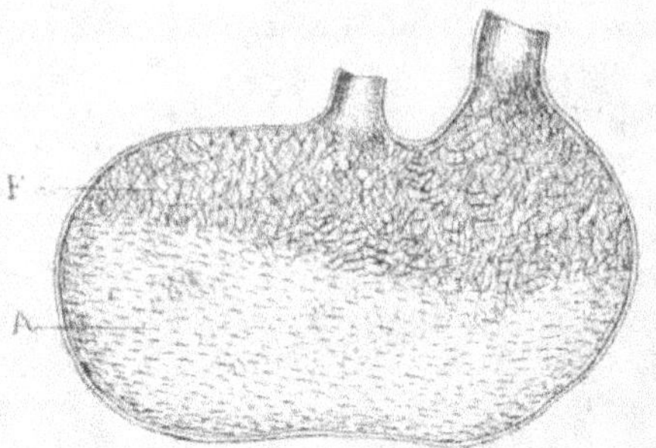

Fig. 118.

7 000 grammes de matières, n'en renferme plus que 4 500, en deux masses. L'avoine est refoulée à la grande courbure. Le foin, rangé à gauche et à la petite courbure, quoique arrivé le dernier, a commencé à passer dans l'intestin et même en quantité prédominante, car il est disséminé sur toute la longueur de l'intestin grêle avec fort peu d'avoine.

La même particularité s'observe encore dans les suivants dont la digestion est prolongée.

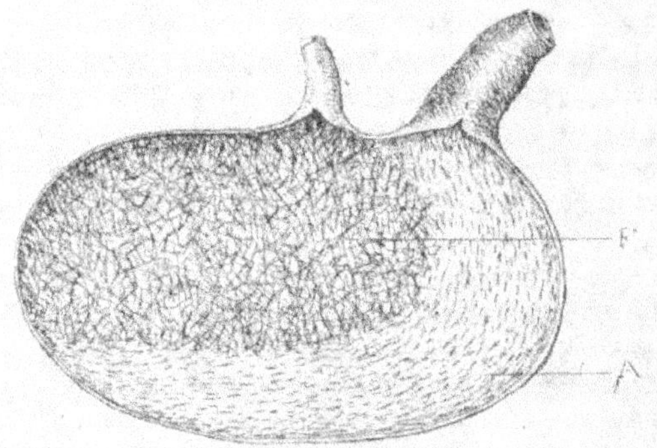

Fig. 119.

Après quatre heures, sur un cheval qui avait mangé successivement 1 250 grammes d'avoine et 1 250 grammes de foin, le chyme formait deux masses distinctes dans la situation ordinaire : la moitié du chyme d'avoine avait disparu, puisqu'il n'en restait plus que 1 215 grammes dans l'estomac, et les deux tiers du chyme de foin étaient passés également dans l'intestin, car l'estomac n'en gardait plus que 2 185 grammes (fig. 119).

Sur un cheval à jeun qui reçoit 2500 grammes d'avoine, puis 2500 de foin et qui est tué quatre heures après le début du repas effectué sans boisson, — car après l'ingestion de l'eau il n'est plus possible de reconnaître (fig. 119) les proportions et le mode de départ des aliments, — voici ce qui est constaté : estomac volumineux contenant une masse de foin du poids de 9 860 grammes, masse tassée et moulée sur les parois du viscère, et 1 445 de pâte d'avoine. L'avoine, arrivée la première, est sortie dans la proportion des trois quarts environ ; ce qui en reste occupe la grande courbure, le sac droit et le voisinage de l'orifice pylorique. Le foin mangé en second lieu n'est sorti de l'estomac que dans la proportion d'un cinquième. L'avoine, chassée par le foin, a parcouru toute l'étendue de l'intestin grêle, où elle a donné une magnifique injection du chyle blanc ; elle est parvenue déjà en grande quantité dans le cæcum, dont elle a rendu le contenu très farineux.

Lorsque la digestion se prolonge, les proportions d'avoine et de foin qui sortent de l'estomac paraissent changer : le départ du foin, qui était rapide au début, se ralentit sur la fin. Une fois que l'estomac s'affaisse beaucoup, le foin se tasse et reste à titre de lest, pendant que l'avoine, plus lourde, fuit plus aisément dans l'intestin. Ainsi, huit heures et demie après un repas composé de 1 250 grammes d'avoine et de 2 500 de foin, l'estomac ne conservait plus que 1 025 grammes de chyme ou un septième presque entièrement formé de foin. Cependant, au bout de dix heures, sur un cheval qui avait mangé 1 kilogramme d'avoine et 1 kilogramme de foin, l'estomac gardait 1 750 grammes de chyme où les deux aliments restaient distincts dans leur position respective, 7 000 grammes de matières étaient passés dans l'intestin.

En résumé, on peut dire, d'une manière générale : 1° que si l'avoine est donnée au commencement du repas, le foin mangé ensuite la chasse dans l'intestin en forte proportion avant que sa digestion soit suffisamment avancée ; 2° que si elle est donnée à la fin, ce sont seulement les dernières portions de ce grain qui chassent les premières, faute de trouver une place suffisante. Aussi le plus logique est de la donner après le foin, et assez longtemps après, afin de laisser l'estomac se désemplir un peu, pour offrir une place assez large au grain.

Si, enfin, au lieu de deux aliments, le cheval en mange successivement trois ou quatre, comme le foin, la paille, le vert, l'avoine, ils se disposent encore dans l'ordre de leur arrivée, le premier à la grande courbure, le second à la région moyenne, le troisième en deçà et le dernier à la petite courbure ; ils forment ainsi des zones superposées, comme seraient les couches de matières qu'on déposerait successivement dans un sac dont la grande courbure représenterait le fond et la petite l'entrée. Les strates demeurent distinctes malgré les contractions ; elles ne se confondent qu'au pylore où le plus souvent les aliments se présentent tous en même temps pour sortir, car cette partie est déclive, les liquides y abondent et délayent toutes les parties qui d'ailleurs y sont poussées par les contractions du viscère. Le mélange ne se fait partout que par suite de l'ingestion d'une certaine quantité d'eau. Le tableau suivant donnera une idée des proportions suivant lesquelles plusieurs matières ingérées successivement peuvent passer dans l'intestin.

DURÉE de la digestion.	QUANTITÉ DE MATIÈRE INGÉRÉE					QUANTITÉ CONSERVÉE DANS L'ESTOMAC				QUANTITÉ versée dans L'INTESTIN	
	Foin.	Paille.	Avoine.	Eau.	Somme avec salive.	Fourrage	Avoine.	Eau.	Somme.	Aliments	Eau.
heures.	gr.	gr.	gr.	gr.	gr.	gr.	gr.	gr.	gr.	gr.	gr.
1/2	500	»	500	5,000	8,060	»	»		2,960		
1	1,250	1,250	»	5,000	20,300	352	»		6,700		
2	1,000	»	2,500	4,500	14,500	295	1,472		7,545		
3	2,500	2,500	»	8,000	33,500	378	»		8,000		
4	700	»	2,500	9,000	17,500	282	1,593		8,910		
5	2,500	»	2,500	2,500	20,000	855	1,706		10,795		
6	2,500	2,500	»	8,000	23,000	465	»		3,000		
7	2,500	»	950	15,700	33,110	730	625		8,585		

Il résulte des faits relatés jusqu'ici que les aliments donnés successivement, sans eau, pendant et après le repas : 1° ne se mêlent pas dans l'estomac; 2° qu'ils ne passent pas dans l'intestin d'une manière successive et dans l'ordre de leur arrivée, mais ordinairement ensemble et en quantité proportionnelle à leur masse respective ou à leur volume. Si le foin est donné le premier, il passe en beaucoup plus grande proportion que l'avoine, parce qu'il sort dès le début du repas, avant l'arrivée de celle-ci, et qu'à compter de l'ingestion de l'avoine, il représente une masse plus considérable qu'elle. Aussi, en somme, les aliments pris successivement dans un même repas se comportent, jusqu'à un certain point, comme les mélanges : tout en demeurant distincts dans la plus grande partie du viscère, ils se mêlent plus ou moins vers le pylore, et passent ensemble dans le duodénum.

Mais les phénomènes se compliquent une fois qu'on donne à boire sur la fin du repas ou après, comme cela arrive le plus souvent dans les conditions ordinaires. Par le fait de l'ingestion de l'eau, les aliments tendent à se mélanger, même très intimement, à se délayer et à sortir ensemble sous forme de bouillie. Tantôt le mélange ne fait que commencer, et le liquide passe du cardia au pylore, en suivant la petite courbure ; d'autres fois il devient aussi complet que si les aliments étaient violemment agités avec le liquide. Dans le premier cas, l'eau emporte peu de chose avec elle, les parties les plus ténues, la farine; de l'autre, elle entraîne indistinctement la farine, les fragments indigérés des grains, les glumes, les glumelles et les débris les plus grossiers des tiges ou des feuilles de fourrage. Voici des exemples des différents cas qui peuvent se présenter.

Un cheval qui, après avoir mangé un peu de luzerne, puis un litre d'avoine, boit douze litres d'eau, est tué sur-le-champ et ouvert rapidement. L'estomac ne renferme plus que six litres et demi d'eau un peu trouble avec l'avoine qui a résisté au courant en raison de sa petite masse. L'eau est sortie à peu près pure ; elle est claire dans les 8 premiers mètres d'intestin grêle, et au delà elle chasse devant elle la luzerne prise au commencement du repas et sortie, sans doute, par suite de l'impulsion de l'avoine prise ensuite.

Sur un second qui reçoit un litre d'avoine, puis une poignée de foin et un litre d'eau, il n'en est pas de même; dix minutes, à dater du début du repas, la petite quantité d'eau ingérée a suffi pour mêler les deux aliments et pousser leur mélange assez intime dans l'intestin, sur une longueur de 4 mètres et demi.

Sur un troisième qui boit huit litres d'eau après avoir mangé 2 100 grammes, tant de foin que de paille donnés isolément, l'estomac, pris aussitôt après le repas, avait déjà versé dans l'intestin les deux tiers de ce qu'il avait reçu. Il ne lui restait, sur les 18 500 grammes d'aliments, de salive et d'eau ingérés, que 6 760 grammes de bouillie où le fourrage sec entrait dans la proportion de 400 grammes. Conséquemment, l'eau avait dû entraîner plus de la moitié du fourrage qui demeurait dans l'estomac lors de son arrivée. Dans l'intestin grêle se retrouvaient 11 900 grammes de la bouillie emportée, soit à peu près l'équivalent de ce que l'estomac avait laissé échapper.

Mais sur un quatrième qui est tué deux heures après avoir pris successivement 2 500 grammes d'avoine, 1 000 de foin et 4 500 d'eau, les choses se passent autrement. L'estomac, qui avait reçu en aliments, salive et eau 14 300 grammes, n'en retenait plus que 7 545 ou à peu près la moitié. Seulement cette fois l'eau était sortie sans se mêler à l'avoine et sans changer la situation des deux aliments. Le chyme de foin isolé de l'eau libre pesait 3 200, et celui d'avoine 4 145. L'aspect du contenu de l'intestin grêle montre l'ordre suivant lequel l'eau a entraîné les aliments. A l'iléon, l'avoine seule est mêlée au liquide ; en deçà et dans toute la région moyenne, l'eau tient en suspension le foin mêlé à l'avoine ; enfin, au duodénum, elle n'est chargée que de foin. L'eau bue, à la fin du repas, a donc entraîné d'abord de l'avoine, qui, à la petite courbure, lui barrait le chemin, puis du foin avec de l'avoine, et finalement du foin seul. Ce résultat n'est point exceptionnel.

Un cinquième cheval, qui mangea 2 500 grammes d'avoine, 700 grammes seulement de foin, et qui but neuf litres d'eau, présenta, trois heures à compter du début du repas, l'avoine à la grande courbure en une masse du poids de 3 465 grammes, le foin à la petite pesant 2 445 ; en somme, 5 910. L'estomac, qui avait reçu 25 kilogrammes de matières solides ou liquides en avait donc versé 19 dans l'intestin, soit environ les quatre cinquièmes : l'eau était sortie du viscère, sans rien changer à l'arrangement des deux masses de chyme.

Sur un sixième, au contraire, l'eau a tout mêlé, puis entraîné la plus grande partie du mélange. Et c'est ainsi qu'elle paraît se comporter quand elle provoque de vives contractions gastriques. Le cheval, après avoir mangé 2 500 grammes de foin, puis 2 500 de paille, et bu huit litres d'eau, est tué trois heures à compter du commencement du repas ; l'estomac est rapetissé et ses aliments mêlés. Le viscère, qui a reçu 25 kilogrammes en fourrage et en salive, et 8 kilogrammes d'eau, en tout 33 kilogrammes, n'en a retenu que 5 ou un peu moins d'un sixième ; il en a laissé échapper 28, dont 7 500 se retrouvent dans l'intestin grêle, le reste étant déjà parvenu au cæcum.

L'eau donnée en grande quantité peut seule déterminer de tels effets. A petite dose, elle ne dérange rien au groupement des matières alimentaires ; elle s'en va sans même les détremper. C'est ce qui est arrivé, par exemple, à un cheval qui reçut 2 500 grammes d'avoine, 2 500 grammes de foin et but seulement un litre d'eau. Quatre heures à compter du début du repas, l'estomac renfermait

11 305 grammes de chyme tassé à deux couches, l'avoine à la grande courbure, de la grosse tubérosité au pylore, pesant en pâte 1 445 grammes, et le foin à la petite, pesant 9 860. Le viscère qui avait reçu 18 500 grammes, avait gardé près des deux tiers des matières ingérées. L'avoine prise la première était sortie la première et parvenue au cæcum ; le foin s'éparpillait sur tout le trajet de l'intestin grêle.

Lorsque, comme cela arrive assez souvent, le repas est coupé par l'ingestion de l'eau, après le foin et avant l'avoine, l'eau peut avoir de l'influence sur le départ de l'aliment qui la précède, comme sur celui de l'aliment qui vient après elle ; car ce qui en reste dans l'estomac sert à délayer plus ou moins le chyme. Voici ce qui s'est passé sur deux chevaux dans ces conditions.

Le premier, après avoir mangé 2 500 grammes de foin, but deux litres et demi d'eau, puis reçut 2 500 d'avoine. Au moment de la mort, trois heures après le début du repas, l'estomac, qui avait reçu 20 kilogrammes de matières, en conservait la moitié, 10 795 ; le chyme de foin occupait, à titre de premier arrivé, la grande courbure, il pesait 6 400 grammes ; le chyme d'avoine à la petite pesait 4 100. Ils avaient retenu l'un et l'autre du liquide ingéré, car leur dessiccation a montré qu'ils renfermaient seulement, l'un 800 grammes de foin sec, l'autre 1 800 grammes d'avoine sèche. Ici, l'eau paraît avoir favorisé le départ du foin dont les trois quarts sont passés dans l'intestin, et non celui de l'avoine qui est venue après elle, car l'estomac n'a laissé sortir qu'un peu plus du quart de cette avoine. L'eau a été absorbée par le chyme de foin qui en a plus de six équivalents, et non point sensiblement par celui d'avoine.

Quant au second cheval, après avoir mangé 2 500 grammes de foin et bu 10 700 d'eau, il reçut 2 500 d'avoine dont il ne prit que 1 000. Quatre heures après ce repas coupé, l'estomac, qui avait reçu en tout 25 200, n'en conservait que 8 885 ; il en avait donc versé près des deux tiers dans l'intestin : le chyme de foin hydraté pesait 7 140, celui d'avoine 1 745. Ici l'eau avait uniquement influé sur le départ de l'aliment arrivé avant elle.

En somme, l'eau modifie diversement la digestion et exerce une influence variable sur le départ des aliments, suivant sa qualité et le moment de son ingestion.

Elle n'est point immédiatement nécessaire à la chymification, car le foin chargé de ses quatre équivalents de salive, et l'avoine d'un seul équivalent, forment une pulpe qui, additionnée de suc gastrique et de la salive déglutie pendant la chymification, peut très bien passer dans l'intestin grêle. Mais lorsqu'elle est ingérée après le repas, elle hydrate plus complètement le chyme, puis le surplus en passe dans l'intestin, tantôt en chassant une partie des aliments délayés, tantôt sans en entraîner une quantité notable, quelquefois même sans déranger sensiblement leurs différentes couches. En général, lorsqu'elle est donnée en quantité un peu considérable, elle produit le premier de ces effets et favorise ainsi la désobstruction du viscère. Aussi est-il utile d'abreuver les animaux après l'ingestion du foin pour préparer une place à l'avoine, tandis qu'il est plus rationnel de s'en abstenir après l'ingestion de l'avoine, si ce n'est au bout de quelques heures, alors que la digestion de cet aliment précieux est très avancée.

De ce qui précède, il résulte que les aliments ne sortent pas de l'estomac du cheval exactement dans l'ordre de leur arrivée, puisqu'ils se mêlent en certaine proportion au pylore, si la digestion se fait à sec et, en général, beaucoup mieux après l'ingestion des liquides. Néanmoins on peut, en réglant la succession des aliments dans un même repas, en espaçant les repas d'une certaine façon, et surtout en donnant l'eau à tel ou tel moment, abréger le séjour des fourrages et prolonger celui des grains.

Les règles qui peuvent se déduire des faits physiologiques et de l'observation, méritent toute l'attention de ceux qui s'occupent de l'éducation du cheval et de son hygiène. Elles ne peuvent être formulées en termes absolus, car l'habitude prise par les animaux de manger dans un certain ordre tel aliment en grande quantité et tel autre en faible proportion, modifie le fonctionnement de l'appareil digestif. Le cheval à ventre volumineux, habitué à l'usage des fourrages grossiers, digère très vite ; ses aliments ne font que passer dans l'estomac, et l'avoine qu'il reçoit de temps à autre passe trop rapidement pour être digérée. Au contraire, le cheval fin, levretté, digère ce grain avec une rare perfection, car il le retient aussi longtemps que possible dans l'estomac, comme dans les diverses portions de son étroit intestin.

Digestion des mélanges. — La digestion des aliments mêlés plus ou moins intimement avant leur ingestion, comme celle du foin et de la paille hachés, des grains concassés associés à des pulpes et à divers résidus, présente quelques particularités dignes d'attention.

Si ces aliments sont de même volume et densité, comme les fourrages, ils demeurent intimement mêlés dans l'estomac et passent dans l'intestin à l'état de mélange. Si l'un est plus mou, plus imprégné de sucs, comme l'est l'herbe verte par rapport au foin, il sort un peu plus de cet aliment mou, de cette herbe, que de fourrage sec. Si aux fourrages sont associées des pulpes, celles-ci arrivent dans l'intestin plus vite que ceux-là, surtout chez les animaux abreuvés après le repas ou que l'on soumet au travail. D'ailleurs ici les choses se passent comme dans le cas de la digestion d'un seul aliment à parties hétérogènes. Les plus fluides sortent les premières, la farine du grain d'avoine plus tôt que les fragments, les glumes, les glumelles, etc.

Ces mélanges peuvent avoir l'inconvénient de forcer les aliments très nutritifs à quitter l'estomac avant leur élaboration complète, et aussi vite que les aliments peu alibiles dont le principal office est de lester l'appareil digestif. Il est clair que l'avoine écrasée mêlée aux fourrages hachés s'en va trop tôt avec eux, et avant que ses principes azotés aient eu le temps de se dissoudre dans le suc gastrique ; elle marche de pair avec la paille ou avec le son, dont le séjour dans l'estomac peut être, sans inconvénient, très abrégé.

Digestion de la chair et des matières animales. — Bien que les solipèdes aient rarement l'occasion d'ingérer des matières animales, sauf à titre d'analeptiques, il est intéressant de savoir, au point de vue physiologique, si leur suc gastrique faible, leur chymification sommaire, rendent possible la digestion de la viande.

Pour constater sûrement si le cheval digère la chair, il convient de la lui donner en petits morceaux qu'il est facile de reconnaître à leur sortie de l'estomac ou au moment de leur expulsion par les voies ordinaires. J'ai donc fait avaler à un premier cheval 1000 grammes de chair crue, coupée par petits morceaux réguliers, cubiques ou arrondis, pesant chacun 20 à 25 grammes; et, pour empêcher que l'animal ne les écrasât, je les ai portés successivement, avec de longues pinces, dans l'arrière-bouche. Le cheval a été tué vingt-quatre heures après ce repas inaccoutumé; il n'avait plus de chair ni dans l'estomac, ni dans l'intestin grêle; mais le cæcum, le côlon replié et le côlon flottant en renfermaient les morceaux gonflés, mous, verdâtres à l'extérieur, encore rouges à l'intérieur, lesquels pesaient ensemble, après avoir été essuyés, 818 grammes, c'est-à-dire qu'ils avaient perdu un peu moins d'un cinquième de leur poids primitif. A un second cheval j'ai fait avaler huit morceaux de muscles pesant 20 grammes chacun, et pris sur un animal tué depuis six jours, les uns nus, les autres enveloppés dans de la toile à demi-usée. Le solipède qui, depuis, avait mangé et bu à discrétion, ne fut tué qu'au bout de vingt-quatre heures. Les huit fragments se trouvaient dans le cæcum : les deux premiers, enveloppés, pesaient l'un 18 grammes, l'autre 16 grammes, le troisième en pesait 22, le quatrième 13, le cinquième 23, le sixième 19, le septième 21 et le huitième 20. Ces fragments, qui avaient sans doute perdu de leur substance, s'étaient, en compensation, imprégnés d'une certaine quantité d'eau. Ils étaient gonflés, mous, verdâtres à l'extérieur, mais ils avaient conservé leurs fibres distinctes et leur teinte rouge à l'intérieur.

Sur ces deux premiers sujets, la substance animale n'avait pas eu le temps de parcourir tout le trajet de l'appareil digestif; il fallait voir si elle serait chassée avec les déjections et si elle éprouverait d'autres modifications dans les diverses parties de l'intestin. Dans ce but, j'ai fait avaler à un cheval six morceaux de chair du poids de 25 grammes, en laissant du foin à sa disposition. De la vingt-quatrième à la trente-deuxième heure, il a rendu quatre de ces morceaux, pesant ensemble 70 grammes, et n'ayant par conséquent perdu, pour tous, que 10 grammes. Ils étaient moins gonflés que ceux qui, sur les autres, se trouvaient dans l'intestin, mais ils étaient encore d'un noir verdâtre à l'extérieur et d'un rouge pâle à leur centre; les deux derniers ne furent pas retrouvés. A un autre, je fis avaler de même douze petits morceaux semblables aux précédents, dont six de chair de porc et six de chair de bœuf. De la dix-huitième à la vingt-quatrième heure, trois d'entre eux furent rendus avec les excréments; ils avaient pris une teinte verdâtre; leur surface seule était altérée, mais leurs fibres restaient parfaitement reconnaissables, avec leur teinte rougeâtre. Les neuf derniers furent rejetés plus tard, sans avoir été digérés plus que les autres.

Ces expériences, répétées et variées sur des chevaux de différents âges, et placés dans diverses conditions, ont constamment donné les mêmes résultats. Toujours les morceaux de chair qui n'avaient point été mâchés furent éliminés entiers et à peine altérés, et ils furent ainsi rejetés, soit qu'on les eût fait prendre à des animaux à jeun, soit qu'on les eût administrés à des sujets en pleine digestion, mis ensuite à la diète, ou entretenus avec leurs aliments ordinaires.

Un résultat aussi singulier pouvait être attribué à la dureté de la chair. Je donnai à d'autres chevaux des morceaux de psoas qui sont, comme on le sait, les plus mous et les plus délicats de tous les muscles; ils furent un peu plus altérés à la surface, mais pas plus digérés que les autres. Dans le même but, je fis avaler à plusieurs chevaux des escargots vivants. Au bout de vingt heures, ils étaient parvenus au cæcum et au côlon. A compter de ce moment, et jusqu'à la trente-deuxième heure, ils sortaient non digérés avec les excréments. Leur digestion n'avait même pas lieu quand ils étaient avalés après perforation préalable de leur coquille.

La chair divisée en fragments du volume de pois ou de fèves enveloppés de toile a résisté aussi, mais en perdant une partie de son poids.

Enfin, le sang s'est montré réfractaire comme la chair. Au bout d'une demi-heure, celui que j'avais injecté par l'œsophage était encore liquide ; après une heure, il se trouvait en partie coagulé. Après six heures, il était entièrement parvenu dans l'intestin grêle, le cæcum, le côlon replié, sous forme de gros caillots noirs ; sa partie liquéfiée avait rougi les résidus alimentaires. Enfin, dans une expérience où le cheval fut laissé sans aliments après avoir reçu du sang, celui-ci était encore, après dix-sept heures, en caillots dans l'estomac, le cæcum et le côlon.

Ainsi donc, ni la chair en petits morceaux, ni le sang, ne se digèrent dans l'estomac du cheval, et, de plus, ces substances traversent tout le tube intestinal sans avoir subi de profondes modifications. Le chien qui avale des morceaux de chair énormes, les oiseaux de proie qui se gorgent de petits mammifères, d'oiseaux, de poissons, de reptiles, digèrent cependant tout cela, et aucune des parties ingérées ne traverse le tube intestinal sans avoir été préalablement dissoute. Une différence aussi remarquable ne doit donc pas être simplement constatée ; elle doit être interprétée et rapportée à sa cause. Or, celle-ci tient à ce que les substances animales font un très long séjour dans l'estomac des carnassiers, tandis qu'elles ne font, pour ainsi dire, que passer dans l'estomac des solipèdes. Au bout de quelques heures, elles en sont chassées dans l'intestin grêle et au delà dans le cæcum, où leur dissolution n'est plus possible. Si la chair séjournait suffisamment dans l'estomac des solipèdes, elle y serait digérée comme elle l'est dans l'estomac des carnassiers. En effet, les grenouilles que j'ai fait avaler vivantes au cheval, grenouilles qui, par suite de l'extension des pattes au moment de la mort, ne pouvaient franchir l'orifice pylorique, se trouvaient digérées en quinze à trente-six heures, et leurs os flottaient dans les liquides du cæcum ou dans la bouillie du côlon.

Les moules données vivantes, étant également retenues en deçà du pylore par l'écartement de leurs valves, ont été digérées au bout de seize heures, et leurs valves séparées sont parvenues au cæcum.

D'ailleurs, dans les expériences où de petits poissons avaient été introduits et maintenus dans l'estomac par une fistule, ils étaient si ramollis et si diffluents au bout de douze heures, que les os et les arêtes s'en détachaient au moindre contact, ou même se disséminaient au milieu des aliments.

L'inaptitude du cheval à digérer la chair n'est donc point absolue ; elle tient mécaniquement à ce que cette substance ne séjourne pas assez longtemps dans l'estomac de cet herbivore pour y éprouver les modifications qu'elle subit dans celui des carnassiers. On s'abuserait, cependant, si l'on croyait que le solipède qui s'habitue à manger de la chair cuite n'en digère pas une partie. Il est évident que cette substance, parfaitement broyée par les dents et réduite en pâte sous la double influence de la mastication et de l'insalivation, se dissout en certaine proportion dans le suc gastrique, quelque courte que puisse être la durée de son contact avec ce fluide. Si cet aliment était quelquefois donné au cheval à titre d'analeptique, ou comme il l'est, dit-on, aux chevaux du désert employés à de longues courses, son usage devrait être réglé d'après ces indications physiologiques.

Si la chair en masses un peu considérables n'éprouve presque pas d'altération dans les voies digestives du cheval, et si la même substance très divisée et réduite en pâte s'y dissout imparfaitement, il n'est pas étonnant que des parties plus dures, telles que les tendons, les cartilages et les os, n'y subissent pas de modifications bien sensibles. Les morceaux de tendons, de cartilages, que j'ai fait avaler à des chevaux, ont été rendus, vingt-quatre, trente, trente-cinq heures après leur ingestion, avec leur forme, leur aspect et leur consistance ordinaires ; les tendons seuls étaient un peu ramollis, comme macérés, et avaient diminué de poids. Les petits osselets du carpe et du tarse traversaient le tube digestif, en conservant leurs facettes lisses et leurs fibro-cartilages ; de petits cubes taillés dans la substance spongieuse des os avaient encore, après un séjour de vingt-quatre et de trente heures, leur volume et leur poids primitifs ; de petits disques pris dans la partie moyenne des os des membres de jeunes animaux et enveloppés dans un tissu très mince, étaient rejetés sans que les filaments si déliés de la substance réticulée eussent subi la moindre modification appréciable.

Il est fort remarquable que les larves d'œstres et divers helminthes, tels que le spiroptère mégastome des solipèdes, puissent vivre si longtemps dans l'estomac du cheval, au milieu du liquide dissolvant, toujours acide pendant la digestion, comme le font ces petits vers que Spallanzani trouva fixés à la muqueuse gastrique des salamandres. Leur résistance tient probablement à ce que leur tégument est réfractaire à l'endosmose des liquides acides et chargés de pepsine.

Départ des aliments et des boissons. — Nous avons vu, par un grand nombre d'expériences rappelées plus haut, que l'estomac du cheval et des autres solipèdes n'est point disposé pour emmagasiner ce que l'animal mange en un repas, et qu'il se vide à mesure qu'il se remplit, à compter des premiers moments de l'ingestion des aliments. Si l'estomac, parvenu à la moitié environ de sa capacité possible, n'opère pas le déversement progressif de son contenu, c'est qu'il manque de tonicité, alors le travail digestif est languissant et l'indigestion à craindre ; cette indigestion est souvent mortelle si le viscère retient de 20 à 30 litres de chyme.

Ce n'est pas seulement à partir du moment où l'estomac a atteint son degré moyen de dilatation qu'il commence à envoyer des ondées de chyme à l'intestin ; il lui en donne souvent au bout d'un quart d'heure et même plus tôt. Dès que l'animal se met à manger et que plusieurs bols sont parvenus à l'estomac, ils se délayent dans le liquide accumulé lors de l'abstinence, et passent, par ondées, à travers l'orifice pylorique. Mais, d'abord, ces ondées de chyme imparfaitement élaboré sont faibles et rares ; le viscère reçoit plus qu'il ne laisse échapper ;

aussi sa distension fait-elle des progrès sensibles, et, à mesure qu'elle s'accroît, le déversement pylorique devient plus considérable. Une fois qu'elle est parvenue à son terme, le départ des aliments fait équilibre à leur arrivée, et l'organe conserve le même volume tant que l'animal continue à manger. Enfin, lorsque le repas est achevé, l'élimination des aliments se ralentit graduellement, et finit par devenir si faible, que les dernières portions éprouvent une grande difficulté à passer dans l'intestin : aussi le viscère ne parvient-il à se vider complètement que six, huit, dix heures après le repas. Ce départ s'effectue, du reste, avec d'autant plus de peine, que les matières contenues dans l'estomac sont plus tassées et plus sèches, car alors elles forment une masse compacte, en quelque sorte moulée dans le viscère, d'où l'indication rationnelle, dans l'indigestion, d'administrer des liquides, en petite quantité et à de fréquents intervalles, pour détremper insensiblement ces matières, sans provoquer une distension exagérée qui ferait perdre aux parois de l'organe le reste de leur tonicité.

Les liquides sortent de l'estomac avec plus de promptitude encore que les aliments solides ; mais leur passage dans l'intestin ne se fait pas absolument de la même manière dans toutes les circonstances. Si l'estomac contient déjà une certaine quantité d'aliments à l'instant de la déglutition des liquides, il continue à augmenter de volume ; les ondées suivantes passent dans l'intestin en entraînant une notable proportion de matières alimentaires. Comme ces liquides sont poussés avec force dans le réservoir, et qu'ils y abordent en masse supérieure à celle qui peut s'échapper à travers l'ouverture pylorique, il arrive parfois que la dilatation de l'estomac s'exagère au point de faire perdre à ses parois le ressort nécessaire à l'élimination immédiate de la masse liquide. Si, au contraire, l'estomac est vide, quand l'animal vient de boire, l'eau passe dans l'intestin dès le premier moment de la déglutition ; mais encore ici, comme l'organe en reçoit, dans un temps donné, plus qu'il ne peut en laisser échapper, il se distend plus ou moins et arrive à acquérir la moitié et même les deux tiers de sa capacité maximum. J'ai vu plusieurs fois, en ouvrant rapidement l'abdomen pour lier le pylore, quatre, cinq, six minutes après la déglutition d'une quantité d'eau préalablement déterminée, que l'estomac se dilatait de manière à en retenir 8, 10, 12, 15 litres ; le reste avait déjà passé dans l'intestin grêle. Ce qui, alors, est parvenu à l'intestin grêle marche vite vers le cæcum ; car, si l'on ajoute à l'eau donnée au cheval un peu de cyanure de fer, on le retrouve aisément au bout de dix minutes, d'un quart d'heure à l'iléon, c'est-à-dire à 20 mètres et plus de l'estomac ; toutefois ce n'est qu'après un temps plus long qu'il entre au cæcum en forte proportion.

Le départ des liquides a des caractères fort variables suivant les quantités ingérées, leur température, le degré de réplétion de l'estomac, la consistance du chyme, l'état de flaccidité ou de resserrement de l'intestin grêle, la masse de matières qu'il peut contenir, etc. Dans certains cas, les liquides sortent doucement par un courant dirigé du cardia au pylore sur la petite courbure, sans emporter de chyme, sans le délayer, ni même en mêler les différentes couches ; dans d'autres, ils en bouleversent toutes les parties et les réduisent en bouillie avant de sortir, et entraînent les aliments avec eux.

Voici quelques exemples de ces variations :

Un cheval qui vient de manger un litre d'avoine boit 12 litres d'eau, et est tué aussitôt : 6 litres d'eau seulement restent dans l'estomac, les 6 autres sont sortis chassant devant eux les matières de l'intestin grêle ; l'impulsion est donnée à celles-ci par les premières ondées liquides ; car, dans les 8 mètres d'intestin grêle qui suivent le pylore, l'eau est tout à fait claire.

Un autre cheval, à jeun, fut tué un quart d'heure après avoir bu 22 litres d'eau. Il n'en restait plus que 4 litres dans l'estomac. Les 18 autres étaient déjà parvenus à l'intestin grêle, qui lui même n'en retenait que 14 ; les 4 litres manquant avaient été absorbés ou poussés dans le gros intestin. L'eau avait progressé dans l'intestin, en chassant devant elle les matières alimentaires et les mucosités, car, dans les premières portions de l'intestin grêle, elle était claire, plus loin trouble, et enfin chargée de parcelles de fourrage vers l'iléon.

Le départ de l'eau a lieu surtout au moment même de l'arrivée du liquide ; plus tard il se ralentit extrêmement. Mais le liquide continue à marcher dans l'intestin, bien que l'estomac cesse d'en déverser. Un quart d'heure après l'ingestion de 5 litres d'eau chargés de cyanure de fer et de potassium, j'ai trouvé la presque totalité du liquide dans l'intestin grêle, et il bleuissait presque aussi fortement à l'iléon que vers le pylore. Ce temps si court avait suffi à la solution pour parcourir un trajet de plus de 20 mètres, bien qu'elle eût à pousser devant elle les aliments pris avant l'ingestion du liquide.

Les mouvements du corps, les contractions énergiques des muscles, les efforts paraissent favoriser le départ des matières de l'estomac ; cependant ils ne sont pas toujours manifestement favorables à la digestion et surtout à la sécrétion du suc gastrique. J'ai trouvé, sur un cheval qui avait été exercé pendant six heures, après un repas d'avoine, le chyme peu détrempé, presque sec, et sur un autre le chyme bien délayé et même avec du liquide libre. Il restait sur le cheval, qui avait mangé 2500 grammes d'avoine, 3500 de chyme dans l'estomac, 743 grammes de moins que sur un autre laissé en repos après un repas semblable.

Il est évident, d'après la rapidité avec laquelle les aliments et les liquides parviennent à l'intestin, que le pylore des solipèdes doit fonctionner suivant un mode particulier qui ne lui appartient point dans la plupart des animaux. Cet orifice est effectivement très dilatable, large et presque toujours béant, comme on s'en assure aisément sur les animaux vivants dont l'estomac est plein et la digestion active. Il est, par conséquent, chez le cheval, bien différent de ce qu'il est chez les carnassiers. Au lieu de refuser obstinément, comme chez le chien, le passage aux matières non liquéfiées, il donne une libre issue à tout ce que le viscère a reçu ; il se laisse traverser aussi bien par les corps volumineux que par ceux qui sont très divisés, par les aliments que par les liquides. Tiedemann et Gmelin avaient vu déjà que les morceaux de quartz donnés à des chevaux se trouvaient dans l'intestin une heure ou une heure et demie après leur ingestion. J'ai constaté maintes fois que des boules de marbre, des sphères métalliques, de petits tubes, des morceaux de chair, des osselets arrondis, des escargots, des coquillages, des sachets pleins de fécule ou de substances diverses, ne font qu'un très court séjour dans le viscère. Cependant, lorsque des corps volumineux sont en très grand nombre, ils abandonnent difficilement le réservoir gastrique. Un cheval auquel j'avais fait prendre quatre-vingts cailloux de la grosseur d'une amande à celle d'un œuf de perdrix, les garda trois jours dans l'estomac, bien qu'on eût laissé des aliments et de l'eau à sa disposition. Le lendemain du repas, il eut des coliques, et il mourut le jour suivant. L'estomac était rupturé à la grande courbure et renfermait encore soixante-trois cailloux mêlés à une petite quantité d'aliments ; seize seulement étaient parvenus dans le renflement duodénal qu'ils n'avaient point dépassé ; le dernier manquait à l'appel. De même, les corps volumineux et irréguliers passent difficilement dans l'intestin : l'écrevisse qu'un cheval avait avalée avec beaucoup de peine, n'était point encore parvenue, au bout de seize heures, à franchir l'orifice pylorique.

On s'abuserait étrangement si l'on attribuait la facilité du passage des aliments de l'estomac dans l'intestin à un défaut d'énergie des fibres qui entourent l'orifice pylorique. Le pylore, qui laisse si aisément passer tout ce qui se présente à son ouverture, ne manque pas de force pour retenir : il est entouré d'une ceinture musculeuse, large de 7 à 8 centimètres, dont la contraction pourrait devenir et devient, dans quelques circonstances, un obstacle puissant au départ des aliments et des liquides. Sa constriction, qui est souvent si prononcée après la mort, se remarque sur l'animal vivant, quand l'estomac est fortement affaissé sur lui-même ; c'est elle qui retient alors, tant que dure l'abstinence, la petite quantité de liquide en dépôt dans la cavité du viscère ; c'est elle aussi qui, certainement, empêche, lors du vomissement, les matières alimentaires, et surtout les liquides, de s'échapper dans l'intestin grêle.

Telles sont les particularités les plus essentielles qui distinguent la digestion gastrique des solipèdes de celle des autres animaux. Elles suffisent à démontrer que, chez les herbivores, tout a été disposé pour réduire l'importance de la fonction de l'estomac, et, je dirais même, pour rendre cette fonction imparfaite, si l'imperfection était quelque part dans les opérations de la nature.

La digestion gastrique, qui offre, comme on vient de le voir, tant de singularités chez les solipèdes, paraît revêtir une physionomie analogue chez d'autres herbivores monogastriques : le lièvre, le lapin, le cochon d'Inde, par exemple.

Chez eux, cependant, l'estomac se distend plus complètement que sur les solipèdes, car au lieu de recevoir une masse de matière égale au trentième ou au quarantième du poids du corps, il en reçoit de un quinzième à un neuvième, et il ne semble bien fonctionner qu'à l'état de réplétion assez complète. Les aliments s'y disposent par couches et s'y mêlent difficilement ; les nouveaux venus poussent les anciens dans l'intestin ; la désobstruction du viscère se fait plus par cette impulsion *à tergo* que par les contractions de la tunique musculaire, aussi cesse-t-elle de s'opérer une fois que l'animal cesse de manger. Dans ce cas, le contenu du viscère met deux ou trois jours et plus à passer intégralement dans l'intestin.

Le défaut d'énergie du plan charnu de l'estomac existe chez ces animaux à tous les âges de la vie, car dans les premières semaines, alors que l'animal vit du lait de sa mère et de l'herbe qu'il commence à brouter, ces deux aliments, réduits en pulpe molle, ne se mêlent point, et, plus tard, quand l'animal mange avec lenteur, les bols, du volume d'un pois, demeurent longtemps dans le sac gauche, en très grand nombre, sans se mêler aux aliments délayés, sans même se déformer, ni perdre leur revêtement visqueux.

L'arrangement des aliments de diverse nature, donnés successivement, y est un peu différent de celui du cheval. Le diversesstrates, au lieu de se disposer parallèlement aux courbures, leur sont presque perpendiculaires : les plus anciennes au pylore et les autres de plus en plus rapprochées de la grosse tubérosité. Si, à un moment donné et après une abstinence d'une journée, le lapin reçoit successivement des racines, du vert, de l'avoine, du lait, on trouve la masse ancienne déjetée à droite, puis les aliments récents en dépôts isolés à gauche, dans l'ordre exact de leur ingestion ; le dernier étant à l'extrême gauche.

Immédiatement après le repas, ou peu de temps après, pendant la grande activité du travail gastrique, l'estomac contient une proportion d'aliments égale souvent au dixième du poids du corps. Ainsi, j'ai trouvé alors :

172 gr. de chyme sur un lapin de			....	3,080 gr.
215	—	—	....	3,100
282	—	—	....	3,570
242	—	—	....	3,850
375	—	—	....	4,070

Au bout d'un certain temps la proportion de chyme sur laquelle le viscère opère diminue, mais avec une extrême lenteur. Ainsi, il en restait :

Après	6 h.,	215 gr. sur un lapin de		....	3.335 gr.
	12	103	—	....	3,280
	15	150	—	....	2,550
	24	162	—	....	3,270
	31	100	—	....	2,470
	48	155	—	....	3,820

Voici, du reste, un tableau indiquant pour une quarantaine d'animaux le poids du chyme contenu dans l'estomac, à compter de la fin du repas jusqu'à la fin d'une série d'heures au-dessous. Dans la première série se trouvent les sujets tués à la fin du repas, d'une durée variable et indéterminée, par conséquent en pleine digestion, et dans la seconde ceux qui l'ont été un temps déterminé après le repas.

Nos d'ordre.	DÉSIGNATION DES SUJETS.	POIDS du corps.	POIDS du contenu de l'estomac.	RAPPORT du poids du chyme à celui du corps.
	1. *Animaux en pleine digestion à la fin du repas.*	Gr.	Gr.	Gr.
1	Lapin de trois jours........................	88	13	:: 1 : 6
2	Lapin à la mamelle........................	200	22	:: 1 : 9
3	Lapin jeune	1,270	103	:: 1 : 12
4	Lapin jeune..............................	1,670	200	:: 1 : 8
5	Lapin jeune..............................	1,710	208	:: 1 : 8
6	Lapin jeune..............................	1,870	107	:: 1 : 16
7	Lapin jeune..............................	1,985	100	:: 1 : 19
8	Lapin jeune..............................	2,190	135	:: 1 : 16
9	Lapin jeune..............................	2,250	190	:: 1 : 12
10	Lapin jeune..............................	2,850	230	:: 1 : 12
11	Lapin adulte.............................	2,920	210	:: 1 : 13
12	Lapin adulte.............................	3,000	265	:: 1 : 11
13	Lapin adulte.............................	3,050	162	:: 1 : 18
14	Lapin adulte.............................	3,080	172	:: 1 : 17
15	Lapin adulte.............................	3,100	220	:: 1 : 14
16	Lapin adulte.............................	3,270	282	:: 1 : 11
17	Lapin adulte.............................	3,390	280	:: 1 : 12
18	Lapin adulte.............................	3,587	310	:: 1 : 11
19	Lapin adulte.............................	3,750	210	:: 1 : 17
20	Lapin adulte.............................	3,850	242	:: 1 : 15
21	Lapin adulte.............................	4,070	375	:: 1 : 10
22	Lapin adulte.............................	4,365	217	:: 1 : 20
23	Lapin adulte.............................	4,300	280	:: 1 : 15
	2. *Animaux tués plusieurs heures après le repas.*			
24	Lapin adulte, 1 heure après le repas........	3,720	150	:: 1 : 24
25	Lapin adulte, 3 heures après le repas........	3,760	90	:: 1 : 41
26	Lapin adulte, 3 heures après le repas........	3,045	130	:: 1 : 23
27	Lapin à la mamelle, 5 heures après le repas.	235	20	:: 1 : 11
28	Lapin, 10 heures après le repas.............	3,130	205	:: 1 : 15
29	Lapin, 12 heures après le repas.............	3,280	103	:: 1 : 31
30	Lapin, 15 heures après le repas.............	2,250	155	:: 1 : 14
31	Lapin, 15 heures après le dernier repas	3,030	225	:: 1 : 13
32	Lapin adulte, 24 heures après le repas.......	2,915	107	:: 1 : 27
33	Lapin, 24 heures après le repas.............	3,270	162	:: 1 : 20
34	Lapin, 24 heures après le repas.............	3,550	175	:: 1 : 20
35	Lapin, 25 heures après le repas	2,317	89	:: 1 : 26
36	Lapin adulte, 31 heures après le repas......	2,470	150	:: 1 : 24
37	Lapin, 48 heures après le repas.............	3,960	170	:: 1 : 23
38	Lapin, 48 heures après le repas.............	2,320	155	:: 1 : 15
39	Lapin, 51 heures après le repas.............	1,665	85	:: 1 : 19
40	Lapin, 53 heures après le repas.............	2,925	130	:: 1 : 22

Une particularité intéressante de la digestion gastrique du lapin est relative aux petites pelotes pisiformes d'aliments qu'on voit sur la plupart des sujets, et toujours rassemblées en grand nombre dans le sac gauche. J'en ai trouvé, dans les conditions les plus variées de régime et à tous les âges, même sur les animaux à la mamelle qui commencent à manger des fourrages. Les adultes en montrent 150, 200, 300 occupant le cinquième, le quart, quelquefois presque le tiers de la capacité de l'estomac. Jusqu'ici je les ai regardées comme des bols non encore désagrégés et encore revêtus de mucus provenant d'une mastication

lente, très parfaite. Il y a quelques années on les a considérées comme des
bols formés lors d'une prétendue rumination ; enfin, M. Morat les croit des
pelotes stercorales, que le lapin avale à mesure qu'il les rend, et il fonde son
opinion sur des observations nombreuses où il a vu le rongeur manger ses
excréments. Si ces pelotes sont des matières excrémentitielles prises à titre de
supplément de ration, on ne s'explique pas pourquoi elles se trouvent sur les
animaux abondamment nourris comme sur ceux dont l'alimentation est insuffisante ou qu'on laisse jeûner, à moins quelles ne servent de condiment au rongeur, ou de ferment propre à activer le travail de la chymification. En tout cas je
n'en ai pas rencontré jusqu'ici sur les autres rongeurs, ni sur le lièvre, soit à
l'état sauvage, soit captif et alimenté exactement comme le lapin.

Le suc gastrique paraît peu actif. M. Bernard dit avec raison qu'il ne ramollit
et ne dissout pas la viande avec la même énergie que celui du chien. Mais cela me
paraît tenir surtout à ce que ce liquide, dans les conditions où il s'obtient, se trouve
très hydraté par son mélange avec les trois ou quatre équivalents de salive que
réclame la mastication des aliments secs. Néanmoins le lapin digère assez bien la
viande qu'il mâche avec une rare perfection. Aussi, si elle renferme des trichines,
ces helminthes deviennent libres dès l'origine de l'intestin grêle.

IV. — DE LA DIGESTION GASTRIQUE DES RUMINANTS.

La digestion gastrique, qui s'est montrée dans toute sa simplicité chez les carnivores et les solipèdes, revêt une nouvelle forme chez les animaux ruminants.
Le travail de la chymification, sans changer de résultat, s'y opère par des moyens
particuliers, inusités chez les espèces à estomac uniloculaire. La complication que
les phénomènes digestifs vont présenter est relative surtout à des actes accessoires
à l'action du suc gastrique sur les aliments ; elle a trait principalement aux modifications préliminaires que ceux-ci doivent subir avant d'être aptes à la transformation résultant de leur contact avec le liquide de la caillette. Aussi pouvons-nous
dire, dès à présent, que, d'une part, les élaborations effectuées dans les trois premiers compartiments de l'estomac constituent une digestion préparatoire surajoutée
à l'autre, et sans analogue chez les animaux à estomac simple ; et que, d'autre
part, le travail du quatrième reproduit exactement tous les détails de la chymification des autres espèces.

Les quatre réservoirs gastriques, bien qu'ils soient intimement liés entre eux,
peuvent, jusqu'à un certain point, s'isoler les uns des autres sous le rapport fonctionnel. Chacun d'eux a des attributions spéciales bien distinctes : les trois premiers sont les estomacs préposés à la conservation des aliments, des liquides, et
à la rumination ; le dernier est à lui seul l'estomac chymifiant, et il peut remplir
paisiblement son rôle pendant que les autres sont inactifs ou qu'ils travaillent
aux actions méryciques.

Quel est donc le rôle précis de chacun des réservoirs ? Quelles sont les modifications que chacun d'eux imprime aux aliments ? Ces modifications sont-elles purement physiques dans les trois premiers, ou bien y ont-elles déjà quelque chose du
caractère qu'elles prennent dans la caillette ? La muqueuse du premier sécrète-t-elle,

comme celle du dernier, quelque fluide particulier? Enfin, les matières, divisées, mêlées à des liquides et deux fois imprégnées de sucs salivaires, ne peuvent-elles pas, avant d'arriver à la caillette, éprouver quelques changements chimiques? C'est ce qu'il faut rechercher avec la circonspection que commande l'obscurité dont le sujet est enveloppé.

1° Rôle du rumen.

Le rumen, destiné à recevoir la presque totalité des aliments déglutis pour la première fois, la plus grande partie des liquides dont l'animal s'abreuve, et une certaine proportion des substances soumises à une seconde mastication, doit tenir ces matières en dépôt, les mettre en mouvement, les mêler aux liquides, les pousser dans l'œsophage, lors de la réjection, les faire passer dans le réseau pendant les intervalles de la rumination. Enfin les aliments qu'il contient doivent éprouver quelques modifications par le fait de leurs mouvements, de leur température, de la salive et des divers liquides qui les imprègnent. Les phénomènes qui se passent dans la panse sont donc de deux espèces : les uns tiennent à l'action même du réservoir, et nous sont presque tous connus, les autres résultent du jeu des affinités chimiques.

Le rumen exerce sur les aliments qu'il contient une action mécanique reconnue depuis longtemps, mais exagérée par la plupart des physiologistes.

Peyer, Duverney, Bourgelat, admettent que les parois du premier estomac peuvent broyer, triturer et atténuer les matières alimentaires. Le premier de ces auteurs donne comme preuve de l'énergie de la compression exercée sur les aliments par les premiers estomacs, le fait des épingles et des clous qu'on trouve souvent implantés dans les tuniques de ce réservoir. Il pense que le revêtement épithélial de la muqueuse est destiné à la préserver de l'irritation produite par le contact des matières encore imparfaitement divisées, et il fait jouer aux papilles un rôle tout à fait imaginaire. Ces petites saillies de la membrane interne, mobiles comme les piquants du hérisson, lui paraissent destinées à être dardées avec force sur les aliments, de même que le seraient de petites épées munies de leurs gaines. Évidemment, sous l'influence des contractions énergiques, parfois violentes du rumen, surtout dans les faisceaux connus sous le nom de piliers, les aliments sont foulés, froissés comme les grappes de raisin sous la main du vendangeur. Leur atténuation en est augmentée, et les tissus en laissent mieux échapper les parties dissoutes.

En second lieu, par le fait de leur brassage, les aliments se mêlent très intimement, les nouveaux venus avec les anciens, les fibreux avec les délayés et les liquides. Aussi est-ce toujours à cet état de mélange qu'ils sont ramenés ou poussés directement dans les derniers estomacs. Jamais ils ne sont expulsés isolément, successivement, suivant l'ordre de leur arrivée, comme chez les monogastriques. Toutefois, lorsqu'ils sortent de la panse sans être ruminés, c'est en quantité proportionnelle à leur degré de division ou de fluidité. Aussi les graines, les farines, les pulpes sont-elles digérées, même en l'absence de la rumination, plus tôt et en plus grande quantité que les aliments fibreux avec lesquels elles sont mêlées.

En troisième lieu, les aliments éprouvent dans la panse une véritable macération, notamment dans les régions inférieures, où abondent les liquides, macération très utile aux fourrages durs, aux grains à écorce épaisse. Favorisée par la température élevée du réservoir, elle rend plus facile la mastication mérycique, et accélère la dissolution des principes que la dessiccation a pu modifier.

Les liquides qui agissent sur les aliments dans la panse sont : 1° la plus grande partie de l'eau bue ; 2° les 3 à 4 équivalents de salive versés lors de la première et de la seconde mastication ; 3° la salive sécrétée abondamment dans les intervalles des repas et des périodes de rumination. A cela ne se joint aucun produit de sécrétion. Le fluide séreux dont parle Peyer, les deux fluides que Bourgelat fait sourdre des papilles et de leurs interstices, le suc gastrique qu'y trouvait Spallanzani, le liquide jaunâtre, épais et salé que Tiedemann et Gmelin y supposaient produits sont des fictions. La muqueuse de la panse, comme celle du réseau et du feuillet, n'est pas plus organisée pour la sécrétion que pour l'absorption. On ne voit aucune espèce de follicules, ni de glandules, soit à sa surface, soit dans son épaisseur, soit au-dessous d'elle, et Bischoff n'y a point constaté l'existence de tubes sécréteurs du suc gastrique. De plus, une expérience fort simple démontre qu'elle ne sécrète rien. Après avoir fait une grande fistule au rumen, vers le milieu du flanc gauche, si l'on vient à appliquer sur la membrane muqueuse, au bord supérieur du réservoir, une capsule de verre contenant une éponge fine préalablement pesée, on voit qu'au bout d'une demi-heure et même d'une heure l'éponge n'a pas sensiblement augmenté de poids. Il est alors indispensable, pour que l'expérience soit rigoureuse, de maintenir la capsule exactement appliquée par toute sa circonférence sur la membrane muqueuse, car sans cette précaution les vapeurs du réservoir seraient absorbées, en partie, par la substance hygrométrique.

Les liquides mixtes où les aliments se détrempent ont une réaction généralement alcaline : l'observation en a été faite par Vieussens, Carminati, Prévost et Leroyer, Tiedemann et Gmelin. Je l'ai vérifiée un grand nombre de fois sur des bœufs et des moutons vivants nourris avec du foin, de la paille ou des herbes vertes. L'alcalinité a paru très forte aux expérimentateurs de Heidelberg ; mais elle m'a toujours semblé assez faible. Le papier rouge de tournesol, plongé dans les liquides de la panse ou mis en contact avec les sucs exprimés des aliments de ce viscère, ne prend une légère teinte bleue qu'au bout de plusieurs minutes. Il importe, pour constater cette réaction, d'ouvrir le rumen avant que l'estomac ait été déplacé, car, sur le cadavre, les fluides de la caillette refluent, sans trop de difficulté, dans le réseau, et de là dans le premier réservoir ; de plus, il est indispensable d'opérer, soit sur l'animal vivant, soit immédiatement après la mort, attendu que la fermentation, qui ne tarde pas à s'opérer dans la masse alimentaire, affaiblit l'alcalinité des substances et finit par les rendre acides. Très probablement c'est faute d'avoir tenu compte de ces particularités que plusieurs observateurs sont arrivés à des résultats contradictoires.

Il est des circonstances dans lesquelles le contenu du rumen est acide au lieu d'être alcalin. Tiedemann et Gmelin l'ont trouvé acide sur des veaux encore à la mamelle ; Schultz dit l'avoir vu tel chez des animaux nourris avec des racines ; je

J'ai vu moi-même acide sur un bouc entretenu exclusivement avec de la chair cuite, et très souvent sur un taureau au même régime, taureau chez lequel la viande était introduite directement par une grande fistule au rumen. M. Bérard s'en est assuré, avec moi, à diverses reprises. Dans ce dernier cas, l'acidité ne pouvait provenir, comme dans ceux où l'acidité a été constatée après la mort, d'un reflux des liquides de la caillette. Enfin, ce contenu m'a paru légèrement acide sur les sujets dont la digestion était troublée ou suspendue depuis long-temps ; et, chose remarquable, j'ai noté que les aliments secs, pris sur l'animal vivant à la partie supérieure, avaient quelquefois une très faible acidité, alors que ceux de la région inférieure conservaient leur réaction alcaline. Ce fait peut s'expliquer par la présence d'une plus forte proportion d'acide sulfhydrique et carbonique en haut du rumen que dans les parties inférieures où séjournent les matières fortement imprégnées de salive. L'acidité, lors de la présence de la chair ou des autres matières animales, m'a paru tenir principalement au développement de l'acide lactique.

Parfois les matières du premier estomac, de même que celles du réseau, offrent une réaction équivoque difficile à déterminer exactement. Ainsi le papier bleu de tournesol, mis en contact avec elles, prend une légère teinte rose, et ne tarde pas à revenir, en séchant, à sa couleur primitive ; le papier rouge, qui d'abord ne change pas, prend, au bout de quelques minutes, une légère teinte bleue. Il semble qu'alors un acide volatil agisse immédiatement sur le papier bleu, et qu'au bout d'un certain temps les principes alcalins reprennent de la prédominance.

Enfin, les matières alimentaires éprouvent dans la panse, comme dans une sorte de cuve fermée, une fermentation plus ou moins active qui devient extrê-mement sensible dans certaines circonstances.

Cette fermentation, qui a été remarquée depuis longtemps, n'a pas lieu seule-ment chez les animaux nourris de fourrages verts et sous le coup d'une indiges-tion, elle se produit constamment, à un certain degré, surtout après le repas. On l'attribue aujourd'hui, comme toutes les autres, à la présence des organismes microscopiques qui, à cause de cela, deviendraient des agents plus ou moins utiles à la digestion. Le dégagement des gaz, leur sortie bruyante à travers une ponction faite à la panse, en prouvent la réalité.

En effet, ces gaz se développent constamment, et donnent lieu à une crépitation particulière et à plusieurs des autres bruits de la panse, comme aux fréquentes éructations qui s'observent après les repas. Tant que la digestion est régulière, leur dégagement se renferme dans d'étroites limites ; mais lorsque cette fonction est suspendue depuis un temps plus ou moins considérable, sous l'influence d'une affection gastrique ou intestinale, la fermentation s'exagère, la masse ali-mentaire se raréfie, les gaz distendent l'estomac, s'accumulent à sa partie supé-rieure. Leur composition doit être fort compliquée, puisqu'ils proviennent non seulement du mouvement fermentatif, mais encore de la trame végétale, de l'air emprisonné avec les parcelles alimentaires, lors de la mastication, enfin de l'eau dont s'abreuve l'animal. Mais l'analyse chimique ne nous a point encore appris si leur nature et leurs proportions changent suivant la nature même des aliments et les périodes de la digestion, et si ceux qui se dégagent à l'état normal sont identiques à ceux qui distendent l'estomac, lors de l'indigestion ou immédiatement après la mort. D'après Lameyran et Frémy[1], ceux qui se développent lors de la météorisation survenue à la suite de l'usage du trèfle sont composés de 80,0 d'acide sulfhydrique, de 15,0 d'hydrogène carboné et de 5,0 d'acide carbonique; mais ces proportions ne paraissent pas constantes, car Ploger a trouvé que le gaz des vaches météorisées était formé de 4 parties d'oxyde de carbone.

Les matières de la panse sont évidemment dans des conditions compatibles avec une fermentation continue plus ou moins active. Leur énorme masse, leur température, leur hydratation, doivent être, sous ce rapport, placées en première ligne. La présence dans ces matières de substances azotées qui y jouent le rôle de ferment ne peut être mise en doute, puisque, à l'extérieur, elles éprouvent ce travail sans addition de substance étrangère; de plus, les fluides salivaires, buccaux et pharyngiens, peuvent y ajouter d'autres ferments, notamment la diastase.

La fermentation du contenu de la panse n'est point simple : c'est une fermentation complexe. Il y a une fermentation des matières sucrées, si abondantes dans l'aliment végétal, qui peut s'accomplir en présence des matières albumineuses, et donner de l'acide lactique. Il y a une fermentation butyrique, extrêmement marquée par l'odeur de ses produits, chez les animaux qui reçoivent une forte ration d'avoine riche en graisse et en fécule, comme chez les veaux à la mamelle : en effet, l'acide butyrique a été trouvé à l'état libre dans ces deux conditions. Peut-être même y a-t-il, dans certaines limites, une fermentation alcoolique dont le produit servirait d'excitant capable de corriger l'action débilitante des herbes fades et aqueuses, qui font la nourriture exclusive d'un si grand nombre d'animaux.

Pendant que les matières de la panse s'atténuent, macèrent et fermentent, elles se pénètrent intimement des fluides salivaires versés en grande quantité, pendant les deux mastications, dans les intervalles des repas et des périodes de rumination. Elles éprouvent, comme le dit Haubner, une insalivation prolongée qui a, chez les ruminants, une très grande importance.

Les effets de cette insalivation sont d'attaquer couche par couche la fécule que les cellules emprisonnent, de la ramollir, et, finalement, de la convertir en dextrine et en glycose. Ils n'avaient que le temps de commencer dans la bouche, et se trouvaient plus ou moins entravés dans le milieu acide de l'estomac simple des solipèdes; mais ici ils se produisent librement et aussi complétement que possible. Cependant la transformation saccharine de la fécule n'y est pas complète encore. La pulpe des racines féculentes et l'avoine y bleuissent encore par l'iode après un séjour de vingt-quatre heures.

Ainsi, j'ai engagé dans la panse, à travers une fistule, deux petits sachets contenant chacun 20 grammes de fécule crue de pommes de terre. Au bout de vingt heures, l'animal ayant été sacrifié, les sachets furent retrouvés dans le même estomac encore pleins de leur fécule : celle-ci paraissait si peu modifiée,

---

1. Lameyran et Frémy, dans Tiedmann et Gmelin, *Recherches sur la digestion*, 1re partie, p. 552.

qu'elle prenait, au contact de l'iode, une teinte violette, même à la surface de la petite masse. J'obtins un résultat semblable en faisant avaler deux autres petits sacs à une vache qui fut tuée vingt-deux heures après. La fécule n'avait pas subi d'altération appréciable, mais très probablement une certaine quantité de cette substance avait été convertie en dextrine ou en sucre, et s'était échappée à travers la toile renfermant la partie non modifiée. Il est à présumer que cette transformation, si facile qu'elle soit, doit être plus active dans les régions inférieures de la panse où les aliments sont très délayés, que dans la partie supérieure où ils sont moins imprégnés de salive et où leur réaction est faiblement alcaline. Dans tous les cas, le liquide du rumen, chez les animaux qui reçoivent de fortes rations de féculents, réduit abondamment la liqueur de Fehling.

Les sels, le sucre, le mucilage, les gommes et d'autres substances solubles, entrent en dissolution, et forment avec les liquides une sorte d'infusion ou de thé de foin ayant une odeur particulière assez différente de celle que répandent les matières de la caillette, ou le contenu de l'estomac simple des autres herbivores. Cette dissolution devient d'autant plus complète que les aliments font un plus long séjour dans les premiers réservoirs avant d'être ruminés : elle doit priver les fourrages d'une grande partie de leurs principes assimilables, lorsque, pendant les maladies, la rumination demeure si longtemps suspendue.

Ici se pose la question de savoir si les liquides de la panse exercent sur les aliments une action analogue à celle du suc gastrique, question que peuvent éclairer l'analyse chimique et l'expérimentation directe.

Ces liquides, résultant du mélange des boissons avec la salive et les principes alimentaires solubles dans l'eau, doivent nécessairement offrir une composition fort complexe. Tiedemann et Gmelin, qui les ont analysés, y ont trouvé : 1° de l'acide carbonique libre qui se dégage sous l'influence de la chaleur ; 2° de l'acide sulfhydrique ; 3° de l'acide acétique ; 4° de l'acide butyrique ; 5° du carbonate d'ammoniaque ; 6° de l'acétate d'ammoniaque ; 7° du butyrate de la même base ; 8° de l'albumine ; 9° trois matières animales de nature indéterminée ; 10° enfin des carbonates, des phosphates, des sulfates et des chlorures alcalins, c'est-à-dire à base de soude et de potasse, puis du carbonate et du phosphate de chaux. Ces différents sels étaient en proportions variables, suivant que les ruminants recevaient pour nourriture de la paille, du foin et de l'avoine. Toutes ces substances proviennent uniquement des aliments, des boissons et des fluides salivaires, et non point en partie des sécrétions de la membrane interne de la panse et du réseau, comme le croyaient les auteurs de cette analyse. Parmi elles, il en est une, l'albumine, que Prévost et Leroyer[1] semblent avoir rencontrée aussi dans les liquides de la panse. Je n'ai pu en constater nettement l'existence dans le liquide filtré pris sur une vache nourrie avec des fourrages secs : ce fluide ne se troublait ni par l'acide azotique, ni par l'action de la chaleur, et il ne s'y précipitait point de flocons albumineux.

Les expériences de Réaumur[2] ne semblent pas favorables à l'idée d'une chy-

1. Prévost et Leroyer, *Biblioth. univ. des sc. de Genève*, 1824, t. XXVII, p. 229.
2. Réaumur, *Mémoire de l'Académie des sciences*, 1752, p. 461.

mification opérée par les liquides de la panse. Cet expérimentateur a vu que les feuilles d'herbes vertes renfermées dans quatre tubes de laiton avalés par un mouton n'avaient pas été sensiblement altérées après un séjour de quatorze heures dans le premier estomac. Il n'en est pas de même de celles de Spallanzani[1], faites dans des conditions différentes. Si la poirée, le trèfle, la laitue non mâchée, mis dans des tubes avalés par des moutons, se retrouvèrent à peu près intacts au bout de vingt-sept heures, les herbes préalablement mâchées parurent se digérer. De douze tubes pleins, les uns d'herbes mâchées, les autres d'herbes intactes qu'il fit avaler à un mouton, trois furent rejetés par la bouche au bout de quatorze heures, sans doute avec les aliments ruminés : ils étaient un peu froissés, et leur contenu, qui n'avait pas subi de mastication préalable, s'était conservé sans altération sensible. Cinq autres tubes furent rendus avec les excréments au bout de trente-trois heures, et les quatre derniers restaient dans la caillette et le duodenum au moment où l'animal fut tué, deux jours après leur ingestion. Les herbes non mâchées furent retrouvées à peu près intactes dans les tubes, et celles qui avaient subi une mastication préliminaire avaient en partie disparu à travers la toile ; il n'en restait plus que des brins ramollis et des côtes dont la consistance était devenue pulpeuse. Le physiologiste tira de ces faits cette conclusion, que les herbes sont digérées par les sucs dissolvants de l'estomac si elles ont éprouvé une mastication analogue à celle que leur fait subir l'animal.

On comprend, pour peu qu'on réfléchisse aux modifications apparentes dont les substances végétales sont susceptibles, que les résultats des expériences de Réaumur et de Spallanzani ne peuvent montrer si les aliments éprouvent ou n'éprouvent pas, dans le premier estomac, ce qu'on appelle la chymification, c'est-à-dire la dissolution des principes qui se digèrent sous l'influence du suc gastrique. En effet, le fluide dissolvant n'attaque point la trame solide des plantes, même de celles qui sont herbacées. Le ramollissement, l'atténuation de celles-ci dérivent bien plus de la mastication et de l'action prolongée des liquides que de l'intervention d'un agent dissolvant. Les petits faisceaux d'herbes vertes ou de fourrages desséchés que je fis avaler à des vaches et à des taureaux furent en partie retrouvés à peu près intacts après un séjour de douze, vingt et vingt-quatre heures dans le rumen ou dans le deuxième estomac ; mais incontestablement ils avaient perdu une partie de leurs principes solubles dans l'eau. Il est donc indispensable, pour constater si les liquides du premier estomac jouissent d'une faculté altératrice ou dissolvante quelconque, de soumettre à leur action les substances animales qui se digèrent dans le suc gastrique. Or, voici les expériences que j'ai faites à cet égard.

Je commençai par faire avaler à un taureau une boule de verre du volume d'un petit œuf de poule, percée à ses deux extrémités et pleine de chair crue. Au bout de trente heures l'animal ayant été sacrifié, la petite sphère creuse fut retrouvée dans le rumen. Une partie de son contenu était déjà sortie, le reste conservait encore une teinte rougeâtre un peu pâle, mais il était sensiblement

<hr>

1. Spallanzani, *Opuscules de physique animale*, t. II, p. 639.

ramolli et comme macéré. Il fallait voir ce qui arriverait après un séjour plus prolongé dans ce premier réservoir.

Je fis prendre à une vache une boule métallique de 4 centimètres de diamètre et pleine de chair crue hachée. Cette boule, dont la grande ouverture avait été fermée, permettait l'accès des liquides par un grand nombre de petites perforations disséminées sur toute l'étendue de ses parois, et elle ne pouvait laisser échapper que les parties de chair devenues diffluentes. La vache ayant été tuée au bout de quatre jours entiers, la petite sphère se retrouva à la région inférieure du rumen. Les 24 grammes de muscle qu'elle contenait avaient presque complètement disparu : ce qui en restait était réduit à l'état de pulpe très molle.

Pour mieux suivre les modifications éprouvées par le tissu musculaire dans le premier réservoir gastrique des ruminants, j'engageai très profondément dans la cavité de ce viscère, et par une fistule au milieu du flanc gauche : 1° quatre morceaux de muscles pesant ensemble 512 grammes ; 2° deux autres enveloppés dans de la toile à demi-usée et ayant un poids total de 100 grammes ; 3° enfin un morceau de 150 grammes également enveloppé. Au bout de dix-huit heures, ils furent retirés, avec leurs étiquettes de parchemin, à l'aide de fils qui pendaient hors de l'ouverture : ils étaient mous, pâles à l'extérieur, légèrement pulpeux à la surface. Les quatre premiers avaient perdu en somme 88 grammes ; les deux suivants, 20 grammes, et le dernier 30 grammes, c'est-à-dire en moyenne le cinquième de leur poids primitif, et, chose remarquable, la perte de ceux qui se trouvaient enveloppés n'était pas moindre proportionnellement que celle des autres. Ainsi, ces petites masses musculaires qui n'avaient pu quitter le rumen avaient perdu considérablement de leur substance, et celle-ci était devenue assez fluide pour s'échapper à travers une toile.

Dès l'instant que le tissu musculaire est susceptible d'éprouver de telles altérations, il devient évident que celles-ci seront d'autant plus profondes que les masses musculaires seront plus divisées et qu'elles séjourneront plus longtemps dans le viscère. C'est, en effet, ce qui arrive. Je fis avaler à une vache, qu'on tua au bout de trente heures, quatre morceaux de cœur de même forme, pesant chacun 80 grammes ; deux étaient nus et les deux autres enveloppés de calicot. Trois seulement furent retrouvés dans la panse, mous, pâles à l'extérieur, encore rouges à l'intérieur. Les morceaux pourvus d'une enveloppe, restée intacte, avaient perdu l'un 28, l'autre 33 grammes. L'un des morceaux nus n'avait perdu que 16 grammes. Cette dilution est, comme on le voit, assez lente ; elle était à peine à moitié achevée pour des masses de chair qu'une autre vache conserva quarante-huit heures dans les premiers réservoirs gastriques.

Les petits poissons même peuvent, quand ils sont ingérés en entier, couverts de téguments peu perméables aux liquides, s'altérer et se réduire en pulpe dans la panse. Quatre de ces animaux furent enveloppés isolément et mis dans le rumen par une fistule, afin qu'ils ne fussent point écrasés par le fait de la déglutition. Au bout de dix-huit heures, ils étaient presque réduits en pâte ; leur enveloppe et leur os intacts indiquaient bien qu'ils n'étaient point revenus sous les dents avec les aliments à ruminer. Mais les grenouilles, entières, vivantes ou récemment mortes et recouvertes de leur peau, se montrèrent plus réfractaires à l'action des liquides du rumen. De celles qui furent avalées par une vache, l'une se retrouva à l'extrémité postérieure du sac gauche de la panse au bout de vingt heures; elle était étendue, molle, son abdomen extrêmement rapetissé, avec sa peau encore intacte. Les autres, dont on reconnut seulement quelques os dans les divers compartiments de l'estomac, avaient été certainement amenées à la bouche et broyées avec les aliments, lors de la rumination. D'ailleurs, on peut s'assurer, lorsqu'on nourrit exclusivement de viande cuite un animal ruminant, que cet aliment se désagrège assez vite dans la panse et qu'il s'y transforme en pulpe homogène sans le secours de la mastication. La viande cuite introduite directement par une fistule dans la panse d'un taureau en proportion considérable, soit de 10 à 12 kilogrammes par jour, s'y réduit en bouillie dont la réaction est le plus souvent acide. De plus, il s'en dissout une certaine quantité, car nous avons trouvé dans les liquides filtrés et parfaitement limpides une quantité notable d'albumine et de matière analogue aux peptones. J'ai rendu M. Bérard témoin de ce fait intéressant à l'époque où nous expérimentions ensemble sur la glycogénie.

Il est clair que l'action altératrice des liquides de la panse n'est pas assez prononcée pour attaquer les substances qui se montrent longtemps réfractaires à l'action du suc gastrique. Ayant fait avaler à une vache les six os frais du carpe du cheval avec six disques taillés dans le cartilage de prolongement du scapulum et six morceaux de ligament cervical, je retrouvai au bout de quarante-huit heures, dans le rumen, deux des os carpiens avec leurs cartilages lisses et sans altérations appréciables, cinq disques cartilagineux intacts, les six fragments du ligament cervical avec leur forme et leur couleur, enfin un morceau de tendon devenu un peu pâle sur la coupe. L'intégrité de tous ces petits corps prouvait qu'ils n'avaient point souffert d'injures de la part des dents pendant la rumination, à supposer qu'ils eussent été ramenés à la bouche. Les quatre os du carpe qui manquaient au rumen se trouvaient dans le réseau, et intacts comme les premiers; l'un des morceaux de tendon était écrasé, aplati par la rumination; les autres avaient disparu. Les matières grasses ne s'altèrent pas non plus dans le premier estomac. Deux boules de cire parfaitement lisses furent avalées par une vache, qu'on tua trente heures après. L'une des boules, enveloppée d'une toile fine, avait conservé son poids initial; l'autre, nue, avait la surface irrégulière, rayée, mais elle n'avait perdu qu'un gramme et demi de sa substance. On sait, du reste, que différents corps étrangers, tels que des fragments osseux, des débris de dents, se conservent fort longtemps, soit dans le rumen, soit dans le réseau, sans éprouver de grandes altérations. Nous avons trouvé dans les cellules aquifères du dromadaire une vieille dent molaire et un morceau de la substance compacte d'un os : celui-ci avait ses pointes émoussées et ses bords arrondis, usés, mais il conservait une grande dureté. Les corps un peu lourds restent ordinairement, à cause de leur poids, dans les régions inférieures du rumen, de même que les grosses billes de marbre qu'on fait avaler aux ruminants.

Tel est le rôle de la panse. Ce réservoir, d'une si énorme capacité, surtout

chez les animaux entretenus avec des fourrages grossiers, sert de réservoir aux
aliments qui viennent de subir une première mastication, ainsi qu'à la plus
grande partie des liquides ; il les tient en dépôt, les renvoie insensiblement à la
bouche lors de la rumination, et les pousse dans le réseau à de fréquents intervalles. Les aliments qu'il contient s'humectent, se détrempent ; ils se ramollissent, s'atténuent par le fait des mouvements qui leur sont imprimés ; certains
de leurs principes se délayent, se dissolvent à la longue dans les liquides mêlés
à une forte proportion de salive. Ces aliments y subissent peut-être encore quelques modifications chimiques.

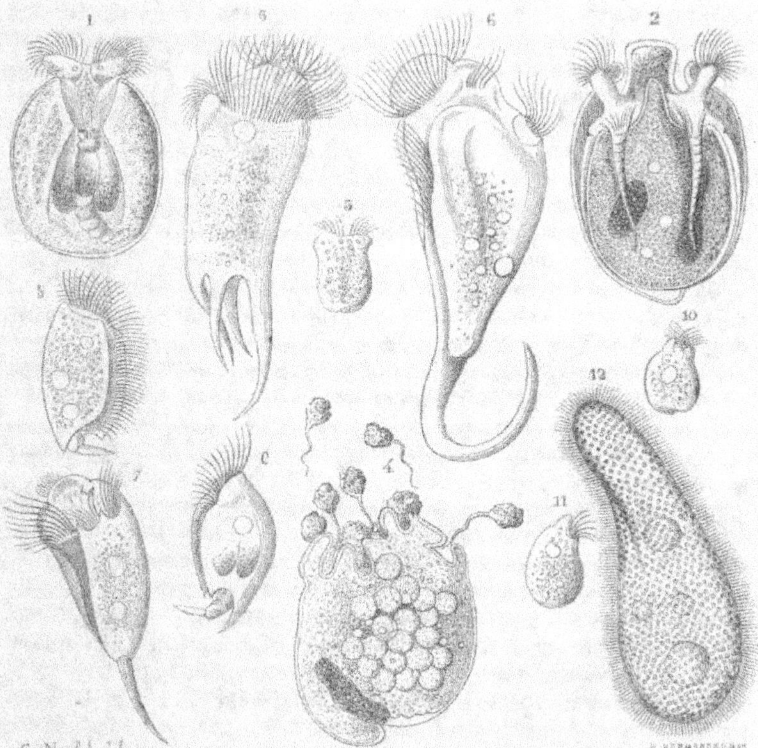

Fig. 120. — Infusoires de la panse du bœuf.

Au milieu de la masse alimentaire des premiers estomacs des ruminants se
développent et vivent plusieurs espèces d'infusoires, que l'on peut étudier à
volonté en prenant les matières ramenées à la bouche lors de la rumination
(fig. 120).

Ces infusoires, qui continuent à vivre plusieurs heures dans les matières de l'estomac, maintenues à la température du corps, appartiennent à plusieurs espèces différentes de celles qu'on trouve dans les infusions de substances végétales, dans les eaux croupissantes et les marécages. MM. Gruby et Delafond [1] en ont indiqué quatre. Voici les plus communes dessinées avec soin par M. Nicolet, sur ma prière. Deux (1 et 2), à carapace arrondie, à bouche garnie de deux lobes saillants et ciliés, paraissent pouvoir se rattacher au genre *Pterodina*. Une autre (3), à cuirasse bivalve elliptique, déprimée et fendue, avec stylets à la queue, présente les caractères essentiels des *Salpina*. Les nᵒˢ 6, 7, 8, 9, dont la cuirasse porte une ouverture antérieure garnie de cils et qui sont pourvus d'une queue articulée, ressemblent à la fois aux brachioniens et aux erviliens. Enfin la paramécie (12) est peu différente de la paramécie Aurélie des infusoires de matières organiques. Quant aux autres (10, 11), ils paraissent n'être que des formes embryonnaires et transitoires.

Il est difficile de dire quel rôle peuvent jouer dans la digestion ces êtres microscopiques. MM. Gruby et Delafond l'ont cru important, car ils ont prétendu que, sur le mouton, la masse totale des infusoires représente 600 à 1 000 grammes de matière animale employée à la nutrition. Ce qu'il y a de sûr, à cet égard, c'est que ces infusoires meurent en passant dans la caillette et dans l'intestin, et qu'ils sont digérés en laissant seulement dans les matières du côlon leurs carapaces vides. Il en meurt même dans les estomacs, et aux dépens de leurs cadavres naissent des monades, comme le fait voir la *Pterodina* (4).

La panse, pour bien remplir ses fonctions, doit être convenablement distendue et lestée. L'animal ne rumine et ne digère parfaitement qu'à cette condition, à moins que les aliments ne puissent être digérés sans être préalablement soumis à la rumination. Les grands ruminants ont besoin d'être aussi lestés pour déployer les efforts que nécessitent des services pénibles. Aussi serait-il difficile, dans ces diverses circonstances, de les entretenir avec des aliments peu volumineux, quoique très alibiles.

Ce réservoir, qui n'a pas la même importance physiologique à toutes les époques de la vie, ne présente pas constamment le même degré de développement. Il est à noter qu'il a chez les très jeunes fœtus, relativement à la caillette, les mêmes proportions, à peu près, que chez l'adulte, tandis qu'à partir du milieu de la gestation jusqu'à la naissance il ne s'accroît pas dans le même rapport que la caillette, dont le volume devient alors prédominant. Chez un veau, au moment de la naissance, j'ai trouvé la capacité du rumen égale à 1 175 centimètres cubes, celle du réseau à 100, du feuillet à 160, et de la caillette à 3 500. Le rumen n'a donc alors que le tiers du volume de la caillette. Il ne commence à prendre une grande capacité et à dépasser de beaucoup cette dernière qu'à l'époque à laquelle le jeune ruminant fait usage d'aliments solides. Le grand développement qu'il acquiert alors est le résultat du mode d'alimentation, comme Buffon l'a vu en faisant nourrir deux agneaux de même âge et sevrés en même temps, l'un d'herbe et l'autre de pain. Au bout d'un an le rumen du premier était devenu

---

1. Gruby et Delafond, *Recherches sur les animalcules qui se développent en grand nombre dans l'estomac et les intestins pendant la digestion des herbivores et des carnivores* (*Comptes rendus de l'Académie des sciences*, 1843, p. 1301).

beaucoup plus grand que celui de l'autre. Chez le fœtus, il est déjà, de même que les autres compartiments gastriques, rempli d'un liquide visqueux, dont la quantité s'est trouvée de 340 grammes sur un petit veau pesant 6600 grammes. Chez l'animal à la mamelle, il ne reçoit qu'une très faible partie du lait dont l'accumulation s'opère surtout dans la caillette.

En somme, le rumen joue un rôle complexe dans la digestion gastrique. Les aliments accumulés dans ce vaste entrepôt, en attendant leur tour de rumination ou de leur envoi direct à la caillette, s'élaborent tant spontanément par la réaction de leurs principes constitutifs, comme le font les matières végétales entassées dans un silo, que sous l'influence du ferment ou des ferments salivaires. L'élaboration des aliments dans ce lieu de transit est activée par le brassage qui résulte des contractions énergiques de la membrane charnue et de ses piliers ; leur envoi, soit à la bouche, soit à la caillette, est réglé par ces mêmes contractions qui ont incontestablement un caractère rythmique.

2° Rôle du réseau.

Le réseau, qui semble à l'extérieur se confondre avec la panse et qui communique avec elle par une large ouverture, ne remplit pas tout à fait la même fonction que le premier estomac ; il a, outre son action commune avec le premier, une action spéciale qui paraît devoir être uniforme chez toutes les espèces de ruminants.

Ce compartiment est le véritable centre de l'appareil stomacal des ruminants. Placé sous l'insertion de l'œsophage, dans une situation très déclive, puisqu'il repose sur l'appendice xiphoïde du sternum, il forme une sorte de bassin pour la réception des liquides et des aliments avalés après la première mastication ou ruminés. Il se remplit des premiers, et les retient d'autant mieux que le bord libre du repli valvulaire qui le sépare du rumen, à la manière d'une écluse, est assez élevé au-dessus du fond du réservoir, et que l'orifice par lequel il communique avec le feuillet est fort étroit, presque constamment contracté et à un niveau bien supérieur à la partie basse du deuxième estomac ; disposition heureuse qui entraîne la stagnation des fluides dans le réseau, et ne leur permet de sortir que poussés par des contractions énergiques.

Quoiqu'il reçoive presque tout ce que la déglutition apporte à l'estomac, le réseau conserve peu. Une fois plein, il laisse déborder, d'un côté dans la panse, de l'autre dans le feuillet et la caillette, les boissons et les aliments fluidifiés. Son trop plein ne s'échappe pas seulement d'une manière passive ; il est lancé par les contractions énergiques des parois du petit sac, qui est un véritable répartiteur des matières ingérées. Ce qu'il envoie à gauche sera mis en dépôt et ruminé, ce qu'il pousse à droite marchera définitivement vers l'intestin. Lui ne garde que du liquide avec quelques parcelles alimentaires, comme on peut s'en assurer sur l'animal vivant.

Le réseau a donc manifestement plusieurs offices, outre celui d'organe de réception. Il lance dans l'infundibulum œsophagien l'eau qui délaye les matières renvoyées à la bouche. Il pousse directement l'eau, les matières fluidifiées et les matières ruminées dans le feuillet et la caillette ; enfin, il peut contribuer par ses mouvements et par ses liquides à l'atténuation et à la dissolution des matières alimentaires. Cette dernière action que les anciens auteurs avaient notée est très faible. Peyer comparait les cloisons qui séparent les cellules à de petites scies, et Perrault leur trouvait de l'analogie avec de petits râteaux servant à amasser, à retenir et à froisser les herbes imparfaitement divisées. Les parois du deuxième estomac n'ont pas même sur les aliments l'action qu'exercent sur eux celles de la panse, car les parcelles alimentaires contenues dans ce réservoir sont si délayées, qu'elles échappent à l'influence des contractions les plus énergiques.

Les liquides du réseau, auxquels s'ajoutent continuellement des ondées de salive dégluties dans les intervalles des repas, ont très probablement des propriétés plus énergiques que ceux de la panse. Comme eux, ils ramollissent, ils dissolvent les matières solubles et saccharifient la fécule. Mais leur usage essentiel est de faciliter la réjection et de détremper lentement les matières du feuillet.

3° Rôle du feuillet.

Si l'on jugeait de l'importance fonctionnelle d'un organe par la complexité de sa structure, le feuillet serait investi d'un rôle important dans les phénomènes de la digestion gastrique des ruminants. Ce réservoir, dont les deux ouvertures sont si étroites et si rapprochées, et dont les lames inégales ont toutes leur bord libre dirigé en bas, a coûté beaucoup à la nature, car la muqueuse qui forme ses cloisons aurait, chez le bœuf, si elle était déployée, une surface presque égale à celle de la peau, et elle se trouve hérissée de plus d'un million de papilles.

Le feuillet, par suite de l'étroitesse de son ouverture supérieure, qui communique avec le réseau, et par le fait de l'arrangement de ses lames, comparables aux cloisons d'une tête de pavot, est incontestablement le régulateur du déversement des aliments des premiers réservoirs dans la caillette. Le sphincter puissant qui entoure ce premier orifice, la petite porte qu'il circonscrit et dont il gradue le diamètre, les grosses papilles contournées et à enveloppes cornées qui la protègent et en rendent l'accès difficile aux matières imparfaitement divisées ; enfin les lames nombreuses qui divisent la cavité en une foule d'étroites filières où passe lentement ce qui n'a pas éprouvé une atténuation complète, tout cela montre assez les précautions prises pour modérer l'afflux des matières dans la caillette, le retarder et arrêter les parcelles qui ont pu échapper à une double mastication et à l'action altératrice des fluides de la panse ou du réseau.

Cet organe a encore une action mécanique évidente sur les substances qui sont forcées de passer entre ses lames ; il fait, comme le disaient Peyer et Duverney, l'office d'un pressoir qui exprime dans la caillette les parties fluides des aliments et en retient le marc pendant un certain temps ; et peut-être ses lames, dans l'épaisseur desquelles se voient des faisceaux musculaires, contribuent-elles à atténuer les parcelles alimentaires, en agissant sur elles à la manière des limes, pour me servir d'une comparaison qu'on devait trouver très heureuse du temps de Peyer.

L'action compressive exercée sur les aliments du feuillet est prouvée par leur durcissement, qui ne saurait nullement provenir de l'absorption des parties fluides, empêchée par le revêtement épithélial de la muqueuse. Ce desséchement est porté à un tel degré, chez les animaux qui ont longtemps souffert de la soif, chez ceux dont la rumination a été suspendue plusieurs jours, que les aliments forment, entre les lames muqueuses, des tablettes dont la surface porte l'empreinte persistante laissée par les papilles. L'obstruction du viscère en est le résultat toujours grave et parfois mortel ; elle s'observe à la suite des maladies de longue durée et devient un obstacle au prompt rétablissement du travail digestif. La chute des lames d'épithélium que Camper[1] et Vicq d'Azyr[2] avaient notée sur les animaux morts du typhus est un simple effet cadavérique très général qui n'a lieu ni sur l'animal vivant, ni immédiatement après la mort, comme le premier de ces observateurs le reconnut très bien plus tard.

Le feuillet exerce-t-il une action altératrice spéciale sur les matières alimentaires? Quelques auteurs le croient ; et Tiedemann et Gmelin présument que les parois de ce réservoir sécrètent un suc acide. Les matières qu'il contient sont bien réellement acides, comme ces expérimentateurs l'ont constaté ; mais leur réaction peut tenir au reflux, dans le feuillet, des liquides de la caillette, à travers le large orifice qui fait communiquer ces deux estomacs ; cependant l'acidité des matières dans les parties les plus profondes des espaces interlamellaires porte à croire qu'elle leur est inhérente et étrangère à un reflux qui, du reste, semble facile. Ces matières ont donné à l'analyse des acides carbonique et acétique, du carbonate et de l'acétate d'ammoniaque, de l'albumine, des matières organiques particulières et les sels déjà trouvés dans les liquides de la panse et du réseau.

Il est à noter que, chez le lama et le chameau, le feuillet, dont les lames sont réduites à l'état d'étroits replis longitudinaux, forme un cylindre sans démarcation avec la caillette, si ce n'est celle constituée par la membrane muqueuse ; mais l'orifice supérieur de ce réservoir conserve une étroitesse excessive. Quelle peut être la signification physiologique d'une telle particularité? Eût-il été dangereux pour des animaux exposés à souffrir de la soif, dans les contrées chaudes, d'avoir un estomac dans lequel les aliments se dessèchent si aisément? Mais, s'il en est ainsi, pourquoi les antilopes, les gazelles, qui habitent les mêmes contrées, présentent-elles l'organisation commune à nos espèces domestiques?

4° Rôle de la caillette.

L'action des trois premiers réservoirs gastriques, si compliquée qu'elle soit relativement à la rumination et aux modifications diverses éprouvées par les aliments, n'est, après tout, qu'une préparation au travail définitif de la chymification. Le mécanisme admirable d'après lequel fonctionnent ces réservoirs a pour objet essentiel la division extrême des matières qui doivent être soumises à l'influence du suc gastrique.

C'est dans la caillette que s'opère la sécrétion du suc dissolvant, et que se pas-

---

1. Camper, *OEuvres qui ont pour objet l'histoire naturelle, la physiologie*, etc., t. III.
2. Vicq d'Azyr, *Exposé des moyens curatifs et préservatifs qui peuvent être employés contre les maladies pestilentielles des bêtes à cornes*, Paris, 1776, p. 90.

sent les divers phénomènes propres au travail gastrique des autres herbivores.
Depuis fort longtemps le fait a été indiqué ou entrevu par les physiologistes.
Séverinus appelait la caillette l'estomac proprement dit. Peyer, que j'ai cité tant
de fois, la regardait aussi comme l'analogue de l'estomac simple des autres animaux, et faisait remarquer que sa muqueuse sécrète deux fluides, l'un épais et visqueux, l'autre renfermant un acide particulier qui a la propriété de cailler le lait
et de le dissoudre ensuite. La membrane interne, chargée de ce rôle important,
a une surface moyenne d'une étendue de 1 mètre 17 décimètres carrés chez le
bœuf, c'est-à-dire quatre à cinq fois aussi grande que la muqueuse veloutée du
sac droit de l'estomac du cheval. Mais chez le lama et le dromadaire, où elle est
fort épaisse, cette surface est de beaucoup inférieure à ce qu'elle est chez les
autres ruminants.

Le suc gastrique, qui est sécrété par toute l'étendue de la muqueuse, n'a encore
été que peu étudié, faute de pouvoir être recueilli facilement comme chez les carnivores. Celui que les chimistes ont examiné a été pris mélangé à une forte
proportion de salive et d'autres liquides venant de la panse ; aussi leur a-t-il
paru moins énergique que celui du chien. Bidder et Schmidt disent que celui du
mouton contient moins d'acide et de pepsine que celui du chien. La différence
serait énorme : le premier en renfermait seulement 4,20, et le second 17,50.
100 parties de suc du mouton, d'après leurs recherches, ne pourraient dissoudre
que 0,54 d'albumine, tandis que la même quantité de suc gastrique de chien
en dissoudrait 2,20. On ne trouvera vraisemblablement pas de telles différences
quand on obtiendra le suc gastrique pur ; car, en traitant la muqueuse de la caillette pour en retirer la pepsine, on la voit très riche en ferment de cette nature.

La caillette reçoit les aliments dans deux conditions différentes : d'une part,
lors des périodes de rumination ; d'autre part, dans les intervalles des repas, si
rapprochés qu'ils soient et indépendamment de tout travail mérycique ; car, si
on donne de l'avoine, des tourteaux de graines oléagineuses, à un taureau ou à
une vache portant une fistule au canal thoracique, on voit, quelques heures après
le repas et avant que l'animal ait ruminé, le chyle prendre la teinte opaline indiquant l'arrivée des aliments gras au quatrième estomac et à l'intestin grêle.

Les aliments, qui arrivent toujours fort lentement à ce réservoir, ne s'y accumulent jamais en très grande quantité ; ils s'y présentent à l'état de bouillie
ténue et fluide, même chez les animaux nourris de substances sèches, telles que
le foin et la paille ; ils y acquièrent une acidité très prononcée, que Duverney,
Peyer, Réaumur et la plupart des observateurs ont constatée ; enfin ils y contractent une odeur particulière, caractéristique, et leurs principes azotés s'y
dissolvent de même que dans l'estomac des autres animaux. Les liquides qui les
imprègnent renferment, d'après Tiedemann et Gmelin, des acides acétique,
chlorydrique et butyrique, de l'acétate et du carbonate d'ammoniaque, du phosphate, du carbonate, du sulfate et des chlorures alcalins, du carbonate et du
phosphate calcaires, deux matières organiques particulières, et enfin de l'albumine. Cette dernière substance n'existe point chez les brebis nourries de paille.
Je n'ai pu en reconnaître la présence chez les vaches entretenues avec du foin.

Le travail de la chymification doit être évidemment plus complet dans la caillette qu'il ne l'est dans l'estomac simple des autres herbivores, à cause de l'extrême division des aliments et de leurs élaborations préparatoires, ensuite par le fait de l'abondance du suc gastrique sécrété sur une très grande surface muqueuse. Ce travail suffit à la dissolution de la chair, soit que cette substance y arrive très divisée, comme on le voit pour les animaux qui en font usage, soit qu'elle s'y trouve déposée en masses plus ou moins volumineuses, par l'intermédiaire d'une fistule au rumen. Dans le premier cas, cet aliment se trouve en l'état de division le plus complet qui se puisse imaginer, ainsi que j'ai eu l'occasion de le voir sur un bœuf nourri pendant huit jours seulement avec des muscles cuits. Dans le second cas, la chair n'arrive à l'intestin qu'après un séjour suffisant pour sa dissolution, car le pylore, étroit, ne laisse point passer les aliments en masses un peu volumineuses.

Le chyme séjourne très peu de temps dans la caillette, mais il passe par petites portions et très lentement dans l'intestin, en raison de l'étroitesse de l'ouverture pylorique. Cette ouverture, entourée d'une ceinture musculaire épaisse, ressemble à celle de l'estomac des carnivores ; elle est évidemment disposée pour retenir les aliments qui ne sont point parfaitement atténués. On sait que les billes, les boules métalliques un peu volumineuses données aux ruminants ne passent point dans l'intestin ; celles qui sont très petites peuvent seules franchir la barrière, comme le faisaient les tubes que Réaumur et Spallanzani firent avaler à des moutons.

La digestion gastrique dont nous venons d'examiner les différents actes est donc beaucoup plus compliquée que celle des autres animaux. Elle comprend une série d'opérations qui s'effectuent, tantôt simultanément, tantôt d'une manière successive. Les deux premiers réservoirs travaillent à la rumination et préparent ainsi les aliments qui doivent être poussés dans la caillette. Le troisième, étranger à la rumination, arrête les aliments imparfaitement atténués, les force à séjourner dans le réseau et la panse, et ne donne accès qu'aux matières ruminées ou à celles qui n'ont pas besoin de l'être ; il règle l'abondance du courant qui entretient et renouvelle la masse sur laquelle agit le suc gastrique. Enfin, le quatrième, agent réel de la chymification, exhale le fluide dissolvant par sa vaste surface et ne laisse parvenir à l'intestin, au travers de son pylore resserré, que les matières parfaitement ramollies et réduites en bouillie. La multiplicité de ces opérations a pour résultats de rendre, comme l'avait judicieusement remarqué Peyer, la digestion des aliments plus complète chez les ruminants que chez les autres herbivores ; elle a aussi pour conséquence de donner une prédominance extrême au travail gastrique et de simplifier les élaborations intestinales.

V. — DE LA DIGESTION GASTRIQUE DES OISEAUX.

L'appareil gastrique des oiseaux, qui diffère très sensiblement de celui des mammifères, fonctionne aussi suivant un mode particulier sur lequel il importe de nous arrêter un instant.

Cet appareil se présente dans toute sa simplicité chez les oiseaux de proie, tels que le hibou, l'épervier, la buse. L'œsophage, large, dilatable vers la partie inférieure du cou, y est généralement dépourvu de la partie qu'on désigne sous le nom de *jabot* dans les gallinacés ; il se continue, sans démarcation marquée, avec un estomac simple, longitudinal, à parois minces, et recourbé en crosse à son extrémité intestinale. Au point où ce canal finit, il a un diamètre à peu près égal à celui de l'estomac, de telle sorte que celui-ci semble un prolongement œsophagien. La limite supérieure de l'estomac est indiquée par une ceinture glandulaire, large de plusieurs centimètres, visible même à travers la membrane charnue, et rappelant par son aspect une large glande agminée de l'intestin grêle des mammifères. Au delà de cette couronne, dont tous les follicules sont pourvus de larges orifices, la membrane muqueuse redevient mince et lisse, le réservoir se recourbe sur lui-même, se rétrécit brusquement en formant une petite ampoule arrondie, puis se resserre de nouveau et se continue avec l'intestin par un orifice pylorique extrêmement étroit.

L'estomac se complique déjà chez les oiseaux qui vivent de chair et de substances végétales, la corneille par exemple. La partie du viscère dont la muqueuse porte une zone glandulaire s'étrangle légèrement à ses deux extrémités et forme le ventricule succenturié ; celle qui lui fait suite s'arrondit, devient plus ou moins globulaire, et ses parois prennent une épaisseur considérable.

Enfin, chez les gallinacés, tels que le coq, le dindon, la pintade, la perdrix, le faisan, l'œsophage, en se dilatant, forme à la partie inférieure du cou un ample réservoir connu sous le nom de *jabot*, puis se resserre et se continue avec un petit renflement ovoïde, fusiforme, à parois épaisses et glandulaires, appelé le *ventricule succenturié*. Immédiatement après cette petite poche se trouve le *gésier*, dont les parois, extrêmement épaisses, sont constituées par deux muscles rouges recouverts d'une aponévrose nacrée et tapissés intérieurement par une muqueuse à épithélium dur, presque corné. Il résulte de ces dispositions que l'appareil gastrique se compose de trois sections distinctes : la première, destinée à tenir en dépôt les aliments, à les humecter et les pousser insensiblement vers les parties profondes ; la seconde, chargée de la sécrétion du suc gastrique ; et enfin, la troisième, affectée au broiement ou à la trituration des matières alimentaires.

Les différences que présentent les organes de la digestion gastrique dans les oiseaux carnivores comparés aux granivores se trouvent en rapport avec des particularités remarquables qui donnent à cette fonction une physionomie spéciale tout à fait caractéristique dans chacun des deux groupes de cette classe de vertébrés. Aussi est-il indispensable, pour se faire une idée exacte du travail de la chymification chez les oiseaux, d'en considérer les phases successives.

Les graines et les autres substances dont se nourrissent les gallinacés se rendent d'abord dans le jabot, en déterminent la distension graduée et s'y accumulent en quantité considérable. Là ces aliments s'humectent, se gonflent et paraissent acquérir une acidité assez prononcée, d'après les observations de Tiedemann et Gmelin. Ils s'imprègnent d'un liquide exhalé par la muqueuse de cette poche moyenne, dans l'épaisseur de laquelle se voient de petites glandes très multipliées du côté des orifices supérieur et inférieur. Ce liquide, dont la nature n'est point encore bien déterminée, semble sécrété en proportion assez considérable, car Spallanzani en obtint, à l'aide de petites éponges, une once en douze heures sur un pigeon, et sept onces en dix heures seulement sur un coq d'Inde. Pourtant on ne voit jamais les graines du jabot baignées dans ce fluide, et on ne les y trouve même pas ordinairement très ramollies ou réduites en pâte. Dans tous les cas, le commencement de macération qu'elles éprouvent dans ce renflement facilite leur digestion. Peut-être cette modification physique coïncide-t-elle avec quelques changements chimiques, comme la saccharification de la fécule.

Les aliments accumulés dans la dilatation œsophagienne y font un assez long séjour. Tiedemann et Gmelin ont constaté que les grains avalés par une poule en un repas ne sont sortis de ce réservoir qu'au bout de douze à treize heures; mais souvent ils y demeurent plus longtemps, car un dindon que j'entretenais avec de l'avoine mettait de dix-huit à vingt heures à faire passer dans le gésier les deux décilitres de cette céréale qu'il mangeait en une seule fois. La moitié de cette quantité n'en était pas encore complètement sortie après douze à quatorze heures; mais la durée de ce séjour m'a paru très variable suivant la nature des grains et l'activité digestive des espèces de gallinacés.

Un premier poulet à jeun, qui avait reçu 10 grammes de blé et de l'eau, n'en avait plus qu'un seul grain au bout de trois heures et demie dans le jabot. Le gésier renfermait encore quatorze grains ou fragments de grains pesant 1 gramme, et une notable quantité de son.

Un second, qui avait reçu 10 grammes et de l'eau, avait, au bout de six heures, le jabot vide, et dans le gésier du son seulement, sans un fragment de grain.

Un troisième, plus gros, qui en avait reçu 30 grammes avec de l'eau, en avait encore dans le jabot, au bout de sept heures, 17 grammes humides et gonflés; 13 seulement avaient été digérés.

Il faut donc de quatre à six heures à un poulet du poids de 500 à 600 grammes pour digérer 10 grammes de grains, ou à peu près la quantité qui, à cet âge, peut être mangée en un repas. Le passage des aliments du jabot dans le ventricule succenturié, et de là dans le gésier, se fait d'une manière graduée et insensible; il se proportionne, comme le disait Spallanzani, à la quantité de matières que le gésier peut triturer dans un temps déterminé. Par ce moyen, le travail de la chymification devient uniforme et s'entretient d'une manière permanente, de même que chez les ruminants, où la panse alimente presque continuellement la caillette, pourvu que la rumination s'opère avec régularité.

Il est indispensable que les contractions de ce réservoir acquièrent une énergie assez considérable pour qu'elles puissent chasser vers le gésier, et à travers un orifice étroit, des graines aiguës ou couvertes d'aspérités, des corps compressibles comme une petite éponge, ou à surface irrégulière comme des noix et des amandes. Le dindon sur lequel expérimentait Réaumur ne mettait pas vingt-quatre heures pour se débarrasser de vingt à vingt-quatre noix, et un oiseau de cette espèce que j'avais obligé à avaler sept petites éponges n'en conservait plus que deux dans cette poche au bout de cinq heures.

Les aliments poussés en petite quantité par le jabot arrivent dans le ventricule succenturié et s'y mettent en contact avec le suc gastrique que sécrète la muqueuse de ce petit réservoir; mais ils y séjournent fort peu de temps et ne s'y accumulent jamais en proportion considérable, car ce ventricule est peu dilatable et d'une faible capacité.

Le ventricule succenturié, parfaitement distinct du gésier chez les gallinacés et beaucoup d'autres oiseaux, présente à sa face interne un grand nombre de glandes volumineuses, très visibles à l'œil nu, couchées obliquement dans l'épaisseur de la muqueuse et pourvues d'orifices dirigés en arrière. Ces gros tubes glanduleux, disposés en cæcums, ont leurs parois formées de tubes plus petits qui sécrètent le suc gastrique, comme les glandes tubuleuses microscopiques de la muqueuse stomacale des mammifères. Il suffit d'appliquer un papier bleu de tournesol sur cette muqueuse pour s'assurer de l'acidité du liquide qui s'échappe des ouvertures dont elle est criblée, et, en faisant parvenir jusque-là de petites éponges qu'on retire ensuite au moyen d'un fil, il est facile d'obtenir une quantité notable de suc dissolvant.

Le suc gastrique ainsi exhalé n'agit guère sur les aliments que contient ce réservoir, puisqu'ils ne font en quelque sorte que passer dans sa cavité avant d'être triturés ; il est versé dans le gésier et agit sur les substances alimentaires à mesure qu'elles sont broyées et réduites en une bouillie homogène. On ne sait si le mucus épais qui sort des tubes glanduleux avec le suc gastrique l'accompagne dans le gésier et s'il possède d'autres propriétés que celle de lubrifier la surface de la membrane muqueuse.

Les caractères et les propriétés de ce suc ont été déterminés depuis longtemps. Spallanzani et Réaumur, l'avaient vu peu épais lorsqu'il avait été obtenu à l'aide de petites éponges : il leur avait paru visqueux et très consistant sur les animaux à jeun, car ils prenaient alors le mucus acide ou neutre pour du véritable suc gastrique. Tiedemann et Gmelin ont trouvé dans celui de l'oie, recueilli avec le secours de petites éponges, de l'acide chlorhydrique et de l'acide acétique libres, du chlorure de sodium et du chlorure de calcium, du chlorhydrate d'ammoniaque, du sulfate de chaux, une matière animale particulière, précipitable par les acides, et une autre susceptible d'être isolée par l'alcool ; enfin de la graisse et du mucus. Mais comme ces expérimentateurs avaient laissé parvenir leurs éponges dans le gésier, où se trouve constamment du sable et d'autres substances étrangères, il est évident que l'analyse qu'ils ont donnée portait sur un liquide impur et hétérogène.

Quoi qu'il en soit, le suc gastrique des oiseaux est constamment acide, comme Duverney, Réaumur et d'autres l'avaient déjà constaté ; il communique son acidité à l'épithélium corné du gésier et même à la membrane sous-jacente, comme je m'en suis assuré sur le coq. Aussi cet épithélium et la membrane interne du ventricule succenturié jouissent-ils de la propriété de cailler le lait, ainsi que plusieurs physiologistes en avaient fait autrefois la remarque.

Les aliments, après avoir traversé le ventricule succenturié qui a versé sur eux le fluide dissolvant, arrivent dans le gésier, où ils doivent être triturés et réduits en une pulpe homogène. Ce troisième réservoir, dont les parois sont extrêmement épaisses et pourvues de deux muscles circulaires énormes, est admirablement disposé pour remplir le rôle que les expériences de divers physiologistes ont si bien déterminé. C'est un appareil de mouture indispensable aux espèces granivores. Ses contractions énergiques déploient une force considérable qui suffit à broyer même des corps beaucoup plus durs que les grains dont se nourrissent les gallinacés.

Borelli, expérimentant sur les cygnes du palais de Florence, avait constaté que le gésier de ces palmipèdes brise aisément les noyaux de pistaches et d'olives. Redi avait observé que cet organe peut, chez la poule, le canard et le pigeon, réduire en poussière de petites boules creuses de cristal. Réaumur et Spallanzani étudièrent avec soin l'action remarquable de cet appareil de trituration destiné à opérer l'équivalent de la mastication buccale. Réaumur donna six boules de verre pleines de graines à un dindon et tua l'oiseau le lendemain : le jabot était vide et le gésier ne contenait plus aucun vestige palpable des boules. Il fit avaler deux perles pleines de grains à un canard, et seulement trois heures après leur ingestion, le gésier n'en retenait plus que deux petits fragments. Deux autres perles furent données à un coq : l'une d'elles était encore dans le jabot au bout de trois heures, mais la seconde était déjà broyée, et en fragments si fins, ajoute l'illustre académicien, qu'on ne put les retrouver ni dans l'estomac ni dans l'intestin. Quatre tubes de verre qui pouvaient supporter sans se rompre le poids d'un homme furent, au bout de vingt-quatre heures, trouvés brisés ; leurs arêtes avaient disparu, et leurs surfaces, surtout les convexes, étaient rayées et dépolies. Ces tubes ne s'étaient point fendus, par suite du gonflement des grains qu'ils contenaient, car des tubes semblables, mais vides, furent également brisés. Pour juger de la force de l'estomac, Réaumur fit avaler à un dindon des tubes de fer-blanc qui supportaient sans se déformer un poids de 535 livres, et il retrouva ces tubes aplatis et bosselés. Cette puissance énorme du gésier, que Borelli avait évaluée à 1350 livres, semble infatigable. Dix-huit noisettes données à un coq furent pulvérisées et complètement digérées en moins de vingt-quatre heures. Vingt-quatre noix avalées par un coq d'Inde furent également digérées pendant la même période. Réaumur fit remarquer que cette trituration est indispensable à la digestion des grains, car des grains entiers renfermés dans des tubes percés avalés par les gallinacés s'y retrouvent intacts au bout de quarante-huit heures, et les grains cuits après vingt-quatre heures. Elle est aidée par la présence des graviers, des cailloux siliceux que les oiseaux avalent quelquefois au point d'en périr et que les mères donnent déjà à leurs petits. Ces corps étrangers font entendre, quand l'estomac se contracte, un bruit particulier, et ils exagèrent celui qui résulte du broiement des noyaux, comme Hunter l'avait fort bien remarqué.

Spallanzani, par des recherches analogues, arriva aux mêmes résultats. Des morceaux de verre, enveloppés dans une petite carte et avalés par un coq, perdirent leurs arêtes au bout de vingt heures. Une balle de plomb traversée de douze aiguilles dont les pointes dépassaient fut avalée, sans enveloppe, par un dindon : au bout d'un jour et demi, les aiguilles étaient brisées, et les pointes de deux d'entre elles seulement se trouvaient dans l'estomac, dont la face interne ne paraissait nullement blessée, grâce à sa couche épaisse d'épithélium corné. Douze pointes de petites lancettes fixées à une balle de plomb furent données à un animal de la même espèce : au bout de seize heures, elles étaient rompues, et trois d'entre elles restaient dans le gésier. Enfin Spallanzani démontra que la trituration des aliments, opérée par une puissance musculaire si énergique, n'est qu'un moyen de préparer, de faciliter la dissolution de ceux-ci dans le suc gastrique. C'est là une conclusion parfaitement exacte, qu'il serait aujourd'hu superflu d'étayer sur de nouvelles preuves.

La digestion gastrique chez les oiseaux de proie s'opère avec plus de simplicité que chez les oiseaux granivores.

L'oiseau carnassier avale sa proie tout entière, si elle n'est pas trop volumineuse pour s'engager dans le bec et traverser un large œsophage ; il la déchire, seulement pour que la déglutition en soit possible, si elle a une masse trop considérable, et avec la chair il avale la peau, les poils, les plumes de la victime. Tout cela descend immédiatement dans l'estomac, car ici le jabot manque, et le ventricule succenturié n'est plus distinct du gésier, dont les parois sont devenues fort minces et entièrement membraneuses. Une fois que l'estomac est distendu, les aliments arrivés s'arrêtent à la partie inférieure de l'œsophage, et ils ne descendent dans le viscère que par suite de la digestion d'une partie des plus anciens.

Réaumur avait déjà reconnu que la chymification, chez les oiseaux à estomac membraneux, n'a d'autre agent qu'un dissolvant spécial, car le gésier à parois minces ne possède plus la faculté triturante qu'il avait, à un si haut degré, dans les gallinacés. Ce fluide est sécrété par la couronne glanduleuse si apparente chez le hibou, l'épervier, le butor, la buse, le héron, dont le gésier longitudinal et membraneux se continue sans aucune démarcation avec un très large œsophage. Ayant fait avaler à une buse des tubes percillés et pleins de chair, Réaumur observa qu'au bout de vingt-quatre heures cette substance se trouvait ramollie, gélatineuse et réduite au quart ou au tiers de son volume initial. Ayant aussi donné à cet oiseau des fragments d'os d'un jeune poulet, enfermés dans un petit tube, il s'assura que leur dissolution s'était opérée en vingt-quatre heures, plus vite que celle des grains d'orge qui n'avaient pas été préalablement broyés.

Spallanzani, en expérimentant sur des chouettes, des faucons, des ducs et des aigles, vit que le tissu des muscles, des tendons, des cartilages, se dissout très vite dans le suc gastrique. Il remarqua que ces oiseaux vomissent au bout de dix-huit, vingt et vingt-quatre heures, les parties indigestes qui se trouvent mêlées aux autres, et seulement lorsque celles-ci, complètement dissoutes, ont passé dans l'intestin. Les os de leurs victimes sont rendus aussi par cette sorte de vomissement, car la durée ordinaire de la chymification de la chair est insuffisante pour que leur altération soit bien sensible ; néanmoins ils peuvent se dissoudre s'ils font un séjour assez long dans l'estomac. En effet, un morceau de fémur de pigeon, donné à plusieurs reprises à une chouette, finit par arriver à la minceur d'une feuille de papier et par disparaître complètement. Une bille d'os de quatre lignes et demie fut réduite dans l'estomac d'un faucon à un diamètre d'une ligne et un tiers au bout de trente-cinq jours.

Il est à noter que les substances indigestes se rassemblent en une pelote régulière, à la périphérie de laquelle sont les poils, les plumes, et au centre, les os ou les productions cornées très dures. Je les ai vu rendre, au bout de seize à vingt heures, à un hibou que je nourrissais de souris : j'ai trouvé une de ces pelotes, du poids de 26 grammes, dans l'estomac d'une buse qui avait mangé à son dernier repas deux taupes dont la plupart des os étaient reconnaissables.

Cette pelote se forme par un mécanisme extrêmement simple. A mesure que les substances solubles se ramollissent et deviennent diffluentes, elles sont poussées dans l'intestin par les contractions des parois gastriques qui, insensiblement, s'affaissent et se moulent sur les parties réfractaires ; celles-ci ne peuvent être entraînées dans l'intestin, car il y a un double pylore dont le dernier est d'une étroitesse extrême, suffisante pour arrêter même le duvet des oiseaux ou les poils des petits mammifères. Le rétrécissement pylorique que nous avons déjà noté chez les mammifères carnassiers se retrouve ici à son plus haut degré, du moins chez le hibou, l'épervier, le héron, la buse, etc. Il importe d'en tenir compte pour s'expliquer diverses particularités de la digestion des oiseaux carnivores.

Enfin, les actes de la digestion gastrique offrent encore quelques caractères spéciaux chez les oiseaux qui ont ce que Spallanzani appelle un *estomac moyen*, c'est-à-dire un gésier dont les parois tiennent le milieu entre celles du gésier épais des gallinacés et celles du gésier mince et membraneux des rapaces.

Les corneilles, qui doivent être considérées comme formant le type des oiseaux à estomac moyen, ont encore un gésier d'une épaisseur considérable ; elles ne peuvent déformer les tubes qu'aplatit un pigeon, mais elles dépriment légèrement des tubes de plomb très minces ; elles vomissent aussi les parties indigestes, mais au bout de deux à trois heures seulement. Les expériences du physiologiste de Pavie ont démontré que la dissolution des aliments ne s'opère que dans l'estomac des corneilles, et non pas aussi dans l'œsophage, si ce n'est avec une extrême lenteur.

Les hérons sont placés par Spallanzani dans la même catégorie. Ils pourraient même froisser légèrement des tubes de fer-blanc. Le héron, pourtant, a un estomac aussi mince et aussi complètement membraneux que les oiseaux de proie de nos pays, et je ne vois entre son gésier et celui de la buse aucune différence.

A quelque catégorie qu'ils appartiennent, les oiseaux ont en général une digestion très active et très rapide, même peu de temps après leur sortie de la coquille. Ils mangent à tout instant. Les moineaux peuvent faire, par jour, huit à dix repas chacun à satiété, et j'ai vu de jeunes rossignols en faire jusqu'à douze. Dans chacun d'eux ils se remplissent non seulement les estomacs, mais encore l'œsophage, le pharynx et le bec, surtout quand ils se nourrissent de matières molles ou de larves de mouches carnassières, comme les jeunes faisans. Leur appétit renaît dès qu'un petit vide s'est fait dans l'œsophage ou dans le jabot.

Cette activité, qui étonne chez les poulets récemment éclos et digérant des grains secs, suppose nécessairement des contractions rapides et des élaborations promptes dans toutes les parties de l'appareil. J'ai vu, en effet, de petits morceaux de viande, avalés par des moineaux, parvenir au gésier en moins d'une heure, et passer dans l'intestin avant la dissolution de leurs faisceaux. Souvent, en une heure et demie, les aliments étaient arrivés en totalité assez avant dans l'intestin ; et, en donnant à des rossignols des insectes dont les ailes pouvaient être facilement reconnues, j'en retrouvais les débris dans les déjections au bout de quatre à cinq heures, et souvent en un temps beaucoup plus court.

On conçoit que, en raison des différences énormes dans la disposition de l'appareil digestif suivant les espèces, il y ait des oiseaux dont le régime ne puisse être changé. Les rapaces sans jabot, sans gésier triturant, ne pourraient jamais vivre de grains. Quoique les gallinacés soient dans de bonnes conditions pour se nourrir de matières animales, si le régime change, l'appareil digestif peut se modifier dans certaines limites, car Hunter croit avoir noté que la force de l'estomac double chez le goéland et le faucon qu'on habitue à vivre d'orge.

Quant aux autres accessoires qui se rattachent à la digestion, comme la régurgitation, le vomissement, ils offrent quelques particularités à signaler.

La régurgitation, qui est en général facile, s'opère surtout dans les cas où les oiseaux reçoivent des aliments qui ne leur conviennent pas ou des matières indigestes plus ou moins irritantes. Les moineaux et les merles rendent aussi fort souvent la viande, les grains d'orge, les grains de sel ou les pilules médicamenteuses ; alors il y a de simples contractions antipéristaltiques du jabot et de l'œsophage, puis une secousse vive de la tête une fois la matière revenue à la bouche.

Chez les pigeons, où la régurgitation est facile, elle porte dans le bec des petits, comme Hunter l'a remarqué, un produit de sécrétion blanchâtre, gras, caséiforme, qui se produit en abondance à la surface d'une muqueuse épaisse et plissée, dont les cellules épithéliales se détachent en masse considérable.

Quant au vomissement proprement dit ou à la réjection des matières du ventricule succenturié et du gésier, il paraît difficile. Krimer a vu les poulets cesser de rendre les morceaux de liège qu'ils avaient avalés, une fois que les muscles abdominaux étaient paralysés ; mais il reste à savoir de quelle partie ils revenaient.

VI. — DIGESTION DES ANIMAUX A SANG FROID.

Comme les liquides modificateurs des aliments paraissent avoir des propriétés communes dans toutes les espèces animales, la digestion doit présenter une certaine uniformité dans la série zoologique. Seulement, comme la température a une très grande influence sur les propriétés dissolvantes du suc gastrique, la digestion des animaux à sang froid est, quant à sa durée, sous la dépendance des conditions extérieures.

En été, les poissons et les reptiles mangent fort souvent et digèrent très vite ; ce fait est généralement connu. Si, en effet, après avoir fait jeûner des cyprins deux ou trois jours, on leur donne de la viande, ils en rendent la plus grande partie des résidus excrémentitiels dans les douze à quinze heures, et le reste dans les vingt-quatre heures. Si la température baisse, la digestion met un temps double ou triple à se terminer.

Les grenouilles digèrent moins vite. En juin, j'ai vu un grand nombre de ces batraciens qui avaient reçu de la viande trichinée ne rendre encore aucun helminthe le cinquième jour, mais les rejeter les jours suivants jusqu'au dixième. D'autres fois, en cinq jours les mêmes reptiles avaient complètement digéré leur repas et rejeté tous les excréments qui en provenaient. En quatre jours, la viande avait disparu de l'estomac, de l'intestin, et tous ses débris étaient rassemblés dans le cloaque. Enfin quelquefois, en trente à quarante-huit heures, l'animal commençait à rendre les déjections de son dernier repas.

Chez les lézards et les serpents, les mêmes variations se sont fait remarquer.

Sur une couleuvre vipérine j'ai retrouvé, au milieu du quatrième jour, une grande partie de la viande en voie de dissolution, dans l'estomac, et des débris de cet aliment dans le cloaque.

On remarque chez les animaux à sang froid, quant à la durée de la digestion, entre les espèces carnassières et les herbivores, des différences analogues à celles qui s'observent chez les mammifères : elle est longue chez celles qui vivent de chair, très courte chez celles qui se nourrissent d'herbes. Les herbes, chez la carpe, par exemple, ne font que traverser l'estomac, qui est fort petit, et c'est là encore une preuve de la faible utilité du suc gastrique dans la digestion des substances végétales.

Quant aux actes de la régurgitation, du vomissement et de la rumination, ils ne paraissent pas impossibles chez les vertébrés à sang froid. On sait que le reptile, surpris par le froid avant que sa digestion soit terminée, vomit sa proie une fois qu'il sort de la torpeur. J'ai vu une couleuvre, lors d'un abaissement brusque de température, en été, rendre une souris qu'elle avait avalée plus de cinq jours auparavant. Les poissons en font peut-être quelquefois autant ; dans tous les cas, quelques espèces à alimentation végétale, les cyprins, la brème, la tanche, la carpe surtout, dont l'estomac est rudimentaire, ramènent les herbes à la bouche, par une sorte de rumination, pour les attirer sous les dents pharyngiennes[1].

CHAPITRE XXVII

DE LA DIGESTION INTESTINALE

Les aliments déjà soumis à plusieurs préparations successives viennent de se convertir en chyme, de se dissoudre partiellement sous l'influence du suc gastrique. En passant insensiblement, par ondées, dans l'intestin grêle, ils vont être soumis à l'action de nouveaux réactifs : la bile, le suc pancréatique, divers fluides intestinaux. Là leurs premières élaborations doivent se continuer encore, et des élaborations spéciales doivent surgir : les matières assimilables rendues diffusibles et aptes à l'absorption seront saisies par les chylifères et par les veines ; les matières insolubles ou non extraites, les résidus, seront entraînés, finalement éliminés. C'est donc l'analyse de ces dernières opérations qu'il nous reste à faire pour achever l'étude de la digestion.

Elle doit porter d'abord sur les phénomènes qui s'accomplissent dans l'intestin grêle, puis sur ceux qui se passent dans le gros intestin.

Les premiers, ceux qui ont le plus d'importance, continuent les élaborations commencées dans l'estomac. Ils résultent de l'intervention de plusieurs liquides : la bile, le suc pancréatique et les sucs intestinaux, dont il faut examiner le mode de sécrétion, les propriétés et l'action sur les aliments.

Les autres sont, pour la plupart, des actes complémentaires, accessoires, très

---

1. Milne Edwards, *ouvr. cité*, t. VII, p. 287, 280.

simples, qui se compliquent seulement chez les animaux dont les dernières portions du tube intestinal acquièrent un énorme développement.

1. — RÔLE DE LA BILE.

La bile, dont nous étudierons ailleurs la sécrétion dans tous ses détails, provient, chez les animaux très inférieurs, de cellules spéciales attachées à la muqueuse intestinale ; chez les autres, de tubes annexés à l'intestin ou d'un foie plus ou moins volumineux. Son mode d'excrétion ou de déversement dans le tube digestif, ses propriétés, sa composition, son action sur les aliments doivent être examinés successivement.

Sécrétion et excrétion de la bile. — La bile, qui, chez les invertébrés, est versée directement dans l'intestin, passe, avant d'y arriver, chez la plupart des vertébrés, dans une vésicule plus ou moins ample où elle s'épaissit en raison de la durée du séjour qu'elle y fait. Ce réservoir manque dans un petit nombre d'espèces, surtout parmi les herbivores : l'éléphant, le rhinocéros, le daman, le tapir, le pécari, le cerf, les chameaux, les lamas, les solipèdes, les cétacés, divers oiseaux, comme la pintade, le pigeon, le perroquet, l'autruche. La vésicule biliaire, à parois dilatables et contractiles, qui a son fond inférieur et son orifice en haut chez tous les quadrupèdes, est couchée à peu près horizontalement dans l'espèce humaine. Elle reçoit la bile par une des branches de bifurcation du canal excréteur, l'autre se rendant directement dans l'intestin, et aussi, chez quelques animaux : le bœuf, la brebis, le chien, le lapin, par des canaux appelés hépato-cystiques, qui vont déboucher directement dans sa cavité. On la voit quelquefois remplacée, comme chez l'éléphant, par une forte ampoule ou la dilatation du canal cholédoque, rappelant, suivant la remarque de M. Milne-Edwards, sous des dimensions exagérées, le petit renflement terminal du conduit ou l'ampoule de Vater de l'homme et d'un certain nombre de carnassiers.

Ses deux offices sont : 1° de retenir une plus ou moins grande partie de la bile dans les moments souvent fort longs où la digestion est suspendue ; 2° de l'épaissir en résorbant son eau et en y ajoutant des liquides visqueux. Elle a surtout de l'importance chez les animaux à digestion intermittente, et à longues intermittences, comme les carnassiers ; mais elle est moins nécessaire à ceux dont la digestion est presque continue ou seulement suspendue pendant de très courtes périodes. Aussi est-ce à ces derniers qu'elle manque assez souvent. Toutefois on ne voit pas pourquoi, dans un groupe d'animaux à régime et à digestion uniformes, comme le sont les ruminants, elle manque aux cerfs, aux lamas, non aux bœufs et aux moutons.

La bile est le premier des liquides versés sur les aliments dans l'intestin grêle. Le canal qui l'apporte est ordinairement simple chez les mammifères, multiple chez les oiseaux et un grand nombre de reptiles. Son insertion est, d'après les observations de Cuvier et de Duvernoy[1], très rapprochée du pylore dans les

1. Voyez Cuvier, *Anatomie comparée*, t. IV, 2ᵉ partie, p. 548.

carnassiers, la plupart des rongeurs, notamment le lièvre et le lapin ; plusieurs pachydermes, le porc entre autres et tous les solipèdes. Elle l'est beaucoup moins chez le bœuf, le mouton, la chèvre, le dromadaire, etc. Le canal biliaire s'ouvre dans le duodénum tantôt isolément, tantôt accolé ou confondu avec les conduits pancréatiques. S'il se termine seul, c'est toujours, chez les mammifères, au niveau ou en avant des canaux du pancréas, et c'est quelquefois un peu en arrière de ces derniers chez les oiseaux.

L'écoulement de la bile dans l'intestin est-il continu ou intermittent ? S'il est continu, l'est-il régulièrement ou avec une activité variable, suivant les périodes de la digestion intestinale ? Ces questions peuvent être actuellement résolues par la méthode des fistules que j'ai employée dès 1850, sur le cheval, l'âne, le bœuf, le mouton, le porc et le chien, méthode qu'il serait intéressant d'appliquer aux espèces où des dispositions spéciales semblent avoir été prises pour ralentir le déversement biliaire.

Le procédé opératoire que j'ai mis en usage pour les solipèdes est fort simple, mais il est assez douloureux à cause de l'étendue considérable qu'on est obligé de donner à l'incision des parois abdominales. Lorsque le cheval est couché sur le dos et que les quatre membres sont solidement fixés en l'air, on fait sur la ligne blanche une incision allant de l'appendice xiphoïde du sternum jusqu'à 30 ou 35 centimètres en avant du pubis. Cette incision achevée, un aide repousse en arrière et en dehors de la cavité abdominale la partie antérieure du côlon replié, et la maintient dans cette situation ; puis l'opérateur pénètre jusqu'à la scissure postérieure du foie, isole le canal hépatique, le plus souvent très gonflé, l'incise légèrement, aussi près que possible de l'intestin, y engage une sonde et l'y fixe au moyen d'une ligature. La sonde, munie d'un léger bourrelet, doit avoir un diamètre de 8 à 10 millimètres et une longueur de 30 centimètres ; elle doit offrir assez de résistance pour ne pas s'affaisser sous la pression des viscères et assez de flexibilité pour suivre le foie et la concavité du diaphragme. Une fois fixée, on remet le gros intestin en place, et l'on ferme la plaie du ventre par une forte suture à points très rapprochés, au moyen du ruban de fil ; puis on relève l'animal.

Dès que celui-ci est debout, on voit la bile s'échapper par l'extrémité libre de la sonde, et beaucoup mieux qu'au moment du décubitus dorsal. Pour la recueillir sans perte, on adapte à la sonde une vessie de caoutchouc munie d'un petit robinet, comme celle dont j'ai donné la figure au sujet des expériences sur les glandes salivaires, et l'on a le soin de la soutenir à l'aide d'une ceinture fixée autour de la poitrine, afin qu'elle n'exerce pas de tiraillement sur le canal cholédoque.

On peut aussi obtenir ce fluide par un autre procédé qui consiste à lier le pylore et les canaux pancréatiques, puis à pousser dans la portion flottante de l'intestin grêle, au moyen d'une légère pression de la main, le contenu du duodénum à l'extrémité duquel on applique aussitôt une ligature. La bile s'accumule dans cette première partie de l'intestin, mais elle se trouve mêlée au suc des glandes de Brunner. En moins d'une heure et demie, elle a distendu le duodénum depuis le pylore jusqu'à la naissance de la grande mésentérique. Voici les résultats obtenus par le premier procédé sur deux chevaux qui se trouvaient en pleine digestion au moment de l'expérience (voy. p. 853).

En suivant attentivement cette expérience, dont les résultats sont les mêmes, à part quelques variations légères qui tiennent à la taille, l'âge, la vigueur des animaux, l'état de la digestion, etc., on constate :

1° Que la sécrétion biliaire est continue, soit que les animaux se trouvent en pleine digestion au moment de l'opération, soit qu'on les ait préalablement fait jeûner.

2° Que cette sécrétion n'éprouve pas d'oscillations bien sensibles, comme nous en avons vu pour la sécrétion des glandes salivaires et comme nous en observerons pour la sécrétion pancréatique.

3° Qu'elle se ralentit à mesure que la digestion est plus troublée et que les animaux souffrent et s'affaiblissent davantage.

4° Que son produit moyen, pour chacune des trois ou quatre heures qui suivent l'établissement de la fistule, est de 250 à 300 grammes ; d'où l'on peut conclure que sa quantité totale s'élève, en une période de vingt-quatre heures, à au moins 6 000 grammes pour un cheval de taille ordinaire.

5° Enfin, que la bile paraît toujours avoir les mêmes caractères, le même degré de consistance, de fluidité, la même couleur et la même réaction légèrement alcaline.

La sécrétion biliaire présente à peu près les mêmes caractères dans tous les autres animaux domestiques.

Chez l'âne et le mulet, son produit est, proportionnellement à la taille de ces solipèdes, aussi considérable que chez le cheval. Il s'est trouvé de 60 à 80 grammes par heure sur un très petit âne, dont les fonctions digestives paraissaient encore assez actives.

Chez le bœuf, il est fort difficile, sans une grande incision, de fixer un appareil au canal cholédoque pour recueillir la totalité de la bile. Mais on peut aisément, en établissant une fistule au fond de la vésicule, étudier diverses particularités relatives à la sécrétion de la bile et au rôle du réservoir dans lequel elle reflue en plus ou moins grande quantité, suivant l'état de la digestion. A cet effet, on pratique en arrière de la dernière côte droite, et à partir d'un décimètre en dessous des apophyses transverses des vertèbres lombaires, une incision de la longueur du doigt. Par cette ouverture, on attire le fond de la vésicule, on l'ouvre et on y fixe un tube à l'aide d'une ligature très serrée ; puis on réunit les lèvres de la plaie abdominale par quelques points de suture. L'animal souffre peu de cette opération ; il mange dès le jour même et ne tarde pas à ruminer. Au bout de six, huit, dix jours, le tube se détache, la plaie se resserre, puis, en quelques semaines, la fistule s'oblitère et l'animal guérit. J'ai constaté, en suivant cette expérience faite sur un taureau d'un an, qu'il s'écoule par l'ouverture de la vésicule jusqu'à 100 et 120 grammes de bile épaisse et visqueuse en une heure ; mais il m'a été impossible de découvrir, d'une manière précise, dans quelles circonstances la vésicule se vide ou se remplit. L'écoulement du liquide éprouvait de nombreuses oscillations pendant le repas, la rumination et l'abstinence ; il variait dans des limites considérables, suivant que l'animal était debout ou couché, en repos ou en mouvement; il se montrait tantôt fort abondant, d'autres fois très faible, et souvent pendant des heures entières il était complètement suspendu. La pression exercée sur la vésicule par suite du décubitus latéral, les expirations

1er CHEVAL

HEURES	TEMPS en minutes.	QUANTITÉS en grammes.	OBSERVATIONS
1	30	236	L'animal est debout.
	30	150	Id.
2	30	3?	Il est couché et la sonde
	30	119	paraît comprimée,
3	30	150	Il est couché sur le côté.
	30	115	Id.
4	30	122	Id.
	30	113	Id.
5	30	120	Il est debout.
	30	132	Id.
6	30	124	Id.
	30	130	Id.
7	30	119	Id.
	30	110	Id.
8	30	101	Id.
	30	84	Id.
9	30	75	Id.
	30	71	Id.
10	30	72	Id.
	30	46	Id.
11	30	19	Id.
	30	13	Id.
12	30	49	Il mange un peu.
	30	47	On cesse de recueillir
21	30	16	la bile de la 12e à la
	30	79	15e heure.
25	30	78	
	30	70	Il est debout.
26	30	65	Id.
	30	65	Id.
27	30	50	Id.
	30	48	Id.
28	30	47	Id.
	30	45	Id.
29	30	46	Id.
	30	51	Id.
30	30	59	Id.
	30	56	Id.
31	30	58	Id.
	30	69	Id.
36	30	60	Id.
	30	63	Id.

2e CHEVAL

HEURES	TEMPS en minutes.	QUANTITÉS en grammes.	OBSERVATIONS
1	30	150	L'animal encore couché.
	30	178	Il est debout.
2	30	123	Id.
	30	118	Id.
3	30	117	Id.
	30	104	Id.
4	30	102	Id.
	30	92	Id.
5	30	84	Id.
	30	75	Id.
6	30	72	Id.
	30	64	Id.
7	30	75	Id.
	30	77	Id.
8	30	71	Id.
	30	80	Id.
9	30	68	Id.
	30	62	Id.
10	30	60	Id.
	30	61	Id.
11	30	59	Id.
	30	62	Id.
12	30	18	Id.
	30	62	On ne recueille pas la
23	30	60	bile de la 12e à la
	30	59	23e heures.
24	30	58	
	30	58	Il est debout.
25	30	68	Id.
	30	65	Id.
26	30	57	Id.
	30	57	Id.
27	30	56	Id.
	30	66	Id.
28	30	67	Id.
	30	58	Id.
29	30	55	Id.
	30	58	Id.
35	30	57	Id.
	30	48	Id.
36	30	46	Id.
	30	45	Id.

brusques, les efforts, la secousse qui accompagne le départ de la pelote lors de la rumination, activaient notablement l'excrétion du liquide, qui alors s'échappait par petites ondées à l'orifice du tube.

On conçoit que cette expérience peut servir à déterminer la quantité de bile qui est détournée dans la vésicule, suivant les diverses circonstances relatives à la digestion, et qu'elle donne un moyen fort simple d'étudier les effets des substances diverses introduites dans les voies digestives, des purgatifs par exemple, l'influence des nerfs vagues sur la sécrétion, l'élimination de certains principes introduits dans l'économie, etc.

Chez le mouton, il est facile d'établir une fistule à la vésicule ou au canal cholédoque. Celle que je fis au conduit biliaire, tout près de son insertion, sur un petit bélier, donna 18 grammes dans la première heure, 15 grammes dans la seconde, 14 grammes dans la troisième, 10 dans la quatrième, 9 dans la cinquième, 10 dans la sixième, 16 dans la septième et 12 dans la huitième. Pour avoir de la bile pure sur ce petit ruminant, il faut placer le tube au-dessus de l'insertion du conduit pancréatique, ou bien lier ce dernier, si on fait la fistule tout près de l'intestin. Sans cette précaution, on recueillerait le mélange des deux liquides, et, de plus, on observerait une intermittence qui tient à la sécrétion du fluide pancréatique.

Chez le porc, la sécrétion biliaire, fort abondante, revêt encore les mêmes caractères que chez les solipèdes. Un appareil fixé au canal cholédoque d'un animal de cette espèce a donné 160 grammes dans la première heure, 110 dans la seconde, 106 dans la troisième, 96 dans la quatrième et 74 dans la cinquième, et elle a continué ainsi à diminuer progressivement pendant toute la journée et le lendemain jusqu'au moment où le pachyderme a été sacrifié.

Le chien ne donne en moyenne que de 8 à 15 grammes par heure, et, bien que l'application d'un appareil se fasse sur lui par une très petite incision à l'abdomen, on voit la sécrétion diminuer rapidement et descendre à un chiffre excessivement faible. Toutefois, sur cet animal, lorsque la fistule est établie au canal cholédoque, la vésicule demeurant intacte, on peut, s'il ne se développe pas d'irritation intestinale, observer des oscillations très marquées, une abondante sécrétion quelques heures après le repas, c'est-à-dire à compter du passage du chyme dans l'intestin et tant que dure la digestion intestinale. Dans ce cas, l'abondance de la sécrétion est tout à la fois en rapport avec l'activité du travail digestif et avec la quantité de matériaux que l'absorption a introduits dans les vaisseaux et accumulés dans le foie.

Depuis la publication de ce livre, les expériences faites sur le chien à Wurtsbourg, par Kölliker et H. Müller, et par Dalton en Amérique, ont confirmé mes observations ; elles ont fait voir que la sécrétion s'activait considérablement de la troisième à la huitième heure de la digestion, et plus tard encore si celle-ci se prolonge.

Cette sécrétion paraît s'effectuer, d'après les expériences de plusieurs physiologistes, sous une très faible pression. Elle se ralentit, et la bile est réabsorbée, si on en croit Heidenhain, dès que la pression augmente dans les canaux hépatiques ou dans les vaisseaux sanguins du foie, ce qui explique le développement de l'ictère dans le cas de ligature du canal cholédoque, ou d'obstruction de ce canal par des calculs.

Il est facile, en comparant au poids du corps le liquide obtenu, de calculer la quantité de bile produite en vingt-quatre heures pour un kilogramme du poids de l'animal ; mais les calculs doivent être basés sur des expériences de longue durée et faites dans les meilleures conditions; et jusqu'ici on n'en possède de telles que pour le chien. Or cet animal a donné par kilogramme de 12 à 28 grammes de bile dans les expériences de Nasse, de 15 à 28 dans celles de Bidder et Schmidt, de 21 à 63 dans celles de Kölliker et H. Müller. Il en résulte que le chien sécréterait en vingt-quatre heures de 1/83° à 1/15° de son poids de bile. Le mouton en donnerait de 1/400° à 1/60; le cheval, 1/66° d'après mes observations. Suivant Bidder et Schmidt, la corneille pourrait en fournir 1/13, et le lapin jusqu'à 1/8°, ce qui me paraît très exagéré.

L'abondance de la sécrétion biliaire n'est pas seulement en rapport avec l'activité du travail digestif, elle est subordonnée aussi à la quantité, à la nature des aliments consommés et à d'autres conditions très diverses. Ainsi, son produit, d'après Nasse, s'élève de 19 à 24 grammes par kilogramme du poids du corps quand on augmente la ration de viande; il est plus considérable chez les animaux nourris de chair que chez ceux entretenus au pain et au lait. Les matières grasses ajoutées aux aliments, l'eau donnée en grande quantité, certains médicaments, tels que le calomel, l'augmentent considérablement; d'autres agents, tels que le carbonate de soude, le diminuent. L'abstinence fait descendre, d'après Lehmann, son produit au quart de son chiffre initial en une dizaine de jours.

La continuité de la sécrétion biliaire entraîne inévitablement celle de son excrétion, chez les animaux dépourvus de vésicule; elle pourrait ne pas l'impliquer nécessairement chez ceux qui possèdent ce réservoir; mais l'expérimentation montre que, dans les divers cas, les choses se passent à peu près de la même manière. La bile est versée non pas seulement lors du passage du chyme dans le duodénum, comme le croyait Bichat, mais sans interruption, et il suffit de lier le pylore à un animal en pleine digestion, ou bien de débarrasser le duodénum de son contenu, puis de le circonscrire entre deux ligatures, pour s'assurer que ni la sécrétion, ni l'excrétion ne sont subordonnées au passage des aliments dans l'intestin grêle.

L'excrétion de la bile résulte du fait même de la continuité de la sécrétion, car les nouvelles quantités de fluides formées poussent les premières vers l'intestin, et ainsi de suite. Elle tient, en outre, à la contraction des canaux, qui est ostensible dès qu'ils sont dégagés du parenchyme du foie. Cette contraction, que Magendie n'a pu voir ni provoquer par l'action de divers stimulants, est très faible; elle ne peut, ni sur l'animal vivant, ni sur le cadavre, amener l'effacement de la lumière du canal. Pourtant les piqûres et l'application des acides à la face externe du conduit biliaire, provoquent souvent un resserrement manifeste. L'excrétion est favorisée par les mouvements respiratoires, comme Haller l'avait pensé et comme Leuret et Lassaigne l'ont remarqué sur le cheval. Elle m'a paru sensiblement activée, chez le taureau, lors des efforts un peu considérables, et à l'instant de la secousse du flanc qui coïncide avec l'entrée de la pelote dans l'œsophage pendant la rumination. Divers observateurs l'ont vue accélérée sous l'influence des cris, des efforts de vomissement, de la défécation, etc.

Mais l'excrétion de la bile devant se faire, habituellement, d'une manière intermittente, en rapport avec les besoins de la digestion, la nature a annexé à ses canaux de déversement un réservoir collatéral où, comme dans les systèmes d'irrigation, le liquide est tenu en partie et momentanément en réserve. Voyons comment il y arrive, comment il s'y maintient, et enfin comment plus tard il s'en échappe.

Le reflux de la bile dans la vésicule a lieu pendant l'abstinence, et même, en petite quantité, pendant la digestion, lorsque ce réservoir est flasque et peu rempli. Magendie [1] l'attribue à la difficulté que le liquide éprouve à passer dans l'intestin, par suite du rétrécissement du canal cholédoque au point où il pénètre les tuniques du duodénum. Mais s'il en était ainsi, comme ce rétrécissement est permanent, le reflux s'opérerait aussi bien pendant la digestion que dans toutes les autres circonstances. Je ne puis admettre cette explication, car le canal cholédoque, dans sa partie la plus étroite, a encore un diamètre supérieur au canal cystique. Il me semble que le reflux n'est possible qu'à deux conditions, savoir : une contraction du duodénum ou une contraction à l'extrémité inférieure du canal cholédoque : la première exerçant une pression sur la partie du conduit comprise entre la tunique charnue et la membrane muqueuse; la seconde achevant d'en fermer la lumière ou de la réduire à un faible diamètre. Sans cela, il est difficile de concevoir comment la bile reflue avec force dans la vésicule au point de lui donner une tension considérable. Néanmoins il est certain que le resserrement résultant de ces deux causes n'est ni permanent, ni complet, puisque toute la bile sécrétée, lors de l'abstinence, ne pouvant s'accumuler dans la vésicule, une portion plus ou moins considérable en doit couler directement dans l'intestin. Ce reflux, quels qu'en soient le mécanisme et les causes, n'est favorisé, du moins chez les ruminants, par aucune disposition spéciale des canaux : on ne voit dans ceux-ci ni replis, ni valvules propres à provoquer le cours rétrograde du liquide.

La totalité de la bile accumulée dans la vésicule ne vient pas seulement par la voie du canal cystique. Une faible partie de ce liquide est amenée directement dans ce réservoir, chez un certain nombre d'animaux, par les canaux hépato-cystiques, dont l'existence est admise depuis fort longtemps. L'un de ces canaux, que Perrault a décrits sur le bœuf, se termine dans la vésicule, soit au col même, soit à 1 ou 2 centimètres au delà de ce point. On en voit souvent, chez le même ruminant, un second, et quelquefois un troisième qui s'ouvrent dans la vésicule à quelques centimètres du col, mais leur existence n'est pas constante.

Quant à savoir suivant quelle proportion la bile reflue dans la vésicule relativement à celle qui est dirigée vers l'intestin, c'est un point fort difficile à déterminer : il ne faut pas chercher les choses introuvables, surtout quand elles sont sans importance.

Pendant la digestion, la bile qui vient du foie est poussée vers l'intestin avec celle qui s'était accumulée dans la vésicule. Il règne quelques dissidences entre les physiologistes en ce qui concerne l'instant précis de l'évacuation de la bile cystique et les causes qui la provoquent. Les uns disent que la vésicule se vide à mesure que l'estomac se remplit; les autres prétendent que son contenu s'échappe seulement lorsque le chyme commence à passer dans l'intestin. Il est très probable que cet écoulement s'opère dans ces deux circonstances. Quoi qu'il en soit,

<hr>

1. Magendie, *ouvr. cité*, t. II, p. 476.

la vésicule, pendant la digestion, contient peu de bile, et ses parois sont flasques, mais alors elle ne se vide jamais complètement..

Les causes de l'écoulement de la bile cystique sont la contraction des parois du réservoir, la pression exercée à sa surface et peut-être la dilatation du duodénum. La contraction des parois de la vésicule que Haller[1] a provoquée sur le chien, le chat et la chèvre, n'est, de l'aveu même de l'illustre physiologiste « ni forte ni vive ; » aussi beaucoup d'expérimentateurs n'ont pu la constater. Il est difficile même de la rendre bien sensible par le secours des excitations électriques, au moins sur le chien, le mouton et le taureau, comme je l'ai vu encore dans des expériences toutes récentes. La compression exercée sur le réservoir par l'estomac qui se remplit contribue à l'élimination de la bile, surtout chez les ruminants dont les réservoirs gastriques acquièrent une distension considérable lors des repas. Enfin il me semble qu'à chaque instant de relâchement du duodénum, la portion légèrement dilatée, dans laquelle va pénétrer une ondée de chyme, exerce une sorte d'aspiration favorable à l'afflux de la bile.

La bile arrive enfin dans l'intestin, seule ou mêlée au suc pancréatique. Elle y arrive seule chez le bœuf, dont le canal cholédoque s'insère à une grande distance du canal pancréatique ; elle y arrive mêlée avec l'autre liquide chez le bélier, la chèvre, le dromadaire, dont le conduit pancréatique et le conduit biliaire se réunissent en un tronc commun ; enfin les deux fluides se mêlent à leur arrivée à l'intestin, chez les solipèdes, dont les pores biliaire et pancréatique se touchent.

Dès que la bile est parvenue à l'intestin, elle ne peut plus refluer dans le canal qui l'y a amenée. Celui-ci décrit entre les deux tuniques un trajet oblique qui, chez le bœuf, a une étendue de plus de quatre centimètres. Son orifice est entouré, chez les solipèdes, d'une petite valvule circulaire flasque ; et, chez les ruminants, la muqueuse qui le circonscrit ferme constamment l'ouverture, laquelle se dilate à chaque petite ondée de bile. Cette disposition a aussi pour usage de prévenir la pénétration des liquides intestinaux et des aliments dans dans les voies biliaires.

Propriétés, composition de la bile. — La bile est un liquide dont les caractères sont assez variables. Elle a une couleur d'un vert jaunâtre, plus ou moins foncé chez l'homme et chez le porc, vert brun chez les solipèdes, vert d'émeraude chez la chèvre et le mouton, vert très pâle chez le lapin. Son odeur est peu prononcée, sa saveur très amère, sa réaction alcaline, sauf dans quelques cas d'abstinence. Elle est très fluide, à peine visqueuse chez les animaux dépourvus de vésicule ; devient épaisse, filante dans la vésicule, où elle se charge de mucus, proportionnellement à la durée du séjour qu'elle y fait. Sa densité, d'abord faible, augmente à mesure qu'elle se concentre, soit dans les canaux, soit dans la vésicule. M. Lassaigne ne l'a trouvée que de 1 005 sur les échantillons que je recueillais sur le cheval, immédiatement après l'établissement d'une fistule ; mais elle est ordinairement de 1 020 à 1 026 dans la vésicule des grands animaux, et M. Bouchardat l'a vue s'élever même à 1 046, sur un homme

1. Haller, *Mémoires sur la nature sensible et irrit. des part.*, t. 1, p. 280.

à foie gras. Cette densité m'a paru croître toujours en raison directe de la
viscosité du liquide, et, par conséquent, de la durée de son séjour dans la vésicule ou de la lenteur de son déversement dans l'intestin. Je l'ai vue poisseuse,
à sédiment abondant, jaune verdâtre, comme calculeux sur les jeunes taureaux,
dont le travail digestif avait été longtemps suspendu, soit par la maladie, soit
même par le simple fait de l'abstinence.

La bile est un fluide miscible à l'eau en toute proportion, très endosmotique,
très putrescible, incoagulable par la chaleur, se colorant par l'acide azotique en
stries rouges, vertes, bleues et jaunes. Immédiatement après son extraction, sur
l'animal vivant, elle est homogène, à peu près dépourvue d'éléments figurés ;
mais, prise sur le cadavre, elle devient sédimenteuse, se charge de filaments
verdâtres, de cellules épithéliales détachées des canaux, de globules de mucus,
de cristaux analogues à ceux de l'hématoïdine, et de fines granulations moléculaires.

Sa composition, qui est extrêmement complexe, a été déterminée par divers
chimistes habiles : Berzelius, Thénard, Chevreul, Gmelin, Demarçay, Strecker,
dont les analyses n'offrent pas toute la concordance désidérable.

D'après les analyses les plus récentes, elle serait essentiellement une solution
de deux sels résultant de la combinaison des acides cholique et choléique avec
la soude, sels qu'on appelle généralement glycocholate et taurocholate de soude,
associés à quelques autres substances dont le rôle paraît très secondaire. Elle
contient de 5 à 20 pour 100 de principes solides, suivant qu'elle sort directement du foie ou qu'elle a éprouvé une concentration plus ou moins grande
dans la vésicule. — Ses éléments sont :

1° L'eau dans la proportion moyenne de 82 à 91 centièmes, à peu près
comme dans le lait, le plasma du sang.

2° Du mucus, ou de la mucine servant, antérieurement à son mélange avec la
bile, d'enduit protecteur à la membrane interne des canaux biliaires.

3° Diverses matières colorantes que les chimistes appellent les pigments
biliaires.

Le premier de ces pigments est la *bilirubine* abondante chez les carnassiers
comme chez l'homme et qui donne à la bile sa teinte jaune. Elle cristallise en
prismes de teinte orangée insolubles dans l'eau et susceptibles d'entrer en
combinaison avec les alcalis.

Le second pigment est la *biliverdine* à laquelle la bile doit la teinte verte
qu'elle présente chez les herbivores. Elle résulte de l'oxydation du pigment précédent. L'acide chlorhydrique la précipite sous forme de poudre verte, amorphe, insoluble dans l'eau mais soluble dans l'alcool. Les alcalis la jaunissent ;
l'acide azotique la fait passer par diverses teintes, notamment la bleue.

4° Divers acides organiques, résinoïdes, combinés avec des bases alcalines, et
formant les deux tiers des résidus solides de ce fluide. L'un d'eux est l'acide *cholique*
ou *glycocholique*, cristallisable sous forme d'aiguilles, soluble dans l'eau, dans
l'alcool, susceptible de se dédoubler par l'action prolongée de la potasse, en
donnant naissance à de l'acide choladique et à du glycocolle. Il est toujours
combiné avec les alcalis ou à l'état de cholate ou glycocholate de soude, sel fort

abondant chez les ruminants, et en très petite quantité chez l'homme et le chien. L'autre est l'acide *choléique* ou *taurocholique*, résultant de l'association d'un équivalent de taurine, corps sulfuré, cristallisable et d'un équivalent d'acide choladique. Il se dédouble et donne les deux corps sous l'influence prolongée des alcalis. Il est à l'état de choléate ou de taurocholate de soude, sel incristallisable qui jouit de la propriété de dissoudre les graisses ; on le trouve en forte proportion chez l'homme et le chien. C'est même le seul, d'après Lehmann, qui existe chez ce dernier animal.

5° Des corps gras, soit à l'état libre, soit en combinaison avec la soude, la cholestérine cristallisable en lamelles brillantes, soluble dans l'alcool et l'éther, l'oléine, la margarine, en assez grande quantité, qui ont les caractères ordinaires, la lécithine, graisse phosphorée, qui paraît aussi se trouver dans le sang et d'autres liquides animaux.

6° Enfin divers sels, chlorure de sodium, phosphates alcalins, etc.

Quant aux autres produits signalés, ils paraissent dériver du dédoublement, de l'altération des précédents, ou se former sous l'influence des réactifs.

Au point de vue micrographique la bile encore contenue dans les cellules hépatiques tient en suspension de fins granules auxquels M. Béchamp[1] fait jouer un rôle important. D'après lui ces granules, qu'il appelle microzymas, peuvent être isolés par la trituration, le lavage du tissu hépatique et une série de décantations. Ils ont une forme sphérique, sont inaltérables dans l'eau, insolubles dans l'éther, l'acide acétique, les alcalis faibles et leur composition est celle des matières albuminoïdes. Pour M. Béchamp, ces microzymas sont les agents propres à convertir la fécule en sucre et à jouer le rôle de ferments organisés.

La bile, étant à la fois un liquide digestif et un produit de dépuration, doit offrir des différences notables suivant le régime des animaux et les conditions où se trouve l'organisme. En effet, on n'y trouve guère que des taurocholates chez les carnivores, et des glycocholates chez les herbivores : le porc a, d'après Lehmann, d'autres acides résinoïdes. Les sels sont à base de soude chez les herbivores, à base de potasse chez les poissons, dont la bile renferme de l'iode associé à une matière grasse. L'eau y est plus abondante sous l'influence des hydropisies, de la cachexie aqueuse, les matières fixes dans les maladies avec ralentissement de la circulation.

Action de la bile. — Quel est le rôle de la bile dans les phénomènes de la digestion intestinale ? Boerhaave regardait ce fluide comme destiné à neutraliser l'acidité des liquides venus de l'estomac. Haller le considérait comme l'agent de la dissolution des graisses. Brodie lui assignait un rôle capital dans la formation du chyle. D'autres en ont fait un stimulant de l'intestin, un agent propre à ralentir l'altération putride des aliments dans le tube digestif ; quelques-uns mêmes en ont fait un simple produit de dépuration, un véhicule de matériaux transformés par la respiration ou par le travail nutritif, un excrément, enfin, dont l'économie se débarrasserait par la voie ouverte aux autres. Voyons.

Il y a deux méthodes à employer pour rechercher le rôle de la bile dans la

1. *Archives de physiologie normale et pathologique*, t. X, 1882, p. 410.

digestion : une première, qui consiste à la faire agir sur les aliments, comme on le fait pour le suc gastrique dans les digestions artificielles ; et une autre par laquelle on détourne la bile au dehors pour apprécier les modifications qui peuvent être, en son absence, apportées aux élaborations intestinales.

Le premier moyen n'a donné jusqu'ici aucun résultat bien intéressant. La bile, mise en contact avec la fécule crue, ne la modifie pas ; et si elle convertit l'empois en glycose, comme l'a vu Nasse, elle peut agir, dans ce cas, à la manière des divers liquides animaux en voie de décomposition : elle ne dissout point les matières albuminoïdes ; enfin, si elle agit sur les corps gras, elle les émulsionne un peu, comme le font les liquides visqueux, et contribue à leur dissolution, à leur saponification par les alcalis qu'elle contient.

Il faut donc recourir à la seconde méthode : étudier les effets qui se produisent dans l'intestin lorsqu'on y a interrompu le déversement de la bile, soit momentanément, pour un seul repas, soit d'une manière plus ou moins prolongée, et même permanente. Dans la première variante qui a été employée d'abord, on n'arrive pas à des résultats suffisamment exacts, parce que, au moment où l'on suspend l'écoulement de la bile, l'intestin en conserve une certaine quantité dont l'action peut influer notablement sur la digestion que l'on se propose d'examiner. Dans la seconde seulement, on peut observer avec rigueur et suivre longtemps les effets de la suppression du liquide.

Brodie, ayant lié le canal cholédoque sur de jeunes chats, a remarqué que les chylifères ne se remplissaient plus de liquide blanc, laiteux ; mais il ne paraît pas avoir pris le soin d'éviter la ligature du canal pancréatique. Mayer a obtenu le même résultat en liant seulement le canal biliaire. Toutefois Magendie a trouvé, après cette opération, du chyle présentant les caractères ordinaires. Tiedemann et Gmelin, sur une dizaine de chiens auxquels ils avaient lié le canal cholédoque, ont vu survenir la péritonite, l'ictère, l'engorgement du foie. Chez les animaux qui se sont remis des suites de l'opération sans que la continuité du canal se fût rétablie, on n'a trouvé, dans les chylifères, qu'un fluide « transparent, non blanc ; » et dans le canal thoracique, un liquide jaunâtre, de teinte ictérique. Leuret et Lassaigne n'ont également trouvé, pendant la digestion, qu'un chyle transparent, un peu rosé, sur un chien auquel ils avaient lié le canal cholédoque.

Ces expériences ne sont pas décisives. Leurs résultats contradictoires sont subordonnés aux troubles digestifs plus ou moins intenses que la ligature entraîne et aux autres suites de l'opération, comme aux conditions dans lesquelles sont placés les animaux. J'ai vu que si la ligature est faite vite, sans délabrements, sur un chien, cinq à six heures après un repas de viande, la digestion peut s'achever et donner du chyle blanc pendant plusieurs heures, même une demi-journée : seulement alors la présence de ce chyle et sa blancheur peuvent être attribuées à l'intervention de la bile que l'intestin contenait déjà au moment de la ligature. De même, si au lieu de lier le canal, on y fixe un tube conduisant la bile au dehors, il peut se faire, non seulement que la digestion commencée se continue, mais, en outre, que l'animal mange les jours suivants : alors on trouve encore du chyle assez blanc dans les lactés ou dans le canal thoracique ; au contraire, si l'opération est suivie de vomissement, de péritonite, d'irritation intestinale, on ne trouve plus de chyle blanc, non faute de bile, mais par suite des troubles de la digestion, de la suspension de cette fonction, et des autres obstacles apportés à l'absorption. Il faut donc faire mieux, pour bien élucider la question, faire couler la bile pendant très longtemps à l'extérieur. Or, c'est ce que Schwann a eu la très heureuse idée de réaliser. Il a lié, puis coupé le canal cholédoque, et ensuite établi à la vésicule du fiel une fistule qui devait laisser échapper à l'extérieur la totalité de la bile. Mais après cette opération, les animaux maigrissent et la plupart meurent : sur ceux qui survivent le canal se trouve rétabli, et la bile, tout en coulant notablement en dehors, a repris en partie son cours vers l'intestin. J'ai vu que les choses se passaient ainsi sur un veau de six à sept semaines dont j'avais lié le canal cholédoque après avoir fixé un tube à la vésicule. La ligature de soie, dont les bouts avaient été laissés hors de la plaie, tomba le huitième jour avec son anse intacte, indiquant évidemment la section du conduit. A partir de ce moment, l'écoulement de la bile devint moins abondant et continua à s'affaiblir. Cinq semaines après l'opération, le canal cholédoque fut trouvé rétabli et entouré d'adhérences : sa lumière, quoique rétrécie, était libre, et une légère pression sur la vésicule faisait passer la bile dans le duodénum. Je pense qu'il en est ainsi dans la plupart, sinon dans toutes les circonstances, à moins, cependant, qu'on ne réséque une grande partie du canal ; mais alors, comme cela est arrivé dans les expériences de Flint, les animaux meurent d'épanchements bilieux dans le péritoine.

M. Blondlot, qui a répété avec beaucoup de soin l'expérience de Schwann, a conservé fort longtemps un chien à vésicule ouverte sur lequel, dit-il, aucune communication ne s'était rétablie entre le canal cholédoque et l'intestin ; cet animal digérait régulièrement et s'entretenait en bon état, ce qui implique nécessairement la formation d'un chyle normal. Si aucune communication ne s'est rétablie entre les voies biliaires et l'intestin, on peut en inférer que la bile n'est pas indispensable à la digestion, mais non, comme le dit M. Blondlot, qu'elle y soit inutile.

En dégageant de ce qui précède les seuls résultats indiscutables, il demeure acquis à la science que le chyle peut continuer à se former sans le concours de la bile ; mais alors ce chyle a-t-il sa composition normale et surtout renferme-t-il les graisses en proportion ordinaire ? est-il aussi abondant que dans les conditions physiologiques ? A cela il y a des réponses partielles à donner.

Lenz [1], pour résoudre la question de l'influence de la bile sur l'absorption des graisses, a dosé comparativement celle qui entrait dans l'intestin avec les aliments et celle qui en était rejetée avec les excréments chez les animaux dont le canal choléique était lié. Il a vu qu'alors une partie des graisses avait disparu, et il en a conclu à leur absorption sans le concours de la bile. La conclusion est légitime. Sans doute, en l'absence de la bile, il y a de la graisse absorbée par l'intervention des autres liquides intestinaux. Mais y en a-t-il la même quantité ?

[1] Lenz, *De adipis concoctione et absorptione.* Dorpat, 1850.

S'il y en a autant, la bile ne sert pas à cette absorption. Si, au contraire, il y en a moins, c'est une preuve que ce liquide y concourt.

Bidder et Schmidt l'ont parfaitement compris, et ils ont fait des dosages comparatifs des graisses du chyle. Sur un chien porteur d'une fistule biliaire, le chyle leur a donné 2 millièmes de matières grasses; sur un autre sans fistule, nourri de la même manière, le chyle leur en a présenté 32. Dans une autre expérience, sur un chien à fistule, la quantité de graisse absorbée a été de 1^{gr},56 par kilogramme du poids du corps. Sur un chien à l'état normal, elle s'est élevée à 2^{gr},24. En dosant, pendant un certain temps les graisses des déjections, ils ont trouvé qu'en somme les chiens sans bile n'absorbaient que d'un cinquième à un septième de la quantité absorbée dans les conditions ordinaires. Lehmann est du même sentiment : il affirme que le chyle des chiens qui digèrent sans bile ne contient qu'un tiers de la graisse offerte par le chyle normal. Dès l'instant qu'en l'absence de la bile l'absorption des graisses est diminuée de moitié, des deux tiers et plus, il devient évident qu'elle prend une très grande part à la digestion de ces matières. Ici les opinions des expérimentateurs et des physiologistes les plus habiles sont concordantes.

Si la bile concourt à la digestion des graisses, comment agit-elle sur elles ? Est-ce en les émulsionnant, en les saponifiant, en les rendant solubles ou d'une tout autre manière.

L'émulsionnement des graisses peut, sans aucun doute, être effectué par la bile, mais cette modification physique que peuvent opérer d'autres fluides intestinaux n'est qu'un préliminaire, et non une condition suffisante de l'absorption, préliminaire dont l'influence doit être fort restreinte, puisque les gouttelettes de l'émulsion, vues au microscope, sont très grandes relativement aux particules qui peuvent entrer dans les villosités.

La bile, en raison de son alcalinité, se mêle plus facilement aux graisses, et leur permet de mieux se mettre en contact avec la muqueuse qui doit les absorber. Les expériences endosmométriques ont fait voir, d'une part, que les graisses imbibent et traversent plus aisément les membranes imprégnées d'une solution alcaline que les membranes simplement mouillées par l'eau ; que, d'autre part, elles s'élèvent plus haut dans les tubes capillaires humectés de bile que dans les tubes secs ou mouillés par l'eau. Dans les expériences de Matteucci, l'émulsion d'huile d'olives traversait facilement une membrane imprégnée d'une faible solution de potasse caustique, quoique le même effet n'ait pu être obtenu à l'aide d'une solution de carbonate de potasse. Ici la bile peut, comme le fait remarquer M. Milne Edwards, modifier les actions capillaires d'une manière très favorable à la pénétration des graisses dans les tissus et les vaisseaux. Quant à la saponification, les chimistes, seuls compétents en pareille matière, ne l'admettent pas, parce que, disent-ils, l'alcali de la bile est employé à saturer l'acidité du chyme, et que le chyle contient les graisses à l'état neutre.

Quel que puisse être son mode d'action sur les graisses, il est incontestable que la bile en facilite l'absorption : le fait a plus d'importance que son explication.

A la seconde question : Le chyle est-il aussi abondant, la somme de matériaux absorbés est-elle aussi considérable en l'absence de la bile que dans les conditions ordinaires ? on peut donner aussi une réponse nette, catégorique, en faisant la part des conséquences isolées de l'opération.

Or, si l'on déduit des faits observés l'amaigrissement, qui est provoqué par la péritonite et par l'irritation intestinale à la suite de l'établissement d'une fistule, le déficit dans la quantité des graisses absorbées, et la perte des matériaux résorbables de la bile, on voit que les animaux ne peuvent conserver leur poids et leur embonpoint sans un supplément de ration. C'est ce qui a été observé dans les expériences de MM. Bidder et Schmidt, Kolliker, H. Müller et Arnold. Conséquemment, la bile est, d'une manière générale, utile à la digestion des matières animales.

Indépendamment de son rôle dans la digestion des graisses et dans la chylification en général, la bile a encore quelques usages spéciaux moins importants.

Elle neutralise l'acidité du chyme, tant par ses alcalis libres que par les sels dont la décomposition met la soude en liberté ; mais comme la bile et le suc intestinal remplissent le même office, le contenu de l'intestin grêle devient alcalin en l'absence de la bile, comme Frerichs l'a constaté. Par suite de cette saturation, elle contribue à suspendre l'action digestive de la pepsine et la formation des peptones, elle précipite même le ferment d'après quelques chimistes.

La bile, qui est miscible à la plupart des matières alimentaires, est, par l'eau qu'elle contient, un dissolvant de la plupart d'entre elles, et mieux que l'eau elle peut, en raison de sa viscosité, de son alcalinité, les retenir, les mettre en contact avec les villosités, couvertes de mucus, et les leur offrir ainsi dans des conditions plus favorables à l'absorption. Il n'est pas douteux que, par son eau qui représente une masse assez considérable (5 à 6 litres) chez les grands animaux, elle exerce une influence sur les élaborations intestinales, notamment en l'absence des boissons.

Elle paraît, en vertu de ses propriétés chimiques, ralentir la décomposition putride des résidus alimentaires dans l'intestin, car chez les animaux dont le canal cholédoque est lié ou ouvert à l'extérieur, les fèces sont plus fétides et les gaz intestinaux plus abondants que d'habitude. Le fait a été constaté par Tiedemann, Gmelin, Bidder, Schmidt, sur le chien, et il paraît s'observer à un certain degré chez les ictériques ; mais il a été nié par d'autres observateurs.

Elle semble aussi devoir exercer une action stimulante sur les villosités et sur le plan contractile de l'intestin ; mais il ne faut pas en chercher la preuve dans ce fait que les excréments des chiens dont on a lié le canal cholédoque deviennent rares et secs, car cet effet résulte de l'irritation intestinale. Schiff a montré que la bile provoque, dans tous les muscles avec lesquels elle est en contact, des contractions violentes, tétaniques, et qu'elle irrite aussi vivement les nerfs. Il peut très bien se faire que la stimulation de la bile soit aussi utile aux sécrétions qu'aux mouvements de l'intestin.

Enfin, la bile a un rôle relatif à la dépuration du sang, que nous n'avons pas à examiner en ce moment, quoiqu'il se lie à son office complexe dans la digestion. C'est dans l'intestin que les matériaux destinés à être résorbés, matières minérales précieuses, chlorure de sodium, phosphate calcaire, carbonate de soude, fer, soufre, et quelques autres, peut-être utilisés à la respiration, se séparent des matériaux à éliminer ; c'est aussi dans l'intestin que plusieurs de ces derniers se modifient avant d'être rejetés.

II. — RÔLE DU FLUIDE PANCRÉATIQUE.

Nous venons de voir la bile constamment sécrétée et constamment versée dans l'intestin. La continuité de la sécrétion hépatique indique assez que son produit remplit un rôle de dépuration ; son ralentissement et le dépôt de la bile dans un réservoir spécial, lorsque la digestion languit ou se suspend, prouvent suffisamment que ce fluide prend part à l'élaboration des matières alimentaires. La sécrétion pancréatique va se présenter sous une physionomie nouvelle très différente de celle de l'action du foie, des glandes salivaires et de beaucoup d'autres organes sécréteurs.

Le pancréas, comme les glandes salivaires auxquelles il ressemble par sa structure lobulée, n'existe pas dans tous les vertébrés. S'il ne manque jamais aux mammifères, aux oiseaux et aux reptiles, il n'a été observé que chez un petit nombre de poissons, la raie, la carpe, la perche, le brochet, le saumon, l'anguille, etc., où il est généralement très petit. Son existence, qui coïncide quelquefois avec les canaux pyloriques, ne permet guère de considérer ceux-ci comme des organes pancréatiques.

Le volume de cette glande, chez les mammifères, n'a pas de rapports bien évidents avec le régime des espèces ; cependant il paraît décroître des carnassiers aux herbivores, et varier beaucoup dans chaque groupe, même dans chaque espèce, sans qu'on puisse voir la cause des variations. D'après mes recherches, le pancréas égale chez le hérisson du 102e au 179e du poids du corps ; le chat, du 253e au 560e ; le chien, du 245e au 673e ; chez un lion peu musclé, le 431e ; une lionne maigre, le 701e ; une hyène, le 697e ; chez le porc, du 521e au 826e ; le cheval, du 780e au 1500e ; chez les ruminants, du 600e au 1782e. Jones [1] a aussi trouvé des différences très grandes, sous ce rapport, chez quelques tortues, et il croit, d'après quelques chiffres relatifs aux mammifères, qu'en général les carnassiers ont le pancréas plus volumineux que les frugivores ou que les herbivores. Il en serait de même aussi chez les poissons.

Le canal qui verse dans l'intestin le fluide pancréatique est généralement simple chez les mammifères, et multiple chez les oiseaux. Il offre, relativement aux canaux biliaires, un mode de terminaison assez variable.

1° Les conduits biliaire et pancréatique, parfaitement distincts, s'ouvrent à une distance plus ou moins grande l'un de l'autre, comme dans le bœuf, le porc, le lapin, le lièvre, le cochon d'Inde.

2° Ils se terminent très près l'un de l'autre, comme dans quelques espèces de singes, d'après les observations de Cuvier.

3° Ils s'insèrent au même point par deux orifices confondus ou accolés de même que chez le cheval, l'âne, le chat, etc.

4° Enfin, ils peuvent s'aboucher l'un dans l'autre et se terminer par un canal

---

1. Milne Edwards, *Leçons sur la physiologie et l'anatomie comparées*, t. VI, p. 518.

commun plus ou moins long : c'est le cas de l'homme, d'une partie des singes, des carnivores, du chameau, du lama, de la chèvre et de la brebis. Cette dernière disposition permet à l'expérimentateur d'obtenir un mélange de bile et de suc pancréatique suivant les proportions que la nature a déterminées.

Il est à noter que, chez les mammifères dont les canaux biliaire et pancréatique ne s'ouvrent pas au même point, c'est, à quelques exceptions près, le canal biliaire qui précède l'autre. Au contraire, ce sont les canaux pancréatiques qui s'insèrent les premiers dans l'intestin chez la plupart des oiseaux, d'après les nombreuses observations de Cuvier et de Duvernoy.

Indépendamment du canal excréteur principal, il y a souvent, comme le chien, le porc, le bœuf en donnent l'exemple, un canal accessoire, très petit, capillaire, naissant, soit de la masse de la glande, soit de quelques granulations isolées, et s'ouvrant presque toujours dans le cholédoque ou avec lui.

La signification physiologique de ces dispositions si diverses, si elles en ont une, n'est pas moins difficile à entrevoir que celle des différences offertes par l'appareil excréteur du foie. Pourquoi l'homme se trouve-t-il dans le même cas que le cheval et les autres solipèdes herbivores, tandis que le chien, beaucoup de carnassiers vont de pair avec le porc omnivore et plusieurs rongeurs herbivores ? Pourquoi dans le groupe si naturel des ruminants le bœuf et le mouton, l'un par rapport à l'autre, offrent-ils les dispositions les plus éloignées? Ces différences ne paraissent se rattacher ni au régime, ni au mode de digestion, ni aux formes les mieux caractérisées de l'appareil digestif.

Caractères de la sécrétion pancréatique. — La sécrétion du pancréas est-elle continue ou intermittente; quels sont ses rapports avec le travail digestif; son abondance est-elle la même dans les divers animaux? C'est ce qu'il faut demander à l'expérimentation.

De Graaf est le premier qui ait, par un procédé ingénieux, recueilli le suc pancréatique sur l'animal vivant. Depuis cet expérimentateur, Leuret et Lassaigne ont obtenu le suc pancréatique du cheval, Tiedemann et Gmelin celui de la brebis, et M. Bernard[1] celui du chien par une heureuse modification du procédé de de Graaf; mais aucun de ces physiologistes n'a déterminé les caractères de l'action du pancréas. Un tel résultat était d'ailleurs impossible à atteindre, chez le chien, le cheval et la brebis, pour des raisons faciles à trouver et qui seront exposées plus tard : aussi ai-je entrepris mes recherches sur les grands ruminants, chez lesquels il est facile d'établir des fistules pancréatiques, sans irriter la glande ni troubler sensiblement les fonctions digestives[2].

Le pancréas du bœuf est couché en partie sur les circonvolutions du côlon, en partie sur la région droite et supérieure du rumen, depuis la scissure du foie jusqu'au-dessous de la deuxième vertèbre lombaire; il porte, à son extrémité intestinale, un conduit qui s'ouvre dans le duodénum de 30 à 40 centimètres en arrière de l'ouverture du canal cholédoque. Ce conduit, souvent détaché de la

---

1. Cl. Bernard, *Du suc pancréatique et de son rôle dans les phénomènes de la digestion* (*Archives de méd.*, janvier 1849).

2. G. Colin, *Expériences sur la sécrétion pancréatique des grands ruminants* (*Comptes rendus de l'Académie des sciences*, 17 mars 1851, t. XXXII).

glande sur une étendue de 2 à 3 centimètres, est assez large pour recevoir un tube d'un diamètre de 8 à 9 millimètres.

Pour arriver sur le canal excréteur du pancréas, on fait dans le creux du flanc droit une incision longue de 10 à 12 centimètres, parallèle à la dernière côte et séparée de celle-ci par un espace de 3 à 4 travers de doigt; on divise successivement la peau et les muscles, puis on tord les petits vaisseaux qui peuvent avoir été lésés; enfin, dès que la plaie ne donne plus de sang, on ouvre le péritoine. Alors on fait au canal pancréatique, qui apparaît entre le duodénum et l'extrémité inférieure de la glande, une petite incision longitudinale par laquelle on engage un tube de verre muni d'un léger bourrelet à chaque extrémité, tube qui est ensuite fixé par une ligature circulaire passée autour du canal, à l'aide d'une aiguille à pointe mousse. Enfin la plaie abdominale, à travers laquelle on fait passer le tube, est fermée par une suture.

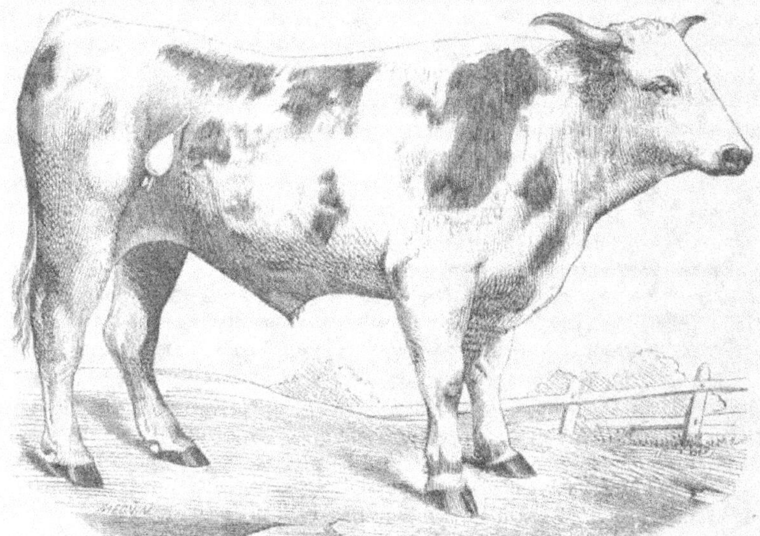

Fig. 421. — Taureau avec l'appareil collecteur du fluide pancréatique.

Si l'opération a été bien faite, l'intestin, enveloppé dans un double sac épiploïque, n'aura pas été exposé au contact de l'air; le pancréas n'aura été ni blessé par l'instrument tranchant, ni froissé par la main de l'expérimentateur. Si d'ailleurs la digestion était active et la sécrétion établie au moment de l'incision du canal, on verra le fluide pancréatique limpide monter plus ou moins rapidement dans le tube et s'échapper à l'extérieur. L'animal continuera à manger et à ruminer comme auparavant, et pendant cinq, six, huit jours, on pourra suivre dans toutes ses phases le travail sécréteur de la glande.

Dès les premiers moments de l'expérience, le suc pancréatique coule limpide comme de l'eau et présente une légère viscosité qui augmente par le refroidissement. Au bout d'un certain temps, il sort moins abondamment, et bientôt on voit la sécrétion se suspendre à peu près complètement : elle se rétablit ensuite d'une manière insensible, devient de plus en plus active, puis diminue et cesse de nouveau, pour reprendre son activité première, et ainsi de suite.

La sécrétion pancréatique, au lieu d'être continue et régulière, éprouve des variations qui lui donnent un type intermittent : elle oscille, dans des limites plus ou moins étendues, suivant l'état de la digestion. En général, il semble que son maximum d'activité coïncide avec la fin d'une période de rumination et avec les moments qui la suivent : alors son produit s'élève souvent au chiffre de 200 à 270 grammes par heure, sur un bœuf de taille moyenne. Voici un tableau qui résume une expérience suivie pendant une semaine. Il donne une idée suffisante de la sécrétion dans ses rapports avec l'état de la digestion.

HEURES de l'expérience	TEMPS en heures et minutes	QUANTITÉS de suc en grammes	ÉTAT DE L'ANIMAL et observations
			Premier jour.
1	1	235	L'animal est encore couché.
2	1	184	Id.
3	1	190	Il est debout.
4	1	74	Il refuse les aliments qu'on
5	1	48	lui présente.
6	1	256	Il est couché et ne rumine
7	1	240	pas encore.
8	1	216	
9	1	142	
10	1	8	
11	1	195	
12	1	212	
13	1	51	
14	1	»	L'ampoule est renversée et le liquide perdu.
15	1	»	La sécrétion est suspendue.
16	1	»	Quelques grammes seule-
17	1	30	ment, sécrétion suspen-
18	1	100	due.
19	1	113	
20	1	46	
21	1	130	
22	1	190	
23	1	148	L'animal est couché.
24	1	»	Sécrétion suspendue.
			Deuxième jour.
1 à 2	2½	164	
3	28°	158	L'animal rumine.
4	1	136	
5	1	»	Sécrétion suspendue.
6	1½	351	A partir de ce moment on cesse d'observer l'animal.

HEURES de l'expérience	TEMPS en heures et minutes	QUANTITÉS de suc en grammes	ÉTAT DE L'ANIMAL et observations
			Troisième jour.
1	1	224	L'animal mange.
2	1	216	Id. (encore un peu).
3	1	312	Rumine.
4	1	272	Ne rumine pas.
5	1	61	
6	0½	101	
7	1	150	Rumine un peu.
8	1	240	
			Quatrième jour.
1	1	225	
2	1	250	
3	1	319	
4	1	180	
5	1	172	
6	1	215	
			Cinquième jour.
1	1	124	L'animal mange.
2	1	75	Il mange encore.
3	1	95	
4	1	56	Il commence à ruminer.
5	1	360	Il continue à ruminer.
»	1½	312	L'animal est couché.
			Sixième jour.
»	1	»	La sécrétion est à peu près suspendue,
»	1	24	
»	1½	13	
»	1	»	La sécrétion est suspendue.

Tel est le résultat d'une expérience qui réussit à merveille et qu'il fut possible de suivre assez longtemps pour faire une étude minutieuse de la sécrétion pancréatique. Mais les choses ne se passent pas toujours ainsi. Le pancréas est une glande dont l'action se trouble et se suspend sous l'influence d'une irritation très légère. L'expérimentateur, malgré tout le soin qu'il peut mettre à se placer dans les meilleures conditions, ne doit pas s'attendre à jouir constamment du spectacle que donne la sécrétion lorsque ses phénomènes conservent leur régularité ; il est exposé à des déceptions ou plutôt à des résultats qui s'éloignent de l'état normal. Indiquons ici les principaux, afin qu'on distingue bien les caractères typiques de la sécrétion de ceux qu'elle prend dès qu'elle vient à éprouver une perturbation plus ou moins considérable.

Si l'on établit la fistule à l'un de ces moments pendant lesquels la sécrétion est suspendue ou extrêmement ralentie, on trouve le canal flasque et affaissé, et rien ne s'écoule par le tube qu'on y fixe à l'aide d'une ligature ; la sécrétion ne s'établit que quatre, cinq, six heures après la fixation de l'appareil ; quelquefois même elle ne reprend qu'après plusieurs jours, bien que les animaux mangent et ruminent à peu près comme dans les circonstances ordinaires. Ainsi elle n'avait pas encore repris son activité au bout de vingt-quatre heures chez un taureau très vigoureux, et au bout de quarante-huit heures chez une vache ; enfin elle ne commença à donner des quantités appréciables de liquide que le cinquième jour chez un petit taureau d'un an, dont les fonctions digestives ne furent point suspendues.

Si, au contraire, la sécrétion est active lorsqu'on fait la fistule, le liquide coule immédiatement, dès que le tube est placé, ou il commence à couler au bout d'un quart d'heure, car il peut arriver que les manipulations de l'expérience déterminent une suspension momentanée dans l'action de la glande. Alors la sécrétion présente, pendant un certain temps, les caractères ordinaires. Bientôt elle augmente graduellement et n'éprouve ni arrêt, ni oscillations marquées. Ce signe de mauvais augure indique que le pancréas s'irrite et s'enflamme. Aussi la sécrétion, après s'être exagérée graduellement pendant vingt, vingt-quatre, trente heures, s'arrête presque tout à coup, demeure suspendue deux, trois, quatre jours, après lesquels on voit s'échapper des flots de suc pancréatique, non visqueux, chariant des débris d'épithéliums.

Ce dernier résultat est assez fréquent, car l'irritation produite à la plaie abdominale et au canal excréteur se propage à la glande, dans une étendue plus ou moins considérable, bien que celle-ci n'ait été ni froissée ni déplacée. Nous verrons qu'il se reproduit avec une exagération telle chez le cheval, le mouton, le chien et le porc que les véritables caractères de la sécrétion sont tout à fait masqués, et qu'ils eussent longtemps échappé aux investigations des physiologistes sans les heureuses conditions que présentent les animaux ruminants.

Enfin, dans tous les cas, soit que la sécrétion se trouve suspendue, soit que son produit s'échappe à l'extérieur pendant un certain temps, le canal se coupe au niveau de la ligature, le tube tombe six, huit jours après l'opération ; il se forme un épanchement plastique qui cerne les extrémités du conduit divisé, et bientôt celui-ci se cicatrise et se rétablit avec un diamètre peu différent de celui qu'il avait primitivement, ainsi que je l'ai constaté deux fois sur le veau et le taureau. L'animal, qui n'a pas cessé de manger et de ruminer, guérit très promptement, comme si les parois abdominales seules eussent été divisées.

C'est par une suite d'expériences faites dans diverses conditions, c'est par une série de combinaisons bien calculées, qu'on arrive à démêler les phénomènes réguliers de la sécrétion, des phénomènes insolites et exceptionnels qu'elle peut présenter.

Chez les solipèdes[1], la sécrétion pancréatique est fort difficile à étudier. Le pancréas de ces animaux est profondément situé au-dessous de la colonne vertébrale. Son canal excréteur est enveloppé par la glande jusqu'à son insertion, et il a des parois excessivement minces. Pour aller le chercher, il faut ouvrir largement le ventre sur la ligne médiane, depuis le sternum jusqu'à 20 ou 30 centimètres du pubis, faire sortir de la cavité abdominale une partie du côlon, inciser le duodénum sur une étendue de trois à quatre travers de doigt, puis engager une sonde à bourrelet dans le canal, et l'y fixer au moyen d'une ligature très serrée qui embrasse l'extrémité inférieure de la glande; enfin il faut replacer l'intestin et fermer, par une suture de ruban, la plaie des parois de l'abdomen.

Ce procédé, que de Graaf employa le premier sur le chien, réussit à Leuret et Lassaigne sur le cheval. Il m'a permis une fois, après trois tentatives infructueuses, de recueillir une assez grande quantité de suc pancréatique. L'expérience fut faite sur un cheval qui avait mangé du foin et de l'avoine plusieurs heures avant que la fistule fût établie. Dès que le duodénum fut ouvert et qu'une petite éponge fut engagée à l'ouverture pylorique pour prévenir l'expulsion du chyme, je vis très distinctement le liquide s'échapper en nappe et par saccades à l'orifice du canal. Une fois que la sonde munie de son ampoule de caoutchouc fut fixée, le liquide descendit dans celle-ci, même avant qu'on eût relevé l'animal. Voici le produit de la fistule depuis le commencement de l'expérience jusqu'au moment de la suspension de la sécrétion :

N°ˢ DES HEURES de l'expérience.	TEMPS en minutes.	QUANTITÉS	ÉTAT DE L'ANIMAL ET OBSERVATIONS
1ᵉʳ	30	136ᵍ	Couché.
	30	148	Id.
2ᵉ	30	125	Relevé.
	30	130	Debout.
3ᵉ	30	156	Id.
	30	20	Id.
4ᵉ	30	»	Quelques gouttes seulement.
	30	»	Sécrétion suspendue.
5ᵉ	»	»	

1. G. Colin, *Expériences sur la sécrétion pancréatique du cheval, du porc et du mouton* (*Comptes rendus de l'Académie des sciences*, 28 juillet 1851, t. XXXIII).

D'après les résultats exprimés dans le tableau qui précède, on voit que la sécrétion pancréatique est uniforme pendant les deux premières heures et qu'elle augmente un peu à partir de la troisième, pour diminuer subitement et cesser bientôt après. La moyenne de la quantité obtenue est donc à peu près de 265 grammes par heure, ou sensiblement le chiffre de la sécrétion chez la vache et le taureau. Elle aurait été plus considérable si le second canal pancréatique qui communique avec le premier eût été lié, ou si l'on eût recueilli par une autre petite sonde ce qu'il verse dans l'intestin. Mais, à supposer que le fluide charrié par ces deux conduits, dont le second est très petit, eût été obtenu, il ne faudrait pas attacher une grande importance à son chiffre, car l'irritation de la glande, suivant qu'elle est plus ou moins vive, trouble à un degré variable la sécrétion. D'ailleurs la fistule peut être établie, ou lorsque la sécrétion est très active, ou lorsqu'elle est peu abondante. Évidemment elle l'était moins sur le cheval de l'expérience de Leuret et Lassaigne, puisqu'elle ne donna que 96 grammes en une demi-heure.

Il est encore un autre procédé qui permet de recueillir le suc pancréatique du cheval sans léser la glande ni lier son canal excréteur : je l'ai employé plusieurs fois, et il m'a toujours réussi. Il consiste à lier le canal cholédoque et le pylore d'un animal en pleine digestion, puis à chasser progressivement, à partir de la ligature, à l'aide de la pression des doigts, les matières que contient le duodénum, qu'on lie ensuite à son extrémité postérieure. De cette manière, on vide, sans l'ouvrir, la première partie de l'intestin, et on prépare un réservoir au suc pancréatique. Au bout d'une heure, on trouve dans l'anse duodénale 600, 800 et quelquefois 1 000 grammes d'un suc parfaitement limpide semblable à la salive maxillaire la plus pure ; c'est du suc pancréatique rendu très visqueux par le produit des glandes de Brunner dont nous parlerons plus tard.

Il est à noter que, dans cette circonstance, si l'anse duodénale est remplie et distendue, le suc qui continue à se sécréter s'accumule dans les canaux et y acquiert une extrême viscosité. Au moment où l'on détache le pancréas du duodénum, on constate même que le liquide accumulé dans l'intestin reflue par le canal en assez grande quantité. Le résultat de cette variante montre bien que la moyenne de l'expérience précédente est loin d'être exagérée.

La sécrétion pancréatique du porc a des caractères que l'expérimentation ne peut aussi aisément reconnaître que chez les animaux ruminants. La fistule pancréatique s'établit sans difficulté chez ce pachyderme. Il suffit pour cela de faire au-dessous de l'hypocondre droit une incision longue d'un décimètre et demi, par laquelle on attire l'anse duodénale qui porte l'insertion du canal excréteur. Bien que cette partie de l'intestin ait un mésentère trop court pour qu'on puisse l'amener hors de l'ouverture, on aperçoit aisément le canal sur les sujets très maigres, et on y fixe rapidement un tube d'argent muni d'une petite ampoule, puis on referme la plaie des parois abdominales. Si on veut comparer la sécrétion biliaire à celle du pancréas, on adapte en même temps un appareil au canal cholédoque. A peine les tubes sont-ils fixés, que l'un donne de la bile en grande quantité, et l'autre du suc pancréatique en plus faible proportion. Voici d'abord les quantités du suc pancréatique obtenu sur deux porcs adultes et de taille ordinaire :

1er PORC			2e PORC		
Nos DES HEURES de l'expérience.	TEMPS	QUANTITÉS	Nos DES HEURES de l'expérience.	TEMPS	QUANTITÉS
1	30 min.	5 gr	1	1 heure.	7 gr
2	1 heure.	9	2	1	4 1/2
3	1	8	3	1	4
4	1	7	4	1	7
5	1	7	5	1	6 1/2
6	1	6			
7	1	9			
8	1	12			
9	1	2			

Ces produits sont fort minimes relativement à la taille du porc et au poids de son pancréas. Ceux de l'expérience suivante, dans laquelle on recueille en même temps la bile et le suc pancréatique dans des ampoules séparées, sont plus considérables.

NUMÉROS DES HEURES de l'expérience.	TEMPS en heures et minutes.	SUC PANCRÉATIQUE. — QUANTITÉS en grammes.	BILE. — QUANTITÉS en grammes.	OBSERVATIONS.
1er.............	0 h. 23 m.	2	71	
	0 22	3	52	
	0 10	3	94	
2e.............	0 37	7	66	
	0 38	8	78	
3e.............	1 00	6	106	
4e.............	1 00	11	96	
5e et 6e........	1 30	14	111	
	3 00	21	»	La bile n'est plus recueillie.
	2 12	18	»	
Deuxième jour.				
26e............	0 h. 18 m.	44	»	La bile ne coule plus qu'en très petite quantité.
	1 00	28	»	
	1 10	78	»	
	1 50	33	»	La sécrétion biliaire est tarie.

Cette dernière expérience montre, d'une manière frappante, l'augmentation graduelle de la sécrétion pancréatique coïncidant avec la diminution incessante de la sécrétion biliaire. Elle nous fait voir la première peu active dans les premiers moments et très abondante par la suite, tandis que la seconde, très active au début, se ralentit sur la fin et même se suspend tout à fait.

La sécrétion pancréatique du chien peut être encore moins bien étudiée que celle du porc, car le canal pancréatique des carnivores étant enveloppé par la glande jusqu'à son insertion, il faut, après avoir attiré le duodénum en dehors de la cavité abdominale, disséquer en quelque sorte l'extrémité du pancréas pour mettre son canal à découvert, l'inciser et y fixer le tube. Du reste, la sécrétion est si peu abondante chez cet animal qu'elle donne tout au plus, quand l'opération est bien faite et dans de bonnes conditions, 2 à 3 grammes de liquide par heure. L'irritation qui s'empare rapidement de la glande, la péritonite, les vomissements qui suivent l'établissement de la fistule, ne permettent point à l'observateur d'étudier la sécrétion avec ses caractères habituels qui se dessinent d'une manière si nette et si remarquable chez les grands ruminants. De plus, chez le chien comme chez le porc et chez les autres animaux, dont le pancréas s'irrite trop vivement, la sécrétion ne tarde pas à se suspendre pour se rétablir au bout de vingt-quatre, trente heures, ou après une période plus prolongée encore. Néanmoins, dans le cas où la fistule établie très rapidement n'a pas troublé sensiblement la digestion, on peut s'assurer, d'une part, que la sécrétion s'établit peu de temps après le repas et avant que les aliments commencent à passer dans l'intestin ; d'autre part, qu'elle devient plus active une fois que la digestion intestinale commence ; son maximum d'activité s'observerait, d'après Kröger[1], une demi-heure ou trois quarts d'heure après le repas. Conséquemment, l'arrivée du fluide pancréatique dans l'intestin devancerait celle des aliments.

Enfin, chez le mouton et la chèvre, l'action du pancréas se trouble aussi à un tel degré, qu'il devient à peu près impossible d'en saisir la véritable physionomie. A part cette circonstance, commune à beaucoup d'autres animaux, les petits ruminants donnent à l'expérimentateur de nouvelles ressources pour l'étude de la bile et du fluide pancréatique. Chez eux, le canal du pancréas se réunissant au canal biliaire, un mélange des deux liquides arrive à l'intestin en proportions variables, suivant l'activité respective de chacune des glandes. Par suite de cette disposition remarquable, on peut recueillir isolément la bile et le suc pancréatique, ou les deux mêlés ensemble. En effet, si on fixe le tube au-dessus du confluent des deux canaux, on obtient de la bile pure; si on le fixe au-dessous, on obtient les deux fluides mélangés ; enfin si, laissant le tube à ce dernier point, on applique une ligature sur le canal biliaire au-dessus du confluent, c'est du suc pancréatique qui s'écoule par la fistule. Tiedmann et Gmelin se servirent de la troisième de ces combinaisons pour obtenir le suc pancréatique de la brebis, mais ils n'eurent point l'idée d'employer les deux autres.

La sécrétion pancréatique ne peut être étudiée longtemps sur le bélier, car l'irritation du pancréas fait bientôt cesser l'écoulement du liquide. J'ai obtenu sur un animal de cette espèce jusqu'à 7 grammes de suc en une heure. Les premières portions étaient un peu verdies à leur passage dans l'extrémité inférieure du canal commun; mais les autres étaient limpides et d'une transparence parfaite. Sur deux béliers, la fistule, disposée de manière à verser dans l'appareil le mélange de bile et de suc pancréatique, a donné les quantités inscrites au tableau suivant.

On voit par ce court aperçu que l'écoulement du mélange des deux fluides

1. Cette observation a été faite sur un chien à fistule permanente. (Voy. Milne Edwards, t. VI, p. 521.)

éprouve des oscillations assez étendues qui peuvent dépendre de plusieurs causes, principalement de ce que, à certains moments, la vésicule reçoit plus ou moins de bile ou en expulse une quantité variable, puis des périodes d'activité ou de ralentissement dans la sécrétion pancréatique. Il est aisé, par les propriétés du fluide obtenu, de voir s'il contient beaucoup de suc pancréatique ou s'il n'en renferme pas du tout. Dans le premier cas, il émulsionne une forte proportion de matières grasses ; dans le second, très peu ; dans le troisième, il est dépourvu de propriétés émulsives.

Si, maintenant, nous jetons un coup d'œil sur l'ensemble des résultats que donne l'expérimentation, en ce qui concerne nos espèces domestiques, nous serons frappés de trouver peu de rapport entre la taille des animaux et l'abondance de la sécrétion pancréatique, ou entre le poids de la glande et la quantité de fluide qu'elle produit : cependant ce rapport est quelquefois exact.

1er BÉLIER			2e BÉLIER		
Nos DES HEURES de l'expérience.	TEMPS en heures et minutes.	QUANTITÉS de liquide en grammes.	Nos DES HEURES de l'expérience.	TEMPS en heures et minutes.	QUANTITÉS de liquide en grammes.
1re	20 m.	1	1re	1 h.	19
2e	1 h. 2 m.	16	2e	1	12
3e	1 h. 8 m.	30	3e	1	3
4e	1	20	4e	1	4
5e	1	20	5e	1	8
6e	1	21	6e-8e	2 h. 30 m	37
7e	1	19	9e	2	29
8e	1	20	10e	1	23
Deuxième jour.					
28e	1 h.	12			
29e	1	13			
30e	1	14			
31e	1	15			

Ainsi, le pancréas du cheval pèse en moyenne 300 grammes ; celui du bœuf et de la vache, à peu près autant. Chez ces deux herbivores, dont la taille est en général à peu près la même, la sécrétion pancréatique atteint sensiblement le même chiffre. Mais, à part ces animaux entre lesquels il y a une proportionnalité remarquable, on ne trouve plus chez les autres une relation analogue, soit qu'on les compare entre eux, soit qu'on les mette en parallèle avec les premiers.

En effet, le pancréas du mouton pèse 50 à 60 grammes, c'est-à-dire le cinquième du pancréas des grands ruminants et des solipèdes. Il devrait, par conséquent, dans l'hypothèse d'une proportionnalité constante, sécréter 50 grammes de liquide aux périodes de surexcitation : pourtant alors il n'en donne que 7 à 8, c'est-à-dire le sixième de ce qu'il semblerait devoir sécréter.

Celui du porc pèse de 140 à 180 grammes. Il devrait conséquemment fournir la moitié de ce que produit le pancréas du cheval et du bœuf, mais c'est à peine s'il donne 10 à 15 grammes dans chacune des premières heures, ou à peu près le dixième de ce qu'il devrait fournir.

En présence de ces différences considérables, on se demande naturellement si elles existent bien en réalité, ou si elles résultent des perturbations provoquées par l'incision des parois abdominales, la lésion du canal excréteur, et quelquefois même par la lésion du tissu de la glande. La question est fort difficile à résoudre. Sans doute, les manipulations que nécessite la formation d'une fistule doivent être considérées comme l'une des causes principales des différences dont nous parlons, d'autant plus que leurs effets varient suivant qu'elles ont été plus ou moins longues, douloureuses, et suivant le degré d'irritabilité des espèces. Ensuite, l'état de la sécrétion au début de l'expérience doit influer sensiblement sur son produit, qui pourrait bien ne pas être également abondant chez tous les animaux dont le pancréas a le même poids.

S'il n'existe pas une proportion exacte entre le poids du pancréas et la quantité de liquide sécrété par cette glande, il n'y en a pas davantage entre cet organe et les autres du même genre, le foie et les glandes salivaires, par exemple. Ainsi, le foie qui, dans le cheval, pèse dix-huit à vingt fois autant que le pancréas du même animal, ne sécrète pas plus que ce dernier. La parotide, qui ne représente que le vingt-sixième du foie, sécrète cependant quatre ou cinq fois autant que cette glande monstrueuse, et elle donne six fois autant que le pancréas, dont elle n'atteint pas le volume. Mais nous reviendrons plus tard sur les rapports d'activité qui existent entre les diverses parties du système glandulaire.

En comparant le produit de la sécrétion pancréatique, non plus au poids de la glande, mais au poids de l'animal, on trouve entre les animaux sur lesquels on expérimente des différences assez considérables. D'après mes observations, le bœuf donnerait par heure et par kilogramme du poids du corps 0^{gr},6, le cheval 0^{gr},7, le mouton 0^{gr},5, le porc 0^{gr},3, le chien, 0^{gr},1, de sorte que la sécrétion décroîtrait de l'herbivore au carnassier. Ce rapport serait tout à fait changé pour le chien si l'on admettait la proportion que Kroger[1] déduit d'une seule expérience sur cet animal, expérience dans laquelle il aurait obtenu de 3 à 5 grammes de liquide par kilogramme, soit 89 grammes par kilogramme en vingt-quatre heures. Un tel produit qui correspondrait à 35 litres en vingt-quatre heures pour un cheval de taille moyenne est tellement éloigné des résultats de mes expériences, que je n'hésite pas à le considérer comme impossible. Je le cite seulement pour montrer à quelles monstrueuses exagérations certains observateurs se laissent conduire par le calcul basé sur des données fausses et exceptionnelles.

Les faits qui précèdent nous permettent de saisir la physionomie distinctive de la sécrétion pancréatique, surtout chez les grands ruminants ; ils nous donnent les éléments nécessaires pour distinguer la sécrétion régulière de la sécrétion pervertie ; enfin, ils nous font voir tout ce qu'a de bizarre l'action d'un organe qui semble se soustraire aux investigations du physiologiste. Recherchons, à présent, les caractères, la composition et l'action du fluide pancréatique.

---

1. Milne Edwards, *Leçons sur l'anatomie et la physiologie comparées*, t. VI, p. 523.

Propriétés et composition du fluide pancréatique. — Ce liquide pris dans le canal excréteur, immédiatement après la mort, ou obtenu sur l'animal vivant, par une fistule, est incolore, sans odeur, d'une saveur un peu salée ; il est souvent épais, visqueux, filant comme la salive maxillaire et susceptible de mousser par l'agitation ; mais sa viscosité est très faible sur le cheval et le porc, et à peu près nulle sur tous les animaux lorsqu'il est produit longtemps après l'établissement de la fistule.

Sa densité est de 1008 à 1010 ; sa réaction constamment alcaline chez les divers animaux, quel que soit le moment de l'expérimentation ; son alcalinité paraît due au carbonate et au phosphate de soude.

Ce liquide est extrêmement putrescible ; il se trouble en se décomposant, dégage une odeur d'hydrogène sulfuré, et laisse précipiter, comme M. Robin l'a observé le premier sur le chien, des grains blancs formés d'aiguilles de sulfate de chaux, que j'ai trouvés depuis dans le suc pancréatique de tous les animaux domestiques.

Soumis à l'action de la chaleur ou traité par un acide concentré, le suc pancréatique donne des flocons d'apparence albumineuse, ou même se prend quelquefois en masse comme du blanc d'œuf. Sa coagulabilité, que Cl. Bernard a trouvée très marquée sur le chien, surtout immédiatement après l'établissement de la fistule, diminue à mesure que la sécrétion devient plus abondante, et finit par devenir à peu près nulle une fois que l'irritation s'est emparée du tissu de la glande. Elle est quelquefois très prononcée sur le bœuf et le mouton, mais le suc pancréatique du cheval, des autres solipèdes et du porc s'est montré incoagulable ; il n'a donné qu'un léger trouble ou quelques flocons albumineux.

La coagulabilité du suc pancréatique est due à une matière albumineuse, qu'on appelle depuis peu la pancréatine. Son degré est en rapport avec les proportions de cette matière, proportions qui varient beaucoup suivant les animaux et l'activité de la sécrétion. En général, elle est à son maximum dans les premières quantités recueillies et tant que la sécrétion est très faible ; alors le liquide sur le chien, le bœuf, le mouton, se prend presque en masse. Mais une demi-heure, une heure après l'établissement de la fistule, il ne donne plus que des flocons de moins en moins volumineux. Toutefois, si la fistule ne commence à verser du liquide qu'au bout d'une demi-heure ou d'une heure, les premières quantités obtenues sont très coagulables et peuvent même demeurer telles si la sécrétion est longtemps languissante.

L'extrême coagulabilité n'est donc pas un caractère constant du suc pancréatique normal ; elle peut manquer sans que, pour cela, le liquide soit altéré. J'en trouve la preuve dans les résultats de plus de vingt cinq expériences suivies à toutes leurs phases sur le bélier, le cheval, l'âne, le porc et le chien. On voit, en effet, chez les ruminants, par exemple, la sécrétion persister quelquefois pendant une semaine entière avec des caractères réguliers ; les animaux manger, ruminer, et plus tard guérir à merveille, après la chute du petit appareil adapté à la fistule. Or, à part les petites quantités de suc recueillies pendant les premières minutes de l'expérience, le reste ne se prend point en masse sous l'influence de la chaleur : il donne seulement des flocons albumineux, et de plus il émulsionne et acidifie les matières grasses à tous les moments de cette longue période.

Je ne veux pas dire pour cela qu'on n'obtienne jamais dans les expériences un produit plus ou moins modifié et altéré. Sans doute, lorsque la sécrétion devient, sur le chien, excessivement abondante le second jour après l'opération, par le fait de la péritonite et de l'inflammation du pancréas, le produit de la glande n'est plus, à beaucoup près, semblable à celui de l'état normal. De même, lorsque, après une suspension de trois, quatre, cinq jours, la sécrétion se rétablit brusquement, elle ne fournit pas tout d'abord un liquide identique à celui qu'elle donne, une fois que l'irritation du tissu glandulaire s'est entièrement dissipée. Dans ce cas, l'aspect trouble du suc et la présence de débris d'épithéliums indiquent assez qu'il n'a point encore recouvré ses caractères habituels.

La composition du suc pancréatique est à peu près connue, mais elle n'a été déterminée jusqu'ici que pour le cheval, le chien et la brebis.

Leuret et Lassaigne, en analysant celui qu'ils ont obtenu sur le cheval dans la première demi-heure de l'expérience, y ont trouvé 99,1 d'eau, 0,9 de matière animale soluble dans l'alcool, de matière soluble dans l'eau, d'albumine, de mucus, de soude libre, de chlorure de sodium, de potassium et de phosphate de chaux.

Tiedmann et Gmelin ont trouvé dans celui de la brebis 96,35 d'eau, de l'osmazôme, une matière caséeuse, beaucoup d'albumine, un peu d'acide libre, des carbonate, chlorure, phosphate, sulfure alcalins, du carbonate et du phosphate calcaires, 3,65. Celui du chien était épais, filant comme du blanc d'œuf étendu d'eau ; il contenait une faible proportion d'albumine, 91,28 d'eau et 8,72 de parties solides.

Bidder et Schmidt ont trouvé dans le suc pancréatique du chien, immédiatement après l'établissement de la fistule, de 844 à 900 d'eau pour 1000 ; 90 de substance organique et 8 de sels. Le chiffre de la matière organique est tombé à 23, à 15 et même à 9, une fois que la fistule est devenue permanente ; alors ils ont obtenu la composition moyenne suivante, qui est loin de représenter, selon moi, celle du liquide pris dans de bonnes conditions, c'est-à-dire une heure ou deux après l'établissement de la fistule ; elle exprime celle d'un liquide très aqueux produit sous l'influence d'une irritation chronique de la glande. Voici les deux analyses :

	I. Suc obtenu immédiatement après l'établissement de la fistule [1].	II. Suc obtenu par la fistule permanente.
Eau	900,76	980,45
Chlorure de sodium	7,35	2,50
Chlorure de potassium	0,02	0,93
Phosphate de chaux	0,41	0,07
Phosphates de magnésie et de fer	0,12	8,12
Phosphate de soude tribasique	traces	0,01
Carbonate de soude et pancréatine	0,58	3,91
Carbonate de chaux et pancréatine	0,32	traces
Carbonate de magnésie et pancréatine	traces	0,01
Pancréatine	90,44	22,71

1. Ch. Robin, *Leçons sur les humeurs normales et morbides*, p. 533. Paris, 1867.

Ces grandes différences dans les résultats analytiques tiennent à ce que les divers procédés employés ont donné des liquides fort dissemblables; dans un cas, peu abondants, épais, visqueux, très chargés de matières organiques; dans un autre, très aqueux et pauvres en principes fixes; quelquefois plus aqueux encore, sous l'influence d'une irritation de la glande.

Les matières organiques du suc pancréatique que les premiers analystes avaient déjà trouvées multiples, le sont en effet. La principale est celle qu'on a appelée la *pancréatine* ou la diastase pancréatique. Elle est coagulable par la chaleur et les acides, comme l'albumine ordinaire, précipitable par l'alcool, par les sels métalliques, puis susceptible, après dessiccation, d'être redissoute dans l'eau, et de reprendre toutes ses propriétés, d'émulsionner et de dédoubler les graisses. Cette matière, d'une extrême putrescibilité, n'est donc pas de l'albumine, comme on l'avait cru d'abord. Les autres matières organiques sont la leucine et la tyrosine, qui prend par le chlore une teinte rosée.

En somme, le fluide pancréatique est un produit spécial, non une espèce de salive, comme on l'avait conjecturé d'après des analogies de structure. Les recherches les plus récentes tendraient à le faire considérer comme un véhicule de trois ferments que M. Danilewsky croit susceptibles d'être isolés. D'après lui, en précipitant l'un par la magnésie, on laisse au liquide la faculté d'agir sur les graisses; en précipitant le second par une addition de collodion, on lui fait perdre la propriété de modifier les matières albuminoïdes sans lui ôter son action saccharifiante.

Les trois ferments qu'on dit exister dans le suc pancréatique ont chacun une action spéciale : l'un, l'amylopsine saccharifie la fécule, — l'autre, la stéapsine, dédouble les graisses, — le troisième, la trypsine, digère les matières azotées. Un quatrième est même ajouté à cette liste : il coagule le lait et convertit la caséine en peptones.

Ces ferments s'obtiennent en traitant le tissu du pancréas par l'alcool, puis par la glycérine. Ils peuvent être précipités de la solution glycérique par l'action de l'alcool. Ils ne contribuent point à donner au suc pancréatique la propriété d'émulsionner les graisses. Cette propriété appartient, dit-on, à la pancréatine. Aussi le liquide traité par la potasse perd tout pouvoir émulsif.

Action du suc pancréatique. — Le liquide sécrété par le pancréas a évidemment pour office de délayer le chyme, d'en neutraliser l'acidité, à titre de produit aqueux et alcalin. Mais son rôle essentiel paraît être : 1° de saccharifier la fécule; 2° d'émulsionner les matières grasses; 3° de contribuer, à un certain degré, à la dissolution des substances albuminoïdes.

C'est à MM. Bouchardat et Sandras, ainsi qu'à Valentin[1], qu'on doit la découverte de l'action du suc pancréatique sur la fécule. Ces observateurs, en expérimentant sur le produit de l'infusion du tissu de la glande ou sur de petites quantités de suc prises dans les canaux excréteurs des oiseaux, ont vu les grains de fécule se rapetisser, se ramollir, donner de la dextrine et du sucre avec une

---

1. Bouchardat et Sandras, *Des fonctions du pancréas* (*Comptes rendus de l'Académie des sciences*, 14 avril 1845, et *Annuaire de thérapeutique*, 1846).

grande rapidité. Ils ont reconnu que, dans l'intestin du lapin, ces grains sont attaqués et dissous à mesure qu'ils s'éloignent du duodénum, et que, chez le pigeon, leur dissolution, leur saccharification, sont déjà complètes à la fin de l'intestin grêle. Tous les expérimentateurs ont vérifié ces faits. Après la ligature des canaux pancréatiques ou leur oblitération sous l'influence d'une injection d'huile, la fécule traverse l'intestin, inaltérée pour la plus grande partie.

L'action saccharifiante du suc pancréatique, due à la matière précipitable par l'alcool, est beaucoup plus énergique que celle de la salive. Elle s'exerce sur la fécule crue comme sur la fécule cuite, et même, dit-on, sur la cellulose amylacée ; sa puissance est telle qu'il suffirait, d'après Kröger, de 1 gramme de suc pour dissoudre 4^{gr},6 d'amidon. Chez les carnassiers, elle n'a pas grande importance, mais son utilité est capitale chez les herbivores, et surtout chez les oiseaux granivores, où, par suite de l'absence des glandes salivaires, le pancréas a un double rôle à remplir. Aussi, si chez l'oie, le pigeon, le pancréas est extirpé, l'animal digérant fort mal les grains et autres aliments féculents, l'amaigrissement est très rapide, et arrive en quelques semaines ou en quelques mois à ses dernières limites, tandis que l'embonpoint se maintient, et que même l'engraissement se produit, par le fait de la substitution d'une alimentation azotée à l'alimentation ordinaire. C'est ce que j'ai vu dans des expériences postérieures à celles que j'ai faites avec la collaboration du si regrettable inspecteur général des Facultés de médecine.

Au point de vue de son intervention dans la digestion des féculents, le suc pancréatique est donc physiologiquement une sorte de salive, et une salive des plus actives qui sert d'auxiliaire à celle des glandes annexées à la bouche, et qui la supplée lorsqu'elle manque complètement. Ce suc pourrait, à lui seul, saccharifier les 4 à 5 kilogrammes de fécule que renferme la ration d'un cheval en fourrage et en avoine, si la pancréatine ne devait pas être en partie réservée pour d'autres destinations.

Le second office du fluide pancréatique est le plus important. Eberle[1], en 1834, obtint, par l'infusion du tissu du pancréas dans l'eau, un liquide qui, mêlé à l'huile, la divisait en fines particules, la transformait en une émulsion, ou une sorte de crème ; il en conclut que le fluide pancréatique, outre sa faculté de délayer le chyme, a pour action d'*émulsionner* les graisses et de faciliter ainsi leur introduction dans les chylifères. Cette découverte, qui devait être connue de tous les physiologistes, au moins par une citation de Burdach[2], a été attribuée à Cl. Bernard, lors de la publication de ses premières expériences.

Cl. Bernard[3], dès 1848, a établi sur le chien une fistule au canal excréteur du pancréas, vers son insertion, et, sans léser l'intestin, s'est procuré de notables quantités de fluide pancréatique. Il a reconnu que ce liquide, agité avec une demi-partie d'huile d'olive, donne une émulsion crémeuse homogène, persistante,

1. Eberle, *Physiol. der Werdauung*. Würzburg, 1834. Voy. Longet, t. I, p. 305.
2. Burdach, *Traité de physiologie*, t. IX, p. 380.
3. Cl. Bernard, *Du suc pancréatique et de son rôle dans les phénomènes de la digestion* (*Archives de méd.*, janvier 1849), et *Mémoire sur le pancréas* (*Supplément aux Comptes rendus de l'Académie des sciences*, 1856).

qui, au bout de quelques heures, est devenue acide. En donnant au lapin des aliments chargés de graisse, il a vu le chyle blanc émulsionné seulement à compter de l'insertion du canal pancréatique. Enfin, après avoir oblitéré le conduit pancréatique ou extirpé le pancréas, il n'a plus retrouvé de chyle blanc dans les lactés, et a vu les graisses données aux chiens rendues inaltérées avec les excréments, puis survenir l'amaigrissement et la mort dans un délai très court. Il a tiré de ces faits les conclusions suivantes : 1° le suc pancréatique émulsionne les graisses ; 2° il les acidifie, c'est-à-dire les dédouble en acides gras et en glycérine ; 3° en son absence, les matières grasses cessent d'être absorbées, par conséquent il n'y a plus de chyle blanc dans les vaisseaux lactés ; 4° de là des troubles de la nutrition, le marasme et la mort. Il s'agit de voir si ces conclusions sont inattaquables.

Sur le premier point, il ne peut s'élever aucun doute : le suc pancréatique, comme l'avait montré Eberle, à l'aide de son infusion de pancréas, émulsionne ; il émulsionne parfaitement et rapidement. Cl. Bernard l'a vu maintes fois sur le chien ; et dès 1851, en établissant des fistules à tous les animaux domestiques, j'ai constaté que le suc pancréatique du cheval, de l'âne, du bœuf, du mouton, du porc, émulsionne comme celui du chien, mais à des degrés variables, suivant les espèces et les moments de l'expérimentation ; que cette émulsion se fait bien avec deux à trois parties de suc pour une partie d'huile quand il est très épais, comme sur le bœuf et le bélier dans les premiers moments, et qu'elle est moins complète, non homogène, avec celui du cheval, de l'âne et du porc.

Mais, en quoi consiste cet émulsionnement et quelle est sa signification ? Au premier aspect et à l'œil nu, c'est la transformation de la graisse en une matière homogène, blanche, crémeuse. En réalité, c'est une simple division ou réduction de la graisse en gouttelettes assez petites à l'œil nu, quoique au microscope elles soient énormes, cinquante ou cent fois plus grandes que les particules graisseuses qui rendent le chyle lactescent, et qu'un fort grossissement montre en suspension dans le sérum de ce liquide. Il ne peut être qu'un des préliminaires de l'absorption, suivant la réflexion judicieuse de M. Milne Edwards, une modification qui la facilite ; ce n'en est pas une condition suffisante, sans laquelle, comme le croit Cl. Bernard, les matières grasses ne pourraient entrer dans les chylifères. D'ailleurs, cet émulsionnement n'est pas le résultat d'une propriété exclusive au suc pancréatique. Il peut être produit, qu'elle qu'en soit l'utilité, par la bile et par le suc intestinal ; car si de l'huile d'olive est injectée dans une anse d'intestin préalablement vidée et circonscrite entre deux ligatures, elle s'y retrouve au bout d'une demi-heure ou d'une heure sous forme d'émulsion. Aussi, comme nous le verrons, les graisses s'absorbent parfaitement sans le concours du fluide pancréatique.

L'acidification des graisses par le suc pancréatique, agité avec elles dans un tube, est une autre modification incontestable que le papier ou la teinture de tournesol indique, modification à laquelle Bernard a attaché une grande importance, et que, depuis, M. Berthelot a étudiée avec soin ; malheureusement, cette acidification, ce dédoublement en acides gras et en glycérine qui se produit au contact de l'air n'a pas lieu dans l'intestin, et par conséquent ne doit pas

nous arrêter. MM. Bidder et Schmidt ont nourri des chats au beurre sans
trouver d'acide butyrique ni dans l'intestin ni dans le chyle. MM. Bouchardat
et Sandras ont également retrouvé dans le chyle l'huile d'amandes douces,
l'axonge, le suif non dédoublés. J'ai moi-même, à plusieurs reprises, obtenu
par l'éther les graisses du chyle de taureaux ou de vaches à fistule pancréatique,
graisses parfaitement neutres que j'ai mises en grands échantillons sous les yeux
de l'Académie de médecine. Lassaigne[1], qui a analysé à ma prière le chyle de
deux vaches à fistule pancréatique, en le comparant à celui de deux autres nour-
rices de la même manière, a reconnu que ces graisses étaient neutres sur les premières comme sur les secondes, et identiques, en un mot, avec les graisses dans
les conditions ordinaires. Enfin, Wurtz, qui depuis 1856 a examiné un grand
nombre de spécimens de ces chyles obtenus sans le concours du fluide pancréatique, n'y a jamais constaté le dédoublement des graisses. Actuellement encore
un jeune chimiste russe, le docteur Dobroslawine, qui a examiné au laboratoire
de la Faculté des chyles obtenus dans mes expériences sans le concours du fluide
pancréatique, est arrivé aux mêmes résultats. Je puis ajouter que, dans des
études récentes, l'émulsion prise dans l'intestin des chiens qui avaient reçus de
l'huile d'olive quelques heures auparavant n'était point acide. C'est donc à l'état
neutre que les graisses sont absorbées, et à l'état neutre qu'elles se retrouvent
dans le chyle. Le dédoublement qui se produit à l'extérieur, dans des tubes, au
contact de l'air, est donc un phénomène insignifiant, étranger au travail digestif ;
il paraît empêché dans le tube intestinal par la réaction du chyme.

Sur le troisième point, à savoir que les graisses ne seraient pas absorbées et
qu'il ne se formerait plus de chyle blanc en l'absence du suc pancréatique, l'expérimentation est en désaccord complet avec la doctrine de Bernard. Si, après
la ligature du canal pancréatique, les chiens rendent avec les excréments beaucoup de graisse non altérée, c'est qu'ils en ont reçu une trop grande quantité, et
que, d'ailleurs, la péritonite et l'irritation intestinale, si souvent consécutives à
l'opération sur le chien, ont restreint l'absorption déjà très limitée des matières
grasses. Si, d'autre part, sur le lapin digérant des aliments riches en graisse,
on ne voit les chylifères injectés en blanc qu'à partir de l'insertion du canal
pancréatique, à 40 ou 50 centimètres du pylore, c'est qu'avant ce point le mésentère est étroit, rempli par le pancréas, et à peu près dépourvu de vaisseaux
lactés, où du reste même l'injection blanche peut quelquefois se voir et a été
vue par MM. Bidder et Schmidt.

Enfin, les nombreuses expériences [2] que j'ai faites sur les carnivores et sur les
grands ruminants, puis répétées, soit devant la commission de l'Académie de
médecine, soit devant M. Bérard, qui en était le rapporteur[3], sur trente-six
chiens, cinq taureaux, quatre vaches et trois chevaux, ont surabondamment
démontré que les animaux dont le fluide pancréatique n'arrive plus à l'intestin,
depuis plusieurs jours ou plusieurs mois, absorbent parfaitement les graisses

<hr>

1. G. Colin, *Comptes rendus de l'Acad. des sciences*, 7 juillet 1856, t. XLIII.
2. G. Colin, *De la digestion et de l'absorption des matières grasses sans le concours du
fluide pancréatique* (*Bull. de l'Acad. de méd.*, 1er juillet 1856).
3. Rapport du professeur Bérard (*Bull. de l'Acad. de méd.*, 21 avril 1857).

et donnent du chyle blanc, où ces matières sont presque en proportion normale.

Mais il nous fut objecté, en ce qui concerne les animaux de l'espèce bovine, que nous avions négligé un petit canal capillaire s'ouvrant en avant du premier dans le cholédoque. Sur quatorze pancréas de bêtes bovines que nous injectâmes à l'essence de térébenthine, quatre seulement l'offrirent, et il était fort petit ; conséquemment, si quelques-unes de mes expériences étaient entachées d'erreur, les deux tiers demeuraient irréprochables. En outre, comme dans toutes, le canal principal portait un tube ouvert à l'extérieur, rien n'obligeait le fluide pancréatique à refluer dans le petit, qui devait verser seulement des quantités négligeables. Au surplus, ce petit canal, dont on a fait grand bruit, pour atténuer la portée de mes recherches, est souvent, de l'aveu de M. Bernard lui-même, sans communication avec l'autre, ou ne communique avec lui que par des voies capillaires ; il n'est, dans beaucoup de cas, que le canal excréteur d'un petit nombre de granulations accolées au conduit cholédoque. S'il peut verser de quoi émulsionner un verre de chyle, il n'en charrie pas assez pour rendre blanc ou opalins les 50 ou 60 litres et plus que donne un taureau ou une vache en vingt-quatre heures[1].

On nous a fait cette autre objection, que si le chyle des taureaux et autres ruminants se charge de graisse sans l'intervention du suc pancréatique, c'est parce que les aliments donnés à ces animaux contenaient les graisses déjà émulsionnées. Si l'objection était fondée, elle impliquerait une bien faible utilité du pancréas chez les herbivores. Mais elle ne l'est pas : les graisses, quoique extrêmement divisées dans les grains, tels que l'avoine, et dans les résidus des graines oléagineuses, ne conservent pas cet état dans le chyme ; elles se rassemblent dans l'estomac en grosses gouttelettes qui surnagent les liquides et s'y tiennent en suspension, comme les huiles se séparent des autres parties de la graine soumise à l'action du pressoir ; c'est dans l'intestin grêle qu'elles se fractionnent de nouveau et se divisent en fines particules susceptibles d'être absorbées. Aussi cette émulsion dans les aliments ne peut-elle tenir lieu de l'émulsion qui doit se produire dans l'intestin, si tant est que cette dernière soit indispensable à l'absorption.

Enfin, on nous a objecté qu'en l'absence du suc pancréatique, les graisses pouvaient être encore émulsionnées par des granulations pancréatiques représentant un pancréas secondaire dans l'épaisseur des parois intestinales. Or, cette objection se trouvait réfutée d'avance par mes expériences, qui prouvent que le suc des glandes de Brunner, ou du prétendu pancréas secondaire, ne possède pas de faculté émulsive.

Toutes ces objections tombent devant le fait incontestable de l'absorption des graisses sans suc pancréatique, fait qu'on peut constater très facilement sur le chien, en injectant de l'huile dans l'intestin quelques heures après la ligature du canal pancréatique, à l'exemple de Frerichs, Herbst, Lenz, Bidder et Schmidt, ou mieux quelques jours après cette ligature, comme dans mes expériences exécutées sous les yeux du professeur Bérard.

---

1. Voyez sur ce point une lecture de M. Bérard (*Bull. de l'Acad. de méd.*, 4 août 1857).

Sur le dernier point relatif à l'intervention du suc pancréatique dans la digestion des graisses, Bernard prétend que chez les animaux dont le suc ne coule pas dans l'intestin, la nutrition éprouve une si profonde atteinte, qu'il en résulte, dans un bref délai, le marasme et la mort. Mais encore ici mes propres recherches donnent des résultats très opposés aux doctrines de l'habile physiologiste.

Sans doute les animaux auxquels M. Bernard a injecté du suif fondu dans les canaux du pancréas, pour les oblitérer, ont pu mourir dans le marasme, comme ceux auxquels il a essayé d'enlever la totalité du pancréas. Seulement ces animaux sont morts, non faute de suc pancréatique dans l'intestin, mais par suite de la péritonite et de l'irritation gastro-intestinale produites par ces deux opérations. Avec des combinaisons plus heureuses et plus persévérantes, on voit que l'atrophie et la suppression du pancréas n'ont point par elles-mêmes de telles conséquences.

En effet, Brunner [1], il y a deux siècles déjà (1673), a pratiqué huit fois l'extirpation du pancréas avec succès sur le chien, et il l'a faite avec beaucoup d'intelligence, non dans le but de supprimer la totalité de la glande, mais d'intercepter toute communication, tout « commerce » entre elle et l'intestin. Ses deux premières victimes s'échappèrent, l'une au bout d'un mois, l'autre de trois. Un troisième chien que l'opération avait mis en appétit, s'en allait voler la viande à l'étal de son ancien maître ; le quatrième, installé chez un chirurgien, s'engraissait en faisant la chasse aux poules. Sur le dernier, le petit canal avait échappé au scalpel de l'opérateur. Mais sur l'avant-dernier, le voleur de viande, une minutieuse autopsie montra que la portion restante du pancréas n'avait plus aucune communication avec l'intestin.

Nous avons, en 1857 [2], songé à répéter les tentatives de Brunner en cherchant à mieux faire encore, et nous y avons réussi. Le pancréas, sur de très jeunes animaux, chiens, porcs, oiseaux de basse-cour, a été enlevé presque tout entier, sauf la petite portion couchée sur la veine porte, ou l'analogue de l'anneau des grandes espèces, et la totalité a été extirpée sur les oiseaux. Or, nous avons constaté sur ces animaux, comme on va le voir, précisément le contraire de ce qui avait été annoncé.

De six chiens de chasse de la même portée, cinq ont été privés des quatre cinquièmes de leur pancréas ou des deux portions ascendante et descendante portant les deux canaux, entre le tronc de la veine porte et le duodénum : les uns à l'âge de quinze jours, les autres à trois semaines, le sixième a été conservé comme terme de comparaison. Ces jeunes animaux ont peu souffert ; ils ont conservé leur gaieté, leur vivacité, n'ont pas eu de selles graisseuses et se sont développés régulièrement. Leur poids total, lors de l'opération, était de 4692 grammes ; il avait augmenté de 1845 grammes au bout de huit jours, puis dans les semaines suivantes de 2770, 2210, 1270, 2320, 2670. Après deux

---

1. Brunner, *Experimenta nova circa pancreas*. Amsterdam, 1783.
2. Bérard et Colin, *Mém. sur l'extirpation du pancréas (Bull. de l'Acad. de méd.*, 1857). — *Mémoire sur les effets de l'extirpation du pancréas (Bull. de l'Acad. de méd.*, 19 janvier 1858).

mois, l'augmentation totale était de 13 448 grammes. Ils pesaient alors 18 140^{gr}, soit à peu près quatre fois leur poids initial. Quatre d'entre eux, à la fin du cinquième mois, étaient magnifiques et pesaient de 10 à 14 kilogrammes ; en somme, 49 540 grammes, soit 100 livres ou 14 fois leur poids au moment de l'opération. Ils étaient gais, de bon appétit, à poil luisant, passablement musclés, et de cet embonpoint moyen des jeunes chiens de chasse dont on ne prend pas un soin excessif ; ils digéraient bien les mélanges de pain et de viande qui constituaient leur nourriture habituelle.

Trois d'entre eux furent tués et disséqués au bout de six mois sous les yeux de la commission de l'Académie de médecine. Sur les deux premiers, un mésentère transparent séparait le duodénum de la partie restante du pancréas ; celle-ci était atrophiée, fibreuse, un seul petit grain restait adhérent, mais sans communication avec l'intestin. Sur le troisième, l'extirpation avait été plus nette encore ; il ne restait aucune trace de granulations près de l'intestin ni sur le trajet du canal cholédoque. Enfin, sur tous, les lactés, la citerne de Pecquet et le canal thoracique renfermaient du chyle blanc, laiteux, comme dans les conditions ordinaires. Les mêmes résultats ont été obtenus sur les porcs.

Des deux opérés, l'un, tué au bout de deux mois, avait un kyste à l'extrémité du pancréas plein de suc pancréatique, mais sans communication avec l'intestin ; l'autre, quoique assez mal nourri, avait, au bout de six mois, gagné 25 kilogrammes, pris une couche de lard de 3 centimètres : un mésentère transparent s'était formé entre le duodénum et la portion atrophiée de la glande autour de la veine porte ; il ne restait pas de traces ni du canal principal, ni de l'accessoire ; du chyle blanc remplissait la citerne.

Quant aux palmipèdes, conservés pendant cinq mois après l'opération, ils ne paraissaient pas s'entretenir convenablement avec des grains et du son. Mais le canard doubla de poids et prit de l'embonpoint à compter du moment où il reçut des hachis de pain et de viande ; son plumage était brillant et lustré. A l'autopsie, il ne présenta aucun vestige de pancréas. L'oie laissée au régime du grain et du son mourut fort maigre. Nous avons vu plus haut pourquoi les oiseaux granivores qui n'ont pas de glandes salivaires pour la digestion des féculents souffrent de la perte du pancréas. Ici la digestion des graisses est hors de cause, puisqu'elle se fait bien si l'oiseau reçoit une alimentation animale.

Indépendamment de ces expériences dont les résultats ont été constatés publiquement, je pourrais en citer d'autres dans lesquelles les chiens privés de pancréas, dès leur jeune âge, ont été conservés vigoureux, en bonne santé, pendant plusieurs années et chassant avec ardeur ; mais les premiers suffisent à ma thèse.

En résumé, les expériences à extirpation du pancréas, comme celles dans lesquelles le suc pancréatique est versé pendant longtemps à l'extérieur sur les grands ruminants, le porc, le chien et les oiseaux, démontrent, d'une manière claire, irréfutable, qu'en l'absence de ce fluide, les graisses des aliments végétaux ou animaux sont digérées, puis absorbées par les chylifères ; que, dans ces conditions, les animaux n'ont pas de selles graisseuses, vivent, se développent régulièrement, prennent même de l'embonpoint s'ils sont à un régime convenable : elles établissent, par conséquent, que le pancréas n'a pas, quant à la digestion des matières grasses, le rôle spécial qui lui avait été exclusivement attribué.

Arrivons à la troisième action digestive attribuée au fluide pancréatique, celle qui est relative à la dissolution des matières azotées.

D'après quelques indications de Purkinje, de Pappenheim, et surtout d'après les expériences de M. Lucien Corvisart, le fluide pancréatique exercerait sur les matières albuminoïdes une action dissolvante analogue à celle du suc gastrique.

En mettant en contact des morceaux de muscles, des coagulums albumineux avec le suc pancréatique ou le liquide provenant de l'infusion du pancréas dans l'eau, M. Corvisart a vu ces matières se dissoudre en deux ou quatre heures, à la température de + 42° à 45°, quelle que fût leur réaction acide ou alcaline. Cette action a été plus marquée sur la viande cuite que sur la crue, et elle a paru quelquefois plus rapide que celle du suc gastrique. Le liquide obtenu quatre à cinq heures après le repas la posséderait à son maximum d'énergie. Enfin, son résultat serait la formation de peptones, de sorte que la pancréatine serait un ferment analogue à la pepsine, mais susceptible d'agir dans un milieu alcalin.

Meissner, Brinton, Funke, sont venus ajouter quelques faits à l'appui de cette manière de voir, tout en faisant remarquer que le suc pancréatique, qui se putréfie très vite, pourrait altérer les matières albuminoïdes par sa putréfaction même.

M. Milne Edwards, qui a suivi quelques expériences à ce sujet, regarde l'action du suc pancréatique sur les albuminoïdes comme faible et y attache peu d'importance. Je suis fort disposé, d'après ce que j'ai vu, à me rallier à cette opinion, car les chiens et les oiseaux privés de leur pancréas digéraient bien la viande, et même mieux que les matières féculentes. Cependant les jeunes chiens qui en recevaient une forte ration à l'état cru, en rendaient souvent d'inaltérée ayant conservé sa couleur rougeâtre ; mais depuis j'ai reconnu qu'il en est souvent ainsi chez les jeunes animaux de cette espèce, dans les premiers mois qui suivent le sevrage, par suite d'une dilatation outrée de l'orifice pylorique.

D'après M. Béchamp, au contraire, l'action du suc pancréatique sur les matières albuminoïdes aurait une grande importance ; mais ce savant chimiste, dans ses digestions artificielles a employé, au lieu de suc pancréatique, ou même d'infusion du tissu glandulaire, ce qu'il appelle les microzymas du pancréas. Il les obtient par trituration, lévigation et décantation de la pulpe de la glande, puis il les fait agir sur les matières albuminoïdes. Ces corpuscules très petits, de nature albumineuse, sont inaltérables dans l'eau, insolubles dans l'acide chlorhydrique et dans l'acide acétique. En les faisant agir sur les albuminoïdes solubles ou insolubles, musculine, osséine, caséine, il les digèrent en quelques heures, non pas en donnant, comme le fait le suc gastrique, des peptones, mais des produits cristallisables, leucine, anthine, hypoxanthine, tyrosine. Leur activité ne s'épuise pas à une première digestion ; elle persiste pendant plusieurs opérations successives. Aussi cette activité semblerait indiquer, d'après M. Béchamp, que les granulations sécrètent un ferment, la pancréazymase, qui jouirait de toutes les propriétés du fluide pancréatique produit par la glande pendant la vie.

En somme, et au point de vue de l'ensemble de ses propriétés, le suc pancréatique n'a pas une fonction qui lui appartienne à l'exclusion des autres liquides digestifs. C'est une salive dont le pouvoir saccharifiant est très énergique, c'est un liquide émulsionnant les graisses et peut-être un dissolvant des albuminoïdes. Chacun de ses offices peut avoir plus ou moins d'importance, suivant la nature des aliments et l'organisation de l'appareil digestif.

Il est surtout une salive pour les oiseaux qui manquent de glandes salivaires, un fluide émulsionnant pour les carnassiers qui ont les aliments riches en graisse, et il a peut-être tous ses rôles d'une importance égale chez les herbivores, en devenant l'auxiliaire de la salive, de la bile et du suc intestinal qui, à leur tour, peuvent, comme le dit M. Milne-Edwards, produire des effets analogues aux siens.

Il y a certainement encore des études très intéressantes à entreprendre pour arriver à saisir ces nuances fonctionnelles. Si j'en juge par quelques tentatives récentes que je me propose de suivre plus tard, l'importance du pancréas est moindre chez l'oiseau de proie que chez l'oiseau granivore, moindre chez les mammifères que chez les oiseaux en général, et l'anatomie comparée semble indiquer qu'elle est faible chez les poissons, où, chose singulière, l'état rudimentaire du pancréas coïncide avec une très grande aptitude à l'assimilation des graisses.

C'est à la chimie qu'il appartient de nous dire si la triple action du suc pancréatique tient à la pancréatine, ou si elle résulte de plusieurs ferments affectés chacun à un office spécial.

III. — RÔLE DES FLUIDES INTESTINAUX.

Aux fluides modificateurs de l'aliment, à la salive, au suc gastrique, à la bile, au suc pancréatique, que nous avons étudiés, quant à leur composition et à leur action, s'ajoute un liquide particulier désigné sous le nom de *suc intestinal*.

Ce fluide, dont Haller, Bichat et tous les physiologistes ont admis l'existence avant qu'elle fût démontrée, doit être un produit complexe, car il y a dans l'intestin les glandes de Brunner sous-jacentes à la muqueuse duodénale, les glandes de Peyer, les glandes tubuliformes de Galeati, et enfin les follicules solitaires du cæcum et du côlon. Très probablement ces divers organes ne sécrètent point un fluide identique.

La muqueuse intestinale semble n'être qu'une vaste glande, un immense tapis glanduleux dont la sécrétion peut être plus ou moins abondante, suivant le régime des animaux, la nature et la quantité des matières alimentaires qui se trouvent en contact avec sa surface libre.

Les plus petits de ses organes sécréteurs sont les glandes tubuliformes décrites par Galeati et Lieberkühn. Ces glandes existent dans l'intestin grêle et dans le gros intestin, où elles se présentent sous l'aspect de petits cylindres creux pressés les uns contre les autres. Chacune d'elles est terminée en cul-de-sac dans l'épaisseur de la muqueuse et s'ouvre par un petit orifice à la surface libre de la membrane qui, vue au microscope, est criblée d'ouvertures, tant les glandes sont nombreuses et rapprochées. L'imagination s'effraye du nombre infini de ces petits tubes sur une surface aussi vaste que celle de la muqueuse intestinale qui mesure, comme nous l'avons dit précédemment, une étendue de plus de 8 mètres carrés sur le bœuf et de près de 12 mètres sur le cheval. L'existence de ces millions de glandes tubuliformes suffit pour faire soupçonner une abondante sécrétion. Nous verrons bientôt que celle-ci est considérable et qu'elle est la principale source du suc intestinal.

Outre ces glandes microscopiques, qui se trouvent dans toutes les parties du tube intestinal, il y a des glandes spéciales dans le duodénum, d'autres dans le reste de l'intestin grêle et dans le gros intestin.

Les glandes de Brunner, qui forment, sous la muqueuse du duodénum, une belle couche jaunâtre, continue avec elle-même, résultent de l'agglomération de petits grains qui se réunissent en nombre assez considérable pour former de petites grappes, dont chacune porte un canal excréteur commun ouvert à la surface libre de la membrane. Elles sont énormément développées chez les solipèdes, mais beaucoup moins chez les ruminants et les animaux carnassiers.

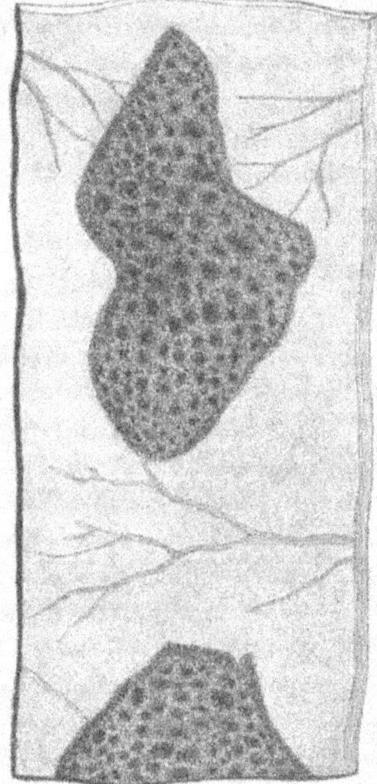

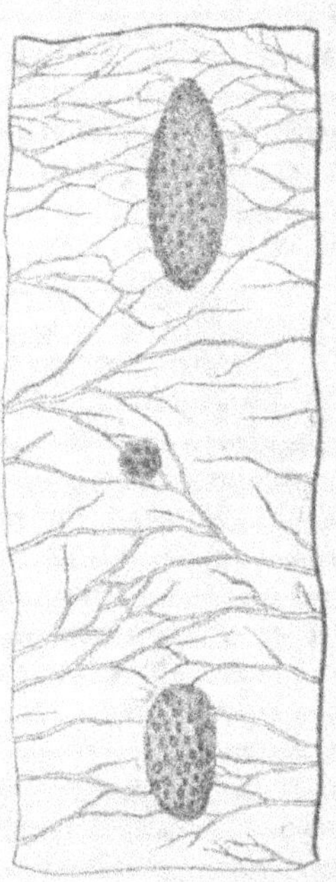

Fig. 122. — Glande de Peyer du cheval, de grandeur naturelle.

Fig. 123. — Glandes de Peyer du dromadaire.

Les glandes de Peyer appartiennent à l'intestin grêle de tous les mammifères. On n'en trouve dans le gros intestin qu'un très petit nombre et chez quelques espèces seulement. C'est à partir de 1 à 2 mètres du pylore qu'elles apparaissent chez les solipèdes et les ruminants sous la forme de plaques plus ou moins grandes, inégalement disséminées, au bord convexe du cylindre intestinal.

Elles s'offrent sous l'aspect de gaufres irrégulières, déchirées dans les solipèdes (fig. 122 et 123), arrondies, discoïdes chez le chien, le chat, le renard, le lièvre; rubanées chez le bœuf et le porc; ovalaires dans le dromadaire et le chameau.

Elles sont fort petites chez le dromadaire, plus grandes chez les solipèdes, plus encore chez le porc; enfin, elles s'offrent avec des dimensions énormes chez le bœuf, où elles ont 10, 15, 25, et jusqu'à 30 centimètres de longueur sur une largeur de 1 à 2 centimètres. On en compte un nombre très variable, suivant les animaux. Le chat en a 5 ou 6 ; le lapin, de 6 à 8 ; le chien, de 16 à 24 ; le porc, de 24 à 33 ; le bouc et le bélier, de 28 à 35 ; le bœuf, de 40 à 50 ; le cheval, de 100 à 150, et le dromadaire plus de 700.

Ces glandes sont constituées par un certain nombre de petites capsules arrondies, visibles à l'œil nu, sans ouvertures, logées une à une au fond des dépressions de la plaque. Elles sont disséminées d'une manière très irrégulière. En général, les plus petites se trouvent dans la première moitié de l'intestin grêle chez les solipèdes et les ruminants domestiques ; les plus grandes se voient à la dernière portion. La plus considérable de toutes occupe l'iléon et se continue habituellement sur la saillie de l'intestin grêle dans le cæcum; elle a 15 à 20 centimètres chez le mouton et la chèvre, 20 à 25 chez le chien, 40 à 50 chez le bœuf ; enfin, elle n'a pas moins de 1 mètre 1/2 à 2 mètres, et quelquefois plus, dans l'espèce du porc. L'espace le plus considérable qui existe entre les glandes de Peyer est celui qui se trouve entre les deux dernières ; il est généralement de 2 mètres pour le bélier, et de 4 à 5 pour les grands ruminants.

Ces glandes se trouvent en petit nombre dans le cæcum et à l'origine du côlon de quelques animaux : les ruminants, le lapin, le lièvre et le porc, par exemple.

Enfin, la muqueuse du gros intestin porte un autre ordre d'organes sécréteurs appelés follicules solitaires. Ceux-ci, à peine visibles à l'œil nu chez le cheval, sont très gros chez le bœuf, le porc et les animaux carnassiers. Ils ne deviennent bien apparents chez les solipèdes que dans certaines circonstances, comme sur les sujets qui meurent de faim. Parfois ils s'hypertrophient au point de devenir comme de petites lentilles rosées, dont le centre est percé d'une large ouverture pleine de mucus.

Le rôle de ces organes sécréteurs, dont le développement et la disposition offrent tant de variétés, suivant les animaux, peut-il être déterminé ? Leur produit a-t-il des caractères uniformes et une composition identique ? Les physiologistes s'épuisent en conjectures à cet égard ; mais leurs dissertations ne peuvent rien nous apprendre de positif. Il faut demander aux expériences ce qui, sans elles, demeurerait toujours un impénétrable mystère.

Le liquide pris dans l'intestin des chevaux à jeun, analysé par Tiedmann et Gmelin, et considéré comme du suc intestinal, était évidemment un mélange de la salive et des fluides gastriques parvenus à l'intestin, avec la bile, le suc pancréatique et le suc intestinal associés aux boissons et aux principes solubles des aliments qui demeurent si longtemps dans l'intestin des herbivores. Aussi les expérimentateurs allemands ont-ils trouvé à ce produit une composition très variée. Ils y ont vu un peu d'acide libre dans la première moitié de l'intestin grêle; du mucus, de l'albumine, une matière caséeuse, de la matière salivaire et de l'osmazôme; une autre matière qui rougit par le chlore; de la résine biliaire, un peu de graisse ; une substance acide et azotée analogue à l'acide allantoïque; des phosphate, chlorure, sulfate et carbonate alcalins ; du phosphate, du carbonate de chaux et de magnésie. Depuis l'époque à laquelle cette analyse a été donnée, les physiologistes se sont fait des idées très fausses sur le produit des sécrétions intestinales. Quelques-uns l'ont supposé analogue au suc gastrique, à cause de la ressemblance qui existe entre les glandes tubuleuses de l'estomac et celles de l'intestin. D'autres, Blondlot est de ce nombre, l'ont regardé comme un simple mucus à réaction alcaline.

Frerichs, puis Bidder et Schmidt, en comprimant entre deux ligatures une anse d'intestin grêle de 4 à 8 pouces de longueur, avaient ensuite essayé de recueillir ce suc ; mais comme ils opéraient sur le chat, ils ne réussissaient pas, même en une période de quatre à six heures, à en obtenir assez pour l'analyser. Ce qu'ils prenaient dans l'anse était une matière épaisse, visqueuse, constituée essentiellement par du mucus et de la bile ; c'étaient plutôt les matières demeurées adhérentes à la muqueuse qu'un produit formé à compter de l'occlusion de l'anse intestinale.

En employant sur les grands animaux un procédé analogue, très simplifié, j'ai réussi à obtenir ce suc assez pur et en quantité suffisante, tant pour les analyses que pour les digestions artificielles. Voici en quoi il consiste.

Sur un cheval en pleine digestion et debout, je fais au flanc gauche une incision de 8 à 10 centimètres ; incision par laquelle j'attire une petite partie d'une anse d'intestin grêle. Dès que j'ai saisi celle-ci, j'applique sur elle un petit appareil composé de deux lames métalliques enveloppées chacune d'un ruban de velours et se rapprochant par deux vis de pression que l'on fait mouvoir tant que les parois de l'intestin ne sont point parfaitement en contact. Une fois que le compresseur est fixé, je soulève l'anse de manière à faire descendre progressivement les matières alimentaires, toujours très délayées, et je la presse doucement entre les doigts à partir du point intercepté jusqu'à ce qu'elle soit débarrassée de son contenu sur une longueur de 1 mètre 1/2 à 2 mètres : puis, sans déplacer les doigts, j'applique là un second compresseur semblable au premier. Enfin, j'achève de faire rentrer dans la cavité l'anse qu'un aide y réintroduisait à mesure qu'elle devenait libre, afin qu'elle ne fût pas exposée au contact de l'air, et aussitôt je ferme la plaie du flanc.

Par cette opération simple, qui s'exécute en quelques minutes et sans aucune difficulté, on a complètement privé de son contenu une anse intestinale qui n'a plus aucune communication avec le reste de l'intestin (fig. 125). C'est dans son intérieur que s'accumule le suc intestinal. Les parois de l'organe n'ont été nullement lésées. Les deux compresseurs, serrés modérément, ne blessent point les membranes sur lesquelles ils portent par l'intermédiaire d'une garniture de velours. La circulation n'est en aucune façon troublée, puisque les petites anastomoses de l'anse intestinale sont en dehors des points interceptés. Au bout d'une demi-heure on tue l'animal par l'effusion du sang, on laisse descendre, par son propre poids, à une extrémité de l'anse, le liquide sécrété dans son intérieur, et on le retire à l'aide d'une petite ponction.

La quantité de suc intestinal qu'on obtient ainsi est assez considérable. Elle m'a paru, d'après la moyenne d'un grand nombre d'expériences, de 80 à 120 grammes en une demi-heure, pour une longueur de 2 mètres d'intestin grêle. Elle est beaucoup moindre chez les sujets dont la digestion intestinale est suspendue, mais elle est plus considérable si l'on a injecté dans l'anse préalablement vidée une quantité connue d'une solution de manne, de sulfate de soude et d'aloès.

Le suc ainsi obtenu est mêlé à un peu de mucus qui s'en sépare par le repos

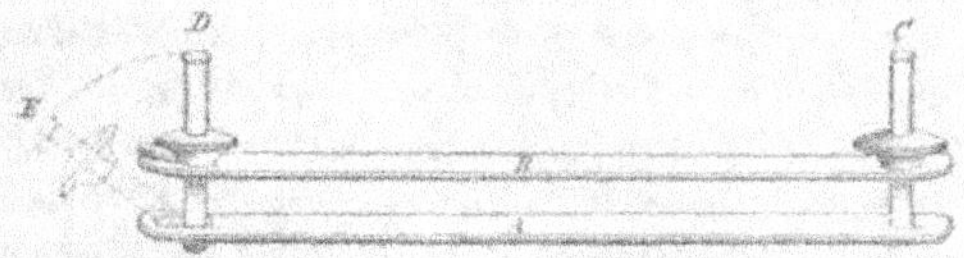

Fig. 124. — Compresseur intestinal.

on la filtration. Il est presque clair, d'une teinte assez jaunâtre. Sa saveur est légèrement salée, et sa réaction alcaline. M. Lassaigne, qui a bien voulu, à ma prière, en faire l'analyse, l'a trouvé composé de : eau, 98,1 ; albumine, 0,45 ; chlorure sodique, chlorure potassique, phosphate et carbonate sodiques, 1,45. Sa densité est de 1,010 à la température de 15 degrés centigrades. Quelques chimistes

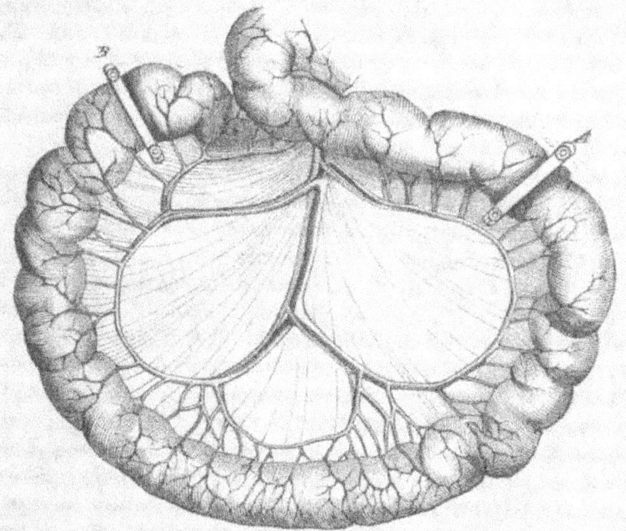

Fig. 125. — Anse intestinale préparée pour recueillir le suc entérique.

y ont trouvé 3,2 pour 100 de matières solides, une matière précipitable par l'alcool, apte à se redissoudre dans l'eau, mais non précipitable par les acides minéraux et le sublimé. Les éléments figurés qu'il peut présenter, globules muqueux, granules divers, lui sont étrangers.

Le suc intestinal, si pur qu'il soit, est encore un liquide complexe, car dans une anse intestinale se trouvent, avec les glandes de Galeati, les glandes agminées ou les plaques de Peyer, et, de plus, si l'on se rapproche de l'estomac, des glandes de Brunner. Or, ne pourrait-on pas pousser l'analyse plus loin, et parvenir, jusqu'à un certain point, à démêler, à isoler ces trois produits, à supposer qu'ils ne soient pas identiques ?

Les glandes de Brunner sont énormes chez le cheval. Pour en obtenir le produit, j'ai lié les canaux biliaire et pancréatiques, appliqué une double ligature bien serrée sur le pylore ; puis, à partir de ce point, j'ai poussé progressivement, par la pression des doigts, le contenu du duodénum vers la partie libre de l'intestin grêle, et j'ai appliqué une ligature sur l'anse pylorique au niveau de la grande mésentérique, de manière à laisser le duodénum tout à fait vide, et à empêcher l'arrivée d'aucun fluide étranger dans sa cavité. Mais alors, comme la pression des doigts avait pu ne pas tout entraîner à cause de la disposition irrégulière de la muqueuse, je recommençai à la comprimer du pylore vers la partie libre de l'intestin, et je plaçai une nouvelle ligature en deçà de celle qui avait été mise précédemment près de la mésentérique. Au bout d'une heure, je tuai l'animal qui était en pleine digestion au commencement de l'expérience. Le pylore, les canaux, l'extrémité postérieure du duodénum étaient bien liés ; celui-ci contenait 80 grammes d'un beau liquide, visqueux, épais, d'une saveur salée, et légèrement alcalin. Il ne se coagulait point par la chaleur, et n'émulsionnait ni n'acidifiait les matières grasses ; seulement, après une agitation prolongée, il en rendait une partie mousseuse, blanchâtre et opaque. Lassaigne le trouva ainsi composé : eau, 98,47 ; mucus, 0,95 ; chlorure de sodium et carbonate de soude, 0,48 ; sous-phosphate de chaux, 0,10. Sa densité était de 1,008 à la température de + 15 degrés centigrades.

Le fluide des glandes de Brunner est donc un suc muqueux qui n'a, sous le rapport de la composition et des propriétés, rien de commun avec le suc pancréatique. C'est bien gratuitement, par conséquent, qu'on a donné à l'amas de ces glandes le titre de *second pancréas*, et que tout récemment on a supposé que ce produit devait jouir des mêmes propriétés que le fluide pancréatique.

Dès que j'eus appris que le suc des glandes duodénales était un suc muqueux, je pensai qu'il serait sécrété plus abondamment par suite d'une stimulation quelconque. Pour vérifier mes conjectures, je laissai couler dans le duodénum tantôt la bile, tantôt le suc pancréatique, et cela pour éviter la plaie nécessaire à l'introduction d'un stimulant étranger.

Lorsque le suc pancréatique arrivait seul dans l'anse duodénale, j'obtenais en une heure, sur les sujets en pleine digestion, 500, 800, 1000 grammes d'un liquide limpide, à reflet très légèrement opalin, visqueux, comme une solution de sucre très concentrée. Ce mélange de suc pancréatique avec le suc de Brunner, sécrété abondamment, était alcalin, non coagulable par la chaleur. Lassaigne l'a trouvé composé de : eau, 98,34 ; mucus, 0,33 ; chlorure de sodium, 1,20 ; carbonate de soude et traces de phosphate de soude, 0,03 ; sous-phosphate de chaux, 0,10.

Lorsque, au contraire, la bile coulait seule dans l'anse après la ligature des canaux pancréatiques, le mélange s'offrait sous l'aspect d'un fluide légèrement jaunâtre, épais, filant, et presque semblable, quant aux propriétés physiques, à ce beau liquide citrin et visqueux qu'on trouve dans l'intestin grêle des chevaux à jeun depuis quelques jours.

Voilà donc le suc des glandes de Brunner isolé, et le voilà mêlé tantôt avec la bile, tantôt avec le suc pancréatique. Nous sera-t-il possible d'arriver à un résultat analogue en ce qui concerne le produit des glandes de Peyer, à supposer que ces glandes soient de véritables organes sécréteurs ?

Les glandes agminées étant petites et ne pouvant être distinguées à l'extérieur de l'intestin, chez la plupart des animaux, il paraît difficile de leur appliquer la méthode ordinaire dont nous venons de parler. Ce n'est donc ni chez le cheval, ni chez le mouton, la chèvre, etc., qu'il faut chercher à isoler le fluide qu'elles sécrètent ; mais on peut, chez le porc, dont la glande de l'iléon s'élève à plus de 2 mètres de longueur, trouver cette autre inconnue dans le problème des sécrétions intestinales. L'expérience est facile : elle consiste à appliquer d'abord le petit compresseur ou une simple ligature près de l'insertion cæcale de l'intestin grêle, puis à pousser, par la pression des doigts, vers le jéjunum, les matières que renferme l'iléon, sur lequel on place une autre ligature à 1 mètre et demi ou 2 mètres de la première. De cette manière, la dernière partie de l'intestin grêle, renfermant la magnifique glande rubanée, est complètement vide. Au bout d'une heure on tue l'animal. Cette expérience, que j'ai faite assez souvent, ne m'a pas donné un résultat bien tranché ; j'ai vu seulement à la surface de la glande une couche de mucus plus épaisse et plus consistante que dans les points où la muqueuse n'était pas recouverte par la plaque agminée. Peut-être n'y a-t-il pas, d'après cela, trop de témérité à présumer que les glandes de Peyer sécrètent du mucus.

Il est vrai que quelques micrographes, Brücke entre autres, se fondant sur ce fait que les vaisseaux chylifères seraient très abondants autour et en regard des plaques de Peyer, ont cherché à les représenter comme des organes de chylification, des ganglions lymphatiques, destitués par conséquent de toute fonction sécrétoire. Cette vue, qui n'est démontrée ni anatomiquement, ni physiologiquement, me paraît tout à fait fausse. D'abord au niveau des plaques il y a peu de villosités pour absorber le chyle, et je n'ai pas vu chez les animaux, dont les glandes de Peyer sont énormes, plus de chylifères et des chylifères mieux remplis dans les points correspondant à ces glandes que dans leurs intervalles, et je puis dire qu'à ce sujet mes observations sont nombreuses et faites dans de bonnes conditions. 2° Les injections exécutées avec le plus grand soin ne montraient pas de communications entre les chylifères et les follicules de la glande. 3° Le contenu de ces follicules, grisâtre, visqueux, est constitué par des cellules homogènes, des noyaux qui diffèrent très visiblement des globules ou cellules du chyle. Enfin, l'étude attentive de ces organes, au point de vue physiologique, les montre réellement des organes sécréteurs. Ils sont beaucoup plus développés chez les herbivores et les omnivores que chez les carnassiers ; leurs dimensions sont énormes chez les rongeurs ; une vaste glande chez le lièvre et le lapin tapisse un renflement terminal de l'intestin grêle ; une autre glande semblable, en doigt de gant, revêt l'appendice du cæcum dans toute la partie dépourvue de valvule spirale. Or, cette ampoule terminale de l'intestin grêle, ce prolongement du cæcum, sont quelquefois dépourvus d'aliments et tout à fait pleins du plus beau liquide, tantôt légèrement grisâtre et opaque tantôt transparent et analogue à une solution de gomme. Ce liquide, qui n'existe pas dans les autres parties de l'intestin grêle et du cæcum, se retrouve quelquefois dans le côlon à un point où les follicules solitaires sont extrêmement rapprochés. D'ailleurs, quand on injecte dans l'intestin une solution de cochenille, on trouve, déjà au bout d'une heure, les ganglions chylifères du mésentère légèrement rougis par la matière que les chylifères y ont apportée, tandis que les follicules de la glande de Peyer ne sont pas plus colorés que le reste de la muqueuse. Si, plus tard, ils rougissent, c'est par simple imbibition et non par l'apport de la matière colorante qui a pénétré dans les chylifères.

Le suc intestinal de l'intestin grêle est donc le produit des glandes duodénales, des glandes agminées et des glandes tubuliformes. Les premières donnent évidemment un fluide muqueux qui se mêle intimement avec le reste; les secondes sécrètent aussi probablement un mucus qui reste à la surface de la membrane interne; enfin, les dernières, qui sont les plus nombreuses, sécrètent la partie fluide la plus abondante et dépourvue de viscosité. Or, comme dans les expériences le duodénum reste étranger à l'anse dans laquelle on recueille le suc intestinal, le produit des glandes de Brunner, n'est point mêlé aux deux autres; de plus, comme le mucus se sépare de ceux-ci par le repos ou la filtration, le suc intestinal proprement dit, c'est-à-dire le suc des glandes tubuliformes, se trouve tout à fait isolé.

Quant aux sucs sécrétés par le gros intestin, il n'est pas facile de les obtenir par le procédé dont j'ai donné la description. Les expériences que j'ai tentées sur la pointe du cæcum et la courbure pelvienne du côlon du cheval ne m'ont encore conduit à aucun résultat qui mérite d'être mentionné.

Les diverses sécrétions intestinales, si abondantes chez les grands herbivores, le cheval entre autres, le paraissent fort peu chez les carnassiers; du moins, il m'a été impossible, en appliquant à ces animaux les moyens qui m'avaient réussi pour les autres, de recueillir des quantités appréciables soit de suc duodénal, soit de suc du reste de l'intestin grêle. Le produit de ces sécrétions doit y être, du reste, peu considérable à cause de la petite surface intestinale. En effet, la totalité de l'intestin grêle d'un chien est loin de représenter en étendue cette anse longue de 2 à 3 mètres où nous recueillons le suc intestinal du cheval. La faible étendue de la muqueuse des petits animaux sera toujours un obstacle à la réalisation d'une étude qui devient si facile chez les mammifères de grande taille.

La sécrétion du suc intestinal, dont Haller avait porté le produit à 8 livres en vingt-quatre heures chez l'homme, est sans doute d'une activité en rapport avec celle de la digestion; elle devient excessivement abondante sous l'influence des purgatifs, et alors le fluide qu'elle verse dans la cavité intestinale n'est plus résorbé comme il l'est probablement dans les circonstances ordinaires. Cette sécrétion fournit une énorme quantité de liquide dans les diarrhées séreuses et muqueuses, lesquelles peuvent résulter, suivant les cas, d'une hypersécrétion, soit des glandes productrices du mucus, soit de celles qui donnent le fluide ténu et non visqueux. Mais c'est là un point qui rentre dans les attributions de la pathologie.

La sécrétion des sucs intestinaux paraît devoir être réglée, comme les autres, par le système cérébro-spinal et ganglionnaire. D'après les idées qui tendent à s'accréditer, les nerfs agiraient sur les glandes intestinales par l'intermédiaire de la circulation; leur section, en paralysant les vaisseaux et en favorisant l'hyperémie, activerait les sécrétions de la muqueuse, comme la section du ganglion cervical active la sécrétion de la salive de la sous-maxillaire ou la transpiration sur un côté de l'encolure et de la face. On observe, en effet, une sécrétion exagérée dans une anse intestinale dont les nerfs mésentériques ont été coupés, et de la diarrhée à la suite de l'excision des ganglions semi-lunaires. Toutefois les modifications déterminées dans ces conditions ne sont pas physiologiques, elles peuvent s'expliquer en dehors de toute influence nerveuse. La diarrhée sanguinolente, qui suit quelquefois l'excision des semi-lunaires, a une cause suffisante dans les déplacements de la masse intestinale et les froissements exercés sur elle, car on l'évite, comme je l'ai vu sur le chien, en faisant l'opération sans trop de délabrements. De même, l'abondante exhalation de sérosité dans une anse intestinale dont les nerfs mésentériques et vasculaires ont été soulevés, puis coupés, résulte des froissements exercés sur ses parois ou seulement de la congestion qui se produit pendant que cette anse cesse d'être soumise à la pression des parois abdominales; c'est un effet analogue à celui qu'on observe dans la hernie ou dans l'éventration. D'ailleurs le liquide obtenu dans ces conditions est du sérum plus ou moins albumineux, sanguinolent, et non du suc intestinal avec ses caractères normaux. Il suffit d'un peu de tact à l'expérimentateur, pour reconnaître les méprises qui ont été commises à ce sujet.

Le suc intestinal pris en masse et formé surtout par le produit des glandes de Galeati remplit évidemment plusieurs offices distincts :

1° Il délaye, hydrate le chyme pour rendre plus faciles les actions osmotiques ;

2° Il en sature l'acidité en vertu de sa réaction alcaline ;

3° Il transforme la fécule en sucre, comme Freriehs, Bidder et Schmidt l'ont constaté sur le chat, Busch sur une femme à fistule intestinale, chez laquelle la fécule se digérait dans la proportion de 63 pour 100 en cinq heures, et comme je l'ai observé moi-même, surtout en ce qui concerne le suc des herbivores domestiques ;

4° Il émulsionne les graisses avec lesquelles on l'agite dans des tubes, mais moins bien que le fluide pancréatique. Je suis arrivé à rendre ce résultat extrêmement sensible en injectant dans une anse d'intestin grêle de cheval 100 à 150 grammes d'huile d'olive qui se trouvait en grande partie émulsionnée au bout d'une à deux heures. Sur le porc, j'ai vu que le liquide visqueux de la longue glande de l'iléon jouissait des mêmes propriétés, car après avoir injecté de l'huile dans cette portion fermée, je retrouvais une couche crémeuse assez épaisse sur la glande et le reste de l'huile non modifié. Y a-t-il là une simple émulsion, ou de plus un dédoublement opéré en vertu de l'alcalinité du liquide? C'est ce que de nouvelles études pourront ultérieurement décider ;

5° Enfin il paraît dissoudre, à un certain degré, les matières albuminoïdes qui ont échappé à l'action du suc gastrique. Bidder et Schmidt l'ont constaté, soit en opérant par la méthode des digestions artificielles, soit en introduisant dans une anse fermée et préalablement privée de ses liquides, des portions d'albumine ou de viande dont on détermine le déchet au bout d'un certain nombre d'heures. Busch, sur une femme à fistule de l'intestin grêle sur laquelle le segment intestinal inférieur ne paraissait rien recevoir du segment supérieur, a vu des cubes d'albumine enveloppés d'un tissu léger, introduits dans le premier segment, perdre 35 pour 100 de leur poids en six heures. En injectant dans le même segment ce qui provenait du supérieur, il parvint à rendre à cette malade un embonpoint satisfaisant. Cette action sur les albuminoïdes m'a toujours semblé extrêmement faible, souvent presque nulle ; aussi je suis persuadé que, dans les expériences où on l'a trouvée très marquée, le suc intestinal était mêlé à d'autres liquides. Du reste, elle ne m'a point paru propre au suc intestinal des carnassiers, comme le disait Funcke. Sous ce rapport, le suc intestinal des herbivores ne diffère pas sensiblement de celui des autres animaux.

On voit donc que le suc intestinal jouit, mais à un faible degré, des propriétés des autres liquides digestifs, et qu'il peut, à cause de cela, continuer leur action, donner suite aux élaborations commencées dans la bouche, l'estomac et le duodénum. Il paraît pouvoir suppléer, jusqu'à un certain point, ceux qui manquent ou qui se trouvent en quantité insuffisante. Aussi l'un des liquides peut faire défaut, soit la salive, soit la bile, soit le suc pancréatique, sans que la digestion des albuminoïdes, des féculents et des matières grasses cesse de s'effectuer.

IV. — DES MUTATIONS DES ALIMENTS DANS L'INTESTIN GRÊLE ET LE GROS INTESTIN.

Les aliments, à mesure qu'ils sortent de l'estomac, se disséminent dans l'intestin pour se soumettre à l'action des liquides digestifs et offrir des matériaux à l'absorption. Leur répartition doit être d'abord constatée, car elle facilite l'intelligence des élaborations qui s'accomplissent dans le tube intestinal. Elle a lieu suivant un mode spécial dans chaque groupe d'animaux.

Chez les carnassiers, le chyme, s'il est constitué seulement par des matières animales, est peu abondant et sous forme de bouillie grisâtre, jaunâtre ou brune légèrement spumeuse, qui marche lentement du duodénum vers la fin de l'intestin, en cédant, à mesure qu'il progresse, les matières assimilables : aussi, chez le chien qui a fait un abondant repas, est-on étonné de trouver, deux, quatre, six, huit heures après, fort peu de matières dans l'intestin, soit 50 à 100 grammes, quand, par exemple, des animaux ont mangé de 500 à 1 000 grammes de viande. L'intestin, chez ces animaux, opère sur de petites quantités à la fois, et il opère avec lenteur.

L'intestin grêle, chez les herbivores qui ne ruminent pas, chez les solipèdes notamment, reçoit les matières alimentaires en grande quantité, et il les disperse vite dans toute son étendue ; cependant, bien qu'il ait une capacité quatre fois égale à la capacité gastrique, il n'en contient jamais, à un moment donné autant que l'estomac très rempli. Les aliments s'y répartissent d'ailleurs avec quelques variantes subordonnées aux périodes de la digestion. Pour se faire une idée exacte de cette répartition chez les solipèdes, il faut se rappeler que, longtemps après le repas, comme de la vingt-quatrième à la quarante-huitième heure, il y a encore une notable quantité de liquide dans l'intestin grêle, dans le cæcum, et de matières tassées dans les diverses parties du côlon. Il en résulte que les produits de la digestion qu'on étudie sont toujours additionnés des restes plus ou moins considérables de la digestion antérieure ; seulement, dès que la quantité de ces résidus est connue et qu'elle est rendue à peu près uniforme, dans les expériences, par un jeûne d'égale durée, les données expérimentales deviennent comparables.

Or, une fois que l'animal se met à manger après un jeûne de vingt-quatre à trente-six heures, voici de quelle manière s'opèrent le déversement du chyme et sa répartition dans l'intestin : tous les animaux dont il s'agit ont reçu la même quantité de foin, 2 500 grammes ; tous ont reçu de l'eau qui a été refusée par les uns et prise par les autres en quantité pesée. Ils ont été tués successivement de la deuxième à la huitième heure.

Un premier cheval tué, deux heures à compter du début du repas pendant lequel il était arrivé à l'estomac 2 500 grammes de foin, 9 000 d'eau et 10 000 de salive, avait ses matières alimentaires ainsi réparties :

	Solides.	Liquides.
1° Estomac....................	968 gr.	9,782 gr.
2° Intestin grêle.............	253	11,657
3° Cæcum.....................	334	12,146
Sommes........	1555 gr.	33,558 gr.

En deux heures, l'estomac de ce cheval a versé dans l'intestin la moitié en poids de ce qu'il a reçu. Il a conservé les deux cinquièmes du foin sec, les trois autres sont sortis ; mais un cinquième seulement, ou à peu près se retrouve dans dans l'intestin grêle et le cæcum ; les deux cinquièmes, qui manquent ont été dissous dans les fluides intestinaux et en partie absorbés. Avec ce déficit, il y a, par rapport aux ingesta, un excédent de 13 613 grammes qui représente le produit des sécrétions gastrique, intestinale, biliaire et pancréatique, mêlé aux restes liquides de la digestion antécédente.

En trois heures, à compter du début du repas, sur un second cheval qui a mangé même quantité de foin, l'estomac a reçu, y compris la salive, 12 500 grammes de matières, qui se sont trouvées ainsi réparties :

	Solides.	Liquides.
1° Estomac....................	759 gr.	5,241 gr.
2° Intestin grêle.............	321	6,279
3° Cæcum.....................	374	14,526
Sommes........	1454 gr.	26,046 gr.

L'estomac de ce cheval, en trois heures, a perdu la moitié de ses ingesta pris en masse et proportionnellement plus de foin que de liquide. L'intestin grêle et le cæcum ont reçu, pour les deux, autant de foin qu'il en est resté dans l'estomac ; mais les deux cinquièmes du fourrage consommé ne se retrouvent plus dans le marc des trois viscères ; ils ont été dissous dans les liquides et en partie absorbés. L'excédent liquide sur les ingesta est de 16 046 grammes, quoique l'animal n'ait pas bu après le repas, ni même, comme tous les autres, dans les vingt-quatre heures qui ont précédé ce repas.

Sur un autre cheval, après quatre heures de digestion, 2 500 grammes de foin ingérés avec 2 500 d'eau se sont trouvés répartis de la manière suivante :

	Solides.	Liquides.
1° Estomac....................	660 gr.	3,440 gr.
2° Intestin grêle.............	345	3 155
3° Cæcum.....................	792	17,708
Sommes........	1797 gr.	24,303 gr.

Ici le contingent du cæcum augmente dans une forte proportion. Plus du quart du foin est dissous ou absorbé, et les trois réservoirs offrent sur les ingesta un excédent liquide de 11 803 grammes.

Après cinq heures de digestion, sur un quatrième cheval qui a reçu 2 500 de foin et 9 litres d'eau, les matières sont ainsi réparties :

	Solides.	Liquides.
1° Estomac	531 gr.	3,116 gr.
2° Intestin grêle	110	9,790
3° Cæcum	485	7,665
Sommes	1079 gr.	14,571 gr.

Dans cette expérience, le contingent de l'estomac et de l'intestin grêle a considérablement diminué, sans que celui du cæcum se soit accru dans la même proportion ; les trois cinquièmes du foin ont disparu des trois réservoirs, sans doute par suite d'un départ considérable des matières vers le côlon. En outre, les liquides ont éprouvé une forte réduction, car les 14 571 grammes qui restent dans les trois réservoirs représentent à peu près la somme des liquides sécrétés par l'estomac, la muqueuse intestinale, le foie, le pancréas. Les 19 kilogrammes d'eau bue et de salive ont disparu.

Au bout de six heures de digestion, sur un cheval qui mange 2 500 de foin et boit un litre d'eau, les ingesta se répartissent comme il suit :

	Solides.	Liquides.
1° Estomac	635 gr.	3,965 gr.
2° Intestin grêle	224	10,276
3° Cæcum	290	12,410
Sommes	1149 gr.	26,651 gr.

Sur celui-ci, la digestion gastrique est un peu moins avancée que sur le précédent. Il manque aux trois réservoirs plus de la moitié de la masse du foin, et il y a 15 651 grammes de liquide en excès sur la masse de même nature arrivée à l'estomac avec les aliments.

Après une digestion de sept heures, sur un petit cheval qui a reçu 2 500 de foin et refusé de boire, on a cette répartition, l'apport total étant de 12 500 grammes :

	Solides.	Liquides.
1° Estomac	677 gr.	4,023 gr.
2° Intestin grêle	80	5,580
3° Cæcum	330	8,570
Sommes	1087 gr.	18,173 gr.

Ici les trois cinquièmes du foin ont disparu, et il y a 18 173 grammes de liquides en excès sur les ingesta, dont 10 000 représentent la salive, le reste les fluides de l'estomac et de l'intestin avec les reliquats de la digestion antérieure.

Enfin, après une digestion de huit heures, sur un cheval qui a mangé 2 500 de foin et bu 9 litres d'eau, les matières étaient réparties ainsi qu'il suit, l'apport total étant, la salive comprise, de 21 500 grammes :

	Solides.	Liquides.
1° Estomac	284 gr.	1,631 gr.
2° Intestin grêle	112	2,838
3° Cæcum	660	13,140
Sommes	1056 gr.	17,609 gr.

Les trois cinquièmes du foin ont donc été digérés ou en partie chassés dans le côlon ; il reste un excédent liquide de 8609 grammes.

En récapitulant les résultats des expériences précédentes, nous avons, pour nos sept chevaux, une digestion d'une durée totale de trente-cinq heures, portant en bloc sur :

Foin	17,500 gr.
Eau bue	30,500
Salive	70,000
Somme	118,000 gr.

Les sept estomacs ont digéré et conservé les quantités suivantes de foin ramené à l'état sec :

Le 1er, qui a travaillé 2 heures, en a digéré	1,582 gr.	et conservé	968 gr.
Le 2e	—	3	—	—	1,711	—	759
Le 3e	—	4	—	—	1,840	—	660
Le 4e	—	5	—	—	1,966	—	534
Le 5e	—	6	—	—	1,865	—	635
Le 6e	—	7	—	—	1,823	—	677
Le 7e	—	8	—	—	2,216	—	284
Sommes de foin digéré	12,983 gr.	Conservé.	4517 gr.

Les sept intestins grêles, en trente-cinq heures, ont reçu de l'estomac :

En foin sec	12,983 gr.
Et en eau	69,198

Ils ont digéré et conservé en foin sec :

Le 1er, qui a travaillé 2 heures, en a digéré	1,532 gr.	et conservé	253 gr.
Le 2e	—	3	—	—	1,741	—	321
Le 3e	—	4	—	—	1,840	—	345
Le 4e	—	5	—	—	1,966	—	110
Le 5e	—	6	—	—	1,865	—	224
Le 6e	—	7	—	—	1,823	—	80
Le 7e	—	8	—	—	2,216	—	112
Sommes réunies	12,983 gr.		1415 gr.

Conséquemment, les sept intestins grêles ont, en trente-cinq heures, poussé dans le cæcum ou cédé aux absorbants 12 538 grammes de fourrage sec.

Les sept cæcums, qui ont fonctionné pendant trente-cinq heures, ont reçu une quantité indéterminée de matière qui serait de 11 538 grammes de foin sec, si l'absorption n'avait rien pris dans l'intestin grêle et d'une masse d'eau dont le chiffre ne peut être fixé.

Ils ont retenu :

	En foin sec.	En eau.
Le 1er	334 gr.	12,146 gr.
Le 2e	374	14,526
Le 3e	792	17,708
Le 4e	435	7,665
Le 5e	290	12,410
Le 6e	330	8,570
Le 7e	660	13,140
Sommes	3,215 gr.	86,165 gr.

Les sept estomacs et les sept intestins grêles ayant retenu ensemble 5 962 grammes de foin sec qui, joints aux 3 215 grammes de foin sec du cæcum, représentent 9 177 ; il manque donc à ces trois viscères 8 323 grammes de foin sec, ou à peu près la moitié de la quantité ingérée. Ce qui manque, représente : 1° la partie dissoute ; 2° la partie absorbée ; 3° enfin, celle qui est passée dans le côlon pour y devenir rapidement matière excrémentitielle.

Les sept estomacs, les sept intestins grêles et les sept cæcums ont retenu ensemble 160^{kil},911 d'eau, quoique l'estomac n'en ait reçu que 100^{kil},500, que l'absorption en ait pris une grande quantité et qu'il soit passé aussi dans le côlon. Les 60 kilogrammes qui se trouvent en excès représentent le produit des sécrétions gastrique, biliaire, pancréatique et intestinale, additionnées aux reliquats liquides de la digestion antérieure.

Voici, d'ailleurs, deux tableaux dans lesquels les résultats de la marche de la digestion du foin et de l'avoine, sur le cheval, sont groupés pour une période de huit heures.

On verra, par les résultats ci-dessous, qu'après le repas, les aliments solides et liquides se répartissent très vite entre l'estomac, l'intestin grêle et le cæcum, et que les solides se trouvent associés, soit par le fait des sécrétions seules ou en même temps par celui de l'ingestion des boissons, à 16 volumes ou à 16 équivalents de liquides. Leur hydratation est à son minimum dans l'estomac, à son maximum dans l'intestin grêle et le cæcum, puis se réduit de nouveau dans le côlon.

Longtemps après le repas, alors que la digestion se ralentit considérablement, au point d'éprouver une sorte de suspension, la répartition des substances alimentaires n'est pas tout à fait telle que nous venons de la voir : les solides diminuent dans l'intestin grêle et le cæcum, quoique les liquides y demeurent en forte proportion. L'estomac se vide à peu près et le côlon emmagasine, puis dessèche les résidus de la digestion. Les solides marchent vers les parties postérieures du tube intestinal ; les liquides demeurent en deçà, tant pour offrir une proie à l'absorption que pour contribuer à l'élaboration de nouveaux aliments.

Ainsi, trente-six heures après le repas, je n'ai trouvé sur un cheval : 1° dans l'estomac, que 410 grammes de matières renfermant 27 grammes de foin sec ; 2° dans l'intestin grêle, 5 300 grammes de matières visqueuses avec quelques parcelles, et dans le cæcum 14 700 de bouillie homogène. Sur un autre, quarante-deux heures après le repas, il y avait, dans l'estomac, 500 grammes de liquide tenant en suspension quelques parcelles alimentaires ; dans l'intestin grêle, 8 500 de liquide visqueux sans aliments ; dans le cæcum, 17 400 de bouillie très fluide avec environ 200 grammes de fourrages supposés secs.

La progression des matières continue donc, quoique avec une extrême lenteur, longtemps après le repas, sans qu'il y ait impulsion donnée par des matières nouvelles ; elle continue même dans les cas où la salive cesse d'arriver à l'estomac, comme à la suite de la ligature de l'œsophage. Les deux exemples suivants, que je me borne à citer, le prouvent suffisamment. Sur un cheval tué trente-huit heures après le repas, et sur lequel l'œsophage avait été lié quinze heures après l'ingestion des derniers aliments, pour permettre à la digestion de s'achever, l'estomac renferme 700 grammes de liquide avec quelques parcelles solides, l'intestin grêle 3 300 de fluides visqueux sans aliments, et le cæcum 6 100 grammes de liquides

Tableau de la marche de la digestion de foin entier et de foin haché, pendant huit heures (sur le cheval).

NUMÉROS D'ORDRE.	DURÉE de la digestion.	Contenu sec de l'estomac.	Contenu sec de l'intestin grêle.	Contenu sec du cœcum.	TOTAL du contenu sec des 3 réservoirs.	TOTAL du contenu des 3 réservoirs.	TOTAL du contenu solide et liquide des 3 réservoirs.	OBSERVATIONS.	
								Eau bue.	Matières sèches enlevées ou dissoutes.
FOIN ENTIER.									
	Heur.	Gram.	Gram.	Gram.	Gram.	Gram.	Gram.	Gram.	Gram.
1	2	968	253	344	1565	33,553	35,173	9,000	945
2	3	759	321	374	1454	26,046	27,500	»	1046
3	4	660	345	792	1797	24,303	26,100	2,500	793
4	5	534	110	435	1079	14,571	15,650	9,000	1421
5	6	635	224	290	1149	26,651	27,800	1,000	1351
6	7	677	80	330	1087	18,173	19,260	«	1413
7	8	284	112	660	1056	17,609	18,665	9,000	1411
Sommes.		4517	1445	3215	9177	160,911	170,148	30,500	8323
FOIN HACHÉ.									
1	2	1100	190	327	1627	23,848	25,475	»	873
2	3	572	314	481	1370	27,180	28,550	7,500	1130
3	4	880	118	473	1500	22,747	24,250	3,000	1000
4	5	210	120	616	946	24,464	25,410	8,000	1551
5	6	428	50	664	1142	23,093	24,235	4,000	1358
6	7	519	278	1056	1853	20,747	22,670	9,000	547
7	8	465	264	503	1232	20,168	21,700	»	1268
Sommes.		4174	1364	4123	9771	162,519	172,290	31,500	7720

Tableau de la marche de la digestion de l'avoine.

AVOINE ENTIÈRE.

Durée de la digestion.	ESTOMAC			INTESTIN GRÊLE		
	Contenu solide.	Contenu liquide.	Contenu total.	Contenu solide.	Contenu liquide.	Contenu total.
2	1260	4,810	6,070	117	7,483	7,600
4	1093	3,182	3,275	292	10,408	10,600
6	885	6,115	7,000	216	8,284	8,510
Sommes.	3738	13,137	16,345	720	26,115	26,810

AVOINE ÉCRASÉE.

Durée de la digestion.	ESTOMAC			INTESTIN GRÊLE		
	Contenu solide.	Contenu liquide.	Contenu total.	Contenu solide.	Contenu liquide.	Contenu total.
2	1338	3587	4,925	112	6,925	7,050
4	929	2871	3,860	189	5,896	6,085
8	1125	3520	4,645	102	7,568	7,670
Sommes.	3382	9978	13,370	493	20,402	20,805

non visqueux avec de rares parcelles de fourrages. Sur un second, au bout d'un temps égal, il y avait 1 405 grammes de liquides dans l'estomac, 3 215 dans l'intestin grêle et 10 200 dans le cæcum, avec une centaine de grammes de fourrages secs.

Tous ces faits prouvent que chez les solipèdes la digestion est à peu près continue, tour à tour dans l'estomac et les diverses parties de l'intestin, et qu'elle offre constamment des matières à l'absorption intestinale. Il doit en être ainsi à cause de la masse énorme des substances ingérées et des fluides sécrétés destinés à rentrer dans la circulation.

Chez les herbivores ruminants, la répartition des matières sur lesquelles portent les élaborations intestinales est très différente de celle qui existe chez les solipèdes. La masse des matières de l'intestin y représente le huitième, le dixième, le douzième du contenu de l'estomac; elle est toujours faible, aussi bien par rapport aux solides que par rapport aux boissons, qui demeurent ensemble en dépôt dans l'estomac. Et, chez eux, dès que la rumination se suspend, la digestion intestinale n'opère plus que sur de très petites quantités d'aliments, comme on peut le voir par les quelques chiffres du tableau suivant :

ANIMAUX	TAILLE	POIDS du contenu de l'estomac	POIDS du contenu de l'intestin grêle	POIDS du contenu du cæcum	POIDS du contenu du côlon	POIDS total du contenu de l'intestin	POIDS du contenu de l'estomac et de l'intestin	OBSERVATIONS
Cheval...	grande ..	5,000	7,500	11,000	36,200	54,700	59,700	
Cheval...	moyenne.	11,500	23,000	6,000	22,000	51,000	62,500	Mort d'indigestion.
Cheval...	moyenne.	3,000	2,500	15,000	23,000	40,500	43,500	Mort de faim.
Taureau.	moyenne.	98,000	11,500	1,000	8,500	21,000	119,000	État normal.
Vache ...	moyenne.	67,000	6,000	300	3,700	10,000	77,000	État normal.
Vache ...	petite.. .	42,000	»	»	»	3,000	45,000	Mort à la suite d'une longue maladie.
Bélier ...	grande ..	5,210	»	»	»	1,408	6,618	
Bélier ...	grande ..	7,200	»	»	»	1,600	8,800	État normal.

Quant aux carnassiers, la répartition est encore autre. L'estomac y renferme presque toute la masse alimentaire ; il n'en verse dans l'intestin les parties liquéfiées qu'en très petite quantité à la fois, parties qui, en raison de leur dissolution à peu près complète, disparaissent presque à mesure qu'elles sortent. A un moment donné, l'intestin grêle renferme seulement le dixième, le vingtième du contenu de l'estomac; mais, chez ces animaux, ces particularités offrent moins d'intérêt que chez les herbivores, où la digestion intestinale est fort compliquée.

Reprenons maintenant les phénomènes caractéristiques de cette digestion, et analysons-les sommairement.

Les aliments, plus ou moins délayés, suivant l'abondance des sécrétions digestives, et surtout suivant la proportion des liquides parvenus à l'intestin, se présentent sous un aspect caractéristique dans chacune des sections du tube. Ils sont, chez les solipèdes, par exemple, mêlés à un fluide épais, jaunâtre, visqueux dans l'intestin grêle; ils restent délayés et noyés, dans le cæcum, au milieu d'un liquide dépourvu de viscosité; ils se trouvent encore très mous dans le côlon replié, mais leur consistance augmente progressivement à mesure qu'ils se rapprochent du côlon flottant où ils se moulent en petites pelotes sèches et isolées les unes des autres par les valvules conniventes.

Leur réaction, sur laquelle les expérimentateurs sont en dissidence, paraît cependant varier très peu, relativement au régime et aux périodes de la digestion ou de l'abstinence.

En arrivant dans l'intestin grêle, ces aliments sont acides, et d'autant plus qu'ils ont séjourné davantage dans l'estomac; sur ce point, tous les observateurs sont d'accord. Cette acidité persisterait très souvent dans toute la longueur du tube, d'après Tiedemann et Gmelin; elle serait remplacée vers l'iléon par une alcalinité très sensible, d'après les recherches de Leuret et Lassaigne. Les observations que j'ai faites sur les chevaux et les ruminants m'ont conduit à un résultat uniforme et constant que voici :

Le contenu de l'intestin grêle est alcalin sur les animaux à jeun, et son alcalinité est d'autant plus grande qu'on s'éloigne plus de l'estomac. Jamais on ne le trouve ni neutre ni acide. Sur les animaux qui digèrent, les aliments sont encore acides entre le pylore et le point où affluent la bile et le suc pancréatique. Au delà de ce point, leur acidité diminue, ils deviennent neutres, puis bientôt nettement alcalins, et souvent même ils offrent cette réaction tout près du duodénum. Enfin, leur alcalinité augmente à mesure qu'ils se rapprochent de l'iléon et du cæcum. Il en est ainsi chez le cheval, le bœuf, le mouton, à toutes les périodes de la digestion, soit que les animaux se nourrissent de fourrages verts ou desséchés, soit qu'on leur ait donné de l'avoine, de la farine, ou des racines.

Cette alcalinité, qui est d'autant plus prononcée que la digestion est moins active, dépend évidemment de la bile, du suc pancréatique et du suc intestinal. Le premier de ces trois fluides est peut-être celui qui y prend la plus faible part, car il est très légèrement alcalin. Le second, qui a cette réaction à un plus haut degré, et le troisième, qui est sécrété abondamment chez les herbivores, doivent être considérés comme les deux agents principaux de la saturation du chyme, puis de son alcalinité.

Les dissidences qui règnent entre les physiologistes, relativement à l'état du contenu de l'intestin grêle, me semblent d'une explication difficile. Peut-être tiennent-elles à une cause d'illusion que j'ai déjà signalée en traitant de la digestion gastrique des ruminants, c'est-à-dire au reflet violacé que prend quelquefois et momentanément le papier bleu de tournesol mis en contact avec les liquides de cette partie du tube digestif. Cependant, alors, comme dans toutes les autres circonstances, le papier rouge de tournesol est ramené au bleu quelques minutes après avoir été plongé dans ces liquides.

L'acidité des matières de l'intestin grêle, quand elle n'est pas saturée complètement, paraît tenir au suc gastrique qui les a imprégnées, aux acides résineux de la bile devenus libres et non encore décomposés, et enfin à l'acide lactique qui se développe en proportion notable dans ce viscère.

Les phénomènes de la digestion dans l'intestin grêle sont nombreux : 1° l'hydratation du chyme ; 2° son atténuation progressive ; 3° la saturation de son acidité ; 4° la saccharification des féculents ; 5° l'émulsionnement des graisses ; 6° la dissolution des matières albuminoïdes ; 7° la précipitation de quelques éléments de la bile ; 8° un commencement de fermentation lactique et butyrique ; 9° enfin, l'absorption des éléments du chyle.

L'hydratation ou le délayement du chyle s'opère à l'aide de liquides visqueux, abondants, résultant du mélange des boissons avec les liquides sécrétés. Elle est portée à un haut degré, car, pour 1 équivalent de matière solide, il y a, suivant les périodes de la digestion, 10, 20, 30, 40, et quelquefois jusqu'à 100 équivalents de liquide. Cette hydratation, très considérable au début de la digestion, alors que les premières ondées de chyme se noient dans les flots de liquides accumulés pendant l'abstinence, est à son maximum après l'ingestion des boissons ; elle n'est point uniforme dans beaucoup de cas, car on voit, au même moment, des anses à contenu épais et d'autres pleines de liquides, sans aliments. En général, c'est dans l'iléon qu'elle est le moins marquée ; les matières arrivées là ont été dépouillées par l'absorption d'une grande partie de leurs liquides, et, d'ailleurs, ces fluides partent de l'intestin grêle en proportion plus forte que les solides. Sur le chien, la concentration du chyme dans l'iléon est plus marquée que chez les autres animaux.

L'hydratation excessive du chyme par des liquides visqueux a une importance que les physiologistes n'ont pas assez sentie. En affaiblissant, en étendant la solution des principes alimentaires, elle en rend l'absorption plus facile ; elle les dissémine sur une immense surface, les applique et les fait mieux adhérer à la membrane muqueuse ; enfin, elle favorise les phénomènes osmotiques par lesquels les substances solubles se dégagent des tissus végétaux pour devenir libres dans l'intestin. Plus, en effet, le milieu dans lequel nagent les aliments est visqueux, plus il appelle fortement les matières emprisonnées dans les tubes et les cellules de la trame végétale. Nous verrons plus tard que la marche du chyme et l'absorption intestinale sont très entravées lorsque le contenu de l'intestin grêle n'est pas suffisamment délayé.

L'atténuation, la division progressive des particules du chyme continuent à s'opérer très activement dans l'intestin grêle. Les cellules se vident (voy. les figures de la page 904), surtout celles qui sont remplies de grains de fécule, mais la chlorophylle demeure souvent intacte ; les vaisseaux tendent à se séparer, les fils spiroïdes des trachées se déroulent, les poils des feuilles, des tiges, ceux des grains d'avoine se séparent et flottent au milieu des liquides. Les éléments des tissus animaux éprouvent également une atténuation plus prononcée ; les débris de faisceaux s'isolent, les fibres musculaires se coupent dans les interstices des stries des disques, et enfin de petits bâtonnets, formés par les stries isolées, flottent dans le chyme. Cette division ne résulte pas d'une action mécanique, mais de la dissolution des éléments qui lient entre elles les parties insolubles ou très peu solubles. Elle permet finalement à ces dernières d'être attaquées par les sucs digestifs.

La saturation du chyme, qui commence à s'opérer dans le duodénum est le phénomène chimique le plus simple de la digestion intestinale ; elle résulte, comme nous l'avons dit, de l'intervention de la bile, du suc pancréatique et des fluides intestinaux, qui ont tous une réaction alcaline. Elle est plus ou moins rapide, et complète, suivant l'abondance de ces fluides, la masse des matières qui sont apportées et l'activité des fermentations lactique et butyrique. Cette saturation a pour résultat de suspendre l'action dissolvante de la pepsine, qui, d'après quelques physiologistes, serait précipitée, puis entraînée avec les acides résineux de la bile, ou bien résorbée, car Brücke dit en avoir trouvé dans le sang et dans l'urine. La saturation de l'acidité du chyme ne suspend pas l'action dissolvante que les sucs pancréatique et intestinaux peuvent exercer sur les albuminoïdes; ces derniers liquides effectuent cette action dans un milieu alcalin aussi bien que dans un milieu acide.

La saccharification de la fécule, qui, après avoir commencé dans la bouche, s'était considérablement ralentie dans l'estomac, reprend ici une nouvelle activité car elle trouve des agents nouveaux qui s'ajoutent à la salive dont les aliments sont encore imprégnés : le suc pancréatique et les sucs intestinaux plus ou moins abondants. Les grains de fécule sont attaqués de l'extérieur à l'intérieur, et très rapetissés; on n'en trouve plus que des restes et des enveloppes vers l'iléon, chez les animaux où le broyement a été très complet, tandis que des fragments énormes échappent à l'action dissolvante. La dextrine et le sucre disparaissent à mesure qu'ils se forment.

La cellulose, qui est corrodée par l'action des alcalis, est en partie attaquée par les sucs intestinaux alcalins. Lehmann en croit la saccharification possible dans certains cas, et sur quelques animaux; Hauber croit avoir reconnu que les ruminants peuvent digérer 30 à 40 pour 100 des matières fibreuses et celluleuses de leurs aliments. D'autres expérimentateurs, Henneberg, Stohmann, Marker, Schulze, prétendent même que la proportion de ligneux digérée peut s'élever à 45 et à 65 pour 100. La partie indigestible, très riche en carbone, est la lignine ou matière incrustante à laquelle demeure adhérente la partie non dissoute de la cellulose. Évidemment cette proportion doit atteindre son maximum chez les espèces à digestion très active, chez celles, les ruminants par exemple, qui triturent très complètement et élaborent leurs aliments avec lenteur. Elle doit, du reste, varier suivant l'âge et la dureté des plantes. Il est des fourrages où en effet, la cellulose résiste si bien au travail digestif, que M. Payen a pu l'extraire des déjections du bœuf avec sa structure et ses propriétés.

Le sucre produit peut probablement donner, comme le sucre ingéré en nature, de l'acide lactique; car, par moments, pendant la digestion des féculents, le contenu de l'intestin grêle tend à prendre de l'acidité.

La dissolution des albuminoïdes, que l'on croyait naguère effectuée seulement dans l'estomac par l'action du suc gastrique, paraît se continuer dans l'intestin grêle, et y acquérir une certaine activité, surtout chez les animaux à long intestin, dont les aliments sortent promptement de l'estomac. Elle résulte, comme nous l'avons vu, de l'action combinée du suc pancréatique et du suc intestinal. Les expériences de Frerichs, de Bidder et Schmidt, de Busch, si elles ne sont pas entachées d'erreur, le prouvent, puisque, en quatre à six heures, des cubes d'albumine perdaient, dans l'intestin grêle d'une femme à fistule au duodénun, 35 à

40 pour 100 de leur poids dans la région qui recevait seulement du suc intestinal ; mais il resterait à rechercher si, sous l'influence de ce liquide isolé, les albuminoïdes donnent des peptones, comme ils le font par l'action du suc gastrique.

La division, l'émulsionnement des graisses dans l'intestin est un fait incontestable qui peut être étudié tant à l'œil nu qu'au microscope. Cet émulsionnement a lieu par l'action des trois liquides : bile, fluide pancréatique et suc intestinal, même pour les graisses de substances végétales ; car celles-ci, dans l'estomac, reprennent la forme de gouttelettes qui devront être ultérieurement fractionnées. En effet, elles sont énormes dans l'estomac, puis elles deviennent fort petites dans l'intestin, comme le montrent les figures 114 et 126 ci-dessous, du chyme d'avoine pris dans l'estomac et l'intestin du cheval. Une fois émulsionnées, elles s'attachent aux villosités, pénètrent dans leurs interstices sous l'aspect d'une couche crémeuse, apparente lorsqu'elles sont en grande quantité. Sous cet état, elles sont aptes à l'absorption.

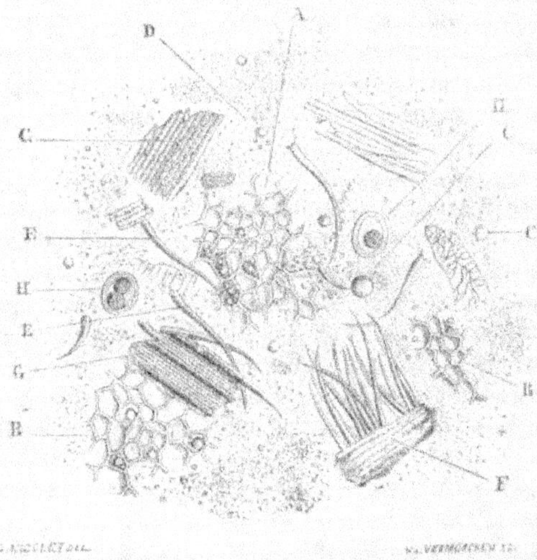

Fig. 126. — Chyme d'avoine pris dans l'intestin du cheval (*).

Ce ne sont pas seulement les aliments qui éprouvent des mutations dans l'intestin : leurs liquides modificateurs subissent eux-mêmes des altérations qui résultent de leurs actions réciproques.

La matière colorante de la bile est précipitée par le suc gastrique que les matières alimentaires apportent ; elle devient insoluble ; son pigment biliaire se montre sous forme de fins corpuscules dans les matières de l'intestin grêle. Les

(*) A, B, fragments du grain, dont les cellules sont dépouillées de leurs granules d'amidon; C, D, gouttelettes de graisse rapetissées ; E, E, poils isolés ; F, poils encore fixés au péricarpe ; G, fragment de tissus fibreux ; H, H, œufs d'ascarides. — Dans les intervalles, de fines granulations graisseuses et des débris de granules d'amidon.

acides résinoïdes de ce liquide sont mis en liberté, le taurocholate est décomposé peu à peu, comme le glycocholate, de telle sorte qu'il n'en reste guère qu'une moitié vers le milieu de l'intestin grêle ; ils donnent des produits nouveaux : l'acide cholinique, l'acide fellinique, la dyslysine. Leur résorption s'opère en grande partie, car ils diminuent progressivement vers la fin de l'intestin, et ne se retrouvent pas en proportion notable dans les fèces ; mais les produits de la transformation de la bile et la taurine ne sont pas repris, et se mêlent aux excréments.

La décomposition de la bile ne s'opère pas toujours intégralement. Elle est très incomplète dans la diarrhée, en raison du mouvement rapide des matières de l'intestin, et aussi chez les jeunes animaux, peut-être pour une raison analogue.

Quant aux fermentations intestinales, elles sont évidentes, quoique peu connues dans leurs causes et leur nature. Elles continuent celles qui commencent si manifestement sur les ruminants nourris de plantes vertes ou sur les chevaux recevant une forte ration d'avoine. L'aspect mousseux du contenu de l'intestin grêle, les bulles de gaz qui passent avec bruit d'une anse à une autre, ne permettent pas d'en nier l'existence. Ce sont probablement des fermentations lactique et butyrique que les matières sucrées éprouvent si facilement en présence des matières albuminoïdes. La première serait due, d'après M. Pasteur, à des corpuscules analogues à ceux qu'on trouve dans les ferments, la seconde à des infusoires dont les germes viendraient du dehors : elle consisterait en un dédoublement de la matière sucrée en acide butyrique, acide carbonique et hydrogène. L'air introduit avec les aliments pourrait l'entraver ou l'arrêter, d'après le savant chimiste.

La viande qui renferme des sucres particuliers, la dextrine, l'inosite, peut très probablement, comme les matières féculentes et sucrées, éprouver ces deux espèces de fermentations.

Peut-être ces fermentations digestives, dont l'existence paraissait déjà incontestable aux observateurs des derniers siècles, ont-elles plus d'importance qu'on ne le pense. Il est possible que, réduites à de justes limites, elles aient une certaine utilité, surtout chez les herbivores. Dans tous les cas, l'air paraît y mettre obstacle ou en changer la nature, et c'est peut-être l'une des raisons pour lesquelles les animaux à fistule de la panse éprouvent un amaigrissement considérable, quoique leur alimentation ne soit pas réduite.

Sous l'influence des mutations diverses dont il vient d'être question, le chyme, dans l'intestin grêle, passe à un état autre que celui qui le caractérisait dans l'estomac. La dextrine et le sucre s'y produisent en grande quantité, les graisses s'y divisent à l'infini et s'y saponifient peut-être en partie, les peptones disparaissent. D'après Tiedemann et Gmelin, les matières de l'intestin grêle contiennent, pendant la digestion, chez le cheval, les ruminants et le chien : 1° un acide libre, probablement l'acide acétique ; 2° de l'albumine, en grande quantité dans le duodénum et en proportion de plus en plus faible à mesure qu'on se rapproche du cæcum : cette substance était abondante chez les chevaux nourris d'avoine ; elle vient à la fois des aliments, du suc pancréatique et du suc intestinal ; 3° du caséum ; 4° trois matières animales particulières caractérisées par la manière dont elles sont modifiées par les réactifs ; enfin, du carbonate d'ammoniaque, des carbonate, phosphate, sulfate et chlorure alcalins, du carbonate et du phosphate de chaux.

A mesure que ces mutations s'opèrent, les radicules de la veine porte et des chylifères qui partent des villosités, saisissent les matières élaborées, et de tant d'éléments différents forment de la fibrine, de l'albumine mêlées à de la graisse et à des sels. Ils saisissent aussi une grande partie de ces principes précieux qui se trouvent dans les flots de salive, de suc gastrique, de bile, de suc pancréatique et de fluide intestinal.

C'est, en grande partie, sous forme de chyle que les produits des élaborations intestinales sont recueillis par les vaisseaux blancs du tube digestif, nés dans les villosités de l'intestin grêle et qu'ils entrent dans les lactés du mésentère que la figure 128 montre à leur maximum de réplétion. De là ils passent dans les ganglions mésentériques dont le groupe constitue, chez le chien, le pancréas d'Aselli ; puis ils se rendent à la citerne de Pecquet, enfin au canal thoracique qui les déverse dans la circulation générale où ils sont sanguifiés. La figure de la page 907 indique dans tous ses détails l'itinéraire des produits de la chylification.

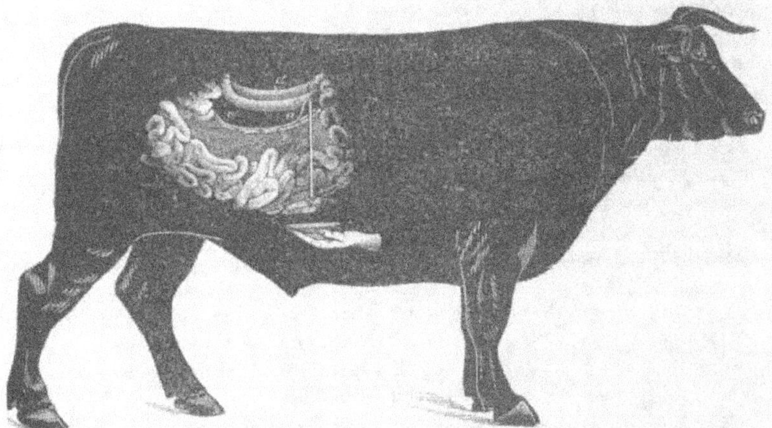

Fig. 127. — Appareil pour recueillir le chyle sur le bœuf. (*)

Plus tard nous examinerons le mécanisme de l'absorption du chyle, la progression, la composition intime de ce liquide. Disons seulement ici qu'à l'aide d'un appareil très simple, on peut l'obtenir pur en grande quantité, et en constater les propriétés.

(*) L'intestin et les gros vaisseaux chylifères sont vus par transparence dans la cavité abdominale. Un tube d'argent, prolongé par une petite sonde flexible de caoutchouc, est fixé à l'un de ces vaisseaux ; au-dessous, un capsule dans laquelle tombe le chyle.

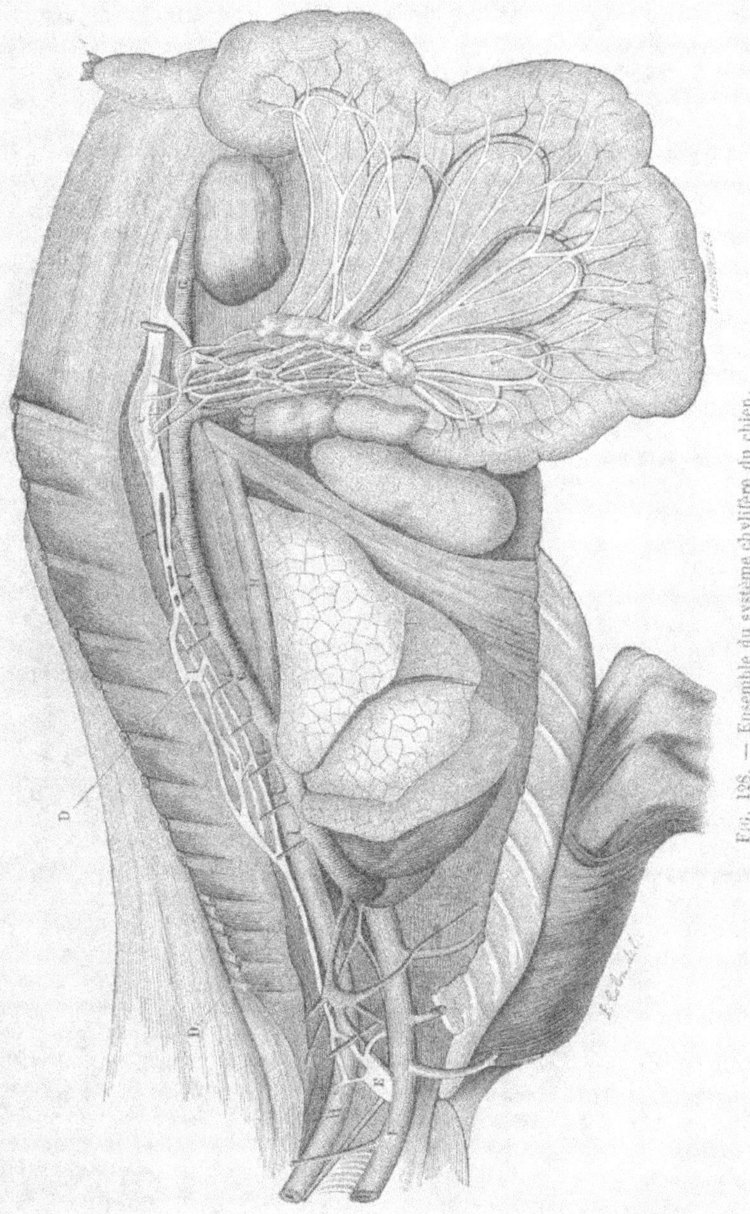

Fig. 198. — Ensemble du système chylifère du chien.

Toutes les métamorphoses des matières alimentaires s'achèvent, ou à peu

près, dans l'intestin grêle des animaux carnassiers dont le cæcum est nul ou
extrêmement petit, et le côlon d'une brièveté remarquable ; mais ces opérations se continuent dans le cæcum si vaste des solipèdes et des autres pachydermes, de même que dans les parties antérieures de leur immense côlon. C'est
ce qu'il s'agit maintenant d'examiner.

La plupart des physiologistes ont depuis longtemps comparé le cæcum à un
second estomac, autant d'après une certaine ressemblance de forme que d'après
une vague et hypothétique analogie de fonction : presque tous, Viridet, Tiedemann et Gmelin, Schultz, Mayer, et après eux beaucoup d'autres auteurs,
admettent que le contenu du cæcum est acide par suite d'une sécrétion de suc
dissolvant acide dans ce réservoir. Tiedemann et Gmelin ont en effet trouvé dans
la liqueur filtrée du cæcum des chevaux et des ruminants : 1° un acide libre ;
2° de l'albumine ; 3° une matière précipitable par le chlorure d'étain ; 4° une
matière qui rougit par le chlore ; 5° de la graisse, de la résine biliaire ; enfin des
sels qui existent déjà dans l'intestin grêle.

Les fonctions du cæcum me paraissent d'une détermination facile, surtout
chez les animaux tels que les solipèdes, les pachydermes, éléphants, tapirs, rhinocéros, et les rongeurs herbivores, où ce sac a un grand développement. Les
matières qu'il renferme en quantité considérable, et qu'il retient pendant longtemps, ne sont acides chez le cheval et les ruminants, ni pendant la digestion,
ni pendant l'abstinence. C'est un fait que j'ai constaté maintes fois et que j'oppose aux observations contraires de Tiedemann et Gmelin, de Schultz, d'Eberle,
de Mayer, etc. Leur alcalinité est même plus prononcée que celle des diverses
parties de l'intestin grêle ; elle l'est encore plus que celle des matières du côlon
replié. Néanmoins elles peuvent acquérir quelquefois une certaine acidité par
suite du développement des acides lactique et butyrique dans les matières féculentes et sucrées, ou par le fait d'une sécrétion abondante de mucosités acides.
Les fluides qui baignent les aliments de ce viscère ne viennent qu'en très faible
partie des glandes tubuliformes microscopiques et des follicules solitaires. Ils
résultent du mélange des liquides dont l'animal s'est abreuvé, avec le reste de la
salive, du suc gastrique, de la bile et des produits de l'intestin grêle ; seulement ces fluides y ont perdu la consistance et la viscosité qu'ils possédaient à un
si haut degré dans cette dernière partie du tube digestif.

Puisque les aliments demeurent longtemps dans le cæcum baignés des fluides
qui les imprégnaient dans l'intestin grêle, il semble qu'ils doivent continuer à y
éprouver les élaborations qui s'opèrent dans le petit intestin. On ne voit pas, en
effet, pourquoi la fécule ne pourrait encore s'y transformer en dextrine et en glycose, la graisse s'y émulsionner et d'autres substances s'y dissoudre à la longue ; de
plus, rien ne s'oppose à ce que les principes assimilables y soient saisis par les
radicules des veines et des vaisseaux lymphatiques. Nous verrons plus tard que le
cæcum absorbe très activement, qu'il a des vaisseaux blancs énormes et des
ganglions nombreux sur leur trajet. Ces vaisseaux contiennent un liquide fibrino-
albumineux, comme le chyle, et c'est, à n'en pas douter, un chyle comme celui
de l'intestin grêle, quoiqu'il n'ait point la teinte opaline et lactescente de ce dernier. A ce double titre de réservoir d'élaboration et d'absorption des principes

assimilables des liquides, le cæcum acquiert une importance considérable chez les herbivores à estomac simple. C'est surtout chez les solipèdes que son rôle prend ce caractère. Chez eux il reçoit les aliments, à compter des premiers moments de la digestion gastrique, et les boissons, qui ne peuvent s'accumuler dans l'estomac ni demeurer longtemps dans l'intestin grêle.

Le cæcum des solipèdes a une disposition qui lui permet de conserver les liquides que l'absorption ne saisit pas. Son fond correspond au voisinage de l'appendice xiphoïde, et son orifice étroit à la région la plus élevée de l'abdomen. Tout ce qu'il pousse dans le côlon doit s'élever contre la pesanteur, et passer d'une valvule connivente sur une autre plus élevée, comme le font les liquides d'une noria ou d'une roue à augets. Lorsque ses matières se tassent et se dessèchent, il en résulte une indigestion ordinairement mortelle.

Chez certains rongeurs, tels que les léporides le rôle du cæcum paraît arriver à son summum d'importance. Ce dernier (fig. 129) y a deux parties fort dis-

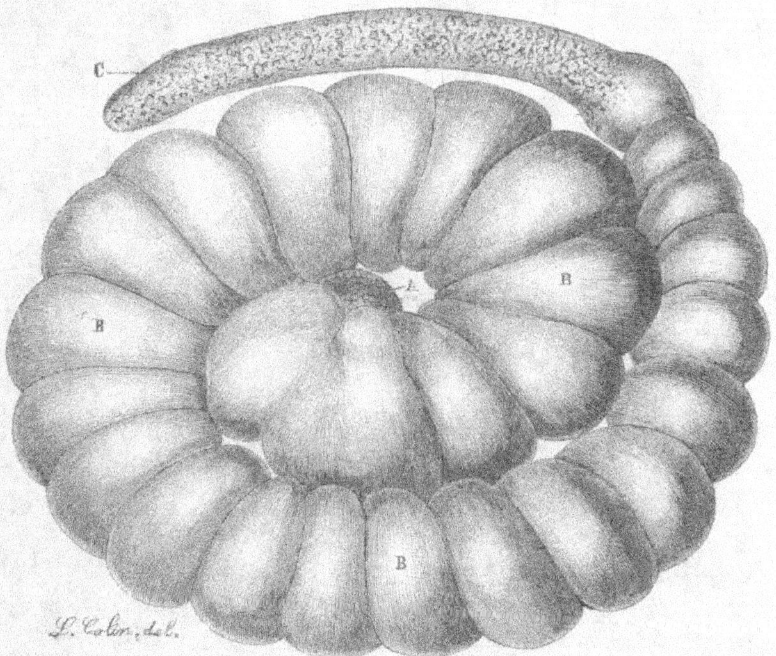

FIG. 129. — Cæcum du lièvre et du lapin.

tinctes : 1° un appendice en cul-de-sac étroit, sans bosselures ni plis, entièrement tapissé par une plaque de Peyer ; 2° une partie large, alternativement dilatée et étranglée dans laquelle se trouve une valvule spirale à contours très réguliers ; dans l'axe de sa cavité les matières molles peuvent monter ou descendre sans obstacle, comme elles le font dans une portion d'intestin à parois tout à fait unies. Mais, au pourtour, ces matières semblent devoir suivre les tours de l'hélice que forment les lames muqueuses spiralées. Il est clair que ce cæcum permet aux aliments d'éprouver des élaborations plus prolongées et plus complètes que chez la plupart des herbivores et qu'il offre une immense surface à l'absorption, soit veineuse, soit lymphatique.

Dans le gros intestin des solipèdes, notamment dans le cæcum et les parties

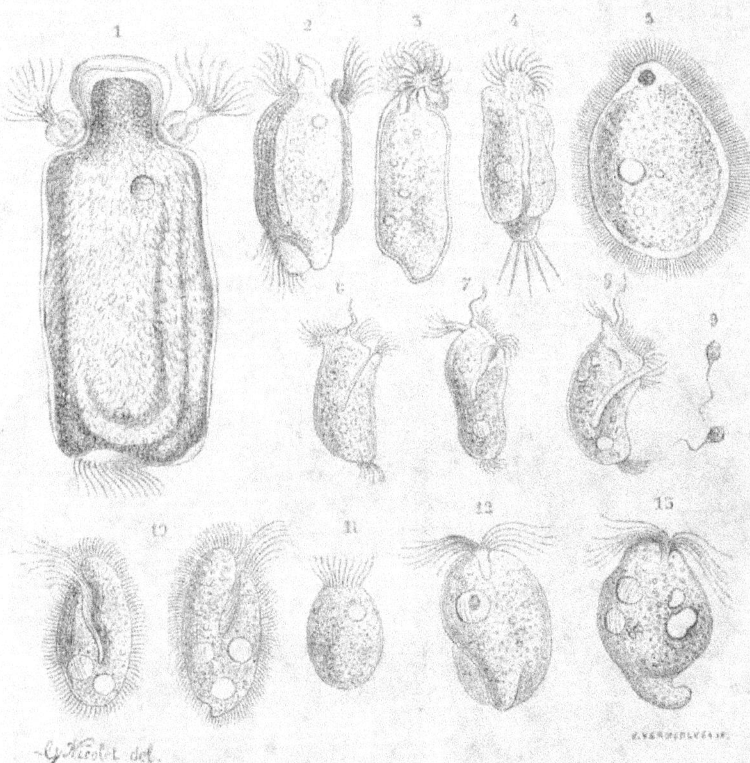

Fig. 430. — Infusoires intestinaux du cheval.

antérieures du côlon replié, vivent huit à dix espèces d'infusoires autres que celles des estomacs des ruminants, quoique leur origine et la nature du milieu où elles se développent paraissent les mêmes. Les mieux caractérisés sont des kolpodes (6, 7, 8, 10), reconnaissables à leur forme ovoïde avec une échancrure latérale au fond de laquelle se trouve la bouche ; ils se reproduisent comme les kolpodes des

infusions de foin, en présentant les formes transitoires que M. Coste a décrites
il y a quelques années. D'autres (11, 12, 13) ont le corps ovoïde presque symétrique, et sont analogues aux précédents, mais manquent d'échancrure latérale.
Quelques-uns, tels que le 1, à forme rectangulaire allongée; les 2, 3, 4, à corps
insymétrique, représentent des types dont on pourrait peut-être faire des genres
nouveaux. Tous ces infusoires meurent dans les dernières portions de l'intestin
et ne laissent plus que des débris de carapaces dans les matières excrémentitielles.

Indépendamment de ces infusoires de grande taille et d'organisation déjà compliquée, l'intestin montre des myriades d'autres organismes microscopiques
très petits dont la plupart semblent identiques à ceux des matières en décomposition plus ou moins avancée; granules simples ou géminés, en chaînettes ou
en chapelet, bâtonnets à un seul segment ou à plusieurs articles, les uns
immobiles, les autres à mouvements oscillatoires ou rapides. Leur groupement
présente des variantes nombreuses suivant les animaux, leur mode d'alimentation et les régions de l'intestin où ils se trouvent. J'ai eu l'occasion de les
décrire et de les figurer dans diverses communications académiques [1]. Aujour-
d'hui on voudrait faire jouer à ces microbes un rôle important dans les élaborations intestinales : celui de ferments organisés qu'ils semblent remplir souvent
hors de l'économie.

Le côlon, qui, chez les animaux carnassiers, constitue un simple réservoir ou

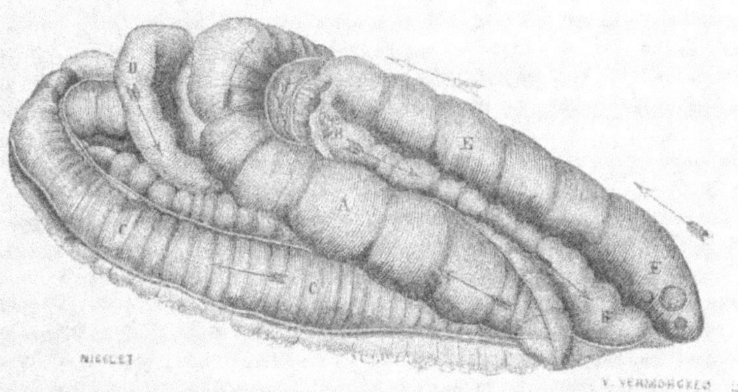

Fig. 131. — Gros intestin du cheval (*)

un égout de matière excrémentitielles, a, chez les herbivores, un rôle important
au point de vue des élaborations digestives. Il est surtout remarquable chez les
solipèdes en ce qu'il est le siège d'une absorption très active, enlevant l'eau, les

1. *De l'évolution des organismes microscopiques sur l'animal vivant (Comptes rendus
de l'Académie des sciences*, t. XCV, 1882, p. 1338).

(*) A, cæcum; B, C, D, E, les diverses portions du côlon replié; E, la région des calculs et des corps
étrangers. Les flèches indiquent le sens de la progression des aliments.

liquides sécrétés et une bonne partie des principes assimilables que les absorbants de l'intestin grêle ont laissé échapper. Son énorme capacité, cinq à six fois aussi grande que celle de l'estomac, chez ces animaux, lui permet de retenir à la fois une très grande quantité de matières qui marchent avec lenteur et se mettent en contact avec une immense surface muqueuse, matières qui, en sortant par une ouverture étroite et plissée, descendent d'abord vers la courbure sus-sternale B, puis remontent vers la pelvienne D, qui est sur un plan beaucoup plus élevé que la première; de là elles descendent vers la courbure diaphragmatique E, accolée à la sus-sternale; enfin elles remontent brusquement vers le rein gauche, pour passer dans les circonvolutions du côlon flottant; elles ont ainsi dans le côlon replié une marche deux fois descendante et deux fois ascendante alternant entre elles. Les replis transverses du côlon, en laissant libre le centre de la cavité de l'intestin, transforment ses parties périphériques en une série d'augets d'où les matières passent successivement de l'un à l'autre, comme cela se faisait déjà dans le cæcum.

La disposition des diverses parties du côlon est telle que, dans certains points, les matières sont plus fermes et dans d'autres plus délayées. La courbure diaphragmatique, à raison de sa situation déclive, renferme toujours beaucoup de liquides très chargés de sels, notamment de phosphate ammoniaco-magnésien, surtout chez les animaux qui reçoivent une forte ration d'avoine, sels qui ont une grande tendance à se précipiter autour des graviers stagnants dans cette région, et à y former les calculs connus sous le nom de bézoards. Ces calculs, que Jules Cloquet a cru formés, comme la coque de l'œuf des oiseaux, par les matières salines des produits de la muqueuse, naissent chez les animaux au sein même du liquide qui imprègne les matières alimentaires. Je crois avoir démontré [1] que ces concrétions se développent et séjournent dans la partie inférieure du renflement gastrique E, et qu'elles ne peuvent se constituer que dans un milieu alcalin.

Les fermentations du gros intestin sont probablement complexes. Outre celles des parties antérieures du tube digestif qui peuvent s'y continuer, il y a évidemment, sur la fin, des indices d'une fermentation putride dont les produits gazeux révèlent suffisamment la nature. Les gaz qui se trouvent dans le cæcum et le côlon ne sont pas tous des produits de ces fermentations. Plusieurs viennent du dehors et sont apportés avec les aliments, comme l'oxygène, dont la quantité va en diminuant d'avant en arrière, et l'azote, qui a résisté à l'absorption. Il en est que la muqueuse a pu exhaler en échange des gaz absorbés. L'oxygène, qui a presque entièrement disparu dans l'intestin grêle, y a été remplacé par de l'hydrogène et de l'acide carbonique. A ces deux derniers s'ajoutent, dès l'iléon, et surtout dans le cæcum et le côlon, l'hydrogène carboné et l'hydrogène sulfuré. La prédominance de l'un de ces gaz indique telle ou telle fermentation : l'hydrogène accuse la fermentation butyrique lorsque les aliments sont fécu-

1. G. Colin, *Recherches expérimentales, physiologiques et pathologiques, sur la formation des calculs intestinaux. — Recherches sur les calculs et les maladies calculeuses des animaux*, mémoires couronnés par la Société centrale d'agriculture, 1859, 1860.

lents ; le sulfhydrique montre la fermentation à tendance putride ou une fermentation spéciale aux matières végétales qui renferment du soufre. L'ammoniaque peut également dériver de la dernière et contribuer à l'alcalinité du contenu du gros intestin. A ces gaz s'ajoutent encore des produits volatils très fétides, chez les carnassiers qui font usage de viande plus ou moins putréfiée.

Ces gaz, qui, en petites quantités, contribuent à maintenir la dilatation de l'intestin, et favorisent la progression des aliments, deviennent, dans les indigestions, la cause d'une dilatation outrée, d'une atonie de la tunique charnue et de la suspension du cours des matières, même quelquefois de la mort par asphyxie.

Quant aux absorptions effectuées dans le gros intestin, elles sont certainement très actives. Les matières encore très chargées de liquides, en sortant du cæcum, deviennent fermes après avoir parcouru un trajet de quelques mètres ; elles se tassent et forment même des pelotes stercorales à la courbure pelvienne, jusque dans le renflement gastrique, si la digestion est suspendue pendant quelques jours et si l'animal est privé de boissons. En s'arrêtant dans les détroits, elles peuvent déterminer des coliques souvent mortelles.

Lorsque les substances alimentaires ont été dépouillées de la plus grande partie de leurs principes nutritifs, elles deviennent, quels qu'en soient l'aspect et les caractères, matières excrémentitielles. Leur étude doit nous arrêter un instant.

En général, chez les herbivores, les matières stercorales, vues dans les dernières portions de l'intestin et lors de leur émission, ne diffèrent pas beaucoup, par l'aspect et la couleur, des matières alimentaires prises dans l'estomac ou l'intestin grêle ; elles sont jaunâtres si elles proviennent du foin de prairies, verdâtres si le foin est de luzerne, vert-épinard si les animaux font usage de plantes vertes, dont la chlorophylle traverse l'intestin sans subir d'altération. Mais leur teinte varie un peu suivant la rapidité de leur progression et la quantité de bile dont elles demeurent chargées. Dans tous les cas, elles se foncent plus ou moins, peu de temps après avoir subi le contact de l'air.

Chez les carnassiers, elles ont presque toujours une teinte noirâtre, surtout si la chair a été donnée cuite ; elles deviennent grisâtres, cendrées, si la bile cesse de couler en proportion normale par suite d'une affection hépatique, d'une obstruction des canaux biliaires due à la présence des calculs ou d'une opération, telle que l'extirpation du pancréas, capable de réagir sur les fonctions du foie.

Dans tous les animaux, elles ont, pendant les premiers temps de la lactation, une teinte de méconium qui pâlit plus tard ; elles noircissent sous l'influence des préparations ferrugineuses, et verdissent par suite de l'usage du calomel.

Leur odeur, liée au régime, a quelque chose de particulier dans chaque espèce, l'alimentation restant la même. Elle est due en partie à la bile altérée, comme Valentin l'a bien fait voir, et en partie aux produits des sécrétions intestinales. Sa fétidité est extrême chez les bêtes bovines échauffées, chez les bœufs diarrhéiques affectés du typhus ou de maladies chroniques, tuberculeuses, de l'intestin. Il en est de même chez divers carnassiers, tels que les chats. Elle est rendue fétide aussi par le fait de l'altération des aliments, du déversement de la bile hors du tube intestinal, etc. Cette odeur est en général butyrique chez les mammifères, avant l'époque du sevrage.

Leur consistance dépend de la proportion d'eau dont elles demeurent imprégnées, proportion en rapport avec l'hydratation des aliments, l'abondance des sécrétions intestinales, et le plus ou moins d'activité de l'absorption dans le gros intestin. Chez l'homme, les excréments retiennent de 7 à 31 centièmes d'eau, chez le mouton 56 centièmes, le cheval 77 centièmes, les bêtes bovines de 70 à 82; par conséquent l'aliment retient dans l'excrément des herbivores de 1 à 4 équivalents d'eau.

Au point de vue micrographique, les excréments, montrent du mucus, surtout à leur surface, des gouttelettes de graisse, des aiguilles de stéarine, des restes de bile, des granules de matière colorante, des fragments de toutes les parties végétales, groupes de cellules, cellules isolées avec chlorophylle, granules de fécule, fragments d'écorce, vaisseaux de tous ordres, trachées à spire déroulée, poils végétaux, œufs d'helminthes en voie d'évolution, carapaces siliceuses d'infusoires, débris que divers observateurs, M. Hawitz entre autres, ont déjà bien décrits. Ils renferment chez les carnassiers des fragments d'os, de tendons, de cartilages, des parties cornées, pileuses, épidermiques, des fibres musculaires, des faisceaux plus ou moins altérés. Dans tous ils peuvent offrir, s'il y a diarrhée, dysenterie des leucocytes et des globules rouges, comme des débris de fausses membranes, s'il y a en irritation intestinale, etc.

La composition chimique des excréments est compliquée. Ils renferment : 1° les parties insolubles, indigestibles des aliments ; 2° les parties peu digérées faute d'avoir fait un assez long séjour dans l'intestin ; 3° les parties modifiées qui ont échappé à l'absorption ; 4° diverses matières provenant des sécrétions ; 5° enfin des éléments nouveaux résultant des actions chimiques effectuées pendant la digestion.

On y trouve le ligneux, la cellulose, qui forment la trame des tissus végétaux, les productions pileuses, épidermiques, cornées, d'origine végétale ou animale, qui sont à peu près insolubles, même réduites à des proportions microscopiques. En effet, les poils soyeux cachés sous la glumellule du grain d'avoine et qui ne sont point attaqués dans l'intestin, s'y agglutinent pour former les égagropiles si communs chez les animaux solipèdes.

A ces éléments sont mêlés des grains entiers, des fragments de grains avec des cellules d'amidon plus ou moins intactes ; des débris de muscles, de tendons, etc. ; de la graisse non modifiée ou saponifiée sous forme de margarate, d'oléate de chaux et de magnésie ; de l'albumine soluble, non coagulable par l'acide nitrique, mais précipitable par le tanin ; des produits de sécrétion, du mucus en plus ou moins grande abondance ; de la cholestérine, de la taurine, la matière colorante et autres éléments de la bile représentant, d'après Lehmann, 63 centièmes des résidus secs de ce liquide ; de l'acide butyrique chez les animaux à la mamelle ; quelquefois de la bile inaltérée, si elle a coulé en grande quantité ; de la stercorine ou séroline, produit cristallisable résultant de la transformation de la cholestérine et dont on retrouve des traces dans le sang ; de l'excrétine, produit très fixe, soluble dans l'alcool et l'éther, provenant d'après Marcet, de la décomposition de la taurine ; enfin des matières volatiles, de l'ammoniaque produite par la décomposition des matières azotées, du gaz sulfhydrique, etc. Voici, au reste, la composition qui en est donnée par Zierl pour le cheval, la vache et le mouton :

	CHEVAL	VACHE	MOUTON
Eau	690	750	670
Résidus d'aliments	202	141	110
Amidon vert, albumine, mucus	63	83	128
Picromel avec sels	20	11	31
Matières biliaires et extractives	17	10	19
Perte	8	»	9

Il est intéressant de déterminer la quantité de résidus excrémentitiels donnés par une certaine somme d'aliments chez les divers animaux. M. Boussingault, qui s'est occupé de cette question, a trouvé que les excréments représentaient de 10 à 60 centièmes de la masse des aliments. Dans ses expériences, un cheval recevant en foin et en avoine 8 392 grammes, donnait 3 525 grammes d'excréments secs. Une vache qui consommait 10 485 de matières sèches, en regain et en pommes de terre, donnait 4 000 d'excréments également secs. Un mouton qui consommait 767 de fourrage sec, rendait 412 d'excréments secs. Enfin, un porc qui absorbait 1 039 de matières sèches en pommes de terre et eaux grasses, donnait seulement 102 de fèces sèches. Ces rapports entre le poids des aliments et celui des excréments mériteraient d'être fixés avec soin pour chaque aliment dans une série d'animaux, car ils donneraient la mesure de la puissance digestive ou d'assimilation de chaque espèce. On comprend qu'ils varient dans des limites considérables, car parmi les substances végétales le foin, la paille, renferment beaucoup plus de principes non digestibles que les grains, les farines, les racines féculentes, et surtout que la chair musculaire.

Dans les excréments se trouvent des matières minérales venant de l'aliment, des boissons, des produits de sécrétion, du chlorure de sodium, du phosphate calcaire, du phosphate ammoniaco-magnésien qui, sur les animaux recevant de fortes rations de grains, est abondant dans le renflement gastrique où il se dépose sur les corps étrangers pour former de volumineuses concrétions. On y voit aussi du sable calcaire ou quartzeux, de la terre qui étaient associés aux aliments.

Ces sels sont plus ou moins abondants dans les matières excrémentitielles, suivant les points où elles sont prises, et ils ne se retrouvent pas partout dans les mêmes proportions, car les dissolutions salines ne sont pas absorbées telles qu'elles se trouvent. Certains sels, les calcaires par exemple, disparaissent plus promptement que les magnésiens et d'autres. Aussi ces derniers dominent-ils dans les matières rejetées, suivant le rapport de 2 ou de 2 et demi à 1, d'après Lehmann. Comme leur absorption est plus difficile que celle de l'eau, ils sont évacués en grande quantité si la digestion s'est faite rapidement. Le phosphate ammoniaco-magnésien qui se forme dans le milieu alcalin du côlon, surtout dans le renflement gastrique, devient l'élément constitutif essentiel des calculs chez les chevaux.

En comparant les ingesta avec les excreta intestinaux, il est facile de voir que l'absorption prend, avec les matières assimilables des aliments, une grande partie des substances que les sécrétions ont versées dans le tube digestif. La bile, par exemple, ne laisserait dans les excréments, d'après Liebig, qu'un 10° de ses éléments sur le cheval, qu'un 50°, même un 75° sur l'homme.

Il est clair que sans ces rentrées de produits enlevés au sang, l'élaboration des aliments coûterait trop à l'économie et l'épuiserait en la reconstituant. En effet, d'après Bidder et Schmidt, un homme du poids de 62 kilogrammes donnerait en vingt-quatre heures :

<pre>
kil.
1,6 de salive contenant......... 15 gram. de matières sèches.
6,4 de suc gastrique.......... 192   —
1,6 de bile..................   80   —
0,2 de suc pancréatique......   20   —
0,2 de suc intestinal.........   3   —
</pre>

en tout 10 kilogrammes chargés de 310 grammes de matières sèches. Comme, d'après leurs calculs, le corps d'un homme de ce poids renfermerait 42 kilogrammes d'eau et 20 kilogrammes de solide, le quart de sa partie aqueuse serait versée quotidiennement dans l'intestin, puis réintroduite dans la circulation. Chaque kilogramme du poids du corps donnerait 209 grammes de produits de sécrétions, dont 203 d'eau, 3,8 de substance organique et 1,8 de matières minérales.

Sur un cheval du poids de 400 kilogrammes nourri au foin, soit 10 kilogrammes, il y aurait, d'après les estimations basées sur mes expériences :

<pre>
42 kilogrammes de salive.
 5 de suc gastrique.
 5 de bile.
 5 de suc pancréatique.
10 de suc intestinal.
</pre>

soit 67 kilogrammes, ou le sixième du poids de l'animal. Si le corps renferme les deux tiers d'eau, le quart du liquide de l'économie est versé, comme chez l'homme, chaque jour dans le tube digestif.

Indépendamment des infusoires dont il a été question plus haut, on peut trouver dans l'intestin d'autres êtres vivants encore peu étudiés. Ce sont : 1° des bactéries que j'ai vues dans l'intestin grêle, comme dans l'estomac, après quelques heures de digestion, chez les chiens qui avaient mangé de la viande faisandée, ou des aliments altérés, même chez des oiseaux, la fauvette notamment ; 2° des amibes, souvent en quantité prodigieuse ; 3° des corpuscules appelés *Cryptococcus guttulatus*, signalés par Remak dans l'intestin des ruminants, du

porc et du lapin ; 4° des frustulaires, formés par une série de cellules inégales et
qui paraissent se rencontrer dans l'intestin de tous les herbivores. Les matières
excrémentitielles de quelques espèces montrent aussi, suivant les cas, des infusoires analogues à ceux que Leuwenhoeck, puis Leuret et Lassaigne, ont trouvés
sur l'homme et les batraciens, des vibrioniens, des cercomonas signalés plus
récemment dans les déjections des cholériques.

V. — DES MOUVEMENTS INTESTINAUX ET DE LA DÉFÉCATION.

En traitant de la digestion intestinale, nous avons fait abstraction des mouvements que l'intestin imprime aux matières qu'il contient ; nous avons vu l'estomac chasser, à travers l'orifice pylorique, des ondées de chyme qui, en arrivant
dans le duodénum, se mettent en contact avec de nouveaux agents modificateurs.
Il faut examiner maintenant les contractions intestinales qui règlent la durée du
séjour des aliments, le mode et la vitesse de leur progression, enfin le départ du
résidu des actions digestives. Ces simples phénomènes, placés sous la dépendance du système nerveux, ne nous paraîtront pas moins admirables que le
rhythme des mouvements du cœur et des divers organes contractiles.

Les mouvements de l'intestin que Galien a indiqués avec précision, et que les
sacrificateurs anciens avaient pu observer dans tous leurs détails, peuvent se
voir aussi bien sur l'animal vivant, dont le ventre est largement ouvert, que sur
l'animal récemment tué. Ils deviennent même sensibles au toucher, lorsque le
bras de l'observateur s'engage dans la cavité abdominale à travers une plaie du
flanc. Haller en a donné une description à laquelle il y a peu à ajouter.

Les mouvements intestinaux, examinés sur un animal qui vient de mourir ou
qu'on a sacrifié depuis peu, paraissent n'avoir aucune régularité, aucun rythme
déterminé. On voit toute la masse intestinale, étalée au contact de l'air, s'agiter
d'abord très lentement et en quelques points, puis avec plus de vivacité et d'une
manière confuse. Les circonvolutions glissent les unes sur les autres ; les plus
superficielles deviennent profondes ; les circonvolutions, d'abord cachées, deviennent apparentes. Dans les points dilatés, il se produit un étranglement de
plus en plus marqué. Au delà se forme une bosselure qui s'agrandit progressivement. Bientôt le rétrécissement s'efface et se trouve remplacé par une dilatation, puis la dilatation devient un étranglement. Les dépressions et les bosselures naissent à la fois sur plusieurs points et se succèdent avec une certaine
rapidité ; l'intestin en masse décrit des ondulations comme le corps d'un serpent
replié et enroulé sur lui-même. Les circonvolutions changent continuellement
d'aspect : les plus petites arrivent à décrire des courbes d'un grand diamètre ;
les plus grandes se tordent, se divisent et se fractionnent. Les parties cylindriques et resserrées se dilatent, puis deviennent noueuses. Les aliments, les
fluides et les gaz se déplacent. On les voit passer d'une anse déprimée dans une
anse dilatée, et leurs mouvements s'accompagnent parfois d'un léger bruit.

Ces contractions, auxquelles l'impression de l'air froid donne une certaine
vivacité sont plus prononcées sur les animaux en pleine digestion que sur ceux

dont l'intestin est très distendu par les aliments ou à peu près vide. Après s'être opérées pendant un certain temps, elles se ralentissent et perdent de leur énergie ; les nœuds persistent plusieurs minutes, les rétrécissements ne disparaissent qu'après de longues périodes. Si alors on déplace un peu la masse, les mouvements se raniment ; les anses demeurées à l'abri du contact de l'air recommencent à s'agiter avec une nouvelle vivacité. Si on projette à leur surface quelques gouttes d'eau froide, les points touchés par le liquide deviennent des centres de contraction. Le même effet se produit par suite d'un pincement des tuniques intestinales, par l'action d'un acide, de l'alcool concentré ou d'un caustique. Aux endroits irrités, l'intestin s'étrangle et chasse son contenu au delà des parties resserrées. Si on fait une petite incision aux parois de l'intestin, il s'en échappe d'abord une faible quantité de matières alimentaires, et bientôt les bords de la plaie se renversent et forment, comme le disait Haller, deux espèces de lèvres recouvertes par la muqueuse devenue extérieure. Une anse détachée du reste se vide d'une partie de son contenu, prend l'aspect d'une corde noueuse et le conserve après l'extinction de sa contractilité ; ses extrémités se renversent en dehors sous la forme d'un bourrelet saillant tapissé par la membrane interne. Une anse semblable, récemment détachée et liée aux deux extrémités, se meut vivement dans l'eau tiède, où elle a été projetée.

Les contractions, qui paraissent irrégulières et sans ordre déterminé, s'opèrent cependant, pour la plupart, de l'estomac vers le gros intestin. Les aliments et les liquides oscillent, il est vrai, de l'iléon vers le duodénum, et du duodénum vers l'iléon ; mais enfin la direction péristaltique prédomine, car, au bout d'un certain temps, le tiers supérieur ou la première moitié de l'intestin grêle est à peu près vide, et toutes les matières sont accumulées dans la dernière jusqu'à l'iléon contracté. C'est ce qu'on voit très bien chez les animaux solipèdes. Haller a observé que ces mouvements de l'intestin persistent après la mort plus longtemps que ceux du cœur. Il les a provoqués une heure après la mort apparente chez le chien et la grenouille. Je les ai vus encore très sensibles cinquante et même cinquante-cinq minutes sur le cheval, après la mort déterminée par la section de la moelle épinière au niveau de l'occipital.

Les mouvements intestinaux, si sensibles lorsque la cavité abdominale est ouverte depuis quelques instants, sont moins prononcés à l'état normal. On les voit faibles et lents sur l'animal vivant, au moment même de l'incision des parois abdominales, comme sur les animaux où ils sont observés à travers le péritoine demeuré intact. Dans ce cas ils sont lents, assez réguliers, suspendus par moments ; leur rythme paraît consister dans une série d'oscillations dues aux contractions péristaltiques alternant avec les antipéristaltiques. Ils ne prennent de la vivacité que par suite de l'impression de l'air ou du contact d'un stimulant un peu énergique. Leurs caractères et leurs effets varient suivant les régions du tube intestinal. Ils sont très énergiques et très fréquents au duodénum constamment stimulé par le passage des ondées de chyme, ainsi que par l'afflux des sucs biliaire et pancréatique ; ils le sont encore assez dans le tiers supérieur de l'intestin grêle, puis se ralentissent dans le reste du viscère. Ces mouvements acquièrent une grande activité, lors de l'arrivée d'une grande quantité d'aliments et de liquides dans l'intestin. Dans tous les cas, pour s'en faire une idée exacte, il faut éviter l'air. L'air les excite, les exagère, les rend irréguliers et tend à en modifier le rythme.

Les mouvements de l'intestin sont évidemment sous la dépendance du système nerveux. Ils peuvent cependant se produire et persister longtemps après la mort quand l'intestin est séparé non seulement du centre cérébro-spinal, mais encore des ganglions du sympathique. Les impressions générales, les émotions, la frayeur, l'injection des médicaments dans les veines, l'arrivée des liquides très froids les activent; la sortie précipitée du chyme de l'estomac leur donne de la vivacité; les purgatifs qui entrent dans l'intestin les provoquent bien au delà des points où ils sont parvenus, et les clystères les excitent aussi au-dessus des régions où ils ont pénétré. Quelques physiologistes veulent, comme Schiff, les faire dépendre de la circulation qui les influence manifestement, car on les voit affaiblis sur l'intestin congestionné et très énergiques sur l'intestin exsangue. Mais il me semble qu'on a mal interprété les résultats des expériences faites sur ce point. Si, en liant l'aorte, par exemple, on produit des effets analogues à ceux qui résultent de l'irritation des nerfs, on les détermine également en faisant pénétrer l'air dans la cavité péritonéale. Aussi, tant que les expérimentateurs n'isoleront pas ces influences, on pourra rapporter à l'action de l'air la plupart des effets observés à la suite des troubles de la circulation et des stimulations diverses.

La locomotion intestinale offre quelques particularités dans les divers animaux.

Pendant l'abstinence, l'intestin grêle des carnivores est petit, complètement affaissé sur lui-même; sa cavité s'est oblitérée, il ressemble à une corde noueuse dont l'aspect est tout à fait caractéristique. Celui des solipèdes est également affaissé et contracté dans sa partie antérieure, sur un trajet de 3, 4, 5, 6 mètres et plus; sa deuxième moitié, plus ou moins dilatée, renferme les matières qu'il a conservées. Cet état persiste sur le cadavre seulement quelques heures après la mort. Il disparaît lorsqu'un commencement de décomposition a déterminé un dégagement de gaz qui distendent les diverses parties du tube digestif. Le même phénomène s'observe sur les animaux tués lorsqu'ils digèrent plus ou moins activement. Les parties antérieures, ayant continué à se contracter encore après la mort, ont poussé vers l'iléon ce qu'elles contenaient; et une fois à peu près vides, elles se sont disposées en cordon plus ou moins régulier ou noueux. Ce résultat constant a été considéré par Girard et d'autres auteurs comme un rétrécissement dérivé des privations et de la faim; mais c'est une erreur. Le rétrécissement d'une partie de l'intestin se dissipe par l'insufflation et par l'accumulation des gaz, dès que la rigidité cadavérique a cessé dans les viscères contractiles de l'abdomen.

Leur énergie n'est pas la même dans tous les animaux : elles ont une grande puissance chez les carnivores, dont la tunique musculeuse de l'intestin est très épaisse; aussi peuvent-elles, par moments, resserrer l'intestin, soit par places, soit dans son ensemble, au point de lui donner l'aspect funiculaire. Elles sont faibles chez les herbivores, qui ont, en général, les parois intestinales minces.

Il est à noter que la dernière partie de l'intestin grêle, chez les solipèdes, longue d'un mètre à un mètre et demi, est constamment contractée après la mort et à peu près vide. Celle-ci joue un rôle important relativement à la progression des aliments et à leur passage dans le gros intestin.

On conçoit, pour peu qu'on y réfléchisse, que le transport des matières alimentaires de l'estomac dans le gros intestin doit être assez ralenti pour que la bile, le suc pancréatique et le suc intestinal, aient le temps d'agir sur elles, et les villosités celui d'absorber les principes assimilables. Le but ne serait pas atteint si les mouvements péristaltiques étaient simplement ralentis; car il est indispensable que les matières soient sans cesse agitées et soumises vingt fois au contact des surfaces absorbantes; mais il l'est par le fait du rythme des contractions intestinales, qui font osciller les aliments du duodénum vers l'iléon, et de l'iléon vers le duodénum ou plutôt d'une anse vers une autre. Les aliments, arrivés vers la dernière portion de l'intestin grêle, ne peuvent aisément passer dans le cæcum; car l'iléon, qui a un faible diamètre, des parois fort épaisses et presque toujours contractées, leur oppose une barrière puissante. Cet iléon, comparable pour l'épaisseur des parois et les contractions énergiques, à l'extrémité inférieure de l'œsophage des solipèdes, empêche évidemment tout le contenu de l'intestin grêle de passer dans le cæcum quand l'animal boit une grande quantité d'eau; il le pousse lentement dans le gros intestin lorsque le jéjunum est suffisamment distendu. Une particularité si remarquable n'est pourtant pas générale; elle manque aux ruminants, dont les aliments n'arrivent dans l'intestin grêle qu'en très petites portions à la fois.

Les contractions de l'intestin grêle donnent quelquefois lieu à ce qu'on appelle l'invagination : une portion contractée ou très rétrécie s'engage en dedans de la portion suivante, qui se trouve dilatée. Haller eut l'occasion d'en voir une se produire sur un lapin dont l'abdomen était ouvert. On en trouve assez souvent plusieurs placées à une certaine distance les unes des autres chez les jeunes chiens. J'en ai observé quatre sur le trajet de l'intestin grêle d'un jeune singe. Peut-être ces invaginations sont-elles très fréquentes et disparaissent-elles souvent sans grandes difficultés. Le volvulus, qui n'est pas rare chez le cheval, paraît se lier à la disposition de l'intestin grêle et au resserrement de la dernière portion. J'en ai vu un, dans lequel les dernières anses de l'intestin grêle s'étaient enroulées plusieurs fois autour de l'iléon contracté, de même qu'on le fait aisément sur le cadavre. On conçoit le mécanisme de ce déplacement en se rappelant qu'à la suite de l'ingestion d'une grande quantité d'eau froide, celle-ci arrive bientôt jusqu'à l'iléon qui, par son resserrement, lui ferme l'entrée du cæcum. Alors la dernière anse, distendue et redressée par le liquide que chassent les contractions des parties antérieures, se renverse par son propre poids et se tord sur l'iléon, pour peu qu'elle soit sur un plan supérieur à celui-ci.

Les matières alimentaires et les boissons cheminent assez rapidement dans l'intestin grêle, car il suffit de cinq à quinze minutes pour qu'une partie des liquides qui sortent de l'estomac parcourent tout le trajet qui sépare le réservoir gastrique du cæcum. Ce trajet a cela de remarquable, chez les solipèdes que les deux extrémités de l'intestin grêle se trouvent à un niveau plus élevé que la partie moyenne de cet organe, l'une étant fixée sous les piliers du diaphragme, et l'au-

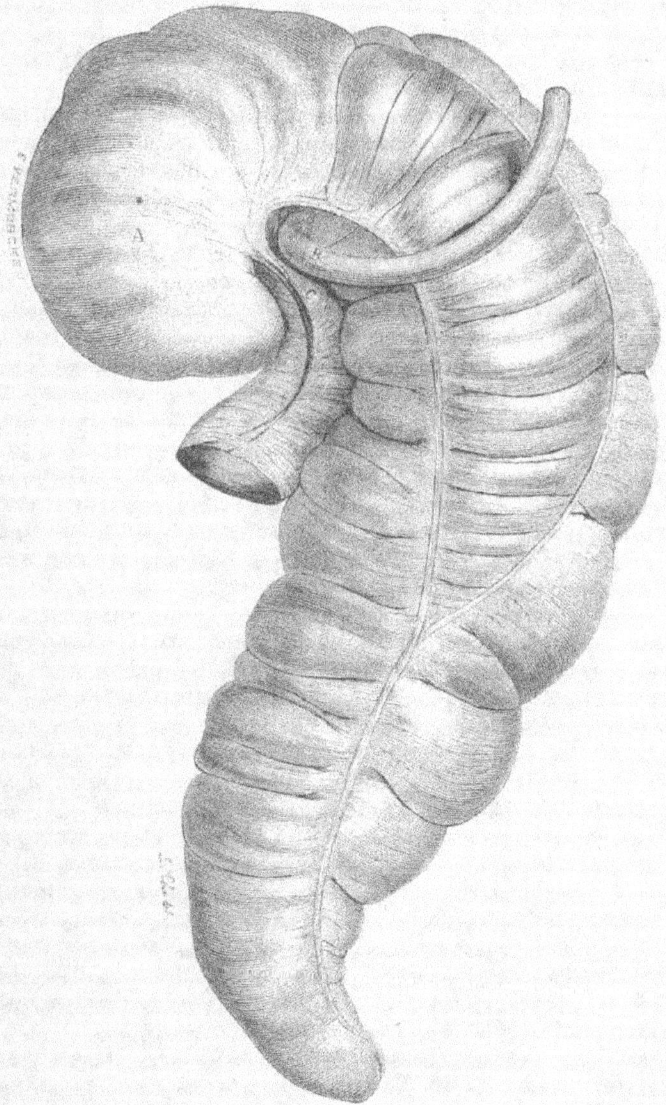

Fig. 132. — Cæcum des solipèdes isolé et dilaté.

tre sous le rein droit, à l'arc du cæcum. Aussi les matières alimentaires doivent-elles suivre, dans l'ensemble de leur progression, d'abord une marche descendante, puis une marche ascendante.

Une fois que les matières alimentaires sont arrivées dans le cæcum, elles y séjournent plus ou moins, et n'en sortent que difficilement, par petites portions chez certains animaux, tandis qu'elles passent librement de là dans le côlon chez la plupart : mais jamais elles ne refluent dans l'intestin grêle.

Ce cæcum, parfaitement circonscrit chez le cheval et les autres solipèdes, y présente un grand nombre de bosselures séparées par des plis transversaux. Sa pointe ou son fond descend vers l'appendice abdominal du sternum, et ses deux orifices, tout à fait supérieurs, se trouvent fort rapprochés de la colonne vertébrale ; aussi les aliments et les liquides qu'il reçoit tombent-ils vers sa partie déclive, puis remontent, contre leur propre poids, lorsqu'ils passent dans le côlon, tandis que les gaz occupent l'arc ou la région la plus élevée. Les matières délayées qui y sont tenues en dépôt, ne peuvent refluer dans l'intestin grêle, par suite de l'obstacle qu'oppose le prolongement saillant de l'iléon, si développé chez le porc et découpé en deux petites lèvres dans certaines espèces. Elles ne passent qu'avec lenteur et en très petite quantité dans le côlon replié, en raison de la disposition singulière de l'orifice qui fait communiquer entre elles ces deux sections du gros intestin, orifice étroit, sinueux, courbé sur lui-même et à des parois plissées. Dès qu'elles y acquièrent une grande consistance et qu'elles s'y dessèchent, elles ne franchissent plus ce détroit. Aussi le cæcum ne peut-il se désobstruer dans certaines indigestions, surtout lorsqu'il contient 30 à 40 kilogrammes d'aliments tassés et moulés dans ses cellules, comme je l'ai vu il y a longtemps, sur deux chevaux morts à la suite de violentes coliques.

Le contenu du cæcum passe dans le côlon, soit lorsque le premier réservoir est trop plein, soit lorsque les parois de celui-ci se contractent de la pointe vers l'arc, c'est-à-dire de la partie déclive vers la plus élevée. Ces contractions, qui paraissent faibles sur l'animal dont l'abdomen est ouvert, doivent cependant jouir d'une énergie considérable, puisqu'elles font remonter dans le côlon les balles de plomb, les billes de marbre assez lourdes qu'on fait avaler au cheval. Peut-être ne sont-elles pas étrangères au développement de cette invagination par laquelle la pointe de l'organe remonte dans l'arc et vient sortir dans le côlon replié.

La disposition si remarquable du cæcum des solipèdes n'est pas fort commune parmi les mammifères ; elle se rapproche beaucoup de celle du cæcum du lièvre, du lapin et de plusieurs pachydermes ; mais elle n'a plus rien de commun avec celle qu'on observe chez les ruminants et les carnivores, car chez ceux-ci le cæcum est cylindrique, sans replis, sans bosselures ni bandes longitudinales ; et il n'y est séparé du côlon par aucun étranglement qui puisse empêcher les matières alimentaires de passer aisément de l'un dans l'autre. D'ailleurs chez les ruminants et les carnassiers il est réduit à un rôle d'une minime importance.

Les aliments, une fois arrivés dans le côlon, s'y accumulent en grande quantité, surtout chez les vieux chevaux et les animaux qui digèrent mal. Ils sont encore très délayés dans les premières sections, depuis le cæcum jusqu'à la courbure sussternale et de celle-ci à la courbure pelvienne ; mais ils prennent de la consistance à mesure qu'ils se rapprochent du côlon flottant. Leur marche est favorisée, au lieu d'être ralentie, par les plis appelés improprement *valvules conniventes*, valvules qui divisent la masse, l'ébranlent portion par portion, par un mécanisme analogue à celui des palettes d'une roue hydraulique. Le ralentissement de cette progression tient à l'étendue du trajet que les matières parcourent, puis au rétrécissement de la courbure pelvienne, et de l'origine du côlon flottant, dans lequel elles ne parviennent qu'après avoir été privées d'une forte proportion de leur véhicule aqueux. Elles s'arrêtent même au niveau des rétrécissements si elles sont sèches ; elles s'y durcissent et forment les pelotes stercorales qui occasionnent si fréquemment des coliques graves ou mortelles ; mais ce n'est pas dans ces points que séjournent ces calculs énormes dont le poids s'élève jusqu'à 8 à 10 kilogrammes, sans que leur présence soit incompatible avec l'entretien régulier des fonctions digestives.

Les contractions du gros intestin n'ont pas la vivacité qui appartient à celles de l'intestin grêle ; cependant leur énergie est quelquefois très considérable. On les voit très bien sur un animal tué depuis quelques minutes et dont l'intestin est étalé hors de la cavité abdominale. On les voit de même sur un animal vivant dont le côlon modérément lesté est mis à découvert. Dès que l'impression de l'air s'est fait sentir depuis quelques instants, les contractions, auparavant très faibles, prennent une vivacité graduellement croissante. Les bosselures se changent en dépressions, les dépressions deviennent des bosselures, suivant une succession souvent assez rapide. Le côlon, dans ses parties déjà rétrécies, se resserre et se dilate tour à tour, au point que, par moments, la courbure pelvienne arrive à n'avoir plus que le tiers de son diamètre normal.

Ces contractions, d'autant plus sensibles que l'intestin est moins distendu, ont besoin d'une grande énergie pour faire progresser des masses énormes d'aliments, et souvent contre les lois de la pesanteur, comme de la courbure sus-sternale à la courbure pelvienne, et de la courbure diaphragmatique à la naissance du côlon flottant. Les fibres circulaires qui les déterminent prennent des points d'appui sur les fortes bandes longitudinales dont l'usage essentiel est, comme l'avait remarqué Galien, de donner de la solidité aux parois intestinales. Quant à ces rubans eux-mêmes, ils ne paraissent pas se contracter sur le côlon replié et le cæcum, mais leur contraction devient parfois sensible sur le côlon flottant, où ils sont très évidemment et exclusivement de nature musculaire.

Les matières parvenues dans le côlon flottant ont cédé aux absorbants une grande partie des liquides qui les imprégnaient. A mesure qu'elles cheminent dans cette dernière section du tube digestif, elles acquièrent une plus grande consistance. Les valvules conniventes divisent la masse en petites pelotes qui se tassent progressivement et se recouvrent d'une légère couche de mucus. En passant d'une cellule dans la cellule suivante, chaque pelote conserve sa forme et son volume, sans jamais se réunir avec celles qui l'avoisinent. Elles s'entassent dans le rectum en quantité plus ou moins considérable, jusqu'au moment de leur élimination.

Chez un grand nombre d'animaux, le côlon, au lieu d'offrir la disposition si remarquable qui appartient aux solipèdes, aux pachydermes et à quelques rongeurs, conserve l'aspect de l'intestin grêle. Il n'a dans les ruminants et les carnassiers, par exemple, ni dilatations, ni resserrements alternatifs ; il y est dépourvu de bosselures, de valvules, de bandes longitudinales. Cependant les matières stercorales s'y rassemblent en petites pelotes, comme on le voit chez le mouton, la chèvre, le dromadaire, le lièvre, le lapin, etc. Ce résultat, dont la cause ne réside point dans une disposition anatomique, tient au mode spécial de contraction des dernières parties du gros intestin qui s'étranglent de distance en distance, de manière à prendre l'aspect moniliforme d'une corde noueuse. Les pelotes, souvent assez espacées, peuvent s'amasser dans le rectum sans se confondre les unes avec les autres.

Chez les carnivores dont le côlon est extrêmement court, ce mode de contraction ne s'observe pas. Le gros intestin reste dilaté uniformément. Les excréments, s'ils sont consistants, s'y moulent sous la forme d'un cylindre que coupent en plusieurs segments les contractions du sphincter.

Les matières stercorales, lorsqu'elles se sont entassées dans le rectum, font naître une sensation spéciale qui exprime le besoin de la défécation. Le sphincter de l'anus, jusqu'alors resserré, sans l'intervention de la volonté, se relâche volontairement ; le rectum se contracte d'avant en arrière ; le diaphragme et les muscles abdominaux viennent au secours du dernier segment intestinal, dont l'action isolée resterait le plus souvent impuissante, bien qu'elle ne manque pas d'énergie, car Haller, Legallois et d'autres l'ont vue chez le chien suffire à l'expulsion des fèces, pendant que l'abdomen était ouvert. Il est à noter que souvent cette évacuation a lieu sans que le rectum soit rempli sur toute sa longueur. On voit, en effet, assez fréquemment chez le bœuf, au moment où l'anus s'ouvre, les matières venir de loin et remplir bientôt les parties postérieures de cet intestin momentanément dilatées.

Les matières alimentaires, pour traverser toutes les sections du tube digestif, c'est-à-dire pour parcourir, chez le cheval, un trajet moyen de 30 mètres, chez le mouton, de 32 mètres, et chez le bœuf, de 56 mètres, n'emploient pas un temps bien considérable. Nous avons vu, en effet, que les petits tubes, les boules creuses, que Réaumur et Spallanzani faisaient avaler à des moutons étaient quelquefois rendus avec les excréments, trente, trente-trois heures après leur ingestion, et pourtant ces corps étrangers avaient probablement séjourné plus que les aliments dans les compartiments gastriques. Les petits sachets, les masses de chair, les boules de verre, les billes de marbre, que je faisais avaler à des chevaux, étaient rendus avec les matières stercorales, de la vingt-deuxième à la trentième heure, rarement au bout d'une période plus longue.

Le travail de la digestion est maintenant achevé. Tous les actes si variés de cette importante fonction n'étaient destinés, en définitive, qu'à préparer les matières alimentaires à céder aux absorbants une partie de leurs principes assimilables. Par l'analyse rapide que nous venons d'en faire, on a pu voir combien d'opérations combinées étaient nécessaires pour arriver à un tel résultat. Il a fallu aux animaux des instincts pour les guider dans la recherche et le choix de leurs aliments, des sensations pour les avertir du besoin d'en prendre, pour régler la mesure suivant laquelle ils doivent en user, et en apprécier les diverses qualités ; il a fallu l'action d'organes spéciaux pour saisir l'aliment, celle d'autres organes pour le diviser et le broyer, l'imprégner de salive et l'amener dans les réservoirs gastriques ou intestinaux; il a fallu enfin les produits de nombreuses glandes pour l'élaborer, une immense surface pour en saisir les principes nutritifs, des expansions contractiles pour le mettre en mouvement et en expulser les résidus.

Nous avons vu avec quelle harmonie ces actions s'accomplissent simultanément ou successivement. Nous avons fait la part des forces vitales et des forces chimiques dans ces opérations complexes qui transforment la substance étrangère en matière organisée. Les puissances vitales ont présidé au travail dans son ensemble et dans tous ses détails; elles ont déterminé les conditions dans lesquelles les autres pouvaient agir; elles ont donné aux sensations leur caractère, aux sécrétions leur cachet spécial, aux mouvements leur rythme si bien coordonné. Dès que les sucs modificateurs ont été versés et que ces réactifs ont été mis en contact avec l'aliment, il s'est transformé mieux qu'il ne l'aurait fait dans un réservoir inerte, car ces transformations s'effectuent dans un appareil admirablement organisé, sorte de vaisseau qui se meut de lui-même, reçoit et garde les matières à élaborer, produit les fluides dissolvants, absorbe les principes réparateurs, et expulse les résidus; vaisseau servant d'atelier mystérieux où les puissances chimiques travaillent silencieusement sous la direction des forces, d'ordre supérieur, qui président aux actions digestives comme à toutes les autres fonctions de l'économie animale.

FIN DU TOME PREMIER

TABLE DES MATIÈRES

CONTENUES DANS LE TOME PREMIER

LIVRE PREMIER

DES FONCTIONS DU SYSTÈME NERVEUX

LIVRE DEUXIÈME

DES SENSATIONS

LIVRE TROISIÈME

DE LA LOCOMOTION

LIVRE QUATRIÈME

DE LA DIGESTION

FIN DE LA TABLE DES MATIÈRES DU TOME PREMIER

Paris. — Imprimerie E. Capiomont et V. Renault, rue des Poitevins, 6.